Docteur A. NARODETZKI

de la Faculté de Médecine de Paris

LA
Médecine
Végétale

TRAITÉ PRATIQUE DE MÉDECINE
D'HYGIÈNE ET DE PHARMACIE

MALADIES
RÉGIMES = TRAITEMENTS

Ouvrage illustré de plus de 600 gravures anatomiques
et de dessins de plantes,
avec 24 pages en couleurs hors texte,
contenant un atlas anatomique

19, boulevard Bonne=Nouvelle, 19
PARIS

ANNÉE 1912 = Quatre=vingtième Édition

LIVRE DE SANTÉ ET D'HYGIÈNE

LA MÉDECINE VÉGÉTALE

ET LE

RÉGIME BIOLOGIQUE

PAR LE

DOCTEUR A. NARODETZKI

de la Faculté de Médecine de Paris.

Traité illustré de MÉDECINE, d'HYGIÈNE et de PHARMACIE.

Hygiène et Médecine des deux sexes.

Maladies aiguës, Maladies chroniques, Régimes alimentaires.
Traitements.

Hygiène curative, Hygiène préventive.

Médecine d'urgence et infantile.

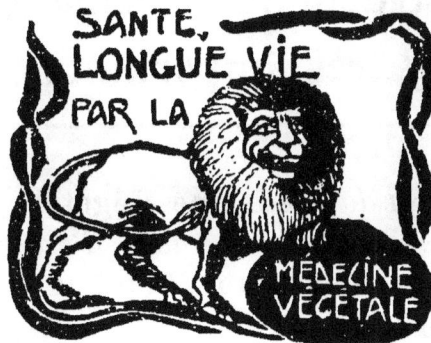

SANTÉ,
LONGUE VIE
PAR LA

MÉDECINE
VÉGÉTALE

**Ouvrage de 920 pages, illustré de plus de 600 gravures d'Anatomie
et de dessins de plantes,
avec 24 pages en couleurs hors texte, contenant un atlas anatomique**

19, Boulevard Bonne-Nouvelle, 19, Paris
et dans toutes les librairies

LIVRE DE SANTÉ
LA MÉDECINE VÉGÉTALE

La **Médecine Végétale** *est un ouvrage scientifique à la portée de tous qui renferme la description claire et détaillée de chaque maladie et le meilleur traitement basé sur les dernières découvertes scientifiques. Avec ce livre de santé,* **grâce à la Médication Dépurative Végétale et le Régime Biologique,** *chacun peut se soigner seul et se guérir de toutes les maladies sans drogues nuisibles, sans opérations sanglantes et sans poisons.*

Voir page 881
pour Instructions et renseignements
très importants

Le Succès du livre la **Médecine Végétale** *a fait surgir une quantité d'imitations ; pour les éviter, il faut s'assurer que le Livre de Santé la* **Médecine Végétale** *porte le nom du* Docteur A. NARODETZKI.

En vente : 19, Boulevard Bonne-Nouvelle, PARIS.

Grande Pharmacie du Globe

et dans toutes les Librairies

L'auteur déclare réserver ses droits de reproduction et de traduction en France et dans tous les pays étrangers.

AVIS TRÈS IMPORTANT

Le Livre de Santé
LA MÉDECINE VÉGÉTALE
est divisé en trois parties :

1° La première partie comprend l'Anatomie et la Physiologie du corps humain (pages 9 à 79).

2° La deuxième partie (pages 80 à 636) comprend la description détaillée de toutes les Maladies, leurs Traitements et l'Hygiène ; le tout est placé par ordre alphabétique comme dans un dictionnaire. Exemple : ECZÉMAS, dans la lettre E. —DYSPEPSIE, dans la lettre D, etc., etc.

3° La troisième partie (pages 641 à 880) comprend les Médicaments, les Plantes employés en médecine ; le tout est placé par ordre alphabétique. Exemple : MAUVE, dans la lettre M. — ELIXIR SPARK, dans la lettre E, etc., etc.

Tous les renseignements, tous les conseils sur l'Hygiène et les Régimes sont placés dans la deuxième partie du livre par ordre alphabétique comme dans un dictionnaire. Exemple: RÉGIME BIOLOGIQUE, dans la lettre R, etc., etc.

PRÉFACE

« Guérissez-nous ! » demandent les malades, et, il faut bien l'avouer, jusqu'à présent, c'est ce à quoi on a réussi le moins. Sans doute la science a fait depuis quelques années d'immenses progrès. Les savants ont ouvert les cadavres, ils ont reconnu l'organe dont la maladie avait causé la mort. Mais, en réalité, ce dernier n'avait pas été seul atteint par la maladie. L'économie tout entière avait été profondément troublée.

Le seul organe, qu'il s'agisse du foie, des poumons, du cœur ou de l'estomac, que l'on déclarait atteint, était simplement celui qui avait le plus réagi sous l'influence nocive. Puis les savants ont regardé dans un microscope et ont reconnu que notre corps se composait de cellules. De sorte que chacun de nos organes est un assemblage de cellules qui travaillent toutes à un même but : respirer, pour les poumons; digérer pour l'estomac, etc. Quand on déclarait un organe malade, il s'agissait en réalité des cellules composant cet organe. On étudia leurs altérations — et, au point de vue de la guérison, on ne fut pas plus avancé qu'avant.

Pasteur, par une immortelle découverte, alla plus loin encore. Il découvrit les microbes qui amènent les maladies aiguës, infectieuses, contagionnantes. Mais tout cela était de la science pure et non la guérison. Et les malades réclamaient toujours : « Guérissez-nous. »

Ils réclamaient toujours la guérison, la santé, la précieuse santé. Pourquoi aucun remède, aucun traitement ne parvient-il à la procurer ?

C'est que jusqu'à ces dernières années, on était obligé de se livrer à des recherches théoriques; on soignait les symptômes : Aviez-vous la diarrhée, vite on recourait au bismuth, aux agents constipants; étiez-vous constipés, on employait les purgatifs; souffriez-vous, on ordonnait des calmants; toussiez-vous, il fallait prendre des expectorants; aviez-vous la fièvre, ingérez de la quinine, etc. Mais on laissait agir la cause de la maladie parce qu'on ne connaissait pas sa véritable origine, ni comment l'atteindre.

Grâce au progrès de la science moderne, nous savons que toutes les maladies ont pour cause *l'intoxication intestinale* et *l'auto-intoxication*. Grâce à l'hygiène moderne, nous savons qu'une maladie même rebelle se guérit radicalement si le traitement comprend une cure de désintoxication de l'organisme. Il fallait donc trouver un traitement qui agirait et comme dépuratif du sang et comme désintoxicant de l'organisme entier. Ce remède existait-il ? Est-il possible que la nature en imposant ce lourd fardeau des maladies chroniques à la pauvre humanité ne lui ait pas fourni de remèdes ? Cette pensée obséda

notre conscience de chercheur. Certes le remède devait exister, il
était impossible qu'on ne le trouvât point. Le tout était de chercher
avec opiniâtreté, sans découragement. Et nous nous sommes mis à
cette recherche ardue qui se poursuivit pendant des années.

Le succès devait couronner nos efforts : « La Médecine Végétale
était créée. » Mais, avant de vous la définir, nous voulons vous dire par
quel raisonnement nous y fûmes conduit.

On ne doit pas considérer nos organes isolément, séparés les uns des
autres. Notre *moi* forme un tout, dont chaque partie se prête un mutuel
appui, chaque organe concourt à une fonction spéciale différente pour
chacun. Notre moi est une immense société de cellules; et chaque
cellule travaille pour le bien de la communauté. Durand de Gros et
Herbert Spencer, ces maîtres de la pensée, en ont justement fait la
remarque.

Notre tube digestif apporte les aliments à notre être, c'est comme
l'agriculture dans un Etat. Notre sang les charrie, les transporte à tous
nos organes; telles sont les routes et les chemins de fer dans une
nation bien organisée. Nos nerfs enfin sont comme les fils électriques
qui partent de Paris pour transmettre les ordres aux provinces. Ils
partent du cerveau et envoient des ordres à nos muscles. Ces organes
forment un tout complet. Dans les maladies chroniques, ce n'est pas un
seul organe qui est malade. Le public, dans sa rigoureuse logique, le
sait bien lorsqu'il dit : « Il a le sang vicié. »

C'est le sang qui transporte les humeurs âcres, les poisons, les éléments nuisibles à nos organes. Ainsi s'altère le *principe vital* qui règle
les destinées de notre organisme.

On aura beau, dans une maladie de foie ou de cœur, traiter ces
organes et uniquement eux, ils n'en resteront pas moins malades. Nous
en attestons tous les malades chroniques. Et non seulement la maladie
s'aggrave dans ces organes, mais ceux qui semblaient intacts au
début et remplissaient encore suffisamment leurs fonctions s'altèrent
à leur tour, se refusent à travailler.

« C'est étonnant, dira le malade au bout de quelque temps, je n'avais
d'abord que l'estomac malade, voici maintenant le foie pris. » A
quelque temps de là, il reconnaîtra, avec stupeur, que les reins ne
fonctionnent plus normalement. Puis ce sera le tour du foie, des poumons, du cerveau et tous nos organes successivement seront atteints
dans leurs fonctions; ainsi le dyspeptique devient jaune ictérique. Puis
ses urines contiennent de l'albumine, indice que ses reins ne fonctionnent plus. Plus tard, il a des palpitations, des douleurs cardiaques,
le cœur se prend. Enfin des maux de tête, des vertiges, de l'insomnie,
le cerveau souffre.

C'est qu'en réalité le mal n'était pas localisé à l'estomac ou au
foie... il était répandu dans tout l'organisme. *Le sang était vicié, le
principe vital était atteint.* Tout l'individu est malade, il faut *désin-*

toxiquer l'organisme et traiter l'économie tout entière, le *principe vital.*

C'est très bien, me direz-vous, mais le remède? Le remède, il est dans le suc des plantes, dans la sève des fleurs, des feuilles et des racines. Le vrai remède de toutes les maladies, il est dans la *médecine végétale* et le *Régime Biologique.*

Votre idée n'est pas neuve, direz-vous. Les anciens allaient par les bois, par les prairies, par les plaines et par les montagnes à la recherche des simples. Ils cueillaient des plantes aromatiques, d'autres amères, d'autres insipides au goût, d'autres répugnantes, et ces herbes diverses, ils les faisaient sécher et, les jetant dans l'eau bouillante, ils en composaient des tisanes. « Ces tisanes, j'en ai pris, nous objecterez-vous, et elles ne m'ont rien fait. » Nous sommes pleinement d'accord avec vous sur ce point, les tisanes n'ont point d'action. Mais est-ce à dire que les plantes n'en ont point? Le seul fait de faire bouillir ces plantes ou de les ébouillanter simplement ou de les faire mariner dans l'eau froide ne suffit pas à en retirer les principes actifs. Vous n'avez dans l'eau de la tisane que les matières colorantes, l'arome des substances inertes, sans effet aucun. Il faut une chimie savante qui manie l'alambic, extraie les sucs végétaux, les sépare les uns des autres, les recueille sans les altérer.

C'est un laboratoire infiniment délicat que celui de la nature. Il faut être insensé pour s'imaginer retirer au moyen d'eau simple les principes actifs que recèle une plante. Ces sorciers dont on se moque tant en avaient pourtant quelque idée autrefois. Ils ne disaient pas simplement : « Vous irez acheter telle herbe chez le droguiste et en ferez une tisane. » Mais ils disaient : « Vous irez cueillir telle plante à telle époque, parce que suivant qu'elle pousse dans la plaine ou dans la montagne, dans les prairies ou dans les bois, une même plante a des propriétés différentes. » Ils disaient encore : « Vous la cueillerez à telle heure du jour ou de la nuit, parce que ses propriétés changent suivant qu'elle reçoit le soleil ou s'imprègne du froid nocturne. »

Et ils ne disaient pas : « Vous la ferez sécher ou bouillir, mais la prendrez fraîche. » Et souvent ils ordonnaient de la manger immédiatement, telle que, simplement pilée. Et nous, qui possédons une science chimique évoluée, nous leur serions inférieurs? Non, il importe, par des préparations appropriées très spéciales et très complexes, de s'emparer des éléments particuliers de la plante, rejeter les éléments nuisibles, conserver soigneusement ceux qui ont une action vitale. Nous introduisons ainsi dans l'organisme malade non pas des matières colorantes, de vagues parfums, des substances inertes comme en contiennent les tisanes, mais des principes actifs, des substances organiques réellement efficaces. C'est comme une sève où la vie bat son plein, possédant une force calorique, une force dynamique, une *liqueur vitale* infiniment plus efficace que la liqueur organique tirée du règne animal par Brown-Séquard. Aussi nous venons vous dire : Abandonnez ces drogues dangereuses, ces breuvages nauséabonds, ces remèdes à double tranchant qui prétendent guérir et qui tuent lentement.

Ne recourez pas au bistouri du chirurgien. Il enlève l'organe, il vous mutile, sans réussir à vous guérir, car la maladie ne réside pas dans un organe, elle est dans l'économie tout entière. Si vous vous refusez à nous croire, écoutez le langage des chirurgiens les plus célèbres. Velpeau, le plus grand chirurgien de son époque, disait que sur plus de trois mille tumeurs opérées par lui, il avait à peine obtenu quelques guérisons. L'immortel Dupuytren était plus explicite encore : « Opérer une tumeur, ce n'est pas la guérir, c'est comme le bois coupé dont on laisse les racines, il se développe avec plus de force que jamais. »

Billroth, le grand opérateur de Vienne, connu dans le monde entier par ses travaux, avouait que l'opération guérit à peine trois malades sur cent. Consultez les statistiques de nos modernes chirurgiens ; ils connaissent l'antisepsie, la plaie guérit bien, mais la récidive est rapide : le mal, surexcité trop souvent par l'opération, redouble ses ravages. On coupe et on recoupe ; à force de couper, la tumeur finit par être déclarée inopérable. Le patient meurt plus tôt après avoir souffert davantage du fait des opérations. Car la tumeur, la plaie suppurante, la fistule intarissable constituent le mal apparent. Mais la maladie est plus profonde, plus cachée.

Nous ne cessons de le répéter. C'est le principe vital qui est atteint, c'est l'économie tout entière qu'il faut traiter. Donnez au sang des substances vivifiantes. Qu'il charrie avec elles la santé à tous nos organes au lieu de transporter des poisons, prétendus remèdes qui affaiblissent les cellules et empirent le mal. Il ne faut pas craindre de le redire sans cesse : « Pour guérir, il faut suivre la nature dont les merveilles sont inépuisables. » Pour guérir, il faut savoir extraire les sucs des végétaux, sucs bienfaisants où se condensent les forces dynamiques de l'univers. Car, pour les constituer, les nuages ont répandu leur eau, le soleil a livré ses chauds rayons, l'électricité atmosphérique a laissé échapper ses effluves. Et la terre nourricière, à qui tous les êtres sont redevables de la vie, a livré ses principes vitaux. Ces principes nous les avons retirés de la plante et nous vous disons : Vous tous, malades désespérés, réputés incurables, abandonnés, si vous voulez la guérison, *le remède à vos maladies est dans le principe vital et le suc des plantes* que possède la *médecine végétale*. La guérison est là à votre portée, immédiate, feuilletez ce livre de santé, lisez votre maladie et vous serez convaincus. La pensée est mère de l'action, la conviction sera donc pour vous la guérison, car vous la trouverez dans la nature médicatrice, principe de l'Univers, origine de tous les êtres.

DEUXIÈME PRÉFACE

Ce livre a pour but de faire connaître le *Régime Biologique*, grâce auquel on vit mieux et en bonne santé, le *traitement* des maladies par la *Médecine Végétale* et sa *Nouvelle Méthode dépurative régénératrice*, dont la réputation a grandi de jour en jour aussi bien en France qu'à l'étranger. *Livre de santé* il vulgarise la *Médecine et l'Hygiène*, deux sciences qui nous enseignent le moyen de nous guérir, de nous préserver des maladies et de prolonger la vie humaine.

Nous avons complété et augmenté l'ancienne édition pour pouvoir présenter au lecteur un livre de santé très complet, unique dans son genre, comprenant toutes les explications sur la *structure du corps humain*, sur toutes les *maladies* et leur traitement, ainsi que sur tous les soins à donner en cas d'accident.

Nous donnons dans cette nouvelle édition une plus large place à l'Hygiène Rationnelle, à l'Hygiène du Corps, à l'Hygiène Alimentaire, au Régime Biologique. Nous indiquons également toutes les plantes et les médicaments employés en médecine avec leurs formules.

Le succès chaque jour grandissant de la *Médecine Végétale* prouve que cette nouvelle méthode a rendu et rendra de grands services aux malades et aux médecins, parce que c'est la *méthode idéale*, la seule *méthode biologique* qui guérit les maladies chroniques.

Il est prouvé que les remèdes anciens, les drogues chimiques nous sont nuisibles et délabrent l'estomac ; que les sucs et les extraits fluides des plantes, en un mot les végétaux, sont bienfaisants parce qu'ils ont plus d'affinité physiologique avec notre organisme que les autres remèdes. Aussi la *Médecine Végétale* constitue la *méthode naturelle, la plus efficace, pour guérir toutes les maladies, pour régénérer et purifier le sang sans fatiguer le malade.* Elle élimine du corps tous les poisons, toutes les âcretés, toutes les toxines, toutes les fermentations que la maladie et les microbes ont développés.

Pour rendre toutes les notions et toutes les explications sur la *Médecine et l'Hygiène* plus faciles et plus simples, c'est dans un langage naturel, avec des termes d'une grande clarté et d'une extrême simplicité, que nous donnons la description de chaque maladie et de son traitement.

Le lecteur connaîtra les bienfaits de l'Hygiène Moderne, se rendra facilement compte comment s'altère la santé, saura comment conserver la santé, comment se préserver des contagions et comment se guérir de toutes les maladies chroniques.

Les dessins anatomiques qui sont dans cet ouvrage ont été extraits du MANUEL D'ANATOMIE DESCRIPTIVE par le docteur Léon Moynac, de Bayonne. M. Steinhel, libraire-éditeur, 2, rue Casimir-Delavigne, Paris.

PREMIÈRE PARTIE

LE CORPS HUMAIN

SES ORGANES INTERNES ET EXTERNES ET LEUR FONCTIONNEMENT

1. — Pour guérir une maladie et comprendre pourquoi et comment nous devenons malades, il faut connaître les conditions indispensables pour conserver la vie et la santé. La description du corps humain nous expliquera son fonctionnement et nous permettra de comprendre pourquoi une maladie se produit.

Le corps humain comprend la tête, le tronc et les membres.

Dans son ensemble le corps humain comprend une partie osseuse qui constitue le squelette, une partie molle formée de muscles et une partie liquide.

2. — LE SQUELETTE, LES OS. — Le squelette de notre corps comprend deux cent treize os. Les os sont formés d'une substance cartilagineuse unie à des substances minérales telles que carbonate et phosphate de chaux.

La substance cartilagineuse est molle et élastique, mais les substances minérales donnent aux os la dureté et la solidité nécessaires. Chaque os est couvert d'une membrane fibreuse que l'on appelle *périoste*. Les os sont percés d'une grande quantité de petits trous. Une partie des substances molles principalement les muscles, est attachée fortement à cette charpente osseuse. Dans la cavité formée par le squelette se trouvent les organes les plus importants.

3. — LES CARTILAGES. — Les cartilages sont des os mous, ils ne contiennent pas de substances minérales. Au début de la vie tous les os sont des cartilages, mais pendant la croissance il se produit le phénomène que l'on appelle *ossification*, c'est-à-dire les cartilages retiennent des substances minérales, se solidifient, durcissent et

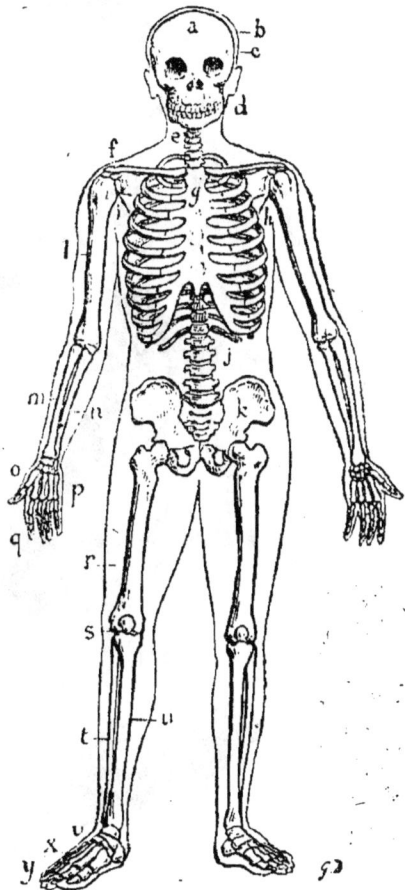

Fig. 1. — Squelette de l'homme.

a os frontal. — *b* pariétal. — *c* temporal. — *d* maxillaire inférieur. — *e* vertèbres cervicales. — *f* clavicule — *g* sternum — *h* côtes. — *i* omoplate. — *j* vertèbres lombaires. — *k* os iliaque. — *l* humerus. — *m* radius. — *n* cubitus. — *o* carpe. — *p* métacarpe. — *q* phalanges. — *r* fémur — *s* rotule. — *t* péroné. — *u* tibia. — *r* tarse. — *x* métatarse. — *y* orteils.

pour la plupart deviennent des vrais os, sauf les cartilages du nez, des oreilles, de l'épiglotte. L'ossification est complète à l'âge de 25 ans. Les os et les cartilages sont réunis entre eux au moyen de bandes solides élastiques ou ligaments, ce qui fait que le squelette forme un appareil mobile et s'articule selon notre volonté. Il y a des os longs, des os plats et des os courts.

4. — LES OS DE LA TÊTE. — Les os de la tête sont au nombre

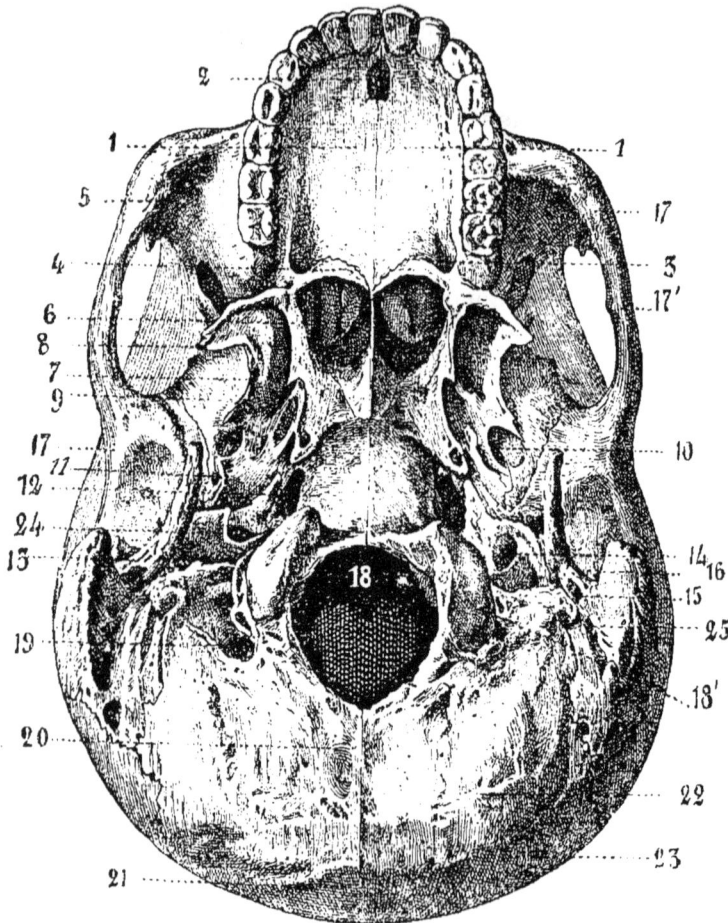

Fig. 2. — Face inférieure de la base du crâne.

1. Face inférieure de la voûte palatine formée dans ses deux tiers antérieurs par le maxillaire supérieur, et dans son tiers postérieur par le palatin. — 2. Trou palatin antérieur. — 3-4. Trous palatins postérieurs. — 5. Fosse zygomatique. — 6. Aile interne de l'apophyse ptérygoïde. — 7. Aile externe de l'apophyse ptérygoïde; entre ces deux ailes se trouve la fosse ptérygoïde destinée à l'insertion des muscles ptérygoïdiens. — 8. Crochet qui termine l'aile interne de l'apophyse ptérygoïde (il est ici plus développé que de coutume). — 9. Grande aile du sphénoïde. — 10 Trou ovale. — 11. Trou petit rond. — 12. Apophyse basilaire. — 13. Apophyse styloïde. — 14. Trou carotidien. — 15. Trou stylo-mastoïdien. — 16. Apophyse mastoïde. — 17-17'. Arcade zygomatique. — 18. Trou occipital. — 18'. Condyle de l'occipital. — 19. Trou condylien postérieur. — 20. Crête occipitale externe. — 21. Protubérance occipitale externe. — 22. Ligne courbe occipitale inférieure. — 23. Ligne courbe occipitale supérieure. — 24. Face inférieure du rocher. — 25. Rainure digastrique.

de huit : le *frontal* ou l'os du front, le *temporal* au nombre de deux pour les tempes, l'os *pariétal* au nombre de deux pour les côtés et la partie supérieure; l'*occiput* ou l'os occipital et deux os placés à la base, le *sphénoïde* et l'*ethmoïde*; ces os sont plats et reliés entre eux pour former une sorte de boîte que l'on nomme crâne qui communique avec le canal vertébral par l'os occipital.

5. — LES OS DE LA FACE. — Les os de la face sont courts et comprennent : *les deux os maxillaires supérieurs, les deux os du palais, les deux os de la pommette* ou *os malaires, l'os du nez,* qui forme la voûte nasale et le *maxillaire inférieur;* c'est sur les deux maxillaires que se trouvent posées les dents. Tous ces os sont solidement liés entre eux. On y trouve creusée la cavité nasale et les deux cavités d'orbite de l'œil. La cavité nasale est divisée en deux par la cloison nasale : elle communique avec la bouche par la cavité pharyngienne qui se trouve derrière les deux fosses nasales.

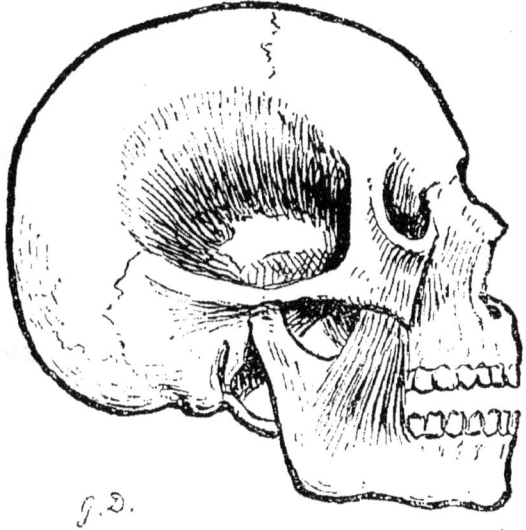

Fig. 3. — Les os de la tête (boîte crânienne).

6. — LES OSSELETS DE L'OUIE. — Les osselets au nombre de quatre, se trouvent dans l'épaisseur de l'os temporal. Chaque osselet est pourvu de petits muscles qui ont pour but de tendre le tympan. Le crâne est posé sur la colonne vertébrale.

7. — LES OS DE LA COLONNE VERTÉBRALE (l'Epine du dos).

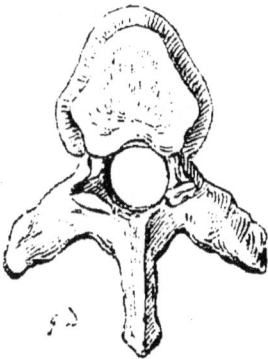

Fig. 4. — Vertèbre ou os de la colonne vertébrale.

— La colonne vertébrale est formée de trente deux os superposés ayant la forme d'un anneau appelés vertèbres : 7 au cou, 12 au dos, 5 aux reins. Les vertèbres sont placées les unes sur les autres et unies par des ligaments très élastiques et très solides. Entre chaque vertèbre il y a une sorte de coussinet formé par un cartilage; grâce à l'élasticité des ligaments et à la souplesse qu'ont les cartilages, la colonne vertébrale peut exécuter des mouvements dans tous les sens. La colonne vertébrale soutient la tête, les organes de la poitrine et du ventre. Les vertèbres, étant percées d'un trou, forment un long canal, le *canal vertébral,* qui s'étend de la première vertèbre cervicale jusqu'au sacrum où est logée la moelle épinière. Voir *Déviation.*

8. — LES COTES. — Elles partent des vertèbres thoraciques, se contournent vers le *sternum* et forment la cage thoracique. Les côtes sont au nombre de douze. Les cinq côtes supérieures n'ont pas de cartilages, les sept autres ont des cartilages et s'appellent les *fausses côtes.* Les côtes et les fausses côtes s'appuient sur un os plat, le *sternum,* qui se trouve en avant et au milieu de la poitrine. La colonne vertébrale est

posée sur un os plat, *le sacrum*, et se termine par le *coccyx*, un tout
petit os ayant la forme d'une queue rudimentaire. En arrière, la colonne

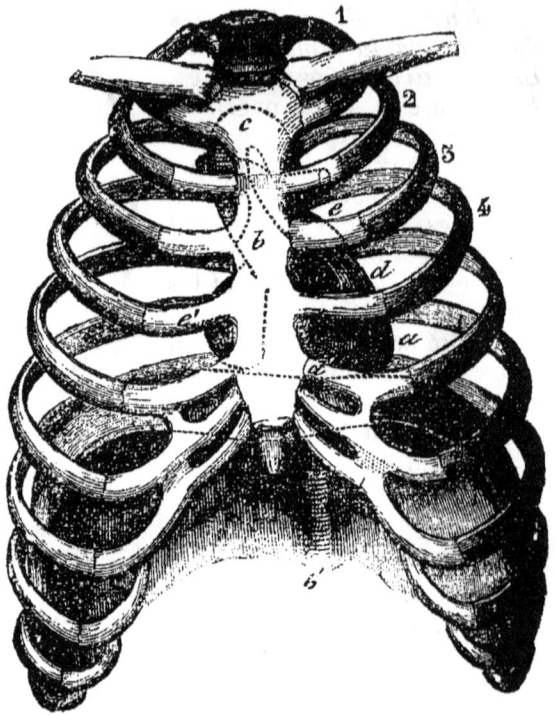

FIG. 5.

Cage thoracique et ses rapports
avec le cœur.

1, 2, 3, 4. Côtes. — On voit qu'en
avant elles se continuent avec les
cartilages costaux qui les conduisent jusqu'au sternum. Les lettres
indiquent les rapports du cœur et
des gros vaisseaux avec la cage
thoracique.

vertébrale est pourvue d'épines (épine du dos, épine dorsale); les muscles
du dos et des reins sont attachés à ces épines.

9. — L'ÉPAULE. — L'épaule fait partie du tronc et se compose:
1° d'un os mince et plat de forme triangulaire, *l'omoplate*, placé en

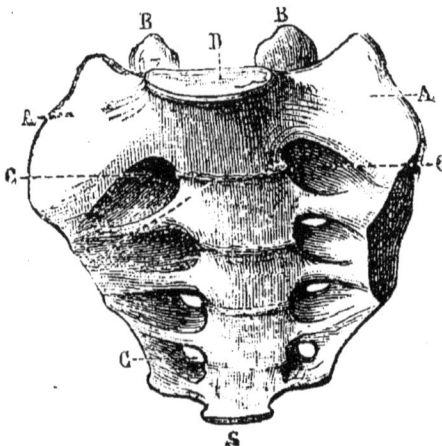

FIG. 6. — Sacrum vu par sa
face antérieure.

A. Aileron du sacrum.

B. Apophyses articulaires.

C. Premier trou sacré antérieur.

D. Facette articulaire de la base s'unissant au
corps de la cinquième vertèbre lombaire.

E. Saillie formée par la soudure des deux premières vertèbres sacrées.

S. Sommet de l'os.

arrière ; 2° de la *clavicule* qui est un os long. L'omoplate sert de point
d'attache à différents muscles ; il s'articule avec l'os du bras — dans la

cavité articulaire de la tête humérale — et avec la clavicule. La clavicule se trouve en avant à la partie supérieure de la poitrine et de chaque côté. Elle réunit le sternum à l'omoplate. On sent ces deux os sous la peau. Au-dessous de la clavicule se trouvent les côtes et les fausses côtes.

10. — LE BASSIN. — Le bassin (Voir figure 7) est la cavité intérieure que forme la réunion du *sacrum* avec les *os iliaques*, deux os larges,

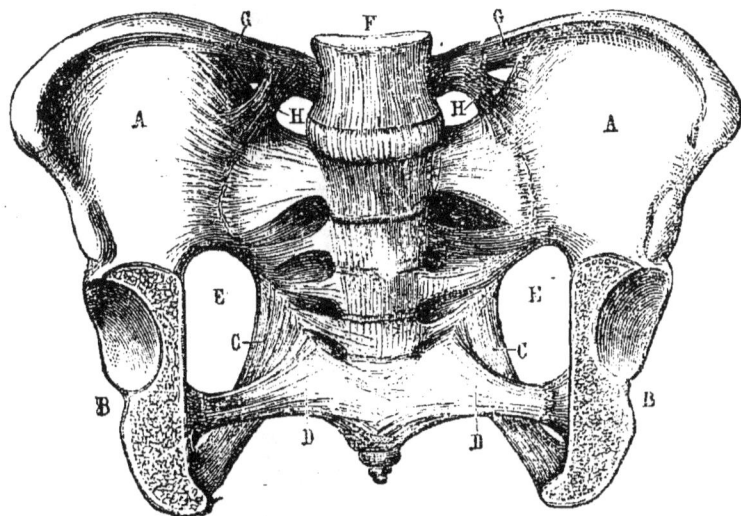

FIG. 7. — Bassin avec ses ligaments.

La partie antérieure a été enlevée par une coupe faite en dehors des trous sous-pubiens

A. Fosse iliaque interne.
B. Section de l'os.
C. Grand ligament sacro-sciatique.
D. Petit ligament sacro-sciatique
E. Grand trou sciatique.
F. Dernière vertèbre lombaire.
G. Ligament ilio-lombaire.
H. Ligament sacro-vertébral.

les plus gros du corps humain. Les os iliaques ont de chaque côté une cavité arrondie où vient s'emboiter l'os de la cuisse — dans la cavité

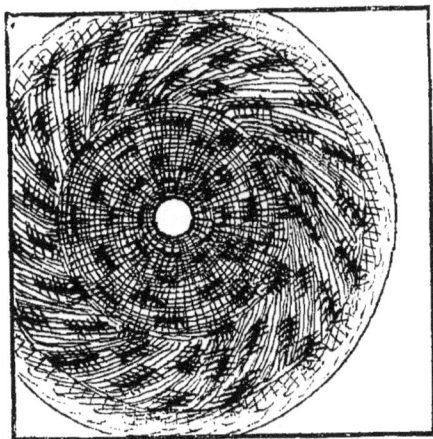

FIG. 8. — Tissu osseux.

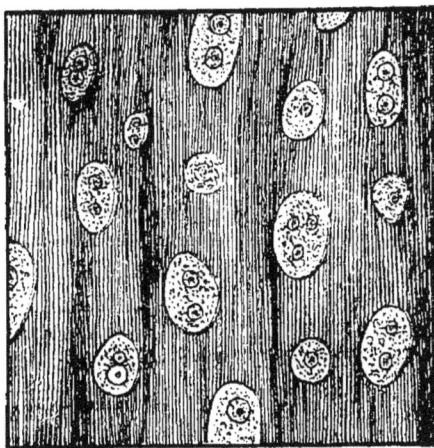

FIG. 9. — Tissu cartilagineux.

articulaire de la tête fémorale. — En avant ces deux os s'articulent entre eux et forment la *partie pubienne* du bassin; en arrière, ils se rencontrent avec le sacrum. Comme on voit, debout ou assis toute la **partie** supérieure de notre corps est supportée par le bassin qui est lui-même soutenu par les membres inférieurs.

Le muscle iliaque fait mouvoir la cuisse sur le bassin. L'artère iliaque résulte de la division de l'aorte en iliaque externe et iliaque interne.

11. — LES BRAS. — Le bras a un seul os long et creux, l'*humérus*, l'avant-bras a deux os, le *cubitus*, du côté du petit doigt, et le *radius* du

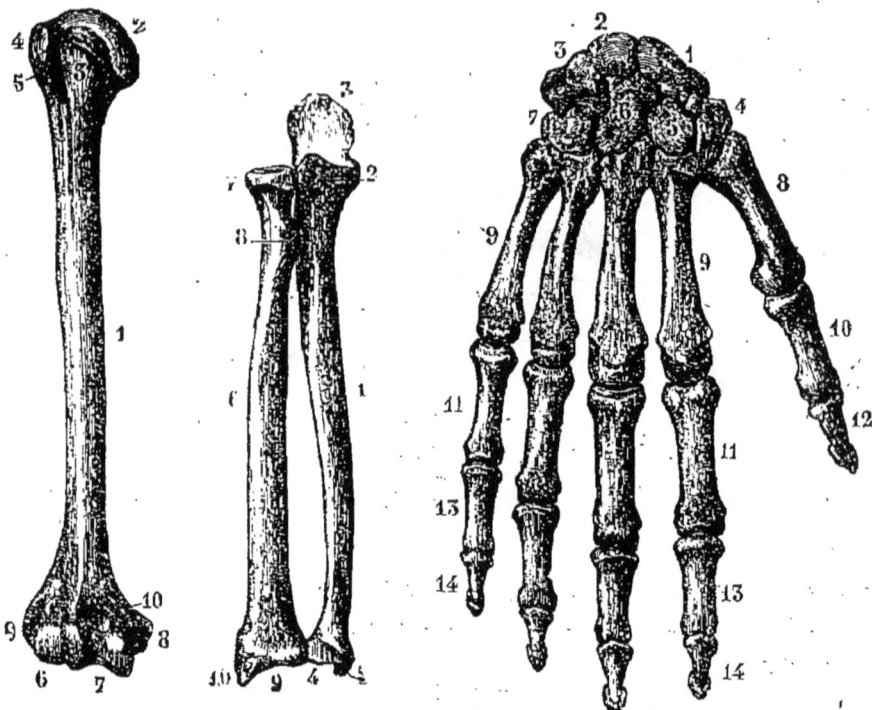

Fig. 10. — Os de l'avant-bras, radius et cubitus, vus par leur face antérieure côté droit).

1. Cubitus.
2. Apophyse coronoïde.
3. Olécrâne. On voit entre ses deux apophyses la grande cavité sigmoïde du cubitus qui embrasse la trochlée humérale.
4. Tête du cubitus.
5. Apophyse styloïde du cubitus.
6. Radius.
7. Tête du radius, surmontée d'une surface articulaire ou cupule, qui s'articule avec le condyle de l'humérus.
8. Tubérosité bicipitale du radius.
9. Surface articulaire inférieure du radius.
10. Apophyse styloïde du radius.

Fig. 11. — Humérus du côté droit (vu par sa face antérieure).

1. Corps de l'humérus.
2. Tête de l'humérus.
3. Petite tubérosité.
4. Grosse tubérosité.
5. Coulisse bicipitale.
6. Petite tête de l'humérus ou condyle ; elle est montée, en dehors, par un relief nommé épicondyle.
7. Trochlée humérale.
8. Épitrochlée.
9. Épicondyle.
10. Petite cavité destinée à loger, pendant la flexion de l'avant-bras, l'apophyse coronoïde du cubitus.

Fig. 12. — Face dorsale de la main.

1. Scaphoïde.
2. Semi-lunaire.
3. Pyramidal.
La figure ne représente pas le pisiforme qui, placé au devant du pyramidal, proémine du côté de la face palmaire.
4. Trapèze.
5. Trapézoïde.
6. Grand os.
7. Os crochu.
8. Premier métacarpien.
9. 9. Deuxième et cinquième métacarpien.
10. Première phalange du pouce.
11, 11. Premières phalanges des quatre derniers doigts.
12. Deuxième phalange du pouce.
13, 13. Deuxièmes phalanges des quatre derniers doigts.
14, 14. Troisièmes phalanges.

côté du pouce. Le coude est l'extrémité supérieure du cubitus. Le radius se croise avec le cubitus, ce qui permet de tourner la main et le poignet à droite et à gauche. L'extrémité supérieure de l'humérus s'articule avec la cupule de l'omoplate. La cupule du radius s'articule avec l'humérus. La partie inférieure est large et forme une cavité dans laquelle se logent les os du carpe. .

12. — POIGNET. — Le poignet est formé de huit petits os disposés sur deux rangs fortement unis ; on les nomme les *os du carpe.*

13. — LA MAIN. — La main a cinq os, nommés *métacarpiens*, chaque

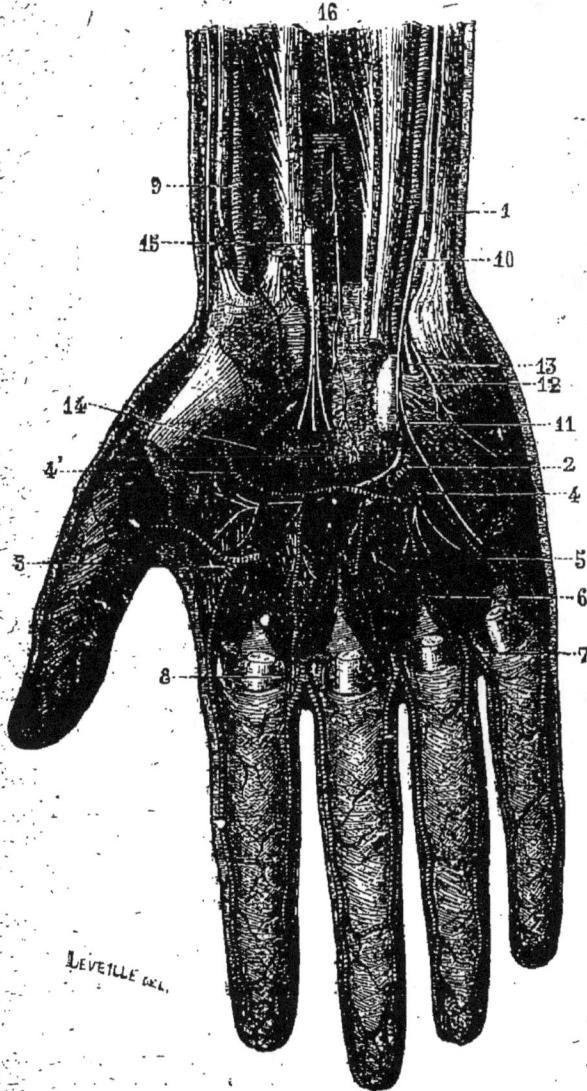

FIG. 13.

Région palmaire profonde.

(Cette figure représente les muscles profonds des régions thénar et hypothénar, ainsi que les muscles interosseux.)

1. Artère cubitale.

2. Artère cubitale sectionnée dans le point où elle forme l'arcade palmaire superficielle.

3. Terminaison de l'arcade palmaire superficielle.

4. 4'. Arcade palmaire profonde.

5, 6. Artères interosseuses, profondes, se bifurquant après avoir reçu les interosseuses superficielles, branches de l'arcade palmaire superficielle, pour former les collatérales des doigts (7, 8).

9. Artère radiale.

10. Nerf cubital.

11, 12, 13, 14. Branches du nerf cubital.

15. Nerf médian.

16. Nerf interosseux, branche du nerf médian.

os porte un doigt. Les doigts des mains ont trois petits os allongés qui s'appellent en comptant de la main vers l'extrémité du doigt : *phalange, phalangine, phalangette.*

Le pouce n'a que deux os, phalange et phalangine. Les muscles fléchisseurs et extenseurs de l'avant-bras et les muscles spéciaux de la main assurent les mouvements de la main. La paume de la main a deux saillies, l'une est formée par les muscles du pouce, c'est l'*éminence*

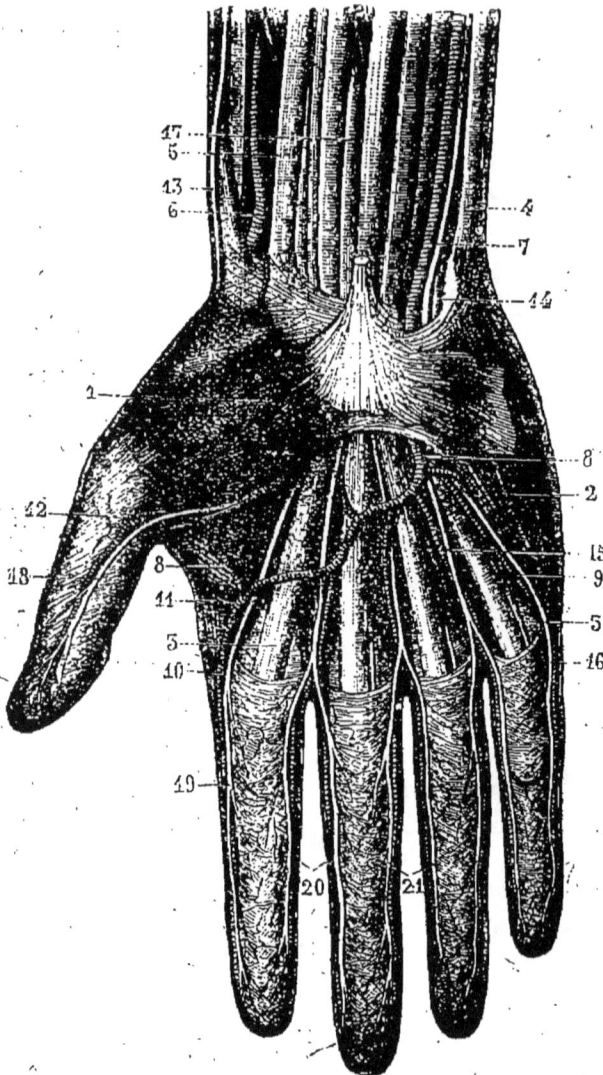

FIG. 14. Région palmaire superficielle. (Richet)

1. Muscles court abducteur et court fléchisseur du pouce : au-dessus d'eux se voit la partie supérieure de l'opposant du pouce, reconnaissable à la direction à peu près transversale de ses fibres et au-dessous d'eux, on voit les fibres également transversales de l'adducteur du pouce.
2. Muscles de l'éminence hypothénar.
3, 3'. Tendons du fléchisseur superficiel des doigts.
4. Tendon du cubital antérieur.
5. Tendon du grand palmaire.
6. Artère radiale.
7. Artère cubitale.
8. 8. Arcade palmaire superficielle. Dans cette figure, elle est formée exclusivement par l'artère cubitale; mais, en général, la radio-palmaire, branche de la radiale, s'avance à travers les fibres du court abducteur du pouce pour s'anastomoser avec elle. — 9, 10, 11. Artères collatérales des doigts. — 12. Artère collatérale externe du pouce. — 13. Branche cutanée du nerf radial. — 14. Nerf cubital. — 15, 16. Branches du nerf cubital destinées au petit doigt et à la partie interne de l'annulaire. — 17. Nerf médian fournissant (18, 19, 20, 21) les nerfs collatéraux palmaires des trois premiers doigts et le collatéral externe de l'annulaire.

Thénar et l'autre par des muscles du petit doigt c'est l'*éminence hypothénar*. Les mouvements des doigts sont assurés par des petits muscles.

14. — LA CUISSE et LA JAMBE (lat. coxa, hanche). — La cuisse est la partie du membre inférieur qui commence à la hanche et finit au genou; elle a un os long : le *Fémur*. La jambe est la partie du membre inférieur qui va du genou au pied; elle a deux os : le *Tibia* et le *Péroné*. Le tibia qui est assez volumineux est placé en dedans, le péroné qui est très mince est placé en dehors. La *rotule* est un os court et constitue la

FIG. 15. — Face externe de l'os coxal (côté droit).

A. Partie antérieure de la fosse iliaque externe.
B. Crête iliaque.
C. Epine iliaque antérieure et supérieure.
D. Epine iliaque antérieure et inférieure.
E. Branche horizontale du pubis.
F. Epine iliaque postérieure et supérieure.
G. Epine iliaque postérieure et inférieure
H. Cavité cotyloïde.
I. Ischion.
K. Trou sous-pubien.
L. Branche ischio-pubienne.
M. Bord supérieur du corps du pubis.
O. Branche descendante du pubis.

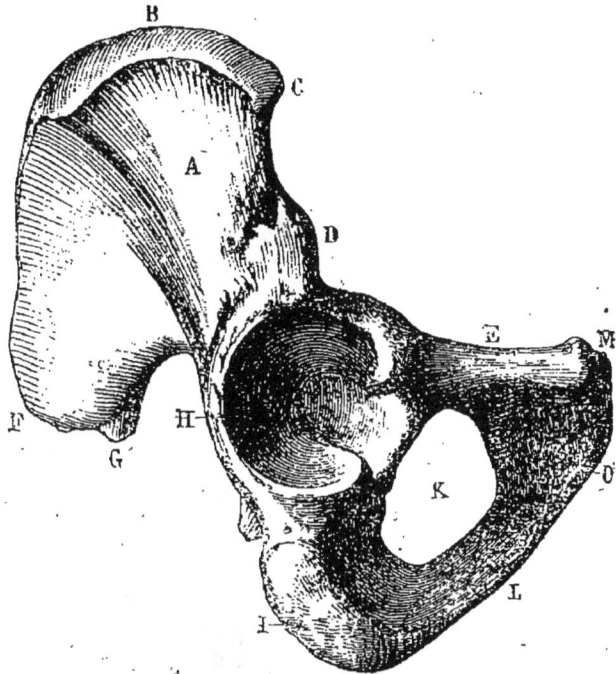

FIG. 16. — Face interne de l'os coxal (côté droit).

A. Fosse iliaque interne.
B. Epine iliaque antérieure et supérieure.
C. Crête iliaque.
D. Epine iliaque postérieure et supérieure.
E. Epine iliaque postérieure et inférieure.
F. Facette auriculaire.
G. Epine sciatique.
H. Ischion.
I. Trou sous-pubien.
K. Branche ischio-pubienne.
L. Surface articulaire du pubis.
M. Eminence ilio-pectinée.
N. Epine pubienne.

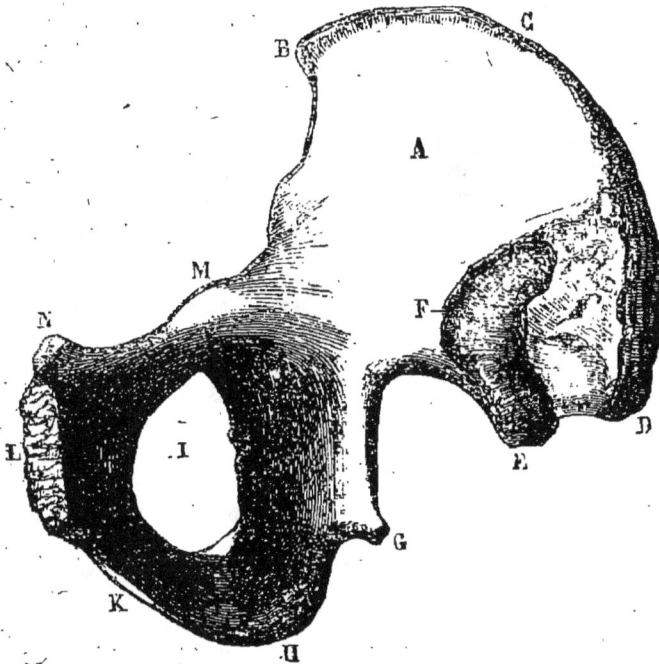

saillie du genou. On appelle *chevilles* ou *malléoles* les extrémités inférieures des tibia et péroné.

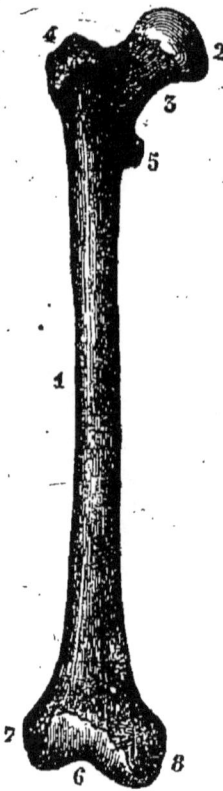

FIG. 17.

Fémur droit vu
par
sa face antérieure.

1. Corps du fémur.
2. Tête.
3. Col.
4. Grand trochanter.
5. Petit trochanter.
6. Trochlée fémorale.
7. Condyle externe.
8. Condyle interne.

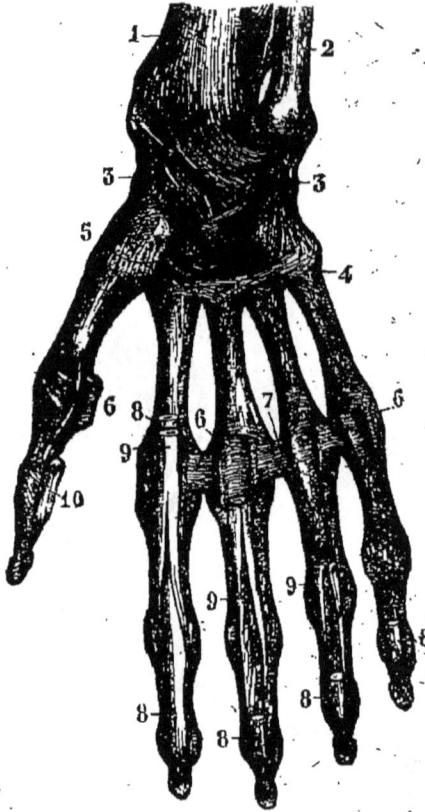

FIG. 18. — Squelette et
ligaments de la main
(face palmaire).

1. Radius.
2. Cubitus.
3, 3. Ligaments antérieurs de
l'articulation radio-
carpienne.
4, 5. Ligaments antérieurs des
articulations carpo-métacar-
piennes.
6, 6, 6. Ligaments glénoïdiens
antérieurs concourant à la
formation des gaines fi-
breuses des tendons fléchisseurs des doigts.
7. Ligament transverse.
8, 8. Tendons du fléchisseur
profond des doigts s'insérant
à la troisième phalange.
9, 9. Tendons du fléchisseur
superficiel des doigts se bifurquant pour laisser passer
les tendons du fléchisseur
profond et s'insérant sur la
deuxième phalange.
10. Tendon du fléchisseur propre du pouce.

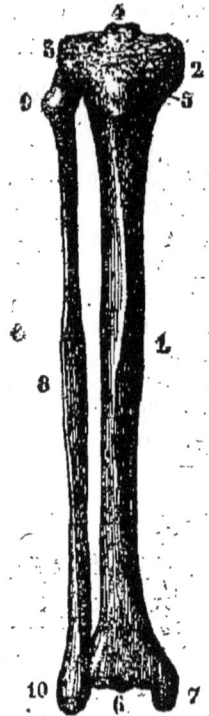

FIG. 19. — Squelette de la
jambe (tibia et péroné),
vu par sa face anté-
rieure (côté droit).

1. Tibia.
2. Tubérosité interne suppor-
tant la cavité glénoïde interne.
3. Tubérosité externe support-
tant la cavité glénoïde externe.
4. Épine du tibia.
5. Tubérosité antérieure du
tibia.
6. Face inférieure du tibia
s'articulant avec la poulie
de l'astragale.
7. Malléole interne.
8. Péroné.
9. Tête du péroné.
10. Malléole externe.

15. — LES PIEDS. — Au pied on trouve sept os analogues à ceux

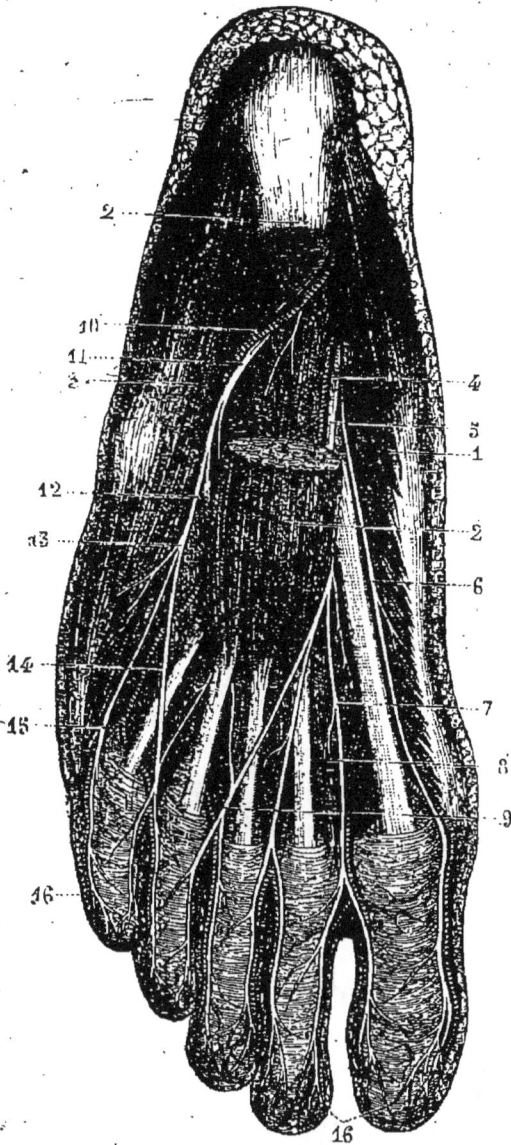

FIG. 21. — Squelette du pied
vu par sa face dorsale.

1. Astragale. Sa face dorsale présente
la poulie articulaire sur laquelle
repose le tibia.
2. Calcanéum.
3. Scaphoïde.
4. Premier cunéiforme.
5. Deuxième cunéiforme.
6. Troisième cunéiforme.
7. Cuboïde.
On peut remarquer que le scaphoïde et les trois cunéiformes
sont interposés entre l'astragale
et les trois premiers métatarsiens, tandis que le cuboïde est
interposé entre le calcanéum et
les deux derniers métatarsiens.
8, 8. Premier métatarsien.
9, 9. Premières phalanges.
10,11. Deuxièmes phalanges.
12,12. Troisièmes phalanges.

FIG. 20. — · Couche superficielle de la plante
du pied, après ablation de la peau, de la
couche sous-cutanée et de l'aponévrose.

1..Abducteur du gros orteil. — 2, 2. Court fléchisseur
commun des orteils dont on a enlevé la partie
moyenne afin de laisser voir les vaisseaux et nerfs
plantaires, ainsi que le muscle accessoire du long
fléchisseur qu'il recouvre. — 3. Abducteur du petit
orteil. — 4. Artère plantaire interne. — 5. Nerf plantaire interne. — 6. Nerf collatéral
plantaire interne du gros orteil. — 7, 8, 9. Branches du nerf plantaire interne formant les
collatérales des trois premiers orteils et de la moitié interne du quatrième. — 10. Artère
plantaire externe. — 11. Nerf plantaire externe. — 12. Branche profonde de ce nerf destinée
aux abducteurs du gros orteil et aux interosseux. — 13. Sa branche superficielle se divisant
en filets (14, 15, 16) destinés aux deux derniers orteils.

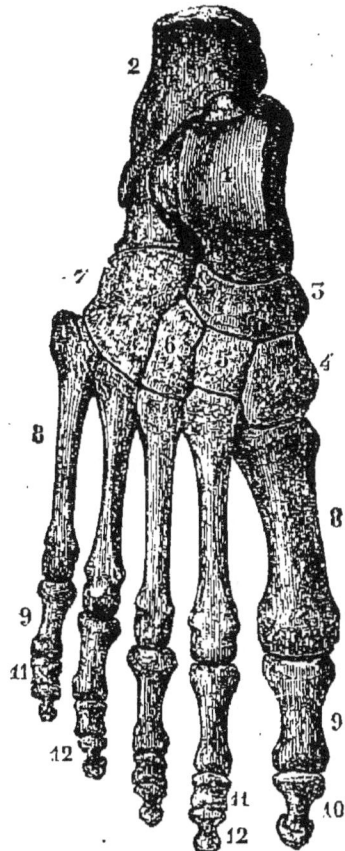

du poignet: l'*Astragale* qui communique avec l'os de la jambe, le *Calca-néum* qui représente le talon, le *Scaphoïde*, le *Cuboïde*, les trois cunéi-formes dont l'ensemble est appelé *Os du Tarse;* c'est sur les os du tarse que s'appuient les os de la jambe et le poids de tout notre corps. Le pied lui-même a cinq os que l'on nomme *Os Métatarsiens* auxquels se trouvent attachés les doigts. Le talon est formé d'un os métatarsien faisant saillie en arrière. De même que pour les doigts de la main, les doigts des pieds ont trois os que l'on désigne sous les noms de phalange, phalangine et pha-langette en les désignant du pied vers l'extrémité du doigt; le pouce n'a que deux os, phalange et phalangine.

16. — ARTICULATIONS. — Le squelette est pourvu d'articulations par la réunion mobile des os et des cartilages. La tête de ces os est garnie de cartilages qui sont mous et couverts d'une membrane, ce qui évite le frottement des os. Cette membrane, la *synovie*, sécrète un liquide visqueux, comme le blanc d'œuf, qui humecte la jointure, ce qui facilite le mouvement. La synovie est couverte par un tissu fibreux très résistant; grâce à cette disposition les os peuvent s'articuler, le membre se livrer à la mobilité selon son rôle. Les os, qui ont un grand effort à supporter, sont pourvus de liens très solides que l'on nomme *ligaments*.

17. — MUSCLES. — Les muscles cons-tituent la chair qui occupe l'espace com-

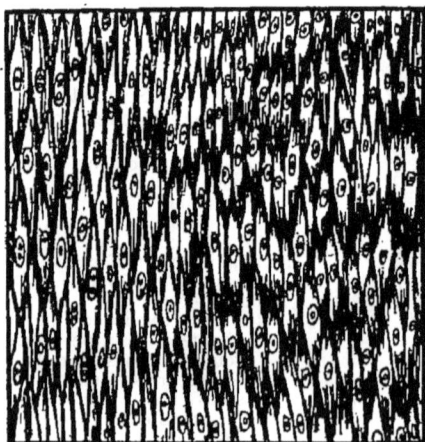

Fig. 22. — Tissu musculaire lisse.

pris entre la peau et les os. La chair mus-culaire est formée de fibres allongées en fuseau et striées en travers qui se con-tractent sous l'influence de la volonté. Les muscles se terminent par des cordons ou

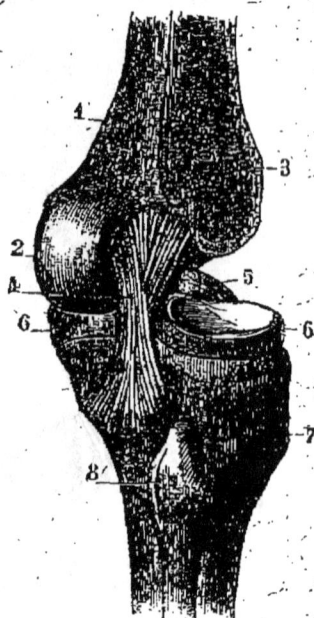

Fig. 23. — Figure destinée à montrer les ligaments croisés de l'articulation du genou (le condyle externe du fémur a été réséqué).

1. Face postérieure du fémur.
2. Condyle interne, dépouillé de la coque fibreuse qui l'entoure.
3. Surface de résection du condyle externe.
4. Ligament croisé postérieur ou interne.
5. Ligament croisé antérieur sec-tionné près de son insertion au-devant de l'épine du tibia.
6. Cartilage semi-lunaire externe; il reçoit des expansions fibreuses des deux ligaments croisés.
7. Tubérosité externe du tibia.
8. Tête du péroné.

tendons avec lesquels ils sont attachés aux os. Quelques muscles sont attachés directement sous la peau. Par leur jeu, sous l'action de notre volonté, les muscles ouvrent ou ferment les cavités du corps telles que la bouche, les paupières, font mouvoir la langue, les yeux, servent à l'émis-

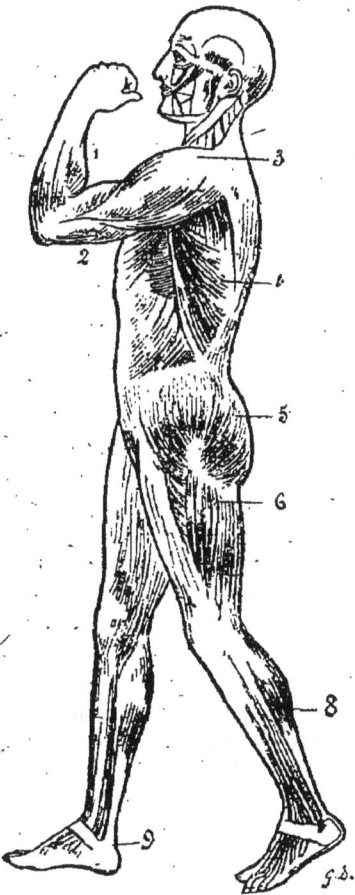

FIG. 24. — Musculature.

1, Biceps. — 2-4. Muscles pectoraux. — 3. Muscle deltoïde. —
5-6-7. Muscles de la cuisse et de
la hanche. — 8. Muscles du
mollet. — 9. Tendon d'Achille.

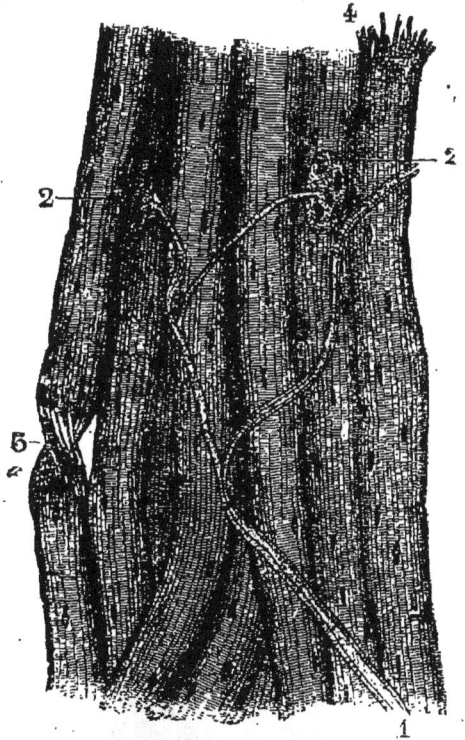

FIG. 25. — Muscle strié (Richet).

(Cette figure représente huit à dix fibres
musculaires juxtaposées.)

1. Filet nerveux allant se distribuer au tissu
musculaire.
2. Plaques motrices terminales de ce filet
nerveux.
3. Myolemme tordu sur lui-même et rendu
visible par la rupture des fibrilles musculaires qu'il renferme.
4. Fibrilles musculaires dont la réunion forme
la fibre musculaire ; elles sont rendues
visibles par la destruction de leur enveloppe commune ou myolemme.

sion de la voix, donnent à la face son expression et peignent les sentiments et les passions. La mastication des aliments, les mouvements
de la mâchoire inférieure se font par les muscles; il en est de même des
mouvements involontaires de l'estomac et de l'intestin; les muscles
donnent aux membres leur forme et leur volume et les font mouvoir. Les
muscles forment généralement une masse rouge, charnue, mais dans l'estomac et les intestins, ils forment une membrane mince de fibres blan-

châtres et sont logés dans l'épaisseur de ces organes. Les muscles des membres sont enveloppés d'une membrane blanche transparente, que l'on appelle *aponévrose*, qui les isole les uns des autres.

Le *muscle deltoïde* commence à l'épaule et se termine attaché par son tendon à la partie supérieure de l'humérus. A la partie intérieure du bras

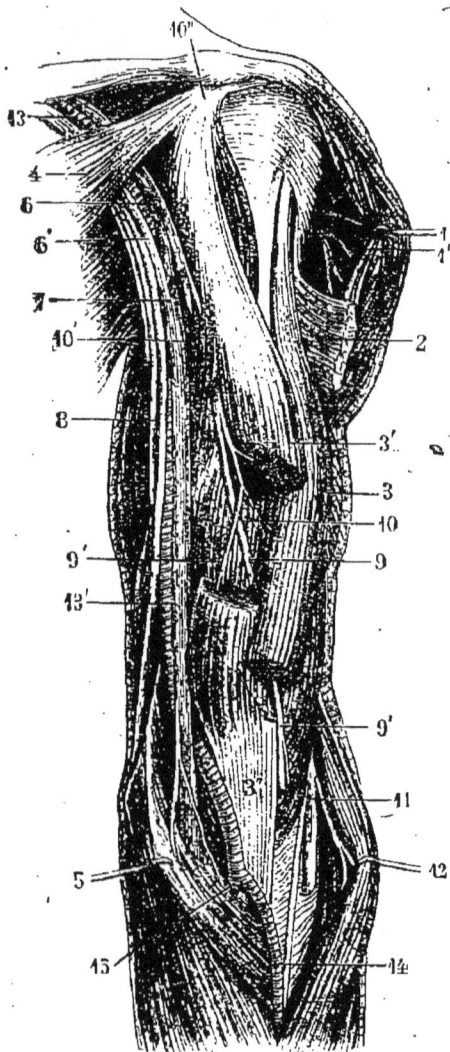

FIG. 26. — Face antérieure du bras (côté gauche).

1. Muscle deltoïde attiré au dehors pour montrer la disposition des nerfs circonflexes (1').

1'. Nerfs circonflexes.

2. Tendon du muscle grand pectoral.

3. Longue portion du biceps. — 3'. Courte portion du biceps. — 3''. Tendon du biceps.

4. Muscle petit pectoral.

5. Muscle rond pronateur déjeté en dedans afin de montrer l'anneau fibreux qu'il présente au nerf médian.

6. 6'. Les deux racines du nerf médian formant par leur réunion le nerf médian (7).

8. Nerf cubital naissant de la racine interne du nerf médian.

9. Nerf musculo-cutané naissant de la racine externe du nerf médian.

10. Muscle brachial antérieur.

10'. Muscle coraco-brachial se détachant de l'apophyse coracoïde (10) en même temps que la courte portion du biceps et traversé par le nerf musculo-cutané.

11. Nerf radial.

12. Muscle long supinateur écarté pour montrer le nerf radial.

13. Artère axillaire.

13'. Artère humérale.

14. Artère radiale.

15. Artère cubitale.

se trouve le muscle connu de tout le monde, *le biceps*; il s'attache par un tendon large à la partie supérieure du radius. Les *muscles pectoraux* forment le devant de la poitrine; ils sont placés en haut de la paroi thoracique. Le *diaphragme* est un muscle large qui sépare la poitrine du ventre; au-dessus de lui se trouvent le cœur et les poumons, au-dessous l'estomac, le foie, les intestins; il est traversé par l'œsophage.

18. — **APPAREIL CIRCULATOIRE. Circulation du sang.** — La circulation consiste dans un mouvement continuel du sang dans l'appareil circulatoire ; dans son ensemble le système circulatoire est chargé des échanges organiques au moyen de la circulation du sang. Le sang apporte aux organes les éléments nécessaires — l'oxygène, absorbé dans le

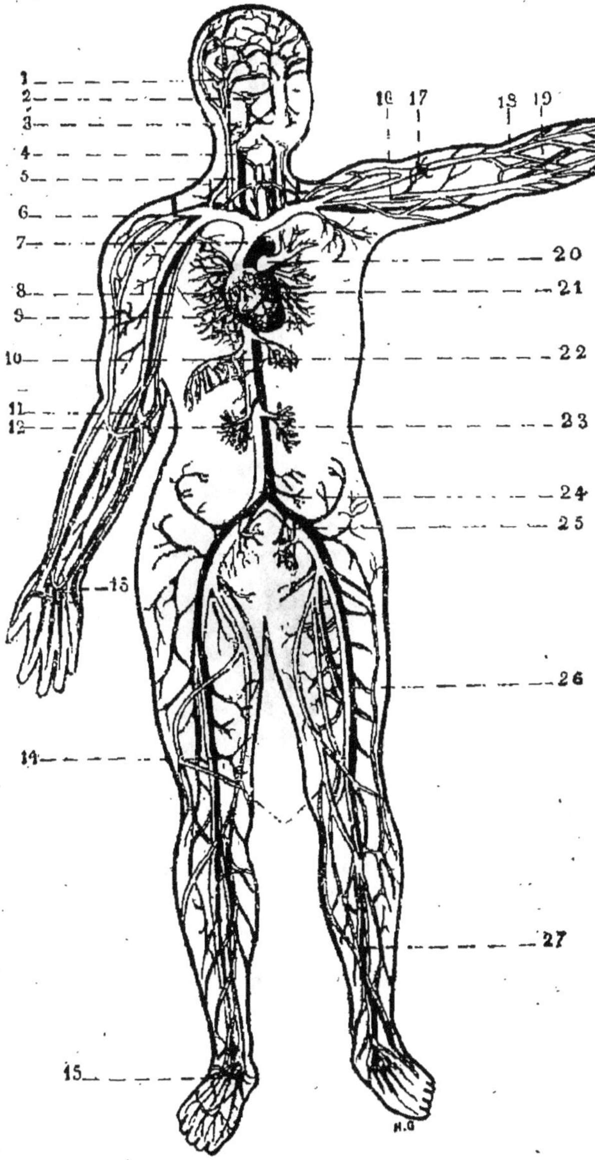

Fig. 27. — Appareil de la circulation. Distribution des artères et des veines dans le corps humain.

1. Artères et veines temporales.
2. Artères et veines ophtalmiques.
3. Veine faciale et artère faciale.
4. Veine jugulaire.
5. Artère carotide.
6. Artères sous-clavières.
7. Veine cave supérieure.
8. Oreillette droite et ventricule droit.
9. Veine sus-hépatique.
10. Veine cave inférieure.
11. Artère radiale.
12. Veine porte.
13. Artère palmaire.
14. Artères fémorales, veine fémorale.
15. Artère pédieuse et ses veines.
16. Veine basilique.
17. Veines humérales.
18. Artère cubitale et ses veines.
19. Artères et veines interosseuses.
20. Veine sous-clavière.
21. Oreillette gauche et ventricule gauche.
22. Artère cœliaque, origine des artères du foie, de l'estomac et de la rate.
23. Artère aorte.
24. Artères et veines mésentériques.
25. Artère iliaque.
26. Veine fémorale.
27. Artère tibiale et ses veines.

poumon et le liquide nutritif fourni par l'estomac et l'intestin — et élimine les résidus non utilisables, en emportant les déchets de la nutrition, qui traversent les reins et s'éliminent par les urines. L'appareil circulatoire comprend le *Cœur*, les *Vaisseaux* nommés *Artères*, les *Veines Capillaires*, les *Vaisseaux lymphatiques*. C'est le cœur qui met en mouvement les liquides qui circulent dans les vaisseaux, c'est-à-dire le *sang et la lymphe*. V: *Cœur, Artères, Vaisseaux lymphatiques, Veines, Sang, Lymphe.*

19. — LE CŒUR. — Le cœur est un organe creux, musculaire, rouge, un peu allongé, d'un poids de 250 grammes environ, et divisé par une cloison en deux parties : le *cœur droit* et le *cœur gauche*. Chaque partie est divisée à son tour en deux autres parties, la partie supérieure qui est l'oreillette et la partie inférieure, le *ventricule*. Le cœur se dilate pour recevoir le sang et se contracte pour le chasser dans les artères. Le cœur droit ne communique pas avec le cœur gauche, mais chaque oreillette et

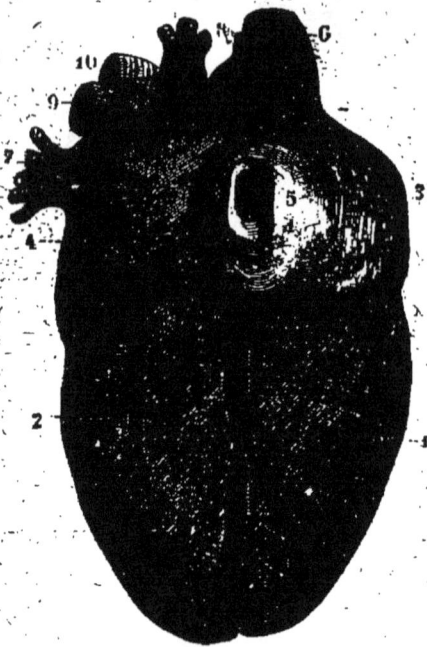

FIG. 28. — Face postérieure du cœur.

1. Face postérieure du ventricule droit. — 2. Face postérieure du ventricule gauche — 3. Face postérieure de l'oreillette droite. — 4. Face postérieure de l'oreillette gauche. — 5. Orifice de la veine cave inférieure. — 6. Veine cave supérieure. — 7. Veines pulmonaires gauches. — 8. Veines pulmonaires droites (on voit que les quatre veines pulmonaires se jettent dans l'oreillette gauche). — 9. Artère pulmonaire. — 10. Aorte. — 11-12. Veines et artères coronaires.

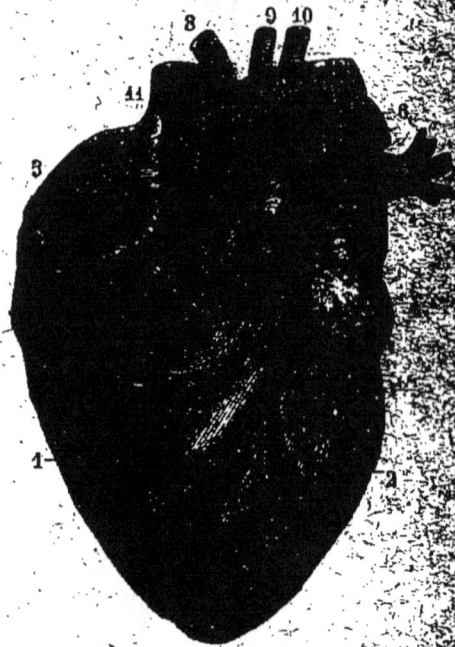

FIG. 29. — Face antérieure du cœur.

1. Face antérieure du ventricule droit. — 2. Face antérieure du ventricule gauche. — 3. Auricule droite. — 4. Auricule gauche. — 5. Artère pulmonaire. — 6. Branche gauche de l'artère pulmonaire. — 7. Crosse de l'aorte et ses trois branches. — 8. Tronc brachio-céphalique. — 9. Artère carotide primitive gauche. — 10. Artère sous-clavière gauche. — 11. Veine cave supérieure. — 12. Veines pulmonaires gauches. — 14. Artère et veines coronaires antérieures.

chaque ventricule du même côté communiquent ensemble par un orifice, l'orifice *auriculo-ventriculaire*, qui est muni d'une soupape ou *valvule* pour empêcher le reflux du sang. Les valvules ont les bords inférieurs comme incisés. La valvule de l'orifice droit porte le nom de *Valvule Tricuspide*, parce qu'elle est pourvue de trois points; la valvule de l'orifice gauche porte le nom de *Valvule Bicuspide* ou *mitrale*, parce qu'elle est pourvue de deux points.

De chaque ventricule part un gros vaisseau. Celui qui part du ventricule gauche est l'*artère aorte*, celui du ventricule droit l'*artère pulmonaire*.

L'artère pulmonaire se divise en deux branches qui se rendent dans les poumons. Dans chaque oreillette débouchent deux grosses veines : dans l'oreillette gauche, ce sont la *veine cave inférieure* et la *veine cave supérieure* ; dans l'oreillette droite les deux *veines pulmonaires* ; les orifices de ces vaisseaux sont munis de soupapes ou valvules. Le cœur est placé au milieu de la cage thoracique, derrière le sternum ; il est suspendu par de gros vaisseaux, entre les deux poumons ; la partie large se trouve en haut, la pointe en bas et repose sur le diaphragme ; les parois intérieures du cœur sont couvertes d'une membrane mince et lisse nommée *l'endocarde*. Extérieurement le cœur est couvert par une membrane nommée *péricarde*. Le sang circule dans les vaisseaux parce que la pression qu'exerce chaque partie du cœur est inégale ; à l'une des extrémités des vaisseaux se trouve une cavité (ventricule) qui exerce une pression forte, tandis qu'à l'autre extrémité se trouve une cavité du cœur (oreillette) qui exerce une pression faible, et c'est ainsi que, des artères où la pression est forte, le sang passe dans les veines où la pression est de plus en plus faible.

20. — CIRCULATION. — Le cœur chasse le sang et le force à pénétrer jusqu'aux plus petits vaisseaux, dans l'épaisseur intime de tous nos organes. Le sang qui arrive aux poumons des différentes parties du corps est brun et ne possède pas

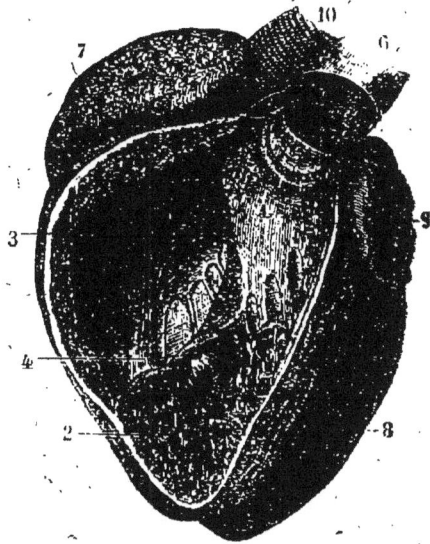

FIG. 30. — Cette figure est destinée à montrer l'intérieur du ventricule droit : pour cela on a enlevé la paroi droite de ce ventricule.

1. *Infundibulum* du ventricule droit conduisant dans l'artère pulmonaire. — 2. Partie inférieure du ventricule droit occupé par des colonnes charnues du premier et du second ordre. — 3. Face inférieure de la valvule tricuspide. — 4. Colonnes charnues du premier ordre ou muscles papillaires dont les tendons s'insèrent sur la face inférieure et les bords de la valvule tricuspide. — 5. Valvule sigmoïde complète ; en avant et en arrière on voit la surface de section des autres valvules sigmoïdes. — 6. Artère pulmonaire. — 7. Auricule droite. — 8. Ventricule gauche. — 9. Auricule gauche — 10. Aorte.

les qualités nécessaires à l'entretien de la vie. Dans les poumons il se trouve au contact de l'air, qu'amène la respiration, et devient rouge vermeil. Il est vivifié et possède alors toutes les qualités indispensables à la vie ; on le nomme *artériel* parce qu'il est distribué dans tout le corps par les artères, tandis que le sang noir est appelé sang *veineux* parce qu'il est ramené au cœur par les veines. La circulation du sang se fait de la manière suivante : le sang, qui arrive des veines capillaires du poumon, passe dans l'oreillette gauche, s'accumule dans le ventricule gauche ; c'est le sang artériel épuré par les poumons et qui va se rendre dans tout l'organisme par l'artère aorte et toutes ses ramifications pour arriver jusque dans les vaisseaux capillaires d'où il retournera au cœur, par le chemin suivant : des vaisseaux capillaires le sang pénètre dans les veines où il change de couleur (sang veineux), s'écoule dans l'oreillette droite, qui le chasse par une brusque contraction dans le ventricule droit, pénètre dans les poumons à travers les artères pulmonaires. Là il se trouve vivifié par l'oxygène de l'air respiré, redevient rouge clair et passe dans le cœur gauche.

On appelle la *grande circulation*, celle que le sang accomplit dans les vaisseaux sanguins du corps. La *petite circulation* est le chemin parcouru par le sang à travers les poumons pour recevoir l'action vivifiante de l'air et reprendre la couleur rouge qu'il doit avoir dans les artères.

Le cœur, chez les adultes, se dilate pour recevoir le sang — c'est la *diastole* — et se contracte pour le lancer dans les artères — c'est la *systole* — environ soixante-quinze fois par minute. Dans la jeunesse, ces contractions sont encore plus nombreuses : cent

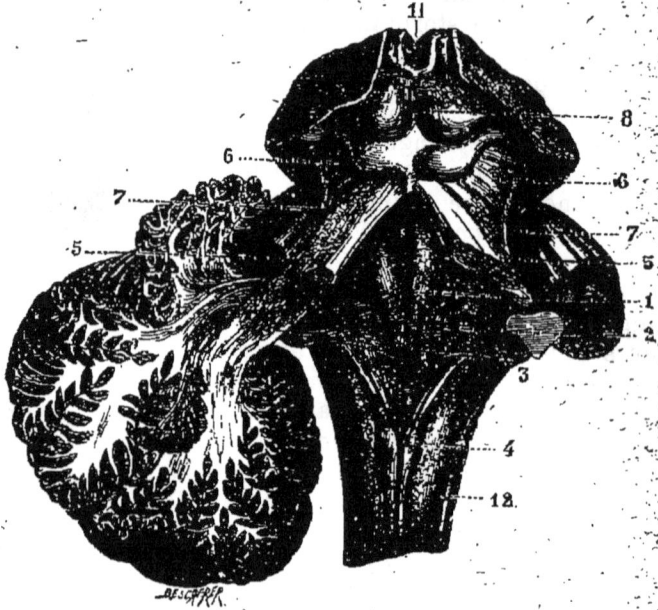

FIG. 31. — Quatrième ventricule.

1. Quatrième ventricule. — 2. Tige du calamus scriptorius. — 3. Barbes du calamus scriptorius. — 4. Pyramides postérieures. — 5. Pédoncule cérébelleux supérieur; à gauche, ce pédoncule a été suivi dans l'épaisseur de l'hémisphère cérébelleux. — 7. Ruban de Reil. — 8. Tubercules quadrijumeaux. — 11. Troisième ventricule. — 12. Corps restiformes se continuant avec les pédoncules cérébelleux inférieurs.

trente à la naissance, cent à trois ans et quatre-vingt-dix à dix ans. On compte qu'il y a quatre pulsations cardiaques pour une respiration ; à chacune de ces contractions, lorsque le sang passe des oreillettes dans les ventricules, il se produit un bruit qui se révèle à l'extérieur par le *choc du cœur*, dû au changement de consistance du muscle cardiaque en contraction. Dans la fièvre, dans les maladies du poumon et lorsque la respiration est gênée, les contractions du cœur sont plus nombreuses. Chaque contraction du cœur envoie 200 grammes de sang dans les artères. Si on applique l'oreille sur la poitrine contre la paroi thoracique, dans la région du cœur, on entend, pendant le battement, deux sons claquants : le *premier bruit*, dû à la tension des valvules auriculo-ventriculaires, le *second bruit*, qui est dû au redressement brusque des valvules aortiques et pulmonaires.

Ces bruits du cœur sont très importants; leur transformation en souffles permet de reconnaître une maladie de cœur. Chez les malades fébricitants, le nombre des battements de cœur est augmenté, ainsi que la température du corps, parce que la fièvre résulte d'une action exagérée des nerfs *vaso-dilatateurs*, et qui sont en même temps *calorifiques* (Cl. Bernard). Voir *Sang, Lymphe, Artères, Veines.*

21. — LES ARTÈRES. — Les artères sont des canaux ramifiés en forme d'arbre, à parois très épaisses, qui portent le sang dans le corps, tandis que les veines sont des canaux également ramifiés, mais dont les parois sont au contraire minces, qui ramènent le sang vers le cœur. Deux artères partent du cœur. Celle qui va du ventricule droit au poumon porte le nom d'*Artère Pulmonaire;* celle qui part du ventricule gauche pour se répandre dans l'organisme est désignée sous le nom d'*Aorte.* Les principales artères de l'aorte sont les artères coronaires du cœur, les carotides, les sous-clavières, les artères de la main, les artères intestinales, les artères mésentériques, rénales, etc. Voir *Veines.*

A mesure qu'elles s'éloignent du cœur, les artères deviennent de plus en plus petites et aboutissent aux *capillaires.* En cas de blessure, les artères restent béantes, parce qu'elles contiennent des fibres musculaires contractiles.

Les artères et les veines sont désignées sous le nom de *Vaisseaux Sanguins.* Les artères communiquent avec les veines par de petits vaisseaux très fins disposés en

Fig. 32. — Artère et ses trois tuniques disséquées.

réseaux, appelés *Vaisseaux Capillaires,* et c'est par ces vaisseaux capillaires que le sang des artères pénètre dans nos organes.

Les vaisseaux artériels proviennent de quatre grosses artères. Ils ne s'unissent pas entre eux, de sorte que si un caillot de sang venait à obstruer les vaisseaux (cela arrive dans quelques maladies : *Thrombose, Embolie*), l'artère atteinte ne peut être remplacée par une autre et finit par se détruire ou se ramollir. L'*Artère Humérale* est l'artère du bras continuée par l'*Artère Axillaire;* au pli du coude, elle se divise en deux : *Artère Cubitale* et *Artère Radiale.*

22. — VAISSEAUX LYMPHATIQUES. — Outre les vaisseaux sanguins, il existe des vaisseaux lymphatiques qui sont formés de canaux transparents à parois minces; ces canaux sont pourvus de renflements nommés glandes ou ganglions. On trouve les ganglions lymphatiques dans l'aisselle, au pli de l'aine, au cou. Les lymphatiques des membres inférieurs et de la partie gauche du corps se réunissent dans le *Canal Thoracique,* lequel aboutit dans la veine sous-clavière gauche; les autres lymphatiques aboutissent au gros vaisseau lymphatique, lequel aboutit dans la veine sous-clavière droite. Les vaisseaux lymphatiques contiennent un liquide blanchâtre, appelé la *Lymphe* (liquide non utilisé du sang), qui a

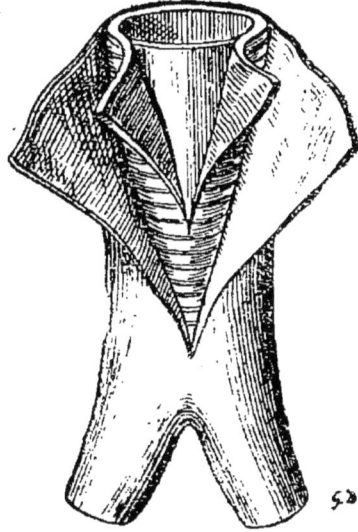

traversé les parois des capillaires et le suc nutritif, appelé *Chyle*, provenant des matières alimentaires. Ce dernier ne se trouve que dans les vaisseaux lymphatiques de l'estomac et des intestins. Les deux liquides — lymphe et chyle — sont versés dans le sang par les vaisseaux lymphatiques qui communiquent avec les grands vaisseaux sanguins par le canal thoracique.

23. — LE SYSTÈME NERVEUX.

— Le système nerveux comprend le *cerveau*, le *cervelet*, le *bulbe*, la *moelle épinière* et les *nerfs*. Le tissu nerveux se présente soit sous forme de grandes masses accumulées en certaines parties du corps telles que le cerveau, la moelle épinière, les ganglions, qui constituent les centres du système nerveux, soit sous forme de cordons tels que les nerfs qui parcourent le corps. Les nerfs qui partent du cerveau portent le nom de *Nerfs Craniens;* les nerfs qui partent

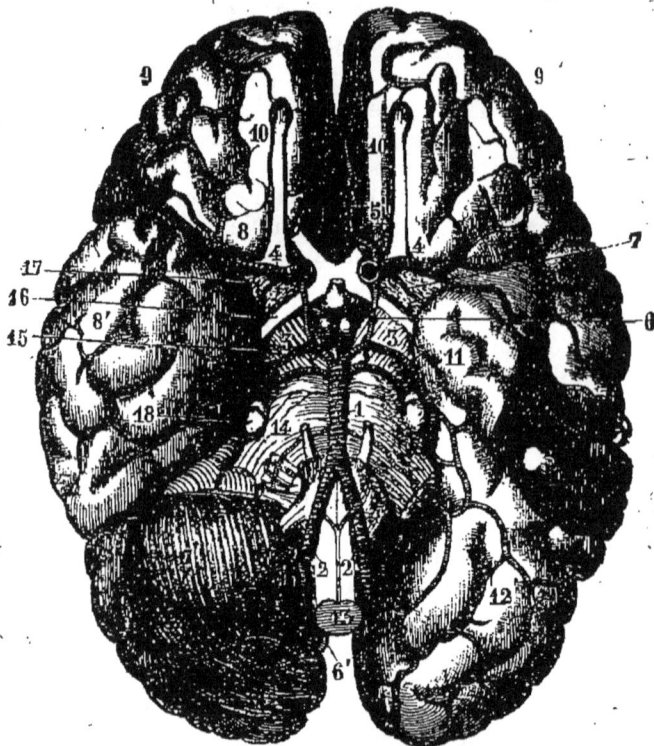

FIG. 33. — Artères de la base du cerveau.

1. Tronc basilaire. — 2, 2. Artères vertébrales. — 3, 3. Artères cérébrales postérieures. — 4, 4. Artères cérébrales moyennes ou sylviennes. — 5. Artères cérébrales antérieures réunies entre elles par la communicante antérieure. — 6. Artère communicante postérieure. — 7. Artère choroïdienne. — 7′. Hémisphère cérébelleux du côté droit. — 9. Lobe frontal. — 10. Nerf olfactif. — 11. Lobe moyen ou sphénoïdal. — 12. Lobe postérieur ou occipital. — 13. Section du bulbe rachidien. — 14. Protubérance annulaire. — 15. Pédoncules cérébraux. — 16. Bandelette des nerfs optiques. — 17. Espace perforé antérieur. — 18. Nerf trijumeau.

de la moelle sont des *Nerfs Rachidiens*. Le tissu nerveux est une masse molle, grise ou blanche, très riche en albumine et en graisse et contient du phosphore et du soufre.

24. — LE CERVEAU.

— Le cerveau est l'appareil central du système nerveux, il est en masse arrondie, composée de substance grise et blanche et remplit toute la cavité du crâne. Son poids est de 1300 à 1500 grammes. Le cerveau est le siège de l'âme et de nos facultés intellectuelles. Le cerveau est partagé en deux moitiés égales appelées *hémisphères cérébraux*. Il est enveloppé par trois membranes : la *dure-mère*, la *pie-mère* et *l'arachnoïde*, entre lesquelles se trouve un liquide aqueux, dit *céphalo-rachidien*.

La surface du cerveau est inégale et présente de nombreuses saillies ou bosselures, appelées *circonvolutions*, qui sont séparées par des creux appelés *anfractuosités*. Le **degré** d'intelligence est proportionné au nombre de circonvolutions. La substance du cerveau est grise extérieurement et blanche à l'intérieur; la couche grise corticale est la plus importante et c'est dans cette substance que s'accomplissent toutes les fonctions du système nerveux et sont élaborées toutes les manifestations intellectuelles, pensées, sensations, volonté; tandis que la masse intérieure du cerveau préside aux mouvements volontaires. Le cerveau est pourvu de filets nerveux qui forment des nerfs plus ou moins gros et qui sortent du crâne par des ouvertures : ce sont les *nerfs craniens*. Les nerfs craniens, au nombre de douze paires, sont des nerfs sensitifs, qui président aux organes des sens, ou des nerfs moteurs. Les nerfs sensitifs communiquent immédiatement au cerveau l'impression de tout mouvement extérieur, à son tour le cerveau transmet ces impressions aux muscles par les nerfs moteurs. C'est du cerveau que partent tous les nerfs qui reçoivent ou commandent les impressions du goût,

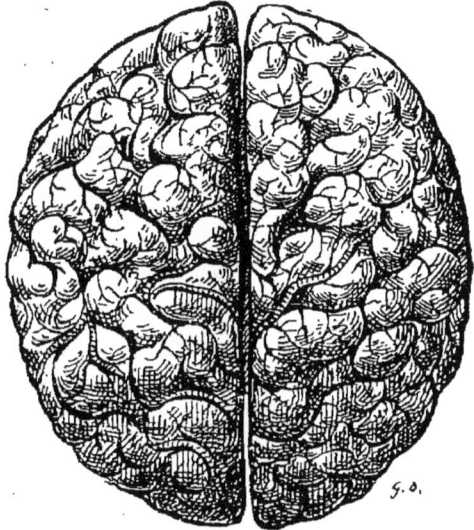

FIG. 34. — Hémisphères cérébraux.

de l'odorat, de la vision, de l'ouïe. Ils servent également à la sensibilité du visage, du cou et en partie aux fonctions de l'estomac et des organes thoraciques, aux mouvements des yeux et des paupières, du visage, des mâchoires, de la langue, du larynx, de l'œsophage, etc.

25. — LE CERVELET. — Le cervelet se trouve situé au-dessous du cerveau et en est séparé par un sillon. Il est moins volumineux que le cerveau; comme ce dernier, le cervelet est composé de substance grise et de substance blanche. La substance grise formée de nombreuses lamelles se trouve à l'extérieur. La limite intérieure de la masse grise forme de nombreux plis et présente une figure particulière nommée *l'arbre de vie*. Le cervelet est le centre génital; il a également pour but de coordonner les mouvements de locomotion.

Le cerveau et le cervelet sont enveloppés par trois membranes protectrices, appelées *méninges*, qui baignent dans un liquide nommé *céphalorachidien*.

26. — LA MOELLE ALLONGÉE. — Le cerveau est continué par la *moelle allongée*, qui traverse le trou occipital creusé à la base du crâne, et par la *moelle épinière*, qui se trouve logée dans le canal vertébral. Les fibres nerveuses qui relient le cerveau et la moelle épinière se trouvent croisées dans la moelle allongée. C'est pourquoi lorsqu'une moitié du cer-

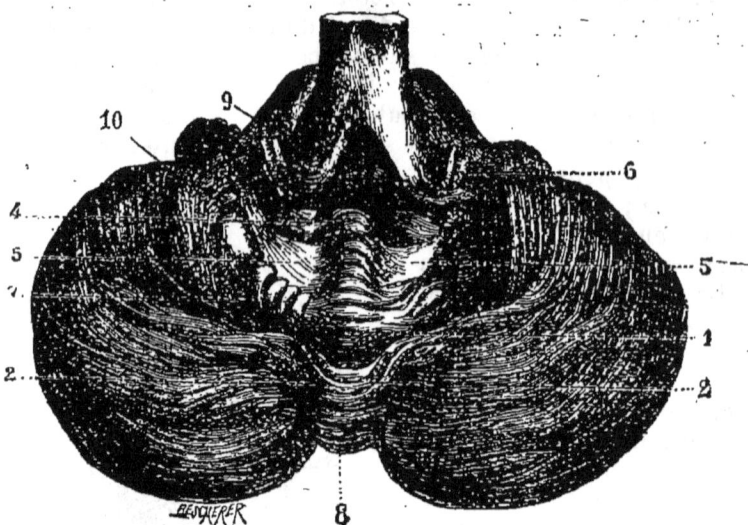

Fig. 35. — Face inférieure du cervelet. (Le bulbe a été déjeté en arrière.)

1. Vermis inferior. — 2. Pyramide lamineuse de Malacarne. — 4. Extrémité antérieure du vermis inferior ou luette. — 5. Valvule de Tarin. — 6. Pneumogastrique. — 8. Extrémité postérieure du vermis inferior. — 10. Amygdales ou tonsilles.

veau est malade ou blessée les symptômes se présenteront sur la moitié opposée du corps.

27. — LA MOELLE ÉPINIÈRE.

Elle a la forme d'un long cordon nerveux aplati; elle est protégée par les trois membranes, les *méninges*, comme le cerveau, et baigne dans le liquide céphalo-rachidien. Elle s'étend de la tête à la seconde vertèbre lombaire : la terminaison, qui s'appelle la *queue de cheval*, est un appendice de la moelle épinière et est formée de filets nerveux.

Bulbe rachidien. — Dans son commencement, la moelle épinière présente une portion renflée nommée *bulbe rachidien* qui se trouve en partie dans le crâne et en partie dans le canal vertébral. Le *nœud*

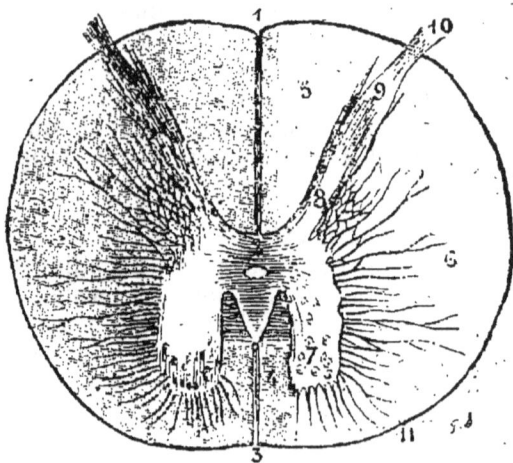

Fig. 36. — Moelle épinière de l'homme, section transversale.

1. Sillon médian postérieur. — 2. Canal central de la moelle. — 3. Sillon médian antérieur. — 5. Cordons postérieurs. — 6. Cordon antéro-latéral. — 7. Cornes antérieures. — 8. Cornes postérieures. — 9. Substance gélatineuse de la corne postérieure. — 10. Racine postérieure. — 11. Racines antérieures.

vital se trouve sur cette portion de la moelle. En effet, si l'on coupe la moelle à cet endroit, la mort survient aussitôt. La moelle épinière est divisée en deux parties par un sillon postérieur et un antérieur. Au centre se trouve un canal très fin qui parcourt la moelle épinière dans toute sa longueur. A la surface, on distingue les cordons. La moelle épinière est constituée, comme le cerveau, de substance grise et de substance blanche. La substance grise se trouve ici à l'intérieur et la masse blanche à l'extérieur. Les deux communiquent avec les substances blanche et grise du cerveau. Chaque moitié de la moelle épinière possède trente et une paires de nerfs rachidiens. Chaque nerf se divise en deux branches; la plus grosse, l'antérieure, se dirige vers la poitrine et le ventre; l'autre vers le dos. Chaque nerf est pourvu de deux racines : les racines antérieures renferment des filets moteurs, les racines postérieures des filets sensitifs. La moelle épinière conduit les incitations nerveuses et constitue le centre des manifestations réflexes. Elle a donc pour fonction de distribuer les mouvements et la sensibilité.

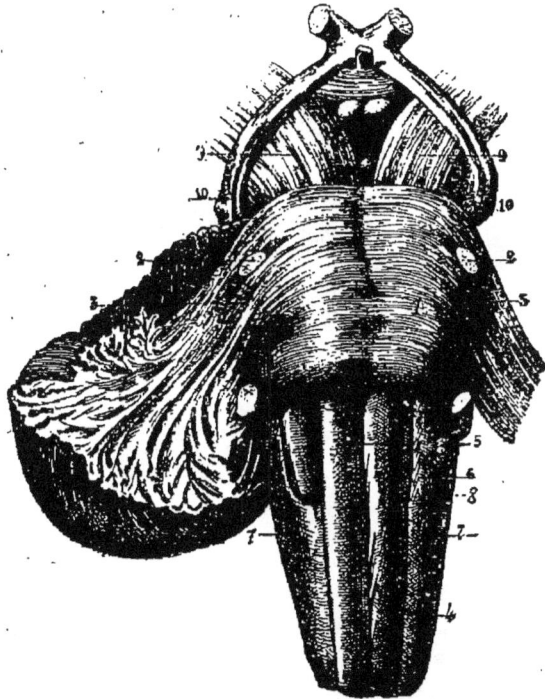

Fig. 37. — Face inférieure du bulbe, de la protubérance et des pédoncules cérébraux.

1. Protubérance annulaire ou pont de Varole. — 2. Racine du trijumeau. — 3. Pédoncule cérébelleux moyen. — 4. Faisceau latéral du bulbe. — 5. Pyramide antérieure. — 6. Olive. — 7. Entre-croisement des pyramides. — 8. Partie inférieure de l'olive en partie masquée par les fibres arciformes qui sont peu apparentes. — 9. Pédoncules cérébraux. — 10. Bandelette optique. On voit aussi l'espace perforé postérieur ou interpédonculaire, les tubercules mamillaires, le tuber cinereum et le chiasma des nerfs optiques.

28. — LES GANGLIONS NERVEUX. — Le grand sympathique.

— Les nerfs rachidiens aboutissent par des filets à des ganglions. Ce sont de petites masses arrondies de substance nerveuse qui se trouvent au-devant de la colonne vertébrale. Groupés par deux et placés les uns au-dessus des autres, les ganglions nerveux forment de faibles groupes de cellules nerveuses ou centres nerveux qui communiquent, par des filets nerveux, avec le cerveau et la moelle épinière, qui sont les grands centres nerveux. Les ganglions donnent naissance à des filets nerveux connus sous le nom de *grand sympathique*, lesquels s'unissent avec le nerf cranien, le *pneumogastrique*, pour pénétrer dans le cœur, le poumon, les organes digestifs, le rein, la vessie. Toutes les fonctions ayant pour but la nutrition et le maintien de l'organisme telles que la digestion, la circulation, la sécrétion et excrétion des liquides naturels, toutes les fonctions qui s'accomplissent indépendamment de la volonté sont sous la dépendance des ganglions nerveux et de leurs nerfs. C'est ainsi que, sans que notre volonté intervienne, la digestion, la circulation, le battement du cœur s'accomplissent normalement. On appelle ces fonctions des ganglions *système*

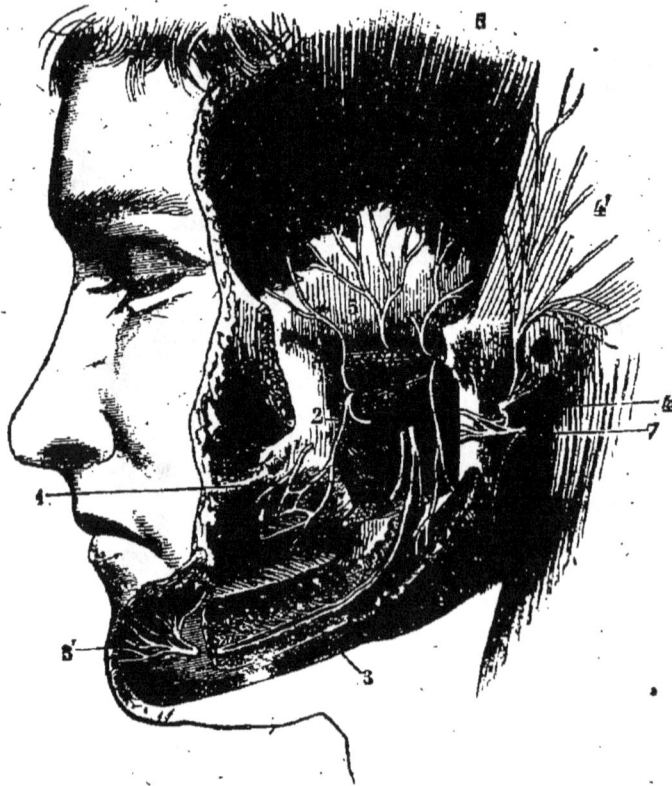

FIG. 38. — Branches du nerf maxillaire inférieur.

1. Nerf lingual. — 2. Nerf buccal. — 3. Nerf dentaire inférieur. — 3'. Nerf mentonnier. — 4. Nerf auriculo-temporal. — 5. Muscle temporal dont on a enlevé la partie inférieure qui s'insère sur l'apophyse coronoïde du maxillaire inférieur. — 5'. Nerfs temporaux profonds antérieur, moyen et postérieur. — 6. Muscle ptérygoïdien externe composé de deux faisceaux qui se portent horizontalement de la face externe de l'apophyse zygomatique à la partie antérieure du col du condyle du maxillaire inférieur. Le muscle ptérygoïdien externe recouvre la partie supérieure du ptérygoïdien interne, dont les fibres descendent vers la face interne de la branche du maxillaire, où elles s'insèrent. — 7. Nerf facial.

nerveux végétal ou *ganglionnaire* parce que c'est la seule fonction que l'on connaisse aux végétaux. C'est la vie *végétale* de l'organisme, qui est actionnée par les ganglions, tandis que la *vie animale*, qui comprend les fonctions volontaires sensitives et intellectuelles, est sous la dépendance du système *nerveux animal*, formé par le cerveau et la moelle épinière.

Les ganglions nerveux, qui forment le système nerveux végétatif, sont situés en dehors du canal vertébral. Ils sont reliés aux divers viscères des cavités thoracique et abdominale et président aux mouvements et fonctions de ces organes. A cet effet, les nerfs de ces ganglions se rendent dans les intestins et diverses glandes chargées des sécrétions naturelles, dans les vaisseaux et le cœur où s'effectue la circulation du sang. L'assimilation et la *désassimilation* sont sous leur dépendance.

29. — LES NERFS. — Ce sont des cordons blanchâtres formés de substance nerveuse. Ils partent tous du centre nerveux qu'ils mettent ainsi en relation avec toutes les parties de notre individu. *Les nerfs* *sensitifs* transmettent la sensibilité, les *nerfs moteurs* transmettent le mouvement. Il y a des *nerfs mixtes* qui transmettent et la sensibilité et le mouvement.

Si l'on coupe les nerfs, la communication avec le cerveau, la moelle

FIG. 39. — Face antérieure de l'avant-bras après l'ablation des muscles de la couche superficielle (côté gauche).

1. Artère humérale qui, arrivée au niveau du pli du coude, se divise en deux branches: l'artère radiale (2) et l'artère cubitale (3).

2, 2'. Artère radiale.

3, 3'. Artère cubitale.

4. Arcade palmaire superficielle formée par l'anastomose de l'artère cubitale avec la radio-palmaire, branche de l'artère radiale.

5, 5'. Nerf médian fournissant à la face palmaire des doigts sept branches collatérales: deux au pouce (6), deux à l'index, deux au médius et une seule à l'annulaire.

6, 7. Branches terminales du nerf médian.

8, 8'. Nerf cubital.

9, 9'. Branches terminales du nerf cubital formant les deux nerfs collatéraux palmaires du petit doigt et le collatéral palmaire interne du médius

9''. Branche dorsale du nerf cubital.

10. Nerf radial au moment où il pénètre dans le muscle court supinateur pour gagner la face dorsale de l'avant-bras.

11, 11'. Branche antérieure du nerf radial.

12. Rameaux envoyés par le nerf radial aux muscles épicondyliens.

13, 14. Rameaux envoyés par le nerf médian aux muscles de la région antérieure de l'avant-bras.

15. Tendon du muscle biceps.

16, 16. Long supinateur.

17. Premier radial externe.

18, 18. Rond pronateur

18'. Court supinateur.

19, 19. Grand palmaire.

20. Palmaire grêle.

21. Fléchisseur superficiel des doigts.

22. Fléchisseur profond des doigts.

23. Court abducteur du pouce.

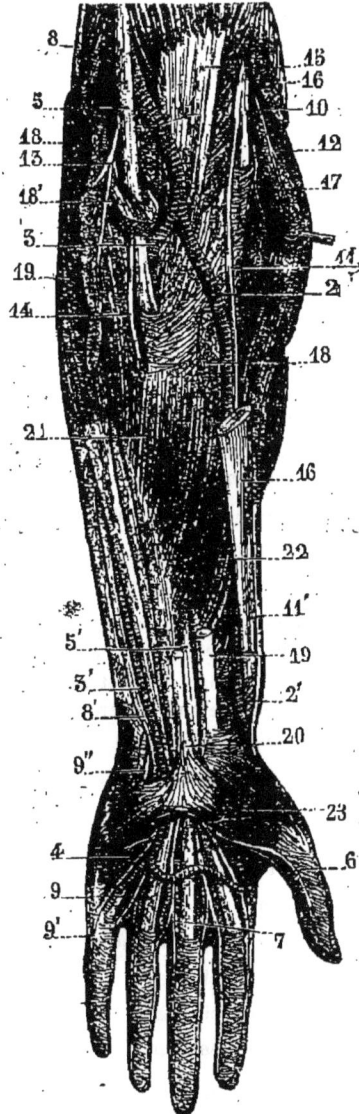

épinière et les ganglions cesse, il y a perte de sensibilité et de mouvement.

Les nerfs craniens prennent naissance dans la partie du centre nerveux renfermée dans la boîte cranienne. Ils sont au nombre de douze paires dont la plupart servent aux organes des sens. Le *nerf olfactif* donne la sensation spéciale des odeurs; le *nerf optique* transmet les

-impressions lumineuses que reçoit la rétine; *le nerf moteur oculaire commun* donne le mouvement aux muscles dans lesquels il est distribué, par exemple au muscle releveur de la paupière; le *nerf pathétique* préside aux mouvements de rotation et de regard oblique; le *nerf moteur externe* préside aux mouvements de l'œil en dehors. Le *nerf trijumeau* préside essentiellement à la sensibilité des trois grandes régions de la face, le front, les joues, le menton d'où son nom de trijumeau ou trifacial. *Le nerf*

FIG. 40. — Face antérieure du bras
(côté droit).

1. Courte portion du biceps.

1'. Longue portion du biceps.

2. Tête de l'humérus recouverte par la capsule fibreuse de l'articulation scapulo-humérale.

3. Partie inférieure du biceps (le corps de ce muscle a été enlevé).

3'. Expansion aponévrotique du biceps.

4. Artère axillaire.

4'. Artère humérale.

5. Veine médiane basilique séparée de l'artère humérale par l'expansion aponévrotique du biceps.

6. Nerf médian naissant par deux racines entre lesquelles se voit l'artère axillaire.

7. Nerf cubital.

8. Nerf musculo-cutané traversant le muscle coraco-brachial et fournissant des rameaux cutanés à la moitié externe de l'avant-bras.

9. Nerf radial.

10. Rameaux cutanés du nerf musculo-cutané.

12. Muscle brachial antérieur.

13. Muscle deltoïde.

14. Long supinateur.

15. Rond pronateur.

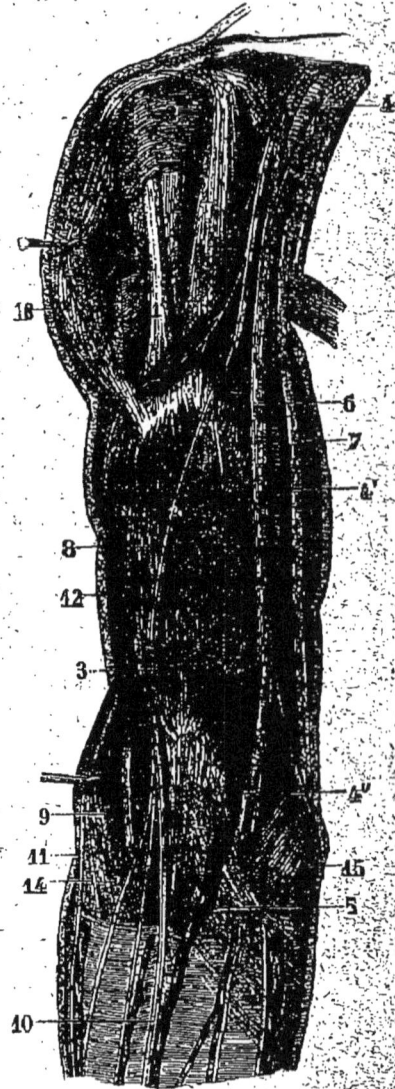

facial qui préside au mouvement de la face constitue essentiellement le nerf de l'expression. Le *nerf acoustique* donne les perceptions de l'ouïe. *Le glosso-pharyngien*, nerf mixte, préside aux mouvements du pharynx, à la sensibilité générale de l'isthme du gosier et a la sensibilité générale et spéciale de la base de la langue. *Le pneumo-gastrique*, nerf mixte, donne sensibilité et mouvement aux trois grands organes, le cœur, les poumons, l'estomac et à leurs dépendances. *Le spinal*, nerf mixte

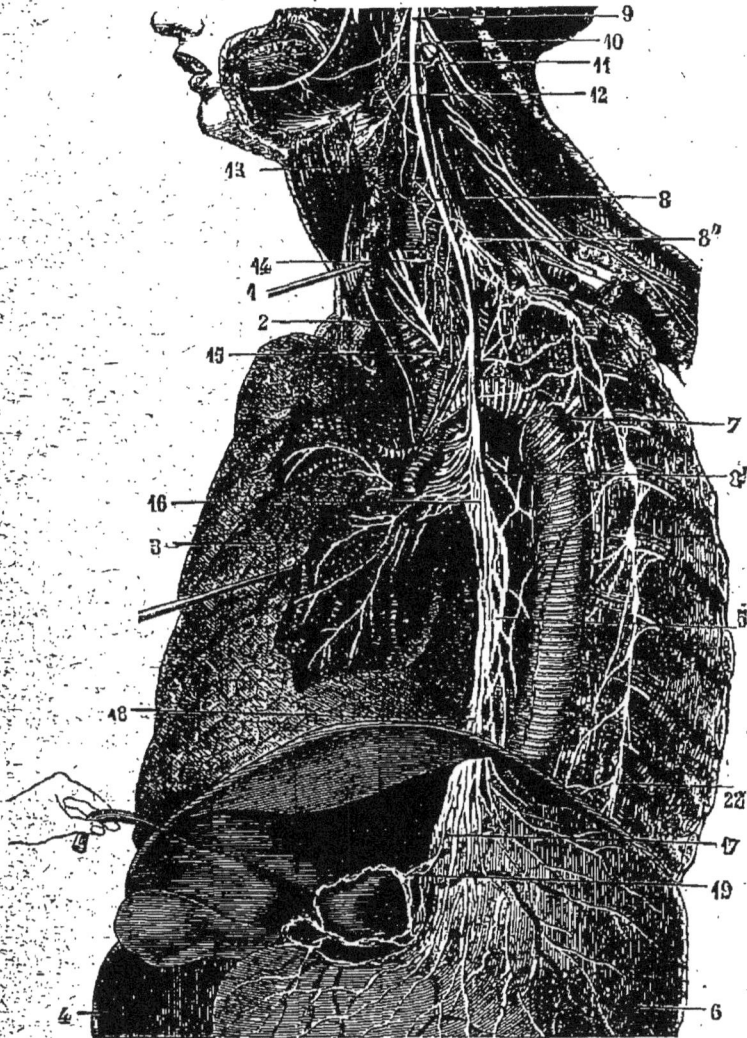

FIG. 41. — Nerf pneumogastrique gauche.

1. Crochet attirant en avant le corps thyroïde. — 2. Trachée. — 3. Poumon gauche attiré en avant. — 4. Diaphragme. — 5. 18. Pneumogastrique appliqué sur l'œsophage. — 6. Estomac. — 7. Aorte. — 8. Portion cervicale du pneumo-gastrique. — 8', 16. Plexus pulmonaire. — 8''. Ganglion cervical inférieur du grand sympathique. — 9. Plexus gangliforme du pneumo-gastrique. — 11. Nerf glosso-pharyngien. — 12. Nerf laryngé supérieur. — 13. Plexus pharyngien. — 14. Nerf récurrent du côté gauche (la ligne du n° 14 se poursuit en blanc jusqu'au plexus pharyngien). — 15. Nerf récurrent. — 16. Plexus pulmonaire. — 17. Rameaux du pneumogastrique étalés sur la face antérieure de l'estomac. — 19. Filets du pneumogastrique se rendant au foie. — 22. Chaîne du grand sympathique.

pour le larynx, est le nerf moteur de la phonation et de la mimique. Le *grand hypoglosse* est le nerf moteur pour la langue.

30. — LES NERFS RACHIDIENS. — Ils comprennent trente et une paire de nerfs qui se détachent de la moelle épinière ; ce sont des nerfs mixtes dans tout leur trajet, excepté au niveau de leurs racines : les racines postérieures sont sensitives, les racines antérieures motrices. Ils se divisent et s'étendent par de nombreux rameaux à la partie postérieure de la tête, au cou, à la nuque, au dos, aux bras, à la poitrine, aux jambes. Le système nerveux exige des matériaux albuminoïdes ; ces actes de nutrition produisent dans les nerfs un dégagement de chaleur et de force qui se manifeste par des courants électriques.

Le fonctionnement spécial de l'appareil nerveux consiste essentiellement dans le phénomène nommé *réflexe* qui consiste en ceci : lorsque la terminaison d'un nerf est excitée, cette irritation se transmet par une fibre centripète à une *cellule nerveuse* centrale qui la réfléchit par une fibre centrifuge sur un organe ou sur une glande. Sans l'appareil nerveux la vie n'existerait pas. Toutes les parties du corps sont sous sa dépendance.

Le cerveau est le siège de la perception ou sensation. Sous l'influence d'un agent extérieur, l'action lui est transmise par les nerfs périphériques et par la moelle. La perception ne se produit pas dans le sommeil parce que le cerveau est en état de repos. C'est dans la couche grise corticale des circonvolutions cérébrales que se trouvent localisées nos facultés intellectuelles et instinctives.

LES SENS. — Les organes des sens sont au nombre de cinq : la *vue*, l'*ouïe*, l'*odorat*, le *goût* et le *toucher.*

31. — LA VUE. — Le sens de la vue nous permet de juger des propriétés lumineuses, de la couleur, de la forme et position des objets qui nous entourent. Le principal organe de la vision est l'œil. Il se compose d'une membrane très sensible à la lumière, la *rétine*, sur laquelle vient se faire l'impression des rayons lumineux des images pour les transmettre au cerveau. Pour arriver à la rétine, les rayons des objets extérieurs traversent tous les milieux transparents de l'œil, l'appareil dioptrique de l'œil, qui comprennent la *cornée*, l'*humeur aqueuse*, le *cristallin* et le *corps vitré.*

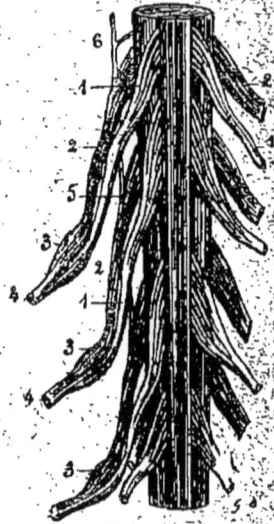

Fig. 42.
Racines rachidiennes.

1. Racines antérieures.—2. Racines postérieures.—3. Ganglions des racines postérieures. — 4. Nerfs mixtes formés par la réunion de deux racines. — 5, 6. Filaments qui existent entre les racines postérieures.

La cornée transparente. — C'est une surface brillante, ronde, transparente que l'on voit à la partie antérieure de l'œil et à travers de laquelle on aperçoit l'iris et la pupille. Lorsque la cornée devient opaque, la vue diminue. Voir *Cataracte.*

L'humeur aqueuse est un liquide analogue à l'eau tenant en dissolution une toute petite quantité d'albumine et des sels, elle est comprise dans la *chambre noire*, c'est-à-dire entre la cornée et le cristallin.

Le cristallin. — En forme de lentille biconvexe, le cristallin est situé

Fig. 43. — Dissection des membranes de l'œil (d'après Hirschfeld).

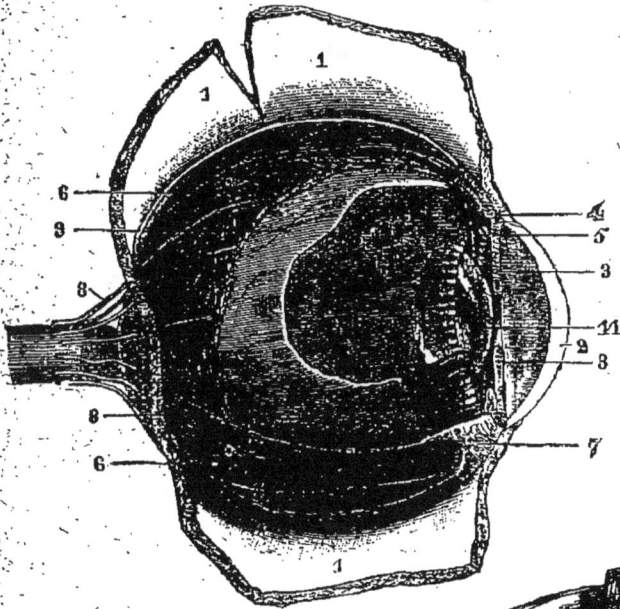

1, 1. Sclérotique divisée, dont les lambeaux ont été écartés.
2. Coupe antéro-postérieure du cristallin.
3. Coupe de l'iris.
4. Canal de Schlemm.
5. Procès ciliaires choroïdiens.
6, 6. *Vasa vorticosa* de la choroïde.
7. Muscle ciliaire.
8. Nerfs ciliaires.
9. Rétine.
10. Corps vitré.
11. Cristallin.

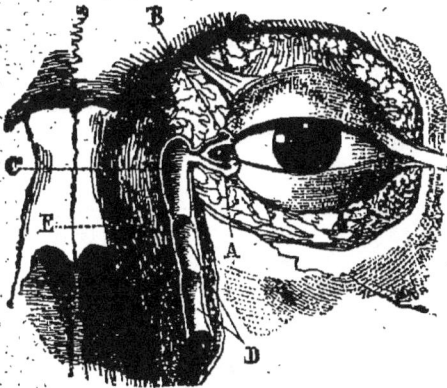

Fig. 44. — Voies lacrymales.

A. Conduit lacrymal inférieur. — B. Conduit lacrymal supérieur. — C. Sac lacrymal. — D. Canal nasal divisé en deux par une valvule. — E. Branche montante du maxillaire supérieur. (Richet.)

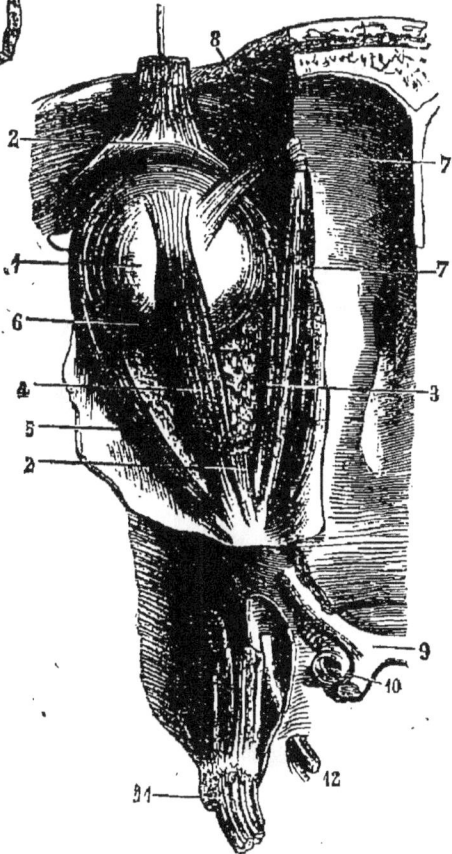

Fig. 45. — Muscles de l'œil.

1. Globe oculaire. — 2. Releveur de la paupière supérieure attiré en avant. — 3. Droit interne. — 4. Droit supérieur. — 5. Droit externe. — 6. Petit oblique. — 7. Grand oblique. — 7'. Tendon du muscle grand oblique. — 8. Section de l'orbite. — 9. Chiasma des nerfs optiques. — 10. Artère carotide interne. — 11. Nerf trijumeau. — 12. Nerf moteur oculaire commun.

dans l'intérieur du globe, en arrière. Il se compose de la membrane enveloppante — ou capsule du cristallin — et du contenu ou corps du cristallin; il concentre les rayons lumineux et amène sur la rétine l'image des objets.

Le corps vitré. — Il est formé de tissus collagènes contenus dans un sac mince transparent, la *membrane hyaloïde*. Le corps vitré est creusé en avant pour loger le cristallin. La cornée transparente, le cristallin et le corps vitré constituent le milieu de l'œil et forment une série de trois lentilles que l'on peut assimiler à une seule lentille ayant le même pouvoir convergent total. Les rayons lumineux partis d'un point extérieur viennent tomber en divergeant sur la cornée et convergent, après avoir traversé cette lentille, sur la rétine pour

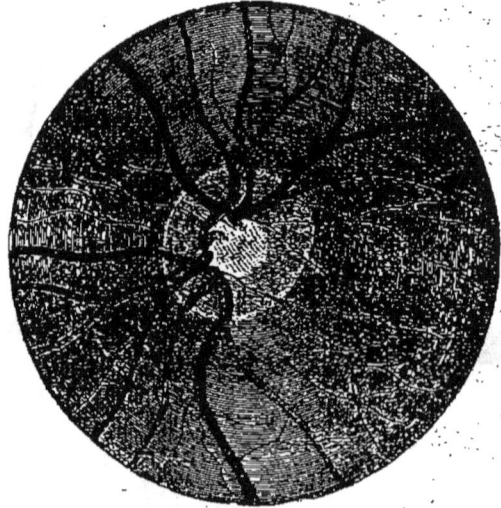

FIG. 46. — Pupille avec la zone claire qui l'entoure (vue à l'ophthalmoscope).

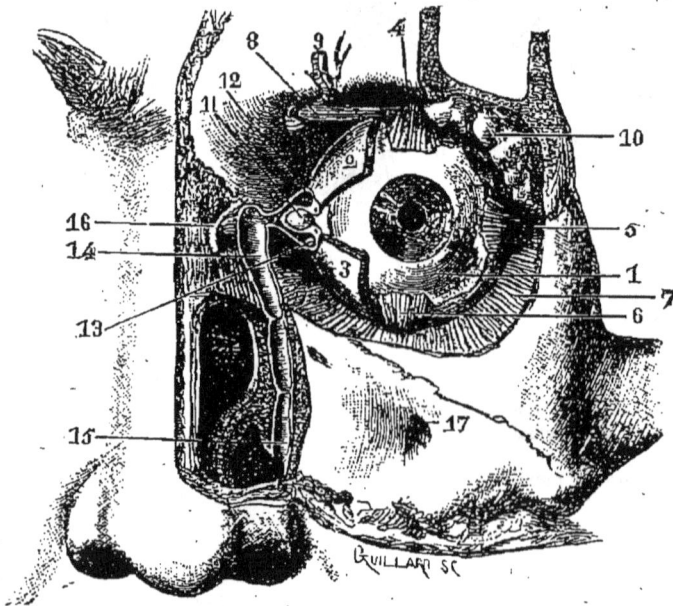

FIG. 47. — Voies lacrymales vues dans leur ensemble (d'après B. Angër).

1. Conjonctive oculaire. — 2. Coupe de la paupière supérieure. — 3. Coupe de la paupière inférieure. — 4. Tendon du muscle droit supérieur. — 5. Tendon du muscle droit externe. — 6. Tendon du muscle droit inférieur. — 7, 7. Section du rebord orbitaire inférieur. — 8. Tendon du grand oblique. — 9. Vaisseaux et nerfs sus-orbitaires. — 10. Glande lacrymale. — 11. Caroncule lacrymale. — 12. Point lacrymal supérieur. — 13. Point lacrymal inférieur. — 14. Sac lacrymal. — 15. Canal nasal. — 16. Tendon de l'orbiculaire. — 17. Suture de l'os malaire et de l'os maxillaire supérieur.

y représenter en miniature les objets extérieurs. L'œil est protégé par deux enveloppes protectrices: la *sclérotique et la choroïde*.

La sclérotique est la charpente principale de l'œil, la membrane destinée à maintenir la forme du globe. D'une couleur blanche bleuâtre et opaque, elle présente en avant une ouverture circulaire dans laquelle se trouve encadrée la *cornée*.

La choroïde. — C'est une membrane qui tapisse la sclérotique, mais au niveau de la ligne de jonction de la sclérotique et de la cornée, elle se sépare de ces membranes pour entrer dans la chambre intérieure, *chambre obscure* de l'œil, et former au-devant du cristallin un diaphragme appelé *iris*. La couleur de l'iris varie selon les individus. La choroïde est tapissée à sa face interne par une couche de cellules pigmentaires. Le pigment de la

Fig. 48. — Face pro-
fonde des paupières
avec la glande la-
crymale, grandie sur
la figure (d'après
Sappey).

1. Glande lacrymale pro-
prement dite. — 2. Glande
lacrymale accessoire. —
3. Conduit excréteur de
la glande lacrymale s'ou-
vrant par de petits orifices dans le cul-de-sac
que forme la conjonctive
palpébrale en s'unissant
à la conjonctive bulbaire.
— 4. Orifices des con-
duits excréteurs de la glande lacrymale. — 5, 5'. Conjonctive divisée dans le point où elle se
porte sur le globe oculaire. — 6, 6'. Cartilages tarses renfermant, dans leur épaisseur, les
glandes de Meibomius. — 7, 7'. Glandes de Meibomius. — 8. Orifices des glandes de
Meibomius placés sur le bord libre des paupières. — 9. Points lacrymaux. — 10. Muscle de
Horner.

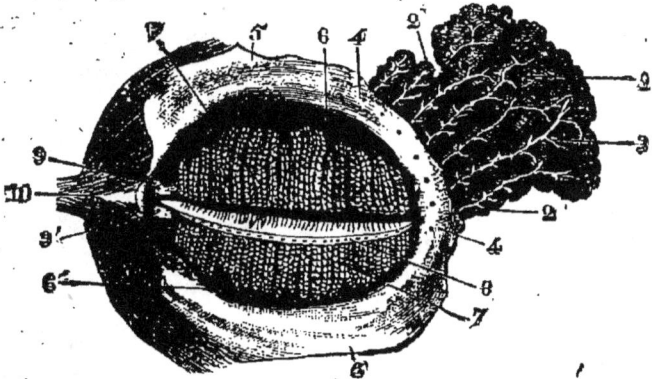

face interne de la choroïde joue un rôle important dans la vision. La rétine étant transparente, les rayons lumineux arrivent jusque sur le pigment choroïdien, qui absorbe les plus irritants et sert de miroir réflecteur pour les autres rayons qui impressionnent alors la rétine.

32. — L'IRIS. — C'est un véritable diaphragme. Une sorte de rideau placé devant le cristallin et formé par une membrane contractile ayant la forme d'une couronne. L'iris est fixé par son pourtour extérieur. Son centre forme un espace vide et rond. C'est cette ouverture ronde centrale, qui correspond au centre du cristallin, qui constitue ce qu'on appelle *la pupille* ou *prunelle*. La couleur de l'iris varie suivant la quantité des pigments qu'il contient. Chez les albinos les pigments manquent. La pupille se dilate quand l'objet fixé est très éloigné et se rétrécit quand l'objet regardé est très rapproché. Cette propriété de l'iris de s'élargir ou de se resserrer lui permet de ne laisser entrer dans l'œil qu'une quantité déterminée de lumière. Aussi quand la lumière est vive, la pupille devient petite, elle devient au contraire très grande lorsque la lumière diminue d'intensité. La volonté est impuissante à produire les mouvements de l'iris, mais on obtient la dilatation soit en regardant un objet très éloigné, en regardant dans le vide, soit avec des agents médicamenteux; la fève de Calabar rétrécit, la belladone dilate la pupille. A la partie supérieure de l'angle externe de l'œil est placée la *glande lacrymale* qui sécrète les larmes, liquide incolore, alcalin, contenant surtout du chlorure de sodium.

Les larmes s'étalent par les seuls mouvements de l'orbiculaire qui produisent le clignement et se répandent sur toute la surface du globe de l'œil. La sécrétion des larmes est continue et se trouve sous la dépendance du *nerf lacrymal*. Les larmes s'évaporent en grande partie; le restant s'accumule dans l'angle interne de l'œil et de là se rend dans les *canaux lacrymaux*, le *sac lacrymal* et le *canal nasal* pour arriver jusque dans les fosses nasales. Dans les narines les larmes se dessèchent pour former croûtes et mucosités.

La face antérieure du globe de l'œil est revêtue d'une membrane muqueuse, la *conjonctive*, qui en se prolongeant passe sur la face interne des paupières.

LE SENS DE L'AUDITION ou de L'OUIE. — Il a pour effet de faire percevoir les ondes sonores que les corps en vibration produisent dans l'air ou dans l'eau. Le sens de l'ouïe réside dans l'appareil auditif qui est l'oreille et qui comprend *l'oreille externe*, *l'oreille moyenne* et *l'oreille interne*.

33. — L'OREILLE EXTERNE. — Elle comprend le *pavillon* de l'oreille ou *conque*, que

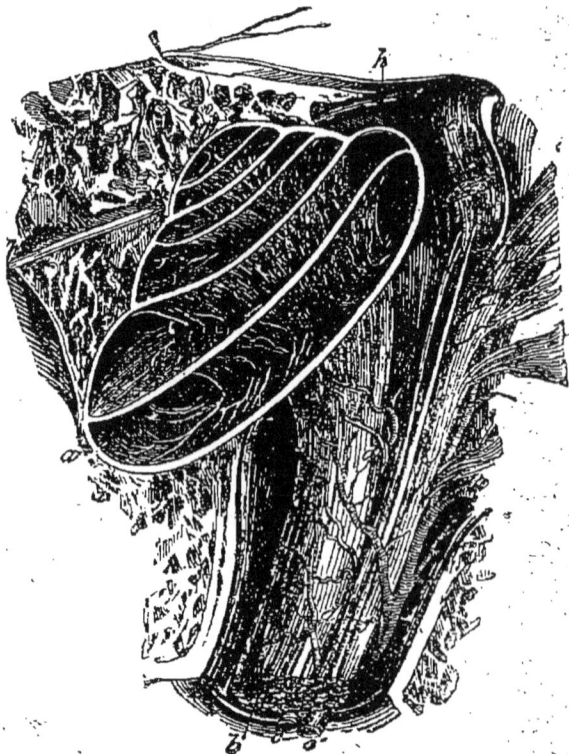

FIG. 49. — Nerf auditif et limaçon. (Littré et Robin.)

a. Limaçon dont la lame osseuse est enlevée pour montrer l'intérieur des rampes. — *b.* Nerf auditif à son entrée dans le trou auditif interne. — *c, c'.* Vaisseaux auditifs internes. — *d, d.* Ces vaisseaux se ramifiant avec les filets du nerf auditif, distribués à la façon des cordes d'un clavier. — *e.* Tronc du nerf facial. — *f.* Nerf intermédiaire de Wrisberg. — *g.* Sommet du limaçon. — *g, h.* Tronc commun des nerfs pétreux émanés du facial.

l'on voit de chaque côté de la tête et qui porte à sa partie inférieure une partie charnue, le *lobule*. Il est pourvu sur le bord d'un bourlet, *l'hélix*, qui est séparé par une gouttière, *l'anthélix* et le *conduit auditif externe* formé par un cornet acoustique; peu sensible par lui-même, le pavillon de l'oreille sert à recueillir les ondes sonores et à les concentrer. Il ne sert que peu à renforcer les sons et ceux qui en sont privés n'éprouvent pas de modification sensible dans la finesse de l'ouïe, mais il a une grande utilité pour juger de la *direction* des sons.

En effet, si on aplatit fortement le pavillon contre la tête, on est désorienté

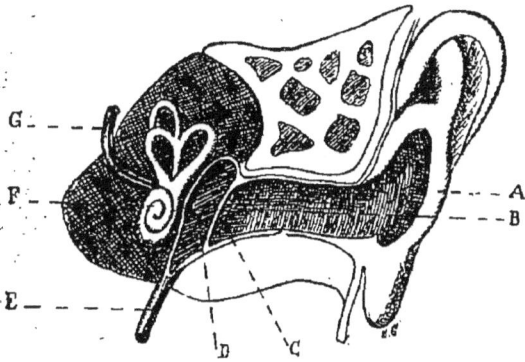

FIG. 50.

Appareil de l'ouïe chez l'homme.

a, pavillon de l'oreille. — *b*, conduit auditif externe.
— *c*, membrane du tympan. — *d*, caisse du tympan.
— *e*, trompe d'Eustache. — *f*, limaçon. — *g*, nerf
acoustique.

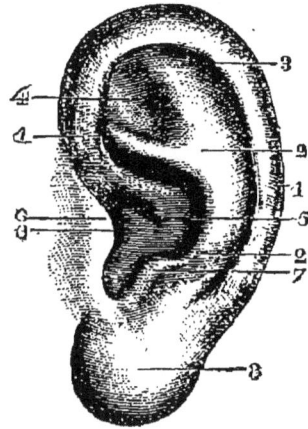

FIG. 51.
Pavillon de l'oreille.

1. Hélix. — 2. Anthélix. —
3. Fossette de l'hélix. — 4. Fossette de l'anthélix. — 5. Conque
6. Tragus. — 7. Antitragus. —
8. Lobule. — 9. Conduit auditif
externe.

FIG. 52. — Coupe
transversale et de-
mi-schématique de
l'appareil auditif
(d'après Tillaux).

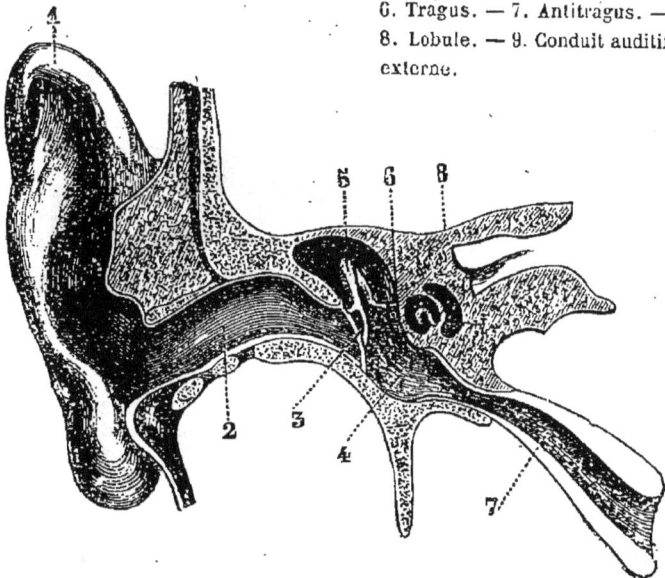

1. Pavillon de l'oreille.—
2. Conduit auditif ex-
terne dans lequel s'en-
gagent les ondes so-
nores pour arriver
jusqu'à la membrane
du tympan qu'elles
font entrer en vibration.
— 3. Membrane du
tympan obliquement
placée entre le con-
duit auditif externe (2)
qu'elle ferme complè-
tement, et l'oreille
moyenne (4). — 4.
Oreille moyenne ou
caisse du tympan. On
voit qu'elle est séparée
du conduit auditif ex-
terne (2) par la membrane du tympan (3), et qu'elle se continue
avec la trompe d'Eustache (7), trompe par laquelle elle reçoit de l'air ; on voit encore qu'elle est
traversée par la chaîne des osselets (5). — 5. Chaîne des osselets, logée dans l'oreille moyenne
et chargée de transmettre à l'oreille interne (8) les vibrations de la membrane du tympan. On voit
que le manche du marteau est enchâssé dans le tympan, tandis que la base de l'étrier presse
sur la fenêtre ovale (6). — 6. Fenêtre ovale qui établit une communication entre l'oreille interne
et l'oreille moyenne ; elle est fermée par la base de l'étrier et ce sont les pressions exercées
par l'étrier sur le liquide labyrinthique, enfermé dans l'oreille interne, qui vont impressionner
les filets du nerf acoustique.— 7. Trompe d'Eustache établissant une communication entre l'oreille
moyenne et l'arrière-cavité des fosses nasales. — 8. Oreille interne.

quant à la direction dans laquelle viennent les sons. *Le conduit auditif externe* transmet les sons par la *colonne d'air* qui se trouve dans son intérieur et les parois cartilagineuses et osseuses qui le forment. Ce conduit

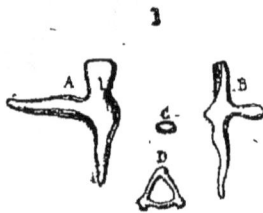

Fig. 53. — Osselets de l'ouïe vus séparément.

a marteau. — *b* enclume. — *c* os lenticulaire. — *d* étrier.

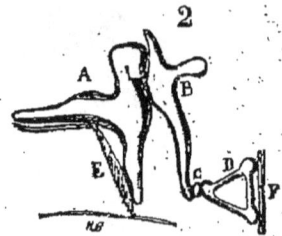

Fig. 54. — Osselets de l'ouïe vus dans leur position naturelle.

e membrane. — *f* fenêtre ovale du tympan.

auditif est remarquable par sa sensibilité toute spéciale ; à son entrée se trouvent des poils de fortes dimensions et dès que ces poils sont touchés ou dès qu'une excitation se porte un peu plus profondément, il survient soit l'envie de vomir, soit un sentiment de malaise et de trouble général

Fig. 55. — Paroi externe de la caisse du tympan (figure demi-schématique).

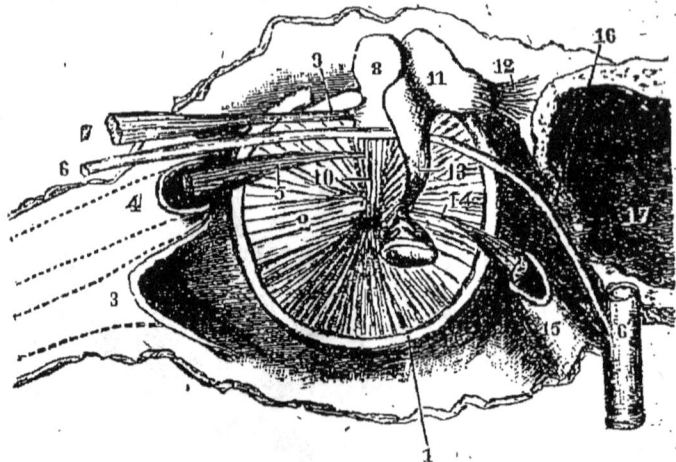

1. Cercle tympanal. — 2. Membrane du tympan. — 3. Section de l'embouchure de la trompe d'Eustache placée trop bas sur la figure. — 4. Orifice sectionné du conduit du muscle interne du marteau. — 5. Muscle du marteau. — 6. Corde du tympan. — 6′. Nerf facial et origine de la corde. — 7. Muscle externe du marteau. — 8. Tête du marteau. — 9. Son apophyse grêle. — 10. Son manche dans la membrane du tympan. — 11. Enclume. — 12. Ligament qui fixe l'enclume sur la paroi de la caisse. — 13. Grande branche de l'enclume. — 14. Muscle de l'étrier. — 15. Pyramide et ouverture sectionnée du conduit du muscle de l'étrier. — 16. Espace de communication entre la caisse et les cellules mastoïdiennes. — 17. Cellules mastoïdiennes.

qui nous avertit du danger que court l'appareil de l'audition. Dans ce canal se trouvent les glandes cérumineuses qui sécrètent le *cérumen*.

Le cérumen a pour effet de retenir le *corps* qui pourrait s'introduire dans le fond du conduit auditif externe et nuire au fonctionnement du tympan. Les sons et les bruits rassemblés dans l'oreille externe sont transmis à la membrane du tympan qui est au fond du conduit auditif.

34. — L'OREILLE MOYENNE OU CAISSE DU TYMPAN.

Le tympan est destiné à recevoir les vibrations sonores ; la caisse du tympan, tapissée de cils vibratiles, contient une chaîne d'osselets qui facilitent la transmission des ondes sonores. Elle contient de l'air qui arrive par la trompe d'Eustache. Chez l'Homme, la chaîne des osselets est formée de 4 petits os (*marteau, enclume, os lenticulaire* et *étrier*) articulés et se trouve entre la membrane du tympan et la membrane de la fenêtre ovale, qui forme l'*oreille interne*. L'oreille moyenne comprend en plus deux organes : en arrière, les *cellules mastoïdiennes*, en avant la *trompe d'Eustache*. Les cellules mastoïdiennes sont des cavités irrégulières remplies d'air destinées à augmenter la cavité tympanique.

La trompe d'Eustache est un canal long de 4 centimètres qui va de la caisse du tympan à la partie nasale du pharynx pour établir la communication entre ces deux cavités. Pour examiner l'oreille moyenne on emploie un spéculum, une sorte d'entonnoir qu'on introduit dans l'oreille. L'opérateur fixe sur son front une petite glace pourvue d'un trou. En plaçant une bougie allumée devant la glace, les rayons réfléchis par le miroir éclairent le fond et permettent l'examen.

35. — L'OREILLE INTERNE. — Elle comprend : *les sacs membraneux* (*Utricule et saccule*), lesquels communiquent avec la caisse du tympan par la fenêtre ovale; les *canaux semi-circulaires* qui s'ouvrent dans le vestibule et le *limaçon ;* le nerf auditif vient s'y terminer. Le *limaçon* est un canal circulaire tout particulier, long et très compliqué, s'enroulant comme un escalier en spirale. Le limaçon est l'organe essentiel de la perception musicale; c'est dans le limaçon que se trouvent les organes de *Corti*, sorte de harpe composée par des petits organes articulés au nombre de trois ou quatre mille. L'oreille interne, ou labyrinthe contient un liquide dans lequel baignent les cils qui sont les terminaisons du nerf auditif, ou nerf de la huitième paire. Ces cils sont ébranlés par les vibrations de ce liquide dans lequel ils baignent.

36. — LE SENS DU TOUCHER. — Il nous permet de comprendre la pression que les corps exercent sur nos téguments et la chaleur de ces corps. Le sens du toucher comprend tout le tégument externe, mais il est spécialement développé à la pulpe des doigts, sur les lèvres et sur la langue. Il a pour organe les terminaisons nerveuses intra-épidermiques pour la sensation de chaleur et les papilles dermiques nerveuses, qui contiennent des corpuscules destinés à donner les impressions de contact et de compression. Le dos de la main est plus apte à apprécier les différences de température; la paume de la main (pulpe des doigts) est plus apte à apprécier la forme des corps. Ici l'épiderme forme des papilles creuses, en lignes concentriques, qui sont remplies par les

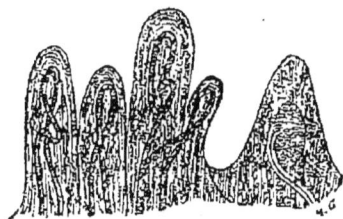

Fig. 56. — Papilles vasculaires et nerveuses de la pulpe des doigts.

dermes et dans lesquelles se terminent les nerfs spéciaux du toucher.

37. — L'ODORAT. — Le sens de l'odorat, ou sens olfactif, nous permet la perception des odeurs et a pour siège les fosses nasales. L'olfaction ne siège que dans la partie supérieure des fosses nasales, où se trouve distribué le *nerf olfactif*, nerf de la sensibilité spéciale, qui donne la sensation des odeurs, tandis que les parties inférieures des fosses nasales, où se trouvent les rameaux du nerf trijumeau, sont le siège de la sensibilité générale et président à la nutrition de la muqueuse olfactive. Ce nerf sert d'une manière indirecte à l'olfaction tout en étant indispensable à l'intégrité de ce sens.

38. — LE SENS DU GOUT. — Le sens du goût nous permet de recevoir les impressions spéciales produites par certaines substances sapides. Le sens du goût a pour siège la surface de la langue. Ces sensations sont localisées dans les papilles linguales, petites saillies qui se trouvent en grande quantité et où viennent se distribuer les nerfs du goût. Les principaux agents nerveux sont le *nerf lingual* et le *glossopharyngien*.

39. — LA PEAU. — La peau protège l'organisme contre les blessures et les influences nuisibles; elle élimine des matières liquides et gazeuses et constitue le principal organe du toucher. La peau couvre toute la surface du corps et se trouve liée avec les membranes muqueuses qui garnissent l'intérieur de nos organes. La peau se compose de deux couches superposées : du *derme* et de l'*épiderme*. Le *derme* forme un tissu destiné à supporter l'épiderme. Le derme renferme des vaisseaux sanguins, des nerfs, des organes glandulaires et des éléments musculaires lisses. L'*épiderme* est la partie extérieure de la peau. Il est formé dans la partie qui touche au derme des cellules cylindriques, constituant ce que l'on appelle corps muqueux, dont la forme change successivement et finit à la surface extérieure par des cellules aplaties cornées, des simples plaques, la *couche cornée* qui est la partie extérieure de la peau. Dans la partie tout

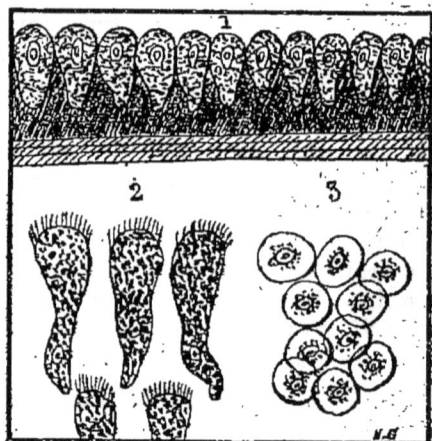

FIG. 57. — Tissu épidermique ou épithélial.

1. Épithélium cylindrique. — 2. Épithélium à cils vibratiles. — 3. Épithélium pavimenteux.

à fait superficielle de l'épiderme la couche cornée se sépare de l'épiderme, se détache et tombe sous forme de petites écailles, de pellicules ou cellules desséchées, ce qu'on appelle la *couche furfuracée*, furfure qui s'enlève au moindre frottement. Outre cette desquamation, l'épiderme est pourvu de bourgeons particuliers qui produisent les poils, les ongles. Les follicules pileux sont toujours accompagnés de glandes sébacées et se trouvent dans le derme. Les ongles ne sont autre chose que des poils modifiés et agglomérés sous forme d'écailles. Le poil est vivant, surtout vers la base; quand il blanchit, c'est toujours par son extrémité libre et cette décoloration est due surtout à la présence d'air entre les éléments qui le composent.

La peau possède un pouvoir d'absorption faible, mais elle est très perméable aux gaz et les miasmes pénètrent très facilement dans l'organisme par la peau. La peau est pourvue d'organes sécréteurs : ce sont les *glandes sudoripares* et les *glandes sébacées*. Les glandes sudoripares sont très nombreuses : 2 à 3 millions, et très irrégulièrement disséminées. La quantité de sueur sécrétée par les glandes sudoripares est très variable. On évalue la sueur de 24 heures à 1 kilogr. 300 gram., contenant 15 à 20 gram. de parties solides ; mais, sous l'influence d'un exercice violent, la sécrétion peut s'élever à 400 gr. par heure au lieu de 40 à 50 gr. ; la grande quantité de parties solides ainsi éliminée explique l'affaiblissement que provoque une transpiration prolongée. Les glandes sébacées se trouvent sur presque tous les points des téguments et secrètent le *sébum* qui est un mélange de matières grasses et albumineuses. Le sébum imbibe les poils et graisse toute la surface de l'épiderme, ce qui augmente son imperméabilité. La glande mammaire est formée par la réunion de 15 à 20 glandes sébacées. La peau est pourvue d'une grande sensibilité, qui nous prévient des dangers qui nous menacent, grâce aux papilles qui se trouvent immédiatement sous l'épiderme et contiennent des filets nerveux sensitifs. Sous la peau se trouve un tissu adipeux, d'épaisseur variable suivant les individus, et qui donne aux formes du corps leur rondeur agréable.

40. — L'APPAREIL RESPIRATOIRE. — Il préside à la fonction de la respiration dont le but est d'introduire dans notre sang le corps nécessaire à la vie, l'*oxygène*, qui est pris dans l'air atmosphérique, et d'éliminer du sang l'*acide carbonique*, qui peut devenir nuisible. Pendant la respiration, la cage thoracique est alternativement agrandie et diminuée. L'introduction de l'air et son expulsion se font par les mouvements de l'inspiration et de l'expiration : pendant l'inspiration, l'air est attiré à l'intérieur ; pendant l'expiration, il est expulsé dehors. L'appareil respiratoire comprend les *fosses nasales*, le *larynx*, la *trachée*, les *bronches* et les *poumons*.

41. — LES FOSSES NASALES. — Les fosses nasales sont une cavité qui débouche en arrière par deux ouvertures dans l'arrière-gorge ou pharynx où

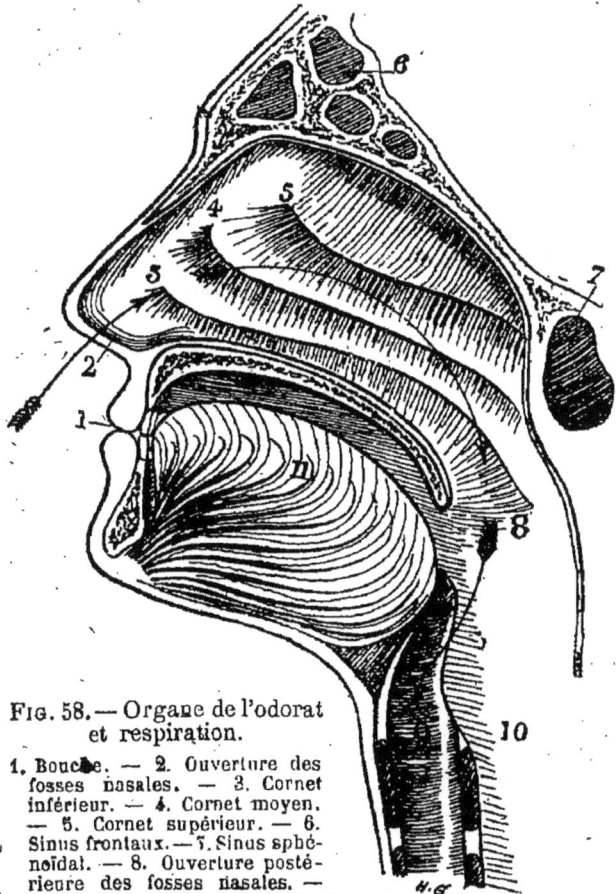

FIG. 58. — Organe de l'odorat et respiration.

1. Bouche. — 2. Ouverture des fosses nasales. — 3. Cornet inférieur. — 4. Cornet moyen. — 5. Cornet supérieur. — 6. Sinus frontaux. — 7. Sinus sphénoïdal. — 8. Ouverture postérieure des fosses nasales. — 9. Larynx.

se croisent le canal alimentaire et le canal respiratoire. Cette

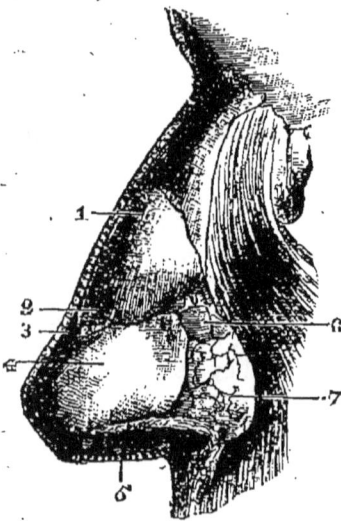

FIG. 59. — Cartilages du nez
vus par leur face latérale.

1, 2. Cartilage latéral. — 3. Partie
inférieure du cartilage latéral ré-
pondant à l'aile du nez. — 4. Cartilage de l'aile du nez. —5. Orifice
de la narine gauche. — 6. Cartilages surnuméraires. — 7. Tissu
fibreux.

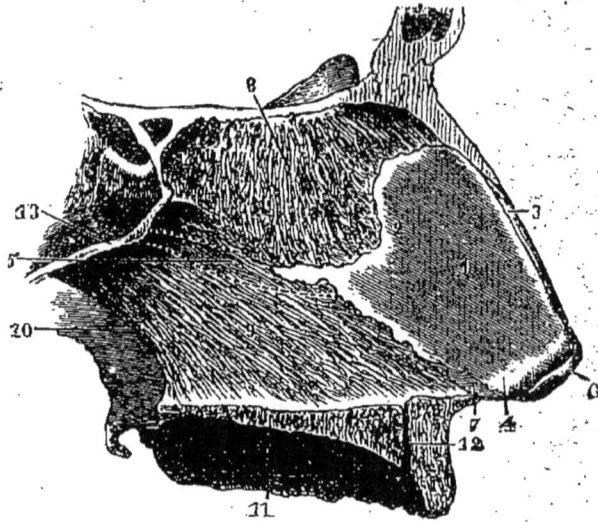

FIG. 60. — Cloison des fosses nasales.

1. Cartilage de la cloison. — 2. Sa fusion avec la lame perpendiculaire de l'ethmoïde. — 3. Son bord antérieur. — 4.
Son bord inférieur. — 5. Extrémité postérieure du cartilage
de la cloison, se prolongeant, ainsi que l'indiquent les
lignes ponctuées, dans l'épaisseur du vomer. — 6. Cartilage de l'aile du nez du côté gauche. — 7. Cartilage accessoire interposé entre le vomer et le cartilage de la cloison.
— 8. Lame perpendiculaire de l'ethmoïde sur laquelle se
ramifient les divisions du nerf olfactif. — 9. Vomer. —
10. Bord postérieur libre du vomer. — 11. Fusion de son
bord antérieur avec la voûte palatine. — 12. Conduit
palatin antérieur. — 13. Bord postérieur du vomer s'unissant au sphénoïde.

FIG. 61.

Charpente osseuse et cartilagineuse
du nez.

1. Cartilage latéral du côté droit.

1'. Cartilage latéral du côté gauche.

2. Bord antérieur du cartilage de la cloison qui se
montre entre les deux cartilages latéraux.

3, 3'. Cartilages de l'aile du nez (branche externe).

4. Tissu fibreux.

5. Cartilages accessoires placés en dehors des
cartilages des ailes du nez.

6. Coupe du lobule du nez.

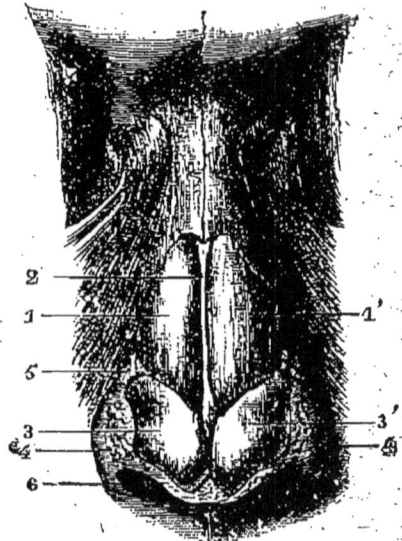

cavité est divisée en deux par une cloison et se termine extérieurement par les deux narines. Les fosses nasales préparent l'air de la respiration en le mettant dans le même état de chaleur et d'humidité que la surface pulmonaire avec laquelle il va se trouver en contact. Pour cela, les fosses nasales sont tapissées par une muqueuse riche en sang et par suite très chaude; comme on le voit, la respiration normale doit se faire par les narines et non par la bouche. Il y a même danger de respirer par la bouche quand on se trouve dans un milieu très froid et très sec.

42. — LES NARINES. — Les narines sont garnies intérieurement d'une muqueuse où se trouvent les glandes qui contribuent à maintenir la surface toujours humide. Les narines possèdent le sens de l'odorat et sont garnies intérieurement de nombreux poils qui empêchent le passage des poussières et autres corps étrangers qui flottent dans l'air que nous inspirons.

43. — LE LARYNX. — Le larynx est l'organe essentiel de la voix et du chant; comme toutes les parties de l'appareil respiratoire, il est re-

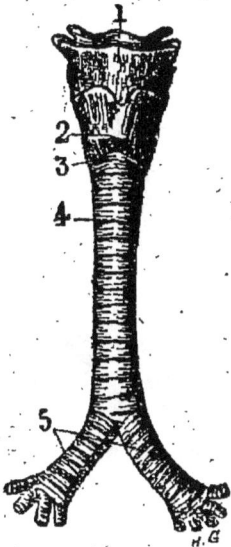

FIG. 62. — Canal qui conduit l'air
aux poumons.
1, 2, 3. Larynx. — 4. Trachée-artère.
5. Bronches.

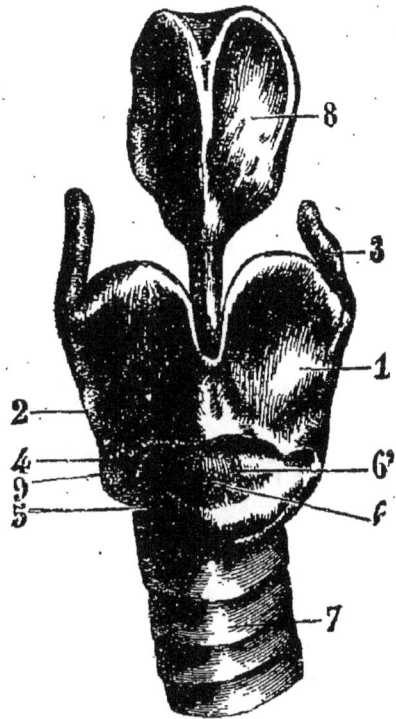

FIG. 63. — Cartilages du larynx
vus par leur face antérieure.
(Beaunis et Bouchard.)

1, 2. Cartilage thyroïde. — 3. Grandes cornes du cartilage thyroïde. — 4. Petites cornes du cartilage thyroïde. — 5. Cartilage cricoïde. — 6, 6'. Membrane crico-thyroïdienne. — 7. Trachée. — 8. Épiglotte.

marquable par son élasticité. Formé de cartilages, de tissus élastiques et musculaires, cette élasticité ramène toujours le canal à sa forme primitive. Ces cartilages sont : le *cricoïde*, en forme d'anneau, qui adhère au deuxième cartilage; le *thyroïde*, qui est pourvu d'une saillie en avant, la *pomme d'Adam*, et adhère en bas à la trachée. Les *aryténoïdes* sont deux cartilages en forme de pyramides. Au milieu de ces cartilages, il y a un espace vide pour le passage de l'air. Le larynx occupe la partie supérieure du cou; il est placé au-dessous de l'os *hyoïde* auquel il est fixé par le ligament thyroïdien.

Le larynx n'est qu'une portion modifiée de la *trachée* formant trois rétrécissements appelés *cordes vocales;* le rétrécissement inférieur constitue la véritable *glotte* et le *véritable orifice phonateur;* selon que la glotte se rétrécit plus ou moins par ses muscles et les vibrations des

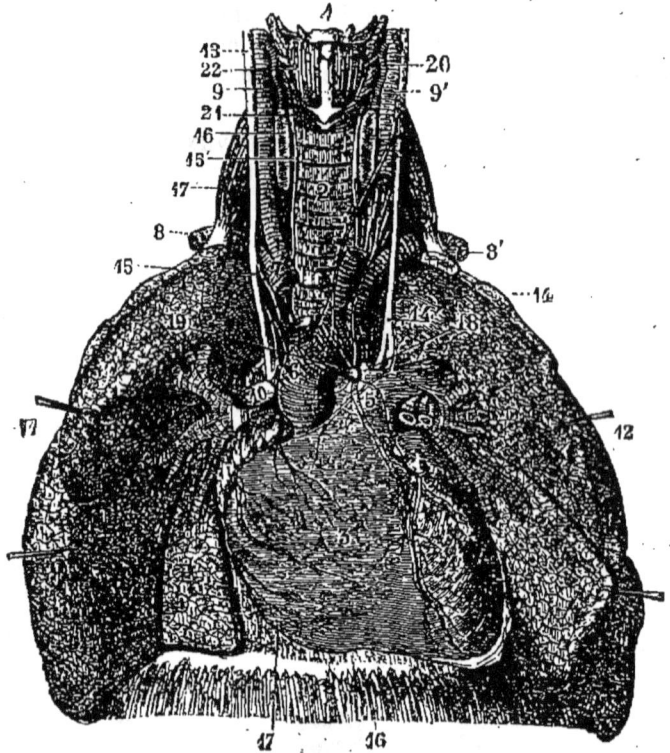

Fig. 64. — Organes thoraciques vus par leur face antérieure après ablation de la moitié antérieure du thorax. (Hirschfeld.)

1. Os hyoïde. — 2. Trachée. — 3. Ventricule droit. — 4. Ventricule gauche. — 5. Artère pulmonaire se divisant en deux branches, la branche gauche est visible, tandis que la branche droite est masquée par l'aorte derrière laquelle elle passe. — 6. Crosse de l'aorte. — 7. Tronc brachio-céphalique, embrassé par le nerf récurrent 15' et se divisant en deux artères. l'artère sous-clavière (8) et l'artère carotide primitive (9). — 10. Veine cave supérieure. — 11, 12. Poumons attirés en dehors. — 13, 14'. Nerf pneumogastrique. — 15, 15'. Nerf récurrent. — 16. Corps thyroïde. — 17. Muscle scalène antérieur. — 18. Canal artériel. — 19. Ganglion de Wrisberg. — 20. Artère thyroïdienne supérieure. — 21. Muscle crico-thyroïdien. — 22. Muscle thyro-hyoïdien.

bords de la glotte, le chant et la parole acquièrent diverses intonations. La glotte est munie d'un couvercle, *épiglotte*, qui bouche l'orifice du larynx lorsque nous avalons des aliments et les empêche ainsi de pénétrer dans le larynx.

44. — LA TRACHÉE. — La trachée est un tube cylindrique formé de cartilages qui le maintiennent constamment ouvert. Il fait suite au larynx et se trouve placé au-devant de l'œsophage. Par l'action des muscles du cou, la trachée *descend pendant l'inspiration* et son calibre devient plus large. *Pendant l'expiration*, elle *monte*, s'allonge et se rétrécit.

45. — LES BRONCHES. — Les bronches sont deux conduits qui partent de la trachée et se rendent dans les poumons. Dans les poumons, les bronches se divisent en plusieurs rameaux de plus en plus petits. La dernière division, qui porte le nom de *branchiole*, pénètre dans le tissu pulmonaire, le *lobule pulmonaire*, et là se sépare en branches terminales qui se terminent en *culs-de-sac* ou *ampoules*. Chaque cul-de-sac ou ampoule est formé de plusieurs cavités ou *alvéoles* séparées par une cloison. L'échange et l'absorption des gaz se font à travers ces cloisons.

46. — LES POUMONS. — Ils sont placés dans la cage thoracique au nombre de deux; l'un est placé à droite, l'autre à gauche. Les deux

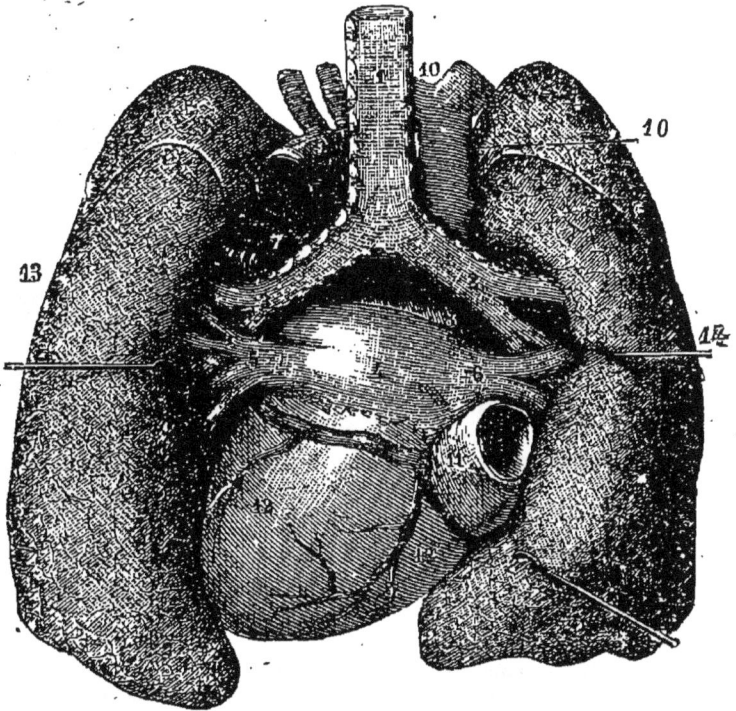

FIG. 65. — Organes thoraciques vus par leur face postérieure.

1. Face postérieure de la trachée. — 2. De la bronche droite. — 3. De la bronche gauche. — 4. Face postérieure de l'oreillette gauche dans laquelle se rendent les veines pulmonaires gauches (5) et droites (6). — 7. Branches gauches de l'artère pulmonaire. — 8. Branches droites de l'artère pulmonaire. — 9. Crosse de l'aorte au moment où elle croise la bronche gauche pour s'appliquer sur le côté gauche de la colonne vertébrale. — 10, 10'. Veine cave supérieure. — 11. Embouchure de la veine cave inférieure dans l'oreillette droite. — 12, 12'. Face postérieure des ventricules.

poumons sont formés par un tissu mou, spongieux, qui comprend l'ensemble des ramifications bronchiques et les vaisseaux qui font circuler le sang. Chaque lobe du poumon est formé par la réunion de plusieurs *lobules* où pénètre la dernière ramification bronchique ou *bronchiole*; chaque lobule est formé par des ampoules ou vésicules, culs-de-sac accolés les uns sur les autres. Le sommet de chaque ampoule se continue avec une ramification bronchique. Les capillaires dérivent de l'artère pulmonaire pour apporter dans les poumons le sang noir (formé par l'action de l'acide carbonique, lequel est expulsé dans l'air) afin de lui faire absorber de l'oxygène. Les capillaires se réunissent pour former les veines pulmonaires qui rapportent le sang rouge au cœur. V. *Plèvre*.

L'air arrive des poumons et sort environ 18 fois à la minute. Pour y pénétrer, il passe par les fosses nasales, l'arrière-gorge, le larynx, la trachée et les bronches.

47. — PLÈVRE (grec. *plevra*, côté). — Le mouvement respiratoire est facilité par la *plèvre*, membrane séreuse formée de deux feuillets ; chaque poumon est entouré par un feuillet. Le feuillet qui adhère aux poumons

Fig. 66. — Principaux rapports des poumons. (Organes thoraciques vus par leur face antérieure.)

1. Os hyoïde. — 2. Trachée. — 3. Ventricule droit. — 4. Ventricule gauche. — 5. Artère pulmonaire se divisant en deux branches, la branche gauche est visible, tandis que la branche droite est masquée par l'aorte derrière laquelle elle passe. — 6. Crosse de l'aorte. — 7. Tronc brachio-céphalique embrassé par le nerf récurrent 15' et se divisant en deux artères, l'artère sous-clavière (8) et l'artère carotide primitive (9). — 10. Veine cave supérieure. — 11, 12. Poumons attirés en dehors. — 13, 14'. Nerf pneumogastrique. — 15, 15'. Nerf récurrent. — 16. Corps thyroïde. — 17. Muscle scalène antérieur. — 18. Canal artériel. — 19. Ganglion de Wrisberg. — 20. Artère thyroïdienne supérieure. — 21. Muscle crico-thyroïdien. — 22. Muscle thyro-hyoïdien.

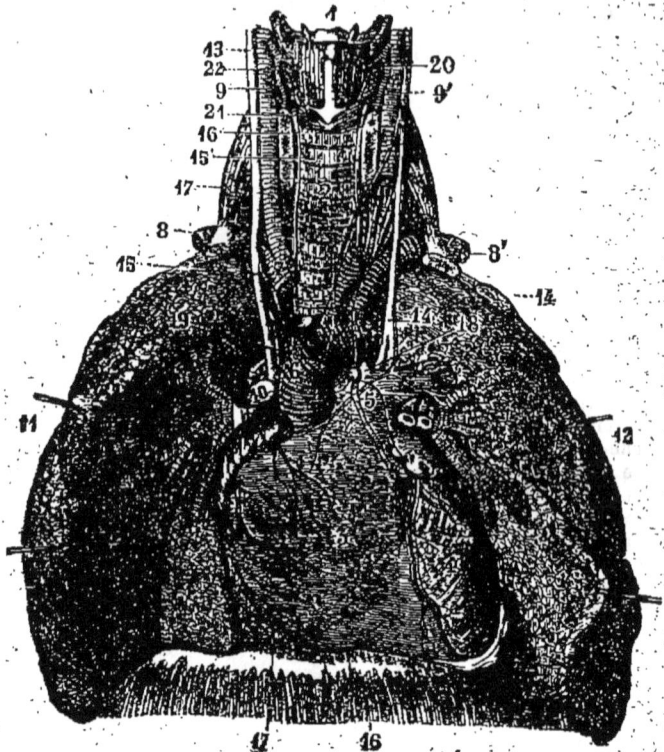

est la *plèvre pulmonaire*, celui qui adhère aux côtes et au diaphragme est la *plèvre pariétale*.

Nous introduisons par jour dans notre poumon 10 mètres cubes d'air (dix mille litres), et nous expulsons une quantité d'air un peu moins forte. Nous retenons environ 1/50 de l'air inspiré. L'air inspiré perd l'oxygène qui est remplacé en grande partie par l'acide carbonique ; sur 1/5 d'oxygène que les 10 mètres cubes d'air contiennent et qui donnent en poids 2 kil. 1/2 d'oxygène environ, le poumon retient 750 grammes, ou en volume 530 litres. En échange, l'air expiré contient 850 gr. d'acide carbonique, en volume 400 litres. L'acide carbonique expiré provient du sang veineux qui se débarrasse de ce produit d'excrétion et se charge d'oxygène pour passer à l'état de sang artériel. V. *Respiration*.

48. — L'APPAREIL DIGESTIF. — Il a pour but de nourrir le corps. A cet effet, il transforme les aliments, de manière à les rendre plus aptes à passer dans l'économie, à être absorbés, à en retirer tous les principes nourriciers (ce que l'on appelle *assimilation*) et à rejeter au dehors la partie non utilisée.

Il y a des aliments qui sont directement absorbés, mais la majeure

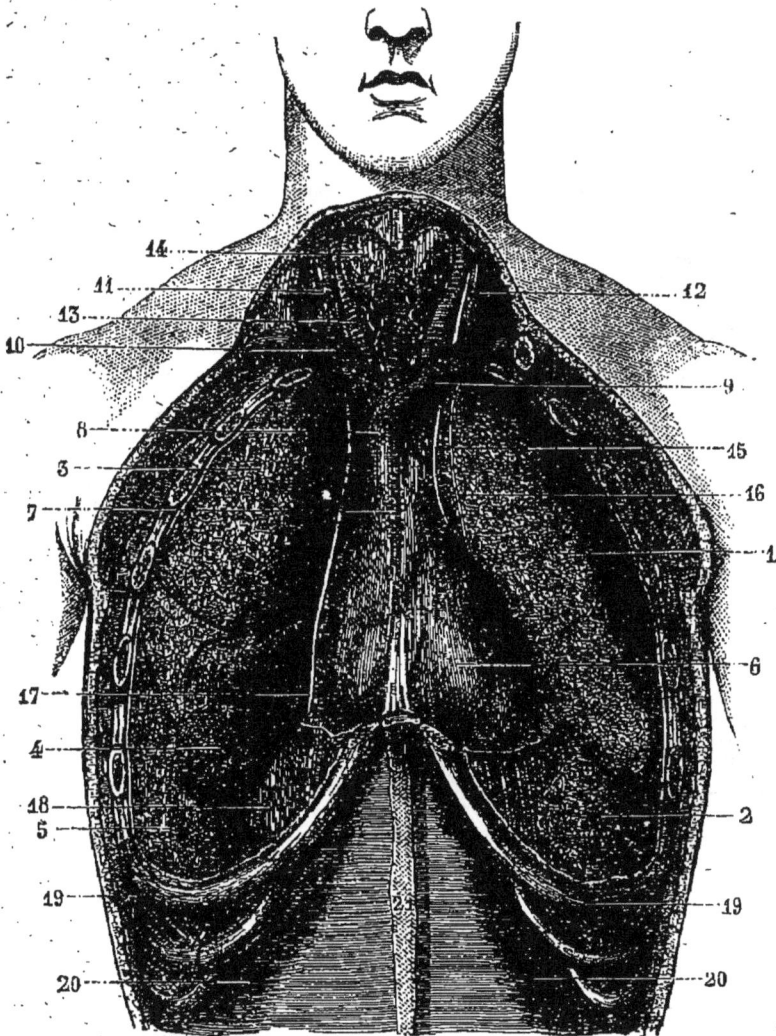

FIG. 67.

1, 2, 3, 4, 5. Poumons. — 6, 7. Cœur enfermé dans le péricarde. — 8. Veine cave supérieure formée par la réunion des deux troncs veineux brachio-céphaliques. — 9, 10. Tronc veineux brachio-céphalique. — 11, 12. Veines jugulaires internes. — 13. Artère carotide primitive. — 14. Corps thyroïde. — 15. Nerf phrénique. — 16, 17. Coupe des feuillets pleuraux. — 18. Face supérieure du diaphragme. — 19. Côtes. — 20. Muscle transverse de l'abdomen. — 21. Ligne blanche.

partie déposée dans le tube digestif doit subir l'action des sucs sécrétés par les organes digestifs et se modifier pour pouvoir être absorbée, et emportée par la circulation, afin de passer dans l'économie. Aussi les substances alimentaires que nous absorbons parcourent diverses parties du canal digestif et sont soumises à diverses actions mécaniques et chimiques qui les fluidifient et les transforment.

L'appareil digestif est un long tube

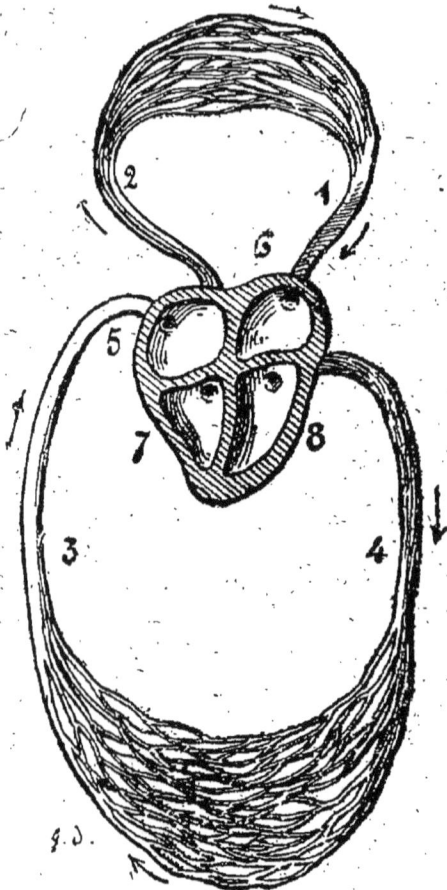

FIG. 68. — Circulation à travers le poumon.

1,2. Cœur droit (sang veineux). — 3. Artère pulmonaire avec ses branches qui transportent le sang veineux vers le poumon. — 4. Nappe sanguine du poumon. — 5. Veines pulmonaires qui ramènent le sang artériel. — 6, 7. Cœur gauche (sang artériel).

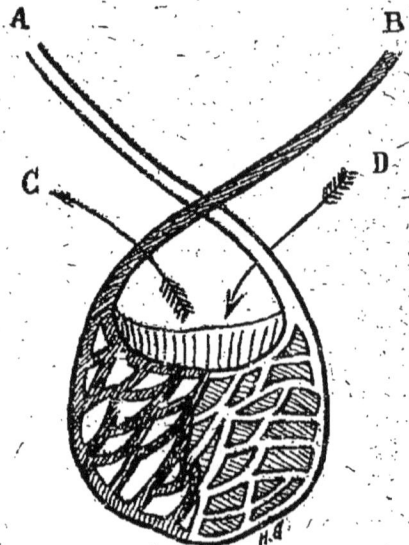

FIG. 69. — Appareil de la grande et de la petite circulation.

1. Veine pulmonaire, qui ramène au cœur (oreillette gauche) le sang artériel dans les poumons. — 2. Artère pulmonaire partant du ventricule droit et portant aux poumons le sang veineux. — 3. Veine cave ramenant le sang veineux dans l'oreillette droite. — 4. Artère aorte partant du ventricule gauche et portant le sang artériel dans toutes les parties du corps. — 5. Oreillette droite. — 6. Oreillette gauche. — 7. Ventricule droit. — 8. Ventricule gauche.

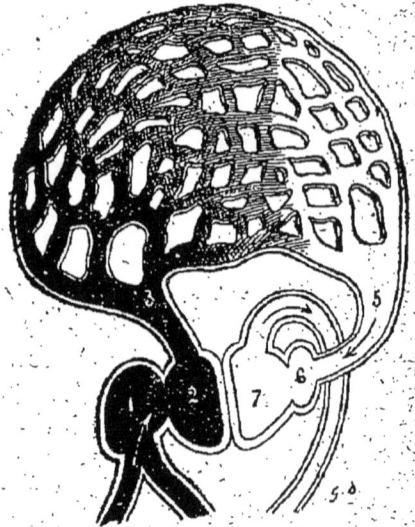

FIG. 70. — Vésicule pulmonaire. Circulation du sang et de l'air.

A. Sang rouge ramené par la veine pulmonaire. — B. Sang noir ramené par l'artère pulmonaire. — C. Sortie de l'air. — D. Entrée de l'air.

qui commence à la bouche et finit à l'anus. Il comprend la *cavité buccale*, *les dents*, *les glandes salivaires*, *les amygdales, le pharynx, l'œsophage, l'estomac, l'intestin grêle, le gros intestin et le rectum.*

49. — LA BOUCHE. — La bouche est limitée à l'entrée par les deux lèvres. Elle communique aussi bien avec l'appareil respiratoire qu'avec

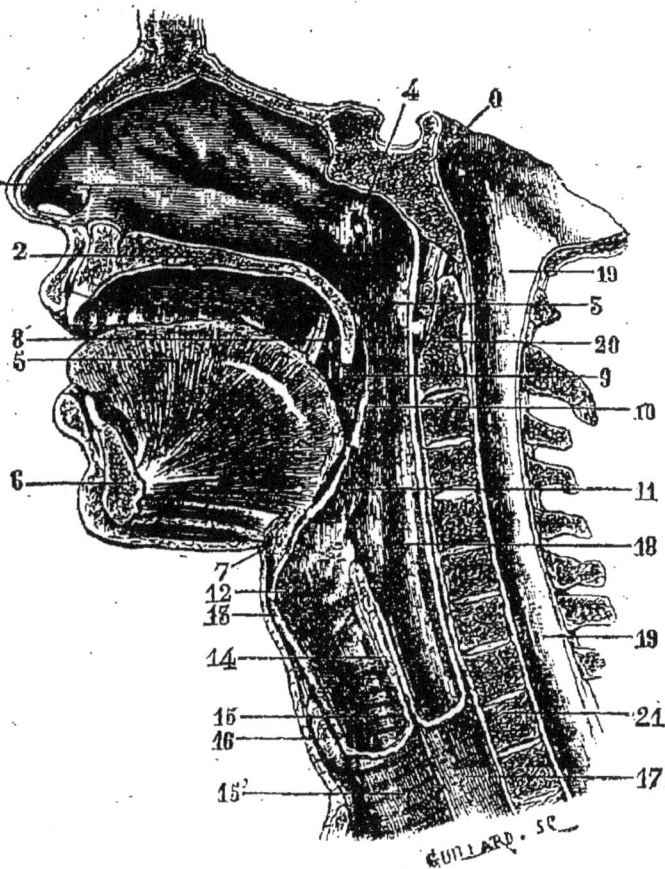

FIG. 71. — Coupe antéro-postérieure de la cavité buccale et de l'arrière-gorge.

1. Cavité et méats de la paroi externe de la fosse nasale (côté droit). — 2. Voûte palatine. — 3. Voile du palais. — 4. Orifice de la trompe d'Eustache. — 5. Coupe de la langue. — 6. Symphyse du menton. — 7. Coupe de l'os hyoïde. — 8. Piliers antérieurs du voile du palais. — 9. Amygdales. — 10. Piliers postérieurs du voile du palais. — 11. Épiglotte. — 12. Glotte. — 13, 14. Cartilages du larynx. — 15, 15'. Trachée. — 16. Corps thyroïde. — 17. Œsophage. — 18. Pharynx. — 19. Canal vertébral. — 20, 21. Corps des vertèbres.

le tube digestif. La cavité buccale est recouverte par une muqueuse riche en papilles et en glandes. On y voit la saillie des mâchoires, les dents, la partie intérieure des joues, la langue et la voûte du palais. La langue repose sur le plancher de la cavité buccale. Le plafond de la cavité buccale est formé par le palais dont la partie antérieure est osseuse et recouverte d'une épaisse muqueuse (*palais dur*) et la partie postérieure molle. En avant et sur les côtés, le palais communique avec l'arcade alvéolaire. La partie molle du palais, qui forme avec la racine de la langue l'isthme du palais, est appelée *voile du palais;* au milieu est pendue *la luette* et sur les côtés se trouvent deux plis, *les piliers*, qui descendent vers la langue et l'isthme du gosier; c'est entre ces deux piliers que se trouve de chaque côté une glande appelée *l'amygdale.* Voir *Hygiène de la bouche.*

La dimension de la fente buccale est très variable. Par les dents, la bouche est divisée en deux parties : la *bouche* qui est à l'intérieur et le *vestibule* qui est en dehors des dents. Lorsque les dents sont serrées, le vestibule communique avec la bouche par un petit espace qui existe derrière la petite molaire. Chez les malades qui refusent la nourriture et les personnes qui se trouvent mal, cet espace permet d'introduire des aliments et des médicaments sans être obligé de faire écarter les mâchoires.

La muqueuse qui tapisse tout l'intérieur de la bouche et les gencives se continue et finit par se confondre avec la peau aux bords des lèvres. La muqueuse de la bouche contient de petites glandes, qui secrètent du mucus, et des glandes salivaires, placées de chaque côté : la *parotide*, la *sous-maxillaire* et la *sublinguale*. Les parois de la bouche sont supportées par les os des mâchoires. La mâchoire supérieure comprend deux os qu'on appelle *maxillaires supérieurs*, lesquels forment deux demi-arcades. Ces os ne sont pas mobiles et s'articulent avec les os du crâne et de la face. Dans la partie antérieure du maxillaire se trouve le *trou orbitaire* par lequel sort le nerf sous-orbitaire. Dans les névralgies très pénibles, c'est ce nerf qui est le siège de la douleur. Au niveau des pommettes, l'os maxillaire est pourvu d'une grande cavité nommée *sinus maxillaire*, qui communique avec les fosses nasales et les *sinus frontaux*. Le sinus maxillaire est garni par la muqueuse pituitaire et les racines des dents molaires sont séparées de son plancher par une couche osseuse.

La mâchoire inférieure comprend un seul os, le *maxillaire inférieur*, qui est mobile et a la forme d'un fer à cheval. Il est pourvu d'une cavité appelée *mentonnier*, par où sort le nerf mentonnier. Cet os s'articule avec l'os cranien, le temporal, par l'intermédiaire du *condyle du maxillaire* et la *cavité glénoïde* du temporal.

La mastication se fait par cette attache nommée *articulation temporo-maxillaire*.

La luxation de la mâchoire survient lorsque, à la suite d'un choc, d'un coup ou d'un bâillement, le condyle sort de la cavité glénoïde du temporal et ne peut plus y entrer. Le bord libre des maxillaires est garni d'alvéoles pour contenir les dents, ce qui fait désigner ces os sous le nom d'*arcades alvéolaires*.

La bouche possède le sens du goût et du tact ; elle est indispensable pour produire des sons, de même que les lèvres et les dents sont indispensables pour prononcer certaines lettres. Elle est également indispensable pour diviser les aliments (*mastication*) et les humecter de salive, afin qu'ils glissent facilement dans le pharynx et que les sucs digestifs puissent les attaquer facilement. Voir *Langue, Glandes salivaires* et *Déglutition*.

50. — LES LÈVRES. — Les lèvres sont séparées par une fente transversale. Les points où les lèvres vont se joindre sont appelés *commissures*. Les lèvres, formées de muscles, sont très mobiles. Leur contractibilité nous permet de les changer de forme et d'aspect suivant le sentiment que nous exprimons ; l'épaisseur des lèvres varie non seulement suivant les races, mais même suivant les individus ; elles sont généralement épaisses chez les lymphatiques. Chez les enfants qui n'ont pas de dents, les lèvres forment des replis grâce auxquels le vide se fait lorsque le nourrisson tète.

51. — LES JOUES sont formées de muscles et principalement de muscles masticateurs, les *masséters*, qui sont très puissants, et d'un tissu adipeux ; le développement de ce tissu, lorsqu'on engraisse, constitue les bajoues. Généralement, les joues sont légèrement colorées ; la colère, la peur, peuvent les faire changer de coloration.

52. — LES DENTS. — Les dents sont au nombre de 32 chez l'adulte : 8 incisives, 4 canines, 8 petites molaires et 12 grosses molaires.

La dentition est complète à 25 ans et comprend :

4 incisives internes et 4 incisives externes ;- 4 canines ; 4 premières petites molaires internes et 4 deuxièmes petites molaires externes ; 4 premières grosses molaires, 4 deuxièmes grosses molaires et 4 troisièmes grosses molaires. Il y a 16 dents à chaque mâchoire : en avant les 4 incisives, plus loin, à droite et à gauche, une canine, et encore plus loin, de chaque côté, les molaires.

L'enfant a toutes les dents de lait à 3 ans ; l'adulte a toutes les dents à 25 ans.

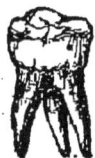

Fig. 72. — Disposition des nerfs qui pénètrent dans la pulpe dentaire.

Il est très-important de se souvenir qu'il y a 20 dents qui tombent et repoussent et 12 dents qui ne viennent qu'une seule fois et ne repoussent plus, si on les arrache. Entre 6 et 12 ans, la bouche renferme des dents de lait et des dents définitives. Aussi est-il très important d'examiner la dent malade chez un enfant de 6 à 12 ans lorsqu'on veut la faire soigner, afin de ne pas arracher une dent qui ne repoussera plus.

La dent est composée d'une partie animale molle, placée au centre, qui comprend la *pulpe* et le *périoste* ou *ligaments alvéo-dentaires*, et d'une partie osseuse, dure, de nature chimique, qui comprend : l'*émail*, l'*ivoire* et le *cément*. La cavité de la dent est remplie par la masse spéciale, *pulpe*, qui constitue la partie vitale de la dent et de laquelle dépend sa sensibilité. C'est dans la pulpe que pénètrent les vaisseaux et les nerfs par l'orifice qui existe à l'extrémité de la racine. La pulpe durcit chez les vieillards. Elle

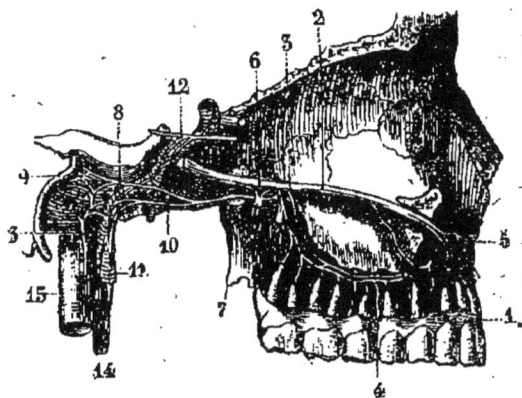

Fig. 73. Dent.

secrète l'ivoire. L'*ivoire* ou la *dentine* forme le corps de la dent dans toute sa longueur. Dans la partie supérieure de la dent, la *couronne*, l'ivoire est recouvert par l'émail ; dans la racine, il est recouvert d'une partie osseuse, le *cément*. L'ivoire est traversé par des fibres molles très sensibles. L'émail est une substance très dure qui recouvre l'ivoire dans la partie visible de la dent, c'est-à-dire jusqu'à la gencive. L'émail est protégé par une membrane invisible, la *cuticule de Nasmyth*. Toute la partie dure de la dent est composée de phosphate et de carbonate de chaux, de petites quantités de chlorure et de fluorure de calcium et de phosphate de magnésie. La coloration des dents varie avec l'âge et l'individu. Pendant l'articulation de la bouche, les dents s'appliquent les unes sur les autres, ce qui permet la mastication des aliments.

Les dents sont placées dans des cavités ou alvéoles des os maxillaires.

Chaque dent est enfermée dans un alvéole et fixée fortement au bord de cette cavité par une membrane fibro-élastique, *ligament alvéo-dentaire* ou *périoste*.

Lorsqu'on extrait une dent, c'est à la déchirure de ce ligament qu'est due la douleur; lorsque ce ligament est enflammé, la douleur est continue et rendue plus vive chaque fois qu'on touche la dent malade.

Les dents n'ont pas la même forme ni le même volume; le nombre des racines varie également. On les divise en trois sortes : les *incisives* qui sont larges, aplaties et se terminent par un bord très tranchant; elles nous servent pour *couper* les aliments. Les *canines* sont coniques et pointues, elles sont indispensables pour *déchirer* les aliments. Les *molaires* comprennent les *petites molaires* et les *grosses molaires* et ont la forme cubique, elles nous servent pour *broyer* les aliments.

La première grosse molaire est dite dent de six ans ; la deuxième, dent de douze ans; la troisième, dent de sagesse. Sauf la première petite molaire supérieure qui a deux racines, toutes les petites molaires ainsi que les incisives et les canines n'ont qu'une racine. La première et deuxième grosse molaire supérieures ont trois racines; la troisième grosse molaire supérieure peut avoir deux à cinq racines; toutes les autres grosses molaires ont deux racines. Les nerfs des dents viennent des nerfs maxillaires inférieur et supérieur, les artères viennent de l'artère maxillaire interne qui provient de l'artère carotide externe.

Les dents servent à la mastication, à faciliter la prononciation de certaines lettres et à empêcher la déformation des joues et des lèvres.

La dent comprend deux parties : la *couronne* qui est visible et se trouve au-dessus de la gencive et la *racine* qui se trouve cachée au-dessous des gencives. La couronne est pourvue à l'intérieur d'une petite cavité, la *chambre pulpaire*, qui reçoit la pulpe. La racine est creusée dans toute sa longueur d'un canal, *canal radiculaire*. L'extrémité libre de la racine, nommée *apex*, est perforée et laisse passer les vaisseaux et le nerf qui traversent le canal radiculaire pour communiquer avec la pulpe. Sous le nom de *collet*, on désigne une ligne fictive qui sépare la couronne de la racine au niveau de la gencive.

53. — LA LANGUE. — La langue est formée d'une masse charnue ou muscle lingual, auquel elle doit sa mobilité et sa forme. Elle est recouverte d'une épaisse muqueuse (muqueuse linguale), sur laquelle se trouvent les glandes salivaires et une foule de petites saillies, appelées papilles linguales ou papilles gustatives, qui sont les organes du goût. La face inférieure est lisse et se continue avec le plancher de la bouche. La langue est blanche, rosée au-dessus, mais plus rouge sur les bords et la face inférieure. La langue sert à la gustation, au langage, à la mastication, à la déglutition et au toucher. La salive joue un très grand rôle dans la digestion. Elle est sécrétée par trois paires de glandes salivaires.

54. — GLANDES SALIVAIRES. Salive. — Les aliments sont imprégnés par du mucus et la salive. Le mucus est secrété par un grand nombre de glandes qui logent à la surface de la muqueuse buccale. La salive est produite par trois paires de glandes salivaires : les *parotides*, les *sous-maxillaires*, les *sublinguales*. La principale paire, la *glande parotide*, se trouve située de chaque côté de l'oreille au-dessous de la peau. Elles déversent la salive dans la bouche par un orifice (canal de Sténon) placé sur la paroi interne de la joue. L'inflammation de cette glande constitue la maladie appelée *parotidite* ou *oreillons*.

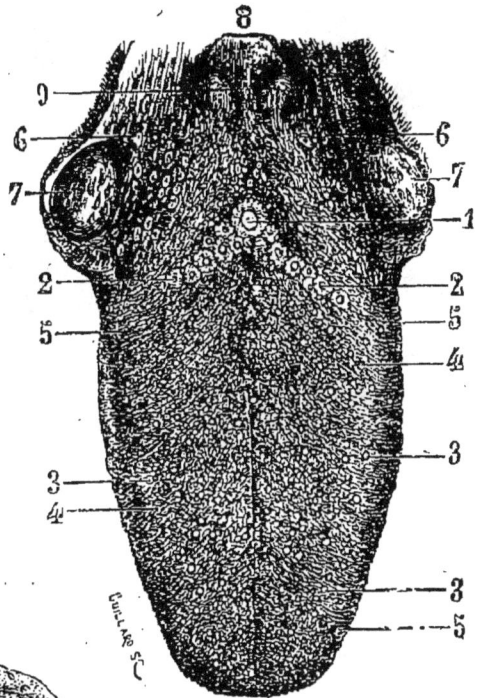

Fig. 74. — Face dorsale de la langue (d'après Sappey).

1. Foramen cæcum.
2. V lingual formé par les papilles caliciformes.
3. Papilles fongiformes disséminées sur la surface de la langue.
4, 4, 5, 5. Papilles filiformes hérissant toute la surface de la langue.
6, 6. Glandes folliculeuses occupant la base de la langue, en arrière du V lingual.
7. Amygdales.
8. Épiglotte.
9. Ligament glosso-épiglottique.

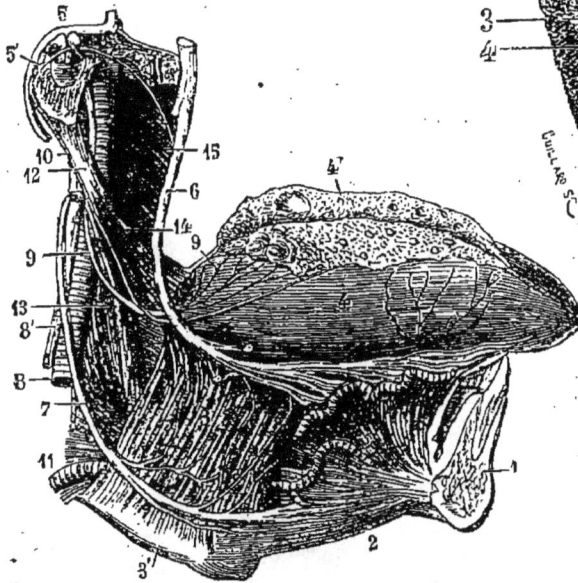

Fig. 75. — Vaisseaux et nerfs de la langue.

1. Surface de section du maxillaire inférieur. — 2. Muscle genio-hyoïdien; au-dessus de lui se voit le muscle genio-glosse, muscle infiniment plus développé et dont la séparation avec le mylo-hyoïdien n'est pas assez nettement indiquée. — 3. Muscle hyo-glosse. — 3'. Os hyoïde. — 4. Langue dépouillée de sa muqueuse. — 4'. Muqueuse linguale dédoublée. — 5. Nerf facial. — 5'. Corde du tympan. — 6. Nerf lingual (branche terminale du nerf maxillaire inférieur). — 7. Nerf grand hypoglosse. — 8. Artère carotide interne. — 8'. Nerf pneumogastrique. — 9, 9. Nerf glossopharyngien allant se distribuer au tiers postérieur de la muqueuse linguale. — 10. Filet du nerf facial se rendant aux muscles stylo-glosse et stylo-pharyngien. — 11. Artère linguale. — 12, 14. Muscle stylo-glosse. — 13. Muscle stylo-pharyngien. — 15. Muscle constricteur supérieur du pharynx.

L'os hyoïde est un os en forme de fer à cheval et se trouve placé entre le larynx et la base de la langue. Cette dernière y est attachée par les principaux muscles.

La langue est *blanche* dans les maladies d'estomac; *sèche* dans les fièvres, la pneumonie; *noirâtre* dans la fièvre typhoïde; *rouge* avec des saillies dans la scarlatine. Pour les maladies de la langue, voir *Glossite, Ulcérations, Tumeurs.*

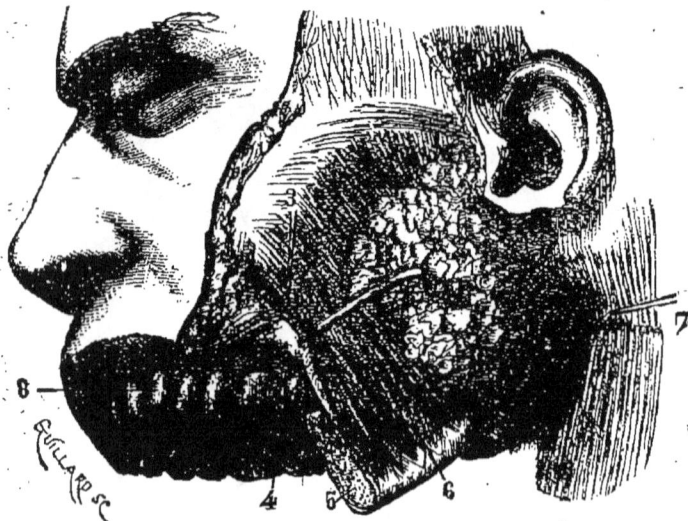

Fɪɢ. 76. — Glande parotide et canal de Sténon.

1. Glande parotide, telle qu'elle se montre lorsqu'on enlève la peau et le tissu cellulaire qui la recouvre; on voit qu'elle se prolonge notablement sur la face externe du masséter : ce prolongement a reçu le nom de parotide accessoire. — 2. Canal de Sténon, accompagné par la parotide accessoire; il croise la face externe du masséter et s'ouvre sur la muqueuse buccale au niveau de la deuxième molaire supérieure. — 3. Muqueuse buccale sectionnée et relevée pour montrer l'orifice du canal de Sténon. — 4. Orifice du canal de Sténon. — 5. Section du maxillaire inférieur. — 6. Masséter. — 7. Sterno-mastoïdien. — 8. Arcade alvéolaire supérieure.

Fɪɢ. 77. — Section transversale de la langue, arrière-langue et voile du palais.

1. Section de l'apophyse basilaire de l'occipital.
2. Orifice postérieur de la cavité des fosses nasales.
3. Trompe d'Eustache.
4. Muscle péristaphylin interne.
5. Muscle péristaphylin externe.
6. Luette.
7. Constricteur supérieur du pharynx.
8. Pilier antérieur du voile du palais.
9. Amygdales.
10. Pharyngo-glosse.
11. Amygdalo-glosse.
12. Section du muscle lingual superficiel.
13. Section du muscle lingual profond.
14. Section du muscle stylo-glosse.
15. Muscle hyo-glosse.
16. Muscle génio-glosse.
17. Septum lingual.

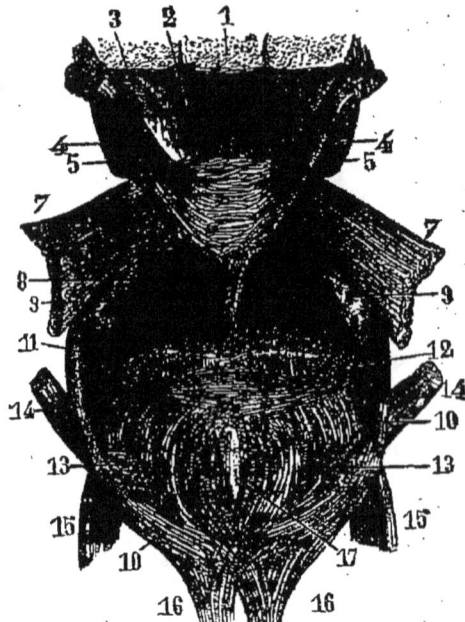

La glande sous-maxillaire se trouve de chaque côté et sous la mâchoire inférieure. Elle déverse la salive par le canal de Warton. *La*

glande sublinguale se trouve de chaque côté et sous la langue et envoie la salive dans la bouche par les canaux de Rivinus

Toutes ces glandes secrètent 1.000 à 1.200 grammes de salive en 24 heures. La salive est alcaline; pour s'en assurer, on humecte avec la salive le papier *bleu* de tournesol qui ne doit pas changer de couleur et rester bleu. Dans les maladies d'estomac la salive est acide; elle *rougit* alors le papier bleu de tournesol. La salive acide est une des causes de *Carie Dentaire* (Voir ce mot). Les aliments solides introduits dans la bouche subissent la première phase de la digestion, la *mastication*, qui a pour but de diviser les aliments solides par les dents; *l'insalivation*, qui a pour but d'humecter et de modifier les aliments solides par la salive; la *déglutition*, qui a pour but de les porter vers le pharynx pour passer dans l'estomac par l'œsophage. La mastication, chez l'homme, est mixte et participe à la fois de celle des carnivores et de celle des herbivores, vu la nature mixte de son alimentation. La mastication est indispensable pour que les aliments puissent être digérés. Pour la viande et les matières azotées, la mastication n'a pas besoin d'être poussée très loin, mais on doit procéder à une très longue mastication pour les aliments végétaux, car la plupart des matières nutritives végétales se trouvent renfermées dans des capsules ou enveloppes en général très réfractaires à

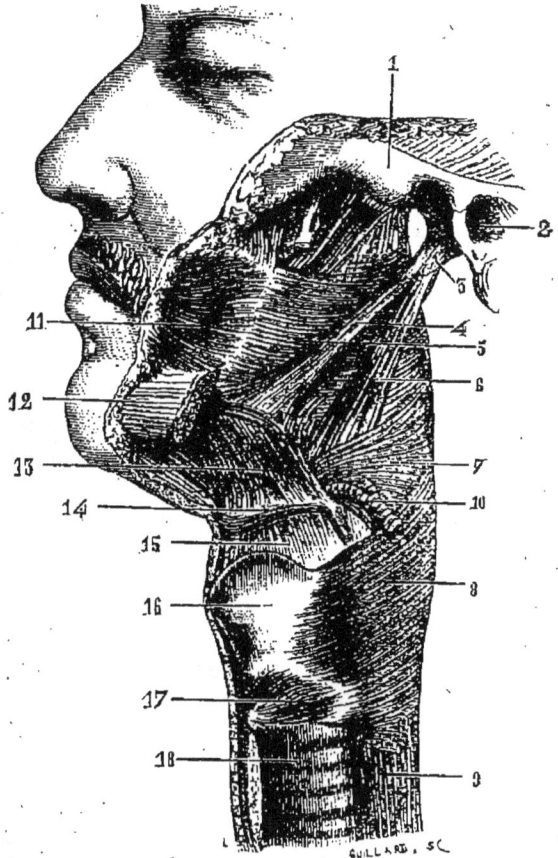

Fig. 78. — Pharynx vu sur le côté.

1. Arcade zygomatique. — 2. Conduit auditif externe. — 3. Apophyse styloïde. — 4. Muscle stylo-glosse. — 6. Muscle stylo-pharyngien. — 5. Muscle constricteur supérieur du pharynx, séparé, en avant, par l'aponévrose buccinato-pharyngienne du muscle buccinateur (11). — 7. Constricteur moyen. — 8. Constricteur inférieur. — 9. Œsophage. — 10. Artère linguale. — 11. Buccinateur. — 12. Maxillaire inférieur. — 13. Hyo-glosse. — 14. Os hyoïde. — 15. Membrane thyro-hyoïdienne. — 16. Cartilage thyroïde. — 17. Muscle crico-thyroïdien. — 18. Trachée.

l'action des sucs digestifs. La mastication doit être très longue afin de déchirer les cellules. Pendant la mastication l'action des mâchoires divise les aliments, tandis que la langue, les lèvres et les joues poussent et maintiennent les substances alimentaires entre les dents.

L'insalivation se fait par les glandes salivaires et autres glandes disséminées dans la cavité buccale : glandes des joues, glandes des lèvres, de la langue, de la voûte palatine et celles du voile du palais. La salive est un peu différente suivant qu'elle provient de telles ou telles glandes. La salive parotidienne est très liquide et renferme du phosphate et du carbonate de chaux. Aussi cette salive mêlée à des matières coagulables pendant la nutrition, laisse-t-elle précipiter son phosphate de chaux qui se dépose entre les dents et à leur surface et forme le *tartre dentaire*. La *salive sous-maxillaire* est filante, visqueuse et alcaline, la *salive sublinguale* est très épaisse et très visqueuse. La salive renferme une substance organique azotée appelée *ptyaline* ou *diastase animale* qui possède la propriété de transformer l'*amidon*, substance insoluble, en *glycose* ou *sucre*, substance soluble.

55. — DÉGLUTITION. — Quand l'aliment a été assez broyé et mêlé à la salive pour pouvoir glisser à la manière des liquides, il est soumis à une pression depuis la cavité buccale jusqu'à l'orifice cardiaque de l'estomac : il quitte la cavité buccale pour suivre le *canal pharyngien* et l'*œsophagien*.

56. — L'ŒSOPHAGE (grec *oiso*, je porterai, et *phagein*, manger). — L'œsophage est un long tube musculeux très extensible de 25 centimètres de long et de 3 centimètres de large. Il constitue la continuation du pharynx, s'étend le long du cou, traverse le diaphragme, pénètre dans la cavité abdominale et se continue avec l'estomac. L'endroit où il se termine s'appelle *cardia*. Il amène les aliments de la gorge à l'estomac, par la contraction de ses muscles qui rapprochent les anneaux et les resserrent, ce qui pousse les aliments. Ces mouvements sont dits *péristaltiques* tandis que les mouvements qui se produisent en sens contraire pendant les vomissements sont dits *antipéristaltiques*.

57. — L'ESTOMAC. — L'estomac est une poche où séjournent les aliments qui y arrivent par la déglutition pour y être digérés. Sa capacité est

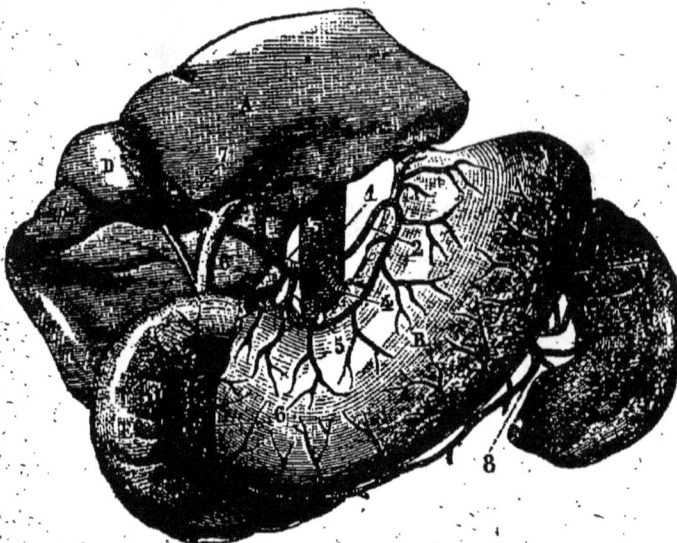

Fig. 79. — A. Foie. — B. Estomac. — C. Rate. — D. Vésicule. — E. Duodénum.

1. Tronc cœliaque se divisant en trois branches. — 2. Artère coronaire stomachique. — 3. Artère hépatique. — 4. Artère splénique. — 5. Artère pylorique (branche de l'hépatique). — 6. Artère gastro-épiploïque droite. — 7. Artère cystique (branche de l'hépatique). — 8. Artère gastro-épiploïque gauche (branche de la splénique). — 9, 9. Vaisseaux courts (branches de la splénique) se rendant à la grosse tubérosité de l'estomac.

d'un litre environ. Certains aliments ne font que traverser l'estomac, les autres s'arrêtent en général dans l'estomac d'autant plus longtemps qu'ils sont plus difficilement attaquables; les aliments que l'estomac ne peut attaquer restent dans sa cavité très longtemps. L'estomac, situé dans

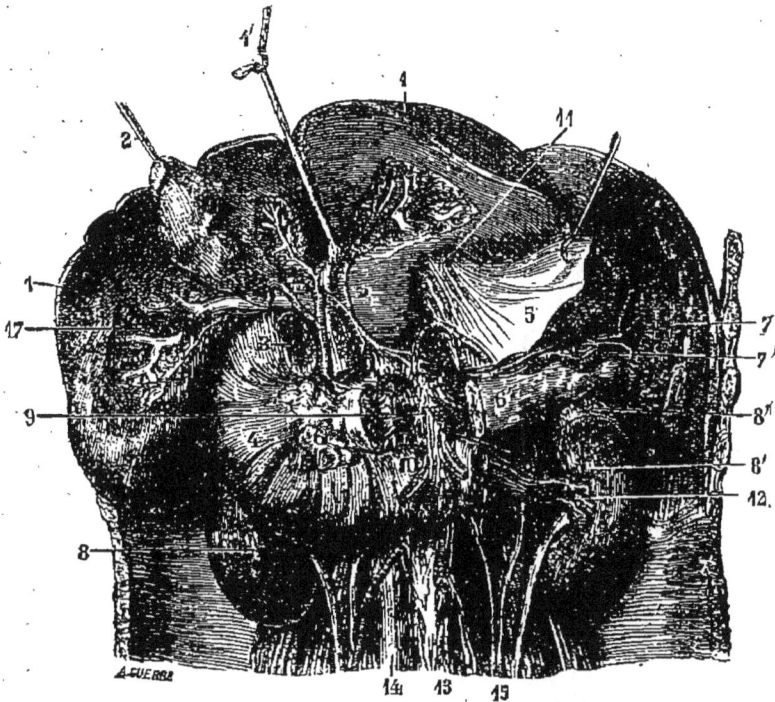

FIG. 80. — Rapports de la face profonde de l'estomac.

1, 1. Face intérieure du foie. — 1'. Crochet engagé dans le ligament suspenseur du foie de manière à relever cet organe. — 2. Crochet engagé dans la vésicule biliaire. — 3. Section de l'estomac pratiquée au niveau du pylore. — 4. Duodénum dont on voit nettement les trois portions embrassant la tête du pancréas. — 5. Estomac enlevé presque en totalité afin de montrer les organes qu'il recouvre. — 6. Tête du pancréas. — 6'. Queue du pancréas : on a enlevé la partie moyenne de cette glande afin de montrer le plexus solaire et les vaisseaux qu'il recouvre. — 7. Rate. — 7'. Vaisseaux spléniques. — 8, 8'. Reins. — 8''. Capsule surrénale. — 9. Plexus solaire. — 10. Artère mésentérique supérieure. — 11. Filets terminaux du nerf pneumogastrique gauche se répandant sur la face antérieure de l'estomac. — 12. Vaisseaux du rein. — 13. Aorte abdominale enlacée par les filets du grand sympathique. — 14. Veine cave inférieure. — 15. Uretère et vaisseaux spermatiques.

l'abdomen — cavité thoracique au-dessous des poumons — et transversalement au-dessous du diaphragme, se termine à chaque extrémité par un orifice. L'orifice droit se nomme *pylore*, l'orifice gauche *cardia*. Dans sa moitié gauche, qui renferme le cardia, l'estomac est intimement relié à la rate; dans sa moitié droite, par le *pylore*, il est relié à l'intestin grêle. L'estomac comprend une couche musculaire qui produit les mouvements péristaltiques de l'estomac et une muqueuse assez épaisse, qui renferme les glandes gastriques, lesquels sécrètent le suc gastrique, destiné à la digestion des aliments, qui arrivent après avoir subi la première modification dans la bouche et l'œsophage. Les contractions péristaltiques de la couche musculaire sont excessivement douces et lentes. Elles transportent le contenu de l'estomac du cardia au pylore et, de là, dans l'intestin. Les aliments qui se trouvent dans l'estomac subissent une sorte de brassage qui les mêle au suc gastrique.

C'est dans la muqueuse, qui tapisse l'intérieur de l'estomac, que se trouvent les glandes cylindriques, qui sécrètent le suc gastrique. Ce *suc* est un liquide très ténu contenant du phosphate de soude, du chlorure de sodium et une matière organique nommée *pepsine*. La pepsine agit sur les matières albuminoïdes des aliments et les transforme en liquides spéciaux nommés *albuminose* ou *peptone*, éminemment propres à être absorbés par la muqueuse intestinale. Lorsque la digestion gastrique est terminée, l'estomac contient une sorte de bouillie claire très complexe formée de peptones, matières digérées par la pepsine, des matières amylacées transformées en sucre par la salive, des corps gras légèrement émulsionnés par les mouvements et d'autres matières qui résistent à l'action du suc gastrique. C'est ce mélange de diverses substances et de la grande quantité de suc gastrique qui constitue la bouillie nommée *chyme*. Le chyme quitte l'estomac, traverse le pylore et passe dans l'intestin. Voir *Digestion, Maladies d'estomac.*

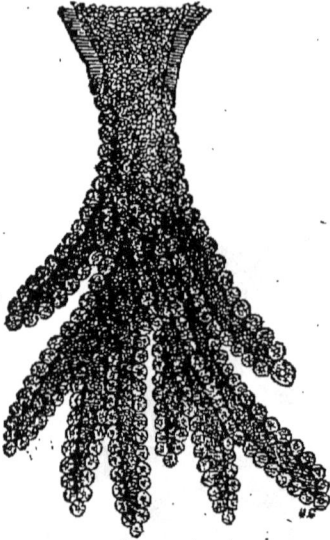

FIG. 81. — Glande pepsique composée.

58. — L'INTESTIN GRÊLE. — Il fait suite à l'estomac duquel il est séparé au moyen d'une valvule du pylore ; sa longueur est de 5 à 7 mètres. Pour se loger il est enroulé dans la partie centrale de la cavité du ventre et maintenu dans cette position par les deux feuillets d'une membrane appelée *péritoine*. On distingue trois parties : le *duodénum*, le *jéjunum* et l'*iléon*. La muqueuse de l'intestin grêle possède un très grand nombre de glandes, de plis et villosités. Elle absorbe les sucs alimentaires utiles à nos organes avant leur arrivée dans le gros intestin. L'intestin sécrète les sucs entériques et pancréatiques. Le suc entérique est sécrété par les *glandes de Lieberkühn* et sous l'influence des acides. Ce liquide est destiné à achever la transformation des albuminoïdes en peptones et à délayer le contenu intestinal.

59. — PANCRÉAS et *le suc pancréatique.* — Entre la rate et le duodénum se trouve une glande longue, plate, formée de lobules en grappes, que l'on appelle *pancréas*. Le pancréas sécrète le *suc pancréatique* qui s'écoule dans le duodénum. Le suc pancréatique, semblable à la salive, est un liquide alcalin qui contient un ferment nommé *pancréatine*. Le suc pancréatique agit sur les amidons et les transforme en sucre, sur les albuminoïdes et les transforme en peptones, sur les graisses qu'il émulsionne, c'est-à-dire les délaie et divise tellement, qu'elles restent longtemps en suspension et peuvent être absorbées par les villosités intestinales. Les aliments, modifiés par les sucs entériques et pancréatiques, parcourent l'intestin grêle sous l'influence de ces mouvements péristaltiques qui sont toujours lents et faibles. Si pour une cause quelconque ce mouvement est exagéré, nous éprouvons des douleurs connues sous le nom de *coliques*. L'esto-

Fig. 82.

Cæcum vu par sa face antérieure.

(On y a pratiqué une ouverture afin de montrer l'ouverture de la valvule de Bauhin.)

1. Terminaison de l'intestin grêle. — 2. Ouverture de l'intestin grêle dans le gros intestin (3) et valvule de Bauhin disposée sur son pourtour. — 3. Valve supérieure. — 4. Valve inférieure. — 5. Ouverture faite au cæcum. — 6, 6. Fibres circulaires du cæcum. — 7, 7. Bosselures du cæcum et du côlon ascendant qui lui fait suite. — 8, 8. Fibres musculaires longitudinales du cæcum et du côlon. — 9. Appendice vermiculaire.

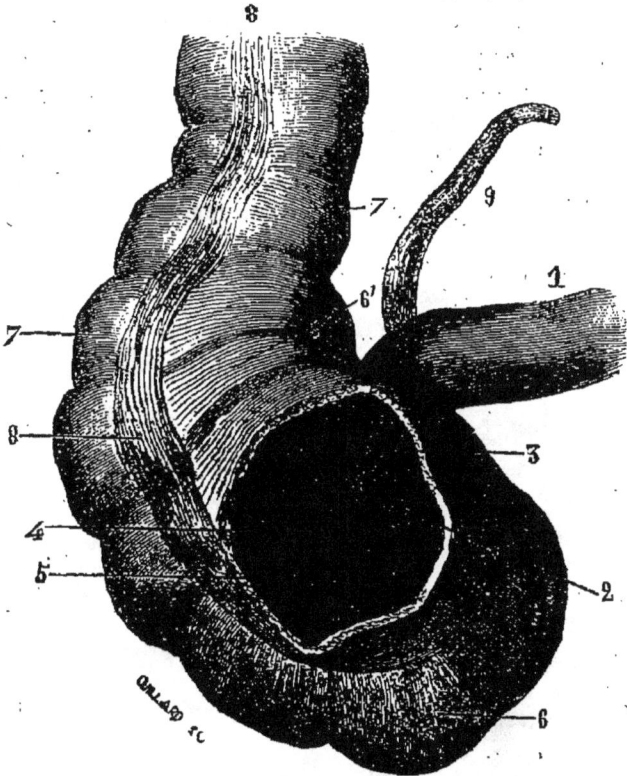

mac absorbe très peu de son contenu. Au contraire, dans l'intestin l'absorption se fait avec une très grande rapidité. La richesse ou la pauvreté du sang en principes à absorber et l'état de la circulation influent beaucoup sur la rapidité et l'intensité de l'absorption.

60. — LE GROS INTESTIN. — Il a une longueur d'un mètre environ, il est dépourvu de villosités et prend le nom de *cæcum* dans la partie qui fait suite à l'intestin grêle. Le cæcum a la forme d'un cul-de-sac et se trouve placé dans la partie inférieure du flanc droit. Il est pourvu d'un prolongement ayant la forme d'une plume d'oie de 5 à 8 centimètres de longueur que l'on appelle *appendice iléo-cæcal*. Voir *Abdomen*. La partie qui vient après le cæcum porte le nom de *côlon*. Le gros intestin se termine par le *rectum* et débouche à l'extérieur par l'orifice que l'on nomme l'*anus*. Ce dernier est fermé par un muscle circulaire, le *sphincter de l'anus*.

Le gros intestin reçoit le résidu de la digestion destiné à être expulsé;

chez l'homme, l'action digestive du gros intestin est nulle. Cependant les substances qui ont échappé à l'absorption sont reprises par le courant sanguin et le gros intestin peut très bien absorber des liquides que l'on y introduit directement.

La défécation est l'acte final qui consiste à rejeter le résidu de la digestion et les *débris de l'épithélium* dont l'ensemble est désigné sous le nom de *fèces*. L'expulsion des matières fécales est facilitée par les mucosités qui humectent les parois de l'intestin et par les contractions de l'anus.

61. — LE FOIE. — Le foie est un énorme viscère qui occupe la partie supérieure droite de la cavité de l'estomac. Il est séparé par un sillon en lobe droit et lobe gauche. La *veine porte* pénètre dans l'intérieur du foie par des vaisseaux capillaires, la *veine cave* inférieure communique avec le foie par la *veine sus-hépatique*. C'est par la veine porte qu'arrive dans le foie le sang noir chargé des matériaux élaborés par la digestion, et par

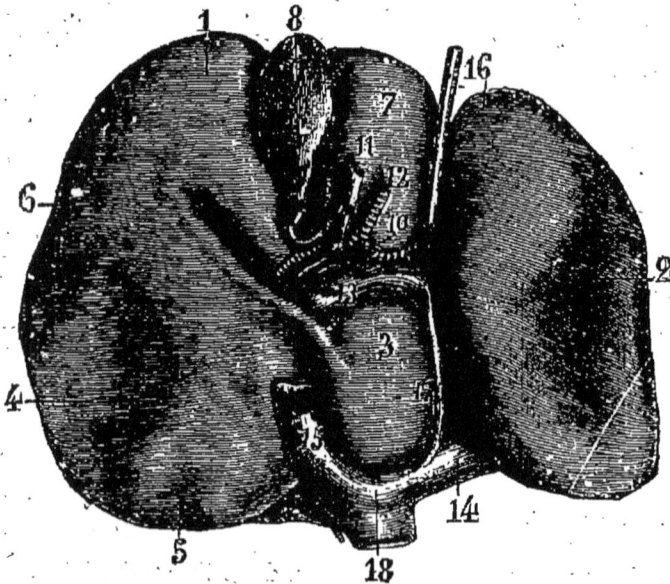

FIG. 83. — Face inférieure du foie.

1. Lobe droit. — 2. Lobe gauche. — 3. Lobe de Spigel. — 4. Facette rénale du lobe droit. — 5. Facette surrénale de ce lobe. — 6. Facette colique de ce même lobe. — 7. Lobe carré. — 8. Vésicule biliaire. — 9. Canal cystique. — 10. Conduits biliaires. — 11. Canal hépatique. — 12. Artère hépatique. — 13. Veine porte. — 14. Une veine sus-hépatique. — 15, 18. Veine cave inférieure. — 16. (Le trait a été mal placé il doit être dirigé vers le cordon qui se trouve à côté du numéro et qui est le cordon de la veine ombilicale oblitérée.) — 17. Canal veineux d'Aranzi étendu de la veine porte à la veine cave inférieure. — 18. Fusion du canal veineux, des veines sus-hépatiques et de la veine cave inférieure.

l'artère hépatique qu'arrive le sang rouge. C'est la veine cave qui reçoit le sang sortant du foie. Le foie exerce une action sur la composition du sang, sur la formation et destruction des globules, surtout des globules rouges; il a pour fonction spéciale de produire du sucre. Le foie peut être considéré comme composé de deux glandes distinctes qui se pénètrent réciproquement: la *glande biliaire* qui sécrète la *bile*, environ 200 grammes par jour, et le *foie glycogénique* qui produit du sucre lequel est versé dans les veines sus-hépatiques. Ce sucre se produit aux dépens d'une matière *glycogène* — amidon animal — et d'un ferment *diastasique*, analogue à la diastase salivaire, qui transforme le glycogène en glucose, comme la diastase fait pour l'amidon végétal. Cette fonction *glycogénique* du foie se trouve réglée par le système nerveux. Aussi en pratiquant une piqûre au quatrième ventricule, on provoque le *diabète artificiel.* On a vu que le suc digestif est versé dans la circulation à la sortie du foie par la veine cave.

La bile s'écoule dans l'intestin grêle par le canal *cholédoque.* La bile est neutre ou légèrement alcaline et contient des matières colorantes, des

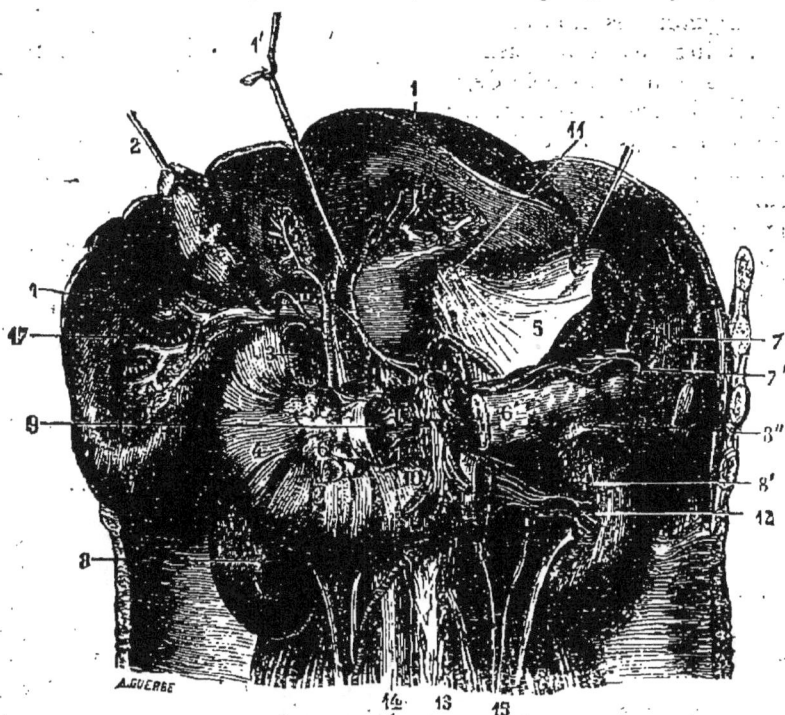

FIG. 84. — Plexus solaire.

1, 1. Face inférieure du foie. — 1'. Crochet engagé dans le ligament suspenseur du foie de manière à relever cet organe. — 2. Crochet engagé dans la vésicule biliaire. – 3. Section de l'estomac pratiquée au niveau du pylore. — 4. Duodénum, dont on voit nettement les trois portions embrassant la tête du pancréas. — 5. Estomac enlevé presque en totalité afin de montrer les organes qu'il recouvre. — 6. Tête du pancréas. — 6'. Queue du pancréas : on a enlevé la partie moyenne de cette glande afin de montrer le plexus solaire et les vaisseaux qu'il recouvre. — 7. Rate. — 7'. Vaisseaux spléniques. — 8, 8'. Rein. — 8''. Capsule surrénale. — 9. Plexus solaire. — 10. Artère mésentérique supérieure. — 11. Filets terminaux du nerf pneumogastrique gauche se répandant sur la face antérieure de l'estomac. — 12. Vaisseaux du rein. — 13. Aorte abdominale enlacée par les filets du grand sympathique. — 14. Veine cave inférieure. — 15. Uretère et vaisseaux spermatiques.

sels, de la cholestérine. Elle est nécessaire à la digestion intestinale et à l'absorption; elle est indispensable pour aider la chute des anciens éléments et la restauration des nouveaux.

Les aliments ingérés sont modifiés par l'appareil digestif, il en résulte un suc alimentaire pour nourrir notre sang. Les aliments liquides sont immédiatement absorbés. L'eau, les sels solubles, le sucre ne subissent aucune modification et sont absorbés par les vaisseaux sanguins de la paroi stomacale où ils se mélangent au sang apporté au foie par la veine porte. Les aliments solides subissent au contraire plusieurs modifications:

la mastication, qui se fait par les muscles masticateurs des maxillaires et les dents, l'insalivation, qui se fait par la salive, laquelle humecte et ramollit les aliments mâchés et transforme l'amidon végétal en sucre, et la digestion stomacale. Le sang qui sort du foie répand ce glucose dans tous nos organes où sa consommation donne la chaleur indispensable à la vie. La partie solide des aliments est transformée en une bouillie alimentaire nommée *chyme*. Les albuminoïdes sont dissous par le suc gastrique, les corps gras ingérés sont maintenus liquides grâce à la température assez élevée de l'estomac (30 à 40 degrés).

La partie digérée dans l'estomac est absorbée par les vaisseaux. Tout ce qui reste dans l'estomac après l'absorption est chassé dans le *duodenum*. L'estomac contient une grande quantité de gaz formés par l'air avalé avec la salive, de l'acide carbonique et de la vapeur d'eau qui se forment pendant la digestion. Dans le *duodenum* le bol alimentaire est mélangé à la bile, au suc pancréatique, au suc intestinal et se transforme en un liquide soluble, *le chyle*, qui est absorbé par les vaisseaux chylifères, lesquels le versent dans le sang.

62. — LA NUTRITION.

— La nutrition est l'ensemble des actes qui assurent notre existence et apportent à l'organisme les matériaux nécessaires pour reconstituer tout ce qui est usé. La nutrition comprend la *digestion*, l'*absorption*, la *circulation*.

Tous les éléments anatomiques sont baignés dans le sang ; c'est dans le sang qu'ils trouvent les matériaux dont ils ont besoin pour *assimiler* et ils abandonnent dans ce même milieu les substances, qui ne leur sont plus utiles, résultant de la *désassimilation*. Pour que la nutrition se fasse normalement, la composition de son milieu, *qui est le sang*, ne doit pas subir de grandes modifications, sinon, les éléments de nos tissus subiront des modifications et il

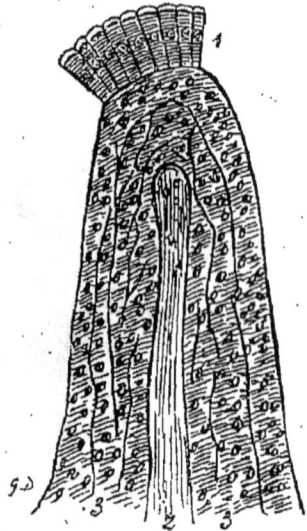

Fig. 85. — Villosités intestinales pendant l'absorption.

1. Épithélium cylindrique à la surface de la villosité. — 2. Vaisseau chylifère central. — 3. Vaisseaux sanguins.

en résultera une altération matérielle dans la fonction de l'organe. Pour que la composition du milieu intérieur reste la même, certaines substances sont emmagasinées et mises en réserve pour ne reparaître dans le sang que selon le besoin de nos tissus. C'est ainsi que la glycose, provenant de la digestion intestinale, se fixe dans le foie, que la graisse s'accumule dans les cellules adipeuses et y reste comme réserve pour fournir aux besoins de la combustion. Outre les substances propres à être assimilées, le sang apporte aux tissus le gaz oxygène qui, par la combinaison avec les matériaux, constitue la source de toutes les activités nutritives et fonctionnelles. Le sang fournit donc le combustible et le gaz comburant dont les phénomènes d'oxydation ou de combustion sont l'origine des différentes forces dégagées par les éléments anatomiques tels que : contraction musculaire, courant nerveux, etc... Chaque élément anatomique vivant possède la propriété commune, la faculté ou le pouvoir d'attirer à lui tous les principes indispensables à son existence et qui sont contenus dans le sang qui le baigne. Il se les incorpore pour un certain temps, puis il les rejette après leur avoir fait subir des modifications. L'organisme tout entier est donc le siège d'une perpétuelle circulation de matières et d'un mouvement nutritif indispensable à la manifestation de toutes les autres propriétés, sensibilité, contractibilité, etc...

L'acte par lequel les principes nutritifs deviennent semblables à l'élément vivant et sont incorporés à ce même élément est désigné sous le nom d'*assimilation*. L'acte par lequel les principes, qui étaient incorporés à l'élément vivant, cessent d'être semblables à celui-ci et sont rejetés porte le nom de *désassimilation.*

63. — L'ASSIMILATION. — L'assimilation est un acte ou phénomène chimique d'un mécanisme intime spécial, un *acte vital*, que seule la substance vitale possède. C'est ainsi que le globule sanguin qui baigne dans le sérum sanguin attire à lui et assimile surtout les sels de potasse; or, le sérum sanguin en contient très peu tout en étant très riche en sel de soude. Chaque élément choisit dans le milieu intérieur ses substances qu'il incorpore.

64. — LA DÉSASSIMILATION. — La désassimilation est un phénomène chimique d'oxydation qui transforme la substance que l'élément anatomique doit rejeter; l'oxydation est accompagnée d'un dégagement de chaleur qui produit les différentes forces, telles que la chaleur, le travail mécanique du muscle, le phénomène de conduction nerveuse, etc...

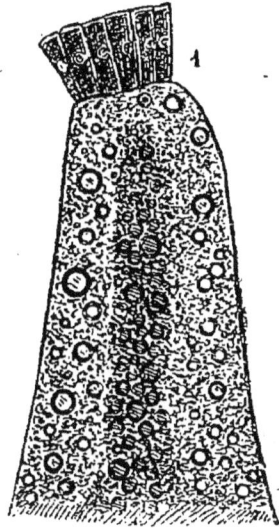

Fig. 86. — Villosité pendant la résorption intestinale; la graisse envahit le corps de la villosité.

L'APPAREIL GÉNITO-URINAIRE. — Les reins, la vessie, le canal de l'urètre constituent *l'appareil urinaire* chargé de la sécrétion urinaire et de son émission. L'*appareil génital* comprend les testicules, le pénis, la matrice et le vagin et préside à la fécondation et à la reproduction de l'espèce.

65. — LES REINS. — Les reins, au nombre de deux, se trouvent de chaque côté de la colonne vertébrale, en arrière de l'estomac et des intestins; au-dessus d'eux se trouvent placées deux petites glandes nommées *capsules surrénales.*

Chaque rein débouche dans la vessie par un conduit nommé *Uretère*. L'urine sécrétée par les reins passe par l'uretère dans la vessie où elle s'accumule. Les reins ne forment aucun principe nouveau et l'*urée* que l'on trouve dans l'urine était primitivement dans le sang.

66. — LA VESSIE. — La vessie est un réservoir où passe l'urine sécrétée par les reins. Elle occupe la partie supérieure du bas-ventre, entre les deux conduits uretères, et possède un orifice dans la partie appelée *col de la vessie*. La vessie est tapissée d'un épithélium et formée de *couches musculaires*. Les muscles de la vessie sont d'une contraction lente, mais très élastique, ce qui permet à la vessie d'être très dilatable et de laisser accumuler une grande quantité d'urine; ses dimensions sont variables. Vide, elle occupe un petit espace, mais se dilate à mesure qu'elle s'emplit et peut contenir 500 à 600 grammes de liquide. Quand la vessie est trop pleine,

il se produit une irritation de la fibre musculaire qui se contracte et la vessie laisse sortir l'urine. Lorsque la vessie est enflammée, les parois musculaires sont moins élastiques, la réaction se fait plus vite et les besoins d'uriner sont plus fréquents. L'urine traverse le *col de la vessie*, la *prostate*, et pénètre dans le canal de l'urètre, où elle se trouve en contact avec la *muqueuse prostatique* qui est très sensible. C'est l'action de l'urine sur cette muqueuse qui provoque la sensation ou le besoin d'uriner.

67. — L'URÈTRE. —

L'urètre, chez l'homme, est un canal membraneux de 15 centimètres de longueur et sert à l'expulsion de l'urine et du sperme. Il commence à la vessie, traverse la prostate et s'étend jusqu'au gland; à sa partie postérieure il est entouré par la prostate et c'est dans cette partie que débouchent les canaux des vésicules séminales. Cette partie prostatique est le siège de prédilection de la blennorrhagie chronique, de la spermatorrhée et des pollutions nocturnes.

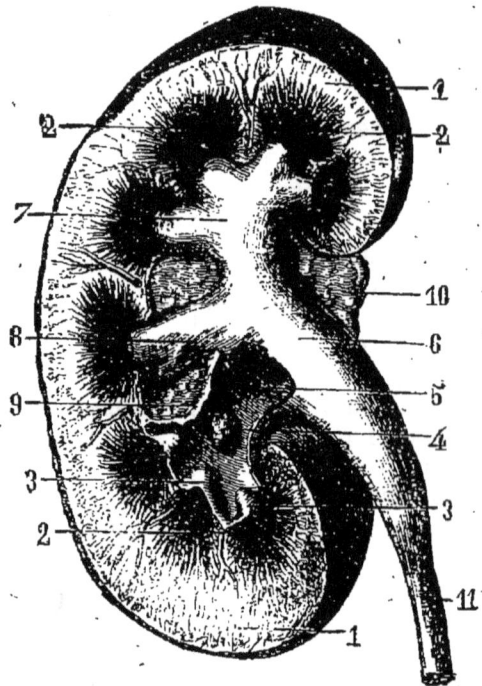

FIG. 87. — Coupe du rein.

1, 1. Substance corticale. — 2, 2. Substance médullaire. — Pyramides de Malpighi. — 3, 4. Papilles rénales. — 5. Grand calice ouvert afin de montrer les papilles rénales qui s'ouvrent dans sa cavité. — 6. Bassinet formé par la réunion des grands calices. — 7. Grand calice (non ouvert) formé par la réunion de petits calices. — 8. Grand calice. — 9. Ouverture d'un grand calice. — 10. Tissu adipeux occupant le hile du rein. — 11. Uretère.

Le canal se termine par le *méat urinaire* qui est une fente verticale de 5 à 7 millimètres ayant deux lèvres appliquées l'une sur l'autre. L'urètre se dilate facilement et on peut y passer aisément une bougie grosse comme le petit doigt; mais, à l'état de repos, ses parois sont très rapprochées. Chez la femme l'urètre est beaucoup plus court; il est placé au-dessus du vagin et débouche dans le vestibule des organes génitaux; il se dilate très facilement.

68. — LA PROSTATE. —

La prostate est un organe dur composé de tissus fibreux, de glandes et de muscles. Etant traversée par l'urètre, la prostate l'entoure de façon à pouvoir l'oblitérer complètement, ce qui permet la rétention de l'urine dans la vessie à l'état de repos. Quand la prostate s'hypertrophie, elle forme un obstacle au passage de l'urine et constitue une cause principale de rétention d'urine chez les vieillards.

La prostate occupe la partie postérieure de la verge, il est facile de constater sa présence sous la peau par le toucher.

L'urètre se prolonge jusqu'au gland et débouche au dehors par l'orifice nommé le *méat urinaire*. L'expulsion de l'urine, nommée miction, se fait par l'urètre.

L'APPAREIL GÉNITAL DE L'HOMME. — Il

comprend les *testicules* et l'ensemble des *canaux excréteurs*.

69. — LE TESTICULE.

— Le testicule ou glande séminale est la partie la plus importante de l'appareil génital de l'homme. Il prépare et sécrète la matière fécondante, le *sperme*. Il comprend deux glandes enfermées dans une poche nommée bourse, qui est divisée en deux par une cloison. *La bourse* est placée au-dessous de la racine de la verge et la peau qui la couvre se nomme *scrotum*. Le testicule est la partie principale de la génération chez l'homme et produit les filaments sper-

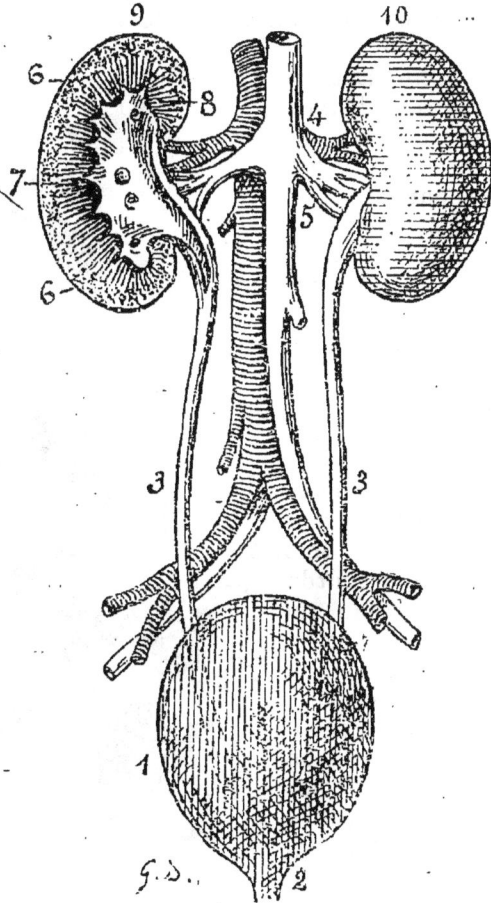

FIG. 88. — Appareil de la sécrétion urinaire.

1. Vessie. — 2. Col de la vessie. — 3-3. Uretères. — 4. Artère rénale. — 5. Veine rénale. — 6. Substance corticale. — 7. Substance tubuleuse ou médullaire. — 8. Calices. — 9. Rein droit, coupe verticale. — 10. Rein gauche entier.

matiques ou les *spermatozoïdes*, éléments indispensables à la reproduction de l'espèce. L'intérieur du testicule est composé de canaux séminifères où se forment les spermatozoïdes. Le testicule est pourvu de deux canaux déférents qui débouchent dans les deux *vésicules séminales*, sorte de réservoirs, qui reçoivent et conservent le sperme.

Les deux vésicules séminales sont situées dans la partie inférieure du bassin, entre la prostate et la vessie. Elles sécrètent un liquide ressemblant au blanc d'œuf qui se mélange intimement au sperme. Les vésicules séminales débouchent dans l'urètre par un canal, qui y amène le sperme.

La verge ou le pénis est située entre le testicule et le pubis; cylindrique et allongé, le corps du pénis est formé par deux corps caverneux et l'urètre; ces deux corps caverneux sont séparés par une paroi inférieure, formant sillon, dans lequel est logé l'urètre, par où sont expulsés le sperme et l'urine. L'extrémité du pénis est recouverte par une partie un peu renflée nommée *gland*, à cause de sa ressemblance avec le fruit du chêne. La partie intérieure du gland est la partie la plus sensible de l'organe génital masculin. Au sommet du gland s'ouvre l'urètre. Le gland est recouvert d'une muqueuse fine légèrement rosée. Le pénis est recouvert par une peau très fine d'une extrême mobilité, au bout du pénis la peau qui le recouvre se prolonge et forme un repli nommé *prépuce*, lequel recouvre le gland en partie ou complètement. Lorsque le prépuce est long, son extrémité se rétrécit et entoure le gland si étroitement qu'il ne reste qu'une petite ouverture de la grosseur d'un pois pour

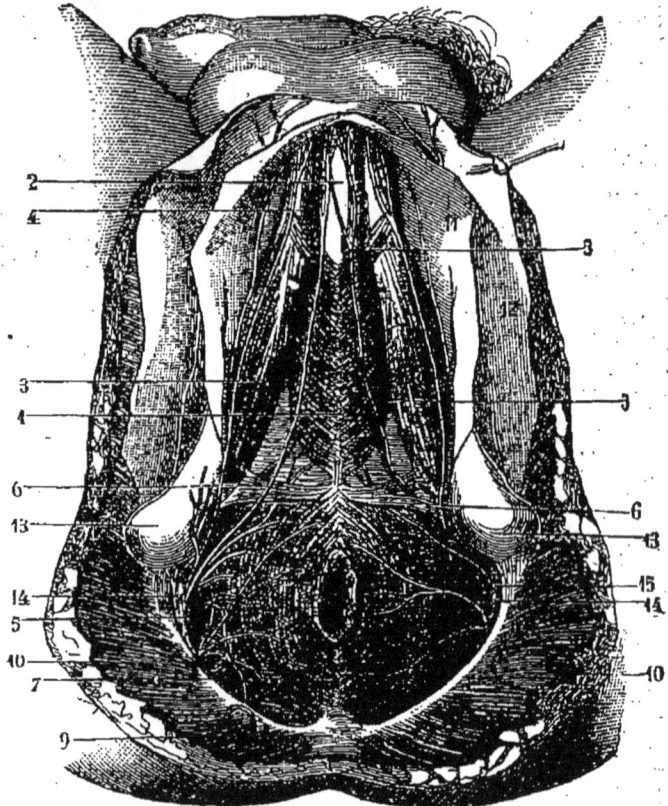

Fig. 89. — Périnée.

1. Muscles bulbo-caverneux. — 2. Urètre. — 3, 3. Muscles ischio-caverneux. — 4. Corps caverneux. — 5. Muscle de Houston. — 6. Muscle transverse superficiel. — 7. Sphincter de l'anus. — 8. Anus. — 9. Coccyx. — 10. Muscle grand fessier. — 11. Aponévrose périnéale superficielle. — 12. Couche sous-cutanée. — 13. Ischion. — 14. Nerf honteux interne. — 15. Artère honteuse interne.

la sortie de l'urine et du sperme; il devient tout à fait impossible de mettre le gland à nu et de faire passer le prépuce en arrière du gland (voir Phimosis et Circoncision).

70. — LA PROSTATE. — La prostate est formée de plusieurs glandes en grappe dont l'ensemble a la grosseur et la forme d'une châtaigne ordinaire, la grosse extrémité se trouve en haut. Elle est placée entre la vessie et le rectum, entoure le col de la vessie et une partie de l'urètre; elle est traversée par le canal éjaculateur qui vient des vésicules séminales et débouche dans l'urètre. *La prostate* est formée d'une substance compacte dure au toucher, que l'on peut facilement sentir en introduisant le doigt dans l'anus. La prostate sécrète un liquide blanc, visqueux, transparent, et communique avec l'urètre par des canaux excréteurs au nombre de 10 ou 15. Dans les maladies de l'urètre et la blennorrhagie, la prostate s'enflamme, acquiert un volume considérable et rend difficile la miction et la défécation.

Souvent, chez l'homme âgé, la prostate augmente de volume, devient dure et met obstacle au passage de l'urine. Les glandes de Cooper sont deux petites glandes jaune rougeâtre, de la grosseur d'un petit pois, situées en avant de la prostate. Elles sécrètent un liquide incolore, visqueux, qui se rend dans l'urètre par des canaux excréteurs. Les glandes de Littre sont très nombreuses; elles sécrètent un liquide épais, transparent, qui se mélange à celui des glandes de Cooper et de la prostate, pour diluer le sperme et faciliter son expulsion. Le sperme est le liquide fécondant sécrété par les testicules. C'est un liquide épais, opaque, d'une odeur spéciale et qui renferme une grande quantité de petits corpuscules, nommés spermatozoïdes, qui constituent l'élément fécondant.

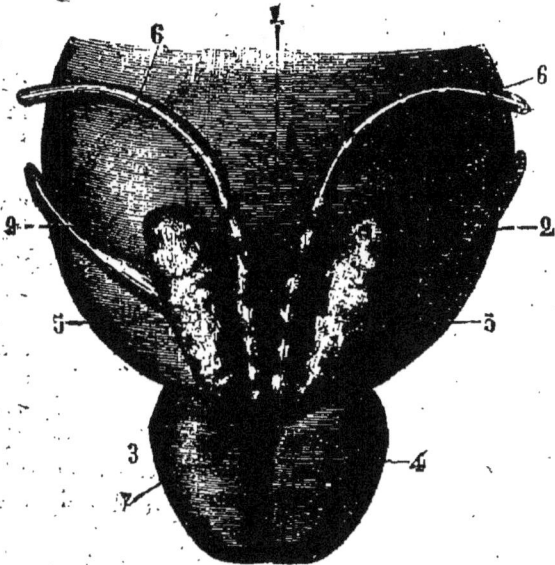

Fig. 90. — Face postérieure de la vessie. Vésicules séminales et prostate.

1. Face postérieure de la vessie. — 2, 2. Uretères. — 3. Face postérieure de la prostate. — 4. Sillon médian de la face postérieure de la prostate. — 5, 5. Vésicules séminales. — 6, 6. Canaux déférents. — 7. Point de réunion des canaux déférents et des vésicules séminales.

Lors de son évacuation, il est fluidifié par les liquides sécrétés par la prostate, les glandes de Cooper et de Littre, les muqueuses de l'urètre et les vésicules séminales. Les spermatozoïdes sont de petits filaments visibles au microscope, doués d'une très grande mobilité et en mouvement continuel. Leur vitalité est très grande. Dans les organes génitaux de la femme, ils peuvent vivre plusieurs jours tout en conservant leur propriété fécondante et leur mobilité. Le mucus de la leucorrhée et de la blennorrhagie n'a aucune influence sur eux; les liquides acides ainsi que l'urine les tuent rapidement. Les spermatozoïdes apparaissent à l'époque de la puberté et ne disparaissent qu'à un âge très avancé. Le sperme sans spermatozoïdes ne possède plus la faculté de reproduction.

L'APPAREIL GÉNITAL DE LA FEMME. — Il comprend les ovaires, la trompe, la matrice, le vagin.

71. — LES OVAIRES. — Ce sont des glandes sexuelles de la femme; elles sont logées dans le bassin de chaque côté de la matrice et ont la forme d'une amande; comme les autres organes de la cavité abdominale, les ovaires sont recouverts du péritoine. Au nombre de deux, chaque ovaire est constitué par des vésicules closes, *vésicules de Graaf*, qui produisent des *ovules* ou petits œufs. L'extrémité interne de chaque ovaire est pourvue d'un cordon musculeux, nommé *ligament de l'ovaire*, qui maintient l'utérus dans sa position. A l'époque de la puberté, tous les mois à peu près, une ou deux de ces vésicules de Graaf se développent complètement, se rompent et leur contenu s'échappe ainsi que l'ovule; la chute de l'ovule provoque une petite hémorragie qui est la menstruation; l'écoulement périodique du sang au dehors est appelé règles ou *menstrues*.

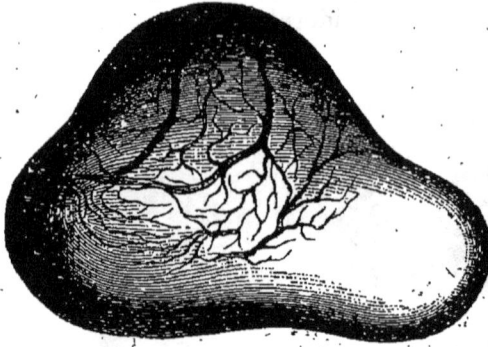

FIG. 91. — Ovaire présentant une vésicule de Graaf à son plus grand développement et peu de temps avant sa rupture. (Tarnier et Chantreuil.)

Ensuite, la vésicule de Graaf revient sur elle-même et se cicatrise. Après chaque époque de la menstruation, la surface de l'ovaire garde une petite cicatrice qui se fait sur le point d'où se sont détachés les ovules.

FIG. 92. — Organes pelviens de la femme, vus par côté.

1. Trompe et son pavillon. — 2. Ovaire et son ligament (ils sont renfermés dans l'aileron postérieur du ligament large). — 3. Ligament rond (logé dans l'aileron antérieur du ligament large). — 4. Plexus utéro-ovarien. — 5. Artère utérine. — 6. Artère hypogastrique. — 7. Artère iliaque primitive. — 8. Vessie entourée du péritoine : on a enlevé le péritoine qui forme les ligaments larges. — 9. Vagin. — 10. Rectum. — 11. Artères vaginale et vésicale. — 12. Symphyse du pubis. — 13. Vulve.

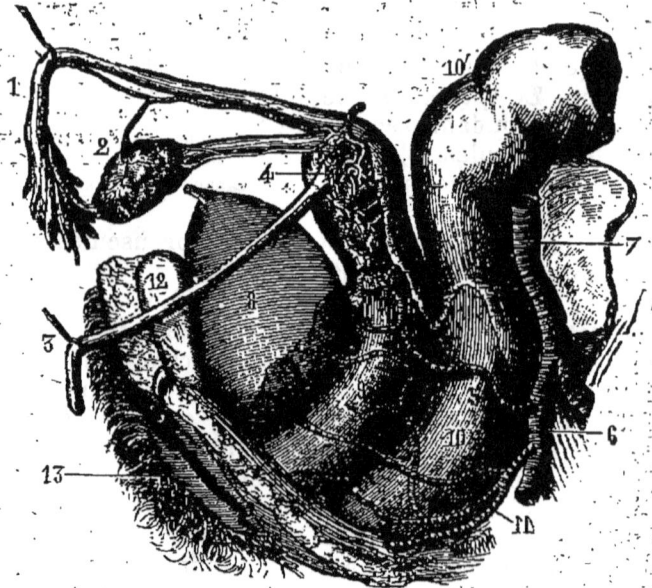

L'ovule expulsé de l'ovaire peut tomber dans le péritoine et y disparaître. S'il y a fécondation, on aura une grossesse extra-utérine ou péritonéale qui n'est pas un cas normal; mais, dans les conditions normales, la fécondation de l'ovule par le sperme a lieu quand l'ovule se trouve dans le pavillon de la trompe et arrive à la matrice où il donne naissance à un nouvel être. Dans le cas contraire, il disparaît en se dissolvant dans le mucus des parties génitales. Deux ovules peuvent se détacher ensemble; dans ce cas, la conception donne une grossesse double. L'ovule arrivé à son développement est formé d'une enveloppe transparente; l'intérieur, que l'on appelle *vitellus*, est formé de petites granulations et d'un liquide contenant de l'albumine et de la graisse. Dans le vitellus, on voit le noyau, nommé *vésicule germinative*, qui est formé d'un liquide transparent dans lequel on distingue un noyau encore plus petit, nommé *tache germinative*.

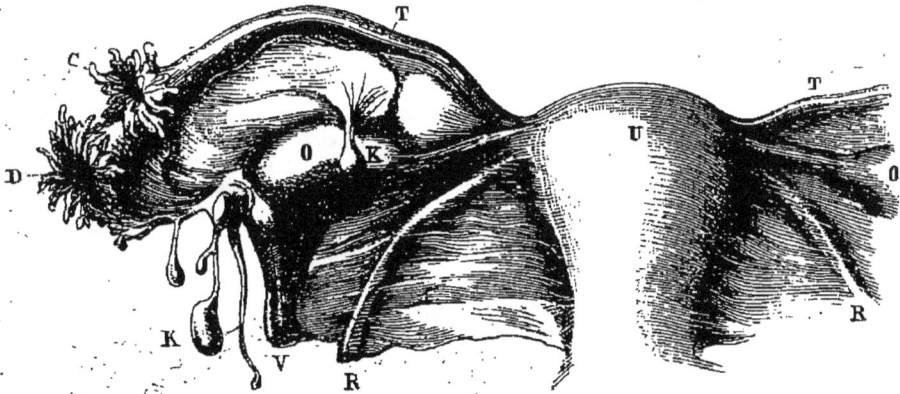

FIG. 93.

U. Utérus. — T, T. Trompes. — O, O. Ovaires. — D. Pavillon normal. — C. Pavillon accessoire.
— R, R. Ligaments ronds. — K, K. Kystes. — V. Vaisseaux se rendant au hile de l'ovaire. (Tarnier et Chantreuil.)

72. — LES TROMPES. — Les *trompes de Fallope* ou trompes utérines, sont deux conduits qui vont des ovaires à la matrice. L'extrémité interne de la trompe s'ouvre dans la cavité de l'utérus par un orifice arrondi. Du côté externe, la trompe se termine par un orifice arrondi, nommé *pavillon*, qui a sur ses bords des franges dentelées.

73. — LA MATRICE OU L'UTÉRUS. — La Matrice est un organe creux, musculeux, de peu de volume à l'état normal. Il a la forme d'une poire un peu aplatie, la grosse extrémité dirigée en haut, la petite en bas. La grosse extrémité constitue *le corps*, la petite *le col*. L'utérus reçoit l'ovule fécondé et sert à la formation du fœtus, puis de l'enfant pendant la grossesse. L'embryon se développe aux dépens de l'œuf qui a été nourri, agrandi et transformé peu à peu à l'intérieur de l'utérus. Puis, il se forme les membres, ensuite le fœtus entièrement développé.

Le col et l'ouverture de la matrice sont contenus dans le vagin et peuvent être vus à l'examen au spéculum.

La matrice repose par sa position inférieure dans le vagin. Elle reçoit les ovules par deux orifices placés à la partie supérieure; elle est maintenue dans sa position par les ligaments. Le col de la matrice est dur et fait légèrement saillie dans le vagin. A sa partie inférieure, le col s'ouvre par une fente transversale et se divise en deux parties ou lèvres. Chez la femme, qui a eu plusieurs enfants, le col tend à s'effacer et s'aplatir. Au

sommet du corps de l'utérus, s'ouvre, en haut, l'orifice des *deux trompes*, canaux qui communiquent avec les ovaires, en bas, l'orifice interne du col. Pendant la grossesse, le col se ramollit et les bords de son orifice deviennent très dilatables au moment de l'accouchement pour permettre le passage de l'enfant. Durant la grossesse, la matrice augmente considérablement en volume. Au moment de l'accouchement, elle se contracte et expulse l'enfant par le vagin et la vulve. Chez les femmes bien soignées, l'utérus reprend sa conformation normale quelques semaines après l'accouchement. La conception et la formation du fœtus dans l'utérus ne peuvent se produire que par la pénétration du spermatozoïde dans l'œuf ou ovule féminin détaché.

74. — LE VAGIN (latin *vagina*, gaine) est le conduit membraneux (10 à 15 centimètres de longueur), qui commence à la vulve et se termine à la matrice et dans lequel se trouve le col de la matrice. Il s'allonge et s'élargit facilement. Les parois du vagin sont molles et très rapprochées l'une de l'autre. Large dans la partie interne, le vagin est très étroit dans sa partie extérieure. Chez la

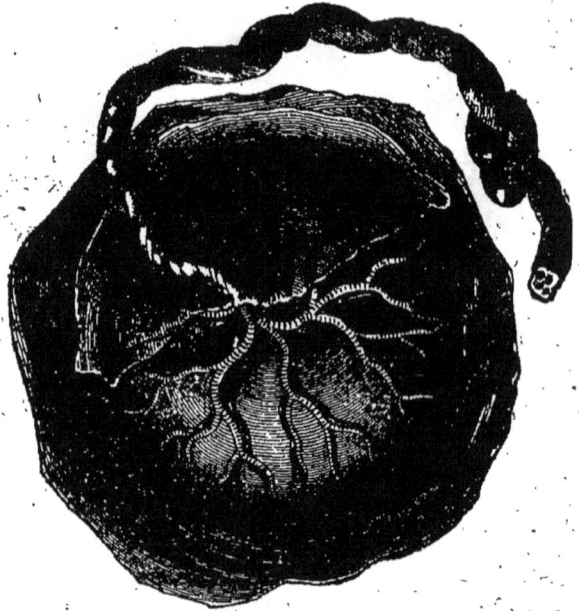

FIG. 94. — Face fœtale du placenta.

femme vierge, l'ouverture du vagin est obturée par une membrane appelée *hymen* qui ne laisse qu'un petit orifice à la partie supérieure. L'absence d'hymen ne doit pas être considérée comme preuve de non-virginité ; chez plusieurs vierges, l'hymen disparaît naturellement à l'âge de 22 à 25 ans, de même qu'il peut être détruit par des causes accidentelles ; chez d'autres, il n'a jamais existé. Sa présence, d'autre part, ne peut constituer un signe absolu de virginité, car il peut résister ou fléchir sans se déchirer au premier rapport sexuel. Déchiré par violence, l'hymen laisse des saillies irrégulières nommées *caroncules myrtiformes*.

Dans l'intérieur des grandes lèvres, à l'entrée du vagin, se trouve un organe nommé *bulbe;* sa partie moyenne est placée entre le clitoris et le méat urinaire. Comme le clitoris, c'est un organe érectile qui sécrète un liquide visqueux destiné à humecter les parois de la vulve. Le liquide s'échappe sous l'influence des sensations voluptueuses ou désirs vénériens, comme le sperme, pendant l'éjaculation, mais il ne possède ni la composition ni les propriétés de ce dernier.

75. — LA VULVE constitue l'ensemble des organes génitaux extérieurs ; elle se compose de deux *grandes lèvres*, de deux *petites lèvres*, du *pénil* ou *mont de Vénus*, du *clitoris*, du vestibule de la vulve, du méat urinaire, de l'orifice du vagin, de la membrane hymen, de la fosse naviculaire. Les *petites lèvres* et les *grandes lèvres* sont placées l'une à droite, l'autre à gauche de la vulve, et sont rapprochées de telle sorte qu'elles cachent et protègent les autres parties de cet orifice, en formant des bourrelets saillants et arrondis. Le *pénil* ou *mont de Vénus* est la partie arrondie et saillante, qui se trouve au-dessus des grandes lèvres, et qui, à partir de l'époque de la puberté, se recouvre de poils. Le *clitoris* est un petit organe érectile, analogue à la verge de l'homme, qui est placé dans la partie supérieure du vestibule de la vulve, à l'extrémité des petites lèvres et à la réunion des grandes lèvres qui le cachent. Sa longueur est de 3 à 5 millimètres. On trouve aussi des clitoris très volumineux. La structure interne du clitoris est semblable à celle du pénis. Il se compose de deux corps caverneux capables d'érection. Le clitoris est l'organe le plus sensible de l'appareil génital chez la femme, et susceptible d'érection quand on l'excite. Il est le siège des sensations voluptueuses chez la femme.

L'urètre, chez la femme, est plus court que celui de l'homme et se trouve dans la paroi supérieure du vagin. Il va presque en ligne droite, depuis le col de la vessie jusqu'au vestibule de

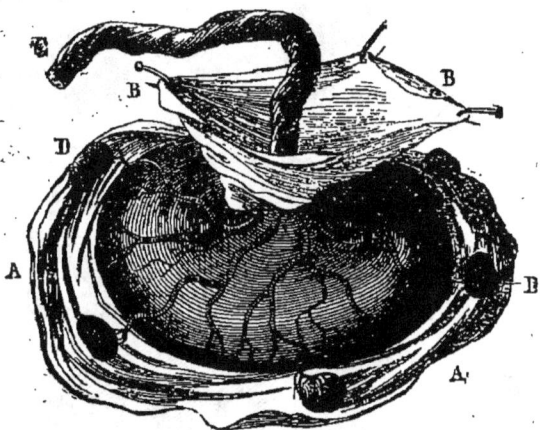

FIG. 95. — Placenta avec cinq cotylédons isolés.

A. Chorion. — B. Amnios.
C. Cordon. — D. Cotylédons isolés.

la vulve, où il s'ouvre au-dessous du clitoris, entre les deux petites lèvres. *Le méat urinaire* est un orifice arrondi; il est situé au-dessus de l'orifice vaginal.

Le clitoris et le bulbe du vagin, par leur érection, ont pour but de provoquer chez la femme le désir des rapprochements sexuels.

76. — LE PLACENTA est un organe plat, arrondi, qui fait communiquer l'enfant avec la mère par l'intermédiaire du cordon ombilical, et assure l'échange du sang entre les deux organismes. Après l'accouchement, on lie le cordon ombilical à une faible distance du ventre de l'enfant et on le sectionne. La petite portion restée sur le corps de l'enfant tombe du quatrième au huitième jour, et forme une dépression circulaire au milieu du ventre qui est l'*ombilic*.

77. — LES SEINS. — Les *Seins* ou *Glandes mammaires* sont deux grosses glandes placées dans la région supérieure de la poitrine, et se trouvent en relations intimes avec les organes génitaux. Le développement du sein commence à la puberté et n'est entièrement développé que chez la femme adulte. Le sein est de forme ovoïde et plus ou moins volumineux. Il est formé de plusieurs glandes réunies en grappes qui sont pourvues de canaux lactifères. Au milieu de la face antérieure, se trouve un pro-longement rosé, appelé *mamelon*, qui est entouré par l'*aréole*, générale-ment plus foncée. Pendant les époques et la grossesse, le mamelon aug-mente de volume. Les canaux lactifères s'ouvrent à la pointe du mamelon par de petits orifices. Pendant la grossesse, l'*aréole* est brunâtre. Pendant l'allaitement, on y voit plusieurs saillies, *tubercules de Morgagni*, glandes

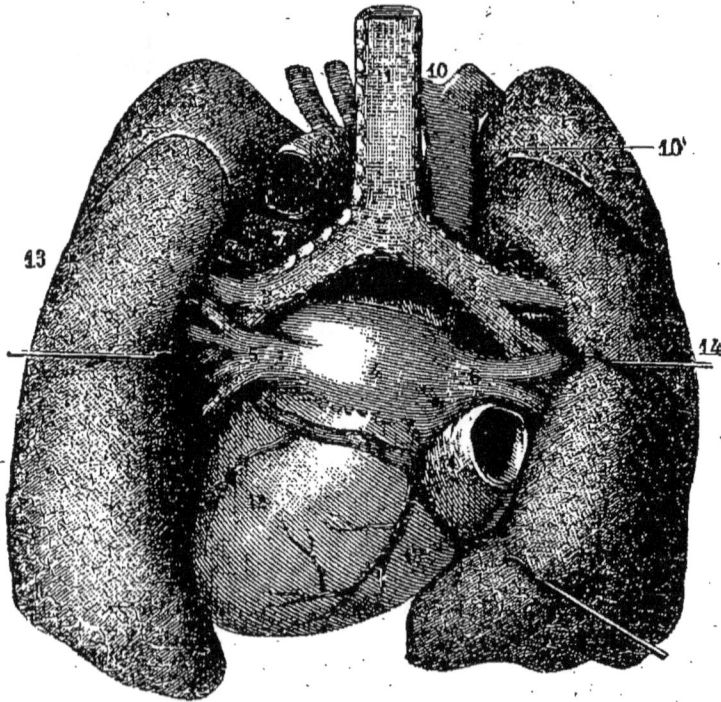

Fig. 96. — Or-ganes thora-ciques vus par leur face pos-térieure.

1. Face postérieure de la trachée. — 2. De la bronche droite. — 3. De la bronche gau-che. — 4. Face postérieure de l'oreillette gau-che dans laquelle se rendent les veines pulmonai-res gauches (5) et droites (6). — 7. Branches gau-ches de l'artère pulmonaire. — 8. Branches droites de l'artère pul-monaire. — 9. Crosse de l'aorte au moment où elle croise la bronche gauche pour s'appliquer sur le côté gau-che de la colonne vertébrale. — 10, 10'. Veine cave supérieure. — 11. Embouchure de la veine cave inférieure dans l'oreillette droite. — 12, 12'. Face postérieure des ventricules.

supplémentaires qui sécrètent du lait. Après l'accouchement, les glandes sécrètent le lait nécessaire à l'allaitement du nouveau-né.

78. — COMMENT SE CONSERVENT LA VIE ET LA SANTÉ?
— Nous conserverons sûrement une bonne santé si nous observons l'hygiène préventive et le régime approprié à notre tempérament. Nous avons fait la description de l'organisme humain; nous allons maintenant voir comment nos organes se conservent, comment nous arrivons à con-server la santé, comment la vie se transporte et se forme dans chaque organe. Les cellules de nos organes sont en mouvement continuel et s'usent. Pour que la machine humaine puisse fonctionner et vivre, il faut lui fournir des matériaux capables de remplacer les cellules usées, réparer nos organes, et fournir la chaleur nécessaire à la vie. L'élément qui contient ces matériaux indispensables pour vivre, c'est le *Sang*. De sa composition, de sa richesse dépendent, en effet, la force de l'orga-nisme et notre santé en général. Le sang circule et pénètre partout, chaque organe puise dans le sang les substances spéciales, dont il a

besoin, pour refaire les particules usées et y abandonne tout ce qui lui

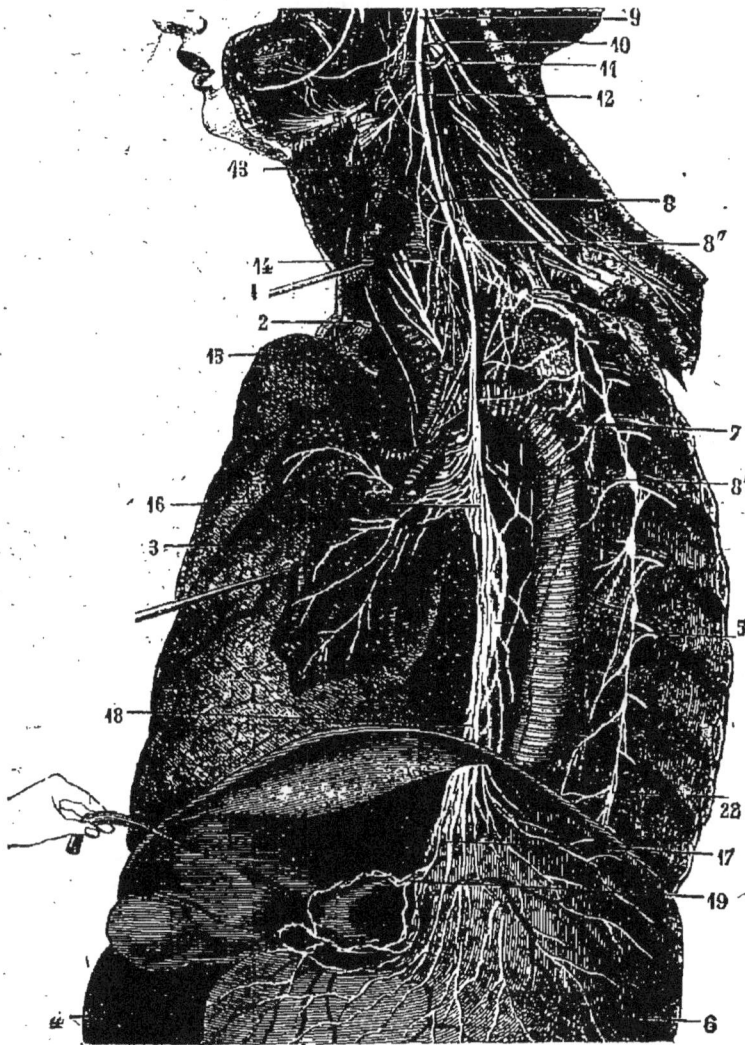

FIG. 97. — Aorte abdominale.

Nous plaçons ici cette figure pour montrer la disposition de la crosse de l'aorte et celle de la cavité thoracique. Le poumon gauche est attiré en avant. L'aorte correspond au n° 7.

1. Crochet attirant en avant le corps thyroïde. — 2. Trachée. — 3. Poumon gauche attiré en avant. — 4. Diaphragme. — 5, 18. Pneumogastrique appliqué sur l'œsophage. — 6. Estomac. — 7. Aorte. — 8. Portion cervicale du pneumo-gastrique. — 8′, 16. Plexus pulmonaire. — 8″. Ganglion cervical inférieur du grand sympathique. — 9. Plexus gangliforme du pneumo-gastrique. — 11. Nerf glosso-pharyngien. — 12. Nerf laryngé supérieur. — 13. Plexus pharyngien. — 14. Nerf récurrent du côté gauche (la ligne du n° 14 se poursuit en blanc jusqu'au plexus pharyngien). — 15. Nerf récurrent. — 16. Plexus pulmonaire. — 17. Rameaux du pneumogastrique étalés sur la face antérieure de l'estomac. — 19. Filets du pneumogastrique se rendant au foie. — 22. — Chaine du grand sympathique.

est inutile. Si chaque organe trouve dans le sang les substances néces-saires en quantité et qualité correspondantes à celles qui ont été usées et éliminées, l'équilibre normal se rétablit et les organes restent sains, en pleine force. Si la qualité et la quantité des substances absorbées dépassent celles qui ont été usées, les forces augmentent. Si, au contraire, elles sont insuffisantes, il y a affaiblissement ; les organes se reconstituent, mais ils n'ont plus la même force qu'ils avaient; ils deviennent faibles et, par là, aptes à contracter des maladies. Les aliments que nous absorbons fournissent au sang tous les principes nécessaires à sa composition; mais, pour que le sang puisse les absorber, il faut que ces aliments soient digérés, afin de transformer les principes utiles en un liquide facilement absorbable.

Si l'estomac fonctionne bien, si la digestion se fait facilement, le sang sera riche en bons matériaux pour reconstituer les cellules usées : s'il n'y a pas de causes pour troubler et altérer le sang, notre santé sera bonne. Mais si la digestion est mauvaise, ils fournissent au sang des matériaux faibles et mauvais qui ne peuvent reconstituer que des cellules faibles. La circulation se fera mal, nous aurons des organes *affaiblis et sans vigueur*. On trouvera dans cet ouvrage tous les conseils sur l'hygiène et le régime des bien portants et des malades pour conserver la santé.

79. — LES CAUSES DES MALADIES. — Elles proviennent de la pauvreté du sang qui reconstitue des cellules faibles, de l'excès de travail, des exercices trop actifs et des excès qui affaiblissent nos organes, même si l'alimentation est de bonne qualité. Le sang reste quand même pauvre et les maladies surviennent; car, lorsque l'organisme est fatigué, la digestion devient longue et pénible, l'estomac fonctionne mal et malgré la bonne qualité des aliments, le sang n'y trouve pas les matériaux nécessaires à sa richesse et se charge d'impuretés; les organes commencent à fonctionner de plus en plus irrégulièrement d'où un affaiblissement général. C'est ainsi que le surcroît de travail, auquel la vie moderne nous oblige, use nos forces et nos organes; cet affaiblissement nous prédispose à des maladies; les soins hygiéniques bien appliqués peuvent, dans une certaine mesure, protéger le corps et empêcher plusieurs maladies.

80. — POUR GUÉRIR LES MALADIES. — Le meilleur moyen de se guérir est celui que la nature a mis à notre disposition. Il permet de rétablir et conserver la santé. Pour cela, lorsque le sang est chargé d'âcretés et d'impuretés qui peuvent en troubler la circulation, lorsque la nature cherche à chasser et fait sortir les humeurs sur la peau en formant des boutons ou par d'autres voies et sécrétions telles que : la sueur, l'urine, il faut aider la nature à rétablir la santé, en purifiant le sang, non pas avec des drogues nuisibles, des poisons, mais par un régime hygiénique et une médication naturelle et douce composée de plantes qui sont toujours bienfaisantes. Tel est le principe de la *Médecine végétale*. Pour guérir les maladies, plusieurs méthodes ont été imaginées, mais toutes ont été abandonnées, car elles étaient fausses et contraires à la nature. La supériorité de la *Médecine végétale* consiste en ce qu'elle n'emploie aucune substance nuisible et purifie le sang avec des plantes qui agissent comme *dépuratifs* et *toniques* à la fois.

81. — MÉDICAMENTS. — Les médicaments employés pour traiter les maladies sont fournis par les végétaux et les minéraux. Les produits chimiques sont des substances étrangères qui provoquent dans l'organisme des perturbations fonctionnelles. Leur usage prolongé ou l'abus font plus de mal que de bien ; très souvent les dégâts qu'ils ont causés persistent fort longtemps et même toute la vie. Ce sont surtout l'estomac, le foie et les intestins qui en souffrent. **Avec des médicaments à base de végétaux, on peut agir sans crainte, les effets produits sont réparateurs et le résultat est obtenu sans aucun trouble ni lésion :** cela s'explique facilement lorsque l'on veut se souvenir que les végétaux sont des remèdes naturels et qu'ils ont une affinité *physiologique* avec notre

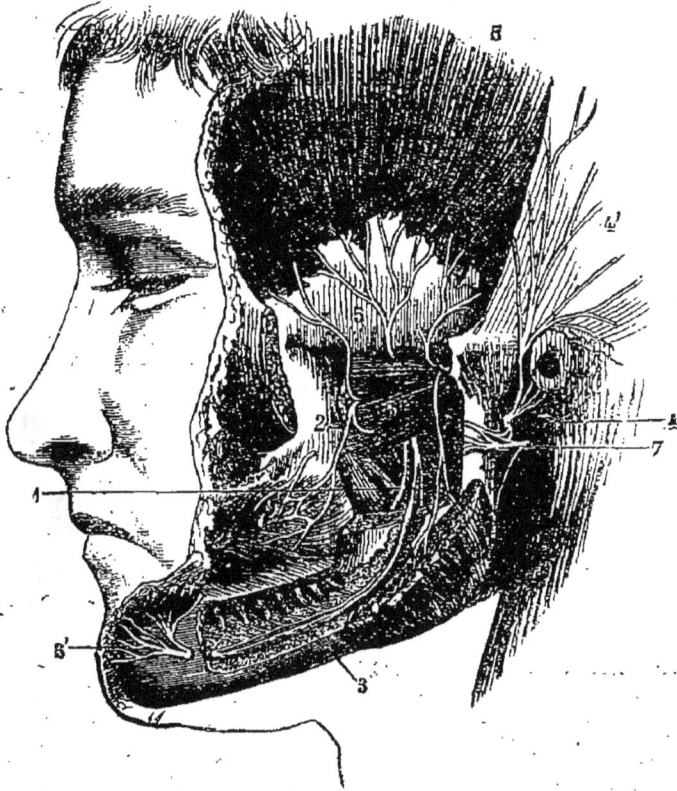

Fig. 98. — Branches du nerf maxillaire inférieur.

1. Nerf lingual. — 2. Nerf buccal. — 3. Nerf dentaire inférieur. — 3'. Nerf mentonnier. — 4. Nerf auriculo-temporal. — 5. Muscle temporal dont on a enlevé la partie inférieure qui s'insère sur l'apophyse coronoïde du maxillaire inférieur. — 5'. Nerfs temperaux profonds antérieur, moyen et postérieur. — 6. Muscle ptérigoïdien externe composé de deux faisceaux qui se portent horizontalement de la face externe de l'apophyse zygomatique à la partie antérieure du col du condyle du maxillaire inférieur. Le muscle ptérigoïdien externe recouvre la partie supérieure du ptérigoïdien interne, dont les fibres descendent vers la face interne de la branche du maxillaire, où elles s'insèrent. — 7. Nerf facial.

propre substance. **La Médecine Végétale a sur l'organisme une action douce et bienfaisante,** elle n'amène aucune irritation, aucun trouble, aucune altération ou affaiblissement et **son traitement dépuratif et régénérateur est souverain.** Les cures admirables qu'elle a obtenues, le succès toujours croissant qu'elle acquiert auprès du grand public sont des preuves suffisantes de son efficacité.

Pour les médicaments spéciaux indiqués dans ce Livre, voir pages 641 à 880, à la troisième partie du volume. (Par ordre alphabétique.)

Consulter également la Table des Matières, pages 894 à 920.

Pour Instructions et Renseignements, voir page 881.

Très important.

DEUXIÈME PARTIE

MALADIES — HYGIÈNE — TRAITEMENTS

A

ABAISSE-LANGUE. — On emploie cet instrument pour aplatir la langue lorsqu'on veut examiner le fond de la gorge. Le manche d'une cuillère à potage peut très bien servir à cet usage. Pour éclairer le fond de la gorge on approche avec la main gauche une bougie allumée devant laquelle on place le creux d'une autre cuiller.

82. — ABCÈS (Clous, Furoncles, Panaris). — C'est l'amas de pus qui se forme sous la peau et résulte d'une inflammation des tissus sous-cutanés. Le pus est épais, l'abcès est chaud. L'inflammation se manifeste par de la douleur et de la fièvre.

Les **Abcès chauds** se forment lorsqu'on introduit un corps étranger, une aiguille, une écharde, une arête, etc., l'inflammation est rapide, violente; les douleurs sont vives, le malade a de la fièvre, le membre est engourdi. Il y a engorgement, fluctuation, élancements, la peau est distendue, chaude, enflammée et finit par se percer en laissant échapper un pus blanc jaunâtre sans odeur. Avec l'écoulement du pus, la fièvre et la douleur cessent. Voir *Adénite, Lymphangite, Phlegmon, Ostéite, Périostéite*.

Traitement des abcès chauds: On traitait les clous avec des *cataplasmes émollients, Onguent de la mère, Eau blanche*, et des purgations, mais cet ancien traitement est souvent nuisible; il faut préférer la méthode nouvelle qui est plus efficace: Au début, il faut chercher à éviter la suppuration et à faire avorter l'abcès par des bains locaux à l'eau boriquée bien chaude (acide borique, 4 gr.; eau chaude, 100 gr.; plonger la partie malade dans ce bain pendant 10 minutes. En plus de ces bains, on peut faire au moyen d'un

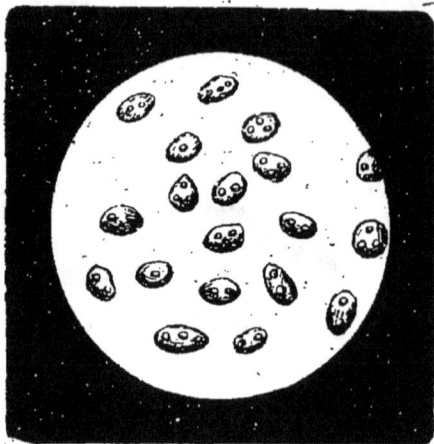

FIG. 99. — Globules du pus.

pulvérisateur, des pulvérisations d'*eau phéniquée chaude*, à un pour cent et couvrir ensuite avec une compresse de tarlatane, trempée dans une solution chaude de sublimé (*sublimé*, 25 centigr.; *eau bouillie*, 900 gr.; *alcool*, 100 gr.). Couvrir la compresse avec du taffetas gommé et par-dessus une bonne couche de coton hydrophile; fixer le tout avec une bande. Il faut faire trois ou quatre bains locaux par jour. Si malgré cela le pus s'est formé, on peut éviter l'incision et hâter l'expulsion du pus au dehors en faisant usage de la *Pommade Fondante Darvet* qui s'est montrée très efficace. Après le bain, appliquer une bonne couche de *Pommade Fondante Darvet*, couvrir avec un linge, envelopper de coton hydrophile et fixer avec une bande. Lorsque la peau est percée, il faut cesser la *Pommade Fondante Darvet*, mais continuer les bains locaux d'eau boriquée assez fréquemment et avoir soin de presser un peu les chairs pour vider tout le pus. Après chaque bain, il faut toujours mettre une compresse chaude et recouvrir de coton hydrophile. Éviter les cataplasmes qui sont plus nuisibles qu'utiles aux abcès. Il est très utile de prendre quelques purgations. Les *Pilules Spark* sont les meilleures et les plus efficaces.

Soins hygiéniques : Pour éviter les abcès, il faut soigner la moindre piqûre, écorchure ou plaie dès le début, les laver à l'eau boriquée chaude et faire un pansement à la gaze salolée.

83. — ABCÈS DU FOIE. — L'abcès du foie survient souvent dans la dysenterie, surtout en Algérie, Cochinchine, Egypte, Indes, Sénégal. Le malade souffre de l'embarras gastrique avec congestion au foie; ensuite surviennent la diarrhée, les vomissements avec douleurs au niveau du foie et la fièvre. L'abcès peut survenir dans le péritoine et provoquer une péritonite.

Traitement : On le soigne avec de l'ipéca et de l'opium. Si l'abcès est reconnu, on doit l'ouvrir.

84. — ABCÈS FROIDS ou humeurs froides. — Ces abcès sont chroniques; on les dit froids parce qu'il n'y a ni fièvre, ni inflammation violente; ils désorganisent les tissus en formant des meurtrissures rouges et surviennent souvent à la suite d'un engorgement des glandes. Les causes principales en sont dans la constitution lymphatique, scrofuleuse, syphilitique et la tuberculose. La formation des abcès froids est très lente, mais ils sont très longs à se refermer et provoquent quelquefois des fistules. Ils se présentent sous forme d'un gonflement mou avec fluctuation, mais la peau ne change pas de couleur; le pus est jaune clair.

Traitement : On soigne les abcès froids avec des injections caustiques, de l'éther iodoformé, du salol, mais le meilleur moyen de se guérir consiste à suivre un régime dépuratif pour purifier la masse du sang où réside la cause. Le *Dépuratif Parnel* est excellent et donne un résultat rapide et radical. Avant chaque repas, prendre une cuillerée à soupe. Après les repas, ou le soir en se couchant, il faut prendre une cuillerée à café d'*Elixir Spark*; sur l'abcès, appliquer la *Pommade Fondante Darvet*. Cette pommade fait dissoudre les abcès assez vite et les fait disparaître, mais on doit insister sur le *Dépuratif Parnel* qui est indispensable pour purifier le sang.

Hygiène curative : Donner une bonne nourriture. Prendre des *Bains salés*. En cas d'anémie, il faut donner le *Triogène For*. Pour faire sortir le pus qui est d'une odeur désagréable et activer la cicatrisation des abcès, il faut tous les jours laver l'abcès et même injecter avec une seringue dans l'abcès l'*Eau Résolutive Soker*, ensuite on applique la *Pommade Fondante Darcet*, couvrir avec une bande de toile. Voir *Adénite, Scrofule*.

85. — ABCÈS DES GENCIVES ET DES JOUES. — Les abcès dans la bouche surviennent toujours à la suite d'une mauvaise dent. Se laver et se gargariser la bouche avec de l'*Eau de Guimauve* ou de l'*Eau Boriquée chaude*. Appliquer des compresses faites avec de l'*Eau boriquée chaude*; en cas de douleurs, prendre une cuillerée à soupe de *Sirop de Chloral*.

Hygiène préventive : Ces abcès sont toujours la preuve des mauvais soins hygiéniques de la bouche; pour les éviter, ainsi d'ailleurs que les maux de dents, il faut tous les jours laver la bouche et nettoyer les dents avec le *Dentifrice Rodol*. On a ainsi de jolies dents bien blanches et l'on s'évite les abcès et la carie.

86. — ABCÈS DES OS. Carie des os. — L'inflammation du tissu spongieux de l'os qui a pour cause la *Scrofule*, la *Tuberculose* ou la *Syphilis héréditaire* peut désorganiser la substance osseuse. Il se produit une suppuration et la matière purulente se répand dans les chairs en formant des abcès; le pus perce la peau et sort par une fistule en entraînant des débris d'os. Le malade a une forte fièvre brûlante, son teint est blême ; il est atteint de douleurs d'abord intermittentes, ensuite continues qu'on appelle *douleurs ostéocopes*. Les chairs sont transparentes et il maigrit. La fièvre persiste tant que le pus se trouve enfermé sous la peau et cesse lorsqu'il commence à s'écouler.

Traitement : Contre la suppuration et la mauvaise odeur, il faut faire des lavages et des injections dans la plaie avec l'*Eau Résolutive Soker* jusqu'à ce que le liquide entraîne dehors toute la suppuration et ressorte limpide. Couvrir la place malade avec une compresse à l'*Eau Résolutive* et un bon pansement antiseptique (*gaze antiseptique salolée, taffetas chiffon, coton hydrophile*). A l'intérieur, avant chaque repas, donner une cuillerée à soupe de *Dépuratif Parnel* pour purifier le sang et combattre la cause originelle. Matin et soir, on fera prendre une cuillerée à soupe de *Sirop Tannodol* indispensable dans la carie des os.

Hygiène préventive : S'il y a grande anémie, il faut le *Triogène For* qu'on prendra entre les repas. Éviter toute intervention chirurgicale ; l'opération qui consiste à réséquer les os fait souffrir, tandis que ce traitement n'occasionne aucune douleur et réussit très bien. Plusieurs personnes atteintes de *plaies ulcéreuses* ont été guéries avec ce traitement en 4 et 6 semaines. Lorsque les abcès sont guéris, il faut continuer le traitement pour fortifier l'organisme et purifier complètement le sang, sinon la maladie reparaîtra et les abcès se produiront. Voir *Carie des os, Nécrose*.

87. — ABCÈS DU SEIN. — Même caractère que l'abcès chaud ordinaire; ils surviennent à la suite d'un engorgement laiteux, de crevasses ou de gerçures du mamelon mal soignées ou qui ont été touchées avec des mains malpropres. Le sein est gonflé, la peau est tendue, la malade éprouve une gêne dans les mouvements du bras; elle a la fièvre, l'appétit diminue, le sommeil est troublé; finalement, le pus apparaît au mamelon ou s'échappe par d'autres orifices.

Traitement : Laver à l'*Eau Boriquée bien chaude*, appliquer une compresse à l'eau boriquée ou de la gaze salolée, couvrir ensuite avec une couche de coton hydrophile. Pour éviter les abcès du sein, il faut laver le bout de sein à l'*eau bouillie* avant et après chaque tétée.

Hygiène préventive : En cas d'abcès, supprimer l'allaitement du côté malade, nourrir l'enfant avec un seul sein. On peut remplacer le sein malade par quelques tétées au biberon. Voir l'*Allaitement*.

88. — ABDOMEN. Ventre (latin *abdere*, cacher). — C'est la grande cavité qui renferme le *Foie*, la *Rate*, les *Reins*, l'*Estomac*, les *Intestins*, la *Vessie* et l'*Utérus* chez la femme. L'abdomen est formé en bas par le bassin, en arrière par les vertèbres lombaires, en avant, sur les côtés, par des muscles. Voir *Lésions de l'abdomen*.

Le *Foie* est placé sous les deux dernières côtes et à droite, la *Rate*, à la même hauteur et à gauche. Les *Reins* sont en arrière des deux côtés. La *Vessie*, l'*Utérus* se trouvent en bas. Le restant de la cavité est occupé par l'*Estomac* et les *Intestins*. La partie de l'Abdomen qui corres-

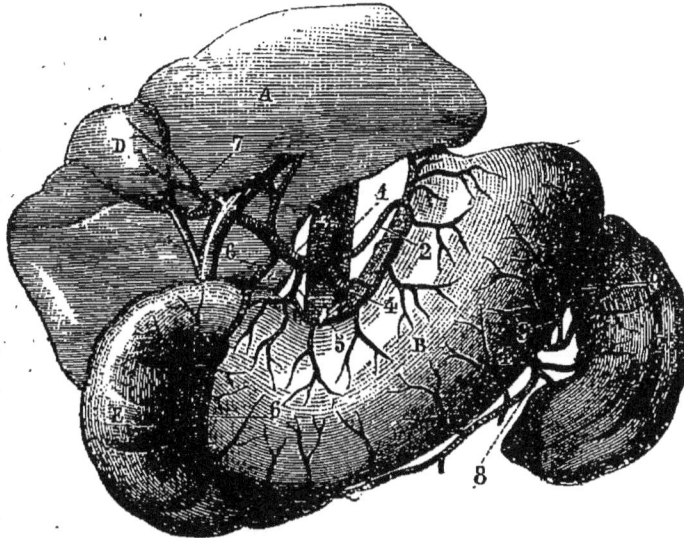

Fig. 100.

A. Foie. — B. Estomac. — C. Rate. —D. Vésicule. — E. Duodénum.

1. Tronc cœliaque se divisant en trois branches.—2. Artère coronaire stomachique. — 3. Artère hépatique. — 4. Artère splénique. — 5. Artère pylorique (branche de l'hépatique). — 6. Artère gastroépiploïque droite (branche de l'hépatique), elle descend en arrière de la première portion du duodenum et gagne la grande courbure de l'estomac où elle s'anastomose avec le gastro-épiploïque gauche. — 7. Artère cystique (branche de l'hépatique). — Artère gastroépiploïque gauche (branche de la splénique). — 9.9.Vaisseaux courts (branche de la splénique) se rendant à la grosse tubérosité de l'estomac.

pond au creux de l'Estomac porte le nom de *Région Epigastrique* et celle qui correspond à l'ombilic celui de *Région Ombilicale*.

89. — ABDUCTION. Abducteur (latin *ducere*, conduire). — Abduction veut dire éloignement d'un membre du tronc; le muscle abducteur a pour fonction d'écarter un membre du corps. Exemple : le pouce est éloigné des autres doigts par le muscle abducteur; le globe de l'œil peut tourner vers les tempes par le nerf abducteur.

ABLATION. — Action de trancher. Exemple : ablation d'une tumeur.

ABSORPTION. — Dernière phase de la digestion. Voir *Digestion*.

ABSTINENT. — Se dit de celui qui s'abstient de toute boisson fermentée : vin, alcool, bière, cidre, et ne boit que de l'eau.

ACARE. — Petit animal qui provoque la gale.

90. — ACCÈS D'OPPRESSION. — Surviennent la nuit chez les personnes atteintes d'une maladie de cœur, de l'asthme, de l'emphysème, d'une bronchite chronique, etc. Donner du *Sirop d'Ether* de 1 à 2 cuillerées à soupe, fumer les *Cigarettes Darva. Chez les enfants*, les accès d'oppression sont les symptômes d'une grave maladie des voies respiratoires.

91. — ACCIDENTS. — Lorsqu'il arrive un accident, il faut avant tout conserver tout son sang-froid. On doit commencer par bien nettoyer la blessure pour enlever toutes les impuretés. La guérison dépend souvent de l'état de propreté dans laquelle est entretenue la partie blessée. Voir les articles *Asphyxies, Blessures, Brûlures, Contusions, Coupures, Entorse, Empoisonnements, Fractures, Morsures, Piqûres, Évanouissements, Syncopes.*

92. — ACCLIMATATION. — L'action de s'habituer à un nouveau climat et à vivre dans un pays, qui n'a pas la même température et la même altitude que le pays d'origine. On s'habitue facilement à une altitude même assez élevée. L'acclimatation dans les pays chauds est plus difficile. L'Européen peut y rester quelques années, à condition qu'il aille de temps en temps habiter la montagne, pour respirer l'air vif et frais. Si la température de ce nouveau pays est constamment élevée et si l'Européen ne prend pas la précaution de séjourner quelque temps dans les montagnes, sa santé sera vite altérée. Les maladies du foie, d'estomac, de la peau, les fièvres intermittentes, la dysenterie et l'anémie y sont très fréquentes. Quant aux nouveau-nés, il est rare qu'ils survivent dans les pays chauds. Ils meurent presque tous d'une méningite ou d'une dysenterie vers l'âge de 3 à 5 ans. Le meilleur âge pour aller habiter les pays chauds est 30 à 35 ans.

Hygiène très recommandée : Habiter les lieux les plus élevés, éviter le vent, les marécages; prendre souvent des bains, éviter tout travail aux heures les plus chaudes, observer la sieste comme les habitants du pays. Faire un exercice très modéré. Observer une très grande propreté. Éviter les alcools, les boissons fermentées et *ne boire que de l'eau bouillie.* Porter des vêtements de laine; ne pas sortir à l'aube, ni au coucher du soleil. Autant que possible, venir dans les colonies au mois de décembre ou de janvier.

93. — ACCOUCHEMENT. — L'accouchement est la mise au monde d'un enfant et la délivrance de toutes les annexes, telles que les membranes, placenta, cordon. Il a lieu ordinairement 9 mois après la conception; il est toujours annoncé par quelques symptômes; 8 à 15 jours avant l'accouchement, l'enfant descend dans le bassin et le ventre tombe: Chez les femmes qui ont eu déjà un ou plusieurs enfants, le ventre s'affaisse progressivement pendant le dernier mois. Lorsque vers la fin de la grossesse le ventre ne s'affaisse pas, il est dû à une mauvaise position de l'enfant. On préviendra dans ce cas l'accoucheur, qui peut très facilement modifier cette position. Le jour de l'accouchement, la femme éprouve des douleurs parce que l'utérus se contracte. Ces douleurs cessent quelquefois pour ne revenir qu'au bout de plusieurs heures ou bien se reproduisent avec des intervalles de plus en plus rapprochés, toutes les vingt, ensuite toutes les cinq minutes; la poche des eaux se rompt et il survient un écoulement d'un liquide. Le travail dure en moyenne de 4 à 6 heures. Dans le premier accouchement, la délivrance est toujours annoncée plusieurs jours d'avance par des petites douleurs, mais dans les couches suivantes les douleurs et la délivrance sont assez rapprochées et l'accouchement est beaucoup plus prompt. On ne doit pas chercher à atténuer les douleurs à la fin de l'accouchement par le chloroforme ou par une injection sous-cutanée d'antipyrine, ou encore par une injection intra-rachidienne de cocaïne, mais laisser agir la nature. Il est toujours bon de s'assurer le concours d'un médecin accoucheur ou d'une sage-femme et de préparer

-d'avance tous les objets nécessaires pour l'accouchée et·l'enfant et prendre toutes les dispositions.

Préparatifs de la femme : La femme doit être habillée de manière à pouvoir se déshabiller facilement; pour ne pas avoir froid aux pieds, garder les bas et même mettre des bas de laine. Arranger les cheveux en natte et les relever sur la tête. Il faut prendre un lavement pour que l'intestin soit vide, afin de laisser le plus de place possible au passage de l'enfant, et pour ne pas salir désagréablement le linge par une évacuation involontaire. Vider la vessie. Bien savonner et laver le bas du corps et, s'il est possible, prendre un grand bain. Ensuite prendre une injection. Mettre du linge propre. Ne pas manger, prendre du bouillon, du thé léger, des grogs légers; le vin est absolument défendu parce qu'il peut provoquer des vomissements. Préparer le linge nécessaire pour changer l'accouchée. On mettra sur une table couverte d'une nappe propre tous les objets que l'accoucheur avait demandés : *Coton Hydrophile, Solution de Sublimé*, quelques paquets de *Permanganate de Potasse*, plusieurs fils antiseptiques pour la *ligature du cordon*, une paire de ciseaux, une lampe à alcool remplie d'alcool à brûler pour flamber les ciseaux, une solution d'*Acide Phénique*, de la *Gaze Stérilisée*, de l'eau *bouillie* froide et de l'*eau* bouillie *chaude ;* un vase en fer émaillé pour la toilette de l'accouchée (il faut éviter la porcelaine qui peut se casser et blesser l'accouchée), une veilleuse qui sera très utile, etc., etc.; quelques tubes de vaseline, deux citrons, un bock pour injections, un bassin pour selle; dans la chambre, la température devra être de 16 à 17 degrés. Entretenir sur le feu une bassine d'eau chaude. Les premiers jours, on doit veiller l'accouchée et la veilleuse allumée rendra de grands services; plus tard, pendant les premiers douze mois, elle permet d'entretenir un peu d'eau chaude pour réchauffer le biberon ou se faire une tasse de tisane. Pour avoir de l'eau chaude toute la nuit, on met de l'eau bouillante dans un vase en fer-blanc muni d'un couvercle et l'on couvre avec un capuchon fortement ouaté qui conserve la chaleur toute la nuit.

Préparatifs pour l'enfant : Pour l'usage de l'enfant, il faut préparer quelques paquets de *Gaze stérilisée*, des petits carrés de linge pour compresses, une petite chemise, une brassière, les manches de la chemise enfilées dans celles de la brassière pour pouvoir habiller l'enfant d'un seul coup; de l'eau de Cologne pour friction, une ou deux éponges, deux citrons, des bandes, du savon, un vase pour le laver et baigner, des serviettes éponges pour l'essuyer. Préparer les couches et les langes et les mettre les uns sur les autres pour pouvoir emmailloter l'enfant. Mettre dans quelques serviettes une bouillotte pour avoir du linge chaud.

Le lit sera placé au milieu de la chambre, la tête appuyée contre le mur afin que l'on puisse circuler librement autour et mettre des draps propres. Pour préserver la literie on garnit le lit de la manière suivante : mettre une planche sous le matelas et au *milieu* pour que l'accouchée ne puisse pas s'enfoncer. Sur le matelas un drap et un traversin comme à l'ordinaire, sur le drap on mettra l'une sur l'autre deux *alèzes*, c'est-à-dire deux draps pliés en quatre et ayant un mètre de largeur, couvrir toute la longueur et la largeur du lit avec une *toile cirée* ou *taffetas chiffon*. Sur cette toile imperméable, il faut poser un grand drap et une autre alèze; finalement, sur cette alèze on pose un grand drap sur toute la longueur du lit et on termine le lit par un drap de dessus et une couverture. Ainsi disposé, il suffira de retirer doucement la toile cirée avec tout ce qui se trouve dessus pour avoir un lit bien propre et l'accouchée pourra se reposer. S'il se produit des crampes, frictionner les cuisses et les jambes, fléchir et étendre les orteils. Pendant les premières douleurs, la femme peut marcher si elle n'est pas trop faible, si elle n'est pas atteinte de hernie et si elle n'est pas disposée aux hémorragies et évanouissements. On ne doit se coucher dans ce lit que lorsque les contractions ont déchiré la poche qui contient un liquide jaunâtre dans lequel a vécu l'enfant et que la femme commence à perdre des eaux. Elle doit aider la nature pour activer l'expulsion. Elle doit faire un *petit effort* et *pousser pendant* les *douleurs* mais *seulement* lorsque la délivrance *touchera à sa fin*. Aussi est-il important de s'éviter tout effort et fatigue au commencement du travail afin de conserver toutes ses forces.

Garde-malade : *Le devoir de la garde* est de suivre régulièrement les instructions de l'accoucheur. Dès que le travail commence, elle mettra un tablier bien propre et aura soin de *le bien attacher*. Elle coupera ses *ongles* qu'elle devra nettoyer pour enlever toute souillure, elle savonnera ses mains et les brossera bien, puis elle les lavera avec de l'eau *bouillie*, ensuite les frottera avec de l'alcool et les plongera dans une solution de *sublimé*. C'est de *ses mains* que *dépendra* la *santé* et même la *vie* de l'accouchée et elle *doit* les avoir *très propres* et *aseptiques*. Elle devra préparer dans un broc de l'eau *bouillie* froide qui sera couverte d'une toile imperméable et faire préparer de l'eau chaude.

Renseignements généraux : L'accouchement est quelquefois laborieux par suite des contractions spasmodiques du *col* et de l'inertie de la *matrice;* dans ce dernier cas un bain tiède est très efficace; mais, règle générale, l'accouchement se termine presque toujours d'une manière satisfaisante. L'accoucheur se contente de surveiller le travail et ne se décide à intervenir qu'en cas d'accident, lorsque, par exemple, le bassin est étroit, lorsque le cordon est enroulé autour du cou, ce dont on doit s'assurer dans tout accouchement une fois la tête sortie. Dans ce dernier cas, il faut passer le cordon par-dessus la tête pour que les épaules puissent le traverser comme dans un cerceau. Si le cordon est trop serré on fait deux ligatures, on fixe deux pinces et on le coupe au milieu, ensuite on extrait le tronc. Si le cordon est trop court et empêche la présentation d'avancer, l'accoucheur appliquera le *Forceps* dès que la tête est dans l'excavation. Si la tête est au détroit supérieur, il introduit la main dans le vagin puis dans l'utérus et s'il constate que le cordon est trop court, il applique également le forceps. La jeune femme ne doit pas s'effrayer à la lecture de ce mot forceps. C'est un petit instrument dont les deux extrémités peuvent être comparées à deux cuillères et qui rend de grands services, il active la présentation, abrège la durée du travail et par là supprime la douleur. Presque tous les accouchements se font au forceps et la femme une fois accouchée au moyen de cet instrument le redemande à la couche suivante. Généralement ces petites difficultés n'existent pas et l'accouchement se termine sans aucune intervention.

Antisepsie : L'accoucheur reçoit l'enfant, lie le cordon, qui relie l'enfant à la mère, en le serrant un peu, coupe le cordon, nettoie l'enfant, l'habille et, après s'être assuré que l'enfant n'a plus besoin de ses soins, s'occupe de la mère. Il s'emploie pour faciliter la délivrance, ce qui est très important; il la nettoie avec toutes les précautions exigées par l'hygiène et l'antisepsie, fait changer le linge et la laisse reposer dans le lit qu'elle doit garder pendant au moins quinze jours; il est même préférable de ne le quitter que vingt-deux jours après l'accouchement, afin d'éviter tout dérangement de la matrice et que tous les organes reprennent leur état normal. Pour éviter la fièvre puerpérale, l'accoucheur lave tous les instruments dans une solution antiseptique et dans de l'eau bouillante. Toutes les personnes qui donnent des soins intimes à l'accouchée doivent se laver préalablement les mains au savon; *pour tous les lavages et toutes les injections, il faut employer de l'eau bouillie;* cette recommandation doit toujours être *rigoureusement* observée.

Moment de présenter le nouveau-né au sein : Huit à dix heures après l'accouchement, on devra présenter le nouveau-né au sein, même si la sécrétion laiteuse est tout à fait incomplète; si la mère nourrit l'enfant, ce qui est à souhaiter, elle devra prendre une bonne préparation phosphatée et tonique, le *Triogène For*, par exemple, et même du phosphate de chaux en poudre. Si la mère ne doit pas nourrir, il faut graisser les seins avec de la vaseline, les couvrir avec une couche bien épaisse de ouate et comprimer le tout avec une bande; renouveler ce pansement pendant dix à quinze jours et prendre très peu de nourriture. En outre, il faut prendre la *Tisane Orientale Soker* comme diurétique anti-laiteux et l'*Élixir Spark* comme laxatif.

En cas d'absence du médecin : Si l'accouchement se déclare en l'absence d'un médecin ou d'une sage-femme qui sont trop éloignés pour arriver à temps, voici comment il faut procéder. Une personne doit se tenir prête pour recevoir l'enfant; dès que la tête commence à sortir, il faut placer la main droite, les doigts réunis et allongés, pour la recevoir, il faut la soulever un peu pour que les liquides qui s'écoulent n'entrent pas dans la bouche ou le nez et que l'enfant puisse respirer; lorsque les épaules apparaissent, on soutient la tête de l'enfant avec la main gauche et le corps avec la main droite. Si le travail est lent *il ne faut pas* chercher à tirer pour activer la sortie, il faut laisser agir la nature, l'enfant sortira seul; le coucher alors entre les jambes de la mère sur une serviette chaude, la figure en l'air pour qu'il respire. Avec le petit doigt et l'index débarrasser sa bouche et ses narines des mucosités. L'enfant se mettra à crier et aspirera par ce fait le sang de sa mère; *attendre cinq minutes* (pendant ces cinq minutes d'attente l'enfant gagne une centaine de grammes de sang qui se seraient inutilement reperdus après la ligature) et faire la ligature. On commence par faire une légère pression sur le cordon qui lie l'enfant à la mère pour déplacer la sérosité et l'on fait la ligature lorsque le cordon ne bat pas. La ligature se fait à quatre ou cinq doigts de distance ou 10 centimètres du nombril, on lie fortement le cordon avec un fil en tournant cinq ou six fois le fil autour du cordon en serrant un peu fort et on fait le premier nœud, on l'entoure de nouveau et on fait un second nœud sur l'autre face, ensuite on coupe le cordon avec les ciseaux à 4 centimètres au moins au-dessus de la ligature. Si le cordon de l'enfant saigne, il faut le lier avec un deuxième fil et serrer un peu plus fortement que le premier fil. Ensuite, on frictionne l'enfant avec un peu d'eau de Cologne ou d'eau-de-

vie et on le dépose dans le tablier de la garde qui va procéder à sa toilette. Pour cela, on doit prendre l'enfant par la nuque afin que sa tête
repose dans le creux de la main, passer l'autre main sous les fesses en
posant le *pouce entre les jambes*. Cette précaution est *indispensable* pour
que l'enfant, qui a le corps visqueux, ne glisse pas des mains. On fait
prendre à l'enfant un bain chaud, on l'essuie avec un linge chaud et on
l'habille ; on maintient le cordon avec une bande que l'on passe deux ou
trois fois autour du corps. Pendant ce temps, l'accouchée restera immobile
sur son lit, elle ne parlera pas et ne s'occupera de rien, mais on ne la
quittera pas parce qu'on ne doit jamais quitter l'accouchée et on s'assurera qu'elle n'a pas froid ; couvrir les membres inférieurs pour éviter un
refroidissement ; ensuite, lorsque l'enfant est couché, on s'occupe de la
mère pour faire sortir le délivre. A cet effet, on saisit le cordon que l'on
couvre avec un petit linge pour qu'il ne glisse pas dans la main et l'on
tire *très doucement* en bas et en haut, mais on ne doit jamais insister et
tirer fortement parce qu'on risque d'arracher le cordon ce qui rendra la
délivrance plus difficile et provoquera une hémorragie très dangereuse.
On doit commencer à extraire le délivre lorsqu'il est descendu dans le
vagin ; on ne doit jamais exercer des tractions sur le cordon lorsqu'il est
encore au-dessus du col, par crainte de déterminer une forte perte de
sang, mais lorsque le délivre est dans le vagin on peut tirer mais très
doucement ; s'il résiste il ne faut pas insister et attendre dix minutes ;
après quoi, on recommence : avec une main on tient le cordon en exerçant de légères tractions obliquement, on place l'autre main sur le bas du
ventre pour le presser légèrement en le frictionnant ce qui comprimera
légèrement l'utérus, si le délivre présente de nouveau de la résistance,
on peut recommencer une nouvelle tentative, après un repos de dix
minutes. En cas d'insuccès, il ne faut plus insister, car on peut, sans
aucun inconvénient, attendre l'arrivée du médecin ou de la sage-femme.
Si le délivre est expulsé, il faut l'examiner soigneusement pour s'assurer
qu'il n'a pas été déchiré, qu'il a été expulsé en entier et le conserver
pour le montrer à l'accoucheur afin qu'il puisse s'assurer qu'il est complet.
Le sang s'écoule en ce moment avec abondance. Presser avec la main
légèrement le bas-ventre, si cette hémorragie n'est pas inquiétante, on
doit sentir un corps rond et dur, l'accouchée supportera bien cette pression, ne pâlira pas et ne perdra pas ses forces. Il suffit de mettre un
tampon de coton hydrophile entre les cuisses et l'hémorragie s'arrêtera
assez vite. Dans le cas contraire, l'écoulement continue ; il faut alors
retirer l'oreiller afin que la tête repose bien bas, découvrir les pieds et
mettre sur le bas-ventre une compresse trempée dans l'eau froide vinaigrée et l'on appellera d'urgence un accoucheur. Il faut également appeler
un accoucheur si le délivre est déchiré ou incomplet. Il faut de suite
introduire la main droite, qui sera bien *aseptique*, dans l'utérus pour
rechercher le délivre ou le restant. Pour faciliter les recherches on doit
soutenir avec la main gauche l'utérus. Si le délivre est déchiré et incomplet l'accoucheur cherchera, par le toucher, s'il y a quelques lambeaux
près de la vulve et cherchera à les extraire par des tractions prudentes.
Il arrive souvent que les membranes sortent spontanément. Pour préserver l'accouchée de toute complication, il pratiquera une antisepsie
rigoureuse. Les jours suivants, s'il y a quelques symptômes inquiétants,

il fera une injection intra-utérine et des injections vaginales. Si l'infection se développe on nettoie la cavité utérine par écouvillonnage antiseptique. Quelquefois la délivrance se fait tardivement et il faut patienter un peu et agir avec prudence, mais on ne doit jamais attendre plus d'une à deux heures au plus après la naissance de l'enfant, sinon on risque de voir le *col* se refermer et *emprisonner* le délivre, ce qui obligera de pratiquer une délivrance artificielle. Dans aucun cas on ne doit jamais employer le seigle ergoté dans les hémorragies des accouchements, tant qu'il reste quoi que ce soit dans l'utérus. La délivrance terminée, il faut changer la chemise. On la glisse de haut en bas et on passe une autre chemise par-dessus la tête. Après la délivrance, il faut nettoyer l'accouchée par un lavage externe et lui donner une injection chaude ; mettre entre les jambes, au-devant du vagin, du coton avec une serviette qui doit passer entre les cuisses et remonter sur le ventre.

Hygiène de l'accouchée. — Eviter tout refroidissement, mettre un mouchoir au cou et une camisole pour protéger les seins contre le froid, les laver avec de l'eau tiède et essuyer. Réchauffer le lit en le bassinant. Couvrir l'accouchée avec un drap et une couverture *légère* pour ne pas provoquer de transpiration. Le tremblement que l'accouchée éprouve n'est pas inquiétant, il est nerveux et cède par le repos et le calme. Eviter toute fatigue et émotion, n'admettre auprès d'elle que les personnes chargées de la soigner, défendre les visites, les causeries, les félicitations; donner une boisson chaude : du thé, du tilleul, du bouillon chaud si elle a faim, mais le vin sucré est absolument défendu.

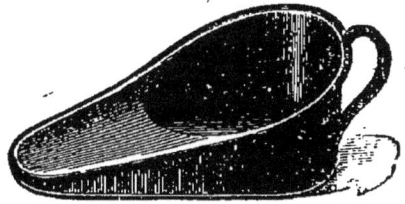

FIG. 101. — Bassin.

Si l'accouchée est constipée les deux premiers jours on ne doit pas s'inquiéter. Si la constipation persiste on donnera dès le troisième ou quatrième jour des *lavements émollients* pour *la* faire aller à la selle. Pendant plusieurs jours, il faut appliquer sur le ventre un drap un peu lourd plié en huit doubles, afin que sa pression le maintienne. Le deuxième et le troisième jour l'accouchée a un peu de *fièvre de lait* avec un mal de tête, les seins se gonflent mais cette fièvre se dissipe dans les vingt-quatre heures.

Après les couches, il se produit un écoulement sanguinolent qu'on appelle *les lochies* et qui dure six à sept jours. On doit faire au moins six toilettes par jour et changer l'accouchée de linge toutes les deux ou trois heures. On doit observer une propreté minutieuse, une stérilisation rigoureuse de tous les objets employés et entourer l'accouchée de grands soins. Tous les matins il faut donner une injection antiseptique avec de l'eau *bouillie* tiède additionnée soit d'une cuillerée à soupe d'une *solution* de *Sublimé* au millième, soit de dix centigrammes de *Permanganate de Potasse* ou d'*Eau phéniquée faible et thymolée*. Cette dernière est employée par plusieurs accoucheurs et donne de bons résultats. Comme avant les couches, la garde doit faire un lavage chirurgical des mains, c'est-à-dire les savonner et laver avant de procéder à la toilette de l'accouchée. *C'est la chose la plus importante à observer lorsqu'on soigne une accouchée. C'est dans les ongles et les mains de ceux qui approchent l'accouchée qu'il faut voir la cause de tous les maux, de toutes les fièvres et complications que l'on voyait autrefois. La vie et la santé dépendent de la propreté des mains de la garde.* (Professeur Pinard.) *Avant de s'approcher de l'accouchée, avant de la toucher, on doit se savonner les mains, brosser les ongles, les laver à l'eau tiède bouillie et ensuite les tremper dans une solution de sublimé à vingt-cinq centigrammes de sublimé par litre d'eau bouillie.* Si l'on n'observe pas ces prescriptions, l'accouchée aura la fièvre puerpérale, une maladie infectieuse, la *péritonite*, et sa vie sera en danger. (Professeur Pinard.)

Faire la toilette de l'accouchée avec des tampons de coton hydrophile trempé dans l'eau de sublimé et après ces lavages on couvre les organes avec du coton hydrophile sec et une serviette qui passe entre les jambes et monte sur le ventre. Il va sans dire que tous les objets de pansement : coton hydrophile, linge, serviette, etc., seront très propres et enveloppés dans une serviette et gardés dans une armoire à l'abri de l'air et de la poussière. On touchera le vagin le *moins possible*. On doit prendre la température de l'accouchée avec un thermomètre médical deux fois par jour, le matin et le soir, et *l'inscrire*. On place le thermomètre sous l'aisselle pendant dix minutes. Il marquera 37° si la température est normale et si l'accouchée n'a pas de fièvre. *Et elle sera normale sûrement et l'accouchée n'aura pas de fièvre si l'antisepsie et le lavage rigoureux des mains ont été observés.* Depuis que l'on pratique l'antisepsie, l'infection puerpérale est très rare, car l'antisepsie sévèrement pratiquée est le préservatif le plus puissant et le plus sûr. Voir *Fièvre puerpérale*.

Après l'accouchement on constate quelquefois la déchirure du périnée. Pour la prévenir on a soin de bien diriger le dégagement et ne pas contrarier le mécanisme normal. Si la fourchette seule est déchirée, la cicatrisation se fera par le seul rapprochement des membres inférieurs. Si la déchirure est grande on applique immédiatement plusieurs serre-fines ou bien on fait la suture ; lorsque les tissus sont gonflés il faut attendre et faire la suture plus tard. Si l'écoulement s'arrête ou prend une mauvaise odeur, il faut donner des injections à l'eau bouillie tiède additionnée d'une cuillerée à bouche de *Spyrol Leber* ou de 0,50 centigrammes de permanganate de potasse. Quelques jours après l'accouchement on laisse le lit encore garni, mais on peut faire le lit et changer le linge. Le changement de lit se fera au bout d'une semaine. L'accouchée ne se lèvera pas et ne se tiendra pas debout, on approchera un autre lit ou chaise longue, on le bassinera et on aidera l'accouchée à se déplacer. Elle doit rester couchée au lit de vingt et un à vingt-cinq jours au moins et même plus si cela est possible. Elle fera sa toilette au lit avec de l'eau tiède, mais elle ne se peignera pas pendant dix jours. L'accouchée doit rester couchée dans une position horizontale la plus grande partie de la journée, mais on peut permettre de temps en temps qu'elle reste couchée quelques moments sur le côté. Vers le douzième jour elle pourra s'asseoir dans le lit et vers le dix-huitième jour elle pourra s'asseoir dans une chaise longue pendant une à deux heures. Sa convalescence durera six semaines pendant lesquelles elle portera une ceinture abdominale et devra s'entourer de toutes les précautions. Elle évitera toutes les fatigues, les travaux prolongés et se lavera à l'eau tiède. Les bains froids sont défendus. Tous ces soins sont indispensables pour reposer son corps, fortifier ses organes et s'éviter tout dérangement, mais si elle a été négligente elle ressentira une douleur, une faiblesse presque toute sa vie. La femme qui allaite se rétablit généralement plus tôt que celle qui n'allaite pas.

Régime des accouchées. — On ne doit pas laisser les accouchées à la diète, mais leur donner à manger dès le premier jour à condition que l'alimentation soit très légère; les premiers jours on ne donnera que du bouillon avec la *Tarvine*, des potages par petites quantités à discrétion, des fruits cuits, un peu de pain ou de biscuits. A partir du cinquième jour on peut donner des œufs, des légumes, un peu de viande blanche, du poulet en augmentant petit à petit la ration pour arriver au régime habituel au bout de sept ou huit jours, mais par mesure de prudence l'accouchée ne doit pas manger à son appétit. Supprimer les aliments lourds, indigestes. Tous les jours au petit déjeuner et le soir alimenter avec la *Tarvine* en bouillie ou potage. Voici du reste l'exemple d'un menu pour les deux premiers jours de l'accouchée : *Petit déjeuner. Tarvine* en bouillie légère avec ou sans crème et 50 grammes de biscuits ou pain grillé. — *Déjeuner de midi.* Potage avec *Tarvine* et trois jaunes d'œufs; comme dessert des fruits cuits. — *Goûter de quatre heures.* Thé léger avec crème ou potage avec *Tarvine* et 50 grammes de pain grillé. — *Dîner.* Potage léger avec *Tarvine* et 25 à 30 grammes de pain ou biscuit. On ajoute tous les jours un plat et un peu de viande pour arriver au régime normal. Pour la nuit on fera toujours un repas léger avec la *Tarvine*.

94. — SOINS A DONNER AU NOUVEAU-NÉ. — La personne qui a reçu l'enfant dans son tablier doit procéder à sa toilette de la manière suivante : avant tout, elle doit exprimer quelques gouttes de jus de citron dans les yeux après les avoir lavés à l'eau boriquée tiède; ensuite, le nettoyer. On donne à l'enfant un bain tiède de 35 degrés centigrades et d'une durée de 3 minutes; savonner et frotter légèrement pour enlever l'enduit cireux qui le couvre à l'aide d'une éponge. Une personne étale sur ses genoux des serviettes chaudes pour recevoir l'enfant et le sécher, afin qu'il ne prenne pas froid; ensuite, on l'habille. On doit préparer du feu, même en été, dans la pièce où on habille l'enfant, afin de l'avoir au chaud. On commence par panser le cordon ombilical, qu'on lave d'abord à l'eau boriquée, et ensuite on l'enveloppe dans un petit linge que l'on applique sur le ventre, pour isoler le cordon; par-dessus mettre une compresse de gaze stérilisée et du coton hydrophile; pour maintenir la compresse on entoure le corps avec une bande *légèrement* serrée. (*Ce pansement devra être renouvelé tous les jours jusqu'à ce que le cordon tombe.*) Placer l'enfant sur un oreiller et l'habiller. Avant de passer les bras dans les manches on aura soin de rentrer le pouce dans sa main pour ne pas faire de mal à l'enfant; les bras passés, on couche l'enfant sur le ventre, en tournant sa petite tête sur le côté, pour qu'il puisse respirer, et on attache sa chemise et les brassières. On étend sur les genoux ou sur un lit les langes et, dessus, les couches; on pose l'enfant au milieu pour que les langes arrivent sous les aisselles. On enveloppe d'abord l'enfant dans la couche, en rabattant un côté sur l'autre, on en fait autant pour chaque lange, on retourne l'enfant et on attache les langes avec des cordons cousus après ou avec des épingles de nourrice, dites épingles de sûreté. L'enfant doit être emmailloté de façon que les jambes puissent se mouvoir librement dans l'intérieur du maillot. Avoir soin de ne pas trop serrer la poitrine. Les langes ne seront pas trop hauts sous l'aisselle, autrement on gênera la circulation du sang et le nouveau-né aura les mains enflées. Ne jamais emmailloter les bras, qui doivent rester libres. changer les langes chaque fois que l'enfant les aura souillés et ne jamais laisser l'enfant dans des couches mouillées, même la nuit : l'humidité peut lui occasionner un refroidissement dangereux et des rougeurs qui le feront souffrir. Ne jamais laver les langes à l'eau de Javel. Laver l'enfant, deux fois par jour, avec de l'eau tiède, surtout aux plis et aux articulations, l'essuyer et, après chaque toilette, le saupoudrer avec la *Poudre de Talc*, qui est préférable à l'amidon et au lycopode. Pour la toilette il faut employer des boulettes de coton hydrophile que l'on jette ensuite. On peut également faire usage d'une éponge, mais il faut avoir soin de la faire bouillir après chaque usage et de la laver dans de l'eau chaude avant de s'en servir. Les langes seront chauds pour que l'enfant ait une douce chaleur. Ils ne doivent pas gêner ses mouvements. La coutume de serrer fortement l'enfant dans ses langes et ses maillots est contraire à la santé de l'enfant. Il est tout à fait absurde, cruel et inhumain de ligotter dans son maillot et enrouler l'enfant avec des bandes comme une momie, ce qui l'oblige à rester immobile et serré. C'est une cruauté qu'il importe de combattre au nom de l'humanité ; il faut faire comprendre à la mère que l'enfant a besoin de se mouvoir, qu'il doit être libre dans ses mouvements et qu'il faut lui laisser les bras et les jambes libres. L'enfant habillé doit être couché dans son berceau où il se reposera. On le mettra sur le côté, la tête un peu élevée pour qu'il puisse rejeter les glaires qu'il a dans la bouche et respirer facilement.

Quand faut-il donner à téter. — Il est inutile de donner à l'enfant de l'eau sucrée ; au début l'enfant n'a besoin de rien. Six heures après la délivrance on doit présenter l'enfant au sein. Placer l'enfant le long du corps de sa mère qui sera penchée de son côté. Pour cela, on aidera l'accouchée à se soulever un peu sur son lit et on placera derrière le dos plusieurs oreillers pour la soutenir. L'enfant sera toujours présenté sur un oreiller — du reste on ne devra jamais porter un enfant dans les bras, mais toujours couché sur un oreiller ou porte-bébé — la mère le posera sur son bras gauche en écartant doucement le bras droit de l'enfant qu'elle placera sous son aisselle, afin que l'enfant puisse bien respirer. On aura, en outre, soin de dégager son nez en appuyant le sein avec l'index. Pour téter l'enfant suce le bout de sein qu'on lui présente et, par le vide qui se fait, le lait de la mamelle ou du biberon s'amène dans sa bouche. Lorsque la bouche est pleine de lait, la respiration s'arrête un moment pour qu'il puisse l'avaler. Ne jamais laisser l'enfant s'endormir en tétant, c'est indigeste pour lui et fatigant pour la mère, qui restera trop longtemps assise. Si l'enfant s'endort, il faut le réveiller en tapotant doucement sur ses joues ou derrière la tête, près l'oreille. Aussitôt la tétée finie, il faut le prendre sur le petit oreiller et le coucher dans son berceau. On ne doit jamais laisser l'enfant dans le lit de sa mère. Il risque d'être étouffé par sa propre mère endormie ; en outre, il peut tomber du lit. Pour la *première* fois on donne le sein *gauche*, la *seconde* fois le sein *droit* et on change ainsi à chaque tétée. Plus tard, lorsque l'enfant tétera beaucoup, on donnera pour la même tétée un peu le sein gauche et un peu le sein droit. On profite d'un moment où l'enfant se repose pour changer le sein. Cette manière de faire empêche la perte du lait, évite l'engorgement de l'un des seins et les maintient en parfaite égalité. Quelquefois le bout de sein n'est pas assez développé et l'enfant ne peut pas téter, mais par les succions répétées, l'enfant arrive en peu de temps à développer le mamelon. La mère peut également développer le mamelon en pratiquant des succions répétées *avant* l'accouchement.

Dès le deuxième jour de la naissance, le cordon resté attaché au nombril commence à se détacher et huit jours après la base du cordon se ramollit et se détache. Il se forme une petite plaie, la peau se plisse et s'enfonce. Après la chute, il faut laver à l'eau de guimauve boriquée. Pour éviter tout frottement on laissera la bande pendant quelques semaines. Si le nombril est saillant, il faut exercer une petite pression de la manière suivante : on le couvre d'un petit linge, on place par-dessus un bourrelet de coton hydrophile que l'on enveloppe dans un linge et l'on fixe le tout avec une bande. En cas de suppuration il faut laver avec de l'eau boriquée. tiède, saupoudrer avec du talc, auquel on peut ajouter, comme antiseptique, un peu de salol, couvrir avec un linge et fixer avec une bande. Le nombril est complètement cicatrisé dans les quinze premiers jours.

95. — ACHROMATIQUE (grec *a*, privatif, et *chroma*, couleur). — Se dit des verres de lunettes qui laissent passer la lumière sans la décomposer en ses sept couleurs. Le verre achromatique se fabrique avec deux verres différents : le *flint-glass* et le *crown-glass*. Le verre ordinaire décompose toujours un peu de lumière et l'image des objets est toujours accompagnée de colorations. Pour que ces colorations, qui fatigueraient la vue, n'existent pas, on fabrique les lunettes avec du verre achromatique.

96. — ACNÉ (grec *akmé*, pointe, fleur). — On désigne sous le nom d'acné une maladie de la peau provoquée par l'inflammation des glandes sébacées. Dans l'épaisseur de la peau, il existe un grand nombre de petits organes ou follicules qui sécrètent une partie grasse. Lorsque la sécrétion est très épaisse elle ne peut sortir par l'orifice de ces glandes et les dilate; il se forme des boutons avec une petite inflammation qui se vident après quelques jours d'existence et laissent après eux des taches rouges. Les boutons apparaissent sur le visage,

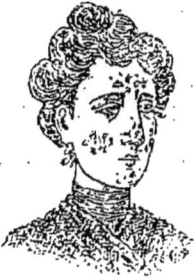

FIG. 102.
Visage couvert de boutons avant le traitement.

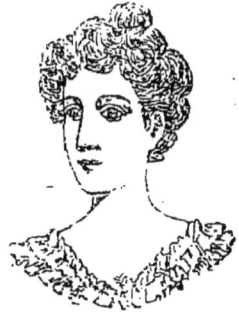

FIG. 103.
Même visage après le traitement.

le front, les épaules et la poitrine. Il existe plusieurs variétés d'acnés.

97. — L'ACNÉ ROSACÉE, couperose. — C'est une inflammation très profonde des follicules qui détermine la dilatation des vaisseaux capillaires et forme des rougeurs irrégulières. Le sang donne à la peau un aspect rougeâtre qui fait croire à des habitudes d'intempérance. On trouve des boutons au nez, sur les joues, le front, le menton; les joues sont gonflées, épaisses, sillonnées par de petites veines dilatées. On éprouve une sensation de chaleur fort incommode, la rougeur augmente au moment de la digestion ; plus tard, la figure et le nez sont hypertrophiés, le nez devient volumineux, irrégulier et parsemé de mamelons, les veines y sont dilatées, la coloration est livide et l'aspect peu agréable. Les femmes en sont atteintes plus souvent que les hommes. Il est dû à un vice de constitution, principalement à l'âcreté du sang et à un mauvais état de l'appareil digestif, à l'excès de table, à la dyspepsie.

98. — ACNÉ SÉBACÉE, acné vulgaire, boutons.

— C'est la forme la plus fréquente. Elle occupe de préférence le visage, le dos, le thorax et s'observe généralement sur des sujets à peau grasse, brillante, séborrhéique. Il se forme des petits boutons rougeâtres, de la grosseur d'une tête d'épingle, qui s'ouvrent quelques jours après pour laisser échapper une goutte de pus ; ensuite ils se dessèchent et laissent des cicatrices blanches ou brunes au visage. Les sujets atteints d'acné vulgaire sont le plus souvent des jeunes gens âgés de 15 à 25 ans, à tempérament lymphatique, arthritique ou strumeux, présentant des troubles gastro-intestinaux, la dyspepsie, la dilatation de l'estomac, la constipation, une menstruation défectueuse, l'anémie, les migraines.

Traitement. — On soigne ordinairement cette maladie avec des préparations sulfureuses, des lotions à base de mercure, des pommades à l'ichtyol, à l'oxyde de zinc, des cataplasmes et des purgatifs salins, mais ces traitements ne réussissent pas. Pour guérir sûrement et radicalement *toutes les variétés de l'acné,* on prendra une à deux cuillerées à soupe de *Dépuratif Parnel,* avant chacun des deux principaux repas. S'il y a des troubles gastro-intestinaux, constipation, dyspepsie, il faut faire usage de l'*Élixir Spark,* à la dose de une à deux cuil-

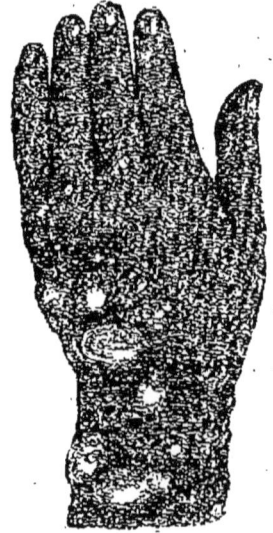

FIG. 104.
Dermatite herpétiforme.

lerées à café, après chaque repas, dans un peu d'eau. Tous les soirs avant de se coucher, toucher tous les boutons d'acné avec un tampon de coton hydrophile imbibé d'*Eau Résolutive Soker* qui tonifie le tissu dermatique, laisser sécher, appliquer la *Pommade Parnel* n° 1, et saupoudrer avec la *Poudre Dermatique Jener.* Le matin, on enlève la pommade et la poudre avec un peu d'eau tiède. Se laver à l'eau chaude. Pour la journée, il faut simplement saupoudrer avec la *Poudre Dermatique Jener.*

Hygiène préventive. — Si les boutons occupent le corps : dos, épaules, poitrine, etc., il faut prendre toutes les semaines deux *bains alcalins* ou, mieux, des bains au *Sel du Pérou.*

L'hygiène doit être assez sévère. Il faut supprimer les boissons alcooliques, ainsi que les coquillages, les poissons de mer, la viande de porc, les épices, etc., et faire usage des aliments frais, sans épices. Observer le *Régime Biologique.* Au petit déjeuner supprimer le café, le chocolat ou le cacao, qui irritent l'estomac et les nerfs, et les remplacer par *la Tarvine* qui est un aliment nutritif phosphaté.

99. — ACROMÉGALIE (grec *akros*, extrémités, et *megalos*, volumineux). — Se dit de l'état d'un individu qui a les extrémités, la tête, les mains, les oreilles, les pieds d'un volume exagéré. Le nez est gros, les narines sont épaisses. Il est atteint d'un affaiblissement général et souffre souvent de maux de tête; la vue est faible. Cette vie pénible amène le découragement et conduit au suicide.

100. — ACTE GÉNITAL. — L'acte génital a une très grande influence sur la vitalité et l'activité de l'homme. Fréquemment répété, il épuise l'homme et conduit à une déchéance prématurée. La neurasthénie, l'hystérie, les dégénérescences, qui deviennent de plus en plus fréquentes chez l'homme, n'ont d'autres causes que l'épuisement de la réserve vitale par les fonctions sexuelles. Tandis que la femme ne subit aucune perte d'énergie et que la pratique de la fonction sexuelle s'accomplit chez elle sans aucun sacrifice, l'homme y laisse une partie de sa force, de son intelligence, de son activité. Le surmenage génital conduit l'homme fatalement à la déchéance cérébrale.

101. — ADÉNITES, glandes, engorgement des glandes, écrouelles (grec *aden*, glandes). — A l'état normal on trouve, placés sous la peau, des corpuscules lymphatiques de la grosseur d'un grain de millet; ils existent principalement au pli de l'aine, aux aisselles, au cou; chez les individus sains il faut une cause morbide, une piqûre infectée par exemple, pour provoquer leur engorgement. Chez les scrofuleux et prédisposés à cette maladie, au contraire, ces ganglions s'engorgent sans cause plausible et à la moindre écorchure. C'est l'inflammation et l'engorgement de ces ganglions qui constituent l'*adénite* ou les *glandes*.

Au début, à l'état aigu, les ganglions enflammés, ceux du cou surtout, au lieu de prendre la tendance de diminuer, persistent à grossir, deviennent du volume d'un pois, d'une noisette et douloureux à la pression. Ils sont durs et roulent sous les doigts. Le malade a de la fièvre, des maux de tête et perd l'appétit. Bientôt ces glandes se ramollissent, se gorgent de pus, jusqu'à ce que la peau, cédant à une pression forte, laisse sortir ce pus au dehors; la plaie se guérit lentement, mais laisse des cicatrices; puis le même phénomène se reproduit toujours, suivi d'une nouvelle cicatrice indélébile. Le sujet offre cet aspect particulier qu'on appelle, selon les pays, *humeurs froides*, *écrouelles*, *coutures*, etc. L'engorgement des ganglions se produit dans plusieurs maladies ayant pour cause un vice du sang, telles que la *Scrofule*, la *Syphilis*, le *Cancer*, la *Tuberculose*, dans l'inflammation chronique de l'oreille, des yeux, des amygdales, et donne lieu à une suppuration avec fistules très difficile à tarir. Chez les enfants on remarque souvent au cou des glandes qui se résorbent par quelques soins hygiéniques, lorsqu'on guérit la cause qui les a provoquées : écorchure, blessure, mal de gorge, etc., mais il ne faut pas les confondre avec les glandes d'origine scrofuleuse.

Traitement. — Pour soigner cette maladie on ordonne des *Solutions iodurées*, des *Pommades iodurées*, des *Cataplasmes de ciguë*, de l'*Iodoforme*, du *Quinquina*, du *Fer*, du *Houblon*, de l'*Antimoine*, du *Sirop Antiscorbutique* et *Raifort-iodé*, de l'*Arsenic*, de l'*Iodure de fer;* mais malgré ce grand choix de médicaments on arrive rarement à un résultat satisfaisant. Le traitement que l'on doit préférer — parce qu'il donne un résultat absolument certain — consiste à prendre le *Dépuratif Parnel,* pour purifier le sang et combattre le vice scrofuleux, et l'*Elixir Spark*, pour activer le travail digestif et éliminer tous les déchets nuisibles. S'alimenter avec la *Tarvine*, qui est une farine phosphatée très reconstituante. Comme tonique, on donnera le *Triogène For* ou le *Vin Galar*, après chaque repas. Sur les glandes, appliquer la *Pommade fondante Darvet* ou l'*Emplâtre Fondant Darvet*. S'il y a plaie, il faut la laver avec de l'*Eau Résolutive Soker*. Prendre des bains salins.

ADÉNOÏDE. — Voir *Végétations adénoïdes*.

102. — ADÉNOME (grec *aden*, glande). — Tumeur qui se développe dans la glande de la mamelle chez la femme. Maladie rare sans gravité.

Traitement. — Appliquer sur la tumeur la *Pommade Fondante Darvet*. Avant chaque repas, prendre une cuillerée à bouche de *Dépuratif Parnel* pour purifier le sang. Après chaque repas, prendre une cuillerée à café d'*Elixir Spark* pour éliminer les mauvaises humeurs et régulariser les fonctions digestives.

103. — ADÉNOPATHIE (grec *aden*, glande, et *pathos*, maladie). — Maladie des ganglions et surtout des ganglions qui se trouvent dans le voisinage des grosses bronches. Chez les enfants, qui ont eu souvent des bronchites, cette maladie se traduit par une oppression à la moindre fatigue et provoque une toux, comme chez les coquelucheux. Pour éviter cette maladie, il faut fortifier les enfants avec le *Sirop Tannodol* et leur éviter les fatigues.

ADOLESCENCE. — Régime de l'adolescence. Voir *Age*.

104. — AÉRATION. — Toute pièce destinée à être habitée doit être aérée, parce que l'air se corrompt par l'expiration des êtres vivants, par les fermentations, provenant d'éclairage et de chauffage, par l'acide carbonique et les microbes. Chaque individu doit avoir 15 mètres cubes de place. Pour aérer, il faut ouvrir les fenêtres, surtout le matin. L'aération s'effectue également par les fissures des portes et des fenêtres, les cheminées, les vitres perforées, les ventilateurs, etc. Le manque d'air trouble l'intelligence et, après un repas copieux, peut provoquer une congestion cérébrale; les gros mangeurs peuvent être pris d'une hémorragie parce qu'ils manquent d'oxygène pour brûler les produits de la digestion. L'air vicié par la fumée de tabac rend la tête lourde et donne des étourdissements. L'aération insuffisante donne toujours des malaises, la pesanteur, des vertiges, des somnolences, et, à la longue, une anémie générale qui altère gravement la santé. La vie au grand air est très efficace dans la tuberculose pulmonaire. Le malade est couché dans une chambre, les fenêtres ouvertes toute la journée. Pendant la nuit, on laisse les fenêtres entr'ouvertes. Le malade doit être bien couvert et les extrémités des membres inférieurs bien enveloppées. Le malade a besoin d'air aussi bien que le bien portant et on doit aérer sa chambre assez souvent, pour qu'il puisse respirer un air pur et sain indispensable à ses poumons. Les cheminées sont indispensables pour renouveler l'air dans les pièces. On doit donc laisser les cheminées ouvertes toute l'année, aussi bien en été qu'en hiver. En été, le soleil chauffe l'air des tuyaux de la cheminée, ce qui attire l'air de la chambre. Voir *Air*.

105. — AÉROTHÉRAPIE. — C'est le traitement par l'air comprimé, chargé des substances médicamenteuses. Il a été préconisé dans les bron-

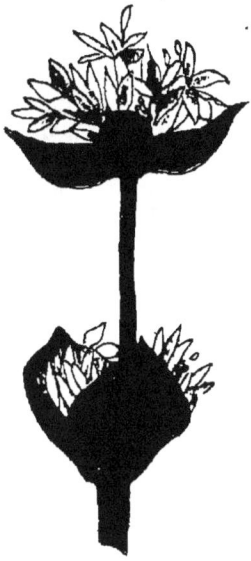

GENTIANE

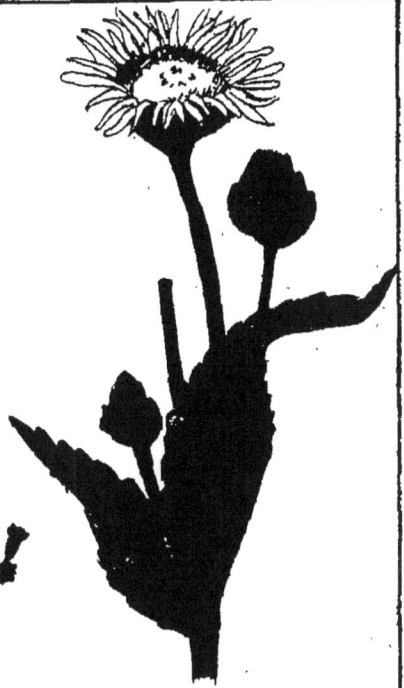

AUNÉE

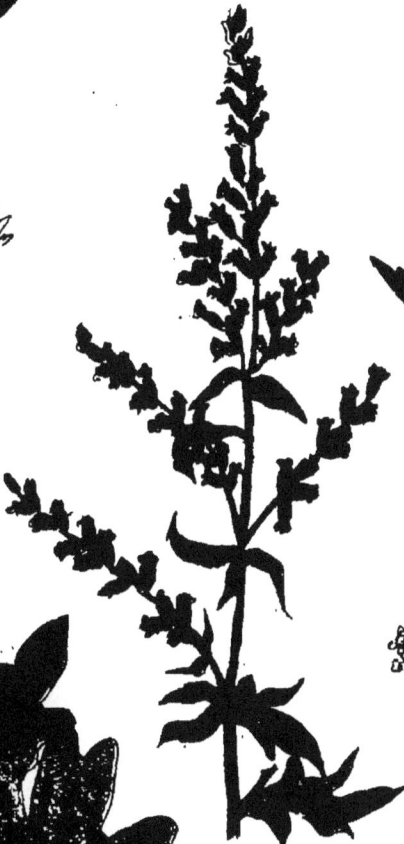

ARMOISE

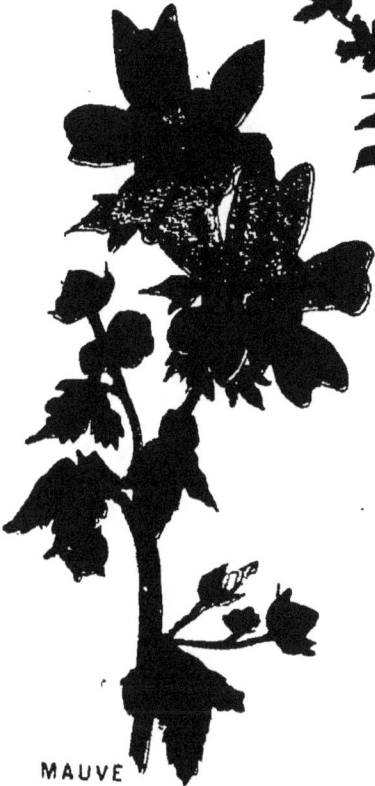

MAUVE

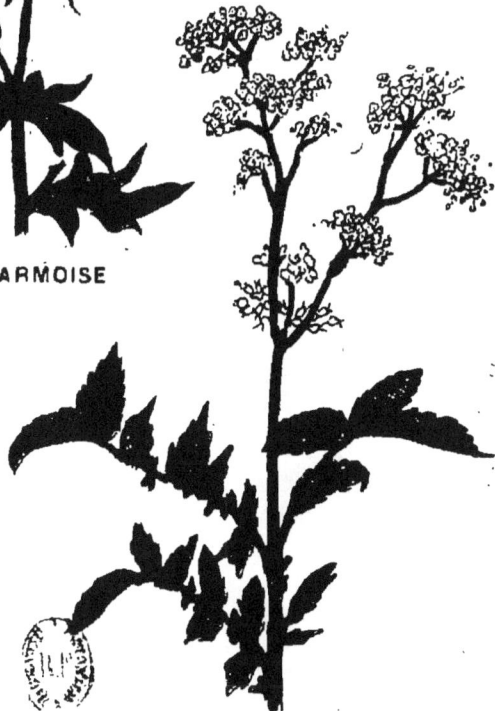

REINE DES PRÉS

chites, l'emphysème, la pleurésie chronique, la coqueluche, la goutte, le diabète. Son efficacité est plus que douteuse: en plus, ce traitement présente l'inconvénient d'agir dangereusement sur le cœur et les vaisseaux.

106. — AFFECTIONS BUCCALES. — La bouche peut être atteinte
des affections suivantes : *bec de lièvre, gingivite, gueule de loup, perforation palatine, stomatite.* (*Voir ces mots.*)

107. — AFFUSIONS. — C'est l'arrosage du corps au moyen d'un

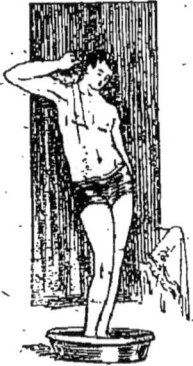

FIG. 105. — Ablu-
tion à l'eau
froide.

récipient à large ouverture avec
de l'eau froide ou chaude. L'eau
froide pendant cinq minutes agit
comme sédatif et stimulant. Après
l'affusion, essuyer énergiquement
et se mettre au lit en s'enveloppant dans une couverture de
laine ou s'habiller et faire de
l'exercice en plein air. L'eau
chaude à 25° agit comme sédatif;
à 30°, l'effet est stimulant. On
emploie les affusions chaudes ou
froides dans les fièvres éruptives,
la scarlatine, la fièvre typhoïde,
les fièvres intermittentes, les
névroses.

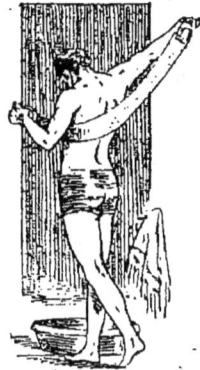

FIG. 106. — Friction
après ablution.

108. — AGACEMENT. — Lorsque les nerfs sont troublés, il se produit
une irritation générale, une impressionnabilité excessive. L'agacement a
pour cause les mauvaises fonctions de l'estomac, les excès, les troubles
moraux, l'anémie.

Traitement. — Le malade doit éviter tout surmenage physique et intellectuel et suivre le traitement suivant pour éviter la neurasthénie : Avant
chaque repas et le soir en se couchant, prendre une cuillerée à soupe de
Sédatif Tiber qui calme les nerfs. Après chaque repas, prendre une
cuillerée à café d'*Elixir Spark* pour éliminer toutes les âcretés. S'alimenter avec la *Tarvine* qui est un aliment phosphaté très reconstituant. Observer le *Régime Biologique*.

109. — AGACEMENT DES DENTS. — C'est un agacement local qui
provient de la mauvaise digestion qui rend acides les liquides de la
bouche. Négligée, cette acidité finit par détériorer l'émail et occasionner
la carie ou la chute des dents.

Hygiène curative. — Pour se débarrasser de cette irritation, il faut
nettoyer les dents avec la *Pâte Rodol* et se rincer la bouche avec
le *Dentifrice Rodol* qui neutralisent les liquides et conservent les
dents. Pour combattre la cause qui réside dans la mauvaise digestion, on prendra à chaque repas l'*Elixir Spark* pour faire cesser tous les
troubles digestifs. Observer le *Régime Biologique*, s'alimenter avec la *Tarvine* qui est un aliment phosphaté, excellent pour reposer l'estomac.

110. — AGE. — On le partage en quatre périodes : *l'enfance, l'adolescence, l'âge adulte et la vieillesse. Enfance :* pendant l'époque d'accroissement, donner du phosphate de chaux pour bien développer le système
osseux. Combattre le lymphatisme et l'herpétisme avec le *Sirop Tannodol*

4

ou l'*Huile de foie de morue*. — **Adolescence** : Eviter tout surmenage, instituer un régime abondant, tonique, fortifiant, parce que l'adolescent a besoin d'albumine; son régime doit comprendre des aliments azotés en quantité suffisante, mais on aura soin d'éviter la viande en *excès*, ce qui serait plus nuisible qu'utile. On doit insister sur la *Tarvine*, riche en phosphate naturel, et la donner deux à trois fois par jour : au petit déjeuner avec du lait, dans l'après-midi pour le goûter et le soir sous forme de bouillie ou potage. Le *Triogène For* convient admirablement en cas d'anémie. — **Age adulte** : Eviter les excès. Pour bien se porter, purifier le sang, surtout aux changements de saisons, avec le *Dépuratif Parnel*, supprimer l'usage des boissons alcooliques et des liqueurs; pour bien digérer, combattre la constipation et les troubles digestifs avec l'*Élixir Spark*. — **La Vieillesse** : Est l'époque d'affaiblissement de nos organes. Il faut peu de viande, mais un régime plutôt végétal. Prendre le *Triogène For* comme tonique et l'*Élixir Spark* comme digestif et contre la constipation. S'alimenter souvent avec la *Tarvine* qui est un aliment phosphaté, très reconstituant. Observer le Régime Alimentaire des Vieillards.

111. — AGE CRITIQUE. Retour d'âge, ménopause. — C'est la suppression naturelle des règles qui survient entre quarante-cinq et cinquante ans, mais cette date peut varier suivant les climats et diverses circonstances. L'âge critique ne survient pas brusquement. La femme constate bien avant quelques irrégularités : tantôt la menstruation est abondante, tantôt presque insignifiante et l'époque des règles n'est jamais la même. Lorsque les fonctions menstruelles cessent d'avoir lieu et les règles disparaissent, ce changement est souvent accompagné de malaises, de douleurs et même de troubles tels que : hémorragies, congestions, vertiges, palpitations, étouffements, chaleur subite au visage, gastralgies, troubles nerveux, constipation, neurasthénie, maux de tête, pesanteur dans le bas-ventre, maux de reins, lassitude, caractère triste. Les tumeurs, les engorgements ont souvent pour cause le retour d'âge. Mais la femme qui s'approche de cette période ne doit pas s'effrayer. Il est certain que la suppression d'une fonction importante ne se produit pas sans amener quelques troubles dans l'organisme, mais il est non moins certain que la femme en bonne santé traversera cette période critique très facilement et sans conséquences funestes si, à l'approche de la ménopause, elle a soin de suivre un traitement dépuratif dès qu'elle remarque un trouble ou un dérangement dans sa santé.

Hygiène préventive. — Généralement on emploie l'*Iodure de Potassium* ou des purgatifs drastiques, mais ces médicaments sont irritants et, pour ce cas, plus nuisibles qu'utiles. Le meilleur traitement préventif consiste à préparer l'organisme à ce changement et régulariser le cours du sang bien avant que les troubles n'apparaissent. A cet effet, la femme fera usage de l'*Elixir Spark*, qui agit comme digestif et décongestionnant, pour dégager le foie, rétablir les fonctions digestives, qui commencent à faiblir, et combattre la constipation; il faut absolument obtenir une selle tous les jours; si la constipation est opiniâtre, ajouter en plus quelques *Pilules Spark* le soir en se couchant. Pour combattre les engorgements dans les organes, causes très fréquentes de tumeurs, faire des injections vaginales avec de l'eau chaude et une cuillerée à bouche de *Spyrol Leber* par litre d'eau. — A l'époque supposée des règles, prendre la *Viburnine Galar* pendant cinq à huit jours. — En cas de faiblesse et d'anémie, prendre le *Triogène For* qui est le meilleur fortifiant. — S'il y a nervosité, agacement, maux de tête, il ne faut pas oublier que pendant cette période les troubles nerveux peuvent s'aggraver, amener à la folie. On les combattra de suite avec le *Sédatif Tiber* qui calme admirablement les nerfs. — S'il y a dartres, eczémas, bouffées de chaleur, transpiration fréquente pendant les nuits, on prendra le *Dépuratif Parnel* avant les repas, et l'*Elixir Spark* après les repas. Ces deux médicaments sont souverains pour combattre les troubles de l'âge critique.

Précautions hygiéniques. — Mener une vie régulière, éviter les émotions, les boissons alcooliques, les liqueurs, le café et faire un usage très modéré du vin. Exercice au grand air, prendre des bains tièdes avec le *Sel du Pérou*, des bains salés. Si la femme engraisse, ce qui arrive souvent à cette époque, il faut combattre l'embonpoint en buvant du *Thé Mexicain* du Dr *Jawas* et prendre des bains au *Sel Mexicain.* Observer le *Régime Biologique* et s'alimenter modérément. Le café, le chocolat et le cacao ne conviennent pas. Il faut les remplacer par la *Tarvine* qui est un aliment phosphaté, fort agréable sans être échauffant ni énervant.

112. — AGITATION. — Prendre le *Sédatif Tiber* pour calmer les nerfs. Voir *Agacement, Sommeil, Calmants.*

113. — AGONIE (grec *agôn*, combat). — Dernière lutte contre la mort. On ne doit pas oublier que l'intelligence et le sentiment persistent très souvent jusqu'au dernier moment de la vie et que le malade peut entendre tout ce qu'on dit. On évitera donc toute parole imprudente. Jusqu'à la fin on ne doit prodiguer que des paroles d'encouragement. Chez les agonisants le regard devient fixe, les traits sont sans expression, la parole est remplacée par un râle bruyant. On aura soin de rafraîchir les lèvres avec un linge humide, d'enlever les glaires de la bouche pour faciliter la respiration. Ne pas tourmenter le moribond par des soins inutiles si le médecin renonce à tout espoir.

114. — AIGREURS. Renvois, acides. — Ces indispositions proviennent d'une digestion pénible, d'un mauvais état de l'estomac et se produisent à jeun, ou après les repas ; les aigreurs sont souvent accompagnées de brûlures dans le creux de l'estomac. Elles sont la conséquence d'un mauvais régime alimentaire. Les personnes qui mangent beaucoup de crudités, de mets vinaigrés en sont généralement atteintes.

Traitement. — Pour se guérir, il faut commencer par supprimer les assaisonnements, toutes les crudités et observer le *Régime Biologique.* On peut prendre un peu de *Magnésie calcinée,* de *Poudre de charbon,* de *Bicarbonate de soude,* mais ces médicaments ne réussissent pas toujours et sont insuffisants, la seule médication qui convient est l'*Elixir Spark* et les *Cachets Polydigestifs Soker.* Ces deux médicaments guérissent parce qu'ils agissent sur la cause du mal et dissipent toute inflammation douloureuse du tube digestif.

Hygiène préventive. — Il faut éviter les purgatifs qui irritent davantage la muqueuse, et rendent les aigreurs plus douloureuses. Les personnes atteintes d'aigreurs ont la salive acide, ce qui abîme les dents et enflamme les gencives. Pour éviter toute altération et la carie des dents il faut les nettoyer avec la *Pâte Rodol* et se rincer la bouche avec le *Dentifrice Rodol*.

115. — AINE. — On désigne sous ce nom la partie du corps entre le haut de la cuisse et le bas-ventre. L'aine est souvent le siège d'adénites et de hernies. Chez les personnes grasses et les nourrissons il y existe souvent des rougeurs accompagnées de démangeaisons. Pour les éviter il faut donner des bains et saupoudrer avec la poudre de talc ou la *Poudre Dermatique Jener*. Ne pas employer la poudre de riz ou la poudre d'amidon qui se décomposent sous l'action de la sueur en produits irritants.

116. — AIR. — L'air est un mélange de gaz dont les principaux sont l'oxygène 21 0/0 et l'azote 78 0/0; il contient en outre de l'acide carbonique (3 litres par 10 mètres cubes), de l'argon 1,3 0/0, de la vapeur d'eau et des traces d'oxyde de carbone, mais il est rarement pur et se trouve toujours souillé de poussières, de fumées, de microbes, de substances minérales, de matières organiques, de champignons. La poussière, rare dans les montagnes, est très abondante dans les villes et constitue un danger pour la santé géné-

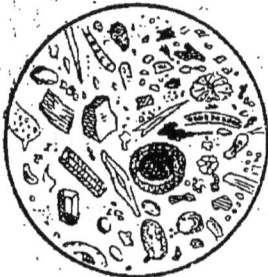

FIG. 107. — L'air contient des fragments de charbon, de coton, de sable, de plantes, d'insectes, on les voit au microscope.

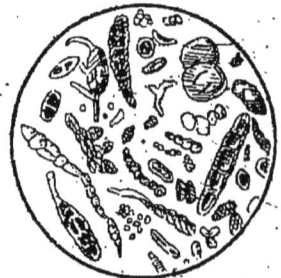

FIG. 108. — Champignons qui se trouvent dans l'air et qu'on voit au microscope.

rale puisque l'air, qui passe dans les poumons, est de dix mille litres par jour. Pour la diminuer on doit laver les rues au lieu de balayer, adopter le système de tout-à-l'égout et planter partout des arbres. Dans les appartements il faut éviter le balayage et pratiquer l'essuyage avec un linge humide.

117. — AISSELLE (latin *axilla*). — Creux qui se trouve sous le bras à l'endroit de la jonction avec l'épaule. Chez les scrofuleux, en cas de lésion du membre supérieur, les ganglions lymphatiques, qui s'y trouvent, s'engorgent facilement. Voir *Scrofule*.

118. — ALBUMINURIE. Néphrite, mal de Bright. — Elle est principalement caractérisée par la présence dans l'urine d'une substance analogue au blanc d'œuf, l'*albumine*, qui lui est absolument étrangère à l'état normal. L'urine mousse beaucoup.

L'albumine peut être passagère et survenir à la suite d'un refroidissement, d'une colère, d'une contrariété ou de fièvre scarlatine; dans ce cas c'est l'albuminurie à l'état aigu qui se dissipe par quelques soins appropriés et ne constitue pas une maladie, mais lorsque les reins sont congestionnés l'albumine persiste; elle est due alors à une inflammation particulière des reins et constitue l'albuminurie chronique qui porte le nom de *maladie de Bright*. L'albuminurie est fréquente dans les maladies du

foie, du cœur, quelquefois pendant la grossesse, dans les maladies infectieuses, les fièvres typhoïdes, la pneumonie, l'érysipèle, etc.

Dans sa circulation rapide, le sang, après avoir pris des éléments du
dehors, laisse filtrer à travers les vaisseaux qui le renferment, et au
moyen de glandes, les résidus des
nombreuses combinaisons chimiques
dont l'organisme est le siège. Les
reins sont chargés de cette fonction.
Supposez que ce filtre laisse passer à
travers ses mailles des éléments auxquels, à l'état normal, il ne livre pas
passage et vous aurez la physiologie de
l'albuminurie.

C'est ce qui arrive dans la congestion
des reins. Les vaisseaux sanguins laissent passer l'albumine, qui est un des
éléments essentiellement nutritifs de
l'organisme : d'où, appauvrissement du
sang, qui conduit fatalement à la mort,
si la maladie n'est pas enrayée par un
traitement énergique.

Symptômes. — Les symptômes de
cette maladie sont les suivants : le malade éprouve une douleur sourde, confuse, dans la région des reins, des maux

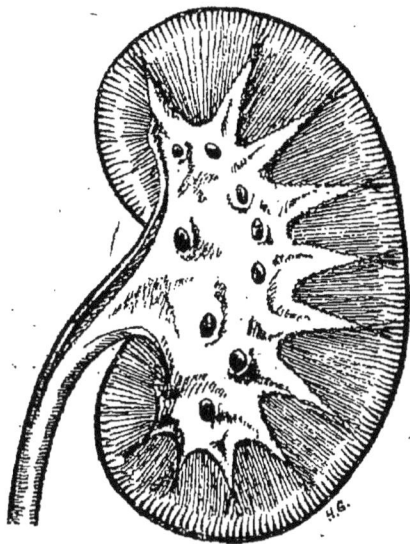

FIG. 109. — Coupe du rein.

de tête, une diminution progressive des forces, les empâtements locaux aux
paupières, aux chevilles, aux parties sexuelles, l'hydropisie généralisée,

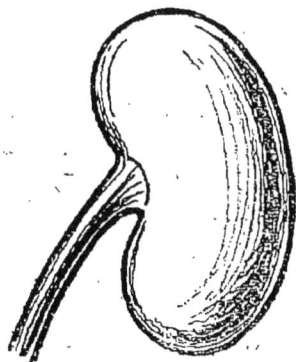

FIG. 110. — Rein normal.

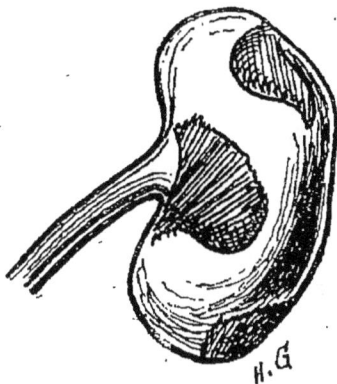

FIG. 111. — Rein ulcéré.

les troubles du système nerveux, la névralgie, la paralysie, la convulsion,
des complications du côté du cœur, de l'appareil digestif, des poumons;
le caractère devient triste, irritable, le sommeil est mauvais, la vue faiblit.

Dès le début de la maladie, l'enflure gagne le visage, ensuite les mains
et tout le corps. Lorsque le rein est trop fatigué, l'urine peut se mêler au
sang et provoquer l'*urémie*, qui est une véritable infection du sang par
les éléments de l'urine.

Recherche de l'albumine. — Pour savoir si on est atteint d'albuminurie on doit rechercher dans l'urine si elle contient de l'albumine. On peut reconnaître la présence de l'albumine en faisant bouillir un peu d'urine dans un tube en verre avec quelques gouttes d'acide azotique. Sous l'influence de la chaleur, l'albumine est précipitée et forme un dépôt blanc.

Hygiène. — **Soins généraux.** — L'albuminurie chronique est fréquente chez les grands buveurs d'alcool, d'eau-de-vie, de vin ou de bière; le rein, chargé de l'élimination de ces produits se fatigue, s'enflamme et perd, en définitive, son épithélium, qui s'opposait au passage de l'albumine du sang.

Le malade devra donc renoncer à ces boissons, éviter tout aliment irritant qui augmentent l'albumine et aggravent la maladie.

Au début, il est indispensable d'observer le *Régime Lacté absolu*, c'est-à-dire pour toute nourriture ne donner que du lait. Lorsqu'on observe une amélioration, on permettra du pain, des aliments préparés au lait : tapioca, riz, chocolat, fromage; il faut surtout faire usage de la *Tarvine*, farine alimentaire phosphatée, précieuse dans l'albuminurie et le régime lacté; lorsque l'amélioration continue et que l'albumine a fortement diminué, on peut permettre les autres aliments tels que légumes, viandes. A partir de ce moment, le malade devra observer le *Régime Spécial* des *Albuminuriques* pendant quelques mois pour ne pas fatiguer les reins, afin qu'ils puissent de nouveau accomplir normalement leur fonction. Pour éviter l'albuminurie au cours d'une maladie infectieuse, donner à boire au malade beaucoup de lait, seul et avec la *Tarvine*, farine alimentaire phosphatée.

Le malade portera des vêtements chauds de flanelle pour se protéger contre le froid et pour favoriser la transpiration, ce qui dégage les reins et facilite leur tâche, la peau et le rein accomplissant la même fonction. Éviter avec soin les refroidissements, l'humidité, les courants d'air et faire quelques exercices modérés dans un lieu sec et chaud. Éviter les bains par crainte d'un refroidissement. Tous les jours, faire des frictions sèches sur tout le corps.

Traitement. — On soigne ordinairement l'albuminurie avec la *Noix Vomique*, l'*Iodure de Potassium*, le *Calomel*, le *Sulfate de Spartéine*, des purgations drastiques, le *Lactate de Strontiane*, le *Tannin*, l'infusion de fleurs de genêt, mais ces traitements sont tous irritants et par là le plus souvent nuisibles.

Dans cette maladie grave, on doit éviter tout médicament pouvant provoquer l'irritation pour ne pas l'aggraver. La seule médication efficace qu'on doit conseiller est le *Dépuratif Parnel*, l'*Elixir Spark* et la *Tisane Orientale*. Quelles que soient la cause et la nature de l'albuminurie, ce traitement la guérira. Le malade prendra, avant chaque repas, une cuillerée à bouche de *Dépuratif Parnel* qui a pour but de purifier le sang et d'éliminer les poisons qui encombrent les reins.

Immédiatement après les repas, une cuillerée à café d'*Elixir Spark* pour éliminer l'albumine et toutes les impuretés qui se sont déposées dans les intestins. Il régularise les fonctions digestives et combat la constipation.

Dans la journée et aux repas, boire la *Tisane Orientale Soker* qui est un diurétique précieux pour laver les reins.

Lorsque les complications telles que l'hydropisie, le gonflement des jambes, seront survenues, il faudra augmenter la dose des remèdes. Ce traitement fait disparaître graduellement l'œdème, les suffocations et les signes extérieurs de l'albuminurie. Il rétablit la fonction normale des reins et la circulation du sang.

119. — RÉGIME SPÉCIAL DES ALBUMINURIQUES
Dans les néphrites chroniques, mal de Bright
Aliments défendus aux albuminuriques.

Bouillons gras.	Les poissons.
Potages gras.	Les crustacés.
Toutes les viandes.	Les mollusques.
Les viandes saignantes.	Le gibier.
Le ris de veau.	Les fromages faits.
Le foie de veau.	Le sel.
Le jus de viande.	Le poivre.
Les aliments gélatineux.	Le vinaigre.
Les conserves.	La moutarde.
La charcuterie.	La bière.
Le jambon.	Le vin pur.
Les légumes et les fruits acides.	Les liqueurs.
L'oseille, la tomate, les asperges.	Les eaux-de-vie.
Les radis, les oignons.	Le thé trop fort.
Les champignons.	Le café trop fort.
Les truffes.	

Le sel étant nocif, il faut cuire les aliments et les consommer sans sel; on peut se permettre pour le suppléer quelques condiments.

Aliments recommandés aux albuminuriques.

Les féculents mais toujours en purée.	Les macaronis.
Les légumes cuits mais en purée.	Les nouilles.
Les fruits cuits en compote.	Les pâtes alimentaires.
Les œufs toujours très cuits.	Les bouillies au gruau de blé.
La purée de haricots.	— d'avoine.
— de lentilles.	— de maïs.
— de pommes de terre.	— d'orge.
La Tarvine, farine alimentaire phosphatée.	— de riz.
	Le pain grillé.

Légumes.

La purée de carottes.	Les laitues cuites.
— de julienne.	Les navets cuits.
— de haricots verts.	Le céleri au jus.
— de petits pois.	Le beurre.
— d'épinards.	Les crèmes cuites.
La salade cuite.	La crème fraîche.
Les artichauts cuits.	Le fromage frais.

Boissons.

Comme boisson on peut prendre du lait, de l'eau, des tisanes et surtout la Tisane Orientale Soker, du thé léger, du café léger. Aux repas, assainir l'eau de boisson avec la Septiline.

Le lait sera coupé avec de l'eau alcaline. On prépare une eau alcaline en faisant fondre 5 grammes de bicarbonate de soude dans un litre d'eau filtrée. On peut se permettre de temps en temps un peu de vin blanc, toujours coupé *largement* avec de l'eau alcaline, mais *jamais* pur.

Lorsque l'albumine a fortement diminué, on peut se permettre un peu de viande; on choisira :

Les viandes blanches.	Les viandes braisées.
Les viandes gélatineuses.	Le bœuf à la mode.
Les volailles.	Le veau en gelée.
Le veau.	La poule au riz.
Le porc,	Le lapin.
mais *toujours très cuites.*	*La viande saignante est absolument défendue.*

Tous ces aliments seront très cuits et sans aucune addition de sel de cuisine; on les consommera sans ajouter de sel qui est nuisible aux reins.

120. — ALCOOLISME. — Affection causée par l'usage fréquent des boissons alcooliques. L'alcool est un poison et toutes les boissons alcooliques produisent à la longue un empoisonnement lent. En plus de l'alcool, les boissons telles que le vin, la bière, le cidre, les apéritifs, les liqueurs contiennent des éthers et des essences qui provoquent des inflammations du côté du foie et de l'estomac. La consommation d'alcool augmente chaque année. En France, on consomme plus de 5 millions d'hectolitres d'eau-de-vie à 40°, sans compter les boissons fermentées telles que le vin, la bière, le cidre. Cela fait plus de 30 litres d'alcool à 100° par tête. Le nombre des cabarets augmente chaque année; en 1897, on comptait plus de 500.000 cabarets. On compte 1 cabaret pour 46 habitants ou 15 adultes dans le

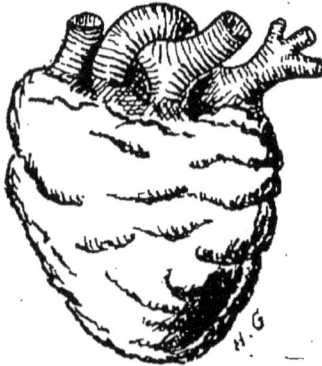

FIG. 112.
Cœur graisseux chez les buveurs d'alcool.

Nord, 1 cabaret pour 70 habitants ou 22 adultes dans la Seine-Inférieure. A Paris, il y a 30.000 cabarets, ce qui fait 1 cabaret pour moins de 3 maisons! En comptant 4 francs le litre de 40 petits verres d'eau-de-vie, on trouve que la classe ouvrière prélève sur son salaire, durement et péniblement gagné, une somme de 1 milliard 1/2 de francs. Pour avoir une idée sur les apéritifs, il suffit de savoir qu'en 1896 on a consommé 190.000 hectolitres d'alcool à 90° pour fabriquer l'absinthe.

121. — Alcoolisme aigu. Ivresse. — L'absorption exagérée de boissons alcooliques produit une excitation des idées et des actes à laquelle succède un affaissement général avec difficulté de se tenir en équilibre ou de se mouvoir. L'ivresse provoque la

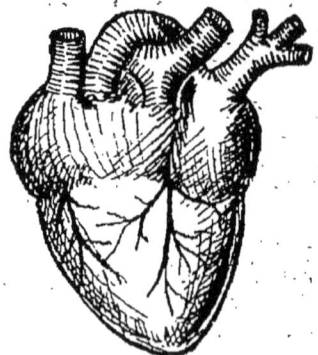

FIG. 113. — Cœur sain.

perte complète des sentiments et peut avoir des suites très graves et même mortelles. Pour dissiper l'ivresse, il faut faire vomir, soit à l'aide d'ipéca, soit en introduisant le doigt dans le gosier; prendre ensuite une tasse de thé ou de camomille, faire boire par gorgées un verre d'eau sucrée dans laquelle on a versé une cuillerée à café de bicarbonate de soude. Le café noir non sucré est très utile. Si le cas est sérieux, après avoir fait vomir le malade, il faut le coucher, desserrer les vêtements, tenir la tête élevée et donner beaucoup d'air; pratiquer des frictions très énergiques sur la peau. L'ivresse est une dégradation morale qui fait descendre l'homme au-dessous du niveau de la bête; celui qui boit avec excès se couvre de mépris et s'expose à des maladies très graves telles que la folie. On peut combattre la tendance de boire par la *Tirosine* qui est efficace; on la donne à l'*insu du buveur* dans un liquide quelconque: bouillon, vin, bière, thé, café, etc.

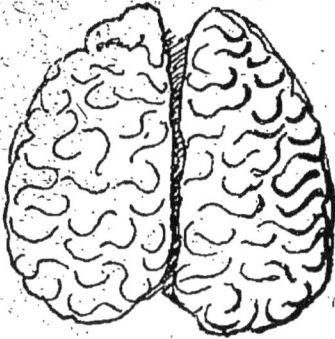

Fig. 114. — Cerveau sain.

La *Tirosine* est tout à fait inoffensive. On peut la donner en toute confiance, c'est un calmant qui agit sur le goût et enlève l'envie de boire.

Alcoolisme chronique. — L'alcool est toujours nuisible. Lorsqu'on boit tous les jours une petite quantité d'alcool, lorsqu'on absorbe des liqueurs alcooliques, du vin, de la bière, du cidre, etc.; l'organisme entier subit un empoisonnement lent et inapparent qui aboutit à l'alcoolisme chronique. L'alcool a une action destructive sur tout l'organisme; il décompose le sang et altère tous les organes: l'estomac, le foie, les voies respiratoires et surtout le système nerveux. Le *cœur* augmente de volume, se couvre d'une couche de graisse, les battements deviennent sourds, le pouls irrégulier et faible; les artères ont les parois dures qui se déchirent facilement. L'*estomac* ne digère plus, il est

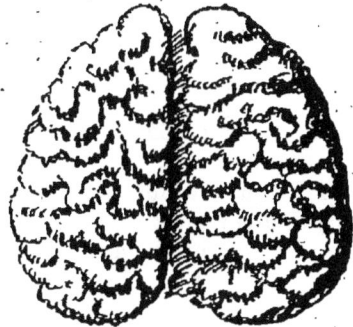

Fig. 115. — Cerveau chez l'alcoolique.

dilaté par l'abus de la bière et rétréci par les boissons alcooliques; les glandes dans les deux cas sont altérées ainsi que leur sécrétion; il s'en suit des vomissements d'un liquide bileux ou glaireux et du sang; le *foie* est congestionné et peut amener la jaunisse et des hémorragies; le ventre enfle, l'intestin est enflammé d'où une diarrhée avec une perte de sang; les mains tremblent, l'intelligence diminue, la mémoire faiblit, la parole s'embarrasse, la force disparaît et le caractère devient violent, querelleur; l'appétit est nul. L'alcoolique perd toute notion morale, tout sentiment et est réduit au dernier degré d'abrutissement; il est pris de convulsions, d'épilepsie et finit souvent par la folie. L'alcoolisme chronique débute par des pituites, des crampes dans les mollets et des cauchemars.

L'alcoolique a le sommeil troublé par des visions terribles, au réveil sa tête est lourde, les oreilles sifflent et bourdonnent; il a des vertiges, les yeux sont rouges, injectés de sang, le cœur et les reins sont atteints de dégénérescence graisseuse; il éprouve une sensation de brûlure au creux de l'estomac et à la gorge; il est pris le matin de vomissements glaireux et peu abondants, vulgairement appelés *pituite*. La nuit, il a souvent des crampes dans les mollets, des sueurs profuses de la face et du thorax. Le larynx est congestionné; la voix est rauque, éraillée, avec toux pénible et le prédispose à la phtisie. La gorge est irritée, la langue rouge, crevassée, augmente de volume et perd le sens du goût. Le nez et les joues prennent une coloration exagérée; le nez se couvre de boutons et devient volumineux, *nez vineux*, *nez en betterave*. L'état mental s'aggrave, les tremblements augmentent et l'alcoolique est pris de paralysie ou succombe à une attaque de délire furieux, *delirium tremens*.

L'alcoolisme est un désastre social dont les ravages retentissent sur les générations futures; il est la principale cause de la dégénérescence de la race humaine. Les enfants des alcooliques sont exposés à toutes les tares physiques et morales; dans le premier âge ils meurent souvent de convulsions ou, s'ils en échappent, sont atteints d'une maladie telle que la surdité, la méningite, l'épilepsie, l'idiotie, l'hypocondrie, la phtisie, etc. L'alcool mène au vol, à l'assassinat, au suicide. Presque la moitié des aliénés hospitalisés dans les asiles sont des alcooliques. Pour se guérir de l'alcoolisme chronique, il faut combattre les troubles digestifs par l'*Elixir Spark*, observer le *Régime Biologique*. Contre les troubles nerveux, donner le *Sédatif Tiber;* en outre, il faut supprimer la cause et ne boire que de l'eau qui est la meilleure des boissons.

ALÈZE. — Drap usagé qu'on emploie pour garnir le lit d'un malade pour l'avoir toujours bien propre.

122. — ALGIDITÉ (latin *algidus*, glacé). — Abaissement de la température du corps. Tandis que la température à l'intérieur du corps, prise dans l'anus au moyen d'un thermomètre, est supérieure à la normale, le corps se refroidit de plus en plus et peut descendre au-dessous de 30°. On observe l'algidité dans le *choléra*, dans l'empoisonnement par le *chloral*.

Traitement. — Envelopper le malade dans une couverture de laine et frictionner dessus; donner des stimulants, thé, café, mélisse bien chauds, au besoin des bains sinapisés.

123. — ALIÉNATION MENTALE. — On désigne sous ce nom plusieurs affections cérébrales telles que la démence, l'idiotie, l'imbécillité, la folie qui se traduisent par la perte temporaire ou définitive de l'intelligence, des troubles de la volonté et de la sensibilité. Le malade n'a pas de fièvre et ses fonctions nutritives sont normales. L'aliénation mentale peut être aiguë ou chronique et se déclare rarement d'une façon subite; elle est toujours précédée de malaises, de tristesse. L'état aigu se guérit et la guérison peut être progressive ou brusque. Lorsque la maladie passe à l'état chronique, l'état général paraît plutôt favorable, l'individu engraisse, prend des forces, sa peau est d'une coloration terreuse. Cette maladie peut être causée par l'hérédité, surtout maternelle, l'exaltation religieuse, l'alcoolisme, par une maladie du crâne, l'érysipèle, une maladie de matrice, l'insolation. Elle se déclare ordinairement vers l'âge de la puberté, à

30 ans, à l'âge critique. L'individu prédisposé à l'aliénation mentale présente quelques tares physiques ou morales, la taille est au-dessous de la moyenne, il est atteint de cécité, de strabisme, de bec-de-lièvre, d'hydropisie du cerveau, d'hydrocéphalie, de microcéphalie (tout petit cerveau); son intelligence est médiocre, le développement physique et moral laisse à désirer; l'activité générale est soit surexcitée, soit déprimée; il a des hallucinations, des idées délirantes, des illusions, des impulsions, etc.

Traitement. — Lorsque le malade est trop agité on le soigne avec des bains prolongés. Pour maintenir le malade dans la baignoire on recouvre celle-ci avec un couvercle en toile pourvu d'une ouverture pour laisser passer la tête; on garde le malade couché le plus longtemps possible dans son lit, on donne des lavements chauds à 40° qui décongestionnent le cerveau. Dans les cas chroniques et calmes on prescrit la gymnastique, le jeu et des douches. Ne jamais contrarier le malade dans ses idées, mais détourner sa pensée par des distractions et occupations; éloigner le malade de sa famille. Pour obtenir l'internement il faut remplir les formalités suivantes : présenter un certificat de médecin n'ayant pas quinze jours d'existence, des pièces pour justifier l'identité du malade, une demande contenant l'état civil du malade, l'âge, le nom, la profession, le domicile, le degré de parenté ou la qualité de la personne qui demande l'internement. Pour faire sortir le malade il faut l'attestation du médecin de l'établissement que le malade est guéri ou une demande faite par le conjoint, les enfants, les parents, le conseil de famille.

Pour les enfants prédisposés à l'aliénation mentale, il faut une vie à la campagne, une vie sobre, des exercices physiques, éviter les émotions et supprimer toutes les boissons alcooliques, vin, bière, cidre.

ALIMENTATION. — Voir *Régime*.

124.— ALLAITEMENT. — L'Allaitement est dit *maternel,* si l'enfant est nourri par la mère, *mercenaire,* si l'enfant est nourri par une nourrice, et *artificiel,* si l'enfant est allaité par le lait d'un animal domestique au moyen d'un biberon. Mais, quel que soit le mode d'allaitement, les enfants du premier âge ne doivent être nourris qu'avec du lait ; celui de la femme, mère ou nourrice, est toujours préférable ; à défaut, on a recours au lait des animaux. Dans aucun cas on ne doit aller contre cette loi naturelle, à savoir que le lait doit constituer la seule et l'unique nourriture tant que l'enfant n'aura pas de dents. — Voir *Lait.* — Plusieurs accidents graves et même des cas mortels ont été signalés chez les petits enfants auxquels on avait donné trop tôt une autre nourriture que du lait. Il faut bien retenir qu'aucun aliment ne peut remplacer le lait et que la bouche de l'enfant est faite pour la succion. Souvent, par ignorance ou faiblesse, parce que l'enfant crie, et supposant que le lait de la nourrice n'est pas suffisant, craignant que l'enfant n'ait faim, on donne aux petits enfants des soupes, des bouillies indigestes que le pauvre nourrisson est incapable de digérer, incapable de supporter, et l'enfant succombe. Toute femme, qui n'est pas atteinte d'une fièvre, qui n'est pas phtisique, doit nourrir son enfant, si elle a du lait. Elle assure à son enfant une sécurité plus grande contre la mort, qui frappe terriblement les nourrissons, et rétablit mieux sa propre santé. Voir *Allaitement maternel*.

125. — ALLAITEMENT ARTIFICIEL. — Ce mode d'allaitement donne des résultats remarquables, s'il est pratiqué avec tous les soins

voulus, et *il ne faut pas hésiter de le préférer à l'allaitement mercenaire.*
Si, jusqu'à ces dernières années, la mortalité des enfants élevés au biberon était considérable, elle était uniquement due à la mauvaise hygiène,
à l'ignorance de la mère, qui comprenait mal la manière de pratiquer
ce mode d'allaitement. Le lait, qui contient déjà par lui-même des
germes nuisibles, était mis dans des biberons plus ou moins propres,
ce qui augmentait le danger et le nourrisson succombait à la suite d'une
gastro-entérite, d'une diarrhée verte ou de choléra infantile. Souvent aussi
l'enfant est suralimenté et la suralimentation constitue également un grand
danger pour les jeunes enfants. Pour faire disparaître les causes de tant
de ravages on ne donnera jamais de lait cru, mais du *lait stérilisé* parce
que seule la chaleur peut détruire les micro-organismes.

Choix du lait. — C'est le lait de vache qui est le plus ordinairement
employé. Il doit être donné tiède à la température de 38° centigrades,
température à laquelle il se trouve dans le sein de la mère. On le fera
tiédir en plongeant la bouteille pendant quelques minutes dans de l'eau
chaude. On doit toujours *goûter* le lait *avant* de le donner à l'enfant pour
s'assurer qu'il n'est pas trop chaud et qu'il n'a pas mauvais goût.

Eviter le lait de brebis qui est trop fort et forme dans l'estomac, en se
coagulant, des gros caillots trop résistants; le lait de chèvre a un
goût désagréable; le lait d'ânesse est bon, mais il est difficile de se le
procurer. Il est préférable de ne pas couper le lait avec de l'eau, comme
on a la tendance de le faire. Il faut le donner tel quel; tous les nourrissons
le digèrent et le supportent bien. Si l'enfant digère mal, on peut ajouter
au lait un quart d'eau sucrée, mais on aura soin de prohiber les coupages
avec des décoctions qui fatiguent le nourrisson. Si on coupe le lait, il faut
ajouter l'eau au lait avant de le stériliser, mais jamais au lait déjà stérilisé. Il est très utile de donner aux enfants une petite cuillerée à café
d'eau alcaline et mettre une pincée de *bicarbonate de soude* dans du lait
avant de le stériliser.

Biberon et tétine. — On doit choisir un biberon facile à nettoyer et ne
contenant pas de tube en caoutchouc, dont l'emploi est très dangereux.

Le biberon doit comprendre une bouteille en verre résistant, afin de
supporter la chaleur, et une tétine, en
caoutchouc de bonne qualité, percée
d'un ou de deux orifices. Sa contenance
doit être de 100 à 200 grammes,
quantité de lait nécessaire pour un
seul repas. On ne doit jamais employer
pour le repas suivant le lait qui est
resté en vidange dans un flacon du

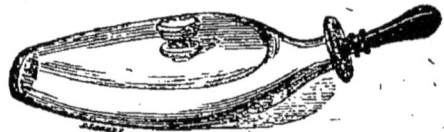

FIG. 116. — Biberon.

repas précédent, parce que dans le lait stérilisé en vidange, les microbes
de l'air se développent avec une rapidité incroyable et il devient dangereux
pour les jeunes enfants; il faut tenir le biberon dans une propreté absolue;
s'il reste la moindre parcelle de lait, elle sera infectée dans l'intervalle
d'une tétée à l'autre et, par sa présence, contaminera le lait qu'on y versera pour stériliser.

Laver le biberon, la tétine à l'eau chaude avant et après chaque repas
et bien rincer à plusieurs eaux pour qu'il n'y reste pas une goutte de
lait, qui pourrait se décomposer et donner naissance à des ferments dan-

gereux. Après chaque tétée, laver le biberon à l'eau chaude, ensuite le plonger dans une petite casserole d'eau froide; faire bouillir le tout pendant un quart d'heure, laisser refroidir et ne retirer le biberon qu'au moment du besoin. Ne jamais toucher le goulot avec les doigts. La tétine sera, après chaque tétée, lavée avec de l'eau bouillie chaude à laquelle on ajoute une toute petite quantité de cristaux de soude; ensuite — on ne doit jamais laisser la tétine à l'air libre, parce qu'elle serait pleine de microbes nuisibles — on la plonge dans un verre d'eau bouillie qu'on couvre et où elle reste jusqu'au moment de s'en servir.

On peut employer la tétine simple avec un seul orifice pour laisser passer l'air et le lait et dont le prix est peu élevé. Le lait arrive pendant la succion, l'air arrive dans l'intervalle. La meilleure tétine est celle qui peut s'adapter sur toutes les bouteilles On ne doit jamais transvaser le lait sté-rilisé d'un flacon à l'autre parce que l'air

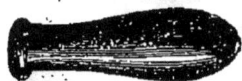

FIG. 117. — Tétine.

le corromprait. Il doit être à l'abri de l'air et rester dans le flacon où il a été préparé. Voir *Stérilisation*. Chaque flacon de lait doit être soigneusement bouché et conservé au frais, mais on doit toujours faire tiédir au bain-marie le flacon au moment du repas.

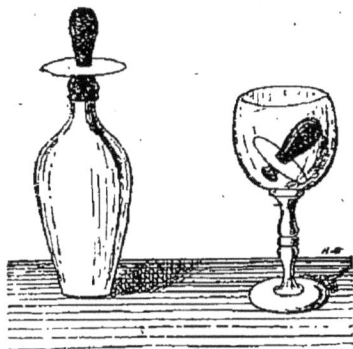

FIG. 118. — Après la tétée, la tétine doit être plongée dans un verre d'eau bouillie.

Le nourrisson supporte très bien du lait pur, mais si l'on désire le couper on doit le faire avec de l'*eau bouillie* et filtrée et toujours *avant* la stérilisation. Si on donne à l'enfant du lait stérilisé du commerce, on doit le vérifier pour s'assurer qu'il est bon : il doit avoir bon aspect, sa couleur ne doit pas être foncée, il ne doit pas être caillé, et ne doit dégager à l'ouverture ni gaz, ni mauvaise odeur. Après l'avoir fait tiédir et avant de le déboucher, on doit agiter le flacon pour diviser la crème qui est remontée à la surface.

Les repas seront réglés. — Eviter la suralimentation qui est aussi dangereuse qu'une mauvaise alimentation. Si la tétée est trop prolongée et a lieu à des intervalles trop rapprochés, l'enfant ne pourra digérer et aura des regurgitations, des vomissements, la diarrhée. Il est donc absolument indispensable de régler le repas, c'est-à-dire la quantité de lait à donner, et les intervalles, c'est-à-dire l'heure des tétées. On donnera le biberon lorsque le précédent a été bien digéré, c'est-à-dire toutes les deux heures pendant les premiers mois et ensuite toutes les 3 heures et une à deux fois la nuit. La personne qui prépare les biberons, touche les tétines et soigne les repas du nourrisson doit être très propre et ne doit pas oublier de *se laver et de se savonner les mains avant* de toucher à quoi que ce soit; il faut être minutieuse, très soigneuse et pour soi-même et pour tous les objets que l'on emploie dans l'allaitement artificiel. Ce n'est que dans ces conditions que l'enfant sera toujours bien portant, n'aura pas de diarrhée et se développera gros et gras à la grande joie de ses parents.

126. — STÉRILISATION. — Pourquoi on doit stériliser le lait. — On trouve dans le lait cru deux variétés de microbes : 1° des *micro-*

organismes pathogènes, qui peuvent transmettre des *maladies infec-tieuses* : la *fièvre typhoïde*, la *diarrhée infantile*, la *tuberculose*, la *diphtérie*, la *rougeole*, la *scarlatine*, la *pneumonie*, etc. Ces microbes proviennent soit de la vache elle-même si elle est malade, soit des gens qui soignent les animaux, soit de l'eau avec laquelle on lave les récipients et provoquent des maladies graves; *seule, la chaleur peut détruire ces microbes*, mais il faut porter la température à 100°. — 2° des *micro-organismes non pathogènes*, qui provoquent la fermentation et empêchent la conservation. Pour détruire ces microbes, il faut une tem-pérature de 110° à 115°. Il est donc indispensable de stériliser le lait si l'on veut éviter une maladie infectieuse et préserver le nourrisson d'une

affection grave d'estomac et d'in-testin, qui sont la principale cause de la mortalité. C'est également par le lait cru que l'on contracte la tuberculose et que l'on devient poitrinaire. Mais il ne faut pas confondre l'ébullition avec la sté-rilisation. Le lait bout à 80° et cette température n'est pas suffi-sante pour atteindre les *microbes pathogènes*, tandis que par la sté-rilisation on arrive à 120°, tempé-rature nécessaire pour détruire sûrement ces microbes. Pour sté-riliser on chauffe le lait au bain-marie dans un vase clos. Distribuer le lait dans des petites bouteilles et de la contenance selon l'âge de l'enfant. On les remplit aux trois quarts seulement. On doit sté-ri-

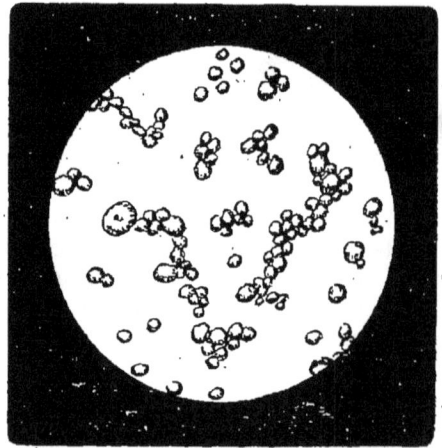

FIG. 119.
Une goutte de lait vue au microscope.

liser le lait dès qu'on le reçoit. La stérilisation doit durer 45 minutes au moins. On détruit ainsi les ferments lactiques et les autres germes qui pouvaient infecter le tube digestif et on peut l'employer avec confiance pour l'allaitement artificiel. Pour la stérilisation du lait devant être con-sommé dans les 24 heures, on emploie des appareils spéciaux, des stérili-sateurs. Le plus employé est l'appareil Soxhlet qui comprend : 1° des flacons en verre recuit, pour qu'ils puissent supporter la température élevée sans éclater, et contenant juste la quantité de lait pour un seul repas ; 2° des disques en caoutchouc rouge de 3 à 4 millimètres d'épais-seur, appelés *obturateurs*, pour boucher hermétiquement les flacons; 3° des capsules métalliques avec lesquelles on coiffe les bouteilles pour maintenir en place la rondelle en caoutchouc pendant la stérilisation; 4° d'une marmite en tôle émaillée munie d'un couvercle. Dans la marmite se trouve un cercle percé de plusieurs trous pour poser les bouteilles à stériliser. On fait bouillir 45 minutes, l'air s'échappe de la bouteille pen-dant l'ébullition et, pendant le refroidissement, par le vide qui s'est formé, le disque en caoutchouc se déprime, adhère fortement à la bouteille et la ferme hermétiquement. On a construit plusieurs appareils basés sur ce procédé. Lorsque la stérilisation a été bien faite, le disque en caoutchouc doit être déprimé. Mais, ainsi stérilisé, le lait ne pourra pas se conserver longtemps et doit être employé dans les 24 heures. Pour conserver du lait plus longtemps et pouvoir le transporter sans craindre une fermentation et une décomposition, il faut le soumettre à une température supérieure à 100° et même atteindre 115°, le laisser bouillir pendant 30 minutes et le boucher hermétiquement. On obtient cette stérilisation *absolue* en chauffant le lait dans un bain-marie salé (350 grammes de sel par litre d'eau) pendant une heure. On remplit le flacon aux trois quarts, on le bouche hermétiquement avec un bon bouchon, on attache le bouchon, comme pour le champagne, avec un fil de fer, on plonge la bouteille ainsi préparée dans le bain-marie salé — la bouteille doit être complètement submergée — et on fait bouillir. On atteint ainsi la température de 180° et tous les microbes se trouvent détruits. Ce procédé indiqué par M. Legay, de Lille, donne une stérilisation absolue. Les expériences du Dr Henri de Rothschild ont confirmé l'excellence de ce moyen.

Le lait stérilisé est plus digestif et plus assimilable que le lait bouilli ou cru. Le lait bouilli est trop concentré et plus lourd, parce que par l'ébullition, le liquide s'évapore et son volume diminue, tandis que ses éléments constitutifs restent les mêmes. Or dans la stérilisation, le volume ne diminue pas. Quant au lait cru, non seulement l'enfant peut être atteint d'une affection contagieuse mettant sa vie en danger (tuberculose, diphtérie, fièvre typhoïde), mais il absorbe en outre les bactéries de la fermentation lactique, qui rendent le lait acide et indigeste, d'où la diarrhée, les vomissements, les regurgitations.

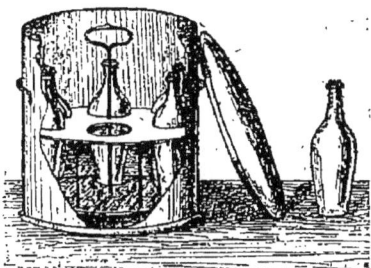

Fig. 120. — Appareil pour stériliser le lait.

Les premiers temps, le nourrisson boit peu à la fois. On doit augmenter la quantité à mesure qu'il grandit (consulter le tableau que nous donnons dans l'*allaitement maternel*). Si l'on fait usage d'un appareil pour stériliser le lait, on doit, après chaque tétée, rincer et nettoyer avec soin dans de l'eau bouillie et chaude, légèrement alcalinisée par une petite quantité de cristaux de soude, le flacon, la tétine, la soupape. Voir *Enfant, Accroissement* et *Poids du nourrisson.*

127. — ALLAITEMENT MATERNEL. — Le devoir de la femme qui a du lait est d'allaiter son enfant. C'est même son propre intérêt. Plusieurs maladies des femmes proviennent de ce que la femme n'a pas nourri son enfant. En faisant passer son lait, elle empêche l'évolution de l'appareil de la gestation, supprime une fonction naturelle et se remet plus difficilement de ses couches. Son lait se transforme en graisse. L'embonpoint excessif, l'obésité chez la femme n'ont souvent d'autres causes. Le défaut d'allaitement donne souvent des maladies du bas-ventre, des pertes sanguines, des affections utérines. Au contraire, l'allaitement purifie le sang, fait disparaître la nervosité, l'anémie, les migraines; la femme se trouve embellie. La sécrétion du lait chez les accouchées amène un peu de lassitude et de courbature qui sont passagères et disparaissent dans les 24 heures, quand la femme nourrit. Le lait de femme contient par litre : eau, 890 grammes ; caséine, 28 grammes ;

beurre, 25 grammes; sucre de lait, 53 grammes; sels minéraux, 4 grammes.

Comment on donne à téter. — Pour présenter l'enfant au sein on ne doit pas attendre plus de 6 heures après la délivrance, sinon les seins se gonflent et durcissent, la succion deviendra plus difficile et occasionnera des crevasses. Voir *Bout de sein*. Autant que possible, ne rien donner avant la première tétée; dans tous les cas, éviter l'eau de fleurs d'oranger qui donne des coliques et préférer l'eau sucrée. Si le lait n'arrive pas le premier jour, on doit nourrir l'enfant avec de l'eau sucrée à laquelle on ajoute un quart de lait. Les premières tétées rendent les mamelons plus souples, les développent et régularisent la lactation. Le premier lait de la mère facilite l'évacuation des matières noirâtres — *meconium*. Si l'enfant en tétant cause des douleurs, on retire le sein pour un instant. Pour donner à téter, on lave le bout du sein avec de l'*eau bouillie* tiède et on place le mamelon dans la bouche du nourrisson en faisant jaillir quelques gouttes de lait pour l'exciter. Avoir soin d'appuyer la main sur le sein pour l'éloigner des narines, afin que le nourrisson puisse respirer librement. On doit pour chaque tétée donner les deux seins.

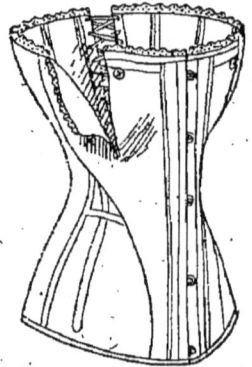

FIG. 121.
Corset de nourrice.

Hygiène préventive. — Après chaque tétée, il faut laver le sein avec de l'*eau bouillie*, couvrir de gaze stérilisée et de coton hydrophile pour éviter des gerçures ou un refroidissement, surtout les premières semaines pendant lesquelles les maux de sein sont fréquents. On doit tenir le sein entièrement couvert pendant sa tétée et ne découvrir que le mamelon. Lorsqu'on ressent un picotement, lorsque le sein est devenu dur et sensible, il faut tout de suite combattre cette inflammation avec des compresses chaudes ou des cataplasmes de fécule de pommes de terre qu'on couvre avec du taffetas ciré. En cas de fièvre, et si le sein est gonflé, il faut le dégorger avec des compresses chaudes et en le donnant à téter à l'enfant; la mère devra s'abstenir de toute nourriture, ne boire que du bouillon et des tisanes chaudes et rafraîchissantes, surtout de la tisane d'orge ou du thé léger,

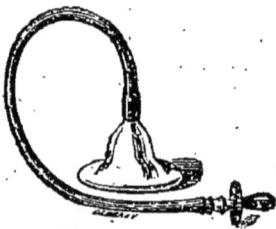

FIG. 122. — Bout de sein.

Si le bout de sein de la nourrice n'est pas très développé, il faut l'exciter, le rendre plus rigide et plus saillant en le tirant légèrement et en le roulant entre les doigts. On peut également se servir d'un bout de sein artificiel, qui comprend une tétine fixée sur un verre en forme de cloche, et qui s'applique sur le bout de sein de la nourrice lorsqu'il n'est pas assez saillant. Par son usage le bout de sein maternel grossit et permet l'allaitement. Ne pas laisser l'enfant s'endormir au sein parce que cela donnera une mauvaise digestion au bébé et des crevasses à la nourrice. Pour exciter l'enfant à téter, s'il est paresseux ou s'il s'endort, il faut tapoter doucement les joues.

Crevasses du sein. — Pour préserver les seins des gerçures et des crevasses, on doit préparer les seins avant les couches. On lotionne les bouts de sein avec de l'eau de Cologne, de l'eau-de-vie, on prépare le mamelon en le tirant doucement et souvent. Ces soins rendront le mamelon dur et résistant et il supportera facilement la succion trop forte du nourrisson. On ne doit toucher les seins qu'avec des mains bien savonnées et lavées. Avant et après les tétées, laver les mamelons avec de l'*eau bouillie*, à laquelle on peut ajouter quelques gouttes de *teinture de benjoin* et les couvrir avec un linge fin, la gaze stérilisée, pour éviter tout frottement.

Pour guérir les gerçures, il faut graisser le mamelon, après l'avoir lavé à l'*eau bouillie* chaude, avec de la vaseline boriquée ou le mélange suivant qui est très efficace :

Glycérine	30 grammes.
Teinture de benjoin.	10 gouttes.
Tannin.	0 gr. 20 centigr.
Jaune d'œuf	un.

On couvre le mamelon graissé avec un linge fin ou la gaze stérilisée, faire ces lavages et applications après chaque tétée. Si la tétée provoque des douleurs, on donne le sein à l'enfant en se servant d'un *bout de sein artificiel*. Mais on aura soin de le laver à l'eau chaude *après* la tétée et le garder pendant les intervalles dans l'*eau bouillie* et vase clos. Pour s'en servir, on le plonge dans l'eau chaude pour le ramollir, on l'essuie et on l'applique sur le mamelon. Le bout artificiel doit bien adhérer au sein, sinon le lait ne viendra pas, l'enfant n'avalera que de l'air. Si le sein est engorgé par un excès de lait, on le dégorge soit avec un cataplasme de fécule, soit avec un *tire-lait*, qui est une pompe en verre permettant

Fig. 123. — Tire-lait.

d'aspirer le lait. La femme qui nourrit sera très propre, très soigneuse de sa personne, dans l'intérêt de l'enfant et dans son propre intérêt. Lorsque l'enfant est apathique et ne veut pas téter, ce qui arrive quand l'intestin est trop plein, on donne une petite purgation d'*huile de ricin;* si l'apathie persiste, on doit cesser le sein et nourrir l'enfant à la cuiller.

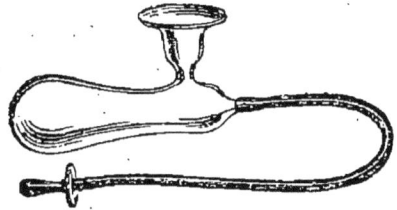

Les repas seront réglés. — Toute femme qui allaite un enfant doit adopter pour *règle absolue* de donner le sein à intervalles réguliers et à des heures déterminées. Il faut en moyenne deux heures pour que la digestion se fasse. Si on donne trop souvent à téter, on fatigue l'estomac et finalement l'enfant aura des coliques, la diarrhée et une forte inflammation de l'estomac et de l'intestin; sa santé, sa croissance et son développement se trouveront compromis. Règle générale, on donnera le sein toutes les *deux heures* pendant les premiers *six mois* et toutes les *trois heures* à partir du *septième mois*. Dans le courant de la nuit on ne doit donner qu'une à deux tétées. Les mères ne doivent pas oublier qu'elles exposent à un grand danger leur enfant si l'alimentation est mal dirigée ou mal réglée. Des accidents graves : la *gastro-entérite*, les *vomissements*, les *régurgitations*, la *diarrhée* menacent l'enfant, qu'il soit nourri au sein ou au biberon, si l'*alimentation est excessive*, s'il y a *suralimentation*. Non seulement il faut régler les repas, mais encore donner à la quantité avalée le temps nécessaire pour qu'elle soit bien digérée avant d'en donner une nouvelle; mais si c'est l'heure du repas, on n'attendra pas que l'enfant crie pour lui donner à téter. On doit respecter son heure et lui donner à téter, même s'il est mouillé, quitte à le changer après.

Ration journalière de lait. — Voici un tableau qui indique approximativement la quantité de lait qu'un enfant doit absorber par tétée et en 24 heures. Cette quantité a été déterminée par une étude très exacte faite à la Maternité de Paris et confirmée par MM. Tarnier et Chantreuil dans leur traité des accouchements.

L'enfant absorbe à chaque tétée		ce qui fait en 24 heures.
1er jour...................	3 gr.	30 gr. de lait.
2e jour...................	15	150 —
3e jour...................	40	400 —
4e et 5e jours............	55	550 —
Jusqu'au premier mois...	60	600 —
2e et 3e mois............	70	500 à 700 —
4e et 5e mois............	100	700 à 800 —
6e mois...................	120	800 —
7e mois...................	150	900 —
8e et 9e mois............	180	1000 —
10 et 11e mois...........	190	1100 —
12e mois.................	200 gr. ou une soupe	1250 gr. ou 3 soupes.

La durée moyenne d'une tétée est de 3 à 4 minutes pendant les 3 premiers mois; de 5 à 6 minutes pendant les 4e et 5e mois; de 6 à 7 minutes pendant les 7e et 8e mois et de 10 minutes pendant les autres mois de la première année. Ces chiffres sont très variables, il faut employer la pesée pour avoir une indication plus précise. Les tétées insuffisantes occasionnent la constipation, les tétées abondantes donnent la diarrhée.

Pour connaître la quantité de lait absorbé et pouvoir régler la ration alimentaire, on ne doit pas se baser sur la durée des tétées, mais peser l'enfant avant et après chacune des tétées. Si l'enfant profite, il aura les joues pleines, la chair ferme et sera plutôt gras; ses selles seront jaunâtres, bien liées et sans odeur. Il est bon en outre de peser l'enfant de temps en temps — tous les huit jours — pour savoir si le lait de la nourrice lui est profitable. Si l'enfant n'augmente pas régulièrement de poids, c'est que le lait est en quantité insuffisante ou de qualité pauvre. Il faut alors changer de nourrice ou bien s'aider du biberon, c'est-à-dire pratiquer l'allaitement mixte. Voir ce mot.

128. — ALLAITEMENT MERCENAIRE. — Si la mère veut faire allaiter son enfant par une nourrice, elle doit prendre une nourrice chez elle, *une nourrice sur lieu*, mais elle ne doit jamais consentir à se séparer de son enfant et le confier à une étrangère. Si ses moyens ne lui permettent pas de garder une nourrice chez elle, il faut sans hésiter adopter l'allaitement artificiel qui donne de bons résultats, s'il est pratiqué avec tous les soins voulus, et ne pas laisser emporter son enfant par une étrangère, loin de sa surveillance maternelle.

Nourrice sur lieu. — On doit préférer une femme de campagne, qui a des habitudes simples, qui a vécu dans des conditions hygiéniques meilleures que celle qui habite la ville. Malgré les certificats, il faut la faire examiner par le médecin de la famille pour s'assurer de son état de santé. Elle ne doit pas avoir plus de trente ans et il faut en choisir une qui a déjà élevé un enfant; elle devra être bien portante, avoir une belle dentition, des seins pas trop volumineux, des mamelons bien conformés. Elle devra être propre, d'un caractère doux, d'une apparence agréable et intelligente. Elle devra avoir nourri son propre enfant au moins pendant deux mois. L'allaitement mercenaire sera *rigoureusement* surveillé, la nourrice couchera dans une chambre voisine de celle de la mère, afin que la surveillance puisse s'exercer jour et nuit; elle ne devra *jamais* coucher le nourrisson avec elle; on ne la laissera pas sortir seule mais toujours accompagnée par la mère ou quelqu'un de la famille, par crainte qu'elle ne soit corrompue par des autres nourrices et qu'elle ne néglige la surveillance de l'enfant. Elle aura une nourriture saine, abondante, mais on changera le moins possible sa vie habituelle. Souvent la femme de campagne n'étant pas habituée au régime qu'elle trouve dans la famille, son appétit se trouve excité, elle mange trop et son lait subit des modifications qu'il est utile d'éviter. Une nourrice ne doit pas engraisser ni maigrir; on devra la faire travailler, elle devra faire tout le service nécessaire à l'enfant et même aider les autres; la femme de campagne est habituée à travailler, elle a besoin d'exercice, on ne doit pas la laisser sortir de ses habitudes sous prétexte qu'elle est nourrice. Ne pas la gâter par des distractions ou cadeaux. Pour qu'elle ne s'ennuie pas, elle devra toujours être occupée à faire quelque chose. On doit lui témoigner de la satisfaction lorsqu'elle soigne bien l'enfant et se conduit bien. Mais on doit l'avertir que si elle se conduit mal ou si elle ne change pas, elle sera renvoyée. Il est préférable de changer de nourrice que de laisser un enfant entre les mains d'une méchante.

La mère doit être toujours présente pour protéger l'enfant et le surveiller. Si l'enfant n'est pas nourri par la mère, il aura au moins ses caresses, sa tendresse, et les caresses d'une mère ne se remplacent pas

Nourrice à la campagne. — On devra faire tout son possible et même l'impossible pour ne pas recourir à ce mode d'allaitement. C'est le plus mauvais, et il y a quelque chose de cruel que d'abandonner son enfant, le laisser emporter par une inconnue. Quel danger et quelle tristesse! Pendant le voyage, l'enfant est nourri avec de l'eau sucrée, exposé aux courants d'air, cahoté dans une mauvaise voiture et aura froid. Ce petit être est trop fragile pour pouvoir supporter tant de fatigues. Et s'il arrive à destination, s'il ne succombe pas à la suite de ces fatigues, il se trouvera tout le temps dans des conditions hygiéniques très mauvaises, entre des étrangers, sans aucune caresse, sans aucun de ces soins journaliers indispensables à sa croissance, et sa vie se trouvera menacée à chaque instant. Il est le plus souvent mal nourri et le sein est souvent remplacé par une soupe indigeste et lourde; le lait de la nourrice devient presque toujours mauvais par suite de l'excès du travail, d'une maladie ou de grossesse; sans aucune surveillance, la nourrice fera tout ce qu'elle voudra et le pauvre nourrisson n'aura personne pour le défendre. Pendant les travaux aux champs, on le laisse seul à la maison, sa nourrice ne reviendra que de temps en temps pour lui donner le sein. Resté seul, le nourrisson finit par avoir faim, avoir peur, être mouillé, se salir, il n'y aura personne pour le calmer, ni le soigner. Le plus souvent le nourrisson finit par attraper une bronchite ou une hernie. Par négligence ou ignorance, la nourrice ne change pas l'enfant, ne le nettoie pas, sous prétexte que cela conserve la santé, ou bien il sera soigné selon les idées de la nourrice avec des vomitifs, des purges, des narcotiques. Une autre ne le soignera pas du tout, mais fera dire des messes, des neuvaines, et si cela ne le guérit pas, c'est que l'enfant devait mourir. Le plus souvent, il partagera le sein avec l'enfant de la nourrice qui complétera l'allaitement par des soupes indigestes, lourdes, que le nourrisson est obligé d'avaler et qu'elle lui enfonce dans l'œsophage! S'il survit et commence à marcher, il n'aura personne pour le protéger contre toutes sortes d'accidents et sa vie sera toujours en danger. Envoyer un enfant en nourrice, c'est faire du nouveau-né un martyr et le vouer d'avance à une mort certaine.

Le nombre d'enfants qui meurent chez la nourrice à la campagne, faute de soins, est considérable, tandis qu'avec de meilleurs soins ces pauvres nourrissons pourraient vivre. Aussi faut-il sans hésitation préférer l'allaitement au biberon, qui est bon s'il est pratiqué avec soin, à une nourrice à la campagne, qui est le mode d'allaitement le plus meurtrier qui existe. En élevant son enfant au biberon, en pratiquant une bonne hygiène pour le soustraire à tout danger, la mère aura la certitude que l'enfant profitera et grandira. Et sa sollicitude affectueuse, son dévouement infatigable seront largement récompensés. Elle assistera à sa première joie et pourra le contempler à chaque instant. Et par sa présence, il rendra le foyer plus gai, plus souriant, plus vivant. Rien ne remplace le cœur d'une mère. Il faut garder l'enfant chez soi, il ne trouvera nulle part ce qu'il trouvera à la maison près de sa mère. Si elle ne peut l'allaiter, il y trouvera un biberon dévoué, un biberon affectueux, comme le dit si bien le docteur Pecker dans sa *Puériculture*.

129. — HYGIÈNE DE LA NOURRICE. — Toute femme qui allaite un enfant doit éviter les aliments qui ont une fâcheuse influence sur le lait. Éviter l'ail, l'oignon, le chou, les asperges, l'anis et tous les aromates qui donnent au lait une odeur spéciale que l'enfant ne supporte pas; il faut supprimer les mets acides, les crudités, les fruits crus, les salades qui donnent des coliques au nourrisson, les épices, les excitants, les échauffants, les mets faisandés. Le vin pur, le cidre, les liqueurs ont une action désastreuse; l'alcool de ces boissons passe dans le lait, énerve l'enfant, trouble son sommeil et provoque des terreurs nocturnes.

La bière augmente la sécrétion lactée, les pommes de terre augmentent le sucre et le beurre dans le lait. La nourrice peut manger tout ce qu'elle digère et il est tout à fait inutile de se mettre à un régime spécial. La nourriture sera abondante et de bonne qualité pour fournir à l'enfant un lait riche en éléments nécessaires à son développement; un régime mauvais, une nourriture insuffisante diminue la sécrétion lactée et le lait devient nuisible à la santé de l'enfant. On fera des repas fréquents mais pas trop abondants, mais on ne donnera jamais à téter pendant la digestion pour s'éviter des tiraillements et des maux d'estomac. Faire un exercice modéré et au grand air, la marche est très utile; prendre des bains tièdes. Éviter le froid et l'humidité et avoir les seins toujours couverts d'un linge fin ou de gaze hydrophile. Éviter les vêtements serrés. Éviter les émotions morales, les chagrins, la peur qui peuvent troubler la sécrétion et l'enfant s'en ressentira. Éviter les fatigues, les veillées, s'entourer de très grands soins de propreté. Ne pas prendre de diurétiques qui diminuent la sécrétion lactée. Ne pas boire de *lait* qui, étant diurétique, *est contraire*. En cas de constipation, prendre un peu d'*Élixir Spark*. Pour augmenter la sécrétion et la qualité nutritive du lait, prendre tous les jours deux potages faits avec la *Tarvine* qui donne du bon lait, étant à base de céréales. Comme boisson ordinaire, on doit boire de l'*eau bouillie* ou de l'*eau bien filtrée*; manger peu de viande, mais beaucoup de légumes. Comme fortifiant, il faut conseiller le *Triogène For* qui est un excellent tonique phosphaté.

Si les règles apparaissent, on ne doit pas cesser l'allaitement. L'enfant sera peut-être agité quelques jours, mais tout disparaîtra dès que les règles cesseront. Si la mère devient enceinte, elle doit cesser l'allaitement. Si la mère ne peut nourrir l'enfant pour une cause quelconque, autant que possible, elle doit se faire remplacer par une nourrice mercenaire. Si l'enfant est issu de parents syphilitiques, on ne doit jamais avoir recours à une nourrice mercenaire.

Dans ce dernier cas l'enfant devra être nourri par sa mère ou élevé au biberon.

130. — ALLAITEMENT MIXTE. — Lorsque le lait de la mère est insuffisant ou diminue, lorsque l'enfant est vorace et la mère d'une santé trop délicate, pour pouvoir lui donner le sein assez souvent, de même lorsque les conditions d'existence l'empêchent de nourrir régulièrement son enfant, on complète l'allaitement maternel par un allaitement artificiel, en donnant, en plus des tétées, du lait de vache, soit au verre, soit avec un biberon. C'est ce mode d'allaitement qui constitue *l'allaitement mixte*. Le lait qu'on donnera sera de bonne qualité et *toujours stérilisé* pendant quarante-cinq minutes, afin de détruire les microbes et les germes nuisibles. L'allaitement mixte est toujours préférable à l'allaitement artificiel. Si on adopte ce mode d'allaitement, on doit commencer à le pratiquer de bonne heure, afin que le nourrisson ne soit pas trop habitué au sein et qu'il accepte facilement le biberon. En outre, si la mère est faible, on risque que son lait devienne insuffisant avant que l'enfant s'habitue à un autre mode d'allaitement. Si l'enfant refuse le verre ou le biberon — et il faut dans l'allaitement mixte préférer le verre au biberon — il faut patienter et persévérer; on laisse l'enfant avoir bien faim et petit à petit il cédera. Ordinairement, on commence l'allaitement mixte vers le cinquième mois. On aura soin d'alterner la ration de lait de femme avec des rations de lait de vache et séparer les tétées au sein des tétées au verre. On commence à remplacer une, ensuite deux, ensuite trois tétées au sein par une, deux, trois portions de lait de vache; chaque portion sera de 120 à 150 grammes de lait stérilisé que l'on fera boire à la tasse. Éviter les biberons, souvent dangereux et tout à fait antihygiéniques. Pour rendre le lait plus digestif, ajouter deux cuillerées à café d'Eau alcaline, d'eau de chaux ou une petite pincée de bicarbonate de soude.

131. — NOURRISSON, ACCROISSEMENT, POIDS, etc. — *Le poids moyen* d'un nouveau-né est à peu près de 3350 grammes pour les garçons et de 3250 grammes pour les filles. Les trois ou quatre premiers jours, l'enfant perd de 300 à 400 grammes, parce que les nouvelles fonctions s'établissent d'abord aux dépens de son propre organisme. Le premier lait de la mère, appelé *colostrum*, purge l'enfant et le débarrasse de la matière noirâtre contenue dans son intestin, le *meconium;* à ce moment, les selles de l'enfant sont noirâtres. Le premier jour, l'enfant perd de son poids de 60 à 110 grammes; le deuxième, 25 à 60 grammes.

A partir du quatrième ou cinquième jour, les selles deviennent jaunâtres et le nouveau-né commence à augmenter de poids. Le septième ou le huitième jour, l'enfant doit regagner le poids perdu; en cas contraire, il faut rechercher la cause et y remédier. Lorsqu'on pèse l'enfant, afin d'éviter toute erreur dans la comparaison avec les jours suivants, on doit le faire dans les mêmes conditions. Si l'enfant tète bien et profite, il devient potelé avec des petites fossettes sur les joues. L'augmentation du poids chez le nourrisson est très grande les premiers mois; elle est en moyenne de 25 grammes par jour, et à 5 mois son poids a doublé. Ensuite, la progression diminue et pour les 7 mois suivants l'enfant augmente à peine de la quantité qu'il a gagnée les premiers 5 mois. A titre de renseignements, nous donnons l'accroissement d'un enfant pendant les 12 premiers mois et que l'on doit considérer comme une indication approximative. En comparant ces chiffres avec ceux de leur nourrisson, les mères pourront juger si le développement de l'enfant se fait régulièrement. D'après les professeurs Tarnier et Budin, l'enfant augmente approximativement le :

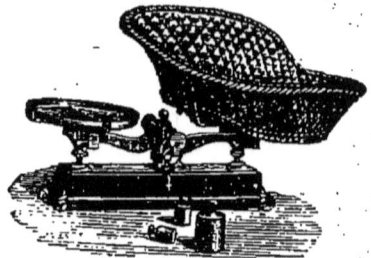

Fig. 124. — Pèse-bébé.

	Par jour.	Son poids doit être de		Par jour.	Son poids doit être de
1er mois de....	30 gr.	4 kil.	7e mois de....	12 gr.	7.450
2e —	31	4.700	8e —	11	7.850
3e —	27	5.350	9e —	11	8.200
4e —	22	5.950	10e —	8	8.500
5e —	18	6.500	11e —	7	8.750
6e —	14	7 kil.	12e —	5	8.950

La croissance. — L'homme croît pendant 25 ans; selon l'âge, le pays, la race et les conditions, la croissance a une intensité variable. A 3 ans on atteint la moitié de sa hauteur, à 7 ans les deux tiers, à 10 ans les trois quarts.

Croissance de la taille par année jusqu'à l'âge de 25 ans.

1re année	10 centimètres.		15e année	5 centimètres.
2e —	7 —		16e —	5 —
3e —	6 —		18e —	5 —
4e —	6 —		20e —	2 —
5e —	6 —		22e —	1 —
6e —	5 1/2		25e —	1 —

Poids approximatif d'un homme par année.

1 an	9 kil.	7 ans	20 kil.	13 ans	34.500	19 ans	63 kil.
2 —	12 kil.	8 —	22.200	14 —	37.500	20 —	65 kil.
3 —	13.200	9 —	24.500	15 —	45 kil.	21 —	65.500
4 —	15 kil.	10 —	26.500	16 —	53 kil.	22 —	66 kil.
5 —	16.500	11 —	28 kil.	17 —	»	23 —	66.500
6 —	18 kil.	12 —	32 kil.	18 —	61 kil.	24 —	67.500
						25 —	68 à 70 kil.

Alimentation des Enfants. — Le lait doit constituer l'aliment exclusif pendant les cinq premiers mois de l'enfant. Il est très utile de donner, en outre, à partir du sixième mois, comme nourriture supplémentaire, une décoction de céréales qu'on prépare de la manière suivante : moudre dans un moulin à café quatre cuillerées à bouche d'un mélange d'orge, d'avoine et de blé en égales quantités de chaque, faire bouillir doucement et à l'air libre avec un litre et demi d'eau pour réduire à un litre, passer et y ajouter un peu de sucre. Donner en dehors des tétées et toujours sans lait. Cette décoction contient des phosphates, dont l'effet est toujours supérieur aux phosphates chimiques, des sels minéraux très utiles au système nerveux, et donne des résultats surprenants ; d'une assimilation très facile, elle convient admirablement à tous les nourrissons ; on la donne pure pendant toute la croissance et surtout au moment de la dentition et du sevrage. A partir du douzième mois, donner une petite bouillie de céréales deux fois par jour.

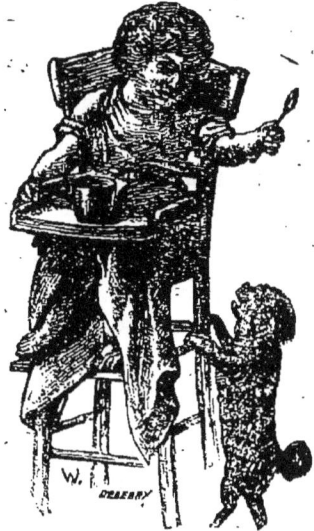

FIG. 125. — Alimentation par la Tarvine.

La bouillie se prépare en délayant dans du lait chaud la farine d'orge, d'avoine, de riz, de tapioca, etc., ou bien une cuillerée à café de *Tarvine*, farine phosphatée, spécialement destinée à l'alimentation. Ne jamais en donner avant l'âge de dix mois. La bouillie devra cuire longtemps, être remuée constamment pour éviter les grumeaux et passée.

Le berceau. — Les berceaux pleins sont anti-hygiéniques ; les berceaux rembourrés sont très difficiles à entretenir et l'enfant y est empoisonné par les miasmes des déjections. On doit préférer les berceaux en osier ou en fer. Le berceau en osier est très commode, il est léger et

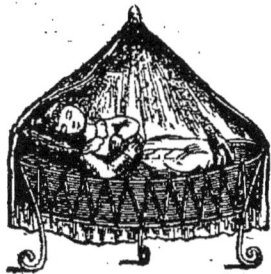

FIG. 126. — Berceau.

peut être facilement transporté d'une pièce à l'autre, ce qui permet à la mère d'avoir l'enfant toujours près d'elle et de le surveiller toujours. Le panier-berceau ou *moïse* peut servir pour transporter l'enfant, mais on ne le posera jamais par terre où l'enfant risque d'être blessé par un animal. Pour l'été, on mettra un rideau de mousseline pour garantir l'enfant contre les mouches. En hiver, on mettra un rideau plus chaud, afin que l'air froid n'arrive pas par derrière sur la tête de l'enfant. Ne pas fermer hermétiquement les rideaux du berceau, l'enfant a besoin de plus d'air que les adultes, mais il faut fermer les grands rideaux de la fenêtre ou les persiennes pour faire la nuit autour du nourrisson. On garnit le berceau avec deux paillassons, un grand et un petit. L'un sera de la grandeur du berceau et d'une épaisseur de 20 à 25 centimètres, l'autre sera plus petit et carré ; on le garnit de balles d'avoine, de varech ou de feuilles de fougère sans trop les remplir. On place d'abord le grand paillasson et, par-dessus, le petit. On aura plusieurs petits paillassons pour pouvoir le changer dès que l'un sera sali ou mouillé afin que l'enfant soit toujours couché sur un bien sec. Pour éviter la mauvaise odeur, on doit changer souvent l'intérieur et laver la toile. Pour garantir le grand paillasson, on placera un morceau de taffetas gommé entre les deux paillassons et sur le petit un bon feutre qui absorbera l'humidité et préservera le petit paillasson. Laver souvent le feutre qui prend facilement une mauvaise odeur nuisible à l'enfant.

L'oreiller. — L'oreiller se fait en coutil blanc, arrondi à l'une de ses extrémités ; il aura 40 centimètres de large, et sera garni de crin sans être trop rempli pour que l'enfant soit couché *presque* à plat. Les taies d'oreiller se font en toile pour ne pas échauffer la tête de l'enfant. On couvre l'enfant avec un drap et deux couvertures, une couverture de laine et une couverture de coton. Entretenir le berceau dans une propreté parfaite.

Manière de coucher l'enfant. — Le nouveau-né a des mucosités dans le gosier et bave ; couché sur le dos, ces matières restent dans la gorge et gênent la respiration ou bien l'enfant les avale, ce qui est à éviter. Il faut le coucher sur le côté et toutes ces mucosités s'écouleront facilement. Ne pas comprimer le bras correspondant, parce qu'il s'engourdirait et deviendrait douloureux ; pour éviter cela, il faut alterner les côtés, cela délasse et développe la taille. Quelquefois l'enfant sans ouvrir les yeux fait entendre une petite grognerie au milieu de son sommeil, il demande à être changé de côté, il faut le retourner et le coucher sur le côté opposé. Au début, on peut le bercer, mais à condition de le faire doucement et pas trop longtemps, mais il ne faut pas l'habituer, il en prendra l'habitude et ne voudra plus s'endormir sans cela. Ne pas habituer l'enfant à le promener la nuit ; s'il reste éveillé et pleure, il faut s'assurer qu'il n'a besoin de rien, qu'il n'est pas mouillé, qu'il n'est pas refroidi et le laisser au berceau. S'il crie, on le prend dans les bras, on le dorlotte un peu et on le recouche. Pour que l'enfant ne prenne pas l'habitude de loucher, il faut placer le berceau de manière que la lumière arrive également sur les deux yeux et non pas à droite ou à gauche. Si le jour est vif, s'il fait du soleil, il faut placer le berceau de façon que le jour arrive par derrière ; dès que l'enfant distingue les couleurs et les objets, pour l'amuser dans son berceau, il faut suspendre en avant et non au-dessus des yeux, quelques jouets ou chiffons en couleurs qui le réjouiront.

Toilette. — La malpropreté amène des maladies et des parasites, des démangeaisons et des rougeurs, des suintements et des maux d'yeux, des affections du cuir chevelu. On doit tenir l'enfant bien propre, changer les langes dès qu'il les aura salis. Quand on enlève les linges mouillés, on lave l'enfant à l'eau tiède ; insister sur les plis des aines, des cuisses et des reins ; on l'essuie sans frotter et on saupoudre avec du talc. Pour les lavages il faut employer des tampons de coton hydrophile que l'on jette ensuite ; mettre du linge propre. Tous les matins, il faut faire la toilette générale de l'enfant, lui débarbouiller la figure, le cou, les mains, et faire une ablution générale avec de l'eau propre à l'aide d'une éponge sur tout le corps, essuyer doucement et faire une petite friction sèche sur la peau qui devient rosée, ce qui active la circulation du sang ;

ensuite, on le poudre sur tout le corps avec la poudre de *talc*. Brosser la tête pour la tenir bien propre et empêcher l'accumulation de la crasse. C'est un préjugé absurde qu'il faut combattre partout, que de croire que la crasse est utile pour préserver l'enfant de la teigne et que l'humeur tombera sur les yeux si l'on y touchait; au contraire *il faut savonner* et *laver* la *tête* avec de l'eau tiède et la graisser de temps en temps avec la vaseline pure ou camphrée et ne pas craindre de brosser les cheveux avec une brosse un peu dure. On ne doit pas couper les cheveux chez les enfants avant trois ans.

On ne doit jamais laver les langes à l'eau de javelle.

Les bains. — On doit donner les bains dès la naissance, parce qu'ils tonifient les muscles, la chair, fortifient l'enfant et le préservent des maladies; le bain aura 28 à 30 degrés centigrades en été et 35 degrés en hiver. Mettre l'enfant nu dans le bain et le tenir avec les

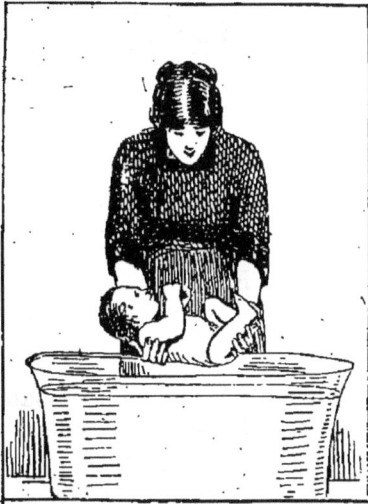

FIG. 127. — Comment mettre un bébé dans le bain.

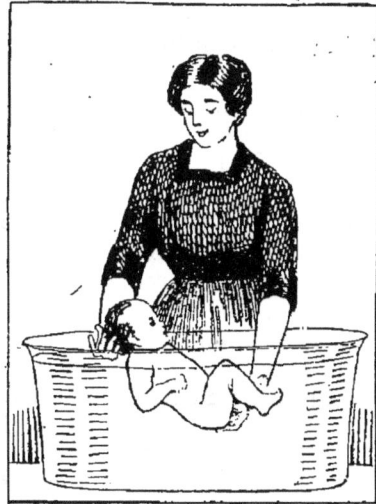

FIG. 128. — Comment tenir un bébé dans le bain.

deux mains sous les cuisses et les épaules. Au début on laisse l'enfant 2 à 3 minutes en augmentant peu à peu la durée. Quand l'enfant peut s'asseoir on le laisse dans le bain jouer un peu, mais on ne le quittera pas même un instant, parce que l'enfant peut glisser et se noyer. Savonner tout le corps et les pieds, savonner la tête et la laver plusieurs fois. On prépare d'avance du linge et des langes chauds en mettant dedans une boule d'eau chaude. A la sortie du bain, placer l'enfant dans les linges chauffés, lui donner à manger et le coucher. On donnera le bain toujours deux heures après la tétée et autant que possible avant le sommeil de la journée. La première année on donne un bain tous les jours, ensuite on ne donne que deux à trois bains par semaine. A trois ans on peut ne donner qu'un bain par semaine.

Pour les enfants nerveux qui dorment mal, on donne le soir, trois heures *après* le dernier repas, un bain calmant à 33° avec 50 grammes de tilleul et 10 grammes de feuilles d'oranger; laisser l'enfant 10 à 20 mi-

nutes. Pour les enfants assoupis, languissants, donner un *bain sinapisé* d'une durée de 5 à 10 minutes. On le prépare en plongeant dans un bain de 32 degrés un petit sac contenant 50 grammes de farine de moutarde.

Pour fortifier les enfants, il faut donner des *bains salés* d'une durée de 15 minutes trois fois par semaine. On mettra un kilogramme de sel par bain, si la peau est sensible on peut ajouter 500 grammes de poudre d'amidon pour le rendre moins irritant. Aux enfants arthritiques et rhumatisants il faut donner des bains sulfureux d'une durée de 15 à 20 minutes. Voir *Bains*.

Emmaillottement. — La liberté des mouvements est *absolument* nécessaire au développement de l'enfant. L'enfant doit être emmailloté de façon que les jambes puissent se mouvoir librement dans l'intérieur du maillot, les bras ne doivent jamais être emmaillotés et rester libres. Si le maillot est trop serré, les membres inférieurs sont trop emprisonnés, et l'enfant risque de devenir infirme, il a le cœur et les poumons comprimés et la circulation du sang est gênée. En outre l'obligation de rester immobile sans pouvoir remuer est un supplice qu'il est *inhumain* d'infliger à un enfant.

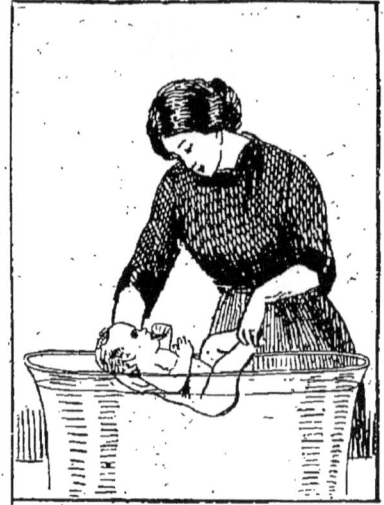

Fig. 129. — Comment retirer un bébé du bain.

Méthode Française. — La meilleure méthode hygiénique pour habiller l'enfant consiste à entourer l'enfant avec une bande autour du nombril pour soutenir la ligature du cordon, ensuite on met une chemise en toile et en plus une brassière chaude en flanelle velue ou en tricot de laine, et par-dessus une brassière en piqué. Les brassières auront des cordons pour pouvoir les attacher; éviter les épingles de sûreté, les boutons, les agrafes, qui pourraient blesser l'enfant. Sur les brassières on met un petit corset lacé muni de petites bretelles élastiques qu'on passe sur les épaules. Ce corset a trois petits boutons pour soutenir les couches, les culottes et le jupon. On pose l'enfant sur une couche en pointe sous laquelle se trouve la culotte anglaise, la couche en pointe aura les points en haut, une pointe de chaque côté du corps et la troisième pointe du milieu entre les jambes. Pour garnir le bas on enveloppe l'enfant dans

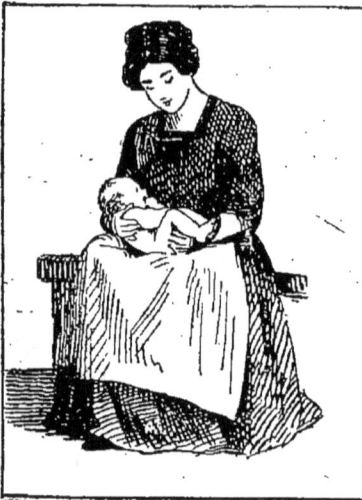

Fig. 130.
Comment prendre un bébé.

cette couche, on enroule chaque jambe dans une pointe, on remonte par-dessus les bas pour les retenir. Relever la pointe qui est entre les jambes et fixer la culotte anglaise sur les deux boutons du petit corset au moyen de ces deux boutonnières, on la serre à la taille au moyen de deux cordons formant coulisse par derrière, ensuite on met par-dessus une robe plus ou moins chaude selon la saison. Pour changer les couches il suffit de déboutonner les boutons et tirer la couche par la pointe. Sur la robe on mettra une bavette qui se lave facilement.

Méthode Anglaise. — Dans la méthode anglaise les brassières sont remplacées par une robe longue et on procède de la manière suivante : Sur la petite chemise on met un petit corset en piqué et dessus une robe de laine blanche ayant au moins un mètre de longueur, sur cette robe, on en passe une deuxième de même longueur, mais d'une étoffe légère. Ces robes sont fendues dans toute la longueur par derrière, ce qui permet de changer les couches sans ôter les robes. Pour envelopper le bas on place l'enfant dans une couche et ensuite dans une culotte en laine ayant la forme d'un triangle, dont l'un des points a un bouton et les deux autres ont chacun une boutonnière. On fixe la couche au triangle en laine avec une épingle de sûreté ; placer l'enfant sur la couche, et envelopper chaque jambe avec une pointe. La pointe du milieu est relevée entre les jambes. Ensuite on ramène les deux pointes du triangle en laine, on relève la pointe du milieu et on boutonne sur le ventre. Si l'enfant est mouillé il

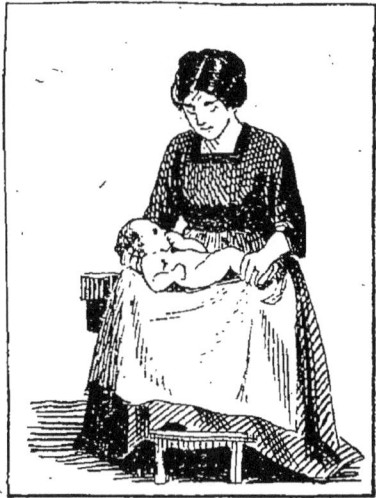

Fig. 131.
Comment soulever un bébé.

suffit de changer la couche et le triangle en écartant les robes. On met aux pieds des bas et des petits chaussons longs. Pour coucher l'enfant on écarte la robe par derrière, ainsi habillé l'enfant a chaud et conserve toute la liberté de mouvements. Les robes anglaises sont attachées à la taille et au cou au moyen de coulisses. Pour porter le nouveau-né on doit le placer sur un oreiller ou porte-bébé.

La Layette. — Les vêtements de l'enfant seront proportionnés à sa taille, on en prépare trois tailles : la première est pour les deux premiers mois, la deuxième pour les quatre mois suivants, la troisième pour un enfant de 6 mois à un an.

On trouve dans le commerce cette layette toute faite, à moins que la jeune femme ne préfère la préparer à la maison, ce qui lui procurera un véritable plaisir.

Bandes. — On les prépare en toile douce de 50 centimètres de longueur sur 8 centimètres de largeur, elles servent pour entourer le corps et maintenir le nombril. On doit en avoir également en flanelle pour mettre sur celle en toile. Pour éviter un refroidissement il est bon de mettre la bande en flanelle pendant plusieurs mois, même lorsque le nombril est formé. Les bandes sont taillées en pointe, afin de pouvoir croiser les deux bouts. On fait sur un côté une boutonnière transversale pour pouvoir passer l'extrémité de la bande, on attache un bout à l'autre avec les cordons fixés auprès.

Epingles. — On ne doit employer que des épingles de sûreté dites épingles de nourrice. On peut les employer pour les langes, mais on n'emploiera jamais ces épingles pour les chemises, les brassières, parce qu'elles gêneront l'enfant et peuvent s'ouvrir.

Blanchissages. — On doit blanchir la layette de l'enfant à la maison.

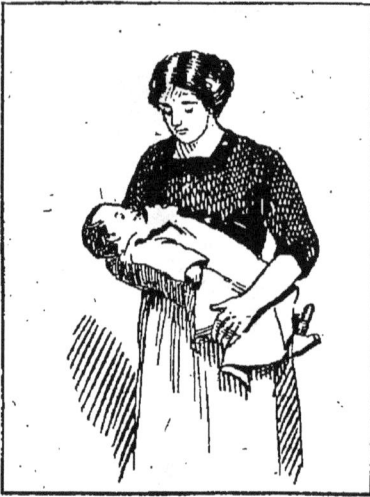

FIG. 132.
Comment porter un bébé.

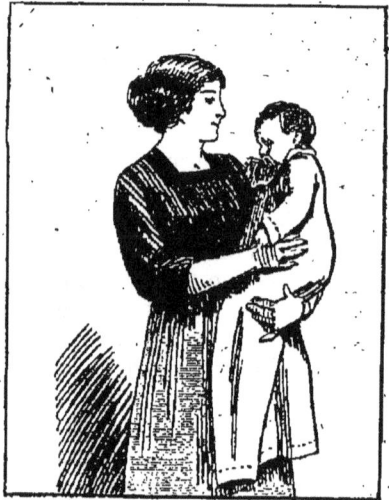

FIG. 133. — Comment porter un bébé lorsqu'il tient sa tête droite.

On trouve dans le commerce des appareils spéciaux pour 5 ou 10 kilos de linge, qui permettent de faire le blanchissage très économiquement.

Pour nettoyer la flanelle et les lainages il ne faut pas frotter avec la main, mais avec du savon et une brosse en chiendent sur une planche à savonner, laisser tremper ensuite dans l'eau chaude avec des cristaux de soude, rincer à deux reprises et repasser lorsque le vêtement est encore humide. Ne pas faire sécher au soleil.

Vêtements. — On doit faire porter à l'enfant un gilet de flanelle, les jeunes filles porteront un corset le plus tard possible, il ne sera jamais trop serré pour ne pas gêner le mouvement du cœur et des poumons, et pour ne pas abaisser le foie et les reins. Lorsque l'enfant commence à marcher, il faut lui mettre une robe courte pour qu'il ne bute pas, la culotte devra être attachée au corset à bouton, les bas seront fixés au corset avec des jarretelles, mais il faut éviter les jarretières qui gênent la circulation dans les jambes. L'enfant ne devra pas être serré dans ses vêtements, les pantalons seront larges à la ceinture et maintenus par des bretelles; le gilet, le veston, la robe seront larges pour ne pas gêner la circulation et la transpiration, surtout aux aisselles et au cou, la chemise sera sans col ou à col rabattu, la cravate sera lâche.

Dentition. — La poussée des dents se fait généralement entre le sixième et le huitième mois pour la première dentition, qui comprend une sortie de vingt dents. La pousse se fait en plusieurs fois et est complète vers l'âge de trois ans. Les dents de la première dentition s'appellent *dents de lait* et ne sont pas définitives, elles tombent à partir de l'âge de 6 ans et sont remplacées par d'autres plus fortes entre la septième et la quinzième année. Ces dents sont *définitives* et ne repoussent plus. Chez l'enfant bien soigné, bien réglé, la sortie des dents se fait sans souffrances et sans fièvre, mais à cause de l'obstacle qu'oppose la gencive, la sortie des dents est toujours un peu douloureuse et accompagnée de mouvements nerveux. Pendant quelques jours, il y aura quelques troubles dans le sommeil et quelques cris de mauvaise humeur, quelquefois un peu de fièvre, l'enfant bave, cherche à mâcher, et porte les doigts à la bouche; il a la tête chaude, la salivation est épaisse; les gencives s'enflamment, se gonflent et sont le siège d'une démangeaison douloureuse qui rend les enfants très irritables; mais tout cesse lorsque la dent est sortie. Lorsque l'hygiène est mauvaise il peut survenir une infection et même suppuration avec insomnie, fièvre et convulsions.

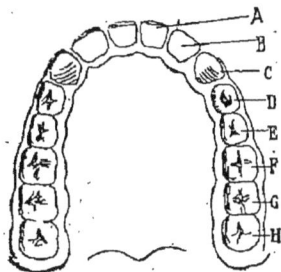

Fig. 134.

Deuxième dentition.

A. Incisive médiane qu'on voit à 3 ans.
B. Incisives latérales qui appartiennent à 9 ans.
C. Canine à 12 ans.
D. Première petite molaire à 10 ans.
E. Deuxième petite molaire à 11 ans.
F. Première grande molaire à 7 ans.
G. Deuxième grande molaire à 13 ans.
H. Troisième grande molaire à 20 ou 30 ans.

Pour éviter ces accidents il faut pratiquer une bonne hygiène, tenir bien propre la bouche de l'enfant, le sein, le biberon. Après les tétées nettoyer la bouche avec un peu d'eau alcaline. Si l'irritation se propage, elle peut provoquer la diarrhée, des vomissements, une maladie nerveuse, des démangeaisons. On doit immédiatement soigner la moindre diarrhée et ne pas attendre, sous prétexte que cela finira avec la sortie des dents, car la cause n'est pas autant dans la dentition, mais dans l'organisme encore trop faible pour supporter ces malaises.

Si l'enfant met les doigts dans la bouche, il faut calmer cette irritation et faciliter la percée des dents en frottant les gencives avec le doigt trempé dans du sirop de dentition, du miel ou de l'eau salée. Nous déconseillons les hochets, l'anneau d'ivoire qui blessent les gencives et font plus de mal que de bien, les croûtes de pain, avec lesquelles l'enfant peut, en avalant un morceau, se faire mal à la gorge, la racine de guimauve, parce que l'enfant peut arracher un morceau, l'avaler et provoquer une forte irritation. Le mieux c'est de donner à l'enfant un bon morceau de caoutchouc, il mordra là-dessus, cela le calmera et facilitera la sortie des dents.

Voici une excellente recette employée avec succès pour la dentition des enfants :

Glycérine.............................. 25 grammes.
Borate de soude 1   —
Chlorhydrate de cocaïne .... 0 gr. 05 centigr.
Laudanum de Sydenham................. deux gouttes.

Veiller attentivement à l'alimentation de l'enfant. S'il y a diarrhée, donner une petite prise de bismuth dans un peu de lait deux fois par jour, et y ajouter quelques cuillerées à café d'eau de chaux; donner de l'eau de riz. Les bains tièdes de tilleul, d'une durée de 20 minutes, sont excellents pour calmer l'irritation nerveuse causée par la dentition.

On les donne autant que possible le soir en le couchant et *toujours* deux heures après la dernière tétée. Il faut 60 grammes de tilleul pour un bain. Si l'enfant est nourri au sein, on ne doit pas le sevrer pendant la sortie des dents et continuer l'allaitement maternel pendant toute cette période.

La sortie des dents. — La sortie des dents se fait à des moments variables; ordinairement, les deux dents de la mâchoire inférieure percent les premières.

Voici, approximativement, le moment de sortie pour chaque groupe de dents :

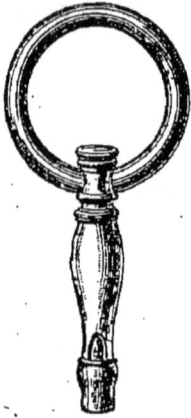

FIG. 135.
Hochet.

A l'âge de six à huit mois sortent les deux incisives médianes de la mâchoire inférieure; vers l'âge de dix mois sortent deux incisives médianes à la mâchoire supérieure, à douze mois sortent deux incisives latérales de la mâchoire supérieure, suivies par la sortie de deux incisives latérales à la mâchoire inférieure, ce qui fait en tout huit dents. Entre le douzième et le quatorzième mois paraissent les premières petites molaires internes à la mâchoire inférieure, ensuite les deux petites molaires internes à la mâchoire supérieure.

Les molaires et les incisives latérales ne sont pas en ce moment côte à côte et il existe entre elles une place libre qui sera occupée par d'autres petites molaires; entre le douzième et le quatorzième mois, l'enfant a douze dents. Entre quinze et dix-huit mois sortent les deux canines inférieures et ensuite les deux canines supérieures, et vers l'âge de deux ans et demi à trois ans sortent les deux petites molaires externes.

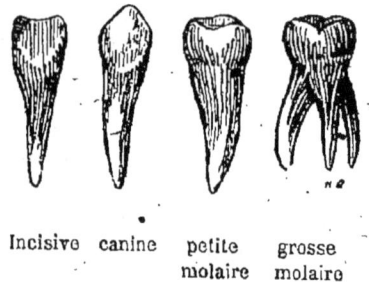

Incisive   canine   petite   grosse
                    molaire   molaire

FIG. 136. — Système dentaire
chez l'homme.

Les premières grosses molaires apparaissent souvent à cinq ou six ans et les deuxièmes grosses molaires, ou *dents de l'adolescence*, à l'âge de treize ans. Les *dents de sagesse* ou *de puberté*, les troisièmes grosses molaires apparaissent entre dix-huit et vingt-cinq ans. La dentition est donc complète à l'âge de vingt-cinq ans et comprend trente-deux dents. Voir *Dents*.

Précautions à prendre en cas de maux de dents. — Lorsqu'un enfant, entre 6 et 12 ans, souffre d'une dent, il est très important de savoir si c'est une dent de lait ou une dent permanente afin de ne pas faire arracher une dent qui ne repoussera plus. Pour éviter cette confusion, on compte les dents de l'enfant. Les dents de lait sont dix par mâchoire, cinq de chaque côté. Le milieu des dents, qui correspond au milieu du visage, est occupé par deux incisives. En comptant à partir de l'une de ces incisives on voit si la dent malade est l'une des cinq dents de lait ou une dent permanente. Il reste à s'assurer si elle n'est pas déjà tombée. On reconnaît la dent de lait parce qu'elle est plus petite et plus blanche qu'une permanente. Les molaires de lait sont plus grosses que les petites molaires définitives, les incisives permanentes ont des bords dentelés. Les incisives du milieu tombent à 7 ans, les latérales à 8 ans, les canines à 9 ou 10 ans, les petites molaires à 11 ans. Pour avoir toute la certitude, les parents devraient inscrire chaque remplacement d'une dent afin de pouvoir bien renseigner le dentiste. Si la dent malade est une dent de lait on peut la faire arracher et même négliger les soins, mais si c'est une dent permanente il faut la soigner pour éviter la carie et en assurer la conservation.

Sevrage, soins. — Le sevrage doit toujours comprendre deux périodes : la période préparatoire et la période définitive. On ne doit jamais sevrer un enfant trop tôt, le sevrage prématuré est aussi dangereux qu'une alimentation insuffisante et peut amener de graves maladies. On commencera le sevrage lorsque l'enfant aura ses quatre premières dents, afin qu'il puisse triturer les aliments et les digérer. On commencera le sevrage non pas brusquement, mais *progressivement*. Commencer par déshabituer l'enfant du sein et du biberon en espaçant les tétées et on donnera à l'enfant une nourriture comprenant de nouveaux aliments, mais *toujours* de consistance *liquide* ou *demi-liquide*. Les aliments trop copieux déterminant presque toujours une inflammation de l'appareil digestif, commencer par de petites quantités de nourriture et ne les donner que longtemps après que l'enfant aura tété. Peu à peu on arrive au sevrage définitif; il faut que la dentition soit presque terminée et que les canines achèvent de sortir, ce qui a lieu vers le dix-huitième mois, pour pouvoir sans crainte cesser de donner le sein et le biberon. Si ce moment arrive pendant les grandes chaleurs, on ne doit pas sevrer l'enfant et attendre que la saison des chaleurs soit passée. Il est dangereux de sevrer un enfant pendant les chaleurs, parce que le changement de régime, sous l'influence de la chaleur, provoque toujours des troubles digestifs très graves, et surtout la diarrhée infantile qui peut être mortelle. On doit toujours faire laver la bouche avec une *eau alcaline* ou de l'*Eau de Vichy*. Pour alimenter les enfants au moment du sevrage, leur donner des potages à la farine d'avoine, de gruau, d'orge, avec des jaunes d'œufs, des panades, des bouillies bien cuites et très claires. On en prépare avec le pain et la biscotte qui conviennent très bien et qui remplacent avantageusement toutes les farines ou mélanges du commerce. On passe la panade au tamis pour enlever les grumeaux et les gros morceaux que l'enfant aurait du mal à avaler. On prépare de légers potages avec tapioca, arrow-root et du lait. Eviter les bouillies mal cuites et trop épaisses, l'*enfant ne peut digérer que des liquides*. Une nourriture trop épaisse donnera des coliques et une forte inflammation. Il faut faire torréfier la farine, les potages seront plus digestifs et plus agréables; on les fera cuire longtemps. Il faut préférer la *Tarvine* qui est une farine phosphatée très nourrissante; pour changer la nature de la farine on peut donner la farine d'orge, la crème de riz, la farine de blé, la farine d'avoine, à cause du phosphate de chaux que l'avoine contient. S'il y a tendance à la diarrhée, donner la *Tarvine* ou la crème de riz. Si l'enfant a des tendances à la constipation, il faut lui donner des bouillies rafraîchissantes avec la *Tarvine*, la farine d'avoine, de gruau, d'orge. Pour commencer le sevrage, on débute par une bouillie par jour; si l'enfant la supporte, on en donne deux, une le matin et une dans la journée. Si la digestion se fait bien, on continue pendant plusieurs jours et après on en ajoute une troisième le soir. A la place de chaque bouillie ou potage, on supprime un biberon ou une tétée au sein. Après chaque soupe, il est bon de donner à l'enfant un peu d'eau sucrée, mais on ne donnera jamais le biberon ou le sein immédiatement après la bouillie, pour ne pas surcharger l'estomac, car cela pourrait nuire. Peu à peu on donne des aliments plus nutritifs, des potages préparés au bouillon gras et des fécules ou des pâtes; on donne un demi-jaune d'œuf, d'abord une fois, ensuite deux fois par jour, un peu de purée de pommes de terre, etc. On arrive ainsi à habituer l'enfant au nouveau régime et lui faire oublier le biberon ou le sein. *On ne commencera à donner des aliments solides que lorsque l'enfant aura presque toutes ses dents et pourra mastiquer.* Pour déshabituer l'enfant du sein, on enduit le mamelon avec une substance amère, telle que la gentiane. On doit faire attention et surveiller les effets produits par chaque nouvel aliment que l'on donne.

Voici le menu quotidien d'un enfant, préconisé par les accoucheurs.

Menu quotidien d'un enfant de quinze à dix-huit mois.

Allaitement maternel.	*Allaitement artificiel.*
1er Repas, de 7 à 8 heures.... Sein.	1er Repas, de 7 à 8 heures. Lait, 120 à 150 grammes.
2e — de 10 à 11 h. Soupe à la Tarvine ou autre farine indiquée.	2e — de 10 à 11 h. Soupe à la Tarvine ou autre farine indiquée.
3e — de 1 à 2 h. Sein.	3e — de 1 à 2 h. Lait, 120 à 150 gr.
4e — de 4 à 5 h. Lait de poule.	4e — de 4 à 5 h. Lait de poule.
5e — de 7 à 8 h. Sein.	5e — de 7 à 8 h. Lait, 120 à 150 gr.

Menu quotidien d'un enfant de dix-huit mois à deux ans.

Allaitement maternel.	*Allaitement artificiel.*
1er Repas, de 7 à 8 heures. Sein.	1er Repas, de 7 à 8 heures. Lait de poule.
2e — de 10 à 11 h. Lait de poule.	2e — de 10 à 11 h. Soupe au lait, Tarvine ou autre farine.
3e — de 1 à 2 h. Soupe au lait.	3e — de 1 à 2 h. Purée de pommes de terre et lait, 120 à 150 gr.
4e — de 4 à 5 h. Purée de pommes de terre et lait, 120 à 150 gr.	4e — de 4 à 5 h. Lait de poule.
5e — de 7 à 8 h. Sein.	5e — de 7 à 8 h. Lait ou soupe au lait.

Le docteur Comby conseille quatre repas par jour :
De 7 à 8 h. — de 11 à 12 h. — de 3 à 4 h. — de 6 à 7 heures.

Régime d'un enfant sevré, enfant de deux ans. — L'enfant sevré fera quatre repas par jour :

Premier repas, premier déjeuner le matin au réveil : une bouillie ou potage et une petite tasse de lait.

PLANTES

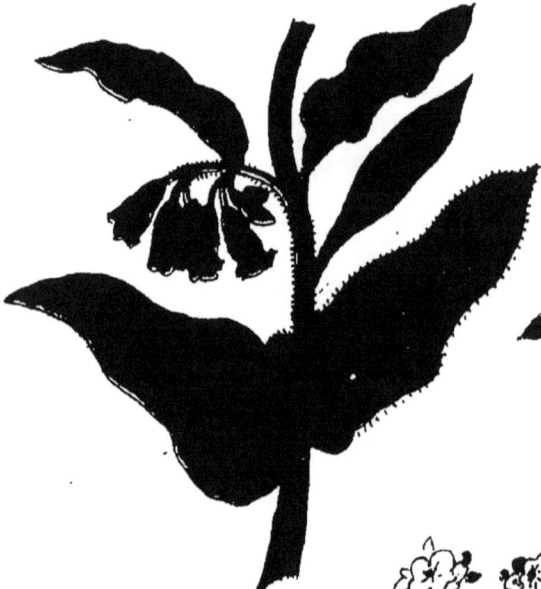

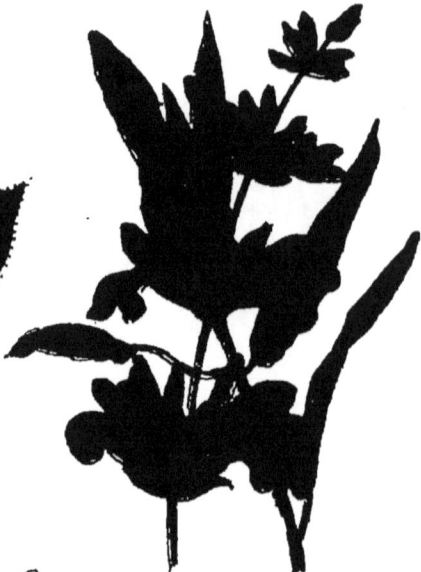

GRANDE CONSOUDE

SAUGE

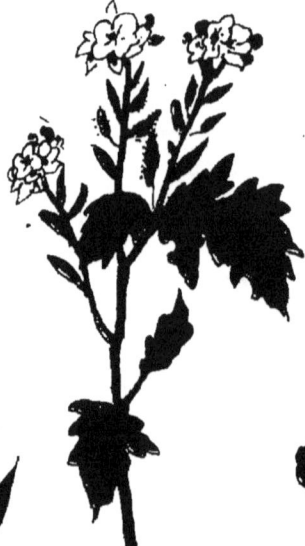

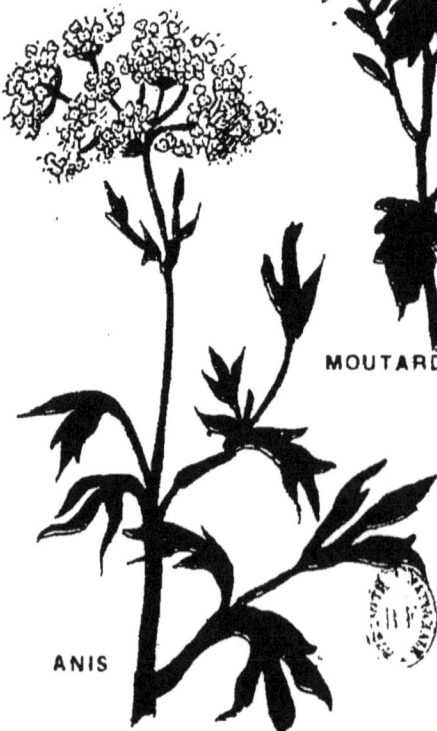

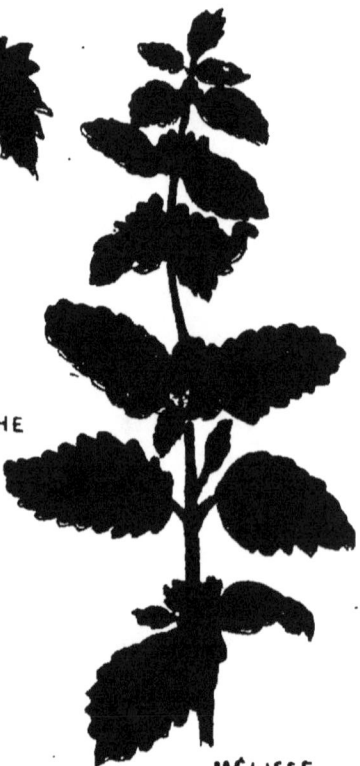

MOUTARDE BLANCHE

ANIS

MÉLISSE

Deuxième repas, deuxième déjeuner vers 11 heures ou midi : un potage au gras ou au maigre, ou une purée de légumes, confiture ou compote de fruits *bien* cuits, un peu de poisson ou de cervelle ou un œuf. Comme boisson, eau pure ou lait. La bière et l'eau rougie sont *absolument* défendus. Après le repas, mettre l'enfant au lit pour qu'il fasse sa sieste de l'après-midi.

Troisième repas, goûter à 3 ou 4 heures : biscuit ou pain avec du lait.

Quatrième repas, dîner de 6 à 7 heures : potage gras ou maigre, boisson : lait.

Pendant les trois premières années, l'enfant sera au régime lacto-végétarien, ne boira que du lait et ne mangera que des légumes.

Le docteur Pecker conseille cinq repas et donne l'exemple d'un menu pour un enfant de deux à trois ans. Les repas seront espacés d'au moins trois heures.

Premier repas, de 7 à 8 heures. — Deuxième repas, de 10 à 11 heures. — Troisième repas, de 1 à 2 heures. — Quatrième repas, de 4 à 5 heures. — Cinquième repas, de 7 à 8 heures.

Dimanche.

1er Repas. — Cacao léger avec biscottes de Bruxelles.
2e Repas. — Soufflé et un verre de lait de 120 à 150 grammes.
3e Repas. — Lait, 120 à 150 grammes.
4e Repas. — Lait de poule.
5e Repas. — Lait ou soupe au lait à la farine d'orge.

Lundi.

1er Repas. — Lait de poule.
2e Repas. — Soupe à la Tarvine.
3e Repas. — Purée de pommes de terre au lait.
4e Repas. — Lait, 150 grammes.
5e Repas. — Soupe au lait à la farine d'avoine.

Mardi.

1er Repas. — Café au lait très léger et biscottes.
2e Repas. — Potage ou bouillon de veau ou de poulet au vermicelle.
3e Repas. — Verre de lait.
4e Repas. — Un œuf à la coque et un verre de lait.
5e Repas. — Soupe au lait à la farine de gruau.

Mercredi.

1er Repas. — Lait de poule.
2e Repas. — Purée de pommes de terre au lait et un verre de lait.

3e Repas. — Un verre de lait de 120 à 150 grammes.
4e Repas. — Soupe au lait, à la Farine phosphatée la Tarvine.
5e Repas. — Soupe au lait à la farine d'avoine.

Jeudi.

1er Repas. — Cacao léger et biscottes de Bruxelles.
2e Repas. — Un œuf à la coque et un verre de lait.
3e Repas. — Bouillon de veau ou de poule avec semoule.
4e Repas. — Lait de poule.
5e Repas. — Lait, 150 grammes.

Vendredi.

1er Repas. — Soupe au lait au racahout.
2e Repas. — Soufflé et un verre de lait.
3e Repas. — Un verre de lait de 150 grammes.
4e Repas. — Purée de lentilles au lait et un verre de lait de 150 grammes.
5e Repas. — Un verre de lait.

Samedi.

1er Repas. — Lait de poule.
2e Repas. — Crème renversée et un verre de lait de 150 grammes.
3e Repas. — Soupe vermicelle.
4e Repas. — Un verre de lait de 150 grammes.
5e Repas. — Soupe au lait et farine d'avoine.

Mais il est préférable de ne faire que quatre repas. Comme pain, on

5

donnera des croûtons de pain, des biscottes de Bruxelles ou tout autre gâteau sec genre anglais. Comme boisson, on donnera du lait ou une décoction faite avec de l'avoine, de l'orge, du blé, du seigle, du maïs, ou faite avec un mélange de ces céréales, à raison de 20 grammes de graines par litre. Cette décoction est excellente pour la croissance de l'enfant par les phosphates naturels et les sels minéraux qu'elle contient. Une excellente boisson pendant les chaleurs est le *thé léger* qui calme la soif sans énerver. Le lait de poule se prépare en délayant un jaune d'œuf dans du lait *tiède*. Pour changer le goût, on peut ajouter au lait un peu de café ou de cacao.

Vers la troisième année, au repas de midi, on peut donner un peu de poisson frais, sole, merlan, de blanc de poulet, un morceau d'escalope haché menu. Il ne faut jamais faire manger ni trop souvent, ni trop à la fois. Une alimentation vicieuse donnera la diarrhée ou des vomissements et l'exposera à toutes sortes de maladies.

Donner du lait fraîchement bouilli, que l'enfant boit au verre.

L'enfant aura un couvert qui ne servira qu'à lui, son gobelet sera en métal ou en argent, mais jamais en étain ; ce dernier contient souvent du plomb, qui est un sel toxique.

Pour faire passer le lait. — Pendant le sevrage graduel, les tétées sont espacées et le lait se tarit peu à peu. Lorsque la nourrice cesse de donner le sein, il se produit un engorgement momentané des seins, qui provoque une gêne passagère ; il faut prendre des purgatifs légers tels que le sulfate de soude, le sulfate de magnésie, l'huile de ricin, mais à petites doses. Boire de la tisane diurétique de chiendent, la *Tisane Orientale Soker*. Graisser les seins avec de la vaseline boriquée, et les recouvrir avec une couche très épaisse de coton hydrophile qui doit rester en place jour et nuit. Fixer avec une bande, qui fera plusieurs fois le tour du corps.

L'allaitement et l'âge produisent l'affaissement et l'affaiblissement des seins et leur font perdre leur position naturelle. Pour les fortifier et les redresser, faire des lotions à l'eau froide additionnée de *Sève Janette*. Faire usage du *Triogène For*, tonique et reconstituant qui permet aux tissus de renouveler leur souplesse. Les *Pilules Antianémiques Ducase* dissipent les engorgements des seins et des organes.

Habitude de la propreté. — Il est très facile d'habituer l'enfant à être propre et satisfaire à ses besoins à des moments voulus. Pour cela, on présente le nourrisson sur le vase, lorsqu'il y a déjà un moment qu'il ne s'est pas sali. L'enfant finit par s'habituer et se salira rarement. Choisir les vases en tôle émaillée, la porcelaine pouvant se casser et le blesser.

Sortie, promenade. — On doit sortir l'enfant presque tous les jours en prenant toutes les précautions pour éviter un refroidissement. On le promène dans une petite voiture légère et bien couverte, pour qu'il ne souffre pas du froid ni de l'humidité. Si on veut le porter à bras il faut toujours le coucher sur un oreiller ou sur un porte-bébé. Ce dernier mode de promenade est fatigant, et pour l'enfant et pour la personne qui le porte, on doit toujours préférer une voiture où l'enfant est couché, comme dans son lit. En hiver, on mettra une boule d'eau chaude pour qu'il ait chaud aux pieds ; pour l'été, on doit adopter un baldaquin ou ombrelle pour le garantir du soleil. On aura soin de marcher doucement et se tenir sur le trottoir, éviter les soubresauts et les cahots; l'enfant est trop faible pour supporter des secousses, ne jamais quitter la voiture en marche par crainte d'accident.

L'enfant sur un tapis. — Il est très salutaire que l'enfant s'exerce et fasse du mouvement. Pour cela, il faut l'habituer à s'amuser seul.

Dès le quatrième mois on couche l'enfant sur un tapis par terre, on met derrière la tête un petit oreiller, l'enfant remue, fait des mouvements avec les bras et les jambes. Pour l'amuser on met autour de lui des objets qui pourraient l'intéresser et il cherchera à les saisir. Ne pas asseoir l'enfant avant 7 et même 8 mois; il ne faut pas oublier que si on l'asseoit trop jeune on déforme son corps et il en souffrira plus tard.

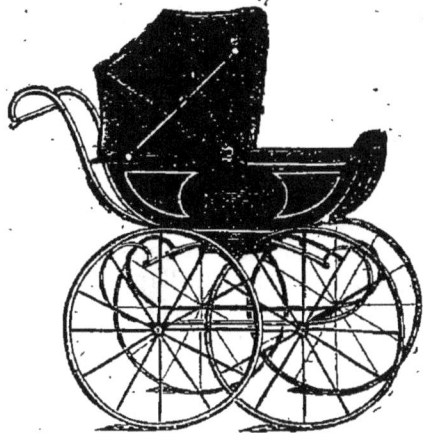

Fig. 137. — Voiture pour enfant.

Lorsque l'enfant peut se mouvoir et se tourner on met quelques objets un peu éloignés de lui, il cherchera à les saisir, apprendra à traîner sur le tapis et commencera à faire des petits voyages à quatre pattes. Ces parcours donnent beaucoup de forces et l'enfant marchera assez vite.

Le premier pas. — L'enfant commence à marcher à 15 ou 16 mois. On ne doit jamais forcer l'enfant à se tenir debout ou lui apprendre à marcher trop tôt, car ses os n'ont pas encore assez de force et il gardera une infirmité toute sa vie. On doit rejeter, comme étant très nuisibles, les chariots, les corbeilles et autres boîtes dans lesquels on plaçait des enfants trop jeunes et qui constituaient de véritables instruments de supplice. Lorsque l'enfant, à un moment donné, se sentira en force, il manifestera lui-même le désir d'être un peu debout, et ce n'est qu'à ce moment qu'on doit le mettre debout de temps en temps, en ayant soin de le soutenir. Il ne faut jamais pratiquer l'essai dangereux de lâcher l'enfant pour un moment à seule fin de voir s'il sait se tenir seul,

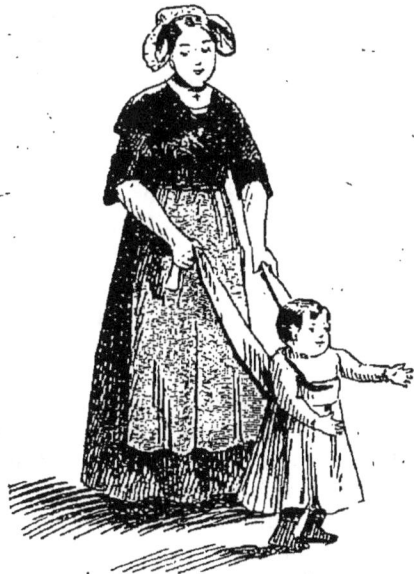

Fig. 138. — Cette manière de faire marcher les enfants est nuisible; ne pas faire marcher les enfants trop tôt, autrement ils auront les jambes déformées.

l'enfant peut tomber et se casser un membre. Lorsqu'un enfant commence à marcher, il faut le soutenir sous les bras mais il faut repousser la lisière qui est nuisible et fatigue l'enfant.

Surveillance des enfants. — On doit surveiller les enfants pour leur éviter toutes sortes d'accidents; il faut éloigner les allumettes, les couteaux et choisir les jouets en caoutchouc pour qu'ils ne se blessent pas. Faire attention que l'enfant ne se fasse pas écraser les doigts par la porte de la chambre, la portière d'une voiture; on ne doit jamais soulever ou tirer l'enfant par les bras, faire attention lorsqu'il descend ou monte l'escalier et défendre à la nourrice de se pencher avec l'enfant sur les bras à une fenêtre. Il suffit d'un mouvement brusque, d'une distraction involontaire pour provoquer un grand malheur; en outre, l'enfant prendra l'habitude de regarder par la fenêtre et ne manquera pas d'approcher sa chaise d'une fenêtre ouverte dès qu'il saura marcher.

Éducation de l'enfant. — L'éducation morale de l'enfant demande beaucoup de patience, beaucoup de fermeté et beaucoup de bonté. Il faut le traiter

FIG. 139. — Un groupe d'enfants.

avec douceur et se faire aimer de lui, et surtout savoir ménager sa susceptibilité. On arrive ainsi à l'habituer à des bonnes manières, et toutes ses habitudes lui paraîtront naturelles s'il y est fait de bonne heure. On développera en lui les bons sentiments, on corrigera ses défauts. On doit également veiller au développement de ses facultés et de son intelligence. Il faut combattre avec douceur, mais calme et ténacité, tous ses petits défauts, si on ne veut pas qu'ils deviennent une habitude, On doit empêcher le nourrisson de téter ses doigts, de sucer sa chemise; s'il mord le sein, on le retire, on le gronde et même on le frappe doucement sur les mains, quelques minutes après on lui redonne le sein et il finit par comprendre; de même, lorsqu'il a pris l'habitude de frapper, on doit chercher par tous les moyens à le déshabituer en lui faisant honte et en le grondant, autrement il frappera tout le monde et deviendra méchant. Si l'enfant se met en colère, on doit rester calme et le laisser faire en le déposant sur un tapis par terre. Si la colère est forte on arrose la figure avec quelques gouttes d'eau. On ne doit jamais s'emporter et ce calme fera honte à l'enfant. Lorsqu'il redeviendra calme à son tour on doit lui faire comprendre la honte de cette colère et regretter son emportement; s'il se met à bouder il faut le laisser, lorsqu'il reviendra à vous *ne cherchez pas* à le blesser dans son amour-propre, mais recevez-le avec bonté et calme et par une petite causerie amicale et pleine de tendresse, faites comprendre à l'enfant sa faute afin qu'il la regrette. Si l'enfant cherche à obtenir de vous quelque chose par la caresse ou la flatterie on doit lui faire comprendre que cette manière d'obtenir quelque chose est une hypocrisie et que les caresses ne doivent avoir aucun but intéressé. Il dépendra de la mère qui est la première éducatrice de l'enfant d'inculquer en lui toutes les qualités morales, toutes les vertus, toute la loyauté, toute la franchise qui, plus tard, feront de lui une personne

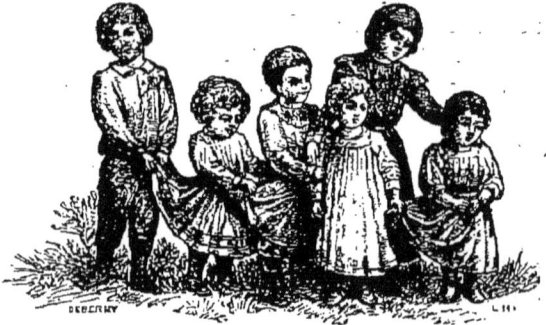

noble, digne d'estime et de considération. Ne faites jamais peur aux enfants, ne les enfermez pas pour les punir dans un cabinet noir, ne leur contez pas des histoires surnaturelles ou terrifiantes; si l'enfant a peur d'un objet, d'un animal, vous devez lui faire voir que vous n'avez pas peur en s'en approchant, en touchant l'objet et en caressant l'animal, cela lui inspirera confiance. On doit l'habituer à l'obscurité et pour cela éteindre toutes les lampes de la chambre dès qu'il est couché. On ne doit jamais estropier les mots, *parler comme un enfant* parce qu'on lui inculque un vice de prononciation qu'il retiendra et on aura du mal à l'en débarrasser. On doit *parler nettement* et *corriger* toute tendance au zézaiement dès la première heure. Il faut habituer l'enfant à ce qu'il ait bon cœur et que l'égoïsme humain n'apparaisse chez lui que le plus tard possible et dans la mesure la plus faible. Si on doit permettre à l'enfant une grande liberté à table lorsqu'il est avec ses parents, on doit lui faire comprendre, qu'il doit être plus sage *lorsqu'il y a du monde*, qu'il doit se tenir tranquille et ne pas prendre part à la conversation, à moins qu'on le questionne, qu'il doit attendre, pour être servi, le dernier et qu'il ne doit rien demander. On doit coucher l'enfant de bonne heure, ne jamais le sortir le soir et ne pas l'emmener, lorsqu'on dîne en ville. Ne jamais frapper l'enfant, on le rend méfiant, craintif et méchant. Ne pas laisser l'enfant faire des grimaces et imiter les grandes personnes. Ne jamais conduire l'enfant au théâtre, le soir. Après le dîner, il doit regagner son lit et se coucher.

Plage. — Lorsque l'enfant aura trois ans, il est bon de l'envoyer au bord de la mer. La plage devra être choisie selon la constitution et le tempérament de l'enfant. Voici les règles qu'il est bon d'adopter, selon l'avis du Dr Comby: à moins que l'enfant soit très rachitique, le séjour au bord de la mer n'est permis qu'à l'âge de 3 ans. La *mer convient* aux enfants pâles, maigres, anémiques, lymphatiques, scrofuleux, qui ont grandi trop vite et ont des tumeurs blanches.

La *mer est défendue* aux enfants nerveux et surtout hystériques et épileptiques. La mer les excite davantage et les prive de sommeil.

Les enfants atteints d'inflammation de l'oreille, de kératite, d'inflammation des paupières, des maux d'yeux, bronchite, rhumatisme, maladie du cœur ou de tuberculose pulmonaire doivent être éloignés de la mer. Comme région on doit choisir la région du Nord où les vents sont violents et le climat excitant pour les enfants lymphatiques. Si l'enfant est trop excité par les plages de la Manche, il faut choisir la région de l'Ouest. Pour les enfants nerveux, excitables, tuberculeux, arthritiques, il faut choisir la région de la Méditerranée ou du Midi. Ce climat est doux en hiver, chaud en été. De préférence choisir une plage de sable, les plages à galets sont dangereuses pour les enfants. Le climat marin est très excitant, il faut s'acclimater un peu avant de prendre des bains. On donnera le premier bain au moins 4 jours après l'arrivée. On donnera les bains toujours 3 heures après les repas, quand la digestion est faite et, mieux encore, le matin à jeun. Le premier bain sera *d'une minute* seulement, on augmentera la durée les jours suivants sans dépasser 5 minutes. Après le bain essuyer et frictionner l'enfant avec une serviette-éponge, l'habiller et le promener pour lui faire faire un peu d'exercice. Si l'enfant supporte mal le premier bain on doit lui donner des bains de mer tièdes et abaisser la température pour arriver à celle de la mer, l'enfant s'habitue et les supporte.

Comment grandit l'enfant. — Le développement de l'enfant s'opère de la manière suivante : Plusieurs organes commencent à fonctionner dès la naissance ; ce sont les organes de la respiration et de la nutrition, le poumon et la peau respirent, l'estomac et l'intestin commencent à digérer. Les autres organes se développent ensuite quand l'enfant commence à entendre, à sentir, à marcher et à parler. La respiration chez l'enfant est *abdominale* c'est-à-dire se fait par le muscle diaphragme, qui sépare l'abdomen de la poitrine, aussi peut-on voir, pendant la respiration, l'abdomen de l'enfant s'abaisser et se soulever alternativement. La respiration chez le nourrisson est plus rapide que chez les adultes, elle a lieu 30 à 40 fois, tandis que chez les adultes elle n'est que de 20 à 25 fois. Par rapport à son poids l'enfant a besoin de plus d'air pour respirer qu'un adulte, la respiration de la peau est également plus active que chez les adultes. La peau est rouge foncé au moment de naître parce qu'au début la respiration se fait mal, huit jours après la naissance elle devient jaunâtre. Lorsque la respiration cutanée est régulière l'épiderme sous l'influence de l'air se fendille et se détache par petites lamelles et la peau devient blanc rosé. Cette respiration active de la peau amène une évaporation et un refroidissement exagérés pour l'organisme faible du nourrisson et c'est pourquoi il faut des vêtements chauds aux petits enfants pour maintenir une douce chaleur. Si l'alimentation est rationnelle l'enfant doit avoir tous les jours deux à quatre selles bien liées, d'odeur faible et fade. L'urine chez le nourrisson est jaune, très pâle et d'odeur faible, sa secrétion est assez forte et peut atteindre 400 grammes ce qui explique le besoin assez fréquent d'uriner. Au début de la vie, les sensations sont assez faibles parce que les organes sont encore à l'état latent, le monde extérieur produit chez l'enfant une impression confuse et il les exprime par des cris et la modification de ses traits, mais peu à peu il finit par distinguer les impressions et manifeste la sensation éprouvée par des pleurs ou des cris de joie. L'*odorat* chez les nourrissons se développe de bonne heure et la muqueuse interne du nez est très sensible, ce qui explique les fréquents éternuements et les fréquents rhumes de cerveau. L'*ouïe* se développe très vite. On doit éviter les bruits parce qu'ils impressionnent l'enfant *très péniblement*; il distingue vite les paroles douces, le chant, la voix. Le *goût* se forme lentement et pendant longtemps il ne sait distinguer que les aliments sucrés. L'*œil* est parfaitement organisé dès la naissance chez les nouveau-nés, mais les premiers jours il est insensible à la lumière, parce que le cerveau n'est pas encore développé pour percevoir la sensation, mais peu à peu le cerveau et la vision se développent et à deux mois l'enfant commence à reconnaitre, il aime en ce moment les couleurs vives et les objets brillants. *Les cris* chez les nouveau-nés vigoureux, sont sonores et peu persistants ; chez les débiles, ce sont de petits vagissements plaintifs. L'enfant exprime ses sensations par la physionomie, les gestes et les cris. Au début pour témoigner de la joie, il dilate les lèvres mais quelques semaines après la physionomie devient plus mobile et il commence à sourire, a des éclats de voix, gesticule peu à peu ; il exprime sa joie, ses souffrances et ses impatiences par des cris.

Cri du nourrisson. — *L'enfant ne crie jamais sans cause.* Lorsque l'enfant crie, il exprime un besoin et appelle la nourrice à son secours. L'enfant pleure lorsqu'il a faim, lorsqu'il est trop serré, lorsqu'il a des coliques, lorsque quelque chose le gêne ou le pique, lorsqu'il éprouve des démangeaisons, des cuissons à la suite d'une irritation provoquée par le lange souillé, lorsqu'il souffre des dents, lorsqu'il est nerveux, lorsqu'il souffre du froid ou de la chaleur, etc. La nourrice doit rechercher les causes afin de secourir et soulager l'enfant. Un enfant qui ne souffre pas ne crie pas. La colère et l'impatience le font également crier. On doit lui épargner ces cris en le satisfaisant de suite. Au début, l'enfant ne pleure pas, la secrétion des larmes commence à 4 ou 5 mois, à 9 mois il commence à balbutier quelques mots et finit par prononcer maman, papa. *Les mouvements au début* de la vie sont nuls, l'enfant est incapable de se mouvoir mais peu à peu ses facultés cérébrales se développent ainsi que la volonté, les muscles prennent de la force, les os se solidifient. A 5 mois il commence à mouvoir sa colonne vertébrale, à soutenir la tête et se maintenir dans la position verticale mais on doit éviter de tenir l'enfant assis avant 8 mois pour lui donner le temps de prendre les forces nécessaires, autrement on risque de déformer ses os. Peu à peu les mouvements progressent et entre 18 et 24 mois il commence à marcher. *La taille* moyenne d'un nouveau-né est de 48 à 49 centimètres; le tronc a 27 centimètres, les membres inférieurs ont 22 centimètres; les bras ont la même longueur que les jambes; les filles sont toujours plus petites et moins grasses. Le premier mois l'enfant accroît de 4 centimètres, le 2e mois de 3 centimètres, le 3e mois de 2 centimètres et les autres 9 mois de 1 centimètre par mois. A la fin de l'année, l'enfant mesure 68 centimètres de taille et son accroissement est de 18 à 19 centimètres. Le tronc est toujours plus long que les membres inférieurs, le ventre est long et les jambes sont courtes. Le tronc a 40 centimètres et les membres inférieurs 28; les jambes sont un peu plus longues que les bras.

Les Jouets doivent être choisis selon l'âge de l'enfant et ne présentant aucun danger pour la santé. Ne jamais laisser porter à la bouche les jouets colorés. Ne jamais donner un jouet qui était dans les mains d'un autre enfant, pour éviter une maladie contagieuse, la rougeole, la scarlatine.

Maladies des enfants. — En cas de maladie, d'indisposition ou d'accident qui peuvent survenir chez l'enfant, il faut consulter à leur nom respectif les chapitres spéciaux consacrés à chaque maladie. On y trouvera tous les renseignements sur les maladies qui permettront à la mère de reconnaître si la santé de l'enfant s'altère, quel danger le menace, comment le soigner, comment le fortifier, comment l'avoir plus vigoureux et plus résistant.

132. — ALOPÉCIE (grec *Alopékia*). Maladie qui provoque la chute des cheveux ou des poils. Elle est souvent occasionnée par la syphilis, la teigne, la pelade et affections fébriles. — Voir *Cheveux*.

133. — ALTÉRATION. — L'altération ou l'augmentation de la soif s'observe dans les maladies qui sont accompagnées de fièvre et dans le diabète. Le meilleur moyen de calmer la soif, c'est de boire de l'eau bouillie qui ne fatigue jamais. Pendant les chaleurs, éviter les alcools, les fruits acides; aux repas, boire de l'eau bouillie et l'on n'aura que rarement soif dans la journée. Ne pas abuser de café et de boissons alcooliques sous prétexte de se désaltérer. On se fatigue l'estomac et les nerfs et on boit encore davantage. Pour calmer la soif boire de l'eau *pure, filtrée* additionnée de *Septiline* ou du thé léger et chaud.

ALTITUDE. — Voir *Cure d'Altitude.*

134. — AMAIGRISSEMENT. — On observe l'amaigrissement au début de certaines maladies et pendant le cours d'un traitement. Cet amaigrissement est bienfaisant parce qu'il modifie la constitution et élimine les substances inutiles ou nuisibles, qui étaient accumulées dans l'organisme. En cas d'obésité ou d'embonpoint, ceux qui veulent maigrir peuvent obtenir ce résultat par l'usage du *Thé Mexicain du docteur Jawas*, qui élimine la graisse en excès et la bouffissure, ce qui est très bienfaisant parce que les personnes maigres se portent mieux que les personnes grasses. Voir *Obésité*. Souvent l'amaigrissement devient excessif à la suite d'une maladie chronique, anémie, phtisie, neurasthénie et a pour principale cause le mauvais état de l'estomac; dans ce cas, il faut prendre le *Triogène For* et l'*Élixir Spark* qui guérissent radicalement l'estomac et font revenir l'embonpoint.

Maigreur constitutionnelle. — Les personnes maigres qui veulent engraisser obtiennent facilement ce résultat en prenant l'*Élixir Spark* et le *Vin Galar* qui excitent l'appétit. Il faut s'alimenter avec la *Tarvine* qui est une farine alimentaire phosphatée très reconstituante et se nourrir bien. Manger de la viande, des farineux : pommes de terre, haricots, lentilles, pois ; des graisses, du beurre, des poissons gras, des sardines à l'huile, des fromages, du sucre.

Hygiène. — Exciter l'appétit par des exercices modérés : promenades, bicyclettes, etc...

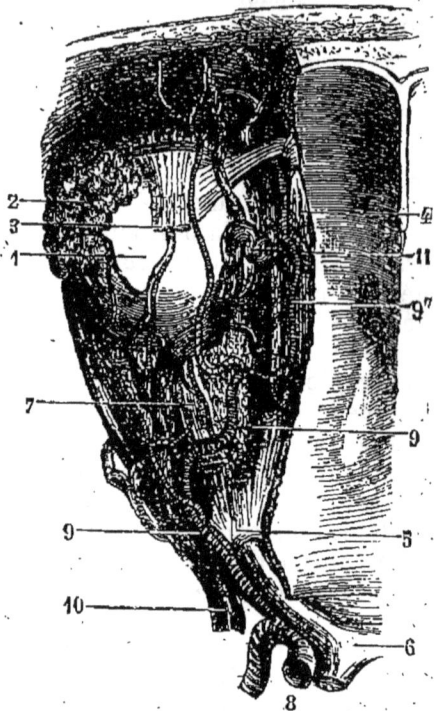

FIG. 140. — Vaisseaux et nerfs de l'orbite.

1. Globe de l'œil.
2. Glande lacrymale.
3. Tendon du muscle droit supérieur.
4. Muscle grand oblique.
5. Zone de Zinn, d'où partent les tendons des muscles droits.
6. Chiasma des nerfs optiques.
7. Nerf optique plongé dans le tissu adipeux.
8. Artère carotide interne.
9, 9', 9''. Artère ophtalmique et ses branches.
10, 11. Veine ophthalmique.

135. — AMAUROSE. — C'est la perte de la vue occasionnée par la paralysie du nerf optique ou de la rétine. L'albuminurie, le diabète, une très grande anémie, l'hystérie, la scrofule, le rhumatisme, la syphilis, l'ataxie locomotrice sont les principales causes. L'abus de l'alcool peut également conduire à l'amaurose. Cette terrible maladie peut survenir

chaque fois qu'il y a altération du sang et des humeurs et le principal traitement doit consister à combattre les troubles de la nutrition. Aussi
dès que la vue faiblit, on doit de suite se soumettre à la médication dépurative et combattre la cause. Le traitement de l'œil en lui-même est secondaire ce qu'il importe de corriger c'est l'état général. Certains cas sont
absolument incurables, mais très souvent, lorsqu'on soigne bien la maladie qui l'occasionne, l'amaurose disparaît et la vue revient. — Voir
Choroïdite, Glaucome, Rétinite.

Traitement. — Prendre tous les jours le *Dépuratif Parnel* avant
chaque repas et l'*Elixir Spark* après les repas ou le soir en se couchant.
A ce traitement il faut ajouter les *Pilules Spécifiques Leber,* si le malade
est syphilitique, ou les *Pilules Anti-diabétiques Soker,* s'il est diabétique.
En cas d'anémie, de faiblesse, on prendra le *Triogène For* ou le *Vin Galar.*

136. — AMBLYOPIE — Ce mot désigne un affaiblissement de la vue
sans qu'il existe une lésion sur la partie visible de l'œil. C'est le commencement de l'*amaurose.* Voir ce mot.

AMÉNORRHÉE. — Retard des règles. — Voir *Menstruation.*

137. — AMPOULES. Phlyctène, Cloches. — A la suite de frottement,
de brûlures, la peau est soulevée et forme une cloche remplie d'un liquide
incolore (*sérosité*) ou légèrement sanguinolent. Se produit souvent aux
mains et aux pieds à la suite de travaux rudes ou d'exercices violents, de
marches trop prolongées, ou de chaussures mal ajustées.

Traitement. — Il ne faut pas enlever la peau, mais percer de part en
part, pour avoir deux ouvertures, l'épiderme avec une aiguille que l'on
aura soin de passer à la flamme ; vider l'ampoule en la comprimant, ensuite laver avec de l'eau boriquée, de l'eau salée ou de l'eau blanche,
appliquer ensuite une compresse imbibée de la même eau qu'on laisse
jusqu'à complète guérison. Pour éviter les ampoules aux mains et aux
pieds, il faut graisser ceux-ci avec un peu de vaseline.

138. — AMYGDALES (grec *Amygdalê,* amande). — Les amygdales
sont deux glandes ayant la forme d'une amande et se trouvent placées à
l'entrée et de chaque côté du gosier; elles fabriquent un liquide très
glissant qui facilite le passage des aliments solides. *Hypertrophie des
amygdales.* Les enfants scrofuleux ont les amygdales grosses, ce qui les
force d'avoir la bouche entr'ouverte ; au moindre courant d'air ou froid
aux pieds, les amygdales s'engorgent, deviennent volumineuses, bouchent
le gosier et gênent pour parler et respirer. Elles sont rouges, gonflées,
couvertes de points jaunâtres; on y trouve un amas de mucosités. L'hypertrophie des amygdales prédispose à l'angine couenneuse, à la phtisie, à la
surdité. Les amygdales, même hypertrophiées ou dégénérées, constituent
une précieuse barrière qui arrête les germes d'une foule de maladies et
les poussières nuisibles qui se trouvent dans l'air inspiré. Et c'est à tort
qu'on pratique si fréquemment leur ablation, qui présente le très grave
inconvénient de laisser pénétrer par la bouche et le pharynx des microbes
nuisibles, pouvant provoquer de graves maladies. L'ablation s'opère au
moyen d'un couteau spécial (l'amygdalotome). L'inflammation des amygdales est provoquée par la poussière et les microbes. Il suffit de la combattre dès le début pour s'éviter une hypertrophie des amygdales et plus
tard une opération sanglante.

Traitement. — Pour faire disparaître l'inflammation, il faut se gargariser plusieurs fois par jour et dès la moindre rougeur avec une décoction de racine de guimauve ou de l'eau boriquée tiède et nettoyer les amygdales pour enlever les mucosités blanchâtres. Pour cela, toucher les amygdales avec un tampon de coton hydrophile imbibé de *Glycérine boratée* ou de jus de citron. Matin et soir toucher les amygdales avec de la teinture d'iode au moyen d'un pinceau. Ceux qui ont de grosses amygdales doivent combattre la cause prédisposante, la scrofule, le lymphatisme, avec le *Sirop Tannodol* qui purifie le sang en fortifiant. Pour les fonctions digestives donner l'*Elixir Spark*.

139. — AMYGDALITE. Esquinancie. — A la suite d'un chaud et froid, au moindre courant d'air ou froid aux pieds, les amygdales s'engorgent et deviennent volumineuses, surtout chez les lymphatiques et scrofuleux. Les amygdales sont gonflées et se couvrent de mucosités blanchâtres. L'inflammation

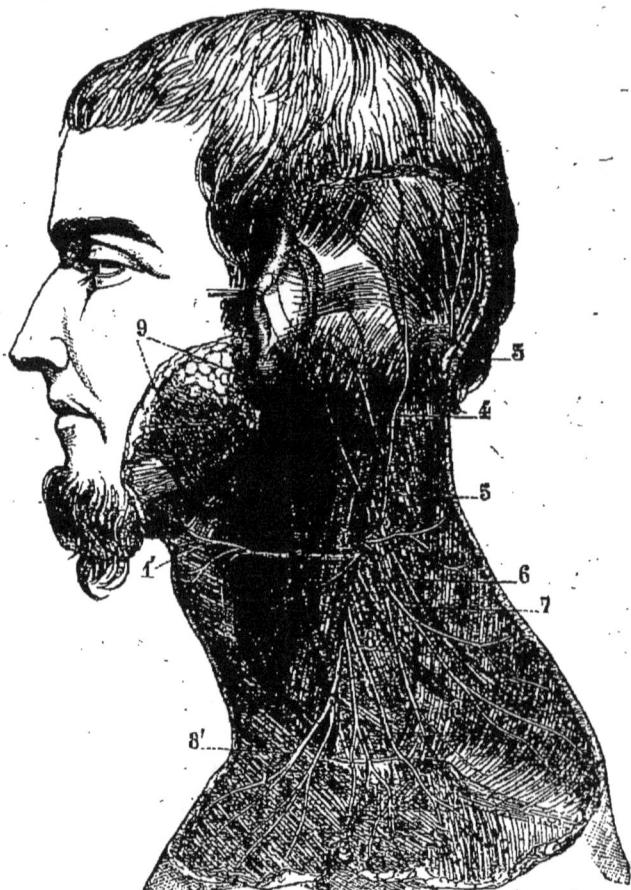

Fig. 141. — Partie latérale du cou.

Une grande partie du peaucier a été enlevée, mais on a conservé les fibres de ce muscle qui recouvrent la ligne médiane et descendent sur la partie antérieure du thorax.

1. Nerf cervical transverse. 2. Branche mastoïdienne du plexus cervical. 3. Nerf sous-occipital. 4, 5. Branche auriculaire du plexus cervical. 6. Nerf spinal. 7. Branches sus-acromiales. 8, 8'. Branches sus-claviculaires. 9. Nerf auriculo-temporal.

gagne la trompe d'Eustache et peut provoquer la surdité.

La maladie est douloureuse et donne de la fièvre On éprouve la difficulté d'avaler. Ces mucosités se putréfient et l'inflammation des amygdales augmente de plus en plus. C'est l'*amygdalite* ou *Esquinancie*. Si cette affection se renouvelle trop fréquemment, les amygdales s'hypertrophient, deviennent volumineuses et constituent une gêne sérieuse pour la respiration et la déglutition. Quelquefois il se forme même des abcès, dans ce dernier cas dès que le pus peut sortir le malade est soulagé instantanément. L'amygdalite est très fréquente surtout chez les enfants.

Elles sont souvent précédées et accompagnées d'un rhume de cerveau et d'un rhume de poitrine. Nous avons dit que la principale cause de l'amygdalite est le *Lymphatisme*, la *Scrofule* et l'*Inflammation du tube digestif;* chez ces derniers les amygdales sont toujours volumineuses et s'enflamment au moindre refroidissement.

Traitement : Se gargariser plusieurs fois par jour avec de l'eau de guimauve ou de l'eau boriquée. Laisser fondre dans la bouche 4 à 6 *Pas-*

Fig. 142. — Région sterno-mastoïdienne ou carotidienne (Richet).

1. Sterno-mastoïdien, dont les faisceaux sternal et claviculaire ont été détachés et renversés pour mettre à nu les parties profondes. — 2. Chaîne des ganglions lymphatiques dits sous-sterno-mastoïdiens. — 3. Nerf spinal. — 4. Muscle omo-hyoïdien. — 5. Muscle sterno-hyoïdien. — 6. Muscle digastrique (ventre antérieur). — 6'. Son ventre postérieur. — 7. Artère occipitale. — 8. Glande sous-maxillaire. — 9. Grande corne de l'os hyoïde. — 10. Muscle mylo-hyoïdien. — 11. Artère carotide primitive. — 12. Branche descendante du grand hypoglosse formant l'anse nerveuse de ce nom. — 13. Artère thyroïdienne supérieure. — 14. Artère et veine linguales. — 15. Artère faciale. — 16. Veine faciale. — 17. Veine jugulaire interne (derrière elle l'artiste a voulu signaler le grand sympathique). — 18. Nerf pneumogastrique. — 18'. Nerf laryngé supérieur. — 19. Nerf grand hypoglosse. — 20. Nerf laryngé inférieur.

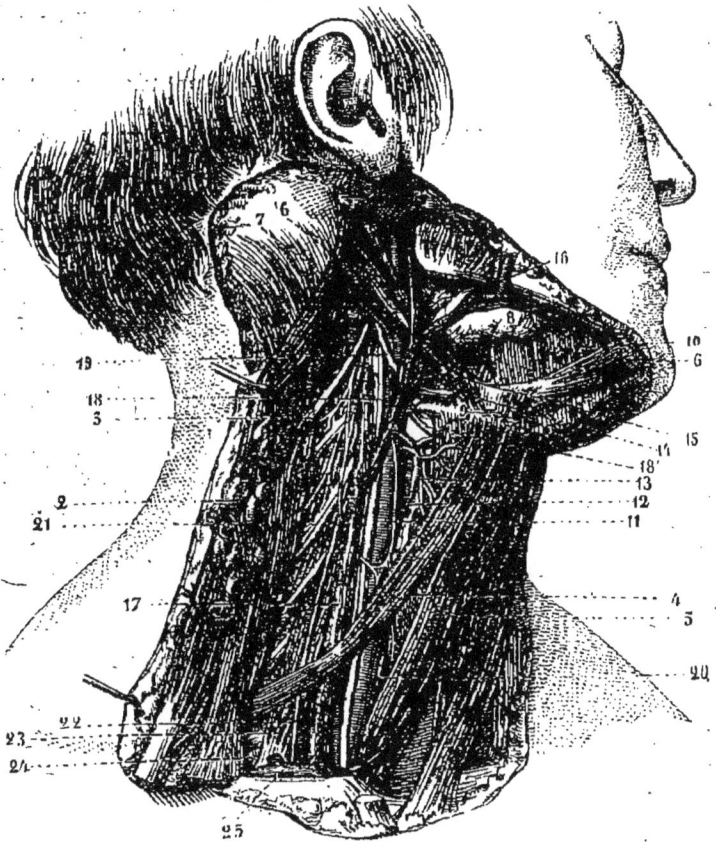

tilles Antiseptiques Jener, nettoyer les amygdales avec du jus de citron ou *Collutoire Boraté* pour enlever les mucosités. Pour combattre l'hypertrophie appliquer sur les amygdales une couche très légère de teinture d'iode. S'il y a abcès il faut le faire ouvrir.

140. — ANALGÉSIE. — C'est l'abolition de la sensibilité à la douleur. Elle peut être provoquée par les maladies nerveuses, l'hystérie, le froid intense, la gelée. Certains produits, l'alcool, le hachisch, la cocaïne possèdent également cette propriété. — Voir *Anesthésie.*

141. — ANASARQUE. — C'est l'hydropisie qui envahit toutes les cavités. Elle commence par les pieds, envahit les bras et ensuite le visage. Survient dans les maladies du cœur, des reins, du foie, dans la fièvre scarlatine, les grands froids. Existe souvent en même temps que l'ascite. — Voir *Hydropisie, Œdème.*

Traitement. — Faire des frictions sèches et à l'eau de Cologne. Donner deux à trois fois par jour l'*Élixir Spark.* S'alimenter avec la *Tarvine* et du lait.

142. — ANALYSE (grec *analuo*, décomposer). — L'examen détaillé d'une substance par des procédés spéciaux. En médecine on analyse l'urine, les crachats, les matières vomies, les fausses membranes de la diphtérie, etc.

143. — ANATOMIE (grec *Ana* à travers, et *Tomé* couper). — Étude détaillée du corps à l'aide de la dissection. — Voir *Corps humain.*

144. — ANÉMIE (grec *An* privatif, et *hema* sang). — L'anémie est le résultat d'un défaut de nutrition, qui produit une forte diminution des globules rouges dans le sang. Elle survient à la suite des hémorragies, des pertes de toute nature subies par l'organisme, des maladies aiguës et chroniques, de privation d'air et de lumière, de mauvaise digestion, de surmenage, d'excès de fatigue ou de plaisir. Elle est très fréquente pendant la jeunesse et chez la femme. L'anémie est caractérisée par une *pâleur* du visage, mais souvent on voit des anémiques dont la mine est satisfaisante. Généralement toute personne dont la santé n'est pas parfaite est anémique.

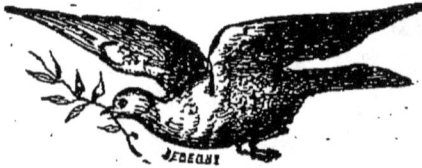

FIG. 143.

L'anémique se plaint de maux de tête, de vertiges, d'éblouissements, d'insomnie; le moindre exercice, la moindre émotion l'essoufflent. Elle saigne souvent du nez. Ses urines sont pâles. La cause de ces troubles consiste dans une diminution très sensible de *globules rouges.* Le chiffre normal de globules rouges qui est de 120 à 130 grammes pour 1.000 grammes de sang desséché peut descendre à 100 et même 80 grammes.

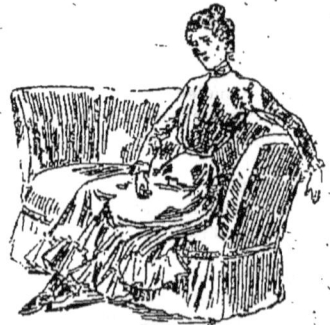

FIG. 144. — Une anémique.

Par suite de cette faiblesse du sang, l'organisme entier se débilite; toutes les fonctions se trouvent ralenties et perverties, tant celles du cerveau que celles des membres et de l'estomac. On prévoit les conséquences néfastes qui peuvent résulter d'un tel état de choses. Incapable de résister, sans énergie pour réagir sur les germes morbides, l'anémique offre un terrain favorable à l'éclosion des germes de microbes et se trouve facilement atteint par les maladies épidémiques et contagieuses, telles que la phtisie pulmonaire, l'hystérie, les troubles nerveux, les maux de tête, les névralgies, les vertiges, les défaillances, les syncopes. L'anémie provoque chez la femme des flueurs blanches, des troubles menstruels; Ses règles sont douloureuses et peu abondantes ou manquent complètement. Le visage est pâle, la peau, les gencives, les muqueuses, les conjonctives sont décolorées, la malade éprouve des palpitations du cœur, des maux d'estomac ; elle est triste, irritable. La constipation est fréquente, l'appétit est irrégulier et manque souvent.

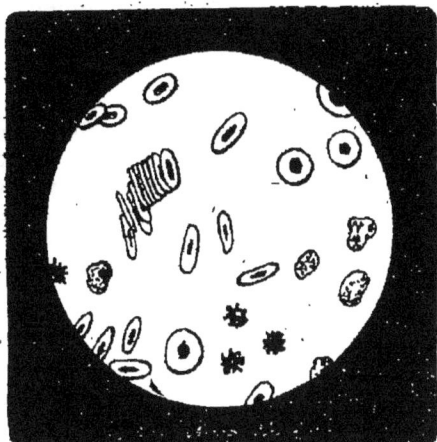

FIG. 145. — Globules du sang de l'homme grossis.

Quelle est la cause de l'anémie? On a prétendu que l'anémie était due exclusivement à la pauvreté du sang en fer et qu'en faisant absorber des quantités de ce métal, le sang reprendrait sa constitution normale. Qu'est-il arrivé?

C'est que les malades se sont gorgés de préparations ferrugineuses, provoquant ainsi de la constipation, des échauffements, gênant leur digestion. Pourtant toutes sont restées anémiques comme avant. Pourquoi donc le sang ne s'emparait-il pas de cette grande quantité de fer ? C'est parce que chez l'anémique l'organisme n'assimile pas suffisamment ce qu'elle absorbe. C'est là, et là seulement, que réside le mal. Il faut donc rendre au sang cette propriété de s'assimiler le fer, et faciliter ses différentes fonctions. Alors l'alimentation sera efficace, la dépense de l'organisme sera reconstituée.

La privation du fer, dans le sang, n'est pas la cause de l'anémie; elle n'en est que la conséquence. Et ce qui le prouve bien, c'est que l'anémie pénètre dans toutes les classes de la société, chez ceux dont la nourriture a toujours été abondante et choisie, comme chez ceux qui ont été mal nourris, mal logés, mal vêtus.

On doit combattre la cause primordiale de cette maladie, c'est-à-dire l'*atonie générale* de l'économie, qui fait que tous les différents appareils du corps fonctionnent mal, que les digestions sont incomplètes, qu'elles n'apportent pas dans le sang les matériaux nécessaires, les principes

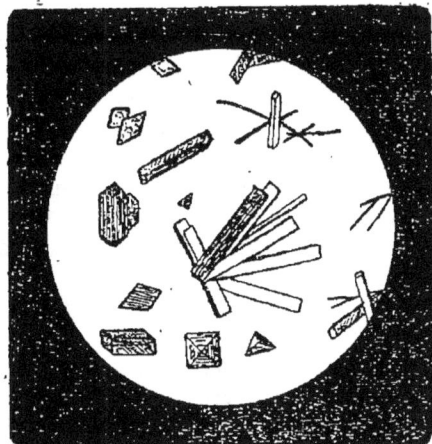

FIG. 146. — Cristaux d'hémoglobine du sang de l'homme.

vivifiants qui constituent sa force et que le sang se trouve trop faible pour pouvoir entretenir les divers organes de l'organisme.

Traitement. — On soigne l'anémie avec le fer, l'arsenic, le manganèse, on a essayé le cacodylate de fer (qui est une combinaison d'arsenic et de fer) des amers, du quinquina, pour exciter l'organisme, mais ces traitements n'assurent pas une guérison certaine ; au contraire, ils excitent des organes déjà affaiblis, ce qui provoque des troubles digestifs et augmente l'intensité de l'anémie. On doit préférer, pour son efficacité le traitement suivant qui guérit l'anémie sûrement et réussit toujours; l'amélioration est très rapide et se manifeste par un relèvement immédiat de l'état général. Prendre avant chaque repas deux *Pilules Ducase* ; immédiatement après chaque repas l'*Elixir Spark* à la dose d'une cuillerée à café et, dans la journée, deux à trois fois le *Triogène For* ou le *Vin Galar*. Ce traitement régénère le sang, et rend aux organes leur fonctionnement normal, la digestion, la circulation et la respiration deviennent plus actives et plus complètes; l'anémique retrouve la faculté d'*assimiler* qui lui manquait. Ce traitement régularise les fonctions du cœur, fait ranimer la circulation du sang; l'organisme est tonifié. L'anémique retrouve la force, les couleurs et la gaieté. L'*Elixir Spark* combat les troubles digestifs

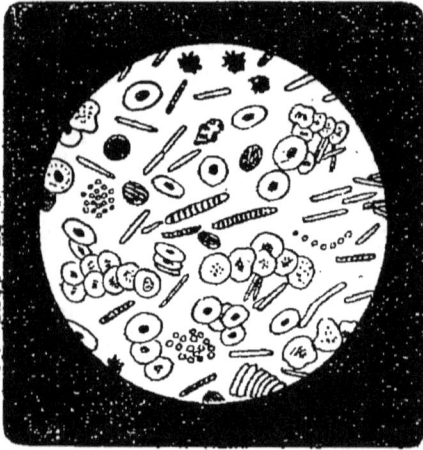

Fig. 147. — Microbes dans le sang.

et la constipation, sans fatigue ; il fait disparaître les pesanteurs d'estomac, les flatuosités, les éructations et les bâillements. Les *Pilules Ducase* fournissent au sang l'élément ferrugineux d'une assimilation parfaite.

Comme aliment il faut prendre tous les jours la *Tarvine* qui est une farine alimentaire phosphatée très utile aux anémiques.

Le *Triogène For* et le *Vin Galar* agissent comme toniques reconstituants héroïques pour remonter les forces. Ce sont des régénérateurs du sang et des nerfs qui conviennent aux enfants, adultes et vieillards contre la neurasthénie, l'affaiblissement, l'anémie et le surmenage.

Hygiène et Régime de l'anémie et de la chlorose. — Dans l'anémie il faut adopter un régime de suralimentation légère, mais on aura soin d'éviter les aliments lourds, irritants et les mets trop indigestes ; manger beaucoup d'épinards, des jaunes d'œufs; manger la viande de bœuf, la viande rôtie, la viande crue, la cervelle, la moelle osseuse de veau qu'il faut consommer crue et fraîche (10 grammes par jour), remplacer le sel de cuisine fin par du gros sel (A. GAUTIER), le vin est permis en petite quantité, il faut préférer le vin rouge de Bordeaux et du Midi. Comme boisson l'Eau, le Thé léger, les infusions de tilleul, etc. *Rester, coucher le plus longtemps possible*. Le séjour à la campagne est utile, la montagne et la mer sont recommandées. Faire de l'exercice en plein air, prendre deux fois par semaine un bain salé tiède et des bains de mer pendant l'été.

Contre la névralgie et les maux de tête, il faut prendre le *Néragol*. S'il y a excitation nerveuse, si la personne est atteinte des crises, et contre l'hystérie on donnera le *Sédatif Tiber* à la dose de deux à quatre cuillerées à soupe par jour.

Grâce à ces soins, les jeunes filles au teint cireux, à la démarche molle et traînante, sentiront bientôt leurs forces se relever et elles reviendront à la gaieté, à la vie; les yeux retrouveront leur brillant, les lèvres leur incarnat, les joues leur couleur; et l'ensemble respirera santé et beauté.

Hygiène de la bouche. Chez les anémiques, la salive est acide et finit par irriter les gencives et les dents. Il faut entretenir la bouche et nettoyer les dents avec le *Dentifrice Rodol.*

145. — ANÉMIE CÉRÉBRALE. — A la suite d'une anémie, d'une longue maladie, des hémorragies ou d'émotion violente, le sang nourrit mal le cerveau qui devient anémié. Le malade éprouve alors des vertiges, des palpitations, et se trouve atteint d'insomnie. Souvent aussi, à la suite d'une hémorragie, le malade devient très pâle, a des bourdonnements dans les oreilles, est pris de vertige avec éblouissement et perd connaissance.

Soins urgents. — Coucher le malade la tête plus basse que le corps, faire respirer du vinaigre, de l'éther. — Voir *Éblouissements, vertiges.*

Traitement. — Donner les *Pilules Ducase*, l'*Elixir Spark* et le *Triogène For.* Comme il est dit à l'article *Anémie.* Alimenter le malade avec la *Tarvine*, qui est une farine phosphatée très utile.

146. — ANÉMIE PERNICIEUSE. — C'est l'anémie d'une très grande intensité accompagnée souvent de fièvre. Elle est produite par les grossesses multiples, l'allaitement prolongé, le manque d'air. Le traitement est le même que pour l'*Anémie.* — Voir page 140.

147. — ANESTHÉSIE (grec *aisthanesthai*, sentir). — C'est le sommeil artificiel ou la privation de la sensibilité produite par une maladie et qu'on peut obtenir avec certains médicaments. Elle permet de supporter une opération chirurgicale sans douleurs. Pour obtenir l'anesthésie on emploie l'éther, le chloroforme, la cocaïne, le protoxyde d'azote, le chlorure d'éthyle. L'insensibilité peut survenir à la suite d'une maladie de cerveau, de la moelle épinière, d'une blessure ou compression prolongée d'un nerf et par la gelée. En médecine, pour obtenir l'anesthésie locale, on fait des pulvérisations d'éther, de chlorure d'éthyle, de chlorure de méthyle, des injections ou des badigeonnages de cocaïne ou de morphine. Pour l'anesthésie complète on emploie l'éther, le chloroforme ou le protoxyde d'azote.

Pendant l'anesthésie. — On aura soin de graisser le visage avec de la vaseline pour éviter l'irritation du chloroforme et recouvrir les yeux avec un mouchoir. Au début, le malade lutte un peu (chez les alcooliques, les mouvements sont violents); lorsque la sensibilité est incomplète et pendant le sommeil, le malade a un bruit de cloche dans les oreilles. Pour être anesthésié le malade fera bien d'observer la diète depuis le dernier repas du soir de la veille.

Après l'anesthésie. — On aura soin de pencher la tête en bas pour faciliter les vomissements qui sont fréquents. Observer la respiration pendant plusieurs heures.

148. — ANÉVRISMES (grec *aneurusma*, dilatation). — Les anévrismes sont formés par la dilatation des artères, comme les varices sont formées par la dilatation des veines. Si une partie du cœur ou d'une artère est faible, la pression que le sang exerce peut la distendre et former une poche ou tumeur, que l'on appelle anévrisme. A la longue, cette poche se distend de plus en plus et ses parois s'amincissent à tel point qu'elles peuvent se rompre et provoquer une hémorragie mortelle. L'anévrisme peut se produire à la suite d'une chute, d'un coup, d'un effort violent, mais les causes principales sont les excès de boissons, les excès de table qui provoquent l'inflammation, l'obstruction du foie et la syphilis. Les anévrismes se développent souvent naturellement sur les gros vaisseaux dans le voisinage du cœur. Au début, les anévrismes donnent lieu à des battements, mais lorsqu'ils se développent leur volume produit une compression sur les organes voisins, ce qui amène des douleurs fort pénibles.

L'anévrisme est fréquent sur l'*Aorte*, les artères cérébrales. Par le toucher on sent sous l'artère une tumeur ayant des battements et qui frémit d'une façon spéciale sous la main. La tumeur diminue lorsqu'on la presse ou lorsqu'on presse l'artère qui se trouve entre elle et le cœur. Elle augmente, au contraire, lorsqu'on exerce une pression au delà de la tumeur. Lorsque l'anévrisme est accessible on peut arriver à le supprimer par la compression ou la ligature, mais lorsqu'il occupe une place dans la poitrine, par exemple, où ces moyens ne peuvent être employés, il faut avoir recours à un traitement médicamenteux qui aide à faire disparaître les causes.

Traitement et régime. — Avant tout, supprimer la viande et suivre un régime lacto-végétarien, c'est-à-dire se nourrir avec du lait, des légumes et la *Tarvine*. Sont défendus toutes les viandes, le gibier, le poisson de mer, le fromage, le vin, le thé, le café, les liqueurs, la bière et le tabac. Si l'anévrisme est placé sur une partie du corps facilement accessible, on peut avoir recours à la ligature ou compression. Dans le cas contraire, on emploie des médicaments coagulants pour coaguler le sang

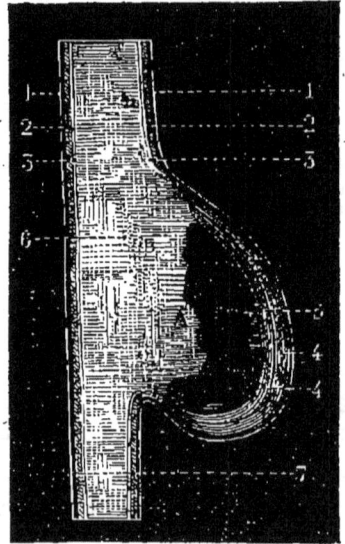

Fig. 148.

A. Anévrisme sacciforme. (Figure schématique).

1, 1. Tunique externe qui se dilate pour former seule la poche anévrismale. — 2. Tunique moyenne dont la dégénérescence et la destruction ont permis la formation de l'anévrisme, aussi voit-on qu'elle s'arrête sur les limites du sac. — 3. Tunique interne, détruite au même niveau que la tunique moyenne; d'après l'histologie moderne, elle ne se détruit pas, mais vient s'accoler à la tunique externe. — 4, 4. Caillots fibrineux d'un blanc grisâtre disposés en couches stratifiées. — 5. Caillots mous et noirâtres. — 6. Sang fluide. — 7. Artère rétrécie au-dessous de l'anévrisme.

dans la tumeur; le meilleur est le chlorure de sodium qu'il faut prendre en solution à la dose de 2 à 4 grammes par jour. Les injections de gélatine donnent également des bons résultats dans l'anévrisme des gros vaisseaux. Avoir soin d'employer des solutions bien stérilisées, afin d'éviter des accidents. Comme traitement général, le malade prendra avant chaque repas deux *Pilules Spécifiques Leber n°* 2. Après les repas, une cuillerée à café d'*Élixir Spark*. Ces pilules agissent sur le sang et rétablissent la circulation. L'Élixir est souverain contre l'inflammation et l'engorgement fréquents dans l'anévrisme. En cas de douleur, appliquer de la glace sur la région de l'anévrisme et donner le *Sédatif Tiber* qui calme et soulage le malade. Si le malade est syphilitique, il faut augmenter la dose des *Pilules Spécifiques* et en prendre 6 à 8 par jour.

149. — ANÉVRISME D'AORTE. — Comme les autres artères, l'aorte peut avoir des anévrismes. Selon le nerf comprimé, les douleurs se traduisent par des névralgies intercostales, des douleurs à la main ou par une angine de poitrine. L'inspiration est accompagnée d'un bruit de *cornage* à la suite d'un effort. La voix est rauque ou aphone; le malade avale avec difficulté, le teint est bleuâtre, la face est enflée. Le pouls est modifié dans l'un des bras; les battements paraissent comme provenant de deux cœurs.

Traitement. — Pour le traitement voir plus haut *Anévrisme*.

150. — ANGINE (grec *agchô*, j'étrangle). — On désigne sous ce nom les inflammations de la gorge et du pharynx.

151. — ANGINE AIGUE. Mal de gorge. — C'est une inflammation de la gorge qui survient à la suite d'un refroidissement, d'une grippe ou d'un rhume de cerveau. Le malade éprouve la difficulté d'avaler, la gorge est rouge, sèche, gonflée et se couvre d'une mucosité blanchâtre, la tête est lourde avec tintement dans les oreilles et battement dans les tempes. Les amygdales sont gonflées, la fièvre, la courbature et l'insomnie sont assez fréquentes. La digestion se fait mal et s'accompagne de constipation. Ce mal de gorge se guérit vite avec les *Pastilles Antiseptiques Jener*. Laisser fondre dans la bouche 5 à 6 pastilles. Garder la chambre, boire des tisanes chaudes (quatre fleurs, eucalyptus, etc.); tenir les pieds chauds. S'il y a fièvre ou mal de tête, prendre dans la journée deux cachets de *Sulfate de Quinine* ou de *Neragol;* manger très peu, ne prendre que des aliments liquides, s'alimenter avec la *Tarvine* et boire du lait chaud.

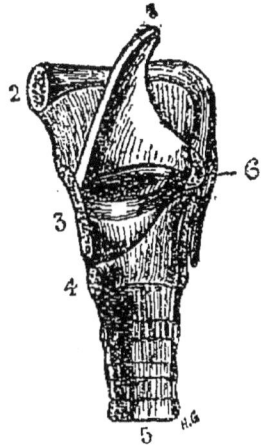

Fig. 149. — Larynx de l'homme.
Coupe verticale.

1. Épiglotte. — 2. Os hyoïde. — 3. Cartilage tyroïde. — 4. Cartilage cricoïde. — 5. Trachée. — 6. Cartilage aryténoïde.

152. — ANGINE CATARRHALE CHEZ LES ENFANTS. — Rares chez les nourrissons, les angines sont assez fréquentes chez les enfants à partir de l'âge de deux ans. A la suite d'un refroidissement, on observe une inflammation de l'arrière-bouche, du pharynx et des fosses nasales; la gorge est rouge, mais on n'y voit pas de points blancs, ni enduit sur les amygdales; il y a sécrétion de mucosités qui font tousser l'enfant, son sommeil est agité. Il éprouve de la gêne pour avaler, mais ne se plaint pas. Il faut mettre une cravate de laine au cou, envelopper les pieds avec de la ouate que l'on recouvre de taffetas gommé. Toucher la gorge avec du jus de citron coupé d'eau et avec du *miel rosat boraté*. Si les mucosités sont trop abondantes, donner une à deux cuillerées à café de sirop d'ipéca ou bien du sirop Desessartz, par cuillerée à café toutes les deux heures.

153. — ANGINE CHRONIQUE. Angine granuleuse ou pharyngite

chronique. — Elle est caractérisée par la rougeur de la muqueuse et les granulations que l'on observe sur les parois de la gorge et quelquefois dans le nez et le larynx. Ces granulations, grosses comme des grains de chènevis, sont la conséquence d'une irritation ou congestion de la gorge, produites par le séjour prolongé des mucosités, des crachats épais et gluants ; cette maladie survient à la suite de l'abus du tabac, de l'alcool, à la suite des poussières irritantes, du changement brusque de la température, du chant, mais les principales causes des granulations sont le mauvais état de l'estomac et la prédisposition héréditaire. Cette maladie est fort gênante ; le malade a la gorge et l'arrière-gorge sèches et éprouve de la gêne et de la difficulté pour expectorer ; l'effort que le malade fait pour expectorer amène un grouillement, surtout le matin en se levant. L'inflammation peut gagner la trompe d'Eustache et provoquer un peu de surdité. Le produit expectoré est formé des mucosités épaisses qui se détachent difficilement.

Traitement. — Les *Pastilles Antiseptiques Jener* sont souveraines pour guérir l'angine granuleuse. On les prendra à la dose de 8 à 10 par jour. Laver la gorge avec le *Gargarisme Antiseptique Jener*, laver le nez avec de l'eau bouillie bien tiède 3 à 4 fois par jour. Comme toutes les affections de la gorge sont l'expression d'un mauvais état général, de l'*Arthritisme*, de l'*herpétisme*, il faut dépurer le sang avec le *Dépuratif Parnel* et fortifier l'état général par le *Triogène For* ou le *Vin Galar*. S'il y a constipation, prendre de l'*Élixir Spark* pour régulariser les fonctions digestives ; fumer modérément.

Hygiène et régime. — Observer le *Régime Biologique*. S'alimenter plusieurs fois par jour avec la *Tarvine*, aliment phosphaté très nourrissant, pour reposer l'estomac. Nous déconseillons les cautérisations caustiques, les médicaments à base d'arsenic que l'on prescrit ordinairement dans ce cas. Éviter également les eaux sulfureuses, les inhalations et les fumigations. Ces moyens empêchent la guérison parce qu'ils irritent la partie malade.

154. — ANGINE COUENNEUSE. Angine diphtérique. — Cette

maladie de la gorge est contagieuse et très grave. La gorge est fortement enflammée et se couvre de peaux blanchâtres ou membranes qui envahissent successivement les amygdales, la luette, le voile du palais ainsi que le nez (*coryza diphtérique*) et donnent à l'enfant une respiration ronflante (*cornage*). Ces peaux se détachent difficilement et se reproduisent très vite. L'enfant exhale une odeur repoussante, caractéristique. L'inflammation peut gagner le larynx et, par les plaques blanches, l'obstruer, ce qui empêche la respiration. L'enfant a alors des étouffements terribles et peut mourir d'asphyxie, si le conduit du larynx est complètement obstrué par le dépôt couenneux. Voir *Croup*. Dès le début de la maladie, on constate chez l'enfant un abattement profond et une grande pâleur ; pourtant le mal de gorge et la fièvre sont faibles. Peu à peu, les ganglions du cou, les amygdales gonflent et l'enfant se plaint de violentes douleurs au cou ; les taches blanchâtres envahissent la gorge, la fièvre devient très forte avec agitation et délire la nuit. L'enfant refuse tout aliment ou boisson. L'angine diphtérique est de la même nature que le croup, la différence est dans le siège du mal : dans l'angine c'est la gorge seule qui est malade et se couvre de peaux blanchâtres, mais le larynx n'est pas encore atteint; dans le croup, le larynx est également atteint, les peaux s'y développent et bouchent le conduit. On doit soigner immédiatement et ne pas perdre de temps, car il s'agit de la vie de l'enfant. Faire vomir avec de la poudre d'ipéca pour détacher de plus en plus les fausses membranes afin d'éviter l'étranglement. Toucher la gorge avec un *collutoire antiseptique*. Ne pas craindre de faire vomir plusieurs fois dans la même journée et même pendant plusieurs jours. Après les vomitifs, donner du bouillon, du lait et surtout de la purée de *viande crue;* ces moyens bien appliqués sont encore les plus efficaces pour sauver l'enfant. En outre, on fait des injections sous-cutanées avec le sérum anti-diphtérique qui est souverain et guérit. Pour examiner la gorge et voir s'il y a au fond des points blancs, on abaisse la langue de l'enfant avec le manche d'une cuillère. Soigner de suite s'il y a des points blancs.

Précautions à prendre. — Tout objet qui est touché par les crachats doit être désinfecté de suite dans une solution d'acide phénique à 1 0/0. Brûler le tampon qui a servi à toucher la gorge. Ne jamais respirer en face du malade. Surveiller la gorge des enfants et l'examiner de temps en temps : la moindre rougeur doit être énergiquement traitée.

155. — ANGINE COUENNEUSE NON DIPHTÉRIQUE. — Il existe également des angines de la gorge pendant lesquelles il se forme sur les amygdales un enduit blanc comme dans l'angine couenneuse, mais ces membranes n'ont pas la nature diphtérique et ne présentent pas la même gravité. Pour pouvoir les distinguer, il faut faire une analyse bactériologique. Celui qui a une grande habitude et l'œil bien exercé peut la distinguer par ce fait que les peaux blanchâtres s'enlèvent *plus facilement* et se reproduisent plus lentement que dans l'angine diphtérique. La fièvre, les maux de gorge sont plus violents, tandis que l'abattement est moins grand. Voir *Croup*.

156. — ANGINE PHLEGMONEUSE ou abcès de la gorge. — Cette maladie, rare chez les enfants, est assez grave. Il se forme dans la gorge des abcès qui, par leur volume, gênent pour avaler, pour parler et même pour ouvrir la bouche. Lorsque l'enfant est jeune, leur volume empêche la respiration et peut amener l'asphyxie. L'enfant est agité, a de la fièvre et même du délire; la fièvre est forte. Au niveau du cou il se forme des grosses glandes empâtées qui augmentent la douleur.

Traitement. — Pour prévenir et empêcher les abcès, on donne de la levure de bière, un quart de cuillerée à café pour un enfant de 9 à 10 ans; on fait des pulvérisations avec de l'eau boriquée ou une décoction de racine de guimauve. On touche la gorge et les amygdales avec de la teinture d'iode. Appliquer des compresses d'eau chaude autour du cou : si l'abcès est formé il faut le faire percer et continuer le traitement ci-dessus.

157. — ANGINE DE POITRINE. — L'angine de poitrine est une *névrose du cœur*, une *névralgie cardiaque* très douloureuse survenant par accès. Subitement, sans cause appréciable ou à la suite d'une émotion, d'une fatigue, le malade est pris à la région du cœur d'une *douleur poignante*, terrible, qui s'irradie en divers sens, à la nuque, au cou, au thorax; le plus souvent, la douleur gagne le bras gauche, la main et les deux derniers doigts, la peau de la main devient pâle et exsangue, la douleur est tellement grande que le malade se retient de respirer par crainte

de la voir augmenter. La douleur est accompagnée d'une sensation épou-
vantable de constriction, d'angoisse, le malade est pâle et couvert d'une
sueur froide ; il ne peut ni parler ni respirer, mais conserve toute sa connaissance ; il éprouve la sensation de la vie qui s'éteint.

L'accès dure quelques secondes, quelques minutes, puis il disparaît
laissant après lui des traces de l'engourdissement du bras gauche, un
impérieux besoin d'uriner, des éructations gazeuses et une grande lassitude. Les premiers accès sont fugaces et légers, mais, plus tard, ils
deviennent de plus en plus intenses. L'angine de poitrine est une affection
très grave occasionnée par une maladie du cœur ou des gros vaisseaux,
par la goutte, le diabète, l'albuminurie, par les maladies d'intestins, l'abus
du thé, du café et du tabac. La mort subite est fréquente par syncope due à
l'arrêt du cœur.

Traitement. — On soigne cette maladie avec l'*Iodure de sodium*,
l'*Arsenic*, mais ces médicaments sont plus nuisibles qu'utiles et il faut
préférer le traitement suivant : Le malade se fera tous les trois jours
des frictions sur les jambes avec de l'eau de Cologne pour activer la circulation. Appliquer des compresses froides sur le cœur.

Avant chaque repas, il prendra une cuillerée à soupe de *Dépuratif
Parnel* pour décongestionner les poumons.

Après chaque repas, il prendra l'*Elixir Spark*, indispensable pour
avoir une circulation du sang facile et régulière. Matin et soir, s'alimenter avec la *Tarvine*, qui est un aliment phosphaté très reconstituant.

Pour combattre les troubles nerveux, les douleurs cardiaques, l'insomnie, etc., il faut prendre le *Sédatif Tiber* (1 cuillerée à soupe le matin
en se levant et le soir avant de se coucher).

Hygiène et régime. — Le malade doit observer le *Régime Biologique*.
Éviter les repas abondants, les excès, les fatigues, les émotions, le tabac.
Pendant les accès, donner le *Sédatif Tiber* (2 à 4 cuillerées à soupe avec un
intervalle de 10 minutes entre chaque cuiller) et faire respirer de l'éther.

158. — **ANGIOME** (grec *aggeion*, vaisseau). — Petite tumeur érectile
produite par la dilatation des vaisseaux capillaires. Voir *Nœvus*.

159. — **ANIMAUX.** — Les animaux comme les insectes peuvent propager et transmettre à l'homme des maladies graves. Au contact d'un
malade les poils des chats ou des chiens se chargent des microbes et les
transportent sans être eux-mêmes malades. On ne devrait jamais caresser
les chiens et les chats ; quant à les embrasser c'est une habitude à laquelle
il faut renoncer parce qu'elle est malpropre et antihygiénique. Ne jamais
laisser pénétrer le chien et le chat dans la chambre d'un malade. Les
chats sont atteints du cancer, les chiens sont gâteux, cancéreux ou tuberculeux parce qu'ils mangent les crachats des phtisiques. On ne permettra
jamais qu'un chien lèche les mains ou le visage ; outre les microbes de la
phtisie il peut transmettre les œufs des vers qu'il trouve sur la voie
publique. Ils transportent les poussières de la rue dans l'appartement et
augmentent les chances de contagion. Si un chien, dans la période d'incubation et même avant qu'il ait un accès de rage, lèche la main, il peut
transmettre la rage à l'individu. Les oiseaux transmettent à l'homme des
maladies très graves ; les perroquets communiquent la pneumonie infectieuse ; les pigeons, les faisans transmettent la diphtérie. Les animaux ne

doivent pas vivre dans les appartements et on doit éviter leur promiscuité. Ils seront logés à part, à l'écurie et dans le chenil.

160. — ANKYLOSE (grec *agkulosis*, courbure). — L'ankylose est la soudure des deux os d'une articulation qui se produit, lorsqu'on immobilise pour longtemps cette articulation au moyen d'un appareil plâtré inamovible, ce qui a lieu à la suite d'une fracture, d'une tumeur blanche, de la goutte ou de rhumatismes. Cette soudure amène de la raideur et empêche toute articulation. Lorsque l'ankylose est complète, aucun moyen ne pourra plus la faire cesser, et le mal est incurable; mais si la soudure n'est pas complète, s'il n'y a que de la raideur des ligaments et des tendons, on pourra rétablir l'articulation et l'usage des mouvements par des massages, des frictions, des mouvements lents et progressifs, des *Bains Salés* et des bains de mer. Dans le traitement des tumeurs blanches, quelques chirurgiens cherchent à obtenir l'ankylose, qu'ils considèrent comme moyen de guérison, mais le malade garde une infirmité toute sa vie. C'est une grande et grave responsabilité qu'aucun chirurgien digne de ce nom ne voudra encourir, d'autant plus que les tumeurs blanches peuvent se guérir sans provoquer l'ankylose.

161. — ANOREXIE (grec *an*, pas, et *orexis*, appétit). — Veut dire manque d'appétit. Voir *Appétit, Dyspepsie.*

162. — ANTHRAX. — C'est une affection locale, douloureuse, sans danger. L'anthrax ordinaire consiste en tumeur inflammatoire formée par l'agglomération de clous sur un même point. La tumeur est rouge, dure et douloureuse, s'ulcère et laisse échapper le pus par plusieurs trajets. Le malade a un peu de fièvre et la diarrhée. L'anthrax se produit le plus souvent au cou, aux épaules et aux fesses. La malpropreté, l'infection et le diabète sont les principales causes.

Traitement. — Dès le début de la maladie, chercher à faire avorter l'anthrax en faisant des frictions avec de l'alcool camphré et surtout avec la *Pommade Fondante Darvet*. Si la maladie persiste, laver l'anthrax avec de l'eau chaude additionnée d'*Eau Résolutive Soker;* appliquer ensuite la *Pommade Fondante Darvet* et recouvrir le tout avec un cataplasme bien chaud. Boire des tisanes diurétiques : queues de cerises, stigmates de maïs, *Tisane Orientale Soker*. Après la guérison, purifier le sang avec le *Dépuratif Parnel*.

163. — ANTISEPSIE, Antiseptiques (grec *sepsis*, putréfaction). — Elle a pour but de détruire ou d'éloigner les microbes qui se trouvent dans nos organes, à la surface du corps et sur des objets; à cet effet, on emploie des substances chimiques, le feu, l'eau bouillante; sous leur influence, les microbes sont détruits et les objets sont alors *stérilisés* ou *aseptiques*. Voir *Asepsie*. Chez tous les malades, on doit pratiquer des soins antiseptiques pour éviter des complications dans les maladies. Lorsqu'on soigne un blessé, on doit avant tout préserver la blessure ou la plaie de l'influence des germes infectants, en les couvrant de pansements antiseptiques. Dans toutes les maladies et surtout chez les enfants, il est bon de procéder à l'antisepsie du nez et de la gorge et les nettoyer avec de l'eau boriquée, à l'aide de boulettes de coton hydrophile, et graisser les narines avec la *vaseline boriquée* ou *mentholée*.

164. — **ANUS.** — L'orifice par lequel le gros intestin débouche à l'extérieur.

165. — **AORTE** (grec *aorté*). — C'est la plus grosse artère qui prend naissance dans le ventricule gauche du cœur. Elle constitue le tronc commun de toutes les artères, dont le rôle est de distribuer le sang rouge dans l'organisme entier. En sortant du ventricule gauche, l'aorte s'élève vers la base du cœur, se recourbe, puis descend la colonne vertébrale jusqu'au niveau du bassin où elle se divise en deux troncs, *artères iliaques* (latin *ilia*, les flancs) : l'artère iliaque interne qui parcourt les organes internes du bassin et l'artère iliaque externe qui se prolonge dans la cuisse où, sous le nom d'*artère fémorale*, elle donne des artères de la jambe et du pied. Voir *Artères, Anévrismes d'aorte*.

166. — **APHASIE** (grec *a*, privé, et *phasis*, parole). — C'est la perte partielle ou définitive de la faculté de s'exprimer. Le malade possède la voix et la pensée, la vue et l'ouïe ne sont pas abolies, mais il ne peut plus parler. Chez d'autres, c'est la faculté de lire, de prononcer les mots ou de les écrire qui se trouve supprimée. Il faut purifier le sang avec le *Dépuratif Parnel* et prendre après chaque repas une cuillerée à café d'*Elixir Spark*.

167. — **APHONIE ou perte de la voix** (grec *a*, privé, et *phoné*, voix). — C'est la perte de la voix qui survient à la suite d'un rhume, d'une émotion, d'un refroidissement ou d'une fatigue des cordes vocales. Le malade se trouve dans l'impossibilité de produire un son ou bien le son est extrêmement faible. Maintenir chaudement la gorge, sucer des *Pastilles Antiseptiques Jener*. Voir *Laryngites*.

168. — **APHTES** (grec *aphta*, inflammation). — Il se forme, à l'intérieur de la bouche et sur la langue, des petits boutons purulents qui se rompent et laissent des petites plaies blanchâtres assez douloureuses, que l'on appelle *Aphtes*. On les trouve également sur les gencives, le voile du palais et les lèvres et sont accompagnés d'un peu de fièvre. Ils sont l'indice d'une mauvaise disposition de l'estomac. Les aphtes gênent les mouvements de la mastication et de la déglutition. Ils donnent à l'haleine une odeur fétide. L'enfant refuse le sein, la succion étant pour lui pénible; les adultes ne peuvent avaler que des aliments liquides.

Traitement. — Se gargariser avec du *Borate de Soude*, du *Chlorate de Potasse* que l'on fait fondre dans de l'eau chaude. Se laver la bouche avec de l'eau additionnée du *Dentifrice Rodol*, nettoyer les dents avec la *Pâte dentifrice Rodol*. Ces soins sont indispensables pour cicatriser les aphtes et tonifier la cavité buccale. Prendre, pendant quelques semaines, deux ou trois *Pilules Spark* en se couchant pour se purger doucement. Chez les nourrissons et les enfants en bas âge, toucher les aphtes quatre à dix fois par jour avec une boulette de coton trempée dans le *Collutoire Boraté*.

Hygiène préventive. — Pour éviter les aphtes chez les nourrissons, il faut employer du lait stérilisé ou du lait bouilli, et supprimer le lait cru qui est la principale cause de ces aphtes.

169. — **APOPLEXIE CÉRÉBRALE** (grec *apoplexia*). — Maladie qui atteint le cerveau et suspend brusquement le sentiment et le mouvement. Elle est occasionnée par une hémorragie, due à la rupture des capillaires du cerveau, par une congestion, par l'artério-sclérose, par le ramollissement ou autre maladie du cerveau. Lorsqu'on est frappé d'apoplexie cérébrale, les fonctions du cerveau et du cervelet cessent subitement et complètement et l'attaque est suivie d'une paralysie, mais elle n'amène presque jamais la mort subite. Le malade reste endormi pendant plusieurs heures. A son réveil, on constate alors qu'il est paralysé d'une moitié du corps ou atteint d'une raideur dans les muscles qui deviennent comme raccourcis (*contractures*), d'une légère paralysie, de danse de Saint-Guy, de convulsions. L'apoplexie est fréquente chez les obèses, chez ceux qui ont le visage coloré et le tempérament pléthorique ou sanguin, surtout ceux qui ont la constitution ramassée, la tête enfoncée. Les mauvaises digestions, les excès de table, la constipation, l'abus des liqueurs, le coup de soleil, un coup, un effort violent qui attire ou chasse violemment le sang, déterminent l'apoplexie. L'apoplexie est également fréquente chez les personnes atteintes d'une *maladie du cœur, des gros vaisseaux*, d'un *engorgement du foie* ou d'une obstruction des *bronches*. Souvent, l'attaque d'apoplexie est annoncée par des éblouissements, des étourdissements, la perte de la mémoire, la parole embarrassée, les tintements d'oreilles, etc.

Soins urgents. — *Pendant l'attaque*, placer le malade dans un lit de manière qu'il y soit presque assis, la *tête très élevée* et les *jambes pendantes;* desserrer les vêtements, ouvrir les fenêtres pour donner beaucoup d'air; appliquer des compresses d'eau fraîche et légèrement vinaigrée ou salée sur le front, la tête, la poitrine et le dos; un ou deux sinapismes aux mollets ou la face interne des cuisses; donner en même temps des bains de pieds très chauds avec du sel gris, de la farine de moutarde ou du vinaigre. Si le malade peut avaler, donner une petite quantité d'eau vinaigrée ou de la tisane chaude et administrer un purgatif énergique ou un lavement avec 30 grammes de sel de cuisine pour un demi-litre d'eau.

Après l'attaque, le malade doit rester couché. Les premiers deux ou trois jours, il sera soumis à la diète, mais néanmoins, deux fois par jour, matin et soir, on lui donnera l'*Élixir Spark* pour faire dissoudre les caillots de sang épanchés dans le cerveau et entretenir la liberté du ventre. Comme boisson, donner de l'eau bouillie, du thé léger ou la *Tisane Orientale Soker*. Deux ou trois jours après l'attaque, on peut alimenter légèrement le malade avec la *Tarvine* et des légumes verts. Pas de vin, pas d'alcool. En cas d'insomnie et de troubles nerveux, donner le *Sédatif Tiber*.

Traitement préventif. — Pour se préserver d'une attaque d'apoplexie, les personnes à tempérament sanguin doivent boire du *Thé Mexicain du Dr Jawas* qui fait maigrir, et prendre une forte dose d'*Élixir Spark* à chaque repas pour faire descendre le sang. Manger peu à la fois, faire de l'exercice, de la gymnastique, du jardinage, du jeu de boules avant les repas. Après les repas, on doit se reposer une heure. Pendant les chaleurs, lotionner la tête, la poitrine, les reins avec de l'eau froide vinaigrée; ces lotions obligent la personne à se livrer à un exercice qui fera du bien.

Hygiène et régime. — Observer le *Régime Biologique;* comme boisson, boire la *Tisane Orientale Soker* ou le *Thé Mexicain du Dr Jawas*. Ce traitement fait diminuer l'embonpoint, rend la masse sanguine plus fluide et la circulation du sang plus libre. Il dégage les poumons, le cœur, le foie et fait disparaître tous les engorgements. Pour ranimer les parties paralysées, il faut les frictionner avec le *Liniment Soker*. L'alcool et tous les produits à base d'alcool sont défendus. On ne donnera au malade aucune liqueur, aucun élixir soi-disant anti-apoplectique, ni Eau de Mélisse, parce qu'ils sont toujours très nuisibles; on doit se mettre également en garde contre les guérisseurs par l'*électricité*. Elle n'a aucune efficacité et ne sert qu'à exploiter le malade. Le seul résultat que nous lui connaissons, c'est l'excitation nerveuse et le tremblement convulsif qu'elle laisse au malade par les secousses et les décharges qu'il a reçues.

APPARTEMENT. — Voir *Habitation*.

APPENDICE. — Le gros intestin se termine par un petit prolongement très rétréci sous forme d'un petit sac allongé qui porte le nom d'*appendice*. Sa longueur est de 4 à 12 centimètres.

170. — APPENDICITE. — L'appendicite est l'inflammation de l'*appendice iléo-cœcal*. Elle est provoquée à la suite de l'occlusion de l'appendice par des calculs, par l'accumulation ou séjour prolongé des corps étrangers que nous avalons, noyaux, pépins, débris de casserole émaillée, etc., par la présence des parasites ou des vers, par une entérite dont l'inflammation gagne les parois de l'appendice, par une intoxication intestinale, etc. Mais la cause la plus fréquente réside surtout dans la *constipation* et le régime alimentaire trop riche en viande et en mets excitants. L'appendicite survient souvent dans les familles où les coliques du foie et des reins sont fréquentes. La maladie débute brusquement; elle est caractérisée par deux symptômes : la douleur dans le côté droit du bas-ventre (fosse iliaque droite, point de Mac Burney) et les vomissements. La peau est tellement sensible qu'un simple frôlement y provoque des crampes douloureuses. Le bas-ventre est empâté, la fièvre est plus ou moins intense. Les violentes coliques gagnent tout l'abdomen. La constipation est opiniâtre, l'appétit nul, la langue sale, les urines sont rares et déposent, la température est de 38° à 39°, le pouls de 100 à 120. La crise est passagère, plus ou moins longue (entre quelques heures et un à deux jours) et se calme, mais récidive souvent, surtout chez les enfants. Dans la plupart des cas, on guérit l'appendicite avec le traitement médical; mais si après 48 heures on n'obtient pas d'amélioration très sensible, on ne doit pas hésiter à faire opérer, parce que la crise évolue vers une forme à abcès péricœcal ou vers une péritonite généralisée avec gangrène et perforation de l'appendice. Alors le pouls est très rapide et dépasse 120, la température est aux environs de 40°, il y a des vomissements, la douleur qui siège dans la fosse iliaque est extrême et se généralise à tout l'abdomen; mais ces cas graves à urgence absolue sont assez rares et le traitement médical peut suffire pour guérir l'appendicite sans opération.

Par suite d'erreur de diagnostic, on a opéré une quantité considérable de personnes qui avaient l'appendice normal, mais qui souffraient de la maladie d'intestin dénommée *typhlite* laquelle détermine des crises douloureuses abdominales dans la fosse iliaque droite, c'est-à-dire dans la région de l'appendice.

Traitement. — Dès le début, prescrire le repos au lit, appliquer de la glace sur le ventre; ne pas oublier d'interposer entre la peau et la glace une flanelle pliée en deux ou quatre pour éviter un refroidissement trop violent et par là très dangereux.

Régime. — Au début diète absolue de rigueur et autant que les vomissements persistent; ensuite, régime lacto-végétarien, c'est-à-dire régime du lait et des végétaux exclusivement; l'alimentation avec la *Tarvine* est très utile. Les purgatifs et les lavements sont défendus. Voir *Régime des Entérites*. Ces soins suffisent le plus souvent à guérir cette affection.

Hygiène préventive. — Pour éviter la récidive de cette maladie, il faut entretenir une grande liberté du ventre afin d'empêcher toute accumulation et tout séjour prolongé des matières dans le gros intestin. A cet effet, on prendra l'*Élixir Spark* après les deux principaux repas et les *Cachets Polydigestifs Soker* avant chaque repas. S'alimenter avec la *Tarvine*.

L'*Élixir Spark* est un laxatif doux et inoffensif, mais très efficace pour combattre la constipation. Au printemps et en été, prendre un *Vermifuge* pendant quelques jours et, ensuite, un ou deux purgatifs salins de sulfate de soude pour détruire et chasser les vers intestinaux, qui contribuent au développement de l'appendicite. Il est très utile de purger les enfants de temps en temps avec de l'*Élixir Spark* et de leur donner trois à quatre fois par an un *Vermifuge*.

171. — APPÉTIT. Anorexie ou perte de l'appétit. — La perte de l'appétit est très fréquente dans l'anémie, la chlorose et les maladies d'estomac, l'embarras gastrique. Lorsque le dégoût des aliments est dû à une maladie aiguë, l'appétit renaît sans aucune médication dès que la maladie est guérie; mais dans les maladies chroniques, l'*Anémie*, la *Chlorose*, il faut absolument employer quelques moyens efficaces pour ramener l'appétit. A cet effet, on donne des amers, du quinquina, de la gentiane, du colombo, de la centaurée. Pour éviter l'ennui d'avoir des tisanes à faire et l'inconvénient d'avoir des grandes quantités d'eau à absorber, ce qui pourrait fatiguer l'estomac, il faut préférer l'*Élixir Spark* qui contient tous ces amers sous une forme concentrée. Éviter les purgations drastiques dont l'effet est nuisible. Si la langue est chargée, la bouche amère, si l'estomac est faible, paresseux et embarrassé d'humeurs, l'*Élixir Spark* est souverain pour relever l'appétit et activer les fonctions digestives. S'il y a constipation, prendre une à deux *Pilules Spark* le soir en se couchant.

Régime. — Si la personne est faible, anémique, il faut prendre un bon reconstituant tel que le *Triogéne For* ou le *Vin Galar* pour fortifier l'organisme. Dans les maladies chroniques, l'appétit manque souvent et les malades ne prennent pas assez d'aliments, ce qui peut retarder la guérison. C'est pour remédier à cet état, pour réveiller l'appétit et fortifier l'estomac qu'il est très utile de conseiller dans toutes les maladies chroniques l'usage de l'*Élixir Spark* qui est souverain pour exciter l'appétit, rétablir les fonctions digestives et activer la guérison. S'alimenter souvent avec la *Tarvine* qui est un aliment phosphaté très reconstituant.

Hygiène. — Pour conserver l'appétit, prendre les repas aux mêmes heures et ne rien manger entre les repas; éviter la constipation et avoir une selle par jour. Entre les repas, prendre de l'exercice au grand air.

Appétit exagéré, boulimie. — L'appétit peut être quelquefois exagéré, vorace, lorsque le malade a des vers intestinaux, le diabète, une maladie du foie, et atteindre des proportions telles que la personne n'arrive pas à apaiser sa faim, malgré les repas plus que copieux qu'elle fait. C'est la *boulimie*. Cette *faim excessive* disparaît avec la maladie. La boulimie s'observe souvent dans la convalescence d'une maladie grave. On doit s'abstenir de manger à sa faim et augmenter progressivement les aliments. On doit faire usage du *Triogène For* qui agit comme tonique et prendre à chaque repas un cachet *Polydigestif Soker* qui agit comme stomachique et modérateur. Voir *Gastralgie*.

Appétit perverti, Malacia, Pica. — Dans quelques maladies telles que l'*hystérie*, la *chlorose*, l'appétit est perverti et la malade avale des substances immangeables, tels que craie, plâtre, papier, vinaigre, etc. On l'observe chez les femmes enceintes. C'est la *Malacia* ou *Pica* qui disparaît avec la cause.

172. — ARÊTE. — Lorsque l'arête est dans la gorge, on peut la faire expulser en faisant vomir avec de l'ipéca ou en introduisant le doigt dans la bouche. Si l'arête est descendue dans l'œsophage, il faut prendre une nourriture enveloppante composée de mie de pain, de bouillon et de lait. Voir *Œsophage*.

173. — ARTÉRIO-SCLÉROSE. — C'est le durcissement fibreux des petites artères qui sont envahies par des sels calcaires et deviennent rigides comme des os (artère en tuyau de pipe). Toutes les maladies qui altèrent la composition du sang, telles que le diabète, les rhumatismes, la syphilis, l'alcoolisme et la vieillesse en sont les principales causes. Voir *Athérome*.

Traitement. — Le traitement de l'*artério-sclérose* consiste à prendre le *Dépuratif Parnel* avant chaque repas, pour purifier le sang et en activer la circulation, et l'*Elixir Spark* après les repas, pour combattre les troubles digestifs et pour éliminer les déchets de la circulation. Dans la journée, le *Triogène For* ou le *Vin Galar* est conseillé comme tonique et fortifiant. S'alimenter avec la *Tarvine*, aliment phosphaté très nourrissant.

Ce traitement, par son action dépurative, doit être préféré à l'iodure de potassium et aux autres iodures prescrits ordinairement, et qui irritent l'estomac et finalement deviennent nuisibles, tandis que le *Dépuratif Parnel* et l'*Élixir Spark* sont préparés avec des sucs et extraits de plantes dont l'efficacité est universellement reconnue.

Régime. — Règle générale, le régime doit comprendre peu de viande et sera composé de lait et de légumes. On doit supprimer complètement le café, le chocolat, les épices, les condiments, l'alcool, la bière, le vin et les liqueurs. Comme viande, on permettra une très petite quantité de veau, de bœuf, de mouton, d'agneau, de poulet, de pigeon, une fois par jour; mais seront radicalement supprimés la cervelle, le ris de veau, les pieds de mouton, les gelées, les bouillons, les extraits de viande, les œufs, les fromages avancés afin de diminuer les putréfactions intestinales. Les aliments seront peu salés. Voir *Régime des Entérites et de la Goutte*.

174. — ARTÉRITES. — L'inflammation du système artériel ou d'une seule artère constitue l'*artérite*. A l'état aigu, le malade éprouve une douleur que la pression du doigt ou les mouvements augmentent. Les

artères malades peuvent causer diverses affections telles que l'albuminurie, la cirrhose, les maladies du cerveau, la paralysie, etc. *L'artérite
chronique* provoque une dégénérescence graisseuse sur les grosses artères
qui porte le nom d'*athérome*, ou bien produit un durcissement fibreux
des petites artères qui les oblitère : c'est l'*artério-sclérose*.

Pour le traitement, voir *Artério-sclérose* et *Athérome*.

175. — ARTHRALGIE (grec *arthron*, articulation, et *algos*, douleur).
— Ce mot signifie *douleur, névralgie articulaire*.

176. — ARTHRITE (grec *arthron*, articulation). — C'est l'inflammation des articulations d'une jointure. Elle se présente sous forme aiguë
et chronique. A l'état aigu, cette affection donne des douleurs très vives
au niveau de la jointure et rend les mouvements difficiles; la peau est
rouge et gonflée. Elle a pour cause soit le refroidissement, les rhumatismes, la blennorrhagie, les fièvres éruptives, soit un accident tel que
les coups, les chutes, les blessures reçues sur une articulation, les fractures; dans ce dernier cas, elle peut produire l'*ankylose*. Devenue chronique, l'arthrite est moins douloureuse, mais sa durée est plus longue.

Arthrite chronique. — Elle a les mêmes causes que celle à l'état
aigu et siège principalement aux hanches, au genou, au pied, à l'épaule
et au coude. Le malade éprouve des craquements pendant les mouvements qui sont raides, difficiles. Autour de l'articulation, on observe une
augmentation de volume. L'arthrite peut être de nature tuberculeuse.
Voir *Tumeur blanche*.

Traitement. — Combattre l'inflammation avec des cataplasmes, repos
au lit. Mettre le membre dans une gouttière ou faire des compresses avec
beaucoup d'ouate et serrer avec une bande de flanelle. Ne pas trop faire
mouvoir la jointure malade. Une fois l'inflammation dissipée, frictionner
les parties malades avec le *Liniment Soker* qui est très efficace. Avant
chaque repas, prendre le *Dépuratif Parnel* pour purifier le sang. En cas
de douleurs, prendre 2 à 3 *Cachets de Néragol*. Éviter les bains, le froid,
l'humidité. Voir *Rhumatisme, Goutte, Blennorrhagie, Hydarthrose,
Tumeur blanche*.

177. — ARTHRITISME. — C'est un état spécial de l'organisme qui
prédispose l'individu ou plusieurs personnes de la même famille à des
manifestations maladives telles que la goutte, le rhumatisme, la migraine,
l'asthme, la gravelle, les calculs, l'obésité, le diabète. Toutes ces manifestations ont pour cause l'hérédité, le bien-être, la vie sédentaire sans exercice qui amènent un ralentissement de la nutrition générale. Les aliments
ne sont pas complètement brûlés et les déchets engorgent les articulations.

Les signes précurseurs de l'arthritisme passent presque toujours inaperçus et l'on est arthritique à son insu. Toutefois, l'arthritique remarque
différents troubles dans les fonctions de la peau, une exagération dans la
transpiration, la chute prématurée des cheveux, la constipation, les
éblouissements, etc., etc.

Parmi les symptômes, il constate des éruptions passagères à la peau
(urticaire, herpès, furoncles, acné), des douleurs vagues, des hémorroïdes, des saignements de nez, coryza, toux nerveuse, troubles digestifs,
maux de tête, nervosité, renvois, ballonnement du ventre, des attaques

de rhumatisme, des crampes, des congestions cérébrales répétées, de douleurs aux articulations, des maladies du cœur, de l'asthme, etc.

Traitement. — Avant tout, s'alimenter avec la *Tarvine* qui est un aliment phosphaté indispensable et observer le *Régime Biologique*. Manger peu de viande et beaucoup de légumes. Purifier le sang avec le *Dépuratif Parnel* pour chasser l'âcreté. Pour rétablir la nutrition générale et activer l'oxydation des matériaux alimentaires, prendre l'*Élixir Spark* qui est précieux pour le tube digestif. Si les urines sont chargées, il faut boire la *Tisane Orientale Soker* pour empêcher la formation des graviers et neutraliser les acides.

Hygiène. Régime. — Porter de la flanelle, faire des frictions sèches sur tout le corps. Faire de l'exercice au grand air, de la gymnastique, de la bicyclette, etc. Éviter la suralimentation, manger très peu de viande, manger sobrement. Pour le petit déjeuner du matin et le dîner, prendre la *Tarvine* en bouillie ou avec du lait. Pour le déjeuner de midi, un plat de viande, un légume et un dessert ou entremets fait avec du lait, des œufs et du sucre. Boire de l'eau bouillie, du thé léger, des infusions aromatiques. Supprimer le vin, l'alcool, le café. Éviter la constipation; au besoin augmenter la dose d'*Élixir Spark* pour avoir au moins une selle par jour.

178. — ARTICULATION (latin *articulus*, articulation). — C'est la jointure des os.

ASCARIDE LOMBRICOIDE. — Voir *Vers intestinaux*.

179. — ASCITE. — L'ascite est l'*hydropisie* du ventre. Cet épanchement d'eau est occasionné par une maladie du cœur, des reins, du foie, surtout la *cirrhose*, très fréquente chez les grands buveurs d'alcool et de vin. Lorsqu'on couche le malade sur le dos et qu'on frappe avec la main un côté du ventre, l'autre main étant appliquée sur l'autre côté, on sent le flot.

Traitement. — Le malade prendra avant les repas deux paquets de *Poudre Altérante Darvet* et après chaque repas deux cuillerées à café d'*Élixir Spark*. Dans la journée, boire plusieurs tasses de *Tisane Orientale Soker*. Tous les soirs, prendre deux à trois *Pilules Spark*. S'alimenter principalement avec la *Tarvine*, aliment phosphaté très nourrissant, avec des œufs et du lait. Ne prendre aucune autre nourriture. Supprimer complètement le sel de cuisine dans la cuisson des aliments et à table. Ce traitement a donné des résultats très satisfaisants, même lorsque l'hydropisie dépendait d'une affection du cœur. Voir *Anasarque, Hydropisie*.

180. — ASEPTIQUE (grec *a*, privatif, et *sepsis*, infection). — Se dit d'une substance débarrassée des microbes par une forte chaleur, ébullition prolongée, séjour à l'étuve, etc.

181. — ASPHYXIE (grec *a*, privatif, et *sphuxis*, pouls). — L'asphyxie est la suspension de la respiration qui nous est indispensable pour inspirer l'oxygène et expulser l'acide carbonique. Elle est provoquée par un séjour prolongé dans un air vicié ou chargé de gaz délétères, par la strangulation (pendu), par la submersion (noyé) et peut se terminer par la mort si l'on n'intervient pas à temps. Dans tous les cas d'asphyxie, *il faut agir vite et longtemps* afin que l'asphyxié respire rapidement et qu'il ne se refroidisse pas; pour cela, porter le malade au grand air, le débarrasser de ses vêtements, activer la circulation par des frictions énergiques, Si le malade le peut, lui faire faire de grandes inspirations très profondes; s'il a perdu connaissance, recourir à tous les moyens possibles pour rétablir artificiellement la respiration : tractions rythmées de la langue, insufflations d'air, inhalations d'oxygène; ne pas se décourager et continuer les secours pendant plusieurs heures si cela est nécessaire. On arrive souvent à rappeler à la vie d'une manière tout à fait inat-

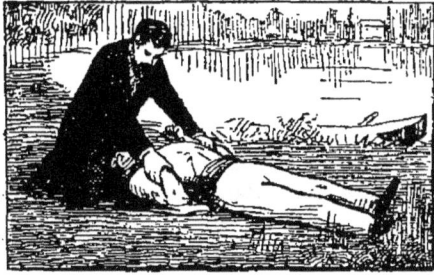

FIG. 150. — Procédé Sylvestre en cas d'asphyxie. Expiration ou premier mouvement.

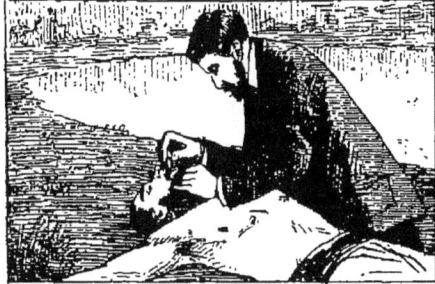

FIG. 151. — Traction de la langue en cas d'asphyxie.

tendue soit en pratiquant des affusions d'*Eau glacée* sur la colonne vertébrale, soit en causant des douleurs vives par un instrument tranchant, soit en appliquant sur le corps un marteau plongé dans de l'eau bouillante. Voir *Marteau de Mayor*. Cette dernière pratique est très recommandée.

Traction rythmée, procédé du Dr Laborde. — Pour rétablir la respiration chez les asphyxiés, noyés ou pendus, écarter les mâchoires de force avec un morceau de bois ou le manche d'une cuiller et pratiquer la traction rythmée de la façon suivante : saisir l'extrémité de la langue avec une pince ou entre le pouce et l'index garnis d'un linge pour éviter le glissement, et la tirer fortement au dehors quinze à vingt fois par minute d'une façon régulière; continuer longtemps, ces tractions rythmées étant très efficaces pour rétablir la respiration. Une autre personne peut en même temps pratiquer la respiration artificielle de la manière suivante (**procédé Sylvestre**) : se placer derrière la tête du malade, saisir les bras, les élever et les ramener en arrière de chaque côté de la tête, près les oreilles; les maintenir ainsi trois à quatre secondes (c'est le mouvement d'inspiration). Ensuite, abaisser les bras et les ramener en avant contre son corps sur les côtés de la poitrine et presser les coudes contre les côtes pendant trois à quatre secondes. (A chaque abaissement des mains, la poitrine se comprime, l'air sort, c'est l'expiration). Répéter ces mouvements quinze à vingt fois par minute. Lorsqu'on pratique les deux méthodes à la fois, il est indispensable que les bras soient élevés lorsque la langue est au dehors de la bouche.

Mouvements rythmés de la poitrine. — On comprime fortement la poitrine ou le bas-ventre et on lâche de suite. Cesser ces manœuvres dès que l'asphyxié essaye de respirer.

Asphyxie par le charbon, l'acide carbonique, l'oxyde de carbone. — On sait que l'acide carbonique se produit lorsqu'on brûle du charbon et dans les cuves pendant les fermentations. Il peut également exister dans des excavations naturelles ou artificielles.

Traitement. — Avant tout, soustraire le malade aux causes d'asphyxie,

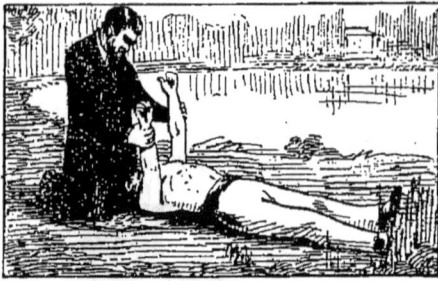

FIG. 152. — Procédé Sylvestre en cas d'asphyxie, mouvement intermédiaire, deuxième mouvement.

le placer sur un lit, *la tête et la poitrine élevées*, aérer la chambre en ouvrant toutes les croisées. Asperger le visage d'eau vinaigrée, frictionner le corps avec de la flanelle imbibée d'eau de Cologne ou d'eau-de-vie, faire respirer du sel anglais ou de l'ammoniaque étendu, irriter les narines avec les barbes d'une plume; ensuite, insuffler l'air dans les poumons ou faire des tractions rythmées de la langue (*Voir plus haut*). Le malade revenu, administrer de l'eau sucrée.

Précautions hygiéniques. — Aérer les pièces, surtout la nuit, où se trouvent les poêles mobiles à combustion lente qu'on ne laissera jamais dans la chambre à coucher. Ne jamais boucher la cheminée par une plaque en tôle; aérer jour et nuit les pièces qui contiennent des fruits et des produits à fermenter.

Asphyxie par les gaz (*gaz des fosses d'aisances, des égouts, puits, cuves, etc.*). — Exposer le malade au grand air; s'il a envie de vomir, faciliter les vomissements en lui introduisant deux doigts au fond de la bouche. Ramener la chaleur et la circulation par des frictions, jeter un peu d'eau fraîche vinaigrée sur le visage. Appliquer des sinapismes sur les extrémités. Faire

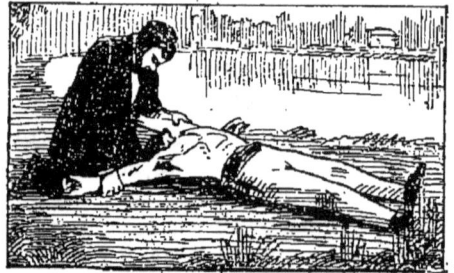

FIG. 153. — Procédé Sylvestre en cas d'asphyxie, inspiration, troisième mouvement.

boire de l'eau sucrée. Faire respirer avec précaution du chlore : eau de Javel sur un mouchoir ou bien mettre un peu de chlorure de chaux dans un linge plié en deux et trempé dans du vinaigre; ce dernier décompose le chlorure de chaux et fait dégager le chlore. Ne pas toucher les yeux. Placer ce sachet sous le nez du malade et toucher légèrement les narines. Faire des tractions rythmées de la langue. Voir plus haut.

Précautions hygiéniques. — Ne jamais pénétrer dans une pièce sans l'avoir aérée, sinon on risque d'être asphyxié. Avant de descendre dans la fosse, on doit s'assurer si l'air est respirable en descendant une bougie allumée qui s'éteindra lorsque l'air est irrespirable. Ne pas pénétrer sans avoir une corde d'appel pour être remonté au premier signal.

Asphyxie chez les noyés. — Débarrasser la bouche, les narines, la gorge des mucosités qui les obstruent. Placer le malade sur le ventre, un peu tourné sur le côté droit, la tête un peu basse, afin qu'il puisse rendre l'eau ; le faire vomir en introduisant l'index dans le fond de la gorge pour vider l'estomac ; défaire vite les vêtements jusqu'à la ceinture ; envelopper le noyé dans des linges secs ou dans une couverture de laine. Rétablir la

circulation en faisant des légères compres- sions alternativement sur les côtés de la poitrine et sur le bas- ventre pour imiter les mouvements de la res- piration. Si l'air pénè- tre et sort par les na- rines et la bouche, il faut continuer ce

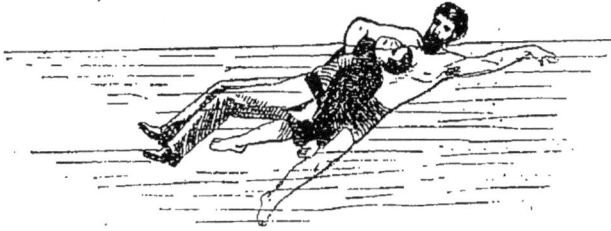

FIG. 154. — Comment ramener un noyé.

moyen, sinon faire des tractions rythmées de la langue ; insuffler de l'air sec dans les poumons à l'aide de la bouche ou d'un soufflet ; *persévérer longtemps*, car ce moyen est héroïque. Pousser l'air lente- ment ; l'insufflation doit se faire doucement pour imiter la respiration, sinon elle peut devenir funeste. Selon la température, on laissera le noyé à l'air libre ou dans une pièce bien aérée. Pendant ce temps, pour

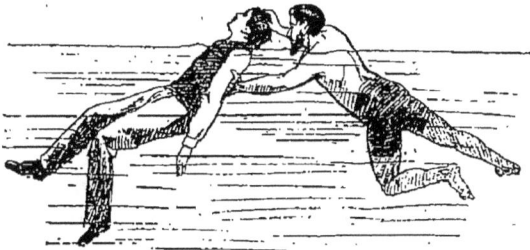

FIG. 155. — Sauvetage d'un noyé. On le saisit par derrière en le tenant à distance.

ranimer la circulation et la chaleur dans les extrémités, une autre personne fera avec la main, une brosse ou une flanelle imbibée d'eau de Cologne, des frictions sur la colonne vertébrale et les membres ; brosser douce- ment la plante des pieds et la paume des mains (ne pas frictionner la région du cœur, le creux de l'estomac et le ventre). Pour le ré- chauffer, entourer le noyé avec des linges chauds, des bouteilles remplies d'eau chaude, des briques ou fers à repasser bien chauffés ; promener la bouillote sur la poitrine, le bas-ventre, le dos, le creux de l'estomac et la plante des pieds ; faire respirer du *sel anglais*, de l'*ammoniaque étendu*. Ne donner à boire que lorsque le noyé a repris connaissance et peut faci- lement avaler ; donner du thé ou du café chaud.

Sauvetage d'un noyé. — Aborder le noyé par derrière et le saisir brusquement sans se laisser saisir par lui, passer la main gauche sous son bras gauche et saisir le poignet droit du noyé. Tenir le corps du noyé fortement serré, la tête au-dessus de l'eau, et regagner le bord en nageant sur le dos. Par prudence, avant de se mettre à nager, le sauveteur fixera autour de son poignet gauche une corde dont l'autre bout sera attaché au bord de la rivière. Un autre moyen consiste à saisir le noyé sous les aisselles, les bras tendus, et le pousser vers le rivage, la tête sortant de l'eau. Si le noyé se débat, il est prudent d'attendre quelques secondes pour qu'il devienne tranquille, sinon on s'expose à un danger. Si le noyé a coulé, on reconnaît la place par les bulles d'air qu'on trouve à la surface. On y plonge et on saisit le noyé par les cheveux avec une seule main; l'autre main doit rester libre pour pouvoir s'élever à la surface. Pour secourir une personne en train de se noyer lorsqu'on ne sait pas nager, on doit lui jeter une perche, une bouée, une corde. Lorsqu'on sait un peu nager, on s'attache à une corde dont on fait tenir l'autre bout par quelques personnes; on s'approche du noyé, on le saisit et on se fait ramener par les personnes qui tiennent la corde.

Asphyxie par le froid. — Réchauffer le malade peu à peu, frictionner avec de l'eau froide ou de la neige; faire respirer du vinaigre, de l'eau de Cologne. Lorsque le malade peut avaler, donner du thé ou café chaud, du cognac.

Asphyxie par strangulation. — Couper le nœud *sans attendre la police* en soutenant le corps pour qu'il ne tombe pas et chercher à rétablir la respiration par tous les moyens indiqués plus haut.

Asphyxie des nouveau-nés. — La peau et la langue de l'enfant sont ou violacées ou pâles, le corps est inerte, la respiration, les battements du cœur sont faibles, presque imperceptibles. Placer l'enfant sur le côté, la tête un peu élevée, la face découverte, mais le corps enveloppé dans un lange de laine. Nettoyer la bouche et les narines, insuffler l'air dans les poumons avec grande précaution, exercer des légères pressions sur le cordon ombilical, des tractions rythmées de la langue; une autre personne frictionnera avec des linges chauds; plonger l'enfant dans un bain.

ASSAINISSEMENT. — Voir *Aération*.

182. — ASSAISONNEMENTS. — Les condiments et épices que l'on ajoute aux aliments pour éveiller l'appétit et faciliter la digestion sont toujours inutiles et nuisibles. Ces substances agissent par le vinaigre dans lequel on a trempé des légumes ou par des principes aromatiques, âcres et irritants qu'elles contiennent; exemple : pikles, anis, cannelle, girofle, poivre, piment, ail, oignon, échalote, moutarde. Elles excitent l'appétit et la sécrétion des sucs gastriques, mais à la longue irritent l'estomac, l'intestin et leur font perdre toute sensibilité. En outre, elles provoquent la diarrhée ou la constipation. A force d'exciter l'estomac, il finit par fonctionner de plus en plus mal, et c'est par l'abus des condiments que l'on finit par se donner une maladie d'estomac. Voir *Régime Biologique*.

183. — ASSOUPISSEMENT. — L'assoupissement, l'invincible envie de dormir, surtout après les repas, provient d'une digestion laborieuse, lorsque l'appareil digestif est enflammé et le foie congestionné.

Traitement. — Combattre les mauvaises digestions et la constipation par les *Cachets Polydigestifs Soker* et l'*Elixir Spark*. Faire des repas légers. S'alimenter avec la *Tarvine* qui est un aliment phosphaté très nourrissant et d'une digestion facile. Après les repas, boire du thé ou du café. Lotionner le visage avec de l'eau fraîche. Observer le *Régime Biologique*. Chez les vieillards anémiques, la somnolence est due à l'insuffisance de sommeil et on peut la permettre; mais chez les vieillards à tempérament sanguin, on doit combattre l'assoupissement pour éviter la congestion cérébrale.

184. — ASTHÉNIE. — Manque de force, faiblesse. Survient dans les maladies d'estomac, d'intestin, du foie, des reins et maladies nerveuses. Il faut stimuler la nutrition, avec le *Triogène For* ou le *Vin Galar* qui sont les meilleurs toniques. S'alimenter avec la *Tarvine* qui est un aliment phosphaté très reconstituant. Faire des frictions sèches sur tout le corps. Se donner beaucoup de distractions. Voir *Neurasthénie*.

185. — ASTHÉNOPIE. — Affection de l'appareil de la vision; la vue est fatiguée et la personne ne peut lire ou voir distinctement les objets. Cet état est souvent accompagné de maux de tête, de troubles nerveux. Cette affection disparaît assez facilement en traitant le système nerveux. Il faut prendre le *Sédatif Tiber* et l'*Elixir Spark*. Combattre les faiblesses par le *Triogène For* ou le *Vin Galar*. Si la maladie est causée par l'*Hypermétropie*, il faut porter des lunettes appropriées.

186. — ASTHME (grec *asthma*, respiration difficile). — L'asthme est une maladie nerveuse des voies respiratoires, caractérisée par des crises nerveuses d'oppression, provoquées par la convulsion des muscles inspirateurs de la respiration et des muscles des bronches. Les parois des bronches sont couvertes de mucosités dont la sécrétion est due surtout à la respiration des poussières. Les brouillards provoquent les accès. Le malade éprouve une gêne considérable de respirer. L'oppression arrive par accès brusque et généralement la nuit.

Parmi les causes nombreuses de l'asthme, la plus réelle est certainement une prédisposition héréditaire qui est favorisée par la *Goutte et le Rhumatisme*. D'autre part, les vapeurs, les odeurs, les fumées irritantes, les poussières, le rire violent, l'inflammation du foie, les mauvaises digestions, les abus d'alcools, de café, les émotions morales, les travaux intellectuels provoquent aussi cette affection.

Accès. — Une irritation de la gorge, un mal de tête, des douleurs vagues sont les signes précurseurs de l'accès qui survient généralement la nuit, quand le malade est couché. Abattu, très pâle, la face et les paupières livides, les yeux congestionnés, les lèvres violacées, l'asthmatique est en proie à une angoisse de la poitrine; la respiration est difficile et sifflante, le malade se sent étouffer, et recherche l'air frais; espérant faciliter la respiration, il s'assied sur son lit, le corps plié en deux, fait tous ses efforts pour aspirer un air qui lui manque, mais l'oppression augmente, l'angoisse est extrême; on croirait que l'asphyxie est proche, la face est couverte de sueurs, les lèvres sont violacées. La crise dure de deux à six heures et se termine par une expectoration compacte, grisâtre, légèrement écumeuse et par des quintes de toux. Finalement la respiration se régularise et redevient normale. L'asthme peut produire des lésions au cœur et de l'*Emphysème*.

Traitement. — *Pendant la crise*, le seul moyen efficace pour faire cesser un accès d'asthme, très vite, est de fumer les *Cigarettes Darva*, ou de faire des fumigations avec la *Poudre Anti-asthmatique Darva*. Recommencer ces fumigations, au besoin, si les premières n'ont pas suffi. Le mode d'emploi est facile : faire brûler une demi-cuillerée à café de cette poudre sur une soucoupe et respirer les vapeurs à une petite distance. Aux personnes qui savent fumer, nous recommandons les *Cigarettes Darva*. On peut même alterner les deux produits qui possèdent des propriétés antiasthmatiques et pectorales héroïques. Ils font cesser très vite l'oppression et les accès les plus violents. Pendant la crise, aérer largement la pièce. Les bains de pieds chauds, les sinapismes aux jambes peuvent rendre de grands services, appliquer des compresses froides au cou. Les fumigations d'arsenic, les inspirations d'iodure d'éthyle ou de nitrite d'amyle, que l'on emploie ordinairement, sont des moyens dangereux qu'il faut éviter.

Traitement préventif. — *Après la crise*, il faut se soigner pour empêcher le retour des accès et guérir la maladie. Le traitement suivant est très efficace et donne toujours un bon résultat. Avant chaque repas, prendre une cuillerée à soupe de *Solution Darva* qui est une mixture antiasthmatique très efficace. Le matin et le soir en se couchant, prendre une cuillerée à soupe de *Sédatif Tiber*. Combattre énergiquement la toux, ce qui diminue d'autant les chances de retour des accès, avec le *Sirop Mérol*. Dans la journée, laisser fondre dans la bouche 6 à 10 *Pastilles Mérol*.

Régime. — Eviter la suralimentation, manger sobrement. Manger peu de viande et une fois par jour. Le repas du soir sera toujours léger. Le matin, pour le petit déjeûner, et le soir s'alimenter avec la *Tarvine*, aliment phosphaté très reconstituant. Eviter l'alcool, le café, le vin, les liqueurs. Voici un menu qui convient admirablement aux asthmatiques : *Déjeuner du matin :* Lait bouilli ou potage avec la *Tarvine* et pain grillé au beurre ; potage avec la *Tarvine*, quelques fruits ; lait avec la *Tarvine* et une tasse de thé léger. — *Déjeuner de midi :* un plat de viande ou de poisson, un légume de la saison ou un plat de farineux, pommes de terre, pâtes, légumes en purée et un dessert : fruits cuits, entremets sucré aux œufs et au lait ou du fromage frais. — *Repas du soir :* Pas de viande, pas de poisson ; prendre la *Tarvine* au lait ou en bouillie et un dessert. Comme boisson on choisira entre les infusions aromatiques de camomille, de tilleul, d'anis, de thé léger ou de l'eau pure bouillie aromatisée avec une petite quantité de *Septiline*, qui assainit l'eau de boisson. Ne faire aucun excès. Eviter l'humidité et les brouillards. Voir le *Régime Biologique*.

Ce traitement est d'une efficacité remarquable. Il supprime l'oppression, l'accès, prévient la crise, expulse les mucosités et rétablit la respiration normale. Continué régulièrement, il guérit l'asthme et préserve de toutes les lésions cardiaques (maladie de cœur).

187. — ASTHME D'ÉTÉ. — C'est un asthme compliqué d'un rhume de cerveau qui peut durer de quatre à six semaines et se reproduire pendant des années à la même époque. Voir *Fièvre des Foins*.

188. — ASTYGMATISME (grec *a*, pas, et *Stygmê*, point). — Pour voir un objet, l'individu est obligé de cligner, c'est-à-dire de rapprocher les deux paupières ou le regarder de travers en inclinant la tête. Cela tient à ce que les rayons venant d'un objet, au lieu de converger tous sur la rétine en un point comme cela a lieu lorsque l'œil est bien formé, convergent, chez les astygmates, en plusieurs points sur la rétine et forment des cercles irréguliers. L'astygmatisme fatigue la vue, provoque des maux de tête et rend presbyte. Pour corriger l'astygmatisme on emploie des lunettes à verres cylindriques, s'il y a myopie, et des verres sphérocylindriques, s'il y a hypermétropie.

189. — ASYSTOLIE (gr. *a*, pas et *systolê*, contraction). — Affection cardiaque qui se traduit par l'oppression de la systole cardiaque.

190. — ATAXIE LOCOMOTRICE (gr. *a*, pas et *taxis*, ordre) — Cette affection très grave de la moelle épinière est caractérisée par l'abolition progressive de la coordination des mouvements suivie d'une paralysie apparente. Le malade se plaint de douleurs rapides, vives, lancinantes, qui sillonnent le membre inférieur et se succèdent coup sur coup sous forme d'accès. Ces accès se produisent nuit et jour, pendant longtemps, et disparaissent ensuite, laissant le malade en repos pendant de longs mois. Puis ce sont des douleurs qui s'accusent au tronc, dans les doigts annulaires et auriculaires, à la nuque, à la face, aux viscères (le malade est comme fortement serré par une ceinture). Le malade est sujet aux gastralgies, aux vomissements muqueux, aux violents maux de reins, de vessie, d'intestin. Ses yeux peuvent être le siège de troubles paralytiques (dilatation de la pupille, affaiblissement de la vue, loucherie, vue double); il éprouve des bourdonnements d'oreilles, des vertiges et des accès de toux quinteuse. Il existe aussi des troubles génitaux qui se manifestent par l'*impuissance*, les *pertes séminales* ou l'excitation vénérienne. Plus tard survient l'abolition progressive de la coordination des mouvements ; le malade est moins maître de ses mouvements; il tient difficilement sur un pied, tourne avec difficulté sur lui-même et perd facilement l'équilibre. A la longue, le malade lance follement ses jambes en avant et frappe le sol avec le talon; bientôt la marche devient impossible. Enfin, après une période fort longue, le malade tombe en paralysie ou succombe à la cachexie. L'ataxie est plus fréquente chez l'homme que chez la femme et s'observe toujours à l'âge moyen de la vie, de 20 à 40 ans. Ses causes sont les excès vénériens ou la syphilis. Elle est très grave mais parfaitement guérissable à condition d'intervenir par un traitement rationnel.

Traitement. — Ordinairement on soigne cette maladie avec le *Phosphore*, l'*Antipyrine*, l'*Exalgine*, la *Suspension*, mais ces moyens ne réussissent pas. On doit préférer le traitement suivant : prendre tous les jours avant le repas et le soir en se couchant une cuillerée à soupe de *Sédatif Tiber*, pour régulariser les fonctions du système nerveux. Avant chaque repas prendre deux *Pilules spécifiques Leber* pour combattre le virus (alterner n° 1 avec n° 2). Tonifier l'organisme avec le *Triogène For* ou le *Vin Galar*.

Hygiène. Régime. — S'alimenter plusieurs fois par jour avec la *Tarvine* qui est un aliment phosphaté très reconstituant. Envelopper les membres inférieurs et le tronc avec une bande de flanelle. Porter des genouillères élastiques qui rendent la marche plus stable.

191. — ATHÉROME. — C'est la dégénérescence graisseuse de la tunique interne des artères provoquée par une arthrite chronique. L'artère peut se dilater et former un anévrisme, se casser et donner lieu à une hémorragie ou bien provoquer la coagulation du sang, *Thrombose* avec *Gangrène*. Les principales causes sont l'alcoolisme, le diabète, la syphilis, la vieillesse. Même hygiène et traitement que l'*Artério-Sclérose*.

192. — ATHREPSIE (grec *a*, pas et *threpsis*, action de nourrir). — C'est l'état de maigreur que l'on observe chez le nourrisson à la suite d'une diarrhée grave ou lorsque l'alimentation est insuffisante ou défectueuse, d'où une mauvaise assimilation des aliments. On ne doit pas oublier qu'un enfant ne peut digérer tout; il lui faut une nourriture liquide et beaucoup de lait. Aux nourrissons on ne doit donner que du lait. Ceux qui vont contre ces lois exposent leur enfant à une mort certaine.

Hygiène. Régime. — Observer la grande propreté du biberon, donner à téter à des intervalles réguliers. Lait exclusivement jusqu'à l'âge de un an.

Traitement. — Contre la diarrhée on donne l'acide lactique, l'eau de chaux, le bismuth. Si la diarrhée est forte, supprimer le lait pendant une journée et ne donner que de l'eau bouillie; donner des bains chauds, envelopper l'enfant dans de la ouate. Voir *Allaitement, Diarrhée, Entérite*.

193. — ATROPHIE (grec *a*, pas et *trophé*, nourriture). — C'est la diminution du volume d'un organe qui se produit par suite d'un défaut de développement soit à la naissance, soit pendant la croissance, soit lorsque l'organe est resté dans une inertie complète (immobilisation dans un appareil, à la suite d'une fracture, par exemple), soit à la suite des maladies nerveuses, de l'anémie, car toute inactivité amène la disparition de l'organe, ou encore par un excès de travail qui use l'organe. L'atrophie la plus commune est l'*atrophie musculaire*; elle consiste dans la diminution du volume des muscles. L'atrophie déforme la partie malade et occasionne un tremblement involontaire, suivi d'un affaiblissement et d'un amaigrissement graduels.

194. — ATROPHIE musculaire. — Elle survient à la suite d'une maladie de la moelle épinière. Elle s'attaque d'abord aux muscles du pouce, de l'index, du médium et gagne tous les doigts. Ensuite elle remonte au bras, au tronc et finalement aux muscles de la déglutition et de la respiration.

Traitement. — Eviter l'électricité qui n'a aucune influence et ne redonnera jamais à l'organe atrophié les éléments qui lui manquent. Donner au malade le *Sirop Tannodol* dont la composition phosphatée est souveraine pour consolider et fortifier les os. Pour rendre au sang sa richesse et nourrir les muscles, il faut prendre le *Triogène For* ou le *Vin Galar*. S'il y a mauvaise digestion ou constipation, il faut donner l'*Elixir Spark*; pour activer l'assimilation afin que le malade profite de plus en plus de tout ce qu'il mange.

Hygiène. Régime. — Alimenter le malade avec la *Taroine*, aliment phosphaté très reconstituant. Observer le *Régime Biologique*; éviter les boissons alcooliques, les excès, mais se nourrir bien avec des aliments de bonne qualité; frictionner la partie malade avec de l'eau de Cologne, de l'*Alcool Camphré* ou le *Liniment Soker*; prendre des bains salés deux fois par semaine. Voir *Paralysie*.

ATTAQUE D'APOPLEXIE. — Voir *Apoplexie*.

195. — ATTAQUES DE NERFS, vapeurs. — Elles sont généralement causées par une émotion vive, contrariété, colère, peur, et fréquentes surtout chez la femme. Elles se produisent sans motif chez les hystériques. La crise débute brusquement, d'une façon inattendue, par des cris, des pleurs, la malade tombe et perd connaissance.

Soins à donner en cas de crise. Placer la malade sur le dos, donner beaucoup d'air, desserrer les vêtements, et asperger le visage avec de l'eau froide, mais ne pas forcer la malade à avaler quelque chose ni à faire respirer du vinaigre ou de l'éther, c'est tout à fait inutile et peut *prolonger* la crise. La crise se dissipe d'elle-même, il faut laisser la malade se débattre et crier à son aise, mais veiller à ce qu'elle ne se blesse pas. *Lorsque la connaissance est revenue*, donner un peu de *Sirop d'Ether* ou quelques gouttes d'*Ether* dans un peu d'eau sucrée.

Traitement. Hygiène. Régime. — Pour éviter les attaques, il faut donner le *Sédatif Tiber*, deux ou trois fois par jour avec la *Tisane Orientale Soker* pour soigner les nerfs. Comme tonique anti-anémique, donner le *Triogène For* ou le *Vin Galar*. Contre les troubles digestifs et la constipation donner l'*Elixir Spark* qui est souverain. Deux à trois fois par jour s'alimenter avec la *Tarvine* qui est un aliment phosphaté très nourrissant. Eviter les excitants, les excès de toute nature, les veilles, les émotions; observer le *Régime Biologique*, remplacer le café au lait, le chocolat et le cacao, qui sont défendus, par la *Tarvine*. Prendre un ou deux grands bains par semaine avec le *Sel du Pérou*. Voir *Hystérie, Nerfs, Epilepsie*.

196. — **AUSCULTATION** (lat. *auscultare*, écouter). — C'est l'action d'écouter les bruits de la respiration, du cœur, des vaisseaux afin de s'assurer s'ils sont normaux. D'après les bruits perçus on peut déterminer la maladie (*diagnostiquer*). Pour déterminer l'état des poumons ou du cœur, on applique directement l'oreille sur le dos ou la poitrine.

197. — **AUTOMOBILISME. Hygiène d'automobile.** — La vitesse rend l'air très froid et irritant, on doit donc protéger les yeux avec des lunettes spéciales et s'habiller très chaudement pour éviter un refroidissement. Par l'action vivifiante de l'air renouvelé par la vitesse, ce sport est recommandé aux anémiques, aux lymphatiques, dans l'emphysème, la laryngite chronique. La promenade en voiture découverte à la campagne constitue une véritable cure d'air. Elle est excellente pour les personnes âgées après les repas. On aura soin de mettre des vêtements chauds, des couvertures et protéger les yeux par des lunettes. Eviter les grandes vitesses.

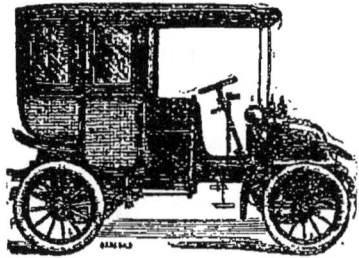

FIG. 156. — Automobile.

198. — **AUTOPLASTIE** (grec *autos*, soi-même et *plastês*, qui forme). — Opération qui consiste à remplacer la partie détruite de la peau par une autre prise aux parties voisines du même sujet.

199. — **AUTOPSIE** (grec *autos*, soi-même et *opsis*, vue). — Opération qui consiste à examiner toutes les parties d'un cadavre pour déterminer la cause réelle de la mort. Pour pratiquer l'autopsie le médecin doit être autorisé par la famille et prévenir le commissaire de police.

200. — **AVEUGLES.** — La vue de la majorité des aveugles pouvait être sauvée si l'on avait soigné les yeux énergiquement dès le début. Tous les aveugles de naissance ont perdu la vue à la suite d'une ophtalmie purulente qui survient après la naissance. Or, par des soins hygiéniques on peut très bien prévenir la maladie et la guérir sûrement. On doit soigner les yeux du nouveau-né très sérieusement pour prévenir cette terrible affection. Voir *Ophtalmie purulente*. Les maladies des yeux sont soignées gratuitement à l'hôpital des Quinze-Vingts. Pour être admis gratuitement, il faut être Français et adresser une demande au directeur en donnant le nom, prénom, âge et profession, accompagnée d'un certificat de médecin et d'un extrait du rôle des contributions ou d'un certificat d'indigence.

AVORTEMENT. — Voir *Fausse couche*.

B

201.—BACILLE.—Organisme microscopique ayant la forme d'un petit bâton et formé d'une seule cellule. Il est souvent pathogène. Voir *Microbe*.

202. — BACTÉRIE (grec *bacteria*, petit bâton). — Algues ou champignons microscopiques et unicellulaires ayant la forme allongée d'un bâtonnet. Voir *Microbe*.

203. — BAILLEMENTS. — Ecartement involontaire et convulsif des mâchoires suivi d'une inspiration et d'expiration prolongées. Qu'ils soient répétés ou par crises à intervalles espacés, les bâillements sont provoqués par la faim, l'ennui, le besoin de dormir, mais surtout par la *Dyspepsie*.

204. — BAINS (latin *balneum*). — Séjour plus ou moins prolongé du corps dans une matière liquide, gazeuse ou solide. Les bains sont très utiles et profitent à tout le monde. Ils rendent la peau fraîche et douce, tandis que celle qui n'est pas nettoyée et décrassée de la poussière et de la transpiration devient sèche et rugueuse, les bains délassent les membres, augmentent la vigueur, détendent les nerfs et ouvrent les pores, ce qui active la respiration cutanée. On les emploie comme moyen hygiénique et comme agent médicamenteux sous trois formes différentes : 1° **Bains liquides** proprement dits. Ils comprennent de l'eau. On y ajoute quelquefois une substance médicamenteuse. Les bains liquides sont administrés sous forme de douches, d'affusions, de bains russes, de bains turcs ; les bains électriques ne sont que des bains simples dans lesquels on a passé un courant électrique. — 2° **Bains gazeux**. On les prépare avec une substance à l'état gazeux, air chaud, air froid, vapeur d'eau. — 3° **Bains solides**. On les prépare avec du sable, de la boue ou du marc de raisin. Après le bain il est utile de faire des frictions ou un massage général. Il faut prendre les bains ni trop chauds, ni trop froids. La quantité d'eau sera de 200 à 250 litres. On ne doit jamais se mettre à l'eau lorsqu'on est en sueur. En été, pendant les grandes chaleurs, on peut prendre des bains très souvent et y rester longtemps sans être affaibli. On ne doit prendre un bain que lorsque la digestion est faite, c'est-à-dire 3 à 4 heures après le repas, et de préférence le matin à jeun. Les individus faibles doivent prendre les bains dans l'après-midi, après le repas, à partir de 4 heures, mais jamais à jeun. L'usage du *tub* est excellent. Il consiste à faire des ablutions froides que l'on fait dans une cuvette plate en zinc nommé *tub*. L'habitude de se tuber est excellente en été, parce qu'elle atténue les effets débilitants de la chaleur, en hiver elle développe les forces vitales en activant la combustion intérieure. Le tub convient très bien au lymphatique mais il est contre-indiqué aux personnes atteintes de palpitations. La femme doit cesser le tub pendant toute la durée des règles. Pour les

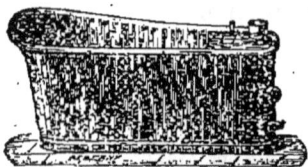

Fig. 157. — Baignoire.

petits enfants le bain doit être tiède en hiver et dégourdi en été. A partir de 4 ans il est bon de faire une aspersion générale d'une ou deux secondes avec de l'eau froide, peu à peu l'enfant sera entraîné et plus tard pourra supporter des ablutions froides sur tout le corps et même des bains froids de rivière.

Bains chauds. — Les bains chauds sont excitants et agissent comme dérivatifs en congestionnant la peau; la durée doit être de 10 à 30 minutes; la température est 35° à 40°. On les prescrit dans les rhumatismes, douleurs, maladies chroniques de la peau, diarrhée chronique. Pour éviter une congestion, on doit couvrir la tête avec une compresse qu'on arrose d'eau froide dès qu'elle s'échauffe. Les bains chauds ne conviennent pas aux individus prédisposés aux congestions et dans les maladies aiguës. On doit quitter la baignoire si on éprouve des palpitations, des maux de tête, des bourdonnements d'oreilles et lorsqu'on est devenu trop rouge afin d'éviter une congestion cérébrale ou un évanouissement. En cas d'évanouissement il faut de suite retirer le malade du bain, ouvrir la fenêtre et arroser la tête avec de l'eau froide.

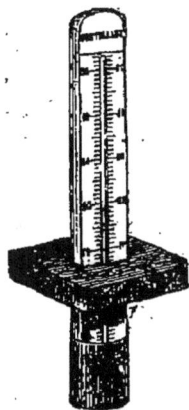

Les bains tièdes sont des bains de propreté pour favoriser le fonctionnement de la peau et la débarrasser de ses impuretés; ils procurent un bien-être général, ils défatiguent le corps et modèrent la circulation. Dans les maladies des voies urinaires, les maladies fébriles et nerveuses, les hémorroïdes et pendant la grossesse ces bains agissent comme calmant. La température d'un bain doit être de 25 à 30° et la durée moyenne d'un bain tiède est de 20 à 30 minutes. Au delà de cette durée ou fréquemment répété le bain devient débilitant.

Fig. 158.
Thermomètre
pour bains

Recettes pour préparer quelques bains :

AVIS. — Les quantités que nous indiquons sont pour un bain d'adulte d'une contenance de 200 à 250 litres. Il faut diminuer la quantité si la baignoire est plus petite ou si c'est pour un enfant.

Bain aromatique.

Espèce aromatique.. 500 gr.
Eau bouillante...... 10 litres.

Envelopper dans un sac assez grand 500 gr. de tilleul ou d'espèces aromatiques et plonger dans le bain, on les laisse pendant toute la durée du bain.

Bain sulfureux
ou *bain de barèges artificiel.*

Sulfure de potasse............ 100 gr.
Eau quantité suffisante.

Faire dissoudre et verser dans une baignoire émaillée ou en bois. Ce bain dégage une odeur d'œuf pourri cependant assez supportable. Ce bain agit comme stimulant et tonifie l'épiderme. Il est utile dans les maladies de la peau.

Bain alcalin.

Se prépare avec 250 gr. de carbonate de soude (cristaux de soude) qu'on laisse fondre dans l'eau chaude de la baignoire. Pour avoir un bain plus efficace et plus agréable il faut employer le *Sel de Pérou*.

Bain d'amidon.

Délayer dans le bain 1 kilogr. d'amidon, si c'est pour une grande personne et 500 gr. si c'est pour un enfant.

Bain émollient.

Espèces émollientes....... 2.000 gr.
Graines de lin............ 250 —
Eau................. .... 5.000 —

Faire bouillir, passer avec expression et verser dans l'eau du bain.

Bain gélatineux.

Gélatine.............. 500 gr.

La faire tremper dans 2 litres d'eau froide pendant une heure, ensuite chauffer pour activer la dissolution, verser le liquide dans l'eau du bain. On le prescrit contre les démangeaisons et les maladies de la peau.

Bain de mer artificiel.

Sel marin gris.............	8.000 gr.
Sulfate de soude..,......	3.500 —
Chlorure de calcium.....	700 —
Chlore de magnésium.....	2.000 —

Pour un bain, voir *Bain de sel marin*.

Bain dit de Plombières.

Bain salino-gélatineux.

Carbonate de soude........	100 gr.
Chlorure de sodium	20 —
Sulfate de soude.....	60 —
Bicarbonate de soude.......	20 —
Gélatine concassée.........	100 —

On fait fondre la gélatine en la chauffan¹, on la verse ainsi que les sels dans la baignoire. Le *Sel du Pérou* est plus hygiénique.

Bain de sel marin.

Sel commun, 2 à 3 kilos pour un bain.

Ce bain est quelquefois trop irritant pour les personnes ayant la peau sensible, dans ce cas on doit ajouter en plus 100 gr. de borate de soude et 1 kilogr. d'amidon. Pour les enfants on emploie la moitié de cette dose.

Bain de son (F. H. P.)

Son......................	2 k.

Mettre le son dans un sac assez grand pour qu'il ne soit pas serré et qu'on plonge dans l'eau du bain.

Froisser plusieurs fois le sac avec la main pour en extraire les principes adoucissants du son qui se répandront dans le bain. Convient aux personnes nerveuses, dans les maladies de la peau, l'herpès, l'eczéma. Le *Sel du Pérou* est plus rafraîchissant et plus tonique.

Bain sinapisé.

Placer dans un bain tiède de 32° un petit sac contenant 50 à 100 gr. de farine de moutarde.

Bain de tilleul.

Sédatif calmant antinerveux, se prépare comme le bain aromatique.

Bain de Vichy.

Bicarbonate de soude.....	1.000 gr.
Chlorure de sodium.......	30 —
— de calcium......	150 —
Sulfate de soude........	150 —
— de magnésie......	45 —
— de fer.............	2 —

Le *Sel du Pérou* est plus rafraîchissant et plus tonique. Voir *Bain du Pérou*.

Bain de pieds (Pediluves) alcalin.

Carbonate de soude........	125 gr.
Eau, quantité suffisante.	

Bain de pieds au sel marin.

Sel commun.......	125 gr.
Eau, quantité suffisante.	

Bain de pieds sinapisé.

Farine de moutarde........	150 gr.
Eau tiède, 6 litres (Codex).	

Délayer la poudre dans quelques litres d'eau tiède, couvrir le vase et laisser en contact quelques minutes, ajouter ensuite une quantité suffisante d'eau très chaude.

Bain hygiénique de Pérou. — Tonique, rafraîchissant, très recommandé. Se prépare avec un rouleau de *Sel du Pérou*. Il donne à la peau souplesse et élasticité en tonifiant le système nerveux et musculaire. Ce bain a l'efficacité des bains de mer.

Les bains froids sont très recommandés dans les formes malignes des fièvres éruptives, dans le rhumatisme cérébral, dans les pneumonies infectieuses, méningite, broncho-pneumonie infantile, le *delirium tremens* et surtout dans la fièvre typhoïde. Ils ont une action calmante sur le système nerveux et abaissent la température. La respiration et la circulation deviennent plus régulières, la sécrétion de l'urine augmente, ce qui favorise l'élimination des toxines. Pour donner un bain froid on procède de la manière suivante : Envelopper le malade dans un drap et le plonger complètement dans l'eau *sauf la tête*. La durée sera de 5 minutes pour un enfant et de 10 minutes pour un adulte. En cas de frisson ou syncope il faut cesser le bain plus tôt et retirer le malade du bain. La température du bain doit être en moyenne de 20° pour les adultes ; on le donne toutes les trois heures jusqu'à ce que la température prise deux heures après le bain soit au-dessous de 39°. Pour les enfants la température d'eau doit être de 28° pour le premier bain et de 24° pour les autres. *Avant* et *pendant* le bain, faire boire quelques gorgées d'eau froide. Pendant le bain appliquer une compresse d'eau froide sur la tête qu'il faut arroser de temps en temps avec de l'eau froide. Arroser également avec de l'eau froide la nuque. Pendant le bain, frictionner tout le corps sauf l'abdomen. Dès qu'on a retiré le malade du bain, on l'enveloppe dans un drap sec, couverture chaude et on met une boule d'eau chaude aux pieds. Après le bain, s'il survenait un frisson, donner une boisson chaude. Les bains froids sont défendus même dans les fièvres si l'individu est atteint de diabète, de mal de Bright ou d'une maladie de cœur.

Bains de rivière. — Ces bains sont utiles aux personnes faibles et fortifient le système nerveux. Il faut les prendre lorsque l'eau n'est pas trop froide et ne pas y séjourner très longtemps. Pour se baigner dans une

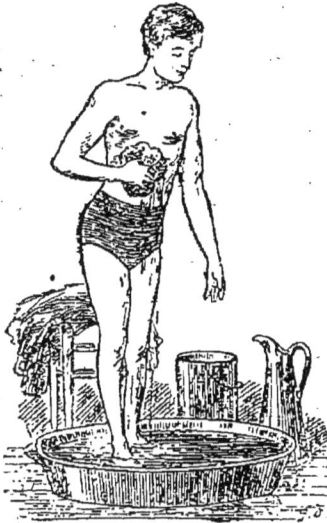

Fig. 159.

Les affusions d'eau froide ou chaude sont très utiles pour la santé.

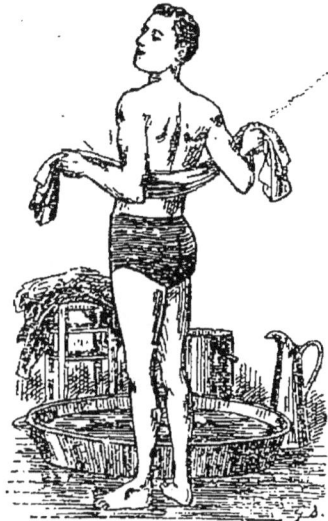

Fig. 160.

Après les affusions, il faut s'essuyer et frictionner énergiquement.

rivière on ne doit pas attendre que la sueur soit complètement disparue, mais attendre que la respiration soit normale. S'il fait du soleil couvrir la tête avec un chapeau. Dès qu'on entre dans le bain se plonger le corps entier, ensuite ne pas rester immobile mais faire de l'exercice. Après s'être rhabillé, continuer l'exercice. Ne pas rester longtemps dans l'eau. On ne doit pas avoir de claquements de dents ni de frissons à la sortie du bain ; lorsque le visage est pâle et les mains bleues c'est qu'on est resté trop longtemps dans l'eau. Recommandés aux lymphatiques anémiques, scrofuleux, ces bains ont une action excitante sur la nutrition générale. La durée d'un bain de rivière ne doit pas être prolongé. Elle sera très courte pour les vieillards, les femmes pendant la grossesse et les enfants. Ces bains sont défendus dans les maladies du cœur, des gros vaisseaux et de la peau.

Bains de vapeur. — Ils agissent comme *sudorifique* si la température ne dépasse pas 40° et comme *excitant révulsif* si la température dépasse 50 à 60°. La durée doit être de 20 à 30 minutes au plus. Sous l'influence de la vapeur d'eau, la chaleur du corps augmente ainsi que la circulation du sang mais rend la respiration de plus en plus gênée. Trop prolongé il peut provoquer la congestion du cerveau, la perte de connaissance, l'évanouissement. Aussi ne doit-on les prendre que dans des cas déterminés et sous la surveillance de quelqu'un et à une température qui ne dépasse pas 45°. On peut charger les vapeurs de produits médicamenteux. On place le patient dans une étuve (la tête reste à l'air libre) qui reçoit la vapeur d'eau. Après le bain de vapeur, il faut se mettre au lit et se couvrir bien : on continue ainsi la transpiration qui s'absorbe par les draps et le corps est séché. Les bains de vapeur sont utiles dans la goutte, les rhumatismes, les névralgies et l'hydropisie. Ils préservent les bronches et les poumons d'un refroidissement.

Bains d'air chaud. — La température moyenne ne doit pas dépasser 40°. On les prend dans une salle spécialement aménagée où le patient reçoit l'air chauffé ou bien en se plaçant, sauf la tête, dans une étuve qui reçoit la chaleur. La durée moyenne est d'une demi-heure. Ces bains agissent comme excitant et sudorifique. La peau devient rouge et gonfle. La circulation est plus rapide et il s'établit une transpiration abondante qui fait éprouver du bien-être. En cas de maux de tête, appliquer une compresse froide sur le front. Lorsque la température dépasse 40°, le bain de vapeur agit comme révulsif et provoque une congestion cérébrale ou perte de connaissance. On le prescrit dans les mêmes cas que les bains de vapeur. On doit le prendre avec une grande prudence.

Bain russe. — C'est un bain de vapeurs suivi d'un lavage général à l'eau froide et d'un massage. Pendant ces bains chauds il faut se rafraîchir la tête avec une éponge trempée dans l'eau froide.

Bains de mer. — Très utiles aux lymphatiques, aux rachitiques et à tous ceux dont les systèmes sanguin ou nerveux sont débilités. On doit les prendre trois heures après les repas, sinon on risque une congestion mortelle. Ne pas prendre de bain froid lorsqu'on est en sueur. Éviter de les trop prolonger ou de se surmener par la natation. Le bain de mer est tonique et reconstituant, très recommandé contre le relâchement de la peau et la mollesse de chair. Voir *Bain de mer artificiel.*

Conseils. — Ne pas se baigner lorsqu'on est seul. Pendant les grandes chaleurs se baigner avec un chapeau sur la tête pour éviter une insolation. Lorsqu'il survient une crampe se mettre sur le dos et faire la planche. Si la douleur diminue essayer de contracter le membre malade *avant* de changer de position. Pour combattre la crampe, allonger le talon et raidir la jambe.

Bains Turco-Romains-Hammam. — Ces bains comprennent plusieurs salles, la première est une étuve sèche de 60°, c'est le *tepidarium.* Le patient s'y promène en buvant de temps en temps un peu d'eau. La deuxième salle est encore plus chaude, on y passe quelques instants pour augmenter la transpiration, c'est le *coldarium;* ensuite, on passe dans une salle spéciale pour faire le massage, et ensuite dans une autre, le *Lavatorium,* où le patient est savonné et lavé à l'eau chaude. Après cela, on prend une douche où on se jette dans une piscine. On les conseille dans la goutte et les rhumatismes.

Bains de boues. — On les prend à Dax et Saint-Amand. Les boues se présentent sous forme d'une masse onctueuse noirâtre et d'une odeur forte. Elles contiennent des algues, qui, par leur décomposition, forme un principe sulfureux. A Dax, on applique les boues comme un cataplasme. Ces bains augmentent la température, provoquent la transpiration, activent la circulation et la respiration; on les conseille dans les maladies de la moelle épinière, la paralysie, les varices, la phlébite, la coxalgie, la tumeur blanche. Ils sont défendus lorsqu'on a des tendances à des congestions, dans la goutte et rhumatismes aigus, l'albuminurie, la phtisie, le diabète.

Bains de sable. — On couvre une partie du corps avec une couche de sable et l'on reste exposé au soleil, pendant 15 à 20 minutes. Il se produit une transpiration abondante. On aura soin de garantir la tête contre le soleil et de cesser le bain dès qu'on éprouve de l'oppression ou mal de tête. On les conseille dans la paralysie, les rhumatismes, engorgement.

Bains de pieds. — On les prend simples ou additionnés de sel, de vinaigre ou de farine de moutarde. Les bains de pieds de propreté se prennent tièdes; on y ajoute un peu de vinaigre ou de sel de cuisine qui tonifient les chairs. Pour faire un *bain de pied sinapisé*, il faut opérer de la manière suivante. Délayer la farine de moutarde dans de l'eau froide et y ajouter ensuite de l'eau tiède par petite quantité. Quand les pieds sont dans le bain, recouvrir les jambes et le vase avec une couverture pour que l'odeur piquante de la moutarde ne gêne pas. Retirer les pieds quand ils sont bien rouges.

Bain de soleil. — Les rayons du soleil ont une action bienfaisante et vivifiante sur tous les organismes vivants. L'expérience a prouvé que le *bain de soleil* convient à tout le monde et presque dans toutes les maladies. Pour fortifier les enfants, ces bains sont souverains. On expose le malade tout nu pendant 15 minutes en plein soleil. On peut également se coucher dans un lit et se tourner sur tous les côtés pour exposer à l'action du soleil chaque partie du corps pendant 15 minutes.

205. — BAISER et RÉUNION D'ENFANTS. — Le baiser expose à la contagion des graves maladies, et il est à souhaiter que l'habitude du baiser soit abandonnée. Entre les adultes, le baiser peut transmettre ou faire communiquer la tuberculose, la syphilis. Le baiser est surtout dangereux entre les enfants. La première manifestation dans presque toutes les maladies de l'enfance se traduit par un catarrhe des muqueuses, la sécrétion est exagérée et se répand sur les joues et les lèvres. Comme ces sécrétions sont infectieuses, elles transmettent les germes de la maladie au moindre contact. C'est sur ces joues et lèvres déjà contaminées que vont s'appliquer les lèvres du bébé bien portant. Toute réunion d'enfants constitue un foyer de contagion. Ne jamais envoyer des enfants au bal des petits enfants. Cette réunion est souvent l'origine d'une épidémie de coqueluche, de rougeole ou de diphtérie.

206. — BALANITE (grec *balanos*, gland). — C'est l'inflammation du gland et de son enveloppe cutanée, le *Prépuce;* cette affection est fréquente chez les sujets atteints de *phimosis;* la balanite est produite par irritation ou malpropreté, par les urines sucrées du diabétique, soit par le contact des règles, des flueurs blanches et par la contagion de la vaginite spécifique. Le gland est rouge, gonflé et la douleur est vive; après quelques jours, on voit apparaître entre le gland et le prépuce un suintement de pus fétide jaunâtre. Les bords du prépuce sont tuméfiés, rougis, recouverts de croûtes et très douloureux. La balanite accompagne souvent l'urétrite et les manifestations syphilitiques à la surface du gland et peut se compliquer de phimosis et paraphimosis.

Traitement. — Tous ces accidents cèdent facilement et guérissent ordinairement en dix jours par le traitement suivant : Prendre tous les jours deux *Cachets Curatifs Darvet* (cachets roses) avant chaque repas; lotionner les parties enflammées avec l'*Eau Résolutive Soker* de la manière suivante : découvrir le gland, ramener le prépuce en arrière et baigner la verge trois à quatre fois par jour dans un demi-verre d'eau chaude auquel on ajoutera une grande cuillerée à soupe d'*Eau Résolutive Soker;* essuyer doucement; lotionner ensuite avec l'*Eau Résolutive pure* et entourer la verge avec une compresse mouillée d'*Eau Résolutive* et de coton hydrophile. En cas de *Phimosis*, ne pas chercher à ramener le prépuce en arrière; prendre des bains locaux avec l'*Eau Résolutive* coupée d'eau, comme il est indiqué plus haut, et faire des injections sous la peau du prépuce, trois à quatre fois par jour, avec l'*Injection Darvet;* envelopper la verge avec une compresse mouillée à l'eau *Résolutive Soker* et une couche de coton hydrophile. Purifier le sang avec le *Dépuratif Parnel.*

207. — BALLONNEMENT ABDOMINAL. — Est produit par suite d'un développement exagéré de graisse ou par la présence d'une grande quantité de gaz dans les intestins. Voir *Dyspepsie, Constipation, Péritonite.*

208. — BALLOTTEMENT. — C'est le mouvement en divers sens qu'on communique au fœtus en examinant une femme enceinte de plusieurs mois.

209. — BALNÉOTHÉRAPIE (latin *balneum*, bain, et grec *therapeia*, traitement). — Traitement des maladies par les bains. Voir *Bains.*

210. — BANDAGE. — C'est l'enveloppement d'une partie du corps pour produire une certaine pression ou pour maintenir une compresse. On passe d'abord la bande plusieurs fois sur la même place pour maintenir solidement l'extrémité, ensuite on continue à faire les autres tours de manière que la place ne soit recouverte que par un seul tour de bande. Serrer la bande pour qu'elle ne se relâche pas, mais ne pas serrer trop afin que la circulation ne soit pas gênée. On reconnaît que la bande est trop serrée lorsque l'extrémité devient bleuâtre et se refroidit. Commencer le bandage de bas en haut. Pour que la bande s'applique bien, il faut éviter les godets sur les parties d'un volume inégal. Pour que la bande adhère bien à la surface, on renverse la bande en faisant le bandage. Fixer la bande avec une épingle de sûreté. Pour l'enlever, on la roule en sens inverse. Pour avoir un bandage inamovible, on le couvre avec du silicate de potasse. Voir *Bandage herniaire* dans le chapitre *Hernie*, et *Bandage orthopédique* dans le chapitre *Colonne vertébrale* et *Orthopédie.*

211. — BANDE. — Lanière de linge qu'on emploie pour faire des bandages. On les prépare en toile, flanelle, caoutchouc, tarlatane. La bande de velpeau est en tissu élastique. La bande doit avoir 5 centimètres de large et 4 à 8 mètres de long.

212. — BARBE. — Pour se préserver d'une maladie contagieuse, la *pelade*, la *teigne*, la *syphilis*, il faut avoir une trousse personnelle comprenant des brosses, des ciseaux, des peignes. Ceux qui ne portent pas de barbe doivent avoir des rasoirs personnels ou se raser soi-même. Pour faire disparaître les poils et duvet, voir *Dépilatoire.*

213. — BAS. — Pour les faire tenir, il faut éviter les jarretières dont l'usage comprime la jambe, et par cela empêche le sang de remonter, ce qui provoque des varices; on doit préférer les jarretelles.

214. — BAS DE VARICE. — Les bas de varice comprennent trois parties qui se fabriquent ensemble ou séparément : la genouillère, la cuisse et le bas de jambe. On les prépare en tissu élastique ; ils doivent être d'une compression faible pour qu'au bout de quelques jours on ne les sente plus. On les fait généralement sans doigts ni talon et pouvant remonter jusqu'à la cuisse.

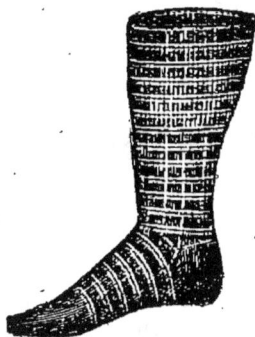

215. — BATTEMENTS DE CŒUR. — Ils sont fréquents dans l'anémie, la chlorose, les maladies de cœur et sont causés par une digestion laborieuse ou un régime trop excitant. Les battements de cœur sont toujours l'indice d'un sang vicié qui subit des entraves dans sa circulation. C'est pourquoi on doit le fluidifier et purifier.

Fig. 161.
Chaussette.

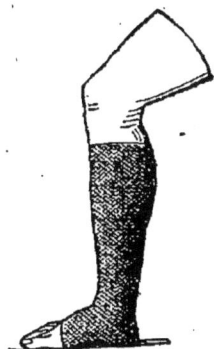

Fig. 162.
Bas à varices.

Traitement. — Pour purifier le sang, prendre le *Dépuratif Parnel*, Pour avoir la digestion normale, prendre l'*Elixir Spark* qui enlève l'inflammation de l'estomac et guérit la constipation. S'alimenter avec la *Tarvine*, aliment phosphaté très reconstituant. Aux anémiques, on donne comme tonique antidéperditeur le *Triogène For* ou le *Vin Galar*.

Lorsque les battements de cœur surviennent à la suite d'une émotion ou d'une frayeur, le meilleur moyen calmant consiste à prendre quelques gorgées d'eau sucrée. Eviter les repas copieux et observer le *Régime Biologique* qui est excellent.

216. — BEAUTÉ DU VISAGE. — C'est par les muscles de la face que le visage prend des expressions variées. Nos pensées donnent au visage des traits qui, à la longue, restent. Aussi la douceur, la bonté, la réflexion impriment des signes ineffaçables. Il est donc très facile et possible de donner à son visage une expression intelligente, agréable et sympathique. Une hygiène bien comprise : nourriture modérée, exercice quotidien, etc., a une influence très heureuse, non seulement sur la santé générale, mais également sur la beauté du visage.

217. — BEC DE LIÈVRE. — Déformation de la lèvre, surtout supérieure, qui, à la naissance, au lieu d'être continue d'un bout à l'autre, est séparée en deux par une division verticale. Si cette difformité s'étend à la voûte palatine, elle est désignée sous le nom de *gueule de loup*. La principale cause est l'alcoolisme des parents. Quelquefois elle provient d'un accident, d'une plaie mal cicatrisée. Le traitement exige l'in-

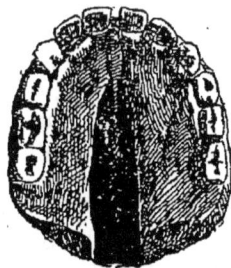

Fig. 163. — Bec de lièvre forme de la voûte palatine.

tervention chirurgicale pour pratiquer la suture des parties séparées; on comble les fissures par des appareils de prothèse.

218. — BÉGAIEMENT. Vice de prononciation. — Provoqué par la contraction des muscles de la langue, le spasme du diaphragme. Cette difficulté de prononciation peut se corriger et même quelquefois se guérir par une gymnastique rationnelle de la voix.

219. — BERIBERI. — Maladie épidémique et endémique des pays chauds, fréquente dans l'Inde. Elle provoque une anémie profonde avec paralysie et insensibilité de la peau et l'hydropisie. L'hygiène préventive consiste à prendre une nourriture saine et abondante. Eviter l'alcool et la fatigue. En cas de maladie, prendre du quinquina, du sulfate de quinine et un repos très prolongé au lit.

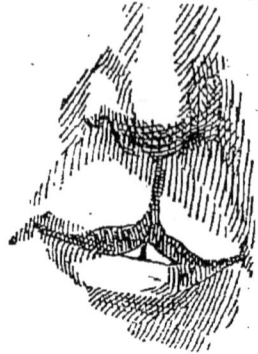

Fig. 164. — Bec de lièvre. La lèvre supérieure est fendue.

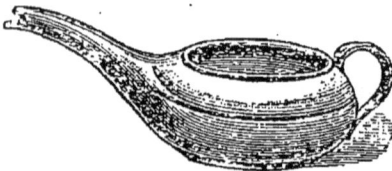

Fig. 165. — Tasse pour malades.

220. — BIBERON. — C'est un flacon spécial en verre résistant pour pouvoir supporter l'ébullition et à l'aide duquel on pratique l'allaitement artificiel. Il doit être simple, facile à nettoyer ou laver, sans tube en caoutchouc et muni d'une tétine. Le biberon à tube en caoutchouc est très dangereux; le tube s'imprègne facilement de matières organiques et devient très difficile à nettoyer. On en trouve dans le commerce qui répondent à toutes les exigences. Après chaque tétée, laver la bouteille dans de l'eau chaude. Voir *Stérilisation*. La tétine sera également lavée dans l'eau chaude et conservée dans l'eau bouillie. Voir *Allaitement*.

221. — BICEPS (latin *bis*, deux, et *caput*, tête). — Muscle dont l'extrémité supérieure est attachée à l'os par deux tendons; exemple : *biceps du bras*, en avant du bras; *biceps crural*, en arrière de la cuisse.

222. — BILE. — Liquide jaune verdâtre secrété par le foie. Son passage dans le sang constitue la jaunisse. Voir *Foie, Jaunisse*.

223. — BLENNORRHAGIE AIGUË CHEZ L'HOMME. Écoulement, Échauffement, Chaude-pisse, Urétrite (grec *blenna*, mucus, et *regnumi*, chasser dehors). — C'est l'inflammation de l'urètre caractérisée par la rougeur, la sensibilité douloureuse de la muqueuse du canal et par l'écoulement plus ou moins abondant du pus.

Causes : La blennorrhagie est le résultat d'une contagion. Elle est due à une cause spécifique, au contagium d'un coït impur l'urètre peut également s'enflammer en dehors de tout contact, par l'abus des boissons, surtout de la bière, l'acidité de l'urine, les excitations morales vives, amenant des érections prolongées.

Les vices de conformation des organes sexuels et particulièrement le phimosis, qui prédispose à la balanite, rendent également les blennorrhagies plus fréquentes. Mais il existe une prédisposition individuelle tellement certaine, que de deux individus, voyant la même femme, l'un peut acquérir la blennorrhagie tandis que l'autre reste indemne; cette prédisposition individuelle tient surtout au tempérament lymphatique. Le siège de prédilection de la blennorrhagie est le canal de l'urètre, ensuite le prépuce et le gland. Chez la femme, toutes les parties du canal sexuel de l'orifice vulvaire à l'utérus et l'anus sont exposés; l'urètre, chez elle, est beaucoup plus rarement atteint. Le microbe de la blennorrhagie est le *gonocoque*, découvert par Neisser. On trouve le gonocoque dans le pus et les cellules de la muqueuse. Le gonocoque circulant dans le sang pénètre dans les autres organes et provoque différentes maladies : orchite, métrite, salpingite, arthrite blennorrhagique.

Symptômes : Le signe fondamental de la blennorrhagie est l'écoulement; les signes accessoires sont, comme pour toute inflammation, la douleur, la rougeur et les productions plastiques. L'écoulement est essentiellement variable, selon l'intensité et le siège de l'affection. Dans les urétrites franchement aiguës, dont le siège se maintient le plus souvent à la partie antérieure du canal (fosse naviculaire), le pus est abondant, jaunâtre ou verdâtre, bien lié, quelquefois sanguinolent; à mesure que la maladie avance vers la profondeur du canal, ou lorsqu'elle s'y développe d'emblée, le pus est moins épais et moins dense.

C'est le caractère qu'il présente dans les blennorrhagies légères, qu'on désigne vulgairement sous le nom d'*échauffement*.

Plus l'état se prolonge, plus la nature de l'écoulement se rapproche de l'aspect du mucus, et bientôt, en effet, ce n'est plus qu'un flux muqueux, contenant toujours, mais en petite quantité, des globules de pus; c'est alors la *blennorrhagie chronique* ou *blennorrhée*. La douleur, qui précède le plus souvent l'écoulement, souvent aussi ne vient qu'après et, quelquefois même manque tout à fait. Ces blennorrhagies indolentes sont très fréquentes, de même que le phénomène douleur prend parfois, au contraire, un développement tel qu'il prédomine et tourmente terriblement le malade. Cette douleur débute par une sensation d'ardeur, une titillation dans le canal, puis bientôt occasionne un sentiment de brûlure au passage de l'urine. Cette dysurie est beaucoup plus fréquente chez la femme à cause de la brièveté du canal.

Outre la douleur à la pression, il y a une douleur lourde gravative, continue, à la région périnéale. La rougeur des parties enflammées accessibles à la vue est très caractérisée; chez l'homme, son siège est le méat et ses bords, la muqueuse du gland et du prépuce. Cette rougeur, cette turgescence inflammatoire de la muqueuse peut aller quelquefois assez loin pour déchirer l'épithélium et donner lieu à des excoriations superficielles. Le gonflement est manifeste, surtout aux lèvres du méat qui doublent de volume. Cet état d'inflammation, qui augmente l'épaisseur du canal, peut souvent le raccourcir dans le sens de la longueur, de telle façon qu'il ne peut plus suivre la turgescence de la verge, dans le phénomène de l'érection. C'est cet antagonisme fréquent, entre le corps du pénis et l'enveloppe érectile du canal enflammé, qui constitue le phénomène qu'on appelle vulgairement *chaude-pisse cordée*, laquelle est caractérisée par une douleur atroce à l'érection et la déformation de la verge. En cas de *chaude-pisse cordée*, le malade ne doit pas chercher à redresser la verge par violence. Cela faisant, il s'expose à de grands dangers, et cette imprudence peut provoquer un accident mortel. La verge reprendra sa forme normale, lorsque la douleur aura disparu et l'inflammation calmée. La blennorrhagie donne naissance à des exsudations plastiques, comme toute inflammation, et le canal des sujets qui en ont été atteints reste plus dur, plus épais, plus résistant sous les doigts. Quelquefois l'exsudation inflammatoire est de nature purulente et devient la source d'abcès urétraux qui peuvent percer en dehors ou en dedans, et quelquefois des deux côtés, c'est l'origine des fistules urinaires.

Marche et terminaison. — C'est habituellement vers le quatrième ou cinquième jour après un contact impur que la blennorrhagie se manifeste, quelquefois le surlendemain, quelquefois plus tard (jusqu'au quinzième jour et même au delà). La durée est essentiellement variable et subordonnée à l'intensité de l'affection.

Traitement. — Lorsque la blennorrhagie est déclarée, il faut tout de suite entamer le traitement curatif. C'est une profonde erreur de croire qu'il faut laisser couler une blennorrhagie : cette théorie mène tout droit aux complications. Dès le début, dès la première goutte de pus, il faut agir et la maladie sera *radicalement guérie* sans aucune suite possible en peu de temps.

Le traitement que nous préconisons est doux, simple et facile à suivre; il ne dérange pas du travail. Le malade peut se soigner secrètement. Une amélioration très sensible se fait sentir dès la première dose. Ce traitement ne fatigue pas l'estomac, n'empoisonne pas l'organisme; il ne donne jamais de maux de reins ni de renvois et ne communique pas à l'haleine cette odeur caractéristique de copahu qui trahit la nature de la maladie. Par les antiseptiques spéciaux qui entrent dans sa composition, il a une action prompte et directe sur les *gonocoques*, les microbes de la maladie. La guérison est donc inévitable et définitive, même dans les cas les plus rebelles.

Le malade prendra trois fois par jour, le matin, dans l'après-midi et le soir, 3 à 4 *Capsules de Santal Bline*. Avant le repas de midi, 2 *Cachets Curatifs Darvel* (cachets roses); avant le repas du soir, 2 *Cachets Balsamiques Vendel* (cachets jaunes).

Nous conseillons en outre aux malades de boire 4 à 6 tasses de *Tisane Orientale Soker* par jour. Sous l'influence de ce traitement antiseptique et toni-dépuratif, l'inflammation est adoucie et les microbes sont détruits.

Lorsque le malade n'éprouve plus de douleurs pour uriner, il faut ajouter au traitement l'*Injection Darvet*, deux à trois fois par jour; on fera l'injection après avoir uriné et on la gardera dans le canal trois à quatre minutes.

S'il y a douleur, plonger la verge dans l'eau froide plusieurs fois par jour. Pour la nuit, en cas de douleur, mettre des compresses d'eau froide. Si la douleur persiste, il faut prendre deux à trois cuillerées de *Sédatif Tiber*.

A partir du jour où l'on fait usage des injections, on peut supprimer la *Tisane Orientale*. Boire très peu entre les repas.

Quelques jours après, l'écoulement s'arrête complètement et on est radicalement guéri, mais il est indispensable de continuer le traitement encore une ou deux semaines pour détruire complètement les microbes.

Hygiène. Régime. — On doit s'abstenir des boissons alcooliques; supprimer la bière, le cidre, l'eau-de-vie, les liqueurs, les mets épicés, l'asperge, etc. Laver l'organe malade avec de l'eau chaude deux à trois fois par jour. Porter pendant toute la durée du traitement un suspensoir garni de coton hydrophile pour éviter la propagation du mal aux testicules.

Après la guérison définitive, il est salutaire de purifier le sang en prenant pendant une quinzaine deux cuillerées à soupe de *Dépuratif Parnel*, par jour.

224. — BLENNORRHAGIE CHRONIQUE, Blennorrhée. Goutte militaire, Ecoulement rebelle. — Une des terminaisons de la blennorrhagie mal soignée est la blennorrhée ou plutôt la **blennorrhagie chronique**, vulgai-

Fig. 166. — Suspensoir.

rement appelée **goutte militaire**. Cette affection consiste en un écoulement intermittent quotidien, ayant lieu le matin principalement, d'un liquide muco-purulent, se rapprochant beaucoup plus du mucus que du pus ; ce fluide, cette goutte provient de la partie postérieure, profonde de l'urètre enflammée. Le muco-pus s'accumule surtout la nuit, et c'est généralement le matin qu'il est émis, sous forme d'une gouttelette d'apparence gommeuse, empesant légèrement le linge ; c'est ce qui lui a valu son nom populaire de *goutte militaire*. Il n'y a généralement qu'une douleur peu appréciable, au passage de l'urine ou à la pression, et un léger épaississement. Cet écoulement modeste, mais incessant, rebelle, alarme et irrite le malade à juste titre. La goutte militaire est également contagieuse et dénote un état chronique qui donne naissance à un *rétrécissement grave* de l'urètre. Les complications de cet état, s'il se prolonge, sont souvent, d'ailleurs, l'irritation de la prostate ou des canaux séminifères. D'autres complications peuvent encore la suivre. Cet épaississement de la muqueuse peut, à la longue, s'indurer par le dépôt sous-muqueux de lymphe plastique, assez pour être appréciable au dehors, assez aussi pour obturer en partie le canal lui-même et produire un rétrécissement. Dans d'autres cas, au contraire, c'est le rétrécissement qui fait naître la blennorrhée. De même l'inflammation chronique donne lieu quelquefois à des fusées de pus dans la muqueuse et il en peut résulter des abcès et des fistules urinaires.

Traitement. — Le traitement suivant guérit radicalement la blennorrhagie chronique ou goutte militaire. La guérison est parfaite, quel que soit le degré du mal, même si la blennorrhagie chronique existait depuis dix, quinze et vingt ans.

On doit observer une hygiène sévère ; abstention complète de boissons alcooliques, pas d'excès. Le café et le vin, coupé avec beaucoup d'eau, sont permis. Le malade prendra deux *Cachets Curatifs Darvet* (cachets roses) avant le repas de midi ; deux *Cachets Balsamiques Vendel* (cachets jaunes) avant le repas du soir ; six à neuf *Capsules de Santal Bline* dans la journée en trois fois. S'il y a suintement, il fera matin et soir un lavage du canal avec l'*Injection Darvet*, qu'on remplacera, à la fin du traitement, par l'*Injection Bline*.

Du reste, dans les cas anciens ou très rebelles, il est très utile d'associer ces deux injections de la façon suivante : on fait, le matin, une *Injection Darvet*, et le soir, une *Injection Bline* ; on pourrait même faire une

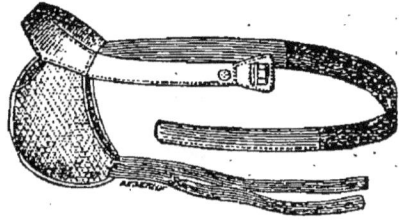

troisième injection dans la journée, soit avec l'une ou l'autre. Lorsque les urines sont troubles, chargées et laissent un dépôt au fond du vase, on doit prendre trois paquets de *Poudre Altérante Darvet* dans la *Tisane Orientale Soker* en mangeant ou entre les repas. La durée du traitement varie de quatre à huit semaines. Il faut le suivre régulièrement, sans en manquer un seul jour, si l'on veut se guérir radicalement; observer le *Régime Biologique*. Dans ces conditions seulement, le succès est absolument certain.

Après la guérison, une cure dépurative est nécessaire; on prendra donc pendant deux à trois semaines le *Dépuratif Parnel*, une cuillerée à soupe avant chaque repas. Voir dans l'article *Contagion* le moyen prophylactique pour éviter la contagion.

225. — BLENNORRHAGIE CHEZ LA FEMME. — Nous venons de voir que la blennorrhagie de l'homme avait pour siège unique le canal de l'urètre; chez la femme, la blennorrhagie siège dans le vagin et porte le nom de *Vaginite*, d'où elle peut gagner la *Vulve*, sous forme de *Vulvite;* l'*Utérus*, sous forme de *Métrite;* les *Ovaires*, sous forme d'*Ovarite* ou *Salpingite;* l'*Urètre* sous forme d'*Urétrite*.

Traitement. — Le traitement interne est le même que pour l'homme, c'est-à-dire il faut prendre les *Cachets Curatifs Darvet* avant les repas du midi, les *Cachets Balsamiques Vendel* avant le repas du soir et le *Santal Bline* deux à trois fois par jour. Mais les injections sont faites matin et soir, avec un ou deux litres d'eau chaude additionnée d'une cuillerée à soupe d'*Aronine Nel* ou de *Spyrol Liber* par litre d'eau. Après chaque injection, saupoudrer les parties avec la *Poudre Dermatique Jener*.

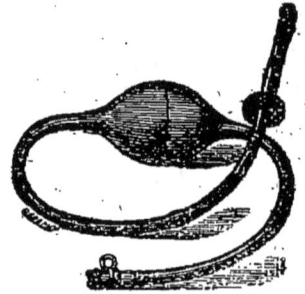

FIG. 167. — Enéma.

226. — BLÉPHARITE. Maladies des paupières (grec *Blepharon*, paupière). — Chez les enfants et chez les personnes lymphatiques, scrofuleuses et délicates, prédisposées aux dartres et vices du sang, les bords libres des paupières sont souvent le siège d'une inflammation chronique laquelle pénètre jusqu'à la racine des cils qui finissent par tomber. Les paupières deviennent rouges, gonflées et se couvrent de petites croûtes. Ces maladies se guérissent très bien lorsqu'on soigne les affections qui les occasionnent.

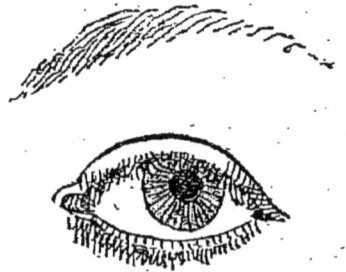

Traitement. — Laver les paupières avec le *Collyre Soker*, graisser les paupières avec une petite quantité de la *Pommade Parnel N° 1*. Avant chaque repas, prendre une grande cuillerée à soupe de *Dépuratif Parnel*.

FIG. 168. — Blépharite simple.

Pour combattre la constipation et la mauvaise digestion prendre de l'*Elixir Spark*. S'il y a des petites croûtes, on les fait tomber avec un petit cataplasme de farine de lin ou de fécule de pomme de terre. Les petits abcès, appelés *Compère Loriot, Orgelets*, qui se produisent aux bords des paupières, se guérissent très bien par des lavages à l'eau boriquée très chaude et des compresses très chaudes que l'on prépare en trempant un linge plié en deux ou quatre dans une solution chaude d'eau boriquée.

227. — BLÉPHAROPLASTIE (grec *blepharon*, paupière et *plastis*, qui forme). — Rétablissement d'une paupière par la peau avoisinante.

228. — BLÉPHAROPTOSE (grec *blepharon*, paupière et *ptosis* chute). — C'est l'impossibilité de soulever la paupière supérieure lorsque la peau est enflée ou que le muscle releveur est paralysé.

229. — BLÉPHAROSPASME (grec *blepharon*, paupière et *spasmos*, spasme). — Contraction involontaire et convulsive des muscles et des paupières.

230. — BLÉSITÉ (latin *blœsus*, bègue). — Vice de prononciation ; la personne prononce *z* pour *s* et *g*; exemple : pizon, pour pigeon ; ceval, pour cheval. Les enfants ayant l'habitude d'imiter, on ne doit pas zézayer volontairement lorsqu'on leur parle, si l'on ne veut pas qu'ils conservent ce défaut.

231. — BLESSÉ. — Si le blessé est sans connaissance et continue à perdre du sang, il faut avant tout arrêter l'hémorragie ; si le blessé est pâle et a perdu beaucoup de sang, il faut le coucher sur le dos, la tête basse ; dégager de ses vêtements, le cou, la poitrine, le ventre ; nettoyer la bouche, les narines, pour faciliter la respiration ; faire respirer de l'éther, de l'ammoniaque avec précaution ; frictionner le cœur avec de l'alcool camphrée ; si la respiration ne se rétablit pas, pratiquer la respiration artificielle. S'il y a blessure à la tête, il faut la tenir relevée. Voir *Blessure, Fracture, Plaie, Luxation*.

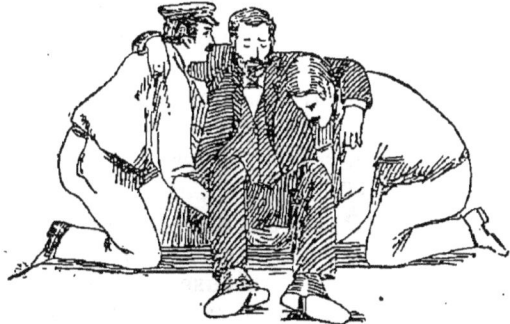

FIG. 169. — Comment on relève un blessé.

Transport. — On doit relever le blessé avec beaucoup de douceur en ayant soin de soutenir la partie blessée au-dessus et au-dessous. Se placer de chaque côté du malade, en posant un genou à terre, passer et entrecroiser les mains pour faire une sorte de civière au-dessous des membres inférieurs près les genoux. Le blessé doit passer ses mains autour du cou de ses aides. Placer le blessé sur le dos. Si la blessure est sur le côté ou dans le dos, on place le blessé sur le côté opposé ; si la blessure est sur le ventre, plier les cuisses ; si le blessé a un membre brisé, avant le transport, assurer l'immobilité de la fracture. En cas de transport sur un brancard on met ce dernier par terre, les pieds derrière la tête du blessé. Pour soulever le blessé, les porteurs placés de chaque côté passent leurs mains sous le dos et sous les cuisses et portent le blessé sur le brancard. Les porteurs doivent marcher d'un pas régulier pour éviter le balancement, la *tête* du blessé sera *en avant*, lorsque le chemin est montant ; mais lorsque le chemin est descendant, c'est les pieds qui doivent être en avant, sauf pour la fracture aux membres inférieurs. Voir *Brancard.*

232. — BLESSURES. — On ne doit jamais négliger une blessure, écorchure, égratignure ou morsure d'insecte si petite et si anodine qu'elle paraisse, car elle peut occasionner de l'inflammation ou l'*Erysipèle*. On doit laisser saigner un peu, ensuite, laver avec de l'eau bouillie tiède ou de l'eau boriquée tiède, essuyer doucement, rapprocher les bords de la plaie et les maintenir avec une petite bandelette de sparadrap, couvrir avec de la gaze antiseptique et du coton hydrophile et fixer avec une bande. Laisser le pansement pour tenir la coupure à l'abri de l'air et l'arroser avec de l'*Eau Résolutive Soker*, de l'*Eau Blanche*, ou de l'*Alcool Camphré*. Observer une grande antisepsie. La blessure guérit rapidement, sans aucune inflammation ni fièvre, si la plaie est bien nettoyée et comprimée avec un bon pansement antiseptique.

233. — BOCK. — Vase de la contenance de deux litres pour faire des lavages, des injections ou des lavements. On le fabrique en verre, en porcelaine ou en tôle émaillée. Il est muni à sa partie inférieure d'un tuyau sur lequel on fixe un tube en caoutchouc ; la canule munie d'un robinet se fixe sur le caoutchouc. En ouvrant le robinet, l'eau s'écoule plus ou moins vite selon la hauteur à laquelle on place le bock. Très facile à nettoyer. On doit le préférer aux autres appareils dont l'entretien est difficile. Avoir soin de tenir le bock caché et couvert d'un linge pour empêcher l'accumulation de la poussière.

234. — BOISSONS. — Liquides que nous absorbons pour étancher la soif. Pour faire une excellente boisson gazeuse, meilleure que l'eau de Seltz, voir *Acide Carbonique, Poudre gazogène.* Les boissons comprennent l'*Eau*, les *boissons aromatiques* et les *boissons alcooliques* ou *boissons fermentées.*

L'**Eau.** — La meilleure boisson est *l'eau*, qui ne fatigue jamais ; mais il ne faut jamais la boire sans l'avoir fait filtrer ou bouillir pour détruire les microbes nuisibles qu'elle contient. Si l'on fait infuser dans de l'eau filtrée ou bouillie du bois de réglisse ou un peu de goudron, on obtient une boisson très hygiénique. Eviter les boissons trop froides ou glacées qui peuvent occasionner des affections très graves. Les bois-

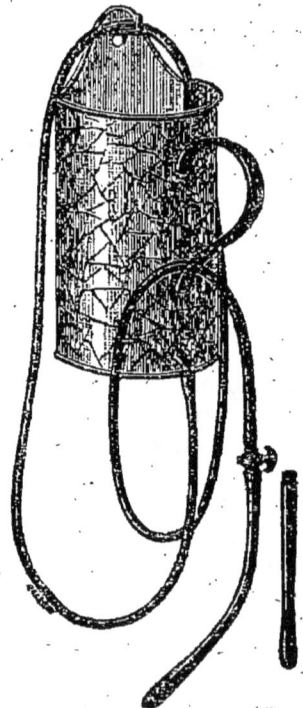

FIG. 170.
Bock à injections.

sons chaudes sont très utiles dans les maladies d'estomac. Ne pas abuser d'eaux minérales, elles sont coûteuses et souvent dangereuses. Il est absolument indispensable de *faire bouillir et filtrer l'eau avant de la boire.* Pour filtrer l'eau on emploie des filtres en porcelaine. — Les *Eaux potables* sont les eaux de sources et les eaux de puits ; elles doivent dissoudre le savon sans le troubler et ne pas durcir les légumes pendant la cuisson. Elles doivent être sans odeur, fraîches et limpides et d'une saveur agréable. — Les *Eaux crues* ou *séléniteuses* contiennent du carbonate de chaux ; elles sont impropres à la boisson, durcissent les légumes et dissolvent mal le savon.

Boissons aromatiques. — On les prépare avec du thé, du café, du maté, de la kola. Elles renferment de la caféine, dont l'action hygiénique et physiologique est précieuse comme aliment azoté, qui empêche la dénutrition, et même comme aliment d'épargne. Ces boissons sont toniques et diurétiques. Le café torréfié ne contient que peu de caféine. Le thé est une boisson stimulante, stomachique et tonique très employée.

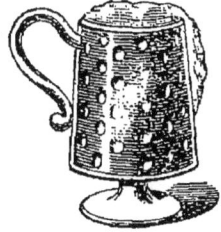

Fig. 171. — Bière.

Les boissons alcooliques ou boissons fermentées comprennent les vins, les cidres, les eaux-de-vie, les poirés, les liqueurs. L'alcool ne doit pas être considéré comme un aliment ni comme un tonique ; il a une action sensible sur les centres nerveux et son usage, même modéré, doit être considéré comme nuisible, même s'il est dilué. Voir *Alcoolisme.*

Vin. — Le vin est permis s'il est pris en quantité raisonnable, un demi-verre à un verre par repas, à condition qu'il soit pur et fabriqué avec du raisin. On ne doit pas oublier qu'un verre de vin contient deux petits verres d'eau-de-vie. Il est donc dangereux de dépasser cette quantité, sous peine de prendre l'habitude, ce qui mènera sûrement à l'ivrognerie et à l'alcoolisme.

Bières. — Les bières contiennent la *diastase végétale* ou *maltine*, qui est un ferment digestif. On les prépare avec de l'orge et du houblon. Elles contiennent de 3 à 7 pour cent d'alcool. Les bières autrichiennes — *bière de Pilsen* — sont les moins alcooliques (3 et demi pour cent d'alcool) ; les bières anglaises sont les plus fortes en alcool et contiennent de 7 à 8 pour cent. La bière prédispose à l'obésité et rend l'individu lourd. Prise en excès, elle mène également à l'ivrognerie et à l'alcoolisme.

Cidre, Poiré. — Le cidre se prépare avec le jus de la pomme, le poiré avec le jus de poire. Ces boissons contiennent des acides, de l'alcool de 1 à 6 0/0 et des principes trop excitants ; le cidre est légèrement purgatif et diurétique. Le cidre s'altère facilement parce que l'eau avec laquelle on le prépare est presque toujours de mauvaise qualité.

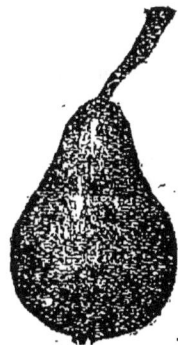

Fig. 172.
Poire.

Le **Cidre** et le **Poiré** sont des boissons très nuisibles aux dents et à l'estomac, on ne doit pas en abuser et il est même bon de s'en abstenir, leur usage provoque des inflammations d'intestin, des gastralgies, et fatigue le système nerveux. Comme les autres boissons, elles enivrent et mènent au même vice, à l'ivrognerie et à l'alcoolisme.

Influence des boissons alcooliques sur la santé. — Le vin et le cidre subissent toujours un sucrage, pour augmenter, par fermentation, le degré alcoolique. Toutes ces boissons fermentées (vin, cidre, poiré), qu'on a dénommées *Boissons Hygiéniques* sont des **boissons nuisibles et n'ont jamais été hygiéniques**, car l'alcool qu'elles contiennent est toujours nuisible et produit toujours des effets désastreux, même s'il est dilué. On ne doit jamais boire du vin à jeun. Le vin est nuisible à l'enfant, à la femme, pendant la grossesse, à la nourrice parce qu'il passe dans le sang de l'enfant, aux vieillards qu'il expose à l'apoplexie. A ceux qui s'obstinent à vouloir boire du vin, nous conseillons de méditer ces paroles justes du professeur Debowe, doyen de la Faculté de Médecine de Paris: « **Si l'on ne peut pas persuader à la majorité des Français de boire de l'eau, il faut du moins qu'il soit bien établi que les boissons dites hygiéniques, vin, cidre ou bière, contenant de l'alcool, ne peuvent être inoffensives, que si l'on en consomme modérément.** » Aussi ceux qui boivent du vin, doivent le couper avec deux tiers d'eau au moins. Voici les instructions rédigées par le Conseil de surveillance de l'Assistance publique de Paris :

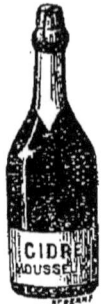

Fig. 173. Cidre.

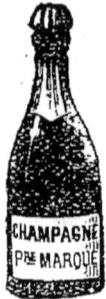

Fig. 174. Champagne.

« L'alcoolisme est l'empoisonnement chronique qui résulte de l'usage habituel de l'alcool, alors même que celui-ci ne produirait pas l'ivresse. C'est une erreur de dire que l'alcool est nécessaire aux ouvriers qui se livrent à des travaux fatigants, qu'il donne du cœur à l'ouvrage ou qu'il répare les forces. L'excitation artificielle qu'il procure, fait bien vite place à la dépression nerveuse et à la faiblesse. En réalité il n'est utile à personne. Il est nuisible pour tout le monde. L'habitude de boire des eaux-de-vie conduit rapidement à l'alcoolisme. Mais les boissons dites hygiéniques contiennent aussi de l'alcool; il n'y a qu'une différence de doses : l'homme qui boit chaque jour une quantité immodéré de vin, de bière ou de cidre devient aussi sûrement alcoolique que celui qui boit de l'eau-de-vie. Les boissons dites apéritives, absinthe, vermouth, amers, les liqueurs aromatiques, vulnéraire, eau de mélisse ou de menthe, sont les plus pernicieuses parce qu'elles contiennent outre l'alcool, des essences qui sont elles aussi des poisons violents. L'habitude de boire entraîne la désaffection de la famille, l'oubli de tous les devoirs sociaux, le dégoût du travail, la misère, le vol, le crime; elle mène pour le moins à l'hôpital, car l'alcoolisme engendre les maladies les plus variées et les plus meurtrières : les paralysies, la folie, les affections de l'estomac et du foie, l'hydropisie; il est une des causes les plus fréquentes de la tuberculose. Enfin il complique et aggrave toutes les maladies aiguës, une fièvre typhoïde, une pneumonie, un érysipèle, qui seraient bénins chez un homme sobre, tuent rapidement le buveur d'alcool. Les fautes d'hygiène des parents retombent sur leurs enfants, si ceux-ci dépassent les premiers mois, il sont menacés d'idiotie et d'épilepsie ou bien encore ils sont emportés un peu plus tard par la méningite tuberculeuse et par la phtisie. »

Pour la santé de l'individu, pour l'existence de la famille, pour l'avenir du pays, l'alcoolisme est un des plus terribles fléaux.

235. — BORBORYGMES. — Bruits, gargouillements que font entendre les liquides et les gaz dans le ventre lorsque le tube digestif fonctionne mal et produit un excès de gaz. Voir *Dyspepsie atonique*.

236. — BOSSE. — A la suite d'une contusion, il survient une petite tumeur ou bosse. Pour l'éviter, on comprime avec un corps plat et dur. Voir *Contusion*.

237. — LA BOSSE DES BOSSUS. — Elle a pour cause la déformation de la colonne vertébrale ou la tuberculose des vertèbres. Voir *Déviation de la colonne vertébrale* et *Mal de Pott*.

238. — BOTRIOCÉPHALE (grec *bothrion*, petite fosse, et *kephalé*, tête). — Ver solitaire ayant des fossettes à la tête au lieu de ventouses. Il est fréquent aux environs de Genève. Voir *Tænia*.

239. — BOUCHE. Hygiène de la bouche et des dents chez les bien portants. — Avant tout, il ne faut pas oublier que la bouche doit servir à l'alimentation et à la parole et non pas à la respiration, qui doit se faire par le

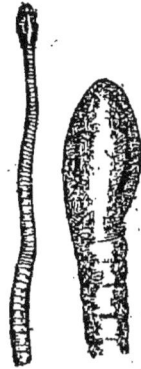

Fig.175. Ver botriocéphale.

nez. L'hygiène de la bouche a une très grande importance et c'est souvent d'elle que dépend la santé générale à cause du grand nombre de microbes qui pénètrent dans la cavité buccale. La bouche, tout comme les autres parties du corps, est sujette à certaines affections. Et, de ce fait, nous citerons les inflammations ou stomatites provoquées soit par la carie dentaire, soit par l'abus du tabac ou de mets épicés, l'accumulation du tartre, l'introduction du mercure dans l'organisme. La carie des dents, la gangrène, les ostéites sont d'origine microbienne. Toutes ces affections, les unes graves, les autres bénignes, aboutissent à une gêne dans la mastication. De plus, elles ont souvent des résultats désagréables qui peuvent gêner le commerce naturel des gens : nous voulons parler de la fétidité de l'haleine. En outre la cavité buccale est peuplée des micro-organismes qui favorisent le développement des maladies infectieuses, grippe, angine, etc. La principale cause des maladies de la bouche et de la carie des dents est la formation et l'accumulation, sur les dents et les gencives, du *tartre dentaire;* pour l'éviter, ainsi que toute inflammation, il faut veiller avec soin à la propreté de la bouche et cela dès la plus tendre enfance et nettoyer la bouche avec un bon dentifrice. Brosser chaque jour les dents avec une brosse douce trempée préa-lablement dans l'*Opiat Dentifrice Rodol*, qui est le meilleur. Si le tartre dentaire est formé, le faire enle-ver par un dentiste et procéder à des brossages deux ou trois fois par jour, se rincer aussi très souvent la bouche avec le *Dentifrice Rodol*. Si la salive est acide, les dents sont attaquées et se gâtent facilement; il faut alors prendre l'*Élixir Spark* pour régulariser les fonctions digestives parce que l'acidité indique la mauvaise fonction de l'estomac.

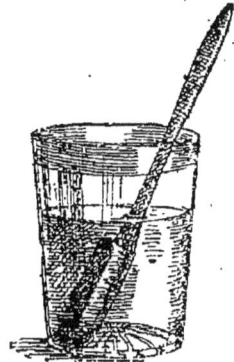

Fig. 176. — Brosse pour nettoyer les dents. Il faut net-toyer les dents ma-tin et soir et se rincer la bouche après les repas.

La bouche chez les malades. — Chez les malades, la bouche est souvent mauvaise et pâteuse. On aura soin de la faire rincer avec de l'eau tiède additionnée de *Dentifrice Rodol*, et nettoyer la langue avec un linge trempé dans le même mélange.

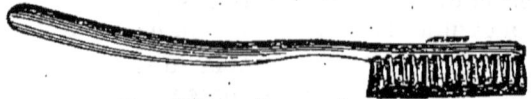

Fig. 177. — Brosse à dent.

Les dentifrices du commerce ne sont que des eaux parfumées qui n'ont aucune qualité antimicrobienne pouvant préserver réellement la bouche, les dents et les gencives. Le *Dentifrice Rodol* (*Elixir* et *Pâte*) est scientifiquement supérieur à tous les autres. A base des substances antiseptiques et aromatiques dont l'efficacité est remarquable, le **Dentifrice Rodol** donne aux dents la **blancheur naturelle** et le **poli éclatant.**

Par sa merveilleuse antisepsie tirée des végétaux aromatiques, dont l'association augmente la puissance, le *Dentifrice Rodol* préserve les gencives et la cavité buccale de toute infection microbienne, empêche la carie dentaire. Son usage purifie l'haleine, laisse dans la bouche une sensation de fraîcheur des plus agréables et un parfum délicat. Voir *Dents.*

240. — BOUCHERIE. — L'abattoir doit être toujours séparé de la boucherie. Il sera éloigné de la ville. Le local aura une grande provision d'eau pour faire de grands et fréquents lavages. Il sera construit en pierres et couvert d'un enduit imperméable pour qu'on puisse laver les murs à grande eau. Il sera bien aéré; la toiture dépassera les murs de plusieurs mètres pour avoir une bonne fraîcheur. Les eaux de lavage seront recueillies dans des cavités étanches. Ces eaux peuvent être utilisées comme engrais.

241. — BOUCHERS. — Les épidémies sont rares dans la profession des bouchers, mais la grande quantité de viande qu'il consomment leur donne des lourdeurs de tête, de l'oppression et les dispose aux congestions.

242. — BOUGIES. — On emploie en médecine des bougies en gomme ayant la forme d'un tube aminci à l'une de ses extrémités. Elles sont molles, souples et servent pour dilater l'urètre dans les rétrécissements.

243. — BOUFFÉES DE CHALEUR. — Elles sont très fréquentes, après les repas, chez les personnes atteintes d'une maladie de foie, de cœur, de troubles digestifs et au moment du retour d'âge. Le sang monte à la tête, la face est rouge et la personne éprouve une sensation de chaleur dans les membres et à la tête. Voir *Dyspepsie.*

Traitement. — Pour faire disparaître ces malaises, il faut éviter les purgations, qui ne font que les accentuer, et prendre avant chaque repas, une cuillerée à bouche de *Dépuratif Parnel* qui purifie le sang et facilite sa circulation. Après les repas, prendre une à deux cuillerées à café d'*Elixir Spark* pour rendre la digestion facile et combattre la constipation. S'alimenter avec la *Tarvine* qui est un aliment phosphaté très nourrissant et d'une digestion facile, manger peu à la fois, observer le *Régime Biologique.*

244. — BOUFFISSURE. — S'observe très souvent lorsque le sang est altéré ou vicié. Elle est occasionnée par l'infiltration de sérosité qui rend la partie gonflée mais sans rougeur. Le malade prendra le *Dépuratif*

Parnel et l'*Elixir Spark* qui auront rapidement raison de cette affection par suite de leur excellente influence sur le sang qu'ils purifient et d'où ils éliminent les déchets. Pour reposer l'estomac et avoir la digestion facile, s'alimenter avec la *Tarvine*, aliment phosphaté très nourrissant. Contre l'anémie et les faiblesses prendre le *Triogène For* ou le *Vin Galar* comme tonique reconstituant.

245. — BOUILLOTTE. — Vase allongé de forme ronde ou plate pour conserver l'eau chaude. Se fait en terre, métal et caoutchouc. Elle est employée pour réchauffer le lit, les pieds et calmer les douleurs. On doit toujours envelopper la bouillotte ou boule dans un linge.

246. — BOULANGERIE. — Le pétrissage à la main est malpropre et il est à souhaiter qu'il se fasse partout à la mécanique. La corporation des boulangers est toujours très éprouvée, en cas d'épidémie, parce que le travail se fait dans des locaux mal aérés, humides, par les efforts qu'on doit déployer pour le pétrissage, la forte chaleur et les refroidissements inévitables auxquels on est exposé. Presque tous les boulangers sont très anémiés et souvent atteints de rhumatismes ou d'affections de poitrine.

247. — BOULIMIE (grec *bou*, préfixe augmentatif et *limos*, faim). — C'est la manifestation d'un appétit exagéré qu'on observe chez les personnes atteintes de gastralgie. Voir *Appétit, Gastralgie*.

248. — BOURDONNEMENTS. — Les bourdonnements sont occasionnés par une grande anémie et par un trouble profond de la circulation du sang. Les bourdonnements s'observent dans les maladies d'oreilles, dans les fièvres ou à la suite d'absorption de sulfate de quinine. Les bruits dans les oreilles peuvent être continus ou à intervalles variables et sont souvent causés par un bouchon formé par le liquide séreux s'écoulant des oreilles et qui s'est desséché, par un corps étranger introduit dans l'oreille, ou par une otite. Pour les soigner il faut suivre le traitement indiqué au chapitre *Bruits d'oreilles* et *Otite*. Lorsqu'on est atteint des bourdonnements à la tête on doit sans tarder purifier et tonifier le sang sinon on s'expose à une apoplexie ou à une congestion cérébrale. Le malade prendra le *Dépuratif Parnel* et le *Triogène For* pour épurer le sang, et se fortifier, contre les troubles digestifs, la mauvaise digestion, la constipation, on fera usage de l'*Elixir Spark* aux repas et le soir en se couchant. En cas de nervosité, on fera usage du *Sédatif Tiber* qui repose le cerveau. Éviter les purgations répétées qui congestionnent le foie et font plus de mal que de bien. S'alimenter avec la *Tarvine* qui est très nourrissante et d'une digestion facile.

Bourdonnements d'oreilles. — Cette infirmité rend la vie impossible; le sommeil est troublé, la moindre indisposition en augmente l'intensité, peut donner des vertiges et amener la surdité. Très souvent, le bourdonnement d'oreilles est occasionné par une inflammation d'oreille, *l'otite*, par les mucosités accumulées dans la *trompe d'Eustache* qui laissent arriver les bruits du sang dans l'artère carotide, par l'altération profonde du *nerf auditif* ou par l'obstruction du conduit auditif par le *cérumen*, substance sécrétée à l'intérieur de l'oreille, et qui en s'écoulant peut se dessécher et former bouchon. Les bourdonnements d'oreilles sont également occasionnés par les maladies du nez, l'anémie, l'hystérie, la chlorose, mais surtout par la mauvaise circulation du sang qui est devenu impur.

Traitement. — Il faut avant tout purifier le sang, cause principale, et enlever l'inflammation. Dans ce but on prendra le *Dépuratif Parnel* avant chaque repas et l'*Elixir Spark* après chaque repas. Comme traitement local, laver l'oreille avec de l'*Eau Boriquée tiède*, ensuite introduire matin et soir dans l'oreille un tampon d'ouate trempé dans l'*Auditine Rock*, et couvrir avec un peu de coton. Tous les trois ou cinq jours, enlever doucement le cérumen à l'aide d'un cure-oreille. Contre l'anémie, les faiblesses, prendre le *Triogène For* ou le *Vin Galar*.

249. — BOURGEONNEMENT, Excroissances de chair. — Très fréquentes à la surface d'une plaie ou des ulcères, qui sont sur le point de se cicatriser, les excroissances empêchent la guérison. Pour supprimer ces bourgeons charnus il faut les cautériser au moyen d'un crayon de nitrate d'argent avec lequel on les touche légèrement tous les jours. On lotionne et on applique un pansement trempé dans l'*Eau Résolutive Soker*, qui les supprime. On observe également des excroissances aux gencives lorsqu'elles sont enflammées. les dents sont généralement couvertes de tartre et les bords de gencives gonflés. Cet état finit par abimer toutes les dents si on n'y porte pas un remède sérieux.

On doit entretenir les dents et la bouche avec le *Dentifrice Rodol* pour éviter toute inflammation et faire enlever le tartre par un dentiste.

250. — BOUT DE SEIN. — Ce petit instrument comprend une tétine en caoutchouc fixée à un verre en forme de cloche qui s'applique sur le bout de sein de la nourrice, lorsqu'il n'est pas assez saillant. On emploie le bout de sein pour faire téter le nourrisson lorsque le mamelon n'est pas développé, lorsqu'il y a des crevasses. Il faut laver le bout de sein avant et après chaque tétée avec de l'eau bouillie chaude, ensuite on le plonge dans un verre contenant de l'eau bouillie chaude.

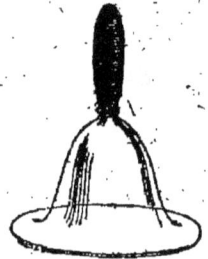

Fig. 178. Bout de sein.

251. — BOUTONS. — Les boutons à la figure ont toujours pour cause l'âcreté du sang. S'ils sont nombreux, il faut suivre le traitement de l'*Acné*. Pour se préserver des boutons et des rougeurs, les dames doivent faire usage de la *Poudre Janette* et de la *Crème Janette* (Demander la brochure *Beautygène-Janette*). Éviter tous les produits parfumés du commerce qui sont souvent irritants. L'usage de l'*Elixir Spark* est également très efficace pour s'éviter des rougeurs et avoir le teint clair sans boutons. Il agit comme

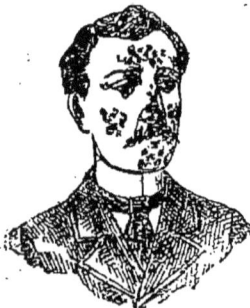

Fig. 179. — Visage couvert de boutons avant le traitement.

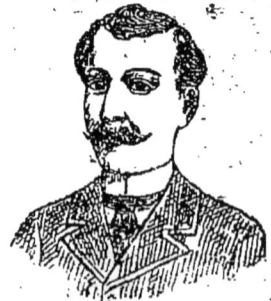

Fig. 180. — Même visage après le traitement.

digestif, épure le sang et combat efficacement la constipation. Voir *Acné*, *Eczéma*, *Maladies de la peau*. Pour les boutons qui apparaissent pendant la *Rougeole*, la *Scarlatine* et la *Variole*, voir ces maladies.

252. — BOUTONS D'ORIENT. — Maladie contagieuse qui apparaît sous forme de boutons sur les parties non couvertes : le visage, les bras, les jambes, les pieds, les mains. De la grosseur d'un pois, ce bouton pèle, se couvre d'une croûte qui s'ouvre au bout de plusieurs mois et laisse une petite plaie ; après plusieurs semaines de suppuration il reste une cicatrice. On les suppose produits par l'eau et les piqûres d'insectes, mais on ne connaît pas la cause exacte de cette maladie. On soigne cette maladie avec du sulfate de quinine ; extérieurement on fait des compresses antiseptiques. Comme hygiène préventive il faut observer le même régime que contre le paludisme. Voir ce mot.

253. — BOXE. — La boxe entretient la souplesse du corps ; c'est un exercice hygiénique et sans aucun danger. On doit commencer la boxe à l'âge de 8 à 10 ans. La boxe française, *la Savate*, est excellente, parce qu'elle met en mouvement les bras et les jambes, développe la souplesse, la force musculaire, donne de l'ampleur à la poitrine. La boxe convient mieux aux jeunes gens que l'escrime.

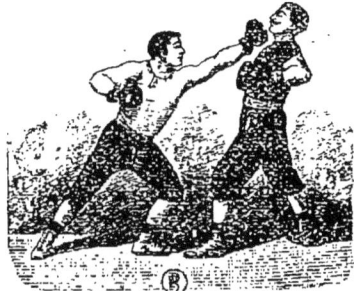

Fig. 181. — Boxe.

254. — BOYAUDERIES. — Ces usines entrent dans la première catégorie des logements insalubres. Elles doivent être construites dans un endroit isolé, pourvu d'arbres pour empêcher les mauvaises odeurs de se propager. Les eaux vannes ne doivent pas être versées dans les rivières ; l'humidité et les mauvaises odeurs de ces usines occasionnent : diarrhée, dyspepsies, bronchite, anémie, gonflement des jambes, etc.

255. — BRADYPEPSIE (grec *bradus*, lent et *pepsis*, coction). — Veut dire digestion lente. Voir *Dyspepsie*.

256. — BRANCARD. — Civière à bras pour le transport des malades, ordinairement construit avec des pieds en bois et de la toile ; en cas d'urgence on peut en construire avec des cordes, des sacs, avec un vêtement qu'on fixe convenablement à des tiges en bois. Pour l'armée on construit des brancards roulants qui se plient et tiennent peu de place.

257. — BROMISME. — On désigne sous ce nom les troubles survenant lorsqu'on prend les bromures à haute dose ou trop longtemps. Le malade a des boutons sur le visage et le corps ; sa gorge est sèche, ses yeux sont larmoyants avec envie de dormir.

BRONCHES. — Voir *Anatomie*.

258. — BRONCHITE AIGUË. — TOUX. RHUME. — La toux, fréquente en hiver, est provoquée par l'irritation de la poitrine, causée elle-même par l'humidité et l'air froid.

Le Rhume est la première et la plus légère forme de bronchite. Il survient à la suite d'inflammation de la trachée, qui est occasionnée par le froid et l'humidité. En effet, le froid apporte une grande perturbation dans l'organisme. Le sang arrive en quantité exagérée dans les vaisseaux et provoque la congestion de la muqueuse de la trachée. Cette indisposition disparaît à la suite de quelques soins et en se tenant au chaud, mais quelquefois l'inflammation gagne les bronches et s'aggrave. Il ne faut jamais négliger un rhume, car l'inflammation de la muqueuse de la trachée peut gagner les bronches et provoquer un catarrhe. Le simple rhume peut dégénérer en pneumonie et devenir chronique. Lorsqu'on est enrhumé, il faut se soigner de suite. Lorsqu'un rhume n'a pu être arrêté, l'inflammation gagne la muqueuse des bronches qui se congestionne et secrète en abondance un liquide épais. Le malade éprouve des douleurs dans les côtés de la poitrine. Il a de la fièvre et la respiration gênée. Au début la toux est sèche, pénible, fatigante, et se produit sous forme de quintes. Lorsqu'on applique l'oreille sur la poitrine, on entend des bruits et des sifflements ; ensuite les crachats se détachent facilement, sont plus abondants et la toux est moins fatigante. Les crachats sont abondants. L'inflammation s'étend de plus en plus et les crachats blancs deviennent jaunâtres. C'est la *bronchite aiguë*. Avec des bons soins, la bronchite aiguë guérit en quinze ou vingt jours. Quelquefois l'inflammation s'aggrave et peut même gagner les petites bronches pour devenir une bronchite capillaire. Aussi un simple rhume peut gagner les vésicules pulmonaires et dégénérer en pneumonie ou devenir chronique.

Traitement. — Au début, pour faire avorter le rhume, garder la chambre et même le lit, prendre un bain de pieds à la farine de moutarde, boire des tisanes chaudes de fleurs pectorales ou d'eucalyptus. Avant les repas, prendre un cachet de 50 centigrammes de sulfate de quinine. Pour la nuit, prendre une ou deux tasses d'infusion de bourrache et se couvrir chaudement pour provoquer une forte transpiration, manger *très peu*. Si le rhume est devenu une bronchite, il faut garder le lit le plus longtemps possible. Contre la fièvre, prendre matin et soir un cachet de sulfate de quinine de cinquante centigrammes. Calmer les quintes de toux avec le *Sirop Mérol* qui est le meilleur sirop pectoral, à la dose de deux à quatre cuillerées à soupe par jour ; dans l'intervalle sucer des *Pastilles Mérol*. Donner une alimentation douce, boire du lait, prendre des potages au lait. S'alimenter avec la *Tarvine* qui est très nourrissante et d'une digestion facile. Bien soignée, la bronchite aiguë ne laisse aucune trace ; mais il arrive aussi que la fièvre disparaît et la toux persiste ; la bronchite passe alors à l'état chronique.

Chez les personnes atteintes d'une maladie d'estomac, on constate souvent une toux sèche avec des picotements à la gorge : c'est la *Toux Gastrique;* on la guérit très vite en prenant le *Sirop Mérol*. Voir le *Régime Biologique*.

Précautions hygiéniques. — On peut se préserver des bronchites en s'habituant au froid par des ablutions à l'eau froide dès l'enfance. Éviter toute cause d'irritation, ne pas respirer par la bouche, mais par le nez, ne pas parler au dehors lorsqu'il fait froid, ne pas boire froid ; ou bien boire le liquide froid par petites gorgées.

259. — LA BRONCHITE CHRONIQUE. — Elle survient à la suite d'une bronchite aiguë ou se déclare d'emblée. Si une toux dure deux ou trois semaines et paraît tantôt grasse, tantôt sèche, c'est que l'inflammation des bronches persiste et est devenue chronique. La bronchite chronique a des moments très variables, tantôt elle paraît être améliorée, tantôt au contraire, elle aura des tendances à s'aggraver et peut durer ainsi des mois. Il ne faut pas la négliger et se soigner énergiquement si l'on veut se guérir. Si la bronchite chronique est négligée, l'inflammation gagnera les poumons et provoquera une maladie encore plus grave : la *Tuberculose*.

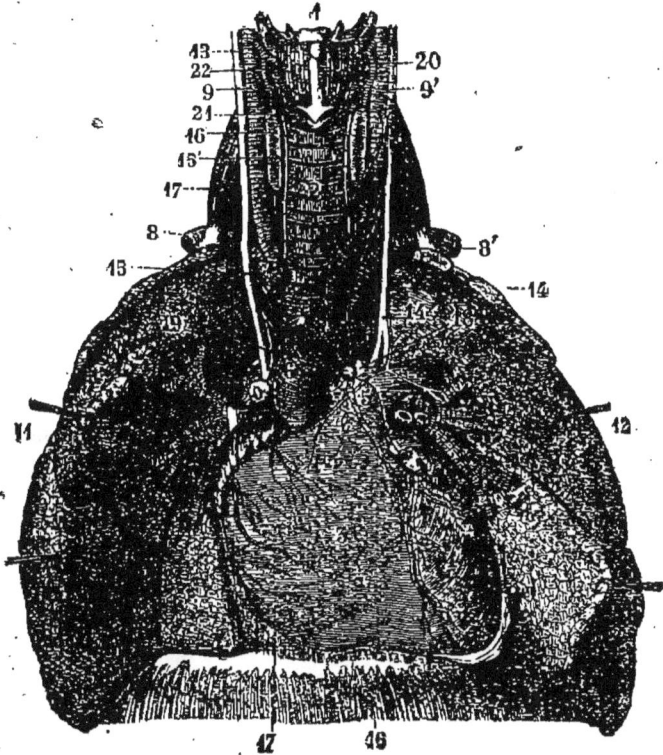

Fig. 182. — Organes thoraciques vus par leur face antérieure après ablation de la moitié antérieure du thorax (Hirschfeld.)

1. Os hyoïde. — 2. Trachée. — 3. Ventricule droit. — 4. Ventricule gauche. — 5. Artère pulmonaire se divisant en deux branches, la branche gauche est visible, tandis que la branche droite est masquée par l'aorte derrière laquelle elle passe. — 6. Crosse de l'aorte. — 7. Tronc brachio-céphalique, embrassé par le nerf récurrent (15') et se divisant en deux artères, l'artère sous-clavière (8) et l'artère carotide primitive (9). — 10. Veine cave supérieure. — 11, 12. Poumons attirés en dehors. — 13, 14'. Nerf pneumogastrique. — 15, 15'. Nerf récurrent. — 16. Corps thyroïde. — 17. Muscle scalène antérieur. — 18. Canal artériel. — 19. Ganglion de Wrisberg. — 20. Artère thyroïdienne supérieure. — 21. Muscle crico-thyroïdien. — 22. Muscle thyro-hyoïdien.

L'inflammation des bronches est caractérisée par des quintes de toux, longues et très pénibles, qui se répètent fréquemment. Une marche précipitée, une longue conversation, tout est prétexte à la quinte. Le malade crache souvent et ses expectorations sont épaisses, jaunâtres. Il éprouve une gêne dans la respiration et cette dernière est parfois sifflante. Il ne présente pas de fièvre et conserve son appétit. Souvent il est en proie à de violentes angoisses. Les bronches malades sont épaissies et, dans ces épaississements, il n'est pas rare de rencontrer des végétations, des ulcérations même, au niveau des orifices glandulaires. La bronchite chronique est une maladie des saisons froides et humides. Chez certaines personnes, elle apparaît au moindre refroidissement et à l'approche de l'hiver; le froid, l'humidité, le brouillard, provoquent un accès de bronchite ou une rechute.

Cette affection n'est pas grave, en général. Mais, mal soignée, elle entraîne des complications de la plus haute gravité, telles que les congestions pulmonaires, l'asthme, l'emphysème pulmonaire et les lésions du cœur droit; enfin, la tuberculose peut s'implanter dans les poumons; la désorganisation provoquée dans l'organisme par un mauvais traitement de la bronchite offre un « terrain » favorable aux bacilles de Koch. Chez les vieillards, la bronchite est toujours accompagnée d'emphysème pulmonaire et occasionne une forte oppression.

Traitement. — Au début de la maladie, pour calmer la toux, on prendra tous les jours trois à quatre cuillerées à bouche de *Sirop Mérol;* dans la journée, sucer plusieurs *Pastilles Mérol* qui sont très efficaces. Avant chaque repas, prendre deux *Pilules Norvégiennes Circasse.* Les malades qui suivent ce traitement avec persévérance, peuvent être assurés d'une guérison radicale. L'amélioration et le soulagement seront sensibles en peu de temps; le teint s'éclaircit, les crachats arrivent plus facilement, les forces augmentent tous les jours. C'est par milliers que nous comptons les guérisons dans ces maladies. Pour combattre l'inflammation de l'appareil digestif fréquente dans la bronchite, prendre avant ou au milieu du repas de l'*Elixir Spark;* s'alimenter avec la *Tarvine,* aliment phosphaté très nourrissant pour reposer l'estomac. S'il y a faiblesse, prendre trois à quatre fois par jour le *Triogène For* ou le *Vin Galar* comme reconstituant et tonique. S'il y a oppression, la *Poudre Antiasthmatique Darva* en fumigation ou les *Cigarettes Darva* sont précieuses pour la dissiper. Observer le *Régime Biologique.* Eviter les boissons alcooliques qui irritent, les refroidissements, les boissons glacées. Porter la flanelle.

Traitement pour enfants. — Donner le *Sirop Grindelia* deux à quatre cuillerées à café suivant l'âge de l'enfant. Après chaque repas le *Sirop Tannodol* pour le fortifier; matin et soir faire des frictions d'Eau de Cologne sur le dos et la poitrine, éviter les refroidissements.

Observations importantes. — Pour les personnes qui sont souvent prises d'un rhume, d'une toux, d'une bronchite, le *Sirop Mérol* et les *Pastilles Mérol* sont très utiles pour calmer l'irritation et la toux.

260. — BRONCHITE CHEZ LES ENFANTS. — Chez les enfants le rhume de poitrine survient à la suite d'un rhume de cerveau lorsque l'enfant est légèrement vêtu et s'il est exposé au froid. Il peut également survenir à la suite de la rougeole ou de la coqueluche. L'enfant n'a pas de fièvre ou qui dure à peine 24 ou 48 heures. En se réveillant il a une toux sèche, quinteuse, qui ne dure pas longtemps. Lorsque le rhume est mûr, la toux devient grasse et humide. Il n'y a pas d'expectorations parce que l'enfant ne sait cracher que lorsqu'il est grand. Dans la journée, l'état général reste bon, l'appétit est normal, la digestion se fait bien mais la respiration est légèrement accélérée et la voix quelquefois un peu voilée. Vers le soir, l'enfant paraît un peu abattu et sa peau est brûlante. Cette bronchite guérit facilement en quelques jours, mais il faut la soigner de suite pour éviter de graves complications telles que la *bronchite capillaire* et la *Broncho-Pneumonie.*

Traitement. — Tenir l'enfant au lit en maintenant la température de la chambre à 18°, et en renouvelant l'air. Envelopper les pieds séparément dans une bonne couche de coton cardé, couvrir de taffetas gommé et fixer avec une bande. Ces bottes ouatées provoquent une transpiration très bienfaisante ; graisser la poitrine et le dos avec de l'*Huile Camphrée* et recouvrir avec une couche de ouate ; dans les narines, mettre une ou deux gouttes d'*Huile Mentholée* (huile, 10 gr. ; menthol, 10 centigram.). Pour empêcher l'accumulation des crachats sur les bronches et faciliter l'expectoration, donner à l'enfant le *Sirop Desessartz* qui calme la toux et décongestionne les bronches. Si le rhume persiste on peut appliquer un cataplasme sinapisé sur le dos et la poitrine une à deux fois par jour et les y maintenir jusqu'à ce que la peau soit devenue suffisamment rouge (sans dépasser 5 à 10 minutes, faute de quoi ce cataplasme provoquera une grave brûlure) ; donner du *Sirop de Desessartz* additionné d'un quart de *Sirop de Codéine* par cuillerées à café toutes les deux heures, ou mieux le *Sirop Grindelia*, qui est un sirop pectoral très efficace ; il calme la toux et décongestionne les bronches. Combattre la fièvre par des bains tièdes à 36° et d'une durée de quinze minutes toutes les quatre heures.

Après la guérison, fortifier l'enfant avec le *Sirop Tannodol*. Voir *Bronchite chronique, Bronchite Capillaire, Broncho-Pneumonie*.

261. — BRONCHO-PNEUMONIE, ET BRONCHITE CAPILLAIRE.

— Lorsque l'inflammation des bronches atteint l'extrémité terminale des tuyaux bronchiques, c'est la *Bronchite Capillaire*. La maladie peut s'étendre et gagner les poumons c'est la *Broncho-Pneumonie*. Elle survient surtout à la suite d'une maladie infectieuse telle que la grippe, la coqueluche, la diphtérie, la fièvre typhoïde, la rougeole. Elle est fréquente chez les enfants et les vieillards. Le malade est pris d'oppression et d'étouffement, la fièvre va en augmentant.

Traitement pour adultes. — On traite ces maladies avec la *Potion à l'Acétate d'Ammoniaque*. Contre la toux on donne le *Sirop de Mérol* ; dans la journée sucer des *Pastilles Mérol*. Comme traitement externe donner des *Bains chauds sinapisés ;* autour de la poitrine on applique des compresses humides froides. Laver les narines avec de l'*Eau Boriquée très chaude* et graisser avec de la *Vaseline Boriquée*, toucher la gorge avec de la glycérine contenant 3 0/0 de résorcine ou 1 0/0 d'acide salicylique. Envelopper les pieds dans de la ouate. Mettre des bouillottes d'eau chaude dans le lit.

262. — BRONCHO-PNEUMONIE CHEZ LES ENFANTS.

— La broncho-pneumonie des enfants, qui correspond à la *Fluxion de poitrine* des adultes est très dangereuse. Plusieurs enfants succombent à cette redoutable maladie. Pour l'éviter il faut soigner la moindre bronchite dès le début. Dans cette maladie, l'état général de l'enfant est encore plus grave que dans la *Bronchite Capillaire*, la fièvre augmente, la peau est brûlante avec des intervalles irréguliers, la respiration est accélérée, gémissante, les ailes du nez sont dilatées, la fièvre et l'agitation augmentent surtout le soir. Chez les nourrissons c'est l'assoupissement qui prédomine. La guérison est longue à venir même lorsque la maladie est bien soignée. Pendant la convalescence et longtemps après la guérison l'enfant reste faible et est exposé à une rechute dangereuse. Aussi doit-on entourer l'enfant de soins minutieux pour lui épargner cette rechute.

Traitement. — Il est le même que pour la *Bronchite Capillaire*. On donne des bains chauds et du sulfate de quinine pour combattre la fièvre, sur la poitrine on appliquera des compresses d'eau froide. Calmer la toux avec le *Sirop Grindelia*. Pendant la convalescence il faut fortifier l'enfant avec le *Sirop Tannodol* qui est un excellent tonique et donne de bons résultats. Si c'est un jeune enfant ne pas le laisser trop longtemps couché sur le même côté et le prendre de temps en temps dans les bras; éviter le refroidissement des extrémités.

263. — BRONCHITE CAPILLAIRE chez les enfants. — Comme chez les adultes à la suite d'une bronchite simple, l'inflammation qui est localisée dans les grosses bronches peut s'étendre et gagner les petites bronches — *l'extrémité terminale des tuyaux bronchiques* — et la maladie devient d'une réelle gravité : c'est la *Bronchite Capillaire*. Chez les enfants c'est surtout pendant la *Grippe*, la *Rougeole* ou la *Coqueluche* que la bronchite simple se complique, et prend la forme grave. L'enfant a une forte fièvre, des étouffements, la peau est chaude, la respiration précipitée, les pulsations très rapprochées, leur nombre est souvent de 120 à 130, les ailes du nez sont dilatées et animées. La toux est fréquente, quinteuse, fatigante, l'enfant est pâle et son visage devient bleu violacé au moment des étouffements, les yeux sont rouges, larmoyants, cernés; l'appétit manque, le nourrisson refuse le sein. Cette maladie est très grave et doit être bien soignée parce que l'enfant peut succomber à un étouffement ou bien l'inflammation peut gagner les poumons et devenir une maladie encore plus grave, la *Broncho-Pneumonie*.

Traitement. — Le meilleur traitement consiste à faire prendre des *Bains chauds sinapisés*, mettre autour de la poitrine des compresses humides froides. Matin et soir donner du *Sulfate de Quinine* pour combattre la fièvre et comme antiseptique. Contre la toux donner le *Sirop Desessarts* ou le *Sirop Grindelia*, ce dernier réussit mieux. Entourez le petit malade de toutes les précautions antiseptiques indispensables. Laver les narines avec de l'eau boriquée tiède et graisser avec de la vaseline boriquée; toucher la gorge avec le *Collutoire Antiseptique*.

264. — BROSSE A DENTS. — Il faut employer une brosse dure. Après chaque usage, avoir soin de la laver à grande eau et de la conserver dans un vase clos à l'abri de la poussière.

265. — BROUILLARD. — Les personnes atteintes de laryngites ou de rhumes ne doivent pas sortir en temps de brouillard. Lorsqu'elles sont dehors, elles ne doivent pas parler et doivent respirer par le nez.

266. — BRULURES. — Elles sont produites par l'action de la chaleur ou de produits chimiques sur les tissus et peuvent être plus ou moins graves suivant leur profondeur et leur étendue. Si c'est une simple rougeur, une brûlure légère, elle est dite du *premier degré;* si la peau est profondément atteinte, la brûlure est du *second degré*, la douleur est vive et il se forme alors des ampoules contenant un liquide jaunâtre. La brûlure peut être encore plus profonde et aller depuis la peau jusqu'à l'os.

Traitement. — Si la brûlure est peu profonde, il faut prendre des bains froids pour calmer la douleur, laver à l'eau boriquée froide et appliquer une bonne couche de vaseline ou de *Liniment Oléo-Calcaire*, recouvrir avec de la gaze boriquée, ensuite avec une couche épaisse de ouate et

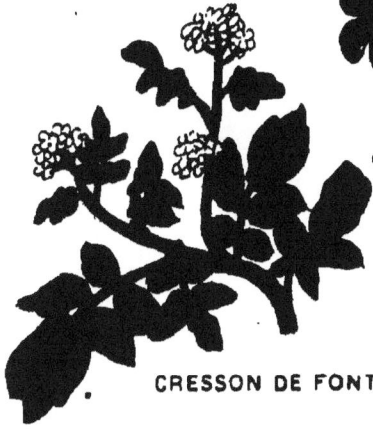

CRESSON DE FONTAINE

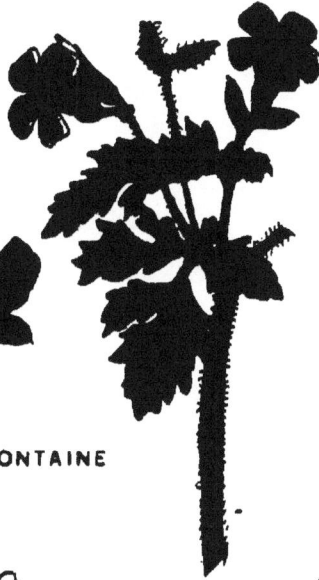

GÉRANIUM

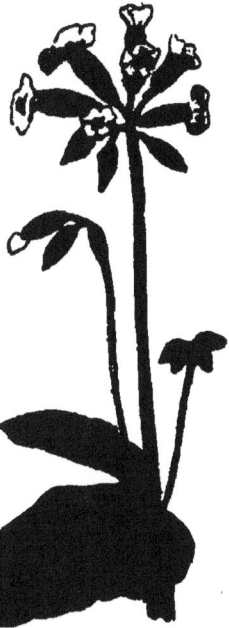

PRIMEVÈRE

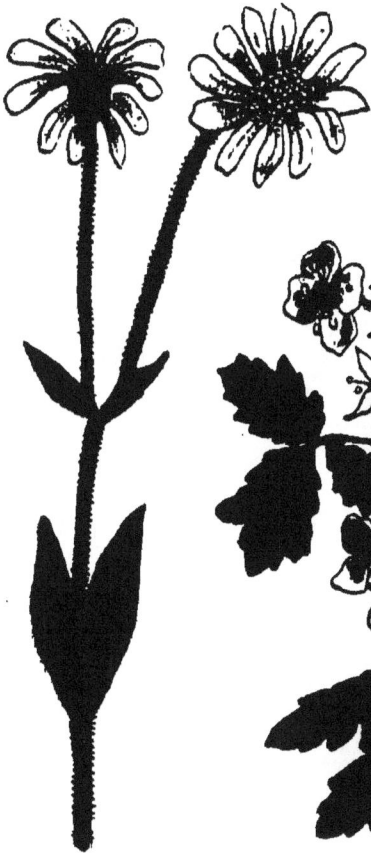

ARNICA

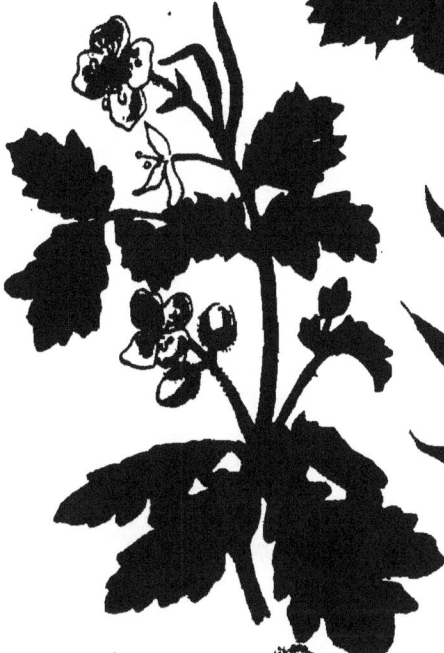

CHÉLIDOINE ECLAIRE

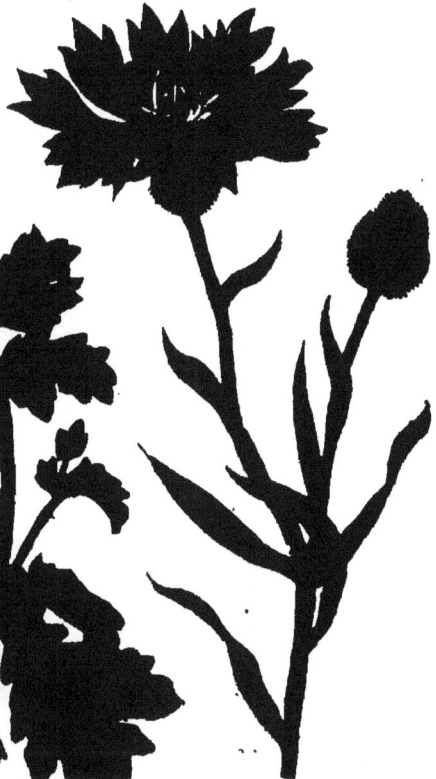

BLEUET OU BLUET

maintenir avec une bande; renouveler le pansement tous les deux ou trois jours. S'il y a douleur, faire des pansements avec de la vaseline boriquée à laquelle on ajoute un peu d'antipyrine ou de cocaïne. Si la brûlure est profonde, vive ou très étendue, enlever les vêtements doucement pour ne rien froisser, au besoin même les couper avec des ciseaux, lotionner avec une solution d'acide picrique qui calme assez promptement la douleur. Nettoyer la place pour en enlever tout ce qui y est resté attaché. Appliquer ensuite des compresses d'une solution d'acide picrique ou tout simplement d'eau froide. Une fois la douleur calmée, appliquer un pansement très épais pour isoler la brûlure du contact de l'air. Ce pansement peut être fait avec de la vaseline, du liniment oléo-calcaire ou un linge trempé dans l'huile; après ce graissage, appliquer de la gaze antiseptique, une couche très épaisse de coton et fixer avec une bande. Renouveler ce pansement très souvent. S'il y a des douleurs, donner des calmants : *Sirop de Chloral* ou *Cachets Neragol.* Si la brûlure est très étendue, il peut survenir de la fièvre, du tétanos et le malade peut succomber.

Brûlures par les acides. — Avant de faire un pansement, on doit laver la brûlure à grande eau dans laquelle on fait fondre du savon ou du bicarbonate de soude pour neutraliser l'acide; ensuite, suivre les indications comme pour les autres brûlures.

Brûlures par les alcalis. — Avant tout pansement, il faut laver la brûlure avec de l'eau additionnée de vinaigre, de jus de citron pour neutraliser l'alcali; appliquer des compresses d'eau froide qu'on arrose souvent jusqu'à la disparition de la douleur ; ensuite, suivre les indications comme pour les autres brûlures.

267. — BRULURE D'ESTOMAC. Pyrosis. — Le Pyrosis est une forme aiguë, mais bénigne, des maladies d'estomac et consiste en une sensation de cuisson violente, s'étendant du creux de l'estomac à la gorge. Le malade crache, éprouve des renvois et des vomissements acides ; pour se soulager momentanément il boit, et, par cet acte inconscient, il augmente les chances d'extension du mal, en s'exposant à une gastrite, à un ulcère. En général, toutes les substances irritantes telles que l'alcool pris à jeun, les fromages, les aliments gras produisent le pyrosis.

Les brûlures d'estomac sont fréquentes dans la *Gastrite*, la *Dyspepsie*, la *Gastralgie*, la *Dilatation de l'Estomac.*

Traitement. — Pour faire disparaître le *pyrosis* ou *brûlures d'estomac*, il faut prendre avant chaque repas deux *Cachets Polydigestifs Soker.* Après les repas, prendre une cuillerée à café d'*Elixir Spark.* S'alimenter avec la *Tarvine*, aliment phosphaté très reconstituant qui repose l'estomac. Pour éviter les maladies d'estomac, il faut observer le *Régime Biologique.*

268. — BUBON (grec *boubon*, aine). — On appelle ainsi l'inflammation des ganglions lymphatiques de l'aine, occasionnée par une maladie vénérienne ; son nom populaire est *poulain.* Dans le *Bubon blennorrhagique*, généralement c'est un seul ganglion, tantôt d'un côté, tantôt des deux à la fois, qui s'enflamme. L'inflammation est accompagnée de douleurs, le ganglion augmente de volume, sa dimension peut aller jusqu'à celle d'un œuf de pigeon ou de poule; la surface de la peau est rouge, cette complication survient à la suite d'un écart de régime ou des fatigues. Cette inflammation s'accompagne ou non de suppuration.

7

Le bubon qui accompagne les *chancres simples*, non syphilitiques, a toujours des tendances suppuratives. Il se développe lentement, s'accompagne d'épaississement et de douleur, la peau s'amincit et rougit; l'abcès s'ouvre et il en résulte des cicatrices très apparentes. Il n'est pas rare de lui voir prendre le caractère phagédénique, comme le chancre et le cancer, et produire de vastes pertes ulcératives dans les tissus ambiants. Le bubon qui accompagne le chancre simple présente souvent un caractère inflammatoire aigu, comme celui de la blennorrhagie; le bubon qui surgit, au contraire, à la suite d'un chancre induré, syphilitique, est presque *toujours indolent* et ne se manifeste que par l'augmentation de volume du ganglion et une induration spéciale.

Traitement. — Lorsque cet accident survient, il faut prendre du repos et faire le traitement suivant afin d'éviter toute complication.

Graisser les ganglions de l'aine avec la *Pommade Fondante Darvet*, couvrir avec de la ouate; prendre un bain chaud avec un flacon de *Sel du Pérou* tous les trois jours. A l'intérieur, prendre une cuillerée à soupe de *Dépuratif Parnel* avant chacun des principaux repas. Marcher le moins possible.

Éviter la fatigue; s'il y a douleur, garder le lit. Si le bubon suppure, lotionner matin et soir avec de l'*Eau Résolutive Soker* et saupoudrer avec la *Poudre Cicatrisante Leber*. Couvrir avec un pansement de coton hydrophile et fixer avec une bande. La guérison est radicale en quinze jours.

269. — BULLE. — Ampoule à la peau. Le soulèvement de l'épiderme est dû à la sérosité, survenue à la suite d'une brûlure, d'un frottement prolongé, etc. Voir *Brûlure*.

C

270. — CACHEXIE. — C'est une altération très profonde de l'état général qui survient dans les maladies débilitantes telles que le cancer, la syphilis, la neurasthénie, l'alcoolisme, l'anémie, les fièvres intermittentes, etc. Le malade est d'une très grande faiblesse, son visage est pâle ou d'un teint jaunâtre; il est maigre ou gonflé.

Traitement. — Suivre un régime tonique et fortifiant. Avant les repas, prendre une cuillerée à soupe de *Dépuratif Parnel*. Dans la journée, prendre trois à quatre doses de *Triogène For* ou de *Vin Galar*. Avec ce traitement on en vient facilement à bout.

271. — CACHEXIE ALCALINE. — L'usage prolongé des médicaments alcalins, dont le plus employé est le bicarbonate de soude, constitue un véritable danger. L'abus de ce médicament ainsi que son usage prolongé produit fatalement une décomposition du sang et un affaiblissement général que le célèbre professeur Trousseau a signalé depuis fort longtemps sous le nom de *Cachexie alcaline*. Aussi, tout en reconnaissant une certaine valeur thérapeutique au Bicarbonate de soude, comme médicament alcalin, il faut se méfier de la médication alcaline et toute méthode alcaline dont le Bicarbonate de soude forme la base. Et c'est avec une grande réserve et une extrême prudence qu'on doit faire usage de toute *poudre alcaline*, même si elle est mélangée à un médicament tel que phosphate ou carbonate de chaux, etc., car cette addition n'enlève nullement l'inconvénient, pour ne pas dire le danger.

272. — CAFÉISME. — L'usage immodéré du café peut produire chez des sujets nerveux quelques accidents, des battements de cœur, de l'excitation, de l'insomnie, des besoins fréquents d'uriner. Pris le matin à jeun, le café diminue l'appétit, augmente la constipation et prédispose à la dyspepsie, à la gastralgie. L'abus du café rend le sommeil léger, donne des rêves terribles, excite le cerveau, et provoque l'anémie ou la neurasthénie. Le café est très nuisible aux enfants.

273. — CAILLOT. — Lorsque le sang se coagule, il se forme un liquide et une masse rougeâtre qui est le caillot. Par l'obturation des vaisseaux, le caillot empêche l'hémorragie de continuer et l'arrête définitivement.

274. — CAL (latin *callus*, callosité). — Cicatrice d'un os fracturé que laisse la formation du nouveau tissu.

275. — CALCANEUM. — Os du talon. Il est gros court. Pendant la marche, c'est lui qui soutient le poids du corps.

276. — CALCULS. — Lorsque l'organe qui sécrète un liquide, comme la bile ou l'urine, subit une altération, s'enflamme ou se congestionne, la

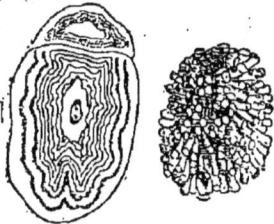

FIG. 183. — Calcul.
Coupe d'un calcul.

circulation se fait mal, l'eau n'arrive pas en quantité suffisante dans les conduits pour dissoudre les substances qui s'y trouvent, afin de les éliminer, le sang stagnant devient trop chargé et finit par déposer. C'est ainsi que se forment des calculs dans les canaux du foie, qui donnent des *coliques hépatiques*, dans le canal de l'urètre, dans les reins, qui donnent des *coliques néphrétiques*, dans la vessie, dans le voisinage des articulations, qui forment les calculs des goutteux, dans le cœcum et provoquent l'appendicite. Si le dépôt est formé de sable fin, de petits graviers, comme cela a lieu dans les reins, c'est la *gravelle;* les graviers par leur agglomération peuvent devenir volumineux et former de gros calculs, ce qui a lieu dans la vessie, c'est la *pierre*. Les graviers sont de composition, volume et grosseur variables selon la composition chimique et les liquides d'où ils proviennent; les calculs qui viennent des reins sont formés d'acide urique; les calculs qui se forment dans la vessie contiennent différents sels calcaires : l'acide urique et l'oxalate d'ammoniaque. Les calculs sont fréquents chez les personnes aisées qui se sont adonnées pendant leur vie aux plaisirs de la table, qui ont les fonctions digestives dérangées, les organes engorgés. Cette affection est rare chez la femme, à cause de l'exiguïté et la faculté de distension de son urètre. La gravelle est une cause fréquente du calcul parce que le gravier, descendu des reins, se recouvre constamment dans la vessie de couches concentriques de sels qui, en se déposant à sa surface, le rendent tellement volumineux qu'il lui est impossible de s'éliminer par le canal. Tous les corps étrangers, tels que caillots de sang, mucosités, qui se trouvent dans la vessie, peuvent également devenir le noyau d'un calcul. Enfin, tous les obstacles à l'émission d'urine, rétention, rétrécissements, engorgement de la prostate en favorisent la production; car, plus l'urine séjourne de temps dans la vessie, plus elle dépose de sels qu'elle tient en suspension. La présence des calculs détermine à la longue des dégâts assez sérieux dans les reins et dans la muqueuse vésicale qui s'épaissit, se ramollit et s'ulcère. Souvent le malade rend des sables depuis longtemps sans en éprouver de gêne. C'est seulement à la suite d'une course, d'une fatigue que, tout à coup, l'aggravation des douleurs, l'altération des urines, le pissement de sang font penser à la pierre. En général, le calculeux souffre beaucoup; la douleur siège habituellement à l'extrémité de la verge et s'exaspère après la miction, alors que le calcul vient se mettre en contact avec le col et la muqueuse de la vessie. La fatigue, l'équitation, la voiture exagèrent la douleur; les envies d'uriner sont fréquentes et la quantité d'urine émise chaque fois est minime; il arrive que le jet est brusquement interrompu pendant la miction, le calcul venant faire office de soupape sur le col de la vessie. Dans le premier temps, la pierre n'ayant pas encore irrité la muqueuse vésicale, l'urine est

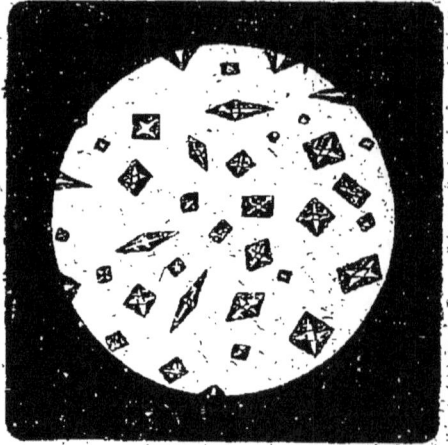

FIG. 184. — Cristaux d'oxalate de chaux.

claire et normale; mais bientôt se développe un catarrhe, et l'urine devient trouble, sanguinolente, purulente. Si le malade n'arrête pas le progrès du mal et ne fait éliminer la cause, les douleurs deviennent incessantes, ne laissant pas un instant de repos au malheureux patient qui succombe à la fin, épuisé par la souffrance, la fièvre et le marasme. Les moyens chirurgicaux employés pour l'extraction de la pierre sont la *lithotritie* ou brouillement et la *taille*, à l'aide d'un instrument spécial qu'on introduit dans la vessie. Ils sont dangereux. La science moderne possède des moyens très efficaces qui font éviter cette douloureuse opération. On peut facilement prévenir la formation des calculs et dissoudre ceux qui sont déjà formés en observant les moyens hygiéniques reconnus nécessaires et en suivant le traitement curatif pour faire disparaître toute altération dans les fonctions digestives et secrétoires.

Traitement. — Le traitement que nous indiquons ici donne des résultats absolument certains. Il sera *suivi* de la manière suivante : Tous les matins et tous les soirs en se couchant on prendra 3 capsules de *Gouttes de Palmi* avec une tasse de *Tisane Orientale Soker*. Avant chaque repas, prendre deux paquets de *Renalgine Ducase* que l'on fait fondre dans une tasse de *Tisane Orientale Soker*. Après chaque repas, prendre une cuillerée à café d'*Élixir Spark* dans un peu d'eau. On doit boire la tisane tiède ou froide, mais *jamais* chaude et le plus souvent possible. Il est absolument nécessaire de boire beaucoup de tisane, aussi bien aux repas que dans la journée et à n'importe quel moment pour laver les canaux et la vessie. Pour ne pas charger l'estomac, s'alimenter avec la *Tarvine*, qui est un aliment phosphaté très nutritif et d'une digestion facile. Observer le *Régime Biologique*. Tous ceux qui observeront ce traitement peuvent compter sur un résultat qui dépassera leur espérance; il débarrasse les reins et la vessie des concrétions qui y sont agglomérées. Il chasse doucement, sans secousse, la pierre, le gravier et les calculs. Il faut insister sur les *Gouttes de Palmi* et la *Renalgine Ducase* qui dissolvent les calculs et la *Tisane Orientale Soker* qui fait éliminer les calculs d'une façon très heureuse.

277. — CALLOSITÉ (latin *callus*, callosité). — C'est le durcissement et l'épaississement de l'épiderme qui se produisent à la paume des mains et aux pieds lorsque l'épiderme subit une pression ou frottement. Voir *Durillons, Verrues.*

278. — CALOTTE. — Lorsqu'on est chauve, la calotte est très utile pour se préserver des rhumes et des névralgies.

CALVITIE (latin *calvus*, chauve). — Voir *Cheveux, Chute des cheveux*

279. — CAMISOLE DE FORCE. — Vêtement en toile forte se fermant devant au moyen d'une corde; les manches sont plus longues que les mains et sans ouverture. Au besoin on peut y fixer des cordes. On l'emploie pour maitriser les fous furieux et les criminels.

280. — CANCER. — Tumeur maligne qui se transforme en ulcère; le cancer se développe aussi bien dans les organes externes qu'internes en désorganisant les tissus. Les organes les plus souvent atteints sont l'estomac, la langue, la matrice, le sein.

281. — CANCER DE L'ESTOMAC. — Comme dans les autres organes, le cancer peut se développer dans l'estomac et présenter les mêmes dangers et la même gravité. Le malade éprouve une douleur au creux de l'estomac et dans le dos, laquelle augmente après les repas. Il vomit les aliments et parfois du sang. Les pieds, les jambes et les mains sont atteints d'hydropisie. Son teint est jaunâtre. Survient vers l'âge de 50 ans. Ordinairement on prescrit la *Ciguë*, la *Jusquiame*, le *Chlorate de Soude*, l'*Iodure*, l'*Arsenic*, mais ces médicaments guérissent rarement. Le meilleur traitement à opposer à cette terrible maladie est le traitement suivant qui a pour base la *Thuyaline Stam*. Ce spécifique donne journellement des résultats satisfaisants. Il faut en prendre une cuillerée à soupe avant chaque repas. Comme tonique réparateur on donne le *Triogène For* ou le *Vin Galar*. Dans la journée, laisser fondre dans la bouche quelques *Pastilles Antiseptiques Jener*. Alimenter exclusivement avec du lait et la *Tarvine*, qui est un aliment phosphaté très reconstituant. Comme traitement local on applique au creux de l'estomac l'*Emplâtre Fondant Darvet* qui aide à la résorption de la tumeur et calme la douleur. Si ces dernières sont trop violentes, il faut prendre un ou deux cachets de *Neragol* qui calment de suite ou du sirop de chloral.

282. — CANCER DU FOIE. — Il accompagne souvent les tumeurs des autres organes. Le malade éprouve des douleurs sourdes dans la région du foie et la jaunisse s'établit, quelquefois il y a un peu de fièvre; le ventre enfle et le malade perd toutes ses forces; les selles sont noirâtres. Le traitement est le même que pour le cancer de l'estomac.

283. — CANCER DE L'INTESTIN. — Le malade éprouve des douleurs dans le ventre et maigrit énormément, son teint est jaune. Il est tantôt constipé, tantôt atteint d'une diarrhée et perd du sang noir.

Traitement. — Le traitement est le même que pour l'estomac. Le malade doit s'alimenter avec la *Tarvine*. A chaque repas, prendre la *Thuyaline* et l'*Élixir Spark*. Contre la diarrhée, prendre des *Cachets Stam*. Voir *Cancer de l'estomac*.

284. — CANCER DE LA LANGUE. — Il est fréquent chez les fumeurs de pipe lorsque celle-ci a un court tuyau ; la fumée du tabac et la nicotine provoquent une irritation continuelle qui se termine par un cancer. Voir *Cancroïdes*.

285. — CANCER DE LA MATRICE. — Les *Tumeurs, Fibromes, Kystes, Polypes* dont nous parlons dans les chapitres respectifs, dépriment, pour se faire place, les tissus environnants, mais les respectent dans leur contexture ; elles peuvent récidiver, mais généralement, dans le même lieu ; elles n'exercent aucune influence sur les ganglions voisins et n'altèrent qu'accidentellement la santé générale ; c'est pour toutes ces raisons qu'on les appelle *tumeurs bénignes*. Le cancer, maladie la plus terrible, ne limite jamais ses ravages ; il ronge de plus en plus tous les tissus qu'il rencontre ; il fait naître dans les ganglions lymphatiques une inflammation chronique avec production d'éléments nouveaux, qui ne tardent pas à s'organiser eux-mêmes en cellules cancéreuses. Enfin il détermine une intoxication, une infection générale qui explique pourquoi les récidives sont fatales après une opération chirurgicale. En un mot, c'est une *tumeur maligne*. Le cancer de l'utérus reconnaît *deux grandes causes :* 1° une prédisposante, la *constitution*, qui est souvent héréditaire, et 2° une cause occasionnelle, la *Métrite*, l'*Ulcère de la Matrice ;* et il faut bien admettre que ces causes sont souvent mal soignées ou très négligées, puisque le cancer de l'utérus est, avec celui des seins, le plus fréquent de tous.

Les causes du cancer sont donc celles de la métrite et particulièrement l'âge. Celui de l'activité de la fonction et surtout de la fin de l'activité de la fonction ; c'est en effet après 30 ans, et plus souvent encore vers l'âge critique, que se développent les dégénérescences utérines.

Variétés de cancer. — Le cancer présente des formes diverses. Tantôt c'est une tumeur dure à bosselures arrondies se substituant à tous les tissus normaux qu'elle rencontre, compacte, peu vasculaire, comme cartilagineuse, c'est le *squirre ;* quelquefois il fond très promptement et laisse des érosions taillées à pic, violacées, sanieuses : c'est le *cancroïde ;* dans d'autres cas, il est ramolli, ulcéré par places, sanguinolent : c'est le *carcinome*, ou bien devient mou comme une pulpe : l'*encéphaloïde*. Mais, quels que soient ses caractères et les noms dont on désigne ses variétés, c'est toujours le cancer, maladie la plus redoutable qui puisse atteindre l'organisme. Elle est héréditaire et contagieuse.

Marche de la maladie. — Longtemps avant d'être atteinte du cancer, la femme a ressenti une douleur confuse dans le bas-ventre et dans les reins, c'est celle de la métrite prémonitoire ; si elle est restée sourde à cet avertissement, une douleur d'un tout autre caractère surgit bientôt, c'est la douleur lancinante, caractéristique du cancer ; cette douleur devient active, vivante pour ainsi dire, la femme sent le parasite attaché à ses flancs; il la blesse de chocs répétés et terriblement douloureux dans le ventre et dans le bas-ventre et jusque dans les membres inférieurs; on peut dire que cette douleur est caractéristique et suffit à distinguer le cancer de toutes les autres tumeurs de la matrice. Peu de temps après il se fait un écoulement blanc, d'abord muqueux, puis muco-purulent. Cet écoulement devient bientôt caractéristique, c'est un mélange fétide, sanieux, de suppuration de sang coagulé et noirâtre, de débris organiques. Les hémorragies sont fréquentes et épuisent la malade. Le cancer, après avoir détruit le tissu de la matrice, envahit les parois du vagin, la vessie, le rectum, et finit par faire de tous les organes un véritable cloaque où aboutissent toutes les matières excrémentielles, jusqu'au jour où, atteignant le péritoine, il détermine une *péritonite mortelle*. Et pendant que localement il exerce ses ravages, il accomplit son œuvre de destruction sur l'organisme tout entier. La *cachexie cancéreuse* apparaît. Troubles digestifs, urinaires et respiratoires, palpitations, gonflement des jambes, bouffissure du visage qui revêt une coloration jaunâtre, inappétence produisant à la longue la dénutrition et une émaciation complète qui conduisent fatalement à la consomption et à la mort.

Traitement. — Les résultats obtenus par les opérations chirurgicales dans le cancer sont désastreux. C'est la récidive et la mort. Par le traitement spécial de la *Médecine végétale*, un cancer, pris au début, est toujours guérissable; même dans des cas avancés, les résultats sont sérieux. Ce traitement rendra la santé aussi satisfaisante que possible. Très souvent le résultat dépasse l'espérance et l'on s'évite une opération. Aussi faut-il prolonger le traitement le plus longtemps possible.

Le traitement consiste en injections vaginales très chaudes avec 2 litres d'eau additionnée de deux cuillerées à soupe de *Spyrol Leber*. Par leur action directe ces injections détachent et détruisent petit à petit le tissu cancéreux sans aucune souffrance. Avant chaque repas, prendre la *Thuyaline Siam*, véritable spécifique du cancer; après chaque repas l'*Elixir Spark*. Dans la journée comme tonique reconstituant, il faut prendre le *Vin Galar* qui est très efficace. En cas de douleurs calmer la souffrance avec le *Sédatif Tiber* ou le *Neragol*. En cas d'insomnie, prendre du *Sirop de Chloral*. Comme régime il faut s'alimenter avec la *Tarcine* qui est un aliment phosphaté indispensable pour ne pas fatiguer l'estomac. Prendre des aliments reconstituants, boire du lait et observer le *Régime Biologique*. Voir *Fibromes*.

286. — CANCER DE L'ŒSOPHAGE. — Il provoque une grande inflammation, ensuite un état spasmodique avec dépérissement; la voix est altérée.

287. — CANCER DU SEIN. — Très fréquent, il se développe dans la glande et dans la peau sous les téguments. Quand la glande est envahie, elle devient dure comme du bois et augmente de volume; la peau est terne, ridée et adhère à la glande; dans d'autres cas, la mamelle est raccourcie, au point d'être convertie en un noyau de la grosseur d'une noix; dans le cancer superficiel, la peau, qui paraît être tannée, est dure, épaisse, rougeâtre, et la poitrine semble revêtue d'une cuirasse de cuir. D'autres fois, ce sont des tubercules dont le volume varie depuis celui d'une noisette jusqu'à une tête d'épingle. Ces tubercules sont durs, souvent rougeâtres.

Marche de la maladie. — Une tumeur cancéreuse peut exister longtemps dans le sein sans que la femme s'en aperçoive ; ce qu'elle constate d'abord, c'est ou bien l'épaississement de la peau, ou la dureté anormale du sein, ou une tumeur placée dans la glande. Cette tumeur, d'abord mobile, devient plus fixe, et finit par adhérer aux parties profondes et à la peau. Des élancements, des cuissons, accompagnent cette transformation ; le mamelon rétracté est attiré vers la profondeur de la mamelle, enfin les ganglions de l'aisselle s'engorgent. Selon la forme, le cancer peut marcher rapidement ; il se couvre de bosselures, ici très dures, ailleurs molles et presque fluctuantes, la peau qui a encore conservé sa mobilité adhère bientôt aux bosselures, se détruit, mettant à nu un champignon fongueux, rougeâtre, saignant au moindre contact, et donnant issue à un liquide d'une odeur fétide. Le cancer ne limite pas son action à tel ou tel tissu, il envahit successivement toutes les parties de l'organisme qu'il rencontre ; les os et les muscles de la cavité thoracique n'échappent point à cet envahissement impitoyable. Il détermine une douleur lancinante, atroce, avec irradiation dans les régions de la poitrine, du cou et du membre supérieur. L'obstacle qu'il apporte à la circulation des vaisseaux auxiliaires détermine aussi dans le membre une enflure caractéristique, très douloureuse, qu'on appelle *phlegmasia alba dolens*.

Variétés du cancer. — Toutes les variétés de cancer, que nous avons exposées en étudiant les tumeurs de la matrice, peuvent se rencontrer dans la glande mammaire ; le *squirre* est, de toutes les formes, la plus fréquente, il forme une tumeur bosselée, dure, comme cartilagineuse ; l'*encéphaloïde* est d'une consistanc molle, peut atteindre un volume énorme, et donne lieu à une suppuration épuisante. Le *cancroïde* s'étend de beaucoup en surface et très peu en profondeur. Peu à peu arrive la cachexie cancéreuse, la malade s'amaigrit, elle a le dégoût de tout, en proie à des douleurs atroces, sa figure prend une teinte jaune paille, et elle meurt dans le marasme.

Traitement. — La base du traitement du cancer du sein est le spécifique végétal la *Thuyaline Stam* d'une efficacité très heureuse. Sous son influence, la grosseur s'affaiblit, s'atrophie et diminue de volume. On la prendra avant chaque repas. Après les repas on donnera l'*Elixir Spark* pour éliminer les âcretés et les humeurs. Le *Triogène For* ou le *Vin Galar* est indispensable pour lutter contre la consomption et la débilité générales. Comme traitement externe on lavera la plaie avec l'*Eau Résolutive Soker* et on la saupoudrera avec la *Poudre Spécifique Rock* de façon que cette poudre cicatrisante couvre complètement la plaie, par dessus on mettra une compresse trempée dans l'*Eau Résolutive Soker*. On doit renouveler le pansement matin et soir ; sur ce pansement appliquer une *très forte* couche d'ouate hydrophile et fixer le tout avec une bande. Ce traitement est très efficace et dans beaucoup de cas il a dispensé de recourir à une opération.

288. — CANCROÏDE. Cancer de la langue, des lèvres, de la bouche et du nez, chancre des fumeurs, etc. — Le cancroïde se montre de préférence sur les téguments externes, au voisinage des orifices naturels; il débute sous forme d'une petite tumeur qui s'accroît en s'ulcérant. Cette affection à marche lente peut rester de longues années à l'état de petit bouton ou de plaque inoffensive; presque toujours il est unique et ne révèle d'abord sa présence que par des picotements et une légère démangeaison. Le malade se gratte et arrache la croûte qui, à la longue, prend une épaisseur assez grande et laisse sous elle une ulcération. Le fond de cet ulcère est taillé irrégulièrement; la surface est rouge et terne, grisâtre, couverte d'un enduit pulpeux : elle suinte un liquide sanieux, d'odeur fétide. Ce travail de destruction né s'accompagne pas toujours de douleurs vives; quelques malades ne ressentent qu'un léger prurit, pendant que d'autres éprouvent des douleurs horribles. Sa marche est lente, aussi bien au début que pendant son travail d'ulcération; on a vu un bouton s'ulcérer après vingt-sept ans. Quand la lésion occupe la **peau**, la **joue**, le **nez en particulier**, elle parcourt sa période avec une extrême lenteur. Sur les muqueuses ou à leur origine, l'affection suit une marche plus rapide; aussi le **cancer des lèvres** est plus grave que celui de la peau. La peau est le siège de prédilection du cancroïde, la face principalement. Les régions les plus **maltraitées sont les lèvres, les paupières, le nez, les joues, la bouche.** Pour les régions autres que le visage, le cancroïde se remarque le plus souvent au *dos de la main*, au *prépuce*, à la *vulve*. Le cancroïde est plus commun chez l'homme et se montre de cinquante à soixante ans. Plus fréquent chez les classes pauvres, il est l'effet d'une irritation répétée, telle que celle de la pipe à la lèvre inférieure. Cependant il est héréditaire. Il altère la santé générale moins rapidement que les autres cancers; c'est pour cela que sa marche est lente.

Traitement. — La médication générale consiste à prendre la *Thuyaline Stam*, l'*Elixir Spark* et le *Vir Galar* comme tonique idéal et anticancéreux. Quand au traitement externe, s'il y a ulcération il faut faire des lotions avec de l'*Eau Résolutive Soker*, saupoudrer avec la *Poudre Spécifique Rock* et couvrir avec un pansement. Pour la bouche et la langue il faut se gargariser avec le *Gargarisme Antiseptique Jener* et laisser fondre dans la bouche les *Pastilles Antiseptiques Jener*. En suivant ponctuellement ce traitement on obtient des résultats inespérés.

CANITIE.—Blanchissement des cheveux. Voir *Cheveux* et *Recoloration.*

289. — CANOTAGE. — Le canotage est excellent pour développer les muscles des bras et du thorax, mais il donne une grande courbature et constitue un surmenage exagéré.

290. — CANULE. — Tube en caoutchouc ou en gomme durcie employé pour administrer des lavements et des injections.

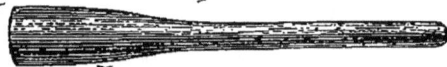
Fig. 185. — Canule à lavements.

291. — CAPILLAIRE (latin, *capillus*, cheveux) — Petits vaisseaux très fins formant la dernière ramification du système circulatoire

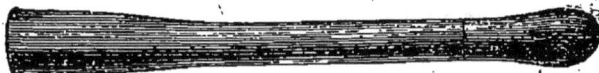
Fig. 186. — Canule à injections.

dans lesquels circulent le sang et la lymphe. Voir *Vaisseaux Capillaires.*

CARCINOME (grec *karkinoma*, cancer). — Synonyme de cancer.

292. — CARIE DENTAIRE — La carie dentaire est la destruction de la matière qui compose les dents. Cette maladie infectieuse est provoquée par les microbes et la fermentation des aliments qui séjournent dans la bouche. Il se forme des acides — acide lactique, acide butyrique, acide acétique — qui attaquent les dents d'abord extérieurement et ensuite dans toute leur profondeur. Elle est très fréquente et attaque surtout les molaires. *Dans la carie dentaire du Premier Degré*, la dent commence à se gâter extérieurement, l'émail seul est attaqué et devient opaque; il se forme une tâche d'abord jaune ensuite noire. La dent devient sensible, et il se produit une petite cavité. *Dans la carie dentaire du Deuxième Degré*, l'ivoire se trouve atteint, la cavité devient plus grande; la dent est sensible pendant la mastication et lorsqu'on boit chaud ou froid; le mal reste stationnaire pendant quelques temps, finalement la couronne est détruite et il ne reste que la racine, qu'on nomme *chicot*. Mais souvent aussi la carie s'attaque à la racine et à la pulpe. La racine occasionne quelquefois des violentes douleurs mais très souvent elle reste longtemps sans provoquer la moindre douleur et finit par tomber. *Dans la carie du Troisième Degré*, la racine et la pulpe sont attaquées, la mastication, le froid, la chaleur provoquent des douleurs violentes et la pulpe est infectée par les microbes; la dent exhale une odeur insupportable par suite de la décomposition des débris pulpaires; la rage des dents est tellement violente que la personne est obligée de la faire arracher. Dans la dernière période, le nerf meurt, la pulpe est gangrénée, il n'y a plus de douleurs et la dent morte rend l'haleine fétide. Lorsqu'une dent est gâtée le mal se propage aux dents voisines de chaque mâchoire qui finissent par se carier à leur tour, si on n'y porte pas remède. Souvent aussi plusieurs dents sont atteintes à la fois. Lorsque la pulpe dentaire a disparu la dent creuse n'occasionne aucune douleur et peut se conserver longtemps. Une mauvaise dentition présente l'inconvénient de rendre la mastication incomplète, ce qui fatigue l'estomac et compromet la santé, parce que les aliments insuffisamment triturés par les dents sont plus difficiles à digérer; il s'ensuit une gastrite et des troubles digestifs. La carie dentaire s'observe chez les personnes lymphatiques, arthritiques, syphilitiques, diabétiques, scrofuleuses, anémiques; pendant l'allaitement et la grossesse, les femmes sont quelquefois prédisposées à la carie dentaire; elle a surtout pour cause les aliments et les fruits acides, le vinaigre, les épices, le sucre, les sucreries, le cidre, les citronnades, la mauvaise hygiène dentaire, lorsqu'on néglige de laver et de brosser les dents, l'usage de mauvais dentifrices. La carie dentaire est facile à éviter. Pour conserver les dents, il faut pratiquer une bonne hygiène, tenir la bouche propre et faire usage d'un bon dentifrice. Plusieurs dentifrices ont l'inconvénient d'abîmer les dents et de provoquer la carie parce qu'ils contiennent des alcalis ou des acides qui abiment l'émail et détruisent les dents. On doit soigneusement nettoyer les dents chaque jour avec une brosse et la *Pâte Dentifrice Rodol*. Il faut les nettoyer extérieurement et intérieurement avec de l'eau additionnée de *Dentifrice Rodol*. Ces dentifrices assurent un nettoyage sérieux sans abimer l'émail et une action antiseptique assez prolongée pour agir efficacement sur les microbes. Ils laissent en outre dans la bouche une frai-

cheur et un parfum très agréable. La carie a pour cause l'acidité de la
salive qui agit comme dissolvant sur les tissus des dents; comme cette
acidité provient de l'estomac, c'est pourquoi on doit prendre après
chaque repas l'*Élixir Spark*. Le bicarbonate de soude ou la magnésie
calcinée pris avant les repas peuvent rendre service en neutralisant
l'acidité stomacale.

Hygiène préventive. — La dent cariée peut être conservée si on a
soin de boucher la cavité qui s'est formée. On peut obturer la dent
avec un morceau de gutta-percha ramollie par la chaleur ou par une
boulette de coton trempée dans de la teinture de benjoin. Le mieux,
c'est de la faire plomber par un dentiste. Voir *Plombage*. Si la dent
est trop abîmée et fait trop souffrir, il vaut mieux la faire arracher.
Voir *Extraction*. Pour calmer une rage de dents, il faut cautériser
la partie creuse de la dent avec la créosote, l'essence de girofle, le
chloroforme, l'éther. On trempe dans un de ces liquides une boulette
de coton hydrophile que l'on introduit dans la dent creuse; renouveler
ce pansement plusieurs fois, afin d'obtenir l'insensibilité complète du
nerf; un autre moyen qui réussit souvent consiste à toucher la gencive
de deux côtés de la dent malade avec de la teinture d'iode à l'aide d'un
pinceau. L'*eau froide* agit également comme calmant. Laver la bouche
avec de l'eau froide jusqu'à cessation complète de la douleur. Si la
douleur persiste c'est qu'elle n'est pas provoquée par l'inflammation
de la substance dentaire mais par une simple névralgie qu'il faut
calmer avec le *Neragol* et se laver la bouche avec de *l'eau chaude*.
Tous ces moyens ne doivent pas faire oublier les soins journaliers
de la bouche, parce que les dents mal soignées peuvent se carier.
Avoir soin de ne pas prendre des boissons ou des aliments trop
chauds et ensuite des boissons ou aliments trop froids, le changement
brusque de la température fera éclater l'émail et provoquera la carie des
dents. Lorsque la carie dentaire est négligée il peut se former des abcès
et des fistules, l'infection atteint alors le tissu osseux des os maxillaires.
Ces derniers se nécrosent et rejettent des fragments d'os, qu'on appelle
séquestres. C'est l'*ostéite* des os maxillaires qui exige un curetage sérieux.
Voir *Ostéite*.

**Instruments néces-
saires pour examiner et
soigner les dents.** — Pour
pouvoir bien examiner les
dents et les soigner on emploie les instruments suivants:

1° *Un miroir concave
articulé* qui permet de voir
l'objet grossi et de tous
les côtés. On le passe à la
flamme d'une lampe à
alcool et ensuite dans l'eau
bouillante pour le stériliser
avant de l'introduire dans
la bouche. Cela empêche

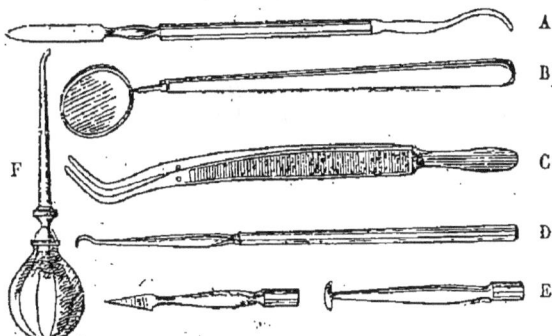

FIG. 187. — Instruments employés pour le
nettoyage des dents.

A. Spatule. — B. Miroir à coude. — C. Pince à mors coudé.
D. E. Burins. — F. Poire à injecter de l'eau.

en outre l'haleine de le ternir. En se plaçant devant une glace, le petit miroir dans la bouche, on voit par réflexion de l'image, la face interne des dents.

2° *Un burin-coude* pour nettoyer les dents et enlever le tartre.

3° *Une lime* pour limer les pointes qui peuvent blesser la langue.

4° *Une pince à mors coudée* pour enlever les débris alimentaires et introduire un pansement.

5° *Une poire en caoutchouc* pour injecter l'eau dans les interstices pour les laver. Voir *Dents, Bouche, Périostite.*

CARIE DES OS. — C'est l'inflammation du tissu spongieux de l'os. Voir *Ostéite, Nécrose.*

CAROTIDE. — Artère du cou.

CARPE. — Os du poignet.

293. — CARPHOLOGIE (grec, *Kárphos,* flocon et *legein,* recueillir). — Mouvements des doigts, pour saisir des objets imaginaires.

294. — CARREAU. — C'est la péritonite tuberculeuse des enfants. Cette affection de l'enfance est caractérisée par un ballonnement du ventre et accompagnée alternativement de diarrhée et de constipation. La tuberculose a envahi les organes digestifs, les intestins sont enflammés ; le ventre contient une masse dure, formée d'une matière grise en grumeaux, mais qui finit par se ramollir et provoquer des ulcérations, l'enfant a alors une diarrhée abondante. Cette maladie provient généralement d'hérédité et surtout de mauvaises conditions hygiéniques, surmenage, misère, coups sur le ventre, refroidissement, alcoolisme, lait et viandes tuberculeuses. Elle est fréquente chez les enfants scrofuleux et lymphatiques. Chez les enfants atteints de péritonite tuberculeuse, le ventre est dur, douloureux et son volume devient énorme, par suite de l'engorgement des ganglions du péritoine. La péritonite tuberculeuse se présente également sous une autre forme. Le ventre ne contient pas de masse dure mais un liquide appelé *ascite.* L'enfant est tantôt constipé, tantôt atteint de diarrhée. Les selles ont une odeur fétide. L'enfant est sans appétit, a un peu de fièvre et maigrit. Cette maladie guérit assez souvent, si le poumon n'est pas tuberculeux.

Traitement. — Ordinairement, on donne aux enfants atteints de Carreau de l'*Huile de Foie de Morue,* le *Sirop Raifort iodé,* mais ces médicaments ne réussissent pas toujours et sont très longs à agir ; il faut préférer le *Sirop Tannodol* qui est le meilleur reconstituant et dépuratif de l'enfant. On le donne à la dose d'une cuillerée à dessert ou à bouche avant chaque repas ; après le repas et dans la journée donner une cuillerée à café de *Triogène For* comme tonique. Si l'enfant est constipé, donner une petite cuillerée à café d'huile de ricin ou du sirop de chicorée ; appliquer des cataplasmes chauds ou des compresses chaudes sur le ventre pour la nuit. Le régime sera doux. Alimenter l'enfant avec la *Tarvine,* aliment phosphaté très nourrissant et digestif. S'il y a diarrhée, donner un peu de bicarbonate de soude dans de l'eau, mais il ne faut pas chercher à la supprimer brusquement. Deux fois par semaine, donner un bain salé.

CARTILAGES (latin *Cartilago*). — Tissu élastique, se trouve aux extrémités des os. Voir *Os*.

295. — CASQUE COLONIAL. — Comme coiffure dans les pays chauds, le casque colonial est préférable au képi avec couvre-nuque, surtout lorsqu'on le fabrique en tissu léger.

296. — CATALEPSIE (grec, *Katalepsis*, surprise). — Accès de sommeil d'une durée courte qui arrive spontanément chez les hystériques, mais qui peut être obtenu par l'hypnotisme. Pendant ce sommeil, le malade reste immobile, avec suspension de la sensibilité extérieure et du mouvement, et l'on peut faire prendre à son corps et à ses membres telle position que l'on voudra et qu'ils conserveront durant tout le sommeil. Le malade conserve l'intelligence et le sentiment, mais se trouve dans l'impossibilité de répondre. Soigner *l'hystérie*, *l'anémie*. Voir ces mots.

297. — CATARACTE. — La partie interne de l'œil, nommée *cristallin*, peut perdre sa transparence et devenir opaque : c'est la *cataracte*. Comme la partie devenue opaque ne laisse pas passer les rayons lumineux, la vue diminue et la personne peut devenir aveugle, si tout le cristallin devenait opaque. Elle se produit surtout chez les vieillards, chez les personnes atteintes de diabète, chez les arthritiques et les artério-scléreux. Elle peut également survenir chez les syphilitiques ou à la suite d'une maladie infectueuse, telle que : la fièvre typhoïde, la rougeole, la variole. La vue commence à faiblir, la personne voit mieux dans un milieu faiblement éclairé qu'en plein jour. Si la personne est atteinte de presbytie, celle-ci augmente ; certaines personnes deviennent myopes. Elles ont en outre la vue multiple, voient des mouches volantes. La cataracte atteint les deux yeux à la fois et se présente le plus souvent *sous la forme dure*, mais quelquefois elle peut apparaître sous la *forme molle* avec noyau *dur*. Les oculistes arrivent avec beaucoup de succès à extraire la partie opaque et à rétablir la vision. La guérison est même très facile, mais il faut se soigner de bonne heure.

298. — CATARRHE. — On emploie le mot *catarrhe* pour désigner une sécrétion, un écoulement de mucosités. Ces humeurs peuvent être claires ou épaisses. Voir *Cystite, Bronchites, Métrite, Otite, Oreilles, Vessie*.

299. — CATARRHE NASO-PHARYNGIEN — C'est l'inflammation de la muqueuse de la partie supérieure du pharynx et de l'amygdale pharyngée. Le malade éprouve des douleurs de tête, des bourdonnements d'oreille. Le catarrhe naso-pharyngien est occasionné par le froid, l'humidité, les fièvres, les vapeurs, les poussières irritantes, etc. Le matin en se levant on constate dans la partie supérieure de l'arrière-gorge une accumulation des crachats visqueux qui se détachent difficilement, l'haleine est forte.

Traitement. — Laver la gorge avec le *Gargarisme Antiseptique Jener*. Dans la journée laisser fondre dans la bouche 4 à 6 *Pastilles Antiseptiques Jener*. Pour purifier le sang, prendre avant chaque repas une cuillerée à soupe de *Dépuratif Parnel*. Après le repas prendre l'*Elixir Spark* pour décongestionner le foie et faciliter la digestion.

CATARRHE DE VESSIE — Voir *Cystite* et *Prostatite*.

CATHÉTER. — On désigne sous ce nom les sondes et les bougies.

300. — CATHÉTÉRISME. — Introduction d'une sonde. On pratique le cathétérisme dans l'oreille, la matrice, l'urètre, la trompe d'Eustache.

301. — CAUCHEMARS. — *Mauvais rêve* au début ou à la fin du sommeil. — Pendant le sommeil, la personne éprouve de la souffrance, de l'oppression, de la gêne, et rêve de choses effrayantes. Les cauchemars sont occasionnés par des contrariétés, des mauvaises digestions, des palpitations de cœur, des lectures effrayantes, par la mauvaise position dans le lit, par l'alcoolisme, les vers, le tœnia, la fatigue excessive, le bruit dans le voisinage. Pour éviter les mauvais rêves, il faut supprimer les excitants, tels que le café, le vin, les liqueurs et régulariser les fonctions digestives ; le meilleur moyen est de prendre après chaque repas une cuillerée à café d'*Elixir Spark*. Faire des repas légers et s'alimenter avec la *Tarvine* deux à trois fois par jour, surtout le soir. On ne doit se coucher que deux heures après le repas. Beaucoup de personnes ont le sommeil agité, parce qu'elles sont trop nerveuses et sont anémiques. Il faut qu'elles prennent le *Sédatif Tiber*, le soir en se couchant, et suivent le traitement contre l'Anémie, c'est-à-dire prendre le *Triogène For* ou le *Vin Galar* avec les *Pilules Ducase*. Le sang redeviendra riche, les nerfs seront calmés et le sommeil sera normal sans cauchemars. Chez les enfants le cauchemar provoque une frayeur et peut occasionner une attaque d'épilepsie. L'enfant se réveille en sursaut. Pour lui éviter les cauchemars, il faut observer son alimentation, le soir lui faire faire un repas très léger et le coucher au moins deux heures après.

302. — CAUTÉRISATION. — Brûler superficiellement la peau avec un caustique ou le fer rouge.

On la fait avec le *galvano-cautère* ou le *thermo-cautère*. Le galvano-cautère comprend un fil de platine porté au rouge par une pile au bichromate de potasse. Le thermocautère permet de faire en quelques secondes *plusieurs points* de feu. Ils se font presque sans douleur lorsque la chaleur est intense. Il comprend une tige creuse en acier terminée par une partie mince en platine qu'on chauffe par une lampe à alcool; on maintient la température au moyen de l'essence minérale contenue dans un flacon et qu'on fait arriver dans la tige

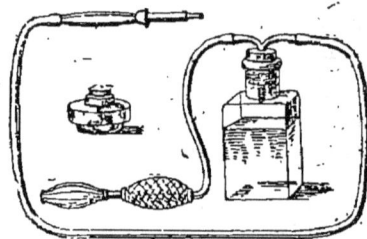

FIG. 188. — Thermocautère.

par des tubes en caoutchouc au moyen d'une poire. Avant d'appliquer les pointes de feu il faut laver la place avec une solution antiseptique a 50 centigrammes de sublimé par litre d'eau, couvrir la place après l'opération avec un pansement fait avec le même antiseptique. Les pointes de feu sont ordonnées dans la phtisie, les douleurs rhumatismales, l'hydarthrose, l'arthrite sèche.

CÉCITÉ (latin *cœcitatem*, privation de la vue). — Voir *Aveugles*.

303. — CEINTURE. — Bande de cuir ou d'étoffe qu'on met autour de la taille; la ceinture de grossesse a pour but de soutenir le ventre pendant la grossesse.

CÉPHALÉE. — Douleurs de tête à l'état chronique. Voir *Mal de tête.*

304. — CÉPHALALGIE. — Douleurs de tête à l'état aigu. Voir *Mal de tête.*

305. — CERCEAU. — On fabrique cet appareil en fer ou bois, on l'utilise pour faire supporter le drap et les couvertures lorsque ces dernières auraient gêné le malade.

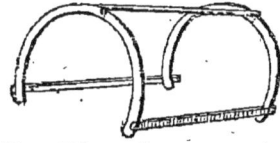

FIG. 189. — Cerceau en fer.

CERVEAU. — Voir *Système nerveux.*

CERVELET. — Voir *Système nerveux.*

306. — CHAIR DE POULE. — A la suite d'une émotion, sous l'influence du froid, la peau, les muscles, les follicules se contractent, ce qui forme sur la peau des petites saillies.

307. — CHALAZION (grec *chalaza*, grelon). — Espèce d'orgelet ou petite tumeur qui se développe à la paupière, au-dessous du bord des cils. Voir *Orgelet.*

308. — CHALEUR. — Ordinairement pendant les grandes chaleurs on évite tout mouvement afin de ne pas s'échauffer, mais ce moyen n'amène aucun soulagement et on finit toujours par être de plus en plus envahi par une sensation pénible. Pour lutter contre la chaleur il faut, au contraire, se donner des mouvements et travailler ; on amène ainsi une transpiration dont l'évaporation produit un refroidissement et fait disparaître ces malaises. L'air ambiant s'échauffe aux dépens de la chaleur du corps et est remplacé par une nouvelle couche d'air froid. Si ce remplacement est rapide le corps éprouve une grande perte de chaleur s'il n'est pas protégé par un vêtement chaud.

La chaleur est utilisée comme moyen calmant dans les douleurs d'estomac ou pendant les règles ; on applique sur la région douloureuse des boules d'eau chaude, des serviettes ou des flanelles chauffées. Dans les maladies d'estomac l'eau chaude agit comme digestif. Voir *Eau chaude.*

CHALEUR RADIALE. — Chaleur lumineuse qui n'est pas absorbée par l'air

309. — CHAMBRE. — Pour être aérée chaque chambre doit avoir une cheminée. Une chambre à coucher doit être munie d'une fenêtre ou d'un vasistas pour pouvoir l'aérer. On doit laisser la fenêtre ouverte toute la journée pour changer l'air. Elle doit cuber au moins six mètres par personne sans compter l'espace occupé par les meubles. Elle doit être éloignée des fosses d'aisances. Ne jamais y laisser des fleurs ni fruits ou des veilleuses qui consomment de l'oxygène et rejettent de l'acide carbonique. Ne pas faire dormir dans la même pièce des animaux qui enlèvent une part d'oxygène et augmentent la quantité d'acide carbonique nuisible.

Pour avoir la chambre bien aérée toute la nuit, on doit pratiquer une aération permanente de la manière suivante : *en été* fermer les persiennes, laisser la fenêtre de la chambre entr'ouverte en disposant les battants de la croisée de manière que l'air ne vienne pas directement sur la personne couchée. *En hiver* entr'ouvrir la fenêtre de la pièce voisine

Le papier peint en vert contient de l'arsenic, on doit l'éviter. Il ne faut jamais laisser pour la nuit le poêle mobile ni autre appareil de chauffage. On ne fera jamais éclairer ou chauffer la chambre à coucher au gaz, pendant le sommeil nos sens ne nous avertissant pas et nous risquons d'être asphyxiés au cas qu'il se produirait une fuite de gaz.

Chambre d'enfant. — L'enfant a besoin de lumière, sa chambre doit être exposée au soleil et bien aérée. Sa capacité doit être de 15 à 20 mètres cubes. On ne mettra ni tapis ni tenture, et il y aura très peu de meubles : une petite table basse, une armoire à linge avec arêtes arrondies, la cheminée ou le poêle sera entouré d'un grillage en fil de fer, la fenêtre également. Pour renouveler souvent l'air aussi bien en hiver qu'en été on ouvre les fenêtres dès que l'enfant aura quitté sa chambre ; on défendra les lampes à l'huile ou pétrole qui dégagent des mauvaises odeurs et présentent du danger, il faut préférer l'électricité ou une bougie qui absorbe peu d'oxygène et dégage peu d'acide carbonique ; sur le parquet on mettra du linoléum pour qu'on puisse le laver assez souvent. On chauffera la chambre avec du bois qui est le chauffage le plus hygiénique.

CHANCRE. — Nom donné à une lésion des maladies vénériennes. Il existe deux sortes de chancre : 1° *le chancre mou simple; 2° le chancre induré.*

310. — CHANCRE SIMPLE. — Le chancre simple ne se développe que par le contact avec une personne atteinte de ce même chancre. Il est contagieux sur le malade lui-même, mais n'est pas syphilitique. On l'observe rarement chez les personnes observant les soins de propreté. Le microbe de cette maladie vénérienne est le *Streptobacille de Ducrey.* On le trouve dans le chancre et le bubon voisin. Le chancre simple se présente sous forme d'un ulcère à bords taillés à pic, sa *base* est *molle*, ce qui le distingue du chancre induré. Rarement seul, plus souvent en grand nombre sur le même individu. Le chancre mou siège aux organes génitaux, mais peut se trouver sur d'autres régions par contagion, il n'infecte pas le sang mais provoque un engorgement des ganglions *lymphatiques* et constitue le *Bubon* (Voir ce mot). La petite plaie suppure et s'agrandit. Le chancre prend naissance vingt-quatre à quarante-huit heures après un contact impur. Chez les lymphatiques et scrofuleux, il peut s'étendre, devenir *phagédénique* et ronger les tissus en profondeur et largeur.

Traitement. — Pour soigner avec succès le chancre simple, il faut employer le traitement suivant : baigner ou laver la partie malade trois à quatre fois par jour avec l'*Eau Résolutive Soker* coupée d'eau chaude (l'*Eau Résolutive* qui a servi pour un lavage doit être jetée et ne doit jamais servir une deuxième fois). Essuyer doucement, et saupoudrer la plaie avec de la *Poudre Cicatrisante Leber*, couvrir avec un linge et une couche de coton hydrophile. Deux fois par jour, on prendra le *Dépuratif Parnel* (liquide ou en pilules) qui est indispensable pour purifier le sang. Ce traitement bien appliqué évite toute complication et amène une prompte guérison. Pour éviter de contracter des chancres, il faut employer les moyens prophylactiques conseillés dans l'article *Contagion.*

311. — CHANCRE INDURÉ. — Le chancre induré est la première manifestation de la syphilis. Il se contracte par le coït ou le simple contact d'une partie ulcérée, avec une personne atteinte d'un chancre semblable ou de plaques muqueuses. La syphilis peut se contracter si l'on embrasse à la bouche une personne qui a des plaques muqueuses et par les objets dont elle s'est servie, tels que verre, cuillère, fourchette, pipe, vêtements, brosses et autres objets de toilette, en s'asseyant sur les lieux d'aisances dont elle fait usage, par l'allaitement et vaccination. Le chancre peut se trouver donc non seulement aux organes, mais encore aux lèvres, dans la bouche, au sein. Il ne paraît pas aussitôt après le coït, mais *10 à 30 jours* après ; c'est la période d'*incubation*. Le chancre débute par une petite érosion de couleur grisâtre, par une simple tache rose ou par une saillie de la grosseur d'une tête d'épingle d'un rouge brunâtre qui ne tarde pas à s'excorier. Il est ordinairement solitaire, arrondi ; sa surface est lisse, irritée, avec des reflets rougeâtres ou brunâtres. La suppuration est peu abondante, sa base est dure, résistante, d'où le nom de chancre induré. Il détermine constamment l'engorgement multiple, *indolent*, dur, et sans suppuration des ganglions de l'aine (Voir *Adénite*). Sa durée varie de trois à cinq semaines. L'infection par le virus syphilitique ne peut avoir lieu que lorsque la peau, où le contact a lieu, est excoriée ou lorsque l'épiderme est très mince. Il est donc facile de se préserver des accidents syphilitiques par les *Moyens prophylactiques* conseillés dans l'article *Contagion*.

Traitement. — Laver, matin et soir, le chancre avec de l'*Eau Résolutive Soker* et saupoudrer avec la *Poudre Cicatrisante Leber*, couvrir avec un linge et du coton hydrophile. Avant chaque repas, prendre une cuillerée à soupe de *Dépuratif Parnel*, et *deux Pilules Spécifiques Leber n° 1 ;* s'il y a inflammation, appliquer la *Pommade Fondante Darvet* sur les ganglions de l'aine. Une fois par semaine, prendre un bain avec un flacon de *Sel du Pérou*.

312. — CHAPEAU. — Le chapeau présente l'inconvénient d'emmagasiner la chaleur qui a une action néfaste sur la chevelure et provoque sa chute. On doit être coiffé le moins possible et porter des chapeaux légers pourvus d'un moyen quelconque d'aération.

313. — CHARBON. Anthrax malin. Pustule maligne. — Cette terrible maladie est une affection du sang qui se communique par le contact direct (lorsqu'il y a coupure, égratignure) avec des animaux morts du charbon, le plus souvent des moutons, ou par la piqûre d'une mouche charbonneuse qui fait pénétrer dans le sang la *bactéridie de Davaine*. La maladie débute quelques jours (quatre à six) après l'incubation par une petite tache, comme une piqûre de puce, qui démange un peu, ensuite il se forme un petit bouton qui s'agrandit et devient noire, la démangeaison augmente, la partie se gonfle et devient violacée... Finalement le point noir s'élargit et tout autour il se forme d'autres boutons ; l'enflure s'étend. Cette maladie n'occasionne pas de douleurs et très souvent le malade ne s'inquiète pas. Mais l'infection s'étend très vite, le malade a des malaises, des vomissements, éprouve une très

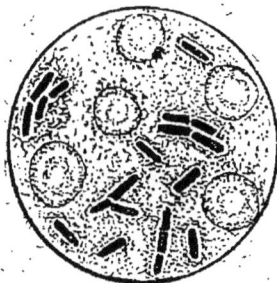

Fig. 190.
Bactérie charbonneuse.

grande difficulté de respirer, a de la fièvre ; un refroidissement général gagne le malade qui est emporté subitement par l'asphyxie.

Traitement. — Dès qu'on voit un bouton noir à peine douloureux et l. partie environnante gonflée, il faut de suite cautériser le bouton ou la plaie sans perdre de temps avec un caustique : la potasse, la teinture d'iode, l'ammoniaque, ou encore mieux avec un fer pointu rougi au feu, et prendre des bains de sublimé à 1 gramme par litre. Réchauffer le malade avec des bouteilles d'eau chaude et des bonnes couvertures, à l'intérieur donner des boissons chaudes, thé, café, vin chaud, etc.

Précautions hygiéniques. — Les animaux qui meurent de la fièvre charbonneuse doivent être enterrés très profondément et on doit les recouvrir d'une forte couche de chaux vive avant de combler la fosse ou mieux encore de les brûler.

Fig. 191. — Pustule maligne.

Si on doit toucher aux animaux atteints de cette maladie il faut avoir soin de graisser les mains avec un corps gras, vaseline, suif, cold-cream, on mettra de gros gants. Enfin tout ce qui a été au contact d'un animal mort de cette maladie, doit être désinfecté avant d'en faire usage.

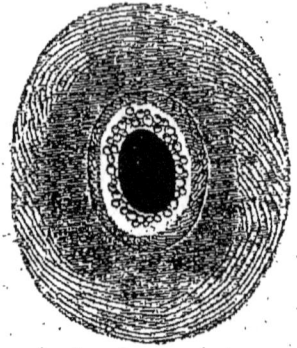

314. — CHARBON CHEZ LE MOUTON. — L'animal s'arrête, la bouche couverte d'écume, rend des excréments avec du sang, tombe et meur ; le tout dure quelques minutes. Pour préserver les animaux de cette terrible maladie, on les vaccine tous les ans avec un vaccin découvert par Pasteur. On prepare ce vaccin en maintenant pendant plusieurs jours à 43° un liquide contenant les bactéries charbonneuses.

315. — CHARCUTERIE. — Elle se décompose très facilement, sa digestion est longue et on doit l'éviter; le porc mal cuit donne le tœnia armé et la trichine.

316. — CHARIOT. — Petit appareil dans lequel on place l'enfant afin qu'il puisse se déplacer seul d'un point à un autre lorsqu'il est encore trop jeune. On doit l'éviter comme étant très nuisible au nourrisson.

317. — CHASSE. — La chasse est un excellent exercice hygiénique pour les rhumatisants, les goutteux, les obèses, les diabétiques, les arthritiques, par les exercices du bras, de l'œil, de la vue et par la promenade en plein air qui est une distraction puissante. Mais elle doit être complètement défendue lorsque l'individu est atteint d'une maladie de cœur, de bronchite, d'asthme, d'emphysème. Le chasseur fera le matin un repas léger, *sans alcool*, portera des vêtements amples en laine, une chemise de flanelle et des bas de laine ; la marche sera progressive ; éviter une trop grande

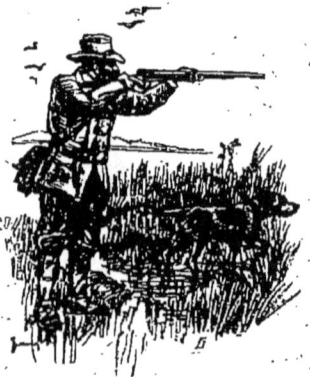

Fig. 192. — Chasseur.

fatigue. Après la chasse prendre un bain, changer de chemise, faire un bon repas et se reposer. Éviter l'alcool.

318. — CHAUFFAGE. — Le chauffage le plus hygiénique s'obtient au moyen d'un calorifère à l'eau chaude, à l'air chaud ou en brûlant du bois dans une cheminée. Le chauffage par la cheminée est agréable et même supérieur parce qu'il s'effectue par rayonnement et aère bien, tandis que les autres modes de chauffage se font par échauffement de l'air; or, l'air chaud dessèche les poumons. Les poêles donnent plus de chaleur que le chauffage au bois; on doit préférer ceux en faïence parce qu'ils se refroidissent lentement. Le calorifère installé à la cave distribue la chaleur par des tuyaux qui communiquent avec les bouches de chaleur installées dans les pièces, il présente l'avantage de rendre la température égale dans tout l'appartement ce qui préserve les enfants et les vieillards d'un refroidissement.

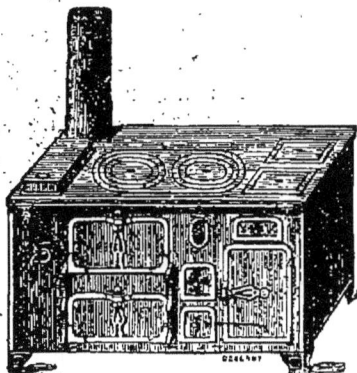

FIG. 193. — Cuisinière.

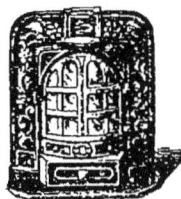

FIG. 194.
Salamandre.

Les poêles mobiles ou fixes peuvent causer des accidents par suite de la combustion incomplète.

Inconvénient des poêles. — Lorsqu'on brûle du charbon à l'air libre, la combustion est complète parce qu'il y a assez d'oxygène et il se forme de l'acide carbonique; pour un poêle l'oxygène de la pièce est insuffisant et la combustion du charbon est incomplète.

Celle-ci donne lieu à la formation, non pas d'acide carbonique, mais d'oxyde de carbone qui est un gaz très dangereux. Le tirage étant diminué, les gaz de la combustion se répandent dans la pièce et s'introduisent dans le sang par la respiration. Si la quantité d'oxyde de carbone est grande il amène la mort en quelques minutes. Lorsqu'il se forme en petite quantité il agit lentement, détruit les globules rouges du sang.

La résistance vitale de l'individu diminue, d'où une anémie et un affaiblissement général. Portés au rouge les poêles laissent également échapper des gaz nuisibles. Pour les éviter, il faut ajuster le poêle à une cheminée *qui tire bien*. Pour que le tirage se fasse bien, il faut que le tuyau d'appel soit étroit, ce qui empêche l'air de descendre. On doit également éviter de faire communiquer entre elles deux cheminées voisines. On aura soin de placer un vase rempli d'eau sur les poêles parce que leur chaleur dessèche beaucoup trop l'air de la pièce. Les pièces occupées par les enfants et les vieillards seront plus chauffées parce qu'ils sont plus sensibles au froid et que le froid humide donne des rhumatismes, provoque une bronchite, une pleurésie ou une pneumonie. Mais on doit éviter l'excès de chaleur qui peut provoquer des congestions cérébrales et des engourdissements dangereux. On ne doit pas dépasser 16 à 17° mais ne jamais descendre au-dessous de 12°. Les chambres à coucher ne seront pas chauffées, on doit se contenter de la chaleur produite par les couvertures du lit. Avoir soin de bien fixer le couvercle du poêle et ajuster les tuyaux. Les poêles à l'alcool, à l'essence et au pétrole offrent toujours du danger et il faut beaucoup de précautions.

319. CHAUFFERETTE. — Petit appareil pour réchauffer les pieds. Présente l'inconvénient de produire une congestion dans les jambes, favorise les varices.

320. — CHAUSSURE. — On doit les avoir en cuir souple, assez larges pour éviter toutes compressions (les chaussures étroites causent des cors et des orteils) et avoir des semelles pour amortir les chocs. Les talons seront larges et bas ne pas teindre les chaussures jaune en noir avec le noir d'aniline, on s'expose à un empoisonnement sérieux. Pour la marche, il est très utile de saupoudrer les pieds avec du talc.

321. — CHEMINÉES. — On ne doit jamais boucher les cheminées même en été, car elles sont indispensables pour aérer les pièces. Voir *Habitation, Chauffage*.

322. — CHEMISES. — La chemise de nuit doit être large pour ne pas gêner les mouvements. Lorsqu'on est exposé à une transpiration abondante et pour se préserver du froid, la chemise de flanelle est très recommandée.

323. — CHEVAUCHEMENT DES DENTS. — Lorsqu'une dent de lait tombe trop tôt faute de soins, la cavité reste inoccupée et la mâchoire subit à cet endroit une sorte d'arrêt, il se forme une cicatrice osseuse qui bouche l'issue par où doit venir la dent permanente. Cette dernière passe en dehors ou en dedans de l'arcade. En outre la chute prématurée peut être la cause des tumeurs froides. Voir *Adénites*. C'est pour cette raison qu'il est très imprudent de faire enlever une dent de lait trop tôt et qu'il est utile de soigner les dents de lait comme des dents permanentes. Voir *Extraction*. Quelquefois on trouve chez les enfants une ou deux des dents de la mâchoire supérieure qui sont plus en arrière que celles de la mâchoire inférieure. En appuyant les dents les unes contre les autres, les dents inférieures ne couvrent pas (chevauchent) régulièrement les dents supérieures. Ce chevauchement amène forcément une déviation de la mâchoire inférieure et fait venir le menton en avant. Pour épargner cet enlaidissement à l'enfant, on doit pousser les dents placées en arrière avec le dos d'une cuillère. Si on a soin de faire cette petite manœuvre au moins matin et soir et tous les jours, on arrivera facilement à redresser les dents et à faire disparaître le chevauchement. Lorsque la mâchoire n'est pas très développée, il n'y a pas de place suffisante pour toutes les dents permanentes et quelques-unes sont déviées. Pour éviter le chevauchement on est obligé d'en faire arracher quelques unes.

324. — CHEVEUX, CHUTE DES CHEVEUX, HYGIÈNE DE LA CHEVELURE. — Le cheveu est un tube creux qui renferme une substance grasse et une matière colorante. Chez les *Albinos*, le cheveu est blanc, parce que le bulbe pileux ne sécrète aucune matière colorante.

Les cheveux ne contiennent pas d'air; les cheveux protègent la tête et le cerveau contre le froid et le refroidissement.

Blanchissement prématuré des cheveux. Canitie. — Si, pour une cause quelconque, l'air s'y introduit, il facilite le développement d'un microbe spécial qui empêche la sécrétion de la matière colorante et le cheveu blanchit, c'est la *canitie*. Pour retarder la canitie, il est très utile de toucher de temps en temps les cheveux avec un fer chauffé qui chasse l'air, ce qui favorise la sécrétion de la matière colorante et conserve la nuance naturelle. Le blanchissement prématuré a également pour cause une mauvaise nutrition et dénote souvent une inflammation du foie et de l'estomac.

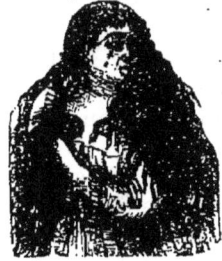

Fig. 195.

Chevelure abondante par l'usage du *Régénérateur Spark*.

Chute des cheveux. — La chute des cheveux ou calvitie est produite par un microbe spécial qui s'attaque au bulbe pileux, organe qui donne naissance au cheveu. Les maladies qui atteignent le cuir chevelu occasionnent la destruction progressive de la chevelure; la chute des cheveux survient chez les personnes âgées à la suite d'une grave maladie infectieuse, certaines maladies du cuir chevelu telles que l'*Eczéma, Psoriasis, Séborrhée, Sycosis, Favus, Pellicules, Dartres* ou *Démangeaisons*. On désigne sous le nom d'**Alopécie** la chute partielle ou totale des cheveux ou des poils. Lorsque la chute est définitive, elle constitue la **Calvitie**.

Alopécie prématurée. — *L'alopécie progressive, alopécie prématurée, pytiriasique (Pytiriasis capitis)* est un état sénile prématuré du cuir chevelu survenant vers 25 à 35 ans, quelquefois plus tôt, elle est surtout fréquente chez l'homme.

Rien ne peut empêcher la chute des cheveux chez une personne très âgée, mais on peut y remédier et les faire repousser lorsque la chute en est accidentelle, lorsqu'elle est occasionnée par des pellicules ou à la suite d'une maladie.

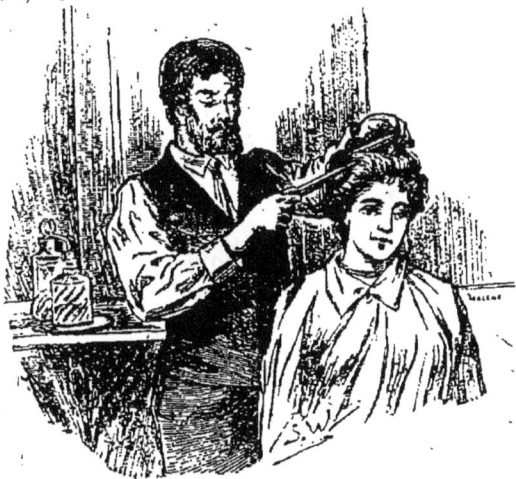

Fig. 196. — Soins de la tête avec le *Régénérateur Spark* qui facilite l'ondulation.

La principale cause n'est pas, comme on l'a prétendu, dans l'abus des plaisirs et les travaux intellectuels, mais dans la coiffure nuisible et anti-hygiénique. Pour fixer son chapeau l'homme l'enfonce sur la tête, il comprime ainsi le cuir chevelu et enserre le crâne, ce qui empêche la circulation du sang. Peu à peu les vaisseaux se rétrécissent et sont obstrués, le cuir chevelu et les bulbes pileux ainsi que les glandes sont atrophiés La femme conserve longtemps sa chevelure et est rarement chauve, même si elle est d'un tempérament arthritique, parce que sa coiffure est légère et souple, son chapeau ne comprime pas la tête mais se pose sur les cheveux et se fixe avec des épingles. Les cheveux qui tombent à la suite d'une maladie grave, *la syphilis*, *la variole*, *la fièvre typhoïde* repoussent toujours après la convalescence, mais il faut aider cette repousse par une préparation tonique pour fortifier la racine et exciter le bulbe pileux. Dans la période secondaire de la syphilis, les cheveux deviennent secs, ternes, les sourcils et toutes les régions pilaires sont plus ou moins atteintes par la chute. Lorsque la chute des cheveux a lieu à la suite d'une maladie de la peau, de pellicules, démangeaisons, dartres, il faut sans tarder soigner le cuir chevelu et instituer un traitement efficace, parce que ces maladies et surtout les pellicules peuvent détruire la racine et toute racine morte ne repousse plus.

Traitement prophylactique du cuir chevelu. — Pour préserver le cuir chevelu d'une affection, pour stimuler les cheveux et empêcher leur chute il faut, dès qu'on constate que les cheveux tombent, faire usage du *Régénérateur Spark* et de la *Pommade tonique Spark*. C'est le meilleur traitement qui existe contre la chute des cheveux. Matin et soir frictionner le cuir chevelu avec le *Régénérateur Spark*, ensuite appliquer un peu de *Pommade Spark* et brosser pendant quelques minutes avec une brosse pour faire pénétrer et absorber les toniques par les cheveux. Le résultat est excellent, les pellicules, les démangeaisons disparaissent et la chute s'arrête; peu à peu la racine reprend sa vigueur et la repousse se manifeste abondamment. Lorsqu'on fait usage d'un fer chaud pour friser les cheveux, il est indispensable de les graisser avec la *Pommade Spark*.

Observation importante. — Souvent la chute des cheveux est occasionnée par l'inflammation du foie et le mauvais état du tube digestif. Pour bien digérer et combattre l'inflammation du foie il faut prendre l'*Élixir Spark* et les *Cachets Polydigestifs Soker*, qui rétablissent la nutrition et enlèvent l'inflammation. S'il y a des démangeaisons et des boutons sur la tête et de l'âcreté au sang, il faut purifier le sang avec le *Dépuratif Parnel*.

Lorsque les cheveux sont secs, il est bon de faire un usage à peu près régulier de notre *Pommade tonique Spark*. Par les produits antiseptiques qui entrent dans sa composition, le *Régénérateur Spark* arrête la formation des pellicules et fait disparaitre les microbes. Par ses propriétés stimulantes, il assainit les cheveux, active leur croissance. Le *Régénérateur Spark* ne poisse pas les cheveux, n'encrasse pas la tête, ne tache pas la peau, sèche facilement et facilite l'ondulation. Il a une action spéciale et antiseptique sur le microbe de la calvitie, le *microbacille séborrhéique*, qu'il détruit promptement et arrête la chute. La chevelure s'épaissit, s'allonge et les cheveux deviennent souples et brillants.

Recoloration. — Lorsque les cheveux sont blancs, nous conseillons pour leur recoloration et pour leur rendre la nuance primitive, l'*Eau Balta, La Levantine* qui est une eau tout à fait inoffensive et qui donne d'excellents résultats sans nuire à la santé (demander la brochure explicative Beautygène Janette).

Hygiène de la chevelure et de la tête. Des soins de la chevelure. — Les cheveux ont besoin d'air, de lumière et de propreté; pour entretenir la propreté du cuir chevelu, on emploie le *peigne*, la *brosse* et les *lavages*. Le *peigne* à *démêler* peut être employé sans aucun inconvénient; le peigne fin casse les cheveux, irrite le cuir chevelu, il en résulte une augmentation des pellicules; on ne doit s'en servir que très rarement et sans tirailler les cheveux et n'exercer qu'une pression légère. Pour aérer les cheveux, il faut employer le démêloir et la brosse. La *brosse* doit être en soie, plutôt dure. Les objets à l'usage de la chevelure doivent être

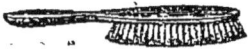

rigoureusement personnels, pour s'éviter une affection grave. Ne pas trop serrer ni trop tordre les cheveux; et éviter de porter un bonnet aussi bien le jour que la nuit, autrement on sera

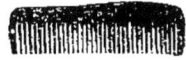

FIG. 197.
Brosse à cheveux.

FIG. 198.
Peigne.

chauve de bonne heure. Éviter la coiffure lourde et épaisse, elles nuisent aux cheveux en empêchant l'arrivée de l'air et de la lumière.

Les cheveux cachés sous le chapeau tombent vite tandis que ceux des tempes qui sont à l'air, restent plus longtemps. Pour enlever la matière grasse qui s'attache au cuir chevelu par la sécrétion des glandes sébacées, pour détruire les pellicules, les lavages sont nécessaires. On fait les lavages avec un jaune d'œuf battu dans un peu d'eau, soit avec de l'Eau de Cologne dans laquelle on fait dissoudre un peu de savon, soit avec 50 grammes d'écorce de bois de Panama que l'on fait bouillir dans un litre d'eau pendant quinze minutes; on filtre et l'on opère pendant que le liquide est encore chaud. A la suite de l'usage de l'une ou de l'autre de ces préparations, on fait un second lavage de tête avec de l'eau tiède et du savon blanc de Marseille. En dehors de ces lavages obligés, éviter de mouiller les cheveux. Ne pas se laver la tête à l'eau froide qui donnerait des névralgies et des migraines. L'eau de mer est particulièrement funeste. Pour les bébés, il faut laver la tête tous les jours et ne pas faire porter le bonnet; ils auront ainsi une chevelure abondante et s'enrhumeront rarement; les bébés qui ont la tête couverte de bonnets ont les cheveux rares. Pour les petits garçons, il faut la coiffure en brosse qui facilite l'aération.

CHEVROTEMENT. — Tremblement de la voix.

CHIEN ENRAGÉ. — Voir *Rage*.

325. — **CHINE**. — Dans le Nord de la Chine, la chaleur en été est très grande avec des pluies abondantes et vent du Sud; en hiver, le froid est très rigoureux avec vent du Nord; la saison pluviale dure depuis le mois de juin jusqu'à octobre.

L'eau est de très mauvaise qualité et les Chinois la boivent rarement sans la faire bouillir et sous forme d'infusion de thé.

Précautions hygiéniques. — Pendant le séjour éviter les alcools, la viande de porc, le poisson, les écrevisses, les crevettes parce que les rivières sont malpropres. Parmi les maladies les plus fréquentes, il faut citer la fièvre et la diarrhée, surtout la dernière, qui devient souvent très grave. Aussi faut-il prendre toutes les précautions hygiéniques pour éviter le choléra. Les autres maladies sont, en hiver : les affections rhumatismales et des voies respiratoires. Comme boisson, prendre du thé, de préférence chaud. En route, en cas urgent, filtrer l'eau avec le filtre au permanganate de potasse (ce dernier peut servir pour désinfecter les puits).

On se munira de vêtements en toile caoutchoutée pour la saison des pluies et de moustiquaires pour se garantir contre les moustiques. Pour l'hiver, il faut des fourrures, des vêtements chauds, des bas de laine.

326. — CHLOROSE — La chlorose est une affection particulière, une anémie spéciale et névrosée de la femme (*pâles couleurs*); c'est surtout une maladie des jeunes filles parvenues à l'âge de la puberté. Elle est caractérisée, comme son nom l'indique, par une pâleur excessive de la peau, un teint jaunâtre, verdâtre, la décoloration des lèvres, la flaccidité des chairs, la blancheur des conjonctives, la bouffissure de la face, le manque d'appétit, les tiraillements d'estomac, les nausées, la gêne de la respiration, les lassitudes spontanées, la nonchalance, la tristesse, la mélancolie, l'irritabilité, les névralgies, les palpitations du cœur, la constipation. Elle exige le même régime et le même traitement que l'anémie. Voir *Anémie.*

327. — CHOLÉCYSTITE (grec *cholé*, bile, et *kustis*, vessie). — Inflammation de la vésicule biliaire.

328. — CHOLÉDOQUE (grec *cholé*, bile, et *déchesthai*, recevoir). — Canal par lequel la bile du foie, qui vient des canaux hépatiques et cystiques, arrive dans l'intestin grêle : le *duodénum.*

329. — CHOLÉMIE (grec *cholé*, bile, et *haima*, sang). — Passage de la bile dans le sang. Voir *Jaunisse.*

330. — CHOLÉRA. — Il débute tantôt par la cholérine, tantôt par une diarrhée bilieuse et des vomissements. Dans le premier cas, le malade est d'abord pris d'une diarrhée fréquente sans coliques; les matières rendues sont d'abord liées, ensuite liquides et d'une coloration normale. Le malade est abattu et son corps se refroidit. La diarrhée dure quelques jours pour prendre la forme grave du choléra proprement dit. Dans le second cas, la maladie prend de suite la forme très grave. Les selles sont très fréquentes et finalement ne sont formées que d'un liquide aqueux, presque sans odeur ni couleur, dans lequel nagent des flocons blanchâtres ayant la forme de grains de riz (*selles riziformes*) avec des vomissements de ces mêmes matières. Le malade éprouve des vertiges, des maux de tête, de vives douleurs stomacales, une soif ardente. Les yeux sont cernés, bordés de noir, les traits sont tirés, l'amaigrissement est grand. La circulation se ralentit, le sang s'épaissit de plus en plus, la quantité d'eau que le malade rend étant considérable. La peau se refroidit, tandis qu'a l'intérieur du corps le malade éprouve une forte chaleur qui le fait souffrir. Le malade a des crampes dans les mollets et les bras, les pieds et les mains sont froids et violacés, se dessèchent et se plissent, le malade n'urine plus, la respiration est difficile et il s'éteint dans la somnolence et la torpeur. Lorsque le malade ne succombe pas, il y a alors réaction, la fièvre et la chaleur reviennent, la diarrhée et les vomissements diminuent.

Choléra sec. — Le choléra peut également prendre la forme sèche; l'intestin est frappé de paralysie, l'évacuation est complètement supprimée et le malade succombe.

Cette maladie est épidémique et contagieuse, elle est due à un microbe, appelé le *Bacille Virgule*, plus spécialement observée dans les pays chauds, et au *Coli-Bacille* pour le *choléra nostras.* Le choléra est conta-

gieux en pleine période aiguë et provient souvent d'une diarrhée prolongée, restée contagieuse.

Traitement. — Éviter tout excès ou privation. Observer tous les soins
de propreté, comme il est dit plus loin, chapitre *Hygiène préventive*. Ne
pas négliger les premiers accidents intestinaux ; dès l'apparition de la
diarrhée, donner du salicylate de bismuth avec
de l'*Elixir parégorique*. Boire de l'eau de riz,
de l'eau albumineuse, mettre des cataplasmes
chauds sur le ventre et les membres qui se
contractent, frictionner le corps avec une flanelle
trempée dans de l'alcool camphré, mettre des
bouillottes chaudes ou briques chaudes dans le
lit pour combattre le refroidissement du corps.
Donner des boissons chaudes, thé, café, addition-
nées d'eau-de-vie. Observer la diète. Dans la période de la fièvre, lorsque la chaleur revient,
donner des boissons froides et même glacées en
cas de vomissements. Si l'amélioration ne survient pas assez vite, administrer de l'huile de
ricin et un lavement purgatif pour nettoyer l'esto-
mac et l'intestin. Purifier l'air de l'appartement en y brûlant un peu de
vinaigre. Isoler le malade.

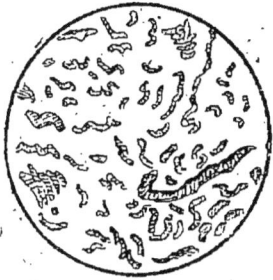
Fig. 199. — Microbe vir-
gule, microbe du cho-
léra.

Hygiène préventive. — En cas d'épidémie on doit supprimer toutes les
boissons fermentées : vin, cidre, alcool, liqueur, bière. Le choléra étant
surtout transmis par l'eau potable on ne boira que de l'*eau longuement
bouillie* qu'on peut aérer en l'agitant ou des infusions de thé, de tilleul, de
camomille, de houblon, etc. Éviter toutes les eaux minérales car en temps
d'épidémie la consommation est tellement grande, que la fraude devient
facile et l'on s'expose de boire de l'eau de la fontaine légèrement alcalinisée et gazéifiée. Il est plus prudent de boire de l'eau bouillie ou des
tisanes. Le café est permis mais il faut supprimer l'eau-de-vie ; le cidre
et la bière sont dangereux, l'eau froide ou glacée est très dangereuse.
Avoir soin de faire bouillir le lait et ne jamais le boire cru.

Éviter les refroidissements et se vêtir chaudement, éviter les fatigues,
les excès de travail, aussi bien que les excès de plaisir ; ne pas veiller trop
tard, les bains froids sont contraires. Veillez à la régularité des selles.

On ne doit rien changer à son régime habituel s'il comprend une nourriture saine et de bonne qualité, mais il est indispensable de s'abstenir de
toutes crudités, surtout des légumes et des fruits, radis, artichauts, etc.,
qui poussent sur le sol, la terre étant toujours souillée des déjections et
des microbes qui passent sur les végétaux. Supprimer la choucroute et
tous les légumes ayant subis une fermentation, la charcuterie, les coquillages, l'oie, le canard, le porc, toutes les substances salées ou épicées, les
viandes fumées et les viandes lourdes. Tous les légumes et tous les fruits
seront cuits. Le choléra se propage par les déjections, les selles, le linge,
les vomissements et l'eau qui contiennent le microbe. Le linge et les effets
personnels d'un malade doivent toujours être désinfectés. Désinfecter les
latrines.

Prophylaxie. — Comme mesures sanitaires pour protéger le pays contre l'invasion, on doit prendre des mesures rigoureuses de surveillance aux frontières et à l'intérieur ; surveiller les voyageurs provenant des pays suspects.

INSTRUCTION SUR LES PRÉCAUTIONS A PRENDRE
CONTRE LE CHOLÉRA

831. — Employer l'eau bouillie même pour la toilette. Le germe de la diarrhée cholériforme est contenu dans les déjections des malades (matières fécales et vomissements). Il se transmet surtout par l'eau, les linges et les vêtements. Il ne se transmet pas par l'air.

Mesures préventives. — L'eau potable doit être l'objet d'une attention toute particulière ; l'eau récemment bouillie donne une sécurité absolue. Cette eau doit seule servir à la fabrication du pain et au lavage des légumes. Il faut se laver au savon les mains avant de manger. Les excès de tous genres, notamment les excès alcooliques, sont dangereux. Les refroidissements doivent être évités avec le plus grand soin. Toute diarrhée et tout trouble intestinal sont suspects : appeler de suite un médecin.

Premiers soins à donner aux malades. — Il faut : combattre la diarrhée ; arrêter les vomissements ; réchauffer le malade.

1° Pour combattre la diarrhée. — Administrer tous les quarts d'heure trois cuillerées à soupe de la limonade suivante :

Acide lactique....	10 gr.
Sirop de sucre.	90 —
Alcoolature d'orange........	2 —

à verser dans un litre d'eau.

2° Pour arrêter les vomissements. — Administrer des petits morceaux de glace ou des boissons gazeuses et donner toutes les heures vingt gouttes de l'élixir suivant :

Elixir parégorique..........	20 gr.

3° Pour réchauffer le malade. — Boissons chaudes et alcooliques. — Café noir léger additionné d'eau-de-vie. — Thé chaud avec du rhum. — Grogs. Frictions sèches énergiques. — Enveloppement dans des couvertures. Boules d'eau chaude ou briques chauffées autour du malade.

MESURES A PRENDRE DÈS QU'UN CAS DE
CHOLÉRA SE PRODUIT

332. — Dès qu'un cas de diarrhée cholériforme se produit, il faut en faire la déclaration, soit à la Préfecture de police (service des épidémies), soit au commissariat de police du quartier pour la ville de Paris, et à la mairie dans les communes du ressort de la Préfecture.

Transport du malade. — Si le malade ne peut recevoir à domicile les soins nécessaires, s'il ne peut être isolé, notamment si plusieurs personnes habitent la même chambre, il doit être transporté dans un service spécial. Les chances de guérison sont alors plus grandes et la transmission n'est pas à redouter. Le transport devra toujours être fait dans une des voitures spéciales mises gratuitement à la disposition du public. A Paris, l'envoi de la voiture sera demandé soit dans les commissariats ou les postes de police, soit à la Préfecture de police (service des épidémies), soit rue de Chaligny, 21, soit rue de Staël, 6. La Préfecture de police (service des épidémies) et les stations de voitures de la rue de Chaligny et de la rue de Staël sont reliées au réseau téléphonique public. Le service est assuré jour et nuit.

Isolement du malade. — Le malade, s'il n'est pas transporté, sera placé dans une chambre séparée où les personnes appelées à lui donner des soins doivent seules pénétrer. Son lit sera placé au milieu de la chambre; les tapis, les tentures, les grands rideaux seront enlevés. Les personnes qui entourent le malade se laveront les mains avec une solution de sulfate de cuivre faible (à 12 grammes par litre d'eau), toutes les fois qu'elles auront touché le malade ou les linges souillés. Elles devront aussi se rincer la bouche avec de l'eau bouillie. Elles ne mangeront jamais dans la chambre du malade.

Désinfection. — Il est de la plus haute importance que les déjections du malade (matières fécales et matières vomies), ainsi que les objets souillés par elles, soient immédiatement désinfectés. La désinfection des déjections sera obtenue à l'aide d'une solution de sulfate de cuivre, renfermant 50 grammes de sulfate de cuivre par litre.

Les commissaires de police tiennent gratuitement à la disposition du public des paquets de 25 grammes destinés à faire es solutions. On mettra deux de ces paquets dans un litre d'eau pour préparer les solutions destinées à la désinfection des selles et des cabinets d'aisances. Un demi-paquet dans un litre d'eau suffit pour la désinfection des mains. Pour désinfecter les matières, on versera dans le vase qui les reçoit un demi-litre de la solution. On lavera avec cette même solution les cabinets d'aisance et tout endroit où ces déjections auraient été jetées et répandues. Aucun des linges souillés ou non ne doit être lavé dans un cours d'eau. Le petit linge sera désinfecté par une immersion pendant 10 à 15 minutes dans l'eau bouillante; cette immersion sera précédée, s'il y a des taches de sang ou de pus, d'un trempage dans une solution de potasse. Pour les grands linges, on devra réclamer leur passage à l'étuve; — il en sera de même pour les habits, les tapis, la literie et les couvertures.

333. — CHOLÉRINE. — C'est une diarrhée abondante accompagnée de coliques, de douleur au creux de l'estomac et au ventre. Le malade a des nausées et quelquefois des vomissements. Il est abattu, manque de force et transpire facilement, la soif est vive. Il faut se soigner de la manière suivante. Se tenir chaudement, boire des tisanes chaudes de mélisse, de menthe, ou du thé chaud. Prendre quelques gouttes d'*Elixir parégorique* avec un gramme de salicylate de bismuth toutes les deux ou trois heures. Porter une flanelle sur le ventre. Chez les enfants, on donne deux lavements d'amidon par jour; comme boisson, donner de l'eau bouillie avec un peu de bicarbonate de soude; couper le lait avec de l'eau bouillie additionnée de bicarbonate de soude. Voir *Dysenterie, Choléra.*

334. — CHOLESTÉRINE. — Substance organique faisant partie de la bile et qu'on retrouve dans les calculs du foie.

335. — CHORÉE, DANSE DE SAINT-GUY. — La chorée est une névrose, caractérisée par des mouvements désordonnés et involontaires des différentes parties du corps; elle est héréditaire, fréquente dans le jeune âge et plus habituelle au sexe féminin. Elle survient surtout à l'époque de la dentition, dans le cours de la seconde enfance et à la puberté. Ses causes déterminantes les plus habituelles sont la frayeur, la colère, l'irritation, la chloro-anémie, une maladie de cœur, un rhumatisme, les vers intestinaux, l'onanisme. La chorée vulgaire est annoncée par des signes précurseurs, tels qu'un changement de caractère, des douleurs dans les membres, un besoin continuel de se mouvoir. Le sujet devient capricieux, inattentif, impressionnable, maladroit dans ses mouvements. Puis c'est la série des troubles de la motilité; l'enfant grimace en parlant; sa démarche devient bizarre et désordonnée; il ne peut plus coordonner ses mouvements. Il est soumis à des secousses involontaires dans les épaules; le cou. Des contractions brusques agitent tous ses muscles, il ne peut plus saisir un objet, ses membres se livrant à des mouvements désordonnés. Ses membres sont projetés sans direction, en sens différents, sa démarche est bizarre, sautillante; la parole n'est pas nette, il résulte un bégaiement. La mastication et la déglutition sont difficiles, parfois on est obligé de faire boire et manger le malade. Cette agitation frappe plus spécialement le côté gauche. Le malade a peine à serrer la main qu'on lui tend.

A la longue, le caractère devient sombre, irritable, taciturne; la mémoire faiblit et le malade est sujet à des hallucinations. La chorée pour l'enfance dure de deux à trois mois; souvent elle laisse après elle des tics, des tressaillements involontaires. Les récidives peuvent survenir à la suite d'une émotion, à l'approche de la puberté, à l'occasion d'une grossesse; chez les adultes, la chorée se traduit par un tic des muscles du visage.

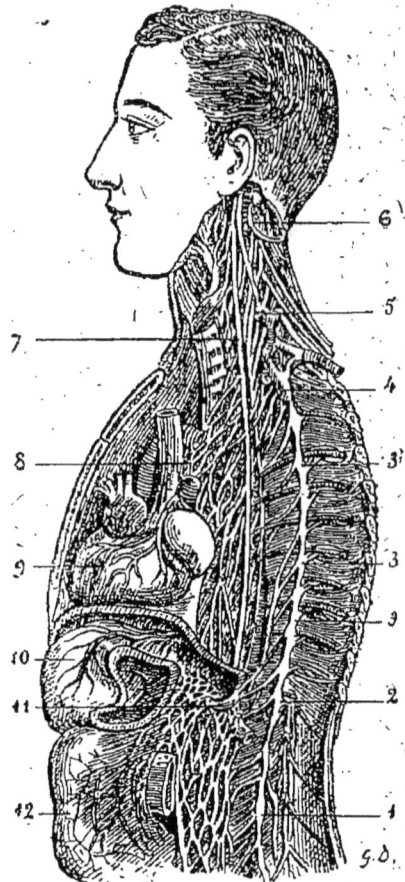

FIG. 200. — Système nerveux du grand sympathique.

1-6, chaîne de ganglions nerveux. — 1-2, ganglions lombaires ou abdominaux. — 3-3-3, ganglions thoraciques. — 4-5-6, ganglions cervicaux, supérieurs moyens et inférieurs. — 7, nerf pneumogastrique, nerf cranien se distribue aux poumons, au cœur et à l'estomac. — 8, ganglions et plexus cardiaques du grand sympathique. — 9, cœur. — 10, estomac. — 11, ganglions placés derrière l'estomac. — 12, intestins.

Traitement. — Les différents traitements préconisés jusqu'à présent n'ont jamais produit des guérisons aussi durables et radicales que celles obtenues par la *Médecine Végétale*.

Le malade prendra le *Sédatif Tiber* qui est le véritable spécifique de cette maladie et le *Triogène For* qui fortifie le sang et tonifie l'organisme anémié. Pour les adultes, selon l'ancienneté du mal, il faut donner deux à quatre cuillerées à bouche par jour de *Sédatif Tiber*. Pour les enfants, la dose est, selon l'âge, d'une cuillerée à dessert à deux cuillerées à soupe par jour. On le donne avant chaque repas, dans la journée et en se couchant dans une tasse de *Tisane Orientale Soker*. Le *Sédatif Tiber*, aidé du *Triogène For*, produit des résultats merveilleux. Il s'attaque directement au sang, lui retire le vice, cause du mal, modère le système nerveux et le régularise; le *Triogène For* reconstitue l'organisme en fortifiant le sang et la guérison est rapide et radicale, exempte de toutes chances de rechutes. Tous les trois ou quatre jours donner de l'*Elixir Spark* pour obtenir un effet laxatif et chasser les vers intestinaux. Les bains tièdes et les frictions sont très recommandés, le malade profite mieux du traitement et ses muscles retrouvent bientôt l'équilibre nécessaire à leur bon fonctionnement. On donnera un bain tiède deux fois par semaine. On fera tous les jours des lotions tièdes suivies d'une friction à l'eau de Cologne. Insister surtout sur toute l'étendue de la colonne vertébrale. La gymnastique sera très utile (voir ce mot).

336. — CHOROÏDE (grec *chorion*, cuir, et *eidos*, forme). — Membrane moyenne noire de l'œil placée entre la sclérotique et la rétine.

337. — CHOROÏDITE. — C'est l'inflammation de la *choroïde*. Le malade éprouve des douleurs au front, à l'œil et devient très sensible à la lumière, la vue s'obscurcit. Le malade voit voltiger des *points noirs*, des ombres qui paraissent des *mouches volantes*. Cette maladie peut se compliquer et atteindre l'*iris*. Dans ce dernier cas, elle porte le nom de *Irido-Choroïdite*. Cette maladie a pour cause le rhumatisme, la syphilis, l'alcoolisme, l'artériosclérose, le diabète, l'ataxie, l'albuminurie. Ne jamais négliger de soigner énergiquement cette maladie qui, à la longue, peut compromettre gravement la vue. Pour guérir cette maladie, il faut suivre le traitement antirhumatismal si l'on est *rhumatisant* ou le traitement spécifique contre la *syphilis* si l'on a été atteint de cette maladie.

CHUTE. — Action de tomber. Voir *Blessure, Contusion.*

338. — CHUTE DES DENTS. — La chute des dents se produit naturellement chez le

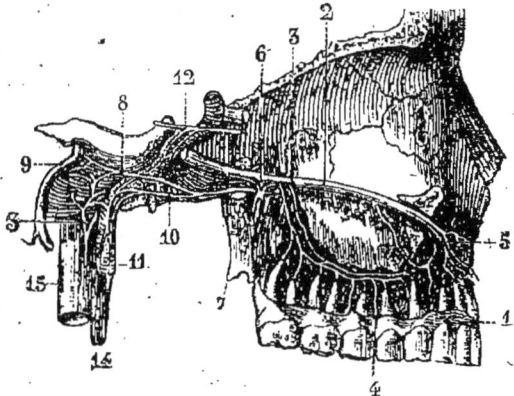

FIG. 201. — Nerf maxillaire supérieur.

1. Arcade alvéolaire supérieure, dans laquelle on a sculpté les racines des dents, afin de montrer les racines nerveuses qui s'y rendent — 2. Nerf maxillaire supérieur. — 3. Nerfs dentaires postérieurs et supérieurs. — 4. Filets ou nerfs dentaires se rendant aux dents et aux gencives. — 5. Nerf dentaire antérieur et supérieur. — 6. Ganglion de Meckel. — 7. Apophyse ptérygoïde. — 8. Nerf vidien. — 9. Nerf facial. — 10, 11. Filets du grand sympathique allant se jeter dans le nerf vidien. — 12. Filets du grand sympathique se rendant dans les nerfs de la paroi interne du sinus caverneux. — 15. Veine jugulaire interne.

personnes âgées parce que la gencive faiblit et ne protège plus la dent. Chez les personnes jeunes, la chute des dents survient par suite de la mauvaise hygiène de la bouche et des dents : la *carie dentaire*, l'*inflammation des gencives*. Dans l'un et dans l'autre cas, on peut retarder et empêcher la chute des dents si l'on s'occupait un peu plus de l'hygiène de la bouche pour éviter toute inflammation. Il y a une quantité considérable de personnes qui perdent leurs dents ou qui ont une très mauvaise dentition par ignorance.

Hygiène préventive. — Si on a des mauvaises dents, il faut les faire soigner par un dentiste pour éviter une nouvelle détérioration. Si les dents sont bonnes il est indispensable de les soigner également si on veut les conserver. Le moyen le plus efficace pour fortifier les gencives, empêcher le déchaussement, c'est de les nettoyer au moins une fois par jour avec une bonne pâte dentifrice ; la plus recommandée par son efficacité antiseptique et le parfum agréable qu'elle laisse à la bouche, est la *Pâte Dentifrice Rodol*, qui fortifie les dents, et l'*Élixir Dentifrice Rodol* qui fortifie la gencive et préserve sûrement de la *carie*.

339. — CHUTE DE LA LUETTE. — Lorsque la *Luette* est enflée par suite d'inflammation, elle peut obstruer le larynx, ce qui provoque des accès de suffocation et une gêne considérable dans la respiration. Cette maladie survient à la suite d'un refroidissement et lorsque le tube digestif est enflammé. Le meilleur moyen de se guérir est de se gargariser plusieurs fois par jour avec le *Gargarisme Jener* et laisser fondre dans la bouche quatre à six *Pastilles Antiseptiques Jener*. Contre l'inflammation du tube digestif et la digestion laborieuse, prendre de l'*Élixir Spark*.

340. — CHUTE, DÉPLACEMENT DE LA MATRICE. — La matrice se déplace facilement et prend des positions anormales. Ces déplacements surviennent à la suite d'une fausse couche, d'un accouchement laborieux, lorsque la femme n'est pas restée assez longtemps couchée pour permettre à la matrice de reprendre sa position naturelle, à la suite des grossesses répétées à court intervalle ; à la suite des maladies inflammatoires du col ou du corps de la matrice ; lorsqu'il y a constipation opiniâtre. Cette chute se désigne sous différents noms, selon la position qu'elle prend à la suite du déplacement :

Descente de matrice : lorsque la matrice entraînée par son poids descend dans le vagin elle occupe quelquefois toute la cavité et même fait saillie au dehors. On désigne la chute sous le nom de **Rétroversion** : lorsque le col se place en avant et la partie supérieure de la matrice en arrière ; sous le nom d'**Antéversion** : lorsque le *corps* de la matrice est penché vers la vessie, pendant que le *col* pèse sur le rectum c'est-à-dire se place en arrière ; sous le nom de **Latéroversion** : si la matrice est penchée à droite ou à gauche. La cause principale d'une chute de matrice est le relâchement des ligaments qui se distendent à la suite de fausses couches, d'accouchements laborieux ou d'efforts. Elle peut survenir chez les personnes débiles à la suite d'une fatigue ; la danse, le voyage à cheval peuvent la provoquer. La déviation de la matrice rend la marche pénible, occasionne de la pesanteur et de la gêne dans le bas ventre, des tiraillements dans l'aine, la malade a des battements de cœur, des vapeurs et devient bizarre ; elle pleure ou rit sans motif, elle a faim mais éprouve un dégoût pour les aliments, lorsque la malade se couche la tête plus basse que les pieds, la gêne et la pesanteur diminuent et même cessent complètement. Elle a la sensation d'un corps étranger qu'elle voudrait expulser, des maux de reins. La marche et la position debout deviennent vite fatigantes.

Lorsque la matrice est descendue dans le vagin l'estomac se trouve entraîné en bas et la malade souffre, éprouve des défaillances, des tiraillements d'estomac, de la gastralgie, des névralgies, des vapeurs, des troubles hystériques. Elle est d'une impressionnabilité excessive, et sent souvent une boule lui remonter à la gorge, c'est la *boule hystérique*. Chez les chlorotiques et anémiques, on constate des palpitations, des troubles digestifs, des douleurs, des gonflements dans les membres inférieurs. Les règles deviennent douloureuses et se prolongent. La malade croit avoir faim par suite des tiraillements qu'elle éprouve et suppose souvent que son mal siège dans l'estomac.

Traitement. — Le traitement de cette maladie consiste à faire des injections avec le *Spyrol Leber* qui est le meilleur astringent et antiseptique connu. Ces injections tonifient les chairs, les raffermissent et guérissent tous les écoulements utérins. Elles maintiennent l'organe dans une antisepsie indispensable. Pour que l'organe reprenne sa place, il faut employer les moyens suivants : la malade portera une bonne ceinture hypogastrique (on place la ceinture au-dessous de l'estomac). Nous conseillons également d'introduire dans le vagin et l'enfoncer le plus en avant possible une éponge fine qui sera attachée à un ruban ou cordon assez solide pour pouvoir la retirer assez facilement. Cette éponge rendra un grand service. On aura soin de la laver tous les jours avec de l'eau bouillante additionnée de *Spyrol* et la *bien essorer avant* de l'introduire. La ceinture et l'éponge se portent le jour mais on doit les retirer pour la nuit. Dans aucun cas on ne fera usage de pessaires qui sont très nuisibles et ont fait beaucoup de victimes : *le pessaire est malfaisant*, il blesse inutilement la femme et aggrave la maladie. Le traitement interne comprendra le *Sédatif Tiber* une cuillerée à soupe avant chaque repas pour soigner les troubles nerveux et l'*Elixir Spark* une cuillerée à café après les repas pour rétablir les fonctions digestives et combattre la constipation. S'alimenter avec la *Tarvine* qui est un aliment phosphaté très reconstituant. Comme tonique et fortifiant, on prendra le *Triogène For* ou le *Vin. Galar* trois à quatre fois par jour à n'importe quelle heure.

Hygiène préventive. — Le froid a une très grande influence sur l'abdomen et peut déterminer chez la femme malade des crises hystériques très graves. Pour se garantir contre le froid, la malade portera une ceinture large en flanelle autour des reins. Se frictionner de temps en temps avec l'eau de Cologne. Chez les femmes atteintes de déplacement et de chute de la matrice, la grossesse est pénible et arrive rarement à terme.

341. — CHUTE DU RECTUM. — Elle est assez fréquente chez les personnes atteintes d'hémorroïdes ou très constipées et chez les enfants; elle a pour cause le relâchement de la muqueuse anale ; le rectum sort et forme des bourrelets quand la personne va à la selle et quelquefois d'une manière permanente. Au début, ces bourrelets ne sont pas douloureux et rentrent facilement, mais à la longue ils rentrent difficilement, peuvent s'ulcérer et provoquer des douleurs pénibles. Si la chute se produit, on doit faire rentrer la grosseur avec les doigts après l'avoir enduite d'une bonne couche de *Pommade Péruvienne Balton* et la maintenir avec une bande. Pour prévenir la chute, prendre des lavements froids. S'il n'y a pas de constipation, on prendra des lavements astringents froids, préparés avec une décoction de *ratanhia*, surtout après la garde-robe. Tous les soirs, introduire dans le gros intestin un *Suppositoire Kost*. Tous les matins et dans la journée graisser le rectum avec la *Pommade Péruvienne Balton*. Si la tumeur est volumineuse et ne rentre pas facilement, il faut prendre des bains de siège assez chauds ou tout à fait froids. Suivant les tempéraments, tantôt c'est l'eau très chaude qui réussit le mieux, tantôt c'est l'eau très froide. Après ces bains, on graisse la tumeur avec la *Pommade Péruvienne* et on la fait rentrer avec le doigt. Chez les enfants, on obtient un très bon résultat en introduisant après chaque selle un morceau pointu de glace recouvert de gaze iodoformée.

342. — CHYLE (grec **Chulos**, suc). — Suc blanchâtre résultant de la digestion qui s'absorbe par la muqueuse intestinale et qui est versé dans la circulation par les vaisseaux chylifères; le canal thoracique verse le chyle dans la veine sous-clavière.

343. — CHYME (grec **Chumos**, humeur). — Bouillie formée par les substances alimentaires ayant subi la première digestion dans l'estomac.

CICATRICE (latin **Cicatriceum**). — Marque qui reste lorsqu'une plaie se guérit. — Voir *Plaie*.

344. — CIL (latin **Cilium**). — Poils des paupières. Lorsque la paupière est enflammée, les cils tombent facilement. — Voir *Blépharite*.

345. — CIRCONCISION. — Petite opération ayant pour but la section du prépuce afin de le ramener en arrière. La circoncision est un excellent moyen hygiénique, qui rend la peau du gland plus résistante, ce qui préserve les hommes d'une contamination, en cas de rapports douteux, et évite toute inflammation sur le gland. La circoncision est de rigueur chez les Israélites et les Mahométans, aussi la syphilis est très rare chez eux. La circoncision commence à s'introduire chez les Chrétiens et il serait à souhaiter qu'elle se généralise, vu les services qu'elle peut rendre. La circoncision peut préserver l'homme d'une avarie et le mettre à l'abri de ces tumeurs, inflammations ou écorchures si dangereuses, qui se forment entre le gland et le prépuce, par suite de la sécrétion grasse qui s'y accumule.

CIRCULATION. — Voir page *Anatomie*.

346. — CIRRHOSE (grec **Cirrhose**, roussâtre). — Granulations jaunâtres ou roussâtres qu'on trouve à la surface du foie, lequel peut diminuer de volume — c'est la *Cirrhose atrophique*, — ou devenir volumineux, c'est la *Cirrhose hypertrophique*.

Cirrhose atrophique. — Elle est constituée par l'exubérance du tissu intestinal du foie dont le développement exagéré comprime et détruit à la

PLANTES

ORTIE BRULANTE

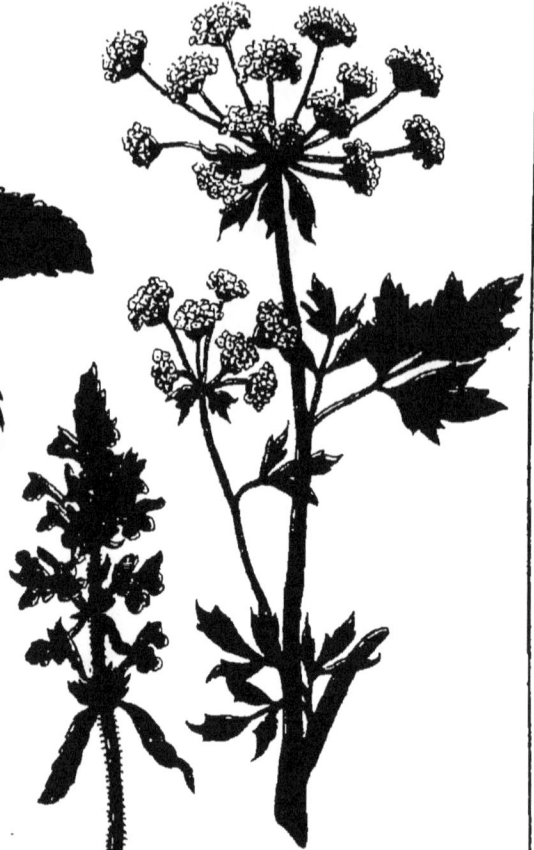

ACHE DES MARAIS

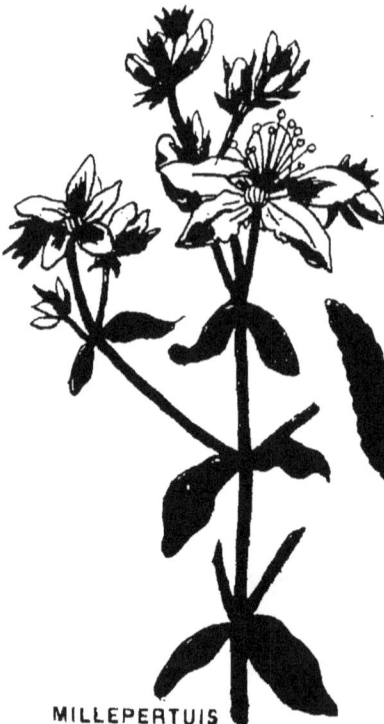

MILLEPERTUIS

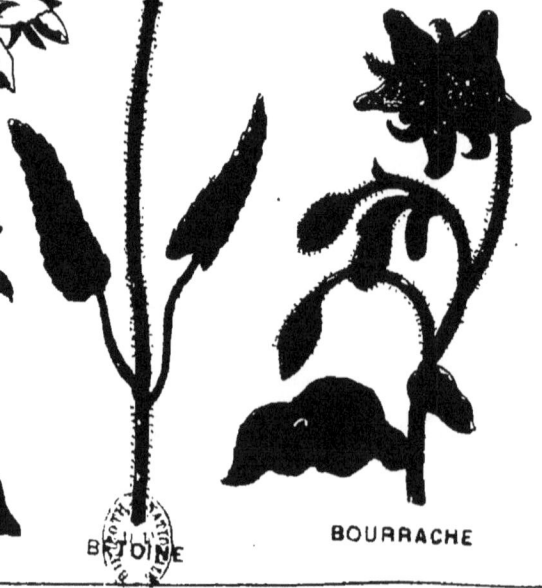

BETOINE

BOURRACHE

longue le tissu essentiel, les lobules, les canaux biliaires et veineux. Le foie peut diminuer, devenir dur et se contracter, son fonctionnement est suspendu; il en résulte des troubles graves pour la nutrition générale. Cette maladie est grave et d'une longue durée. Elle a pour cause l'abus des boissons alcooliques, vin, cidre, liqueurs, la cachexie paludéenne et les maladies du cœur. Le malade a la digestion difficile, éprouve une douleur sourde au côté droit, des alternatives de diarrhée et de constipation, de la jaunisse, des vomissements; ensuite survient l'hydropisie, le ventre enfle et peut contenir jusqu'à 15 litres de sérosités. Le malade

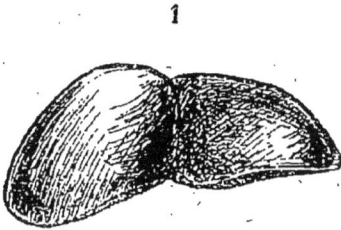

1   2

FIG. 202. — Foie sain.   FIG. 203.— Foie atteint de cirrhose.

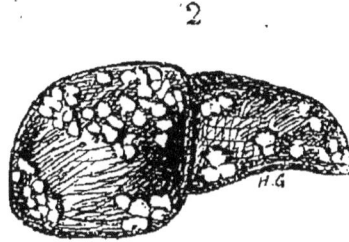

maigrit énormément; et il survient un dépérissement général qui peut être mortel.

Cirrhose hypertrophique. — Le malade est atteint de jaunisse avec selles colorées et urines foncées. Le foie devient énorme et gêne énormément la respiration.

Traitement. — Le meilleur traitement consiste à soumettre le malade de suite au régime lacté. Lorsqu'il y aura une grande amélioration, on peut cesser le lait et reprendre l'alimentation ordinaire en ayant soin d'observer le *Régime Biologique*. Alimenter le malade plusieurs fois par jour avec la *Tarvine* et donner l'*Elixir Spark* à la dose de deux à quatre cuillerées à café pour obtenir plusieurs selles par jour. Au besoin, pour renforcer l'action de l'élixir, on donne des *Pilules Spark*, une à deux le soir en se couchant; donner tous les jours un peu de foie frais réduit en pulpe, ou un lavement préparé avec une macération de foie frais dans de l'eau. Boire beaucoup de tisane diurétique *Tisane Orientale Soker*.

347. — CITERNE. — Réservoir ou cavité close pour conserver l'eau de pluie. Ordinairement on dispose des réservoirs en métal ou des fosses construites en ciment et cachées sous une couche de terre pour que l'eau ne gèle pas. L'eau de pluie contient des poussières qui se trouvent dans l'air et sur les toits.

CIVIÈRE. — Brancard pour transporter les malades. Voir *Brancard*.

CLAVICULE. — Voir *Épaule, Fracture, Luxation*.

348. — CLIGNOTEMENT. — S'observe chez les myopes, les astygmates, dans l'hypermétropie, l'albinisme et l'ataxie.

349. — CLIMAT (grec *Klimat*, inclinaison). — Sous le nom de climat, on désigne la stabilité, la variation de la température et de l'atmosphère dans un pays. Le climat a une très grande influence sur la santé générale. On doit choisir un pays où la variation et la stabilité de la température et de l'atmosphère sont identiques pour les mêmes époques. Les brusques alternatives de chaud et de froid sont la principale cause des affections de l'appareil respiratoire. Pour une station hivernale, il faut choisir un pays d'une stabilité thermique connue, afin de préserver la poitrine. Il est bon de savoir que la mer donne beaucoup d'humidité à cause de l'évaporation qui s'effectue à sa surface. L'humidité empêche la transpiration et l'évacuation des vapeurs d'eau par la respiration, elle augmente les chances de refroidissement. On doit donc éviter les pays humides.

Les vents activent l'évaporation et par là produisent un abaissement de température du corps. Ils soulèvent les poussières et les dispersent avec tous les éléments nuisibles qu'ils contiennent. Ils sont la cause des affections catarrhales, des rhumatismes, de la fièvre jaune. Le passage d'un pays froid dans un pays chaud est souvent la cause des maladies d'intestin. L'habitant d'un pays chaud contracte facilement une maladie de poitrine lorsqu'il passe dans un pays froid. La moyenne de la vie est plus grande dans les pays froids que dans les pays chauds.

CLOUS. — Voir *Furoncles*.

350. — **CLYSOIR** (grec *kluzein*, laver). — Petit instrument pour administrer un lavement. On doit préférer le *Bock*. Voir ce mot.

351. — **CLYSOPOMPE.** — Petit instrument muni d'une pompe foulante. On l'emploie pour administrer des injections ou des lavements. Il faut préférer le *Bock*.

352. — **COCCYX.** — Os soudé au sacrum à la partie inférieure et qui termine la colonne vertébrale.

353. — **CŒUR** (maladies du). — Le cœur est chargé d'envoyer dans l'organisme le sang. Les soupapes qui séparent les oreillettes des ventricules ont pour but d'empêcher le sang de refluer dans la cavité d'où il vient d'être expulsé. Que, pour une cause quelconque, les soupapes fonctionnent mal, qu'elles ne ferment pas bien l'orifice, soit parce que les orifices se sont rétrécis, soit parce que la soupape est devenue trop petite, un mélange se fera entre le sang de l'oreillette et celui du ventricule, lequel provoquera des désordres très graves dans les fonctions des divers organes du corps. Les contractions deviendront plus fortes, les parois seront distendues ; c'est l'*hypertrophie du cœur* avec ses graves complications, œdème des jambes, hydropisie, qui peut amener la mort par asphyxie.

Les affections du foie ou des reins et les rhumatismes articulaires sont souvent les principales causes des maladies du cœur. Le mauvais fonctionnement du cœur provoque de l'oppression, des palpitations, des essoufflements, de la congestion pulmonaire, l'hydropisie. La respiration devient difficile, les jambes enflent et les urines deviennent rares. — Voir *Endocardite, Artério-sclérose*. Comme on voit, les affections du cœur ne constituent pas de maladies proprement dites, mais un dérangement dans le mécanisme de l'organe et peuvent être considérées comme une infirmité qui permet de vivre très longtemps si l'on a soin d'éviter tout ce qui peut l'aggraver. Le malade et son entourage ne doivent pas oublier que le cœur est le seul organe qui ne se repose jamais, bien réglé ou atteint d'infirmité il doit fonctionner toujours, aussi doivent-ils éviter toute cause qui fatigue le cœur et augmente inutilement

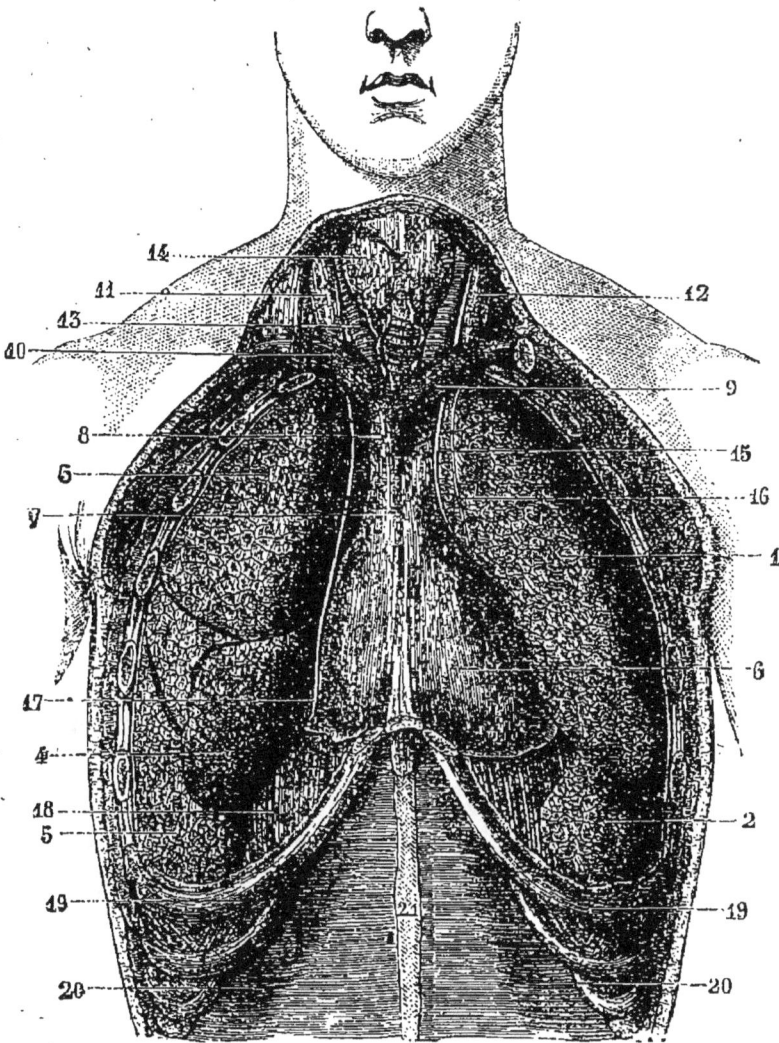

FIG. 204.

1, 2, 3, 4, 5. Poumons. — 6, 7. Cœur enfermé dans le péricarde. — 8. Veine cave supérieure formée par la réunion des deux troncs veineux brachio-céphaliques. — 9, 10. Veines sous-clavières. — 11, 12. Veines jugulaires internes. — 13. Artère carotide primitive. — 14. Corps thyroïde. — 15. Nerf phrénique. — 16, 17. Coupe des feuillets pleuraux. — 18. Face supérieure du diaphragme — 19. Côtes. — 20. Muscle transverse de l'abdomen. — 21. Ligne blanche.

ses battements. On doit marcher doucement, ne pas courir, monter les marches sans précipitation, éviter les émotions. L'entourage doit éviter à ces malades toute contrariété, toute cause d'irritabilité. Ces précautions auront une influence heureuse.

Traitement. — Le malade devra suivre le traitement de la manière suivante : Purifier le sang avec le *Dépuratif Parnel* qui est souverain pour régulariser la circulation. Après chaque repas, prendre l'*Elixir Spark* qui décongestionne le foie et le poumon ce qui amène un soulagement précieux en peu de temps. S'alimenter très souvent avec la *Tarvine*, aliment phosphaté très reconstituant et d'une digestion facile. Observer le *Régime Biologique*. Si les palpitations sont fréquentes et fatigantes, on prendra le *Sirop Kost*. Voir *Battements du Cœur, Endocardite, Angine de poitrine, Goître exophtalmique, Hypertrophie du Cœur, Péricardite, Palpitations*.

354. — COLIQUES INTESTINALES. — C'est une affection douloureuse, aiguë, causée par un état morbide de différentes parties de l'intestin grêle ou du gros intestin et qui nous vienne spontanément. Les douleurs siègent au ventre et surviennent chaque fois que l'intestin est malade. Les coliques sont occasionnées par une entérite, une dysenterie, une indigestion ou la constipation, c'est-à-dire par l'accumulation des matières fécales et des gaz. Quelquefois les coliques ont pour cause les vers intestinaux. Elles sont accompagnées de diarrhée ou de constipation ; les douleurs serrent violemment le ventre et donnent des tranchées.

Traitement des coliques sans diarrhée. — Avant tout il faut calmer la douleur avec un bon cataplasme chaud ou des linges chauds qu'on applique sur le ventre et boire une tisane chaude de camomille, d'anis, de tilleul ou du thé. On peut y ajouter un peu d'eau-de-vie ou quelques gouttes d'*Elixir Parégorique*. Pour obtenir un effet plus calmant, graisser le ventre avec de l'*huile de Camomille Camphrée* avant d'appliquer le cataplasme. Sur ce dernier, on peut verser dix à vingt gouttes de *Laudanum*. Un lavement d'eau chaude débarrasse l'intestin et amène également de suite un soulagement. Si la douleur ne cesse pas, donner un deuxième lavement avec cinq gouttes de *Laudanum*. Il est également utile de prendre une légère purgation d'*huile de Ricin* ou de *sulfate de magnésie*.

Traitement des coliques avec diarrhée. — Si les coliques sont accompagnées de diarrhée, il faut la combattre en prenant du salicylate de bismuth à la dose d'un gramme toutes les deux heures. Ajouter cinq gouttes d'*Elixir Parégorique* pour augmenter l'effet calmant. Le tout sera délayé dans un peu d'eau. Boire de la tisane de riz, de menthe, de camomille ou du thé chaud avec un peu de cognac ou de rhum.

Contre les coliques venteuses : Il faut mettre des cataplasmes, des linges chauds sur le ventre ; un lavement avec de l'eau tiède et une demi-cuillerée de glycérine soulage très vite ; boire des tisanes chaudes de camomille, de menthe ou d'anis. Si les coliques sont la suite d'une constipation, on prendra des lavements et une purgation comme il est dit plus haut, mais ensuite on soignera la *constipation*. Les personnes qui sont sujettes à des coliques, à des maux de ventre, doivent régulariser les fonctions digestives avec l'*Elixir Spark*. Ce médicament est souverain pour l'estomac et le ventre. Toutes les douleurs dans le tube digestif proviennent d'une inflammation du foie et d'une mauvaise digestion. L'*Elixir Spark* fait disparaître la cause et rétablit le bon fonctionnement des organes digestifs.

355. — COLIQUES HÉPATIQUES. — Ce sont des accès très douloureux provoqués par le passage de calculs biliaires dans les canaux.

Par suite des troubles ou mauvaise disposition de l'organisme, une partie de la bile durcit et forme des calculs dont le volume peut atteindre celui d'un œuf. Lorsque ces pierres passent dans le conduit biliaire pour descendre dans l'intestin, leur volume provoque des accès, des douleurs, que l'on appelle *coliques hépatiques*. Voir *Calcul*.

Cette affection, qui a son maximum de fréquence à 40 ans, se rencontre plus souvent chez la femme que chez l'homme. Ses causes prédisposantes et occasionnelles sont une vie sédentaire, une alimentation trop forte, toutes choses enfin qui peuvent congestionner le foie. La colique hépatique éclate le plus souvent quelques heures après le repas, surtout après dîner, au moment où la bile se déversant dans l'intestin pour concourir à la préparation, à l'assimilation des aliments, entraîne, dans ses mouvements, les calculs plus ou moins volumineux, aux formes plus ou moins saillantes.

Ceci se passe du côté droit, et la douleur, très intense, à cet endroit, s'irradie autour de l'ombilic, dans le dos et à l'épaule droite. Au moment du passage des concrétions dans les canaux biliaires,

FIG. 205. — Malade atteint de coliques du foie.

le malade est subitement pris de douleurs violentes, semblables à des coups d'épingles qui blesseraient le côté droit; il souffre horriblement. Le malade pousse des cris aigus, se roule dans son lit et cherche, par les positions les plus variées, à calmer ses souffrances; il est pris de vomissements et tombe souvent en syncope. Ces douleurs atroces ne cessent que lorsque le calcul est tombé dans l'intestin d'où il est expulsé avec les matières fécales au bout de deux ou trois jours. Après la crise, le malade est atteint de jaunisse. L'urine est très foncée. Les crises peuvent se renouveler s'il reste encore des calculs dans le foie ou si la formation des calculs se continue.

Traitement en cas de crise. — En cas de crise, il faut chercher à diminuer la souffrance et à abréger la crise; le meilleur moyen consiste à mettre le malade dans un grand bain chaud pendant une demi-heure, puis le porter dans un lit et là, sans perdre de temps, appliquer des compresses ou des cataplasmes chauds sur la partie douloureuse et donner du *Sirop de chloral*, un ou deux cachets de *Néragol*, ou la *Potion au chloroforme*. Quelques instants après, administrer les *Gouttes de Palmi* qui font glisser les calculs sans douleur. Ensuite faire boire plusieurs tasses de *Tisane Orientale Soker*, du thé léger, ou de la queue de cerise.

On doit boire la tisane bien chaude et plusieurs fois par jour. Dans chaque tasse de tisane, il faut mettre une à deux cuillerées à café de *glycérine pure*, on peut y ajouter du lait.

L'huile d'olive est très recommandée. Si la personne la supporte, il faut donner deux à quatre cuillerées à soupe par jour. Garder le lit le plus longtemps possible surtout si les attaques se répètent. Éviter les boissons froides, les alcools, les liqueurs, manger peu à la fois mais souvent, s'alimenter principalement avec la *Tarvine*, qui est très nourrissante sans charger l'estomac, boire beaucoup de lait.

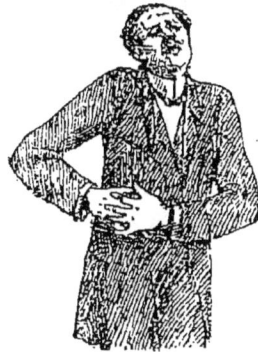

Traitement curatif après la crise. — Après la crise, pour se guérir de cette maladie, il faut suivre très régulièrement le traitement suivant : tous les jours prendre avant chaque repas deux à trois capsules de *Gouttes de Palmi*, qui agissent sur les calculs comme fondant et facilitent leur glissement. Après les repas, prendre une et même deux cuillerées à café d'*Elixir Spark* pour décongestionner le foie et régulariser la fonction biliaire.

Régime, Hygiène. — Continuer ce traitement avec régularité pendant six semaines à deux mois pour expulser tous les calculs existants, pour rendre au foie sa fonction normale et pour purifier le sang. Eviter la constipation et au besoin provoquer les évacuations avec les *Pilules Spark*. Le vin, la bière, le café, les liqueurs sont défendus. Observer le *Régime Biologique* et s'alimenter avec la *Tarvine*. A chaque repas, prendre un peu d'huile d'olive sous forme de sauce (mais sans vinaigre). Eviter les féculents, les pois, les carottes, la graisse, les fruits sucrés, les pâtisseries. Manger peu de pain, les œufs sont défendus. En un mot on doit observer le *Régime Biologique des maladies du foie*.

Si pendant le traitement il se produit une attaque, une douleur dans le côté droit, il faut de suite appliquer des cataplasmes chauds et augmenter la dose des *Gouttes de Palmi* et de la *Tisane Orientale Soker*.

356. — COLIQUES NÉPHRÉTIQUES. — Lorsque l'urine est trop chargée, une partie du gravier se dépose dans les reins, dans la vessie et

forme des petites pierres ou calculs. Le gravier étant fin, passe facilement des reins dans la vessie et, de là, est chassé par les urines. Il n'en est plus de même pour les calculs. Ils sont souvent volumineux, leur descente des reins dans la vessie détermine des douleurs atroces et des souffrances impossibles à décrire. Le mal cesse lorsque le calcul est arrivé dans la vessie. La douleur occupe ordinairement un seul côté, elle part des reins, pour aboutir à la partie inférieure du bas ventre ; elle devient rapidement aiguë et s'étend vers les cuisses, vers les testicules ; la douleur s'accompagne de nausées, de vomissements, et même de convulsions.

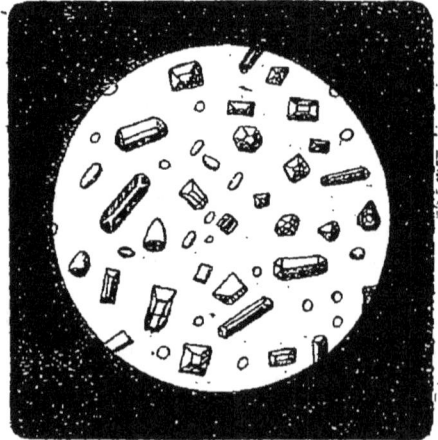

FIG. 206. — Cristaux de phosphate ammoniaco-magnésien.

Le calcul, souvent anguleux, est poussé par l'urine, déchire la muqueuse et cause des douleurs atroces, qui forcent le malade à se rouler par terre, en poussant des cris et des plaintes. L'accès dure de quelques heures à une journée; on voit parfois la douleur cesser brusquement, pour faire place à un bien-être complet, ce qui indique que l'obstacle est arrivé dans la vessie. Aussitôt le malade urine abondamment et trouve dans le vase la cause du mal, c'est-à-dire le gravier. Quand il n'est pas expulsé à bref délai, on est en droit de craindre que ses dimensions ne soient

MALADIES. — HYGIÈNE. — TRAITEMENTS.

disproportionnées avec le calibre du canal et, dans ce cas, il devient calcul volumineux par le dépôt de couches successives à sa surface. Quand le calcul ne peut avancer dans l'uretère pour gagner la vessie, il peut déterminer des symptômes nerveux assez violents pour causer la mort ou une inflammation qui dégénère en péritonite.

Traitement préventif en cas de crise. — Au moment de l'accès, il faut se borner à calmer la douleur et a faciliter la descente du gravier. A cet effet, on donnera des *Gouttes de Palmi* à la dose de 3 à 4 capsules, deux à quatre et même six fois par jour. Appliquer des cataplasmes de farine de lin sur les parties malades. Faire boire plusieurs tasses de *Tisane Orientale Soker*. Les *Gouttes de Palmi* facilitent le glissement du gravier et du calcul, et chassent la gravelle, la pierre sans douleur et sans être incommodé.

Traitement curatif. — Pour se préserver des crises néphrétiques, il faut suivre le traitement suivant : prendre les *Gouttes de Palmi* deux à quatre fois par semaine, le soir en se couchant; pour éliminer l'excès d'acide urique et autres sels de l'organisme, on donnera la *Rénalgine Ducase*, qui agit comme fondant en transformant l'acide urique en urates solubles. Il faut prendre trois à quatre paquets par jour, chaque paquet dans une tasse de *Tisane Orientale Soker*. Après chaque repas, prendre une cuillerée à café d'*Elixir Spark* pour éliminer toutes les concrétions et pour guérir l'inflammation du foie et du tube digestif. Pour laver les reins et la vessie, il est indispensable de boire plusieurs tasses de *Tisane Orientale Soker*. — Voir *Gravelle*.

Régime. Hygiène — Eviter l'alcool, le gibier, l'oseille, les tomates, les asperges, le cacao, le chocolat, le thé, le café, le poivre, les épinards, la rhubarbe et les haricots verts à cause de l'acide oxalique qu'ils contiennent, remplacer le pain par des pommes de terre cuites au four ; en un mot éviter tout ce qui favorise la fermentation dans l'intestin et la formation d'acide urique, boire de l'eau pure, du thé léger et de l'eau légèrement alcaline. Assainir l'eau de boisson avec la *Septiline*. Observer le même *Régime Biologique* que pour la gravelle.

357. — COLIQUES DE MATRICE. — La malade éprouve des douleurs dans les reins, le bas-ventre, les aines et les parties supérieures des cuisses; les coliques de matrice sont fréquentes dans presque toutes les maladies spéciales de la femme, *métrite, déplacement de matrice, règles difficiles*. Elles peuvent avoir lieu après un accouchement, avant ou après une fausse couche.

Traitement. — Pour calmer les douleurs et les faire disparaître, il faut employer le traitement suivant: deux fois par jour prendre une injection de deux litres d'eau *bouillie* tiède additionnée d'une cuillerée à soupe de *Spyrol Leber*. Tous les soirs en se couchant, introduire dans le vagin un *Ovule Leber*. Avant chaque repas et le soir en se couchant prendre une cuillerée à soupe de *Sédatif Tiber* qui agit comme dépuratif et calmant.

Hygiène. Régime. — Porter une ceinture de flanelle ; les cataplasmes chauds et les lavements d'eau tiède sont très utiles. Eviter la constipation et les troubles digestifs en prenant après les repas une cuillerée à café d'*Elixir Spark*. S'il y a anémie, on prendra quatre fois par jour une cuillerée à café de *Triogène For* ou deux petits verres de *Vin Galar*. —Voir *Règles*.

COLIQUES MISÉRÉRÉ. — Voir *Occlusion intestinale*.

358. — COLIQUES DES NOURRISSONS. — Elles surviennent toujours à la suite d'une mauvaise digestion. L'enfant constipé a souvent des coliques intestinales et des gaz. Il pousse des cris stridents et cherche à poser ses jambes sur le ventre ; il fait des efforts pour évacuer les gaz et ses cris cessent dès qu'ils s'échappent. Le ventre est dur et si on applique la main dessus l'enfant crie.

Traitement. — Appliquer des cataplasmes sur le ventre. S'il y a de la diarrhée, administrer un petit lavement d'amidon. S'il y a constipation, administrer un petit lavement avec un peu d'huile à manger, une cuillerée à café de glycérine, ou bien avec de l'eau de son (Voir *Lavement*). On peut donner une petite cuillerée à café d'huile de ricin ou une ou deux cuillerées à café de sirop de chicorée. Faire boire de l'eau sucrée à laquelle on ajoutera un peu de bicarbonate de soude. Si la constipation persiste, donner 5 à 10 centigrammes de magnésie dans un peu de lait, frictionner le ventre avec de l'huile camphrée, et appliquer des cataplasmes chauds. En outre, on aura soin de tenir le ventre toujours chaudement emmailloté. Si l'enfant crie, si le ventre est ballonné, s'il y a diarrhée verte avec émission de gaz, il faut de suite modifier le régime et changer l'alimentation. — Voir *Alimentation*.

359. — COLIQUES DE PLOMB. — Empoisonnement par le plomb ou ses sels, très fréquent chez les peintres.

Soins à donner en cas de crise. — Calmer les coliques par la tisane de menthe ou de camomille. Administrer pendant la crise une purgation énergique d'*Eau-de-vie Allemande*, de *Poudre de Scammonée* ou de *Sulfate de Soude*, ou des *Lavements Purgatifs*, pour obtenir une abondante évacuation. Calmer les douleurs avec le *Sirop de chloral* ou le *Néragol*.

Traitement après la crise. — Après la crise, purifier le sang avec le *Dépuratif Parnel*. Prendre des bains sulfureux; matin et soir avaler une cuillerée à café de fleur de soufre dans un peu de confiture ou dans un peu d'eau pour précipiter le plomb. Après chaque repas, prendre l'*Élixir Spark* pour combattre la constipation.

360. — COLIQUES DE VESSIE. — Fréquentes chez les graveleux et dans la cystite ; elles sont très souvent produites par les excès de boisson ou lorsqu'on ne satisfait pas de suite au besoin d'uriner, lorsqu'on se retient. Le malade éprouve des douleurs dans le bas-ventre, a des envies d'uriner ou bien urine difficilement.

Traitement. — Le meilleur moyen de calmer ces coliques est de prendre le *Sédatif Tiber* à la dose d'une à trois cuillerées à soupe par jour. Éviter tout excès, prendre des bains tièdes et au besoin appliquer un cataplasme chaud de farine de graines de lin sur le bas-ventre. Contre la *Gravelle* et la *Cystite*, il faut le traitement indiqué au chapitre de ces maladies. Si le malade ne peut uriner, il doit employer la sonde pour vider la vessie.

361. — COLLAPSUS. — Ce mot veut dire diminution des forces sans syncope. On l'observe dans la fièvre typhoïde. Il constitue un symptôme grave des empoisonnements.

COLONNE VERTÉBRALE. — L'épine du dos. — Voir *Squelette*.

362. — COLASTRUM. — C'est le premier liquide qui s'écoule des seins chez la femme après les couches. Il a une action laxative qui facilite l'expulsion du *meconium* du nouveau-né. — Voir *Meconium*.

363. — COMA (grec *Koma*, sommeil). — Assoupissement dans lequel se trouve le malade par suite de la suppression de toute sensibilité, intelligence ou mouvement, mais pendant lequel la circulation et la respiration continuent. Survient à la suite d'une maladie grave, hémorragie, ramollissement cérébral, hystérie, épilepsie, diabète ou à la suite d'intoxication par l'alcool.

364. — COMPÈRE-LORIOT. ORGELET. — Petit abcès rouge de la grosseur d'un grain d'orge sur le bord des paupières, à la racine des poils. Au début, c'est un bouton dur, rouge, sensible au toucher qui, quelques jours après, laisse échapper du pus dans lequel on voit un petit bourbillon solide.

Traitement. — Faire des compresses, lavages, et pulvérisations à l'eau boriquée chaude, appliquer des cataplasmes de fécule de pomme de terre. Lorsque le tempérament est lymphatique, ils se produisent souvent. Dans ce cas, il est très utile de purifier le sang avec le *Dépuratif Parnel.*

Hygiène préventive. — Matin et soir laver les yeux avec de l'eau boriquée chaude. Prendre du bicarbonate de soude aux repas. Eviter de travailler à la lumière.

365. — COMPTE-GOUTTES. — Petit tube en verre dont l'une des extrémités est effilée et l'autre munie d'un tube en caoutchouc pour compter les gouttes. On plonge l'extrémité effilée dans le médicament et pour l'aspirer il suffit de presser avec les doigts le tube en caoutchouc un instant et le relâcher le liquide monte; on retire l'instrument et on presse de nouveau le caoutchouc qui fait tomber

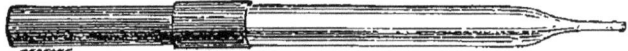

FIG. 207. — Compte-gouttes.

le liquide par goutte. 20 gouttes pèsent 1 gr. Dans un but d'économie on emploie comme compte-gouttes le fétu de paille, or la paille est toujours souillée par divers germes et microbes pathogènes. On s'expose donc à un très grand danger lorsqu'on emploie la paille comme compte-gouttes pour des médicaments qu'on doit avaler et pour le collyre qu'on fait tomber dans l'œil.

Plusieurs maladies très graves et surtout la conjonctivite aiguë ont été signalées comme occasionnées par la paille ayant servi de compte-gouttes.

366. — COMPRESSION DES NERFS. — La compression survient à la suite de l'augmentation de volume d'un ganglion, d'un anévrisme, d'une mauvaise position pendant le sommeil, la pression par les béquilles sous les aisselles, etc.

Traitement. — Laisser reposer le membre ou rendre la compression légère.

367. — CONDYLE (grec *Condulos*, jointure). — Extrémité arrondie d'un os. C'est par cette extrémité qu'il s'articule avec un autre.

368. — CONDYLOME (grec *Condulos*, jointure). — Petite tumeur de nature infectieuse, se montre ordinairement près l'anus; elle est de nature syphilitique.

369. — CONGESTIONS. — Sans que les vaisseaux sanguins soient malades, il arrive que le sang est poussé en trop grande quantité vers un organe. C'est cet afflux du sang que l'on appelle *congestion*. L'émotion, la surprise, la digestion laborieuse provoquent la congestion. Lorsque la circulation du sang se rétablit, la congestion disparaît, ainsi que les rougeurs qu'elle avait occasionnées aux joues; c'est la con-

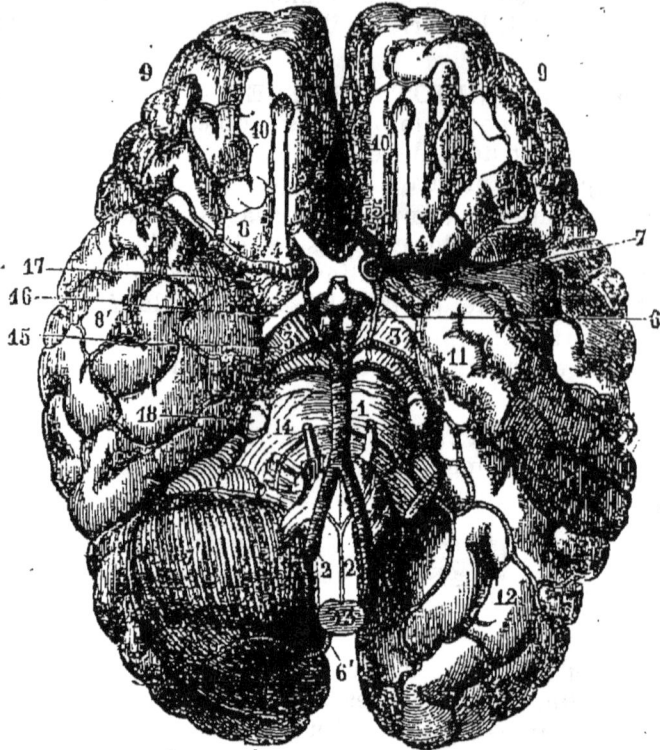

FIG. 208. — Artères de la base du cerveau.

1. Tronc basilaire. — 2, 2. Artères vertébrales. — 3, 3. Artères cérébrales postérieures. — 4, 4. Artères cérébrales moyennes ou sylviennes. — 5. Artères cérébrales antérieures réunies entre elles par la communicante antérieure. — 6. Artère communicante postérieure. — 7. Artère choroïdienne. — 7'. Hémisphère cérébelleux du côté droit. — 9. Lobe frontal. — 10. Nerf olfactif. — 11. Lobe moyen ou sphénoïdal. — 12. Lobe postérieur ou occipital. — 13. Section du bulbe rachidien. — 14. Protubérance annulaire. — 15. Pédoncules cérébraux. — 16. Bandelettes des nerfs optiques. — 17. Espace perforé antérieur. — 18. Nerf trijumeau.

gestion simple qui ne présente aucun danger. Il n'en est pas de même de la congestion au cerveau, au foie, aux poumons, à la matrice. Elle présente alors un véritable danger, parce que l'afflux du sang peut faire rompre les vaisseaux sanguins et se répandre dans l'organe. — Voir *Congestion cérébrale*, *Congestion des poumons*, *Congestion de la matrice*, etc.

370. — CONGESTION CÉRÉBRALE. — La congestion cérébrale n'est pas suivie de paralysie, comme pour l'*apoplexie*, mais elle est provoquée par les mêmes causes : Insolation, refroidissement, suppression brusque des règles et des hémorroïdes, boissons alcooliques. Nous avons vu que l'apoplexie est un épanchement sanguin, une hémorragie, par suite de la rupture de quelques petits vaisseaux, tandis que la congestion cérébrale est l'afflux du sang dans le cerveau.

Comme on le voit, la congestion est provoquée par une inégale et mauvaise distribution du sang dans les organes. Dans la forme légère, le malade a quelques maux de tête avec battement dans les artères du cou et de la tempe, les yeux et le visage sont rouges; il a un étourdissement, perd connaissance et tombe. Après quelques instants, le malade revient à lui et tout se dissipe naturellement. Elle peut avoir également un caractère plus grave, le malade étant atteint, en outre, de l'agitation et du délire. Elle peut également prendre la forme apoplectique, le malade reste un ou deux jours sans pouvoir faire un mouvement et garde une paralysie passagère.

Traitement pendant la crise. — Appliquer de la glace ou des compresses d'eau froide sur la tête, donner des bains de pieds sinapisés ou bien appliquer des sinapismes aux jambes; administrer une purgation ou un lavement et suivre toutes les indications que nous donnons au chapitre *Apoplexie*.

Traitement après la crise. — Il faut régulariser la circulation du sang. Les personnes qui ont des dispositions aux congestions ont le sang trop épais et dans un état maladif. La meilleure médication consistera à purifier et fluidifier le sang avec le *Dépuratif Parnel*, qui lui enlèvera son état maladif. On prendra une cuillerée à soupe avant chaque repas. Immédiatement après le repas, il faut prendre l'*Élixir Spark* à la dose d'une à deux cuillerées à café pour combattre toutes les inflammations afin d'éviter et prévenir les congestions. Au besoin, on prendra une à deux *Pilules Spark* le soir en se couchant pour augmenter le nombre des selles et faire descendre le sang. C'est le seul traitement efficace qui préservera les personnes d'une *apoplexie* et d'une *paralysie*.

Hygiène. Régime. — Le malade observera le *Régime Biologique*. Le vin et les alcools sont défendus; le café, le thé sont permis. S'alimenter avec la *Taroine* qui est un aliment phosphaté d'une digestion facile.

371. — CONGESTION DU FOIE. — Chaque fois que la digestion est troublée et qu'il y a embarras gastrique, le foie se trouve congestionné. La congestion se produit après les repas copieux, par l'usage des alcools et des épices, piment, poivre, moutarde, qui irritent le foie. Dans la goutte, les maladies de cœur, les rhumatismes, l'hystérie, l'hémorragie cérébrale, la suppression brusque des règles, lorsqu'on garde longtemps le lit, à la suite d'une maladie et lorsqu'on abuse des purgatifs, le foie se trouve congestionné. Le malade éprouve de la pesanteur à la partie supérieure de l'abdomen du côté droit, une douleur sourde pouvant aller jusqu'à l'épaule; il y a quelquefois des vomissements; l'urine est rouge et contient de la bile.

Traitement. — Purifier le sang avec le *Dépuratif Parnel*. Après chaque repas, prendre l'*Élixir Spark* qui décongestionne le foie; boire la *Tisane Orientale Soker*. S'alimenter avec la *Taroine*.

372. — CONGESTION PULMONAIRE. — Elle peut être provoquée par une impression brusque de froid, par une chute dans l'eau, par l'absorption d'une boisson glacée, par un courant d'air froid, le corps étant en sueur. Le sang afflue dans les poumons et les bronches. On éprouve une douleur lancinante qu'on appelle *point de côté*, la respiration est pénible, le malade est oppressé, la toux est fréquente et suivie de crachats qui sont quelquefois teintés de sang.

Traitement. — Le traitement consiste à appliquer de suite des cataplasmes sinapisés sur la poitrine et dans le dos et des *sinapismes* aux jambes. A l'intérieur administrer une petite purgation d'*Eau-de-vie Allemande* et garder le lit ; boire de la tisane de quatre fleurs, du thé chaud et prendre du *Sirop Mérol* qui est le meilleur dans ce cas.

Hygiène. Régime. — Pour éviter la congestion chez un malade alité depuis fort longtemps, on doit l'asseoir de temps en temps sur son lit en le soutenant par des coussins. Alimenter avec la *Tarvine*.

373. — CONJONCTIVE. — Membrane muqueuse qui tapisse la partie interne des paupières et la partie externe de la sclérotique.

374. — CONJONCTIVITE ou BLÉPHARO-CONJONCTIVITE. Coup d'air. — C'est l'inflammation de la *conjonctive*. L'œil est rouge, larmoyant et accompagné de sécrétion de mucus. On connaît plusieurs variétés de conjonctivite : la *conjonctivite simple*, la *conjonctivite granuleuse*, la *conjonctivite scrofuleuse*.

La **Conjonctivite simple** provient soit d'une irritation de la conjonctive par des poussières, soit d'un refroidissement, d'un courant d'air. Les bords et l'intérieur des paupières sont rouges. L'œil devient rouge et très sensible à la lumière, le malade éprouve de la cuisson aux paupières et l'œil est larmoyant. Il est pris d'un rhume de cerveau et a un peu de fièvre. Cette maladie peut devenir contagieuse et se transmettre dans la même famille.

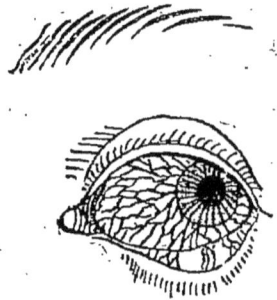

FIG. 209. — Conjonctivite simple.

Traitement. — On guérit facilement la conjonctivite simple en faisant des lavages d'eau de guimauve boriquée et des compresses trempées dans la même eau ; on peut également laver l'œil avec une infusion de mélilot, de sureau, de roses, de plantain, de laitue, de bluet. Après le lavage, faire tomber dans l'œil 2 à 4 gouttes de *Collyre Soker* et couvrir avec une compresse et du coton hydrophile. Si l'inflammation est très développée et l'œil très rouge, il faut se tenir dans une chambre obscure, observer la demi-diète. Prendre le soir en se couchant ou le matin en se levant, deux à trois cuillerées à café d'*Élixir Spark* ou deux *Pilules Spark*, pour obtenir un bon effet purgatif ; boire des tisanes chaudes de camomille, de tilleul ou de chiendent. Si l'œil est douloureux et tout rouge, il faut ajouter un peu de pavot à la racine de guimauve pour faire une eau calmante avec laquelle on lavera l'œil plusieurs fois par jour.

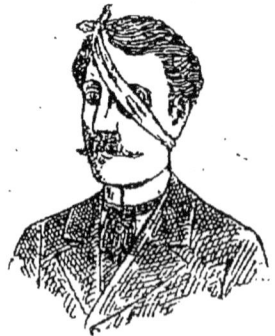

FIG. 210. — Comment faire tenir une compresse.

En outre, on lavera l'œil deux à trois fois par jour avec le *Collyre Soker*. Les personnes dont les yeux sont délicats et deviennent facilement rouges doivent également faire usage du *Collyre Soker* avec lequel on mouille les paupières matin et soir, même s'il n'y a pas d'inflammation. Lorsque les yeux et les paupières sont souvent enflammés, la maladie devient chronique et a pour cause un vice du sang. Il faut alors suivre le traitement suivant : laver les yeux avec le *Collyre Soker* et purifier le sang avec le *Dépuratif Parnel*.

CONJONCTIVITE PURULENTE BLENNORRHAGIQUE. — Voir *Ophtalmie purulente blennorrhagique*.

375. — CONJONCTIVITE CATARRHALE. — Maladie contagieuse due à un microbe. Elle est fréquente dans les écoles. Les paupières sont rouges et gonflées avec de la matière crémeuse dans les angles. Le globe est également rouge; le matin au réveil les paupières sont collées.

Traitement. — Laver les yeux à l'eau chaude boriquée; matin et soir faire tomber dans l'œil 2 gouttes de *Collyre Soker*. Comme dépuratif fortifiant donner le *Sirop Tannodol*.

376. — LA CONJONCTIVITE GRANULEUSE. — Elle est caractérisée par les granulations que l'on trouve à la membrane qui tapisse l'intérieur des paupières. L'œil est rouge et semble rempli de sable. Les bords des paupières sont également enflammés. Le lymphatisme, la malpropreté, le manque d'air ou la congestion par le liquide sécrété de la conjonctive en sont les principales causes.

Cette maladie peut se compliquer par des ulcérations de la cornée, par l'adhérence de la conjonctive de la paupière avec celle du globe de l'œil en renversant les cils en dedans.

Le traitement consiste dans l'usage du *Collyre Soker* pour cautériser les granulations, et du *Dépuratif Parnel* pour purifier le sang et éliminer toutes les âcretés qui contribuaient à la formation de ces granulations. Laver les yeux avec le *Collyre Soker* deux fois par jour. En plus, faire tomber à l'intérieur de l'œil à l'aide d'un compte-gouttes deux à quatre gouttes du même collyre. Si les granulations ne cèdent pas assez vite, il faut toucher l'*intérieur* des paupières avec une solution de *nitrate d'argent* une fois par jour et de la manière suivante : on saisit la paupière avec les doigts, on la retourne et l'on passe un pinceau trempé dans la solution de nitrate d'argent. S'il y a anémie, prendre le *Triogène For* ou le *Vin Galar*. Éviter la constipation par l'usage de l'*Élixir Spark*. Observer le *Régime Biologique*. Ce traitement est le plus efficace pour obtenir la guérison, il faut le continuer très régulièrement pendant 4 à 6 semaines.

377. — LA CONJONCTIVITE SCROFULEUSE. — Elle est très fréquente chez les enfants et les personnes lymphatiques. L'œil est extrêmement sensible à la lumière et larmoyant. Chez les lymphatiques, la conjonctivite peut se compliquer d'ulcération et de *Blépharite*.

Traitement. — Le traitement externe consiste à bien laver l'œil à l'eau boriquée, à l'eau de guimauve, à l'infusion de camomille pour enlever les mucosités; introduire deux fois par jour 2 à 4 gouttes de *Collyre Soker* et couvrir avec une compresse trempée dans l'eau boriquée. En outre, il faut un traitement dépuratif interne pour arriver à une guérison radicale sans rechute. Contre le vice du sang, le malade prendra le *Dépuratif Parnel* à la dose d'une cuillerée à soupe avant chaque repas. Après chaque repas il prendra une cuillerée à café d'*Élixir Spark*. Aux enfants il faut donner le *Sirop Tannodol* qui est une excellente préparation pour fortifier et purifier le sang.

CONSANGUINITÉ (grec **Sanguis**, sang). — Parenté du côté paternel. — Voir *Mariage consanguin*.

378. — CONSEILS D'HYGIÈNE. — *Pour éviter une maladie de Poitrine, un rhume,* il faut se préserver du froid et éviter tout refroidissement, mais on ne doit pas se couvrir avec exagération, car dans ce cas on a trop chaud, on transpire facilement et au moindre changement de température on s'enrhume. On doit ne pas trop couvrir les enfants et les habituer au froid, le meilleur moyen est de leur donner tous les jours un bain tiède et pratiquer de suite après une friction à l'eau de Cologne. Ce moyen est très fortifiant et en même temps il rend l'épiderme moins sensible. *Pour éviter une maladie d'intestins,* il faut régler les repas ; ne pas manger des aliments grossiers ou lourds, ne pas manger trop vite, bien mastiquer les aliments et prendre de temps en temps une préparation laxative pour nettoyer l'intestin sans l'irriter. L'*Élixir Spark* est le meilleur laxatif que l'on doit préférer.

379. — CONSERVES. — On désigne sous ce nom des lunettes colorées ayant pour but d'adoucir l'action de la lumière.

380. — CONSTIPATION. — La constipation constitue une affection extrêmement dangereuse à cause des accidents qu'elle peut provoquer ; elle résulte de la paresse intestinale à sécréter les liquides nécessaires pour humecter les résidus alimentaires et de l'affaiblissement de ses fonctions expulsives. Et cet affaiblissement est la conséquence de la paresse des muscles abdominaux à la suite d'un régime alimentaire trop raffiné et d'une vie sédentaire. La constipation est toujours le symptôme d'une inflammation des muqueuses de l'intestin et de l'estomac. Cette inflammation du tube digestif peut être naturelle ou causée par un acte mécanique, tel que l'accumulation des matières fécales, leur séjour prolongé dans l'intestin, leur durcissement, la pression occasionnée sur le tube digestif par une tumeur, la congestion de la matrice. L'évacuation étant irrégulière, les déchets de la digestion s'accumulent, l'intestin se distend, le ventre devient dur et ballonné. Le séjour prolongé des matières dans l'intestin compromet la santé générale, charge le sang de substances nuisibles, ce qui provoque des maladies. Les maladies chroniques, les maladies du foie, de l'estomac, l'anémie, les migraines, l'embarras gastrique, l'hémorragie cérébrale, les hémorroïdes, les névralgies, les convulsions, l'inflammation de l'appendice, les maux de tête n'ont souvent d'autre cause que la constipation. La constipation est souvent la cause des règles difficiles et provoque la déviation de la matrice. Chez les personnes fortement constipées, les matières durcies provoquent une diarrhée après laquelle la constipation revient. La constipation rend les personnes tristes, taciturnes, mélancoliques, d'un tempérament irascible. Elle a une influence pernicieuse sur le moral et l'aptitude au travail. Il est indispensable de provoquer une évacuation au moins toutes les 24 heures, afin de chasser, avec le résidu de la digestion, les déchets de nos cellules. Leur présence dans le sang constitue la principale cause de sa viciation et occasionne des accidents nombreux d'auto-intoxication. Voir *Appendicite, Typhlite, Hémorroïdes.*

Traitement, Soins généraux, Hygiène. — Pour guérir la constipation, il faut éviter les lavements qui ont l'inconvénient de congestionner l'organe et n'agir que sur le gros intestin, en outre ils peuvent, quand on les répète souvent, provoquer un engorgement de la prostate ; les purgatifs et les drogues drastiques sont également irritants pour le tube digestif, et aboutissent toujours à l'inflammation de l'intestin; en effet, après en avoir fait l'essai, on est pendant quelques jours plus constipé qu'auparavant. Ce qu'il faut, pour l'évacuation intestinale, ce sont des remèdes légers et bénins d'une efficacité certaine et que l'on peut répéter souvent et impunément; des remèdes qui entretiennent en même temps la liberté du tube digestif; en un mot, des calmants et non pas des irritants ; des rafraîchissants et non pas des excitants pour ramener, sans troubles ni violences, l'intestin à un fonctionnement régulier. L'*Elixir Spark* réunit ces qualités et produit ces heureux effets. Pris à la dose d'une ou deux cuillerées à café dans un peu d'eau, après les repas ou avant de se coucher, *il rétablira le fonctionnement normal du tube digestif.* Si la constipation était trop opiniâtre, il faudrait, avec l'*Elixir Spark* prendre les *Pilules Spark*. L'action combinée de ces deux remèdes est merveilleuse dans les hémorroïdes et les coliques hépatiques. En effet, en prenant, par exemple, une à deux cuillerées à café d'*Elixir Spark* après le repas de midi, et *une à trois Pilules Spark*, le soir en se couchant, le fonctionnement de l'intestin se rétablit au bout de peu de jours ; la nutrition se régularise et se fait dans des conditions normales, et avec elle reviennent le bien-être général et la santé parfaite. Tous les malaises, l'excès d'impressionnabilité disparaissent, le sommeil est plus régulier et le travail intellectuel plus facile. L'usage de ces remèdes que nous venons de mentionner est absolument inoffensif, ils n'irritent pas la muqueuse intestinale et procurent des garde-robes naturelles sans coliques la constipation la plus rebelle est immédiatement soulagée et rapidement guérie. On doit aller à la garde-robe tous les jours à heure fixe et adopter la position accroupie au lieu de la station assise.

Régime Biologique de la constipation. — Éviter la nourriture trop échauffante. Choisir des aliments rafraîchissants, le sucre, le miel, les fruits acides ou sucrés, le pain noir, le pain d'épice, les pommes de terre, les choux, les compotes, le petit-lait, les eaux gazeuses. S'il y a entérite, il faut le régime spécial des entérites.

381. — CONSTIPATION chez les enfants et les nourrissons. — La constipation est très fréquente chez les nourrissons élevés au biberon, lorsqu'on leur donne trop tôt des farineux et chez les enfants qui ont une nourriture trop substantielle. Cette paresse intestinale a surtout pour cause la position anormale que l'intestin occupe à l'intérieur de l'estomac, mais elle disparaît à mesure que l'enfant se développe et grandit Il faut combattre énergiquement la constipation et veiller à ce que l'enfant ait *au moins une selle par jour* parce que la constipation peut provoquer la *méningite* qui est une maladie grave. Il faut habituer l'enfant d'aller à la garde-robe *tous les jours à la même heure* et le mettre régulièrement aux mêmes moments sur son vase; peu à peu la paresse intestinale disparaîtra et le fonctionnement deviendra régulier. Au besoin, il faut modifier le régime et revenir à l'alimentation lactée.

Traitement. — Le meilleur moyen de combattre la constipation chez les nourrissons est le *suppositoire au beurre de cacao*. On introduit le petit suppositoire par le bout pointu dans l'anus en le poussant doucement. Pour cela, on place l'enfant sur le dos et on relève les jambes. On peut également employer de petites doses d'*Huile de Ricin*, de *Sirop de Chicorée*, de *Magnésie Calcinée* qu'on délaie dans un peu de lait ou des *Lavements*, avec une décoction de racine de guimauve ou de graines de lin que l'enfant doit garder. Chez les grands enfants, on guérit vite la constipation en donnant de l'*Elixir Spark* à la dose d'une demi-cuillerée à café une ou deux fois par jour selon l'âge, à prendre dans de l'eau très sucrée ou de la confiture.

382. — CONSTITUTION. — Etat particulier du corps d'un individu d'où dépend sa force physique, sa résistance contre les maladies. La mauvaise hygiène et l'alcoolisme détruisent la meilleure constitution; tandis qu'une mauvaise constitution peut toujours s'améliorer par une hygiène appropriée, c'est-à-dire par une bonne alimentation, bonne aération de l'habitation et des exercices.

383. — CONTAGION. — On appelle contagion la faculté que certaines maladies possèdent de passer d'un malade à une personne saine. Le contact quotidien avec la collectivité nous expose à chaque instant d'approcher un individu portant des germes d'une maladie; la contagion devient plus grande dans une agglomération d'individus du même âge à cause de la même disposition qu'ils peuvent avoir. C'est ainsi que les fièvres éruptives, la rougeole, la scarlatine, la varicelle, la coqueluche, la diphtérie, les oreillons se propagent facilement entre nourrissons dans les crèches et les élèves des collèges. Pour la tuberculose, la contagion est trop fréquente dans les ateliers et les casernes. Pour préserver les bien portants, on devrait instituer une inspection médicale dans chaque établissement pour isoler les suspects. — Voir *Tuberculose*.

Un autre danger de contagion, qui a été dénoncé pour la première fois par le Docteur Remlinger, est la transmission des maladies contagieuses par l'intermédiaire du médecin. Et il a cité de nombreux cas de fièvres éruptives qui ne pouvaient être attribués qu'à la visite du médecin. En effet, le médecin ne prend pas encore, comme les chirurgiens, toutes les précautions antimicrobiennes dans la pratique de sa profession et laisse après son passage les germes d'une maladie grave. Le médecin transporte la contagion chez tous ceux qu'il visite et la sème partout sur son passage dans la rue. Les victimes de la contagion médicale sont très nombreuses et si la cause a jusqu'à présent échappé, cela tient à ce que les maladies contagieuses, la rougeole, la diphtérie se déclarent plusieurs jours après la visite du médecin.

Suivant les maladies, la contagion peut avoir lieu par un contact direct avec la maladie. Tel est le cas de la *Syphilis*, la *Blennorrhagie*, le *Charbon*, a *Rage*, soit sans aucun contact mais par simple inspiration de l'air qui transporté les germes, tel est le cas de la *Coqueluche*, de la *Rougeole*, de la *Scarlatine*. Il est très important de savoir où réside le principe contagieux d'une maladie afin de pouvoir le combattre et empêcher sa transmission. Dans la *Dysenterie* et le *Choléra*, l'agent contagieux se trouve dans les déjections d'où la nécessité de *désinfecter* tous les objets que les déjections peuvent toucher et de recevoir les déjections dans un liquide antiseptique tel que le *Sulfate de Cuivre, le Chlore, le Sublimé*. La *Variole*, la *Rougeole*, la *Scarlatine*, la *Fièvre Typhoïde* n'atteignent jamais le même individu deux fois. Aussi peuvent-ils soigner les malades atteints de ces maladies sans s'exposer à la contagion. Pour préserver les enfants d'une maladie contagieuse telle que la *Coqueluche*, la *Rougeole*, la *Scarlatine*, le *Typhus* le meilleur moyen consiste à les éloigner des personnes malades. Pour éviter la contagion aux personnes qui soignent le malade, il faut aérer la chambre du malade, ne pas y pénétrer lorsqu'on est à jeun, faire plusieurs repas par jour, ne pas séjourner dans la chambre du malade pendant son sommeil, faire plonger le linge souillé dans de l'eau bouillante ou l'arroser avec une solution de *Sulfate de Cuivre*, se débarrasser au plus tôt de toutes les déjections du malade, et les recevoir dans une solution de *Sulfate de Cuivre*. Laver ensuite les vases qui les reçoivent et le water-closet avec la même solution. Se laver les mains avec un savon antiseptique au phénol ou à l'acide salicylique. Voir instructions concernant les précautions à prendre contre les *Maladies épidémiques*.

Moyens prophylactiques pour éviter la contagion d'une maladie vénérienne. — Pour se préserver de la syphilis, blennorrhagie, chancre, etc., nous avons institué des moyens prophylactiques d'une très grande efficacité. Les expériences faites récemment ont prouvé l'efficacité de leurs pouvoirs antiseptiques et par là leur *sécurité absolue*. Ces moyens consistent en les précautions suivantes : avant le rapprochement douteux ou impur, induire l'extrémité de la verge avec la *Pommade Kal* ; après le rapprochement, faire immédiatement un grand lavage au *Savon Préventif Kal*, uriner de suite et remettre un peu de *Pommade Kal*.

Les préservatifs en baudruche ou caoutchouc constituent également un bon moyen de préservation, mais n'offrent pas autant de sécurité que la *Pommade Kal*, qui est à base de calomel rigoureusement dosée selon les dernières expériences. Il est bon, pour enrayer toute irritation, de faire dans la journée et à quelques heures d'intervalle deux à quatre lavages dans le canal avec l'*Injection Darvet*. Pour la femme, avant et après le rapport, faire une injection avec l'*Aronine Nel* ou le *Spyrol Leber* et beaucoup d'eau, de préférence tiède.

384. — CONTRACTION. CONTRACTURE. — Cette maladie est de nature rhumatismale et survient à la suite d'une paralysie des muscles ou des convulsions causées par une affection de la moelle épinière. Les muscles et les tendons sont raccourcis, restent raides et durs comme des cordes, la partie atteinte est fléchie et étendue. La seule médication qui donne de bons résultats est le *Sédatif Tiber*. On le donne suivant l'ancienneté du mal à la dose d'une cuillerée à dessert ou à bouche avant chaque repas. En plus, il faut donner tous les matins et tous les soirs une grande cuillerée de *Sirop Tannodol*.

Éviter le froid et l'humidité. Supprimer les massages comme tout à fait inefficaces et inutiles. — Voir *Epilepsie. Hystérie. Méningite.*

385. — CONTUSION. — A la suite d'un coup, d'une chute, d'une pression violente, la partie atteinte est plus ou moins contusionnée. Si la contusion est légère, on voit de suite apparaître une tache, une ecchymose qui est due à un petit épanchement de sang. La peau devient rouge, ensuite bleu foncé et jaunit; et finalement la tache disparaît. Dans les contusions plus fortes, il se forme une bosse sanguine, la place est gonflée, il y a douleur, puis engourdissement.

Traitement. — Il faut de suite calmer la douleur et faire disparaître le sang épanché, sinon il y aura inflammation et par suite suppuration et abcès. Il faut mettre des compresses d'eau froide à laquelle on ajoute du vinaigre, de l'eau de Cologne, du sel de cuisine, ou de l'extrait de Saturne, pour obtenir l'*Eau Blanche*, ou des compresses d'alcool camphré. S'il y a bosse, on doit la presser en appuyant sur la compresse avec un objet plat. Si l'inflammation se déclare et la peau est chaude, il faut mettre des cataplasmes de fécule de pommes de terre ou faire une onction avec de la vaseline boriquée et couvrir de coton hydrophile ou des compresses d'eau boriquée chaude. Garder le pansement toute la journée.

386. — CONVALESCENCE. — Après une maladie grave et de longue durée, le malade se trouve dans un état de grande faiblesse. Son sang est très appauvri et tous ses organes sont dans une débilité et sensibilité telle que le malade est exposé à contracter facilement une nouvelle maladie. C'est cet état de faiblesse qu'on nomme *convalescence*. Pour éviter ces dangers, on doit entourer le convalescent de soins et de précautions. On doit régler l'alimentation et choisir des aliments d'une très grande digestibilité et de plus en plus substantiels. Il doit éviter les fatigues et ses exercices seront modérés. Il portera des vêtements chauds pour éviter le moindre refroidissement, toujours dangereux dans la convalescence.

Régime. — Généralement, on adopte le *Régime Végétarien Mitigé* qui comprend : potages, bouillies avec lait et la *Tarvine*, biscottes, pain grillé, beurre frais, raisins, fruits de saison, pâtes alimentaires au beurre, purée de légumes, légumes verts, crèmes cuites, jaunes d'œuf, fromage frais, lait caillé, fromage à la crème, fruits cuits; la viande sera donnée une fois par jour, jambon maigre, poulet, poisson, ensuite viande de boucherie. Observer le *Régime Biologique*. Eviter le canard, l'oie qui sont lourds : le pigeon, le lapin, le veau, ne sont pas à recommander. La cervelle est très utile. S'alimenter avec *la Tarvine* qui est un aliment phosphaté très reconstituant. Surveiller le bon fonctionnement de l'intestin et éviter toute inflammation. Pour éviter la constipation toujours dangereuse dans la convalescence donner l'*Elixir Spark* afin d'obtenir une à deux selles par jour : comme tonique reconstituant donner quatre à cinq fois par jour le *Triogène For* ou le *Vin Galar*, qui sont des régénérateurs très efficaces pour ramener les forces disparues. En cas d'insomnie, donner du *Sirop de Chloral* ou le *Sédatif Tiber*. Pour les enfants le meilleur tonique dans la convalescence est le *Sirop Tannodol*. Il faut le donner pendant plusieurs mois pour aider la croissance. Sa composition phosphatée est très recommandée.

387. — CONVULSIONS DES ENFANTS. — Ce sont des contractions brusques, des tremblements, des secousses involontaires et spasmodiques des muscles qui agitent les membres : bras, jambes ; la tête est renversée, le regard fixe, la face prend un aspect terrifiant, les membres se raidissent, les yeux sont tournés, restent un moment immobiles et on ne voit que la partie blanche ; les lèvres sont violacées et couvertes d'une salive mousseuse, les poignets sont retournés en dedans, les mâchoires sont froides. La convulsion commence à la face, ensuite aux bras, puis aux jambes. Les membres se raidissent, ensuite sont pris par des secousses avec agitation, finalement ils deviennent de nouveau tendus, et l'enfant perd connaissance. Après quelques instants d'assoupissement, l'enfant se réveille sans avoir conscience de ce qui vient de se passer. Les convulsions ont pour cause les troubles digestifs provoqués par une nourriture trop forte pour leur âge, par du vin donné imprudemment, les difficultés de la dentition, la présence de vers dans l'intestin, une émotion vive, une peur, une piqûre, une brûlure, un état général nerveux, un excès de froid lorsqu'on promène l'enfant les jambes nues en hiver, un excès de chaleur par les boules d'eau au lit, les vêtements trop serrés, mais surtout par l'épilepsie, la scarlatine, la méningite. Chez les enfants de parents nerveux, elles ont souvent pour cause une mauvaise éducation ; la peur de voir certains animaux, la crainte de pénétrer dans une chambre obscure, les contes, les histoires terribles et ridicules qu'on raconte à l'enfant. On doit, au contraire, le raisonner doucement et il finira par s'approcher et toucher l'objet de sa crainte. Souvent aussi la faiblesse des parents rend les enfants capricieux et leur donne des crises à la moindre contrariété. Les convulsions qui se produisent au début d'une fièvre sont moins dangereuses que celles qui éclatent pendant une maladie grave. L'accès peut être passager et d'une courte durée, de même qu'il peut être très violent et prolongé ou à intervalles rapprochés. Les convulsions éclatent brusquement ou sont annoncées par quelques phénomènes précurseurs : tantôt l'enfant est agité, n'a pas de sommeil, tantôt il est assoupi, tressaille et a des cauchemars. Lorsque l'attaque est violente et atteint tous les membres et le tronc, elle porte le nom d'*éclampsie*.

Traitement. — Donner de l'air, déshabiller l'enfant, desserrer et examiner les vêtements pour s'assurer qu'il n'y a pas d'épingle ou qu'ils n'ont pas été trop serrés ; le mettre dans un grand lit afin qu'il ne se blesse pas, la tête haute ; appliquer des compresses d'eau *froide* sur la tête ; sinapismes autour des mollets, asperger la figure d'eau froide ; donner du *Sirop d'Éther* ou faire respirer un peu d'*Éther* que l'on verse sur un mouchoir, placer un petit bout de bois entre les dents pour que l'enfant ne se morde pas la langue. Si la crise ne cesse pas, mettre l'enfant dans un bain tiède jusqu'à la fin de la crise sans dépasser une bonne demi-heure, mais en ayant soin d'arroser la tête avec de l'eau froide. Après la crise, repos au lit et ne donner que du lait. Ne pas contrarier l'enfant, éviter tout bruit autour. Donner un *Vermifuge* si l'enfant a des vers.

Hygiène. — Ne pas priver d'air les enfants et les faire sortir par tous les temps. Combattre la constipation, l'enfant doit avoir une selle tous les jours. Comme boisson, donner de l'eau bouillie ou du thé très léger, mais jamais de vin, ni café, ni alcool, ni liqueur, ni cidre. Si l'enfant est agité, la nuit, on lui donnera un bain tiède avant de le coucher. Pour prévenir le retour des convulsions, donner le *Sédatif Tiber*, à la dose suivant l'âge, d'une à deux cuillerées à café dans du lait ; alimenter avec la *Tarvine*. Fortifier l'enfant avec le *Sirop Tannodol*.

388. — CONVULSIONS DES FEMMES EN COUCHES. — Les convulsions que l'on nomme *Éclampsie* sont toujours occasionnées par l'albuminurie. Elles sont très rares, mais constituent un état très grave, pouvant amener la mort. On donne dans ce cas des bains tièdes, du sulfate de quinine, du chloral. Toute femme enceinte doit faire examiner son urine pour s'assurer qu'elle ne contient pas d'albumine et combattre l'albumine par le régime lacté qui réussit toujours.

389. — CONVULSIONS DE LA FACE. — Cette maladie survient à la suite d'un refroidissement ou de rhumatismes. Ces convulsions impriment au visage des grimaces fort désagréables et peuvent provoquer une déformation des traits. On soigne cette maladie avec le *Bromure de potassium*, mais le *Sédatif Tiber* est plus efficace. Il faut éviter toute inflammation du tube digestif en prenant après les repas l'*Elixir Spark*. Observer le *Régime Biologique*. S'alimenter avec *Tarvine*. — Voir *Tic*.

390. — COQUELUCHE. — C'est une maladie épidémique et contagieuse, nerveuse et inflammatoire à la fois qui atteint surtout les enfants de 1 à 10 ans. La maladie est localisée dans les bronches et débute comme un rhume ordinaire et une toux fréquente. L'enfant est capricieux, a un peu de fièvre, puis la toux devient violente, quinteuse, convulsive, l'inspiration est sonore. Chaque quinte de toux est longue et peut durer de quelques secondes à une ou deux minutes, l'expiration est saccadée, bruyante ; les inspirations sont longues et sifflantes, qui rappellent le chant du coq. Pendant les accès, l'enfant a le visage bleuâtre, congestionné, et la quinte se termine par l'expectoration de mucosités glaireuses et même par le vomissement des aliments. Les quintes sont plus fréquentes la nuit que le jour. L'enfant est fatigué, abattu, les paupières sont gonflées. La coqueluche peut durer plusieurs mois. Dans l'intervalle des accès, l'enfant paraît être bien portant, joue, et son appétit est normal. Pendant les deux ou trois premières semaines, les quintes augmentent, ensuite elles diminuent, deviennent moins violentes et l'expectoration des mucosités cesse. Au bout de cinq semaines les quintes cessent tout à fait et l'enfant est guéri ; mais par une disposition spéciale il contracte facilement un rhume et ses quintes de toux rappellent celles de la coqueluche guérie. La coqueluche est dangereuse chez les nourrissons, mais chez les enfants de bonne constitution, elle n'offre pas autant d'inquiétude et guérit facilement, à moins d'une complication. Les vomissements après les quintes de toux peuvent fatiguer l'enfant et provoquer un amaigrissement. L'enfant peut avoir des saignements de nez assez inquiétants, des *Convulsions*, une *Bronchite*, une *Fluxion* de *poitrine*, une *Pleurésie*, une *Broncho-Pneumonie*. Toutes ces complications sont graves et il faut instituer des soins minutieux pour les éviter.

Traitement. Hygiène. — La coqueluche étant une maladie contagieuse, pour préserver les enfants, car le moindre contact suffit, il faut interdire toute fréquentation et relation avec des coquelucheux ; l'expectoration est très contagieuse jusqu'à la fin ; on doit faire cracher dans un vase contenant un antiseptique.

Le meilleur moyen pour éviter des complications et pour obtenir la guérison rapide, c'est le repos au lit. Eviter un refroidissement et la sortie prématurée, surtout par de mauvais temps.

Donner tous les jours un bain tiède, chaud à 40° et d'une durée d'un quart d'heure. Les bains sont très utiles et précieux : *au début* ils agissent comme abortifs ; *pendant la maladie*, ils la rendent bénigne et activent la guérison. Pour calmer la toux, donner le *Sirop Grindelia* qui est la meilleure préparation pectorale contre la coqueluche. Ce sirop est le véritable spécifique de la coqueluche et donne toujours d'excellents résultats. Faire dans la chambre du petit malade des fumigations avec des feuilles d'*Eucalyptus*, du *Benjoin*, du *Goudron* ou de l'*Essence de Térébenthine*. On verse la substance dans de l'eau fortement *salée* et l'on fait bouillir le tout. On sature ainsi l'air de la chambre avec des vapeurs balsamiques qui sont très bienfaisantes pour le malade. Matin et soir faire dans la chambre du malade des pulvérisations d'*Eau Phéniquée* à cinq grammes par litre d'eau ou d'*Eau Thymolée* à un gramme de Thymol par litre d'eau. Si la maladie se prolonge, le changement de climat sera très utile à la fin de la maladie et facilitera la guérison. Après la guérison, fortifier l'enfant avec le *Sirop Tannodol* et le conduire à la campagne ou au bord de la mer. En cas d'épidémie, le meilleur moyen d'en préserver les enfants est de les éloigner de la localité. La maladie étant contagieuse, le règlement du 18 août 1893 prescrit l'éloignement de l'enfant de l'école pendant 21 jours.

391. — CORDON OMBILICAL. — Le cordon ombilical unit le fœtus à la mère. Sa longueur est de 40 à 50 centimètres. Voir *Accouchement*.

CORNÉE. — Membrane transparente de l'œil. — Voir *Vue*.

392. — CORPS ÉTRANGERS. — Par suite d'un accident, un corps étranger peut pénétrer dans la peau ; on doit chercher à le faire sortir immédiatement. Pour cela, on cherche à le saisir avec les doigts ou une pince et on le retire. *Corps étranger dans le larynx ou la trachée.* Tenir la tête baissée et tousser, donner des petits coups dans le dos pour faciliter la toux. Pour retirer *un corps étranger qui est dans l'œil*, on procède de la manière suivante : on soulève les paupières pour s'assurer où il se trouve, on l'enlève soit avec un petit papier, soit avec une pince, ou bien soulever la paupière et souffler dans la direction des angles de l'œil. On peut essayer de plonger l'œil bien ouvert dans de l'eau ou de faire glisser doucement le corps pour qu'il soit entraîné avec les larmes dans le coin de l'œil et de là le faire partir en lavant l'œil à grande eau. Pour soulever ou retourner la paupière, on la saisit avec deux doigts de chaque main et au milieu, on la soulève en lui imprimant un mouvement pour la coucher sur elle-même. On maintient ensuite la paupière avec une main et avec l'autre on cherche à retirer l'objet. Il est bon de laver ensuite l'œil avec de l'eau tiède boriquée, il ne faut pas le frotter. *Si le corps étranger est dans l'oreille*, il faut employer le moyen suivant : si le corps n'est pas grand, injecter de l'huile, boucher l'oreille avec du coton et pencher la tête pour le faire tomber ou faire des injections avec beaucoup d'eau tiède ou bien chercher à l'enlever avec une pince à griffe ou une épingle recourbée. Si le *corps étranger est dans le nez*, injecter de l'huile, fermer la narine libre et chasser l'air par la narine obstruée. On peut également employer une pince. Pour retirer *un corps étranger qui est dans l'œsophage*, on emploie une longue pince ou bien on fait vomir soit avec un vomitif ou en introduisant les doigts dans la gorge. Si c'est un os, faire boire de l'eau vinaigrée par gorgée ce qui dissoudra en partie la substance et facilitera la descente. Si le *corps étranger est avalé* et se trouve dans l'estomac, donner à manger des aliments spongieux, surtout la mie de pain trempée dans du bouillon, ou du lait, pour éviter qu'il ne blesse pas les parois de l'estomac et de l'intestin; l'objet sortira par la voie naturelle en allant à la selle. *Corps étrangers sous l'ongle.* — On peut ramollir l'ongle en le touchant avec une solution de potasse caustique au moyen d'une tige en bois; il se forme une bouillie qu'on enlève en raclant l'ongle avec un canif. On recommence l'opération jusqu'à ce que le corps étranger ait apparu et qu'on enlève.

CORPS HUMAIN. — Voir le *Squelette*, les *Os*. Pour les fonctions des organes. Voir *Circulation, Digestion, Respiration, Reins, Muscles, Os, Peau, Système nerveux.*

CORNET ACOUSTIQUE. — Instrument renforçant le son. Est utile pour ceux qui ont l'*ouïe dure.*

393.—CORS AUX PIEDS. DURILLONS. ŒIL-DE-PERDRIX. —

Les cors aux pieds sont produits par le frottement de la chaussure. Le traitement le plus efficace est d'appliquer, matin et soir, à l'aide d'un pinceau, une couche de *Collodion Salicylé* pendant 5 à 6 jours. Au bout de ce temps, prendre un bain de pieds chaud et détacher le durillon avec l'ongle. Même application pour les verrues. Un autre moyen très efficace consiste à frotter le cor légèrement mouillé avec une pierre ponce. On peut également ramollir le cor avec un cataplasme et l'enlever ensuite avec l'ongle ou un canif.

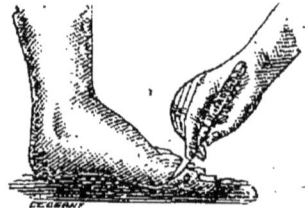
Fig. 211. — Cors aux pieds.

394. — CORSET. —

Le corset doit maintenir la poitrine, mais doit permettre sa dilatation pendant la respiration; il soutient les viscères. Ne pas faire porter le corset avant 14 ou 15 ans. Pendant la grossesse on doit en porter un en tissu élastique. Lorsque le corset est mal fait ou trop serré il gêne le fonctionnement des poumons, ce qui donne des palpitations, de l'essoufflement, de l'emphysème, des bouffées de chaleur; lorsque l'estomac est comprimé par le corset il empêche la digestion, provoque la dyspepsie et la constipation. On prépare un corset orthopédique pour la déviation de la colonne vertébrale.

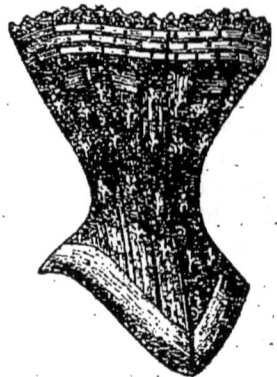
Fig. 212. — Corset.

395. — CORYZA. Rhume de Cerveau. —

C'est l'inflammation de la membrane pituitaire qui tapisse les fosses nasales; elle provient d'un refroidissement des pieds ou de la tête, et peut être provoquée par l'aspiration de poussières ou gaz irritants. Le coryza se manifeste par des picotements dans le nez, des éternuements répétés, provoque un écoulement abondant du nez très gênant, des maux de tête et une fatigue générale. Il y a presque complète abolition du goût et de l'odorat.

Traitement hygiénique. — Pour se débarrasser d'un rhume de cerveau, laver le nez et la gorge avec de l'eau boriquée tiède, priser la *Poudre contre le Coryza*, du camphre en poudre, de l'acide borique finement pulvérisé ou renifler de l'eau tiède, graisser les narines avec de la vaseline mentholée et boire une tisane chaude avant de se coucher.

396. — CORYZA CHRONIQUE. — A l'état chronique, le coryza peut avoir des conséquences sérieuses sur les oreilles et la gorge, le nez se bouche plus facilement, les mucosités sont expulsées irrégulièrement, peuvent tomber dans la trompe d'Eustache et amener l'inflammation des oreilles. En outre, le nez bouché donnera forcément l'haleine forte, ces mucosités étant décomposées. Le coryza chronique a pour cause la *Scrofule*, le *Lymphatisme*.

Traitement curatif. — Le malade devra prendre le *Dépuratif Parnel* pour purifier le sang et l'*Elixir Spark* pour éliminer l'inflammation et toutes les âcretés du foie et du tube digestif. Laver l'intérieur du nez avec de l'eau boriquée tiède et priser la *Poudre Cicatrisante Leber*; de temps en temps graisser les narines avec de la vaseline boriquée. Voir *Ozène*.

397. — CORYZA DU NOUVEAU-NÉ. — Le coryza est assez fréquent chez les nourrissons et survient toujours à la suite d'un refroidissement. Aussi est-il prudent de ne pas sortir au grand air lorsqu'il fait très froid et lorsque l'enfant est trop jeune. Pour préserver l'enfant de l'air froid et de l'humidité, il faut l'habiller et le couvrir chaudement. Le coryza chez les nourrissons présente des inconvénients très sérieux lorsque la muqueuse nasale est gonflée, le nez est bouché, l'enfant ne peut respirer que par la bouche et ne pourra téter sans étouffer et sans être très gêné. A plusieurs reprises l'enfant essaie de téter, mais il est forcé d'abandonner le sein faute de respiration et pour l'alimenter on est obligé de le nourrir avec du lait à la cuillère. Pendant le sommeil, il a la bouche ouverte pour respirer. Les mucosités du nez tombent en arrière dans la gorge, ce qui le fait tousser et trouble son sommeil. Souvent l'enfant éternue et rejette par les narines des mucosités jaunâtres ou verdâtres.

Traitement. — Coucher l'enfant sur le dos, nettoyer les narines avec de l'eau boriquée ou l'eau de guimauve; ensuite, introduire dans chaque narine deux gouttes d'*huile mentholée* à l'aide d'un compte-gouttes trois fois par jour. Appliquer sur le nez une compresse ou une éponge imbibée d'eau chaude. Les croûtes se ramollissent et lorsque l'enfant éternue il les chasse. On peut également graisser le nez avec de la vaseline. Pendant le coryza, éviter tout refroidissement, ne pas sortir l'enfant, envelopper les jambes séparément d'une couche d'ouate et les couvrir avec du taffetas gommé.

COUCHE. — Voir *Accouchement*.

398. — COUPS, FOULURES. — Les coups sont occasionnés par une chute ou un choc; il faut faire immédiatement de la compression, pour éviter l'inflammation qui peut amener des abcès ou former *des noirs*, on applique des compresses permanentes avec un linge imbibé d'eau fraîche, salée, vinaigrée, d'eau sédative ou d'eau boriquée à 4 pour 100. Renouveler ces compresses fréquemment afin d'éviter l'échauffement de la partie foulée, pour les maintenir on les fixe avec une bande un peu serrée. — Voir *Contusion, Fracture, Luxation.*

COUP D'AIR. — Voir *Conjonctivite*

COUP DE SANG. — Voir *Apoplexie.*

COUP DE SOLEIL. — Voir *Insolation.*

COUPEROSE. — Voir *Acné.*

COUPURES. — Voir *Blessures, plaies.*

399. — COURBATURE. — A la suite d'un excès de fatigue, d'un excès de travail ou d'un surmenage, on éprouve une extrême lassitude et une sensation de fatigue. Il est souvent le symptôme précurseur d'une maladie. Le malade éprouve des douleurs dans les membres, il a un peu de fièvre et mal à la tête, le sommeil est agité, l'appétit manque.

Traitement. — Se mettre au repos, garder la chambre, frictions avec le *Liniment Soker*, boire de la *Tisane Orientale Soker*, de la bourrache, prendre des grands bains tièdes. — Voir *Lumbago.*

400. — COUSINS (latin *Culicinus*). — Diptères dont la piqûre produit une inflammation parfois sérieuse avec démangeaison, laver avec une infusion aromatique de feuilles de noyer. — Voir *Piqûres.*

401. — COUSSIN POUR MALADE. — On doit le remplir avec du crin, parce que la laine et la plume donnent trop chaud. On en fabrique également en caoutchouc qu'on remplit d'air.

COUTURIER. — Muscle de la cuisse. — Voir *Muscles.*

402. — COUVEUSE. — Lorsqu'un enfant est né avant le terme, il peut succomber par le froid. On emploie une couveuse pour lui fournir la chaleur nécessaire à son développement et remplacer les 30 ou 60 jours d'incubation maternelle. La *Couveuse Tarnier* est la plus connue. L'enfant y trouve la chaleur artificielle et on ne le sort que pour le nettoyer et lui donner à téter. Lorsqu'on sort l'enfant de la couveuse il faut avoir soin de chauffer la chambre afin qu'elle ait une température de 20 degrés au moins

403. — COXALGIE. Tumeur blanche de la hanche (latin *Coxa*, hanche, et grec *Algos*, douleur). — Maladie de nature lymphatique qui affecte le système osseux et qui atteint l'articulation de la hanche. L'enfant éprouve une douleur à la hanche, dans le pli de l'aine jusque dans la fesse et boite en marchant. Il traîne la jambe malade qui paraît raccourcie. La coxalgie se complique des abcès froids et est très longue à guérir. Elle laisse souvent une infirmité, la *claudication.* On reconnaît si l'enfant est atteint de coxalgie de la manière suivante : plier la cuisse malade, après avoir couché l'enfant et la faire rapprocher et écarter de l'autre cuisse; on éprouve une certaine résistance dans l'exercice de ces mouvements et l'enfant accuse une douleur très sensible. Elle survient chez les enfants atteints d'hérédité tuberculeuse, de lymphatisme; elle peut également avoir pour cause la rougeole, le manque d'air, la mauvaise alimentation, un coup, un choc. — Voir *Tumeur blanche.*

Traitement. — L'immobilisation du membre au moyen d'un appareil plâtré, qu'on emploie d'habitude, doit être abandonnée, à cause de l'enkylose quelle laisse. On doit préférer des appareils à extension continue qui permettent de guérir sans enkylose. En outre, avec eux, la douleur disparaît assez vite: Modifier l'état général de l'enfant avec de l'*Huile de Foie de Morue* ou le *Sirop Tannodol*, qui est très efficace. Les injections de Lannelongue, au chlorure de zinc, sont souvent à recommander. L'enfant doit faire un séjour assez prolongé au bord de la mer. Régime très fortifiant. Après la guérison faire des massages pour combattre les raideurs de la jambe et lui rendre ses mouvements.

404. — CRACHATS. — Selon leur provenance les crachats présentent des caractères différents. Lorsque la bouche est saine, les crachats sont des mucus et de la salive; si la bouche et les gencives sont malades, les crachats contiennent du pus. Les crachats de la gorge et des fosses nasales sont un mucus épais, gluant. Dans la bronchite, les crachats sont d'abord blancs, ensuite jaunâtres. dans la laryngite, ils sont gommeux, grisâtres ou noirâtres, parfois striés de sang. Dans la fluxion de poitrine, ils sont gommeux, couleur jus de pruneaux ou de rouille, et très adhérents.

L'homme bien portant ne doit pas cracher. En cas de maladie on doit cracher dans un crachoir de poche ou dans un mouchoir, mais jamais par terre, même dans la rue. En se desséchant, les crachats peuvent transmettre, par leurs poussières qui volent dans l'air, plusieurs maladies, telles que la phtisie, la pneumonie, etc. On ne doit jamais cracher par terre, mais dans un mouchoir, un crachoir en verre ou en porcelaine. Le crachoir doit être lavé à l'eau bouillante, le contenu doit être brûlé.

405. —CRACHEMENT DE SANG. Hémoptysie. — C'est une hémorragie plus ou moins abondante. Le sang peut provenir des bronches, de la bouche, de la gorge, du nez, ou être occasionné par une maladie du tube digestif. Dans ce dernier cas, il est accompagné de vomissements de sang. Si le sang vient des poumons, il est rosé et contient des bulles d'air; s'il vient de l'estomac, il est foncé et sans bulles. Le crachement peut survenir à la suite des exercices exagérés de la voix, d'une toux, d'une fracture de côtes et dans la phtisie.

Soins hygiéniques. — Si le sang provient des gencives ou de la bouche, il faut faire usage de la *Pâte Dentifrice Rodol* et de l'*Elixir Dentifrice Rodol* pour tonifier les muqueuses et les rendre antiseptiques. S'il a pour cause le mauvais état de l'estomac et du tube digestif, soigner ceux-ci par l'*Elixir Spark* et les *Cachets Polydigestifs Soker*. Si le crachement de sang survient après avoir toussé, il dé-

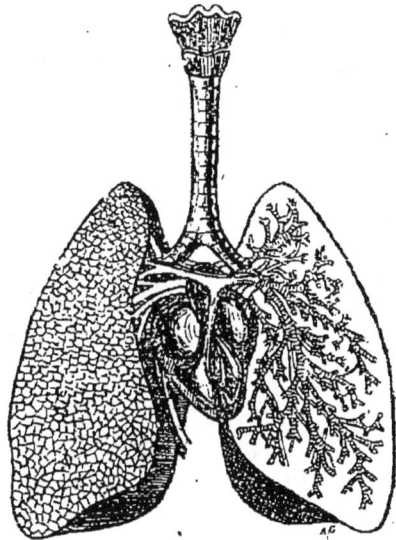

FIG. 213. — Poumons, cœur et principaux vaisseaux de l'homme.

pend des bronches et des poumons et il est l'indice d'une maladie de poitrine. (Voir *Tuberculose* et son traitement). Si l'hémorragie n'est pas abondante et forme seulement des crachats mêlés de sang, elle n'est pas dangereuse et il suffit de prendre quelques gorgées d'eau froide et garder le repos pour la voir cesser ; mais elle est très grave lorsqu'elle se produit chez un tuberculeux atteint depuis longtemps de cette maladie.

Traitement d'urgence. — Si l'hémorragie est violente, il faut suivre les conseils suivants : garder le repos, rester couché, la tête un peu relevée dans une pièce fraîche et bien aérée et ne pas parler ; ne pas remuer les bras, rester immobile ; prendre des bains de pieds sinapisés, appliquer des sinapismes sur le thorax et les membres, donner à boire de l'eau froide acidulée par du vinaigre ou jus de citron mais par petite quantité, donner du café glacé. Au besoin avaler des petits morceaux de glace. Manger froid. Si l'hémorragie ne cède pas, on fera prendre 2 à 3 cuillerées à soupe de chlorure de sodium (sel de cuisine) dissous dans de l'eau ou de la gélatine dissoute dans de l'eau (60 gr. dans un litre d'eau, qu'on donne en 5 ou 6 fois dans la journée par petits verres).

Dans l'hémorragie provenant de l'estomac, le malade sera mis à la diète et ensuite à la diète lactée. On le nourrira avec des lavements nutritifs et la *Tarvine* qui est une farine alimentaire phosphatée très utile dans le régime lacté.

On prescrira au malade de l'*Ergotine*, du *Perchlorure de Fer*. Une fois l'hémorragie arrêtée, il faut suivre le traitement indiqué aux maladies des *Bronches* et des *Poumons*.

406. — CRAMPES. — Ce sont des contractions involontaires, accompagnées de douleurs passagères, qui siègent principalement dans les muscles. Les crampes peuvent affecter tous les muscles, mais plus fréquemment les muscles du mollet, des gros orteils, ceux de la main, du cou et de la mâchoire. Elles proviennent surtout d'une mauvaise position, de la partie endolorie pendant le sommeil, par exemple. La durée des crampes est généralement courte mais elles peuvent se reproduire. Les femmes enceintes et les personnes fatiguées y sont prédisposées. Pour faire cesser la crampe, donner à la partie atteinte une position contraire à celle qui provoque la crampe. Si c'est au mollet, il faut marcher un peu. Il faut étendre fortement le membre et en frictionner la partie malade avec le *Liniment Soker* ou de l'alcool camphré.

Crampes d'estomac. — Les crampes de l'estomac indiquent une maladie de l'appareil digestif et principalement la gastralgie ; pour les calmer, il faut faire des frictions chaudes et mettre des compresses chaudes sur le ventre. A l'intérieur, donner une à deux cuillerées à café de *Sirop d'Ether*

Hygiène. Régime. — Les crampes ont pour cause une mauvaise nutrition. Pour empêcher le retour des crampes et s'en guérir, il faut s'alimenter avec la *Tarvine*, farine alimentaire phosphatée très reconstituante. Elle permet de se nourrir sans fatiguer l'estomac. Observer le *Régime Biologique* et suivre le traitement de la *Gastralgie*.

407. — CRAMPES DES ÉCRIVAINS. — Raideur, engourdissement dans les doigts. Reposer la main, écrire lentement avec un porte-plume léger et gros

408. — CRANE (grec *Cranion*) — Boîte osseuse de la tête qui contient et protège l'encéphale. — Voir *Os de la tête*

409. — CRÉTINISME. — Maladie caractérisée par l'arrêt de développement de l'organisme, la taille est petite, la peau ridée, jaunâtre, le cou est court et gros (goître), le nez épaté, la bouche est grande, les yeux sont écartés, la tête volumineuse. L'individu est souvent idiot. Se rencontre dans les Alpes et dans les Pyrénées. Il a pour cause la malpropreté des habitations, les pays mal aérés et privés de lumière, la mauvaise qualité d'eau privée d'iode, le mariage consanguin.

410. — CREVASSES, GERÇURES. — Ce sont des coupures ou des déchirures plus ou moins profondes produites sur la peau par le froid ou certains eczémas ; les crevasses de la peau sont fréquentes chez les tempéraments lymphatiques et scrofuleux et chez les syphilitiques. Les engelures les occasionnent très souvent. Les crevasses provoquent toujours des démangeaisons, des cuissons et même des douleurs assez vives. On les trouve aux lèvres, aux mains, aux seins.

Traitement. — On guérit facilement les crevasses aux mains en appliquant de la Vaseline Boriquée, de la Glycérine, du Beurre de Cacao, du Glycérolé d'amidon à l'oxyde de zinc, ou la *Pommade Parnel* n° 1. Eviter d'exposer les crevasses à l'air froid lorsque les mains sont humides. Pour les lèvres, nous conseillons le *Beurre de Cacao* ou la *Pommade Rosat* pour empêcher le contact de l'air.

Crevasses chez les Scrofuleux ou Syphilitiques. — Si les crevasses sont de nature scrofuleuse, il faut prendre le *Dépuratif Parnel* et l'*Elixir Spark*. Si elles sont de nature syphilitique, on fera usage du même *Dépuratif Parnel* et on y ajoutera les *Pilules Spécifiques Leber*.

CREVASSES des SEINS. — Voir *Allaitement maternel.*

411. — CRISE (grec *Krisis*; séparation). — Accident nerveux qui survient chez les hystériques, épileptiques, etc. En outre, ce mot signifie le changement favorable qui se produit dans le cours d'une maladie.

CRISTALLIN. — Voir *Œil.*

412. — CROISSANCE. — On observe pendant la croissance divers troubles ou maladies tels que l'appauvrissement du sang, l'anémie, la chlorose, la scrofule, le lymphatisme, des douleurs dans les articulations, des palpitations, des points de côté, des maux de tête. Pour prévenir les conséquences graves qui peuvent en résulter : *Ostéite, Ostéomyélite de croissance, Exostose*, il faut fortifier l'enfant par une alimentation et un régime reconstituants. Donner des toniques phosphatés tels que le *Triogène For*, le *Sirop Tannodol*. L'alimentation avec la *Tarvine* est tout spécialement recommandée par les phosphates naturels qu'elle contient.

413. — CROUP. — Le croup est une inflammation de la muqueuse du *Larynx*, une *laryngite diphtérique*, caractérisée par la formation de fausses membranes dans le larynx ce qui diminue son calibre et empêche l'air de pénétrer. La respiration devient de plus en plus difficile et l'enfant est menacé d'une asphyxie. Le *Vrai Croup ne s'annonce pas brusquement*, comme le faux croup. La maladie débute ordinairement par un peu de fièvre et un mal de gorge ; les amygdales gonflent, les plaques commencent à se propager. L'enfant est pâle et triste, un peu enrhumé et éternue ; il n'a pas d'appétit et avale avec une certaine difficulté. En examinant le fond de la gorge, on voit sur l'amygdale de la rougeur avec quelques taches blanchâtres, taches qui s'étendent de plus en plus. En outre, on constate que l'enfant a des ganglions tuméfiés sous la mâchoire. A ce moment l'enfant a un commencement d'*Angine couenneuse* qui annonce toujours le *Vrai croup*.

Quelques jours après, le mal augmente et éclate dans toute sa force. Les plaques se propagent jusqu'au fond de la gorge et gagnent l'intérieur du larynx. La voix, d'abord rauque et enrouée, devient voilée et finalement comme éteinte. La respiration devient pénible, le calibre du larynx diminuant de plus en plus. L'inspiration est sifflante. L'enfant est pris d'un premier accès de suffocation, sa face est violacée, il tousse et rejette des mucosités, des débris de peaux et devient calme, sa respiration est meilleure en attendant, jusqu'à ce qu'il soit pris d'un nouvel accès de suffocation. Sa toux est singulière et ressemble à un cri de coq. Si on n'arrête pas le progrès du mal, la respiration devient impossible, le larynx est bouché et l'enfant succombe à une asphyxie. Les membranes peuvent également envahir les bronches, les yeux, le nez et provoquer une bronchite, une conjonctivite ou un coryza diphtérique. Le croup se déclare quelquefois d'emblée. Il est donc indispensable de surveiller l'enrouement d'un enfant et la toux rauque. Les logements humides, l'affaiblissement général, la mauvaise nourriture, la rougeole, la scarlatine sont souvent la cause de cette terrible maladie. Le microbe du croup a été trouvé par Lœffler et Klebs.

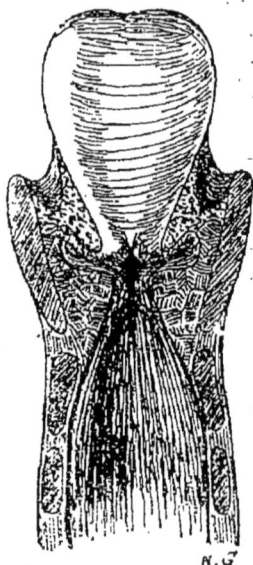

Fig. 214.
Coupe du larynx.
(Coupe verticale.)

Traitement. — Dans le temps, pour que l'air puisse arriver et permettre la respiration, on pratiquait une opération qui porte le nom de *Trachéotomie*. Actuellement, on guérit le croup avec le *Serum Antidiphtérique* découvert par Behring en Allemagne et le docteur Roux en France. On emploie ce sérum en injection sous la peau du flanc. On injecte une ou deux fois par jour 20 centimètres cubes. La guérison est rapide, s'il n'y a que des microbes de Lœffler. S'il y a d'autres microbes, tels que les Streptocoques et les Staphylocoques la guérison est plus longue. En attendant l'usage du sérum, il faut donner un vomitif et enlever les dépôts blancs qui s'y forment par les moyens suivants : toucher fortement la gorge avec un pinceau trempé dans du jus de citron, de l'eau phéniquée ou dans le collutoire suivant : *glycérine*, 30 grammes ; *borax*, 4 grammes ; acide *salicylique*, 1 gramme ; badigeonner le plus souvent possible, même pendant la nuit. Pour chaque attouchement, faire un pinceau neuf au moyen d'un bout de coton roulé et fixé au bout d'un petit bâton de bois, le brûler après l'attouchement, graisser les narines avec de la vaseline boriquée pour les préserver de la diphtérie. Autour du cou, appliquer des compresses d'eau chaude, faire respirer à l'enfant des vapeurs balsamiques d'Eucalyptus (faire bouillir les feuilles d'Eucalyptus avec de l'eau). Faire vomir l'enfant avec du *Sirop d'ipécacuanha* additionné de 1 gramme de *Poudre d'ipécacuanha* pour 50 grammes de sirop à donner par cuillerées à café jusqu'à effet. Faire vomir plusieurs fois par jour et même pendant plusieurs jours. Ne pas donner trop de liquide à boire avec le vomitif, sinon il produirait un effet purgatif. Comme aliment, donner du bouillon, du lait et *beaucoup de viande crue*. Cette terrible maladie atteint surtout les enfants faibles, les lymphatiques, les scrofuleux et le meilleur moyen de les en préserver consiste à soigner leur constitution. Voir *Lymphatisme, Scrofule*.

Le sérum du Dr Roux se prépare de la manière suivante : Après avoir cultivé les microbes dans un bouillon, on filtre le liquide avec une bougie Chamberland qui laisse passer les toxines mais retient les microbes. La toxine additionnée de l'iode est injectée à des chevaux qui finissent par être immunisés contre la diphtérie. Le sang liquide, le sérum de ces animaux acquiert la propriété de guérir la diphtérie.

Précautions hygiéniques. — En cas d'épidémie, examiner très souvent la gorge de l'enfant, même s'il ne se plaint pas. Lorsque l'on a chez soi un cas de croup, il faut observer les instructions que nous donnons plus loin contre la diphtérie.

414. — CROUTES DE LAIT. — Faire tomber les croûtes au moyen de cataplasmes de fécule de pommes de terre, combattre la constipation et purifier le sang avec le *Sirop Tannodol*. Voir *Gourmes*.

415. — CRUDITÉS. — Les crudités, légumes verts non cuits, fruits verts, sont inassimilables, surchargent l'estomac et sont nuisibles ; il en est de même du vinaigre que l'on emploie pour assaisonner la salade et des épices qui provoquent une excitation nuisible de la muqueuse et déterminent des gastrites fort longues à guérir. Les fruits verts occasionnent des indigestions dangereuses, des dysenteries graves et chez les enfants de la cholérine et des vers intestinaux. La viande crue ou peu cuite comme les biftecks, les côtelettes, le foie, le rognon, la cervelle donnent le *ver solitaire*.

416. — CUBITUS (grec *Kubiton*, le coude). — Os principal de l'avant-bras, allant du coude au poignet.

CUISSE. — Voir *Anatomie*.

417. — CUISSON. — Lorsque la peau est écorchée ou lorsqu'il y a des rougeurs, on éprouve une sensation de cuisson ou de brûlure. La même sensation se manifeste dans plusieurs maladies. Une cuisson très forte et très douloureuse peut aussi survenir dans certaines maladies graves, par le frottement de la peau des malades contre les draps, à la suite d'un très long séjour au lit. Ce frottement provoque de la rougeur de la peau et souvent même des écorchures ou une assez forte excoriation.

Pour faire cesser cette sensation, il faut soupoudrer la partie atteinte avec la *Poudre Dermatique Jener*, la *poudre de Talc* ou graisser avec la *Pommade Parnel*. On peut même alterner ces produits. Pour les cuissons qui surviennent à la suite d'une transpiration aux aisselles, à l'anus, aux cuisses, aux pieds, ces produits sont très efficaces. On emploie également avec succès ces produits contre le feu du rasoir. Contre la cuisson d'une coupure, il faut, après l'avoir bien lavée, appliquer un morceau de taffetas d'Angleterre.

418. — CUNÉIFORMES (latin *Cuneus*, coin). — Veut dire en forme de coin. On désigne sous le nom d'os cunéiformes les trois os du torse. Voir *Corps*.

419. — CURE D'ALTITUDE. — Séjour dans les montagnes. L'air de montagne est très pur et contient plus d'azote que l'air de plaine. Au-dessus de 1000 mètres, on ne trouve aucun microbe. En hiver, l'air est sec et il n'y a pas de vent. Le sang s'enrichit de globules rouges et retient par conséquent plus d'oxygène. Toute la nutrition générale trouve une grande activité. Dès les premiers dix jours, la transpiration augmente ainsi que les battements de cœur, la peau devient rouge et démange un peu; mais tous ces troubles disparaissent assez vite. La vigueur augmente et l'appétit reste bon. On doit commencer la cure par un séjour à des altitudes basses. On aura soin de porter des vêtements de laine. Cette cure doit être défendue dans les maladies du cœur, les rhumatismes, l'emphysème, l'asthme, aux vieillards, aux nourrissons.

420. — CYANOSE. — Cette maladie a pour cause une affection du cœur qui permet au sang artériel de se mélanger avec le sang veineux par suite de l'ouverture du *Trou de Botal* et la communication qui s'établit entre la cavité droite et la cavité gauche du cœur. Le malade est sujet à des étouffements et des syncopes, la peau a une teinte bleue et c'est pourquoi on désigne la maladie sous le nom de *Maladie bleue*. Le malade doit purifier le sang avec le *Dépuratif Parnel* et faciliter la circulation par l'*Elixir Spark*. Observer le *Régime Biologique*, s'alimenter avec la *Tarvine*.

421. — CYCLISME. — Cet exercice convient aux hommes, femmes et enfants dans l'anémie la goutte les rhumatismes, la migraine, l'obésité, la neurasthénie. la constipation. Il est défendu aux cardiaques, aux dyspeptiques, aux hernieux et aux hémorroïdaires. Cet exercice qui est une promenade hygiénique au grand air, constitue un sport fatigant. Il expose à des courbatures et des surmenages. L'obligation de se tenir courbé, surtout lorsque le guidon est droit ou trop bas, nuit énormément au développement du thorax.

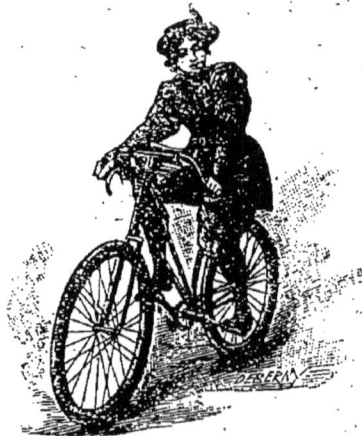

Fig. 215. Bicyclette.

422. — CYSTITE. Catarrhe de la vessie (grec *Kustis*, vessie). — C'est l'inflammation de la vessie provoquée par des microbes, soit par une blennorrhagie chronique. L'appareil urinaire se compose d'un ensemble d'organes dont les fonctions concourent toutes au même but, à savoir l'élimination des urines. Voir *Reins, Uretères, Urètre, Organes des Voies urinaires*. Ces organes étant tapissés sans discontinuité par une *membrane muqueuse* sont unis par une solidarité intime, en sorte que le mauvais état de l'un retentit promptement sur les autres ; l'inflammation ne reste pas longtemps locale et se généralise, ce qui explique pourquoi une affection, même légère, de l'appareil urinaire, prend de suite un caractère grave et provoque un dépérissement général.

Supposez le cas le plus léger, une irritation du canal de l'urêtre, provoquée, chez l'homme, par des excès de jeunesse, un refroidissement ou le passage de graviers ; chez la femme, par un accouchement, le voisinage d'hémorroïdes, les engorgements de la matrice, etc. Malgré les boissons rafraîchissantes, le goudron, les balsamiques, l'inflammation passe à l'état chronique, il se fait un rétrécissement, un engorgement de la prostate ; à partir de ce moment, l'urine, gênée dans sa libre expansion, demeure plus longtemps dans la vessie, s'y livre à un

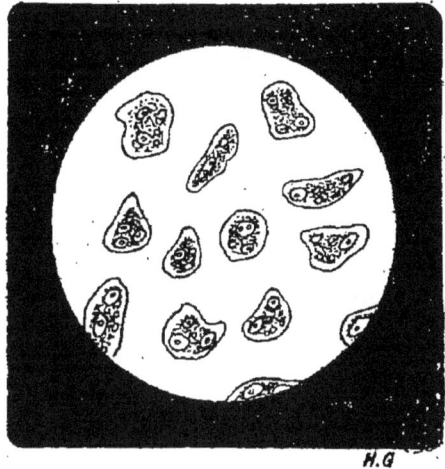

FIG. 216. — Cellules épithéliales altérées.
Catarrhe de la vessie.

commencement de fermentation qui la rend ammoniacale, c'est-à-dire irritante pour la muqueuse vésicale, d'où l'inflammation de cet organe et principalement de son col qui devient excessivement sensible ; le malade a des envies fréquentes d'uriner mais, chaque fois, il ne rend que quelques gouttes avec d'affreuses douleurs de cuisson, de brûlure ; à peine est-il soulagé depuis quelques moments, qu'il est obligé de recommencer. Il éprouve de la gêne au bas-ventre, de la pesanteur au périnée ; son sommeil est perdu, sa nutrition troublée ; sa santé générale s'en ressent promptement. Cet état dure des mois, des années avec des alternatives de mieux et de mal après lesquelles, l'inflammation continuant, l'urine devient sanguinolente, troublée, chargée de mucosités semblables à du blanc d'œuf, enfin du pus. Le mal peut se propager aux reins, qui deviennent un foyer de suppuration. Dès lors, le dépérissement est prompt, accru qu'il est par une fièvre de débilité qui se renouvelle chaque soir. Le malade voit ses jambes, ses paupières enfler, l'hydropisie gagne tout le corps, et il meurt au milieu d'atroces souffrances. Il ne faut donc jamais négliger une maladie de la vessie ; il faut la surveiller, la combattre jusqu'à ce que le germe, les dernières traces d'inflammation aient disparu. C'est alors seulement qu'on sera à l'abri des récidives que le travail sourd de destruction chronique prépare pour la vieillesse.

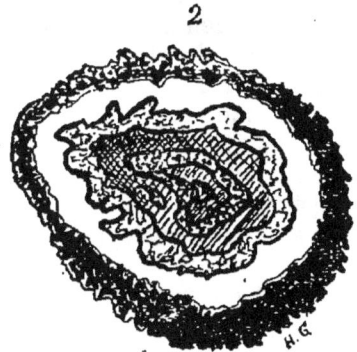

FIG. 217. — Calcul d'acide urique.

La **cystite** est l'inflammation de la muqueuse de la vessie occasionnée par les microbes, elle est aiguë ou chronique ; elle est localisée au col, ou généralisée à tout l'organe. Ses causes sont nombreuses et variées ; ce sont : une contusion à la vessie, comme on l'observe après le cathétérisme, après la lithotritie, après les couches chez la femme; ce sont : la pierre, un rétrécissement de l'urètre, un engorgement de la prostate; c'est l'extension au col de la vessie de l'inflammation des organes voisins, tels que l'urètre, le rectum, le vagin. La poudre de cantharides absorbée à l'intérieur ou par l'intermédiaire de vésicatoires détermine une cystite particulière; l'usage des boissons fermentées et alcooliques, enfin le froid, les diathèses rhumatismales, goutteuses, herpétiques peuvent produire le même résultat. Toutes les cystites sont accompagnées d'un certain nombre de symptômes qui se retrouvent dans chaque cas. C'est d'abord le besoin fréquent d'uriner, qui peut s'élever jusqu'à 50 fois dans 24 heures; le malade évacue quelques gouttes d'urine avec accompagnement d'une sensation de brûlure cuisante. Il reste accroupi des nuits entières, torturé par le besoin d'uriner et par la douleur que provoque l'émission. Malgré ces efforts, la vessie ne se vide pas. Elle se distend et vient faire saillie au bas-ventre où elle est très douloureuse; cette douleur s'irradie vers l'anus, le périnée, les côtes et s'exaspère lors de l'émission des urines. Lorsque les dernières gouttes s'échappent, il se produit une sorte d'étreinte convulsive qui amène l'expulsion de quelques gouttes d'urine laiteuse et sanguinolente. Dans le catarrhe chronique, la douleur est sourde, profonde, continue; elle donne des idées noires au malade qui marche courbé en deux; son teint devient pâle, terreux, amaigri. Si la muqueuse est enflammée superficiellement, l'urine est seulement troublée par des mucosités qui se précipitent; elle ressemble à de l'eau dans laquelle on aurait fait bouillir de la racine de guimauve. A une période plus avancée, les parois de la vessie secrètent des mucosités, et l'on trouve au fond du vase une masse glaireuse analogue à du blanc d'œuf. Dans les catarrhes chroniques plus anciens, le pus se mêle aux mucosités. L'urine, d'abord nuageuse, s'épaissit et devient rougeâtre; elle se décompose facilement et répand une odeur ammoniacale fétide. Dans les cas légers, il n'existe pas de fièvre, d'autres fois, au contraire, le malade est en proie à une fièvre ardente, égaré par les douleurs et dans un état d'agitation extrême, des sueurs abondantes exhalant une odeur urineuse couvrent son corps; ses yeux cernés, excavés, expriment la douleur la plus vive; il survient des nausées, des vomissements, du délire. La réaction est moins vive dans la cystite chronique, mais le malade s'affaiblit graduellement, il pâlit, perd sa force et marche avec peine. La ténacité de la cystite est extrême, et, si le malade n'y apporte pas remède, elle occasionne des troubles organiques qui empoisonnent son existence. Si chaque cas ne présente pas le cortège de symptômes que nous venons de décrire, si la douleur, si le retentissement sur l'organisme sont moins violents sur beaucoup de sujets, il ne faut pas cependant qu'ils perdent de vue qu'ils sont exposés à en ressentir les effets par suite du moindre écart de régime. Il faut qu'ils sachent que, même bénigne en apparence, la cystite conduit par chronicité à des complications graves et sérieuses.

Traitement. — Le malade prendra, trois fois par jour, le matin en se levant, dans l'après-midi et dans la soirée, 2 à 3 *capsules* de *Santal-Bline*. En même temps que ces capsules, il prendra un paquet de *Poudre Altérante Darvet* dans un demi-verre d'eau pour dissiper l'inflammation. Avant chaque repas prendre un *Cachet Curatif Darvet* (cachets roses) pour détruire les microbes. Dans la journée et même aux repas boire la *Tisane Orientale Soker* pour éliminer toutes les âcretés et laver la vessie. Il faut boire de cette tisane de 1 à 2 litres par jour.

Régime, Hygiène. — Combattre la constipation et les mauvaises digestions avec *l'Élixir Spark* . Observer un régime doux, rafraîchissant, laitage, viandes blanches, c'est-à-dire le *Régime Biologique;* supprimer les mets épicés, les fruits crus, les salades, les tomates, l'oseille, les liqueurs fortes, les alcools, le café, la bière, manger peu de viande. Le vin sera pris en très petite quantité et toujours coupé avec beaucoup d'eau ou de *Tisane Orientale Soker*. Voir *Hygiène* et *Soins généraux des maladies des voies urinaires.*

D

423. — DALTONISME ou dyschromatopsie. — Altération de la vue qui ne permet pas de distinguer certaines couleurs, surtout le vert, le violet et le rouge. Chez les enfants on peut guérir le daltonisme en leur faisant reconnaître les couleurs dans des paquets de laine; chaque paquet renferme trois nuances de chaque teinte.

DANSE DE SAINT-GUY. — Voir *Chorée.*

DARTRES. — Voir *Eczéma, Acné, Herpès.*

424. — DÉBILITÉ. — C'est un état de faiblesse de la constitution qui est généralement de naissance. L'affaiblissement peut également survenir chez des personnes robustes à la suite d'une grande fatigue, d'une maladie ou de privations. Les personnes affaiblies doivent adopter un régime tonique et fortifiant pour enrichir le sang appauvri et consolider tout l'organisme. Il faut éviter les traitements excitants qui irritent le tube digestif et donnent aux organes une inflammation. Eviter le *Fer*, le *Quinquina* qui sont trop échauffants. Le meilleur moyen de se fortifier est d'observer le *Régime Biologique*. Manger beaucoup de viande, au petit déjeûner et dans la journée s'alimenter avec la *Tarvine* qui est une farine alimentaire phosphatée et très nourrissante et prendre le *Triogène For* ou le *Vin Galar* qui sont des excellents réparateurs des forces et les meilleurs antidéperditeurs.

DÉBOITEMENT. — Voir *Luxation.*

DÉCHAUSSEMENT DES DENTS. — Voir *Gingivite.*

425. — DÉCHIRURE DU TYMPAN survient à la suite d'une forte détonation ou par l'usage d'un cure-oreille trop dur. Le malade éprouve des douleurs, une hémorragie et peut être atteint de surdité.

Traitement. — Faire des lavages avec de l'eau boriquée tiède, ensuite introduire dans l'oreille un tampon de coton trempé dans l'*Auditine Rock*.

426. — DECUBITUS. — Ce mot veut dire rester couché; décubitus dorsal veut dire rester couché sur le dos.

427. — DÉFAILLANCE. — C'est un moment de malaise pouvant aller jusqu'à la syncope. Le malade éprouve une faiblesse dans les membres, la tête tournoie, la vue se trouble, les oreilles bourdonnent; le visage devient pâle, les extrémités se refroidissent, mais il n'y a pas de perte de connaissance. Ces accidents surviennent à la suite d'une émotion, d'une contrariété, d'un chagrin; on les observe souvent chez les anémiques, les convalescents, et ceux qui sont atteints d'une maladie de cœur, de foie ou d'estomac. Voir *Évanouissements, Syncope.*

Traitement. — Pendant la défaillance, asseoir le malade, défaire les vêtements, lui faire respirer des sels, du vinaigre, de l'éther, ouvrir les fenêtres et éventer le malade, lotionner le corps mais surtout le front, les tempes et la région du cœur avec de l'eau vinaigrée, de l'eau de Cologne, de l'eau sédative, appliquer des compresses vinaigrées aux poignets, au cou, donner de suite un cordial, vin chaud, grog, thé, tisane chaude.

Hygiène préventive. — Pour empêcher le retour de ces défaillances, il faut combattre la cause qui les détermine Les personnes qui ont des digestions laborieuses, qui sont constipées, et ceux qui ont le foie malade prendront après chaque repas l'*Élixir Spark* qui est souverain pour le tube digestif. S'alimenter le matin au petit déjeuner et dans la journée avec *Tarvine.* Observer le *Régime Biologique.* Contre l'anémie, il faut prendre les *Pilules Ducase* et le *Triogène For.* Les personnes nerveuses et facilement impressionnables prendront pendant quelque temps le *Sédatif Tiber* qui calme les nerfs. Si on a une maladie de cœur il faut prendre le *Dépuratif Parnel* et s'alimenter avec la *Tarvine*, aliment phosphaté très reconstituant. Éviter la médication alcaline qui décompose le sang et l'arsenic que l'on déguise sous le nom de granules Dioscoride ou sel de Macquer.

DÉFÉCATION. — Expulsion des matières fécales. Voir *Gros intestin.*

428. — DÉFORMATION. — Lorsque le tissu osseux se ramollit, lorsque les muscles se raidissent et se raccourcissent, la partie atteinte subit une déformation et même la perte des mouvements, c'est ainsi que dans le *Mal de Pott*, la partie ramollie de la *colonne vertébrale* s'affaisse, la charpente osseuse prend une forme bizarre et la personne devient bossue. La contracture des muscles, la courbature des os donnent des jambes cagneuses. Lorsqu'un organe est difforme, il n'y a rien à faire, mais avec un bon traitement on peut prévenir, retarder et même arrêter le mal. Toutes les déformations, toutes les contractures ont pour cause la scrofule, le rachitisme, la syphilis héréditaire, le rhumatisme. Le malade prendra le *Dépuratif Parnel* pour purifier le sang et combattre efficacement la cause; contre les déformations des os, on donnera le *Sirop Tannodol* qui est souverain par sa composition phosphato-iodée pour solidifier la substance osseuse. La *Tarvine* est particulièrement utile comme aliment. Éviter les médicaments à base d'iodures et les alcalins qui décomposent le sang. Porter un appareil orthopédique mais bien approprié afin qu'il ne torture pas le malade. Voir *Déviation de la Colonne vertébrale.*

429. — DÉGÉNÉRESCENCE DU CŒUR. — Tous nos organes peuvent subir une dégénérescence, c'est-à-dire qu'une partie musculaire se transforme en graisse. On l'observe chez les alcooliques, les aliénés et leurs descendants. Chez les personnes âgées, la dégénérescence graisseuse occasionne de l'oppression et entrave la respiration, comme chez les asthmatiques, les battements de cœur deviennent faibles. Cette maladie demande un traitement efficace parce qu'elle peut déterminer une mort subite par suite de la rupture du cœur.

Traitement. — Le malade devra mener une vie calme et s'alimenter avec la *Tarvine*, aliment phosphaté très nourrissant. Avant chaque repas, prendre une cuillerée à soupe de *Dépuratif Parnel* pour purifier le sang. Après chaque repas prendre une cuillerée à café d'*Elixir Spark* pour faciliter la digestion et dégager l'estomac. Comme tonique reconstituant, prendre dans la journée le *Triogène For*. Observer le *Régime Biologique*.

DÉGLUTITION (latin *deglutire*, action d'avaler).

430. — DÉGOUT. — Lorsque l'estomac est faible, dans l'anémie et l'affaiblissement général, on observe souvent une répugnance et un dégoût pour la nourriture.

Traitement. — Prendre avant chaque repas, même si on mange peu, une cuillerée à café d'*Élixir Spark* qui ouvre l'appétit et fait digérer; se nourrir avec la *Tarvine*, comme aliment phosphaté très reconstituant, le matin au petit déjeuner et dans la journée. Combattre la constipation avec les *Pilules Spark*. Boire la *Tisane orientale Soker* ou des amers tels que la gentiane, la centaurée, le quassia amara. Voir *Appétit*.

431. — DÉLIRE. — C'est la divagation par suite de la perversion des facultés intellectuelles, accompagnée de fièvres. Le malade parle et agit sans avoir conscience de ce qu'il fait. Le délire indique un état grave e. s'observe dans les maladies aiguës à la suite d'une congestion du cerveau; il peut avoir pour cause une lésion au cerveau à la suite d'une méningite, d'une aliénation mentale.

Traitement. — Ne pas laisser le malade seul, le surveiller attentivement; enlever tous les objets à sa portée qui pourraient lui occasionner des blessures, tels que couteaux, fourchettes, etc.; au besoin l'attacher dans son lit pour éviter qu'il ne se jette par la fenêtre. Comme calmant, on donne le *Sirop de Chloral* ou de *Morphine*, et surtout le *Sédatif Tiber* à la dose de 2 à 4 cuillerées à soupe qui constitue le meilleur calmant sédatif à employer dans le délire des aliénés; alimenter avec la *Tarvine*. Éviter tout excitant. Dans la convalescence, observer le *Régime Biologique* et nourrir souvent le malade avec la *Tarvine* qui est un aliment phosphaté très reconstituant; pour combattre l'anémie donner le *Triogène For*, insister sur le *Sédatif Tiber* qui est le plus efficace contre tous les troubles des facultés intellectuelles, les convulsions, l'épilepsie.

432. — DELIRIUM TREMENS. — C'est la folie furieuse procédant par accès et accompagnée d'hallucinations chez les buveurs d'alcool et d'absinthe. Le malade n'a pas de sommeil et la crise éclate après quelques nuits d'insomnie ou brusquement.

Soins à donner pendant la crise. — Pendant la crise, mettre le malade hors d'état de pouvoir nuire. Appliquer des compresses d'eau froide ou de glace sur la tête, donner une cuillerée à café d'acétate d'ammoniaque ou 5 grammes de bicarbonate de soude dans un verre d'eau, faire boire par gorgées. Sirop de chloral comme calmant.

Traitement. — Le malade peut très bien retrouver la raison et la santé s'il renonce aux boissons alcooliques, supprimer complètement le vin et l'alcool. Prendre tous les jours 2 à 4 cuillerées à bouche de *Sédatif*

Tiber. S'alimenter avec la *Tarvine*, qui est un aliment phosphaté très reconstituant; boire beaucoup de lait et de *Tisane Orientale Soker*. Pour la nourriture observer le *Régime Biologique*, chaque semaine prendre 3 à 4 bains chauds. Voir *Alcoolisme* et *Ivrognerie*.

DÉLIVRANCE. — Expulsion du fœtus et de ses annexes. Voir *Accouchement*.

DELTOIDE. — Muscle de l'articulation de l'épaule. Voir *Corps*, *Muscle*.

433. — DÉMANGEAISONS. PRURIT. — Les démangeaisons proviennent généralement de l'âcreté du sang et de l'inflammation du tube digestif ou du foie, à la suite d'une maladie de la peau, de l'urticaire, des dartres, eczémas ou prurigo chez les vieillards. Pour les calmer, il faut en soigner la cause, c'est-à-dire purifier le sang pour éliminer les âcretés. Ordinairement on emploie les *iodures* et les *alcalins* mais ces médicaments sont irritants et fatiguent l'estomac. Le meilleur traitement est le suivant :

Traitement local. — Prendre des bains de son, d'amidon ou des bains alcalins, faire des lotions avec de l'eau chaude, additionnée de vinaigre que l'on sèche ensuite en saupoudrant avec la *Poudre Dermatique Jener;* ces lotions sont efficaces et amènent un très grand soulagement; si les démangeaisons sont trop pénibles on applique un cataplasme chaud de fécule de pommes de terre.

Traitement interne. — Pour faire disparaître l'âcreté et le vice du sang qui occasionne ces démangeaisons, le malade prendra, avant chaque repas, le *Dépuratif Parnel* pour purifier le sang et une cuillerée à café d'*Elixir Spark*, après chaque repas, pour faire disparaître l'inflammation de l'estomac et du foie. S'alimenter souvent avec la *Tarvine* qui est un aliment phosphaté très reconstituant. Voir *Herpès*, *Prurigo*, *Pityriasis*, *Eczéma*.

Les démangeaisons à l'anus sont produites par des *vers intestinaux* ou par des *hémorroïdes;* pour le traitement, voir à ces deux mots.

Démangeaisons chez la femme. — Les parties génitales chez la femme sont souvent sujettes à des démangeaisons assez gênantes. Elles sont dues à un état nerveux excessif ou à des pertes blanches. Pour calmer l'état nerveux on donne le *Sédatif Tiber* qui est très efficace pour faire cesser toute démangeaison. Matin et soir et, au besoin, dans la journée, faire des injections et des lavages avec de l'eau chaude additionnée de *Spyrol Leber*. Ensuite saupoudrer avec la *Poudre Dermatique*. Prendre des bains de son ou des bains au *Sel du Pérou*. Le traitement interne comprendra le *Dépuratif Parnel* pour purifier le sang et l'*Elixir Spark* pour rétablir les fonctions de l'estomac et du foie. Voir plus haut, *Traitement interne*. Voir *Pertes blanches*, *Métrite*.

434. — DÉMENCE (latin *dementia*). — C'est l'aliénation des facultés intellectuelles. Elle peut être occasionnée par une hémorragie cérébrale, à la suite d'aliénation mentale. Elle est quelquefois causée par l'âge. Le malade perd la mémoire et tombe dans l'enfance.

DENTITION. — Voir *Allaitement*.

435. — DENTS. Mal de dents. Hygiène. — Les dents contiennent une substance animale et deux produits chimiques alcalins, du carbonate de chaux et du phosphate de chaux, que les acides attaquent et peuvent dissoudre. Aussi faut-il éviter les acides qui à la longue abîment les dents. Pour conserver des dents belles et saines, il faut les frictionner avec une brosse et se rincer la bouche le matin en se levant, après chaque repas, et le soir en se couchant pour empêcher toute fermentation. La brosse à dents sera en crin, un peu dure, et tenue très proprement. Après chaque usage il faut la laver à grande eau et laisser sécher. Le nettoyage

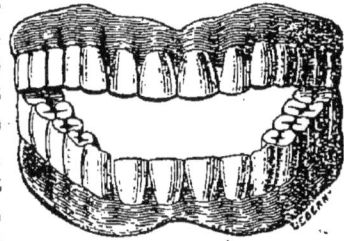

FIG. 218. Dentier.

avec une brosse dure enlève les débris et le tartre qui adhèrent aux dents et aux gencives, empêche le déchaussement des dents. Pour calmer le mal de dents, voir *Carie dentaire*. Le meilleur moyen hygiénique pour conserver les dents est de se servir chaque jour pour leur entretien de la *Pâte* et de l'*Elixir Dentifrice Rodol*. Préparés avec des essences végétales très agréables au goût et des antiseptiques puissants les dentifrices *Rodol* détruisent les microbes et conservent les dents. Contrairement aux autres antiseptiques dont l'effet est d'une courte durée, le *Dentifrice Rodol* assure aux dents et à toute la bouche une antisepsie puissante et prolongée avec une fraîcheur très agréable.

Tartre dentaire. Taches et tartre. — Il se forme souvent sur les dents des taches verdâtres, brun jaunâtre, qui sont du tartre (mélange de phosphate et carbonate avec des algues). Le tartre irrite les gencives, provoque leur décollement, déchausse les dents et rend également l'haleine fétide. On fait disparaître les taches en touchant les dents avec du jus de citron ou avec de l'acide chlorhydrique dilué dans de l'eau (1 gramme pour 4 grammes), à l'aide d'un tampon de coton fixé sur un bâton. On lave ensuite la bouche avec de l'eau alcaline.

Nettoyer les dents avec une brosse dure et frotter énergiquement pour empêcher le dépôt du tartre et fortifier les gencives.

Crème. — La crème ou les taches blanchâtres qu'on observe sur les dents sont produites par la salive acide, la dyspepsie, l'usage immodéré du sucre et des sucreries, nettoyage insuffisant et chez les enfants par la malpropreté du biberon. Il faut brosser les dents avec une pâte dentifrice, alcaline et savonneuse telle que la *Pâte Rodol*, et laver la bouche avec un dentifrice antiseptique : *Dentifrice Rodol*.

FIG. 219.
Une molaire.

A. Email. — B. Ivoire ou dentine. — C. Pulpe dans la chambre pulpaire. — D. Pulpe dans la chambre radiculaire. — E. Cément. — F. Périoste. — G. Apex ou foramin, ou sommet de la racine.

Hygiène. — Une bonne hygiène pratiquée de bonne heure préserve de toute altération ou maladie des dents et les conserve plus longtemps. Dès la première enfance, on doit laver la bouche avec de l'eau alcaline et frotter les dents avec un linge trempé dans la même eau. On fera le nettoyage le matin au réveil, après chaque repas et le soir en se couchant. Vers l'âge de 3 à 4 ans, on peut

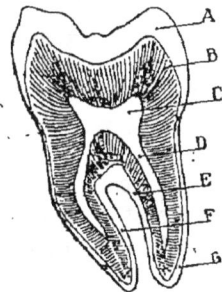

employer une petite brosse et se servir de l'eau dentifrice. Brosser non seulement sur les deux côtés des gencives, mais dans toute la bouche; dès qu'une dent devient sensible au chaud, au froid, on doit la faire soigner; on s'évite ainsi la douleur et la rage de dent. Surveiller les dents des enfants et soigner les dents de lait pour éviter à l'enfant la *déviation* et le *chevauchement des dents* (voir ces mots).

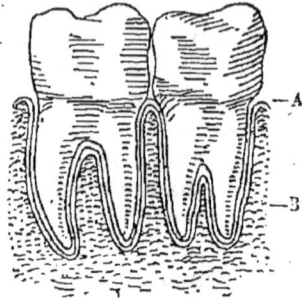

Fig. 220. — A. Gencive qui se continue et prend le nom de périoste ou ligament; B, alvéole dentaire.

Déchaussement, ébranlement des dents. — Très fréquent chez les arthritiques et diabétiques, il est occasionné par le décollement des gencives (voir plus haut *Tartre dentaire*) et par les agents infectieux qui affaiblissent les attaches.

Nettoyer les dents avec une brosse dure et ne pas craindre de frotter énergiquement, même si les gencives saignent. Ce brossage énergique enlèvera les débris alimentaires, le tartre qui adhère aux gencives et aux dents et empêchera sa formation.

Le régime alimentaire a une très grande influence sur les dents. L'alcool, le sucre, les fruits sont nuisibles. Chaque fois que la digestion se fait mal et dans toutes les maladies d'estomac, la salive est acide et attaque les dents; elle peut provoquer leur carie et même leur chute. Il est donc très important de soigner l'estomac avec les *Cachets Polydigestifs Soker* et l'*Elixir Spark* pour empêcher l'acidité de la salive afin de conserver les dents. Éviter les boissons glacées, les dents étant très sensibles au froid. Voir *Hygiène de la bouche, Carie dentaire, Extractions des dents.*

Dents artificielles. — On fabrique les dents artificielles avec de la porcelaine qui présente l'avantage d'être inaltérable. Il entre dans leur fabrication du borate de soude, du feldspath, du kaolin, du quartz; on emploie plusieurs procédés pour faire un dentier. On les monte sur un pivot d'or ou de platine qu'on fixe dans la racine. Ce procédé dit *dent à pivot* ne peut être appliqué que lorsque la racine de la dent est encore saine et bien conservée. On soude les dents artificielles sur une plaque en platine, en or ou de caoutchouc vulcanisé; la plaque est pourvue de crochets pour l'attacher aux dents saines : c'est le procédé à crochets.

Lorsqu'on porte un râtelier, il faut l'entretenir très proprement, le laver et brosser très soigneusement le matin et après chaque repas. Pour la nuit, il faut l'enlever et le plonger dans l'eau bouillie. Pour se préserver de toute inflammation des gencives, il faut laver la bouche avec le *Dentifrice Rodol.*

DENTIFRICE. — Voir *Dentifrice Rodol.*

436. — DÉPILATOIRE. — Préparation pour faire disparaître les poils. Il faut se méfier des dépilatoires contenant de l'arsenic ou du mercure et qui peuvent occasionner des brûlures ou un empoisonnement; la dépilation par l'électricité est très longue et très douloureuse; en outre, elle laisse des marques ou des cicatrices comme celles rappelant les marques de la petite vérole. Le seul dépilatoire sans arsenic ni mercure est le *Dépilatoire Faroz*. (Demander la brochure spéciale.)

437. — DÉPURATIF. — Médicament ayant pour but de purifier le sang et de lui enlever les principes nuisibles. Le *Dépuratif Parnel* est le plus efficace parce qu'il enlève au sang toutes les âcretés, toutes les toxines, les ptomaïnes et les fait rejeter au dehors. Voir *Dépuratif Parnel*.

438. — DÉRIVATIFS. — Médicaments pour irriter une partie du corps afin de déplacer l'irritation et pouvoir plus facilement en détruire la cause et les germes; on emploie à cet effet : la teinture d'iode, les sinapismes, les bains de pieds.

DERMATOSE. — Ce mot veut dire maladie de la peau en général.

439. — DERME (grec *derma*). — Tissu qui constitue la partie profonde de la peau.

440. — DERMOÏDE. — Petite tumeur ou kyste qui siège dans toute région du corps. Elle se produit par le reploiement d'une bande de tissu pendant le développement du fœtus.

DESCENTE DE HERNIE. — Voir *Hernie*.

DESCENTE DE MATRICE. — Voir *Chute, déplacement de la matrice*.

DESCENTE DU RECTUM. — Voir *Chute du rectum*.

441. — DÉSINFECTANTS. — Produits capables de détruire les mauvaises odeurs, tels que, l'acide borique, l'acide salicylique, le chlorure de chaux, etc. Le plus employé est l'acide phénique, mais, par sa causticité, son emploi demande une certaine prudence; l'*Atmoseptine* est le meilleur désinfectant et doit être employé pour tous les usages externes comme antiseptique et microbicide.

La désinfection a pour but de détruire les agents pathogènes pour éviter la transmission des maladies contagieuses et infectieuses. C'est le meilleur moyen d'enrayer les épidémies. On doit la pratiquer pendant la maladie et à la fin. Pendant le cours d'une maladie contagieuse, tous les objets dont se sert le malade et ses déjections doivent être désinfectés. Le linge sera plongé dans une lessive pour détremper les taches, ensuite on le fera bouillir; pour le matelas, on lavera la toile dans une solution antiseptique; la laine et les vêtements seront passés à l'étuve; les jouets sans valeur seront détruits; les planchers et les murs seront lavés à l'eau de Javel ou avec une solution de formol à 5 grammes par litre. Bien frotter toutes les surfaces.

Désinfection des mains. — Nettoyer bien les ongles, ensuite brosser, savonner et laver à l'eau chaude. Rincer après avec une solution de *sublimé*, de *sulfate de cuivre* ou bien avec de l'*Eau Résolutive Soker* ou de l'*Atmoseptine*. Terminer la désinfection par un lavage à l'alcool. On doit également savonner et laver les cheveux et la barbe. Les personnes qui soignent le malade doivent changer de vêtements quand elles sont dehors. Pour désinfecter les crachats, les garde-robes, employer une solution de *Sulfate de Cuivre*; garnir le crachoir avec de la sciure de bois que l'on arrose avec de l'eau phéniquée ou du thymol liquide. Si le crachoir est en carton, on détruit le tout par le feu; dans le cas contraire, brûler le contenu seulement et plonger le crachoir dans de l'eau bouillante. Autant que possible, détruire par le feu les objets souillés. Pour le linge non souillé, on peut employer l'*Atmoseptine* ou une solution de 10 gr. de sulfate de cuivre par litre d'eau.

Désinfection des vêtements et des objets de literie. — Les vêtements, linge et literie qui ont servi au malade doivent être passés à l'étuve ou bien les mettre dans une chambre bien close dans laquelle on fera brûler 100 gr. de soufre par mètre cube: avoir soin d'arroser le parquet avec beaucoup d'eau pour rendre l'air de la pièce très humide. Désinfecter toujours l'appartement qu'on doit habiter avec le formol, le soufre ou l'eau de Javel. Pour désinfecter les locaux, on bouche toutes les ouvertures, on y fait brûler du soufre que l'on place dans un vase en terre évasé. Arroser avec de l'alcool pour l'enflammer facilement. Il faut 3 à 4 kilos de soufre pour une pièce de 100 mètres cubes de capacité. Après avoir fait brûler le soufre laisser la pièce fermée hermétiquement pendant 48 heures, au bout desquelles on l'aère en ouvrant portes et fenêtres. On ne doit habiter le local que 5 ou 6 jours après la désinfection. Laver la pièce avant de l'habiter. Ce procédé détériore les tentures et les objets en cuivre, or ou argent qu'il faut avoir soin d'enlever au préalable. La désinfection par l'aldéhyde formique ne présente pas ces inconvénients : arroser les planchers avec une solution d'aldéhyde formique à un pour cent, en placer en outre une certaine quantité dans des vases en porcelaine ou en grès où elle s'évaporera et désinfectera le local d'une façon très suffisante. Le procédé suivant est aussi très employé : tremper des draps ou des serviettes dans une solution d'aldéhyde formique et les suspendre sur des cordes dans la pièce, laisser 24 ou 48 heures et aérer le local. *Désinfection des matières fécales :* On emploie une solution concentrée de *Sulfate de Cuivre*, le *Lait de chaux* récemment préparé (délayer 1 kilo de chaux vive de bonne qualité dans 5 litres d'eau, verser sur les selles une bonne quantité de ce lait). Pour enlever la mauvaise odeur de la chambre, il faut l'aérer, tenir la cheminée ouverte, et même faire du feu. En plus, faire des pulvérisations d'eau de Cologne ou de vinaigre, faire évaporer une décoction d'eucalyptus, ou faire brûler du sucre, du vinaigre, etc.

442. — LA DÉSINFECTION ET LA DÉCLARATION SONT OBLIGATOIRES DANS LES MALADIES SUIVANTES

(Décret du 10 février 1903).

1. La fièvre typhoïde.
2. Le typhus exanthématique.
3. La variole et la varioloïde.
4. La scarlatine.
5. La rougeole.
6. La diphtérie.
7. La suette miliaire.
8. Le choléra, et les maladies cholériformes.
9. La peste.
10. La fièvre jaune.
11. La dysenterie.
12. Les infections puerpérales et l'ophtalmie des nouveau-nés lorsque le secret de l'accouchement n'a pas été réclamé.
13. La méningite cérébro-spinale.

DÉCLARATION FACULTATIVE ÉPIDÉMIQUE

La tuberculose pulmonaire.
La coqueluche.
La grippe.
La pneumonie, la broncho-pneumonie.
L'érysipèle.

Les oreillons.
La lèpre.
La teigne.
La conjonctivite purulente et l'ophtalmie granuleuse.

443. — SERVICES DE DÉSINFECTION ET DE TRANSPORT DES MALADES

Tous ces services sont gratuits pour Paris et la banlieue; pour les obtenir, s'adresser :

A Paris : A la Préfecture de police (service des épidémies);

Rue du Château-des-Rentiers, 73; ⎫
Rue de Chaligny, 21; ⎬ Étuves municipales.
Et rue des Récollets, 6 *bis*. ⎭

Aux Mairies :
Aux commissariats et aux postes de police ;
Enfin aux cimetières du Nord, de l'Est et du Sud.

La Préfecture de police (service des épidémies) et chacune des étuves municipales sont reliées au réseau téléphonique public. Des voitures spéciales viennent chercher à domicile les objets à désinfecter et elles les rapportent après leur passage à l'étuve.

Dans la banlieue : Au maire ou au commissaire de police.

Dans la banlieue les étuves sont mobiles ; elles sont conduites à proximité de l'immeuble où il y a des objets à désinfecter.

Désinfection des locaux. — A Paris et dans la banlieue, la désinfection des locaux est faite gratuitement par des désinfecteurs spéciaux. Elle est demandée aux mêmes services que le passage des objets à l'étuve. Un médecin-inspecteur des épidémies est chargé de vérifier l'exécution des mesures prescrites ci-dessus.

444. — DÉSODORISATION.

— Pour les mains, faire des lavages avec l'eau de Cologne ou avec une solution alcoolique de Thymol qu'on verse dans de l'eau. Pour la désodorisation d'un malade, donner des bains avec eau de Cologne ou additionnés d'un à cinq grammes de permanganate de potasse.

445. — DESQUAMATION (latin *squama*, écaille).

— Exfoliation de l'épiderme sous forme d'écailles. Cette chute qui se produit continuellement n'est pas nuisible parce que la partie détachée est très petite. Dans les fièvres éruptives, la scarlatine, les maladies de la peau, l'ichtyose, le psoriaris, le pityriasis, les écailles détachées sont plus grandes et visibles. Les écailles de certaines maladies, surtout des fièvres éruptives, sont contagieuses et peuvent transmettre la maladie.

446. — DÉTATOUAGE. Procédé pour enlever les traces d'un tatouage.

— Il se fait avec du nitrate d'argent qu'on applique après avoir soulevé l'épiderme avec une compresse à l'ammoniaque. Il se forme une esquarre qui tombe, on panse la plaie avec de l'iodoforme : la peau repousse sans aucune marque.

447. — DÉVIATION DE LA COLONNE VERTÉBRALE. —

La déviation est une direction nouvelle et contraire à la normale que prend la colonne vertébrale. Elle peut survenir lorsque l'individu est trop longtemps immobile, lorsque le séjour dans la classe est trop prolongé Elle peut se produire lorsque l'enfant prend une mauvaise façon de s'asseoir, par la croissance rapide, l'attitude relâchée qu'ont les enfants faibles, par l'attitude courbée lorsqu'on travaille la terre, lorsqu'on porte des lourds fardeaux sur la tête et les épaules ou avec un bras. Elle survient également à la suite des maladies telles que la tuberculose, l'ostéite, le rachitisme. Lorsque la déviation se traduit par une flexion en avant elle

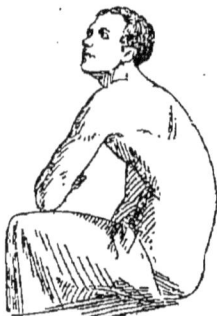

FIG. 221. — Le dos rond (Cyphose).
L'habitude de se tenir courbé, déforme la colonne vertébrale et produit le dos rond.

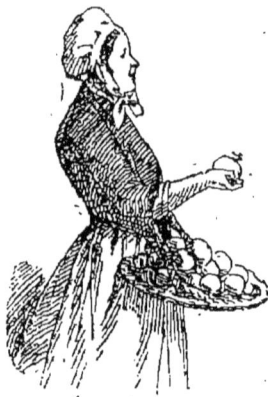

FIG. 222. — Le dos creux.
Se produit par l'habitude de porter le corps en arrière.

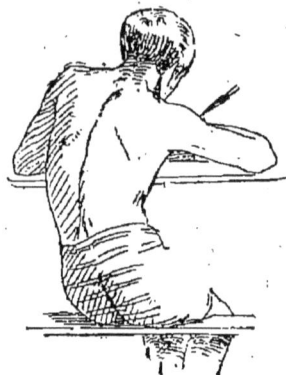

FIG. 223. — Scoliose!
Cette mauvaise habitude produit l'inégalité des épaules.
(Scoliose).

porte le nom de *cyphose*. Si la flexion est en arrière, *lordose*, si la flexion est latérale *scoliose*.

Dans la *cyphose*, la courbature de la colonne vertébrale est en arrière, le dos est rond, les épaules forment saillie en arrière, le cou et la tête sont en avant, la poitrine est rentrée. La gymnastique suédoise, la gymnastique française, l'échelle orthopédique (le malade monte et descend le dos contre l'échelle), sont des moyens qui réussissent très bien.

Dans la *lordose*, la courbature de la colonne vertébrale est en avant, le dos est creux. Il faut pratiquer la gymnastique suédoise, combattre la constipation. Dans la *scoliose*, les épaules sont inégales. Elle est souvent accompagnée de cyphose. La déviation est en spirale ou latérale; une épaule est baissée là où la déviation est concave, l'autre est relevée là ou la déviation est convexe; on la soigne par la gymnastique. Voir *Déformation*.

Traitement curatif. — Il faut redresser le corps plusieurs fois par jour le long d'un mur ou d'un meuble, marcher sur les pointes des pieds, rester immobile sur un lit, porter un corset orthopédique, faire de la gymnastique. Pour obtenir un bon résultat, il faut commencer le traitement de très bonne heure.

Hygiène préventive. — Pour prévenir il faut pratiquer des exercices en plein air, la course, prendre des bains de mer, donner du *Sirop Tannodol* qui remplace l'huile de foie de morue.

448. — DIABÈTE INSIPIDE. Polyurie. — C'est le diabète sans sucre. Cette maladie s'observe chez les hystériques; elle est produite le plus souvent par une congestion du foie à la suite d'une fièvre intermittente. Elle est caractérisée par une émission considérable d'urine.

Traitement. — Le meilleur traitement consiste à prendre avant les repas le *Dépuratif Parnel* pour purifier le sang, et l'*Elixir Spark* après chaque repas pour décongestionner le foie et rétablir la circulation. Comme calmant du système nerveux, si la personne est nerveuse, prendre matin et soir une cuillerée à soupe de *Sédatif Tiber*, s'alimenter avec la *Tarvine*, farine alimentaire phosphatée très reconstituante, et observer le *Régime Biologique*.

449. — LE DIABÈTE SUCRÉ est une maladie essentiellement caractérisée par la présence persistante du sucre dans l'urine et par l'augmentation de la sécrétion urinaire; un amaigrissement plus ou moins rapide peut survenir. A l'état normal, le sang contient une très faible quantité de sucre; dans le diabète, l'organisme a perdu la faculté de brûler le sucre et sa proportion monte jusqu'à 3 0/0. L'urine peut en contenir de 28 à 180 gr. par litre et de 200 à 800 gr. par jour, ce qui représente 4 à 6 litres d'urine et même davantage. Cette émission provoque une soif très vive et oblige le malade à boire très souvent. Ce sucre est, comme le sucre de raisin, un composé d'oxygène, d'hydrogène et de carbone. Il se trouve mélangé à des matières grasses provenant de la dénutrition des tissus.

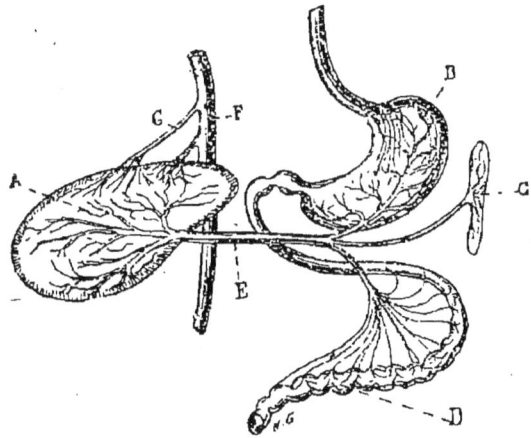

FIG. 224. — Système de la veine porte.

a foie. — *b* estomac. — *c* rate. — *d* intestin. — *e* veine porte formée par la réunion des veines de l'estomac, de l'intestin et de la rate. — *f* veine cave supérieure. — *g* veines sus-hépatiques.

Quels sont les symptômes du début du diabète? — Ils sont très nombreux. On observe généralement l'affaiblissement, l'impuissance, l'émission exagérée d'urine qui mousse; la soif est très vive, l'appétit exagéré; les gencives deviennent fongueuses, sont ramollies et saignent facilement, les dents tombent, la langue devient pâteuse et se hérisse de papilles, la bouche est sèche, l'haleine est fétide. Ensuite surviennent des furoncles, des clous, des anthrax, des phlegmons, de l'eczéma, de l'érysipèle, des accidents gangréneux, des névralgies.

Le méat urinaire devient rouge; il est le siège de démangeaisons; le prépuce devient volumineux et se complique de phimosis et de balanite (voir ces mots), la salive est très acide, la vue s'affaiblit, la peau se dessèche et devient le siège d'un prurit intense. Enfin, les poumons s'ulcèrent et donnent place à la phtisie ; puis la cataracte, l'hydropisie, la faiblesse musculaire, la lassitude, l'affaiblissement du sens génital.

Mais souvent, bien des gens rendent tous les jours 15, 20 ou 30 grammes de sucre, sans le savoir; ils sont diabétiques à leur insu depuis des mois, des années, quand apparaît le symptôme officiel. La maladie peut également rester longtemps stationnaire et ne pas présenter ces caractères de gravité. On connaît des cas qui ne compromettent pas gravement la santé, ce qui explique que certains malades négligent de se soigner.

Quelle est, en réalité, la cause de cette maladie qui a fait l'objet de recherches nombreuses dans ce siècle scientifique ? — Pour les uns, cette exagération du sucre vient d'une lésion du foie ; pour les autres, les aliments sucrés absorbés par l'organisme ne sont pas transformés; d'autres enfin croient à une lésion de la moelle. Toutes les méthodes, basées sur l'ensemble de ces théories, et les très nombreux traitements préconisés ont tous échoué. La cause de leur insuccès réside dans ce fait qu'ils combattaient tous les symptômes et cherchaient à empêcher la formation du sucre. Et malgré les eaux alcalines, malgré les sels de lithine, l'arsenic et autres médicaments, le malade ne guérissait pas. Après avoir acquis la certitude que ces méthodes ne peuvent guérir, nous avons cherché à dégager la vérité sur la cause de cette maladie en nous appuyant sur les travaux et expériences publiés jusqu'à ce jour. Et notre conclusion était la suivante : aucun ferment, aucun oxydant ne peut empêcher la formation du sucre. Claude Bernard a prouvé que le diabète peut être provoqué lorsque le centre nerveux est affecté. Or, qui amène cette innervation générale sinon le sang vicié? Nous avons dit à plusieurs reprises, et il est prouvé depuis fort longtemps, que le sang vicié peut altérer les fonctions de notre organisme et provient lui-même d'un mauvais fonctionnement de l'appareil digestif. *D'où il résulte clairement que si le sucre, qui se forme normalement dans l'organisme,* ne se décompose pas *en eau et acide carbonique pour fournir ses éléments et la chaleur indispensables à la vie,* c'est que *sa transformation est ralentie par la* mauvaise assimilation. Voilà plusieurs années que nous avons proclamé cette vérité et le traitement que nous avons composé sur cette théorie nous a donné des résultats absolument certains. Les guérisons obtenues nous ont prouvé que le problème a été réellement résolu et que la théorie est juste puisque la pratique la confirme par des résultats très concluants. **Depuis plusieurs années, les nombreuses guérisons obtenues attestent l'efficacité réelle de ce traitement. Pour nous, le premier mal nous vient du sang qui est vicié et qui, par ce fait, amène une altération de l'innervation générale, laquelle entraîne un mauvais fonctionnement du foie et des muqueuses de l'estomac. C'est là la cause la plus intime du diabète, celle qui les domine toutes.**

Et la preuve en est, c'est que ceux qui sont précisément atteints, sont des individus qui ont peiné du cerveau; qui ont eu des malheurs; ceux qui ont mené une vie de débauche et de plaisir, ceux qui ont fait abus des émotions violentes. Cette grave affection, qui est de très longue durée, a généralement une marche uniforme et inconnue. Et, comme ses symptômes passent pour la plupart inaperçus, on perd un temps précieux à réfléchir à ces manifestations, sans remonter à la cause. Le premier devoir du malade est de faire analyser son urine. La présence du sucre y est-elle constatée, on ne doit pas temporiser ; il ne faut pas abandonner la maladie à elle-même.

Traitement. — Éviter la levure de bière, le cacodylate de soude, l'antipyrine, l'arséniate de soude comme étant soit nuisibles, soit sans aucune utilité ; le malade prendra, avant chaque repas, *deux Pilules Antidiabétiques Soker* et après chaque repas, une cuillerée à café d'*Elixir Spark;* dans la journée, et aux repas boire le *Thé Antidiabétique Nata;* on le boit chaud ou froid chaque fois qu'on a soif, à n'importe quel moment de la journée ; la dose est de 3 à 5 tasses par jour. Ces *trois* médicaments sont indispensables.

Les *Pilules Antidiabétiques Soker* et le *Thé Nata* constituent, par leur composition, les véritables spécifiques de cette maladie. Ces merveilleux remèdes agissent dès le début du traitement et attaquent l'affection même dans son principe. L'*Elixir Spark* est indispensable pour faire disparaître l'inflammation du foie, l'inflammation des organes digestifs et les troubles gastro-intestinaux. Le *Thé Antidiabétique Nata* rétablit la nutrition, empêche la formation du sucre, lave le sang, les reins et la vessie et entraîne au dehors toutes les impuretés. Sous *l'influence de ces trois remèdes merveilleux,* le diabétique, dévoré par la soif et par la polyurie, découragé, éprouve une grande amélioration et se sent renaître à une vie nouvelle : le sucre diminue, ainsi que la quantité d'urine, la soif disparaît ; il sent que ses forces se relèvent, que ses organes reprennent le fonctionnement normal qu'ils avaient perdu ; les digestions se font mieux, le teint s'éclaircit, le malade se sent en pleine possession de lui-même, et arrive à une guérison radicale et complète ; si le système nerveux est troublé, il faut prendre des *Cachets Sédatifs Tiber;* un cachet le matin et un à deux cachets le soir en se couchant.

Régime. Hygiène. — Éviter les émotions, les chagrins ; le repos moral et intellectuel est indispensable. Exercice en plein air, bicyclette, chasse, jardinage. Pour éviter les éruptions à la peau qui sont très dangereuses chez les diabétiques, il faut activer la fonction de la peau par les soins suivants : faire des frictions sèches et à l'Eau de Cologne répétées matin et soir, prendre des bains ou des douches et des exercices corporels. Porter de la flanelle. Les anciens régimes sont plus nuisibles qu'utiles. Il est absolument prouvé que le diabétique peut user avec profit des *aliments hydrocarbonés,* c'est-à-dire des féculents. Les expériences très nombreuses ont prouvé que l'hydrate de carbone diminue le sucre *si l'on diminue* les *albuminoïdes* et les *graisses,* tandis que le sucre augmente dans les urines par l'usage des albuminoïdes et des graisses. Aussi le diabétique peut manger de tout, mais modérément. Il peut se nourrir selon son goût et son appétit. Il suivra le *Régime des Diabétiques* qui est excellent. **Éviter la graisse, les corps gras et manger très peu de viande.** Ne boire que l'eau rougie (très peu de vin et beaucoup d'eau). Le vin pur est défendu ; boire le moins possible et à petits coups. Pour éviter la soif on mâche des grains de café torréfiés. Nous insistons sur ces exceptions. Ce simple régime et le traitement ont pour résultat de faire disparaître le sucre et l'amènent à zéro. Tous les symptômes disparaissent les uns après les autres. Le traitement varie de trois à six mois.

Si le sucre disparaît avant l'époque indiquée, il faut continuer le traitement au moins pendant trois mois pour éviter une rechute. Faire deux repas par jour. Ne pas dormir immédiatement après le repas; en quittant la table, faire une promenade et prendre un peu d'exercice. Se coucher toujours 3 heures au moins après le diner. Éviter les liqueurs fortes et fumer le moins possible. Remplacer le pain par les pommes de terre. Ces dernières contiennent moins de sucre que le pain.

Voici du reste la proportion en sucre : le pain de gluten contient 18 0/0, la pomme de terre 17 0/0, la croûte de pain 76 0/0, la mie 52 0/0; aussi le diabétique qui veut manger de temps en temps un peu de pain ordinaire doit *préférer la mie à la croûte*. Le pain de gluten et la croûte, ainsi que le pain trop cuit sont plutôt nuisibles; l'organisme ayant perdu la faculté de brûler le sucre, on doit supprimer les mets sucrés.

Parmi les viandes il faut éviter le foie. Les poissons, les œufs, les fromages sont très recommandés. Le thé et le café seront pris sans sucre, on peut y ajouter de la crème. Pour les salades employer *très peu* de vinaigre.

Presque chez tous les diabétiques, on observe une inflammation des gencives et les dents se déchaussent. Le diabétique doit observer une grande propreté des dents et les laver après chaque repas pour éviter ces accidents et la chute des dents. Pour soigner la bouche il faut la rincer plusieurs fois par jour avec de l'eau additionnée de *Dentifrice Rodol*. Pour nettoyer les dents il faut les brosser avec la *Pâte Dentifrice Rodol* au moins deux fois par jour.

450. — RÉGIME SPÉCIAL DES DIABÉTIQUES

I. — Aliments permis et recommandés.

Potages et bouillons
très maigres et en petite quantité :
Potages aux choux.
— Julienne sans navets ni carottes.
— aux légumes.
— aux œufs pochés.

Viandes :
Toutes les viandes sont permises ainsi que les viandes fumées ou salées.
Jambon fumé.
Gibier.
Poulet.

Mais il faut manger peu de viande et beaucoup de légumes.

Pain :
Le pain de gruau en petite quantité.
Remplacer le pain par les pommes de terre cuites à l'eau, au four, sous la cendre, rôties, en salade, en purée ou frites.

Poissons :
Tous les poissons ainsi que les mollusques et les crustacés.
Poissons frits.

Légumes

Les légumes verts sont très recommandés.
Artichauts.
Concombres.
Chicorée.
Choux.
Choux de Bruxelles.
Choux-fleurs.
Choucroute.
Asperges.
Haricots verts.
Cardon.
Céleri.
Salsifis.
Navets.
Épinards.
Oseille.
Choux-frisés.
— rouges.
— blancs.
Bettes.
Oignons.
Choux-raves.
Tomates.
Radis.
Raiforts.

Sauces :

Les sauces seront préparées avec des jaunes d'œufs, ou avec de la crème.

Conserves :

Pickles.
Choucroute.
Olives.
Champignons.

Salades :

Barbe-de-capucin.
Chicorée.
Escarole.

Salades (suite.)

Laitue.
Mâche.
Pissenlit.
Endives.
Romaine.
Cresson.

Fruits :

Airelles.
Groseille en compotes cuites, édulcorer avec un peu de saccharine.

Fromages :

Les fromages frais sont utiles.

Condiments :

Persil.
Estragon.
Pimprenelle.
Poireaux.
Ail.
Céleri.
Sel.
Poivre.
Poivre Cayenne.
Coing.
Cannelle.
Girofle.
Muscade.
Moutarde.
Safran.
Anis.
Laurier.
Câpres.
Vinaigre.
Citron.

Boissons :

Thé Antidiabétique Nata.
Eau pure.
Eau rougie.
Café léger.

Remplacer le pain par des pommes de terre, 1 kilog. à 1 kg. 500 gram. par jour.

II. — Aliments défendus.

Viande :
Éviter le foie.
Viande bouillie.

Potages défendus :
Potages aux carottes.
— au lait.
— aux pois cassés.
— aux pâtes dites de gluten.
— aux navets.
— aux pâtes ordinaires.
Les panades.

Sauces défendues :
Les sauces préparées avec de la farine et au lait.

Les poissons défendus :
Les poissons frits dans la farine.

Féculents défendus :
Tous les féculents sont défendus.
Arrow-Root.
Les fécules.
Sagou.
Tapioca.
Vermicelle.
Semoule.
Macaroni.
Pâtes farineuses.
Châtaignes.
Les haricots.
Les fèves.
Les lentilles.
Marrons.

Légumes défendus :
Les betteraves.
Les carottes.
Les navets.
Les pois.

Les fruits défendus :
Tous les fruits sont défendus.
Figues.
Raisin.
Ananas.
Prunes.
Pruneaux.
Miel.
Confitures.

Sucres défendus :
Le sucre et les mets sucrés sont défendus, remplacer le sucre par la saccharine.

Boissons défendues :
Le vin pur.
Les alcools.
Les liqueurs.
Les vins mousseux.
Le champagne.
Les vins sucrés.
Le lait est défendu.
Le cidre et toutes les boissons acides.

Exemple d'un menu pour diabétique.

1er petit déjeuner. — 25 gr. de pain de gruau ou de pommes de terre cuites à l'eau. *Thé Antidiabétique Nata* sans sucre, avec ou sans crème. on peut sucrer avec la saccharine ou petite quantité de sucre. Viande froide ou poisson, un œuf.

10 heures. — 2 œufs, crème douce. *Thé Antidiabétique Nata*, bouillon, pommes, poires, abricots, pêches, framboises, fraises, groseilles.

Midi. — Bouillon avec œufs, bouillon de veau, potage consommé. Poisson, volaille, crème, œufs. Comme condiments, citron, raifort, un légume. Entremets aux œufs, à la crème, aux amandes, etc. Manger beaucoup de pommes de terre, fromage. Vin rouge ou blanc avec de l'eau, *Thé Antidiabétique Nata*, café après les repas.

Goûter à quatre heures. — Une tasse de *Thé Antidiabétique Nata* ou de café.

Dîner. — Légumes, pommes de terre, une toute petite quantité de pain, hors-d'œuvre. Viande froide ou chaude, salade. Comme boisson, *Thé Nata.*

451. — DIAGNOSTIC (grec, *diagnôsis*, discernement). — Détermination d'une maladie d'après les symptômes qu'elle présente.

452. — DIAPHRAGME (grec, *diaphragma*, séparation). — Muscle mince en forme de voûte qui sépare la poitrine du ventre. Ce muscle participe à la respiration.

453. — DIARRHÉE, dévoiement. — La diarrhée est caractérisée par l'abondance et la fréquence des selles qui sont liquides, jaunâtres et glaireuses, quelquefois même verdâtres. Elle est souvent accompagnée de douleurs de ventre, de coliques et de nausées. Dans la *dysenterie*, les selles sont sanguinolentes. La diarrhée est une affection tout aussi commune que les coliques intestinales.

Diarrhée simple. — Lorsque la diarrhée survient à la suite d'une indigestion, d'un refroidissement, ou après avoir mangé des crudités ou avalé une boisson trop froide, on est pris d'un dérangement de corps avec ou sans coliques. Cette sorte de diarrhée est un incident sans gravité et il suffit de prendre une *tisane calmante*, un peu de *bismuth*, la *tisane de menthe, d'anis* ou *de ratanhia* pour la voir cesser, mais le plus souvent elle est le symptôme d'un certain nombre d'affections du tube digestif qui s'attaquent à tous, hommes, femmes, enfants.

454. — DIARRHÉE CHRONIQUE. — La diarrhée est souvent associée à l'inflammation intestinale, et suivie d'une modification de l'état général. Le tube digestif sécrète une quantité plus ou moins grande de mucus et de sérosités. Les évacuations, plus ou moins délayées, sont d'abord formées des matières contenues dans l'intestin; puis elles deviennent liquides, jaunâtres ou légèrement teintées de sang et sont constituées par de la sérosité, des mucosités, de la bile, des glaires et des humeurs en décomposition. L'appétit est diminué, la soif est vive, et le ventre, légèrement ballonné, est sensible à la moindre pression. Dans la *diarrhée chronique*, les selles contiennent beaucoup de bile, des glaires, des humeurs, dans un état manifeste de décomposition. Les sujets atteints n'ont pas de fièvre et peuvent vaquer à leurs occupations, mais peu à peu les forces diminuent, l'amaigrissement survient, le malade est abattu. La *diarrhée chronique* survient chez les personnes qui n'observent aucune hygiène alimentaire et consomment en quantité des fruits mûrs ou à peine mûrs, des viandes de mauvaise qualité, lourdes, indigestes, ou légèrement putréfiées, les épices, une eau potable de mauvaise qualité, des eaux stagnantes, chez des personnes qui sont atteintes d'ulcération ou d'hypertrophie de la muqueuse intestinale.

Traitement de la Diarrhée simple. — Calmer les coliques avec quelques gouttes de *Laudanum*, ou d'*Elixir Parégorique*. Pour arrêter la diarrhée prendre toutes les heures ou toutes les deux heures selon le cas, un gramme de salicylate de *Bismuth* ou la *Potion Astringente* qui est très efficace pour arrêter la diarrhée. Éviter les boissons froides, boire la tisane de menthe, de tilleul, du thé léger, la tisane de ratanhia; au besoin on peut administrer des lavements à l'amidon ou avec une décoction de ratanhia. Éviter les fruits et les légumes verts, manger des potages épais, des panades, des soupes au riz et surtout s'alimenter avec la *Tarvine* qui est une farine alimentaire phosphatée très reconstituante. Une fois la diarrhée guérie il faut régulariser les fonctions digestives avec l'*Elixir Spark*.

Traitement de la Diarrhée chronique. — Avant tout il faut des soins assidus et persévérants et une hygiène sévère pour ne pas irriter davantage le tube digestif. Il faut observer la demi-diète; manger des féculents au lait, les crèmes, les panades, les végétaux tendres et herbacés, mais *toujours* bien *cuits* et assaisonnés au jus de viande, boire du bouillon, et de temps en temps un peu de vin de Bordeaux (qui est astringent par le tannin qu'il contient) coupé d'eau. Éviter les refroidissements, porter des vêtements chauds et être bien chaussé pour éviter le froid aux pieds. Boire la *Tisane de ratanhia*. Tous les jours à chaque repas, prendre un *Cachet Stam* qui est le véritable spécifique de l'*Entérite* et de la diarrhée chronique. Dans la journée, au besoin on peut prendre un *Cachet Stam* toutes les trois heures. S'alimenter avec la *Tarvine* qui est un aliment phosphaté très reconstituant.

Régime biologique des diarrhées. — L'orge, le riz, le sagou donnent des soupes mucilagineuses très utiles dans la diarrhée. Le thé fort, le cacao, les myrtilles fraîches ou sèches, la gelée de coings sont des constipants qu'on peut employer. Observer le *Régime Biologique*. La diarrhée chronique n'est souvent qu'une entérite et demande le traitement et le régime de l'*Entérite*. Voir *Entérite*.

455. — DIARRHÉE CHEZ LES ENFANTS. — Chez les enfants le dérangement de corps accompagné de coliques est généralement provoqué par l'ingestion des fruits crus, des aliments trop lourds ou pris en excès, par l'absorption de boissons froides ou glacées. L'enfant a plusieurs selles plus ou moins liquides d'une odeur fétide, mais n'a pas de fièvre ou à peine.

Traitement. — Donner des paquets de sous-nitrate de bismuth de 25 centigr. On donne trois paquets par jour pour un enfant de 3 ans; quatre paquets par jour à quatre ans; cinq paquets à cinq ans; chaque paquet sera dilué dans de l'eau sucrée ou du lait bouilli; supprimer tout aliment pendant un ou deux jours et ne donner que de l'eau albumineuse, de l'eau de riz, de la citronnade, en abondance. Pour calmer l'irritation et la cuisson à l'anus, il faut enduire la partie avec un peu de vaseline et saupoudrer avec la poudre de talc.

L'été est une saison très dangereuse pour les enfants, parce que pendant les chaleurs les aliments et le lait s'altèrent très facilement. Le microbe qui provoque la diarrhée se développe avec une rapidité incroyable. On doit veiller à l'alimentation et observer la *propreté absolue*. Il faut laver la bouche de l'enfant avec de l'eau alcaline (une cuillerée à café de *Bicarbonate de soude* dans *un litre* d'eau *bien bouillie*), parce que le lait qui reste dans la bouche s'*altère* vite, et les microbes de la bouche gagnent vite l'intestin. Pendant les grandes chaleurs il faut laver la bouche immédiatement après chaque repas avec de l'eau alcaline. Pendant les autres saisons deux à trois fois par jour suffiront. En outre, il est très utile de faire prendre à l'enfant, une ou deux fois par jour, une cuillerée à café de la même eau alcaline.

456. — DIARRHÉE VERTE DES NOURRISSONS. — Très fréquente pendant les chaleurs, elle a pour cause une alimentation vicieuse ou trop forte (lait pas assez frais, ou conservé dans des vases malpropres, fruits verts ou acides, une nourriture trop abondante pour leur âge).

On doit accorder une attention particulière à la diarrhée des enfants, pendant les grandes chaleurs de l'été, parce qu'elle prend rapidement chez les nourrissons une allure terrible, impossible à enrayer et constitue la principale cause de leur grande mortalité. Le plus souvent, la diarrhée survient à la suite d'une inflammation intestinale, les déjections sont vertes et contiennent des aliments mal digérés.

Traitement. — Mettre l'enfant à la diète pendant 24 heures et ne lui donner à boire que de l'eau bouillie alcalinisée avec du bicarbonate de soude (5 gr. par litre d'eau); ensuite nourrir l'enfant exclusivement avec du lait très récent et bouilli, auquel il faut ajouter un peu de bicarbonate de soude ou de l'eau de chaux, mais on doit supprimer toute autre nourriture. Donner toutes les demi-heures ou toutes les heures, suivant l'âge, une cuillerée à café de la potion suivante : *Eau bouillie* 100 gr., *acide lactique* 2 gr. Administrer la potion toujours avant de boire ou de téter. Faire boire de l'eau de riz. Administrer des lavements astringents avec une légère décoction de ratanhia, des lavements à l'amidon bouilli; graisser le ventre avec de l'huile camphrée et recouvrir avec une bande de flanelle et appliquer des compresses chaudes par-dessus. Pour calmer les démangeaisons et les cuissons que la diarrhée provoque, laver l'enfant après chaque selle, graisser avec un peu de vaseline et saupoudrer avec de la poudre de *Talc*. Voir *Allaitement* et *Entérite*.

457. — DIATHÈSE (grec *diathesis*, disposition). — Disposition spéciale de l'organisme de contracter des maladies de la même origine; exemple : diathèse rhumatismale, arthritique, lymphatique, urique.

458. — DIÈTE (grec *diaita*, régime de vie). — Privation d'aliments pendant une maladie. La diète est rarement absolue parce que sa prolongation conduit à l'inanition. La *diète lactée* consiste à ne donner que du lait, la *diète hydrique* consiste à ne boire que de l'eau. Voir *Maladies aiguës*.

459. — DIFFORMITÉ. — Les os de la colonne vertébrale sont mobiles, mais les ligaments dont les articulations et les jointures sont pourvues rendent leurs mouvements limités. Nous pouvons incliner et mouvoir notre corps, mais lorsque les ligaments sont trop tendus et cela d'une façon lente et continue, ils faiblissent, s'allongent et se relâchent, surtout chez les adolescents et les vieillards. Si la tension est violente, les ligaments peuvent se déchirer et provoquer une entorse.

Dos rond ou cyphose. — Si la courbature est exagérée et fréquente, le corps conserve en partie cette attitude et l'individu reste difforme avec un dos rond (*cyphose*). Ceux dont le travail les oblige à rester courbés finissent pas être voûtés rapidement. Les enfants qui ne se tiennent pas droits ont également le dos rond. Aussi doit-on empêcher les enfants de tenir la tête ou le corps penchés lorsqu'ils lisent ou lorsqu'ils écrivent.

Dos creux. — Les personnes grasses et celles qui portent des charges devant rejettent la tête en arrière, courbent le corps en avant et finissent par avoir le dos creux.

Épaules inégales. — Chez les enfants qui s'assoient de travers, qui s'appuient sur une seule jambe, la colonne vertébrale est déviée, les épaules sont inégales. Si on ne corrige pas cette habitude, le défaut augmente et l'enfant risque de devenir bossu. La déviation s'observe chez les personnes qui portent des lourds fardeaux d'une main en inclinant le haut du corps de l'autre côté.

Pour éviter la difformité. — Ne pas fatiguer les ligaments des os. Dès que le travail est terminé, se tenir droit. En cas de déviation, supprimer la cause, donner une bonne nourriture, faire la gymnastique spéciale pour maintenir la colonne vertébrale dans une bonne direction. S'alimenter avec la *Tarvine* qui est un aliment phosphaté naturel, prendre plusieurs doses de *Triogène* qui est un tonique fortifiant très utile. Voir *Déviation de la colonne vertébrale.*

460. — DIGESTIBILITÉ. — Facilité plus ou moins grande des aliments pour être digérés et transformés en substances assimilables. Tout aliment mal mastiqué dans la bouche est long à digérer; il en est de même des corps gras.

461. — DIGESTION (latin *digestio*). — L'action par laquelle les aliments subissent les modifications naturelles dans l'estomac et l'intestin afin de les rendre assimilables. Voir *Appareil digestif.*

DILATATION DES ARTÈRES. — Voir *Anévrisme.*

DILATATION DU CŒUR. — Voir *Cœur.*

462. — DILATATION D'ESTOMAC. — La dilatation d'estomac est une dyspepsie spéciale produite par le relâchement ou la paralysie de la membrane musculaire. L'estomac ne se contracte pas et fonctionne mal; les aliments et les liquides s'accumulent, augmentent la cavité de l'estomac par leur stagnation, les parois de l'estomac deviennent de plus en plus amincies. Elle s'observe chez les personnes qui boivent trop aux repas ou qui absorbent toutes sortes d'aliments et de boissons en grande quantité, les buveurs de bière. L'estomac contient quelquefois 15 à 20 litres de liquide. La dilatation d'estomac est fréquente dans la tuberculose, neurasthénie, goutte, rhumatismes, gastrite chronique et chez les enfants lorsque leur alimentation est mauvaise. Lorsqu'on appuie sur l'estomac avec le doigt, on entend un bruit de *glouglou* ou de *clapotement*. Ce bruit se produit lorsque la personne, étant couchée, change de côté. La dilatation est toujours accompagnée d'une inflammation d'estomac ou *gastrite* et produit des désordres graves, une grande constipation avec appétit variable et soif intense. Le malade a souvent des vomissements, il rejette un liquide amer d'une odeur fétide. Comme chez tous les dyspeptiques, la digestion est lente et laborieuse, les aliments restent plusieurs jours dans l'estomac, le malade éprouve des pesanteurs et son estomac contient un grand amas de gaz; l'absorption des aliments se fait mal et il maigrit énormément. Voir *Dyspepsie, Gastrite.*

Traitement. — Ordinairement, on traite la dilatation par la diète lactée et ensuite par le régime sec, c'est-à-dire en supprimant tous les aliments liquides; on emploie des alcalins, des absorbants, du bicarbonate de soude, du charbon, de la magnésie, mais ces médicaments ne guérissent pas et il faut préférer le traitement suivant, qui est le meilleur : avant chaque repas, prendre deux *Cachets Polydigestifs Soker*; après les repas, prendre une à deux cuillerées à café d'*Elixir Spark*, indispensable pour la digestion et la constipation.

Régime. Hygiène. —Observer le *Régime Biologique*. Toutes les viandes seront bien cuites; on prendra de préférence : veau en gelée, bœuf à la mode, poulet au riz; les haricots, les lentilles, les pommes de terre seront toujours en purée. Les œufs seront *peu cuits;* les haricots verts, les carottes, les épinards sont permis. Les fruits seront toujours cuits et en compote. Comme boisson, boire un verre à un verre et demi de tisane chaude ou de thé léger par repas. *Sont défendus :* le gibier faisandé, le poisson, les mollusques, les fromages avancés, les potages, les graisses. S'alimenter avec la *Tarvine* qui est un aliment phosphaté d'une digestion facile. Combattre énergiquement la constipation; on doit obtenir une selle par jour; si l'*Élixir Spark* ne suffit pas, il faut prendre une à deux *Pilules Spark* le soir en se couchant. Ne pas boire ni manger trop à la fois et éviter les aliments lourds. La guérison s'obtient très vite et le clapotement disparaît complètement en peu de jours. Se reposer après les repas, éviter tout refroidissement et préserver l'abdomen avec une ceinture. Il faut être sobre et manger aux mêmes heures. Au besoin mettre des compresses d'eau chaude ou des cataplasmes le soir. Prendre quelques bains au *Sel du Pérou*. Les lavages de l'estomac sont nuisibles et il faut les éviter. Dans les maladies d'estomac et la dilatation, on a la salive acide, ce qui donne une inflammation aux gencives et attaque les dents. Il est très important de soigner la bouche. A cet effet, il faut faire usage de la *Pâte Dentifrice Rodol* pour nettoyer les dents et se rincer la bouche avec le *Dentifrice Rodol*.

La dilatation de l'estomac est très fréquente chez les enfants mal nourris et peut avoir des conséquences très sérieuses : la digestion se fait mal, la nutrition devient insuffisante, d'où l'anémie et même le rachitisme.

Traitement. —Donner à l'enfant le *Sirop Tannodol* pour combattre l'anémie et le rachitisme, régler l'alimentation ; aux repas, donner des purées de légumes, des œufs; boire peu. Alimenter l'enfant avec la *Tarvine*, aliment phosphaté très reconstituant. Entre les repas, donner un peu de lait; donner régulièrement le *Sirop Tannodol* qui est précieux pour la croissance.

DILATATION DE LA PUPILLE. — Voir *Belladone*.

DILATATION DES VEINES. — Voir *Varices*.

463. — DIPHTÉRIE (grec *diphteria*, membrane). — Cette maladie contagieuse est caractérisée par la formation d'un dépôt blanchâtre ou de fausses membranes; sa durée est de 15 jours. Elle est dite *angine couenneuse* si le dépôt est dans la gorge (*pharynx*) et *croup* s'il est dans le larynx; les bronches, l'intérieur des narines et la conjonctive peuvent également être le siège de ces fausses membranes. Elle est causée par un microbe spécial, le *microbe de Klebs et Lœffler* qui se trouve dans la fausse membrane. La maladie se transmet par l'absorption de la membrane que le malade rend pendant les quintes de toux et par les objets lui ayant appartenu, où le microbe se trouve également. Le microbe a une vitalité très grande et peut survivre plusieurs années; il suffit d'un moindre dépôt dans la narine ou dans la paupière pour avoir cette grave maladie. La gravité de la maladie augmente sen-

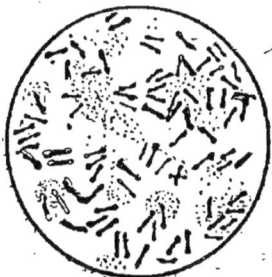

Fig. 225.

Microbe de la diphtérie.

siblement lorsqu'en même temps que le microbe de la diphtérie se déve-loppent les microbes *staphylocoques*. Voir *Microbes*. Pendant la convalescence, le malade conserve les germes virulents dans le nez et la gorge pendant plusieurs mois. Les rechutes sont fréquentes, contrairement à ce qui a lieu dans les autres maladies infectieuses, dont l'atteinte préserve la personne pendant plusieurs années d'une nouvelle atteinte. Voir *Croup*, *Angine couenneuse*.

INSTRUCTION SUR LES PRÉCAUTIONS A PRENDRE
CONTRE LA DIPHTÉRIE

464. — La diphtérie est une affection éminemment contagieuse. Le germe de la diphtérie est contenu dans les fausses membranes et les crachats. Il se transmet surtout à l'aide des objets souillés par les produits de l'expectoration. Ces objets, quand ils n'ont pas été désinfectés, conservent pendant des années leur pouvoir infectieux.

Mesures préventives. — L'isolement et la désinfection sont les seules mesures efficaces de préservation. En temps d'épidémie, tout mal de gorge est suspect, le germe de la diphtérie se développant surtout sur une muqueuse déjà malade : appeler de suite un médecin.

Mesures à prendre dès qu'un cas de diphtérie se produit. — Les cas de diphtérie seront déclarés au commissariat de police du quartier pour la ville de Paris, ou à la mairie dans les communes du ressort de la Préfecture. L'administration assurera l'isolement ou le transport du malade et la désinfection du logement contaminé.

Transport du malade. — Si le malade ne peut recevoir à domicile les soins nécessaires, s'il ne peut être isolé, notamment si plusieurs personnes habitent la même chambre, il doit être transporté dans un établissement spécial. Ce transport doit être effectué à une époque aussi rapprochée que possible du début de la maladie. Les chances de guérison sont alors plus grandes et la transmission n'est pas à redouter. Le transport devra toujours être fait dans une des voitures spéciales mises gratuitement à la disposition du public par l'administration.

Isolement du malade. — Le malade, s'il n'est pas transporté, sera placé dans une chambre séparée où les personnes appelées à lui donner des soins doivent seules pénétrer. Son lit sera placé au milieu de la chambre; les tapis, tentures et grands rideaux seront enlevés. Le malade doit être tenu dans le plus grand état de propreté. On évitera tout ce qui pourrait provoquer l'excoriation de sa peau vésicatoires, sinapismes, etc. Il est indispensable d'éloigner immédiatement toute personne qui ne concourt pas au traitement du malade et surtout les enfants. Les personnes qui soignent le malade éviteront de l'embrasser, de respirer son haleine et de se tenir en face de sa bouche pendant les quintes de toux. Si ces personnes ont des crevasses ou de petites plaies, soit aux mains, soit au visage, elles auront soin de les recouvrir de collodion. Elles se laveront les mains avec une solution de sulfate de cuivre faible (12 grammes par litre d'eau), toutes les fois qu'elles auront touché le malade ou les linges souillés. Elles devront aussi se rincer la bouche avec de l'eau bouillie. Elles ne mangeront jamais dans la chambre du malade.

Désinfection des matières expectorées ou vomies. — Il est de la plus haute importance que les matières expectorées ou vomies, ainsi que les objets souillés par elles, soient immédiatement désinfectés. La désinfection des linges et des mains sera obtenue à l'aide de solutions de sulfate de cuivre. Ces solutions seront de deux sortes, les unes fortes et renfermant 50 grammes de sulfate de cuivre par litre, les autres faibles renfermant 12 grammes par litre. Les solutions fortes serviront à désinfecter les matières expectorées ou vomies et les linges souillés; les faibles serviront au lavage des linges non souillés. Les commissaires de police tiennent *gratuitement* à la disposition du public des paquets de 25 grammes destinés à faire les solutions. On mettra deux de ces paquets dans un litre d'eau pour préparer les solutions fortes et un paquet dans deux litres pour les solutions faibles. Pour la désinfection des matières expectorées ou vomies, on versera dans le vase qui les reçoit un demi-litre de la solution forte. On lavera avec cette même solution les cabinets d'aisances et tout endroit où ces déjections auraient été jetées et répandues. Aucun des linges souillés ou non ne doit être lavé dans un cours d'eau. Les linges souillés seront trempés et resteront deux heures dans la solution forte. Les linges non souillés seront plongés dans une solution faible. Les habits, les literies et les couvertures seront portés aux étuves municipales publiques de désinfection. Les objets de literie, et en particulier les berceaux, doivent être également portés à l'étuve de désinfection. Les jouets de l'enfant doivent être brûlés. Les cuillers, tasses, verres, etc., devront, aussitôt après avoir servi au malade, être plongés dans l'eau bouillante. Pendant la maladie, les poussières du sol de la chambre seront enlevées chaque jour et immédiatement brûlées. Avant le balayage, on projettera sur le plancher de la sciure de bois humectée avec une solution de sulfate de cuivre (12 grammes par litre).

Désinfection des locaux. — La désinfection des locaux est faite gratuitement par des désinfecteurs spéciaux. Pour obtenir cette désinfection, il suffit de s'adresser, à Paris, au commissaire de police du quartier. Un médecin inspecteur des épidémies est chargé de vérifier l'exécution des mesures prises ci-dessus.

465. — DIPLOPIE (grec *diploos*, double, et *ops*, œil). — Trouble de la vue qui fait voir deux images du même objet.

DIPSOMANIE (grec *dipsa*, boire, et *mania*, manie). — Tendance irrésistible à boire.

DIURÈSE. — Émission abondante d'urine.

DOIGT BLANC. — Voir *Panaris*.

466. — DOIGT MORT. — Insensibilité et pâleur des doigts qu'on observe dans les maladies du rein. Voir *Albuminurie, Mal de Bright*.

DOSE. — Quantité d'un médicament qu'on prescrit au malade. Elle varie selon l'âge.

467. — DOUCHES. — La douche rend de très grands services et est d'une efficacité réelle dans plusieurs cas, mais elle doit être ordonnée avec prudence. La douche est générale ou locale. Elle est dite *descen-*

dante lorsque le liquide est dirigé de haut en bas et *latérale* lorsque le liquide est dirigé horizontalement. Les *douches froides* (10° à 12°) sont toniques et conviennent aux personnes jeunes et vigoureuses. L'eau doit être projetée avec une certaine force. La pression de l'eau sera d'une atmosphère sans dépasser une atmosphère et demie. La durée d'une douche ne doit jamais dépasser 30 secondes; par la réaction qu'elle produit, on éprouve un sentiment de chaleur et de bien-être. Les *douches tièdes* (26° à 32°) sont sédatives lorsqu'elles sont prolongées, et excitantes lorsqu'elles sont de courte durée, la température doit être de 30 à 35°. Les *douches en pluie* conviennent surtout aux enfants. Les *douches écossaises* sont des douches chaudes portées successivement de 30° à 35°, 40° et 45 degrés et suivies d'un jet d'eau froide. Voir *Hydrothérapie*.

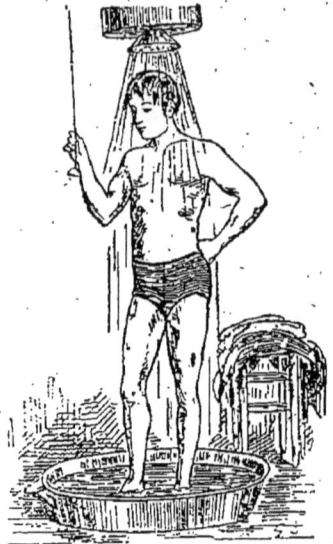

FIG. 226. — Douche en pluie.

Douche en jet. Douche en lance. — C'est la plus usitée. On se place à une distance de deux mètres de l'opérateur qui envoie le jet d'eau *brisée avec la main* sur la partie postérieure du corps, puis sur la poitrine, les membres et finalement sur les pieds.

Douche alternative. — C'est la douche écossaise suivie d'une douche froide de la même durée. On répète cette alternative deux à trois fois.

Douche en pluie. — Se donne avec une large pomme d'arrosoir qui doit être placée à 2 ou 3 mètres du sol. Avoir soin de couvrir la tête avec un bonnet de caoutchouc. On doit recevoir cette douche qui est une sorte de pluie verticale sur le tronc en ayant soin de pencher le haut du corps mais jamais sur le derrière de la tête.

Douche en colonne. — C'est la douche en pluie que l'on donne avec une lance, au lieu d'une pomme d'arrosoir.

Douche en cercle. — Se donne au moyen d'un appareil en forme de cerceaux qui sont percés de nombreux trous. Elle est très excitante et ne doit pas être utilisée.

Instructions. — *Avant les douches*, il faut se livrer à un exercice modéré, marcher pendant quelques minutes; ne pas être à *jeun*. Il ne faut pas attendre lorsqu'on est en sueur la disparition complète de cette sueur mais attendre seulement que la respiration et le pouls redeviennent normaux; *pendant la douche*, il faut faire des mouvements en se cramponnant à la barre d'appui; *après les douches*, se faire rapidement frictionner, s'habiller vite et se livrer à un exercice un peu violent, tel que la gymnastique, course, massage, l'escrime, etc., pour favoriser la réaction, mais ne jamais se chauffer à un poêle.

468. — DOULEURS. — Considérée par elle-même, la douleur n'est pas une maladie, mais quantité de maladies sont accompagnées de douleurs. C'est pourquoi on est souvent obligé d'employer un traitement calmant, tout en soignant la maladie par le traitement approprié au cas. Aussi ne doit-on pas oublier que la douleur calmée ne veut pas dire que la maladie est guérie. On peut cesser le *traitement calmant*, qui était spécialement contre la douleur, mais il faut continuer le *traitement général* qui est spécial à la maladie ; ainsi, lorsqu'on a calmé les douleurs, qu'il s'agisse de douleurs névralgiques ou de rhumatismes, ces rhumatismes et névralgies peuvent revenir si l'on abandonne le traitement général, parce que la douleur seule est partie par la médication calmante, mais la maladie, la cause est restée et demande un traitement général pour agir sur la masse du sang. On emploie pour calmer les douleurs des médicaments narcotiques à base d'*Opium*, de *Cocaïne*, de *Morphine*, mais le médicament qui réussit le mieux est le *Néragol* : il agit sur l'*élément douleur* quelle que soit la cause. Il faut prendre un à trois cachets. Si la douleur est accompagnée de spasmes, de crampes, de convulsions, il faut en plus le *Sédatif Tiber*. Comme traitement externe, on fait des frictions avec le *Liniment Soker*, qui est souverain pour calmer les douleurs vives et localisées, telles que *lumbago*, *maux de reins*, *douleurs* dans les *épaules*, dans le *dos*, dans les *genoux*. Voir *Angine de poitrine*, *Point de côté*, *Névralgie*, *Coliques du foie*, *Aine*, *Aisselle*, *Brûlures*, *Colique de l'intestin*, *Torticolis*, *Rhumatismes*, *Lumbago*, *Gastralgie*, *Pneumonie*, *Pleurésie*, *Démangeaisons*, *Varices*.

DOULEURS LOMBAIRES. — Voir *Lumbago*, *Rhumatismes*.

DOULEURS NÉVRALGIQUES. — Voir *Névralgie*.

469.—DRAP MOUILLÉ. — On emploie le drap mouillé pour envelopper le malade lorsqu'on veut faire tomber la fièvre. Tremper un drap dans de l'eau froide, exprimer fortement, l'appliquer directement sur la peau de tout le corps sauf la tête. Couvrir le malade avec des couvertures de laine. La durée de cet enveloppement est de 10 minutes à 2 heures. Avant l'enveloppement, il faut humecter avec de l'eau froide, la face, le cou, la poitrine, pour prévenir le saisissement et la congestion. Pendant l'enveloppement donner des boissons chaudes. Dans la broncho-pneumonie des enfants on emploie avec succès les compresses froides enroulées autour de la poitrine pour abaisser la fièvre et faciliter la respiration.

DURILLON. — Voir *Cors aux pieds*.

470.— DYNAMOMÈTRE (grec *dunamis*, force, et *metron*, mesure).— Instrument employé pour mesurer la force d'un être vivant ou d'un moteur.

471. — DYSENTERIE (grec *dus*, difficilement, et *enteron*, intestin). — Cette maladie consiste en une inflammation avec ulcération de la muqueuse du *gros intestin* qui provoque une diarrhée sanguinolente.

Le malade atteint de dysenterie souffre de coliques plus ou moins vives, a des envies fréquentes d'aller à la selle : 100 à 200 fois dans les 24 heures, mais rend très peu de matière, une cuillerée à café à peine ; les matières expulsées sont formées le plus souvent par des mucosités liquides contenant de petites masses blanches, comme le blanc d'œuf légèrement cuit, accompagnées d'un peu de sang, ensuite les selles contiennent beaucoup de sang avec des débris de membrane, qu'on appelle *raclures de boyaux*. Pendant la dernière période on trouve dans les selles du pus d'une odeur répugnante. Le malade éprouve à chaque selle des cuissons, des brûlures à l'anus. Souvent aussi le malade urine difficilement et souffre à chaque émission. La fièvre est plus ou moins forte. Le malade a une soif ardente, la peau devient sèche, il maigrit énormément. L'affaiblissement est grand. Le malade est complètement abattu et son corps se refroidit. Cette affection a généralement pour cause les mauvaises conditions hygiéniques et climatériques et une alimentation défectueuse; aussi, est-elle très fréquente dans l'armée, parmi les agglomérations nombreuses et dans les pays bas et marécageux. Elle est de nature infectieuse et les jeunes enfants y sont également sujets ; elle peut se déclarer à la suite d'un refroidissement du ventre et lorsqu'on absorbe un aliment malsain ou indigeste, une boisson glacée. La dysenterie peut exister également avec une forte fièvre et des selles jaune verdâtre, dues à la bile, avec gonflement des articulations. Dans les pays chauds, l'Amérique du Sud, l'Algérie, la Cochinchine, l'Égypte, en Grèce, Espagne et Sicile, la dysenterie atteint quelques personnes isolément sans se répandre, c'est-à-dire elle est sous forme d'une *maladie sporadique*. Voir ce mot. La dysenterie peut être aiguë ou chronique.

État aigu. — A l'état aigu, elle est épidémique, contagieuse, sa durée est de 3 semaines. La dysenterie se transmet par les eaux potables et les déjections diarrhéiques. Pour l'éviter, plonger dans de l'eau bouillante et même arroser avec une solution de *sulfate de cuivre* tout le linge souillé par les déjections du malade; toutes les matières rendues doivent être enlevées de suite, y ajouter également du *sulfate de cuivre*, de la *chaux vive* et même du chlorure de chaux, et les enfouir très profondément dans la terre. Si on les verse dans le water-closet, il faut laver ce dernier avec du sulfate de cuivre. En cas de décès, désinfecter la literie au complet. La dysenterie est une inflammation du gros intestin et il ne faut pas la confondre avec la *diarrhée* dont les déjections liquides sont jaunâtres, verdâtres et glaireuses.

État chronique. — Dans les pays chauds, à l'état aigu succède souvent l'état chronique qui dure des années. Le malade a de temps en temps des selles contenant du pus avec malaise au ventre qui est douloureux au toucher.

Traitement de la dysenterie pour adultes. État aigu. — Dès le début, administrer un mélange vomi-purgatif composé de sulfate de soude et d'émétique pour obtenir un effet vomitif et purgatif; les jours suivants donner une purgation de 20 grammes de sulfate de soude. On doit continuer les purgations jusqu'à ce que les selles soient comme dans la diarrhée ordinaire, donner ensuite une potion astringente à base de ratanhia, administrer deux fois par jour un *Lavement Astringent* préparé avec une décoction de ratanhia et 5 à 10 gouttes de laudanum et un autre lavement contenant 20 centigrammes de nitrate d'argent pour 200 grammes d'eau bouillie. Donner les *Cachets Stam*. Donner à boire de l'eau de riz, des panades épaisses, de l'eau albumineuse, du thé chaud; calmer les coliques avec des cataplasmes chauds de farine de lin et quelques gouttes de laudanum, au besoin prendre le *Néragol* qui est le meilleur calmant. Pour enlever les cuissons à l'anus, l'enduire avec un peu de vaseline boriquée.

Traitement pour l'état chronique. — Dans les cas chroniques on ne donnera pas de vomitif, mais il faut insister sur les *Lavements Astringents* et prendre six à huit *Cachets Stam* par jour. Observer le *Régime Biologique*. S'alimenter avec la *Tarvine*. On prendra plusieurs fois par jour la *Tarvine* qui est un précieux aliment phosphaté et très bienfaisant pour l'estomac et l'intestin. Boire du thé léger, l'eau de riz. Pour éviter un affaiblissement général trop grand, prendre des toniques tels que l'*Extrait de quinquina Fluide* et surtout le *Triogène For* ou le *Vin Galar* qui sont les meilleurs toniques et régénérateurs des forces.

Traitement pour enfants. — Donner une cuillerée à café ou à dessert selon l'âge de l'enfant, de la Potion suivante : poudre d'ipéca 2 grammes, sirop de gomme 20 grammes, eau bouillie 60 grammes. Administrer des lavements d'amidon ou avec une légère décoction de ratanhia. Supprimer tout aliment, ne donner que du lait bouilli. Pendant la convalescence donner le *Sirop Tannodol* qui est le meilleur tonique et reconstituant.

DYSMÉNORRHÉE. — Voir *Menstruation, Règles.*

472. — DYSPEPSIE (grec *dus*, difficilement, et *pepsis*, coction). — La dyspepsie, c'est la difficulté de la digestion, mais cette difficulté est plutôt un symptôme qu'une affection particulière.

Que se passe-t-il dans la digestion? Des mouvements et des sécrétions;

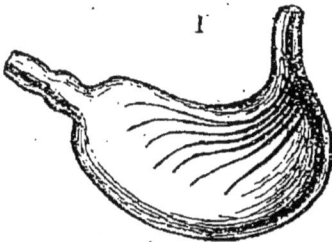

FIG. 227. — Estomac sain.   FIG. 228. — Estomac ulcéré et dilaté.

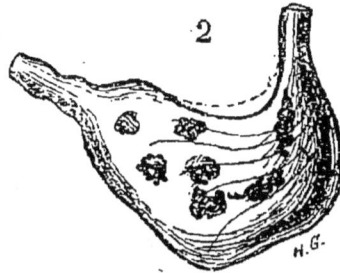

des mouvements de l'estomac, des sécrétions du suc gastrique. Que, pour une raison quelconque, les mouvements ne soient pas normaux, qu'ils perdent leur régularité ou leur énergie, la digestion sera pénible, incomplète. Voilà la *Dyspepsie*. Elle résulte de la formation vicieuse des sucs digestifs, de la mauvaise fonction chimique de l'estomac. Selon l'état pathologique de l'organe, il se produit plusieurs sortes de dyspepsie ayant des caractères différents : *Hypochlorhydrie*, si l'estomac manque d'acides, *Hyperchlorhydrie*, si les acides sont en excès; si les parois de l'estomac sont faibles, s'il y a relâchement des muscles, un peu de nervosité, si la muqueuse est ulcérée, il y aura dyspepsie, c'est-à-dire mauvaise digestion. La dyspepsie occasionne toujours des fermentations anormales avec dégagements de gaz, d'acide carbonique, d'hydrogène sulfureux, d'oxygène. Les gros mangeurs, les grands buveurs, les excès contraires, les travaux excessifs, l'insuffisance, la mauvaise qualité des aliments et de l'eau potable, les crudités, les fruits crus, sont autant de causes favorables à l'évolution de la dyspepsie.

Ajoutons les maladies du foie, du cœur, la grossesse, l'anémie, la chlorose, la goutte, l'hystérie, les boissons alcooliques, les sauces épicées, les cornichons, la moutarde, le vinaigre, les sucreries, les repas insuffisants ou à des heures irrégulières, les mauvaises dents, et principalement la constipation. Le malade perd son appétit, a des crampes d'estomac; il est obligé de choisir ses aliments parmi ceux que lui a indiqués une expérience longue et douloureuse.

Dyspepsie atonique. — C'est la plus fréquente, elle provient de la faiblesse, de l'anémie et du manque d'acide (*Hypochlorhydrie*). A la suite d'excès de nourriture, de fatigue, de surmenage, il survient un affaiblissement de l'estomac et la personne digère mal; l'appétit diminue, le malade commence à avoir des crampes d'estomac et est obligé de choisir ses aliments qu'il connaît, par une expérience douloureuse et longue, comme étant pour lui les plus faciles à digérer. La digestion est laborieuse et fait éprouver au malade une sensation de lourdeur et de gêne, l'estomac est ballonné et paraît trop plein, avec des renvois d'acide et de gaz hydrogène sulfuré (œufs pourris); la personne est obligée de desserrer ses vêtements, son visage est congestionné après les repas et elle éprouve le besoin de dormir. Sensible au toucher, l'estomac fait entendre des gargouillements, le matin la bouche est amère, la langue est pâteuse, la constipation est fréquente. Le malade ne va à la selle que tous les 3 ou 5 jours. Cette maladie est gênante et pénible, mais pas douloureuse. Elle peut durer longtemps, le malade maigrit et se trouve essoufflé.

Dyspepsie chez les gros mangeurs ou grands buveurs. — Chez les grands buveurs, la digestion se fait mal parce que le suc gastrique se trouve dilué par la grande quantité de liquide absorbé. Après les repas, le malade éprouve une sensation de gonflement, il a la respiration gênée et par des régurgitations rejette des aliments non digérés. Chez les gros mangeurs, la digestion est accompagnée de somnolence, même de vomissements, et ne peut se faire parce que la quantité des sucs digestifs n'est pas suffisante pour pouvoir digérer la grande quantité d'aliments absorbés.

Dyspepsie flatulente. — Cette dyspepsie est accompagnée d'un renvoi de gaz par la bouche et les intestins. Après les repas et dans la journée, le ventre est ballonné et la production des gaz est presque continuelle. Les renvois se font tantôt facilement, tantôt très difficilement; dans certains cas, la personne éprouve des douleurs, de l'oppression, des points de côté très douloureux qui se déplacent et occupent tantôt un endroit, tantôt un autre; les gaz sont inodores ou d'une odeur d'œufs pourris et de saveur amère.

Dyspepsie gastralgique. — C'est la dyspepsie accompagnée de douleurs aiguës dans l'estomac, dans le dos, dans les côtés, des *véritables crampes;* mais le malade n'a pas de vomissements.

Dyspepsie hyperchlorhydrique, dyspepsie acide. — Le malade éprouve une chaleur, une brûlure au niveau de l'estomac, à la gorge, à l'œsophage et à la bouche; il a des renvois acides et surs qui brûlent au passage la gorge, l'œsophage (pyrosis). L'estomac est douloureux, la langue est rouge sur les bords, mais très chargée au milieu, la nourriture augmente les malaises, surtout les aliments irritants tels que le vin, l'alcool, les épices, les liqueurs. Peu à peu l'inflammation et l'irritation augmentent, le malade a des vomissements, des *pituites.*

Dyspepsie intestinale. — Dès que les aliments digérés dans l'estomac arrivent dans l'intestin, le malade éprouve des douleurs lancinantes très pénibles. On trouve dans les selles des matières mucilagineuses qui ressemblent à des morceaux de ver.

La Dyspepsie névrosthénique est la dyspepsie qui survient chez les personnes nerveuses. L'estomac n'a aucune lésion, mais l'état nerveux de la personne réagit sur l'estomac et l'intestin et rend la digestion pénible.

Traitement. — Ordinairement on emploie des ferments : *pepsine, pancréatine, diastase*, qui n'ont aucune valeur curative, ou des alcalins, du *bicarbonate de soude*, de la *magnésie calcinée*, des *eaux minérales*, des *lavages d'estomac;* mais tous ces traitements guérissent rarement et ont l'inconvénient d'irriter davantage la muqueuse. Le professeur Trousseau a prouvé que les alcalins peuvent, à la longue, amener une cachexie grave au lieu de guérir la maladie. Le seul traitement radical consiste à prendre avant chaque repas un à deux *Cachets Polydigestifs Soker;* après chaque repas, prendre une cuillerée à café d'*Elixir Spark* dans un peu d'eau sucrée et se nourrir avec la *Tarvine.* Cet aliment phosphaté fortifie et repose l'estomac tout en étant très reconstituant. Il est indispensable à tous ceux qui ont besoin d'un aliment facile à digérer. Si le malade est anémique, si la mauvaise digestion est due à la faiblesse, comme dans la convalescence et chez les personnes âgées, il faut fortifier l'organisme; le *Triogène For* est le meilleur tonique, on l'ordonne à la dose d'une cuillerée à café dans un peu d'eau deux à trois fois dans la journée. Contre l'âcreté du sang, s'il y a des mauvaises humeurs à éliminer, il faut purifier le sang avec le *Dépuratif Parnel*, une cuillerée à soupe à prendre immédiatement après les cachets et avant chaque repas. Observer le *Régime Biologique*. Supprimer la graisse, les corps gras, les saucissons, les saucisses. Le jambon fumé, la langue fumée sont permis. Mais le canard, le lapin, le veau gras sont défendus. Eviter les purgatifs, les tisanes laxatives qui sont toujours nuisibles, ainsi que les lavages de l'estomac.

Ce traitement est très efficace dans toutes les maladies d'estomac : dyspepsie, gastralgie, gastrites; stimulant et dépuratif il amène une amélioration très rapide. Il calme les douleurs, assure le bon fonctionnement de l'estomac et de l'intestin, supprime la constipation, la diarrhée et fait renaître l'appétit perdu. En peu de temps les dyspepsies se guérissent, et la digestion se fait bien. Voir *Gastrite, Gastralgie, Dilatation*.

Soins généraux. Hygiène. Régime Biologique dans les dyspepsies. — Dans les affections d'estomac et troubles digestifs, pour bien digérer il faut choisir des aliments légers, faciles à digérer et dont l'assimilation ne réclame pas une grande dépense de travail. Tous les troubles dyspeptiques ont pour cause un régime alimentaire irrationnel, ainsi que l'usage de certains médicaments, tels que le vin de quinquina, l'iodure de potassium, les antiseptiques, les purgatifs, le bicarbonate de soude, les eaux gazeuses, les aliments épicés ou de digestion difficile. Supprimer toutes les boissons alcooliques, le vin, les liqueurs, s'alimenter avec la *Tarvine* qui est un aliment phosphaté très utile pour reposer l'estomac. Manger peu de viande et beaucoup de légumes. Diviser les aliments en petits morceaux, manger les légumes en purée ou écrasés dans l'assiette. Prendre les repas aux heures régulières, manger doucement pour bien mastiquer les aliments, ne pas manger beaucoup à la fois. Eviter les eaux gazeuses, le café, le thé fort, supprimer le vin de table, les vins médicinaux. Il faut s'abstenir, sous peine d'aggraver la maladie, de toutes liqueurs, de tous les élixirs à base de pancréatine, de pepsine ou diastase qui irritent la muqueuse par l'alcool qu'ils contiennent et qui n'ont aucune action curative sur la cause du mal. Tous ces ferments ont perdu leur efficacité et leur pouvoir digestif pendant la préparation, soit par l'alcool avec lequel on est obligé de les conserver, soit par la chaleur employée pour dessécher les ferments qui en sont la base. Eviter également la médication alcaline qui décompose le sang et provoque une cachexie. Eviter les écarts de toute nature et se soumettre pendant quelque temps au *régime lacté*, ensuite on ajoute d'autres aliments pour arriver doucement et par étapes successives à un régime normal. Lorsqu'on se trouve en présence d'un cas où l'estomac ne tolère absolument rien et lorsqu'il y a hémorragie il est même indispensable de rester un ou deux jours à la diète, ne manger rien; comme boisson, on ne permettra dans ce cas que quelques gorgées de tisane tiède ou de thé léger pour calmer la soif, mais ces cas sont heureusement très rares. Le malade boira un litre et demi de lait et augmentera la quantité pour arriver à deux et même trois litres par jour. On le prendra par petite quantité à la fois, un verre toutes les heures. Peu à peu on commence à ajouter des œufs qu'on mélange au lait; trois à six œufs par jour, ensuite on ajoute des farineux. Lorsque l'estomac digère mieux on doit continuer à s'alimenter avec la *Tarvine* (farine phosphatée) et du lait, et l'on commence à ajouter un peu de viande; d'abord donner la viande crue, réduite en pulpe, puis la viande cuite hachée, ensuite la cervelle, le ris de veau, pour arriver finalement à un régime mixte.

Aliments permis.

Potage au lait.
— aux légumes.
— aux farines.
— à la *Tarvine*.
Bouillon.
Œufs à la coque, brouillés, pochés ou en omelette.
Les poissons, sole, merlan, brochet, cuits à l'eau; ensuite le poisson frit (on fait enlever la peau frite) avec jus de citron et plus tard avec sauce hollandaise ou beurre maître d'hôtel.
Viandes : bœuf, mouton, veau, agneau, ris de veau, cervelle, jambon maigre et peu salé; les volailles : poulet jeune, pigeon, perdreau.
Légumes en purée, pâtes alimentaires, crèmes, gâteaux de riz ou de semoule, compotes de fruits.
Biscottes et pain grillé.
Comme boissons: infusions chaudes, thé léger, boire très peu en mangeant. Assainir l'eau de boisson avec la *Septiline* qui est très hygiénique. Ne boire qu'une heure après.

Aliments défendus.

Les hors-d'œuvre, les conserves.
Les poissons gras, saumon, anguille, maquereau, hareng.
Les crustacés, les fritures de toute sorte, les coquillages (on peut permettre les huîtres fraîches).
Les sauces grasses et les sauces épicées.
Les viandes grasses, marinées, les ragoûts.
Le gibier et la charcuterie (sauf le jambon maigre).
Les légumes indigestes ou acides.
Les salades, les crudités.
Les fromages forts.
Les fruits crus, acides, huileux.
Les pâtisseries, le chocolat.
Toutes les boissons autres que l'eau pure et les infusions aromatiques.
Le pain en excès est défendu, manger peu de pain et toujours légèrement grillé.

Exemple d'un menu. — *Le matin à 7 heures:* une tasse de thé sucré ou une tasse de *Tarvine.* — *Déjeuner:* viande ou volaille, un légume, un dessert.—*A 3 heures:* une tasse de café avec ou sans crème. — *A 5 heures, goûter:* gâteaux avec beurre, confiture ou miel. — *7 heures, diner:* viande froide, jambon, un peu de beurre, un œuf, fromage frais. — *9 heures:* une tasse de *Tarvine* au lait.

Entre ces repas et au début on peut prendre, si le malade en éprouve le besoin, une tasse de *Tarvine* au lait, un bol de bouillon et même manger un peu de viande froide, mais il est utile de supprimer de plus en plus ces petits repas, quitte d'augmenter la quantité des grands repas.

Le malade devra se surveiller attentivement. En cas de douleur, appliquer des cataplasmes sur le ventre et sur le creux de l'estomac. Combattre la constipation et éviter toute cause de diarrhée. Il devra se vêtir de flanelle, éviter autant que possible les refroidissements, les courants d'air. Matin et soir, afin d'assurer le bon fonctionnement de la peau, il fera des frictions sèches sur son corps. Si avec les troubles de l'estomac il y a affection du foie, de l'anémie, affections de la matrice, des flueurs blanches, il faut soigner ces maladies en même temps pour faire disparaître la cause.

473. — **DYSPNÉE** (grec *dus*, difficilement, et *pnein*, respirer). — On désigne ainsi la difficulté de respirer, lorsque l'air n'arrive pas en quantité. S'observe dans les maladies des voies respiratoires et maladies nerveuses.

474.—**DYSURIE** (du grec *dus*, et *ouron*, urine). — Difficulté d'uriner. La difficulté de la miction est généralement due à un rétrécissement du canal de l'urètre, à une cystite, à une blennorrhagie, à un calcul de la vessie ou à une prostatite. Les bains tièdes prolongés et les lavements tièdes produisent généralement un très bon effet. Boire de la *Tisane Orientale Soker* avec la *Poudre Altérante Darvet.* Au besoin, et en cas d'urgence, faire usage de la sonde, mais avec beaucoup de précautions. Avoir soin de bien stériliser la sonde en la plongeant dans l'eau tiède, et en la graissant ensuite avec de la vaseline boriquée. Une sonde infectée peut provoquer diverses affections du canal. Pour traiter la cause de la dysurie, voir *Catarrhe de la Vessie, Blennorrhagie, Cystite, Prostatite, Rétrécissement de l'Urètre.*

475.— **EAU.** — L'eau potable doit être pure, exempte de bactéries. Mais très souvent elle est souillée par des microbes, qui sont la cause des maladies graves. L'eau de deux sources voisines et du même pays peut présenter une différence énorme selon l'origine de la source et sa profondeur. La meilleure source peut être brusquement infectée et donner par son usage la fièvre typhoïde, le choléra, la dysenterie, la fièvre intermittente, la fièvre jaune, le goître et quantité d'autres affections épidémiques. Il est absolument indispensable de *faire bouillir ou de filtrer l'eau avant de la boire.* Pour filtrer l'eau on emploie des filtres en porcelaine. Pour assainir l'eau de boisson, il faut mettre une cuillerée à café de *Septiline* par verre d'eau. *La Septiline* donne une eau minérale antiseptique, tonique, digestive, très agréable à boire.

Eaux potables. — Les *Eaux potables* sont les eaux de sources et les eaux de puits; elles doivent dissoudre le savon sans se troubler et ne pas durcir les légumes pendant la cuisson. Elles doivent être sans odeur, fraîches et limpides et d'une saveur agréable. Elles doivent contenir de l'air, au moins 30 à 50 cc. par litre, et des matières organiques en quantité très minime. Elles ne doivent pas être souillées par des cabinets d'aisances où des égouts. Les sels qu'elles contiennent ne doivent jamais dépasser un demi-gramme par litre. L'eau agit comme diurétique et possède une action alimentaire.

Eau pure. — Seules, les eaux de sources, et *seulement* à la sortie du sol, peuvent être considérées comme pures. Aussi doit-on admettre que l'eau pure n'existe presque pas et contient toujours des *protoorganismes*, les uns nuisibles, les autres favorables, des œufs de lombrics, des petits vers blancs. L'*eau qui jaillit des roches* très limpide peut être contaminée par son contact avec un cimetière, avec les abattoirs, par le voisinage d'une usine, qui déverse des matières nuisibles, par les mares des villages. Toutes les eaux qui avoisinent les grandes villes sont contaminées par les détritus et les matières toxiques des industries et reçoivent les souillures de toutes sortes dans leur parcours. Aussi toute eau destinée à l'alimentation et à la boisson doit être filtrée et au besoin stérilisée par la chaleur, c'est-à-dire bouillie.

Eau de rivière et de puits. — Elles sont contaminées par le sous-sol toujours imprégné de déjections animales. L'eau de puits est souvent mauvaise après les fortes chaleurs d'été et les pluies d'hiver. Elle peut être infectée par le passage près d'un égout, d'un cimetière ou d'une fosse d'aisances. Aussi est-il très utile de s'assurer de la direction du courant. On peut désinfecter les puits en versant du permanganate de potasse et du charbon de bois. On laisse déposer plusieurs jours et on épuise ensuite le puits. On peut le livrer ensuite à la consommation.

Filtrage. — Les filtres que l'on trouve dans le commerce ne sont pas suffisants pour stériliser l'eau, c'est-à-dire pour détruire les microbes et leurs toxines. Les fontaines en pierre avec des filtres en grès n'offrent aucune sécurité. Ils peuvent rendre l'eau plus limpide, mais sont incapables de retenir les microbes et laissent sûrement passer les germes pathogènes, les bactéries vulgaires, les bacilles typhiques ou cholériques, les toxines solubles qui sont plus dangereuses encore. Les filtres en porcelaine dégourdie sont au contraire réellement efficaces. Ils ont la forme d'une bougie creuse et l'eau filtre en traversant la porcelaine qui retient à sa surface extérieure toutes les souillures. On doit enlever la couche que l'eau dépose sur la bougie en la faisant bouillir avec de l'eau, sinon le microbe pourrait à la longue traverser les parois de la porcelaine et pénétrer dans l'intérieur de la bougie. La bougie en porcelaine laisse passer les toxines. Le seul moyen d'avoir l'eau pure exempte de microbes, c'est de la *faire bouillir* pendant dix à vingt minutes au moins; on peut la filtrer ensuite. C'est à tort que l'on prétend que l'eau bouillie est lourde, indigeste et désagréable à boire. Nous connaissons des personnes qui ne boivent que de l'eau bouillie depuis des années et s'en trouvent très bien; du reste on peut la faire aérer en l'agitant avec une cuiller dans un verre au moment de boire. On peut l'assainir et rendre plus agréable avec la *Septiline*. On peut également faire des infusions

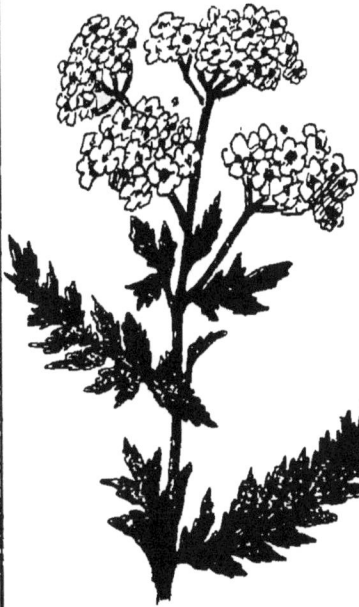

MILLE-FEUILLE

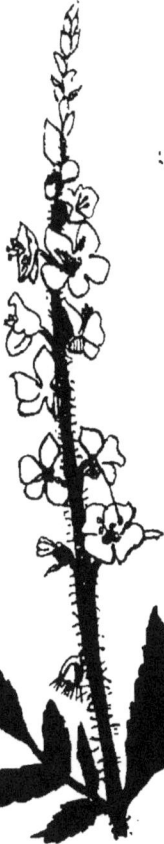

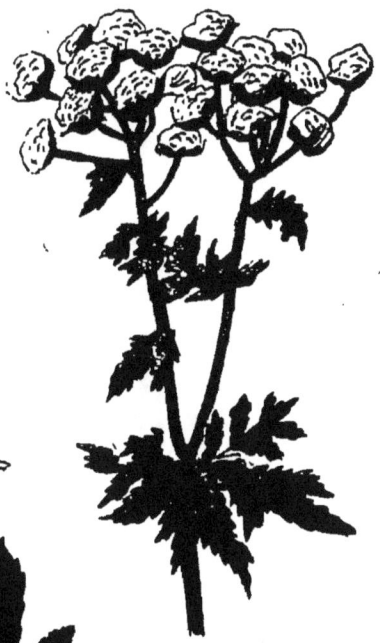

TANAISIE

HERBES AUX VERS

AIGREMOINE

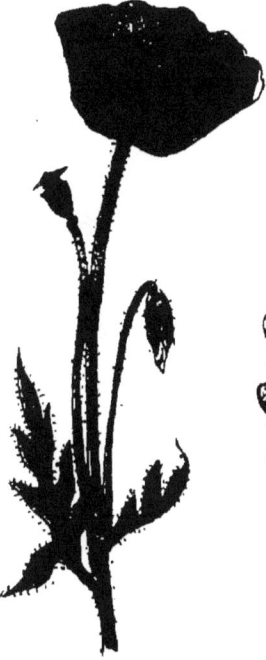

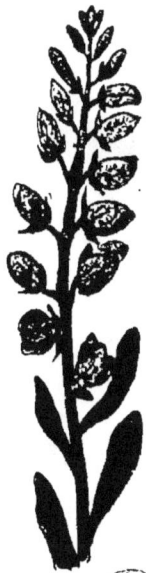

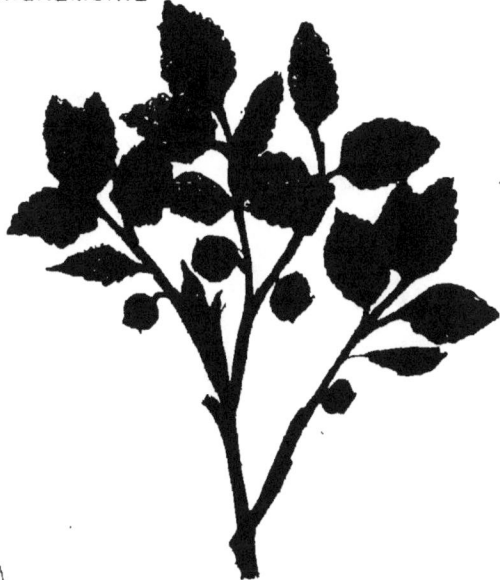

COQUELICOT

POLYGALA

AIRELLE MYRTILLE

de tilleul, de camomille ou de thé; si l'on désire avoir de l'eau filtrée bien fraîche et bien aérée il suffit de la filtrer après refroidissement dans un vase en grès qu'on place à la cave. Un moyen efficace pour assainir l'eau de boisson, c'est de verser une cuillerée à café de *Septiline* qui agit comme antiseptique. Presque toutes les eaux sont calcaires. La présence des sels de chaux est indispensable pour la constitution des tissus osseux. Mais lorsqu'elles contiennent trop de sels de magnésie et de chaux, elles sont lourdes et fatiguent l'estomac.

Les *Eaux crues* ou *Eaux séléniteuses* contiennent du carbonate ou sulfate de chaux ; elles sont impropres à la boisson, durcissent les légumes et dissolvent mal le savon. Pour utiliser l'eau séléniteuse on la chauffe avec une petite quantité de cristaux de soude ou un peu de cendres de bois noués dans un linge.

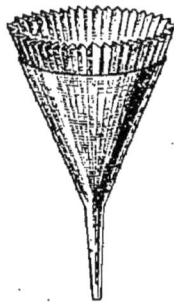

FIG. 229.
Entonnoir avec
filtre.

Précautions hygiéniques. Ne pas boire l'eau des ruisseaux qui n'ont pas de poissons, celle où poussent le cresson, le jonc, les lentilles d'eau, le nénuphar. Du reste, lorsqu'on ne connaît pas la qualité d'eau, il est indispensable de la faire bouillir. En cas d'épidémie on ne doit se servir pour la toilette et la vaisselle que de l'eau bouillie. Lorsqu'on a soif on doit boire pour remplacer le liquide éliminé par la sueur, mais éviter tout excès d'eau afin de ne pas augmenter inutilement les battements du cœur et le liquide dans les vaisseaux. Les eaux qui contiennent du chlorure de sodium et des sels de magnésie sont purgatives; l'eau de mer contient 20 gr. de chlorure de sodium. Les eaux minérales ont une composition spéciale. Les eaux minérales alcalines telles que l'eau de Vals et de Vichy provoquent, lorsque l'usage est prolongé ou constant un affaiblissement, une dépression. Voir *Cachexie*. L'*Eau ferrugineuse* est tonique. Il faut se défier des *eaux sulfureuses*, elles peuvent devoir leur odeur à des sels minéraux, mais aussi à la décomposition des matières organiques. Aussi est-il prudent de ne pas s'en servir sans un contrôle sévère. Pour ne pas contaminer l'eau on devrait défendre tout dépôt de fumier ou d'immondices. Se méfier des eaux des lacs fermés, sans mouvements; les matières organiques qu'elles contiennent se décomposent, les détritus végétaux s'accumulent et augmentent la souillure; l'eau prend une couleur jaunâtre, un aspect trouble et une odeur nauséabonde. C'est dans les eaux que naissent les moustiques qui transportent les hématozoaires, parasites qui inoculent la fièvre des marais. Pour assainir un pays on doit supprimer les eaux stagnantes et planter des saules, des peupliers et, si le climat le permet, des eucalyptus.

Prophylaxie. — Lorsqu'on habite un pays à eaux stagnantes comme la Bresse, la Camargue, la Sologne, les Landes, la Vendée on doit faire des constructions sur des hauteurs, mais jamais dans les fonds. Choisir dans la ville le milieu le plus élevé, éviter les rivières, le voisinage des étangs. Éviter les campagnes humides, marécageuses même en été. Le curage des fosses, des étangs, des marais, ne sera jamais fait pendant les chaleurs.

L'*Eau de neige* ne contient pas de sel et presque pas de gaz. Outre le goût désagréable, elle est la cause du goître et du *Crétinisme*, maladies fréquentes dans quelques régions montagneuses. Voir *Paludisme*.

10

L'Eau courante. Pour purifier l'eau des rivières, il faut disposer une couche de sable et de gravier et défendre la souillure par un règlement très sévère, comme en Angleterre.

L'Eau de source. Elle peut être souillée par l'infiltration si elle n'est pas protégée par une couche suffisante ou dans son trajet.

Les *Puits superficiels.* Ils sont infectés par l'infiltration des fosses d'aisances, du fumier, des égouts; pour l'éviter il faut faire des parois en ciment et la maçonnerie en pierre siliceuse. Les puits artésiens donnent une eau pure sans bactéries.

L'Eau de pluie. Elle contient peu de gaz mais beaucoup de poussières qu'elle rencontre sur les toits. En outre, les toits et les conduits étant en plomb elle peut contenir le sel toxique et doit être considérée comme malsaine et lourde. Elle peut servir pour des lavages. L'eau de pluie qui n'a pas touché les toits et recueillie dans des récipients propres est alimentaire et peut être employée en boissons et pour la cuisson. On ne doit pas oublier qu'elle se putréfie dans les citernes. Voir *Pluie.*

L'Eau potable au bord de la mer. Il faut se méfier des eaux potables qu'on trouve au bord de la mer. Elles sont toutes très mauvaises et contiennent des microbes dangereux. Très souvent au retour des bains de mer on est atteint de fièvre typhoïde. On doit toujours assainir l'eau de boisson avec la *Septiline.*

Eau bouillie. — L'eau bouillie doit être consommée dans les 24 heures, parce que les spores, que la chaleur n'a pas détruits, peuvent produire après 24 heures des microbes. Aussi pour la consommation on fera bouillir l'eau au plus tard 12 heures avant.

Eau chaude (Les emplois de l'). — L'eau chaude est tonique, excellente pour les soins de la toilette et du corps. Appliquée sur la nuque et les pieds, elle fait disparaître la migraine. Contre les coliques, l'application d'une serviette pliée, trempée dans l'eau chaude et tordue les calme d'une manière spontanée. Les applications d'eau chaude bien faites, dans la congestion pulmonaire, l'angine, les rhumatismes sont souveraines. Pour calmer les maux de dents, les névralgies, appliquer sur la partie douloureuse une serviette pliée en plusieurs doubles, trempée dans l'eau très chaude et tordue. Dans le croup et le faux croup appliquer autour du cou de l'enfant une flanelle trempée dans de l'eau chaude et l'on obtiendra un calme étonnant. Dans la *dyspepsie* et contre la *constipation*, l'eau chaude prise le soir en se couchant est très efficace et très utile. On calme les douleurs en buvant quelques verres d'eau chaude qui active la digestion et lave l'estomac, son contenu est chassé dans l'intestin. Pour boire l'eau chaude, on peut préparer des infusions légères de menthe, de camomille, de badiane, de thé, de tilleul, etc.

L'Eau chaude à 45° en lavement est utile contre les hémorragies, les crachements de sang, les cystites, les métrites, les prostatites, en injection dans les fausses couches. L'eau bouillie est employée comme antiseptique dans les pansements.

Eau froide. — On doit la boire en petite quantité, lentement, et par petites gorgées. Lorsqu'on est en sueur on ne doit pas boire froid car un seul verre d'eau froide peut amener soit une congestion pulmonaire ou cérébrale, soit la diarrhée. Il est utile après avoir bu froid de ne pas rester en place, mais faire un exercice physique, marcher afin de réagir. L'eau froide prise aux repas facilite la digestion. Prise à jeun elle agit quelquefois comme laxative.

Il est intéressant de savoir que notre corps contient sept parties d'eau pour trois parties de substances solides et que nous rendons chaque jour près de 3 kilogrammes d'eau, savoir : 1700 grammes par l'urine, 650 grammes par la peau, 325 grammes par la respiration, 100 grammes par les excréments. Pour restituer cette quantité de liquide, les boissons nous fournissent une partie d'eau, seulement, la plus grande quantité d'eau nous est fournie par les aliments solides qui en contiennent tous en forte proportion.

476. — ÉBLOUISSEMENT. — C'est un trouble momentané de la vue. Il peut avoir une cause externe, telle que l'impression vive de la lumière et une cause interne. Chez les personnes sujettes à des migraines et à la constipation, il indique une anémie, et chez les personnes fortes à teint coloré, une disposition à des congestions cérébrales. Selon les tempéraments, il faut traiter l'un ou l'autre cas. Contre l'*Anémie* on donne les *Pilules Ducase* et le *Triogène For*. Pour combattre la constipation, on prendra l'*Elixir Spark* à chaque repas. Les personnes fortes doivent boire du *Thé Mexicain* du Dʳ *Jawas* et prendre l'*Elixir Spark*.

ECCHYMOSE (grec *ek*, hors, et *khumos*, humeur). — Épanchement du sang dans l'épaisseur de la peau. Voir *Contusion*.

477. — ÉCHARDE. — Petit fragment d'un corps entré dans la chair ; l'écharde peut causer un abcès et il est nécessaire de l'enlever de suite. On doit élargir la petite plaie, la faire saigner un peu et laver avec de l'eau boriquée.

478. — ÉCHARPE. — Bande d'étoffe employée comme bandage pour soutenir un bras cassé.

ÉCHAUFFEMENT. — Voir *Blennorrhagie*.

ÉCHINOCOQUE. — Voir *Tænia*.

479. — ÉCLAMPSIE (grec *eklampsis*). — Cette maladie est caractérisée par des convulsions et la présence d'albumine dans les urines.

480. — ÉCLAMPSIE PUERPÉRALE. — Elle s'observe chez la femme pendant la grossesse et après l'accouchement. Cette maladie est très grave mais peut être évitée très facilement en prenant la précaution de faire examiner l'urine tous les 15 jours pendant la grossesse. Dès qu'on constate l'albumine on doit se soumettre au *régime lacté*. A la fin de la grossesse, lorsqu'il y a vomissements et maux de tête, il faut craindre une attaque d'éclampsie. Pour la prévenir on couchera la malade la tête plus basse que les pieds. *En cas d'attaque d'éclampsie*, donner des lavements purgatifs, ensuite des lavements calmants avec du *chloral*. Pendant la crise, interposer un mouchoir entre les dents pour que la malade ne se morde pas la langue. Éviter les émanations et la température élevée de la chambre. Voir *Grossesse*.

481. — ÉCLAMPSIE INFANTILE. — On donne ce nom aux convulsions des enfants; surviennent à la suite d'une indigestion, d'une émotion trop vive ou d'une contrariété. Surveiller l'alimentation, donner des bains tièdes qui sont très efficaces; ménager l'enfant, éviter tout excès de travail. Voir *Convulsions*.

482. — ÉCLAIRAGE. — L'éclairage avec l'**électricité** ne présente aucun inconvénient et ne dégage aucune émanation malsaine; l'éclairage avec une **lampe à l'huile** est également très bon si l'on emploie l'huile de colza (les huiles de noix et de chènevis donnent des émanations irritantes). **Le gaz** présente l'inconvénient de dégager des produits de combustion qui sont nuisibles et peut produire des explosions, des asphyxies et autres accidents; le pétrole est également dangereux, il dégage des vapeurs irritantes et cause souvent des incendies. En outre, l'huile, le gaz et le pétrole donnent une lumière chaude.

483. — ÉCORCHURES. — Blessures, plaies, petites coupures de la peau qui surviennent par suite d'un frottement brusque, ou à la suite d'herpès; elles se guérissent très vite.

Traitement. — Appliquer un peu de vaseline boriquée, après avoir lavé l'écorchure à l'eau boriquée tiède, couvrir avec un petit linge fin et bien propre, recouvrir de coton hydrophile et fixer avec une bande. Il faut toujours avoir soin de préserver les plaies du contact de l'air avec du coton hydrophile et un morceau de taffetas gommé pour empêcher la pénétration des microbes et toute infection, sinon on s'expose à un panaris. Voir *Plaies*. Lorsque le sang est impur, la moindre blessure amène un clou ou une suppuration. Les personnes qui se trouvent dans ces conditions doivent purifier le sang avec le *Dépuratif Parnel* et prendre après chaque repas l'*Elixir Spark* pour éliminer toutes les âcretés et vices du sang.

484. — ÉCROUELLES. — Plaies qui surviennent à la suite des abcès au cou. Voir *Adénite*, *Scrofule*.

485. — ECTHYMA (grec *ekthuma*, éruption). — C'est une affection de la peau caractérisée par l'éruption de boutons ou de pustules arrondies, assez larges et présentant un point central noir. La formation des pustules est accompagnée de douleurs, d'élancements ou de démangeaisons. Quelques jours après, les pustules se rompent, le pus se concrète et forme une croûte jaune ou brunâtre. Après sa chute, il reste une tache rougeâtre qui persiste longtemps.

Traitement. — Laver soigneusement les boutons avec l'*Eau Résolutive Soker* et appliquer une couche de *Pommade Parnel*; suivre un bon régime de nourriture. Purifier le sang avec le *Dépuratif Parnel*. Éviter l'iodure et les médicaments à base des iodates qui irritent l'estomac et provoquent une poussée de boutons. Comme fortifiant, en cas d'anémie ou de faiblesse, prendre le *Triogène For* ou le *Vin Galar*.

486. — ECTROPION (grec *ek*, hors, et *trepein*, tourner). — Paupières renversées en dehors; survient chez les vieillards par suite de la contraction ou paralysie du muscle orbiculaire; elle peut également avoir pour cause une inflammation de la conjonctive ou une cicatrice de la peau.

487. — ECZÉMAS-DARTRES (grec *ekzéma*, bouton à la peau).

— De toutes les maladies de la peau, la plus répandue et la plus dangereuse est l'eczéma : c'est une affection superficielle et inflammatoire de la peau et des membranes muqueuses. Elle se présente sous deux formes distinctes : *eczéma à l'état aigu* et *eczéma chronique.*

A *l'état aigu*, l'eczéma débute par une éruption de petits boutons qui rendent la peau rouge, la partie atteinte gonfle et le malade éprouve une sensation de chaleur et de démangeaisons.

A *l'état chronique*, les éruptions eczémateuses présentent des particularités importantes suivant leur siège, leur étendue, l'âge du sujet, etc. Dans son évolution, l'eczéma passe par trois périodes.

Période de formation. — Dans les cas les plus fréquents, on voit apparaître un nombre considérable de vésicules ou des phlyctènes (ampoules) ; d'autres fois, l'eczéma débute par une éruption de petites papules grosses comme une tête d'épingle, de coloration rose. Souvent aussi, la surface garde sa coloration normale, mais se desquame et tombe sous forme de poussière fine ; on voit alors apparaître des fissures et le suintement caractéristique s'établit.

Période de suintement. — La lésion primitive aboutit toujours à des exulcérations ou des fissures qui laissent suinter un liquide abondant, gommeux, jaunâtre qui empèse le linge et se concrète en croûtes ; après la chute des croûtes, on aperçoit une surface excoriée, rouge, semée de petits points.

Période de desquamation. — Après un temps variable, la surface excoriée se dessèche, se cicatrise

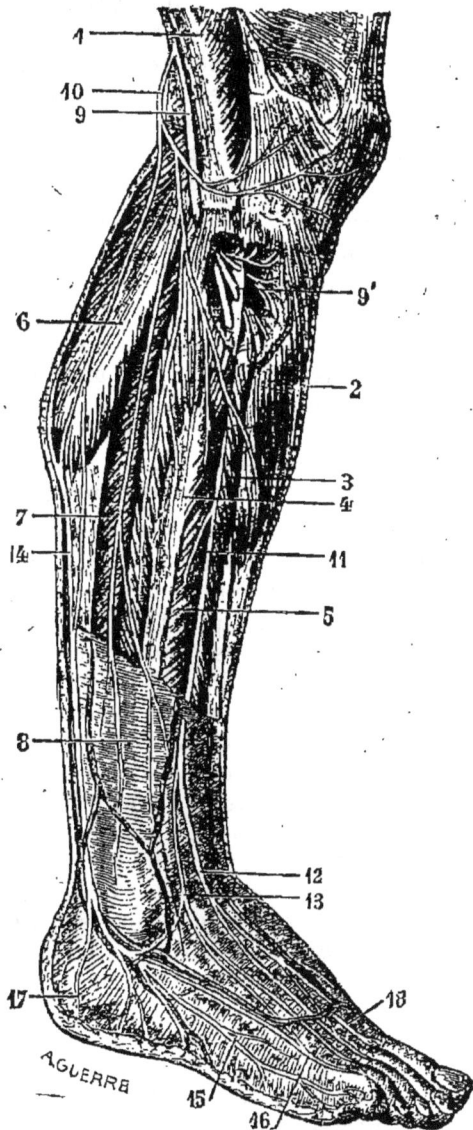

FIG. 230. — Région externe de la jambe.

1. Tendon du biceps s'insérant sur la tête du péroné.
2. Jambier antérieur.
3. Extenseur commun des orteils.
4. 5. Long péronier latéral.
6. Muscle jumeau.
7. Fléchisseur propre du gros orteil.
8. Aponévrose jambière.
9. Nerf sciatique poplité externe.
10, 11, 12, 13. Nerf musculo-cutané.
14, 15. Nerf saphène externe.
16. Anastomose du saphène externe et du musculo-cutané.
17. Branche du saphène externe.
18. Branche du musculo-cutané.

et devient le siège d'une desquamation épidermique incessante ; la peau est luisante, les lamelles qui s'en détachent sont d'abord assez larges, puis deviennent de plus en plus petites et minces comme une ligne. L'eczéma est accompagné de sensations de chaleur et de démangeaisons souvent pénibles et siège par tout le corps, mais ses points de prédilection sont les jambes, les mains, les avant-bras, les aisselles et les parties génitales. Comme toutes les autres maladies de la peau, l'eczéma résulte d'une seule et unique cause : vice du sang de nature arthritique, goutteuse, scrofuleuse, herpétique ou syphilitique.

L'eczéma des jambes. — Il est le plus fréquent et le plus grave ; il est aussi le plus difficile à guérir. L'eczéma des jambes peut être considéré comme étant le point de départ des plaies et ulcères variqueux ; cette maladie si fréquente est une complication grave des varices, parce qu'elle donne lieu trop souvent à la gangrène et surtout parce qu'elle tient au lit des personnes dans la force de l'âge. Ces ulcères se produisent à la suite d'une hémorragie, d'un coup, d'une chute ou dans le cours d'un eczéma. Leur guérison est très difficile à obtenir. Cependant ils guérissent grâce au traitement de la médecine végétale, sans exiger le repos tout à fait absolu.

Eczémas de la face. — Ils se présentent sous forme de croûtes ; ils se produisent le plus souvent à la suite d'un eczéma du cuir chevelu. *L'eczéma des oreilles* est très fréquent et persistant ; il dure fort longtemps, alors que l'eczéma primitivement étendu à la face ou au cuir chevelu a disparu, et se cantonne dans les nombreux replis de l'oreille où il se complique de fissures parfois très doulou-reuses ; d'autres fois, il envahit le conduit auditif, provoquant des bourdonnements très pénibles et une surdité très accentuée.

L'eczéma des paupières s'observe sur-tout chez les lymphatiques et les strumeux et est caractérisé par la rougeur, de l'épais-sissement, des démangeaisons du bord libre des paupières qui, parfois tuméfiées, sont recouvertes de fines croûtelles jau-nâtres ; il entraîne, quand il n'est pas bien soigné, la chute, l'atrophie ou la déviation des cils et des conjonctivites eczémateuses très graves.

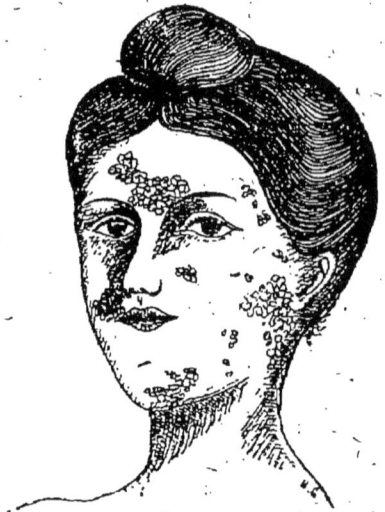

Fig. 231. — Eczéma de la face.

Eczémas des lèvres. — Ils sont fréquents et très rebelles à cause du mouvement des lèvres et de leur irritation par les sécrétions nasales, la salive, les aliments. Ils s'observent chez les femmes de préférence. Ils sont caractérisés par des lésions suintantes ou sèches fendillées, cra-quelées, occupant à la fois le bord rouge des lèvres et de la peau avoisi-nante, se localisant aux commissures où ils constituent des fissures, des rhagades très douloureuses. *L'eczéma de la lèvre supérieure* est souvent lié à un coryza chronique ou à un eczéma des fosses nasales, provoquant un écoulement irritant. En se desséchant, les pustules forment des croûtes agglutinant les poils et provoquent des démangeaisons parfois vives; ces eczémas s'observent chez les sujets arthritiques et lymphatiques, et sont caractérisés par un épaississement, une induration marquée de la lèvre.

Eczéma du Sein et du Mamelon. — Il s'observe chez les femmes enceintes, les accouchées et les nourrices. Très tenace, rebelle et récidive, il peut se compliquer d'abcès.

Eczémas des parties génitales. — Ils sont extrèmement fréquents et des plus pénibles; chez l'homme, l'eczéma occupe surtout les bourses qui s'hypertrophient, s'épaississent, s'excorient, deviennent rouges et squameuses; les *démangeaisons* sont *intenses*, quelquefois atroces, surtout au lit; des bourses, l'eczéma s'étend à la face interne des cuisses, à la verge, au gland, au prépuce, au périnée, à l'*anus* et remonte vers le sacrum en formant des fissures, des rhagades fort douloureuses. Beaucoup d'eczémas des bourses sont dus au contact de l'urine diabétique, d'où l'indication absolue d'examiner l'urine. Chez la femme, l'eczéma des parties génitales provient fréquemment de la propagation à la vulve d'un eczéma vaginal et peut être entretenu par un écoulement leucorrhéique (voir flueurs blanches); il occupe surtout les grandes lèvres; il peut gagner la face interne des cuisses, le périnée, l'anus, etc. Il est généralement accompagné de démangeaisons très pénibles. Voir *Prurit*.

Les eczémas des mains et des pieds. — Ils sont très fréquents et très tenaces en raison de leur localisation sur les régions découvertes ou exposées à des causes d'irritation multiples. Il existe des crevasses, des fissures, des gerçures souvent très douloureuses, un épaississement de la peau. L'eczéma des mains et des pieds existe surtout chez les arthritiques et les strumeux.

Traitement des Eczémas. — Le traitement classique des maladies de la peau en général et de l'eczéma en particulier comprend les purgatifs, les préparations sulfureuses et en particulier les préparations à base d'arsenic; tous ces médicaments sont inefficaces ou dangereux car ils provoquent une grande irritation du tube digestif déjà irrité et amènent de graves désordres dans notre organisme en reportant le mal à l'intérieur. En plus de cela, l'arsenic est un poison. Le traitement dépuratif de la *Médecine végétale* ne possède aucun de ces inconvénients et présente l'avantage de s'adresser à la constitution du sujet, à son état diathésique (arthritisme, névropathie, scrofule, etc.), de plus il est très simple et très facile à suivre. Toutes les maladies de la peau et l'eczéma sont sous la dépendance du tube digestif et du système nerveux, aussi le malade prendra avant les repas le *Dépuratif Parnel* à la dose de une à deux cuillerées

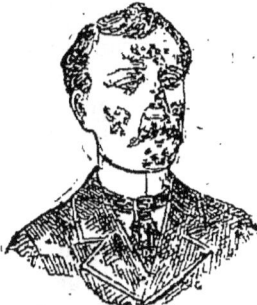

Fig. 232.
Avant le traitement.

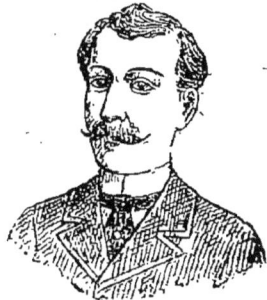

Fig. 233.
Après le traitement.

à bouche qui agit sur le sang et les nerfs. Pour combattre les troubles gastro-intestinaux, la constipation et rendre la digestion facile, il prendra l'*Elixir Spark* (une à deux cuillerées à café après chaque repas, soit deux cuillerées à café avant de se coucher; toujours dans un peu d'eau). Le traitement externe consiste à appliquer matin et soir mais surtout le soir, la *Pommade Parnel* n° 1 ou la *Pommade Parnel* n° 2; il est préférable et très utile d'alterner ces deux pommades et d'employer un jour l'une, un jour l'autre. En cas de *démangeaisons* il faut saupoudrer les endroits enduits de ces pommades avec la *Poudre Dermatique Jener*. Pour les eczémas qui sont accompagnés de démangeaisons très vives, souvent insupportables, comme les eczémas localisés aux parties génitales (bourses, vulve, etc.), il faut lotionner la partie malade avec l'*Eau Résolutive Soker* avant l'application des *Pommades* et de la *Poudre*.

Sous l'influence de ce traitement dépuratif, l'eczéma guérit radicalement sans laisser de traces sur la peau. Il purifie le sang, modifie les diathèses arthritiques, scrofuleuses, herpétiques, goutteuses et syphilitiques : le sang est régénéré, les humeurs purifiées.

Ce traitement végétal est très efficace dans toutes les maladies de la peau provenant d'un vice du sang. Il doit être continué pendant quelques semaines, suivant l'ancienneté de la maladie et le tempérament du malade, et le malade se guérira sûrement et radicalement.

Hygiène et régime biologique des eczémateux. — L'hygiène des eczémateux est assez sévère; presque tous digèrent mal et ont l'estomac dilaté; ils doivent surveiller le régime alimentaire, supprimer les aliments gras et prendre peu de féculents. Matin et soir s'alimenter avec la *Tarvine* qui est un aliment phosphaté très nourrissant et d'une digestion facile. Les eczémateux doivent exclure de leur alimentation les excitants et particulièrement les liqueurs fortes, l'alcool, le vin pur, les poissons de mer, les coquillages, les crustacés, les moules, les salaisons, le gibier faisandé, la charcuterie, le porc salé, les fromages fermentés, les épices, les mets vinaigrés, les viandes de veau, les aliments trop gras, l'oseille, les épinards, les haricots verts, la betterave, la rhubarbe, les jaunes et les blancs d'œufs, le miel, les fraises, le chocolat, le café, la bière.

Dans les maladies de la peau, chez tous les eczémateux, il faut obtenir la régularité des garde-robes. C'est pourquoi on doit faire un usage régulier de l'*Élixir Spark* qui est le plus précieux spécifique des fonctions digestives et intestinales. Manger doucement, bien mastiquer et longtemps les aliments avant de les avaler. Enfin, il faut une grande tranquillité d'esprit, ne pas épuiser le système nerveux. Les meilleurs réparateurs des nerfs qui les tonifient et leur fournissent les aliments réparateurs sont le *Triogène For* et le *Vin Galar* dont les effets sont remarquables.

Eviter comme inutiles ou très nuisibles des médicaments à base de goudron, d'iodures, d'iodhydrates, des alcalins et du sel de Boutigny qui n'est autre chose qu'un sel de mercure très caustique.

488. — ÉDUCATION. — L'éducation est nécessaire et indispensable à tout homme même le plus instruit. L'éducateur doit enseigner la tenue, la propreté, la politesse, l'hygiène, afin que l'enfant sache plus tard se conduire dans la vie privée et publique. C'est par l'éducation que l'on arrive à adoucir les mœurs d'un être ou d'un peuple. Voir *Enfant*.

Éducation ménagère. — Pour bien gouverner son *home*, la maîtresse de maison doit savoir calculer. Elle doit avoir un livre de comptes et régler sa dépense de manière à pouvoir *économiser* quelque chose. Éviter toute dette et faire des économies sur son argent du mois, c'est être prévoyante et s'assurer quelque chose pour l'avenir. On ne doit pas se priver du nécessaire ni de petits plaisirs, mais on doit, par une distribution sage, régler ses dépenses et ne jamais compter sur l'incertain. Il faut toujours fixer d'avance la somme que l'on veut mettre de côté ; cette somme servira pour faire face à l'imprévu. Sur ces économies, on prélévera un quart pour les plaisirs; le restant sera mis de côté et conservé. On doit éviter les dettes et mettre ses comptes en règle tous les mois. Comparer de temps en temps la dépense du mois courant avec celle des mois passés pour voir si on reste dans le cadre voulu. La ménagère doit connaître l'hygiène alimentaire et la pratiquer dans l'intérêt de sa famille.

489. — EFFORTS. — L'effort est la contraction musculaire en vue de produire une action énergique. Or tout effort même dans le mouvement ordinaire est dangereux. Raison de plus, lorsque les efforts musculaires sont violents, ils peuvent amener des accidents très graves tel que le déplacement d'un organe. Les plus fréquents sont la *Hernie*, la *chute de matrice*, la *chute du rectum;* les efforts de toux peuvent faire rompre les parois des vésicules pulmonaires et occasionner l'*emphysème pulmonaire;* les efforts peuvent causer la rupture d'un *Anévrisme*, l'*Apoplexie*, l'*Entorse*, la *Fracture*, le *Torticolis*. Les personnes disposées aux congestions doivent éviter les efforts pour que le sang ne se porte pas à la tête. Les efforts intellectuels peuvent donner la *Congestion cérébrale*, l'*apoplexie*, la *méningite*, la *paralysie*. Éviter les efforts, surtout les deux premiers mois, lorsqu'on se relève de couches. Les personnes âgées doivent également éviter les efforts. Ceux qui sont appelés par profession à faire des efforts fréquemment doivent porter un bandage herniaire double. La ceinture qu'on porte ordinairement n'offre pas le même avantage. Voir les maladies citées à leurs chapitres spéciaux.

Traitement. — En cas d'effort, onctionner avec la vaseline boriquée, appliquer un cataplasme laudanisé et garder le lit. Voir *Hernie*.

490. — ÉLÈVE. — Ne pas faire travailler trop l'enfant qui doit rester dans la classe destinée à son âge. Éviter l'enseignement supérieur s'il est trop jeune, car le surmenage aura pour conséquence la *Fièvre Typhoïde* ou la *Neurasthénie*. A la suite d'une maladie, l'enfant a besoin de repos et *on ne le fera pas travailler* pendant la convalescence. La période de la grande croissance demande beaucoup de ménagement surtout pour les jeunes filles. Le travail doit être très modéré pour elles au moment de la puberté. Tous les jours les élèves doivent faire des exercices physiques et prendre après chaque exercice intellectuel ou physique du repos.

491. — ÉMANATIONS (latin *emanationem*). — Ce sont des particules invisibles répandues dans l'air par certains corps.

492. — EMBARRAS GASTRIQUE. — Indigestion. — C'est une indisposition qui survient à la suite d'un usage immodéré de boissons ou d'aliments indigestes. La langue est chargée, la bouche est mauvaise, la personne éprouve des envies de rendre, des maux de tête, un peu de courbature et de fièvre. L'appétit est nul. Voir *Gastrite aiguë*.

Traitement. — Au début, lorsque l'indigestion est légère, on se guérit facilement en prenant une bonne purge : deux à trois *Pilules Spark*, du *Sulfate de Soude* ou la *Limonade Purgative*, boire quelques tasses de thé ou de tisane de camomille, de tilleul. Manger très peu. Ce traitement suffit et l'embarras gastrique se guérit en 8 ou 10 jours ordinairement. Si la maladie persiste malgré ce traitement, c'est une *Gastrite chronique* qu'il faut soigner comme il est dit au chapitre *Gastrite.* Après la guérison, pour rétablir les fonctions digestives, il est indispensable de prendre aux repas pendant quelques jours une cuillerée à café d'*Élixir Spark*.

493. — EMBAUMEMENT. — Opération pour empêcher la décomposition d'un cadavre ; on doit le pratiquer après avoir prévenu la mairie et vingt-quatre heures après la déclaration du décès. Il se fait au moyen de chlorure de zinc qu'on injecte dans les artères. On enveloppe ensuite le cadavre avec des bandes trempées dans le même liquide.

494. — EMBOLIE (grec *embolion*, javelot). — C'est l'obstruction d'une petite artère par un caillot de sang. Le vaisseau ne recevant plus de sang, toute la partie se gangrène.

L'Embolie cérébrale a pour cause une maladie de cœur, la goutte, le diabète, la syphilis, l'alcoolisme. Voir *Ramollissement cérébral.*

Embolie de l'artère pulmonaire. — Obstruction par un caillot qui a été apporté par la circulation. Peut survenir dans la phlébite, les maladies infectieuses, les varices, la phlegmasia des femmes en couches et se terminer par une mort subite. On la soigne par le repos au lit, les ventouses et des sinapismes.

EMBONPOINT. — Voir *Obésité.*

495. — EMPHYSÈME PULMONAIRE (grec *emphusema*, gonflement). — Lorsque les accès de toux sont fréquents, les cloisons qui séparent les vésicules pulmonaires peuvent se dilater excessivement ou être rompues ; dans ce dernier cas, leur nombre diminue, mais leur volume augmente, ce qui diminue la capacité respiratoire. En effet, au moment de l'expiration, les parois trop dilatées ne se contractent plus, la partie du poumon qui a des cloisons usées ne fonctionne plus et l'air n'est pas suffisamment renouvelé. Aussi le malade éprouve continuellement une oppression très grande et pénible : *c'est cet état qui constitue l'emphysème.* Affection presque opposée à l'asthme — elle est, en effet, caractérisée par la dilatation exagérée du tissu pulmonaire par l'air. — L'emphysème est fréquent chez les vieillards, à la suite de l'usure du parenchyme pulmonaire. Très souvent associé à l'asthme, à la congestion pulmonaire, à la bronchite chronique, à la tuberculose, l'emphysème a un retentissement pernicieux sur l'état général du malade. Lorsque la personne est atteinte en plus d'une toux, d'un rhume qui forment des mucosités, l'oppression devient extrêmement pénible parce que les mucosités obstruent les bronches et empêchent la respiration. Le malade a la face livide, il éprouve une très grande angoisse et une très grande faiblesse. Sa respiration se fait mal, l'inspiration étant faible et l'expiration trop prolongée. Comme l'asthmatique, l'emphysémateux est donc en proie à des accès de suffocation très pénibles. Ces deux affections, presque inséparables, peuvent se compliquer de bronchite et de lésions graves du cœur.

Traitement. Hygiène. — Il n'existe pas de remède pour reconstituer les cloisons usées, mais avec un bon régime et des soins on s'évite toutes les causes capables d'augmenter l'oppression. Le malade doit observer le *Régime Biologique*, s'alimenter avec la *Tarvine* afin de faciliter la circulation du sang. Avant chaque repas, il prendra une cuillerée à soupe de la *Solution Darva*, et après les repas une cuillerée à café d'*Élixir Spark* qui est indispensable pour avoir une bonne digestion et éviter la constipation. Dans la journée et au besoin la nuit, fumer des *Cigarettes Darva* ou brûler et respirer la *Poudre Antiasthmatique Darva*. Soigner la bronchite, le rhume, etc. Voir *Asthme*.

496. — EMPOISONNEMENTS. — En cas d'empoisonnement, la première chose à tenter est de faire vomir. Donner à boire la plus grande quantité d'eau possible pour diluer le poison, et provoquer les vomissements au moyen des doigts que l'on introduit dans le fond de la gorge. Continuer à faire absorber beaucoup d'eau tiède, jusqu'à ce que l'eau et les vomissements aient bien nettoyé l'estomac. Si l'on n'a pas d'eau tiède sous la main, donner à boire de l'eau froide, afin de ne pas perdre de temps. Il est inutile d'administrer de l'ipéca ou de l'émétique dont l'effet vomitif serait trop long à se produire et, dans les cas d'empoisonnement, il importe avant tout de ne pas perdre de temps; mais provoquer les vomissements par la titillation de la *Luette;* on peut administrer cinq centigrammes d'*Émétique* que l'on fait dissoudre dans un demi-verre d'eau; on répète cette dose deux à quatre fois à quelques minutes d'intervalle. A défaut d'émétique, on peut administrer vingt centigrammes de sulfate de cuivre dissous dans un peu d'eau, et réitérer cette dose après quelques minutes d'intervalle. Pendant qu'on provoque ces vomissements, préparer de l'eau albumineuse en battant 2 ou 3 blancs d'œufs dans un litre d'eau et, sitôt prête, l'administrer au malade en aussi grande quantité que possible pour neutraliser l'effet du poison.

Empoisonnement par des sels métalliques. — Lorsque l'empoisonnement est produit par des sels métalliques, il faut gorger le malade avec de l'eau dans laquelle on aura délayé 5 à 6 cuillerées à café de *magnésie calcinée*, par verre d'eau, la magnésie étant un excellent contre-poison des métaux : ceux-ci sont précipités et neutralisés, le poison est ensuite expulsé avec les vomissements.

Lorsque l'estomac est bien nettoyé, donner une bonne purgation avec 60 gr. de *sulfate de soude* ou de *magnésie* dissous dans un bon verre d'eau à prendre en deux fois à 5 ou 10 minutes d'intervalle, ou bien de l'eau salée qu'on prépare avec 50 ou 60 grammes de sel de cuisine pour un litre d'eau qui agit comme émèto-cathartique. Ne pas perdre de temps et, au besoin, administrer n'importe quel purgatif : huile de ricin, pilules purgatives, etc.; donner des boissons chaudes, du lait coupé d'eau avec un peu de *bicarbonate de soude*. Ranimer la circulation du sang en réchauffant la peau à l'aide de couvertures chaudes, faciliter la respiration en introduisant de l'air pur par des pressions alternatives sur les parois du thorax ou par des insufflations d'air. En cas de douleurs, appliquer des cataplasmes chauds sur le ventre; s'il y a fièvre, mettre des compresses froides sur la tête; si les extrémités des membres se refroidissent, il faut les réchauffer avec des bouillottes ou des bouteilles remplies d'eau chaude. Si le poison a été pris en lavement, il faut administrer des *Lavements Purgatifs*.

Ces soins sont ceux à donner dans la généralité des cas.

Empoisonnements et contrepoisons.

Le contre-poison de l'arsenic est la *magnésie calcinée* délayée dans de l'eau.

Contre le phosphore, donner de l'essence de térébenthine; ici, le lait et l'huile de ricin sont nuisibles.

Dans l'empoisonnement par les acides, il faut administrer du *bicarbonate de soude* ou de la *craie* délayée dans de l'eau, ou de l'eau dans laquelle on fait dissoudre du savon.

Dans les empoisonnements par les champignons, le charbon de bois en poudre délayé dans de l'eau et administré après avoir fait vomir est un contre-poison recommandé; donner des *purgatifs salins de sulfate de soude* et ensuite un cordial énergique : café, thé très fort, rhum ou cognac.

Empoisonnement par les moules, les huîtres, provoque une éruption d'urticaire et donne des vomissements et de la diarrhée. Administrer des vomitifs et des purgatifs comme pour les *champignons* : 20 centigrammes d'*Emétique* et 20 grammes de *Sulfate de Magnésie* dans un litre d'eau chaude à prendre par verre à intervalles rapprochés; après, donner du *sirop d'éther*, du *bicarbonate de soude* dans de l'eau, des tisanes diurétiques.

Empoisonnement par le verre pilé, gorger le malade de panade ou d'autres aliments enveloppants, mie de pain trempée dans du bouillon ou du lait, ensuite faire vomir.

497. — EMPOISONNEMENT PAR L'URINE (empoisonnement urineux). — Lorsqu'on est atteint d'une maladie des voies urinaires (rétrécissement, prostatite, calculs de la vessie, cystite), il arrive une rétention d'urine; on est exposé à un empoisonnement par les urines qui se traduit par la fièvre (qui peut s'élever à 40° avec pouls régulier et délire) avec des vomissements, de la diarrhée, affaiblissement général, troubles digestifs; il peut en être de même à la suite d'un examen chirurgical.

Traitement. — On donne du thé en abondance, la tisane diurétique, du sulfate de quinine, du lait, éviter le refroidissement; repos au lit.

498. — ENCÉPHALE (grec *en*, en, et *képhalé*, tête), ce mot veut dire tout ce qui est enfermé dans la boîte crânienne : cerveau, cervelet, moelle allongée.

ENCÉPHALITE. — Veut dire inflammation de l'encéphale.

499. — ENDÉMIE (grec *endemia*). — Maladie provoquée par une cause locale et qui disparaît avec la cause. Elle peut être permanente ou apparaître par intervalles. Voir *Maladies endémiques.*

500. — ENDOCARDITE. — C'est l'inflammation de la membrane qui tapisse le cœur, surtout les valvules. Elle provoque de l'oppression, de l'angoisse, des palpitations et constitue la cause la plus fréquente des maladies du cœur. Le malade éprouve une douleur au niveau du cœur et des malaises, les digestions sont pénibles, il a des somnolences ou bien est atteint d'une insomnie persistante. Le visage est pâle, ou congestionné avec des saignements de nez. Les jambes, les cuisses, le tronc finissent par enfler et le malade peut succomber au bout de quelques semaines, si la maladie n'a pas été soignée assez énergiquement et à temps. L'endocardite survient à la suite de rhumatismes, goutte, scarlatine, diphtérie, variole, pneumonie et peut déterminer une *embolie* mortelle; l'excès de fatigue, l'alcoolisme, la grossesse, l'allaitement peuvent prédisposer à l'endocardite.

Traitement. — Cette maladie se guérit très heureusement par le traitement suivant: Il faut purifier le sang avec le *Dépuratif Parnel* qui active la circulation et prendre l'*Élixir Spark* qui assure une bonne digestion. En cas de douleurs on donne un ou deux cachets de *Neragol*. Aux repas et dans la journée boire la *Tisane Orientale Soker* pour augmenter les urines: boire tous les jours un litre de lait. S'alimenter plusieurs fois par jour avec la *Tarvine* qui est un aliment phosphaté reconstituant, observer le *Régime suivant :*

Régime Biologique de l'Endocardite et de toutes les maladies du cœur. — Manger très peu de viande, et peu de poisson ; supprimer les condiments, choisir des aliments contenant beaucoup d'eau tels que les légumes verts, les salades, les fruits et les pommes de terre. Boire très peu, un litre et demi de liquide et par petite quantité parce qu'une grande quantité de liquide fatigue le cœur. Il faut supprimer *le sel de table*. Les choux, les navets, les champignons, le céleri, les fraises et les aromates sont défendus. Boire du lait sans dépasser un litre et demi par jour. Le lait *seul* n'étant pas favorable parce qu'il introduit une grande quantité de liquide dans la circulation, il est indispensable de le prendre par petite quantité et toujours avec des farineux. Les bouillies et les potages avec la *Tarvine* et du lait sont recommandés comme alimentation très nourrissante pour observer ce régime lacto-farineux. Éviter les eaux gazeuses, boire de l'eau pure ou mieux des infusions légèrement diurétiques. Tous les excitants, café, thé, boissons alcooliques, chocolat, cacao sont défendus (en cas d'affaiblissement du cœur on peut permettre quelques légers excitants tels que café, thé, bouillon léger).

501. — ENFANTS. INSTRUCTIONS CONCERNANT LES ENFANTS EN BAS AGE. — Lire les articles très instructifs et d'un réel intérêt dans l'*Allaitement* et les pages qui suivent où se trouve résumé tout ce qui concerne l'*Hygiène de l'Enfance* depuis le berceau.

Pour les maladies, voir les articles spéciaux à chaque nom respectif et par ordre alphabétique.

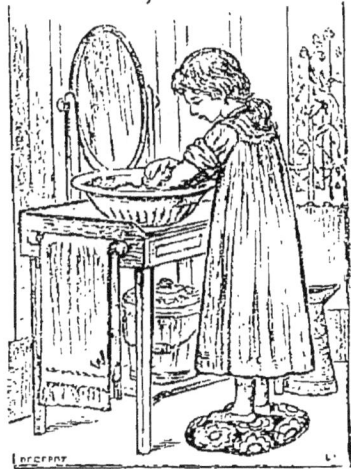

Fig. 234.

Table de toilette pour enfant.

502. — ENFLURES. — Gonflement, bouffissure d'une partie de notre organisme. Ce gonflement peut se produire par l'air qui grossit le tissu cellulaire, tel est le cas dans l'emphysème, ou par l'infiltration de la sérosité, ce qui constitue l'œdème.

503. — ENGELURES. — Elles sont trop connues pour qu'il y ait lieu de les décrire. Ce sont en somme des engorgements avec inflammation des vaisseaux lymphatiques de la peau, qui devient rouge et gonflée. Pratiquement, on les divise en *engelures simples* non ulcérées et en *engelures ulcérées*. Les engelures siègent surtout aux mains, aux pieds, aux joues, au nez et aux oreilles. Elles apparaissent avec le froid et disparaissent en été. On les observe surtout dans la seconde enfance, l'adolescence et la vieillesse, chez des sujets scrofuleux et lymphatiques et sont occa-

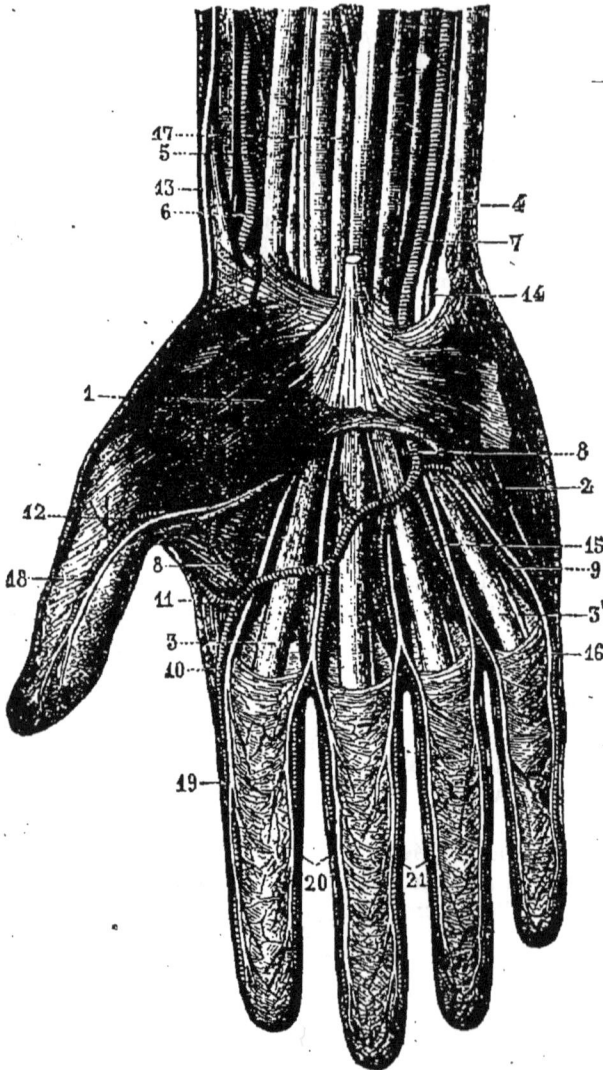

Fig. 235. — Région palmaire superficielle.
(Richet)

1. Muscles court abducteur et court fléchisseur du pouce; au dessus d'eux se voit la partie supérieure de l'opposant du pouce, reconnaissable à la direction à peu près transversale de ses fibres, et, au-dessous d'eux, on voit les fibres également transversales de l'abducteur du pouce.
2. Muscles de l'éminence hypothénar.
3, 3'. Tendons du fléchisseur superficiel des doigts.
4. Tendon du cubital antérieur.
5. Tendon du grand palmaire.
6. Artère radiale.
7. Artère cubitale.
8, 8. Arcade palmaire superficielle. Dans cette figure, elle est formée exclusivement par l'artère cubitale; mais, en général, la radio-palmaire, branche de la radiale, s'avance à travers les fibres du court abducteur du pouce pour s'anastomoser avec elle.
9, 10, 11. Artères collatérales des doigts.
12. Artère collatérale externe du pouce.
13. Branche cutanée du nerf radial.
14. Nerf cubital.
15, 16. Branches du nerf cubital destinées au petit doigt et à la partie interne de l'annulaire.
17. Nerf médian fournissant (18, 19, 20, 21) les nerfs collatéraux palmaires des trois premiers doigts et le collatéral externe de l'annulaire.

sionnées par le froid humide. Les engelures provoquent des démangeaisons, des cuissons et peuvent se compliquer des crevasses et même des ulcérations.

Hygiène préventive. — Les sujets prédisposés devront prendre, dès le commencement de l'hiver et même un peu avant, des précautions très grandes contre le froid. Ils porteront des vêtements chauds, des gants et des chaussures larges et bien faites; ils auront soin d'interposer entre les orteils du coton hydrophile renouvelé chaque jour; ils éviteront les brusques changements de température, la chaleur vive des cheminées, les chaufferettes.

Traitement. — **Pour les engelures non ulcérées** ou **engelures simples**, il faut faire usage de la *Pommade Parnel* n° 1 surtout le soir en se couchant. Après la guérison, pour se préserver, il est bon de se laver les mains avec de l'eau et un peu de teinture de benjoin et de les frotter avec du citron. **Pour les engelures ulcérées**, il faut les lotionner avec de l'*Eau Résolutive Soker*, bien essuyer les plaies et enduire pour la nuit avec la *Pommade Parnel* n° 1. Les bains astringents locaux pour les mains et les pieds sont très efficaces; on les prépare en faisant bouillir 50 gr. de feuilles de noyer dans deux litres d'eau. Si malgré cela les engelures s'ulcèrent davantage et persistent, on peut être certain qu'elles sont causées par un état scrofuleux ou lymphatique et le *Dépuratif Parnel* devient indispensable pour combattre l'âcreté du sang. Aux enfants il faut donner de l'huile de foie de morue ou le *Sirop Tannodol*, qui a la même efficacité sans en avoir les inconvénients.

504. — ENGORGEMENT. — L'engorgement est l'augmentation de volume d'un organe causée par la présence d'une substance demi-solide.

ENGORGEMENT LAITEUX. — Voir *Allaitement maternel*.

ENGOUEMENT. — Embarras dans le gosier ou dans un organe. Voir *Hernie*.

505. — ENGOURDISSEMENT. — État d'insensibilité accompagné de fourmillement dans un organe. Il en résulte l'impossibilité de le mouvoir. Est dû à la mauvaise position, à la compression d'un nerf.

506. — ENGRAISSEMENT. — Contre l'engraissement, si l'on veut maigrir, il faut boire le *Thé Mexicain du Dr Jawas*. Voir *Obésité*. — Pour engraisser il faut prendre des toniques et des boissons amères l'*Elixir Spark* et le *Triogène For*. Ces deux médicaments sont très utiles pour exciter l'appétit et fortifier l'organisme. En cas de nervosité prendre le *Sédatif Tiber*.

Hygiène. — Conseiller l'exercice modéré, la marche, la bicyclette, les aliments gras, les féculents, les aliments sucrés, le jus de viande. S'alimenter plusieurs fois par jour avec la *Tarvine* qui est une farine alimentaire phosphatée très reconstituante. Boire beaucoup d'eau, des tisanes ou du thé léger.

507. — ENROUEMENT. Aphonie. — C'est une altération de la voix causée par l'inflammation du larynx. Elle s'observe dans les maladies des voies respiratoires. L'enrouement se guérit en fortifiant le larynx avec les *Pastilles Antiseptiques Jener* et en régularisant les fonctions digestives par l'*Elixir Spark*. Observer le *Régime Biologique* et employer la *Tarvine* pour s'alimenter. Voir *Laryngite*.

508. — ENTÉRITE. — C'est une inflammation des intestins et surtout de l'intestin grêle provoquée par le froid et principalement par une mauvaise alimentation. Elle peut être aiguë ou chronique et occasionnée par la multiplication des microbes tels que le *colibacille*, les *bacilles protéolytiques* (microbes qui vivent aux dépens des albumines).

État aigu. — Dans l'état aigu, qui survient par accès, le malade éprouve des douleurs continuelles dans le ventre qui est ballonné et très sensible à la pression des mains; il est atteint de diarrhée et de coliques. Il est faible, a de la fièvre, la soif est vive, la langue est chargée. L'appétit manque. Les selles sont jaunâtres, mélangées de mucosités, de peaux membraneuses, d'aliments non digérés et de sang. Très souvent l'inflammation gagne l'estomac et le foie; le malade éprouve alors des douleurs au creux de l'estomac et a des vomissements. Dans ce dernier cas, la maladie prend alors le nom de *Gastro-Entérite*.

Traitement. — Dans l'entérite aiguë, il faut avant tout éviter une alimentation trop forte; il faut prendre des aliments doux, la *Tarvine* et par petites quantités. Boire du lait additionné d'eau de chaux, de l'eau de riz, de l'eau albumineuse, mais éviter toute autre nourriture. Contre la diarrhée, prendre d'abord quelques purgations salines : sulfate de soude ou de magnésie pour nettoyer l'intestin, ensuite un *cachet Stam* 2 fois par jour. Appliquer sur le ventre des cataplasmes chauds laudanisés; comme boisson, prendre des tisanes et du thé léger. Après la guérison et pendant quelques semaines, éviter une nourriture trop forte telle que la viande, le gibier, les saucisses, les saucissons, par crainte d'une rechute, et s'alimenter plusieurs fois par jour avec la *Tarvine*, farine alimentaire phosphatée qui est très reconstituante. Observer le *Régime Biologique des Entérites*. Eviter les antiseptiques tels que le salol, le naphtol qui n'ont aucune utilité dans cette maladie.

État chronique. — Il survient après l'état aigu; le malade est atteint de diarrhée — *entérite muco-membraneuse* — ou de constipation — *entérite pseudo-membraneuse*. — Dans le cas de diarrhée, il y a plusieurs selles par jour qui sont formées des aliments mal digérés et d'un liquide verdâtre, d'une odeur fétide, contenant des mucosités. Les douleurs ne sont pas vives, mais le malade maigrit très sensiblement. Dans le cas de constipation, le malade ne va à la selle que tous les 3, 5 ou 8 jours, les matières sont dures, teintées de sang et contiennent des filaments blanchâtres; si l'inflammation gagne le gros intestin, la maladie prend le nom d'*Entéro-colite;* on observe alors chez le malade des fausses envies d'aller à la selle et ses selles contiennent quelquefois du sang. Voir *Entéro-colite*.

Traitement. — *Contre la diarrhée :* Nettoyer l'intestin par une ou deux purgations salines très faibles; tous les jours prendre 2 à 4 *cachets Stam;* deux fois par jour, prendre l'*Élixir Spark*. S'alimenter avec la *Tarvine* qui est un aliment phosphaté très reconstituant. Boire du lait avec de l'eau de chaux, de l'eau de riz; plus tard, prendre la purée de légumes verts, beaucoup de *Tarvine* et de féculents en purée; insister sur la *Tarvine* qui nourrit sans fatiguer l'intestin. Après la guérison, observer le *Régime Biologique des Entérites* pour s'éviter toute inflammation, mais continuer l'usage journalier de la *Tarvine*.

Contre la constipation : Au début, prendre l'*Élixir Spark* avec les *Pilules Spark*. Ensuite, l'*Élixir Spark* tout seul; se nourrir avec la *Tarvine* qui est souveraine pour l'estomac et l'intestin. Après guérison, observer le *Régime Biologique des Entérites*.

Régime Biologique des Entérites. — Ce régime est basé sur la théorie suivante que les expériences et la pratique ont confirmée comme étant rigoureusement exacte. Dans l'intestin, il se trouve des microbes qui vivent aux dépens des sucres et des amylacés et les transforment en acides dont quelques-uns sont même très utiles — tel est le cas des acides acétique et lactique, qui agissent comme antiseptiques — et des microbes qui transforment les albumines en *ptomaïnes toxiques*, en phénol, indol, gaz hydrogène sulfuré, qui sont des substances très irritantes pour l'intestin et qui provoquent l'entérite avec les coliques, la diarrhée ou la constipation, et l'amaigrissement; finalement, ces substances sont entraînées par la circulation du sang, sont absorbées par l'organisme et provoquent des troubles généraux très graves.

Tous les jours prendre 3 à 4 tasses de *Tarvine*, c'est l'aliment d'épargne qui répond à tous les états physiologiques. La *Tarvine* est indispensable dans l'*entérite*, parce qu'elle favorise la culture des microbes utiles.

Par les matières féculentes et azotées qui la composent, la *Tarvine* constitue un aliment réparateur complet, d'une digestion facile et d'une assimilation parfaite. Sa valeur nutritive est absolument idéale par les phosphates, l'albumine, les hydrates de carbone qu'elle contient. La *Tarvine* convient à tous les âges aussi bien aux bien-portants qu'aux malades et fatigués.

La *Tarvine* a la propriété d'agir assez vite et donne des résultats réellement merveilleux. En quelques jours l'amélioration est grande; ces effets remarquables se produisent dans les affections *chroniques* de l'intestin, quelle que soit leur ancienneté. En cas de crise, appliquer des compresses chaudes sur l'abdomen, garder le repos au lit et observer la diète.

Les purgations, les antiseptiques qu'on a essayés pour éliminer et empêcher le développement de ces microbes ne donnent aucun résultat; seul un bon régime peut modifier cet état : selon les aliments absorbés on diminue la proportion des microbes nuisibles en favorisant le développement des microbes utiles, et on a établi les règles pour combattre cette auto-intoxication intestinale (Dr Combe de Lausanne) :

On doit diviser la nourriture en plusieurs petits repas.

Chaque petit repas sera un repas liquide ou un repas solide.

Alterner un repas solide avec un repas liquide.

Supprimer tous les aliments qui favorisent le développement des microbes qui vivent des substances protéiques, à savoir : *bouillon, potages gras, jus de viande, gelées de viande, extrait de viande, peptones, blancs d'œufs* et tous les *plats* qui en contiennent; *lait pur, graisses de rôti, de bouilli, margarine, viandes faisandées*, viandes avancées, gibier de poil ou de plume, viande saignante, viande crue, poisson, crustacés; éviter les légumes verts, les légumineux, les légumes aqueux, les crudités, les fruits crus et cuits.

Prendre en quantité modérée la crème, le beurre frais, les jaunes d'œufs.

Prendre en petite quantité du jambon, du poulet pour arriver ensuite à la viande rôtie, grillée ou très cuite, 100 grammes par jour.

A chaque repas, avec la viande manger au moins cinq fois autant de farineux.

Prendre des farineux en quantité considérable sous forme de liquides ou solides, et cela à chaque repas.

Donner beaucoup de *Tarvine* qui par sa composition favorise la culture des microbes utiles.

Le *Régime des potages* est employé pour les poussées aiguës de l'entérite ; le *Régime farineux sans viande*, lorsque l'entérite n'est pas complètement refroidie ; le *Régime farineux avec viande*, lorsque l'entérite est refroidie et pendant les premiers six mois de traitement ; ensuite, le *Régime lacto-farineux avec viande et purée de légumineux*. (Combe de Lausanne.)

Lorsque l'amélioration persiste, on peut augmenter la variété des aliments, habituer l'intestin à des aliments moins digestibles et revenir finalement au régime ordinaire. Mais il convient de se souvenir que l'entérite et tous les accidents provoqués par l'auto-intoxication ne se sont produits qu'à la suite de plusieurs années de mauvaise digestion ; il faut un certain temps pour désintoxiquer l'organisme et transformer la culture microbienne de l'intestin.

Voici le menu très utile et très recommandé dans les entérites, entérocolites, les auto-intoxications dues au tube digestif et les maladies de l'intestin, d'après Combe de Lausanne, modifié pour la période aiguë, chez l'adulte et l'enfant.

Régime farineux sans viande. — EXEMPLE D'UN MENU.

7 heures : Potage farineux épais avec lait, biscottes et un peu de beurre ou crème.

10 heures : Bouillie claire avec la *Tarvine* et du lait. Ne prendre aucun aliment solide.

Midi : Deux jaunes d'œufs, 100 grammes de pâtes cuites à l'eau avec un peu de beurre frais, fromage frais ou fromage à la crème.

3 heures : Bouillie claire avec *Tarvine* et, en cas de soif, eau bouillie, lait caillé.

7 heures : Potage farineux avec *Tarvine*, pâtes cuites à l'eau avec crème ou beurre frais, fromage à la crème.

10 heures : Infusion chaude d'anis, de camomille, de menthe, de fenouil, de fleurs d'oranger, de tilleul.

On peut ajouter au repas de midi et à celui de 7 heures des pommes de terre cuites au four qu'on écrase avec du beurre frais.

Lorsque les poussées aiguës ont cessé et que l'entérite est refroidie, il faut observer pendant six mois le régime suivant :

Régime farineux avec viande. — EXEMPLE D'UN MENU.

Le matin, petit déjeuner : Potage léger avec *Tarvine* au lait, 50 gr. de jambon, pain grillé et beurre frais.

10 heures : 150 grammes de lait avec *Tarvine*, lait caillé.

Midi : Viande grillée sans jus ni sauce, deux jaunes d'œufs, pâtes alimentaires, riz ou pommes de terre en purée ou au four, biscottes ou pain grillé. Ne pas boire ou boire le moins possible ; fromage frais à la crème.

4 heures : Boire une tasse de *Tarvine* au lait ou un verre d'eau, lait caillé. Ne rien manger.

7 heures : Viande froide ou chaude avec un peu de légume, pâtes alimentaires, riz, pommes de terre, mais en petite quantité, fromage à la crème, fromage frais.

10 heures : Infusion chaude d'anis, camomille, tilleul, menthe, thé léger, etc.

Régime lacto-farineux avec viande et purée de légumineux.
EXEMPLE D'UN MENU.

Le matin, petit déjeuner : Une tasse de thé ou de *Tarvine* avec pain grillé et beurré et un peu de jambon.

10 heures : Une tasse de *Tarvine*, lait caillé.

Midi : Viande grillée ou rôtie, pâtes alimentaires, purée de légumineux ou de pommes de terre, crème faite avec lait, jaune d'œuf et sucre (sans blanc d'œuf), biscotte ou pain grillé et beurre; ne pas boire ; fromage à la crème, fromage frais.

4 heures : Boire une tasse de thé ou de *Tarvine*, lait caillé. Ne rien manger.

7 heures : Poisson frais (merlan, sole, truite), bouilli à l'eau salée. Viande, purée de légumineux, crème comme à midi, fromage à la crème.

10 heures : Infusion aromatique : anis, tilleul, thé, camomille, menthe, etc.

Lorsque l'amélioration persiste, on donne des légumes verts, épinards, chicorée, laitue, cresson, salades *cuites*, petits pois, artichauts, mais toujours en purée et passés au tamis, assaisonnés de lait, de crème ou de beurre. Le jus et la graisse sont défendus. Fruits cuits et passés au tamis, pommes, poires, pêches, pruneaux; les fruits acides sont défendus.

Régime complet. — EXEMPLE D'UN MENU.

7 h. 1/2-8 heures : Thé ou *Tarvine* au lait, viande froide, pain grillé et beurre.

10 heures : Thé léger, eau pure ou Eau d'Evian, lait caillé.

Midi : Jaunes d'œufs, œufs à la coque ou poisson au court-bouillon ou viande grillée, purée de légumineux, pâtes alimentaires avec un peu de fromage râpé, purée de légumes verts, crèmes cuites, fruits cuits en purée, pain grillé, un verre d'eau rougie, fromage à la crème.

4 heures : Thé léger avec biscuit sec ou une tasse de *Tarvine*.

Dîner : Même menu comme à midi avec fromage à la crème.

10 heures : Infusion chaude.

Pour augmenter les bacilles lactiques qui sont des microbes utiles, il faut prendre du lait caillé ou du fromage frais avec ou sans crème une à deux fois par jour. Nous recommandons la *Tarvine*, parce que c'est une farine alimentaire qui comprend des farineux de tout premier choix et qui est plus efficace que toutes les farines lactées ou phosphatées.

509. — ENTÉRITE CHEZ L'ENFANT ou CHOLÉRA INFANTILE. — Chez les enfants, l'intestin est très sensible et la moindre irritation ou dérangement de corps peut devenir très grave. Une faible diarrhée à caractère peu inquiétant peut devenir une violente inflammation de l'intestin et prendre la forme d'*entérite cholériforme*, surtout lorsque la digestion a été souvent troublée. L'entérite se déclare surtout chez les nourrissons élevés au biberon. Elle est très fréquente chez les enfants placés chez des nourrices à la campagne ou recevant une alimentation vicieuse chez leurs parents, et peut prendre des proportions très graves. L'entérite infantile survient pendant les grandes chaleurs et a toujours pour cause un lait de mauvaise qualité, même s'il est stérilisé, le manque de propreté dans l'allaitement, les biberons mal nettoyés, les irrégularités dans les heures de repas, la suralimentation, l'usage prématuré des aliments à la place du lait, lorsque l'enfant est sevré pendant les fortes chaleurs, lorsqu'on fait manger les enfants trop tôt, lorsqu'on donne à un enfant trop jeune des aliments indigestes, des fruits crus, lorsque l'allaitement n'est pas entouré des soins de propreté extrême. L'enfant a la fièvre, la peau est chaude, le pouls est plus fréquent que d'habitude; lorsqu'on appuie sur les côtés du bas-ventre ou sur le ventre lui-même au niveau du nombril, l'enfant jette des cris aigus. L'entérite débute toujours par de la diarrhée et des vomissements. Les selles sont inodores, abondantes, liquides, jaunes d'abord, verdâtres ensuite. L'enfant n'augmente pas de poids, sa chair est molle, le ventre est d'abord dur, gonflé et distendu par les gaz. Les vomissements dans l'entérite sont assez fréquents, l'enfant rejette le lait dès qu'il a avalé; bientôt la maladie s'aggrave et il vomit des glaires, les déjections deviennent d'une odeur fétide, le ventre devient mou, affaissé, flasque, plissé, la peau se ride, la figure est ratatinée; l'enfant maigrit, les joues se creusent, son visage rappelle celui d'un vieillard. Il prend le biberon avec ardeur, son regard et ses mouvements sont vifs. Au début, malgré les coliques et les vomissements, l'attention de la nourrice n'est pas éveillée parce que l'enfant prend très bien le biberon, mais une semaine après, si la maladie n'est pas soignée énergiquement, elle s'aggrave et devient aiguë. Les selles deviennent aqueuses, décolorées, très abondantes, c'est le *choléra infantile*, maladie très grave, même algide et foudroyante qui peut avoir des conséquences funestes. La diarrhée est presque séreuse avec des grumeaux jaunâtres et fétides, pour devenir très abondante, aqueuse et presque décolorée, les selles sont fréquentes : jusqu'à 12 à 15 fois dans les 24 heures; le nourrisson rend tout ce qu'il avale : le lait, l'eau, etc. Dans les *cas bénins*, l'enfant a la diarrhée pendant plusieurs jours et des vomissements, mais il n'a pas de fièvre ou une fièvre très légère; son état général reste bon et on arrive très souvent à faire cesser la diarrhée et les vomissements en réglant bien les repas et en donnant un peu d'eau alcaline. Dans *les cas graves* le nourrisson a toujours la diarrhée et des vomissements, mais son état général est mauvais, la peau est sèche et chaude, la langue sèche et rouge, la soif est vive, sa température atteint 40°; au début agité, il finit par rester calme et assoupi, son pouls est de 90 à 110. Cet état peut durer une semaine. Si l'enfant est bien soigné et si le traitement est institué dès le début, tous ces accidents cessent; mais si les parents négligent et commencent à soigner l'enfant trop tard la maladie fait des progrès rapides et devient foudroyante, les extrémités sont froides et deviennent bleues — *cyanose* —, le refroidissement gagne tout le corps, — l'*algidité*, — la respiration est lente, la température est de 36°, la grande quantité d'eau que l'enfant rend provoque une soif inextinguible, ardente. Le visage maigrit, le teint est terreux, le ventre mou, flasque, plissé, la peau ridée; la maladie est plus grave en été pendant la chaleur et l'enfant peut succomber en quelques heures ou quelques jours.

Hygiène préventive. — Le *meilleur moyen préventif* est le suivant : l'entérite ayant toujours pour cause une alimentation défectueuse, lait altéré, biberon mal nettoyé et mal lavé ou une alimentation trop prématurée, on doit faire usage d'un biberon simple, avoir soin de le bien nettoyer et de le laver à l'eau chaude, ensuite le faire bouillir dans de l'eau et même stériliser avant de l'employer ; éviter toutes les tisanes et infusions indigestes; ne pas sevrer les enfants trop tôt et ne pas les faire manger trop tôt, le lait sera toujours *bien frais et toujours stérilisé, même à la campagne*, avec un appareil stérilisateur. Ne jamais couper le lait; si l'enfant est nourri au sein régler les tétées. Ne jamais négliger une diarrhée chez les enfants jeunes et les nourrissons même lorsqu'elle survient pendant la dentition, le funeste préjugé qu'il ne faut pas soigner la diarrhée qui survient pendant la dentition a fait souvent des victimes,

Traitement curatif. — Si les selles sont *jaunâtres* et homogènes, le cas n'est pas grave, mais si elles sont *verdâtres* avec des grumeaux de lait caillé, le cas est plus grave, et l'on doit redoubler les soins. Le cas est encore plus grave lorsque la diarrhée est aqueuse et abondante.

Cas bénin. — Lorsque le cas n'est pas inquiétant on ne donnera à l'enfant que du *lait stérilisé*, mais *aucune autre nourriture*. Au moment de le donner on y ajoutera un quart d'eau alcaline ou de l'eau de chaux médicinale. Si l'enfant est nourri au sein, continuer l'allaitement et faire boire à l'enfant deux à quatre cuillerées à café d'eau alcaline par jour. *Toute autre nourriture que le lait ou le sein est rigoureusement défendue sous peine d'aggraver le cas et d'exposer la vie de l'enfant.* Graisser le ventre avec de l'*huile de camomille camphrée* et appliquer un cataplasme chaud de farine de lin; deux fois par jour donner un lavement tiède avec quatre cuillerées de décoction de graines de lin dans lesquelles on délaie un peu d'amidon.

Forme grave. — Le traitement suivant est très efficace et peut sauver l'enfant : **supprimer le lait et tout aliment**. Soumettre l'enfant à la diète hydrique pendant 24 à 26 heures, donner de l'eau bouillie alcaline chargée de 5 grammes de bicarbonate de soude par litre d'eau, ou de l'*eau albumineuse* faite avec de l'eau bouillie. Cataplasme chaud sur le ventre. Donner régulièrement toutes les deux heures, comme désinfectant de l'intestin, **un** des paquets suivants : *Calomel*, cinq centigrammes ; *Sucre de lait,* 50 centigrammes ; *mêler et diviser en* **cinq paquets**. Si l'enfant supporte le régime hydrique on peut essayer de reprendre le régime lacté mais on donnera du lait en très petite quantité à la fois et à l'heure fixe et à intervalles très régulièrement espacés. On peut, avec succès, remplacer le régime hydrique par du *bouillon de veau* ou de *poulet complètement dégraissé* et à la dose de 30 à 60 grammes qui soutient l'enfant et empêche l'amaigrissement (docteur Lesage), mais après 48 heures il faut revenir au régime lacté; si l'estomac ne tolère pas le lait, il faut donner un peu d'*eau chloroformée*, donner toutes les deux heures une tétée d'eau de riz sucrée et toujours bouillie (faire bouillir un litre d'eau avec 50 gr. de riz et passer). Laisser téter l'enfant autant qu'il le voudra. Le biberon sera plongé dans l'eau bouillante avant et après chaque tétée et tenu très proprement. Toutes les deux heures, donner un lavement (sel de cuisine, 5 gr.; eau bouillie, 1 litre) chaud à 36°, ou lavement d'amidon, répéter les lavements jusqu'à ce que le liquide ressorte clair. Deux fois par jour, un bain tiède à 36°, d'une durée de cinq minutes. Relever les forces de l'enfant par des injections du *sérum artificiel*: faire trois injections par jour, chacune de 25 à 30 gr., et à l'aide de la seringue de Roux. Pour calmer les cuissons à l'anus, laver à l'eau boriquée ou l'*eau de guimauve* et l'enduire avec de la vaseline boriquée.

Le lendemain, continuér les paquets de calomel et donner, toutes les demi-heures, par cuillerées à café si l'enfant a moins d'un an, par cuillerées à dessert après un an, de la potion suivante

Acide lactique....................	2 grammes
Tannin........................	50 centigrammes
Sirop de consoude..............	15 grammes
Eau bouillie....................	85 grammes

Tenir le malade dans une chambre chaude et le vêtir très chaudement. Envelopper ses jambes séparément de ouate cardée qu'il faut changer dès qu'elle aura été souillée. Tenir l'enfant au lit et placer à côté une boule d'eau chaude. Si l'enfant a de la fièvre, abaisser la température avec des bains qu'on fait prendre toutes les 3 heures. On donne d'abord un bain à 38°, ensuite à 30°, ensuite à 28° et finalement à 25°. Si l'enfant se refroidit, on lui fera prendre toutes les 2 heures des bains chauds à 35 ou 38°, y ajouter une poignée de farine de moutarde. Après les bains, frictionner à l'eau de Cologne ou l'alcool camphré. Pour les injections du sérum artificiel il faut employer la formule suivante du professeur Hayem :

Chlorure de sodium....................	5 grammes
Sulfate de soude......................	10 —
Eau distillée stérilisée.................	1000 —

On doit commencer à nourrir l'enfant vers le troisième jour quand l'estomac et l'intestin sont débarrassés des toxines et des microbes. L'enfant malade a le tube digestif fatigué par la mauvaise alimentation, il faut lui donner un *lait stérilisé sans aucun coupage;* donner tous les jours un peu d'eau alcaline. Si l'estomac est irrité, à la rigueur donner avant le lait un peu d'*eau chloroformée.* On peut ajouter au lait stérilisé une cuillerée à café d'*eau de chaux médicinale* ou d'*eau alcaline,* mais les coupages avec différentes décoctions sont indigestes et rigoureusement défendus. En recommençant l'alimentation lactée, on observe quelquefois une certaine intolérance et pendant 3 à 5 jours l'enfant rend le lait, mais cette intolérance cesse et au bout de quelques jours l'enfant commence à profiter.

Régime des nourrissons atteints d'entérite aiguë ou chronique, de gastro-entérite, de troubles digestifs. — On doit soumettre l'enfant au régime suivant dit *Régime des Potages.*

7 heures : Potage farineux aux farines maltées. Voir plus loin la formule.

10 heures : Potage et eau d'Evian ou eau pure bouillie.

12 h. 1/2 : — — —

3 h. 1/2 : — — —

7 heures : Potage et eau d'Évian ou eau pure bouillie.

10 heures : Eau d'Évian ou eau pure bouillie.

Pendant la nuit. — Eau bouillie ou eau d'Evian (professeur Combe de Lausanne).

On prépare un bouillon en faisant bouillir pendant trois heures trois litres d'eau avec du blé, de l'orge, du maïs concassé, des haricots blancs, des pois secs, des lentilles (il faut 30 grammes de chaque), de façon à avoir un litre de bouillon, ajouter 5 grammes de sel et passer. Avec 100 gr

de ce bouillon et une cuillerée à café de farine d'avoine, de riz, d'orge
ou de blé, on fait une petite bouillie que l'on donne aux nourrissons;
ces potages seront préparés à l'eau, mais on ajoutera progressivement un
peu de lait.

Outre les farines maltées, on peut employer pour préparer ces potages
de la *Tarvine*, qui est une farine alimentaire phosphatée.

ENTÉRITE TUBERCULEUSE. — Voir *Tuberculose intestinale*.

510. — ENTÉRALGIE (grec *entéron*, intestin, et *algos*, douleur). —
Douleurs qui siègent dans les intestins; elles peuvent survenir à la suite
d'une constipation, d'une dilatation de l'intestin, à la suite de la goutte,
des rhumatismes, syphilis, anémie, maladie des reins, rein flottant,
émotion, maladie nerveuse, paludisme.

Les douleurs surviennent par crise qui durent quelques heures ou
quelques jours. Le ventre est ballonné. Le malade éprouve des douleurs
vives surtout autour de l'ombilic, et qui peuvent provoquer des évanouissements.

Traitement. — Donner le *Sédatif Tiber* comme calmant antispasmodique, une cuillerée à soupe matin et soir. Après chaque repas, prendre
l'*Élixir Spark* pour combattre la congestion du foie et tonifier les intestins. S'alimenter avec la *Tarvine*, farine alimentaire phosphatée très
reconstituante.

511. — ENTÉRO-COLITE. — L'entéro-colite ou colite est une inflammation chronique du gros intestin et consiste en une diarrhée avec
coliques et douleurs dans les côtés du ventre ou en une constipation.
Lorsque l'inflammation occupe la première portion du gros intestin, elle
est désignée sous le nom de *typhlite*. Dans l'inflammation du gros intestin,
que l'on désigne sous le nom d'*entéro-colite pseudo-membraneuse* ou
muco-membraneuse, il y a évacuation de fausses membranes ou de peaux
épaisses ressemblant à des fragments de ver solitaire.

Traitement. — Pendant la crise, observer la diète lactée, c'est-à-dire
boire du lait pour toute nourriture, avec repos au lit; appliquer des
compresses d'eau chaude ou des cataplasmes chauds sur le ventre.
Après la crise observer le *Régime Biologique*, s'alimenter avec *Tarvine*.
Éviter les boissons alcooliques et les aliments excitants; combattre la
constipation et régulariser les garde-robes avec l'*Élixir Spark* mais éviter
les purgations; prendre des lavements adoucissants avec de l'eau de
guimauve; contre les douleurs du ventre appliquer des cataplasmes
chauds et prendre le *Neragol* qui calme toutes les douleurs.

Dans la période d'accalmie, donner des potages au lait, des bouillies
à la farine lactée, à la *Tarvine* qui est très nourrissante et très digestive,
des œufs à la coque, des légumes bien cuits et toujours en purée, du
poulet rôti, des fruits cuits en compote. Supprimer le vin, l'alcool, les
viandes non grillées, les épices, etc. Voir *Régime de l'Entérite*.

512. — ENTÉRORRHAGIE. — Hémorragie dans l'intestin. Le malade
perd du sang et des caillots noirâtres.

Traitement. — Repos absolu, lavement d'eau chaude à 45° ou avec
25 grammes de gélatine et 5 grammes de sel de cuisine; appliquer de la
glace sur le ventre.

513. — ENTORSES. — Lorsqu'à la suite d'un faux mouvement, les ligaments d'une jointure ont été distendus, les articulations subissent des tiraillements au delà de leurs limites naturelles, il se produit une lésion qui est la *foulure* ou l'*entorse*. Si le mouvement a été assez brusque pour provoquer la déchirure des fibres qui unissent les os, c'est la *luxation* (voir ce mot). La douleur siège au-dessous de l'extrémité de l'os, mais l'articulation est possible, ce qui distingue la luxation d'une *fracture*. Il y a gonflement et une tache bleuâtre apparaît deux ou trois jours après, occasionnée par le sang des petits vaisseaux. L'entorse est très fréquente au pied, à la jambe et au poignet; au pied elle a souvent pour cause des chaussures trop larges qui portent à faux.

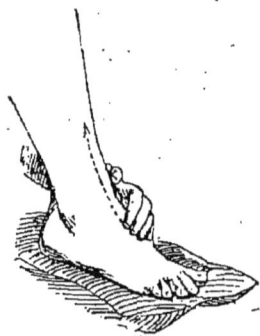

FIG. 236.
Massage du pied en cas d'entorse, le massage doit se faire de bas en haut.

Traitement. — Le meilleur traitement est le suivant : prendre immédiatement un bain de pieds froid et assez prolongé, 1 à 2 heures; après ce bain masser la partie malade avec de la vaseline en frictionnant avec les doigts ou la paume de la main de bas en haut; ensuite appliquer une compresse d'*alcool camphré* ou d'*eau blanche*, envelopper avec de l'ouate et serrer fortement avec une bande pour immobiliser l'articulation parce que le moindre mouvement provoque des douleurs très vives dans l'articulation distendue. Refaire le massage deux fois par jour. Dans l'intérêt du malade, refuser les conseils et les soins des ignorants et des empiriques, qui sont le plus souvent la cause d'une grande aggravation.

Observation. — Quand un enfant est sur le point de tomber ou lorsqu'on l'aide à monter les marches d'un escalier, on *ne doit jamais* le tirer par la main pour ne pas luxer son bras.

514. — ENTRAINEMENT. — Développer l'énergie physique par l'alimentation, l'hygiène et l'exercice, afin de permettre à un individu de supporter la fatigue d'un exercice quelconque. Pour bien atteindre le but, on doit faciliter la fonction de la peau par des massages, des frictions au gant de crin et à l'eau de Cologne. Manger modérément mais choisir une alimentation reconstituante, éviter la constipation et prendre un laxatif léger : l'*Élixir Spark* par exemple, pour avoir tous les jours une bonne selle; éviter les alcools et boire très peu de vin, faire des exercices quotidiens et progressifs. Pendant l'exercice, les battements de cœur augmentent, on doit les régler; pour ne pas augmenter ces battements en proportions exagérées, respirer par le nez et non par la bouche, respirer plus amplement.

515. — ENVIES. — L'envie de manger des choses difficiles à trouver et souvent même des choses répugnantes, constitue une dépravation du goût : on l'observe pendant la grossesse et dans la chlorose. Pour combattre les envies de grossesse, prendre le *Sédatif Tiber*. Les envies des chlorotiques sont connues sous le nom de *Malacie* ou *Pica* et on les traite par les fortifiants tels que le *Quinquina*, le *Triogène For*, mais surtout par la persuasion et le *Sédatif Tiber*.

516. — ENVIES OU NÆVUS. — Les taches ou marques que les

enfants ont en venant au monde sont attribuées aux envies de la mère pendant la grossesse ; mais cette attribution est erronée. Ce sont des tumeurs érectiles formées par un développement exagéré des vaisseaux sanguins, *nævus vasculaire*, ou de la matière colorante, *nævus pigmentaire*, et qui n'ont rien à voir avec les envies de la mère.

517. — ÉPAULES, BRAS. — Pour avoir de jolies épaules, il faut faire chaque jour des ablutions d'eau froide, additionnée d'une à deux cuillerées à café de *Sève Janette*, qui tonifie les muscles.

Pour blanchir les bras et les épaules, il faut employer le *Lait Janette* avec la *Poudre Janette* qui adoucissent la peau et rendent l'épiderme diaphane et satiné. Demander le *Livre de Beauté* offert gracieusement.

518. — ÉPHÉLIDES OU TACHES DE ROUSSEUR. — Très fréquentes chez la femme qui a la peau fine, les taches apparaissent sur les joues, le nez, le front et le dos des mains. Les taches, généralement petites et jaunâtres, se réunissent quelquefois et forment des plaques. Elles sont causées par le soleil ou le hâle, à la suite d'un séjour à la mer et diminuent en hiver. Les éphélides sont dues à la sécrétion irrégulière du pigment ou substance colorante qui se trouve sous l'épiderme et sont fréquentes chez les personnes lymphatiques. Le masque de grossesse peut être considéré comme une variété d'éphélide, ainsi que les taches hépatiques et les taches foncées qui se montrent aux jambes et aux cuisses. Pour faire disparaître les taches de rousseur, il faut lotionner deux ou trois fois par jour avec l'*Ozonine fluide* et appliquer ensuite l'*Onguent Ozonine*. L'usage quotidien de ces produits constitue le moyen le plus efficace pour avoir la peau blanche, sans rides, et le teint clair. Voir le *Livre de Beauté* offert gracieusement.

Hygiène préventive. — Se protéger contre le soleil par de grands chapeaux à larges bords, par des voilettes et ombrelles.

519. — ÉPIDÉMIE (gr. *épi*, sur, et *demos*, peuple). — Maladie qui atteint plusieurs individus à la fois dans la même ville. Voir *Maladies Epidémiques*.

ÉPIDERME (gr. *épi*, sur, et *derma*, peau). — Partie extérieure de la peau. Voir *Peau*.

ÉPIDIDYMITE. — Voir *Orchite*.

520. — ÉPIGASTRE (gr. *épi*, sur, et *gaster*, estomac). — Partie supérieure du ventre qui est le creux de l'estomac.

521. — ÉPIGLOTTE (gr. *épi*, sur, et *glotta*, langue). — Cartilage qui ferme l'ouverture du larynx lorsqu'on avale, ce qui empêche les aliments de pénétrer dans les voies respiratoires. Voir *Larynx*.

ÉPILATION. — Elle se fait au moyen de pinces et par des dépilatoires. Le meilleur est le *Dépilatoire Faroz*. Voir le *Livre de Beauté* offert gracieusement.

522. — ÉPILEPSIE, haut mal, mal caduc. — C'est une névrose, c'est-à-dire une affection nerveuse, caractérisée surtout par des accès convulsifs très violents avec perte de connaissance. L'attaque d'épilepsie est subite, mais parfois elle est annoncée à l'avance par des troubles qui varient d'un individu à l'autre mais toujours les mêmes chez le même individu. Ces troubles nommés *aura* sont l'insomnie, une lourdeur de la tête, des palpitations. Puis, c'est une sensation de vapeur froide ou chaude, une douleur vive qui part de la main, du pied, et remonte jusqu'à la tête. Il se produit des vomissements, une constriction violente à la gorge, des bourdonnements d'oreilles; le malade a des hallucinations de la vue; il perd connaissance, pousse des cris aigus et tombe comme foudroyé. Sa face est d'une pâleur cadavérique, congestionnée: il a perdu toute trace de sensibilité. Ses dents sont serrées, tous ses membres contracturés, une écume à la bouche; la langue est quelquefois mordue. Les membres et différentes parties du corps éprouvent des petites secousses. La crise peut durer quelques minutes et même plusieurs heures. Après, le malade pousse un profond soupir; il revient peu à peu à lui et s'étonne de ce qui vient de se passer; il éprouve alors une grande angoisse, une profonde lassitude, des douleurs de tête. Ces accès peuvent se reproduire fréquemment, plusieurs fois par semaine ou par jour, quelquefois ils peuvent rester des jours, des semaines, des mois, sans reparaître. Ils se produisent pendant le jour et la nuit, pendant le sommeil. Cette redoutable et malheureuse affection apparaît vers l'âge de la puberté et de l'adolescence. Elle affaiblit la mémoire et l'intelligence. Ses causes les plus habituelles sont l'hérédité, les impressions morales vives, la frayeur, les excès alcooliques, l'onanisme, la syphilis, les privations, les chagrins. *Le petit mal* est une forme d'épilepsie qui se traduit par des vertiges et des absences. Le malade ne tombe pas, mais tout d'un coup, il éprouve une sorte de vertige et s'arrête. Quelques secondes après, il reprend ses occupations.

Hygiène générale. Régime. — Éviter le surmenage, toute cause d'excitation et d'émotion, la contrariété, la vie sédentaire; conseiller la vie au grand air; la pratique d'exercices un peu rudes est très recommandée. Supprimer toutes les boissons alcooliques, éviter les excès de toute nature. Ne boire que de l'eau pure. Éviter toute médication alcaline qui peut provoquer une *cachexie* et décomposer le sang. Les douches et les frictions sèches répétées sur tout le corps sont très recommandées. Les épileptiques éviteront les lieux de réunion, les soirées, les concerts, les théâtres, etc., se coucheront de bonne heure et se lèveront tôt. Leurs repas seront légers et répétés.

Régime Biologique des épileptiques. — Comme chez les nerveux, il faut supprimer les causes d'intoxication de l'organisme; à cet effet le malade supprimera la viande et se nourrira avec des légumes, du lait et des œufs comme il est dit au *Régime végétarien*. S'alimenter souvent avec la *Tarvine* qui est très nourrissante et indispensable par les phosphates qu'elle contient. *Tous les aliments seront à peine salés* (le sel empêche l'efficacité du traitement). Grâce à ce régime, les crises seront de plus en plus espacées parce que le traitement développera tous ses effets bienfaisants et ne sera pas gêné par les toxiques que la viande provoque, ni par le sel de cuisine. Voir *Régime de l'auto-intoxication*.

Traitement curatif. — L'épilepsie est parfaitement guérissable. Ordinairement on prescrit le *Bromure de Potassium*; mais le traitement suivant doit être préféré parce qu'il donne une amélioration considérable dès le début et, dans le plus grand nombre de cas, *la guérison*.

Il consiste essentiellement dans l'emploi du *Sédatif Tiber* associé à la *Tisane Orientale Soker* et le *Triogène For*. Le malade prendra d'abord deux cuillerées à soupe par jour de *Sédatif Tiber*, une le matin et une le soir ; il augmentera graduellement cette dose d'une cuillerée toutes les semaines, jusqu'à ce qu'il soit arrivé à en prendre quatre cuillerées dans la journée en quatre fois : le matin, à chaque repas et le soir. Le *Sédatif Tiber* sera toujours pris dans une tasse de *Tisane Orientale Soker*. Le malade se sentira mieux dès le début, les crises seront moins fortes et moins fréquentes. Après chaque repas, prendre une cuillerée à café de *Triogène For*, comme tonique reconstituant. Arrivé à la dose de quatre cuillerées de *Sédatif Tiber*, le malade est entraîné pour cette médication, et le système nerveux va en connaître les merveilleux résultats ; mais il ne faut pas cesser le traitement ni diminuer la dose parce que l'amélioration est grande et même si les attaques sont devenues très rares. Continuer régulièrement pendant trois semaines à absorber cette dose ; au bout de ce laps de temps, on la diminue d'une cuillerée tous les huit jours jusqu'à ce que l'on arrive à n'en prendre plus qu'une cuillerée par jour. L'organisme a maintenant besoin de repos ; mais, pour ne point compromettre la guérison, on ne doit pas cesser le traitement d'une façon brusque. Pendant quinze jours, on doit continuer la dose d'une cuillerée de *Sédatif Tiber*, puis on prend un repos de quinze jours. Après ce repos on doit reprendre le traitement tel que nous l'indiquons plus haut, c'est-à-dire par une cuillerée à soupe à chaque repas en augmentant graduellement la dose d'une cuillerée toutes les semaines pour arriver à quatre cuillerées à soupe par jour, dose que l'on continue à prendre pendant trois semaines pour la diminuer ensuite et graduellement d'une cuillerée par semaine. Lorsque les crises ont disparu ou sont devenues rares, on doit continuer le *Sédatif Tiber* à la dose d'une cuillerée à soupe par jour le plus longtemps possible pour éviter une rechute ; l'usage de la *Tisane Orientale* et du *Triogène For* est indispensable pour fortifier l'organisme, le rendre plus audacieux en présence des attaques déjà atténuées par le *Sédatif Tiber* et arrêter la contracture des muscles. En outre le malade devra prendre tous les trois jours une à deux *Pilules Spark* pour obtenir un bon effet laxatif qui est absolument nécessaire pour éliminer le vice et activer la guérison.

Si le malade a des troubles digestifs, prendre l'*Élixir Spark* qui arrête les vomissements, et facilite la digestion.

Ce traitement doit être continué pendant longtemps avec des intermittences.

Traitement en cas de crise. — A. *Lorsque le malade commence à sentir l'aura, c'est-à-dire les troubles, qui annoncent l'attaque.* — On peut la faire avorter avec les soins suivants : Arroser le visage avec de l'eau froide, appliquer de la glace sur le cœur, donner de l'eau glacée en boisson, comprimer la *carotide* au cou, fléchir le gros orteil, fléchir ou étendre un doigt de la main.

B. *Pendant l'attaque.* — Les premiers soins à donner en cas de crise sont d'éloigner du malade tous les objets qui peuvent le blesser, après l'avoir étendu par terre sur le plancher ou sur un matelas si possible ; desserrer les vêtements et glisser entre les dents un mouchoir ou un bouchon pour l'empêcher de se mordre la langue. Donner de l'air, appliquer des compresses glacées sur la tête. En cas de sommeil, laisser dormir; immédiatement après la crise, donner un lavement.

523. — ÉPINE. — Corps dur et pointu qui vient sur certaines plantes la piqûre par une épine donne lieu à une inflammation et produit un abcès ou panaris. Aussi doit-on l'enlever le plus vite possible, presser ensuite les bords de la plaie pour faire saigner un peu et laver à l'eau bouillie.

524. — ÉPINGLES DE NOURRICE. — La pointe de ces épingles se trouve cachée. On l'emploie pour fixer les pansements et les vêtements des nourrissons.

ÉPISTAXIS. Hémorragie nasale. — Voir *Saignement de nez.*

525. — ÉPITHÉLIOMA. ÉPITHÉLIUM (gr. *épi*, sur, et *théli*, mamelle), membrane qui tapisse la surface des muqueuses.

526. — ÉPITHELIOMA DE L'ESTOMAC. — L'*Épithelioma de l'estomac* est une tumeur cancereuse qui a pour cause l'hérédité, l'abus des alcools pris à jeun, l'abus du tabac, le surmenage. On l'observe le plus souvent à l'âge de retour, chez les vieillards. C'est une tumeur qui occupe le pylore ou l'orifice cardiaque. L'Épithélioma du pylore et du cardia détermine un rétrécissement qui provoque des vomissements soit immédiatement après les repas, soit deux à trois heures après; le malade a une diarrhée abondante de couleur noire.

Traitement. — Purifier le sang avec le *Dépuratif Parnel.* Après les repas prendre l'*Élixir Spark*, pour régulariser les fonctions digestives; boire la *tisane de ratanhia.* S'alimenter avec la *Tarvine*, aliment phosphaté très reconstituant.

527. — ÉPONGES, Spongia officinalis (Zoophytes spongiaires). — Elles sont constituées par un tissu fibreux formé d'êtres vivants qui occupent le dernier échelon du règne animal. Elles vivent au fond des mers. Les éponges sèches s'imprègnent de beaucoup d'eau et on les emploie à cause de cette propriété pour les usages domestiques et la toilette. Pour les débarrasser d'impuretés on les laisse tremper dans l'eau puis dans l'acide chlorhydrique dilué, dans une solution d'acide sulfureux, finalement, on les lave à l'eau pure et on les fait sécher. En chirurgie, on emploie les éponges fines et stérilisées. On les emploie pour dilater les plaies et certaines cavités naturelles. On les a préconisées, comme médicament interne, contre le goitre, à cause de la grande quantité d'iode qu'elles contiennent. Pour le pansement des plaies on ne doit jamais employer l'éponge mais laver avec du coton hydrophile qu'on jette après.

ÉPREINTES. — Voir *Ténesme.*

528. — ÉPUISEMENT. — C'est un affaiblissement général qui se traduit par la perte totale ou partielle de la vigueur et de l'énergie. L'épuisement survient à la suite d'anémie, de chlorose, des excès de toute nature, pendant la convalescence et chez ceux qui ont une maladie d'*Estomac*, du *Foie* ou d'*Intestins*. Pour combattre l'épuisement on donnera le *Triogène For* ou le *Vin Galar* qui sont les plus puissants toniques et régénérateurs des forces perdues. Observer le *Régime Biologique* pour calmer l'inflammation de l'estomac et du foie; s'alimenter souvent avec la *Tar-*

vine qui est très nutritive et très douce. Mener une vie calme pour reposer le corps et l'esprit. Éviter toute médication alcaline qui décompose le sang et peut donner une *cachexie alcaline*.

ÉPUISEMENT NERVEUX. — Voir *Neurasthénie*.

529. — ÉQUITATION. — On ne doit pas considérer l'équitation comme un exercice hygiénique, mais comme un exercice favorable qui procure une distraction puissante ; elle fatigue par les secousses subies, mais ne fait pas travailler les muscles ; par contre elle a pour inconvénient de produire une incurvation des jambes chez les hommes et provoque des métrites, la déviation de la matrice et des fausses-couches chez la femme. En outre, elle prédispose à l'obésité, aux hemorroïdes et au varicocèle, en congestionnant les organes du petit bassin.

530. — ÉRECTIONS. — Les érections involontaires peuvent provoquer des *Pertes Séminales*, ce qui est excessivement grave à cause des suites qu'elles ont sur l'état général et le système nerveux. Les érections et les pertes séminales sont fréquentes lorsqu'il y a inflammation de la vessie, cystite, engorgement de la prostate, ainsi qu'à la suite d'une maladie du foie et de l'estomac.

FIG. 237. — Équitation.

Traitement. — Éviter toute excitation ; observer le *Régime Biologique* qui est très salutaire ; s'alimenter avec *la Tarvine* ; éviter la constipation en prenant de l'*Élixir Spark* ; tonifier le sang avec le *Triogène For* ou le *Vin Galar* ; matin et soir, prendre le *Sédatif Tiber*. Toutes les semaines, prendre un ou deux grands bains. S'il y a une maladie des voies urinaires, suivre le traitement indiqué pour cette affection.

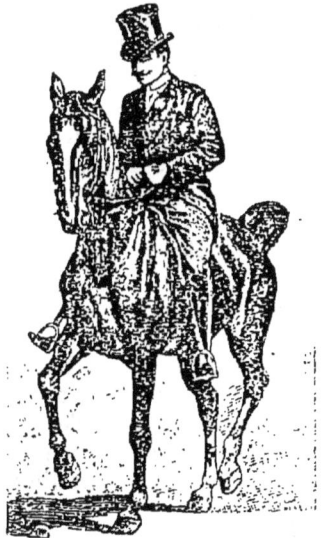

ÉRÉTHISME (grec *erethismos*, irritation). — Excitation des fibres.

531. — ÉROSION (latin *erosus*). — Petite écorchure ou plaie. Laver et couvrir avec la baudruche gommée.

532. — ÉRUCTATIONS. — Lorsqu'on est atteint de gastrite, lorsque la digestion est mauvaise ou à la suite d'une indigestion, on rend des gaz par la bouche. Si l'indisposition est passagère, il suffit de boire la tisane d'anis étoilé ou badiane, de tilleul ou du thé léger pour la voir disparaître, mais si elle dépend d'une affection de l'estomac, il faut prendre les *Cachets Polydigestifs Soker* et l'*Élixir Spark*.

533. — ÉRUPTIONS. — Elles sont constituées par l'apparition de boutons ou taches rouges sur la peau. S'il y a fièvre, il faut supposer une fièvre éruptive : *rougeole, scarlatine, variole* ; s'il n'y a pas de fièvre, l'éruption est due à de l'âcreté et de l'impureté du sang, à des humeurs malsaines, à une maladie de la *peau* ou à une affection du *foie* et du *tube digestif*, à de l'*eczéma*. Voir ces mots.

L'éruption peut également être provoquée par l'usage d'une substance irritante, par le froid, par la chaleur ; dans ces derniers cas, le traitement externe suffit à la faire disparaître ; on applique la *Pommade Parnel* ou la *Poudre Dermatique Jener*.

534. — ERYSIPÈLE (grec *erusipelas*).— Maladie contagieuse existant souvent à l'état épidémique, elle consiste en une inflammation qui se développe spontanément lorsque la peau est entamée, lorsqu'il y a une plaie. Elle est provoquée par le même microbe que l'infection puerpérale et la suppuration des plaies. La peau devient rouge, douloureuse, vive, luisante et s'efface lorsqu'on la presse avec les doigts. Le malade a des frissons, des vomissements, des maux de tête, de la fièvre. Cette inflammation peut s'étendre et se déplacer pour aller occuper d'autres parties du corps.

L'érysipèle survient à la suite d'une opération, lorsque l'antisepsie a été négligée, surtout chez les personnes qui subissent des privations et vivent dans la misère. Il peut également se produire spontanément ; il se transporte quelquefois au cerveau et détermine une *Méningite* qui, compliquée d'*Albuminurie*, peut causer la mort. Le microbe qui occasionne l'érysipèle est connu sous le nom de *Streptocoque*, mais ce microbe ne devient malfaisant que lorsque l'organisme y est disposé par une mauvaise santé, un mauvais état du sang, ou lorsqu'on est atteint d'eczéma, d'acné, etc. En effet, on trouve chez l'homme en bonne santé des streptocoques qui se montrent tout à fait inoffensifs. L'érysipèle est fréquent chez les nouveau-nés, il apparaît à la plaie du nombril, après la chute du cordon, lorsque l'enfant n'est pas soigné avec toute la propreté voulue. Il peut également se transmettre faute de soins aux femmes en couches, aux blessés. Cette maladie est dangereuse chez les nourrissons, aussi faut-il prendre toutes les précautions pour l'éviter. Pratiquer une bonne antisepsie, faire le pansement de la plaie ombilicale avec des produits antiseptiques et avec des mains bien savonnées et bien propres.

Traitement. — Garder la chambre, prendre tous les jours ou tous les deux jours une petite purgation d'huile de ricin ou de calomel ; s'il y a maux de cœur, prendre un vomitif. Toucher les parties malades avec une solution antiseptique de *Sulfate* de *fer* à 4 pour cent, mais la meilleure eau à cicatriser est l'*Eau Résolutive Soker*, appliquée en compresses légères ; contre les frissons on donne le *Sulfate* de *Quinine* deux ou quatre fois par jour. Aux repas donner le *Triogène For* ou le *Vin Galar* comme tonique, fébrifuge. En cas de douleurs de tête appliquer des compresses glacées sur la tête. Boire des infusions de bourrache, de camomille, la *Tisane Orientale Soker*, donner une nourriture très légère, des bouillons, des potages et surtout la *Tarvine*. Après la guérison, purifier le sang avec le *Dépuratif Parnel*.

Hygiène. — Désinfecter la chambre et les vêtements du malade. Ne jamais visiter une accouchée, une personne ayant une plaie ou qui vient d'être opérée, après avoir quitté un malade atteint d'érysipèle.

535. — ERYTHÈME. — Ce sont des rougeurs sur la peau, sans fièvre, qui surviennent à la suite d'un coup de soleil, ou par suite d'irritation : le contact de l'urine ou de linge un peu dur suffit pour le produire chez les nourrissons. Si l'enfant n'est pas assez souvent changé et s'il n'est pas tenu assez proprement, la rougeur augmente d'intensité et provoque une excoriation et un suintement. Les enfants gras, lorsqu'ils ne sont pas tenus assez proprement, ont souvent des rougeurs entre les cuisses, aux plis du cou, derrière les oreilles; cet érythème porte le nom d'*intertrigo*.

Traitement. — Laver avec de l'eau boriquée tiède ou l'eau de guimauve, essuyer doucement, graisser avec de la vaseline et saupoudrer avec de la poudre de talc ou de la *Poudre Dermatique Jener*. Les enfants doivent être changés assez souvent et tenus très proprement. On doit les baigner tous les jours et saupoudrer partout. S'il y a des rougeurs on doit redoubler ces soins pour leur éviter des excoriations qui causent de violentes douleurs. Pour éviter les frottements des chairs après la lotion émolliente, appliquer une couche légère de vaseline boriquée et isoler les chairs avec un linge. Chez les adultes, l'érythème est causé par le rhumatisme, lymphatisme, surmenage, froid humide, maladie de matrice, certains aliments ou médicaments.

Les adultes doivent purifier le sang avec le *Dépuratif Parnel* et aux repas prendre l'*Élixir Spark*. S'alimenter avec la *Tarvine*.

536. — ESCHARE. — Croûte noirâtre qui se forme à la suite de la mortification du tissu, qui survient à la suite d'une gangrène, d'une brûlure par le feu ou par un caustique, elle est éliminée par la suppuration.

537. — ESCRIME. — L'art de faire les armes. On la pratique au fleuret, à l'épée, au sabre. Elle donne la vigueur, l'agilité, la souplesse. Cet exercice est difficile et violent, mais très recommandé aux personnes lymphatiques, dans la goutte, le diabète, les coliques hépatiques. Il demande un travail physique et cérébral très fatigant par l'attention continue qu'il exige. Par la contraction des muscles et la rapidité de mouvement, l'escrime occasionne un travail considérable au cœur et aux poumons, une activité très grande dans la respiration et la circulation, une élévation de température et une grande déperdition. Aussi doit-on la pratiquer modérément; ne pas prolonger les assauts et ne pas pratiquer chaque jour. On ne doit pas permettre l'escrime avant l'âge de 14 ans.

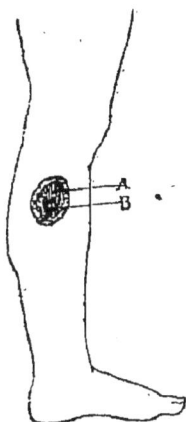

238. Eschare.
A. Eschare.
B. Sillon d'élimination.

538. — ESQUINANCIE (grec *kunanké*, collier de chien). — Violente inflammation des amygdales. Voir *Amygdalites*.

ESQUILLE (latin *schidiæ*, fragment). — Fragment d'un os cassé ou nécrosé.

539. — ESSOUFFLEMENT. — Gêne dans la respiration accompagnée de malaise. L'essoufflement est occasionné par l'asthme, l'emphysème, la bronchite; on l'observe également dans les maladies du cœur, l'anémie, la chlorose. Il est toujours l'indice d'une mauvaise circulation du sang.

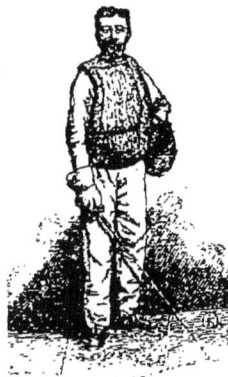

FIG. 239. — Escrime.

Traitement. — Pour le guérir il faut traiter la maladie qui en est la principale cause. Si c'est l'anémie qui en est la cause, il faut prendre les *Pilules Ducase* et le *Triogène Fer*.

Contre l'emphysème, la bronchite et autres maladies des voies respiratoires, o suivra le traitement indiqué pour ces maladies, c'est-à-dire on prendra le *Sirop Mérol*, les *Pastilles Mérol*, les *Cigarettes Darva*. Voir *Asthme, Emphysème*. L'essoufflement a souvent pour cause une inflammation du tube digestif, dans ce cas il faut le traiter avec les *Cachets Polydigestifs Soker*, l'*Élixir Spark* et s'alimenter avec la *Tarvine; observer le *Régime Biologique*.

ESTOMAC. — Voir *Maladie d'estomac*. Voir *Appareil digestif*.

540. — ÉTAT NERVEUX, NERVOSISME. — Se traduit par un caractère irascible, une impressionnabilité exagérée, des faiblesses, des crises nerveuses, des idées noires, des étouffements, des vertiges, des spasmes, des insomnies. Le nervosisme a généralement pour cause une grande anémie ou certaines affections chroniques, telles que la goutte, le rhumatisme, les maladies du foie, des nerfs ou d'estomac.

Traitement. — Avant tout il faut éviter les préparations à base de fer, de quinquina, les vins, les élixirs qui sont nuisibles et trop excitants. Le seul moyen de guérir cet état est de donner au malade le *Triogène For*, comme tonique et le *Sédatif Tiber*, comme calmant du système nerveux et s'alimenter avec la *Tarvine* qui est un aliment phosphaté très reconstituant. Reposer le corps et l'esprit; éviter tout surmenage et toute fatigue. En cas de constipation et de mauvaise digestion, prendre aux repas l'*Élixir Spark*. Observer le *Régime Biologique*.

541. — ÉTERNUEMENT. — L'éternuement est causé par un rhume de cerveau ou une grippe à l'état naissant. S'il se produit fréquemment après le repas, il est dû à un mauvais état de l'estomac ou du foie. Il faut régulariser la digestion par l'*Élixir Spark* qui est précieux pour l'estomac. Voir *Coryza*.

ÉTOUFFEMENT. — Voir *Oppression*.

542. — ÉTOURDISSEMENTS. — Les étourdissements se produisent lorsque la circulation du sang est irrégulière. Il peut alors affluer brusquement vers le cerveau ou diminuer d'une manière subite, ce qui provoque des vertiges ; ce phénomène s'observe lorsque le sang est appauvri ou lorsqu'il se trouve en excès. Si le vertige se produit chez une personne faible et pâle, il est dû à la faiblesse du sang, à l'anémie et à la chlorose. Si au contraire les étourdissements se produisent chez une personne forte, à visage rouge, ils ont pour cause un excès de sang et l'on doit craindre une congestion ou une apoplexie cérébrale. Les étourdissements peuvent également dépendre d'une maladie nerveuse ou provenir de l'estomac, on les désigne sous le nom de *vertiges stomacaux*; l'inflammation du foie peut aussi les provoquer. Voir *Congestion*.

Traitement. — Avant tout il faut éviter les purgations répétées qui congestionnent et troublent la circulation du sang. Pour décongestionner les principaux organes on prendra le *Dépuratif Parnel* et l'*Élixir Spark* qui régularisent la circulation. Ces deux médicaments seront pris régulièrement à chaque repas. Si la personne est faible on combattra l'anémie par le *Triogène For* ou le *Vin Galar* qui sont les plus puissants des toniques reconstituants. Quand les étourdissements sont d'origine nerveuse, et pour les vertiges stomacaux, il faut prendre le *Sédatif Tiber*, deux fois par jour.

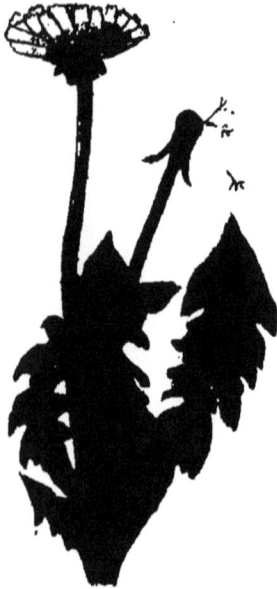

PISSENLIT

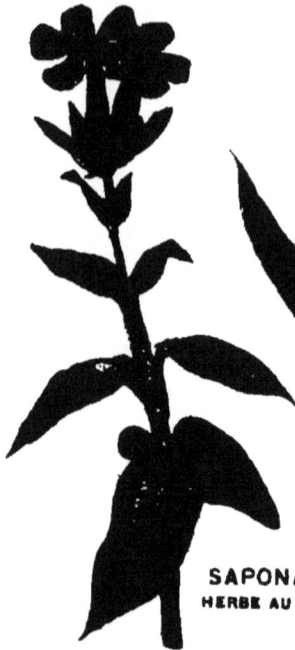

SAPONAIRE
HERBE AU SAVON

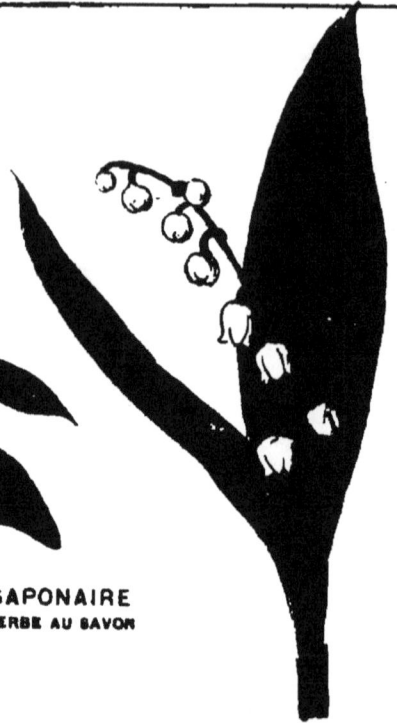

MUGUET DES BOIS

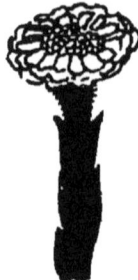

TUSSILAGE

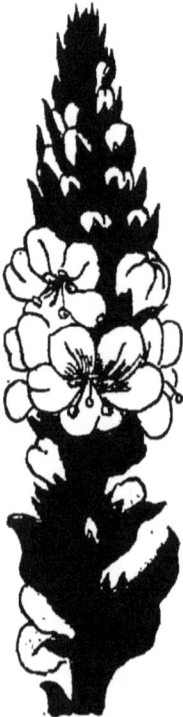

BOUILLON BLANC OU MOLÉNE   PETITE JOUBARBE
VERMICULAIRE   VIOLETTE ODORANTE

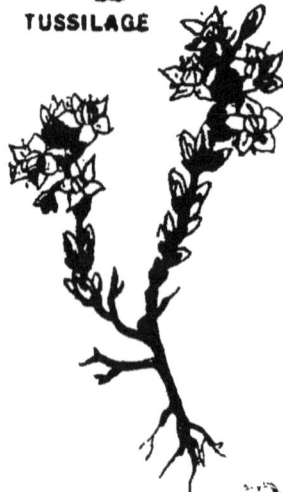

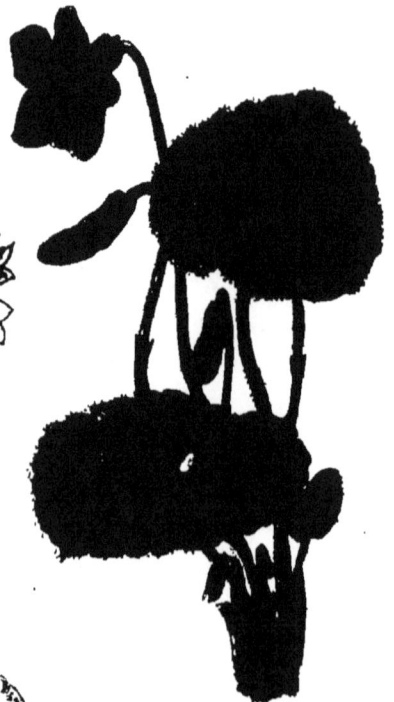

Hygiène et premiers soins à donner. — Au moment de l'étourdissement, faire respirer de l'*Éther* ou du *Vinaigre*; donner à boire une à deux cuillerées à café de *Sirop d'Éther*, mettre des *Sinapismes* aux mollets, faire prendre un bain de *pieds sinapisé* et très chaud. Pour les personnes qui y sont sujettes, il leur faut éviter les excès de table, les émotions et surveiller l'alimentation; ne pas s'exposer à la trop grande chaleur du soleil; habiter un appartement bien aéré et *peu chauffé*. Éviter les mauvaises digestions; le seul moyen utile est d'activer la digestion et provoquer plusieurs selles par jour en prenant l'*Élixir Spark* à dose un peu forte, deux à trois cuillerées à café par repas. Observer le *Régime Biologique* et s'alimenter avec la *Tarvine*, aliment phosphaté très nourrissant et d'une digestion facile.

ÉTRANGLEMENT. — Voir *Hernie*.

543. — **ÉTUVE**. — Sorte de caisse close d'un modèle variable suivant l'usage dans laquelle on peut élever la température au degré voulu par un chauffage au gaz ou à l'air chaud. On l'emploie pour prendre des bains de vapeur, pour pratiquer la désinfection, pour stériliser des objets de pansement ou cultiver les microbes.

ÉVANOUISSEMENT. — Voir *Syncope*.

544. — **ÉXANTHÈME** (grec *ex*, hors, et *antheim*, fleurir). — Manifestation cutanée sous forme de rougeurs, disparaissant sous la pression du doigt. Voir *Éruption*.

545. — **EXCITATION GÉNÉSIQUE**. — Pour la combattre il faut faire de l'exercice, mener une vie sobre, dormir sur un lit dur, prendre des bains chauds, faire des lotions froides locales tous les matins et tous les soirs. Outre ces soins hygiéniques il faut suivre le traitement suivant: Avant chaque repas et au besoin le soir en se couchant prendre une cuillerée à soupe de *Sédatif Tiber*. Éviter la constipation et les mauvaises digestions. Pour combattre l'inflammation du foie et rendre les digestions faciles, prendre après les repas une cuillerée à café d'*Élixir Spark*.

546. — **EXERCICE**. — Tout organe qui ne fonctionne pas s'atrophie, tandis que l'organe qui travaille se développe. L'exercice est indispensable, surtout à ceux qui ne travaillent pas, pour le maintien de la santé; il est utile à tout âge.

L'exercice doit être fait au grand air, il doit être progressif et en proportion de la force de l'individu qui s'entraîne progressivement. Les exercices exagérés sans entraînement rendent l'individu courbaturé, épuisé, le prédisposent à la fièvre typhoïde et à la tuberculose. L'exercice se fera 2 heures après les repas. Pour les faibles et les enfants, on doit recommander beaucoup de ménagement dans les exercices. Voir *Surmenage*.

Exercice violent. — Le jour des exercices violents, faire des repas modérés avec des aliments très nourrissants, faciles à digérer, tels que la viande, la *Tarvine* et prendre peu de boisson. L'exercice empêche le sang d'arriver

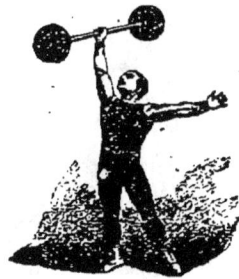

Fig. 240. — Haltères.

à l'estomac pendant la digestion qui devient à cause de cela laborieuse, on doit veiller à la régularité des selles et prendre au besoin de l'*Elixir Spark*, pour que l'intestin fonctionne bien.

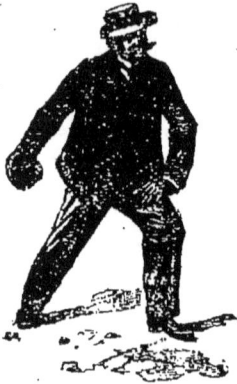

FIG. 241. — Jeu de boules.

L'exercice fait travailler les muscles, il en résulte une plus grande activité dans la circulation et une plus grande production d'acide carbonique qu'à l'état normal. La combustion étant activée, elle consomme une grande partie de graisse ou autres produits inutiles qui ordinairement gênent et alourdissent les mouvements; l'alimentation augmente, d'où un développement plus grand, le travail des poumons est actif, la sueur, les urines augmentent et l'élimination des poisons, des toxines, des déchets, se fait en plus grande quantité. La mise en action doit être modérée pour croître progressivement; on diminue de plus en plus vers la fin : pratiquer une respiration large et profonde.

Le manque d'exercice physique amène l'anémie, l'étiolement ou l'obésité. Les exercices comprennent la course, la marche, la natation, le patinage, la danse, le canotage, l'équitation, l'escrime, les mouvements gymnastiques d'assouplissement Ces exercices naturels mettent en mouvement tout le corps, augmentent l'activité

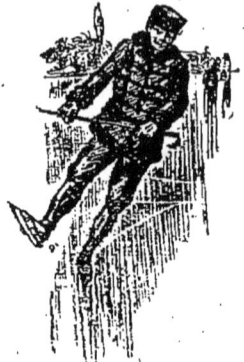

FIG. 242. — Patineur.

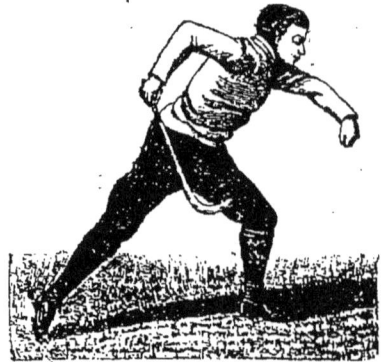

FIG. 243. — Exercice.

des poumons, la résistance vitale, et fortifient le corps. Les exercices artificiels sont très utiles, ils mettent en mouvement une partie de nos muscles, donnent aux membres force et adresse. On doit faire des exercices naturels et artificiels suivant l'âge et la force.

Le jardinage, l'escrime et le jeu de billard sont des exercices très favorables. Le jeu en plein air et assez fréquent est tout à fait salutaire. Ceux qui manquent d'exercice physique, qui n'ont qu'un travail cérébral, ont la poitrine aplatie, les bras et les mollets mous, les épaules rentrées, le dos voûté, la digestion laborieuse, l'appétit faible, la respiration courte et lente; les exercices proprement dits, tels que la marche en plein air pendant une à deux heures, la course, leur sont très utiles. Ceux qui ont un tempérament *arthritique* doivent choisir la course, le saut, l'aviron et l'escrime qui provoquent la transpiration, ce

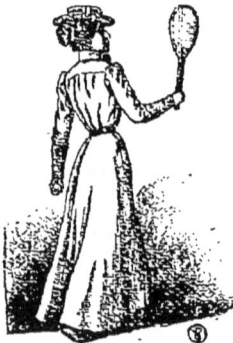

FIG. 244. — Tennis.

qui augmente la fonction de la peau et décharge les reins. Après ces exercices on aura soin de prendre une douche ou faire une bonne friction et changer de flanelle.

Ceux qui ont un tempérament consomptif feront l'équitation et la rame, *les neurasthéniques et les nerveux*, dont le cerveau est toujours en activité, doivent choisir la bicyclette qui repose l'esprit.

L'exercice chez la femme. — La femme n'a besoin d'aucun exercice, ni jeu. Son activité physique est suffisante pour elle quel que soit son genre de vie; du reste tout exercice chez elle peut devenir dangereux même, parce que son corps (organes et squelette) n'est pas fait pour fournir une grande dépense musculaire ou un effet de force et l'exercice amènera forcément la souffrance dans les organes. En outre, au moment des règles et quelquefois sous l'influence d'un choc moral, la femme devient distraite et inégale, et serait incapable de faire un effort répété et soutenu.

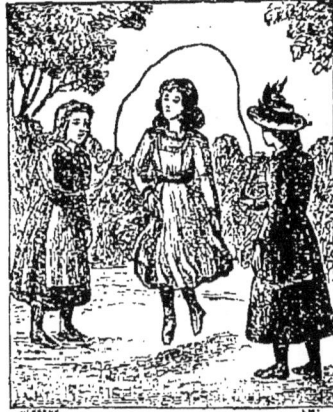

Fig. 245. — Jeu de corde.

Influence de l'exercice sur la santé. — La respiration pendant la course est fréquente, elle absorbe 7 fois plus d'air que chez l'inactif (à chaque respiration, on introduit 3 litres 1/2 d'air au lieu d'un 1/2 litre), ce qui développe la poitrine et les poumons, le sang se charge d'oxygène. Le cyclisme est un sport qui ne convient pas à tout le monde; les personnes prédisposées aux maladies du cœur doivent l'éviter, comme étant très dangereux. Cet exercice développe les muscles des jambes et des cuisses, mais laisse les autres presque inactifs; aussi les courses à pied et les autres jeux en plein air doivent être préférés.

Exercice chez les enfants. — Les enfants doivent pouvoir choisir le jeu selon leur goût et leur préférence, et l'on ne doit pas imposer le même jeu à tout un groupe d'enfants. Voir *Gymnastique, Boxe, Escrime, Football, Marche, Bicyclette, Équitation, Voiture, Automobilisme, Chasse, Pêche, Jardinage, Surmenage.*

Exercice intellectuel. — A côté de ceux, et ils sont la minorité, qui manquent d'exercice, la grande majorité des hommes a besoin de l'exercice intellectuel. Pour la santé physique et morale, on doit faire travailler le cerveau. Les travailleurs manuels ont besoin de la culture intellectuelle. Et comme ce sport ne leur est pas accessible, faute de moyens, il serait à souhaiter que la société s'organisât de façon à pouvoir le répandre partout.

547. — EXOPHTALMIE. GROS YEUX. GOITRE EXOPHTALMIQUE. — Se reconnaît par la saillie du globe oculaire. L'œil est si saillant que les paupières peuvent à peine le recouvrir, ce qui donne au regard et à la physionomie une expression étrange. Elle peut avoir pour cause l'hérédité, un accident ou une tumeur de l'orbite, une maladie de l'œil, le *Glaucome*, mais principalement une *Exostose* syphilitique de l'orbite, une maladie nerveuse, surtout l'hystérie, l'épilepsie ou la chorée chez les parents. Elle peut également survenir à la suite d'une émotion ou frayeur. Cette maladie est suivie de troubles pour la plupart d'origine nerveuse. Le malade éprouve des tremblements aux mains et aux jambes ; le cœur est hypertrophié, les artères carotides sont augmentées de volume et battent violemment.

Le malade devient irascible et exigeant, le caractère s'assombrit, il perd le sommeil, est atteint de chorée, d'hystérie, de troubles intellectuels ou de folie mélancolique. La marche de la maladie est lente et progressive.

Le goitre exophtalmique est plus fréquent chez la femme que chez l'homme.

Traitement. — Il faut donner au malade le *Sédatif Tiber*, comme tonique anti-nerveux et le *Triogène For*, qui sont très recommandés. Alimenter le malade avec la *Tarvine* qui est un aliment phosphaté très reconstituant. Contre les digestions lentes et la constipation donner l'*Elixir Spark*. Si l'exophtalmie est d'origine syphilitique il faut traiter la cause. Voir *Syphilis*.

548. — EXCITATION CÉRÉBRALE CHEZ LES ENFANTS. — Les enfants de parents nerveux, goutteux et alcooliques sont souvent atteints d'insomnie, d'une grande agitation et d'incontinence d'urine.

Traitement. — Donner des toniques, des reconstituants et des calmants. Tous les soirs en se couchant, donner, suivant l'âge, une à deux cuillerées à café de *Sédatif Tiber* ; avant chaque repas, donner le *Sirop Tannodol* ; alimenter avec la *Tarvine* qui est un aliment phosphaté très reconstituant.

549. — EXOSTOSES (grec *exô*, hors, et *ostéon*, os). — Ce sont des excroissances qui naissent sur un os. Ces tumeurs, par leur compression sur les parties voisines, peuvent provoquer de graves maladies. Généralement, ces affections des os ont pour origine la syphilis. On peut guérir ces affections avec le traitement suivant : *Pour adultes* donner le *Dépuratif Parnel* et *Pilules Spécifiques Leber* aux repas. Après les repas et dans la journée, donner le *Vin Galar* ou le *Triogène For*. Sur la grosseur, appliquer la *Pommade Fondante Darvet* ou un morceau d'*Emplâtre Fondant Darvet* qu'on laisse plusieurs jours sur place.

Pour enfants. Même *Emplâtre* ou *Pommade Fondante Darvet* sur la grosseur. Donner à chaque repas le *Sirop Tannodol*.

EXTENSEURS. — Bandes en caoutchouc qu'on emploie pour faire l'exercice musculaire.

EXTINCTION DE VOIX. — Voir *Enrouement*.

550. — EXTRACTION DES DENTS. — L'extraction d'une dent doit se faire deux heures après les repas. Pendant l'opération, desserrer les vêtements pour ne pas gêner la respiration et la circulation du sang. Après l'extraction, laver plusieurs fois la bouche avec de l'eau boriquée, de l'eau oxygénée ou de la solution de chloral à 1 gr. par 100 gr. L'extraction d'une dent est toujours accompagnée d'une petite hémorragie. Si l'hémorragie est abondante, on l'arrête en bouchant la cavité avec du coton trempé dans la teinture de benjoin, ou la gélatine dissoute dans de l'eau ; on peut également plomber la cavité avec de la gutta-percha.

Ne pas toucher la gencive avec les doigts ni avec un cure-dents pour ne pas infecter la partie malade. Les premiers jours, pour ne pas provoquer l'hémorragie, on aura soin de ne pas sucer la plaie après l'extraction et de ne pas manger du côté malade, sinon les aliments s'introduiront dans l'alvéole, ce qui provoquera une douleur.

F

551. — FAIBLESSE GÉNÉRALE. — Elle provient le plus souvent d'un appauvrissement du sang à la suite d'une maladie, telle que le rhumatisme, l'anémie ou la chlorose ; le malade maigrit et il en résulte une diminution des forces. Pour retrouver les forces, il faut donner le *Triogène For* ou le *Vin Galar* avec les *Pilules Ducease*, comme toniques et anti-anémiques. Les personnes qui se sentent faibles, toujours fatiguées, sont souvent dyspeptiques. Elles ont une digestion laborieuse, une forte constipation et de la dilatation d'estomac. Il faut combattre ces inflammations avec l'*Elixir Spark* qui les fera promptement disparaître. S'alimenter avec la *Tarvine*, aliment phosphaté très reconstituant.

552. — FAIBLESSES D'ESTOMAC. TIRAILLEMENTS. — Malaises assez pénibles pouvant devenir très intenses si le sang est appauvri. Ils sont fréquents chez les personnes anémiques, chez les nerveuses et sont souvent accompagnés de constipation. Ils dépendent toujours d'une gastralgie.

Traitement. — On se guérit facilement de tous ces malaises en prenant avant chaque repas un *Cachet Polydigestif Soker*, après chaque repas une cuillerée à café d'*Élixir Spark*, s'alimenter avec la *Tarvine* qui est un aliment phosphaté très reconstituant, indispensable pour laisser reposer l'estomac.

FAIM. — Le besoin de manger peut être exagéré ou manquer. Voir *Appétit*.

FALSIFICATION. — Voir à chaque substance.

FARCIN. — Maladie des chevaux transmissible à l'homme et qui diffère peu de la morve. Voir *Morve*.

553. — FARD. — Produits employés pour la beauté du visage. Presque tous contiennent des doses massives de sels de plomb ou de l'arsenic et sont nuisibles. L'effet momentané qu'ils produisent est chèrement acquis et au détriment du teint et de la beauté. En peu de temps, tous ces fards dessèchent et vieillissent la peau. Voir *Cosmétiques*.

FATIGUE. — Survient à la suite d'un excès de travail. Voir *Surmenage*.

554. — FAUSSE COUCHE. — C'est le terme employé pour désigner l'accouchement avant le septième mois, époque à laquelle l'enfant n'est pas viable. La fausse couche est fréquente dans les premières semaines de grossesse. Elle peut se produire à la suite d'un effort, d'une chute, d'un cahotement de voiture, d'une fatigue, d'un exercice violent, de secousses, d'une forte émotion, d'un choc, d'un refroidissement. L'alimentation insuffisante, la marche exagérée, le travail excessif peuvent également provoquer une fausse couche.

Soins préventifs. — Lorsque la femme est menacée d'une fausse couche, elle éprouve des douleurs dans le bas-ventre et dans le dos accompagnées de perte de sang. L'hémorragie devient plus abondante avant l'expulsion de l'œuf. On arrive très souvent à prévenir une fausse couche en prenant le plus vite possible les précautions suivantes : Garder un repos absolu au lit, prendre un lavement émollient pour débarrasser l'intestin, ensuite un petit lavement avec *cinq gouttes* de *Laudanum* que l'on garde, et appliquer des cataplasmes chauds arrosés de *Laudanum* sur le ventre. Manger peu et des aliments froids. S'alimenter avec la *Tarvine*. Boire de la tisane de tilleul, de camomille, de thé léger, toujours froide ou à peine tiède. Si l'hémorragie est abondante, prendre des injections d'eau chaude à 45°. Rester immobile dans le lit, la tête basse, le bassin un peu élevé. En cas de fausse couche, la femme doit s'entourer de beaucoup de soins afin d'éviter les suites souvent assez sérieuses. Si elle se néglige, elle risque une maladie chronique de la matrice. Lorsqu'une femme enceinte a déjà eu des fausses couches, il est absolument indispensable qu'elle garde le repos au lit pendant une semaine à l'époque présumée de ses époques. Souvent la fausse couche a pour cause unique la faiblesse générale. En cas de grossesse la femme faible doit s'observer et prendre beaucoup de précautions, comme il est recommandé dans l'article *Grossesse*.

555. — FAUTEUILS. — On fabrique pour les malades des fauteuils berceurs pour faciliter la digestion, des fauteuils porteurs et des fauteuils roulants pour transporter les paralytiques et les convalescents. Voir *Berceuse*.

556. — FAUX CROUP. LARYNGITE STRIDULEUSE. — C'est une laryngite compliquée d'un gonflement de la muqueuse enflammée qui resserre le *larynx*. Son calibre diminue, la respiration est gênée et l'enfant éprouve une suffocation, une asphyxie, comme dans le *vrai croup*, mais ce qui le distingue de ce dernier c'est l'*absence* des *fausses membranes* ou *peaux* dans la gorge. Cette affection est fréquente chez les jeunes enfants. Le faux croup éclate *subitement* avec violence et le plus souvent la nuit, quand l'enfant est couché. L'enfant est brusquement réveillé par une toux rauque, sifflante, accompagnée de suffocation. Il a le visage rouge violacé, la respiration est sifflante, la peau est chaude, mais en peu de temps ces crises cessent; dans la journée, l'enfant a une toux légère et la voix est presque normale. Cette crise peut se produire plusieurs nuits de suite, mais devient de plus en plus faible. Cette maladie est sans gravité. Voici quelques caractères qui permettent de distinguer cette maladie qui n'*est pas* inquiétante avec le *vrai croup* qui est une maladie d'une gravité extrême.

Dans le faux croup	*Dans le vrai croup*
1° La voix *persiste*, voilée, rauque;	1° La voix est complètement *éteinte*, comme disparue;
2° La fièvre est *forte*;	La fièvre est *faible*;
3° On *ne voit pas* de peaux ou fausses membranes dans la gorge;	3° On *voit* des peaux dans la gorge:
4° La maladie se déclare *brusquement* la nuit, l'enfant s'étant couché en bonne santé.	4° La maladie *débute* par une angine ou forte inflammation de la gorge d'*abord* et *gagne* le larynx *ensuite*.

Comme on voit, il est très important d'examiner le fond de la gorge d'un enfant dès le moindre malaise. Pour regarder le fond de la gorge, il faut abaisser la langue avec le manche d'une cuiller. Voir *Abaisse-langue*.

Traitement. — Appliquer immédiatement des compresses très chaudes autour du cou, ensuite un cataplasme sinapisé sur le cou et la poitrine. Administrer un vomitif, du *sirop* et de la poudre d'*Ipécacuanha* et, à défaut, faire vomir en mettant le doigt dans la bouche. Toucher la gorge avec du jus de citron ou un *Collutoire antiseptique*; il faut frotter la gorge le plus souvent possible, même la nuit. Dans la journée, donner du *Sirop Desessartz*, le *Sirop Grindelia*. Faire respirer à l'enfant des vapeurs balsamiques en faisant bouillir dans sa chambre des feuilles d'*Eucalyptus* dans de l'eau, même dans plusieurs vases, afin que l'enfant respire un air humide. Faire des inhalations. Voir ce mot.

FAVUS. — Voir *Teigne faveuse*.

557. — FEMME. — Être épouse et mère de famille, tel doit être le rôle de la femme. Ce rôle est assez noble et beau et doit remplir toute son existence; la femme ne doit donc pas envier l'homme parce qu'il est électeur et chercher à descendre dans l'arène politique où elle risque de perdre sa grâce et son charme; la vanité de posséder un diplôme s'acquiert souvent au prix du bonheur que lui aurait donné la famille, et transforme la femme en un être sans sexe et par là inutile.

FÉMUR (lat. *fémur*, cuisse). — Os de la cuisse. Voir ce mot.

558. — FÉTIDITÉ D'HALEINE. — Elle est due au mauvais état des dents ou à de mauvaises digestions. On peut la faire disparaître en suivant un bon régime, le *Régime Biologique*, par exemple, prendre après les repas de l'*Elixir Spark* qui tonifie l'estomac et régularise la digestion. Nettoyer les dents avec l'*Elixir Rodol* et la *Pâte dentifrice Rodol*.

FEU. — On l'emploie pour cautériser. Voir *Cautérisation*. En cas de brûlure par le feu, voir *Brûlures*.

559. — FIBROMES, Tumeurs fibreuses de la matrice. — On appelle ainsi ou bien encore *myomes*, des productions hypertrophiques de la substance propre de l'utérus. Ce sont des amas de fibres lisses et conglomérées. Leur forme est très variable, arrondie, bosselée, multilobulaire, à surface régulière et irrégulière. On les rencontre partout, dans l'épaisseur même de l'utérus où ils constituent les tumeurs fibreuses, interstitielles ou à l'extérieur, dans le ventre. Comme les polypes elles se présentent tôt ou tard à l'orifice de l'utérus. Les fibromes peuvent s'atrophier, subir une transformation graisseuse, et cela après l'âge critique, et se détacher du côté du vagin ou du péritoine; on en voit enfin se ramollir, subir une véritable fonte séro-purulente et disparaître ainsi. Le symptôme le plus important et qui constitue le grand danger des fibromes, c'est l'hémorragie provenant de la muqueuse congestionnée. On observe d'abord un écoulement blanc-jaunâtre qui devient sanguinolent et finalement des pertes hémorragiques dont les intervalles deviennent de plus en plus rapprochés et des douleurs gravatives, expulsives dans le bas-ventre, dans les reins ainsi que dans toutes les régions voisines. La malade est constipée et l'urine s'élimine difficilement. Le traitement classique dans les fibromes est l'opération, c'est-à-dire la laparotomie qui consiste à ouvrir le ventre et à enlever le fibrome en coupant ses racines. Cette opération est dangereuse. D'après la statistique la plus indulgente, elle est suivie de mort immédiate trois fois sur huit. Et si, par miracle, la malade en réchappe, elle est exposée à toutes les complications redoutables de *péritonite*, d'*hémorragies* secondaires et de *septicémie*. Voir ces mots.

Traitement:— Le traitement suivant s'est montré très efficace, même dans des cas difficiles; par ses propriétés dépuratives et anti-tuméreuses, spéciales, il agit directement sur la masse du sang et a une action fondante indirecte sur les fibromes. Le Traitement consiste à prendre la *Thuyaline Stam* qui est le meilleur spécifique des fibromes et des tumeurs. Combattre les troubles gastro-intestinaux et la constipation avec l'*Elixir Spark*. Contre l'anémie et la débilité générale si

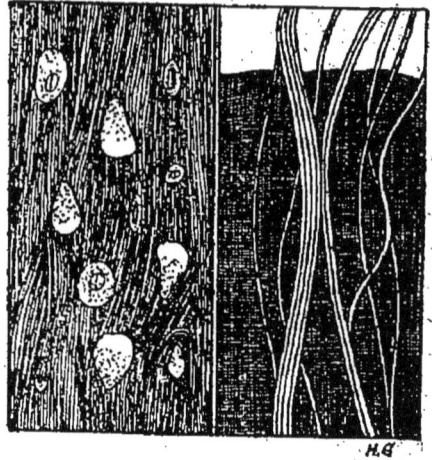

Fig. 246.

Tissu conjonctif   Tissu conjonctif
  cellulaire.   fibreux.

fréquente chez les femmes atteintes de fibromes, le *Vin Galar* ou le *Triogène For* est très efficace. Le traitement externe comprend : Application sur le ventre de l'*Emplâtre Fondant Darvet*, qui agit comme dissolvant sur la tumeur; matin et soir, faire des injections vaginales au *Spyrol Leber* (une cuillerée à soupe de Spyrol par litre d'eau chaude). *Régime Biologique*. Nous avons eu des cas difficiles et chroniques où ce traitement s'est montré très efficace et le mal s'est dissipé sans aucune opération.

560. — FIÈVRE. — La fièvre est caractérisée par l'élévation de température du corps; toutes les maladies aiguës, toute inflammation externe ou interne, tout ce qui congestionne le sang donne la fièvre. Il faut distinguer la fièvre qui a lieu pendant une maladie aiguë de la *fièvre intermittente*. Dans le premier cas elle est continue et varie d'intensité tandis que dans la fièvre intermittente il y a des interruptions d'une durée variable entre les accès. Le malade éprouve alternativement de la chaleur avec transpiration et des frissons, en outre cette dernière est toujours chronique.

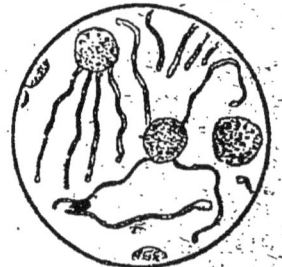

Fig. 247. — Microbe Laveran, microbe de la fièvre intermittente qu'on trouve dans le sang des fiévreux.

Signe. Début. — On peut dire que chaque fois que la température du corps dépasse 38° centigrades, on est atteint de fièvre. La fièvre débute ordinairement par des frissons, lassitudes, mal de tête, ensuite survient une forte chaleur, le battement du pouls est irrégulier et plus vif, la soif est vive, la langue est sèche, brûlante, le sommeil est troublé, il y a quelquefois des nausées et des vomissements. La fièvre par elle-même n'est pas une maladie mais elle constitue le symptôme d'une inflammation et le signe d'une infection. La fièvre de lait n'est nullement occasionnée, comme on le croit, par la montée du lait, mais par un commencement d'infection puerpérale ; la fièvre de croissance n'existe pas non plus, ce qu'on désigne sous ce nom est une fièvre ganglionnaire, due à une petite poussée tuberculeuse.

Pour constater la fièvre. — Placer sous l'aisselle un *thermomètre à maxima* pendant dix minutes. Par la chaleur du corps, le liquide qui est dans la colonne du thermomètre monte et pousse en avant l'index (une petite quantité de mercure). Lorsqu'on retire le thermomètre, l'index marque la température, restant fixé au point où la chaleur du corps l'a placé.

Traitement de la fièvre. — Garder le lit, prendre des boissons rafraîchissantes et tièdes avec du citron, des tisanes diurétiques. Administrer un ou deux cachets contenant 50 centigrammes de quinine et 50 centigrammes d'antipyrine ; surtout ne pas manger, soutenir le malade avec des potages légers ou du lait, favoriser la transpiration avec des tisanes chaudes. Il est de toute nécessité de donner un lavement pour détruire la principale cause d'infection aussi bien chez les adultes que chez les enfants. Aux enfants on donne, matin et soir, 5 à 10 centigrammes de sulfate ou chlorhydrate de quinine, selon l'âge, en suppositoires.

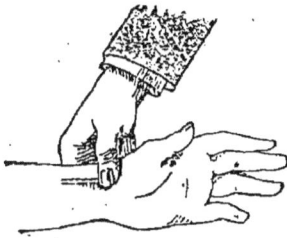

FIG. 248. — Pouls.

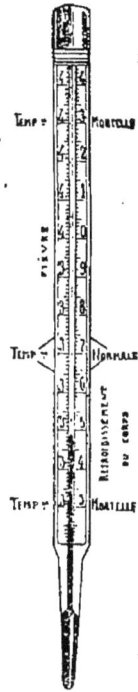

FIG. 249.
Thermomètre
médical.

Régime Biologique des Fiévreux. — On ne doit pas mettre à la diète le fiévreux parce qu'elle est souvent plus nuisible qu'utile ; mais il est bon de rappeler que le malade a les fonctions digestives affaiblies et qu'il importe de ne pas trop charger le tube digestif afin d'éviter toute fatigue à cet organe. On doit donc donner à manger mais choisir une alimentation légère et des aliments liquides ou pâteux. Les repas seront légers et fréquents. On peut donner du bouillon léger (le bouillon concentré est mal supporté sans être plus nutritif), des bouillons de légumes avec sagou, tapioca, du bouillon avec la *Tarvine*, des huîtres fraîches, des potages avec la *Tarvine* au lait ou à l'eau, du lait, mais toujours coupé avec de l'eau alcaline ou aromatisée avec du kirsch, du cognac et surtout du thé ; donner des purées de légumes, des bouillies avec la *Tarvine*, des œufs en lait de poule, des jaunes d'œufs battus, donner de la limonade, de l'orangeade, du vin-blanc, du cognac avec beaucoup d'eau. Les boissons seront glacées, chaudes ou simplement fraîches et bues par petites quantités afin d'éliminer les résidus toxiques. On aura soin de laver la bouche avec de l'eau alcaline et graisser les lèvres et les narines avec une couche légère de vaseline ou de lanoline. On ne donnera pas de viande parce qu'elle est mal supportée et laisse des résidus toxiques, il en est de même de la graisse.

Pendant la convalescence. — Lorsque la fièvre est passée, on fera faire des petits repas fréquents et légers. On donnera des bouillies, des potages avec la *Tarvine* à l'eau ou au lait, des potages au riz, des potages avec semoule, des pâtes au lait, peu à peu on ajoutera des purées de haricots, de lentilles, de pois avec ou sans jaunes d'œufs, du poisson maigre, de la volaille bouillie, des viandes pour arriver à un régime alimentaire de plus en plus fortifiant.

FIÈVRE D'ACCÈS. — Voir *Fièvre intermittente.*

FIÈVRE BILIAIRE. — Voir *Fièvre pernicieuse.*

FIÈVRE CÉRÉBRALE. — Voir *Fièvre typhoïde, méningite, fièvre chaude.*

561. — FIÈVRES ÉRUPTIVES. — Ces maladies se déclarent à la suite d'une contagion et sont ordinairement transmises par les microbes, lorsqu'on approche de la personne atteinte d'une de ces maladies, ou des objets lui appartenant. Les principales maladies que l'on désigne sous le nom de fièvres éruptives sont la *Rougeole*, la *Scarlatine*, la *Petite Vérole* ou *Variole*, parce que ces trois maladies ont beaucoup de ressemblances et se terminent par une éruption. Toutes les trois exigent les mêmes soins et le même traitement à savoir des tisanes diurétiques rafraîchissantes pour favoriser l'éruption, une douce température et le repos au lit pour éviter tout refroidissement. Pendant la fièvre et l'éruption ne donner que des tisanes; après l'éruption on peut donner du bouillon, du lait, mais aucun autre aliment. S'il y a constipation donner une purge légère d'huile de ricin. Pendant la convalescence garder la chambre, éviter le froid, boire la tisane de queues de cerises, s'alimenter avec du lait, du bouillon et de la *Tarvine* qui est un aliment phosphaté très reconstituant.

562. — FIÈVRE DE FOINS. — Le malade est pris d'un rhume de cerveau, il a des démangeaisons dans le nez, éternue fréquemment. En même temps, il éprouve une démangeaison dans les yeux, la conjonctive est enflammée et les yeux pleurent continuellement. Quelque temps après, le malade devient oppressé et a des accès de suffocation très pénibles.

Traitement: — Purifier le sang avec le *Dépuratif Parnel*, après chaque repas prendre l'*Elixir Spark* pour décongestionner le foie et régulariser les fonctions digestives. Laver le nez avec de l'eau boriquée.

FIÈVRE GASTRIQUE. — C'est un embarras gastrique avec une forte fièvre. Pour le traitement, voir *Embarras gastrique.*

563. — FIÈVRE INTERMITTENTE, FIÈVRE PALUDÉENNE. — Cette fièvre qui est la forme la plus fréquente du paludisme est surtout fréquente dans les pays chauds et marécageux; elle est occasionnée par des miasmes, produits microscopiques, qui se développent dans les endroits humides et partout où il y a des végétaux en décomposition dans de l'eau. Ces miasmes sont transportés par l'air et pénètrent dans notre corps (surtout par les piqûres des moustiques, des insectes, des mouches) où ils produisent un empoisonnement du sang. La fièvre intermittente se transmet également par l'eau qui contient des œufs et des larves de ces insectes, c'est pourquoi dans le cours de cet ouvrage nous conseillons de faire bouillir l'eau avant de la boire, parce que seule l'ébullition est capable de détruire les germes et les miasmes invisibles qui se trouvent dans l'eau, même la plus limpide. Voir *Paludisme*. La crise débute par *le froid*. Le malade est pris de frissons qui vont en augmentant, il grelotte, claque des dents et n'arrive pas à se réchauffer; les mains et les pieds sont glacés, il a un malaise général, des maux de tête et quelquefois des vomissements. Une heure ou plusieurs heures après, le froid disparaît pour céder la place à la *chaleur*, le malade est envahi par une chaleur brûlante et une soif ardente; la peau est sèche et brûlante, deux ou quatre heures après survient une transpiration abondante qui amène un soulagement. Après cette réaction, le malade ne ressent plus rien jusqu'à une nouvelle crise. Les accès de fièvre reviennent régulièrement par intermittences, le plus souvent à la même heure, tous les jours, tous les deux ou tous les trois jours, d'où le nom de fièvre *quotidienne*, fièvre *tierce*, fièvre *quarte*.

La crise est très variable en intensité; les accès peuvent être très faibles ou atteindre une violence extrême et causer la mort en quelques jours ou quelques heures : Voir la fièvre *pernicieuse*. La fièvre intermittente occasionne un engorgement du foie et de la rate qui persiste fort longtemps après l'accès, et qui se traduit par l'anémie paludéenne, la cachexie, la névralgie, les nervoses. Le malade est affaibli, son teint est terreux, jaunâtre. Il a le sang tellement appauvri qu'il peut amener une hydropisie ou une autre maladie grave et mortelle. Aussi doit-on soigner la fièvre intermittente très énergiquement parce que, mal guérie, elle peut revenir et exposer le malade à d'autres accès.

Traitement. — Le remède le plus précieux contre la fièvre intermittente est le *Sulfate* de *Quinine*. C'est le médicament spécifique. *Comme préservatif* le malade doit en prendre tous les jours un cachet de vingt-cinq centigrammes. *Comme curatif* pour couper l'accès, il faut prendre tous les jours un à deux grammes de quinine en deux fois et cela plusieurs heures avant l'accès. Mais pour qu'il agisse il doit être absolument pur. Très souvent le Sulfate de quinine contient des sels de cinchonine et des autres bases, ce qui le rend moins actif. En outre, il y a des tempéraments et des cas où il est insuffisant et impuissant; du reste plusieurs malades sont réfractaires à la quinine; pour remédier à cet inconvénient et obtenir une guérison radicale dans tous les cas et chez tous les malades on doit préférer la *Quinoline* qui est un chlorhydrate de quinine absolument pur et plus efficace; elle donne des résultats supérieurs au Sulfate de quinine et ne fatigue pas l'estomac; une petite dose suffit pour se préserver du paludisme.

Avant l'accès : administrer 3 à 4 cachets de *Quinoline* ; un à deux cachets plusieurs heures (au moins 3 heures) *avant* l'accès, et autant dès le début de l'accès.

Après l'accès : Pendant la convalescence continuer la *Quinoline* en diminuant la dose : on donne d'abord 4 cachets par jour, ensuite 3 cachets, ensuite 2 cachets, ensuite un cachet; continuer la *Quinoline* pendant un mois; pour lutter contre l'inflammation, prendre tous les jours 3 cuillerées à café d'*Elixir Spark*, qui est souverain contre l'engorgement du foie. Combattre l'anémie et la cachexie, qui surviennent à la suite de cette maladie, avec le *Triogène For* ou le *Vin Galar*, deux excellents toniques.

Hygiène préventive. — Ne pas sortir le soir, ne pas sortir à jeun, mais après avoir pris du thé ou du café chaud. Eviter le refroidissement, combattre tout dérangement de corps. Observer une hygiène sévère, éviter les alcools et tout excès. Ne jamais boire de l'eau sans l'avoir fait bouillir. Eviter les piqûres de mouches, de moustiques et d'insectes. Contre les névralgies et douleurs prendre le *Néragol*. Pour les enfants on fait usage du même traitement, mais il faut diminuer les doses.

564. — FIÈVRE JAUNE, vomito-négro. — Maladie spéciale aux pays chauds. Elle frappe les Européens, mais les nègres y sont réfractaires. Sa durée est de quelques jours. Le moustique est considéré comme le propagateur de la fièvre jaune, mais elle peut également être transmise par les objets ayant appartenu à un malade; aussi, tous les effets et vêtements doivent-ils être désinfectés ou détruits.

L'abus des excitants, de l'alcool, ainsi que le mauvais état de l'estomac, y prédisposent. La fièvre est accompagnée de frissons, d'insomnie. Le visage et le corps deviennent très rouges, les vomissements sont d'abord bilieux et ensuite contiennent du sang noir (vomito-négro). La jaunisse gagne de plus en plus le malade. Cette affection est plus ou moins grave, selon le pays, et peut entraîner la mort.

Le traitement curatif le plus efficace est l'administration du *Sulfate* de *Quinine* à haute dose ou la *Quinoline* qui agit mieux. Faire des frictions chaudes, appliquer des sinapismes. Faire des lotions froides, vinaigrées. Pour régulariser les digestions et éliminer sans violence les germes contenus dans le sang, donner l'*Elixir Spark* qui dégorge le *foie* et la *rate*, mais éviter les purgations répétées qui sont nuisibles, donner du champagne.

Hygiène préventive. — Lorsqu'on doit traverser une localité à fièvre jaune, il faut le faire dans l'après-midi et jamais après le coucher du soleil. La contagion se fait surtout le soir et la nuit. Ne pas séjourner dans la chambre d'un malade, mais dans une pièce à côté. Au cours de la maladie aérer et désinfecter tout très sérieusement. Observer le *Régime Biologique*. Eviter les excitants, les alcools, pour la boisson faire bouillir de l'eau. Les Européens, qui ont observé ces conseils, se sont toujours préservés de la fièvre jaune.

565. — FIÈVRE HECTIQUE. — Cette fièvre s'observe le soir dans les maladies chroniques et, principalement, dans les maladies du foie, du cœur, le cancer, la tuberculose. Elle n'est pas grave, mais on doit la combattre pour améliorer l'état général et faciliter la guérison. Le malade prendra du *Quinquina* ou mieux encore le *Vin Galar* ou le *Triogène For*. S'il y a l'inflammation du foie ou de l'estomac, donner l'*Elixir Spark* aux repas. Observer le *Régime Biologique*, s'alimenter avec la *Tarvine*.

566. — FIÈVRE DE LAIT. — Fièvre qu'on observe quelques jours après l'accouchement. L'accouchée a des frissons suivis de chaleur et des sueurs, des maux de tête et des douleurs dans différentes régions du corps. Les seins durcissent et deviennent volumineux, la malade a la langue chargée, une soif ardente et manque d'appétit. On observe cette fièvre lorsque les seins sont gorgés de lait, soit parce que la femme ne veut pas nourrir, soit parce que l'enfant ne tette pas assez. Il y a excès de lait, dont la présence provoque des troubles. Ordinairement, tous ces malaises disparaissent en 24 heures, les seins sont dégorgés par des tétées régulières, a des heures fixes ; mais le plus souvent, cette fièvre de l'accouchée n'est nullement due au lait, mais au manque de soins. La montée du lait ne donne pas de fièvre. S'il y a fièvre, elle est due à la déchirure du périnée, à une délivrance incomplète, à une fièvre puerpérale provoquée par l'infection. On doit sans attendre prévenir l'accoucheur et la combattre par une antisepsie énergique. Voir *Accouchement.*

567. — FIÈVRE LARVÉE. — Chez certaines personnes on observe au lieu de la fièvre des névralgies, des maux de tête, des vomissements qui reviennent périodiquement. On désigne cette fièvre sous le nom de *fièvre larvée.*

Pour le **traitement.** — Voir *Fièvre intermittente.*

FIÈVRE MALIGNE. — Fièvre intermittente, présentant des caractères graves. Pour le **traitement.** — Voir *Fièvre intermittente.*

FIÈVRE MILIAIRE. — Voir *Suette.*

FIÈVRE ORTIÉE. — Voir *Urticaire.*

FIÈVRE PALUDÉENNE. — Voir *Fièvre intermittente.*

568. — FIÈVRE PERNICIEUSE. — Fièvre intermittente avec des accès d'une violence extrême. Il survient un refroidissement intense, avec perte de connaissance, coma, apoplexie, convulsions. Pour le **traitement.** — Voir *Fièvre intermittente.*

569. — FIÈVRE PUERPÉRALE. — Maladie contagieuse qui se déclare chez les femmes en couches, elle est produite par un champignon ou algue microscopique, le *streptocoque,* le même qui détermine l'érysipèle, le phlegmon, l'angine, seul ou associé avec le *staphylocoque.* Ces organismes microscopiques se développent par suite de la décomposition de matières dans le vagin et dans la matrice, lorsque la délivrance n'est pas complète et qu'on a laissé des caillots de sang ou des débris du délivre, des débris d'un fœtus mort, et surtout lorsque les soins de toilette sont insuffisants, ce qui provoque la décomposition des lochies, lorsque l'antisepsie n'est pas observée très rigoureusement (linge, canule, pansements plus ou moins propres, mains non lavées, etc.). (Voir *Accouchement.*)

Cette infection est désignée sous le nom d'auto-infection, c'est-à-dire infection par soi-même. L'infection peut également avoir lieu par contagion, provenant d'une autre personne ayant été atteinte de rougeole, érysipèle, scarlatine, variole, diphtérie, ozène, ophtalmie, fièvre puerpérale, ce qu'on désigne sous le nom d'hétéro-infection.

S'il se produit une infection utérine, il faut tout de suite faire des injections intra-utérines deux fois par jour. Généralement cela suffit pour arrêter le progrès du mal et dissiper toute inquiétude; mais si l'amélioration n'arrive pas au bout de deux jours, il faut faire une injection vaginale et utérine et nettoyer l'utérus avec l'écouvillon, ensuite, faire un pansement utérin à la gaze iodoformée et recommencer au bout de vingt-quatre heures. S'il n'y a pas d'amélioration sensible, le troisième jour on pratiquera le curetage.

Hygiène préventive. — C'est pour éviter cette terrible maladie à l'accouchée qu'on doit observer une antisepsie, une propreté très rigou-reuses chez les personnes qui la soignent et dans tous les objets de toilette; c'est également dans ce but que chez l'accouchée on ne doit tolérer aucune visite avant quinze jours pour éviter toute fatigue et toute contagion par les microbes apportés par les visiteurs. Pour se préserver de cette maladie, la femme doit prendre les soins suivants :

Avant l'accouchement : Bonnes lotions chaudes, injections matin et soir, faire arriver le liquide du bock tout doucement, ne pas trop enfoncer la canule; pendant les couches, faire des injections antiseptiques et observer une propreté méticuleuse de tout ce qui touche à l'accouchée. Les personnes qui veulent faire leurs couches à la Maternité doivent s'y rendre au moins quinze jours avant, afin de s'acclimater à ce nouveau milieu, faute de quoi elles risquent une fièvre puerpérale, malgré les bons soins qu'on y reçoit. Avant l'antisepsie, ces infections puerpérales étaient très fréquentes, surtout dans les maternités. Aujourd'hui, grâce aux soins minutieux de propreté et l'antisepsie rigoureuse, ces infections sont très rares dans les maternités; c'est à domicile qu'on les trouve le plus souvent. Dans une maison d'accouchements, la moindre négligence des précautions antiseptiques peut faire éclater une véritable épidémie; dans ce cas, il faut fermer la maternité.

Pour le Traitement, voir *Accouchement.*

570. — FIÈVRE RÉMITTENTE. — Fièvre dont la température très forte le soir, s'abaisse très sensiblement le matin. (Dans la fièvre inter-mittente, la fièvre la plus forte a lieu le matin.) Elle est souvent compli-quée de jaunisse, de troubles nerveux et d'hémorragies. Elle peut devenir intermittente. Elle est fréquente en Algérie, au Sénégal, dans l'Inde, en Cochinchine, aux Antilles, en Amérique.

Traitement. — Voir *Fièvre intermittente.*

FIÈVRE SCARLATINE. — Voir *Scarlatine.*

571. — FIÈVRE TYPHOIDE, fièvre muqueuse, fièvre maligne. — C'est une maladie fébrile aiguë et infectieuse qui débute brusquement; l'intestin est son principal siège. Elle est occasionnée par un microbe spécial, *bacille d'Eberth*, qu'on retrouve dans les selles. Elle a pour cause l'affaiblissement, l'excès de travail, la mauvaise aération. Au début, avant que l'affection se déclare, le malade éprouve une lassitude, une douleur dans les membres, une faiblesse générale, un abattement profond et sai-gne un peu du nez, l'appétit manque. Lorsque l'affection se déclare le ma-lade a des *maux de tête qui sont de plus en plus violents et très tenaces,* des frissons. La fièvre est continue et va en augmentant. Elle s'accentue le soir et les nuits sont agitées ; le malade peut avoir le délire avec perte complète de connaissance. La diarrhée survient, le ventre est douloureux, sensible au toucher et ballonné; la langue est très sèche et chargée, elle est rougeâtre sur les bords et presque blanche au milieu; la soif est vive, ardente. Le malade a des vertiges lorsqu'on l'assoit sur son lit, il est indifférent à tout ce qui se passe autour de lui et parait comme endormi; sa figure est rouge. Cet état dure une semaine pendant laquelle la fièvre et les autres symptômes vont en s'accentuant, la fièvre peut atteindre 40° et même 41°.

Dans la semaine suivante, on observe des taches rouges, sur les membres et le ventre, ayant la forme d'une petite lentille qui s'efface sous la pression du doigt, les selles sont liquides et répandent une très mauvaise odeur, le ventre est gonflé et douloureux, le malade maigrit énormément.

La fièvre typhoïde est difficile à reconnaître au début et seules ces taches rosées ainsi que le mal de tête très tenace permettent de se prononcer définitivement sur la nature de la maladie. La semaine suivante, le mal reste stationnaire ou va en diminuant. Ces deux semaines sont les deux périodes les plus graves mais surtout la dernière. A la troisième semaine la fièvre va en diminuant, elle disparait le matin pour apparaitre le soir et finalement cesse tout à fait. Le malade sort de

FIG. 250.—Bacille d'Eberth, microbe de la fièvre typhoïde.

cette épreuve amaigri et bien faible. La fièvre typhoïde peut être très violente et occasionner des complications graves : péritonite, hémorragie, ulcérations de l'intestin grêle provoquant sa perforation; les autres complications fréquentes sont la méningite, la perte de l'ouïe ou quelques graves désordres au cœur et au poumon. Toutes ces complications, ainsi que la terminaison funeste, surviennent dans les premiers vingt jours; mais, le plus souvent, vers le huitième ou le dixième jour, la fièvre diminue, ainsi que les maux de tête, l'appétit revient et, vers le vingt et unième jour, le malade entre en convalescence; il est alors très faible et l'amaigrissement est grand. Cette maladie est contagieuse en pleine période aiguë et dure de 1 mois à six semaines.

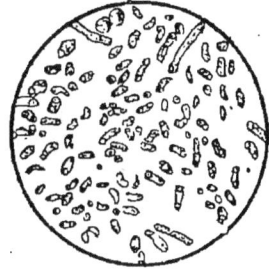

Précautions. — Pendant la convalescence, il faut toujours craindre une rechute parce qu'elle est très dangereuse. La cause la plus fréquente qui provoque cette rechute est la suralimentation. *Il ne faut pas oublier* que pendant la maladie le malade était presque à la *diète*, que ses organes digestifs se sont rétrécis et ne supporteront pas au début une alimentation trop substantielle. Les aliments trop solides, donnés trop tôt, une alimentation trop grossière sont souvent la cause de perforation de l'intestin. Si le malade a faim et demande à manger il *ne faut pas satisfaire entièrement son appétit* et ne lui donner que les aliments recommandés et à des intervalles voulus. En sachant résister un peu aux demandes du convalescent on lui épargne un grand danger.

Régime Biologique dans la fièvre typhoïde. — *Le malade sera nourri exclusivement avec des aliments liquides: lait, bouillon sans légumes, œufs à la coque, jus de viande* et surtout avec la *Tarvine* et du lait; les aliments solides sont rigoureusement défendus parce que cette maladie provoque des ulcérations dans l'intestin et que les aliments solides pourraient perforer l'intestin : les boissons acides et les limonades sont défendues; *contre* la soif donner de la tisane de riz ou d'orge bien passée, par petites quantités et souvent; on peut donner les boissons suivantes : eau pure bouillie, bouillon, lait stérilisé. On ne donnera le lait que lorsqu'il est bien toléré; peu à peu on donnera des potages farineux bien passés, potage et bouillie avec la *Tarvine*, ensuite on ajoutera des jaunes d'œufs, des bouillies plus épaisses à la *Tarvine*, à l'orge, au riz, la gelée de viande; lorsque la fièvre a cessé depuis plusieurs jours on peut permettre des œufs à la coque, des compotes, un biscuit. Pendant la convalescence, on donnera un peu de viande crue en pulpe, du jambon haché très fin, la *Tarvine* au lait.

Traitement. — Soutenir les forces avec une potion à l'*Extrait de quinquina*. Contre la constipation donner des lavements évacuants d'eau bouillie. *Contre* l'élévation de la température, appliquer des compresses d'eau froide sur le front et le ventre. Le meilleur traitement de cette fièvre est les bains, on les donne tièdes et suffisamment prolongés, au besoin on refroidit graduellement le bain en diminuant un degré de chaleur toutes les 10 minutes par une légère addition d'eau froide. Ils seront de 10 minutes au moins et plus si la température n'est pas assez abaissée; en donner un toutes les 3 ou 4 heures et même plus souvent si la température est élevée. Avec les bains donnés dès le début on obtient des résultats merveilleux. En plus on peut faire des lotions générales avec de l'eau vinaigrée et de l'eau de Cologne. (Selon le degré de la fièvre, l'eau sera tiède ou froide.)

Soins hygiéniques pendant la maladie. — Laver la bouche *avec de l'eau bouillie* parfumée avec un dentifrice plusieurs fois par jour. Placer le malade dans une pièce bien aérée, la température de la chambre ne doit pas dépasser 16°. Enlever tous les meubles inutiles, les tapis, les rideaux, les tentures; la chambre sera dans une demi-obscurité. Un silence absolu est nécessaire. Si le malade ne peut être isolé, on doit le transporter à l'hôpital et dans son intérêt et celui de la famille, sinon la maladie se propagera et fera des victimes; quant au malade, il n'aura pas le calme nécessaire, et risque de ne pas guérir. Tenir le malade très proprement et observer toutes les instructions que nous donnons plus loin.

Combattre l'hémorragie avec de l'*Extrait de ratanhia* ou du *Perchlorure de fer* en potion.

Convalescence. — Pendant la convalescence, donner des toniques, le *Triogène For* qu'il faut faire fondre dans de l'eau tiède, le *Vin Galar*, des grogs, un peu de champagne, s'abstenir de tout médicament en *poudre*, en *pilules* même pendant la convalescence.

Après la guérison, le malade a souvent les intestins très sensibles et est atteint d'une gastro-entérite qui se traduit par des coliques, la diarrhée, ou la constipation. Pour s'en débarrasser, le malade devra prendre au milieu du repas une cuillerée à café d'*Elixir Spark* et après chaque repas et dans la journée, un petit verre de *Vin Galar*. Continuer à s'alimenter avec la *Tarvine* qui est un aliment phosphaté très reconstituant.

La fièvre typhoïde se contracte en buvant de l'eau impure et malsaine qui contient des matières animales en décomposition. (Les puits et les conduites sont souvent souillés par quelques fissures venant des fosses d'aisances, les rivières sont souillées par des matières fécales), en mangeant des huîtres qui renferment de l'eau impure; en buvant du lait coupé avec de l'eau malsaine, ou par le contact avec les objets souillés par un malade.

En cas d'épidémie. — Aérer les cabinets et les tenir très proprement. Les latrines ne doivent pas sentir. Verser une solution antiseptique, eau de Javel ou chlorure de chaux délayé dans de l'eau et une bonne couche d'eau dans la cuvette pour que les odeurs du tuyau ne montent pas.

Hygiène préventive. — Les microbes se trouvent dans les déjections intestinales du malade. Ils prennent également naissance dans les matières fécales ordinaires et se répandent dans l'air, dans l'eau si celle-ci se trouve pour une cause quelconque en contact avec les odeurs et les liquides des fosses. Aussi, même en temps ordinaire, on doit éviter les odeurs qui s'exhalent des cabinets et les combattre énergiquement, car elles sont la cause de la fièvre typhoïde et du choléra.

La désinfection répétée, la propreté minutieuse pendant le cours de la maladie sont encore plus indispensables que la désinfection après la guérison.

Le seul moyen d'éviter la contagion, c'est de faire bouillir l'eau destinée à la boisson. Pour assainir l'eau, verser une cuillerée à café de *Septiline* dans chaque verre de boisson. Éviter tout contact avec les objets souillés par le malade et procéder à des soins minutieux de désinfection.

Après cette grave maladie, le malade garde quelquefois un affaiblissement de mémoire et de facultés ainsi qu'une faiblesse dans l'ouïe.

INSTRUCTION SUR LES PRÉCAUTIONS A PRENDRE
CONTRE LA FIÈVRE TYPHOÏDE

572. — Le germe de la fièvre typhoïde se trouve dans les déjections des malades. La contagion se fait à l'aide de l'eau contaminée par ces déjections ou par tout objet souillé par elles.

Mesures préventives. — En temps d'épidémie de fièvre typhoïde, l'eau potable doit être l'objet d'une attention toute particulière; l'eau récemment bouillie donne une sécurité absolue.

Cette eau doit servir à la fabrication du pain et au lavage des légumes. Avant de manger il faut se laver les mains avec du savon. Les habitudes alcooliques, les excès de tous genres, et surtout les excès de fatigue, prédisposent à la maladie.

Mesures à prendre dès qu'un cas de fièvre typhoïde se produit. — Les cas de fièvre typhoïde doivent être déclarés au commissariat de police du quartier pour la ville de Paris, et à la mairie dans les communes du ressort de la Préfecture. L'Administration assurera le transport du malade, s'il y a lieu, ainsi que la désinfection du logement et des objets contaminés.

Transport du malade. — Si le malade ne peut recevoir à domicile les soins nécessaires, s'il ne peut être isolé, notamment si plusieurs personnes habitent la même chambre, il doit être transporté dans un établissement spécial. Les chances de guérison sont alors plus grandes et la transmission n'est pas à redouter. Le transport devra toujours être fait dans une des voitures spéciales mises *gratuitement* à la disposition du public par l'Administration.

Isolement du malade. — Le malade, s'il n'est pas transporté, sera placé dans une chambre séparée où les personnes appelées à lui donner des soins doivent seules pénétrer. Son lit sera placé au milieu de la chambre; les tapis, tentures et grands rideaux seront enlevés. Cette chambre sera aérée plusieurs fois par jour. Le malade sera tenu dans un état constant de propreté. Les personnes qui entourent le malade se laveront les mains avec une solution de sulfate de cuivre faible (a 12 grammes par litre d'eau), toutes les fois qu'elles auront touché le malade ou les linges souillés. Elles devront aussi se rincer la bouche avec de l'eau bouillie. Elles ne mangeront jamais dans la chambre du malade.

Désinfection des matières. — Il est de la plus haute importance que les déjections du malade ainsi que les objets souillés par elles soient immédiatement désinfectés. La désinfection des linges et des mains sera obtenue à l'aide de solutions de sulfate de cuivre. Ces solutions seront de deux sortes, les unes fortes et renfermant 50 grammes de sulfate de cuivre par litre, les autres faibles renfermant 12 grammes par litre. Les solutions fortes serviront à désinfecter les déjections et les linges souillés; les faibles serviront au lavage des mains et des linges non souillés. Les commissaires de police tiennent gratuitement à la disposition du public des paquets de 25 grammes destinés à faire les solutions. On mettra deux de ces paquets dans un litre d'eau pour préparer les solutions fortes et un paquet dans deux litres pour les solutions faibles. Pour désinfecter les matières, on versera dans le vase destiné à les recevoir un demi-litre de la solution forte. On lavera avec cette même solution les cabinets d'aisances et tout endroit où ces déjections auraient été jetées et répandues. Aucun des linges souillés ou non ne doit être lavé dans un cours d'eau. Les linges souillés seront trempés et resteront deux heures dans les solutions fortes. Les linges non souillés seront plongés dans une solution faible. Les habits, les literies et les couvertures seront portés aux étuves municipales publiques de désinfection.

Désinfection des locaux. — La désinfection des locaux est faite gratuitement par des désinfecteurs spéciaux. Pour obtenir cette désinfection, il suffit de s'adresser, à Paris, au commissaire de police du quartier. Un médecin inspecteur des épidémies est chargé de vérifier l'exécution des mesures prescrites ci-dessus.

573. — FILARIOSE. — Cette maladie est occasionnée par un ver : *la Filaire de Médine* ou *Dragonneau*, qui se trouve dans l'eau. Une fois absorbé, le ver se loge sous la peau des chevilles, des jambes, la langue, le nez, les seins, et peut atteindre 8 centimètres de longueur. Il se forme des abcès qui laissent voir l'extrémité du ver.

Traitement. — Ouvrir l'abcès et faire sortir le ver en le roulant sur un morceau de bois.

Pour se préserver de ces vers qui sont fréquents dans le Gange, en Guinée et en Arabie, il faut boire de l'eau bouillie et ne pas marcher pieds nus.

574. — FILTRE. FILTRATION. — L'eau contient souvent des microbes, des œufs de vers, des matières organiques, qui sont la cause de plusieurs maladies infectieuses. Pour s'en préserver il faut filtrer l'eau destinée à l'alimentation. On emploie pour cet usage des filtres comprenant des bougies en porcelaine dégourdie, qui laisse traverser l'eau et retient en grande partie toutes les impuretés et particules insolubles qu'elle contient.

On obtient ainsi une eau claire, limpide, mais qui contient quand même des microbes et surtout les liquides solubles, *les toxines*, sécrétés par ces derniers; aussi ce filtrage ne constitue pas une garantie suffisante et, pour débarrasser l'eau de tous les éléments pouvant nuire, il n'existe qu'un moyen : c'est l'ébullition.

Pour avoir l'eau saine, exempte de toute substance pouvant occasionner une infection dans l'économie, il faut la faire bouillir. On doit donc boire de l'eau bouillie froide, qu'on peut couper avec un peu de vin, des infusions chaudes de camomille, tilleul, du thé, etc. : seule l'ébullition est capable de détruire tous les microbes. Voir *Eau*.

On peut assainir l'eau par l'addition de *Septiline*. Ce produit antiseptique rend l'eau plus agréable à boire et constitue un excellent moyen d'assainir l'eau de boisson. Il faut absolument refuser la liqueur de goudron qui est inefficace.

575. — FISSURES A L'ANUS. — Les fissures à l'anus sont des ulcérations (écorchures ou fentes) allongées qui se développent dans les plis de l'anus à la suite de la constipation, des diarrhées prolongées, des hémorroïdes; ces fissures gênent le malade pour s'asseoir, pour aller à la selle, produisant une douleur intolérable pendant et après l'évacuation. Le malade redoute tant ces douleurs qu'il se retient.

Traitement. — Le traitement chirurgical consiste à pratiquer une dilatation forcée de l'anus après l'avoir badigeonné à la cocaïne et endormi le malade au chloroforme. Il faut préférer le traitement suivant qui donne une guérison rapide sans aucune opération ni douleur : Tous les matins prendre un bain de siège *très chaud* de 5 à 10 minutes et appliquer la *Pommade Péruvienne Balton* en ayant soin de la pousser avec le doigt le plus profondément possible, afin que les fissures se trouvent en contact avec la *Pommade Péruvienne*, couvrir avec un linge et se garnir avec du coton hydrophile. Le soir, avant de se coucher, prendre un bain de siège très chaud, ensuite introduire dans le gros intestin un *Suppositoire Kost*. Éviter la constipation avec le plus grand soin et prendre tous les jours l'*Elixir Spark* pour entretenir la liberté du ventre. Comme dépuratif général de la masse sanguine, il faut prendre une cuillerée à soupe de *Dépuratif Parnel* à chaque repas. Pour ne pas trop charger l'estomac, s'alimenter avec la *Tarvine* qui est un aliment phosphaté reconstituant, d'une digestion facile. Observer le *Régime Biologique*.

Instructions très utiles à observer. Au moment d'aller à la selle on doit préparer un bain de siège très chaud. Se présenter à la selle et si l'évacuation provoque la douleur il faut immédiatement se mettre dans le bain de siège, le soulagement sera très grand ; malgré cela, après chaque évacuation, prendre un bain de siège chaud. Lorsqu'on va à la selle il faut prendre sur le siège la position courbée. En observant toutes ces prescriptions on sera soulagé de suite, on n'aura aucune douleur en allant à la selle ni après, dès le premier jour de traitement.

576. — FISTULES. — Ce sont des ulcères en forme d'ouverture ou de canal étroit, profond, non naturel, qui se forment à la suite d'un abcès. Ils sont entretenus par un état local d'inflammation ou une collection de pus et finissent par perforer la peau afin de laisser écouler de l'humeur. Les fistules les plus fréquentes sont la *fistule à l'anus*, la *fistule lacrymale* et la *fistule urétrale*. Lorsque les fistules ont deux orifices, l'un à la peau, l'autre sur un point plus ou moins élevé de l'intestin, elles sont dites *complètes*. Souvent ces fistules n'ont qu'un orifice ; si cet orifice unique s'ouvre dans l'intestin, les fistules sont dites *borgnes internes* ; si, au contraire, elles s'ouvrent uniquement au dehors, elles sont dites *borgnes externes*.

577. — FISTULES A L'ANUS. — Ces fistules reconnaissent pour cause la constipation, les inflammations des intestins en général, la diarrhée, la dysenterie, les hémorroïdes, les abcès.

Elles peuvent être *borgnes* (n'avoir qu'une ouverture) ou *complètes* (avoir deux ouvertures).

Le malade éprouve des démangeaisons et des douleurs intenses, le suintement du pus est continuel.

Traitement. — Ordinairement on traite les fistules avec des pommades sédatives à base d'acétate de plomb, on donne des injections iodées, des injections à la liqueur de Villate, mais ces traitements guérissent rarement. Le traitement suivant possède plusieurs exemples de guérison, et on doit l'employer avec confiance et de préférence à tout autre. Souvent, dès la première semaine, on observe une amélioration très marquée. Il consiste à lotionner, au niveau de l'orifice de la fistule, avec l'*Eau Résolutive Soker* au moyen d'un tampon d'ouate, ensuite appliquer une compresse trempée dans la même *Eau Résolutive*. Après les repas prendre l'*Elixir Spark*, pour éviter la constipation et avoir des selles molles, afin de ne pas augmenter l'inflammation. Purifier le sang et régulariser sa circulation avec le *Dépuratif Parnel*. Dans la fistule, faire des injections avec une infusion de feuilles de noyer, préalablement passée à travers un linge fin pour l'avoir bien limpide et enlever les feuilles. Ajouter une cuillerée à soupe d'*Eau Résolutive Soker* pour un verre de cette infusion. Tous les soirs introduire dans le gros intestin un *Suppositoire Kost*. En cas de faiblesse et d'anémie prendre le *Triogène For* ou le *Vin Galar*. S'alimenter avec la *Tarvine*, aliment phosphaté reconstituant, pour ne pas trop charger l'estomac.

578. — FISTULE LACRYMALE. — Cette fistule se forme dans le canal lacrymal à la suite d'une inflammation ou d'une lésion. Il y a écoulement des larmes ou de pus.

Traitement. Il consiste à cicatriser le canal avec une solution de nitrate d'argent à 5 centigr. pour 100 grammes d'eau et comprimer le canal avec un pansement.

579. — FISTULE URÉTRALE. — Ouverture accidentelle de l'urètre dans le scrotum, dans le trajet de la verge. Elle est causée par le rétrécissement. Soigner le rétrécissement pour que le cours de l'urine reprenne sa direction normale, cicatriser la fistule avec l'*Eau Résolutive Soker* et couvrir avec un pansement antiseptique. Avant chaque repas prendre les *Cachets Curatifs Darvet*. Voir *Rétrécissement*.

580. — FISTULE AU VAGIN. — Cette fistule fait communiquer le vagin avec le rectum, la vessie et l'urètre. Elle survient à la suite des accouchements difficiles. *Exige des soins chirurgicaux* et des pansements antiseptiques.

FLANCS (lat. *flaccidus*, mou). — Les deux côtés du corps, depuis les dernières côtes jusqu'aux hanches.

581. — FLANELLE. — Elle absorbe la sueur et la laisse évaporer lentement, ce qui évite un refroidissement. Elle est très utile en été et ceux qui la portent ne doivent pas la quitter en cette saison. Pour s'en passer, on doit habituer le corps aux changements de température en l'endurcissant avec des lotions à l'eau froide en toutes saisons et tous les jours.

FLATULENCES. — Voir *Gaz.*

582. — FLUEURS BLANCHES, Leucorrhée, Pertes blanches (grec: *leukos*, blanc, et *rhein*, couler). — La leucorrhée est un catarrhe provoqué par les congestions sanguines dans les parties basses; elle affecte particulièrement les femmes d'une constitution faible et lymphatique. Son symptôme principal est l'écoulement, par les parties génitales, d'un liquide blanc jaunâtre ou verdâtre ne tachant pas le linge, lequel se produit par une sécrétion exagérée des glandes de la muqueuse du vagin et de la matrice. Cet écoulement n'est pas contagieux, et il ne faut pas le confondre avec l'écoulement jaunâtre provenant d'une *métrite* ou *blennorrhagie* qui est contagieux.

Au début la malade n'éprouve aucune souffrance, ensuite survient une douleur obtuse dans le vagin, le bas-ventre, les cuisses; quelque temps après cette douleur disparaît, tandis que l'écoulement augmente et devient même plus abondant à la suite d'une fatigue et au moment des règles.

La malade est atteinte d'un affaiblissement moral et physique, son caractère est irritable. Elle éprouve de la langueur, de la pâleur, des tiraillements d'estomac et des troubles digestifs. L'appétit est mauvais, le sommeil est troublé et la malade devient profondément anémique. La *Leucorrhée* est occasionnée par un état général mauvais, la chloro-anémie, le lymphatisme ou par une maladie inflammatoire du vagin ou de la matrice, telle que la déviation de la matrice, les fibromes et principalement la métrite chronique.

La durée de la leucorrhée est longue, elle passe rarement d'elle-même et peut se prolonger toute la vie, si on ne la combat pas sérieusement. Son existence provoque une foule de troubles sympathiques, l'anémie, la décoloration de la peau, la flaccidité des chairs, les maux de tête, les migraines, la névralgie, l'engorgement du foie, la pesanteur dans les aines, la faiblesse, la lassitude et la tristesse.

Traitement. — Ordinairement on prescrit le fer, le quinquina, la gentiane, mais ces médicaments sont longs à guérir; la médication alcaline est également à éviter parce qu'elle décompose le sang et provoque la *cachexie*. Le meilleur moyen de guérir les flueurs blanches consiste à faire matin et soir une injection avec 2 litres d'eau chaude additionnée de *Spyrol Leber*. Saupoudrer les parties extérieurement après chaque injection avec la *Poudre Dermatique Jener* pour empêcher et calmer les démangeaisons. Contre l'anémie, il faut prendre le *Trioyène For*, les *Pilules Antianémiques Ducase* comme tonique reconstituant. S'il y a constipation ou mauvaise digestion, s'alimenter avec la *Tarvine* pour reposer l'estomac et prendre à chaque repas une cuillerée à café d'*Elixir Spark.*

Hygiène. Régime. — Une ou deux fois par semaine, prendre un grand bain. Comme régime, il faut observer le *Régime Biologique*. Pour assainir l'eau de boisson mettre une cuillerée de *Septiline* dans chaque verre d'eau. Ce traitement guérit très vite et radicalement.

583. — FLUXION (latin : *fluxionem*). — A la suite d'une inflammation il se produit un afflux du sang, le liquide se porte et se fixe à la région enflammée qui augmente de volume : c'est la *fluxion*.

584. — FLUXION DENTAIRE. — Gonflement de la joue qui survient à la suite d'un mal de dents. Voir *Carie*.

Le gonflement est produit par l'inflammation du périoste qui a gagné les parties voisines, les gencives, les joues, les lèvres, le cou. Ordinairement la douleur, qui pouvait exister, cesse lorsque la fluxion se forme. La fluxion est presque toujours accompagnée d'abcès, elle occupe toute la joue, si la dent cariée est à la mâchoire supérieure, et une partie du visage si la dent malade est à la mâchoire inférieure. La fluxion dure 6 à 8 jours et disparaît complètement ainsi que l'abcès qui l'accompagne; d'autres fois, il se forme du pus et l'abcès s'ouvre sur la gencive. Lorsque le pus peut s'écouler par la cavité de la dent, la fluxion ne laisse aucune trace. Le pus peut pénétrer dans le sinus maxillaire et il produit l'inflammation nommée *Sinusite*. Souvent le pus s'accumule sous la gencive et forme des *abcès dentaires*.

Comme l'ouverture de ces abcès, lorsqu'ils s'ouvrent, est très étroite, on doit faire vider l'abcès le plus vite possible par un dentiste ou faciliter l'écoulement du pus en appuyant sur les abcès avec le doigt, sinon il se formera des *fistules* et l'abcès s'ouvrira sur la joue. Le pus a une odeur fétide. L'abcès peut également provoquer la contraction des muscles de la région temporo-maxillaire, les mâchoires sont contractées, la bouche s'ouvre difficilement, et la mastication devient impossible. Le malade est obligé de se nourrir avec des aliments liquides.

Traitement. — Plusieurs fois par jour laver la bouche avec de l'eau boriquée chaude, de l'eau de guimauve, de l'eau oxygénée, à la dose d'une cuillerée à soupe par litre d'eau bouillie; s'il y a abcès, le faire ouvrir; prendre une nourriture liquide. Eviter les cataplasmes qui peuvent faire ouvrir l'abcès sur la joue, ce qui laissera une cicatrice très visible. Graisser la joue avec de la vaseline boriquée ou de la pommade camphrée et couvrir avec du coton hydrophile.

Si la dent est cariée, il faut la faire cautériser et même arracher; l'extraction doit se faire au début, parce que l'enflure peut gagner toute la joue et on ne pourra plus enlever la dent. Voir *Extraction*.

Si la fluxion vient à la suite d'un plombage, ce qui arrive lorsque la cavité a été insuffisamment désinfectée, il faut de suite enlever le plombage.

585. — FLUXION DE POITRINE (latin : *fluxionem*, de *fluere*, couler). — On appelle fluxion de poitrine l'inflammation plus ou moins intense de toutes les surfaces de la cage thoracique, c'est-à-dire du tissu pulmonaire; de la plèvre, de la couche musculaire et quelquefois des bronches à la fois. Elle est toujours provoquée par un refroidissement ou une blessure du poumon; elle survient également chez les personnes atteintes d'une maladie déprimante telle que le diabète, la grippe. Voir *Bronchite, Pneumonie, Pleurésie, Pleurodynie*.

Traitement. — Combattre la fièvre avec le *Sulfate de Quinine*, donner des grogs chauds, mettre des ventouses. On doit combattre l'inflammation des poumons comme il est dit à l'article *Pneumonie*, et l'inflammation de la plèvre comme il est dit à l'article *Pleurésie*.

586. — FOLIE. — Elle est causée par l'abus de l'alcool, des apéritifs, des absinthes et les inflammations chroniques qui troublent ou suppriment complètement les facultés intellectuelles, l'intelligence, la mémoire, la volonté. Elle peut également avoir pour cause la mauvaise conformation du cerveau dès la naissance, ou à la suite d'un accident. Cette maladie apparaît sous différents aspects : l'*idiotisme*, la *manie*, la *furie*, la *mélancolie;* elle est très longue à guérir. Avant tout on doit surveiller le malade et l'entourer de soins affectueux. La meilleure médication est le *Sédatif Tiber* qu'il faut donner à des doses croissantes : deux à quatre et même six cuillerées à bouche. On peut également donner du *Bromure de Potassium* qui réussit assez bien, mais il n'a pas la même efficacité que le *Sédatif Tiber* qui est calmant, et dépuratif à la fois. Après la guérison il faut continuer le *Sédatif Tiber* pendant 3 à 4 mois pour éviter une rechute. S'il y a des troubles digestifs, il faut donner l'*Elixir Spark*. Dans la journée et aux repas, boire la *Tisane Orientale Soker;* en cas d'anémie, il faut donner le *Triogène For* comme tonique reconstituant.

Régime. Soins à donner. — Supprimer les boissons alcooliques et observer le *Régime Biologique*. Le vin est défendu, il faut boire de l'eau filtrée ou du lait. On doit s'interdire toute répression et toute violence envers le malade ; c'est par la bonté et la douceur que l'on arrivera mieux à se faire obéir et à l'empêcher de faire du mal.

Les aliénés sont des malades incapables de raisonner et de mesurer la portée de leurs actes. Ils peuvent donc, sans se rendre compte de ce qu'ils font, commettre des actes dangereux et pour eux et pour les autres. Ils sont irresponsables et on doit les surveiller de près pour les mettre hors d'état de nuire. Il y a plusieurs cas de folie : les uns ont une conduite extravagante, provoquent des scandales ; les autres sont au contraire sombres et silencieux, mais commettent les actes les plus étranges. Les uns sont atteints d'hallucination, c'est-à-dire voient des objets, entendent des êtres qui n'existent pas, les autres sont atteints de démence et sont des maniaques. Tout en les entourant de soins on ne doit ni les exciter ni les brusquer et ne pas s'opposer ouvertement à leurs idées. Enlever tous les objets avec lesquels ils pourraient faire du mal et à eux et aux autres. Observer leur alimentation parce qu'ils avalent avec avidité et excès, les autres se laissent mourir de faim; ne pas leur donner des boissons alcooliques qui les rendront furieux. La violence les excite davantage et on ne doit avoir recours à ce moyen que s'ils sont dans un état de furie. La folie est souvent guérissable, les uns peuvent se guérir complétement, les autres recouvrent en grande partie la santé, mais la majorité est incurable. Aussi pour les mettre à l'abri de tout abus, il est prudent de demander soit l'interdiction, soit la séquestration dans une maison de santé pour protéger contre eux-mêmes et leur vie et leurs biens.

587. — FONGOSITÉ (latin : *fungus*, champignon). — Excroissance spongieuse qui apparaît autour d'une plaie. Ces végétations saignent facilement et par leur présence empêchent la cicatrisation. Aussi doit on les cautériser avec un crayon de nitrate d'argent pour empêcher leur développement.

FONGUS. — Tumeur qui ressemble à un champignon.

588. FONTANELLE. — L'emplacement où se trouve la suture des os de la boîte cranienne. Au début de la vie, cette suture est faite, par une membrane fibreuse qui devient un cartilage, lequel s'ossifie complètement vers l'âge de 18 ans.

La *Grande Fontanelle* est l'emplacement où se trouvent réunis le frontal avec les pariétaux, la *Petite Fontanelle* est celui où se trouvent réunis l'occipital avec les pariétaux.

589. — FOOT-BALL. — Jeu de balle anglais, sport hygiénique; surveiller les joueurs qui, surexcités, vont au delà de leurs forces.

590. — FORCEPS. — Instrument employé pour activer les accouchements.

Fig. 251. — Fontanelle.
A. Grande fontanelle.
B. Petite fontanelle.

591. — FORMATION. — C'est la période pendant laquelle les organes atteignent leur complet développement. Le passage de l'enfance à l'adolescence peut être accompagné de troubles digestifs, d'anémie, de chlorose, etc. On constate un grand appauvrissement de sang et tous les symptômes du lymphatisme, la menstruation apparaît irrégulièrement et s'établit difficilement. On doit combattre les mauvaises digestions par l'*Elixir Spark*; s'il y a nervosité, crises nerveuses, *hystérie, chorée* ou *convulsions*, on donnera le *Sédatif Tiber* à dose croissante. Contre l'anémie il faut donner le *Vin Galar* ou le *Triogène For*, avec les *Pilules Ducase*.

592. — FOSSES D'AISANCES. — Pour éviter les mauvaises odeurs et les infiltrations vers les puits ou les sources, les fosses d'aisances doivent être aérées et construites en ciment pour être étanches.

593. — FOUDRE. — Lorsqu'il pleut on ne doit jamais se mettre sous un arbre ou sous un clocher, on risque ainsi de recevoir la foudre. Les arbres, les clochers ou les objets pointus attirent la foudre. En temps d'orage s'éloigner le plus possible de l'eau, — lac, rivière — des fils télégraphiques, des arbres, éviter les rassemblements d'hommes et d'animaux, les clochers d'église; il est plus prudent de se tenir au milieu d'une place et de se faire mouiller. On ne doit pas oublier que si une maison n'a pas de paratonnerre la foudre tombe sur les murs, les tuyaux de conduite des eaux, il est donc prudent de ne pas s'approcher et s'abriter le long d'un mur en cas d'une pluie d'orage. Lorsqu'on est chez soi, il faut se tenir au milieu de la chambre et s'asseoir sur un fauteuil couvert de soie, sur un objet en laine ou sur un lit, à *condition* que ce dernier ne touche pas au mur. Il est extrêmement dangereux d'ouvrir une fenêtre pendant l'orage, on risque de recevoir la foudre et d'être tué sur place. Lorsqu'on est brûlé par la foudre, il faut appliquer la vaseline ou de l'huile à manger et couvrir avec de la ouate. Voir *Brûlures*. Si la personne foudroyée se trouve mal, il faut la traiter comme si elle avait subi un commencement d'asphyxie par le gaz. Voir *Asphyxie*.

FOULURE. — Voir *Entorse*.

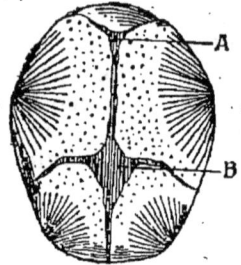

594. — FRACTURES. — Les os peuvent être brisés à la suite d'un accident, par un coup direct, par une chute ou par une distension articulaire, chez un enfant par exemple qu'on tire ou soulève brusquement par le bras ; la fracture est quelquefois accompagnée d'une plaie. On reconnaît une fracture à ce que l'individu ne peut se servir de son membre et qu'il y a une mobilité anormale là où l'os continue. Selon les os, la fracture présente plus ou moins de danger. La *fracture du crâne* est toujours très grave parce qu'elle atteint le cerveau ; la fracture de la *colonne vertébrale* est toujours mortelle. Les fractures sont fréquentes et plus longues à se guérir chez les vieillards

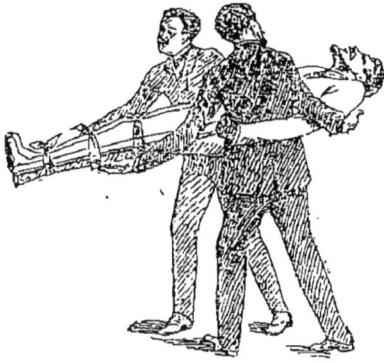

FIG. 252. — Comment transporter à peu de distance, quelqu'un, en cas de fracture des os de la jambe.

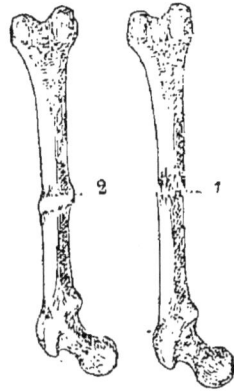

FIG. 251. — Fracture de l'os fémur, os de la cuisse.
1. Fracture de l'os.
2. Os consolidé.

parce que chez eux les os sont très fragiles elles sont assez rares chez les enfants parce que chez eux les os sont à l'état de *cartilage*, c'est-à-dire mous, et en cas d'accident peuvent ployer au lieu de se casser. L'os casse se soude à nouveau lorsque l'on remet les fragments en place. On doit l'immobiliser pour que la soudure se fasse dans la direction naturelle et ne pas toucher à l'appareil, sinon on risque d'avoir un membre déformé. La première précaution à prendre en cas de fracture, c'est de placer le membre d'aplomb et d'éviter tout mouvement, tout choc ; au besoin couper les vêtements, mais ne pas chercher à déshabiller parce que les mouvements d'un membre fracturé sont très douloureux

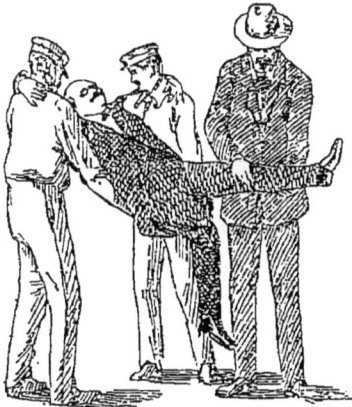

FIG. 253. — Transport à petite distance en cas de fracture de jambe.

et font souffrir, ensuite immobiliser la fracture au moyen d'appareils spéciaux en fil de fer ou en plâtre, appelés gouttières, ou avec des planchettes de bois ou des cartons et des bandes ; appliquer par-dessus des compresses d'eau froide. Pour la fracture des côtes, immobiliser la poitrine en l'entourant d'une serviette bien serrée ; si c'est un membre supérieur, le soutenir avec une serviette en écharpe. En cas de transport immédiat, on doit immobiliser le membre fracturé. Si c'est un membre inférieur, il faut rapprocher les jambes et les réunir avec une corde, ou avec des mouchoirs. Placer sous le membre fracturé une longue attelle.

S'il y a plaie, il faut la laver avec de l'eau bouillie et la couvrir d'un linge propre trempé dans cette eau. Arrêter l'hémorragie mais ne faire aucune section de lambeau de chair, même si le lambeau adhère au corps par une partie très mince ; glisser sous la fracture une ou deux planchettes en bois et les fixer avec une bande. En cas de fracture d'un membre inférieur, il faut transporter le malade sur un brancard ; une échelle, une planche, une porte peuvent servir de brancard, on pose dessus un matelas ; transporter le malade avec toutes les précautions.

Traitement. — Pour guérir une fracture, on fait la *réduction de la fracture* et on la traite par le massage et l'immobilisation, c'est-à-dire on remet en place l'os cassé et on maintient cette situation en immobilisant le membre par un appareil afin de provoquer la suture des débris. (Cette cicatrisation osseuse se nomme *cal.*) Bien compris, ce traitement active la consolidation de la fracture assez vite, le temps peut varier de six semaines à trois mois.

Fracture de l'avant-bras. — Fracture du cubitus et du radius. L'avant-bras prend une forme cylindrique. Placer le bras entre deux planchettes, le dos de la main en haut.

Fracture du coude. — Éminence de l'extrémité supérieure du cubitus ou *olécrane*. Le malade ne peut étendre le bras, le cubitus est déplacé, la partie supérieure du cubitus est au-dessus de sa place et s'approche lorsqu'on étend l'avant-bras. Immobiliser l'avant-bras. Après la suture faire quelques massages pour éviter l'ankylose.

Fracture de l'extrémité inférieure du radius. — Chute sur la paume de la main : le poignet est cylindrique, le dos de la main prend la forme du dos d'une fourchette. Pratiquer la réduction, fixer sur la main en l'inclinant sur le bord cubital et refouler avec le pouce le fragment inférieur en avant et le fragment supérieur en arrière. Fixer avec attelle et une bande.

Fracture du bras. — Extrémité supérieure de l'humérus. Entourer le membre avec 3 coussins et 3 attelles, maintenir avec une bande. Si la fracture est à l'extrémité inférieure de l'humérus, la terminaison du cubitus, qui forme le coude, fait une saillie considérable. Faire tenir le membre supérieur étendu, croiser les doigts sur la saillie qui occupe le pli du coude et la repousser en arrière ; avec les pouces repousser l'olécrane en avant ; appliquer un appareil plâtré pendant 20 à 30 jours.

Fracture de la clavicule. — Survient à la suite d'un coup, d'une chute ; le fragment interne est élevé et forme saillie, l'épaule abaissée forme moignon, le bras est tourné en dedans, l'avant-bras est fléchi. *Traitement :* attirer le moignon de l'épaule en arrière et en haut, immobiliser avec une écharpe l'avant-bras un peu fléchi, le coude rapproché du tronc. Se soigne avec le massage.

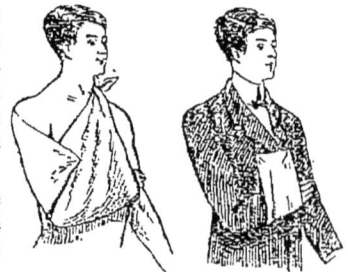

Fig. 255. — Écharpes pour maintenir l'avant-bras et le bras.

Fracture des côtes. — Elle est accompagnée d'ecchymoses, de douleurs très vives. Il peut survenir une pneumonie et de l'emphysème ; immobiliser le thorax avec une bande qui doit recouvrir une large partie de la poitrine et serrer fortement.

Fracture du crâne. — Toucher le moins possible par crainte d'enfoncer les os brisés ; pansement à plat et maintenir avec une bande.

Fracture de la base du crâne. — Ecchymose de la paupière inférieure, provoque l'hémorragie ou l'écoulement d'un liquide par le nez, la bouche, les oreilles, ainsi qu'une paralysie partielle des muscles de la face. Faire des compresses à l'alcool camphré.

Fracture du cubitus. — Voir *Avant-bras*.

Fracture de la cuisse. — Impossibilité de se relever, douleur très vive au moindre mouvement, le membre est plus court et tourné en dehors. Il faut pratiquer l'immobilisation dans une gouttière, ensuite dans un appareil à extension continue.

Fracture des os de la face. — Si les os sont déplacés, il faut les redresser, ensuite mettre des compresses à l'alcool camphré.

Fracture des os de la jambe. — Fracture du tibia et du péroné : survient à la suite d'un faux-pas ; appliquer d'abord une gouttière, ensuite appareil plâtré lorsque le gonflement aura disparu.

Fracture de la main. — Compresses à l'alcool camphré ou à l'eau blanche.

Fracture du maxillaire supérieur. — Une serviette nouée au-dessus de la tête, alimentation liquide.

Fracture du maxillaire inférieur. — Appliquer un bandage, ligature des deux fragments.

Fracture de l'omoplate. — Soutenir le bras avec une écharpe.

Fracture du péroné. — Voir *Fracture de la Jambe*.

Fracture du pied. — Voir *Fracture de la Jambe*. Immobiliser le pied dans un appareil plâtré.

Fracture du poignet. — Voir *Fracture de l'Avant-bras*.

Fracture du radius. — Voir *Fracture de l'Avant-bras*.

Fracture du sternum. — Pratiquer la réduction ; immobiliser la poitrine avec une bande de diachylon ; repos absolu sur le dos.

Fracture du tibia. — Voir *Fracture de la Jambe*.

Fracture des vertèbres. — Repos absolu au lit.

FRAYEURS pendant le sommeil.—Voir *Sommeil, Terreur nocturne*.

595. — FRISSONS. — C'est la sensation du froid avec tremblement et claquement de dents. S'ils surviennent à la suite d'un refroidissement, prendre un cachet de quinine, de 25 à 50 centigrammes, et boire des tisanes chaudes. Si le frisson revient à intervalles fixes, c'est la *fièvre intermittente*. S'il est nerveux et survient à la suite d'une émotion ou d'une frayeur, boire une tasse de camomille et au besoin prendre un peu de sirop d'éther.

596. — FROID (Coup de froid). — Le froid peut causer plusieurs maladies surtout lorsqu'on est en transpiration, c'est ainsi que l'on est atteint souvent d'une pleurésie, d'une bronchite ou d'une fluxion de poitrine. Par la congestion qu'il provoque à l'intérieur de notre corps, le froid rend l'organisme moins résistant contre l'envahissement des microbes et leur virulence. C'est ainsi que l'individu offre un terrain favorable à l'éclosion d'une maladie microbienne, d'une pneumonie et de la tuberculose. Chez les personnes mal vêtues et mal nourries, le froid et l'humidité par leur action prolongée altèrent la santé et amènent des douleurs rhumatismales, des névralgies et même la tuberculose. A la suite d'un coup de froid, qui survient généralement à la suite d'un changement brusque de température, il faut prendre des boissons chaudes, du thé, du café ; avant de se coucher boire quelques tasses de tisane de bourrache bien chaude et se couvrir bien pour la nuit afin de provoquer une bonne transpiration ; s'il y a frisson, donner un cachet de quinine de 25 à 50 centigrammes. Le froid humide est très nuisible et donne des névralgies, des rhumatismes et des affections de la poitrine. Aussi dans le Nord de la France on ne doit jamais dormir les fenêtres ouvertes. Voir *Aération*.

Emploi du froid dans les maladies. — On utilise le froid comme anesthésique pour calmer les douleurs à la suite d'une brûlure, et pour empêcher l'inflammation à la suite d'une opération chirurgicale. Le froid sous forme de compresses ou bains froids est employé avec grand succès pour abaisser la température dans les maux de tête, la surexcitation nerveuse, les maladies aiguës et dans les maladies nerveuses, les convulsions, les méningites. Les bains froids sont très efficaces dans la fièvre typhoïde, la scarlatine et la pneumonie.

FRONDE. — Une sorte de bandage dont les extrémités sont coupées en deux ou trois lanières.

597. — FURONCLES, CLOUS. — Petites tumeurs en forme de boutons rouges et chauds contenant de l'humeur et qui apparaissent sur la peau, à la suite d'une maladie d'estomac ou d'une maladie fébrile qui charge le sang d'âcreté, à la suite de diabète, et lorsque le système pileux ou la peau ont été en contact d'impuretés ou subi une irritation locale. Chaque bouton contient de l'humeur et un petit germe nommé *bourbillon*. La réunion de plusieurs clous constitue l'*anthrax*. Lorsque les clous se reproduisent à plusieurs reprises, il est très utile de faire examiner l'urine pour rechercher le sucre parce qu'ils constituent le premier signe du diabète.

Traitement. — Pour faire avorter et arrêter l'évolution des furoncles, on conseille la levure de bière, mais il est rare qu'elle donne un bon résultat. Il faut également éviter les purgatifs comme étant très nuisibles, parce qu'ils répandent l'humeur dans tout l'organisme ; il faut préférer le traitement suivant : laver la place à l'eau boriquée chaude, frictionner avec de l'*alcool camphré*, de l'*eau de Cologne*, isoler la place en la recouvrant avec un morceau de *diachylum* ou d'*emplâtre de Vigo*. Pour hâter la maturité, faire des compresses chaudes avec de l'eau boriquée ou mieux avec une solution de sublimé, 25 centigrammes pour un litre d'eau bouillie. Lorsque le clou est mûr, presser dessus pour faire sortir le pus et laver avec de l'eau phéniquée chaude ou de l'*Eau Résolutive Soker* coupée d'eau.

Pour combattre la cause, il faut purifier le sang et éliminer toutes les âcretés avec le *Dépuratif Parnel*, dont l'efficacité est souveraine. Pour guérir l'estomac, et enlever l'inflammation de l'intestin, prendre l'*Elixir Spark* qui est le meilleur remède pour ces affections.

Hygiène préventive. — Pour se préserver des furoncles, il faut faire usage d'un savon antiseptique qui nettoie bien, — *Savon au Goudron*, ou *Savon Janelle* — et tenir la peau bien propre. Voir *Abcès*.

G

598. — GALACTORRHÉE. — Sécrétion abondante du lait pendant l'allaitement ou après l'avoir cessé. Pour empêcher cette sécrétion il faut couvrir les seins avec une forte couche de coton hydrophile et fixer avec une bande légèrement serrée. Boire la tisane de pervenche et de canne. Prendre quelques purgatifs légers. Boire la *Tisane Orientale Soker*.

599. — GALE. — Cette maladie parasitaire est occasionnée par un animalcule visible à l'œil nu, nommé *acarus*, de la classe des Arachnides, qui se localise dans les sillons de la peau où il se propage très vite. Cette maladie se contracte facilement par le contact avec les objets ou les vêtements d'un galeux. La gale débute par des démangeaisons qui s'exaspèrent la nuit. L'acarus *de la gale* est blanc jaunâtre, hémisphérique; ses mouvements qui sont très rapides provoquent une éruption de petits boutons et une démangeaison très vive laquelle augmente par la chaleur du lit. Les signes caractéristiques de la gale sont les sillons que l'on observe dans les régions préférées par le parasite, entre les doigts par exemple. Le sillon se présente sous la forme d'une petite ligne grise, droite ou courbe, de deux millimètres à deux centimètres de longueur. L'acarus mâle se trouve dans les petites bulles près les sillons lesquels sont occupés par la femelle. Celle-ci peut pondre jusqu'à 500 œufs qu'elle dépose dans le sillon et meurt. L'éclosion des œufs a lieu quelques jours après et ils se reproduisent à leur tour.

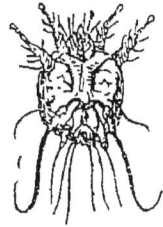

Fig. 256.
Acare de la gale.

La gale se contracte par les habits, les gants, le lit, les draps s'ils n'ont pas été changés; la contagion peut avoir lieu par les coussins et les brassards.

Traitement. — Si le malade est marié, il faut soigner toute la famille de suite pour éviter la contamination. La gale guérit très vite avec la pommade soufrée légèrement alcaline connue sous le nom de *Pommade soufrée d'Helmerich.* Il faut procéder de la manière suivante : frictionner tout le corps, sauf la tête, avec du savon noir, laver à l'eau tiède, éponger l'humidité et enduire tout le corps avec la pommade soufrée; garder cette pommade le plus longtemps possible, une journée par exemple, et le lendemain prendre un bain et changer de linge et de vêtements. Si la friction a été assez énergique, une seule application suffira pour se guérir; dans le cas contraire, et pour éviter toute récidive, il faut recommencer la même opération le lendemain. On a essayé également des frictions avec l'onguent citrin, du pétrole (ce dernier étant inflammable présente du danger), du jus de tabac, mais la *Pommade Soufrée* doit être préférée comme étant la plus efficace.

Le linge de corps et les vêtements que l'on quitte, les draps de lit seront désinfectés dans une étuve ou dans une chambre où l'on brûle du soufre pour tuer les insectes de la gale qui pourraient s'y trouver.

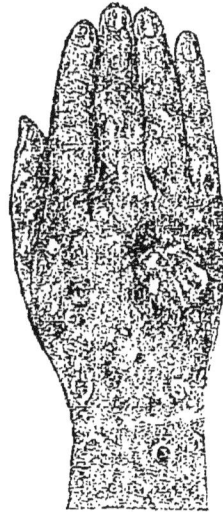

Fig. 257.
Gale pustuleuse.

600. — GALVANO-CAUTÈRE. — Instrument électrique pour couper un tissu et le cautériser en même temps. Il comprend une pile au bichromate, un porte-cautère pour introduire dans la cavité et le cautère formé d'un fil de platine.

601. — GARDE-MALADE. — La garde-malade doit être expérimentée et avoir l'habitude de soigner les malades. Elle doit éviter au malade toute fatigue et tout épuisement et prendre toutes les précautions et soins minutieux jusqu'au dernier moment. Elle doit donner au malade à boire, administrer régulièrement les médicaments prescrits, le transporter d'un lit dans un autre avec beaucoup de ménagement, changer de linge. Elle doit agir avec beaucoup de douceur et de patience mais un peu de fermeté pour lutter contre les caprices du malade. Elle doit être toujours calme afin de ne pas énerver le malade. La garde-malade prendra du repos et ne veillera pas deux nuits de suite sans s'être reposée dans la journée pour avoir l'esprit au repos. Elle portera toujours une longue blouse facile à laver, elle prendra ses repas en dehors du malade. Voir *Malade*.

GANGLIONS (gr. *gagglion*). — Petites tumeurs arrondies, dures, qui se trouvent sur le trajet des tendons, des nerfs ou vaisseaux lymphatiques.

GANGLIONS DE L'AINE. — Voir *Adénite*.

GANGLIONS NERVEUX. — Voir *Système nerveux*.

602. — GANGRÈNE. — Lorsque le sang cesse d'arriver dans une partie de notre organisme, cette partie se refroidit, se décompose et meurt : c'est la *gangrène*. Si c'est une artère qui se trouve bouchée et ne laisse pas passer le sang, c'est la *gangrène sèche;* si c'est une veine, c'est la gangrène *humide*. Les artères peuvent être oblitérées par suite d'un âge très avancé, c'est la *gangrène sénile* qui survient lorsque les artères se sont ossifiées à la suite d'une *artério-sclérose*. Les veines peuvent être oblitérées par une *phlébite*. Souvent des caillots de sang bouchent les vaisseaux qui communiquent avec le cerveau, les poumons, le foie ou la rate, le sang ne peut plus arriver à ces organes lesquels se gangrènent et provoquent une embolie qui amène une mort subite. La gangrène peut se produire dans la *fièvre typhoïde* parce que le malade reste couché trop longtemps, ce qui produit sur la peau une compression qui empêche le sang d'y arriver. Elle peut également

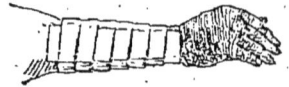

Fig. 258. — Gangrène.

Lorsque la main est trop serrée par un bandage, la circulation du sang ne se fait plus et la gangrène de la main survient.

se produire par un bandage trop serré qui empêche le sang de circuler. On ne connaît pas de traitement efficace pour la partie gangrenée. On doit donc chercher à séparer et à sauvegarder les parties saines par des pansements antiseptiques à l'acide borique, à l'acide phénique, au permanganate de potasse et soutenir le malade par des toniques et des reconstituants : *Quinquina*, *Vin Galar*, *Triogène For*, préparations ferrugineuses, *Pilules Ducase*.

Gangrène pulmonaire. — Elle survient dans le diabète, le mal de Brigth, les maladies infectieuses, tuberculose, l'alcoolisme ou à la suite d'une blessure aux poumons. Le malade est oppressé et tousse, les crachats sont noirs, mélangés de sang et *très fétides*, l'haleine est également fétide.

Traitement. — Donner des grogs, du *Quinquina* ou du *Vin Galar* et des cachets de *Tanoline Kal* pour cicatriser les plaies.

GARGOUILLEMENT. — Voir *Borborygme*.

603. — GASTRALGIE, CRAMPE OU NÉVRALGIE D'ESTOMAC. — La gastralgie est une affection nerveuse de l'estomac qui ne se traduit pas par une lésion de l'organe mais par la névralgie des nerfs de l'estomac dont les douleurs peuvent revêtir une violence extrême. Cette affection est provoquée par le froid, les fatigues de tout genre (veillées, excès), les chagrins, par une alimentation excitante, par l'usage des épices et des liqueurs alcooliques ou des médicaments irritants, enfin par la compression des nerfs due à des tumeurs. Elle reconnaît encore pour causes la goutte, l'anémie, la chloro-anémie, les fièvres intermittentes, la dyspepsie et les maladies utérines, l'hystérie, la phtisie; et notamment l'ataxie locomotrice. Chez le gastralgique la digestion se fait difficilement, il a des tiraillements, des douleurs, des gaz, il est constipé et se sent envahi par le découragement, l'*hypocondrie* et la tristesse. La douleur siège au creux de l'estomac et s'étend vers le milieu du dos. Elle éclate sous forme d'accès. Le malade éprouve une salivation abondante, des nausées, des tortillements, des gaz, des borborygmes, des hoquets, une sensation de brûlure dans la poitrine et quelquefois des vomissements. Une douleur angoissante, brûlante, se répand dans le ventre, dans le dos, à la base de la poitrine, aux reins. La crise se produit au moment du repas ou en dehors, dure longtemps et peut revenir tous les jours. Les mouvements du corps, la pression au creux de l'estomac l'exagèrent.

Le malade a l'appétit dépravé, une soif ardente et dans la bouche une saveur métallique. Il est presque toujours constipé, a souvent mal à la tête, et des envies de bâiller. La vie sédentaire, la période de la puberté et de l'*âge critique* chez la femme, prédisposent à la gastralgie. Dans ces accès violents, le malade a la face pâle, les traits contractés, un pouls ralenti; il pousse des gémissements, éprouve de très vives douleurs dans les reins et peut tomber en syncope. Si la gastralgie n'est pas associée à la dyspepsie, le malade conserve son appétit et digère facilement, mais ce n'est pas la généralité. Il arrive quelquefois que le cerveau soit fâcheusement impressionné de ce trouble gastralgique. Dès son lever, le malade a des vertiges, des bourdonnements d'oreilles, un obscurcissement de la vue; il lui semble qu'il va tomber, et c'est ce qui arriverait fatalement, s'il ne prenait le parti de s'asseoir. Cette crise, qui n'est que passagère, peut durer de quelques minutes à une heure; sa terminaison est ordinairement précédée de bâillements, de la production d'une sueur froide, d'une sensation relative de bien-être.

La gastralgie est une affection grave de l'estomac, qui exige un traitement rationnel.

Traitement pendant la crise. — Pour calmer la douleur et activer la digestion, boire une infusion chaude de camomille, de tilleul, d'anis étoilé; au besoin, prendre un peu de sirop d'éther; appliquer des compresses chaudes ou glacées sur le creux de l'estomac.

Traitement curatif. — Pour éviter la crise et se guérir d'une gastralgie, il faut prendre avant chaque repas un *Cachet Polydigestif Soker* et après chaque repas une cuillerée à café d'*Elixir Spark*. S'alimenter avec la *Tarvine* qui est un aliment reconstituant, très facile à digérer et laisse reposer l'estomac. Après la guérison, continuer un certain temps, pour prévenir toute rechute. Toute autre médication est inutile et ne servira qu'à aggraver la maladie, éviter surtout la médication alcaline qui décompose le sang et provoque la cachexie.

Pour assainir l'eau, verser une cuillerée à café de *Septiline* dans chaque verre de boisson.

604. — GASTRITES. — Affection très commune, la gastrite est un trouble, une inflammation de l'estomac qui résultent généralement d'un vice de régime : repas trop copieux, abus des assaisonnements, l'usage de vinaigres, des fruits acides, des légumes aromatiques, des boissons alcooliques, des mets acides ou épicés, — que nous croyons utiles et très sains et dont nous faisons un usage courant par simple habitude, mais qui sont en réalité inutiles et malfaisants pour l'estomac — l'insuffisance de mastication; l'excès de tabac, de veille et de fatigues, l'ingestion de viandes avancées, de gibier faisandé, de fromages fermentés, en un mot l'usage des aliments mal tolérés par l'estomac. Une mauvaise hygiène, un régime exclusivement animal, provoquent aussi la gastrite. Cette maladie peut être aiguë et chronique.

La gastrite aiguë est accompagnée des mêmes phénomènes que l'embarras gastrique, mais sous une forme plus intense. Le malade est pris de mal de tête, d'inappétence, de dégoût des aliments, de nausées, de vomissements; il ressent à l'épigastre une douleur, une tension; la gorge est sèche, la bouche pâteuse, la langue épaisse, sèche, pointue et rouge sur les bords; souvent même il accuse un peu de fièvre avec une toux sèche et fatigante. Il éprouve une gêne à l'estomac, une douleur après les repas, un ballonnement, des gaz, des borborygmes, des crampes d'estomac; au début elle ne cause aucun malaise, mais lorsque le malade commence à ressentir une brûlure et des renvois, l'inflammation existe déjà depuis longtemps.

La gastrite chronique succède souvent à la gastrite aiguë. Sa cause la plus puissante et la plus fréquente est l'alcoolisme, et il faut entendre par ce mot non seulement l'abus immodéré du vin, des boissons alcooliques mais aussi l'usage quotidien d'alcool et des liqueurs alcooliques chez des gens qui n'arrivent pas à l'ébriété, mais qui s'intoxiquent lentement. Cette affection n'est pas locale; si elle semble s'établir d'emblée, il n'en est pas moins vrai qu'elle a été précédée par des troubles vagues qui annonçaient sa formation lente et progressive. De plus, elle peut être le symptôme d'une affection du foie, du cœur, des poumons, qui entrave la circulation du sang dans l'estomac; elle peut encore être associée à beaucoup de maladies telles que la goutte, la phtisie, le cancer. Ses débuts ressemblent en tous points à de simples troubles dyspeptiques et les malades peu inquiétés ne changent même pas leur genre de vie. Mais ses progrès sont assez rapides. Si, avant les repas, l'estomac ne présentait que quelques points à peine sensibles, l'ingestion réveille la douleur, qui n'est pourtant pas très vive. Le ventre est ballonné, sensible à la pression, les vomissements des aliments sont fréquents et l'estomac ne peut plus supporter que des aliments légers, la constipation est souvent opiniâtre; d'autres fois elle est alternée avec la diarrhée. La digestion se fait mal; elle est de plus très lente. Pendant la digestion, la paume de la main est sèche, aride. L'appétit diminue de plus en plus et dès que le malade commence à manger il éprouve des douleurs. Le matin il vomit des matières glaireuses (Voir *Pituite*) et quelquefois du sang. Par suite, l'état général est atteint, la respiration est gênée; le malade devient pâle, maigrit de plus en plus; il en résulte un sentiment de fatigue et de lassitude, avec l'apathie intellectuelle, la mélancolie. La maladie peut s'étendre et gagner le foie, elle porte alors le nom de *gastro-hépatite*, ou l'intestin et constitue alors la *gastro-entérite*.

Traitement. — Le traitement ordinaire de la gastrite comprend des *émollients*, des *boissons tempérantes*, avec *diète* lorsqu'elle est à l'état aigu ou des alcalins, du naphtol, la pepsine, la crème de tartre, l'opium pour la gastrite chronique. Mais tous ces médicaments n'ont pas l'efficacité voulue et guérissent rarement. Le meilleur moyen de guérir une gastrite consiste à s'alimenter avec la *Tarvine*, aliment phosphaté très reconstituant et d'une digestion facile, indispensable pour reposer l'estomac, prendre à chaque repas les *Cachets Polydigestifs Soker* et après le repas une cuillerée à café d'*Élixir Spark*. Ces deux médicaments suffisent pour guérir radicalement la gastrite même la plus chronique.

Régime Biologique dans la gastrite. — Éviter les aliments gras, les alcools, les excitants et s'alimenter avec le menu suivant : le matin, *premier déjeuner*, un demi-litre de thé ou de lait ou un potage avec la *Tarvine*; *déjeuner midi* : deux œufs peu cuits avec un peu de jus de viande, un demi-litre de lait, viande rôtie ou grillée, jambon, poisson, fromage frais, pain grillé, thé léger *à la fin* du repas; *goûter* à 4 heures, demi-litre de lait avec la *Tarvine*, thé léger ; *dîner* : potage *Tarvine* avec un jaune d'œuf, viande crue pulpée, plus tard viande cuite hachée, ou cervelle, poisson, volaille grillée ou rôtie, purée de pommes de terre avec ou sans crème, compotes, crème, thé chaud après le repas. Éviter la médication alcaline qui décompose le sang et donne la cachexie. Pour assainir l'eau verser une cuillerée à café de *Septiline* dans chaque verre de boisson.

GASTRO-HÉPATITE. — Voir *Hépatite*.

605. — GASTRORRAGIE. Hémorragie de l'estomac. — L'hémorragie est plus ou moins considérable et le malade rend le sang par la bouche et les selles. Elle peut être occasionnée par une maladie grave, telle que le cancer, la suppression des règles ou par une violence à la région de l'estomac. Pour arrêter l'hémorragie on ordonne de l'*Ergotine*, du *Perchlorure de fer* en potion. Une fois l'accès passé, on doit observer le *Régime Biologique* et, pendant quelques semaines, ne prendre que des aliments mous, s'alimenter avec la *Tarvine* pour laisser reposer l'estomac.

GASTROTOMIE. — Voir *Laparotomie*.

606. — GATISME. — État dans lequel se trouve l'individu atteint de paralysie ou ayant perdu l'intelligence et qui rend involontairement les urines et les selles.

607. — GAVAGE. — Faire manger par force. On pratique le gavage au moyen d'une sonde molle qu'on introduit dans la bouche ou le nez. On a recours à ce mode d'alimentation chez les nourrissons lorsqu'une maladie ou une malconformation les empêche de téter, et chez les aliénés qui refusent de se nourrir. On fixe à la sonde une sorte d'entonnoir dans lequel on verse du bouillon ou du lait.

608. — GAZ, Vents, Flatulences. — Le tube digestif contient toujours de l'air que nous introduisons avec nos aliments et boissons. Lorsque les aliments subissent un séjour trop prolongé dans l'estomac ou l'intestin, par suite d'une digestion lente, ils finissent par se décomposer, et fermenter; il se forme des gaz en grande quantité qui s'échappent avec bruit par la bouche ou par l'anus, ce qui est fort désagréable. En outre ces gaz finissent par distendre l'estomac, les intestins et provoquer plusieurs sortes de malaises tels que gonflements, ballonnements, nausées, crampes d'estomac, borborygmes ou gargoùillements. Le gonflement du ventre peut atteindre de grandes proportions surtout dans la *Fièvre typhoïde* et la *Péritonite.* On les désigne alors sous le nom de *Tympanite.* Chez les nerveux et les personnes impressionnables les gaz peuvent se produire sous l'influence des causes morales et provoquer des spasmes, des vertiges, des étourdissements. Les gaz ont pour cause une inflammation générale du tube digestif, surtout la gastrite, ou une maladie du *Foie.*

   Traitement. Hygiène. Régime. — Pour faire cesser les malaises on conseille ordinairement les tisanes d'anis, la poudre de charbon, le bicarbonate de soude, mais ces médicaments ne suppriment pas la cause et amènent à peine un soulagement. Le meilleur traitement, qui supprime réellement toutes les causes et guérit, consiste à stimuler l'estomac et les intestins avec l'*Elixir Spark* et les *Cachets Polydigestifs Soker.* S'alimenter avec la *Tarvine*, aliment phosphaté reconstituant, facile à digérer indispensable pour faire disparaître toute inflammation. Comme boisson, supprimer le vin et ne boire que de l'eau bouillie ou du thé léger et chaud. Prendre après chaque repas une infusion chaude de camomille, de menthe ou de thé léger. Avoir soin de bien mastiquer et user avec beaucoup de modération des aliments gras et des féculents. Pour assainir l'eau verser dans chaque verre de boisson une cuillerée à café de *Septiline.*

   609. — GENCIVES. — Muqueuse qui occupe les bords des maxillaires et garnit les alvéoles dentaires. C'est par elles que les dents sont intimement unies aux cavités. L'inflammation des gencives est souvent causée par leur malpropreté ou l'usage de médicaments à base de mercure. Cette inflammation amène toujours la carie, la chute des dents et provoque la fétidité de l'haleine. Voir *Gingivite.*

   610. — GENOU. — C'est le devant de l'articulation de la cuisse avec la jambe. Il est formé par trois os : *fémur, tibia* et *rotule.* L'extrémité du fémur est placée dans la cavité du tibia.

   GERÇURES. — Voir *Crevasses.*

   611. — GINGIVITE. Inflammation des gencives. — Elle est produite par le tartre qui se dépose sur les dents et les irrite ou par le mauvais entretien des gencives et des dents, ce qui provoque leur déchaussement et leur chute. La muqueuse devient rouge et douloureuse, les gencives sont sensibles et saignent facilement, les dents se déchaussent, l'haleine devient fétide. La gingivite est fréquente dans les maladies d'estomac et du *Foie*, dans la *Gastrite*, l'*Hépatite*, le *Diabète* et les professions qui font usage de plomb et de mercure.

   Traitement — S'il y a un dépôt de *tartre* il faut le faire enlever par un dentiste. Si l'inflammation est très avancée par suite de négligence, si les gencives se ramollissent, il faut les toucher plusieurs fois par jour avec de la teinture d'iode à l'aide d'un pinceau. Passer également le pinceau trempé dans la teinture d'iode entre les dents; se rincer la bouche plusieurs fois par jour avec de l'eau chaude additionnée du *Dentifrice Rodol* ; nettoyer les dents deux fois par jour avec la *Pâte Dentifrice Rodol*, qui préserve les gencives de toute inflammation. On doit toujours entretenir la bouche et les dents très proprement, aussi bien pendant l'inflammation que lorsque celle-ci aura disparu, si l'on veut conserver les dents, s'éviter leur déchaussement, et toute inflammation ou abcès dans la bouche.

Pour avoir la bouche saine, elle exige des soins journaliers, il faut nettoyer les dents avec la *Pâte Dentifrice Rodol* une à deux fois par jour et se rincer la bouche ensuite avec de l'eau et le *Dentifrice Rodol*. Ces produits sont antiseptiques, très agréables à employer et constituent un excellent moyen de se préserver sûrement de toute inflammation, suppuration et ulcération des gencives. Éviter les poudres, les pâtes et les eaux dentifrices *ordinaires* du commerce qui sont souvent à base d'acides et de substances irritantes.

Dans les gingivites chroniques, outre les soins hygiéniques et journaliers, il faut en plus laisser fondre chaque jour dans la bouche 6 à 8 *Pastilles Antiseptiques Jener*. Dans la gingivite le tube digestif est toujours enflammé et le sang finit par se vicier. Le malade devra suivre le *Régime Biologique*, s'alimenter avec la *Tarvine* et prendre après chaque repas l'*Elixir Spark* pour régulariser les fonctions digestives. Voir *Scorbut*.

Assainir l'eau de boisson avec de la *Septiline*.

612. — GLACE. — Eau solidifiée par le froid. La glace alimentaire doit être fabriquée avec de l'eau très pure parce que la congélation ne détruit pas les microbes surtout ceux de la fièvre typhoïde. Il faut éviter la glace des étangs et des rivières qui renferment des germes morbides et qui est souvent la cause des maladies infectieuses et ne l'employer que pour le refroidissement extérieur des carafes et des vases contenant les substances alimentaires. La glace a une action nuisible sur les dents, elle fend l'émail et cause des caries dentaires ; son usage peut occasionner des gastralgies et des entérites. On ne doit jamais prendre une boisson glacée lorsqu'on a trop chaud. Les boissons glacées doivent toujours être avalées par petites gorgées. En médecine, la glace est employée contre l'hémorragie.

613. — GLAIRES. — La membrane ou muqueuse qui tapisse l'intérieur de nos organes creux — la bouche, la gorge, l'estomac, les intestins, les bronches, l'oreille, la vessie, l'utérus — sécrète un *mucus* pour rendre cette membrane souple. Le mucus est une substance onctueuse, gluante, analogue au blanc d'œuf. Lorsque la muqueuse est enflammée elle sécrète un mucus plus épais, plus abondant que l'on appelle *glaires*. Les glaires se produisent généralement pendant les saisons froides et humides et sont fréquentes dans l'*Asthme*, l'*Angine granuleuse*, les *Bronchites chroniques*, la *Coqueluche*, la *Dysenterie*, le *Catarrhe de la vessie*, la *Métrite*. On désigne leur écoulement sous le nom de *catarrhe*. Aussi dit-on catarrhe des bronches, catarrhe nasal, catarrhe de la vessie, etc. Les fleurs blanches ne sont qu'un catarrhe utérin. Contre le catarrhe du tube digestif on donne l'*Elixir Spark* qui fait disparaître les glaires. Pour les autres maladies, voir à leur chapitre spécial. Il est très utile d'assainir l'eau de boisson avec de la *Septiline*.

614. — GLANDES. — Organes qui sécrètent avec les matériaux tirés du sang, un liquide particulier. Exemples : Glandes salivaires, glandes lacrymales. Les ganglions sont ordinairement désignés sous le nom de glandes. Voir *Adénite*.

GLANDES SALIVAIRES. — Voir *Langue*.

GLANDES SURRÉNALES. — Glandes placées au-dessus des reins.

GLANDE THYROÏDE. — Voir *Thyroïde*.

615. — GLAUCOME (gr. *glaukos*, vert). — Cette maladie survient à la suite d'une *choroïdite*. L'œil devient plus volumineux, la prunelle est verdâtre et se dilate, la vue baisse de plus en plus et peut entraîner la perte de l'œil. Cette maladie exige des soins spéciaux sous la direction d'un oculiste expérimenté.

616. — GLOSSITE. — C'est l'inflammation de la langue; survient à la suite d'un empoisonnement ou de blessure : laver la bouche avec des gargarismes émollients antiseptiques avec eau de guimauve et acide borique.

617. — GOITRE, GROSSE GORGE. — C'est une tumeur de la glande thyroïde, caractérisée par l'hypertrophie d'un tissu propre de cet organe, du tissu interstitiel et du système veineux.

Occupant la partie antérieure du cou, son volume varie de celui d'une pomme à celui d'une tête d'enfant et pend plus ou moins sur la poitrine. La peau qui le recouvre est considérablement tendue et laisse voir par transparence son réseau veineux. Il est tantôt unilatéral, tantôt bilatéral, plus ou moins solide ou fluctuant. Cette tumeur est mobile sur les parties qui l'entourent; elle exerce une compression sur la trachée, l'œsophage, les vaisseaux, les nerfs du cou, et peut, par son volume, gêner la respiration, la parole, la déglutition des aliments.

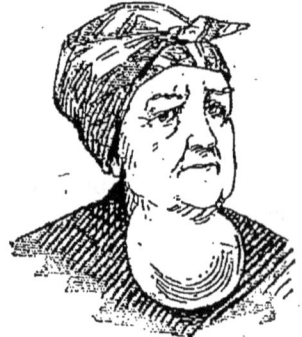

FIG. 259. — Goitre.

Tantôt il existe d'une manière permanente; dans certaines contrées, il est endémique; tantôt, au contraire, il est épidémique. Mais il existe partout. Les femmes y sont beaucoup plus exposées que les hommes, et l'hérédité a une grande influence sur sa production. Ses causes occasionnelles sont des efforts exagérés, des grossesses répétées, certaines attitudes dans lesquelles le cou est fortement tendu. Ses causes déterminantes sont surtout d'ordre géographique et géologique. Les goitreux sont, en effet, très nombreux dans les vallées humides, dans la Franche-Comté, les Pyrénées, les Alpes, le Rhône. Le goitre ne se manifeste que chez les scrofuleux et lymphatiques.

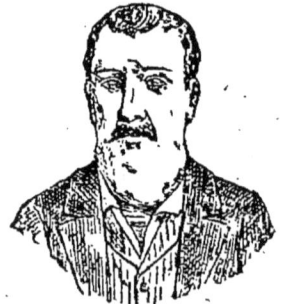

Fig. 260.
Goitre, gros cou.

Traitement. — Frictionner doucement matin et soir avec la *Pommade Fondante Darvet* et couvrir avec un linge. Prendre tous les jours, avant les repas, deux *Pilules Spécifiques Leber* n° 2 avec une grande cuillerée à soupe de *Dépuratif Parnel* pour débarrasser le sang de toutes les impuretés, et après les repas une cuillerée à café d'*Élixir Spark*. Si la santé laisse à désirer on prendra dans la journée, le *Triogène For* ou le *Vin Galar* comme tonique reconstituant.

GOITRE EXOPHTALMIQUE. — Voir *Exophtalmie*.

GONFLEMENT SOUS LES YEUX. — Voir dans la troisième partie du volume le mot *Gonflement*.

618. — **GORGE ou Pharynx** (latin : *gurges*, gouffre). — Partie antérieure du cou formée : *en avant*, par l'ouverture des fosses nasales et l'isthme du gosier, comprenant le voile du palais, la luette, les amygdales, la base de la langue : *en arrière*, par les vertèbres du cou. *en bas*, par le larynx avec sa membrane mobile, l'*épiglotte*, qui se trouvent en avant, et l'*œsophage* qui est en arrière.

GOSIER. — L'arrière-bouche. Voir *Gorge*.

619. — **GOURME, IMPÉTIGO.** — C'est une affection fréquente caractérisée par une éruption de vésico-pustules ou boutons dont le contenu est jaune doré, épais. Cette humeur se sèche rapidement et forme des plaques et des croûtes plus ou moins épaisses, ressemblant à du miel, jaunâtres, brunâtres qui se détachent facilement mais se reproduisent très vite. Les vésico-pustules sont réunies en petits groupes plus ou moins nombreux ou bien forment de vastes placards épais. Leur évolution se fait par poussées successives et s'accompagne quelquefois de fièvre légère, de malaises, d'embarras gastrique, de courbature, parfois aussi d'engorgement des vaisseaux et des ganglions lymphatiques ; leur durée est de huit à douze jours.

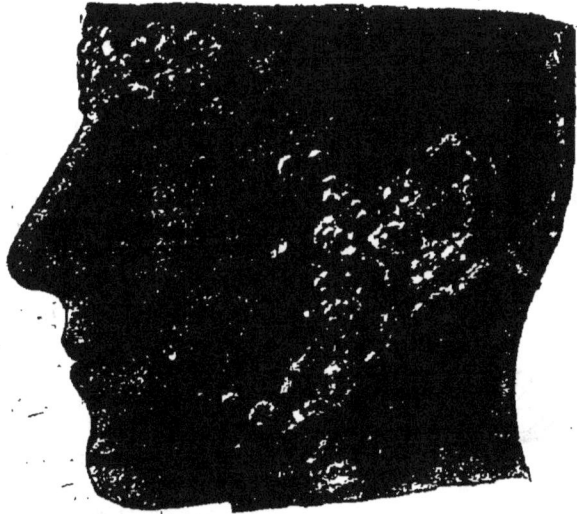

FIG. 261. — Impétigo contagieux généralisé.

Quand les croûtes sont détachées, il persiste le plus souvent certaine rougeur des téguments. La gourme s'observe surtout sur la face, le cou et le cuir chevelu. Elle provoque un léger degré de démangeaison ; c'est une affection très fréquente de l'enfance et de l'adolescence, surtout chez les sujets lymphatiques et scrofuleux, et qui s'accompagne de glandes au cou. La gourme survient chez les enfants blonds lymphatiques ou à la suite de troubles digestifs ; mais on peut l'observer également chez l'adulte, particulièrement après les excès de boisson, les émotions morales, la suppression des règles, etc. L'impétigo est contagieux et la contamination peut provenir, non seulement d'un autre sujet atteint d'impétigo, mais encore d'un foyer de suppuration quelconque que le sujet se sera inoculé. Cette contagion d'impétigo se traduit par l'existence fréquemment constatée de petites épidémies de famille, d'école, de maison. Dans le temps, on croyait que le mal pouvait rentrer et se porter ailleurs et qu'il était dangereux de soigner la gourme. Mais ce préjugé a fait son temps ; il est prouvé, au contraire, qu'il faut soigner la gourme et guérir la scrofule et le lymphatisme, sinon on s'expose à de graves maladies. Plusieurs enfants ont succombé d'une méningite ou autre maladie grave parce qu'on n'a pas soigné la gourme. On ne risque absolument rien lorsque le traitement est bien compris et lorsqu'il a pour but de tarir la source des humeurs.

Traitement pour les adultes. — Pour purifier le sang et combattre les troubles gastro-intestinaux chez les adultes, donner tous les jours avant chaque repas une cuillerée à bouche de *Dépuratif Parnel* et après chaque repas une cuillerée à café d'*Elixir Spark*. Fortifier le malade avec le *Triogène For* qui est le meilleur des toniques. Il est très utile d'assainir l'eau de boisson avec la *Septiline*.

Pour les enfants. — Pour les enfants donner tous les jours avant les repas une cuillerée de *Sirop Tannodol*. Après les repas et dans la journée donner le *Triogène For* qui est tonique et reconstituant.

Pour détacher les croûtes et les faire tomber il faut les laver avec de l'eau de guimauve et mettre de petits cataplasmes adoucissants faits avec de l'eau de guimauve et fécule de pomme de terre. Matin et soir on appliquera une petite couche de *Pommade Parnel* n° 1. Pour éviter tout frottement et grattage couvrir la partie malade d'un pansement.

620. — LA GOUTTE. — C'est une maladie douloureuse des articulations caractérisée par des gonflements et des rougeurs et qui forme sou-

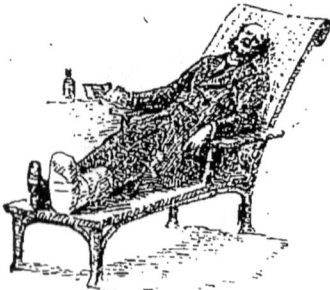

FIG. 262. — Malade atteint de goutte.

vent après les accès des nodosités appelées *tophus*, lesquelles sont composées des *urates*. La goutte était connue des anciens auteurs ; mais il est probable qu'à l'époque où les peuples menaient la vie pastorale, ils n'en étaient pas atteints, pas plus du reste que les habitants de nos campagnes, que les populations ouvrières, qui y échappent par leur activité ; la goutte provient d'un régime vicieux, et les conditions actuelles de la vie nous y prédisposent. Aujourd'hui, en effet, l'aisance se répand dans toutes les classes de la société. Les découvertes scientifiques viennent rendre chaque jour

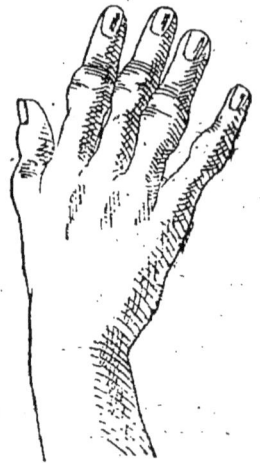

FIG. 263. — Main déformée par la goutte chronique. —

le travail physique moins actif. On a appris à vivre mal. On ne se nourrit plus que de viandes fortes, et l'on est réduit à prendre des excitants pour réveiller l'activité dans les affaires. De plus, on n'hésite pas à se mettre à un travail intellectuel aussitôt après un repas, sans attendre que l'estomac ait consommé la digestion. Tout cela contribue à favoriser l'apparition de la goutte. Cette affection est aussi la conséquence d'un mauvais régime, et de ce fait, elle est l'apanage des classes riches. Plus fréquente chez l'homme que chez la femme, elle est favorisée par la bonne chère, les excès de vin, un régime trop nourrissant, l'abus des condiments et des boissons, par une alimentation trop riche en viande, avec une vie trop peu active, par le manque d'exercice et la vie sédentaire. Les viveurs peuvent échapper aux étreintes du mal par une activité suffisante. Et c'est ce qui prouve bien que les exercices corporels de toute nature contribuent dans une large mesure à l'élimination de l'urée par les urines.

La goutte, en effet, est une perturbation profonde de la nutrition ; elle est due à un excès d'*acide urique* dans le sang, à une disproportion marquée entre la recette de l'organisme et sa dépense. C'est de plus une affection primitivement générale qui, depuis longtemps, se trouve dans l'organisme à l'état latent lorsqu'on voit paraître ses manifestations. Et, de ce fait, c'est une affection héréditaire ; des parents goutteux engendrent des enfants goutteux. Et, chez ces derniers, il suffit quelquefois d'une violence extérieure, d'un choc, d'une entorse, pour rappeler un accès. La marche de cette affection, la variabilité de ses affections locales la distingue du rhumatisme, qui est toujours local, avant de devenir général.

Goutte aiguë. — La goutte est une manifestation de la diathèse arthritique. Vers 14 ou 15 ans, le sujet qui sera goutteux un jour éprouve des migraines ; vers l'âge de 25 ans, il se plaint de troubles dyspeptiques. Plus tard, de 30 à 40 ans, quelques jours avant la crise, le sujet devient morose, irascible ; il se plaint d'inaptitude au travail, de vertiges. Et un soir, après s'être endormi (c'est presque toujours vers le milieu de la nuit que paraissent les accès de goutte), il est subitement réveillé par une douleur vive qui siège dans le gros orteil. Bientôt cette douleur, d'une extrême violence, devient intolérable ; le malade est torturé ; les moindres

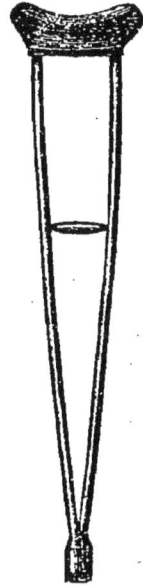

Fig. 264.
Béquille.

Pendant la crise le goutteux est obligé de s'appuyer sur une béquille.

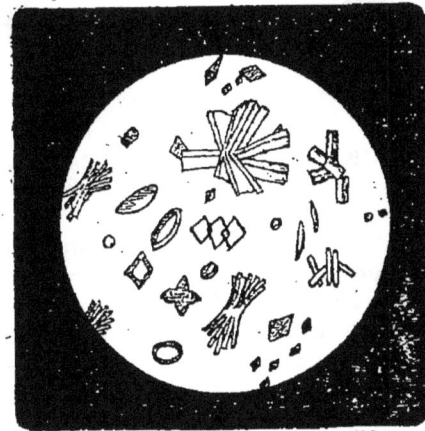

Fig. 265. — Cristaux d'acide urique.

mouvements exaltent sa douleur. Celle-ci se porte sur les petites articulations pour se fixer ensuite sur les grandes. L'articulation affectée est gonflée, la peau du gros orteil est rouge et luisante, le malade a des maux de tête et une forte fièvre, sa figure est congestionée, les urines sont rouges. Vers le jour, les douleurs diminuent, mais vers le soir et dans la nuit elles reparaissent dans toute leur intensité ; et ainsi de suite, de sept à trente jours au plus ; voilà ce qui constitue la *goutte aiguë*. L'attaque de goutte est toujours suivie d'autres attaques avec un intervalle d'une à plusieurs années. Ces attaques ultérieures peuvent atteindre soit une articulation, soit plusieurs petites articulations à la fois. Elles peuvent également survenir sous forme de plusieurs petites attaques ayant des intervalles de quelques jours.

Après cette attaque, le malade a la démarche difficile et l'articulation atteinte met plusieurs semaines à retrouver sa souplesse. Chaque accès de goutte peut être considéré comme un effort de la nature qui cherche à débarrasser le sang de l'excès d'acide urique.

Goutte chronique. — Si les attaques de goutte aiguë sont fréquentes et ne sont pas soignées assez énergiquement, les accès deviennent plus longs tout en étant moins douloureux et la maladie atteint plusieurs articulations à la fois: c'est la *goutte chronique*; dans les intervalles de ces attaques chroniques, les articulations sont toujours engorgées, il se forme des nodosités et des gonflements dans les petites jointures, surtout dans celles des doigts. La goutte, après avoir longtemps affecté une articulation, donne naissance à des dépôts de sels uratiques qui peuvent atteindre le volume d'un petit œuf, lesquels déforment les os; on les désigne sous le nom de *tophus*. Ces tophus, mous d'abord, durcissent et peuvent s'ulcérer, c'est la *goutte nouée*. Un tel goutteux est voué à l'impotence, ses pieds, ses genoux et ses mains étant déformés.

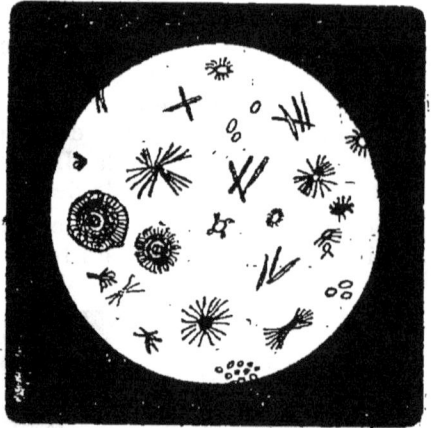

FIG. 266. — Cristaux d'urate de soude et d'urate d'ammonium.

La goutte ne se borne pas toujours aux articulations et on voit souvent des troubles graves du côté de l'appareil digestif; les crampes d'estomac succèdent à des vomissements pénibles; il y a tendance à la syncope; la fièvre apparaît et il survient une gastrite hémorragique. Les poumons, le cerveau et le cœur sont atteints, et ces accidents aboutissent parfois à la mort; c'est la *goutte remontée*. Sous l'influence de la goutte, il se déclare auss. dans certains organes des lésions permanentes. Le cœur entre en dégénerescence graisseuse; les artères sont aussi lésées et préparent la gangrène des extrémités; le foie est atteint de congestion chronique; *c'est la goutte* dans les viscères. Le rein est cependant l'organe le plus souvent atteint, et les principales formes de ces atteintes sont: la gravelle du rein, la colique néphrétique, la néphrite, l'albuminurie et l'hématurie.

On peut dire que le goutteux est imprégné d'acide urique et d'urates; à la suite d'un accès, son urine devient rouge et dépose des concrétions. Ces produits dangereux s'imprègnent dans le sang et détruisent ses globules. Il en résulte une grande anémie qu'il importe de soigner énergiquement pour éviter une cachexie.

Traitement curatif. — On traite la goutte avec le *Salicylate de soude*, l'*Antipyrine*, le *Colchique*, mais ces moyens se sont montrés insuffisants et présentent des inconvénients. Pour se guérir de cette maladie et prévenir les attaques, il faut purifier le sang et lui enlever les principes morbides ; le meilleur moyen efficace pour obtenir ce résultat est de prendre l'*Antigoutteux Rezall* à la dose d'une cuillerée à bouche à chaque repas et l'*Élixir Spark* à la dose d'une cuillerée à café après chaque repas. Aux repas et dans la journée, boire la *Tisane Orientale Soker*. Voir plus loin l'*Hygiène et Régime*.

Ce traitement rationnel assure une cure radicale qui fait disparaître toutes les douleurs articulaires, névralgiques ou musculaires ; il redonne l'élasticité aux jointures, élimine la bile, les concrétions, les urates, les phosphates et les toxines ; il décongestionne le foie, régularise les fonctions des reins, neutralise les ferments morbides du sang et toutes les acidités. Il favorise l'oxydation des toxines et des déchets, active la nutrition et augmente l'intensité des échanges. Il enraye l'attaque dès la première journée. Son usage prévient les attaques, arrête l'envahissement progressif et empêche les infirmités. Par son action spéciale sur l'estomac et l'intestin, en activant les selles, il active en même temps toutes les voies de sécrétion de l'organisme, condition indispensable pour chasser les principes morbides. En peu de temps le malade est transformé, l'appétit revient, la digestion est plus laborieuse, le teint est meilleur. Il faut éviter les purgations violentes parce qu'elles congestionnent le foie, irritent les intestins et ne guérissent jamais.

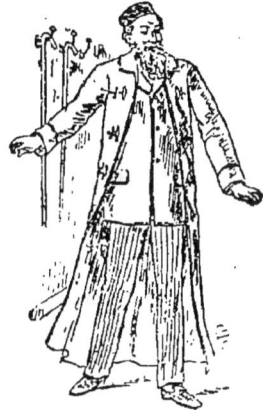

Fig. 267.
Guérison de la goutte.

Traitement en cas d'attaque aiguë. — Lotionner les parties atteintes, les jointures douloureuses avec le *Liniment Soker*. Bien envelopper ensuite l'articulation malade avec de la ouate, du taffetas et de la flanelle afin de tenir la région bien chaude ; prendre l'*Antigoutteux Rezall* à la dose de quatre cuillerées à bouche par jour, jusqu'à sédation de la douleur ; boire plusieurs tasses de *Tisane Orientale Soker*, faire des repas légers, s'alimenter avec la *Tarvine*. Après les repas, prendre une cuillerée à café d'*Élixir Spark*. Avec ce traitement, la douleur disparaîtra bientôt et procurera au malade un repos désiré.

Régime biologique des goutteux. — Hygiène. — Chez les goutteux, l'assimilation est incomplète et la cause du mal est due, comme nous l'avons vu, à des excès qui produisent les urates en grande quantité.

Il faudra donc que le goutteux, et ceux qui sont disposés à le devenir, suppriment tout ce qui peut donner de l'acide urique. Pour atteindre ce but il faut diminuer la quantité des aliments ingérés et réduire la proportion des aliments azotés ; il faut une alimentation saine et sobre : prendre des viandes rouges mais en petites quantités, des légumes herbacés, du laitage, du poisson d'eau douce, du thé, du café, mais point de liqueurs. Supprimer complètement les viandes gélatineuses, la viande de veau, le ris de veau, les rognons, le lapin, le pigeon, les gelées, les gélatines, les tripes, la cervelle, les aliments d'une digestion longue, les graisses, les extraits de viande, etc., etc. Voir plus loin le tableau des aliments pour goutteux.

Le vin sera *fortement* étendu d'eau et il vaudrait mieux le supprimer complètement; s'alimenter plusieurs fois par jour avec la *Tarvine*. Faire des exercices corporels de toute sorte, vie à l'air, à la campagne, réglementation des travaux de cabinet. Matin et soir faire des frictions sèches sur tout le corps; prendre des bains de vapeur. Veiller à la régularité dans les garde-robes et boire beaucoup de *Tisane Orientale Soker*. Il est très recommandé d'assainir l'eau de boisson avec la *Septiline*.

1. Aliments recommandés ou permis.

Tous les légumes, à prendre le *plus possible* :

Les viandes blanches, mais *en petite quantité* : agneau, poulet, veau.

Les légumes verts, la salade — sauf l'oseille, les épinards, les tomates, à cause de l'acide oxalique, qu'ils contiennent — les fruits et surtout les fraises, les raisins, les citrons, les oranges parce que l'acide organique donne un carbonate alcalin qui forme l'urate de potasse lequel est plus soluble que l'urate de soude.

La volaille.

Peu de pain, remplacer souvent le pain par les pommes de terre.

Comme boissons, boire beaucoup d'eau, très peu de vin blanc; beaucoup de thé léger et de *Tisane Orientale Soker*; boire beaucoup de boissons chaudes, mais jamais d'eau froide, boire de l'eau rougie, couper le vin avec beaucoup d'eau alcaline que l'on prépare en faisant fondre dans un litre d'eau filtrée un paquet de 5 grammes de bicarbonate de soude.

En petite quantité : œufs, jambon, fromage, viandes de boucherie. Viande rouge très cuite, grillée, bouillie, rôtie, sans sauce ni jus.

Boire beaucoup d'eau qu'il faut assainir avec la *Septiline*.

2. Aliments défendus ou dont on doit user très modérément.

Ris de veau, cervelle, foie, rognon, boudin, caviar, viandes gélatineuses, gelées, tripes, laitance, car l'acide urique dérive des nucléines et des matières collagènes, donc pas de gélatine, pas de pieds de porc, pas de mouton, pas de tête de veau.

Aliments gras et la graisse.
Le bouillon est défendu.
Les crustacés.
Les mollusques.
Les poissons.
Les œufs.
La bière. Le cidre.
Les alcools. Les liqueurs. Les eaux-de-vie.
Le chocolat, le cacao (parce qu'ils contiennent de l'acide oxalique).
Les truffes. Les champignons.
Les légumes acides.
Les sauces épicées. Les épices.

Le vinaigre.
Les condiments.
Le champagne.
Les boissons gazeuses.
Les choux. Les choux-fleurs. Les épinards.
Les graisses.
Les gibiers.
La rhubarbe.
Les légumes féculents. Pois, haricots, lentilles.
Les fromages trop avancés, ni coulants.
L'oseille. Les tomates.
Le café *concentré*.
Le thé *concentré*.
Le vin pur.
Les vins mousseux.
Les bières anglaises.
Les apéritifs.
Les cognacs.

621. — GOUTTIÈRE. — Appareil en fil de fer pour immobiliser les fractures.

622. — GRAISSE. — La graisse fraîche n'irrite pas les intestins et se digère facilement. Les graisses de mouton, de veau ou de bœuf, peuvent être employées sans inconvénient; la graisse d'oie est lourde et indigeste. Les personnes qui digèrent mal les graisses, prendront les *Cachets Polydigestifs Soker* et l'*Elixir Spark* qui facilitent la digestion. La graisse, l'huile, le beurre sont utiles dans les coliques hépatiques et pour engraisser lorsque l'amaigrissement est exagéré.

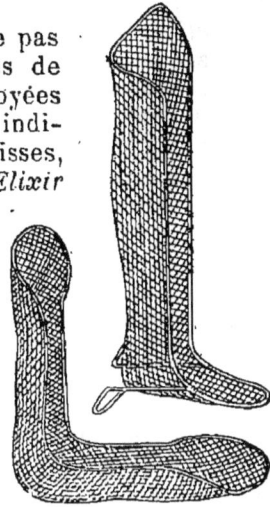

FIG. 268 et 269.
Gouttières pour les bras et les jambes ; se font en fil de fer.

623. — GRAND LYMPHATIQUE. — On désigne sous ce nom une partie du système nerveux, nerfs pourvus de ganglions nerveux, et qui préside aux fonctions de la vie végétative.

624. — GRANULATIONS. — Ce sont de petits points saillants qui se produisent sur la muqueuse de la gorge, des paupières, du col de l'utérus, etc. Elles ont pour cause l'inflammation chronique de la muqueuse. Pour les paupières, laver à l'eau tiède, entretenir une grande propreté, cautériser avec un crayon de sulfate de cuivre, ou de nitrate d'argent, ensuite laver avec le *Collyre Hygiénique Soker*. Pour la gorge, voir *Angine granuleuse*. Pour le col de la matrice, voir *Métrite*.

625. — GRAVELLE. — Elle est caractérisée par la présence, dans les urines, de calculs calcaires qui se sont formés dans les reins; on les appelle *sables*, quand ils sont à l'état pulvérulent; *graviers* quand ils atteignent la dimension d'une tête d'épingle, enfin *calculs* ou *pierre* quand leur volume est plus considérable. Pour donner lieu à la formation de la gravelle, il faut la présence dans le sang des sels uriques et la stagnation de l'urine dans la vessie pour permettre à ces sels de se déposer, ce qui arrive lorsqu'on boit peu d'eau. Les conduits urinaires recevant trop peu de liquide par rapport aux substances solides à éliminer, l'urine se trouve chargée et dépose des matières solides dans les reins; l'inflammation de la muqueuse vésicale, qui est la conséquence de cet état, favorise le dépôt. La gravelle se rencontre chez les enfants et chez les adultes, chez les rhumatisants, les goutteux; chez ceux qui se nourrissent très bien et font peu d'exercice; elle est donc plus fréquente chez le riche que chez le pauvre, et chez l'homme que chez la femme. La gravelle et la goutte sont l'expression d'une même diathèse. La *gravelle urique* est rouge brique, la *gravelle phosphatique* est blanche et la *gravelle oxalique* est grise ou noirâtre. On voit tous les jours des malades rendre des graviers volumineux sans en être incommodés; chez d'autres, au contraire, le passage de sables fins détermine un état fébrile, de l'a-

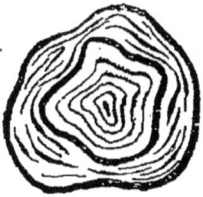

1

FIG. 270.
Calcul d'oxalate de chaux.

maigrissement, des urines purulentes: la plupart éprouvent, à des intervalles variables, des accès douloureux, connus sous le nom de *coliques néphrétiques*. Ces accès sont occasionnés par le cheminement des graviers à travers le long tube membraneux qui conduit l'urine des reins à la vessie. Les accès peuvent éclater brusquement, mais ils sont souvent annoncés par la présence de sables dans les urines. La gravelle est toujours occasionnée par une maladie inflammatoire du foie ou de l'estomac.

Traitement. — Le traitement suivant guérit radicalement et sûrement la gravelle, parce qu'il agit directement sur l'inflammation de l'appareil digestif et du foie. Il agit comme dissolvant, lave le sang et débarrasse les reins et la vessie des concrétions, des ptomaïnes et des toxines qui y sont agglomérées. Il chasse doucement, sans secousse, la pierre, le gravier, empêche la concrétion urique et la formation de gros calculs. Prendre avant chaque repas un ou deux paquets de *Rénalgine Ducase* dans une tasse de *Tisane Orientale Soker;* après chaque repas prendre une cuillerée à café d'*Elixir Spark*. Dans la journée et aux repas boire la *Tisane Orientale Soker*, tou-

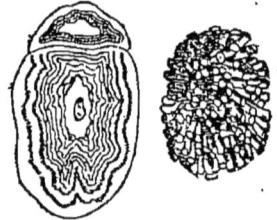

Fig. 271. — Calcul.
Coupe d'un calcul.

jours froide ou tiède seulement *mais* jamais chaude, pour éviter la transpiration ; il faut boire 2 litres par jour pour bien laver les reins et augmenter la quantité d'urine. Pour ne pas trop charger l'estomac et enlever toute inflammation, s'alimenter souvent avec la *Tarvine*, aliment reconstituant et d'une digestion facile. Matin et soir prendre des *Gouttes de Palmi* à la dose de 2 à 3 capsules. Le traitement doit être continué plusieurs semaines, afin que l'action dissolvante de la médication s'exerce pendant un temps nécessaire sur les graviers, pour les transformer à l'état soluble et les éliminer. Éviter la transpiration, porter des vêtements légers, éviter les exercices qui font transpirer. Ne pas trop se couvrir la nuit. Le *Régime Biologique* de la gravelle est le même que celui de la goutte. Comme dans cette dernière maladie, le graveleux doit supprimer tout aliment qui provoque l'acide urique et favorise la fermentation intestinale. Il faut très peu de viande, peu de pain. Le chocolat, le café fort, le thé fort, les épinards, l'oseille, etc., sont défendus à cause de l'acide oxalique qu'ils contiennent. Boire beaucoup d'eau alcaline, du thé très léger, remplacer le pain par des pommes de terre cuites au four.

Hygiène. Régime. — Défendre le ris de veau, le foie, les rognons, éviter l'oseille, les épinards, le chocolat, les liqueurs, les condiments, les haricots blancs: boire beaucoup de lait, de thé léger, de l'eau gazeuse, manger des légumes verts, des figues. Boire beaucoup de *Tisane Orientale Soker* et beaucoup d'eau qu'il faut assainir avec la *Septiline*.

626. GREFFE. — Opération qui consiste à prendre une portion de la peau d'un homme vivant et à la fixer sur une autre partie chez le même individu ou chez un autre, pour qu'elle s'y fixe et continue à vivre. On pratique la greffe lorsque la peau a été enlevée à la suite d'un accident ou pour restaurer un organe, tel que le nez.

627. — GRIPPE, INFLUENZA. — La grippe est une maladie infectieuse produite par le *microbe* de *Pfeiffer*. C'est une affection épidémique

des bronches avec fièvre. Elle débute par un malaise général, un grand
abattement, une courbature, un violent mal de tête, le vertige, les nausées. La toux est sèche avec ou sans fièvre; il y a embarras gastrique,
de l'agitation, de l'insomnie. La langue est chargée; s'il y a fièvre, elle est
irrégulière. Les accès de toux deviennent fréquents avec des crachats
épais, la muqueuse des narines est irritée et provoque des éternuements.
Le rhume de cerveau gagne le *Larynx*, la *Trachée*, les *Bronches*. Généralement bénigne, la grippe guérit en quelques jours, mais elle peut
prendre une forme plus grave, se compliquer de *Broncho-pneumonie* et

causer souvent une grande mortalité
chez des personnes peu robustes, chez
les cardiaques, les tuberculeux et les
vieillards. La fatigue, le refroidissement, la sortie prématurée amènent
des complications. C'est pourquoi on
doit se soigner très sérieusement
jusqu'à complète guérison.

Traitement. — Le meilleur traitement est le suivant : garder la chambre le plus longtemps possible, prendre de suite un purgatif, 30 grammes
de sulfate de soude, manger peu,
boire beaucoup de tisane de mauve,
d'eucalyptus, de quatre fleurs, du thé
léger, la *Tisane Orientale Soker*,
du lait chaud et du champagne. Matin
et soir, prendre un cachet contenant
25 centigrammes de *Sulfate* de *Quinine* et autant d'*Antipyrine*; dès le
début donner des bains pour com-

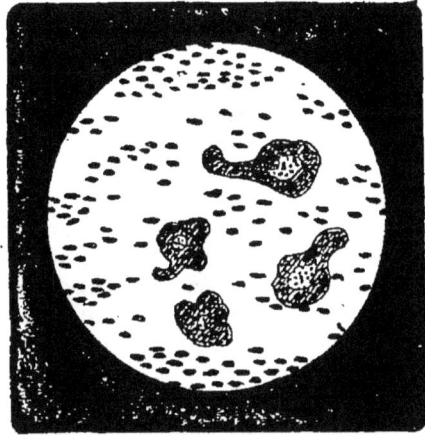

Fig. 272. — Coccobacille de Pfeiffer.
Se trouve dans les crachats des personnes
atteintes d'influenza.

battre la fièvre. Pour calmer la toux et se mettre à l'abri d'une pneumonie, faire usage du *Sirop Mérol* qui est le plus puissant antiseptique
et calmant; dans la journée sucer les *Pastilles Mérol* qui sont très agréables et très efficaces.

Précautions hygiéniques. — Pour se préserver de la contagion, éviter
les excitants, les épices, les alcools et toutes les boissons alcooliques. En
cas d'épidémie prendre chaque matin en se levant 10 centigrammes de
Sulfate de *Quinine*. Eviter le surmenage et les excès. Il est indispensable
d'assainir l'eau de boisson avec la *Septiline*.

L'influenza a fait beaucoup de victimes en 1890, parce que les malades
ont négligé de prendre après la guérison un reconstituant et fortifiant
pour relever les forces. Le malade devra donc prendre le *Triogène For*
ou le *Vin Galar* après chaque repas et dans la journée pour se fortifier.

628. — GRIPPE CHEZ LES ENFANTS. — Chez les enfants la grippe,
si elle n'est pas soignée énergiquement, peut se compliquer d'une affection pulmonaire, la *Broncho-Pneumonie*, d'une congestion dans le cerveau
et donner lieu à la *Méningo-Encéphalite* ou *Grippe Cérébrale*.

Traitement. — On guérit la fièvre avec des bains tièdes et des petites
doses de *Sulfate de Quinine*. Administrer une purgation d'huile de ricin.

Dans la journée et le soir en le couchant donner du *Sirop Grindelia* qui est souverain contre la toux et la grippe.

629. — GROSSESSE. Présomption. — Lorsque les règles ne paraissent pas, si la femme éprouve le matin à jeun des vomissements, des maux de cœur, si les seins deviennent sensibles et se gonflent, si l'auréole qui entoure le mamelon brunit de plus en plus, on peut supposer un commencement de grossesse, mais tous ces symptômes ne constituent qu'une présomption.

Certitude. — Le seul signe certain est le bruit du cœur de l'enfant, que l'on peut constater dès le quatrième mois et lorsque la femme commence à sentir le mouvement de l'enfant; la femme qui est à sa deuxième ou troisième grossesse sent remuer l'enfant beaucoup plus tôt, à trois mois et demi. Dans les premières semaines de grossesse la femme maigrit et éprouve un dégoût pour certains aliments, l'appétit manque. Les yeux sont cernés et la figure se couvre de petites taches rousses ou du masque de grossesse. Tous ces signes persistent ou diminuent dans le troisième mois. A partir du cinquième mois, le ventre grossit, la grossesse devient de plus en plus apparente ; le nombril s'efface de plus en plus. La fin de la grossesse est souvent accompagnée de constipations, d'hémorroïdes, de varices, de vergetures sur le ventre et surtout d'envies fréquentes d'uriner. Par le toucher vaginal, on constate que le col de l'utérus s'efface de plus en plus; vers le sixième mois, l'orifice se ramollit assez pour laisser pénétrer la première phalange du doigt; vers la fin de la grossesse, le col de l'utérus est complètement effacé.

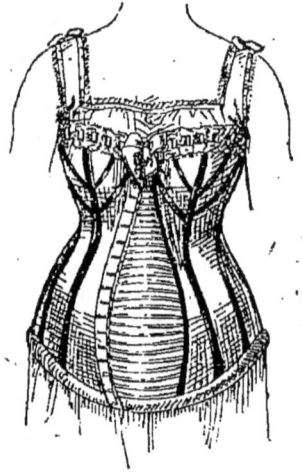

Fig. 273. — Corset de grossesse.

Hygiène des mains. — Avant de pratiquer le toucher vaginal on doit faire un lavage chirurgical des mains, c'est-à-dire les savonner, laver à grande eau et avec un antiseptique, ensuite à l'alcool. C'est vers le quatrième mois que l'on peut constater des mouvements en appliquant la main sur un côté du ventre et percevoir les battements du cœur de l'enfant qui sont de 110 à 160 par minute.

Vomissements pendant la grossesse. — Les vomissements sont fréquents pendant les premiers mois de la grossesse, mais ils cessent le plus souvent sans médicaments, avec un régime léger, peu de viande, peu de graisse ; il est très recommandé de prendre le premier petit déjeuner au lit sans s'asseoir et garder le repos. Après chaque repas on doit garder

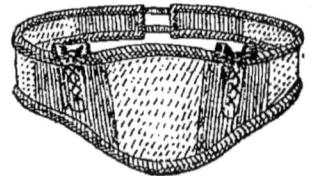

Fig. 274. — Ceinture de grossesse.

le repos, étendue pendant une demi-heure. Contre les vomissements qui surviennent vers la fin du troisième mois il faut prendre beaucoup de repos et observer le régime lacté. Au besoin, si les vomissements ne cessent pas par le régime lacté, on se soumettra à la diète absolue pendant

2 ou 3 jours, lorsque les vomissements ont cessé on reprend l'alimentation par le lait et peu à peu avec des jaunes d'œufs, du thé, des bouillies ou des potages au lait et *Tarvine*. Mais en dehors de quelques cas très rares il suffit de boire de l'eau gazeuse, de l'eau froide, prendre des petits morceaux de glace, de l'*Ether* sur du sucre, du champagne, ou de l'*Elixir Spark*, qui est souverain contre les vomissements rebelles, pour les voir cesser. Contre les vomissements du matin on donne du Thé.

Hygiène et Régime Biologique de la grossesse. — Toute femme qui prend des précautions pour se mettre à l'abri d'une complication peut compter avec *certitude* sur un *accouchement* facile et une maternité heureuse. Ces précautions qui ne sont en somme que des soins hygiéniques sont faciles à observer. Nous donnons ici toutes les explications nécessaires et tous les conseils afin que la future mère sache ce qu'elle doit faire et quels sont les soins hygiéniques indispensables à elle et à l'enfant. Durant toute la grossesse on doit sortir et mener une vie active, mais éviter les fatigues, les exercices violents pour ne pas provoquer un accouchement prématuré ou une fausse couche. On doit éviter les secousses d'une voiture, les voyages en chemin de fer, en bicyclette, en automobile, surtout au début et à la fin de la grossesse ; éviter la natation, et la danse ; ne pas monter à cheval ni courir. Le travail à la machine à coudre et dans les usines à sulfure de carbone et à sels de plomb est défendu. Eviter également les émotions, le théâtre, le bal, pour ne pas troubler ses nerfs, ce qui nuirait à l'enfant. Les exercices modérés, les marches à pied sont très recommandés et rendent l'accouchement plus facile. Une nourriture substantielle, tonique et fortifiante est indispensable, mais il faut éviter les excès de table, les excitants. Supprimer les aliments indigestes et trop épicés. Eviter une alimentation surabondante, manger très peu de viande, peu de poisson et peu d'œufs pour ne pas fatiguer le foie et le tube digestif ; manger des légumes et surtout des pommes de terre qui évitent la constipation. Un régime léger pendant les derniers mois de la grossesse facilite l'accouchement ; le vin, les liqueurs, le café sont nuisibles à la femme enceinte et à son enfant. Les parents qui boivent beaucoup de vin, des alcools, du cognac, de l'eau-de-vie sont tous alcooliques et exposent leurs enfants à de terribles maladies telles que la folie, l'épilepsie, l'idiotie, la faiblesse d'esprit et à toutes sortes de maladies nerveuses. Boire de l'eau bouillie, des infusions de tilleul, de camomille, du thé très léger ou de la bière non alcoolisée, assainir l'eau de boisson avec la *Septuline*. Il est utile de porter une ceinture ventrière pour soutenir sans les serrer les parois du ventre. La femme enceinte prendra du phosphate de chaux afin d'assurer un bon système osseux à son enfant. La meilleure préparation phosphatée est le *Triogène For*, qui est un excellent tonique.

Contre la constipation et les hémorroïdes. — La constipation est très fréquente pendant la grossesse, il faut la combattre parce qu'elle produit une pression sur la matrice et donne des *Hémorroïdes*, des grosseurs et des varices, mais il faut éviter les purgatifs drastiques (Jalap, Scammonée, etc.) qui sont dangereux pendant la grossesse. Le meilleur moyen de régulariser et faciliter la garde-robe c'est d'administrer des lavements ou prendre de l'*Élixir Spark* à la dose d'une cuillerée à café au repas ou le soir en se couchant. *En cas de diarrhée* donner du salicylate de Bismuth ; s'il y a hémorroïdes, il faut faire des lotions et des compresses à l'eau froide et des lavages à l'eau de guimauve et mettre un suppositoire *au beurre de cacao* où *un Suppositoire Antihémorroïdaire Kost.*

Contre les varices et les crampes. — Contre les varices, porter des bas élastiques peu serrés. Éviter de rester trop longtemps debout et, de temps en temps, dans la journée, s'allonger sur une chaise longue. Quelquefois la femme enceinte a des crampes aux jambes, on les fait disparaître en faisant immédiatement des frictions douces et des massages avec la main.

Vêtements. — Porter des vêtements larges pour éviter toute gêne ou obstacle; et, pour ne pas gêner le développement de son ventre supprimer complètement le corset ordinaire et porter un corset élastique, dit *corset de grossesse;* porter des jarretelles, les jarretières ayant l'inconvénient de gêner la circulation du sang et de donner des *varices.* Porter des chaussures avec des talons larges pour éviter un faux pas. Éviter les refroidissements. Se couvrir chaudement afin d'épargner à l'enfant les secousses provenant de la toux.

Soins corporels et toilette. — Prendre un à deux grands bains tièdes par semaine mais de courte durée, de 20 minutes en moyenne. Ces bains sont très utiles, surtout à la fin de la grossesse, et facilitent la délivrance, mais il faut éviter les bains chauds et les bains froids. Le tub est défendu, surtout si la femme a déjà eu une fausse couche. Les bains de mer sont également défendus. Tous les matins la femme prendra une injection avec de l'eau bouillie tiède additionnée d'un antiseptique tel que le *Spyrol Leber* ou l'*Atmoseptine,* pour assurer l'antisepsie des organes et s'éviter des fleurs blanches ou des démangeaisons. La canule doit être droite, en verre ou mieux en *caoutchouc mou.* On aura soin de prendre ces injections dans la position *couchée* et de faire couler le liquide doucement et lentement au moyen d'un bock, lequel devra être placé pas trop haut pour éviter une forte pression. L'usage d'irrigateur est défendu.

Date de l'accouchement. — La grossesse normale dure 270 à 290 jours ou neuf mois. D'après les professeurs Tarnier et Budin, pour établir la date de l'accouchement il faut compter neuf mois à partir du dernier jour des règles et ajouter ensuite 5 jours. Exemple : une femme enceinte ayant eu la dernière indisposition le 10 mai, accouchera le 15 février. Si l'enfant est venu avant le terme et à partir du septième mois, il est viable, mais on doit lui prodiguer des soins très attentifs et l'élever dans une *couveuse.* Pendant la grossesse, la femme doit éviter tout travail pénible, les grandes fatigues, surtout pendant les derniers trois mois de grossesse, sinon le nouveau-né sera chétif, n'aura pas le poids voulu et manquera de vigueur.

Des envies pendant la grossesse. — Pendant la grossesse, la femme a des *envies.* Elle peut sans crainte les satisfaire tout en cherchant à les surmonter. C'est un préjugé et une grossière erreur de croire que l'enfant portera les traces de ces envies. Les traces que les nouveau-nés ont sur le corps sont dues à un simple caprice de la nature et les envies de la maman n'ont rien à y voir.

Lésions et troubles qui peuvent survenir pendant la grossesse. Comment les soigner. — Les dents peuvent se détériorer pendant la grossesse. Pour les préserver et s'éviter une inflammation des gencives, il faut les nettoyer avec la *Pâte Dentifrice Rodol* à l'aide d'une brosse et rincer la bouche avec de l'eau tiède additionnée de *Dentifrice Rodot* matin et soir ainsi qu'après chaque repas. *Contre les névralgies*, on peut prendre un cachet de *Neragol* ou une petite cuillerée de sirop de chloral. *Contre le masque de grossesse et les taches*, il faut faire des lotions avec l'*Ozonine*. Après l'accouchement ces taches s'effacent et disparaissent. *Contre les démangeaisons*, prendre des bains d'amidon, des bains alcalins; les *bains au Sel du Pérou* sont très recommandés; saupoudrer le corps avec la *Poudre Dermatique Jener. Contre les varices*, ne pas rester longtemps debout, porter des bas de varices. *Contre la hernie :* si la hernie existe, on doit porter un bandage et avoir soin de surveiller de ce côté pendant l'accouchement. *Contre la perte de l'appétit :* pour exciter l'appétit, prendre l'*Elixir Spark*, une cuillerée à café au milieu du repas, et le *Triogène For* ou le *Vin Galar* après les repas et dans la journée. *Contre les aigreurs, les gaz*, il faut prendre l'*Elixir Spark* et boire de l'eau additionnée de bicarbonate de soude. *Contre les vomissements*, donner des boissons et des aliments soit très chauds, soit glacés, champagne frappé, eau glacée ou thé très chaud; la *Potion Rivière* est très utile, on la donne par cuillerée à soupe. *Contre l'hémorragie :* quelquefois la femme enceinte éprouve des douleurs dans le bas-ventre et peut avoir des pertes de sang. On doit dans ce cas garder le lit pendant quelques jours et faire venir l'accoucheur.

Précautions indispensables. — *Il faut s'assurer de la position de l'enfant et faire l'analyse d'urine.* — Règle générale, la femme doit examiner ses urines tous les quinze jours pendant la première moitié de sa grossesse et tous les huit jours pendant la seconde moitié de la grossesse pour s'assurer qu'elles ne contiennent pas d'*Albumine ;* si on constate la présence d'albumine, il faut *tout de suite* adopter le *Régime lacté absolu et ne prendre que du lait;* avec ou sans farineux; ce régime est indispensable et d'une efficacité absolue (professeurs Pinard et Tarnier). Cela faisant, la femme se met à l'abri et d'une façon certaine des convulsions éclamptiques qui sont très dangereuses et peuvent être mortelles pour l'enfant et la mère. Il est bon d'ajouter que l'éclampsie est très rare, mais il est nécessaire et prudent de ne pas négliger ce conseil surtout si la femme enceinte a des maux de tête, de l'essoufflement et des enflures aux chevilles (pour savoir reconnaître l'albumine; voir *urines, albumine*). La femme enceinte doit se faire examiner par un accoucheur pour s'assurer que l'enfant est bien placé. Presque toujours la nature elle-même place l'enfant dans une très bonne position, mais il est prudent et *absolument nécessaire* de s'en assurer par un examen, car quelquefois l'enfant prend une mauvaise position et peut se présenter par l'épaule, ce qui offrira des difficultés pendant l'accouchement et fera souffrir énormément la mère. L'accoucheur arrivera facilement et *sans douleur*, en palpant le ventre, à donner à l'enfant la position nécessaire et le placera la tête en bas en face le passage. Il maintiendra cette bonne position de l'enfant avec une ceinture appliquée sur le ventre.

De l'accoucheur et de la garde. — Il faut toujours choisir à l'avance son accoucheur et une garde-malade qui a l'habitude de soigner les femmes en couche. La garde doit exécuter très régulièrement les indications du médecin et observer une propreté et une antisepsie très rigoureuse. Les complications pendant la grossesse sont excessivement rares lorsqu'on a soin d'observer toutes les précautions qu'exige cet état. Voir *Accouchement*.

630. — GYMNASTIQUE. — Elle a pour but d'équilibrer le travail intellectuel par un travail musculaire. C'est en outre un excellent exercice d'assouplissement qui fortifie les muscles et élargit le thorax. La gymnastique est également un excellent moyen hygiénique dans plusieurs maladies. Par ces exercices forcés on inspire une plus grande quantité d'air et par là une plus grande quantité d'oxygène. On développe ainsi une grande chaleur et une grande force qui activent les transformations organiques et facilitent le développement régulier du corps. Les exercices au trapèze, anneaux, perche, corde lisse, échelle, barre fixe, barre parallèle développent l'agilité et la souplesse. Chacun peut faire les exercices gymnastiques à sa guise : marche au pas gymnastique, exercices, respirer très largement, etc., les exercices doivent se faire symétriquement afin que chaque partie ait le même nombre de mouvements. On doit faire de l'exercice pendant une heure afin d'amener une transpiration abondante, ensuite se lotionner avec un linge imbibé d'eau froide, s'essuyer vivement et se frictionner énergiquement avec un gant ou lanière en crin. Pour obtenir une réaction complète il faut ensuite se masser. Après, se vêtir chaudement avec des vêtements de laine et marcher un quart d'heure pour éviter un brusque refroidissement. Après l'exercice on fait un bon repas pour se réparer et reconstituer dans l'organisme les matériaux consommés. L'exercice est précieux dans la Goutte, Gravelle, Obésité, Anémie, Glycosurie, maladies nerveuses, Hystérie, Épilepsie, maladies de l'appareil digestif, Scrofule, etc. On peut remplacer la gymnastique par les frictions rudes, le massage et les respirations larges afin que les poumons introduisent une grande quantité d'oxygène dans la circulation. Les exercices musculaires développent les muscles et guérissent les altérations morbides des tissus. La gymnastique fortifie les nerfs, active la circulation et régularise les secrétions. Pour faire de la gymnastique, il faut desserrer les vêtements et enlever tout ce qui peut gêner la circulation du sang : faux-col, cravate, corset, ceinture, jarretières, etc.

631. — GYNÉCOLOGIE (grec : *guné*, femme et *logos*, traité). — Étude des organes et des maladies spéciales de la femme. Voir *Matrice*, *Ovaires*, *Règles*.

H

632. — HALE DU VISAGE : Hâle de la mer et de la campagne. — Peau flétrie et desséchée produite par l'action de l'air sec et chaud. Pour faire disparaître le hâle du visage et des mains il faut faire des lotions avec l'*Osonine* et mettre une couche légère de *Crème Janette*. Voir également l'article *Hâle* dans la troisième partie du volume.

633. — HALEINE FÉTIDE. — Elle est généralement occasionnée par le mauvais fonctionnement de l'estomac, par la dentition défectueuse ou par la décomposition des aliments qui restent dans les dents cariées ; les personnes constipées ont également l'haleine mauvaise, parce que le sang entraîne une partie odorante de l'intestin vers les poumons.

Traitement. — Le traitement le plus efficace consiste à faire des lavages de la bouche et à nettoyer les dents avec le *Dentifrice Rodol* qui assainit les muqueuses, purifie l'haleine en faisant disparaître la mauvaise odeur. Combattre la constipation et le mauvais fonctionnement de l'estomac avec l'*Élixir Spark* et les *Cachets Polydigestifs Soker*. Assainir l'eau de boisson avec la *Septiline*. Nettoyer les dents après chaque repas pour enlever les débris pouvant rester entre les dents.

634. — HALLUCINATIONS. — C'est la sensation des objets ou des êtres qui n'existent pas. Elles sont provoquées par une excitation nerveuse chez les personnes dont le cerveau travaille beaucoup et sont fréquentes dans la mélancolie, le délire, la persécution.

Traitement. — Donner au malade matin et soir à chaque repas une cuillerée à soupe de *Sédatif Tiber* qui est très efficace pour amener du calme dans l'esprit. Combattre l'anémie avec le *Triogène For*.

635. — HANCHES. — Partie où le membre inférieur, la cuisse s'articule avec le tronc (bassin).

HAUT MAL. — Voir *Épilepsie*.

636. — HANCHES, DÉVELOPPEMENT ANORMAL. — Voir l'article *Hanches* dans la troisième partie du volume.

637. — HÉMATOCÈLE (grec : *hema*, sang, et *kélé*, tumeur). — Tumeur survenant à la suite d'une hémorragie de l'enveloppe séreuse des testicules, à la suite d'un coup ou sans cause apparente. Les testicules augmentent de volume, la peau est rouge et douloureuse ; l'hématocèle se termine souvent par la suppuration et un abcès. L'hématocèle peut également survenir chez la femme mal réglée. Il se produit un épanchement de sang dans le cul de sac du péritoine, près la matrice. Elle débute brusquement par des frissons, la fièvre avec arrêt des règles. Voir *Péritonite*.

Traitement chez l'homme. — Pour éviter toute complication le malade doit garder le repos au lit ; graisser avec la *Pommade Fondante Darvet*, et appliquer des cataplasmes froids ou des compresses d'eau froide sur les parties malades (les bourses). Soutenir les bourses par un coussin.

Traitement chez la femme. — Garder le lit. Appliquer de la glace sur le ventre ; en introduire même dans le vagin. Contre les vomissements avaler des petits morceaux de glace. Combattre la constipation avec des lavements d'eau de guimauve. Faire des injections vaginales avec de l'eau bouillie additionnée de *Spyrol Leber*, comme antiseptique.

638. — HÉMATURIE : Pissement de sang (grec : *hema*, sang, et *ouron*, urine). — Maladie caractérisée par la présence du sang dans l'urine, qui est sanguinolente et laisse un dépôt rougeâtre ; la muqueuse est gonflée. Cette affection survient à la suite d'une cystite, d'une maladie des reins, d'une altération du sang ou par l'emploi d'injections trop caustiques ; la gravelle, les calculs et les maladies des reins peuvent également occasionner l'Hématurie.

Traitement. — Il faut cesser toute injection et suivre le traitement suivant : prendre tous les jours des *Capsules de Santal Bline* à la dose de 6 à 9 par jour. Trois fois par jour, prendre un paquet de *Saprol Morey*. Aux repas et dans la journée, boire plusieurs tasses de *Tisane Orientale Soker* pour laver la vessie, à chaque repas prendre l'*Élixir Spark* pour combattre la constipation et rendre la digestion facile. S'alimenter avec la *Tarvine*, aliment phosphaté très reconstituant.

639. — HÉMATURIE DES PAYS CHAUDS. — Elle est provoquée par un parasite. Le seul moyen de faire cesser cette hématurie est de séjourner dans les montagnes du pays qu'on habite. Si la maladie ne cède pas il faut retourner en Europe.

640. — HÉMOGLOBINURIE. — Survient chez les personnes ayant habité les pays palustres à la suite du froid, des maladies infectieuses et de la syphilis. Elle consiste en une coloration rouge foncé des urines qui peut durer de 1 à 3 jours ; elle est accompagnée de frissons, de vomissements et de selles bilieuses ; la peau devient jaunâtre.

Traitement. — Il faut soumettre le malade au régime lacté avec la *Tarvine*. Habiter un pays tempéré et au besoin revenir en Europe.

641. — HÉMOPHILIE (*hema* sang, *philein* aimer). — Disposition naturelle et héréditaire aux hémorragies, lesquelles sont très difficiles à arrêter même lorsqu'elles sont superficielles, telles que l'hémorragie des gencives ou d'une écorchure.

Traitement. — En cas d'hémorragie il faut faire des lavages à l'eau chaude et prendre des petites doses de sulfate de soude, 10 centigrammes toutes les heures.

HÉMOPTYSIE (grec : *hemaptusis*). — Voir *Crachement de sang*.

642. — HÉMORRAGIE : Perte de sang. — Une hémorragie peut survenir à la suite d'une maladie grave ou d'une blessure, la perte de sang est externe ou interne. Si le sang provient des veines, on le reconnaît par sa coloration noirâtre ; s'il vient des artères, il est rouge vermeil et jaillit avec force.

Hémorragie légère. — Le sang sort des veines ou des capillaires. Pour arrêter l'hémorragie d'une blessure légère, laver la plaie avec de l'eau bouillie, appliquer directement sur la blessure une compresse de gaze boriquée et recouvrir de coton hydrophile, fixer le pansement avec une bande qu'il faut serrer pour

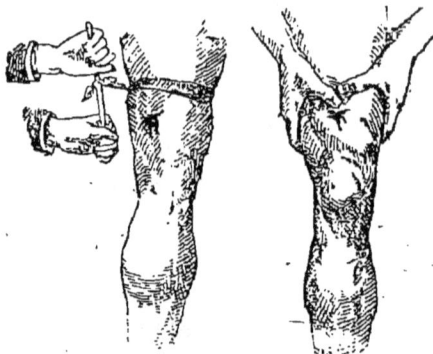

Fig. 275 et 276. — Comment arrêter provisoirement une hémorragie.

produire une compression assez sensible ; ce pansement suffit.

Hémorragie abondante par les artères. — Lorsque le sang coule abondamment la blessure a atteint une grosse veine ou une artère ; il faut de suite empêcher la sortie du sang en comprimant la grosse veine ou l'artère avec les doigts ou un linge bien propre en appuyant fortement ; si c'est une plaie, rapprocher les bords et appuyer fortement ; *tenir la partie blessée assez élevée*. Si l'hémorragie ne s'arrête pas il faut ralentir la circulation du sang en serrant le membre un peu fortement avec une bande ou serviette au-dessus et au-dessous de la plaie. Appliquer des couches très épaisses de coton hydrophile, au besoin trempé dans une solution de perchlorure de fer ou de gélatine ou bien faire la ligature de l'artère.

Hémorragie interne. — Pour arrêter l'hémorragie provenant d'un organe malade, on donne de l'ergotine en potion, des dragées de perchlorure de fer, la tisane de ratanhia, des boissons froides; avaler des petits morceaux de glace, garder le repos absolu.

Hémorragie de matrice. — S'il s'agit d'une hémorragie utérine, faire des injections *chaudes* qu'il faut continuer jusqu'à ce que le liquide qui sort de l'utérus soit clair. La température en sera de 50°. Si l'hémorragie reparaît, il faut refaire ces injections chaudes. Appliquer sur le bas-ventre des compresses qu'il faut fixer avec des bandes serrées. Voir *Métrorragie*.

Hémorragie cérébrale. — Elle est occasionnée par la rupture de petits anévrismes des artères cérébrales. Le grand froid et la chaleur intense peuvent également déterminer l'hémorragie cérébrale. Elle survient chez les personnes à cou court, à visage congestionné. L'alcoolisme, la goutte, les maladies des reins peuvent également la provoquer. L'hémorragie est précédée d'une congestion avec maux de tête. Le plus souvent, le malade est frappé d'apoplexie avec perte de connaissance et de sentiment, la face est congestionnée, les lèvres et les joues sont paralysées, flasques et soulevées à chaque respiration, la respiration est bruyante; la paralysie peut être partielle ou complète.

Premiers soins. — Appliquer des sinapismes aux membres inférieurs, administrer des purgatifs. Après la crise il faut purifier le sang avec le *Dépuratif Parnel* et décongestionner le foie avec l'*Elixir Spark*. Voir *Apoplexie*.

643. — LES HÉMORROÏDES (grec: *hema*, sang et *rhein*, couler). — Ce sont des varices qui siègent à l'orifice de l'anus où elles forment des tumeurs ou bourrelets de volume et consistance variables. Tant qu'elles ne provoquent qu'un léger écoulement de sang et à des intervalles éloignés on peut s'abstenir d'y toucher.

Quand doit-on soigner les hémorroïdes? — Mais, lorsque les hémorroïdes mettent un obstacle à la défécation et tendent à dégénérer, quand les saignées deviennent fréquentes et peuvent affaiblir, quand les douleurs sont violentes et enlèvent le sommeil, l'appétit et sont une gêne pour les occupations habituelles; quand par le suintement odorant qu'elles provoquent, par les attitudes gauches qu'elles forcent à prendre en marchant, elles constituent une vraie maladie, un supplice de chaque jour, il faut recourir à un traitement convenable et bien approprié pour s'en débarrasser sous peine de voir survenir des complications graves, telles que les *fistules*, les *fissures*, la *chute du rectum*, de voir la digestion et les grandes fonctions de l'économie s'altérer, le moral s'affecter et conduire à l'hypocondrie.

Prédispositions. — Les tempéraments sanguins et bilieux y prédisposent, la grossesse et l'âge de retour rendent cette affection fréquente chez la femme; mais comme principales causes prédisposantes, il faut citer une alimentation abondante surtout en viandes noires, l'usage des liqueurs fermentées, la constipation habituelle, les inflammations du gros intestin, la station assise prolongée, l'usage des purgatifs drastiques, l'abus des lavements chauds, les engorgements du foie. La formation des tumeurs hémorroïdales ne s'opère pas d'une manière brusque, mais par une série de congestions vers l'anus et l'extrémité inférieure du rectum, que l'on appelle *fluxions* hémorroïdales, et finalement une ou plusieurs tumeurs rouges apparaissent au fondement. Les malades ressentent un malaise général, des crampes d'estomac, des flatuosités, de la constipation, des douleurs lombaires. Bientôt il se manifeste de la pesanteur, de la chaleur dans la région anale ; le malade accuse une sensation de corps étrangers dans le rectum, un besoin fréquent d'aller à la selle. La région anale est douloureuse ; la douleur est violente, intolérable et s'étend vers le scrotum, la hanche, la vessie. Elle est plus vive au moment de la défécation. Ces symptômes se dissipent au bout de deux à quatre jours. Dans l'intervalle des fluxions, les tumeurs disparaissent, se flétrissent et ne forment qu'un repli de la peau ; quelquefois, au contraire, les tumeurs deviennent volumineuses et gênent la défécation ; dans certains cas elles fournissent un flux muqueux nommé *hémorroïdes blanches*. Dans la période de fluxion, les hémorroïdes se présentent sous la forme de tissus violacés résistants, disparaissant par la pression pour reparaître une fois la pression cessée. La région anale et les parties voisines ont une coloration rouge. Les malades éprouvent des envies fréquentes d'aller à la garde-robe ; ils se livrent à des efforts accompagnés de douleurs vives. La marche et la station sont difficiles. L'écoulement du sang commence ordinairement par un suintement qui augmente jusqu'au troisième jour et, de là, il va en décroissant ; il tarit vers le 5e ou 6e jour pour revenir ensuite à des époques qui ont fait comparer ce flux au flux menstruel. Le sang est tantôt rouge, tantôt noir. Cet écoulement n'occasionne aucune souffrance, mais peut prendre le caractère d'une hémorragie qui jette le malade dans le marasme ou l'anémie et peut conduire à une issue fatale. Le vrai flux hémorroïdal n'existe pas sans tumeurs, mais les tumeurs peuvent exister sans flux, ce sont des *hémorroïdes sèches*. Il arrive que les tumeurs hémorroïdales, sorties par l'anus au moment de l'évacuation, sont étranglées par le sphincter anal, ne rentrent pas seules et s'enflamment ; le malade accuse alors une sensation de chaleur brûlante à la partie intérieure du rectum. Les tumeurs augmentent de volume et sont distendues ; le moindre contact occasionne de vives douleurs, le patient est dans l'impossibilité de s'asseoir. Lorsque les hémorroïdes ont été souvent le siège d'une inflammation, il reste à la suite un écoulement de mucosités blanches, connues sous le nom d'*hémorroïdes blanches*. Le flux hémorroïdal n'offre pas d'inconvénient quand il s'agit d'une personne forte et sanguine, à cou court, à face congestionnée, à tempérament apoplectique ; mais quand la perte du sang est considérable et que le sujet est débile et anémique, elle présente un réel danger et il faut la supprimer par un traitement énergique et bien appliqué, si l'on veut éviter des conséquences funestes.

Traitement. — On traite les hémorroïdes par des *suppositoires à l'aloès*, *l'onguent populeum*, le capsicum, les mille-feuilles, l'hamamelis ou par une opération chirurgicale qui consiste à produire la dilatation de l'anus ou à extirper les hémorroïdes, mais tous ces moyens sont loin d'être efficaces et donnent rarement un résultat satisfaisant ; quant à l'opération, outre qu'elle est excessivement douloureuse, elle ne détruit pas la cause et les hémorroïdes reviennent. Le seul moyen efficace pour se débarrasser de cette infirmité consiste à prendre l'*Elixir Ducase* qui active la circulation du sang et empêche toute congestion et l'*Elixir Spark* qui combat la cause individuelle — constipation, inflammation intestinale, engorgements du foie — qui a provoqué l'éclosion de la maladie. S'alimenter avec la *Tarvine*, aliment phosphaté reconstituant qui n'échauffe pas. — *Comme traitement externe, il faut* tous les jours faire couler sur la région anale, au moyen d'un bock, 4 à 5 litres d'*eau froide*, ensuite graisser le fondement avec la *Pommade Péruvienne Balton*; appliquer sur la pommade un tampon de coton imbibé d'eau froide et couvrir avec un linge et de la ouate. Le soir en se couchant un bain de siège très chaud ou très froid (selon le tempérament, tantôt c'est l'eau très chaude, tantôt l'eau très froide qui réussit le mieux, aussi faut-il essayer l'une et l'autre pour adopter ce qui agit le mieux), et introduire dans le gros intestin un *Suppositoire Kost*. L'action astringente de la pommade et du suppositoire rendra aux parois veineuses leur contractibilité, leur force et leur calibre primitif; les démangeaisons cessent, l'amélioration est grande et très sensible dès le début. Quelques semaines, pendant lesquelles le malade continue à vaquer à ses occupations habituelles, suffisent pour que les tumeurs hémorroïdales flétries soient réduites à l'état d'un repli de peau, desormais inerte et indolore. Ce *traitement* donne toujours des résultats très satisfaisants même dans des cas rebelles. On doit le continuer pendant deux mois au moins. Lorsque l'amélioration est très grande, on peut diminuer la dose des médicaments, mais il faut les continuer le temps nécessaire si l'on veut se guérir définitivement.

Hygiène, soins généraux. Régime biologique des hémorroïdaires. — Le malade doit toujours éviter les aliments excitants et échauffants, les épices, les condiments, les salaisons, la charcuterie, les légumes secs dont la digestion est difficile et s'alimenter avec la *Tarvine* qui est très nourrissante et n'échauffe pas. Eviter la constipation. Il doit observer une propreté minutieuse de l'anus et aller à la garde-robe régulièrement. Les hémorroïdes étant le résultat de la congestion veineuse du gros intestin, chacun comprendra de quelle importance il est d'éviter *l'encombrement du tube digestif* et d'assurer son état de vacuité *sans en exciter l'inflammation.* Du reste, la constipation *est une des causes les plus fréquentes de cette infirmité;* le malade doit donc chercher à la conjurer.

Le seul remède qui convient dans cet état, c'est un laxatif doux et inoffensif qu'on puisse continuer journellement et pendant longtemps, jusqu'à ce que, sous son influence, la cause même du mal ait disparu. l'*Elixir Spark* est ce remède idéal.

La marche et l'exercice modéré sont favorables à l'évolution des hémorroïdes. Ce qui est gênant, c'est *la station assise* trop prolongée, elle est très nuisible. On peut y obvier en se servant *d'une chaise cannée* ou *en paille*, mais il faut éviter avec soin les coussins moelleux et chauds. Si le paquet hémorroïdal *gonflé de sang* est sorti et douloureux, il faudra tout de suite *procéder à sa réduction*, afin d'éviter l'étranglement au collet. Pour cela, on le recouvrira d'un petit coin de *toile imbibée d'huile* et avec l'extrémité des doigts on le malaxera délicatement en refoulant la tumeur. Si ce moyen ne réussit pas après *quelques minutes, il ne faut pas insister* afin de ne pas amener *d'inflammation;* alors on fait prendre un bain de siège chaud, on couche le malade et on appliqué à l'anus des cataplasmes chauds de farine de lin pour recommencer ensuite la malaxation avec les doigts huilés. Il est rare que ce moyen ne suffise pas. Matin et soir, faire des lotions ou des bains de siège très froids ou très chauds. Les lavements chauds, en cas de crise, rendront un très grand service. Injecter le lavement par petite quantité, afin de le garder une demi-heure. Le malade fera bien de prendre l'habitude d'aller à la selle le soir avant de se coucher. En cas d'hémorragie, donner un lavement chaud à 45° avec 10 à 15 grammes de gélatine. A l'intérieur, on administre de l'ergotine ou du sulfate de soude à petites doses.

644. — HÉPATITE. ENGORGEMENT DU FOIE. — L'inflammation du foie est très fréquente et presque toujours accompagnée d'une inflammation d'estomac et surtout d'une gastrite, d'où le nom de gastro-hépatite que porte la maladie. La principale cause réside dans la mauvaise hygiène alimentaire et l'abus des boissons alcooliques. Outre les malaises et les

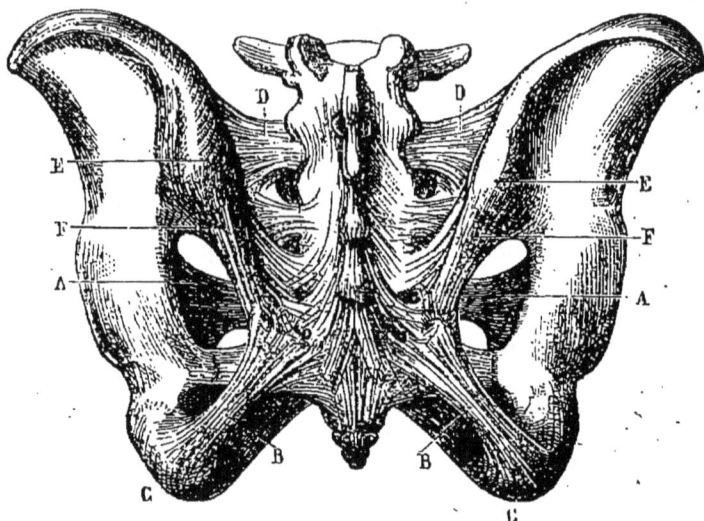

FIG. 277. — Bassin avec ses ligaments, vu par sa face postérieure.

A. Grand trou sciatique au travers duquel on voit la branche horizontale du pubis. — B. Grand ligament sacro-sciatique. — C. Tubérosité ischiatique. — D. Ligament sacro-iliaque postérieur. — E. Epine iliaque postérieure et supérieure. — F. Ligament sacro-iliaque inférieur ou vertical.

symptômes d'une inflammation d'estomac, tels que les troubles digestifs accompagnés de douleurs comme dans la gastrite, le malade éprouve une douleur dans la région du foie, de l'oppression, des battements de cœur. La langue est chargée, le teint est jaune, les gencives sont gonflées et saignent facilement. Il éprouve souvent des malaises, des défaillances. Les selles sont décolorées, les gaz intestinaux très fétides parce que la bile qui a la propriété d'empêcher la décomposition des substances contenues dans l'estomac et les intestins est sécrétée en trop faible quantité; il en résulte la formation des éléments fétides que le sang entraîne dans tout l'organisme. La constipation et la migraine sont fréquentes. L'hépatite peut provoquer des hémorroïdes et expose le malade à contracter facilement d'autres maladies, telles que l'albuminurie, l'hypertrophie du cœur, les flueurs blanches, l'anévrisme, la métrite, les troubles menstruels, la prostatite, les coliques hépatiques. Elle peut également donner naissance à des maladies infectieuses, influenza, fièvre typhoïde, à la formation des abcès, se compliquer de cirrhose et devenir mortelle. Dans nos climats, sa marche est lente, mais dans les pays chauds, l'hépatite aiguë se montre avec des symptômes très graves, tels que la fièvre jaune.

Traitement. — Pour guérir l'hépathite, on emploie le *Calomel*, l'*Iodure de Potassium*, le *Benzo-naphtol*, les *Alcalins;* mais ces médicaments ne se sont pas montrés assez efficaces et guérissent rarement. Le meilleur traitement préventif et curatif consiste à prendre avant chaque repas le *Dépuratif Parnel* pour purifier le sang, et après les repas, l'*Elixir Spark* pour décongestionner le foie et enlever l'inflammation du tube digestif. Le malade doit s'alimenter avec la *Tarvine*, aliment phosphaté reconstituant d'une digestion facile. Comme boissons, boire de l'eau pure *bouillie* et beaucoup de *Tisane Orientale Soker*. Il faut éviter la transpiration ; pendant les grandes chaleurs, prendre des bains prolongés. Tous les soirs, prendre une à deux *Pilules Spark* pour éviter la constipation et nettoyer l'intestin. Après la guérison, suivre le traitement pendant quelques semaines pour éviter une rechute. Assainir l'eau de boisson avec la *Septiline*.

Régime Biologique dans les maladies du foie, coliques hépatiques, lithiase biliaire et l'ictère. — Dans toutes les maladies du foie, il faut une alimentation facile à digérer pour ne pas trop fatiguer l'organe. A cet effet, on doit employer le régime lacté, lorsque la maladie est aiguë, et ne boire que du lait écrémé parce que la graisse n'est pas supportée et mal digérée. Dans les cas chroniques, il faut éviter les viandes, les graisses. On mangera très peu de viande (elle sera toujours très cuite) avec beaucoup de farineux. S'alimenter principalement avec des céréales, des légumineux et la *Tarvine*. Les potages, les bouillies avec la *Tarvine* avec ou sans lait sont très recommandés, comme étant très nourrissants et d'une digestion facile. On peut permettre un peu de crème, de beurre, mais il faut éviter d'une façon absolue le vin, les alcools, les liqueurs, le café, le thé, le chocolat, le cacao, les condiments. Le choux, l'oseille, les épinards, les radis, les champignons sont défendus. Manger très peu de pain; manger des pommes de terre, des légumes en purée, des farineux, des fruits très mûrs, des compotes. Le bœuf, le mouton, le poulet et le poisson en petite quantité ainsi que le jaune d'œuf sont permis. Eviter les petits pois, les haricots, le blanc d'œuf. Comme boisson, on donne des infusions aromatiques, du thé léger, de l'eau pure et des eaux minérales faibles. Pour assainir l'eau il faut ajouter dans chaque verre de boisson une cuillerée à café de *Septiline*. Voir *la Gastrite, Congestion du foie.*

645. — HÉRÉDITÉ. — L'enfant hérite dans sa santé, aptitudes, goûts, habitudes, non seulement de ses parents, père et mère, mais de ses aïeux. L'hérédité est sous la dépendance du système nerveux, qui enregistre les impressions et les sensations et les transmet; après les avoir gardées quelquefois pendant plusieurs générations, à l'état latent. Ainsi un enfant peut hériter des aptitudes de son grand-père, sans que son père les possède.

646. — HERNIES, DESCENTE, EFFORT. — On appelle hernie, la sortie des intestins hors de la cavité de l'abdomen. Dans cette évolution, les intestins traversent les parois musculaires qui forment la cavité du ventre pour venir faire saillie sous la peau, sous forme d'une tumeur plus ou moins volumineuse, plus ou moins arrondie, molle, indolore · la hernie se réduit et disparaît par la pression ou la position horizontale. En rentrant, la hernie produit un bruit de gargouillement très caractéristique. Dans certains cas, il est nécessaire de provoquer sa rentrée par une légère pression des doigts, ce qui est déjà une complication. Mais enfin on arrive au but à moins que la hernie ne soit irréductible. Le volume de la hernie varie depuis celui d'une noisette jusqu'à celui du poing. Au point de vue de leur cause, on divise les hernies en *hernies de force* et en *hernies de faiblesse*. Dans les premières, c'est un effort violent qui a vaincu la résistance des parois musculaires de l'abdomen; dans les autres ce sont ces parois qui, devenues trop faibles, ont cédé à un effort normal des intestins. Les hernies de force sont plus fréquentes de 10 à 40 ans; celles de

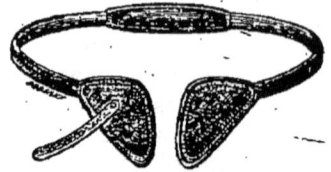

FIG. 278. — Bandage contre la Hernie.

faiblesse aux deux extrémités de la vie. La hernie se produit principalement aux canaux inguinaux, aux canaux cruraux et autour de l'ombilic; d'où, par ordre de fréquence, la *hernie inguinale*, la *hernie crurale* et la *hernie ombilicale*.

Soins généraux, hygiène. — La hernie est une infirmité qui exige des *soins* et des *précautions* si l'on veut éviter toute complication dangereuse. L'individu atteint de hernie évitera les efforts violents, les marches exagérées; s'il tousse, s'il éternue, il aura *soin de se plier en deux*, de s'accroupir, position qui supprime la poussée du diaphragme sur les intestins. Il portera toujours un bon bandage double, même si la hernie est simple, et veillera à la liberté des intestins, car la constipation et les efforts sont très nuisibles à la hernie. Il faut éviter la chute de l'intestin vers le petit bassin au moment des efforts et maintenir les parois du ventre. Chaque matin, avant de descendre du lit, le hernieux doit mettre son bandage qu'il gardera toute la journée et ne le quittera jamais tant qu'il sera levé parce que, sans bandage, la hernie grossira de plus en plus. Il arrive que l'intestin ne peut plus être refoulé dans le ventre, alors l'intestin s'enflamme et peut se gangrener; il survient alors des vomissements, de la constipation; en un mot, un accident très grave pouvant devenir mortel. C'est la *hernie étranglée* qui souvent est due à la négligence de ne pas porter de bandage. Voici comment il faut rentrer la hernie pour éviter son étranglement : se coucher sur le dos, le siège plus haut que la poitrine, fléchir les cuisses vers le ventre, ne faire aucun mouvement ni effort, disposer les doigts en rond autour de la hernie et exercer une pression lente, modérée et prolongée; un lavement purgatif facilite la rentrée. Si la hernie ne rentre pas, il faut faire des compresses froides pendant une heure ou deux et recommencer la pression avec les doigts. Généralement l'opération réussit et l'intestin rentre; si l'on échoue, il faut continuer les compresses et faire venir un spécialiste habitué à faire ces opérations. Une hernie non rentrée peut contracter à la longue des adhérences avec la cavité qui la contient et devenir irréductible. Le bandage doit fermer hermétiquement l'ouverture du canal, sinon une partie de l'intestin s'engagera entre le bandage et les parois abdominales et peut amener, par le frottement, une inflammation grave. Avec un bon bandage et des soins hygiéniques bien compris, on peut obtenir une cure radicale; mais un mauvais bandage peut faire plus de mal que de bien.

Régime, hygiène. — Le hernieux évitera les légumes secs d'une digestion lente et difficile qui chargent les intestins, donnent des flatulences. Il observera le *Régime Biologique* et s'alimentera avec la *Tarvine*, aliment phosphaté reconstituant et d'une digestion facile. Ne jamais quitter le bandage sauf dans le lit. Éviter les bains tièdes; les bains froids, les bains de mer; les douches sont toniques et favorisent le rétrécissement de l'anneau. Si le bandage est bien placé, la hernie bien maintenue, on ne doit pas craindre la marche, l'exercice, l'escrime, etc.; ne jamais prendre de vomitif, tenir le ventre libre. Si la hernie sort, la faire rentrer immédiatement.

Traitement. — Tous les jours prendre l'*Elixir Spark*. L'emploi de cet élixir sera très régulier parce que son action est très bienfaisante sur le tube gastro-intestinal, il n'irrite pas l'intestin comme la plupart des pilules drastiques mais entretient la liberté du ventre, évite les efforts, diminue la masse intestinale contenue dans l'abdomen, réalise réellement toutes les conditions désirables pour empêcher la sortie en masse de la hernie et les complications, telles que l'étranglement et l'irréductibilité. Les personnes anémiées devront prendre le *Triogène For* qui régularise le jeu normal de l'organisme, ce qui influe favorablement sur l'état général. L'*Elixir Spark* évitera les complications et retardera la marche progressive du mal.

Hernie chez les enfants. — Les hernies sont assez fréquentes chez les nourrissons. La hernie peut être *ombilicale*, c'est-à-dire à l'ombilic ou *inguinale*, c'est-à-dire au bas du ventre, au-dessus de la bourse dans l'aine. La *Hernie ombilicale* existe souvent au moment de la naissance ou survient par accident, lorsque l'enfant crie beaucoup. Aussi est-il prudent d'éviter la colère et les cris aux nourrissons. Lorsque l'enfant est calme, la hernie a des tendances à diminuer et peut même disparaître si on appuie doucement dessus pour la faire rentrer, mais lorsque l'enfant crie elle réapparaît et grossit. Le traitement consiste à réduire la hernie avec une pelote de ouate maintenue en place avec une bande ou avec un bandage spécial. La hernie *inguinale* est moins fréquente et plus longue à guérir, mais on arrive toujours à un bon résultat lorsqu'on la réduit avec un bon bandage. Il faut porter le bandage constamment. On peut baigner l'enfant, mais il faut ôter le bandage.

647. — HERPÈS. — C'est une lésion cutanée caractérisée par de petites élevures épidermiques se transformant rapidement en vésicules transparentes, petites, pleines d'un liquide, le plus souvent réunies par groupes, entourées d'une auréole rouge. Ces vésicules crèvent et laissent à leur place des croûtes. L'herpès peut se développer sur toutes les régions du tégument, sur les muqueuses et autour des orifices naturels. Il existe plusieurs variétés d'herpès dont les plus fréquentes sont l'*herpès labial* ou *facial* et l'*herpès génital*.

Herpès labial ou facial. — L'Herpès peut siéger à la face, aux lèvres, sur les muqueuses et autour des orifices naturels. Précédé généralement de sensations diverses, tensions, élancements, démangeaisons, cuisson et même un peu de fièvre, il se caractérise par des taches rosées légèrement surélevées, puis finement papuleuses, et enfin, en quelques heures, vésiculeuses ; rapidement, le liquide des vésicules se trouble, se dessèche et des croûtes apparaissent fines, jaunâtres, noirâtres qui tombent. La peau d'abord rosée reprend rapidement sa coloration normale. L'évolution est très rapide et ne dure guère que 6 à 8 jours. Cet herpès (boutons de fièvre) apparaît généralement dans le cours d'affections fébriles, telles que la bronchite, la pneumonie, la grippe, la fièvre typhoïde, etc. Chez certains sujets prédisposés, il survient à propos de causes banales, un refroidissement, une indigestion, un surmenage, une émotion et chez la femme au moment des règles.

Traitement. — Prendre à chaque repas une cuillerée à café d'*Elixir Spark* pour éliminer les âcretés et activer les selles. Matin et soir onctionner avec la *Pommade Parnel* n° 1 et saupoudrer avec la *Poudre Dermatique Jener*. S'alimenter avec la *Tarvine* aliment phosphaté très reconstituant et d'une digestion facile. Assainir l'eau de boisson avec la *Sepuline*.

Herpès génital. — Il est localisé aux organes génitaux, et s'observe surtout chez les arthritiques et herpétiques. Il survient chez les femmes jeunes, sujettes à des pertes, assez souvent aux moments des règles ; il est précédé de malaises, de fièvre et envahit les grandes et les petites lèvres, la face interne des cuisses, le périnée, l'anus. Les vésicules forment des groupes isolés, puis confluents, d'où le nom d'*herpès*

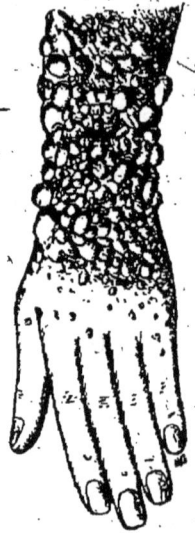

FIG. 279.
Dermatite Herpétiforme.

vulgaire confluent, et occupent toute la région génitale. Leur évolution est rapide et s'accompagne d'un gonflement des grandes et petites lèvres ; la douleur est vive et les plus légers mouvements sont pénibles ; les ganglions de l'aine peuvent s'engorger et deviennent douloureux. L'*herpès génital récidivant* se présente avec les mêmes caractères que le précédent, mais diffère par la particularité que, chez l'homme, il occupe le *gland* et surtout le *prépuce* qui est tuméfié et œdématié ; chez la femme, il siège sur la portion vaginale de la vulve. Précédé généralement par de la cuisson, du prurit, de la douleur, il forme quelque groupes de vésicules qui donnent lieu à de petites ulcérations nommées chancre volant. Cette variété d'herpès récidive, est très fréquente chez les syphilitiques et arthritiques nerveux. L'herpès génital est une affection des plus tenaces et des plus rebelles. L'herpès du gland et du prépuce ne doit pas alarmer les jeunes gens qui y voient à tort l'ulcération primitive de la syphilis.

Traitement. — Les médicaments ordinairement employés l'*Arsenic*, l'*Iodure de potassium*, les *Alcalins* sont trop irritants ou d'une efficacité faible et ne sont jamais suffisants pour guérir cette maladie. Pour soigner avec efficacité l'herpès, il faut modifier le terrain ainsi que l'état diathésique. A cet effet le malade prendra le *Dépuratif Parnel* (une à deux cuillerées à soupe avant chaque repas) pour dépurer le sang et modifier l'état général. Après le repas ou le soir en se couchant prendre deux cuillerées à café d'*Elixir Spark* pour combattre l'irritation générale et régulariser les fonctions digestives. S'alimenter avec la *Tarvine* aliment phosphaté très reconstituant. Comme traitement local, lotionner une ou deux fois par jour à l'*Eau Résolutive Soker* et saupoudrer avec la *Poudre Dermatique Jener* immédiatement après la lotion.

Hygiène. Régime. — Observer le *Régime Biologique*. En cas de douleurs, prendre un à deux cachets de *Neragol*.

Le traitement pour les enfants consiste à lotionner les boutons avec de l'*Eau Résolutive Soker* coupée de son volume d'eau bouillie et saupoudrer avec la *Poudre Dermatique Jener*. Fortifier les enfants avec le *Sirop Tannodol* qui est tonique et dépuratif.

Herpès tonsurant ou Teigne tondante, *tricophyton tonsurant.* — Son siège est le cuir chevelu : on l'observe également dans la barbe ; cette affection parasitaire et très contagieuse se manifeste par des plaques rondes ressemblant à une tonsure et sur laquelle les cheveux sont ternes, secs et brisés à un demi-centimètre environ de la base ; la partie malade est gonflée, l'épiderme s'enlève, sous la forme de croûtes, la peau présente une coloration bleuâtre et d'un aspect rugueux, avec des pellicules jaunâtres. Le parasite forme une gaine aux cheveux, les casse : ces plaques, par leur union, peuvent amener la calvitie.

Hygiène préventive. — Le parasite se rencontre dans les cheveux, dans les pellicules et dans les poussières. Il se transmet par les objets de toilette, les peignes, les rasoirs des coiffeurs et lorsqu'on couche dans un lit précédemment occupé par un teigneux ; par les animaux, cheval, chien, chat, lapin. Eviter les enfants ayant des tonsures à la tête, ne pas caresser les animaux atteints d'une maladie de la peau. Lorsqu'on a soigné un teigneux, se laver soigneusement les mains, sinon on risque de transporter l'agent de contagion. Le même parasite peut se développer sur le cou, la face, la nuque, l'avant-bras ou les mains et produire l'*Herpès circiné*. Ce dernier se présente sous forme de taches rouges et rondes accompagnées de démangeaisons et de cuissons.

La teigne tondante ne peut se transmettre sur le cuir chevelu des personnes âgées de plus de 20 ans, mais peut donner lieu à un *Herpès circiné*.

Traitement. — Couper les cheveux ras tous les 8 jours, savonner matin et soir, ensuite frictionner avec le *Régénérateur Spark* et appliquer une couche de *Pommade Spark*.

648. — HERPÉTISME. — C'est une affection de la peau caractérisée par l'éruption des petites vésicules qui contiennent un liquide et laissent après leur disparition des petites ulcérations ou croûtes. Voir *Herpès*.

On peut empêcher toutes ces manifestations si l'on se soigne dès qu'on constate que les urines sont colorées, épaisses ou déposent, dès qu'on éprouve quelques douleurs dans les articulations, dans les reins, et lorsqu'on a une mauvaise digestion, etc.

Traitement. — Il faut purifier le sang avec le *Dépuratif Parnel* qui chasse les humeurs et les âcretés. L'*Elixir Spark* rendra de très grands services au tube digestif ; il rétablira la nutrition générale, en activant l'oxydation des matériaux alimentaires. Si les urines sont chargées, il faut boire la *Tisane Orientale Soker* pour empêcher la concrétion urique et neutraliser les acides. Pour ne pas échauffer le sang, s'alimenter avec la *Tarvine*, aliment phosphaté très reconstituant facile à digerer. Observer le *Régime Biologique*.

L'usage de la flanelle et des frictions sèches sur tout le corps est conseillé à tous les malades. Ne boire que de l'eau dans laquelle on aura versé une cuillerée à café de *Septiline* qui assainit la boisson.

649. — HOCHET. — Anneau en ivoire ou en os qu'on donne aux enfants pour mâcher, afin de faciliter la sortie des dents. Cet objet est dangereux parce qu'il est trop dur et tout à fait inutile. A cause de lui l'enfant introduit dans la bouche des poussières et autres substances sales, qui, à la longue, se sont fixées sur lui; et cette pratique, d'une apparence inoffensive, peut constituer un véritable danger.

650. — HOMÉOPATHIE. — Cette méthode de traitement consiste à réduire la dose d'un médicament à un degré tellement infinitésimal que la potion préparée ne contient que de l'eau sucrée avec un millionième d'un milligramme de substance active. Du reste, elle est de plus en plus abandonnée et serait depuis fort longtemps tombée dans un oubli profond si les homéopathes ne s'étaient pas avisé de prescrire des alcaloïdes comme les autres médecins. Quant à ceux qui tiennent à se soigner par l'homéopathie, ils peuvent se rendre compte de quelle efficacité sera le remède homéopathique sur les microbes, lorsqu'ils sauront que le médicament homéopathique peut être comparé à l'eau d'une rivière dans laquelle on aura versé une à deux gouttes d'un médicament. Cette méthode naïve a été proposée par Hannemann, de Leipzig, qui a pris pour devise : *similiâ similibus curantur* (les semblables se guérissent par les semblables) contre l'adage d'Hippocrate qui est: *contraria contrariis curantur* (les contraires sont guéris par les contraires).

651. — HOPITAL. — Les indigents y sont traités gratuitement, il y a en outre des payants, mais le prix est très modéré. Les malades doivent se présenter à l'hôpital de leur circonscription avant 9 heures. Pour une maladie contagieuse ou grave et en cas d'accidents, une voiture d'ambulance accompagnée d'un interne vient chercher le malade à domicile. Pour le transport, il suffit de présenter un certificat de médecin au commissariat ou à l'hôpital. Pour être admis à l'hôpital, il faut habiter Paris depuis plusieurs mois ; ceci a pour but d'empêcher les malades de province de venir occuper toutes les places dans les hôpitaux, surtout dans les services de chirurgie. Les consultations sont gratuites et ont lieu tous les jours à 9 heures du matin. Les portes de ce service sont ouvertes à 8 h. et fermées à 9 heures.

Règlements. — 1º Les enfants de tous les quartiers de Paris sont reçus à l'hôpital des Enfants-Malades, 149, rue de Sèvres; à l'hôpital Trousseau, 89, rue de Charenton; dans le service de chirurgie infantile de l'hôpital Tenon, rue de la Chine et dans le service d'orthopédie des hospices des Enfants-Assistés.

2º Les personnes atteintes d'une maladie spéciale sont reçues quel que soit le quartier qu'elles habitent dans les hôpitaux suivants:

Hôpital Cochin, 45, faubourg Saint-Jacques. — *Gynécologie chirurgicale.*

Hôpital de la Salpêtrière, 47, boulevard de l'Hôpital.

Hôpital Saint-Louis, 40, rue Bichat. — Pour les maladies de la *Peau* et les maladies *syphilitiques*.

Hôpital Broca,111, rue de Lourcine. — Maladies *Vénériennes* (Femmes) et maladies de la *Peau.*

Hôpital Ricord, 111, boulevard Port-Royal. — Maladies *Vénériennes* (Hommes) et maladies de la *Peau.*

Hôpital de l'Hôtel-Dieu, Parvis Notre-Dame. — Maladies des *Yeux.*

Hôpital Lariboisière, rue Ambroise-Paré. — Maladies des *Yeux.*

Hôpital Necker, 154, rue de Sèvres. — Maladies des voies *urinaires.*

Pour être admis, il est inutile de se munir d'attestations ou certificats. Toute personne reconnue malade est admise sans aucune préférence.

3° Pour les maladies générales et la chirurgie, le malade doit se présenter à l'hôpital de sa circonscription.

Hôpital de La Charité, 47, rue Jacob, pour les quartiers suivants: Saint-Germain-L'Auxerrois, Saint-Germain-des-Prés, Gaillon, Mail, Monnaie, Notre-Dame-des Champs, Odéon, Palais-Royal, place Vendôme, St-Thomas-d'Aquin, Vivienne.

Hôpital Saint-Antoine, 184, faubourg Saint-Antoine, pour les quartiers suivants : Bel-Air, Bercy, Sainte-Marguerite, Picpus, Quinze-Vingts, La Roquette, Charonne, Archives (pour la chirurgie seulement), et les communes de : Alfortville, Bonnéuil, Bry-sur-Marne, Champigny, Charenton, Créteil, Fontenay-sous-Bois, Joinville-le-Pont, Maisons-Alfort, Montreuil, Nogent-sur-Marne, le Perreux, Saint-Mandé, Saint-Maur, Saint-Maurice, Vincennes.

Hôpital Cochin, 45, faubourg Saint-Jacques, pour les quartiers suivants : Croulebarbe, Gare, Maison-Blanche, Montparnasse, Santé, Val-de-Grâce; les communes d'Arcueil, Bagneux, Bourg-la-Reine, Châtenay, Fontenay-aux-Roses, Orly, Plessis-Piquet, Sceaux.

Hôpital de l'Hôtel-Dieu, parvis Notre-Dame, pour les quartiers suivants : Arsenal, Bonne-Nouvelle, Enfants-Rouges, Halles, Notre-Dame-Sainte-Avoie, Saint-Gervais, Saint-Merri.

Hôpital Necker, pour les quartiers suivants : Auteuil, Grenelle, Javel, Necker, Saint-Lambert; les communes de Clamart, Issy, Malakoff.

Hôpital de La Pitié, 1, rue Lacépède, pour les quartiers suivants : Jardin-des-Plantes, Salpêtrière, Sorbonne, Saint-Victor ; les communes d'Antony, Chevilly, Choisy-le-Roi, Fresne, Gentilly, Ivry, l'Hay, Rungis, Thiais, Villejuif, Vitry.

Hôpital Saint-Louis, 40, rue Bichat (chirurgie seulement), pour les quartiers suivants : Combat, Folie-Méricourt, Hôpital Saint-Louis, Pont-de-Flandre, La Villette.

Hôpital Tenon, rue de la Chine, pour les quartiers suivants: Amérique, Belleville, *Père-Lachaise, Combat, Pont-de-Flandre* (ces trois quartiers pour la médecine seulement), Saint-Ambroise, Saint-Fargeau ; et les communes de Bagnolet, Noisy-le-Sec, les Lilas, Romainville, Rosny, Villemomble.

Hôpital Lariboisière, rue Ambroise-Paré, pour les quartiers suivants : Arts-et-Métiers, La Chapelle, Chaussée-d'Antin, Clignancourt, Goutte-d'Or, Faubourg-Montmartre, Porte-Saint-Martin, Rochechouart, Saint-Georges, Saint-Vincent-de-Paul, Hôpital-Saint-Louis (pour médecine seulement); et les communes de Bondy, Drancy, Dugny, Épinay, Ile Saint-Denis, Pantin, Pré-Saint-Gervais, Pierrefitte, Saint-Denis, Stains, Villetaneuse.

Hôpital Laënnec, 42, rue de Sèvres, pour les quartiers suivants : École-Militaire, Gros-Caillou, Invalides,

Hôpital Andral, 35, rue des Tournelles (médecine seulement), pour les quartiers suivants : Archives, Folie-Méricourt.

Hôpital Broussais, 86, rue Didot, pour les quartiers suivants : Petit-Montrouge, Plaisance et les communes de Châtillon, Montrouge, Vanves.

Hôpital Bichat, boulevard Ney, pour les quartiers suivants : Épinettes, Grandes-Carrières et les communes d'Aubervilliers, Bobigny, Le Bourget, La Courneuve, Saint-Ouen.

Hôpital Beaujon, 203, faubourg Saint-Honoré, pour les quartiers suivants : Bassins, Batignolles, Champs-Élysées, Europe, Madeleine, La Muette, Plaine-Monceau, Porte-Dauphine, Roule, Ternes et les communes d'Asnières, Boulogne, Clichy, Colombes, Courbevoie, Gennevilliers, Levallois-Perret, Nanterre, Neuilly, Puteaux, Suresnes.

Lorsqu'on est reconnu malade, on est admis dans ces hôpitaux sans aucune attestation ni certificat; il suffit seulement de pouvoir justifier de son domicile dans la circonscription de l'hôpital par la production de la carte électorale, de la carte du bureau de bienfaisance, d'une quittance de loyer. On peut se faire admettre à l'heure de la consultation et en cas d'urgence à n'importe quelle heure.

La consultation a lieu le matin à 9 heures. Il existe en outre des hospices spéciaux pour les Aliénés, les Sourds-Muets, les Aveugles, les Enfants-Trouvés; pour les infirmes, les incurables et les vieillards. Toutes les formalités à remplir pour y être admis sont indiquées *gratuitement* dans les bureaux de l'Assistance publique, 3, avenue Victoria. Les portes de ce service s'ouvrent à 8 heures et ferment à 9 heures.

Consultations. — Les consultations sont données tous les jours à 9 heures; les portes s'ouvrent à 8 heures et sont fermées à 9 heures, sauf les dimanches et les fêtes dans les hôpitaux suivants :

Médecine: Charité, Cochin, Beaujon, Broussais, Andral, Hôtel-Dieu, Lariboisière, Laënnec, Necker, Pitié, Saint-Antoine, Tenon.

Chirurgie : Broca, Bichat, Charité, Cochin, Hôtel-Dieu, Lariboisière, Laënnec, Necker, Saint-Antoine, La Salpêtrière, Tenon.

652. — HOQUET. — Provoqué par une contraction spasmodique du diaphragme, on l'observe surtout chez les enfants et chez les adultes souffrant d'une affection gastrique. Il peut aussi se produire à des intervalles plus ou moins rapprochés, et à la suite de sensation brusque de frayeur ou par imitation. Dans les maladies graves, pendant l'agonie, le hoquet est le signe d'une fin prochaine. Pour faire passer le hoquet, employer un des moyens suivants : il faut boire un peu d'eau froide, l'avaler lentement et en retenant sa respiration ou en se bouchant les oreilles. Respirer plusieurs fois de suite et très profondément. Contre le

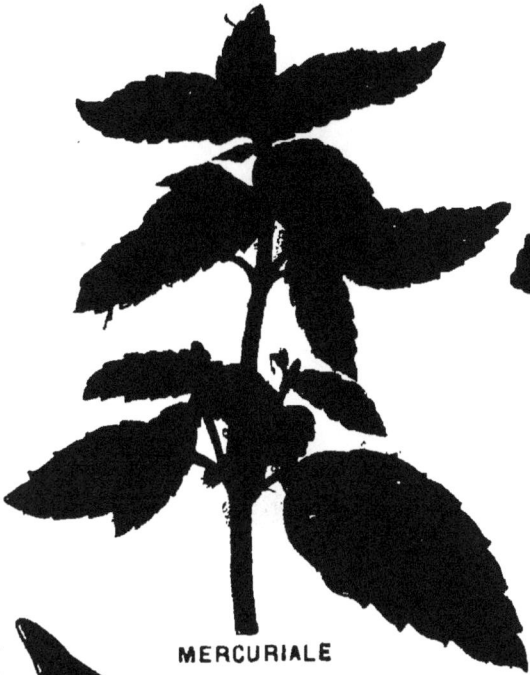

MERCURIALE

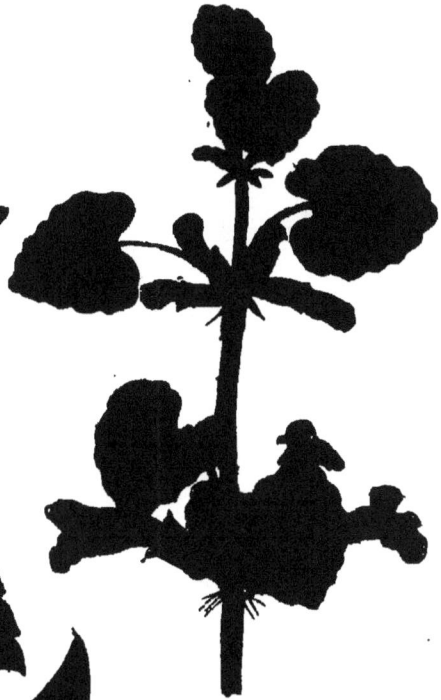

LIERRE TERRESTRE

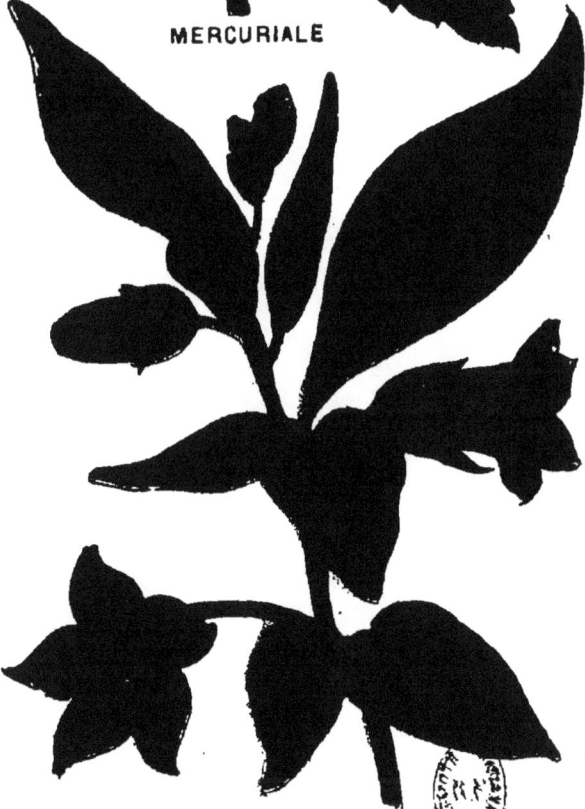

BELLADONE

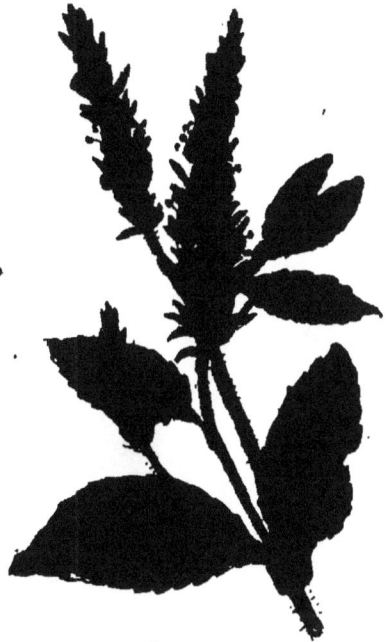

VÉRONIQUE

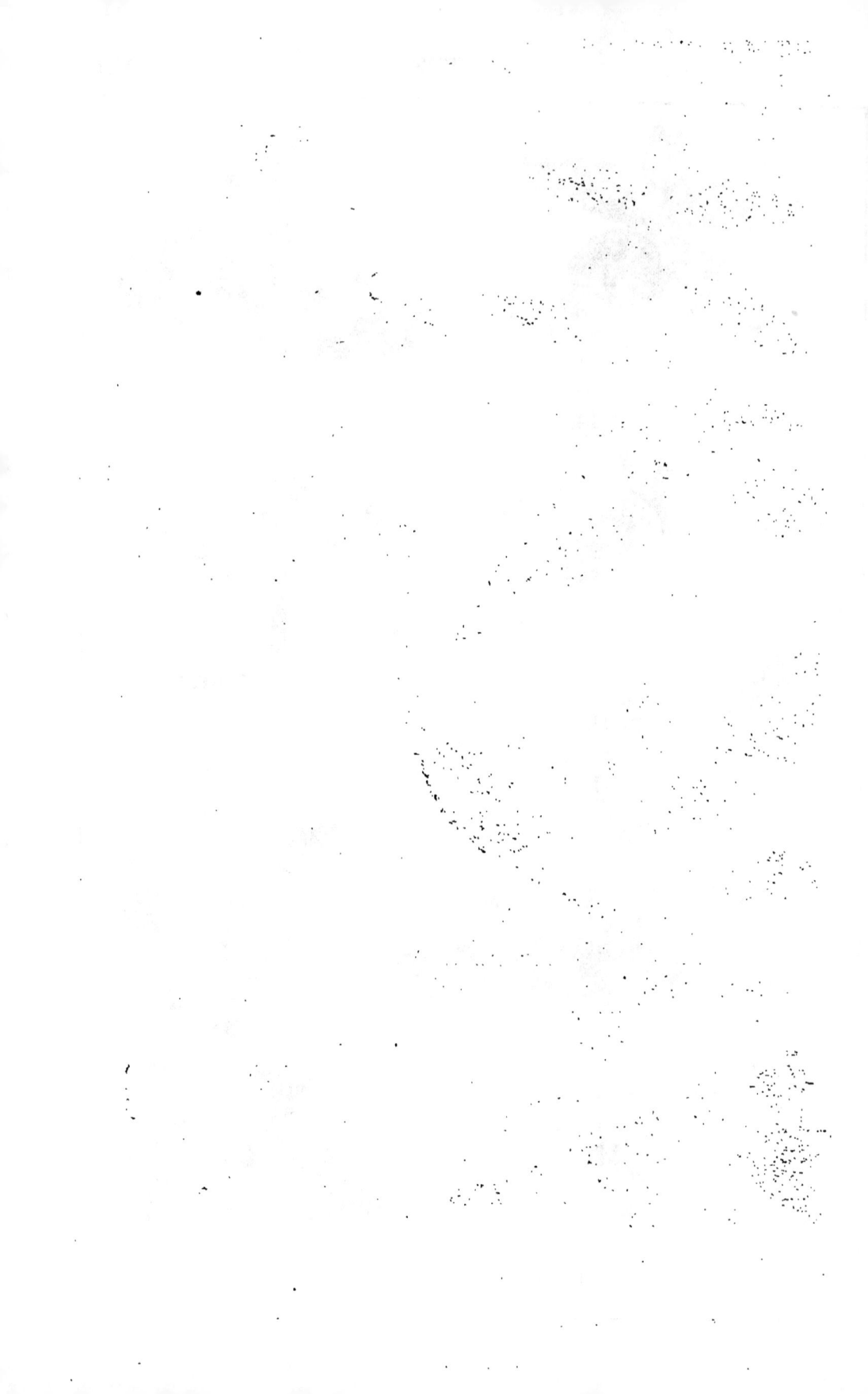

hoquet persistant, prendre un peu de sirop d'éther ou de chloral, ouvrir grandement la bouche et tirer la langue le plus possible pendant quelques instants. Les personnes qui sont sujettes à des crises de hoquet se débarrasseront très vite en prenant à chaque repas l'*Elixir Spark*; pour ne pas charger l'estomac, s'alimenter avec la *Tarvine*, aliment phosphaté très reconstituant et d'une digestion facile. Au repas assainir la boisson avec la *Septiline*. Observer le *Régime Biologique*.

653. — HOTEL. — On doit nettoyer et laver la pièce après chaque départ, le lit sera en fer, le sommier métallique, sans rideaux et sans portières. Les meubles doivent être en pitchpin, les sièges en bois tourné, les murs et le plafond seront couverts de peinture, les angles de la chambre seront arrondis afin de pouvoir facilement laver tout et partout.

654. — HUMEUR. — Substance liquide et demi-liquide qui existe dans le corps ou qui se forme accidentellement.

HUMEURS FROIDES. — Voir *Abcès froid, Adénite.*

655. — HUMIDITÉ. — Il faut éviter les habitations humides et le séjour des pays bas. L'humidité a une influence défavorable sur la santé et prédispose aux douleurs, aux rhumatismes, scrofules, etc. Pour se préserver, il faut porter des vêtements chauds, des caleçons de laine, des chemises en flanelle. Pour assainir les habitations on établit un courant d'air dans les caves et sous-sols, on fait du feu dans les appartements: on en chasse ainsi l'humidité. Pour le sol, il faut faciliter l'écoulement des eaux et ne pas les laisser séjourner trop longtemps à la surface.

656. — HYDARTHROSE (grec: *hudor*, humeur, et *arthron*, articulation). — C'est une hydropisie des jointures, c'est-à-dire un épanchement séreux dans les articulations qui se produit lorsque la membrane synoviale sécrète trop de liquide. Cette maladie reconnaît pour cause la *Scrofule*, le *Rhumatisme*, la marche forcée, le froid, le coup, l'entorse. Très fréquente au genou, elle est caractérisée par une augmentation du volume et un gonflement de la jointure qui se trouve distendue par un épanchement d'eau dans l'articulation du genou; l'hydarthrose occasionne une gêne dans les mouvements, peut devenir chronique et se transformer en tumeur blanche.

Traitement. — Pour la soigner, on applique la *teinture d'iode*, des *vésicatoires*, on fait la ponction à l'intérieur, on donne de l'*émétique*, des *iodures*, mais le moyen le plus efficace pour faire disparaître l'épanchement consiste à onctionner avec la *Pommade Fondante Darvet* la jointure malade, appliquer dessus une couche épaisse d'ouate et comprimer régulièrement le genou au moyen de genouillères élastiques. A chaque repas, on donne une cuillerée à bouche de *Dépuratif Parnel* pour purifier le sang et une cuillerée à café d'*Elixir Spark* pour éliminer les humeurs. Après la guérison, masser tous les jours les muscles atrophiés.

657. — HYDATIDE. — Tumeur contenant le tænia echinocoque. Voir *Tænia.*

13

658.—HYDRARGYRISME.—Empoisonnement par le mercure et les préparations mercurielles; provoque de la salivation, de la diarrhée, et même de l'albumine.

Traitement. — Cesser l'emploi du mercure, laver la bouche avec le *Gargarisme Jener*, sucer les *Pastilles Antiseptiques Jener*, prendre des grands bains; boire la *Tisane Orientale Soker*. Tous les jours, avant chaque repas, prendre une cuillerée à soupe de *Dépuratif Parnel* pour purifier le sang; contre les faiblesses, prendre le *Triogène For* ou le *Vin Galar* comme tonique.

659. — HYDROCÈLE (grec : *hudor*, eau, et *kélé*, tumeur).—C'est une sorte d'hydropisie constituée par la production d'un liquide dans les bourses (tunique vaginale des testicules); elle peut être le résultat d'un coup, d'une pression trop forte et trop prolongée sur le testicule. Elle est très fréquente, surtout dans l'enfance et la vieillesse. Le liquide contenu dans la poche des testicules est jaune pâle, il peut varier de quantité, de quelques grammes à plusieurs litres. Sa pression et son abondance sont parfois telles qu'elles provoquent la déchirure des tissus. La surface de la tumeur est lisse, élastique, fluctuante. L'hydrocèle est irréductible par la pression ou l'élévation des bourses. Cette affection, qui ne lèse en aucune façon le testicule, n'est pas douloureuse; mais elle détermine une gêne considérable proportionnée à son volume. Les ponctions, les incisions larges et douloureuses n'ont souvent qu'un effet passager, car le liquide peut se reformer aussitôt. Aussi, avant d'avoir recours à cette opération, il faut suivre le traitement suivant qui donne de bons résultats.

Traitement. —. Appliquer tous les jours la *Pommade Fondante Darvet* sur la partie atteinte; couvrir avec une couche de coton hydrophile et porter un suspensoir. On donnera au malade, avant chaque repas, une cuillerée à soupe du *Dépuratif Parnel* pour purifier le sang, et dans la journée, trois à cinq tasses de *Tisane Orientale Soker* pour augmenter les urines et laver la vessie. Ce traitement réussit bien et réduit facilement la tumeur.

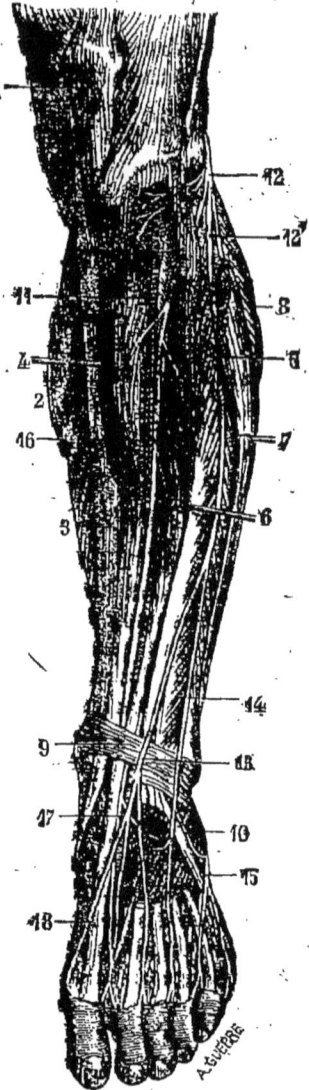

FIG. 280. — Région antérieure de la jambe.

1. Rotule.
2, 3. Muscles de la partie postérieure de la jambe débordant le bord interne du tibia.
4. Muscle jambier antérieur attiré en dedans par un crochet, afin de montrer les vaisseaux et nerf tibiaux antérieurs.
5. Muscle extenseur commun des orteils.
6. Extenseur propre du gros orteil.
7, 8. Muscles péroniers latéraux.
9. Ligament annulaire antérieur du tarse.
10. Muscle pédieux.
11. Artère tibiale antérieure.
12. Nerf sciatique poplité externe fournissant (12') le nerf musculo-cutané.
13, 14. Branches du nerf musculo-cutané.
15. Saphène externe.
16, 17. Nerf tibial antérieur.

660. — HYDROCÉPHALIE. — Cette maladie est une hydropisie du cerveau; c'est la formation anormale d'un liquide dans le centre nerveux. Elle est congénitale et survient par suite d'un arrêt de développement du cerveau causé par la syphilis héréditaire. Le crâne est déformé et d'un volume considérable, les sutures étant distendues par le liquide tandis que la face reste petite. L'enfant a des convulsions et des cris spéciaux nommés *hydrencéphaliques*. Elle est souvent mortelle.

661. — HYDROPÉRICARDE. — Hydropisie ou distension du péricarde — enveloppe séreuse du cœur — par un liquide séreux.

662. — HYDROPHOBIE (grec : *hudor*, eau, et *phobos*, crainte).— Ce mot signifie crainte ou horreur de l'eau. Mais on l'emploie pour désigner la *Rage*, parce que la crainte de l'eau est quelquefois un signe de la rage, quoique les chiens enragés boivent tous les liquides.

663. — HYDRORACHIS ou SPINA BIFIDA. — Par suite d'un arrêt de développement, la colonne vertébrale n'est pas soudée à un point et la moelle épinière forme saillie entre les deux moitiés du rachis. On l'observe dans la partie moyenne et inférieure du dos. On obtient facilement la réduction.

664. — HYDROPISIE (grec : *hudrops*, amas d'eau).— L'hydropisie est un épanchement abondant d'un liquide jaunâtre, nommé *sérosité*, dans une cavité quelconque du corps. On connaît plusieurs sortes d'hydropisie que l'on désigne sous différents noms selon le siège qu'elles occupent. L'hydropisie survient à la suite d'une *maladie du cœur*, du *foie*, de l'*albuminurie* et de toutes les maladies qui entravent la circulation et altèrent la composition du sang. L'*Ascite*, l'*Anasarque*, l'*Hydarthrose*, l'*Hydrocèle*, l'*Hygroma*, l'*Œdème*, la *Pleurésie* sont des hydropisies.

Traitement. — Pour soigner l'hydropisie on prescrit les *Potions* et les *Vins diurétiques*, les *Purgations violentes*, la *Coloquinte*, la *Digitale*, mais ces médicaments ne guérissent jamais et on doit les abandonner. Le traitement suivant réussit mieux parce que, par son action diurétique, il agit directement sur la cause du mal. On donne au malade, avant chaque repas, deux paquets de *Poudre Altérante Darvet* dans un demi-verre d'eau. Après chaque repas, donner deux cuillerées à café d'*Élixir Spark*.

Dans la journée, boire la *Tisane Orientale Soker,* qui est très efficace, à la dose de quatre à six tasses par jour. Le soir en se couchant, prendre deux à trois *Pilules Spark*. Il faut que le malade obtienne plusieurs selles par jour et l'émission d'une grande quantité d'urine. Si les doses que nous indiquons ne sont pas suffisantes, on peut les augmenter sans inconvénient. Insister surtout sur la *Tisane Orientale Soker*, le soir en se couchant, donner deux à trois tasses de cette tisane bien chaude et couvrir le malade très chaudement pour obtenir une forte transpiration. Si l'épanchement est trop considérable, on peut, pour soulager le malade, faire quelques ponctions (cette petite opération est tout à fait inoffensive), mais il faut continuer le traitement jusqu'à complète guérison.

665. — HYDROTHÉRAPIE (grec . *hudor*, eau, et *thérapia*, traitement). — Traitement externe des maladies par l'eau froide ou chaude, sous forme de lotions, bains, affusions, enveloppement de draps mouillés

Les bains font toujours du bien et sont toujours très utiles. Aux enfants, on doit en donner un tous les jours (un bain plus que tiède à 36° de 5 minutes). Après les bains on les frictionne avec un linge chaud; aux enfants nerveux on peut donner, à partir de l'âge de 4 ans, des douches tièdes, qu'on fait suivre d'une lotion froide. Les bains sont très efficaces dans les maladies aiguës et constituent le meilleur traitement des maladies infectieuses et des voies respiratoires. Dans le rhume, la fluxion de poitrine, la broncho-pneumonie, les bains font des merveilles et ont sauvé des milliers d'enfants. Voir *Bains, Douches.*

HYDROTHORAX. — Hydropisie de la plèvre.

666. — HYGIÈNE. — L'éducation hygiénique est loin d'être parfaite. A mesure que le peuple aura des notions plus étendues de l'hygiène, il luttera plus efficacement contre les maladies évitables. Les lois hygiéniques bien observées protègent l'individu, développent la race et diminuent la mortalité. Sous ce rapport, la loi du 19 février 1902 sur la Santé Publique est d'une utilité incontestable, elle défend la vie et la santé de chacun, protège les faibles et aura sûrement pour résultat l'augmentation de la population par la

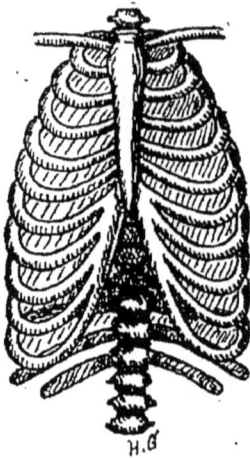

Fig. 281.
Thorax des sédentaires.

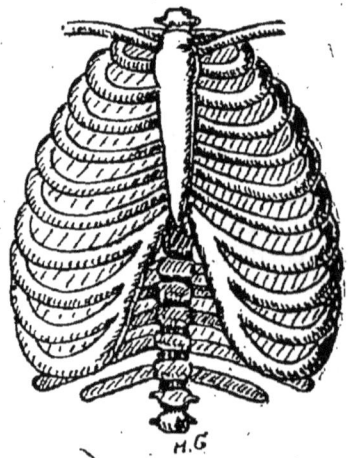

Fig. 282. — Thorax développé par l'exercice.

diminution de la mortalité (voir *Désinfection obligatoire*). L'hygiène comprend les soins et toutes les précautions possibles que nous devons prendre pour réduire les chances de contagion qui nous menacent à chaque pas par le contact quotidien (voir *Contagion, Maladie*) et cela pour le bien-être de notre corps. Bien comprise et bien appliquée, elle empêche sûrement les maladies de se produire et permet de *prolonger* la vie humaine. L'hygiène est également nécessaire aux malades. Dans les maladies aiguës elle constitue pour ainsi dire la base du traitement; sans elle, les médicaments seront toujours insuffisants. Tous les savants sont d'accord pour reconnaître que grâce à l'hygiène bien comprise la guérison est plus rapide et que, dans presque toutes les maladies aiguës, l'hygiène bien appliquée est suffisante pour guérir le malade. C'est dans le but de vulgarisation médicale et d'hygiène que nous avons réuni dans cet ouvrage, tout ce que les derniers progrès de la science nous enseignent; et sous ce rapport « La Médecine Végétale » sera un livre utile à consulter.

667. — HYGIÈNE D'AFRIQUE. — Éviter les refroidissements, avoir soin de se couvrir bien le soir, car la température du jour et de la nuit présente un grand écart dans l'intérieur de l'Afrique. Il faut préférer pour le jour le casque, qui préserve des rayons solaires, au couvre-nuque qui présente l'inconvénient d'empêcher la circulation de l'air. Eviter le voisinage de l'eau qui donne la malaria, séjourner le moins possible à proximité d'un cours d'eau. Le sulfate de quinine ou mieux la *Quinoline* à petite dose est indispensable comme préventif. Habiter les endroits élevés qui sont plus secs. Observer de grands soins de propreté, prendre souvent des bains de pieds et de grands soins de la peau pour s'éviter une maladie de peau si fréquente dans ce pays. Toute écorchure ou plaie doit être lavée avec un antiseptique (solution de sublimé) et recouverte avec un pansement imperméable, dormir toujours dans un lit.

HYGIÈNE ALIMENTAIRE. — Voir *Régime*.

668. — HYGIÈNE ANTIMICROBIENNE. — Le médecin devrait pratiquer l'hygiène antimicrobienne aussi sévèrement que le chirurgien pratique une antisepsie sévère pour ne pas infecter les opérés. Il devrait prendre toutes les précautions pour ne pas transmettre aux clients qu'il va visiter les germes contagieux d'un diphtérique ou d'un scarlatineux. Ce n'est pas sans une certaine émotion que l'on peut songer que le médecin appelé pour visiter un enfant atteint d'un malaise banal vient de quitter un enfant atteint de rougeole, de scarlatine ou de fièvre typhoïde. Ce n'est pas sans une certaine appréhension qu'on peut se résoudre à voir un praticien qui vient de quitter la chambre d'un diphtérique pour aller chez un autre malade dont l'état de faiblesse constitue un excellent terrain pour recevoir les microbes que le praticien apporte sur ses vêtements, ses cheveux et sa barbe. Et si tout le monde rend hommage au courage professionnel du Corps médical, en admirant la bravoure et l'indifférence à l'égard de la contagion, la vérité oblige de dénoncer le mal

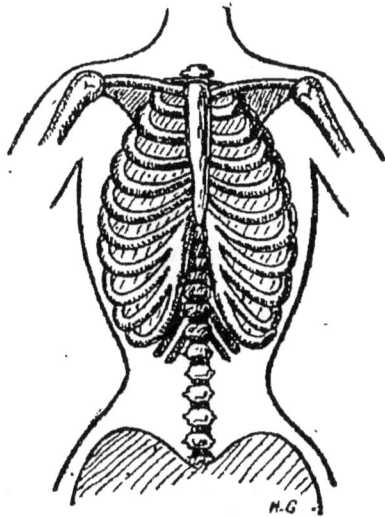

Fig. 283. — Le corset trop serré empêche la respiration et déforme le jeu des poumons.

parce que cette indifférence héroïque constitue un danger pour la santé publique. Le médecin ne devrait pénétrer dans la chambre d'un malade contagieux que revêtu d'une longue blouse en toile, laquelle devrait rester au domicile du malade. Avant de quitter le malade il devra se laver les mains et lotionner avec un antiseptique la tête et la figure. Dans le salon d'attente spécialement affecté à des malades on devra supprimer tout ce qui est antihygiénique, ne pas le charger de tentures, de tapis ni de bibelots qui retiennent la poussière et les microbes des malades venus à la consultation, sinon ce salon constitue un foyer de toutes les infections. Il est à souhaiter qu'il ait un autre salon pour les bien portants et sa famille où amis afin de ne pas recevoir tout le monde dans la même pièce.

HYGIÈNE DE LA CHEVELURE. — Voir *Cheveux*. (Voir dans la 3ᵉ partie du volume l'article *Régénérateur Spark*.)

669. — HYGIÈNE DANS LES COLONIES. — Dans les colonies on doit observer l'hygiène suivante :

1. Être sobre.
2. S'alimenter modérément, même si l'appétit est grand.
3. En cas d'inappétence se méfier de l'anémie qui pourrait survenir et prendre des amers pour relever l'appétit.
4. Ne jamais sortir à jeun, faire un repas substantiel le matin en se levant.
5. Le repas de midi sera léger.
6. Entre les repas boire le moins possible.
7. Comme boisson ne boire que de l'eau *bouillie*, qu'il faut assainir avec la *Septiline*, du thé léger et des tisanes chaudes.
8. Éviter la bière, le vin, l'alcool qui altèrent la santé et agissent comme excitants, ce qui est très dangereux dans les pays chauds.
9. Éviter l'eau glacée qui provoque la diarrhée, le thé chaud désaltère mieux. Assainir l'eau de boisson avec la *Septiline*.
10. Éviter tout excès de fatigue et les marches au soleil.
11. Tous les matins faire de l'exercice physique : la gymnastique, l'escrime, le jeu de boules.
12. Tous les jours prendre une douche ou un bain ; ou un bain de mer tous les trois jours.
13. Ne jamais sortir tête nue mais toujours coiffé du casque.
14. Porter une ceinture de flanelle ; si les soirées sont fraîches porter des vêtements chauds.
15. Se couvrir bien pendant les nuits qui sont toujours froides dans les pays chauds.
16. Habiter un endroit sec, élevé.

670. — HYGIÈNE DE L'HABITATION. — L'habitation ne doit pas être exposée aux vents froids du nord et ceux humides de l'ouest ni recevoir à l'intérieur la chaleur du sud, dans ce but la maison devra avoir sa face principale au nord-est ou sud-est. Les fenêtres doivent être au moins sur deux faces pour pouvoir provoquer un bon courant dans les pièces en ouvrant les fenêtres. Dans chaque habitation l'air doit être renouvelé souvent parce que l'air respiré contient peu d'oxygène, trop d'acide carbonique et de substances toxiques provenant de la respiration. Si l'air neuf et pur n'arrive pas en quantité suffisante, l'atmosphère devient insuffisante pour la respiration et il en résulte une véritable déchéance vitale pour les adultes et un arrêt dans le développement des enfants. Si la maison n'a pas été habitée pendant quelque temps, l'air se corrompt ; on doit donc ouvrir les fenêtres pour l'aérer avant de venir l'habiter. Parmi les systèmes d'aération, il faut éviter le vasistas parce qu'en hiver il amène de l'air froid et constitue la cause fréquente de refroidissements, de névralgies, de maux de

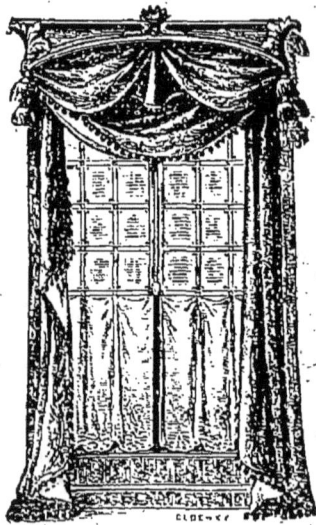

Fig. 284. — Rideaux.

gorge. Pour éviter cet inconvénient le vasistas doit s'ouvrir de haut en bas et être muni de joues de chaque côté, afin que l'air n'arrive pas sur le côté mais par une direction verticale. Éviter les vitres perfo-

rées qui sont insuffisantes et l'aération par les bouches de chaleur qui
amènent l'air des caves et des courettes. Pour les petits locaux on peut
adopter les doubles vitres à chevauchement.

L'aération se fait par les cheminées, par les interstices des portes et
des fenêtres. Pour renouveler l'air il faut ouvrir les fenêtres au moins
pendant deux heures et lorsqu'on fait le ménage. On ne doit jamais boucher une cheminée mais la laisser ouverte *en toute saison.* L'air respiré,
l'air échauffé étant plus léger que l'air froid, il remonte et s'échappe par
les orifices des parties supérieures de la pièce tandis que l'air froid descend. Éviter le voisinage des marais, des eaux stagnantes qui donnent
des fièvres et des névralgies, des cimetières, des usines qui donnent des
émanations irritantes et nuisibles. La maison devra être construite avec
des pierres sèches, des briques creuses et très cuites et séparée des autres
maisons par un jardin. Les fosses à fumier seront placées loin de la maison et pas dans la direction du vent parce que le fumier est souvent la
cause d'épidémies : fièvre typhoïde, choléra, etc. La maison devra avoir
tout autour un grand espace découvert afin que le soleil rayonne partout,
et que les chambres aient beaucoup d'air et de lumière. Les arbres sont
très utiles, ils absorbent l'acide carbonique qui se dégage de toutes les
combustions et fermentations, mais il faut éviter le voisinage trop près
d'une forêt qui donne de l'humidité. La maison sera construite sur cave
pour ne pas être humide. Dans les petites maisons de campagne, la salle
à manger et la cuisine seront au rez-de-chaussée, les chambres à coucher
à l'étage au-dessus. Il est à souhaiter que dans les grands immeubles et
contrairement à ce qu'on fait, les pièces de réception, salons, salle à
manger, qui sont occupées une partie seulement de la journée, donnent
sur la cour tandis que les pièces principales, chambres à coucher, cabinet
de travail où l'on passe le trois quarts de sa vie aient les fenêtres sur rue.
Il faut garder les grandes pièces pour les chambres à coucher et conserver
les plus petites et les plus mauvaises pour le salon et la salle à manger.
Mais la vanité ou la routine veut que nous gardions les plus belles pièces
pour recevoir pendant quelques instants nos amis et conserver les plus
petites et les moins aérées pour y dormir et travailler. Aussi nos enfants
sont couchés dans des petites pièces mal aérées, donnant sur cour et, faute
d'une bonne aération, sont chétifs et malingres ; leur vie est menacée et
plusieurs meurent faute d'une bonne hygiène, mais nous avons une belle
réception pour les autres !

Les eaux ménagères s'écouleront dans un égout à parois bien étanches
et par un conduit couvert pour éviter les infiltrations vers les puits. Pour
éviter la montée des gaz putrides dans la cuisine, l'évier communiquera
avec l'égout par un siphon-tuyau courbé, dans lequel il reste toujours une
couche d'eau qui empêche les gaz de monter. Il en sera de même pour les
latrines. Leur mauvaise installation a été souvent la cause de maladies
épidémiques, fièvre typhoïde, typhus, dysenterie, choléra. Pour éviter les
mauvaises odeurs l'ouverture des water-closets sera hermétiquement fermée par un obturateur mobile et communiquera avec la fosse au moyen d'un
siphon dont l'eau empêchera la montée des gaz. Recouvrir le sol d'un parquet, obturer les joints avec du mastic afin de supprimer toute promiscuité
avec l'entre-voie qui contient des poussières. La propreté est indispensable. A elle seule elle constitue le meilleur antiseptique. Nettoyer souvent

les locaux, laver le sol, essuyer la poussière avec un linge humide; nettoyer les tentures, les tapis par le vide. Aux fenêtres on mettra des rideaux blancs et transparents pour laisser passer la lumière. La méthode de ne mettre des rideaux qu'au-dessous des carreaux supérieurs est excellente et très recommandée, on a ainsi toute la lumière qui vient du ciel; éviter les rideaux épais qui font régner une demi-obscurité ce qui engendre l'anémie et affaiblit la vue; les teintes claires absorbent l'excès de lumière. On les choisira de préférence pour les papiers et les étoffes qu'on désire appliquer contre les murs. La peinture vernie est plus saine que le papier; les couleurs qui contiennent du plomb, du mercure, de l'arsenic, du cuivre (céruse, minium, orpiment, réalgar, vert-de-gris, vert de Hongrie et de Scheele) sont dangereuses. Elles se détachent en une poudre fine et pénètrent dans l'organisme avec l'air que nous respirons. Le papier velouté, sous ce rapport, est plus dangereux que le papier ordinaire.

671. — HYGIÈNE à Madagascar. — Les pluies sont assez fréquentes, elles sont presque continuelles sur la côte orientale ; sur la côte occidentale la pluie cesse d'avril à novembre.

Hygiène. — Contre la fièvre prendre du sulfate de quinine avec du café ou la *Quinoline*. Porter la flanelle et une ceinture de flanelle pour le soir et la nuit. Contre les coliques, la diarrhée, les vomissements, prendre du thé chaud. Pas d'alcool, pas de vin, éviter tout excès, ne pas travailler la terre. Choisir la saison sèche pour y aller; les enfants ne supportent pas le climat. Les femmes s'acclimatent plus facilement que les hommes. Voir *Hygiène en Afrique*.

672. — HYGIÈNE DE LA PEAU. — La peau comprend une couche superficielle nommée *épiderme* et une couche profonde rosée très sensible nommée *derme*. L'épiderme est formé d'écailles cornées qui tombent par le frottement et lavage et se renouvellent pour protéger le derme. Les glandes sudoripares au nombre de trois millions pour produire la sueur, les glandes sébacées pour sécréter une matière grasse, les vaisseaux capillaires, les terminaisons des filets nerveux sont logés dans le derme.

La peau a une fonction respiratoire indispensable qui représente la septième partie de la respiration totale. Une autre fonction très importante est la transpiration qui rejette au dehors l'eau absorbée ou formée dans l'organisme sous forme de sueur à raison de 1 litre 1/4 en vingt-quatre heures. Cette transpiration reste insensible parce que le liquide se répand parmi les écailles rendant la peau moite ou s'évapore. La fièvre diminue la transpiration, c'est pourquoi la peau chez les fiévreux est sèche. A l'état

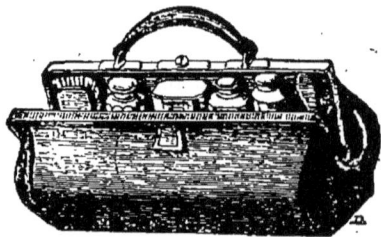

Fig. 285. — Sac de voyage.
Les objets de toilette doivent être personnels même en voyage.

de santé, la température du corps reste entre 36,5 et 37°,5. En cas de refroidissement elle descend au-dessous de 36°,5; dans la fièvre au contraire elle dépasse 37°,5. Lorsque la température du corps s'abaisse au-dessous de 33° ou dépasse 43° il y a certitude de mort. Grâce à la transpiration qui, en cas d'élévation de la température du corps lui emprunte de la chaleur, la température normale se rétablit, ce qui nous permet de nous livrer à de violents exercices, à s'exposer à une température élevée de 100°. L'air chaud et sec augmente la sueur; l'air chaud et humide supprime la sueur, aussi lorsqu'on est en transpiration il faut éviter le vent et toute autre cause de refroidissement sous peine de contracter une maladie de poitrine.

L'action du froid et du chaud sur l'épiderme. — *Le froid* produit un rétrécissement des vaisseaux sanguins qui empêche le sang de passer et la peau pâlit. C'est cette cause qui provoque une congestion au cerveau et le rhume de cerveau. Pour les éviter, il faut habituer le nerf au froid et endurcir le corps par l'usage d'eau froide. Les ablutions faites avec une éponge sur

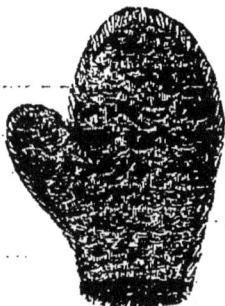

FIG. 286. — Instruments pour frictions.
A. Tampon avec une tige.
B. Gant de crin.
C. Lanière en crin.

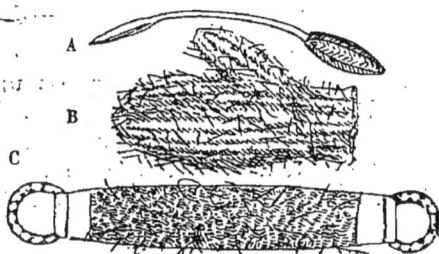

FIG. 287. — Gant à frictions.

tout le corps sont excellentes. On aura soin d'essuyer et de frotter énergiquement la peau pour provoquer une réaction. L'eau froide donne de la vigueur et délasse en cas de fatigue, fortifie les nerfs et préserve des courants d'air. Lorsqu'un individu est bien endurci par l'eau froide et les exercices il peut supporter 50° de froid. Voir *Air froid*. Les poussières et les débris d'épiderme retenus par la sécrétion sébacée encrassent le corps, entravent la respiration et la transpiration. En outre, cette crasse favorise l'éclosion et l'envahissement des parasites, des microbes, des insectes tels que les punaises, les puces, les poux. C'est pourquoi on doit laver tout le corps et l'entretenir bien propre pour débarrasser les produits qui bouchent les orifices des glandes et empêchent la fonction respiratoire. On doit faire des lotions sur tout le corps et des frictions sèches ou prendre des bains tièdes. Dans ce dernier cas, il faut passer sur la tête de l'eau fraîche pour éviter un excès d'afflux sanguin. Si la peau est irritée il faut prendre des bains d'amidon ou de son et ensuite saupoudrer les places irritées avec du talc. Si la peau est grasse il faut prendre des bains à l'eau de Cologne et des bains au *Sel du Pérou*. Après le bain faire des frictions sèches. On aura soin de se laver les mains *avant* de se mettre à table, parce que les doigts retiennent toujours des poussières de l'atmosphère. Pour l'action du chaud, voir *Chaleur, Eau chaude.*

Hygiène de la gorge, du nez et des oreilles. — On doit observer une très grande propreté et faire des lavages antiseptiques. Nettoyer le conduit auditif avec un peu d'huile mais éviter les cure-oreilles en métal qui blessent les parois, les éponges qui laissent un fragment et sont

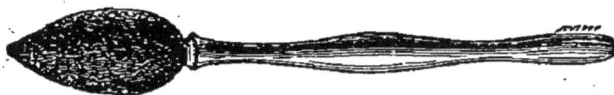

FIG. 288. — Cure-oreilles.

difficiles à entretenir. Pour *ne pas fatiguer le larynx*, parler peu, à voix basse, éviter les irritations, l'alcool, les épices, le vinaigre, le trop chaud ou le trop froid.

Hygiène des pieds. — Éviter le froid aux pieds, cause fréquente des rhumes, des laryngites, des migraines, des névralgies; activer la circulation par des frictions à l'eau de Cologne, prendre des bains de pieds au sel gris, à la farine de moutarde. Éviter les chaussures étroites et trop pointues qui donnent l'ongle incarné, les cors, les durillons, l'œil-de-perdrix.

HYGIÈNE DE LA TÊTE. — Voir *Cheveux*.

673. — HYGROMA (grec *hugros*, humide). — L'hygroma est une petite tumeur qui se forme à la suite d'un épanchement de sang ou de sérosité dans l'articulation du genou. Elle survien à la suite d'une contusion, d'une irritation, d'une inflammation ou d'un anthrax. Il se forme une tumeur douloureuse qui peut se transformer en abcès. Existe à l'état chronique.

Traitement. — Appliquer des compresses d'alcool camphré ou d'eau sédative, si ce moyen ne réussit pas il faut graisser avec la *Pommade Fondante Darvet*. Couvrir avec un pansement humide.

HYOÏDE. — Voir *Os hyoïde*.

HYPÉRÉMIE. — Une grande abondance de sang dans un organe. Voir *Congestion*.

674. — HYPÉRESTHÉSIE (grec *aisthesis*, sentiment). — Sensibilité excessive de l'épiderme et d'une muqueuse lorsqu'on les touche. L'hyperesthésie est provoquée par l'hystérie, névroses, maladies de la moelle épinière.

675. — HYPERMÉTROPIE (grec *metron*, mesure). — Défaut de l'œil qui est le contraire de la myopie. Les rayons lumineux se rencontrent *en arrière* de la rétine et il en résulte une mauvaise vision de loin et de près. Porter des verres convexes pour corriger la vue.

HYPERTROPHIE (grec *trophé*, nourriture). — Augmentation considérable de volume d'un organe sans que sa texture intime soit modifiée.

676. — HYPERCHLORHYDRIE ET HYPOCHLORHYDRIE. — La digestion des aliments se fait par le suc gastrique qui est acide, parce que l'estomac fabrique toujours des acides et surtout de l'*acide chlorhydrique*. Dans les maladies d'estomac, par suite des diverses inflammations, l'estomac fabrique tantôt beaucoup d'acide : c'est l'*hyperchlorhydrie*, tantôt l'acide se forme en très petite quantité . c'est l'*hypochlorhydrie*. Il ne faut jamais traiter les maladies d'estomac par une médication acide; la maladie s'aggrave de plus en plus. On ne doit pas non plus abuser des médicaments alcalins, parce que leur contact avec l'acidité de l'estomac donne naissance à une grande quantité de gaz carbonique qui gonfle l'estomac et leur usage prolongé décompose le sang et provoque une *cachexie alcaline* assez grave. Le meilleur traitement qui existe et qu'il faut suivre dans les deux cas est celui des *Cachets Polydigestifs Soker* et de l'*Élixir Spark* qui, par leur action tonique, équilibrent la formation de l'acide dans l'estomac et guérissent rapidement le malade. Observer le *Régime Biologique* et s'alimenter avec la *Tarvine*. Assainir l'eau de boisson avec la *Septuline* Voir *Dyspepsie*.

677. — HYPERTROPHIE DU CŒUR. — Lorsque la circulation du sang est mauvaise, le cœur peut se dilater et augmenter de volume, ce qui arrive à la suite d'une maladie de foie ou d'emphysème pulmonaire. Cette augmentation de volume peut être assez grande pour rendre les parois de l'organe très minces et provoquer un *anévrisme;* l'hypertrophie du cœur a souvent pour cause l'inflammation et l'engorgement du foie.

Les causes de cette action exagérée du cœur sont tantôt sérieuses (excès de table, excès de boisson, abus de café, de thé, de tabac; veilles prolongées, émotions; fatigues musculaires); tantôt, au contraire, elles ne sont que le résultat d'un obstacle dans la circulation (rétrécissement ou insuffisance des orifices, présence de tumeurs exerçant une pression sur les vaisseaux).

Cette affection est généralement accompagnée d'étouffements, de palpitations nerveuses, d'anxiété précordiale. Dans quelques cas, l'épaule gauche est douloureuse et le malade ressent des fourmillements dans les bras. L'hypertrophie purement fonctionnelle est peu grave; mais si elle est le résultat d'une obstruction dans l'appareil circulatoire, elle peut provoquer des congestions à la tête et dans les poumons.

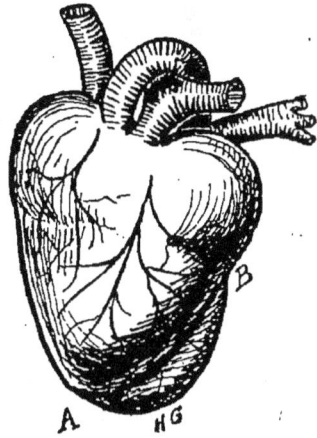

Fig. 289.
Anévrisme du cœur.

A, B. Anévrisme.

Traitement. — Le malade prendra le *Dépuratif Parnel* pour purifier le sang et le *Triogène For* pour tonifier l'organisme. La *Tisane Orientale* sera un diurétique précieux (4 à 6 tasses par jour). Pour combattre les troubles nerveux, prendre le *Sédatif Tiber* (une à deux cuillerées avant de se coucher) qui fera disparaître les douleurs et l'insomnie. Le malade ne doit jamais chercher à arrêter complètement les palpitations; mais, lorsqu'elles sont trop fréquentes et fatigantes, il faut prendre matin et soir une cuillerée à soupe de *Sirop Kost*. Dès que les palpitations sont modérées, il faut cesser le *Sirop Kost* et ne le reprendre que lorsque les palpitations deviennent de nouveau trop fréquentes ou trop gênantes. Le restant du traitement sera continué sans arrêt pendant 6 à 8 semaines.

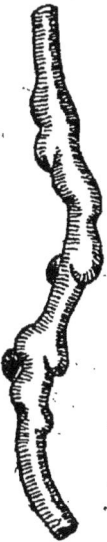

Fig. 290.
Anévrismes
sur une artère.

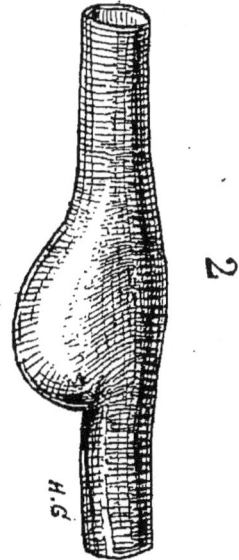

Fig. 291. — Poche
très grosse d'anévrisme
sur une artère.

Soins généraux. Hygiène. — La nourriture des cardiaques sera surtout composée de viandes rôties de bonne qualité, de laitage, de légumes, de fruits bien mûrs. Voir *Régime Biologique*. Il faudra éviter les excitants, tels que les liqueurs, les épices, les repas trop copieux, afin de ne pas provoquer de troubles digestifs. Comme aliment très reconstituant et d'une digestion facile, il faut recommander la *Tarvine* qui nourrit sans charger l'estomac. Il sera bon de prendre après ses repas la tisane de camomille ou de tilleul pour faciliter la digestion et favoriser les contractions *cardiaques*. Le café et le thé sont nuisibles parce qu'ils augmentent les palpitations. Boire la *Tisane Orientale Soker* qui est souveraine pour faciliter la production des urines et déblayer ainsi l'appareil circulatoire; la bière en petite quantité est permise. On doit maintenir le tube digestif dans un état de vacuité permanente; contre la constipation, le malade prendra une à deux cuillerées à café d'*Élixir Spark* à chaque repas. Assainir l'eau de boisson avec la *Septiline* qui est très hygiénique.

En cas d'hydropisie, prendre les *Pilules Spark* qui, associées à l'*Élixir Spark*, constituent un purgatif puissant.

Éviter les fatigues, les émotions, les passions pour ne pas augmenter les palpitations. Les palpitations, comme presque toutes les affections du cœur, constituent plutôt une infirmité qu'une maladie. Le malade doit éviter tout ce qui peut aggraver cette infirmité. Il peut toutefois gérer ses affaires, mais d'une façon calme et à la condition de prendre des moments de repos qui détendront les nerfs et permettront le libre équilibre de la circulation.

Comme **Hygiène préventive**, il faut prendre des grands bains tièdes et faire de fréquentes frictions sèches; porter de la flanelle sur tout le corps. Dans ce genre d'affection, le malade doit toujours s'attendre à voir renaître des douleurs vives à la région du cœur, des oppressions, des étouffements, des sensations d'élancements le long du bras gauche; les sinapismes appliqués sur la région douloureuse calment très vite. Le malade se tiendra toujours dans les lieux sains et bien aérés, exposés au soleil; il pourra se permettre de courtes promenades, mais évitera la moindre fatigue. Il faut surtout insister sur la *Tarvine*, aliment phosphaté, pour ne pas trop charger l'estomac, et la *Tisane Orientale Soker* pour faciliter l'évacuation des urines. Dans la boisson, aux repas, il faut mettre une cuillerée à café de *Septiline* pour assainir l'eau.

678. — HYPNOTISME (grec, *hupnos*, sommeil). — Sommeil artificiel provoqué soit en fixant les yeux sur un objet brillant placé à 20 ou 30 centimètres, en regardant une personne, en fermant les yeux et les comprimant avec la main. Cette pratique n'est pas inoffensive et présente du danger.

HYPOCHLORHYDRIE. — Voir *Hyperchlorhydrie*.

679. — HYPOCONDRE (grec *khondros*, cartilage). — Parties latérales de la région supérieure du bas-ventre.

HYPOCONDRIAQUE. — Celui qui est atteint d'hypocondrie.

680. — HYPOCONDRIE. — Maladie nerveuse caractérisée par la tristesse et la mélancolie. La principale cause réside très souvent dans le mauvais état du tube digestif. Le malade se croit atteint d'une quantité de maladies et interprète comme affection grave la moindre douleur.

Traitement. — Le traitement par l'*Élixir Spark* pour l'estomac et le *Sédatif Tiber* pour les nerfs guérissent admirablement bien cette affec- tion. Pour ne pas trop charger l'estomac et laisser reposer le tube digestif, nous conseillons l'alimentation par la *Tarvine* qui est un aliment phos- phaté très reconstituant. Prendre un grand bain par semaine. Observer le *Régime-Biologique* et s'alimenter avec *Tarvine*.

681. — HYPOGASTRE (grec, *gaster*, estomac). — Partie inférieure du ventre. Dans la grossesse, la ceinture employée pour maintenir le bas- ventre, porte le nom de ceinture hypogastrique.

HYPOGLOSSE. — Douzième paire des nerfs craniens. Voir *Nerfs*.

682. — HYPOSPADIAS. — L'ouverture de l'urètre est au-dessous du pénis, au lieu d'être à son extrémité.

683. — HYPOTHÉNAR. — Partie interne de la paume de la main, se présente sous forme de saillie produite par les muscles.

684. — HYSTÉRIE, VAPEURS (grec, *hustera*, matrice). — C'est une affection nerveuse, rare chez l'homme, et très fréquente chez la femme, et qui, chez celle-ci, a son siège dans la matrice et dans les ovaires.

Elle fait son apparition généralement entre 15 et 30 ans. L'hérédité la prépare et ses causes les plus habituelles sont l'exaltation des sens, la vie sédentaire, les maladies des organes génitaux, les émotions, la jalousie, l'influence des lectures, l'anémie. La malade a le caractère changeant, capricieux; elle est tantôt trop gaie, tantôt triste, et se met à pleurer sans motif. Elle éprouve des sensations bizarres : des *clous* à la tête, une *boule* à la gorge, des maux de tête, des maux d'estomac, l'insomnie, des cauche- mars. Elle devient dissimulatrice et encline au mensonge. Elle peut être atteinte de convulsions.

Crise. — L'hystérie procède par accès. L'attaque est presque toujours annoncée, à l'avance, par des palpitations, des bâillements, une lassitude générale, par cette sensation de la boule hystérique qui semble partir du creux de l'estomac, remonter vers la poitrine; l'annonce se termine par une sorte d'étouffement et des sifflements d'oreilles. A ce moment, *l'attaque commence;* la malade tombe; mais, contrairement à l'épilep- tique, elle peut choisir le lieu de sa chute, et ne perd connaissance que lorsqu'elle est tombée. Elle crie, vocifère, suffoque, elle est en proie à des mouvements convulsifs très violents. Après une durée de quelques minutes à plusieurs heures, les mouvements se calment, et la malade se met à pleurer abondamment : c'est la *fin de l'attaque.* L'hystérie peut exister également chez les hommes les plus robustes; la lésion de l'ovaire est ici remplacée par une lésion du testicule, dont la pression peut provoquer ou arrêter l'attaque d'hystérie. L'hystérie peut revêtir des formes graves et amener un grand dérangement dans les facultés intellectuelles et atteindre jusqu'à l'aliénation mentale. Sauf quelques cas très rares, l'hystérie guérit facilement, mais on ne doit pas la négliger, même si elle est légère, car elle peut avoir des conséquences fâcheuses sur l'état général de la malade en entraînant l'irrégularité des règles, l'anémie, la chlorose, les névralgies, des troubles dyspeptiques; elle peut conduire à la démence, au suicide et déterminer des paralysies.

Traitement. — Plusieurs médicaments sont employés pour soigner cette maladie. On prescrit ordinairement des *bromures*, la *valériane*, le *valérianate d'ammoniaque*, le *camphre*, l'*asa fœtida*, l'*opium*, la *morphine*. Tous ces médicaments sont d'une efficacité variable et ne donnent jamais la guérison radicale qu'on espérait. Le traitement suivant est plus efficace et guérit assez vite. Il consiste à prendre le *Sédatif Tiber* avec l'*Élixir Spark* qui dissiperont bientôt tous les troubles de l'hystérie, et qui rendront à la malade le calme; il faut prendre le *Sédatif Tiber* à la dose d'une cuillerée à soupe avant chaque repas. Après les repas, il faut donner une ou deux cuillerées à café d'*Élixir Spark* pour prévenir ou faire disparaître les troubles digestifs. Enfin, il est de toute nécessité pour la malade de combattre l'anémie, de tonifier l'organisme. Dans ce but, on donne le *Triogène For* ou le *Vin Galar*.

La malade doit s'alimenter avec la *Tarvine* qui est un aliment phosphaté très reconstituant d'une digestion facile. Observer le *Régime Biologique*. Ne jamais boire de l'eau sans l'avoir assainie avec la *Septiline*.

Hygiène préventive. — Éviter toute cause d'excitation et d'émotion. Tous les matins, faire prendre une douche froide ou appliquer un drap mouillé sur le corps, prendre des bains prolongés, des bains aromatiques; il faut la vie au grand air, loin des plaisirs, faire des exercices un peu rudes, des promenades nombreuses et matinales, des voyages, éviter la constipation. Le mariage, quand il se fait dans de bonnes conditions, est utile dans certains cas.

En cas d'attaque : Il faut desserrer les vêtements et donner beaucoup d'air. Ne jamais s'opposer aux mouvements de la malade par crainte qu'elle se blesse, la placer sur un matelas par terre. Il faut éloigner toutes les personnes étrangères, laisser la malade crier et se débattre, faire des aspersions d'eau froide sur la figure, donner à boire beaucoup d'eau sucrée, quelques gouttes d'éther dans de l'eau à donner par gorgées. Si la crise ne cesse pas, faire la compression de l'ovaire en appuyant fortement avec la main le bas-ventre à droite et à gauche, ce qui arrêtera l'attaque très vite.

685. — HYTÉROTOMIE (grec *hustera*, matrice). — Opération chirurgicale pour enlever une tumeur de l'intérieur de l'utérus.

I

686. — ICHTYOSE (grec *ikthus*, poisson). — Cette affection de la peau est caractérisée par la sécheresse de la peau qui ressemble à des écailles de poissons et se détache par squames ou lamelles minces épaisses, blanches, grisâtres ou noirâtres. La peau est ridée, les ongles sont ternes et cassants, les poils sont secs, atrophiés, la transpiration est diminuée. L'ichtyose est très souvent héréditaire ; elle est l'apanage des goutteux, des nerveux et arthritiques, mais peut être occasionnée par l'action des substances irritantes sur la peau.

Traitement. — On soigne cette maladie avec le *Dépuratif Parnel* et la *Poudre Altérante Darvet*. On doit alimenter le malade avec des corps gras, donner des bains alcalins, des bains de son, d'amidon et surtout des bains savonneux. Tous les soirs, laver le corps avec de l'eau tiède et du savon, et appliquer ensuite une couche de *Pommade Parnel n° 1*. Le malade portera la nuit une chemise de flanelle très longue.

ICTÈRE. — Voir *Jaunisse*.

687. — IDÉES NOIRES. — Sont dues à l'excitation cérébrale. Donner le *Sédatif Tiber* pour calmer les nerfs et l'*Élixir Spark* pour rétablir les fonctions digestives.

688. — IDIOSYNCRASIE (grec *idios*, propre ; *krasis* tempérament). — Disposition spéciale propre à chaque individu.

689. — IDIOTIE. — Absence d'intelligence ; est due à un arrêt dans le développement du cerveau. Maladie héréditaire des parents alcooliques. Elle a pour cause l'épilepsie, la syphilis, la consanguinité, la fièvre typhoïde, la chute sur la tête. On l'améliore par une éducation physique et morale.

ILÉO-CŒCALE. — Ce qui appartient à l'iléon et au cœcum.

ILÉON. — Partie de l'intestin grêle. Voir *Intestin*.

ILÉUS. — Obstruction ou serrement de l'intestin.

ILIAQUE (latin *ilia*, flancs). — Qui se touche avec les flancs. Voir *Os, Muscles, Artères iliaques*.

690. — ILLUSION (latin *illusio*, tromperie). — Erreur qui fait prendre l'apparence pour la réalité. Fréquente dans les maladies mentales, maladies de la matrice et du tube digestif.

691. — IMAGINATION. — Les maladies d'imagination doivent être traitées très sérieusement ; on ordonnera un traitement surtout hygiénique et dont le caractère, un peu spécial, frappera le malade et lui inspirera confiance.

692. — IMBÉCILLITÉ (lat. *imbecillis*, faible). — Faiblesse d'esprit à la suite d'une infirmité cérébrale et d'une malformation du crâne.

693. — IMITATION. — Quelques maladies nerveuses se gagnent par imitation involontaire ; exemple : *bâillement*. Éviter les imitations volontaires, par moquerie, d'un tic, etc..., elles peuvent s'implanter et rester en état d'infirmité. Éloigner les personnes sensibles afin de leur éviter la vue d'un accès d'hystérie, d'épilepsie. Pour la même raison ne pas habiter avec un aliéné.

694. — IMMUNITÉ (latin *immunis*, excepter). — Propriété acquise pour être à l'abri d'une maladie, soit à la suite d'une vaccination, par la maladie elle-même, soit par tempérament. Voir *Microbes*.

IMPETIGO. — Voir *Gourme*.

695. — IMPUISSANCE, AFFAIBLISSEMENT PRÉMATURÉ. — L'impuissance constitue l'incapacité de pratiquer l'acte vénérien, soit par l'absence de désir, soit par l'impossibilité de l'érection. L'impuissance, dont tout homme, tôt ou tard, est presque fatalement atteint, peut être due à un nombre pour ainsi dire incalculable de causes. Toutes les lésions de l'appareil de l'érection peuvent conduire à l'impuissance, tels que les rétrécissements de l'urètre, les blennorrhées ou gouttes militaires, les orchites chroniques, les varicocèles, etc. ; le caprice, l'imagination, l'amour-propre, la timidité surtout, les influences morales vives, peuvent produire l'impuissance d'une façon qui varie avec chaque sujet. Toutes les causes qui agissent sur la partie du système nerveux central, sous la dépendance duquel se trouvent les organes génitaux, peuvent empêcher l'érection et déterminer l'impuissance. Aussi comprend-on comment l'*anémie*, la *conges-*

tion, l'*hémorragie*, l'*inflammation* et les différentes affections organiques de certaines parties du cerveau sont suivies d'impuissance. Les maladies de la moelle, les maladies chroniques, telles que la *Polyurie*, le *Diabète sucré*, occasionnent aussi l'impuissance, parce qu'elles jettent à la longue le malade dans un état d'anémie et de cachexie profond. La *spermatorrhée* ou *pertes séminales*, produite presque toujours par l'abus de la masturbation dans l'enfance et la jeunesse, et par des excès prématurés, amène rapidement et fatalement l'impuissance ; il en est de même de l'abus de l'alcool.

Traitement. — L'impuissance disparaît en quelques semaines par la *Vigoline Kal* qui est le meilleur régénérateur du système nerveux, souverain contre l'impuissance et tout affaiblissement prématuré, quelle que soit la cause. *Sans* phosphore ni cantharides la *Vigoline Kal* est absolument *végétale* et constitue le remède réellement efficace, sans aucun danger pour la santé, pour faire disparaître l'impuissance. Avec la *Vigoline*, il faut prendre le *Triogène For*, qui est le tonique idéal, indispensable pour augmenter l'efficacité du traitement.

Comme auxiliaires très utiles au traitement, nous conseillons les aliments suivants : le poisson de mer, les coquillages, les huîtres, les champignons, les truffes ; comme condiments : le poivre, le gingembre, la cannelle, le macis, la muscade, le piment, les vins, les liqueurs ; les boissons alcooliques sont recommandées, mais en quantité modérée. Repos cérébral, distractions, douches froides ou lotions froides sur le périnée.

696. — INANITION (latin, *inanitas*, vide). — C'est de la faiblesse occasionnée par le manque de nourriture. Les microbes des maladies contagieuses se fixent et deviennent plus virulents chez un individu à jeun ; aussi ne doit-on jamais sortir à jeun.

INAPPÉTENCE. — Manque d'appétit. Voir *Appétit*.

697. — INCENDIE. — Pour étouffer les flammes des vêtements en feu, les couvrir avec des matelas, des tapis, des rideaux ou autres étoffes épaisses. Ne pas courir, le vent activant la flamme, mais se traîner par terre.

698. — INCINÉRATION. — Action de réduire par le feu les cadavres en cendres. Présente l'inconvénient, en cas d'empoisonnement, de ne pouvoir procéder à une expertise.

699. — INCONTINENCE D'URINE. — C'est l'écoulement involontaire d'urine ; elle constitue une infirmité qui date quelquefois de la naissance, mais ordinairement elle survient lorsque le malade est déjà arrivé à un certain âge : c'est de sept à huit ans que l'incontinence nocturne d'urine se déclare ; les accidents surviennent alors presque toutes les nuits ; les émotions morales, la peur en particulier, peuvent en être la cause. Cette infirmité survient également à la suite d'une maladie du cerveau et de la moelle, d'un rétrécissement de l'urètre, de l'hystérie et chez les vieillards lorsque la vessie est paralysée. Un régime trop excitant, le vin, le café, sont souvent la principale cause de l'incontinence chez les enfants ; mais l'hérédité joue le plus grand rôle dans la production de cette affection. Il n'est pas rare de rencontrer dans les antécédents héréditaires du malade des individus épileptiques ou atteints de névroses graves.

L'incontinence s'observe souvent chez des sujets d'une constitution délicate, sans énergie physique ou morale ; mais on la rencontre également chez d'autres qui ont tous les attributs de la force. C'est donc une névrose qui se traduit par une irritabilité excessive de la vessie, et cet excès d'irritabilité des fibres musculaires de la vessie cause l'incontinence. Elle peut guérir à l'époque de la dentition, à l'époque de la puberté, de l'apparition des règles, à l'époque du mariage ou d'un premier accouchement, mais il ne faut pas compter sur ces phénomènes physiologiques, et il est plus prudent de soigner la maladie.

Traitement. — Le malade prendra avant chaque repas une cuillerée à soupe de *Sédatif Tiber* pour combattre cette névrose ; après chaque repas et dans la journée prendre une cuillerée à café de *Triogène For* pour tonifier l'organisme, deux fois par semaine prendre un grand bain avec le *Sel du Pérou*. Dans cette infirmité, l'urine est toujours âcre, ce qui irrite la vessie. Pour la rendre moins chargée, il faut boire au repas et dans la journée la *Tisane Orientale Soker.*

Hygiène. Régime. — Le régime doit être sévère ; supprimer les boissons alcooliques telles que le cidre, la bière, le vin ; on ne doit boire que de l'*Eau bouillie*, des infusions légères de thé, ou la *Tisane Orientale Soker ;* l'eau de boisson sera toujours assainie avec la *Septiline* qui est très hygiénique ; les fruits acides, cerises, fraises, framboises, groseilles, qui ont une action diurétique irritante sur la vessie, sont défendus. Le soir, prendre très peu d'aliments ; de préférence s'alimenter avec la *Tarvine* et boire le moins possible. Autant que possible, rester couché sur le dos et dans un lit dur. Les douches et les lotions froides sont très utiles. Aux enfants on donne le même traitement, c'est-à-dire le *Sédatif Tiber*, le *Triogène For*, auxquels on ajoute le *Sirop Tannodol*. La dose de chaque médicament est d'une à deux cuillerées à café par jour. Il faut donner une douche froide ou faire des lotions froides au moins tous les deux jours. Commencer par l'eau tiède pour arriver à l'eau froide.

700. — INCUBATION. — Temps écoulé entre le moment où le microbe contagieux a été absorbé et le moment des symptômes de la maladie qu'il a provoquée.

701. — INDIGESTION. — C'est la non-digestion des aliments avariés et faisandés ou lorsqu'ils sont pris en excès ; l'estomac refuse de digérer les aliments qu'il contient, ce qui provoque de la gêne, de la pesanteur, des nausées et des vomissements. Quelquefois les vomissements n'ont pas lieu, et il survient des accidents très graves. On connaît plusieurs cas de mort survenus à la suite d'une indigestion.

Hygiène préventive. — Les indigestions sont fréquentes chez les personnes atteintes de troubles digestifs ou d'inflammation du foie, et elles doivent éviter les repas copieux, les aliments excitants, les épices, les alcools et faire des repas avec la *Tarvine*, qui est un aliment phosphaté reconstituant et d'une digestion facile. Ne jamais boire de l'eau sans l'assainir avec la *Septiline*.

Traitement. — Pour faciliter la digestion, boire des infusions très chaudes de thé, de tilleul, de camomille, de café ou de l'eau sucrée très chaude avec du citron. En cas de nausées, faire vomir avec un gramme de poudre d'ipéca (boire de l'eau tiède, pour faciliter les vomissements) ou en introduisant profondément un doigt dans la bouche. Se purger le lendemain. Après une indigestion, il est bon de se mettre à la diète pendant quelques jours et ne boire que du lait. Pour rétablir les fonctions digestives, les personnes sujettes aux indigestions doivent faire un traitement-cure avec l'*Élixir Spark*.

Si les indigestions sont fréquentes, c'est la preuve que les fonctions digestives se font mal, et qu'il faut suivre un traitement plus énergique pour rétablir la santé. On prendra alors les *Cachets Polydigestifs Soker* et l'*Élixir Spark*. Observer le *Régime Biologique* et s'alimenter avec la *Tarvine*. Voir *Embarras gastrique*.

702. — INDIGESTIONS CHEZ LES ENFANTS. — Dans les premières semaines de l'allaitement, lorsque l'enfant a fait un repas trop copieux ou lorsque les tétées ont été trop rapprochées il rejette un peu de lait avalé. C'est la *régurgitation* qui n'est pas inquiétante. Mais il peut se produire également une véritable indigestion lorsque l'enfant a pris des aliments trop lourds ou lorsqu'il a trop mangé. L'enfant est agité, crie et a mal à la tête, il a des malaises, des nausées, et envie de rendre ; sa face est pâle, souffreteuse, le regard s'éteint, les traits sont contractés. Si l'enfant est nerveux, l'indigestion peut provoquer des *convulsions*, les membres se raidissent, l'enfant se tord. Finalement l'enfant vomit du lait caillé et paraît calmé, mais bientôt il est repris de coliques et jette des cris de douleur. Si l'indigestion se prolonge, le ventre devient tendu, sensible à la pression, les selles deviennent liquides, d'abord jaunâtres, ensuite verdâtres et contiennent des grumeaux blancs provenant du lait non digéré. Mal soigné, le nourrisson tombe dans l'inanition — *athrepsie* — et les enfants âgés dans le *rachitisme*. L'indigestion est occasionnée par une alimentation mal réglée. On doit éviter aux enfants toute cause d'indigestion, car elle peut conduire à la *Méningite* ou du moins être une des causes de cette terrible maladie.

Traitement pour les enfants. — Graisser le ventre avec de l'huile de camomille camphrée et appliquer sur le ventre des cataplasmes de farine de lin, réchauffer les jambes. Donner toutes les deux heures une cuillerée à café de la potion suivante :

> Eau de chaux........................... 50 gr.
> Eau de fleurs d'oranger............. 25 —
> Sirop de gomme...................... 25 —

Purger l'enfant avec une cuillerée à café d'huile de ricin ; après chaque repas, donner une cuillerée à café d'eau alcaline. *Les soins préventifs* consistent à éviter les repas copieux, à donner de temps en temps un peu d'eau alcaline, et bien régler l'alimentation.

INDURATION. — Durcissement d'un tissu à la suite d'une inflammation.

703. — INFANTILISME. — Retard dans la croissance ; quelques organes gardent le caractère infantile même chez l'adulte ; se trouve chez les descendants des tuberculeux, des alcooliques, des syphilitiques. Souvent sous l'influence d'un bon régime, l'enfant regagne le temps perdu.

704. — INFECTION : Maladies infectieuses. — Maladies qui se propagent et se transmettent par des microbes. Les personnes qui ont le sang bien pur et observent une bonne hygiène sont plus réfractaires que les autres aux maladies infectieuses. C'est pourquoi, si l'on veut rester bien portant, il faut avoir le sang riche et vigoureux, afin que le *terrain* ne soit pas accessible à l'action et au développement des microbes; il faut se nourrir avec des aliments sains en évitant tous les excitants, les épices, les boissons alcooliques, le vin, les liqueurs, les apéritifs qui sont toujours nuisibles. La meilleure alimentation est celle que nous indiquons dans le *Régime Biologique*. Ne jamais boire que de l'*eau bouillie* et filtrée ou des infusions chaudes et l'on se portera bien. Il est indispensable d'assainir l'eau de boisson avec la *Septiline*.

INFECTION PUERPÉRALE. — Voir *Fièvre puerpérale*.

705. — L'INFECTION PURULENTE. Septicémie embolique. — Elle se déclare dans les accouchements et les opérations chirurgicales. Elle a toujours pour cause la non-observation d'une antisepsie rigoureuse et le manque de soins de propreté. Elle est produite par la pénétration et multiplication de microbes, surtout du *vibrion septique;* elle débute par la fièvre et donne lieu à des abcès dans le foie, dans les poumons, dans les jointures et finit par emporter le malade. Lorsque l'infection purulente est déclarée, on la traite avec du *Sulfate de Quinine* et du sérum artificiel en injection hypodermique. Lorsqu'on a soin de désinfecter et de stériliser les instruments, les linges et les objets de pansement, lorsque la garde-malade, l'opérateur et ceux qui entourent observent rigoureusement l'antisepsie, cette maladie n'a jamais lieu.

706. — INFILTRATION URINEUSE. — Lorsqu'on fait des efforts pour uriner, en cas de rétrécissement ou à la suite d'une blessure de l'urètre, les canaux de celui-ci peuvent se rompre et provoquer une infiltration urineuse dans le tissu cellulaire. Le périnée, les bourses et le prépuce gonflent, deviennent douloureux et prennent une coloration d'abord rougeâtre, ensuite noirâtre : il se forme une ulcération avec un écoulement de pus fétide et de gaz. Le malade a la fièvre. L'infiltration peut provoquer l'inflammation du péritoine et occasionner une *péritonite*.

Traitement. — Cette infiltration exige des incisions au thermocautère avec des lavages antiseptiques.

INFIRMITÉ. — Abolition des fonctions d'un organe, la santé générale étant bonne.

707. — INFLAMMATION. — Elle est provoquée par un afflux considérable du sang dans les capillaires de la partie malade; elle est caractérisée par la rougeur, la chaleur, le gonflement et occasionne la douleur. Cet état maladif peut disparaitre et la circulation devenir normale ou bien finir par une *suppuration* et même la gangrène. Voir le rôle des globules blancs du sang, dans article **Microbes**.

708. — INFLAMMATION DU TYMPAN. Myringite. — Elle provoque une douleur intense dans l'oreille, des bourdonnements, et se déclare souvent au milieu de la nuit. Elle survient à la suite de froid, d'introduction d'*eau* et surtout d'eau de mer, à la suite d'un bain; elle peut suppurer et se transformer en *otite*.

Traitement. — On calme la douleur en faisant dans l'oreille des injections avec de l'eau boriquée ou décoction de pavot; ensuite il faut faire insuffler de l'air dans la caisse du tympan par la trompe d'Eustache.

709. — INFLAMMATION DU SEIN. — Engorgement laiteux. Survient lorsque l'allaitement est interrompu. Le sein augmente de volume, la peau est tendue et la malade éprouve une gêne dans le mouvement du bras.

Traitement. — Vider le sein avec une téterelle, donner la tisane de bourrache.

INFLUENZA. — Voir *Grippe*.

710. — INOCULATION. — L'inoculation a pour but d'introduire dans l'organisme du *virus* très *atténué* d'une maladie telle que la variole, la scarlatine, la fièvre typhoïde, par exemple, afin de préserver la personne d'une maladie semblable. On emploie également cette méthode contre la fièvre jaune, le choléra et la rage.

711. — INSECTES. — Les insectes transportent des microbes pathogènes, c'est-à-dire des microbes nuisibles qui occasionnent des maladies. Après les avoir pris dans l'eau ou le sang d'un malade qu'ils viennent de piquer, ils les transmettent à l'individu sain ; les moustiques transmettent le microbe de la malaria, des fièvres, de la fièvre jaune ; les puces transmettent les germes morbides de la peste, de la suette militaire ; la punaise transporte le typhus, la fièvre typhoïde ; la mouche *Tsé-Tsé* dans l'Afrique centrale et occidentale transporte le germe de la maladie du sommeil ; *la filariose* ou *l'éléphantiasis* des Arabes est occasionnée également par la piqûre des insectes qui trouvent ce germe dans l'eau. Pour préserver l'habitation, des puces et parasites, il faut laver souvent les planchers. Contre les piqûres prendre des bains avec une décoction de quassia amara et faire des lotions avec la teinture de benjoin. Avec une grande propreté de corps, observer une grande propreté d'habitation et ne tolérer aucun insecte, mouches, moustiques ou punaises ; on doit les pourchasser et les détruire par tous les moyens, eau, feu, évaporation de formol.

712. — INSTILLATEUR. — Sonde creuse, ayant plusieurs trous afin de pouvoir verser dans une partie éloignée d'un canal quelques gouttes d'un médicament.

713. — INSTILLATION. — Faire tomber un médicament goutte à goutte.

714. — INSOLATION. — Coup de soleil ou de chaleur provoqué par l'action des rayons solaires ou d'une chaleur intense sur le système nerveux, lorsque le corps et surtout la tête sont exposés plus ou moins longtemps à cette chaleur.

Forme légère. — Quand l'accident est léger, il se produit une simple rougeur accompagnée de cuisson de la peau, puis de chute de l'épiderme, que quelques compresses d'eau fraîche suffisent à dissiper ; on graisse ensuite avec un peu de vaseline boriquée, et au bout de quelques jours la peau reprend son aspect naturel. Si la personne est restée longtemps exposée au soleil ou devant un foyer de chaleur, les douleurs de tête sont très vives et quelquefois accompagnées de délire, la face est congestionnée et la peau rouge. S'il y a de la fièvre ou des malaises, il faut appliquer des compresses sur la tête et autour du cou ; donner des boissons acidulées avec un peu de vinaigre, un peu de citron ou une potion avec l'acétate d'ammoniaque ; faire respirer des sels, du vinaigre ou de l'éther.

Forme grave. — Elle se produit lorsqu'on subit une température très élevée, comme les ouvriers dans les usines, les chauffeurs sur les bateaux, avec des vêtements, col, cravate trop serrés, avec une coiffure lourde telle que casque, shako, chapeau noir lourd, ce qui empêche la circulation d'air et l'évaporation de la sueur. L'insolation grave est fréquente pendant les marches en colonnes serrées et la course. Si l'insolation est très forte, elle peut avoir des suites graves et déterminer la mort. La peau, sans aucune lésion, est très chaude et atteint 45°; l'individu éprouve une soif ardente, l'envie fréquente d'uriner, des maux de tête et de poitrine; la vue est troublée; il a des faiblesses aux jambes, la face est congestionnée, la respiration est fréquente mais difficile; le malade a de l'écume à la bouche, s'évanouit et paraît étouffer; très souvent il perd connaissance et tombe à terre comme foudroyé; la respiration est arrêtée ainsi que les battements du cœur et il tombe dans un sommeil léthargique, le *coma*, et meurt quelques heures après. Pendant le coma, le malade peut avoir des convulsions et du délire ou bien rester immobile, ayant perdu l'intelligence, le sentiment et le mouvement.

Soins à donner. — Coucher le malade à l'ombre, éloigner les personnes dont la présence enlève une partie d'air, enlever les vêtements, dégager le cou et la poitrine, appliquer sur la tête, derrière les oreilles et sur la poitrine des compresses d'eau fraîche et même d'eau glacée qu'il faut renouveler très souvent; lotionner le visage, le cou, la poitrine avec de l'eau fraîche: faire respirer des sels, du vinaigre ou de l'ammoniaque, en un mot ce que l'on a sous la main; faire des frictions énergiques sur tout le corps avec de l'eau-de-vie, de l'eau de Cologne, de l'alcool camphré et, si le malade peut avaler, lui donner un peu de sirop d'éther, du thé, du café légers, de l'eau avec un peu d'eau-de-vie. S'il est possible, administrer un lavement purgatif pour dégager l'intestin. Si la syncope persiste, faire des tractions rythmées de la langue et des bras. Pratiquer la respiration artificielle, appliquer des sinapismes sur les membres. Voir *Asphyxie des noyés.*

Hygiène préventive. — Pour éviter l'insolation, ne pas s'exposer au soleil et marcher à une allure modérée, le cou libre et sans être trop serré par le faux-col, porter des vêtements larges et très amples au cou. Avoir des coiffures légères; ne se mettre en marche que lorsque la digestion est faite; au besoin, déjeuner de bonne heure. Pendant les chaleurs, éviter les liquides glacés, le lait froid, l'alcool, la glace qui sont très dangereux. Ne boire que de l'eau bouillie, du thé, du café très légers. Boire modérément et *très lentement*, surtout si l'eau est fraîche. Au régiment, pendant les marches, si la chaleur est forte, les chefs doivent avoir soin de faire faire de nombreuses haltes et pendant la marche disséminer les hommes, faire mouiller les casques. Pendant le repos, les hommes resteront debout ou assis, mais jamais couchés par terre.

715. — INSOMNIE (Manque à peu près total de sommeil). — Le mauvais sommeil est occasionné par des troubles digestifs, de l'irritation nerveuse, de l'embarras biliaire, des soucis, des préoccupations, des chagrins. L'insomnie amène une excitation fébrile et une exaltation cérébrale. Pour retrouver un sommeil calme et paisible, il faut rétablir la digestion par l'usage de l'*Élixir Spark* qui est le meilleur digestif antibilieux, et s'alimenter deux fois par jour, surtout le soir, avec la *Tarvine*, aliment phosphaté reconstituant très digestif. Si la personne est nerveuse, prendre deux fois par jour le *Sédatif Tiber* dans une infusion de tilleul. Le soir avant de manger, prendre un bain tiède. Pour le dîner, ne faire qu'un repas léger avec la *Tarvine*. Éviter tous les excitants, tels que le thé, le café, les liqueurs, etc. Si l'insomnie est accompagnée de grandes souffrances, on peut employer comme calmant le sirop de *Chloral* ou les cachets de *Neragol*.

716. — INTERTRIGO (latin *inter*, entre, et *terere*, frotter). — Rougeur et inflammation de la peau par suite du frottement de deux parties contiguës. Les personnes fortes et grasses, les diabétiques, y sont souvent sujettes. Se manifeste sous les aisselles, au cou, entre les cuisses et se complique parfois d'eczéma chez les femmes et les enfants. La sueur et l'urine, par un contact prolongé, produisent également des rougeurs.

Traitement. — Laver à l'eau boriquée chaude et saupoudrer avec la *Poudre Dermatique Jener*. Chez les enfants, il faut entretenir une grande propreté et les changer chaque fois qu'ils mouillent le linge, les laver à l'eau boriquée et saupoudrer avec du talc ou la *Poudre Dermatique Jener*.

717. — INTESTIN. Maladies de l'intestin. — L'intestin est le point faible de notre organisme. C'est dans l'intestin que vivent et se développent les mauvais microbes et c'est là que s'élaborent tous les poisons de l'organisme, toutes les toxines, lesquels sont entraînés par la circulation du sang dans l'estomac, les poumons, le cœur et le cerveau. En un mot, pour peu qu'il monte, le contenu de l'organe empoisonne l'organisme entier et provoque presque toutes les maladies : affections cutanées, appendicite, dyspepsie, neurasthénie, arthritisme, artério-sclérose. C'est par l'intestin que nous vieillissons, c'est de l'intestin que nous vient la maladie et la mort. Les poisons intestinaux sont la principale cause de toutes nos maladies. C'est dans le tube digestif que se trouvent les microbes *Pathogènes*, le *Coli-bacille*, le *Bacille thyphique*, le *Bacille tuberculeux*, la *Virgule* du choléra, les *Staphylocoques*, les *Streptocoques*, etc. Il importe donc de provoquer de temps en temps un bon nettoyage pour expulser nos hôtes gênants et dangereux qui peuvent provoquer une décrépitude générale et même nous faire vieillir trop vite. Le seul moyen pour atteindre ce but est de prendre l'*Élixir Spark* qui assainit le ventre et expulse les microbes et les toxines, mais il faut éviter les purgations qui irritent la muqueuse et ne donnent pas le même résultat. En outre il est très utile de s'alimenter de temps en temps exclusivement avec la *Tarvine* pour anéantir les toxines. Assainir l'eau de boisson avec la *Septiline* qui est très hygiénique. Voir *Entérite*. Comme régime, il faut observer le *Régime Biologique des Entérites*.

718. — INTOLÉRANCE. — Impossibilité de supporter un médicament ou un aliment.

719. — INTOXICATION. — Empoisonnement lent et chronique.

720. — INVAGINATION (latin *vagina*, gaine). — Pénétration d'une partie dans une autre partie. Exemple : *Invagination intestinale*.

721. — INVERSION. — Changement de place ou de l'ordre ; les organes qui devraient être placés à gauche se trouvent, chez quelques individus, à droite.

722. — IRRIGATEUR. — Cet appareil est employé pour donner des lavements. Pour les injections vaginales, on doit préférer *les Bocks*, qui laissent sortir le liquide avec douceur. L'irrigateur, d'où la sortie du liquide est brusque et d'une pression assez forte, ne convient que pour les lavages de l'intestin. On les fait en métal et en porcelaine.

723. — IRITIS. — C'est l'*inflammation de l'iris* qui survient souvent à la suite d'une conjonctivite ; le pourtour de la cornée est rouge, mais ne paraît pas bombé, comme dans le glaucome, et le malade n'éprouve pas la sensation du gravier, comme dans la conjonctivite ; la douleur va jusqu'aux tempes et au front, il y a larmoiement, le malade ne supporte pas de lumière ; cette maladie s'observe chez les rhumatisants, les goutteux, les arthritiques, les diabétiques, les syphilitiques et les tuberculeux. Le malade doit éviter la lumière, — rendre la chambre obscure — garder le lit, en se soumettant à une diète légère, et ne s'alimenter qu'avec la *Tarvine*. Laver l'œil à l'eau boriquée deux fois par jour et y introduire après chaque lavage, à l'aide d'un compte-gouttes, deux gouttes d'un collyre à base d'atropine ou du *Collyre Hygiénique Soker* ; ensuite

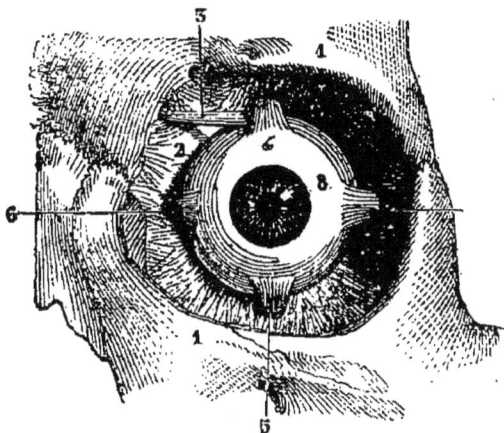

Fig. 292. — L'aponévrose orbito-palpébro-oculaire, vue par sa face antérieure. La conjonctive a été enlevée pour montrer comment les muscles de l'œil la traversent. (Richet.)

1. Pourtour osseux de l'orbite. — 2. Portion palpébro-oculaire de l'aponévrose, vue par sa face antérieure. — 3. Muscle grand oblique. — 4. Muscle droit supérieur. — 5. Muscle droit inférieur. — 6. Muscle droit interne. — 7. Muscle droit externe. — 8. Globe oculaire.

appliquer une compresse d'eau boriquée, par-dessus une couche de coton hydrophile, et fixer avec une bande. Poser aussi trois à quatre sangsues sur la tempe, du côté malade. Prendre deux ou trois purgations de *sulfate de soude* ou de *Limonade purgative*, à deux jours d'intervalle ou les *Pilules Spark* le soir en se couchant. Chez les rhumatisants ou les syphilitiques, il faut en plus le traitement indiqué à ces affections

724. — IRRITABILITÉ. — C'est le changement subit d'humeur qui provient d'une surexcitation du système nerveux ou de l'anémie. Elle existe également dans les maladies du foie et de l'estomac. Comme calmant, donner le *Sédatif Tiber*. Combattre l'anémie par le *Triogène For* ou le *Vin Galar*, contre la constipation et le mauvais état de l'estomac prendre l'*Élixir Spark*. Observer le *Régime Biologique* et s'alimenter avec la *Tarvine*, qui est un aliment phosphaté, pour reposer l'estomac et les nerfs.

IRRITATION. — Inflammation d'un organe.

ISOLEMENT. — On doit isoler les malades en cas de maladies contagieuses ou mentales.

IVRESSE. — Voir *Alcoolisme*.

J

JAMBE. — Voir *Cuisse* et *Jambe*. Voir *Varices* et *Maladies des os*.

725. — JARDINAGE. — Excellent exercice par les mouvements variés qu'il exige ; en outre il constitue une puissante distraction.

JARRETELLES. — On les fait élastiques pour remplacer les jarretières.

726. — JARRETIÈRES. — Bandes élastiques pour soutenir les bas. Elles sont nuisibles parce qu'elles serrent les jambes et gênent la circulation. On les remplace par les jarretelles qui n'ont pas ces inconvénients.

727. — JAUNISSE ou ICTÈRE (grec *ikteros*, jaunisse). — C'est la coloration jaune de la peau et des muqueuses par les pigments biliaires. La bile, gênée dans sa circulation par une cause quelconque, — production en excès ou obstruction du canal cholédoque — s'accumule dans le foie, retourne dans le sang et se répand dans tous les tissus, qu'elle colore. Cette affection, fréquente au printemps et à l'automne, reconnaît pour causes le refroidissement, l'embarras gastrique, la congestion du foie, le passage des calculs biliaires, la contrariété, la colère. Elle peut passer à l'état chronique. Les principaux symptômes sont : perte de l'appétit, langue épaisse, bouche amère, digestions difficiles, ralentissement du pouls, démangeaisons aux pieds et aux mains, tellement vives qu'elles provoquent l'insomnie, la courbature, la fièvre, la douleur au côté droit. Puis, les tissus se colorent en jaune ; c'est d'abord la face, la muqueuse de la bouche, le tronc, les membres ; le malade voit les objets en jaune ; les sueurs, les larmes, le lait prennent également cette coloration jaune. Dans la jaunisse la bile est éliminée par les urines qui sont d'une teinte jaune orangé, verdâtre, brunâtre, et tachent fortement le linge ; les matières fécales sont grisâtres, comme de l'argile. Dans la *Fièvre bilieuse*, le malade, avant d'être atteint de jaunisse, a une forte fièvre, des vomissements, des saignements de nez, des insomnies.

Traitement. — Le traitement ordinaire par le *Sulfate de soude*, le *Bicarbonate de soude*, ou le *Benzonaphtol* donne rarement une guérison définitive. Le seul moyen efficace pour guérir la jaunisse et pour empêcher la formation des calculs biliaires est de suivre le traitement suivant : prendre avant chaque repas une cuillerée à soupe de *Dépuratif Parnel* pour purifier le sang, chasser la bile et résoudre les engorgements hépatiques. Immédiatement après chaque repas, prendre une à deux cuillerées à café d'*Élixir Spark* pour entretenir la liberté du ventre et évacuer

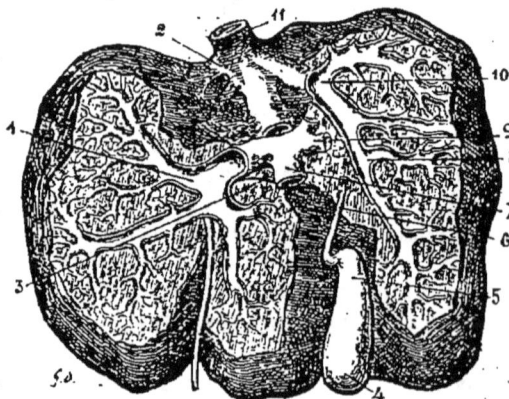

FIG. 293. — Le foie.

1. Branche de la veine porte. — 2. Veine sus-hépatique. — 3. Artère hépatique. — 4. Vésicule biliaire. — 5. Canal cystique. — 6. Veine porte. — 7. Canal hépatique. — 8. Canal cholédoque. — 9. Rameau de veine porte. — 10. Veine sus-hépatique. — 11. Veine cave inférieure.

la bile, les calculs et les poisons de la putréfaction intestinale. Dans la journée et aux repas, boire beaucoup de *Tisane Orientale Soker* et s'alimenter avec la *Tarvine* qui est un aliment phosphaté très utile. Observer le *Régime Biologique*. Assainir l'eau de boisson avec la *Septiline*, qui est très hygiénique. En cas de vomissements, il faut adopter, pendant un certain temps, le régime exclusif du lait. Éviter la constipation, provoquer au besoin les évacuations avec les *Pilules Spark*, une à trois pilules le soir en se couchant. Éviter les refroidissements.

Contre les douleurs dans le côté droit et le creux de l'estomac, qui correspond au foie, il faut appliquer des compresses chaudes et humides ou des cataplasmes chauds qui calment et préviennent de nouveaux accès.

Ictère grave. — C'est une jaunisse compliquée de vomissements bilieux, d'hémorragie et de troubles dans le système nerveux. Elle a quelque analogie avec la *fièvre jaune*. C'est une maladie rare, mais infectieuse et grave qui peut se déclarer d'emblée ou à la suite d'une autre maladie, telle que la fluxion de poitrine, la fièvre typhoïde et paraît avoir pour cause principale la *Syphilis*. On la traite par le *calomel*, les *iodures*, les injections hypodermiques d'eau salée et le régime lacté. Cette maladie se guérit rarement lorsqu'elle est déjà déclarée. Mais on peut très bien s'en préserver si l'on soigne la maladie du foie dès le début.

728. — JAUNISSE, ICTÈRE chez les enfants. — Quelques jours après la naissance, les enfants qui viennent avant terme ont la jaunisse et leur peau devient d'un jaune bilieux, c'est l'*ictère des nouveau-nés* qui n'offre aucun danger et disparaît très vite en quelques jours. Lorsque la jaunisse chez l'enfant est occasionnée par une inflammation du foie, le teint est alors foncé et apparaît sur tout le corps et dans les yeux. L'enfant a le ventre tendu et sensible. Cette maladie, — *Hépatite*, — n'est pas grave et disparaît en quelques jours en donnant des bains chauds, mais il est bon de la surveiller, car elle peut se compliquer et devenir grave.

Traitement. — Aux nouveau-nés on donne des lavements avec de l'eau bouillie, on les purge avec une cuillerée à café d'huile de ricin, on donne deux à trois fois par jour une cuillerée à café d'eau alcaline ; chez les grands enfants, il faut supprimer tous les aliments et *ne donner que du lait*, purger l'enfant avec du calomel à la dose de cinq à dix centigrammes. En donnant du calomel, qui est un excellent purgatif inoffensif, on ne doit pas oublier qu'il est absolument nécessaire de s'abstenir dans la journée de tout aliment salé, vinaigré et acidulé, car ces derniers peuvent le rendre très vénéneux.

JEU. — Le jeu exige une attention soutenue. Le seul jeu qui convient à la femme, c'est le tennis.

729. — JOUETS DANGEREUX. — Les jouets sont souvent fabriqués avec des couleurs d'aniline, qui contiennent de l'acide arsénieux. On doit défendre aux enfants de porter les jouets à la bouche et leur laver les mains *avant* tout repas.

JUGULAIRE. — Nom de plusieurs veines du cou.

K

730. — LA KÉRATITE ou LEUCOMES (grec *leukos*, blanc). — C'est une inflammation de la cornée, c'est-à-dire de la partie transparente de l'œil; elle a pour cause la scrofule, le lymphatisme, le rhumatisme, la tuberculose, les granulations de la conjonctive, c'est-à-dire le sang vicié; le malade ne peut ouvrir les yeux et la lumière le fait souffrir, on observe des taches grises avec cercle rouge sur la cornée, le tout est accompagné de douleurs, de larmoiement, et de crainte de la lumière, c'est la *kératite interstitielle*. D'autres fois on observe de petites cloques grises, demi-transparentes, qui s'ulcèrent : c'est la *kératite phlycténulaire*. Bien soignée elle se guérit complètement, mais négligée elle peut donner lieu à des abcès de la cornée et provoquer des complications graves. Lorsqu'il y a ulcération, la *kératite* est dite *ulcéreuse*. L'inflammation de la cornée, produit des taches opaques appelées *Taies* ou *Leucomes* (grec *leukos*, blanc) qui gênent la vision et peuvent même l'empêcher complètement si elles s'agrandissent. On voit une rougeur au pourtour de la cornée, laquelle est trouble, avec ulcération jaunâtre ou grisâtre, les paupières sont gonflées, l'œil est sensible à la lumière avec larmoiement.

Traitement. — Purifier énergiquement le sang avec le *Dépuratif Parnel*, une cuillerée à soupe avant chaque repas, activer les fonctions digestives avec l'*Elixir Spark*, une cuillerée à café, dans un peu d'eau après chaque repas ou deux cuillerées à café le soir en se couchant. Laver l'œil malade avec de l'eau boriquée chaude, ensuite avec le *Collyre Hygiénique Soker*. Deux fois par jour, instiller dans l'œil 2 à 4 gouttes du même Collyre, graisser les bords des paupières fermées avec gros comme un grain de blé de la *Pommade à l'oxyde rouge*. La Taie se soigne avec le *Collyre Hygiénique Soker* et des verres teintés, ensuite au moyen d'une opération.

731. — KÉRATOCONE ou STAPHYLOME. — C'est la dilatation de la cornée qui se produit chez les jeunes gens. On la soigne avec des verres spéciaux.

732. — KYSTES (grec *kustis*, vessie). — Excroissances de chair formant poches qui renferment des humeurs ou d'autres liquides; ils sont généralement indolores, mais gênants par leur volume. Les kystes se trouvent à la tête, au cou, aux épaules; ils peuvent aussi siéger aux paupières, au foie, au genou, et aux ovaires chez la femme. Les kystes de l'ovaire sont souvent très volumineux, ce qui rend le ventre énorme, et gênent considérablement. Les kystes sur la tête portent le nom de *Loupes*.

Traitement. — Prendre le *Dépuratif Parnel* et l'*Elixir Spark* pour purifier le sang et agir comme fondant.

Laver le kyste avec de l'eau aussi chaude que possible, au moyen d'une éponge et appliquer ensuite la *Pommade fondante Darvet*, surtout pour la nuit; recouvrir avec un tampon de coton hydrophile. Essayer toujours ce traitement qui compte quantité de guérisons avant de recourir à une opération.

733. — KYSTE HYDATIQUE. — C'est une poche contenant un liquide transparent et qu'on trouve dans le foie, les poumons et le péritoine. Elle a pour cause les œufs d'un ver solitaire spécial, le *Tœnia échicoque*, ver d'une longueur de 4 à 5 centimètres et de la grosseur d'une épingle, lequel vit à l'état adulte dans le corps des chiens. Au début, le malade éprouve des douleurs dans l'épaule droite et des démangeaisons; le kyste formé, il provoque de l'oppression, de la pesanteur et des saignements du nez. Le malade perd l'appétit et maigrit énormément. Pour enlever le tœnia, il faut pratiquer la ponction pour aspirer le liquide avec le ver.

734. — KYSTE DE L'OVAIRE. — L'évolution de cette tumeur passe souvent inaperçue. Elle rend le ventre très volumineux et provoque de l'oppression, la constipation, la rétention d'urine, des vomissements, des douleurs, des névralgies dans le ventre. Elle exige l'intervention chirurgicale

L

735. — LAIT RÉPANDU. — On lui attribuait l'origine de la fièvre puerpérale, mais cette idée est absolument fausse. Voir *Accouchement*.

736. — LANCETTE. — Petit canif composé d'une lame pointue qu'on emploie pour ouvrir un petit abcès.

737. — LANGUEUR. — Affaiblissement général; survient dans l'anémie et la cachexie. Voir ces maladies.

738. — LAPAROTOMIE (grec *lapara*, flanc et *tomé*, section). — Opération qui consiste à ouvrir le ventre.

739. — LARMOIEMENT. — Le larmoiement est l'écoulement involontaire et continu des larmes, lequel survient à la suite d'une conjonctivite ou d'un rhume de cerveau. Le canal par lequel les larmes s'écoulent dans le nez se trouve bouché, les larmes sortent de l'œil, s'écoulent sur les joues.

Traitement. — Laver l'œil avec de l'eau boriquée tiède et ensuite avec un peu de *Collyre Hygiénique Soker*, purifier le sang avec le *Dépuratif Parnel*. Voir *Conjonctivite*.

740. — LARYNGITE. — C'est l'inflammation de la muqueuse interne du larynx. A l'*état aigu*, elle peut être très légère ou très forte et accompagnée de fièvre. Elle débute ordinairement par un enrouement avec gêne et chatouillement dans la gorge. La muqueuse se gonfle, le calibre du larynx diminue et la toux est d'abord sèche, ensuite humide, avec des crachats épais grisâtres. La voix devient presque éteinte. Dans les cas graves le malade a de la fièvre et éprouve de la gêne dans la respiration. La laryngite est provoquée par un refroidissement, un froid aux pieds ou à la gorge, l'abus de fumer et tout ce qui peut irriter le larynx, tels que les gaz irritants, l'inflammation des bronches, le rhume de cerveau, l'angine, etc., etc.

Laryngite chronique. — Dans la laryngite chronique, l'inflammation et la douleur sont diminuées, les crachats sont plus rares, mais la voix est souvent altérée et comme enrouée; la cause la plus fréquente de la laryngite chronique réside dans le mauvais état du tube digestif et le mauvais régime alimentaire; excès de boisson, l'abus du tabac, usage de la voix chez les chanteurs.

Traitement. — Le traitement le plus efficace consiste à prendre aux repas l'*Élixir Spark* pour régulariser la digestion et éviter la constipation. Entre les repas, laisser fondre dans la bouche 6 à 8 *Pastilles Antiseptiques Jener*. Ces pastilles sont souveraines dans toutes les maladies de la gorge: angines catarrhales, laryngites chroniques, amygdalites chroniques, aphtes, etc. Elles facilitent la déglutition, détruisent la mauvaise haleine, cicatrisent les inflammations et fortifient les cordes vocales. Contre la toux prendre 2 à 4 cuillerées à soupe de *Sirop Mérol*, dans les intervalles sucer des *Pastilles Mérol*. Ce traitement agit en outre comme antiseptique pour détruire les microbes. Boire des tisanes chaudes d'eucalyptus. Appliquer des compresses d'eau chaude et humides sur le devant du cou plusieurs fois par jour.

Dans la laryngite chronique, qui est très fréquente chez les personnes qui font usage d'une alimentation exci-tante, le malade doit observer le *Régime Biologique* et s'ali-menter avec la *Tar-vine* qui est très recommandée aux personnes qui veu-lent conserver leur voix.

Laryngite chez les enfants. — La *laryngite simple* ou *catarrhale* a pour cause un refroidis-sement et elle débute souvent par un rhume de cerveau et par un enroue-ment. L'enfant a une toux quinteuse, mais la respiration n'est pas gênée. Elle se guérit en quelques jours, mais souvent aussi elle peut augmenter d'intensité et occasionner un peu de fièvre, la toux de-vient sifflante, les quintes sont doulou-reuses avec extinction de la voix, aphonie presque complète, et se transformer en une *Laryngite striduleuse* ou *Faux croup*.

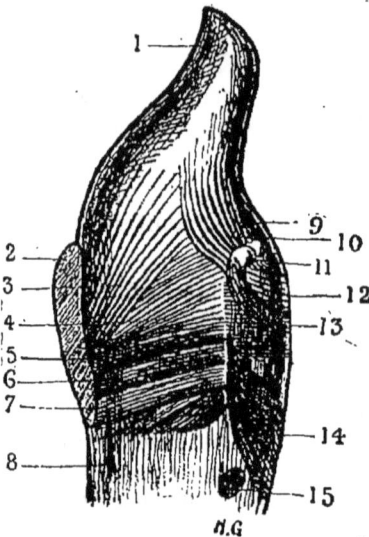

Fig. 294. — Muscles intrinsèques du larynx.
(Vus latéralement.)

1. Épiglotte. — 2. Cartilage thyroïde. — 3-4-9-10. Faisceaux musculaires, con-nus sous le nom de muscle thyro-ary-épiglottique. — 5. Couche supé-rieure du muscle thyro-aryténoïdien. — 6. Couche inférieure du même muscle. — 7. Muscle crico-aryténoï-dien. — 8. Cricoïde. — 11. Cartilage aryténoïde. — 12. Muscle ary-aryté-noïde transverse. — 13. Muscle ary-aryténoïde oblique.—14. Muscle crico-aryténoïde postérieur. — 15. Surface articulaire thyroïdienne.

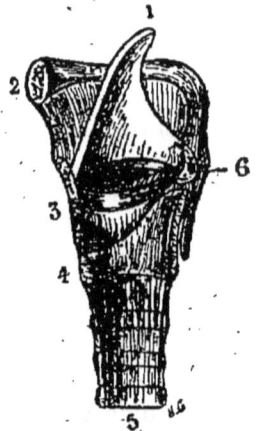

Fig. 295. — Larynx de l'homme.
Coupe verticale.

1. Épiglotte. — 2. Os hyoïde. — 3. Cartilage thyroïde. — 4. Cartilage cricoïde. — 5. Trachée. — 6. Cartilage aryténoïde.

Traitement — Appliquer des cataplas-mes sinapisés autour du cou pendant cinq minutes deux fois par jour, matin et soir. Ensuite envelopper le cou avec une compresse d'*eau chaude* que l'on recouvre de taffetas gommé et par-dessus d'ouate. Calmer la toux avec du *Sirop de Grindelia*, une cuillerée à café toutes les deux heures. Donner des tisanes de *fleurs pectorales* ou de *violettes* très chaudes. Faire prendre un bain de pieds sinapisé de quelques minutes, ensuite envelopper les pieds d'ouate et par-dessus de taffetas gommé. Au besoin, si la respiration est gênée, donner du sirop d'ipécacuanha pour faire vomir.

741. — LARYNGITE TUBERCULEUSE. — Survient à la suite de la tuberculose. La voix est enrouée avec chatouillements et quintes de toux. Le fond de la gorge est pâle, des douleurs fortes peuvent survenir pendant la déglutition des aliments et de la salive, la voix est éteinte; l'op-pression (*dyspnée*) survient par accès.

Traitement. — Toucher le fond de la gorge avec une solution de cocaïne surtout avant les repas. Alimenter avec la *Tarvine*, qui est un aliment phosphaté très reconstituant. Dans la journée laisser fondre dans la bouche 6 à 10 *Pastilles Antiseptiques Jener.* Voir *Tuberculose.*

742. — LARYNGOSCOPIE. — Appareil qui permet d'examiner le fond de la bouche, le pharynx et le larynx.

743. — LATRINE. — Elle doit être pourvue d'une large fenêtre pour bien aérer la pièce, ne doit contenir aucun objet inutile pouvant se contaminer. Avoir soin de la tenir bien propre; le tuyau aura toujours un siphon dont l'eau empêchera la montée des gaz.

744. — LAVE - OREILLE. — Il comprend une petite éponge fixée sur une tige. Sert pour nettoyer les oreilles après avoir plongé l'éponge dans de l'eau chaude, l'eau froide étant nuisible pour l'intérieur des oreilles. Il faut l'éviter. Peut laisser quelques morceaux dans l'oreille.

745. — LAVAGES D'ESTOMAC. — Ont été préconisés contre la dilatation, mais ce mode de traitement présente des inconvénients et peut même devenir dangereux.

746. — LÈPRE. — Maladie spéciale de la peau, de nature tuberculeuse, causée par le *bacille de Hansen.* Grâce aux soins de propreté que les peuples ont pris l'habitude de prendre, cette affection, qui a sévi autrefois, est actuellement très atténuée et tend même à disparaître presque complètement.

Elle est caractérisée par des taches arrondies, grisâtres ou rougeâtres, à la face, aux mains, aux pieds; ces taches peuvent disparaître et sont remplacées par des élevures, lesquelles disparaissent et produisent des ulcérations; d'autres fois ces taches s'agrandissent, les muscles de la peau s'atrophient; il y a chute des dents et des ongles et formation des ulcères.

La maladie dure de 10 à 18 ans. Le traitement consiste à ordonner des bains, des onctions avec des pommades antiseptiques, telles que la *Pommade à la résorcine*, la *Pommade Parnel;* sur les ulcères, on applique la poudre d'iodoforme. A l'intérieur on donne l'huile de chaulmoogra en capsules. *Isoler le malade.*

747. — LÉSIONS DE L'ABDOMEN. — Le ventre peut avoir des meurtrissures à la suite d'une chute, d'un coup, tels que chute sur le ventre, chute d'une voiture, coup de pied d'un cheval, qui peuvent produire la rupture d'un viscère. Il se forme une tumeur (ecchymose), le malade éprouve une douleur dans la région épigastrique avec angoisse, stupeur, défaillance, vomissements et rétention d'urine.

Traitement. — Il faut soumettre le malade à la diète et repos absolu; comme calmant donner le sirop d'opium; si la douleur est vive, la stupeur prolongée, la respiration accélérée, il faut de suite faire intervenir un médecin ou faire transporter le malade à l'hôpital.

Le ventre peut avoir des plaies superficielles et des plaies pénétrantes. Dans les plaies superficielles le malade peut éprouver des douleurs, de l'oppression, des troubles nerveux et même des vomissements.

Soins à donner. — Rester immobile, le tronc légèrement fléchi pour que les muscles du ventre soient relâchés. Ces plaies sont rares, le plus souvent elles sont profondes, quelquefois même accompagnées de perforation d'un viscère. Le malade est alors très pâle, éprouve une douleur profonde, a le hoquet, des syncopes, des vomissements et des selles sanglantes. Ce cas exige l'intervention chirurgicale et on doit de suite transporter le malade à l'hôpital. Voir *plaies*.

748. — LÉTHARGIE (grec *léthé*, oubli et *argía*, engourdissement).
— Sommeil profond qui peut durer très longtemps. La léthargie a été souvent confondue avec la mort réelle.

749. — LEUCÉMIE ou LEUCOCYTHÉMIE (grec *leukos*, blanc, et *haima*, sang). — Maladie pendant laquelle les globules blancs augmentent d'une façon exagérée tandis que la rate et les ganglions lymphatiques s'hypertrophient.

750. — LEUCOCYTE (grec *leukos*, blanc, et *kutos*, cellule). — Globules blancs qui se trouvent dans le sang et la lymphe.

Ces globules ont une très grande efficacité pour lutter contre les microbes et contribuent à la nutrition des tissus.

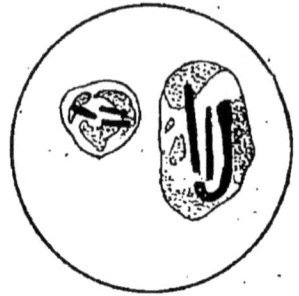

Fig. 296. — Leucocytes ou phagocytes, globules blancs du sang qui emprisonnent et digèrent les microbes.

751. — LEUCOCYTOSE. — C'est l'accumulation transitoire des globules blancs dans le sang pendant une maladie; s'observe dans le cancer, la dysenterie, la diphtérie, la tuberculose et chez les sujets bien portants, pendant la digestion.

LEUCORRHÉE. — Voir *Flueurs blanches*.

752. — LÈVRES. — Le froid et les substances irritantes peuvent enflammer les lèvres et occasionner des gerçures. Comme *toute muqueuse, les lèvres peuvent transmettre et contracter certaines maladies;* aussi ne doit-on jamais embrasser quelqu'un, ni se laisser embrasser aux lèvres; du reste, il est plus prudent de ne pas se laisser embrasser du tout; comme attouchement, le baiser est dangereux et peut communiquer la rougeole, la coqueluche, la scarlatine, la grippe, les oreillons, la variole, la diphtérie, la syphilis; ne jamais manger ou boire en commun avec les mêmes verres ou les mêmes cuillères. Pour empêcher les gerçures et les protéger contre le froid, il faut mettre un peu de *cold-cream* ou de la *pommade Rosat*, spécialement préparée à cet usage.

753. — LICHEN. — Cette maladie est caractérisée par des boutons rosés ou rouges et brillants. Très petites et fines au début, ces papules ou saillies s'étalent, se réunissent en groupes, et forment des plaques, qui se couvrent plus tard de fines squames. Le lichen occasionne des démangeaisons très intenses, souvent même intolérables, provoquant ainsi des besoins de grattage, de l'insomnie, une excitation nerveuse et même des crises nerveuses, quand le sujet atteint est névropathe. Les boutons s'observent au cou, aux jambes, aux cuisses, aux poignets, à l'avant-bras, mais rarement au visage. Le lichen s'observe chez les arthritiques,

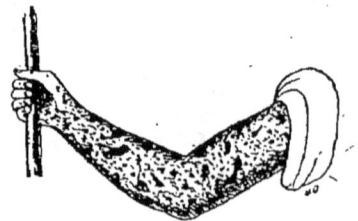

Fig. 297. — Lichen, dartres.

les nerveux, les rhumatisants, les diabétiques et les albuminuriques.

Traitement. — Prendre tous les jours deux cuillerées à soupe de *Dépuratif Parnel*. Lotionner les parties malades avec *l'Eau Résolutive Soker*.

graisser avec la *Pommade Parnel n° 2*, saupoudrer avec la *Poudre Dermatique Jener*. Combattre la constipation et activer les fonctions digestives avec l'*Élixir Spark*. S'alimenter avec la *Tarvine* pour reposer l'estomac. Prendre des bains chauds au *Sel du Pérou*, des bains de son, des bains gélatineux assez prolongés. — Observer le *Régime Biologique*.

754. — LIENTÉRIE (grec *leios*, lisse, *enteron*, intestin). — Diarrhée pendant laquelle les aliments sont rendus sans être digérés. Même traitement que la diarrhée.

755. — LIGAMENT (latin *ligamentum*, de *ligare*, lier). — C'est l'ensemble des fibres blanches, musculaires, qui unissent les articulations, fixent les viscères dans leur position normale et maintiennent les os dans leurs capsules.

756. — LIGATURE. — Action de lier un vaisseau pour amener l'hémostase, c'est-à-dire arrêter l'hémorragie. La ligature d'une artère se fait au moyen d'un fil noué autour du vaisseau. (Voir *Hémorragie*).

757. — LIPOME (grec *lipos*, graisse). — C'est une tumeur comme le kyste, qui se développe dans le tissu cellulaire et renferme de la graisse. Elle ne cause aucune douleur, mais devient volumineuse et quelquefois gênante.

Traitement. — Avec le traitement suivant on arrive à la faire fondre: lotionner avec de l'eau chaude, ensuite appliquer la *Pommade Fondante Darvet* ou l'*Emplâtre Darvet* en comprimant avec une bande. A chaque repas, prendre le *Dépuratif Parnel* et l'*Élixir Spark* comme dépuratifs fondants. Ce traitement évite souvent une opération à laquelle on ne doit recourir que lorsque la tumeur est devenue très gênante. — Voir *Loupes*.

758. — LITERIE et LIT. — La literie et le lit doivent être entretenus très proprement pour éviter le développement des punaises. Le matelas sera refait tous les ans; le sommier doit être élastique et nettoyé très souvent et sa surface ne doit pas être trop bombée, même si l'on fait usage d'un traversin. Il faut préférer les draps en toile, parce que l'air les traverse plus facilement que ceux de coton. On doit laver les couvertures de laine et de coton et les faire nettoyer tous les six mois. Après une maladie infectieuse, il faut toujours désinfecter la literie et laver le bois avec un antiseptique.

Le lit sera placé la tête au nord, les pieds au sud pour être dans l'aimant de l'axe terrestre. Il doit être placé dans la plus grande pièce, parce que pendant le sommeil on a besoin d'une plus grande quantité d'air, et au milieu, afin que l'air puisse circuler sans aucune entrave. Il sera pourvu d'un nombre de couvertures suffisant pour avoir chaud, mais sans provoquer la transpiration, qui est toujours fatigante · les matelas en plume sont trop chauds; on doit préférer les matelas moitié crin, moitié laine; les oreillers en plume font affluer le sang au cerveau, causent de l'insomnie, donnent des maux de tête et font transpirer; les oreillers en crin tiennent la tête fraîche et sont préférables.

Pour bien dormir, la tête doit être peu élevée et le corps horizontal; lorsque les genoux sont pliés, la circulation dans les membres inférieurs se trouve entravée. Éviter toute coiffure ou bonnet pour la nuit. L'obscurité et le calme favorisent le sommeil : fermer les jalousies. Les rideaux au lit sont nuisibles, parce qu'ils diminuent la quantité d'air. Avoir soin de faire le lit et retourner le matelas chaque jour, secouer les draps et couvertures au grand air. Voir *Sommeil.*

LITHIASE BILIAIRE. — Voir *Coliques hépatiques.*

LITHIASE URINAIRE. — Voir *Coliques néphrétiques.*

759. — LITHOTRITIE (grec *lithos*, pierre, et *terere*, broyer). — Opération très délicate qui consiste à broyer les pierres dans la vessie même, pour les réduire en morceaux assez petits pour qu'ils puissent traverser l'urètre. Cette opération dangereuse peut être évitée avec le traitement conseillé contre les Calculs.

760. — LOBE (grec *lobos*, morceau). — Partie généralement arrondie d'un organe séparé des autres par des sillons ou des échancrures : lobe du foie, du cerveau.

761. — LOCHIES. — Liquide sanguinolent qui s'écoule après l'accouchement, cesse quelques jours après; s'il présente une odeur qui persiste, elle est due au manque de soins de toilette.

On doit donner souvent des injections et observer une grande propreté. Voir *Accouchement.*

762. — LOMBES (latin *lumbus*). — Partie inférieure du dos comprenant les cinq vertèbres lombaires.

LOMBRICS. — Voir *Vers intestinaux.*

LONGÉVITÉ. — Voir *Vie humaine.*

LORDOSE. — Déviation de la colonne vertébrale.

LOUCHERIE. — Voir *Strabisme.*

763. — LOUPES. LIPOMES. — Les loupes sont des kystes qui siègent à la tête ; les *lipomes* sont des grosseurs qui se développent dans le dos et sur la nuque. Les loupes sont molles et mobiles sous la peau, ou dures et résistantes. Rarement douloureuses, elles ont toujours la tendance d'augmenter de volume.

Traitement. — Avant de recourir à une opération, il faut essayer de les faire disparaître avec le traitement suivant qui compte des résultats très satisfaisants et même des succès inespérés. Lotionner matin et soir la tumeur avec une éponge imbibée d'eau très chaude et appliquer ensuite la *Pommade Fondante Darvet* ou l'*Emplâtre Fondant Darvet.* A l'intérieur, prendre le *Dépuratif Parnel* et l'*Élixir Spark*, comme dépuratifs fondants.

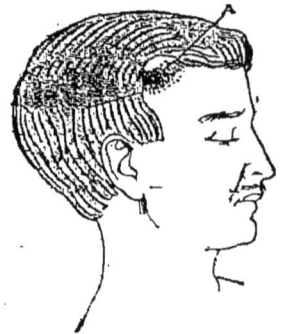

FIG. 298. — Loupe.

764. — LUETTE. — Languette charnue du voile du palais à l'entrée du gosier; lorsqu'on touche la luette avec le doigt on provoque des vomissements. On utilise cette manière de faire vomir en cas d'empoisonnement.

765. — LUMBAGO. Courbatures. — Le lumbago est une courbature du bas des reins, provoquée par le froid ou par un effort violent; la douleur est brusque et affecte généralement les muscles de la région sacro-lombaire, *les lombes.* Quelquefois elle amène une impossibilité absolue de faire les mouvements du tronc.

LISERON DES CHAMPS

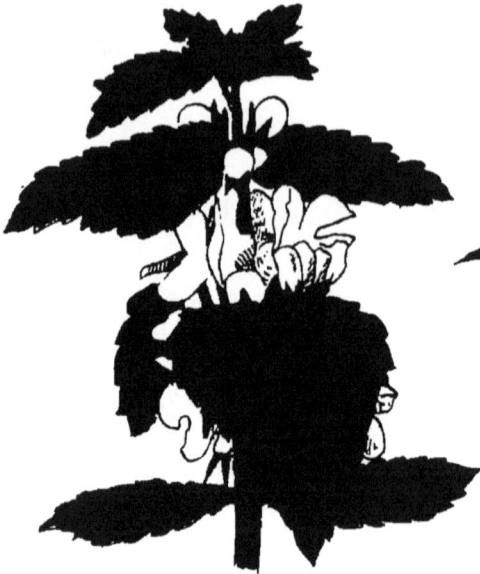

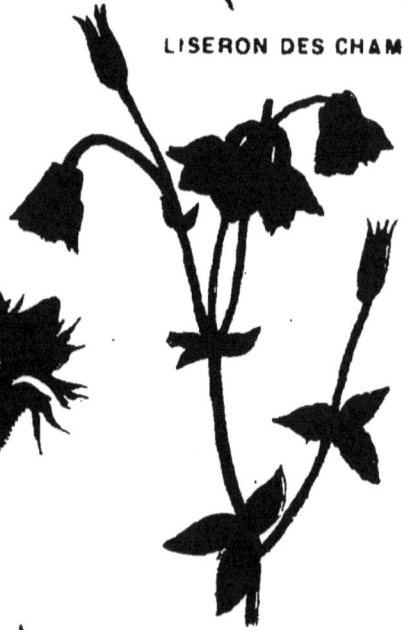

ORTIE BLANCHE

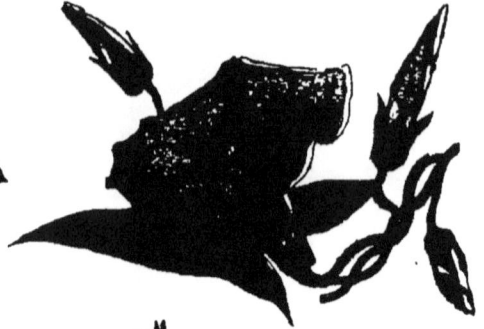

ANCOLIE COMMUNE
POISON

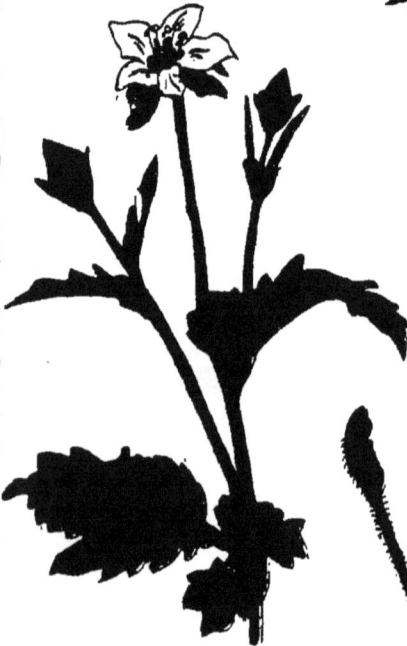

BENOITE HERBE BÉNITE

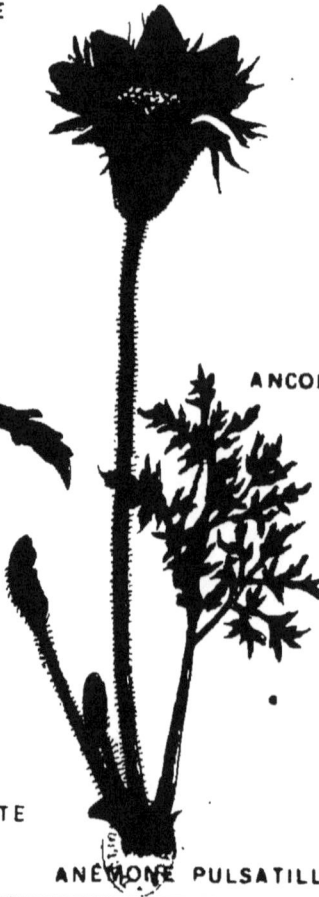

ANÉMONE PULSATILLE

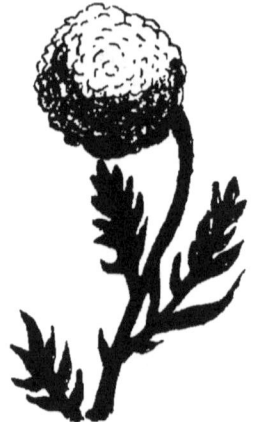

CAMOMILLE

Traitement. — Pour faire cesser la douleur, il faut frictionner les reins avec le *Liniment Soker* et recouvrir avec des compresses chaudes ou des cataplasmes chauds. S'il y a fièvre, prendre matin et soir un cachet de cinquante centigrammes de *Sulfate de Quinine.* En cas d'insomnie, prendre une cuillerée de sirop de chloral ou un cachet de *Neragol.* Après la guérison, lorsqu'une personne est courbaturée à la moindre fatigue, tandis qu'avant elle aurait exécuté le même travail sans même s'en apercevoir, il faut voir dans cet état un appauvrissement du sang et une faiblesse générale, qu'il faut traiter énergiquement; sinon la *faiblesse* gagnera l'organisme entier et la personne ne pourra plus travailler. Il faut, dans ce cas, prendre le *Dépuratif Parnel* pour purifier le sang et se fortifier avec le *Triogène For* ou le *Vin Galar.*

766. — LUMIÈRE. — La lumière est indispensable aussi bien aux plantes qu'à tous les êtres animés. Sans elle nous devenons la proie des parasites infectieux. Le manque de lumière favorise le développement des bacilles tuberculeux; l'éclairage insuffisant, la lumière trop vive donnent la myopie et peuvent être la cause de cécité. (Voir ce mot.)

La lumière naturelle est un microbicide précieux, elle détruit les microbes dès qu'elle peut les atteindre directement; ce qui diminue le danger des poussières. La couche d'air ou d'eau qui est traversée par les rayons solaires contient peu de microbes.

Le bain lumineux possède une très grande action vivifiante; et dans les effets toniques qu'on obtient au bord de la mer, à la campagne et à la montagne, la lumière entre pour une grande part. Elle rend les membres plus fermes, mieux musclés, l'appétit devient meilleur, la digestion plus facile; les bains de soleil ont plus d'importance que les bains de mer.

Le milieu où nous travaillons doit être bien éclairé; l'éclairage insuffisant fatigue. L'objet que nous travaillons ne doit pas être dans l'ombre que projette le travailleur, sa main droite ou son outil. Lorsque la lumière solaire est remplacée dans la journée par la lumière artificielle on contracte des maladies des yeux.

Pour la nuit, la lumière artificielle doit être blanche, fixe et développer peu de chaleur. Elle doit venir de haut en bas et de gauche, être concentrée sur l'objet au moyen d'un abat-jour, ou diffuser les rayons par un globe dépoli, sinon ils sont réfléchis brutalement vers les yeux : protéger la tête contre les rayons qui chauffent et éclairent à la fois : la bougie donne une bonne lumière, mais il faut un abat-jour pour éviter que sa lumière oscillante diffuse dans tous les sens; le gaz vicie l'air; le meilleur éclairage est l'électricité. (Voir *Vue.*)

On emploie la lumière comme traitement dans quelques maladies, telles que les tics douloureux, les nævus, l'ataxie locomotrice, les rhumatismes, les névralgies, les opthalmies granuleuses et principalement dans le lupus. On dirige sur les parties malades la lumière électrique ou la lumière solaire privées des rayons caloriques (rayons rouges, orangés et jaunes), qu'on obtient en faisant traverser la lumière à travers une lentille creuse qui contient de l'eau colorée en bleu par le sulfate de cuivre. La lumière traversée n'est formée que des rayons bleus et violets. On a également essayé la lumière blanche sous forme de bains de vapeurs sèches.

On place le malade dans une caisse garnie de glaces qui reflètent la lumière des lampes, la chaleur de ces bains provoque une transpiration.

14

On a également employé la lumière rouge pour empêcher la suppuration des boutons dans la variole.

On obtient la lumière rouge au moyen de rideaux rouges ou en remplaçant les vitres ordinaires par des vitres rouges. La lumière rouge n'est pas très bien supportée, mais elle est excitante et a donné des résultats satisfaisants dans la folie mélancolique. La lumière bleue et verte agit comme calmant dans la folie maniaque; les grandes surfaces, bleues ou vertes, sont reposantes pour la vue. Les rayons chimiques violets sont très efficaces pour la stérilisation et l'impression des plaques photographiques, mais peu favorables à la vue. Au delà du violet il existe des rayons chimiques très dangereux que l'œil ne perçoit pas et dont rien n'avertit pour se préserver. Ainsi s'expliquent les accidents très graves survenus par les rayons Rœntgen et certains métaux tels que le radium, l'uranium.

767. — LUNETTES ou bésicles. — Instrument comprenant deux verres qu'on porte devant les yeux pour corriger les défauts de la mauvaise vue.

768. — LUPUS ÉRYTHÉMATEUX. — Caractérisé par des taches d'une teinte rougeâtre qui disparaissent sous

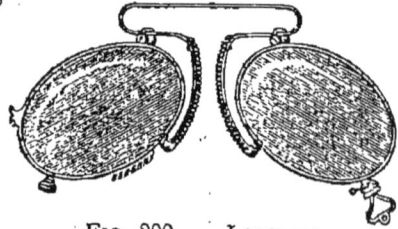

FIG. 299. — Lorgnon.

la pression du doigt; le lupus érythémateux a pour cause la *scrofule* et la *tuberculose*.

Traitement. — Purifier le sang avec le *Dépuratif Parnel*, une cuillerée à soupe avant chaque repas; prendre une cuillerée à café d'*Elixir Spark* après chaque repas; dans la journée prendre le *Triogène For* ou le *Vin Galar*.

Traitement externe. — Faire des lotions avec l'*Eau Résolutive Soker* et appliquer la *Pommade Parnel* n° 1 comme pour le lupus vulgaire.

769. — LUPUS VULGAIRE. — Il est caractérisé par la production au niveau du derme de petites nodosités, désignées sous le nom de *tubercule lupique*. Ce tubercule est petit, arrondi, du volume d'un grain de millet, sa couleur est rouge jaunâtre et donne

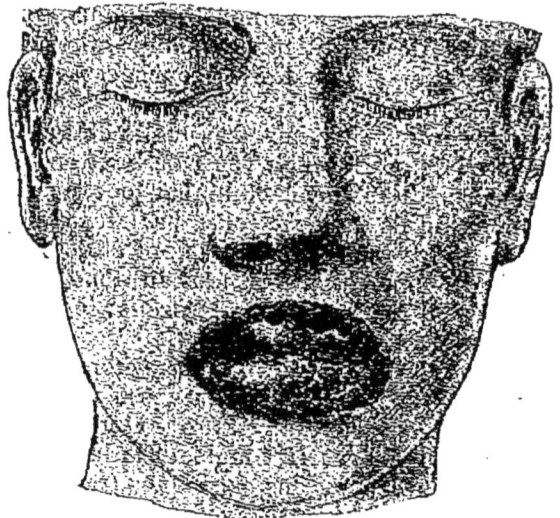

FIG. 300. — Érythème hydroa.

à la masse un aspect comparé à celui du sucre d'orge. Le tissu du tubercule lupique est d'une grande mollesse et friable, il n'est pas douloureux à la pression; le siège le plus fréquent du lupus est le nez ou les joues; on le trouve également au niveau de la lèvre supérieure, des oreilles, des paupières. Les muqueuses le plus souvent atteintes sont la conjonctive palpébrale, la muqueuse nasale, les gencives. C'est une affection des plus graves, par ce seul fait que c'est une tuberculose, qui peut être le point de départ des tuberculoses viscérales (pulmonaires ou ganglionnaires). En outre, il donne lieu, quand il est mal soigné, à des cicatrices, à des déformations et à des mutilations souvent affreuses. Le lupus est la plus grave et la plus terrible des maladies cutanées.

Traitement. — Ce traitement compte plusieurs cas très satisfaisants et on doit l'adopter avant tout autre. Purifier complètement le sang avec le *Dépuratif Parnel* (avant chaque repas une cuillerée à soupe), après les repas prendre une cuillerée à café d'*Élixir Spark* et dans la journée le *Triogène*

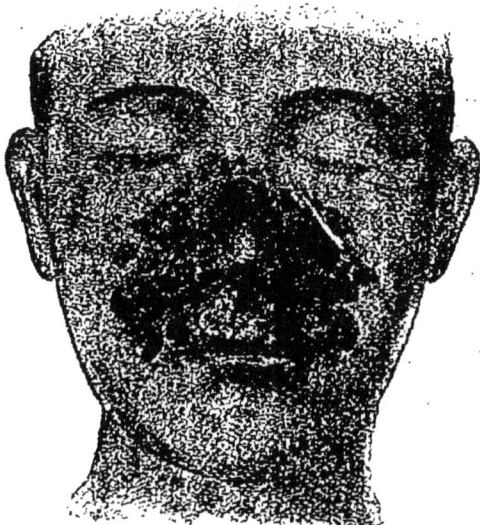

FIG. 301. — Lupus vulgaire du centre de la face.

For ou le *Vin Galar* comme tonique. Le traitement externe consiste en lotions avec l'*Eau Résolutive Soker*; après la lotion, appliquer la *Pommade Parnel n° 1*. La cure par la lumière a donné de bons résultats. Voir *Lumière*.

770. — LUTTE CONTRE LA TUBERCULOSE. — Éliminer dans les ateliers et casernes, par une visite sévère et fréquente, tous les tuberculeux francs et latents, ceux qui crachent gras et toussent. Tous ces hommes sont porteurs d'une lésion pulmonaire ouverte, et propagent les bacilles tuberculeux, tout en faisant leur travail ou service.

771. — LUXATION. Déboîtement. — Lorsqu'un membre est démis, à la suite d'un accident qui a produit la déchirure des ligaments, les jointures et les os perdent leurs positions naturelles et les deux surfaces articulaires sont déplacées; on reconnaît une luxation par l'impossibilité de mouvoir le membre et l'attitude qu'il prend; on observe la luxation à l'épaule, au coude, au poignet, à la mâchoire. Elle est toujours accompagnée d'une douleur vive. On doit faire la réduction de la luxation le plus vite possible pour éviter qu'elle s'ankylose, ce qui rendrait la réduction difficile. La réduction consiste à remettre les os dans leur position naturelle. Après la réduction on doit immobiliser le membre pendant un certain temps.

772. — LYMPHE. — La lymphe est un liquide légèrement jaunâtre, qui circule dans les vaisseaux lymphatiques. Alcaline comme le sang, elle forme, au contact de l'air, un caillot contenant de la fibrine et des globules blancs; le sérum ou la partie liquide se compose d'eau, d'albumine, de sels et de matières grasses. La lymphe se mêle au sang par les veines de la poitrine. Voir *Lymphatisme* et *Vaisseaux lymphatiques*.

Les vaisseaux lymphatiques se terminent par des ganglions, dont les principaux se trouvent aux plis de l'aine et de l'aisselle. En cas de lésions, la lymphe venant de cette région provoque l'inflammation du ganglion et même la suppuration (Voir *Adénite*). Aussi les personnes atteintes de maux de gorge, de nez, d'oreilles et de maux d'yeux, ont des glandes au cou (*Adénopathie*).

773. — LYMPHANGITE (*lympha*, lymphe). — C'est l'inflammation des vaisseaux et des ganglions lymphatiques, laquelle survient à la suite d'une écorchure ; la partie malade est enflée et provoque des cuissons, le malade peut avoir un peu de fièvre.

Traitement. — Appliquer des compresses avec l'*Eau Résolutive Soker*.

Hygiène préventive. — En cas de coupure, avoir soin de bien laver la plaie et appliquer un petit pansement.

LYMPHATIQUE. — Voir *Vaisseaux lymphatiques*.

774. — LYMPHATISME. — C'est la scrofule atténuée que l'on rencontre chez les enfants de parents rachitiques ou tuberculeux, ou à la suite de la misère, de privations, de manque d'air ou d'un mauvais régime alimentaire. La peau est bouffie, fine et blanche ; les ganglions lymphatiques sont facilement enflammés ou engorgés. Les abcès froids, la carie des os, la suppuration des glandes, la gourme, les éruptions dartreuses l'inflammation des paupières, les maux de gorge et quantité d'autres affections qui se renouvellent trop fréquemment sont la conséquence d'un état lymphatique. Le tempérament lymphatique est dû à un développement exagéré du système lymphatique.

Traitement. — Les médicaments prescrits ordinairement dans le lymphatisme : l'*iode*, l'*iodure de potassium*, le *fer*, le *quinquina* et l'*huile de foie de morue* sont mal supportés, trop irritants et donnent rarement entière satisfaction ; il faut préférer le traitement suivant qui agit vite et d'une façon certaine : le malade prendra avant chaque repas une cuillerée à soupe de *Sirop Tannodol*, après les repas et dans la journée prendre une cuillerée à café de *Triogène For* ; en cas de troubles digestifs, donner l'*Élixir Spark*, observer le *Régime Biologique*, donner une nourriture saine et abondante. S'alimenter avec la *Tarvine*, qui est un aliment phosphaté très reconstituant. Assainir l'eau de boisson avec la *Septiline* qui est très hygiénique.

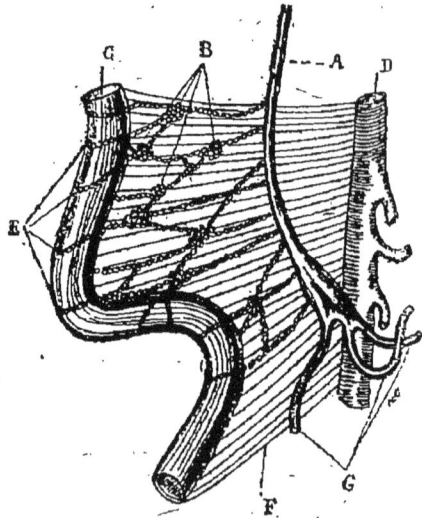

FIG. 302. — Organe de l'absorption du chyle.

a Canal thoracique. — *b* Ganglions lymphatiques. — *c* Intestin grêle. — *d* Artère aorte. — *e* Vaisseaux chylifères. — *f* Mésentère. — *g* Vaisseaux lymphatiques.

Le *Sirop Tannodol* est souverain pour combattre le lymphatisme parce qu'il remplace avantageusement l'huile de foie de morue.

Hygiène. Régime.—Donner des bains salés (500 gr. de sel par bain), une à deux fois par semaine ; faire des exercices physiques quotidiens mais sans fatigue, promenade, bicyclette, séjourner au bord de la mer. Il faut

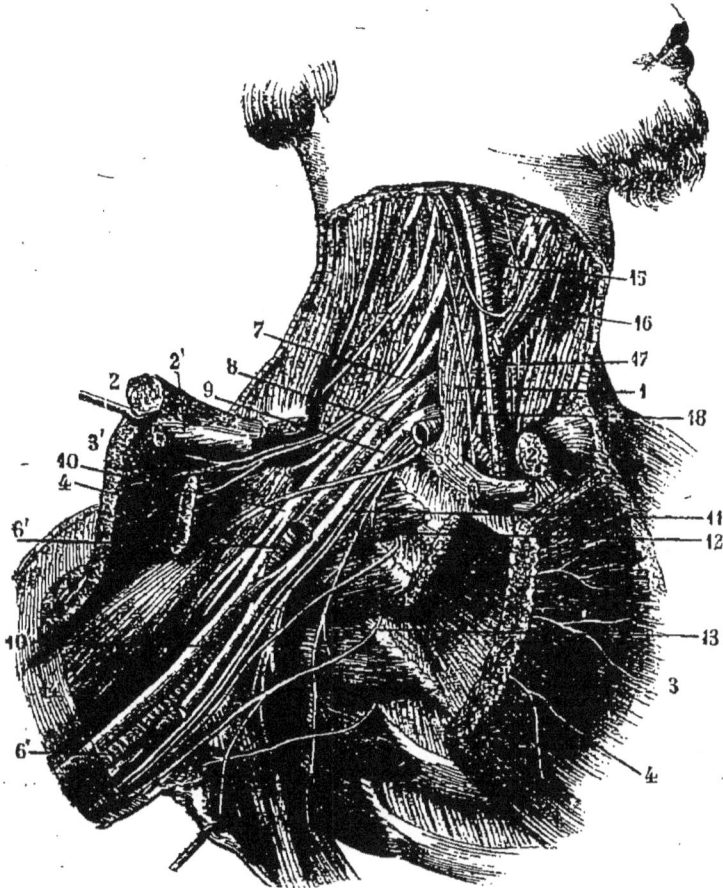

FIG. 303. — Creux de l'aisselle (d'après Hirschfeld).

1. Muscle scalène antérieur. — 2, 2. Clavicule sectionnée et déjetée en dehors. — 2'. Muscle sous-clavier. — 3. Muscle grand pectoral incisé dans sa partie moyenne. — 3'. Moitié externe du muscle grand pectoral déjetée en dehors avec la clavicule. — 4, 4'. Muscle petit pectoral. — 5. Muscle grand dentelé. — 6, 6'. Artères sous-clavière et axillaire. — 7, 8, 9. Plexus brachial. — 10. Racine externe du nerf médian donnant naissance au nerf musculo-cutané. — 10'. Nerf médian. — 11. Nerf brachial cutané interne. — 12. Nerf du grand dentelé. — 13. Branche du nerf intercostal traversant la base du creux de l'aisselle. — 14. Aponévrose brachiale. — 15. Artère carotide primitive — 16. Muscle omo-hyoïdien. — 17. Nerf pneumogastrique. — 18. Nerf récurrent.

une bonne nourriture, des œufs, des légumes en purée, des laitages, et surtout s'alimenter avec la *Tarcine* le plus souvent possible. Ne donner aucun aliment épicé, aucun excitant, ni vin, ni café, aucun aliment cru ou fruit cru.

LYMEMANIE. — Folie mélancolique.

M

775. — MÂCHOIRE. — La mâchoire est formée par les os maxillaires qui supportent les dents (Voir *Os de la face*) ; la mâchoire inférieure est relevée par le *masseter* et le *temporal*, muscles très puissants, elle est abaissée par de petits muscles venant de l'os hyoïde

MACHONNEMENT. — Tic qui consiste à mâcher un objet imaginaire.

MACROCÉPHALIE (grec *macro*, grand et *képhalé*, tête). — Très grosse tête.

MAIGREUR. — Voir *Amaigrissement.*

776. — MAINS. — La propreté des mains est indispensable pour éviter la transmission des maladies infectieuses. Pour avoir les mains propres, on doit les nettoyer plusieurs fois par jour avec une brosse et du savon; bien veiller à la propreté des ongles. Pour rendre les mains douces et blanches, il faut employer la *Crème Janette* qui est une crème spéciale pour les mains. Pour combattre la transpiration des mains, il faut se laver avec le *Savon Janette*, passer les mains à l'eau de Cologne et saupoudrer avec la *Poudre Janette*. Voir *Mains* dans la troisième partie du volume.

Pour se préserver les mains du froid, du soleil et les soustraire à toute impureté, il faut porter des gants.

MAISON. — Voir *Hygiène de l'habitation.*

777. — MAISONS INSALUBRES. — Les logis insalubres constituent de véritables foyers d'infection, un danger pour les habitants de toute la ville. C'est dans ces foyers que s'élaborent toutes les contagions, c'est là que le virus se revivifie, c'est là que s'élabore toutes les infections et c'est de ces réduits que débordera la contagion sur toute la ville.

Dans les grandes villes et à Paris on trouve des rues étroites avec des habitations misérables où le pauvre travailleur est obligé de se loger; chaque maison contient plus de 100 personnes. On n'y trouve que la souffrance, la misère, la maladie. C'est là que se trouvent concentrées la contagion, l'infection et la tuberculose que les habitants sèment et propagent dans la rue et que les autres récoltent.

C'est de ces réduits que sortent les jouets qui vont pénétrer partout; introduisant des microbes infectieux et faisant des victimes. Il est urgent que ces réduits disparaissent dans l'intérêt de l'hygiène publique et de la solidarité. La collectivité court un trop grand danger pour qu'elle ne s'impose pas ce sacrifice. Elle doit détruire au plus vite ces foyers si elle ne veut pas que la misère et la souffrance se vengent, semant chez les autres, les privilégiés de la vie, l'infection et la contagion pour les frapper à leur tour.

MAL D'AVENTURE. — Voir *Panaris*

MAL BLANC. — Voir *Panaris*

MAL DE BRIGTH. — C'est la néphrite chronique.

MAL CADUC. — Voir *Epilepsie.*

MAL DE CŒUR. — Envie de vomir. Voir *Nausée.*

778. — MAL DE DENTS. — Survient à la suite d'une inflammation de la dent elle-même ou d'une névralgie. Bien nettoyer la cavité avec du coton trempé dans le *Dentifrice Rodol* et mettre dans l'oreille, du côté malade, un tampon de coton hydrophile imbibé de chloroforme ou d'éther. Si le mal de dents est d'origine névralgique, prendre un cachet d'antipyrine. Pour se préserver du mal de dents et les conserver saines et belles, il faut les nettoyer chaque jour avec la *Pâte Dentifrice Rodol* et se laver la bouche deux ou trois fois par jour avec l'*Elixir Dentifrice Rodol*.

779. — MAL DE MER. — Caractérisé par des vomissements, des maux de tête violents, des vertiges, des pertes d'appétit.

Traitement. — Ne jamais s'embarquer à jeun; pendant la traversée, rester couché ou allongé, prendre une ou deux tasses de café, des boissons glacées, du champagne frappé.

MAL DU PAYS. — Voir *Nostalgie*.

MAL DE NAPLES. — Voir *Syphilis*.

780. — MAL DE POTT. — Maladie d'enfance et d'adolescence : c'est une infection tuberculeuse, localisée à la colonne vertébrale et donnant à l'enfant une attitude spéciale et courbée. Les os, creusés par le mal, n'ayant plus de point d'appui suffisant, se déforment et gênent considérablement les mouvements. Il se forme des gibbosités. Les malades éprouvent des douleurs; cette maladie se guérit très bien.

Traitement. — Il faut donner le traitement ordinaire de la *tuberculose*, des toniques reconstituants, le *Triogène For*, l'*Huile de Foie de Morue*, mais surtout le *Sirop Tannodol* et l'*Echtinol Rezall*. Immobiliser une partie du corps avec des appareils plâtrés. Séjour à la mer.

MAL DE REINS. — Voir *Lumbago*.

781. — MAL DE TÊTE. Céphalgie (grec *képhalé*, tête). — Douleur qui survient par accès et qui occupe une partie variable du crâne et de la face; s'observe dans l'anémie, la névralgie, les fièvres et la grippe.

Les goutteux, les neurasthéniques et les arthritiques ont souvent mal à la tête à cause de la constipation.

Traitement. — Pour calmer le mal de tête, il suffit de prendre un cachet de *Neragol* qui supprime la douleur de suite. Si la personne est constipée, il faut prendre l'*Elixir Spark* qui est souverain contre la constipation et l'inflammation du foie.

782. — MALACIA ou Pica. — C'est l'appétit perverti, l'envie de manger des substances non alimentaires telles que la craie, le charbon; s'observe chez les femmes enceintes.

783. — MALADE : soins à donner aux malades. — En pleine santé nous avons seize respirations par minute, dont chacune absorbe un demi-litre d'air; dans la fièvre nous respirons 25 ou 30 fois par minute, mais chaque respiration est peu profonde et très incomplète, il en résulte une combustion incomplète des déchets et une altération du sang. Le malade a donc besoin d'une aération profonde et sa chambre doit être grande. Enlever les meubles inutiles, supprimer les rideaux de lit, la cheminée doit être ouverte jour et nuit; ouvrir la fenêtre pendant une heure dans la chambre voisine, ensuite fermer et faire communiquer les deux pièces. Les liquides odorants qu'on répand masquent l'odeur, mais ne détruisent pas la cause.

Chauffage. — Ne pas dépasser 16 à 17° et maintenir cette température pour la nuit; le chauffage au bois est préférable.

La figure, les mains, seront lavées avec de l'eau tiède deux fois par jour; passer sur la langue, les gencives et les dents un linge imprégné d'eau alcaline, aromatisée à l'essence de menthe qui donne fraîcheur à la bouche. Si le malade peut, il faut brosser les dents, gargariser la bouche. Pour le nez encombré de croûtes, il faut introduire avec précaution dans les narines, un coin de mouchoir imbibé d'eau tiède ; les draps, les taies d'oreillers, le linge de corps, seront changés souvent; en hiver, ce linge sera préalablement chauffé. Observer le calme et le silence ; la garde-malade devra porter des pantoufles ; la lumière sera tamisée par des rideaux aux fenêtres, les yeux étant très impressionnables; parler le moins possible.

Observer toutes les prescriptions avec intelligence et faire prendre les médicaments sans soulever la tête, dans une petite théière dont on introduit le goulot entre les lèvres du malade. Si le malade va mieux, il faut essayer de changer sa position dans son lit, de l'asseoir en mettant derrière le dos des oreillers et même une chaise derrière les oreillers.

784. — MALADIES. — Elles sont *aiguës*, c'est-à-dire d'une évolution rapide; ou *chroniques*, c'est-à-dire d'une évolution lente; les principales causes de nos maladies sont le froid et l'humidité, les microbes, l'alcoolisme. Voir *Maladies aiguës*.

785. — MALADIE D'ADDISON. — Débute par un affaiblissement général, perte de force et de volonté. Le malade souffre de l'estomac, est atteint de diarrhée et de vomissements; ensuite surviennent des taches brunâtres et une coloration bronzée de la peau, d'où le nom de *maladie bronzée*. Cette maladie exige un repos complet de très longue durée. Observer le *Régime Biologique*, donner des toniques; les capsules surrénales du veau réussissent assez bien.

786. — MALADIES AIGUËS, traitement hygiénique. — La fièvre constitue le véritable danger dans les maladies aiguës, car l'élévation de la température donne lieu à de graves complications. Le traitement hygiénique est le plus sûr moyen et le plus inoffensif pour les combattre, il comprend la *diète* et *l'emploi du froid*.

Diète. — Elle ne doit pas être absolue. La diète est très bienfaisante dans les maladies aiguës. Elle diminue le volume du sang et des globules, ramène à leur état normal les organes congestionnés, surtout le foie, la rate, le pancréas, calme les troubles des organes digestifs, empêche les éruptions morbides et facilite la résorption des liquides épanchés dans les parenchymes et les membranes. La fièvre diminue ainsi que sa fréquence. Pendant la diète, le corps se nourrit de sa propre chair et son poids diminue de 2 kilos en 24 heures ; aussi une diète prolongée pourrait avoir de funestes conséquences, car l'inanition est aussi dangereuse que l'excès de nourriture. La diète doit être toujours proportionnée à la gravité du mal. Si la maladie est grave dès le début, il faut prescrire de suite une diète rigoureuse, mais si la maladie n'est pas violente, on prescrit une diète moins sévère, afin de permettre au malade de conserver toutes ses forces, et l'on revient à la diète sévère, si la maladie devient violente à la fin. Dès que la fièvre diminue et que la température se rapproche de la normale, il faut revenir à l'alimentation graduelle. Mais il faut agir avec une grande prudence, afin de ne pas exposer le malade à une rechute très grave pouvant aller jusqu'à des syncopes mortelles; *l'alimentation excessive*, pendant la convalescence, a toujours de funestes effets. La diète a pour ainsi dire arrêté la sécrétion des sucs digestifs, l'estomac et l'intestin sont délicats et les fonctions physiologiques ne se rétablissent que très lentement. Le moindre excès d'aliments fatiguera l'estomac, et provoquera des troubles gastro-intestinaux, la diarrhée et la fièvre augmentera. On ne doit jamais donner des aliments solides parce que le malade est encore incapable de les digérer. Pendant la diète qui n'est jamais absolue, on donne au malade des tisanes de tilleul, de mauve, mais surtout la tisane d'orge, du thé et du café légers et faiblement sucrés, un peu d'eau gazeuse. La tisane sera toujours fraîchement préparée, au fur et à mesure du besoin et sucrée avec 50 grammes de sirop par litre de tisane, le sucre est utile comme aliment producteur de la chaleur. Les tisanes sont très utiles et par l'eau que le malade absorbe, et par les sels solubles, les phosphates assimilables et les principes immédiats azotés que les plantes renferment. Il faut les donner par petites quantités et à intervalles raisonnables pour ne pas fatiguer l'estomac, l'absorption d'une trop grande quantité de tisane aura pour inconvénient de provoquer des nausées, des douleurs et de l'irritation de l'intestin. On prépare également de bonnes tisanes agréables à boire, avec de l'eau pure 1 litre et 50 grammes d'un des sirops suivants : sirop de citron, de gomme, de guimauve, de capillaire, d'oranges, de framboises, de cerises, de groseilles, de vinaigre framboisé. Le bouillon est indispensable dans les maladies aiguës par les principales matières inorganiques qu'il contient (Voir bouillon), parce qu'il ne demande aucun travail à l'appareil digestif, favorise la sécrétion gastrique, excite l'appétit et fortifie les muscles. Le *thé*, le *café* sont avantageusement employés comme tisane. Ils raniment le malade, relèvent ses forces. On les donnera légers et peu sucrés; on peut y ajouter un peu d'eau-de-vie. On les boit chauds ou glacés ; le champagne, le vin blanc seront toujours coupés de cinq fois leur volume d'eau, ces boissons sont réparatrices et facilitent les fonctionnements des reins. On peut également donner des vins sucrés : le Frontignan, le Saint-Raphaël, le Malaga, mais par cuillerées et toutes les 3 heures. Éviter les aliments solides et ne les donner qu'avec une extrême prudence et lorsque l'estomac aura repris ses fonctions normales. On donnera d'abord des potages légers, ensuite des potages avec une cuillerée de jus de viande, du lait de poule, des œufs ; ensuite de la viande crue et hachée, de la viande peu cuite et bien divisée ; un peu plus tard on peut permettre de *sucer* une côtelette, un peu de viande de poulet ou de bifteck; s'il est bien toléré, on peut donner du lait. Peu à peu on augmente la quantité et l'on varie la nature des aliments.

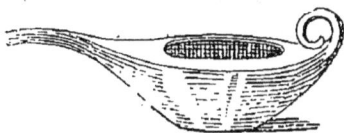

Diète hydrique. — Elle est très efficace dans la dyspepsie gastro-intestinale et le choléra infantile, chez les nourrissons. On donne au malade pendant 24 heures ou même davantage pour tout aliment de l'*eau bouillie*.

Froid. — Le meilleur moyen pour abaisser la température et combattre la fièvre dans les maladies aiguës est la réfrigération à l'aide d'eau froide. Dans les maladies aiguës on fait usage de l'eau fraîche à une température de 15 à 25 degrés en lotions, en compresses et en bains plus ou moins prolongés. Dans la fièvre typhoïde l'eau froide est appliquée à l'aide de draps mouillés. L'eau froide maintient la peau en bon état, favorise la dépense de la chaleur. La réfrigération par l'air froid introduit dans les poumons présente l'avantage d'être facilement appliquée et cela sans danger. Il est donc très utile d'introduire de l'air froid dans la chambre du malade. L'air froid introduit dans les poumons abaisse la température aux fébricitants et la ramène au chiffre normal. On aura soin de couvrir le malade avec des couvertures suffisantes et maintenir une bonne chaleur aux pieds avec des boules d'eau chaude.

Sommeil. — On ne doit jamais réveiller un malade, même pour administrer les médicaments prescrits, sauf d'une recommandation *spéciale* et lorsque le sommeil se prolonge outre mesure. Lorsque le malade ne peut lui-même se remuer dans le lit, la garde-malade doit le changer de position de temps en temps, afin que le poids du corps ne presse pas toujours sur les mêmes points, ce qui peut être la cause d'eschares.

Désinfection. — Dans les maladies aiguës, pendant la diète, tout concourt à l'infection qu'il importe de combattre très énergiquement : l'haleine du malade est fétide, les selles ont une odeur d'une fétidité spéciale, la sécrétion de la peau est modifiée. Sans fatiguer le malade, on doit lui faire des lotions journalières avec de l'eau de Cologne et des frictions douces ; changer assez souvent de linge pour maintenir la propreté ; laver la bouche avec de l'eau additionnée d'alcool de menthe, de *Dentifrice Rodol*, nettoyer les dents avec un peu de borax. Pour désinfecter les intestins on administre des lavements avec un peu de vinaigre ou de teinture de benjoin. On peut également faire avaler par la bouche de petites doses de sous-nitrate de bismuth ou du charbon pulvérisé. Chaque fois que le malade se lève et change de lit, il faut élever la température de la chambre. On ne doit jamais faire connaître au malade le danger de la maladie.

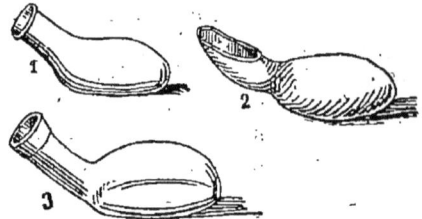

Fig. 305. — Urinal de lit.

MALADIE BRONZÉE. — Voir *Maladie d'Addison.*

MALADIES DE LA BOUCHE. — Voir *Stomatite.*

MALADIE DE BRIGHT. — Voir *Néphrite.*

MALADIE DES BRONCHES. — Voir *Bronchite.*

MALADIES CÉRÉBRALES. — Voir *Anémie cérébrale, Congestion cérébrale, Hémorragie cérébrale, Paralysie cérébrale, Ramollissement cérébral.*

MALADIES DU CŒUR. — Voir *Angine de poitrine, Endocardite, Goître exophthalmique.*

MALADIES CONTAGIEUSES. — Voir *Blennoragie, Chancre, Syphilis.*

MALADIES DU CUIR CHEVELU. — Voir *Cheveux.*

MALADIES ENDÉMIQUES. — Voir *Endémie.*

MALADIES ÉPIDÉMIQUES. — Voir *Angine couenneuse, Croup, Choléra, Diphtérie, Fièvre typhoïde, Phtisie, Rougeole, Scarlatine, Suette militaire, Variole.*

MALADIES DES ENFANTS. — Voir pour chaque maladie à son nom respectif.

787. — MALADIES D'ESTOMAC. — Le bon ou le mauvais fonction-

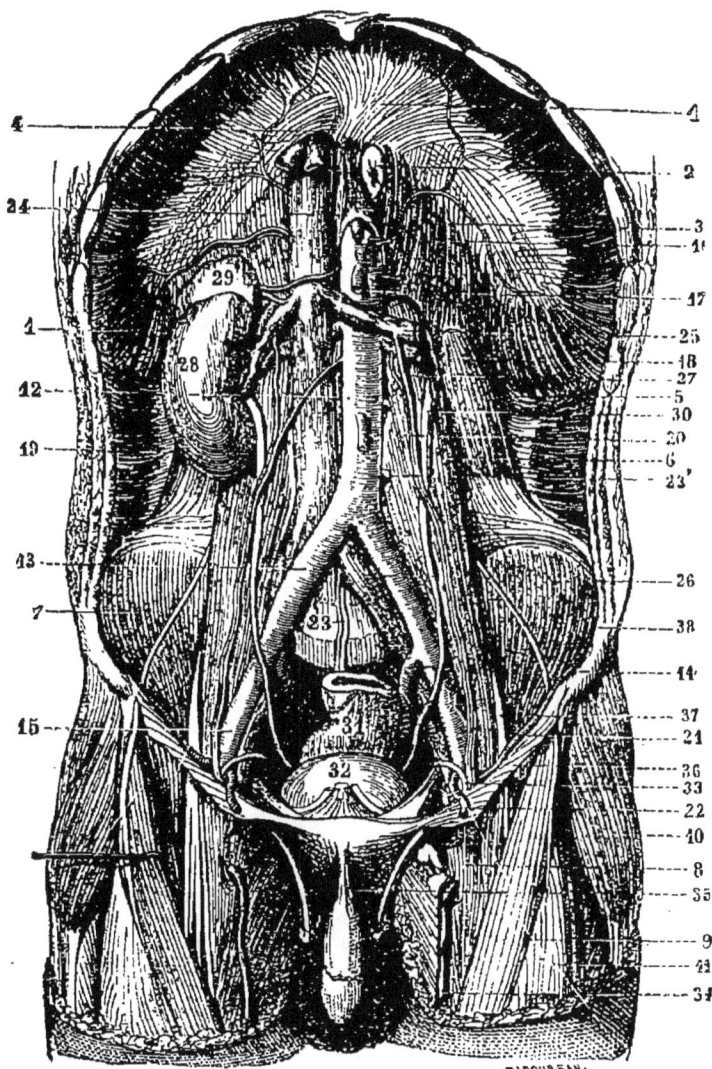

FIG. — 306

1. Diaphragme vu par sa face inférieure. — 2. OEsophage. — 3. Ouverture aortique du diaphragme.
— 4. Trou par lequel passe la veine cave inférieure. — 5. Muscle carré des lombes. — 6. Muscle
transverse de l'abdomen. — 7. Portion iliaque du muscle psoas-iliaque. (On voit qu'elle tapisse
toute la face interne de la fosse iliaque; la longue portion descend sur les côtés de la colonne
lombaire.) — 8. Muscle pectiné. — 9. Muscle couturier. — 10. Muscle tenseur du *fascia lata*. —
11. Muscle triceps fémoral. — 12. Aorte. — 13. Artère iliaque primitive droite. — 14. Artère
iliaque interne ou hypogastrique. — 15. Artère iliaque externe. — 16. Tronc cœliaque. —
17. Artère mésentérique supérieure. — 18. Artère rénale. — 19. Artère spermatique. — 20. Artère
mésentérique inférieure. — 21. Artère circonflexe iliaque. — 22. Artère épigastrique. — 23. Artère
et veine sacrée moyenne. — 24. Veine cave inférieure. — 25. Veine rénale. — 26. Veine iliaque
primitive du côté gauche. — 27. Veine spermatique. — 28. Reins. — 29. Capsule séminale. —
30. Uretère. — 31. Rectum. — 32. Vessie. — 33. Canal déférent. — 34. Veine saphène interne.
— 35. Ligament suspenseur de la verge. — 36. Arcade crurale. — 37. Nerf crural placé entre
les deux portions du muscle psoas-iliaque. — Nerf fémoro-cutané.

nement de l'estomac exerce une influence sur *l'état général* de la *santé*, et sur le *caractère*; celui qui digère bien est gai et d'humeur égale; celui qui digère mal est triste et mélancolique.

L'estomac, premier rouage qui **fonctionne** dans la machine hu-

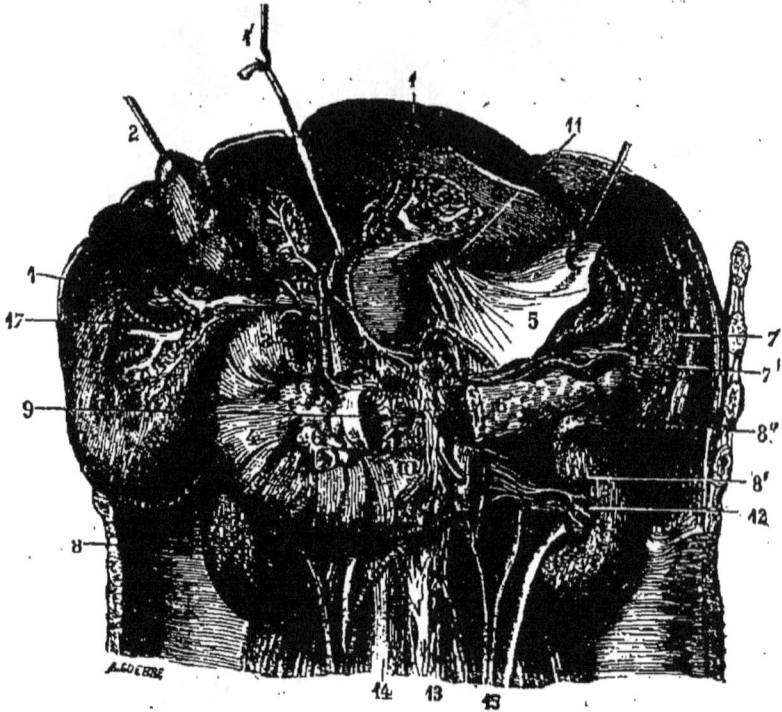

FIG. 307. — Rapports de la face profonde de l'estomac.

1, 1. Face inférieure du foie. — 1'. Crochet engagé dans le ligament suspenseur du foie de manière à relever cet organe. — 2. Crochet engagé dans la vésicule biliaire. — 3. Section de l'estomac pratiquée au niveau du pylore. — 4. Duodénum, dont on voit nettement les trois portions embrassant la tête du pancréas. — 5. Estomac enlevé presque en totalité afin de montrer les organes qu'il recouvre. — 6. Tête du pancréas. — 6' Queue du pancréas. On a enlevé la partie moyenne de cette glande afin de montrer le plexus solaire et les vaisseaux qu'il recouvre. — 7. Rate. — 7' Vaisseaux spléniques. — 8, 8'. Reins. — 8''. Capsule surrénale. — 9. Plexus solaire. — 10. Artère mésentérique supérieure. — 11. Filets terminaux du nerf pneumogastrique gauche se répandant sur la face antérieure de l'estomac. — 12. Vaisseaux du rein — 13. Aorte abdominale enlacée par les filets du grand sympathique. — 14. Veine cave inférieure. — 15. Uretère et vaisseaux spermatiques.

maine, entretient la vie en distribuant les matériaux qu'il retire des aliments.

Tant que l'estomac fonctionne et conserve sa force, tant que l'appétit est bon et la digestion normale, il luttera et combattra avec succès les germes pathogènes et toutes les maladies; mais, supposez un phénomène quelconque amenant la fatigue des parois de l'estomac, la sécrétion du suc gastrique sera viciée; par suite, les aliments seront mal préparés pour aborder l'intestin, dont les sucs ne seront plus efficaces; ils passeront en masse et par conséquent inassimilables. Voilà le mécanisme d'une mauvaise digestion; la moindre affection de l'estomac a des conséquences funestes. Ces conséquences sont un amoindrissement des principes vitaux du sang entraînant irrévocablement un trouble général de santé et changement de caractère; on devient irritable, hypocondriaque, morose.

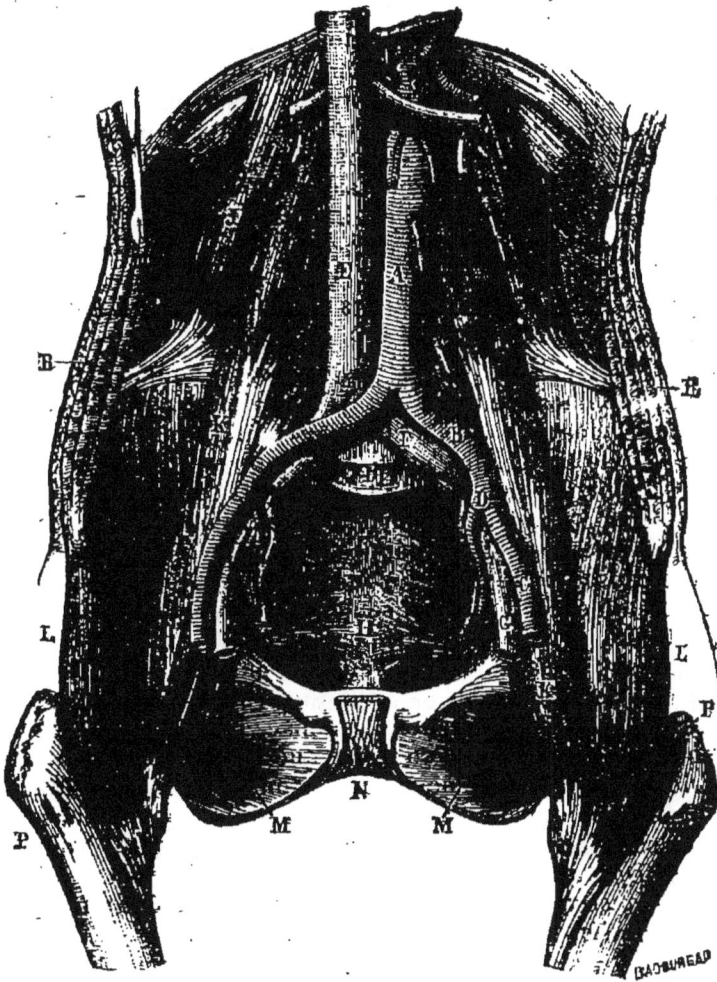

FIG. 308. — Bassin revêtu de ses parties molles, moins la vessie, l'utérus et le rectum.

A. Aorte. — B. Artère iliaque primitive, du côté gauche. — C. Artère iliaque externe du côté gauche. — D. Artère iliaque interne ou hypogastrique. — E. Veine cave inférieure. — F. Veine iliaque primitive, du côté gauche. — G. Veine iliaque externe, du côté gauche. — H. Insertion des ligaments sacro-sciatiques sur le sacrum. — I, Angle sacro-vertébral. — J. Muscle carré des lombes. — K K. Muscles psoas. — L L. Muscles iliaques. — M M. Muscles obturateurs externes. — N. Arc inférieur du pubis. — P P. Grands trochanters. — R. R. Coupe des muscles de la paroi abdominale antérieure.

Les maladies d'estomac sont très douloureuses, très pénibles et souvent très cruelles. Elles se répercutent dans tout l'organisme; tantôt l'appétit manque, le malade ne mange pas, pâlit et maigrit; tantôt l'appétit existe, la personne se dispose à manger avec avidité et à sa faim, mais une douleur atroce de l'estomac l'arrête. L'état général devient inquiétant, les intestins, le foie, les reins sont atteints et le malade affaibli tombe dans le marasme ou la cachexie; il est en proie aux idées noires de tristesse et des peines.

Quelles sont les causes de ces affections? Sans passer sous silence les maladies aiguës, telles que la dysenterie, l'inflammation des intestins, nous devons affirmer qu'elles découlent surtout d'une hygiène mauvaise et mal comprise. L'alcool, les aliments mauvais ou insuffisants, acides ou épicés, les indigestions répétées, doivent être mis au premier rang des causes directes de ce genre de maladies. Souvent aussi il y a de la faute des malades eux-mêmes. Pour satisfaire leur goût, ils mangent et boivent de tout sans observer un régime d'hygiène et se soignent avec des traitements trop irritants et trop excitants. Nous indiquons à chaque maladie d'estomac un traitement très efficace qui a déjà guéri des milliers de malades. — Voir *Embarras gastrique, Dilatation, Dyspepsie, Gastrite, Gastralgie, Cancer, Ulcère d'estomac.*

788. — MALADIES DE LA FEMME. — La femme n'est pas seulement différente de l'homme par le sexe; la maternité a transformé tout son être. Chez elle la matrice est l'élément essentiel, c'est le pôle autour duquel gravite sa vie matérielle, aussi bien que morale; de la régularité de son fonctionnement, dépend l'harmonie de son existence. Une femme de nature paisible, douée d'une santé florissante est toujours bien réglée. Les vapeurs, les impatiences, les attaques de nerfs, l'hystérie proviennent souvent d'une cause primitive qui a son siège dans les organes génitaux, la matrice et ses annexes. Il y a non seulement sympathie mais dépendance complète, intimité forcée, entre la matrice et ses annexes d'une part, et le système nerveux de la femme de l'autre. Pour conserver la santé florissante, la femme doit veiller au bon fonctionnement de la matrice.

Les migraines, les tiraillements d'estomac, les crampes, les maladies de toute sorte ne sont le plus souvent que l'expression d'une altération de la matrice. Ces dérangements empoisonnent toute la félicité d'une existence et préparent, pour l'avenir, des complications sérieuses. Et dire que quelques soins auraient suffi pour ramener la santé! Voir *Aménorrhée, Cancer, Dysménorrhée, Fibromes, Flueurs blanches, Hémorragie, Leucorrhée, Menstruations, Métrorragie, Métrite, Ovarite, Salpingite, Tumeurs, Vaginite, Vulvite, Ulcère de la matrice.*

789. — MALADIES DU FOIE. — Voir *Coliques hépatiques, Abcès du foie, Cancer du foie, Cirrhose, Congestion du foie, Jaunisse, Lithias, Ictère, Kyste hydatique.*

790. — MALADIE DE FRIEDREICH. — Débute avant 15 ans. L'enfant marche à pas lourds, les jambes écartées, en titubant, éprouve des tremblements; maladie héréditaire. On la soigne par le massage; donner le *Sirop Tannodol* et le *Triogène For* comme tonique et reconstituant.

MALADIES DE LA GORGE. — Voir *Angine, Pharyngite.*

MALADIES INFECTIEUSES. — Voir *Infection.*

MALADIES DE MÉNIÈRE. — Voir *Otite interne.*

MALADIES DE LA MOELLE ÉPINIÈRE. — Voir *Ataxie locomotrice, Atrophie musculaire, Mal de Friedreich, Méningite rachidienne, Myélite, Paralysie spinale.*

791. — MALADIE DE MORVAN. — Sclérose syringo-myélite. — Caractérisée par la perte de la sensibilité dans les membres, le plus souvent dans les membres supérieurs. Le malade conserve la sensibilité du toucher, mais la sensation du froid, de la chaleur et de là douleur est abolie. Il y a atrophie des muscles et des contractures, suivie de panaris, de perte de phalange et de faiblesse de la vue.

MALADIES NERVEUSES. — Voir *Épilepsie, Hystérie, Danse de Saint-Guy.*

792. — MALADIES DU NEZ. — Elles sont occasionnées par l'irritation que provoquent les mucosités sur les muqueuses nasales, et surtout leur séjour trop prolongé dans les fosses nasales; les microbes, qui envahissent si facilement les fosses nasales, provoquent à leur tour une sécrétion exagérée et la décomposition de ces mucosités; ce qui explique la mauvaise odeur qui se dégage du nez. Voir *Coryza, Végétations Adénoïdes, Catarrhe naso-pharyngien, Polypes du nez.*

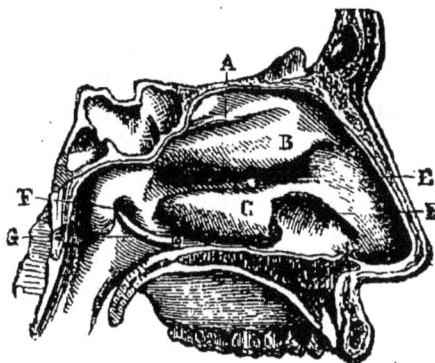

FIG. 309. — Coupe antéro-postérieure des fosses nasales, pratiquée à côté de là cloison (qui n'est pas représentée).

A. Cornet supérieur. — B. Cornet moyen. — C. Cornet inférieur, échancré à sa partie antérieure afin de montrer l'orifice inférieur du canal qui s'ouvre dans la partie antérieure du méat inférieur. — D. Orifice inférieur du canal nasal. — E. Orifice conduisant dans le sinus maxillaire. — F. Orifice de la trompe d'Eustache dans lequel on a introduit un bout de sonde. — G. Bout de sonde introduit dans la trompe d'Eustache.

MALADIES DE L'ŒSOPHAGE. — Voir *Œsophagite, Œsophagisme, Cancer.*

793. — MALADIES DES OREILLES. — Elles sont occasionnées par l'affaiblissement du nerf auditif, mais très souvent par l'obstruction du conduit externe par le cérumen. La membrane du conduit auditif est enflammée et cette inflammation peut s'accompagner d'un écoulement purulent. Si le nerf auditif n'est pas détruit, on est certain d'obtenir la guérison, même lorsque la surdité existe depuis longtemps.

Les écoulements et les suppurations d'oreille doivent être soignés très sérieusement, parce que la négligence peut avoir des conséquences graves, amener la surdité et détruire complètement l'oreille.

Traitement. — Ce traitement donnera toujours un bon résultat et une guérison radicale. Faire des injections dans l'oreille avec un peu d'eau bouillie tiède, additionnée de *Spyrol Leber*, à la dose d'une demi-cuillerée à soupe pour un litre d'eau, jusqu'à ce que l'eau sorte sans matière suppurée, incliner la tête pour faire ressortir toute l'eau et essuyer avec un linge, ou mieux avec un peu de coton hydrophile. Ensuite, introduire dans l'oreille un tampon de coton hydrophile trempé dans l'*Auditine Rock*. Faire cette opération deux fois par jour, le matin et le soir. Avant chaque repas, il faut prendre une grande cuillerée à soupe de *Dépuratif Parnel* pour purifier le sang. Comme tonique fortifiant, prendre le *Vin Galar* ou le *Triogène For*; combattre la constipation et maintenir la liberté du ventre avec l'*Élixir Spark*. Voir *Bourdonnement, Bruits, Otite, Surdité*.

Maladies du pavillon de l'oreille. — En cas de blessure, avoir soin de bien laver l'oreille pour éviter l'irritation et les boutons. Pour éviter les engelures il faut habituer les oreilles progressivement au froid. Les blessures se guérissent très vite. En cas d'une coupure profonde faire les sutures des deux fragments le plus tôt possible.

Inflammation des lobules. — Elle provient de l'instrument malpropre avec lequel on fait percer les lobules aux enfants pour leur faire porter des boucles d'oreille. On doit employer un instrument bien propre et flambé à la flamme d'une lampe à alcool.

On ne doit pas faire faire la perforation chez les enfants avant 5 ans. Du reste, c'est un usage ridicule autant que sauvage qui offre du danger et qu'il est bon d'abandonner. Cette opération donne des abcès aux ganglions du cou, des humeurs froides, déforme les oreilles et laisse pour toujours une cicatrice.

MALADIES DES OS. — Voir *Carie des os, Ostéite, Périostite, Abcès des os, Nécrose, Ostéomyélite*.

MALADIES DES OVAIRES. — Voir *Ovarite, Salpingite, Salpingo-ovarite, Kyste de l'ovaire, Ovaralgie*.

MALADIE DE PARKINSON. — Maladie caractérisée par des tremblements suivis plus tard de paralysie. Voir *Paralysie agitante*.

794. — MALADIES DE LA PEAU. — Toutes les maladies de la peau, quel que soit leur siège, ont pour cause unique une disposition générale : *vice du sang*. Elles sont l'expression d'une diathèse goutteuse, herpétique, syphilitique ou arthritique, mais la cause fréquente qui provoque les maladies de la peau est le mauvais fonctionnement du tube digestif. Si l'estomac digère mal, si le foie est malade, le produit de la digestion sera vicié, le sang s'altère d'où un trouble général dans la nutrition de nos organes et de la peau. Les maladies de la peau sont aiguës ou chroniques. Dans les cas aigus, que l'on nomme éruptions cutanées, la maladie arrive à son développement en 2 ou 3 semaines, ensuite elle va en diminuant et la guérison arrive assez vite. Dans les cas chroniques, la maladie peut durer longtemps et ne céder qu'à un traitement énergique. Les maladies de la peau sont caractérisées par des éruptions, des boutons, des pustules, des plaques, des rougeurs qui apparaissent sur la peau accompagnées de cuissons, de démangeaisons, quelquefois même de douleurs. Ces éruptions sont produites par l'âcreté et les humeurs dont le sang est saturé et qu'il rejette vers la peau. Et à mesure que le sang s'en débarrasse, ces impuretés se renouvellent et l'envahissent de nouveau. Toutes ces manifestations naissent, vivent et se perpétuent d'une manière chronique ; elles sont rebelles aux traitements généralement employés tels que l'iodure, l'arsenic, le mercure, parce que ces traitements, sans guérir les maladies, altèrent les organes digestifs et fatiguent les malades ; les purgatifs à jet continu, les dépuratifs de toute espèce souvent indigestes, les tisanes, qu'on recommande de tous les côtés, ne produisent aucun résultat. Quant aux pommades astringentes, aux pommades caustiques que nous voyons tous les jours surgir, elles sont tout à fait insuffisantes et souvent même nuisibles. En effet, le traitement externe peut soulager momentanément, mais guérir jamais. Il adoucit la peau mais ne fait pas disparaître la maladie ; *seul un traitement dépuratif interne est capable de guérir*. En effet il faut bien se pénétrer de ceci : *ces maladies ont leur siège dans le sang*, et pour les guérir, il faut détruire les humeurs nuisibles et toutes les impuretés qui viennent du dedans et se trouvent dans le sang. En un mot, il faut purifier le sang. Si les dépuratifs employés jusqu'à ce jour n'ont jamais guéri radicalement et ont souvent eu le grave inconvénient de faire fixer le mal sur les muqueuses ou même sur un organe sain et, par là, provoquer une maladie grave avec des accidents de toute nature, c'est parce que leurs compositions étaient désastreuses, mal étudiées et faites avec des substances mal associées. Il faut éviter les alcalins dont l'usage prolongé altère le sang et amène la cachexie. Le *Dépuratif Parnel* est, par sa composition, le meilleur régénérateur du sang pour guérir radicalement les maladies de la peau et tous les vices du sang. Voir les principales maladies de la peau : *Acné, Ampoules, Anthrax, Boutons, Brûlures, Dartres, Démangeaisons, Ecthyma, Eczéma, Engelures, Éphélides, Érysipèle, Érythème, Furoncles, Gale, Herpès, Ichtyose, Impetigo, Lèpre, Lichen, Mentagre, Pemphigus, Purpura, Roséole, Rupia, Scrofule, Syphilis, Teigne, Ulcères, Urticaire.* Voir *Hygiène de la peau.*

Régime des maladies de la peau. — Voir *Régime des Eczémateux.* Voir le chapitre spécial sur le *Dépuratif Parnel.*

795. — MALADIE DES PERRUCHES. — Maladie infectieuse produite par un microbe transmis à l'homme par les perruches. C'est une sorte de pneumonie infectieuse ayant quelque ressemblance avec la fièvre typhoïde ; débute par l'abattement, la courbature, le mal de tête, les frissons, la fièvre, les nausées, les vomissements, la diarrhée, les taches roses sur la peau, l'oppression, la toux, les crachats.

Traitement. — Donner des grogs, du café, des toniques, surtout le *Triogène*, isoler le malade, désinfecter les crachats, les matières fécales et les vomissements.

Hygiène. — Ne pas faire manger la perruche dans sa bouche, se méfier des perruches qui ne mangent pas, qui ont la diarrhée et restent immobiles, le corps en boule.

MALADIES DE POITRINE. — Voir *Bronchite, Coqueluche, Grippe, Emphysème, Congestion pulmonaire, Pneumonie, Embolie pulmonaire, Fluxion de poitrine, Tuberculose, Phtisie.*

MALADIES DE LA PROSTATE. — Voir *Prostatite.*

MALADIES DU RECTUM. — Voir *Chute du rectum, Rectite, Fissure, Fistule, Hémorroïdes.*

MALADIES DES REINS. — Voir *Néphrite, Lithiase, Coliques néphrétiques, Calculs, Périnéphrite, Pyélite, Reins flottants, Urémies.*

796. — MALADIE DU SOMMEIL. — Dans certaines parties de l'Afrique, du Sénégal et du Congo, l'individu peut être pris d'un sommeil tellement prolongé, qu'il est souvent confondu avec la léthargie et peut durer de 40 à 150 jours. Il est produit par un microbe : le *Trypanosome*, et se transmet par les mouches *Tsé-Tsé* qui sont abondantes près des cours d'eau. Lorsqu'on habite ces pays on doit éviter de sortir *le soir.*

MALADIES de la TROMPE D'EUSTACHE. — Voir *Oreilles*.

MALADIES VÉNÉRIENNES. — Voir *Blennorrhagie, Chancres, Syphilis*.

797. — MALAISES. — Sans être malade, l'individu éprouve une faiblesse générale et quelquefois des vertiges. Lorsqu'on est sujet à des malaises, il faut éviter le froid, prendre une nourriture légère. A chaque repas, prendre de l'*Elixir Spark* pour régulariser la digestion et activer la défécation. Se fortifier l'organisme avec le *Triogène For, Vin Galar*, s'alimenter avec la *Tarvine*.

798. — MALARIA (italien *malo*, mauvais et *aria*, air). — Fièvre paludéenne occasionnée par un parasite hématozoaire qui se transmet par les moustiques. Voir *Paludisme, Fièvre de marais, Fièvre intermittente*.

MALFORMATION. — Vice de conformation.

799. — MALIGNITÉ (latin *malignitatem*). — Caractères anormaux d'une maladie, la malignité dans une affection est toujours un symptôme grave.

800. — MALLÉOLES (latin *malléolus*, petit maillet). — Les deux extrémités des os *tibia* et *péroné* de la partie inférieure de la jambe, qu'on désigne sous le nom de chevilles.

MANIE. — Voir *Folie*.

MAMELLE. MAMELON. — Voir *Allaitement, Seins*.

801. — MARAIS, Marécages. — Les eaux stagnantes, les vases de marais donnent naissance à des microbes qui pénètrent dans le sang et provoquent la *fièvre intermittente*, les maladies paludéennes. Pendant les chaleurs, les plantes qui se trouvent dans ces eaux se putréfient et dégagent des émanations fort désagréables et très dangereuses. Pour détruire les larves que les moustiques déposent dans les eaux stagnantes, il faut verser sur la surface de ces eaux une bonne couche de pétrole qui les détruit et empêche leur éclosion.

802. — MARASME. — C'est un affaiblissement général et amaigrissement excessif qui survient à la suite d'une maladie chronique : Anémie, Chlorose, Maladies du *Foie* et d'*Estomac, Tuberculose*. Le malade est triste, mélancolique et découragé. Contre la débilité, donner le *Triogène For* et les *Pilules Ducase*. Pour rétablir les fonctions digestives, prendre avant chaque repas l'*Elixir Spark*. Voir *Cachexie*.

803. — MARCHE. — C'est le meilleur exercice, mais il faut éviter une marche forcée qui peut nuire au cœur. Si le mauvais temps empêche de sortir il est utile de marcher dans l'appartement. La marche est moins fatigante lorsque le corps fléchit, que lorsque le corps est en extension ; du reste, la marche en extension est d'une pose artificielle, tandis que la marche en flexion est une marche naturelle.

804. — MARIAGE. — On ne doit pas marier une jeune fille avant 20 ans. Tout mariage avant cet âge, même si la santé a été parfaite, expose la jeune femme à une affection de matrice avec complications, telles que l'anémie, la chloro-anémie.

L'enfant né d'une mère trop jeune sera faible, chétif et d'une résistance vitale très faible.

Les mariages consanguins sont toujours dangereux pour les enfants, surtout si les parents ont une constitution analogue ou sont atteints d'arthritisme.

De la santé dans les mariages. — Avant de célébrer le mariage, on devra exiger un certificat de santé de chacun des deux futurs époux, on s'évitera ainsi la transmission de la tuberculose, de la phtisie ou de la syphilis. Les mariages devraient être interdits aux épileptiques, aux tuberculeux, aux phtisiques, jusqu'à leur complète guérison, et aux syphilitiques pendant une période de quatre ans.

805. — MARTEAU de MAYOR. — C'est un marteau ordinaire trempé dans l'eau chaude et qu'on applique au creux de l'estomac. Moyen très efficace dans l'asphyxie des nouveaux-nés et l'angine de poitrine.

806. — MASSAGE (grec *massein*, pétrir). — C'est une sorte de friction avec pression pour pétrir les muscles et tirailler les articulations, afin d'augmenter la vigueur du corps. On le pratique contre les douleurs, les entorses et les rides; le massage active les fonctions de la peau, fait résorber les liquides épanchés, diminue l'enflure et la douleur. On doit graisser préalablement la partie à masser avec un corps gras, vaseline, huile ou pommade. Le massage se fait avec les doigts ou la main. Les instruments qu'on emploie pour cet usage sont plus nuisibles qu'utiles. Le massage doit se faire toujours dans la direction de la circulation du sang; les séances doivent être de cinq à quinze minutes. Le massage médical devra être toujours fait par un médecin spécialiste qui possède toutes les connaissances théoriques et pratiques.

MASSAGE BEAUTYGÈNE DU VISAGE. — Voir ce mot dans la troisième partie du volume.

807. — MASTICATION, MASTICATEUR. — Division des aliments par les dents. Pour les vieillards qui n'ont pas de dents, chez lesquels la mastication est insuffisante, ce qui provoque la dyspepsie, on se sert d'un masticateur, appareil qui réduit en pulpe la viande.

808. — MASTOÏDE (grec *mastos*, mamelon, et *eidos*, forme). — Qui a la forme d'un mamelon. *L'apophyse mastoïde* c'est la saillie arrondie de l'os temporal située en arrière de l'oreille.

809. — MATERNITÉ. — Maison d'accouchement. On reçoit les femmes à partir du 8e mois. Les soins que les futures mères y reçoivent sont meilleurs que ceux donnés en ville; toutes les règles d'hygiène, l'asepsie, l'antisepsie, etc., y sont tellement bien observées qu'il y a peu d'accouchées en ville, surtout dans la classe pauvre, qui en reçoivent avec autant d'exactitude.

La femme n'est pas obligée de donner son nom, son état civil et son adresse, aucune personne étrangère n'est admise dans la salle des accouchées. A Paris la *Maternité* se trouve 123, boulevard Port-Royal; il existe également un asile maternel au 201, avenue du Maine et 235, rue de Tolbiac. Dans ces asiles on reçoit les femmes que la grossesse empêche de travailler.

MATRICE. — Pour la structure, voir l'*Anatomie*. Pour les maladies, voir *Métrite*, *Tumeurs*, *Fibromes de la matrice*.

810. — MAUX DE CŒUR, NAUSÉES, ENVIES DE VOMIR. — Dépendent en général de l'estomac et se dissipent avec une infusion chaude de café, de thé, de camomille ou une petite quantité d'eau-de-vie. Si les envies de vomir sont fréquentes, il faut prendre l'*Elixir Spark* qui est souverain ; il débarrasse l'estomac de toute âcreté ou mauvaise humeur et de tout excès de bile qui provoquaient les nausées. Les vomissements et nausées, qui surviennent dans les premiers mois de la grossesse, se dissipent d'eux-mêmes ; dans les cas rebelles, prendre un peu d'éther et boire du champagne avec un peu d'eau frappée. Voir *Vomissements, Maux d'estomac.*

811. — MAUX D'ESTOMAC. — Lorsqu'on absorbe des aliments en trop grande quantité, l'estomac finit par s'élargir et les fibres musculaires se trouvent trop distendues pour aider la digestion. Si cet état se prolonge un certain temps, la contraction des fibres se fait de moins en moins, et la digestion devient laborieuse ; le malade éprouve alors des pesanteurs et des maux d'estomac pénibles. Pour calmer les douleurs très vives de l'estomac, il faut y appliquer des cataplasmes très chauds, boire une infusion chaude de camomille, de tilleul, de thé ou de feuilles d'oranger et y ajouter un peu d'eau de mélisse ou de sirop d'éther. Pour se guérir de maux d'estomac il faut d'abord observer le *Régime Biologique* et se nourrir avec des aliments très nutritifs et d'une digestion facile, tels que les œufs, le poulet, la viande hachée et surtout la *Tarvine*, qui est une farine alimentaire phosphatée d'une digestion facile. Supprimer les assaisonnements irritants, les légumes encombrants, manger peu à la fois. Grâce à ces précautions, l'estomac reviendra à son état normal. Si l'estomac refuse à digérer tel ou tel aliment il ne faut pas insister, ni chercher à vaincre cette intolérance, on risque d'avoir une indigestion et des douleurs. Le mieux c'est de se priver, pour le moment, de cet aliment. Pour aider l'estomac à se remettre il faut prendre l'*Elixir Spark* qui est le meilleur tonique du tube digestif, mais on évitera les médicaments à base de pepsine, de pancréatine, de diastase et autres ferments qui sont plus nuisibles qu'utiles ; il en est de même des alcalins qui décomposent le sang et provoquent une cachexie alcaline. Aux repas boire de l'eau bouillie ou du thé très léger. Il est indispensable d'assainir l'eau de boisson avec la *Septiline*, qui est très hygiénique.

812. — MAUX DE NERFS. — Spasmes, Hystérie, Vapeurs. — Souvent, sans qu'un sujet soit atteint d'aucune affection des nerfs, il souffre de mouvements convulsifs, et éprouve même quelquefois des sensations très variables, comme la sensation d'une boule remontant jusqu'à la gorge, la sensation d'un animal dans le ventre, mais en réalité il n'y a rien. L'anémie, la pauvreté du sang sont les principales causes de ces maux.

Traitement. — Pour guérir les maux de nerfs, on prescrit le *Bromure de Potassium* seul ou associé à des purgations, mais cette médication est insuffisante et la malade souffre toujours. Le meilleur traite-

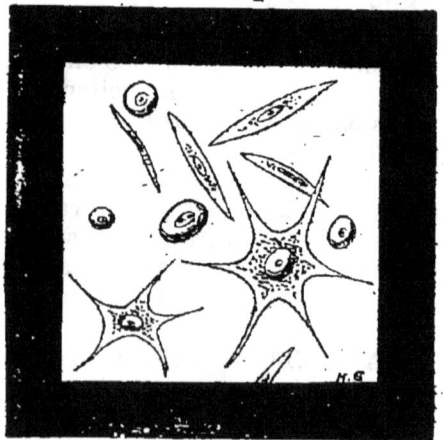

Fig. 310. — Cellules nerveuses.

ment consiste à faire usage du *Sédatif Tiber* comme antinerveux et de l'*Elixir Spark* comme digestif, rafraîchissant; ce sont les meilleurs et les plus efficaces des médicaments ordonnés dans ces cas. Le *Sédatif Tiber* est un excellent calmant des nerfs et l'*Elixir Spark* agit comme rafraîchissant dépuratif du sang, aussi ce traitement produit des guérisons merveilleuses. Nous recommandons beaucoup de s'alimenter avec la *Tarvine*, qui est un aliment phosphaté, très reconstituant et permet de laisser reposer les voies digestives. Comme tonique et anti-anémique, donner le *Triogène For* ou le *Vin Galar*. Prendre des bains chauds et quelques douches. Observer le *Régime Biologique*.

813. — MAUX DE REINS. — Les maux de reins s'observent dans les maladies du rein, l'*Albuminurie*, la *Néphrite*, la *Gravelle*, dans le *Rhumatisme*, le *Lumbago*, et disparaissent lorsqu'on soigne bien ces maladies. Si les maux de reins surviennent à la suite d'un effort, on doit prendre du repos et appliquer des cataplasmes laudanisés. Chez la femme les maux de reins sont la suite d'une affection de la matrice. Pour soulager le malade on emploie le *Chloral*, le sirop d'*Opium*, ou mieux le *Néragol*, Ce dernier présente l'avantage de ne pas être toxique et calme de suite. En même temps on frictionne doucement les reins avec le *Liniment Soker*. Si les maux de reins surviennent au moment des règles il faut prendre l'*Apiol Darvet* ou la *Viburnine Galar* et boire une tisane chaude. Contre les rhumatismes on emploie l'antipyrine, l'iodure, le salicylate de soude, mais ces médicaments sont très mauvais pour l'estomac et il faut préférer l'*Antigoutteux Rezall*, qui est très efficace. Eviter la médication alcaline qui décompose le sang et provoque une cachexie.

MAUVAISE HALEINE. — Voir *Dentifrice Rodol*.

814. — MAUVAISES ODEURS. — Pour faire disparaître les mauvaises odeurs, on doit brûler du soufre, ou bien on les neutralise avec du chlorure de chaux, du permanganate de potasse ou du sulfate de fer. Voir *Désinfection*.

Les mauvaises odeurs du corps causées par la transpiration disparaissent lorsqu'on emploie les moyens conseillés à l'article *Transpiration*.

MAXILLAIRE. — Os de la mâchoire. Voir *Os de la face*.

815. — MECONIUM. — On désigne sous ce nom les matières noirâtres contenues dans l'intestin de l'enfant qui vient de naître. La quantité moyenne de méconium est de 75 gr. que l'enfant expulse dans les premiers jours de la naissance, sous forme de selles noires (évacuation du méconium). En cas de constipation, donner des petits lavements tièdes avec une décoction de racine de guimauve pour faciliter cette évacuation.

816. — MÉDIANE (latin *médianus*). — Le nerf médian est le nerf du membre supérieur; *les veines médianes*, veines de l'avant-bras, sont au nombre de trois.

817. — MÉGALOCÉPHALIE (grec *megas*, grand, et *képhalé*, tête). — On désigne sous ce nom la grosseur exagérée de la tête; s'observe chez les épileptiques, les hydrocéphales et les maniaques.

MÉGALOMANIE (grec *mégas*, grand, et *mania*). — Manie, délire, folie des grandeurs.

818. — MÉLANCOLIE (grec *melas*, noir, et *kholé*, bile). — Forme de folie caractérisée par un état de tristesse.

819. — MÉLANÉMIE. — Changement de couleur du sang et de la peau qui deviennent plus foncés à la suite des fièvres. Voir *Paludisme*.

820. — MÉLANOME ou MÉLANOSE (grec *melas*, noir). Tumeur noire par suite de l'accumulation des pigments dans les tissus.

821. — MÉLANURIE (grec *melas*, noir, et *auron*, urine). — Urine presque noirâtre à la suite d'empoisonnement ou d'absorption d'une grande quantité d'acide phénique.

MÉLÉNA. — Perte du sang noir par l'intestin. Voir *Hémorragie*.

822. — MÉMOIRE. — Elle est localisée dans le cerveau. La mémoire faiblit dans les maladies cérébrales, la neurasthénie et à la suite d'abus d'alcool et de tabac.

823. — MÉNINGES. — Les trois membranes qui enveloppent le cerveau, le cervelet et la moelle épinière.

824. — MÉNINGISME. — Affection morbide déterminée par l'alcoolisme, les vers intestinaux, l'embarras gastrique, la dentition, les corps étrangers dans l'oreille. S'observe dans les maladies infectieuses et chez les enfants nerveux. Elle présente les mêmes symptômes que la méningite.

Traitement. — Contre les vers et les ténias, donner des vermifuges. Voir *Vers* et *Ténia*. Contre les fièvres, sulfate de quinine, etc. Voir *Méningite*.

825. — MÉNINGITE CÉRÉBRALE. — La méningite est l'inflammation des enveloppes du cerveau ou méninges, on l'appelle aussi *fièvre cérébrale*. Très fréquente chez les enfants, elle peut se compliquer de fièvre typhoïde. Cette maladie est grave mais peut se guérir. Elle peut être tuberculeuse et non tuberculeuse ou simple.

La méningite tuberculeuse se déclare lorsque l'enfant est atteint de tuberculose, laquelle s'est portée sur les enveloppes du cerveau. Comme la tuberculose, elle est due aux *bacilles de Koch* dont la présence provoque la formation des ganglions et l'inflammation de l'arachnoïde et la pie-mère (les deux enveloppes du cerveau).

Elle est souvent accompagnée de la tuberculose pulmonaire et intestinale. S'observe surtout chez les enfants de 2 à 8 ans, mais peut exister chez les adultes.

La méningite non tuberculeuse ou simple peut survenir à la suite d'un coup sur la tête, d'une insolation, d'une grippe, d'une fièvre typhoïde, d'une fièvre éruptive ou à la suite de rhumatismes et de syphilis. Elle peut se déclarer sous forme très grave avec convulsions et douleurs de tête chez les *lymphatiques* ou *scrofuleux*.

L'enfant prédisposé à cette maladie est d'une constitution faible, a les chairs molles tout en conservant un teint frais. Le début de la maladie est brusque ou lent, mais en général le malade devient triste et éprouve des maux de tête très intenses, le regard devient fixe, l'enfant ne supporte pas la lumière et ferme les yeux devant une bougie allumée ; la nuit est agitée et l'enfant pousse des cris, l'appétit manque, la constipation est opiniâtre. On observe des ganglions au cou, aux aisselles, à l'aine ; la vue est troublée, l'enfant reste indifférent, triste et maigrit. Cela dure de 20 à 60 jours ; ensuite surviennent les vomissements, formés de matières verdâtres, la fièvre, le délire, les convulsions. L'enfant est agité et maigrit encore davantage, son ventre est aplati et creusé. Il est pâle, comme endormi, fait des grimaces, a des grincements de dents, du délire nocturne et pousse des cris aigus, *cris hydrencéphaliques*, son pouls est ralenti; les maux de tête sont violents; le regard devient vague; lorsqu'on fait sur la peau une raie avec l'ongle, elle devient rose et persiste longtemps (*Raie méningitique*). Il a des convulsions et des contractions musculaires au cou et aux mâchoires; le visage est tantôt rose, tantôt pâle. Cette maladie est très dangereuse quoique guérissable dans bien des cas.

Traitement. — Dès le début il faut un repos absolu et appliquer des compresses glacées ou une vessie de glace sur la tête, les jambes seront enveloppées dans de la ouate. Donner des purgatifs au calomel, faire des frictions mercurielles; calmer l'agitation avec une potion au bromure, et des bains chauds qu'il faut renouveler au besoin 2 à 3 fois par jour; mais il faut toujours conserver la glace sur la tête. Pour preserver les enfants de la méningite, il faut les soumettre à un traitement efficace dès que l'on observe quelques manifestations de lymphatisme ou de scrofule. Éviter le surmenage, et laisser en repos ses facultés intellectuelles, mais chercher à développer ses forces, donner des préparations iodées, l'huile de foie de morue, ou mieux, le *Triogène For* et le *Sirop Tannodol*. Bien appliqué, ce traitement donne d'excellents résultats.

Méningite chez les adultes. — (Voir *Méningo-encéphalite*). On observe les mêmes symptômes que chez les enfants; dans certains cas, il y a apoplexie, convulsions, délire ou bien paralysie d'un membre.

826. — MÉNINGITE CÉRÉBRO-SPINALE. — Maladie épidémique qui se déclare surtout chez les jeunes soldats, à la suite de surmenage. Le meilleur moyen d'enrayer l'épidémie consiste à isoler les malades, faire désinfecter et même évacuer la caserne contaminée.

827. — MÉNINGITE RACHIDIENNE. — Elle est occasionnée par le mal de Pott (lésions des vertèbres); le malade éprouve des douleurs dans la colonne vertébrale, des crampes, des contractures dans le tronc, avec rétention d'urine et rétention de matières fécales. Deux jours après, la disparition des douleurs est remplacée par une paralysie partielle des membres.

Traitement. — On soigne cette maladie avec du calomel, on donne le *Dépuratif Parnel* et l'*Elixir Spark*; faire des frictions légères avec le *Liniment Soker*.

828. — MÉNINGOCÈLE (grec *méningx*, membrane, et *kelé*, tumeur). — Tumeur produite par les enveloppes du cerveau et qui forme saillie hors du crâne.

829. — MÉNINGO-ENCÉPHALITE. — Inflammation du cerveau et de ses enveloppes à la suite d'une fièvre grave, mais la cause la plus fréquente est un coup ou une blessure à la tête.

Quelques jours après la blessure, le malade éprouve des maux de tête, des faiblesses, la somnolence, l'engourdissement dans les membres. Ne supporte pas la lumière; d'autres fois, le malade est pris d'une excitation febrile, de vomissements, de fièvre, de délire et de convulsions; finalement il survient une paralysie, laquelle peut se terminer par la mort.

830. — MÉNOPAUSE. — Epoque de la disparition des règles qui correspond généralement à la cessation de la fonction ovulaire. Pour combattre les troubles et les malaises qui accompagnent cette cessation, voir *Age critique.*

831. — MÉNORRAGIE. — Ecoulement trop abondant pendant les règles. Pour le traitement Voir *Hémorragie, Métrorragie.*

832. — MENSTRUATION, RÈGLES. — Chaque mois, une vésicule de la surface de l'ovaire éclate et laisse échapper un œuf. Ce phénomène s'accompagne d'une congestion sanguine de la matrice dont la muqueuse interne devient rouge, turgescente à tel point qu'elle laisse échapper par les capillaires rompus un suintement sanguinolent plus ou moins abondant, selon chaque femme. C'est ce qu'on appelle les *menstrues* ou *règles*; elles se succèdent à des intervalles qui varient entre 28 à 30 jours. Dans les pays chauds, les jeunes filles sont réglées (entre 10 à 11 ans) plus tôt que dans les pays froids. Elles sont également réglées plus tôt (12 ans 1/2 à 13 ans 1/2), dans les villes qu'à la campagne. Une constitution chétive, les privations retardent la première époque menstruelle. Une bonne hygiène, une bonne alimentation la rendent précoce.

Il est très fréquent de voir les règles s'accompagner de légères complications même chez les femmes les mieux portantes, telles que pesanteurs ou douleurs de reins, légère altération des traits du visage, le mamelon et les organes génitaux sont gonflés et fort sensibles ; souvent à cette époque les femmes deviennent irritables, fantasques ; on observe des troubles digestifs et vasculaires, il se produit des douleurs dans la région lombaire ou dans le bassin sans qu'il existe, cependant, aucune lésion du côté de l'utérus. La durée des règles est variable selon la personne ; en moyenne elle est de 4 à 8 jours. Le liquide qui s'écoule est d'abord plus ou moins rouge, peu à peu il se colore et devient abondant, ensuite la quantité diminue et, à la fin, ce n'est que du mucus plus ou moins teinté par le sang comme au début. A chaque menstruation, coïncide le développement périodique d'une vésicule et à la suite, d'un ovule; c'est au moment des règles et quelque temps après que la fécondation est susceptible de s'effectuer, surtout pendant la première dizaine qui suit leur apparition. En cas de fécondation, les règles sont supprimées pendant toute la grossesse. Il en est de même pendant l'allaitement. Si les règles ne durent pas autant de jours que le mois précédent, ou apparaissent avec une avance ou un retard de quelques jours, ou encore si la quantité ou la couleur du sang n'est pas la même, la femme doit combattre ces troubles de menstruation même si elle n'éprouve aucune douleur. Elle ne doit pas oublier que ces troubles constituent une preuve certaine que son état général est altéré, qu'il existe une lésion ou un trouble du côté de l'utérus ou ses annexes, et qu'elle s'expose à une maladie grave si elle ne rétablit la régularité dans la menstruation. A l'âge de 40 à 50 ans, l'écoulement menstruel cesse d'avoir lieu. C'est l'âge de la *ménopause* ou l'*âge critique.*

Aménorrhée, retard, absence naturelle ou suppression brusque de la menstruation (grec *a*, priv., *men*, mois et *rheo*, je coule). — Les règles peuvent manquer à la suite d'une malformation congénitale, d'une imperforation d'hymen, d'un développement insuffisant de la matrice, à la suite de l'inflammation de la matrice ou de ses annexes, et lorsqu'il y a une grande modification dans l'état du sang. C'est ainsi que les grands chagrins, l'anémie, la phtisie, et en général toutes les maladies chroniques qui ne vont jamais sans chloro-anémie, peuvent supprimer les règles.

Les règles peuvent être en retard et subir une suppression brusque à la suite d'une émotion vive, d'une grande fatigue, de rapport au moment des règles, lorsqu'on prend des boissons glacées, lorsqu'on plonge les mains et les pieds dans l'eau froide. La personne éprouve des vertiges, des maux de tête, des bouffées de chaleur, des maux de reins, des troubles nerveux, des maux d'estomac.

Traitement. — Prendre deux fois par jour la *Viburnine Galar* à la dose d'une cuillerée à café, ou 4 capsules d'*Apiol Darvet* avec une tisane chaude. Prendre des bains de pieds et des bains chauds.

Dysménorrhée, menstruation difficile et douloureuse. — Elle provoque des élancements dans les reins, des coliques utérines s'irradiant dans les flancs et dans les cuisses ; alors les patientes, en proie à de véritables attaques de nerfs, se tordent dans leur lit en poussant des gémissements ; cet état cesse après l'apparition des règles ou bien persiste jusqu'à la fin. La cause principale de la dysménorrhée est l'obstacle apporté à l'écoulement du flux menstruel. L'étroitesse native du col utérin, le déplacement de la matrice, la flexion du col, son augmentation de volume sous l'influence de la métrite, les fongosités, les végétations, les cicatrices succédant à ces maladies peuvent produire la dysménorrhée, qui s'accompagne le plus souvent de stérilité. Il est aussi une dysménorrhée nerveuse qu'on observe chez les jeunes filles prédisposées aux accidents hystériques. Pendant les règles, la femme a les traits tirés, la face est pâle ou congestionnée, le caractère se modifie.

Traitement. — Pour combattre et guérir les troubles de la menstruation il faut suivre le traitement suivant qui est très efficace. Quelques jours avant l'époque présumée des règles et les deux premiers jours de l'écoulement, prendre la *Viburnine Galar.* S'il y a des douleurs, on doit garder le lit, mettre un cataplasme chaud sur le bas-ventre, et prendre un cachet de *Néragol* qui calme de suite. Recommencer l'usage de la *Viburnine* 8 à 10 jours avant les époques et pendant quelques mois pour assurer une guérison définitive. Pendant les quelques jours qui précèdent la menstruation, il est très utile de prendre des bains de siège chauds et même des lavements chauds que l'on garde une demi-heure. Les troubles menstruels dépendent souvent d'une maladie d'estomac ou du foie ; la constipation constitue également un obstacle qu'il faut combattre. Pour régulariser la circulation du sang et combattre la constipation, il faut faire usage de l'*Élixir Spark.* S'alimenter avec la *Tarvine,* aliment phosphaté très reconstituant pour laisser reposer l'estomac. Si la personne est anémique il faut prendre le *Triogène For* et les *Pilules Ducase.* Observer le *Régime Biologique.*

833. — MENTAGRE. — La mentagre est une sorte de teigne qui siège au menton, dans les poils de la barbe, à la lèvre supérieure (Voir *Teigne*). Cette maladie, produite par des parasites, est contagieuse.

Traitement. — Couper ras les poils aux ciseaux mais non au rasoir, lotionner avec l'*Eau Résolutive Soker* et graisser avec la *Pommade Parnel n° 2.* A l'intérieur purifier le sang avec le *Dépuratif Parnel.* Pour éviter toute irritation, on doit faire usage du *Savon Janette* qui est très doux et de la *Poudre Dermatique Jener*.

MENTON, double-menton, bajoues. — Voir ces mots dans la troisième partie du volume.

834. — MER. — Le séjour au bord de la mer est très utile aux scrofuleux, anémiques et lymphatiques; l'air salin stimule et active toutes les fonctions, la respiration, la circulation, la digestion. Le séjour est contre-indiqué aux nerveux et rhumatisants. L'eau de mer a été préconisée pour la tuberculose, la neurasthénie, la scrofule et les maladies nerveuses. On l'administre comme le sérum artificiel en injections sous la peau.

MÉTACARPE (grec *karpos*). — Les cinq os longs qui forment le squelette de la paume de la main. Voir *Main*.

MÉTASTASE (grec *stasis*, action de poser). — Déplacement du siège d'une maladie.

MÉTATARSE. — Les cinq os qui forment le squelette du pied. Voir *Pied*.

MÉTÉORISME. — Dilatation, enflement du ventre par l'accumulation de gaz dans les intestins.

MÉTRALGIE. — Douleur de la matrice.

MÉSENTÈRE (grec *mésos*, moyen et *enteron*, intestin. — Repli du péritoine situé dans l'abdomen et soutenant l'intestin grêle.

MESURES PRÉVENTIVES EN CAS D'ÉPIDÉMIE. — Voir *Soins hygiéniques en cas d'épidémie*.

835. — MÉTRITE (grec *mètra*, matrice). — La métrite est l'inflammation de la matrice; on peut dire que toute femme l'aura ou l'a eue. La métrite est très fréquente et constitue la principale cause de toutes les souffrances qui troublent l'existence de la femme.

Toutes les fois qu'une femme se plaint de douleurs vagues mal définies et persistantes, on peut affirmer sans crainte qu'elle a quelque chose du côté de l'utérus. La métrite est plus fréquente chez les femmes que chez les jeunes filles. Elle peut être aiguë et chronique, l'inflammation de la matrice est produite par les microbes qui existent dans le vagin, la suppression brusque des règles, le froid, le manque de soins après les couches, les relevailles trop hâtives après un accouchement laborieux, la frayeur, l'émotion morale vive, l'immersion des mains et des pieds dans l'eau froide, les maladies de la vessie, de l'intestin, les hémorroïdes, les rhumatismes, etc.

Les fausses-couches, les grossesses rapprochées, l'anémie, la scrofule, la tuberculose, l'allaitement prolongé, le manque de nourriture ou d'exercice, le déplacement, la chute de la matrice, les excès vénériens, la blennorrhagie, la vaginite (Voir ce mot), sont généralement les principales causes d'une métrite. Le tempérament lymphatique y prédispose, il en est de même des diathèses arthritiques et herpétiques.

L'inflammation a pour siège la membrane muqueuse qui tapisse l'intérieur de la matrice ou l'épaisseur même de cet organe, ou le col de la matrice ; les symptômes les plus constants de la métrite sont les douleurs; chez quelques femmes, elles sont légères et éloignées mais souvent les malades ont des douleurs vives dans le bas-ventre, les reins, les flancs, les aines se prolongeant jusque dans les jambes, une cuisson très sensible dans le vagin avec besoin fréquent d'uriner et d'aller à la selle. La marche, l'exercice en voiture, la station debout, une fatigue quelconque augmentent ces symptômes; finalement l'inflammation de la matrice détermine un écoulement abondant, tantôt fluide et transparent qui empèse le linge, d'autres fois jaunâtre, d'une consistance épaisse analogue au blanc d'œuf : c'est du muco-pus qui est quelquefois mélangé de sang. Les règles deviennent irrégulières, durent plus longtemps et se rapprochent. Elles sont souvent accompagnées de coliques avec expulsion des membranes; l'inflammation de la matrice exerce une pression sur la vessie, détermine des émissions douloureuses et des besoins fréquents d'uriner; une pression analogue s'exerce sur le rectum et détermine la constipation si fréquente dans les maladies de l'utérus. Cette constipation est la cause de ballonnement et de gonflement du ventre qu'on observe chez les malades atteintes de métrite. Les trompes, les ovaires et les ligaments peuvent également être atteints. La métrite détermine un état général de névrosisme, un état d'esprit irritable, agacé, une tristesse sans cause, des pleurs, des crises de nerfs, des névralgies, des migraines, des étouffements, des gastralgies, des douleurs souvent très intenses et des troubles digestifs. A l'état aigu, la métrite guérit en 15 jours ou trois semaines; mais lorsqu'elle passe à l'état chronique, elle peut déterminer des ulcérations et des granulations au col de la matrice et durer très longtemps, surtout si elle est négligée.

Le choix du traitement est très important dans cette maladie : mal soignée ou négligée, la métrite aboutit toujours et fatalement au cancer utérin. Voir *Déplacement et chute de la matrice*.

Traitement interne. — Lorsqu'une femme se décide à soigner une maladie de matrice, le mal est à l'état chronique ; souvent sa santé est déjà altérée, sa constitution est débilitée par des pertes blanches ou l'écoulement exagéré des règles, par des symptômes nerveux, par le mauvais fonctionnement de l'estomac et de l'intestin. Il faut donc, dès le début, combattre cet état de faiblesse par le *Triogène-For* ou le *Vin Galar* qui sont des fortifiants et toniques très efficaces; pour combattre la constipation, qui est la conséquence presque constante des maladies de la matrice, et les troubles digestifs, la malade devra prendre l'*Elixir Spark*, qui est une préparation végétale absolument unique par ses effets. S'alimenter avec la *Tarvine*, aliment phosphaté très nutritif. Eviter les purgatifs qui, après avoir soulagé quelques instants, augmentent la constipation et amènent une véritable inflammation des intestins. Contre l'irritation de la vessie avec envie continuelle d'uriner et des cuissons douloureuses, prendre des bains de siège chauds et boire la *Tisane Orientale Soker*.

Traitement externe. — Matin et soir faire une injection avec deux litres d'eau bouillie additionnée de *Spyrot Leber*. L'injection sera toujours chaude. Le soir en se couchant et après avoir fait l'injection faire le pansement suivant : introduire dans le vagin un *Ovule Leber* et se garnir pour empêcher tout écoulement pendant la nuit. Il faut éviter l'application du spéculum et l'abus du toucher, parce que ces moyens d'investigation irritent l'organe, et provoquent une douleur ou un malaise qui dure encore deux ou trois jours après l'examen. On abuse aussi beaucoup des cautérisations qui sont peu ou point efficaces; il faut les supprimer parce qu'elles déterminent, chaque fois, un accroissement de la *congestion locale* et finissent par créer un mal plus chronique que celui qu'elles ont pour but de combattre.

Le pansement aux *Ovules Leber* que nous indiquons est plus efficace et ne provoque aucune congestion ; au contraire, les *Ovules Leber* ont la propriété de décongestionner l'organe et activer la guérison. Quand les douleurs du ventre sont moins vives, mais plutôt sourdes et profondes, il faut appliquer l'*Emplâtre Fondant Darvet* sur le bas-ventre. Ce traitement guérit toutes les maladies de la femme, les métrites, les ulcères de la matrice, le catarrhe utérin, les ulcérations, les granulations chroniques, sans opération sanglante.

Hygiène. — Eviter la marche prolongée, les efforts, un corset trop serré ; soir et matin faire des frictions sur le dos et sur les membres avec de la flanelle ou un gant de crin. Prendre tous les jours des bains de siège chauds qui amènent un calme très grand dans l'organisme, et deux fois par semaine, un grand bain de la durée d'une demi-heure. Porter une bonne ceinture abdominale, on peut la remplacer en se garnissant avec une bande de flanelle. Observer le *Régime Biologique* et s'alimenter surtout avec la *Tarvine*.

836. — MÉTRORRAGIE, Hémorragie de la matrice qui se produit dans l'intervalle des règles. — La menstruation peut dépasser en abondance et en durée la mesure normale ; dans ce cas, c'est un état pathologique qu'on désigne vulgairement sous le nom de *Pertes* (hémorragie ou métrorragie). Les femmes ressentent de la fatigue, de la chaleur vers le bassin, des douleurs s'irradiant vers les reins ou les cuisses, des maux de tête, une faiblesse du pouls, un refroidissement des extrémités, des tintements d'oreille, des battements de cœur, des vertiges ; comme conséquence, il en résulte une grande anémie dont la gravité est proportionnelle à la quantité de sang perdu ; la malade peut tomber dans l'épuisement. On peut compter, comme causes de métrorragies utérines : l'anémie, la congestion et l'inflammation de la matrice, le *Cancer*, le *Polype utérin*, la *Tumeur fibreuse*. L'hémorragie utérine peut également avoir pour cause la congestion du foie accompagnée de troubles digestifs. Lorsque la perte du sang survient pendant la *grossesse* elle peut faire craindre un avortement.

Traitement. Hygiène. — Pour les pertes de sang occasionnées par une maladie de matrice, il faut suivre les conseils suivants : Eviter toute fatigue, garder le lit le plus longtemps possible et rester couchée sur le dos, la tête plus basse que le bassin, le ventre peu couvert. Faire chaque jour 2 à 4 injections ; chaque injection sera faite avec deux litres d'eau chaude et une à deux cuillerées à soupe de *Spyrol Leber*. Supprimer le café, le thé, les liqueurs alcooliques et le vin pur. Eviter les rapports sexuels. Si l'hémorragie ne cesse pas, le repos au lit sera plus prolongé, et l'on mettra des compresses froides sur le ventre. Boire la tisane de ratanhia. Toutes les boissons seront *froides*. Continuer les injections *chaudes* avec le *Spyrol Leber*. Introduire dans le vagin un tampon de coton hydrophile imbibé d'une solution de perchlorure de fer (une cuillerée à soupe de perchlorure de fer pour cinq cuillerées à soupe d'eau *bouillie*).

Observer le *Régime Biologique*, s'alimenter avec la *Tarvine*. Après l'hémorragie on reste faible; il faut soigner l'anémie avec le *Triogène For* ou le *Vin Galar* et les *Pilules Antianémiques Ducase*. Voir *Anémie*.

837. — MEUBLES. — Les meubles doivent être en bois et cuir pour être facilement nettoyés; les meubles en velours absorbent beaucoup de poussière, sont difficiles à nettoyer et sont de véritables nids à poussières et à microbes; les tentures aux portes, aux fenêtres, aux lits sont malsaines. Elles interceptent la lumière, empêchent la circulation de l'air et retiennent la poussière avec tous les microbes. Il faut préférer les tentures

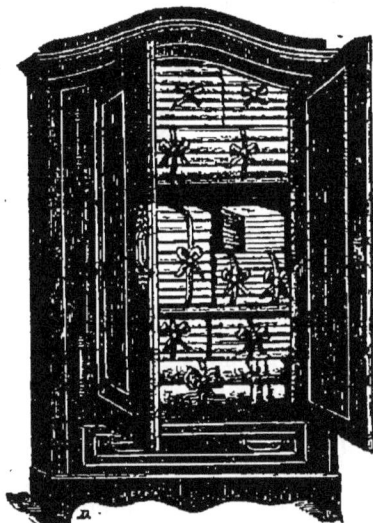

FIG. 311. — Armoire.

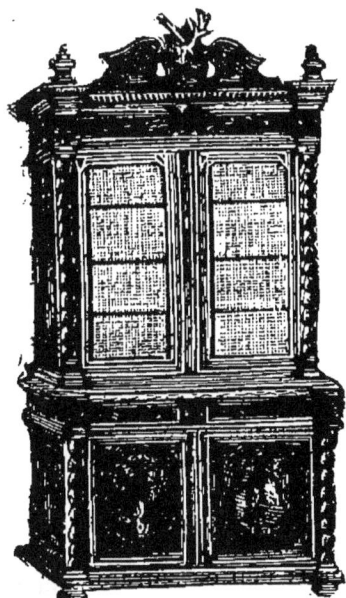

FIG. 312. — Buffet de salle à manger.

claires et des petits carreaux sans rideaux pour les fenêtres; les tapis et les tapisseries retiennent également beaucoup de poussière et sont anti-hygiéniques.

On doit toujours faire désinfecter les tapis dès qu'on les achète, car ils peuvent contenir des germes de maladies graves qui sévissent dans leurs pays d'origine. Le balayage à sec est toujours dangereux, on déplace la poussière, on soulève des nuages de poussières sans les faire disparaître, il en est de même de l'époussetage. On doit balayer avec un balai trempé dans l'eau et essuyer les meubles avec un linge humide. Le meilleur nettoyage est le nettoyage par le vide qui se pratique de la manière suivante: On promène sur l'objet à nettoyer un cône dont les bords sont en caoutchouc qui aspire la poussière par le vide qu'on pratique (Voir *Habitation, Lit, Chauffage*.)

Le bureau, la table de travail doivent être placés près d'une fenêtre et de manière à recevoir la lumière par la gauche afin que la plume et la main droite ne projettent pas d'ombre sur le papier. Ne pas trop encombrer la pièce, les meubles, par la place qu'ils occupent, enlèvent une quantité d'air (Voir *Lumière, Maison*).

838.— MIASMES. — Particules invisibles qui exhalent des odeurs putrides et qui sont produites par des microbes.

839. — MICROBES. BACILLES. BACTÉRIES. — Petits organismes invisibles à l'œil nu, visibles au microscope seulement; les uns appartiennent au règne végétal, telles sont les *bactéries* qui ont la forme de points ou de bâtonnets; les autres, appartiennent au règne animal, tels sont les *Sporozoaires* qui produisent des maladies infectieuses chez l'homme et les animaux.

Les uns de ces microbes sont des ferments figurés, inoffensifs. Ils vivent en parasites sur l'être vivant, sur tous les objets morts, dans la terre, dans l'eau, etc., ce sont des microbes *saprophytes;* les autres sont des agents pathologiques des maladies infectieuses ou *microbes pathogènes*. Dans certaines conditions (chaleur humide, obscurité), les microbes saprophytes acquièrent une très grande virulence et, si le terrain est favorable, deviennent microbes pathogènes.

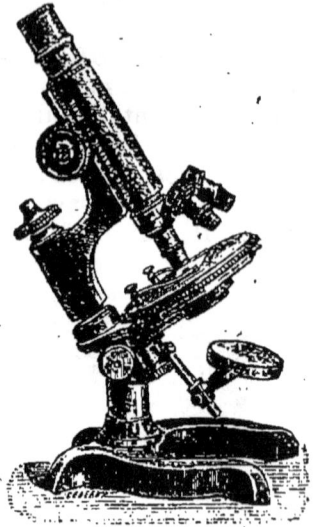

Fig. 313. — Microscope.

Presque tous sont incolores, mais il en existe des colorés et même des phosphorescents. Suivant la forme on les désigne sous le nom de : *microcoques*, s'ils sont arrondis et composés d'une cellule; *diplocoques*, arrondis et comprenant des cellules; *sarcines*, lorsqu'ils sont en masse; *staphylocoques*, s'ils sont en grappe; *bactéries*, s'ils sont en bâtonnets courts; *bacilles*, s'ils sont en bâtonnets allongés et réunis; *vibrions*, lorsqu'ils sont en spirale courbée ou courbée en virgule; *spirilles*, lorsqu'ils sont en spirale courbée plusieurs fois sur elle-même.

Les microbes se multiplient avec une extrême rapidité, soit en se *divisant*, soit en formant des sortes d'œufs, les *Spores*, qui deviennent microbes lorsque le milieu est favorable; les spores sont formées de cellules. Dans quelques espèces l'enveloppe de la cellule gonfle et forme amas visqueux : *Zooglée*, dans laquelle les microbes qui naissent peuvent rester enfermés et forment ainsi toute une colonie. Le climat favorise ou entrave leur *développement*, la température moyenne leur est favorable, la lumière solaire les détruit et constitue le meilleur antiseptique.

Ceux qui absorbent l'oxygène de l'air portent le nom de microbes *aérobies;* ceux qui absorbent l'oxygène de la substance décomposée portent le nom de microbes *anaérobies*. Comme la salive et le suc pancréatique ils dédoublent l'amidon et les matières albuminoïdes. Les microbes se trouvent dans l'air, dans le sol, dans l'eau, le lait, les meubles, les tentures, les parquets, les murs, l'eau glacée et produisent les maladies soit par eux-mêmes soit par leurs excrétions: les *toxines*, lesquelles peuvent être comparées à l'urine.

Le climat des pays chauds, l'encombrement, le surmenage, le froid, la chaleur, le jeûne, l'inanition, l'absence de lumière, d'air et d'exercice, l'alcoolisme, le diabète, les blessures favorisent le développement des microbes et la sécrétion des *toxines*.

Aussi toutes les habitations obscures non ensoleillées deviennent des foyers dangereux d'infection.

Sont défavorables au développement des microbes : une haute température, la lumière, les rayons bleus et violets, l'oxygène ; par la lumière, la chaleur, la dessiccation et en vieillissant, les microbes perdent leur virulence ; en passant d'un individu à un autre cette virulence peut au contraire augmenter.

L'air de la campagne, des montagnes, de la pleine mer ne contient pas de microbes ; ils sont au contraire nombreux dans les agglomérations humaines, la poussière ; les détritus en putréfaction augmentent considérablement le nombre.

Les microbes pathogènes sont rares dans l'air, et leur dissémination par l'air, sauf pour la variole, est assez restreinte. Au contraire, ils sont très nombreux dans le sol et les travaux de terrassement provoquent toujours des épidémies ; on y trouve des microbes du charbon, du tétanos, de la septicémie ; mais un grand nombre est détruit par les *Saprophytes*, microbes inoffensifs qui leur font une concurrence vitale très grande.

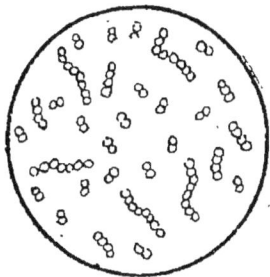

Fig. 314. — Bacille Streptocoque, en cas de diphtérie leur présence rend la maladie plus grave.

Les microbes se transmettent par l'eau : aussi peut-on affirmer que l'eau est la principale cause des épidémies et, pour s'éviter une maladie, il faut boire de l'*eau bouillie* et l'assainir avec la *Septiline*. Les plantes et surtout les légumes des champs d'épandage contiennent également des microbes d'où la nécessité de faire cuire les légumes ; le crin et la laine retiennent les microbes, d'où nécessité de désinfecter les objets.

On doit également désinfecter un logement nouveau parce qu'il peut contenir des microbes laissés par des occupants précédents.

Pour désinfecter, il faut employer un mélange en poids égal d'eau de Javel et de savon noir pour tremper le linge, laver les meubles, les parquets, les murs, frotter énergiquement ; on peut également brûler du soufre dans un vase en terre ou sur une couche de sable pour éviter l'incendie : arroser le soufre d'alcool, allumer et fermer hermétiquement la pièce. Voir *Désinfection*.

Les microbes ne peuvent pas pénétrer à travers la peau, mais dès quelle est déchirée les microbes pénètrent et provoquent de graves complications, d'où nécessité de couvrir la moindre écorchure et toutes plaies par un pansement pour éviter l'érysipèle, la phlébite, la gangrène. Voir *Plaie*.

L'Organisme se défend contre les microbes par les cils vibratiles qu'il contient, par la peau et les muqueuses, et par des liquides bactéricides qu'il sécrète, la salive, les sucs pancréatique, gastrique, intestinal, la sueur, le mucus et surtout par les *globules blancs* du sang ou *Leucocytes*, qui englobent les microbes et les digèrent.

Les antitoxines sont des sécrétions qui se forment lorsqu'on introduit dans l'organisme des microbes affaiblis par l'oxygène ou la lumière ou en quantité insuffisante pour provoquer la maladie.

Ces antitoxines deviennent une sorte de poison pour le microbe et rendent l'individu inapte à contracter la maladie. **C'est l'immunité** : elle se transmet. Ainsi une femme enceinte, vaccinée contre la variole, préserve l'enfant contre cette maladie, le sang contenant des antitoxines, et même le sérum de ce sang devient apte à détruire les microbes de la maladie chez un autre individu, en détruisant les microbes et en favorisant l'activité, la vitalité des *phagocytes*. L'immunité ou l'atténuation contre une maladie devient héréditaire chez toute une race.

Au contraire, une maladie contagieuse répandue pour la première fois, prend toujours le caractère d'une gravité extrême.

Presque toutes les maladies sont causées par les microbes et les toxines qu'ils secrètent en agissant sur l'économie comme de véritables venins. Les microbes pénètrent facilement partout, dans la bouche, le tube digestif, les poumons, mais ils ne peuvent produire des désordres que lorsque le *terrain* leur est favorable, c'est-à-dire lorsque l'organisme est affaibli et se prête à leur développement.

Lorsque l'organisme n'est pas affaibli, lorsque le sang n'est pas altéré, il possède par les globules blancs, à l'égard des toxines des microbes, un pouvoir antitoxique qui neutralise leur effet nuisible. Pour éviter une contagion microbienne, il est indispensable de boire de l'eau filtrée et même bouillie, qu'il faut assainir avec la *Septiline* qui est très hygiénique.

840. — **MICROCÉPHALIE** (grec *mikros*, petit, et *képhalé*, tête). — Petite tête dont le cerveau n'arrive pas au poids de 1050 gr. S'observe chez les idiots.

MICTION (latin *mingere*, uriner). — Action d'uriner. Voir *Urine*.

841. — **MIGRAINE.** — C'est une maladie d'accès, une névralgie limitée à la moitié du crâne ; elle provoque des malaises, des maux de tête, des maux de cœur, des vomissements.

La migraine se rattache presque toujours à la diathèse arthritique ou goutteuse, à la dyspepsie ou digestion difficile, à l'anémie, à l'hypocondrie. Elle est héréditaire comme les maladies diathésiques. Les tempéraments nerveux, les femmes plus que les hommes y sont exposées. La migraine fait habituellement son apparition dès le jeune âge ; et l'on peut dire que quiconque, arrivé à l'âge de 25 ans, n'en a pas été atteint, est à peu près certain d'en être quitte.

Les accès de migraine reviennent souvent sans cause appréciable ; mais généralement ils sont provoqués par des fatigues intellectuelles, des émotions, l'abus du tabac, de l'alcool, une indigestion, un mauvais état du tube digestif, des troubles de la menstruation. Au réveil, le sujet éprouve des frissons, des malaises ; il manque d'appétit, se sent lourd et par cela même est prévenu que l'accès est imminent. La douleur se manifeste par des élancements violents ; le malade éprouve la sensation de coups de marteau ; un rien l'agace. Puis il est pris de nausées, de vomissements, de sueurs ; enfin, après deux ou trois jours, le calme s'établit : l'accès est passé.

Traitement curatif. — Pour dissiper l'accès de migraine et le faire avorter, on prendra un à deux cachets de *Néragol*, qui calment de suite ; boire une tasse de tisane chaude, de camomille, de mélisse, du thé ou du café. Il est bon de garder le repos le plus absolu, de se tenir loin du bruit et de la lumière, dans une pièce à volets fermés et rideaux tirés, afin de rester dans l'obscurité et le silence. Mettre des compresses d'eau froide sur la tête. Jusqu'à la fin de la crise, observer la diète.

Traitement préventif. — Pour se débarrasser de la migraine et empêcher le retour de ces accès, il faut suivre le traitement suivant : prendre avant chaque repas un cachet de *Néragol;* après chaque repas, prendre une cuillerée à café d'*Elixir Spark* pour régulariser les fonctions digestives et combattre la constipation qui sont les principales causes de la migraine. S'alimenter avec la *Tarvine,* aliment phosphaté très reconstituant pour reposer l'estomac.

842. — MILIAIRE (latin *milium,* mil). — Maladie caractérisée par une éruption de petits boutons rouges de la grosseur d'un grain de millet avec picotements, démangeaisons et un peu de fièvre ; les boutons se couvrent de petites cloques qui disparaissent et l'épiderme tombe.

Traitement. — Faire des frictions à l'eau de Cologne, saupoudrer avec la *Poudre Dermatique Jener* ou du talc. Avant chaque repas prendre une cuillerée à café d'*Elixir Spark,* s'alimenter avec la *Tarvine.* Assainir l'eau de boisson avec la *Septiline.*

843. MITTE. — Vapeurs ammoniacales qui se dégagent des fosses d'aisances; ces vapeurs irritent fortement les yeux et constituent la principale cause de l'ophtalmie des vidangeurs.

MOELLE ALLONGÉE. — Voir l'*Anatomie.*

MOELLE ÉPINIÈRE. — Voir l'*Anatomie.*

MOLAIRE (latin *mola,* meule). — Grosses dents destinées à diviser les aliments. Voir *Dents.*

844. — MÔLE. — Après une fausse-couche il se forme quelquefois dans la matrice une masse charnue qu'on désigne sous le nom de *Môle.* Elle a pour cause les débris du fœtus.

Traitement. — Faire des injections avec de l'eau bouillie chaude additionnée d'une grande cuillerée de *Spyrol Leber.*

845. — MOLLUSQUES. — On emploie l'huître, la moule, l'escargot, qui sont des aliments très riches en azote. *Les huîtres* sont très nourissantes et très digestibles. Elles contiennent 13 0/0 de matières azotées et 1 1/2 0/0 de matières grasses ; l'eau des huîtres contient beaucoup de sel. Elles doivent être fraîches. On ne doit en consommer que dans les mois d'octobre à avril (mois avec R.) et lorsqu'elles sont d'une provenance sûre. On doit les pêcher loin des embouchures de rivières où vont les eaux d'égouts, sinon leur ingestion donne la fièvre typhoïde. Les huîtres sont utiles aux dyspeptiques, aux convalescents et sont aussi efficaces que l'huile de foie de morue. L'*escargot* est plus nourrissant que l'huître. Les *moules* sont moins nourrissantes que l'huître et renferment souvent une ptomaïne ou principe toxique, *la Mitylotoxine,* qui se forme dans le foie surtout de mai à septembre. On doit les consommer d'octobre en avril; l'escargot est défendu dans l'urticaire, l'eczéma, la dyspepsie, l'entérite, la gastrite et l'acide urique. Ces mollusques peuvent provoquer l'urticaire, l'eczéma et des vomissements. En août et septembre, époque de la reproduction de ces mollusques, on s'expose à des accidents sérieux.

Traitement. En cas d'empoisonnemei t faire vomir en chatouillant le fond de la gorge. Donner ensuite du sirop d'éther et faire boire la tisane de queue de cerises. Pour neutraliser le principe toxique on doit ajouter 3 à 4 grammes de carbonate de soude (cristaux de soude) par litre d'eau de cuisson. Les cas d'empoisonnement par les huîtres ont éveillé l'attention du conseil d'hygiène de Paris qui a édicté des précautions et des mesures à prendre pour la sécurité générale. Elles consistent à laver et à brosser les huîtres avant de les livrer à la consommation.

MONOBLEPSIE. — Infirmité caractérisée par la vision confuse d'un œil, l'autre voyant très nettement.

MONOMANIE (grec *mania*, folie). — Genre de folie qui se manifeste par une seule idée fixe, laquelle absorbe toute l'intelligence. Voir *Aliénation mentale, Folie.*

MONOPLÉGIE. — Paralysie d'une seule région.

MONORCHIDE. — Individu n'ayant qu'un seul testicule dans les bourses.

846. — MONSTRE. — Se dit d'un individu qui n'est pas conformé comme les autres. Ces malformations sont indépendantes de l'imagination et de l'influence de la mère.

847. — MORAL. — Lorsque le moral est affaibli, il a une grande influence sur le physique, et l'individu contracte très facilement des maladies infectieuses, le typhus, le paludisme et toute maladie devient chez lui plus grave.

Traitement. — Pour guérir cet état il faut des distractions et des occupations pouvant changer le cours des idées; un régime fortifiant est indispensable pour éviter la neurasthénie.

MORBIDITÉ (latin *morbus*, maladie). — Maladies qui atteignent un individu ou une agglomération.

MORPHÉE. — Voir *Scléremie, Sclérodermie.*

848. — MORSURES. — C'est la plaie faite en mordant. Si la morsure n'est pas venimeuse, laver la place avec de l'eau froide légèrement salée ou de l'eau boriquée, couvrir avec une compresse trempée dans l'une de ces eaux et fixer avec une bande. Pour les morsures venimeuses occasionnées par une vipère, un serpent ou un chien enragé, il faut procéder ainsi :

Morsure d'un animal enragé (ou suspecté de rage). — Immédiatement, par des pressions suffisantes, faire saigner abondamment, laver à grande eau avec un jet d'eau si possible ou tout autre liquide, de l'urine même, jusqu'au moment de la cautérisation. Cautériser le plus vite possible la plaie avec un fer chauffé au rouge : c'est le seul moyen d'éviter la rage; tout morceau de fer, un clou, une clef, une barre de fer peut servir. Il faut enfoncer le fer rouge pour atteindre toutes les parties de la plaie, puis faire un pansement comme pour une brûlure ordinaire. Ensuite soumettre le malade au traitement Pasteur et faire des inoculations.

Morsures de vipères ou serpents. — On distingue la vipère d'une couleuvre par les caractères suivants :

La couleuvre a la tête couverte de larges plaques tandis que la tête d'une vipère est couverte de petites écailles, comme le restant de son corps. La vipère a la queue courte. On doit porter des guêtres en cuir ou de fortes bottes dans les forêts. Surveiller les enfants lorsqu'ils font la cueillette de fleurs. Les vipères sont fréquentes aux alentours de Paris, dans les forêts de Fontainebleau, de Sénart et de Montmorency. En cas de morsure, il est inutile de cautériser avec un caustique ou un fer rougi; le meilleur moyen est de sucer la plaie avec force et de la presser dans tous les sens afin de la faire bien saigner. Serrer de suite le membre mordu avec une corde ou un mouchoir un peu au-dessus de la blessure. Laver la plaie à grande eau, ensuite toucher la plaie avec une solution de permanganate de potasse à 1 pour cent ou de l'eau de Javel, ensuite appliquer sur la blessure et sur les parties enflées des compresses trempées dans de l'alcool camphré, de l'eau de Cologne ou du cognac. A l'intérieur, administrer des tisanes chaudes et faire transpirer; donner des infusions chaudes de tilleul avec un peu d'eau-de-vie pour faciliter l'élimination du poison. Garder le lit. Pour faciliter la transpiration, on mettra dans le lit quelques boules d'eau chaude. Au besoin on peut faire des injections du sérum Antivenimeux du docteur Calmette, lequel est également efficace pour guérir les animaux domestiques des morsures venimeuses.

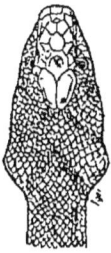

FIG. 315.

Tête de vipère.

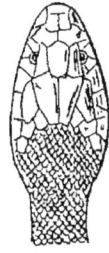

FIG. 316.

Tête de couleuvre.

849. — MORT (latin *mors*). — Cessation définitive de la vie qui se reconnaît aux *Signes suivants:* absence de la respiration, absence de battements du cœur. La rigidité est d'une durée de 60 heures chez les adultes et de 40 heures chez les enfants ; refroidissement, insensibilité, la brûlure au fer rouge ne produit pas de cloque. Une glace ne se couvre pas de buée due à la vapeur exhalée. Enfin la putréfaction ou décomposition pendant laquelle se forme le gaz hydrogène sulfureux et du sulfhydrate d'ammoniaque. En appliquant un papier trempé dans l'extrait de Saturne (*acétate de plomb*) devant les narines, il se formera du sulfure de plomb noir.

850. — MORT APPARENTE. — Les battements du cœur sont faibles mais perceptibles.

Soins à donner. — Dégager les voies respiratoires, faire des tractions rythmées de la langue; pratiquer la flagellation sur diverses parties du corps et des frictions avec de l'alcool ou du vinaigre. Donner des bains chauds. Persévérer. Voir *Léthargie.*

MORTALITÉ. — Quantité d'individus morts dans une période déterminée.

MORT-NÉ. — Lorsque l'enfant meurt avant, pendant ou tout de suite après l'accouchement sans que la respiration se soit rétablie.

851. — MORVE (latin *morbus*, maladie). — C'est une maladie incurable et contagieuse des chevaux qui se transmet à l'homme avec toute sa gravité, soit par le contact direct de l'humeur et par la morsure, soit par le contact avec les objets infectés par le cheval. Cette terrible maladie provoque une inflammation du nez et des paupières qui sécrètent un liquide jaunâtre. Le malade a des douleurs dans les articulations et dans les jambes. Il se forme des taches rouges qui se transforment en abcès et le malade succombe au bout de 2 à 3 semaines.

Traitement. — On soigne cette maladie avec le *Sulfate de Quinine*. Calmer les douleurs avec du sirop de chloral, sirop d'opium ou mieux avec des cachets de *Neragol*. Il faut cautériser les plaies et les écorchures avec un fer rouge.

Hygiène préventive. — La personne qui soigne le malade doit surveiller ses propres mains pour s'éviter une contagion ; il est très utile d'envelopper les mains avec un linge qu'on brûle ensuite lorsqu'on fait le lavage ou le pansement de la plaie afin de ne pas être touché par le pus. Aérer la pièce du malade et y séjourner le moins possible. En cas de morsure faire saigner la plaie et cautériser de suite la plaie avec un fer chauffé au rouge ou avec l'acide nitrique.

Précautions. — Toute personne qui soigne les chevaux doit se garnir les mains avec des gants et ne pas marcher pieds nus dans l'écurie. Toucher l'animal malade le moins possible. L'animal malade étant contagieux après la mort, on doit prévenir celui qui dépèce les cadavres et désinfecter les écuries.

MOYENS DE SE PRÉSERVER DES MALADIES CONTAGIEUSES ET ÉPIDÉMIQUES. — Voir *Soins hygiéniques en cas d'épidémie.*

852. — MOYENS PROPHYLACTIQUES POUR ÉVITER LA CONTAGION D'UNE MALADIE VÉNÉRIENNE. — Pour se préserver de la syphilis, de la blennorrhagie, du chancre, etc., nous avons institué des moyens prophylactiques d'une très grande efficacité. Les expériences faites récemment ont prouvé l'efficacité de leurs pouvoirs antiseptiques, par là leur *sécurité absolue*. Ces moyens consistent dans les précautions suivantes : avant le rapprochement douteux ou impur, induire l'extrémité de la verge avec la *Pommade Kal;* après le rapprochement, faire immédiatement un grand lavage au *Savon préventif Kal*, uriner de suite et remettre un peu de *Pommade Kal.*

Les préservatifs en baudruche ou caoutchouc constituent également un bon moyen de préservation, mais n'offrent pas autant de sécurité que la *Pommade Kal*, qui est à base de calomel rigoureusement dosé, selon les dernières expériences. Il est bon, pour enrayer toute irritation, de faire dans la journée et à quelques heures d'intervalle deux à quatre lavages dans le canal avec l'*Injection Darvet*. Pour la femme, avant et après le rapport, faire une injection avec l'*Aronine Nel* ou du *Spyrol Leber* et beaucoup d'eau, de préférence tiède.

853. — MOUCHES. — Les mouches fréquentent les latrines ou les endroits semblables, se posent sur toutes sortes de déjections et objets infectés, déjections cholériques, crachats des tuberculeux, déjections typhoïques, etc., et sont la cause de plusieurs maladies infectieuses. Elles transportent les germes morbides, les microbes récoltés partout où elles s'arrêtent et contaminent tout aliment et fruit où elles se posent. Les expériences ont démontré que les microbes avalés par des mouches sont déposés vivants avec leurs déjections. D'autre part, il est prouvé que les mouches transportent des microbes dangereux tels que le bacille typhique, le vibrion du choléra, etc. Tous ces microbes ainsi avalés se développent dans l'intestin et provoquent des maladies dangereuses. Aussi faut-il laver à l'eau chaude ou faire cuire les fruits et protéger les aliments, les fruits, les gâteaux, le sucre soit en les enveloppant, soit en les couvrant afin que les mouches ne puissent se poser dessus. Dans les appartements on se débarrasse des mouches en disposant sur des assiettes un papier spécial nommé tue-mouches ou mieux une solution de Formol. Pour les eaux stagnantes on emploie avec succès l'huile de schiste qui détruit les œufs et les larves.

854. — MOUCHES VOLANTES. — Pointes qui passent devant les yeux lorsqu'on regarde une lumière trop intense ou le soleil. Chez les myopes et les personnes atteintes d'une maladie du corps vitré ou de la rétine, les mouches volantes constituent quelquefois l'indice d'une complication.

855. — MOUSTIQUES. — Les moustiques sont la cause des maladies épidémiques, du paludisme, de la fièvre des marais; ils introduisent le microbe sous la peau, avec l'aiguillon. Les moustiques se reproduisent dans l'eau stagnante et les mares avec végétations aquatiques. Ils se tiennent cachés le jour et se montrent principalement la nuit; seule la femelle suce le sang, le mâle se nourrit de sucs végétaux. Pour les détruire il faut verser sur les eaux stagnantes de l'huile de pétrole. Les larves qui viennent à la surface de l'eau pour respirer l'air meurent asphyxiées.

Hygiène préventive. Tenir très propres les bords des fosses et des cabinets d'aisance, éviter la stagnation d'eau et toute mare dans les cours et les jardins, verser à la surface d'eau d'un bassin, une couche de pétrole ou, si le bassin contient de l'eau servant à la boisson, verser à la surface d'eau une couche d'huile alimentaire. Avoir une moustiquaire autour du lit et des stores métalliques à treillis très fin. Pour les chasser il faut fumer des cigarettes, brûler de la poudre de pyrèthre avec du sel

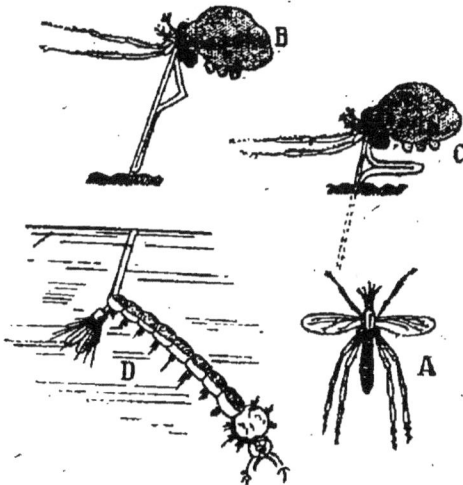

Fig. 317. — Moustiques.

A. Moustique. — B. Moustique qui attaque la peau. — C. Moustique qui enfonce son stylet dans la peau. — D. Larve dans l'eau.

de nitre, établir un fort courant d'air ou agiter des serviettes en tous sens; la lumière les attire, et il faut tenir les fenêtres fermées dès qu'on allume pour éclairer la pièce. Verser sur les eaux stagnantes une couche de pétrole une ou deux fois par mois pour détruire les œufs. Pour préserver la figure et les mains il faut se lotionner avec une macération de quassia. En cas de piqûre il faut la toucher avec de la teinture d'iode ou une goutte de gaïacol à 1 pour cent.

· Le paludisme et la filariose sont propagés par certaines espèces de moustiques lorsqu'ils ont sucé le sang d'un malade.

MUCO-PUS. — Pus dilué.

MUCOSITÉS (latin *mucus*, morve). — Glaires et humeurs sécrétées par les muqueuses.

MUCUS. — Liquide sécrété par les muqueuses.

MUET (latin *mutus*). — Voir *Sourds-muets*.

856. — MUGUET. — Maladie de la bouche assez fréquente chez les jeunes enfants, et caractérisée par des petits dépôts blanchâtres lesquels sont produits par un parasite végétal, du genre des champignons, *saccharomyces albicans*, qui se développe sur la muqueuse buccale. La bouche est rouge et douloureuse. Sur la langue, les joues, le voile du palais, les gencives, les amygdales, le pharynx, on trouve des plaques blanches de consistance molle, d'apparence laiteuse et qui s'enlèvent assez facilement, mais se reproduisent très vite. On les confond quelquefois avec des caillots de lait, mais il est facile de les distinguer parce que ces derniers s'enlèvent par simple attouchement, tandis que les plaques de muguet ne cèdent qu'à des frottements répétés. Le muguet laisse la place rouge enflammée; l'enfant a de la salivation et se trouve gêné pour téter. Il est agité, a un peu de fièvre et digère mal. Cette maladie contagieuse survient à la suite d'une mauvaise alimentation et du manque de soins, lait mauvais, biberon mal lavé ou à la suite du contact de la bouche avec un objet contaminé, tétine, cuillère, mamelon, etc. Les décoc-

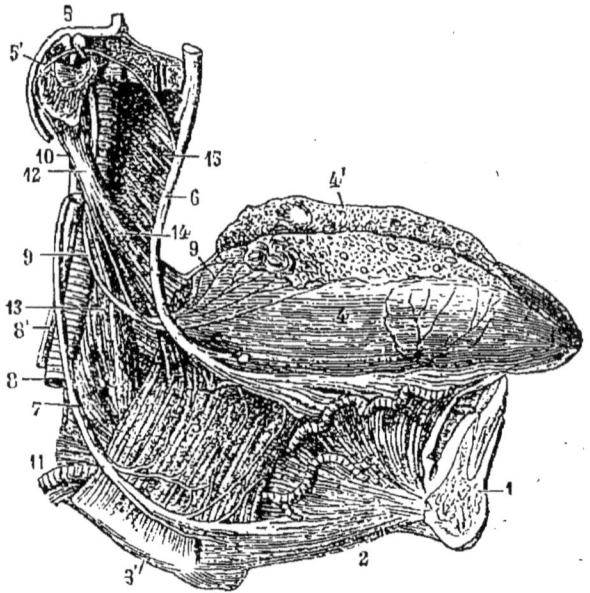

FIG. 318. — Vaisseaux et nerfs de la langue.
(Hirschfeld.)

1. Surface de section du maxillaire inférieur. — 2. Muscle génio-hyoïdien ; au-dessus de lui se voit le muscle génio-glosse, muscle infiniment plus développé, et dont la séparation avec le géni-hyoïdien n'est pas assez nettement indiquée. — 3. Muscle hyo-glosse. — 3′. Os hyoïde. — 4. Langue dépouillée de sa muqueuse. — 4′. Muqueuse linguale dédoublée. — 5. Nerf facial. — 5′. Corde du tympan. — 6. Nerf lingual (branche terminale du nerf maxillaire inférieur). — 7. Nerf grand hypoglosse. — 8. Artère carotide interne. — 8′ Nerf pneumogastrique. — 9, 9. Nerf glosso-pharyngien allant se distribuer au tiers postérieur de la muqueuse linguale. — 10. Filet du nerf facial se rendant aux muscles stylo-glosse et stylo-pharyngien. — 11. Artère linguale. — 12, 14. Muscle stylo-glosse. — 13. Muscle stylo-pharyngien. — 15. Muscle constricteur supérieur du pharynx.

tions, les infusions sucrées avec la cassonnade, les fécules prédisposent au muguet. Elle sévit lorsque l'enfant se trouve dans de mauvaises conditions hygiéniques, aussi est-elle fréquente dans les crèches et asiles. La maladie peut gagner les intestins et provoquer des coliques, de la diarrhée et des vomissements. Pour éviter le muguet, il faut tenir le nourrisson dans de bonnes conditions d'hygiène ; son alimentation sera rationnelle, on évitera une alimentation prématurée. On tiendra la bouche bien propre et on ne le laissera pas s'endormir le sein ou le biberon dans la bouche. Cette maladie survient également chez les vieillards à la suite d'une maladie affaiblissante ou chronique.

Traitement. — Le muguet n'est pas grave et se guérit en quelques jours ; nettoyer la bouche toutes les deux heures avec de l'eau boriquée tiède ou de l'eau alcaline à l'aide d'un tampon de linge, toucher les parties malades 3 à 4 fois par jour avec le collutoire suivant : *borax 4 grammes, miel rosat 30 grammes ;* administrer des purgatifs légers, du sirop de chicorée, de l'huile de ricin, supprimer les mauvaises conditions hygiéniques, observer de grands soins de propreté, nourrir l'enfant avec du bon lait très récent qu'il faut couper avec un peu d'eau de chaux. Si l'enfant est nourri au sein, donner un peu d'eau de chaux ou d'eau alcaline avant la tétée et par cuillerée à café. L'eau alcaline se prépare en faisant fondre une demi-cuillerée à café de bicarbonate de soude dans un verre d'eau.

857. — MUQUEUSE. — Membrane qui tapisse les cavités du corps (tube digestif, vessie, matrice, urètre, lèvres, poumons) et dont la surface est humectée par un liquide, le *mucus*, qu'elle sécrète.

MUSCLES (latin *musculus*). — Les muscles peuvent *s'atrophier* lorsque le membre reste immobilisé ou à la suite d'une maladie de la moelle épinière. Voir *Atrophie, Contusion, Plaies, Contraction*. Pour la description des muscles, voir page 20.

MUSCLE ILIAQUE. — Voir *Bassin*.

MUSIQUE. — Elle a une action calmante sur les nerfs et a été utilisée contre la migraine et les troubles nerveux

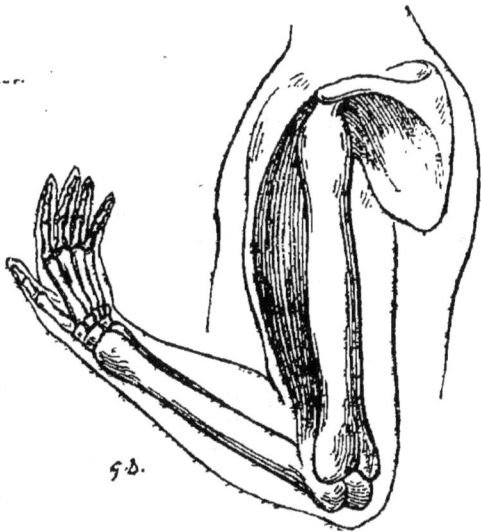

Fig. 319. — Muscle, biceps contracté.

858. — MYDRIASE. — Paralysie de l'iris. La pupille est dilatée pour toujours, elle est provoquée par les vers intestinaux et la névrosité.

859. — MYÉLITE. — C'est l'inflammation de la moelle épinière, qui a pour cause les excès de toutes sortes, les fatigues, le rhumatisme, l'empoisonnement par le plomb, les maladies infectieuses, la syphilis, la tuberculose des vertèbres (Voir *Mal de Pott*). La maladie débute par de vifs élancements dans la colonne vertébrale, des fourmillements aux pieds et aux mains. La démarche devient difficile, puis survient la paralysie et souvent la mort à bref délai. On traite cette maladie par des pointes de feu, des vésicatoires; à l'intérieur il faut administrer le *Dépuratif Parnel* et le *Triogène For*. Pour les syphilitiques, le traitement spécifique est indispensable. (Voir *Syphilis*).Éviter les rapports sexuels et tous les excitants.

MYOCARDITE. — Inflammation du tissu musculaire du cœur.

MYOME. — Tumeur de la substance musculaire.

860. — MYOPIE. — Disposition spéciale de la vue, qui peut venir de naissance ou à la suite de lectures et d'écritures assidues, surtout lorsqu'on est mal assis et mal éclairé. L'obscurité, le papier blanc, les caractères trop fins d'un livre fatiguent la vue. Pour ne pas fatiguer la vue, on doit avoir une lumière grande, le papier du livre doit être jaunâtre, les caractères du livre doivent être larges et les lignes de la page d'une longueur raisonnable. La personne atteinte de myopie est obligée, pour voir un objet, de le rapprocher de très près.

Pour ne pas être myope. On doit s'exercer à regarder les objets éloignés, regarder la mer: On corrige la myopie avec des lunettes à verres biconcaves, en outre elle peut s'atténuer et même disparaître avec l'âge. Pour éviter la myopie aux enants, ne pas leur apprendre à lire et à écrire trop tôt. On doit en outre leur faire tenir les yeux à une distance de 30 centimètres et ne pas prolonger trop la leçon pour éviter la fatigue visuelle.

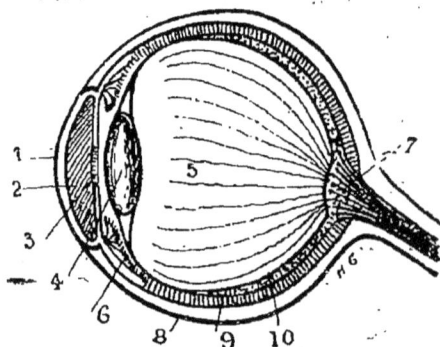

Fig. 320. — Globe de l'œil, coupe verticale. 1. Cornée transparente. — 2. Chambre interieuré. — 3. Iris. — 4. Cristallin. — 5. Corps vitré.— 6. Procès ciliaires. — 7. Nerf optique.— 8. Sclérotique. — 9. Choroïde. — 10. Rétine.

861. — MYOSITE. — C'est l'inflammation des muscles qui survient à la suite d'une piqûre, par la présence d'un corps étranger dans la plaie, par le surmenage, ainsi qu'à la suite d'une maladie. Dans la myosite chronique, les muscles s'ossifient progressivement.

MYRINGITE. — Voir *Inflammation du tympan*.

862. — MYXŒDÈME. — Maladie provoquée par l'atrophie ou le peu de développement du corps thyroïde, qui est une glande du cou. Elle cause un arrêt de développement physique et intellectuel et donne une bouffissure générale de la face et des membres. Le meilleur traitement consiste à faire manger le corps thyroïde du mouton.

N

NÆVUS. — Voir *Envie*.

NAISSANCE. — On doit déclarer à la mairie la naissance d'un enfant dans les trois premiers jours avec deux témoins. Voir *Accouchement, Nouveau-né*.

NASILLEMENT (latin *nasus*, nez). — Voix ayant un timbre spécial lorsque le nez est plus ou moins bouché.

863. — NATATION. — La natation est un exercice hygiénique très utile et l'on devrait apprendre à nager à tous les enfants à l'âge de 8 à 10 ans. Elle met en mouvement tous les muscles et donne de la vigueur et de la souplesse. Éviter les bains trop froids au printemps et à l'automne et ne les prendre au début que très courts (5 ensuite 10 minutes).

NAUSÉES. — Envies de vomir. Voir *Maux de cœur.*

864. — N'DIANK. — Diarrhée bilieuse accompagnée de coliques. Fréquente dans l'ouest de l'Afrique. On la traite avec des potions calmantes contenant de l'éther, du laudanum et du salicylate de bismuth.

865. — NÉARTHROSE. — Fausse articulation qui se forme lorsque deux os, à la suite d'une luxation irréductible, se trouvent anormalement en contact.

866. — NÉCROSE. — A la suite d'une inflammation ou d'une blessure, un os peut être attaqué et mourir en entier ou en partie : c'est la *nécrose*. Il se produit alors une suppuration et le pus sort par une fistule en entraînant des débris d'os, *séquestre*, que le nature élimine. La guérison est très longue, mais la chirurgie arrive à éliminer l'os nécrosé et peut en abréger la durée.

Traitement. — S'il y a fistule avec suppuration et mauvaise odeur, il faut laver à l'eau phéniquée ou mieux à l'*Eau Résolutive Soker*. Éviter les fatigues. Comme traitement interne on donnera le *Dépuratif Parnel* pour purifier le sang et le *Triogène For* ou le *Vin Galar* comme tonique reconstituant. Voir *Carie des os.*

NÉO-MEMBRANE. — Membrane qui se forme à la suite d'une inflammation.

NÉOPLASME (grec *néas*, nouveau). — Tumeur.

NÉPHRALGIE. — Douleurs des reins. Voir *Coliques néphrétiques.*

867. — NÉPHRITE. (grec *nephros*, rein). **MAL DE BRIGHT.** — C'est une inflammation des reins provenant de causes diverses, telles que la scarlatine, la fièvre typhoïde, la diphtérie, la rougeole, la variole, la pneumonie, l'érysipèle, la grippe, les oreillons, l'usage des vésicatoires par suite de l'action de la cantharide sur les reins, l'alcoolisme, les calculs des reins, les chutes, les coups, le froid, la grossesse, etc. Elle peut être aiguë ou chronique.

Forme aiguë. — Elle débute par une enflure du visage et des paupières, par un gonflement des chevilles, des bourses ou des lèvres du vagin; le malade est bouffi et pâle, les urines sont rares et chargées et contiennent de l'albumine. Le malade éprouve des douleurs de reins, des nausées, des maux de tête. La néphrite aiguë se guérit en quelques semaines, mais peut devenir chronique.

Traitement de la forme aiguë. — Soumettre le malade au régime lacté. Pour remédier à l'inconvénient de ce régime, il faut ajouter la *Tarvine* qui est un aliment phosphaté reconstituant et très utile dans le régime lacté. Appliquer des ventouses. Porter des vêtements en laine. Boire la *Tisane Orientale Soker*, pour éviter l'*Urémie.*

Néphrite chronique ou Mal de Bright. — Elle survient à la suite de la forme aiguë négligée ou passée inaperçue, à la suite de la goutte et de l'artério-sclérose. Le malade a un besoin fréquent d'uriner et la quantité d'urine est tantôt normale, tantôt fortement augmentée. Il éprouve des fourmillements aux doigts qui paraissent comme morts, des démangeaisons, des bourdonnements d'oreilles, des crampes aux mollets surtout la nuit, des maux de tête. La peau est sèche, pâle. Il a des enflures au cou-de-pied, aux jambes, aux cuisses. Cette enflure gagne le visage et les paupières. L'urine mousse et contient plusieurs grammes d'albumine.

Le malade peut avoir des palpitations, des troubles digestifs, des étouffements, des douleurs à l'estomac, des vomissements, la perte d'appétit, la diarrhée, des troubles de la vue, des hémorragies, des saignements de nez, une hémorragie cérébrale. La maladie peut se compliquer d'une pneumonie, d'une pleurésie, d'une péritonite, d'un érysipèle, de phlegmons, d'une urémie et peut durer très longtemps, de 10 à 12 ans.

Traitement. Régime Biologique des Néphrites ou Mal de Bright. — Dans ces maladies, le rein affaibli filtre mal les liquides et toutes les substances toxiques au lieu d'être éliminées restent dans le sang, ce qui amène une véritable intoxication telle que l'urémie ou l'éclampsie. (Voir ce mot.) D'autre part, l'albumine, qui doit rester dans l'organisme, traverse le filtre rénal ce qui constitue l'albuminurie. Le but du régime est de rendre la fonction du rein de plus en plus normale et de diminuer les substances toxiques dans l'intestin en choisissant des aliments qui donnent lieu à une putréfaction intestinale faible. L'expérience a prouvé que le sel est nuisible dans toutes les maladies du rein ; le malade devra supprimer complètement le sel de sa table et sa cuisine devra se faire sans aucune addition de sel. Il devra supprimer tous les aliments qui contiennent du sel en proportion notable : le poisson de mer, le bouillon, le jus, les fromages fermentés et le pain en grande partie parce que le pain peut contenir trop de sel. On choisira le poisson d'eau douce, le riz, les pommes de terre, les légumes verts, le fromage frais, le beurre ; les œufs et la viande sont permis en très petite quantité seulement. On supprimera l'oseille, l'oignon, les truffes, les champignons.

Dans cette maladie le malade doit avant tout observer un régime lacté et végétarien et s'alimenter avec la *Tarvine* qui est une farine phosphatée très reconstituante. Supprimer complètement les alcools, les gelées, les conserves. Manger beaucoup de légumes, boire beaucoup de lait, auquel on ajoutera des farineux, la *Tarvine*, pour diminuer sa transformation en substances toxiques dans l'intestin. Lorsque l'amélioration est sensible on peut instituer une alimentation mixte. On diminue la quantité du lait et on augmente la quantité des autres aliments. Comme boisson, on choisira des infusions aromatiques, thé léger, camomille, tilleul, menthe ou de l'eau pure qu'il faut assainir avec la *Septiline*, une cuillerée à café dans un verre de boisson, etc. On peut permettre un peu de café. En cas de douleurs, frictionner les reins avec le *Liniment Soker*, mais éviter les vésicatoires qui sont très dangereux. Dans la journée et aux repas prendre la *Tisane Orientale Soker* et la *Poudre Altérante Darvet* qui feront disparaître les enflures. En cas de vomissements on doit observer la diète et prendre de la glace. Contre les douleurs on donnera un à deux cachets de *Néragol*. Éviter la médication alcaline qui décompose le sang et donne la cachexie.

NERFS. — Voir *Cerveau, Nerfs, Compression, Contusion, Coupure, Névrite.*

NERVOSISME (latin *nervosus*, nerveux). — État caractérisé par des troubles du système nerveux. Voir *Neurasthénie.*

868. — NEURASTHÉNIE. Épuisement nerveux (grec *neuron*, nerfs, et *astheneia*, faiblesse). — Les nécessités de la vie augmentent chaque jour et nous obligent à un excès de travail qui fatigue les muscles, le cerveau et épuise l'organisme. L'ouvrier ou l'agriculteur sont obligés, pour gagner le pain quotidien, de travailler pendant de longues journées sans prendre un repos suffisant. L'homme de bureau passe de longues heures sur ses écritures, il est en proie à des préoccupations continuelles, il néglige sa nourriture. Le savant est tout entier à ses recherches, à ses travaux intellectuels qui semblent lui faire oublier la vie. De cet état de choses, de ce surmenage résultent l'épuisement général de l'organisme, l'affaiblissement de nos organes, surtout du cerveau ou de la moelle, la fatigue nerveuse dont l'ensemble constitue la *neurasthénie* qui fait chaque jour des victimes dans toutes les classes de la société.

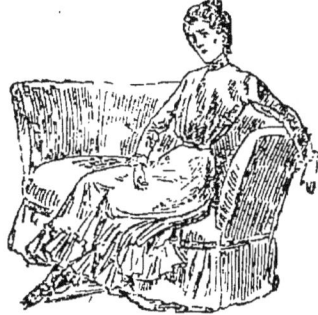

FIG. 321. — Neurasthénique.

Les excès de plaisir, de veillées, les excitations de toute nature, les peines, les soucis provoquent une grande dépense nerveuse et aboutissent également à la *neurasthénie*. L'homme actif et courageux devient mou et faible, il perd la mémoire, le sommeil est agité et, au réveil, il se sent plus fatigué que le soir; l'appétit est nul, la dépense au point de vue intellectuel et physique n'est pas reconstituée, les systèmes musculaire et nerveux sont affaiblis, le sang se trouve de plus en plus anémié. Les digestions ne sont plus normales, l'estomac est dilaté, il a des bouffées de chaleur, avec envie de vomir dans la journée; la constipation est permanente, les jambes soutiennent moins bien le corps. L'individu éprouve parfois des douleurs à la nuque, dans la tête, des douleurs dans le bas des reins, des éblouissements, des vertiges. Il sent ses forces lui échapper, la face est pâle, il maigrit; c'est une débilité complète. Son esprit est tourmenté par des peurs diverses : la solitude, la foule, les espaces vides ou clos, les accidents provoquent chez lui une grande angoisse, une grande terreur, mais c'est principalement la peur des maladies qui provoque la terreur.

Traitement. — Pour retrouver la santé et les forces prendre matin et soir une cuillerée à soupe de *Sédatif Tiber* pour calmer les nerfs. Comme tonique reconstituant, le malade prendra avant chaque repas et dans la journée une cuillerée à café de *Triogène For;* pour favoriser l'assimilation, et combattre la constipation, prendre après chaque repas l'*Élixir Spark.* S'alimenter avec la *Tarvine.* Cet aliment reconstituant est indispensable aux neurasthéniques, aux affaiblis, aux chloro-anémiques et aux nerveux. Ce traitement stimule la digestion, augmente l'assimilation, active la combustion organique. Le sang se trouve vivifié, purifié et il apporte à l'organisme usé des matériaux nutritifs, nécessaires à sa constitution et à a régénération. Par ses propriétés remarquablement toniques, ce traitement évite la vieillesse prématurée.

Régime Biologique des neurasthéniques. — Au début, le malade devra supprimer en grande partie la viande, les poissons et les œufs ou ne consommer de ces aliments qu'une petite quantité et une seule fois par jour. Choisir des aliments d'une digestion facile, des légumes, des féculents avec du lait. (Consulter à ce sujet le tableau des aliments dans l'article *Régime*.) La *Tarvine* à l'eau ou avec du lait rendra un très grand service. Deux à trois semaines de ce régime permettront d'éliminer tous les poisons de l'organisme et d'arriver au véritable régime qui consiste à suralimenter le malade. On ajoutera peu à peu des aliments tels que la viande, le jus de viande, le beurre, etc. (Voir aliments recommandés dans les *Régimes*.) On fera plusieurs petits repas.

Hygiène. — Assainir l'eau de boisson avec la *Septiline* qui est très hygiénique. Éviter les fatigues, cesser le travail, éviter surtout les refroidissements; porter des vêtements de laine, faire quelques exercices, du cyclisme, prendre souvent des bains à 30° et se faire masser une ou deux fois par semaine.

869. — NÉVRALGIES. Douleurs Névralgiques. — Les névralgies sont des douleurs qui viennent par accès intermittents ou rémittents et siègent sur le trajet des nerfs. Dans les névralgies, le symptôme essentiel, capital, est la douleur, très vive par moments, qui peut s'irradier à des nerfs voisins et quelquefois même éloignés. Il y a des causes prédisposantes aux névralgies chez les individus issus de parents atteints de névralgies et qui en ont souvent souffert durant leur vie, chez les enfants d'épileptiques, d'hystériques, d'aliénés; chez ceux qui ont eu dans leur bas âge des convulsions ou de la chorée, chez ceux enfin qui, par suite d'émotions, d'excès vénériens ou d'alcool, d'excès de travail, par suite d'anémie, de goutte, de rhumatisme, de syphilis, de paludisme, de débilitation, sont enclins à une certaine excitabilité du système nerveux.

Les causes occasionnelles sont le froid humide, les plaies des nerfs, les miasmes des marais, les tumeurs siégeant sur le trajet des nerfs. Les névralgies sont fréquentes chez les adultes. Le nerf affecté est douloureux à la pression et au moindre attouchement.

La douleur se produit par accès qui peuvent durer de quelques minutes à quelques heures; elle éclate brusquement, comme un coup de foudre, suit tout le trajet du nerf, variant d'intensité, parfois d'une violence terrible, et, quand elle est

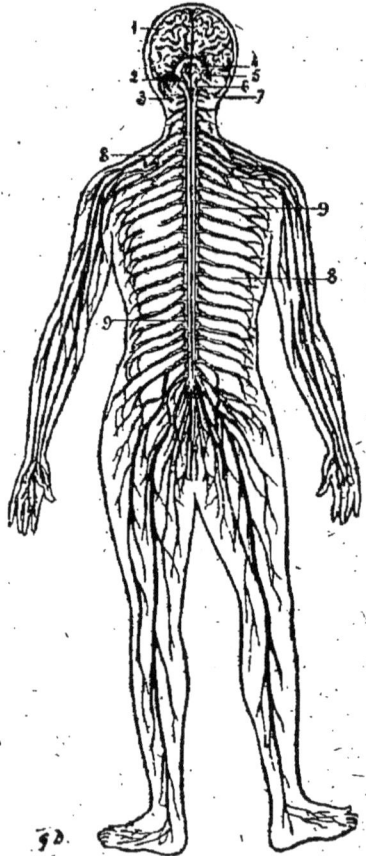

Fig. 322. — Face postérieure du système nerveux central de l'homme.

passée par son maximum, elle s'étend aux branches nerveuses voisines. C'est la névralgie à l'état aigu. La forme chronique est moins douloureuse et donne lieu à des névralgies partielles. Sur les parties où elles siègent, la peau, d'abord pâle, devient rouge, sa température augmente; au bout d'un temps assez long, la partie douloureuse est tuméfiée, et, quand la douleur a disparu, cette tuméfaction se résorbe. Il y a de nombreuses variétés de névralgies : *névralgie faciale*, qui siège au nerf trijumeau; *névralgie dentaire*; *névralgie intercostale*, qui siège entre les côtes et sur le côté gauche de la poitrine. Elle est fréquente chez la femme; *névralgie testiculaire*; *névralgie des ovaires*, *névralgie intermittente* qui revient à jour fixe, laissant des intervalles absolument calmes. Les unes, bénignes comme la carie dentaire, guérissent en quelques jours; les autres, au contraire, persistent de longs mois causant un véritable martyre pour les patients, et ne cédant qu'à un traitement rationnel.

Traitement. — Plusieurs médicaments sont employés pour guérir les névralgies; on ordonne généralement l'opium, la morphine, la cocaïne, le chloral, les bromures, l'antipyrine, l'aconitine, mais ces médicaments ont l'inconvénient d'être ou tout à fait inefficaces ou des poisons trop violents pouvant amener de graves désordres. *Pour calmer la névralgie*, les *douleurs névralgiques*, la *névralgie faciale*, les *maux de tête*, les *migraines* les plus *violentes* en *quelques minutes* il faut prendre le *Néragol* qui est le véritable spécifique de toutes les névralgies et de toutes les migraines. Le *Néragol calme en quelques instants*; son action est plus rapide et plus durable que celle de l'antipyrine et autres analgésiques. Très bien supporté par les estomacs les plus délicats, le *Néragol* est le *meilleur analgésique* et le plus parfait vaso-constricteur d'une efficacité éprouvée *contre l'élément douleur* et les maladies fébriles.

La dose est de 1 à 3 cachets à prendre de la manière suivante : Prendre au début de l'accès un cachet de *Néragol* que l'on avale avec un peu d'eau, on peut prendre un second cachet, si cela est nécessaire, vingt minutes après le premier. On obtient un calme bienfaisant même dans des cas très rebelles. Lorsque la douleur persiste on peut cependant, deux heures après les deux premiers cachets, prendre un troisième cachet, mais ces cas sont tout à fait excep-

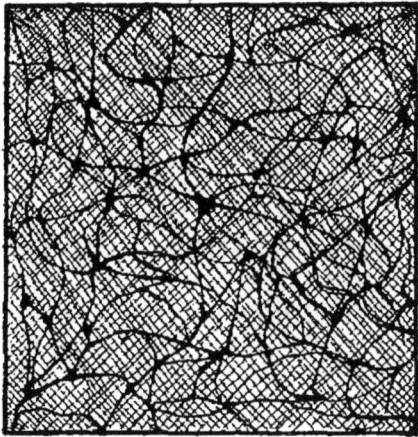

Fig. 323. — Tissu nerveux.

tionnels et très rares. Comme soins locaux on peut appliquer des compresses chaudes (sable, avoine très chaude qu'on place dans un sac) sur la partie malade.

Traitement curatif d'une névralgie chronique. — Pour s'assurer contre la récidive, et soigner une névralgie chronique, il faut suivre le *traitement suivant* qui donne un prompt soulagement et une guérison définitive. Prendre avant chaque repas un cachet de *Néragol*. En cas de crise violente, il faut prendre un troisième cachet dans la journée ou le soir en se couchant. Si la névralgie est accompagnée de mouvements spasmodiques, convulsifs ou de tic il faut donner matin et soir deux cuillerées à soupe de *Sédatif Tiber*. Après chaque repas et dans la journée, prendre une cuillerée à café de *Triogène For* comme tonique reconstituant. Tous ceux qui sont atteints de névralgies sont anémiques et trouveront dans le *Triogène For* le plus puissant et le plus efficace des toniques. Pour éviter la constipation et tout embarras gastrique qui provoquent des névralgies, on prendra le soir avant de se coucher l'*Élixir Spark* ou les *Pilules Spark*. Il faut surveiller l'alimentation, ne prendre que des mets fortifiants et faire des repas légers, afin de ne pas provoquer l'obstruction de l'estomac. Dans ce but on s'alimentera avec la *Tarvine*, aliment phosphaté très reconstituant et d'une digestion facile. Pour les autres mets observer le *Régime Biologique*.

Éviter les émotions, les préoccupations pénibles, et le refroidissement. Le malade se couchera de bonne heure et se lèvera de même.

NÉVRALGIE D'ESTOMAC. — Voir *Gastralgie*.

NÉVRALGIE FACIALE. — Voir *Migraine*.

NÉVRALGIE GÉNÉRALE. — Voir *Neurasthénie*.

NÉVRALGIE INTERCOSTALE. — Névralgie entre les côtes. Voir *Névralgie*.

NÉVRALGIE LOMBAIRE. — Voir *Lumbago*.

NÉVRALGIE SCIATIQUE. — Voir *Sciatique*.

870. — NÉVRITE. — Inflammation des nerfs à la suite d'une blessure, d'une luxation, d'une brûlure, de la goutte, du rhumatisme, de la syphilis, d'une maladie infectieuse, d'une lésion du voisinage. Le malade éprouve des douleurs, le nerf est gonflé, la peau est rouge; ensuite surviennent des troubles de nutrition, des ulcérations suivies de la chute des poils et des ongles; les muscles s'atrophient et sont paralysés.

Traitement. — Selon le cas, faire suivre le traitement anti-goutteux ou anti-syphilitique.

NÉVROME. — Tumeur qui siège sur le tissu d'un nerf.

871. — NÉVROPATHIE (grec *nevro*, nerf, et *pathos*, maladie). — Maladie nerveuse. Voir *Neurasthénie*.

Névropathie cérébro-cardiaque. — Le malade éprouve une sensation de vide dans le cerveau, des vertiges, de l'insomnie, des cauchemars, des palpitations, des maux de tête et d'oreilles. Les sens de l'ouïe, de la vue et du toucher sont très exaltés. Voir *Névroses*.

872. — NÉVROSES. — On connaît plusieurs maladies nerveuses sans que le système nerveux soit altéré et sans que l'on puisse découvrir la moindre lésion dans les organes. On les désigne sous le nom de *névroses*. La cause réside dans l'altération du sang, dans le mauvais fonctionnement du tube digestif et du foie. Le chagrin, l'ennui, l'isolement moral y prédisposent. Le malade a des convulsions, des spasmes, des attaques, des crises de nerfs. Tous les sens sont pervertis. Le malade voit des objets qui n'existent pas, entend des bruits imaginaires, croit avoir des objets ou des animaux dans l'intérieur du corps et éprouve la sensation de leur présence. Les principales névroses sont : la migraine, la gastralgie, l'asthme, l'épilepsie, la danse de St-Guy, la chorée, l'éclampsie, l'hystérie, la folie, la neurasthénie. Pour les guérir, il faut s'adresser à la cause et suivre le traitement avec constance.

Traitement. — Ordinairement, on emploie les calmants tels que le *bromure*, le *chloral*, mais ces médicaments donnent rarement la guérison; le seul moyen pour guérir ces maladies est d'attaquer la cause du mal par le *Sédatif Tiber* et le *Triogène For.* En peu de temps on aura une grande amélioration et une guérison parfaite si le traitement est suivi avec persévérance. Il faut prendre le *Sédatif Tiber* avant chaque repas. On donnera le *Triogène For* après les repas et dans la journée; s'il y a irritabilité, insomnie, il faut prendre une troisième cuillerée à soupe de *Sédatif Tiber* le soir en se couchant. S'alimenter avec la *Tarvine*, aliment phosphaté très utile aux nerveux. Voir *Régime Biologique.*

Deux fois par semaine prendre un bain tiède et des douches froides tous les matins. Voir *Chorée, Épilepsie, Hystérie, Neurasthénie, Paralysie, Crampes, Spasmes.*

NEZ. — Pour la structure : Voir *Fosses nasales. Narines.* Pour les maladies : Voir *Coryza, Ozène, Catarrhe naso-pharyngien, Polypes.*

873. — NEZ, rougeurs du nez. — Pour éviter les rougeurs du nez occasionnées par le froid ou par une mauvaise circulation du sang, il faut prendre de l'*Élixir Spark* qui élimine du sang toutes les âcretés et en active la circulation ; appliquer des compresses chaudes au moyen d'une éponge pendant quelques secondes et plusieurs fois par jour, ensuite onctionner tous les soirs avec la *Pommade Parnel n° 1* et saupoudrer avec la *Poudre Dermatique Jener.*

Pour que le sang ne monte pas au visage, prendre une alimentation légère, la *Tarvine*, qui est un aliment phosphaté très reconstituant, sans échauffer. Purifier le sang avec le *Dépuratif Parnel.* S'il y a constipation prendre l'*Élixir Spark.*

Voir *Nez rouge* dans la troisième partie du volume.

NONA. — Voir *Stomatite gangréneuse.*

NOMBRIL. — Voir *Ombilic.*

NOSOMANIE. — Manie de s'occuper continuellement de sa santé.

NOSOPHOBIE (grec *nosos*, maladie, et *phobein*, craindre). — Crainte d'une maladie imaginaire.

874. — NOSTALGIE, MAL DU PAYS (*nostos*, retour, et *algos*, mal). — Tristesse et abattement provenant du défaut d'acclimatement, du manque de relations, et du changement des habitudes physiques et morales. Peut amener l'affaiblissement général, l'insomnie, la diarrhée et une fièvre ardente déterminant la mort.

Traitement. — Retourner au pays et, si cela est impossible, donner des toniques, le *Triogène For* ou *Vin Galar*, prendre le *Sédatif Tiber* comme calmant des nerfs, chercher des distractions.

NOURRICE. — Voir *Allaitement.*

NOURRISSON. — Voir les articles *Accroissement, Alimentation de l'enfant.*

NOUURE. — Voir *Rachitisme.*

NOUVEAU-NÉ. — Voir *Accouchement.*

NOYÉ. — Secours à donner. Voir *Asphyxie.*

NUBILITÉ (latin *nubilis*). — L'âge pouvant permettre le mariage et la conception. Il est de 17 à 20 ans dans nos climats. Voir *Mariage*.

875. — NUQUE (latin *nucha*, moelle épinière). — Partie supérieure et creuse du cou au-dessous de l'occiput.

876. — NYCTALOPIE, Nyctalope (grec *nuktalops*, dormeur). — Anomalie des nyctalopes qui voient mieux la nuit que le jour. Elle est occasionnée par une trop grande sensibilité de la rétine et de l'iris, par la taie de la cornée, la cataracte, l'alcoolisme, l'excès de tabac. On la corrige par des verres fumés, verres jaunes.

877. — NYMPHOMANIE (grec *numphê*, nymphe, et *mania*, manie). — Excitations sexuelles.

Traitement. — Donner le *Sédatif Tiber* comme calmant, faire des lotions, prendre des bains de siège froids, contracter le mariage.

878. — NYSTAGME (grec *nustagnos*). — Spasme du globe de l'œil, provoque un clignotement continuel ; il est occasionnée par l'ataxie locomotrice, maladie du cerveau ou de la moelle épinière ; souvent associé à la cataracte, à la myopie, etc., il est assez fréquent chez les mineurs.

Traitement. — Porter des lunettes, soigner les autres lésions de la vue ; le mineur doit cesser le travail souterrain.

O

879. — OBÉSITÉ, Excès d'embonpoint. — L'obésité est caractérisée par la formation anormale du tissu graisseux qui s'accumule dans tous les organes et principalement sous la peau, au ventre, au cou (double menton), aux seins, aux hanches. La graisse en excès non seulement détruit complètement la grâce des formes et la beauté plastique de la personne, mais altère la santé.

Les substances graisseuses que nous absorbons sont généralement utilisées pour aider à la respiration et produire en nous la chaleur animale. Lorsque la graisse n'est pas complètement utilisée par les besoins de notre organisme, elle envahit le cœur, les reins, les muscles, les poumons, le foie, les intestins, ce qui comprime les organes et entrave les fonctions de l'organisme ; c'est pourquoi la personne est essoufflée, et facilement à court d'haleine au moindre effort ; le mouvement et la démarche deviennent lents, lourds et pénibles ; la fatigue survient facilement.

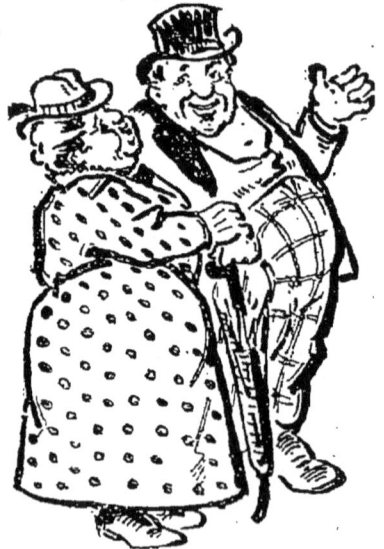

FIG. 324. — Couple obèse.

Pendant la marche, le buste est en arrière, la tête haute, les bras repoussés derrière le dos. Les digestions sont pénibles ; après les repas, le sommeil devient un besoin impérieux, la respiration est gênée, le sommeil est agité ; la personne est sujette à des palpitations, à des anévrismes, à des embolies. L'asthme, le diabète, l'albuminurie sont très fréquents chez les obèses.

Chez les obèses, la vie est plus courte et on trouve de fréquents cas de mort subite ou rapide comme dans le diabète, car dans ces deux cas la fonction cardiaque est affaiblie et souvent supprimée; c'est donc à tort que l'on considère l'obésité comme l'indice d'une santé excellente. Au contraire, on doit s'efforcer de se débarrasser d'un excès d'embonpoint même le plus faible et de le combattre énergiquement comme étant nuisible à la santé générale et à l'équilibre des organes.

Embonpoint.— Mais avant d'arriver à cet état d'obésité qui altère la santé et nous rendra énormes de volume, un embonpoint persistant détruit la grâce des formes et la beauté plastique de la personne; le tissu graisseux envahit toutes les parties du corps et fait perdre la pureté des lignes; aucune toilette ne va plus. Le corps devient plus volumineux, les hanches sont exagérées, le ventre grossit, le cou s'enfonce dans les épaules, la gorge est trop forte, la personne a une face bouffie et une expression d'apathie; tout cachet, toute distinction, toute grâce disparaissent; la taille, fine et élégante autrefois, est complètement déformée. Ce qui explique que toute femme soucieuse de sa grâce physique doit combattre l *Obésité* menaçante — *l'embonpoint* — dès le début, et faire tout son possible pour se préserver de l'ennemi de sa grâce et de sa beauté.

Les personnes trop grasses sont, pour ainsi dire, infirmes, et, par suite, elles n'osent point répondre aux invitations que comporte la vie mondaine. Plus de plaisirs pour elles, plus de réjouissances, car dans les milieux où elles se trouveraient, elles se sentiraient gênées, observées et parfois même plaisantées.

Un homme trop fort, trop gros, avec un ventre énorme, présente déjà un aspect bizarre en habit de cérémonie. A plus forte raison, quel succès peut avoir une femme qui aura perdu la pureté de ses formes, sa tournure élégante, sa grâce et sa beauté? Elle paraît vieille, aucune toilette ne lui va. Elle aura beau se comprimer la taille et les hanches, serrer son corset, faire appel au talent de sa couturière, elle ne peut s'habiller comme elle le voudrait, ses toilettes ne lui donnent ni cachet, ni distinction, ni grâce, fût-elle la mieux faite.

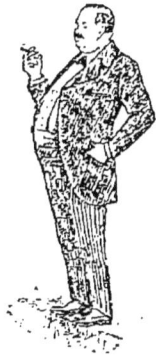

Fig. 325.
L'homme obèse.

Quelle est la cause de l'obésité? Que faut-il pour maigrir? — Il faut rechercher la cause dans la vie sédentaire, la nourriture trop abondante, l'abus des boissons alcooliques, l'inactivité physique, l'abus du sommeil; mais *surtout dans le mauvais fonctionnement du foie, dans la sécrétion insuffisante de la bile, en un mot dans la nutrition vicieuse* qui produit les tissus adipeux en abondance au détriment des autres et, chez la plupart des femmes, dans *l'irrégularité ou l'insuffisance des fonctions menstruelles*. On voit, en effet, beaucoup de dames engraisser et devenir fortes dès que les fonctions menstruelles faiblissent, comme aux approches de l'âge critique et après les couches.

Beaucoup de remèdes ont été déjà préconisés pour combattre l'obésité et l'embonpoint, mais la plupart n'agissent pas. L'obésité reste stationnaire et même augmente parce que ces remèdes n'ont aucune action oxydante ou fondante sur la graisse.

Ce qu'il faut pour maigrir, c'est d'abord faire fondre la graisse en excès et l'utiliser pour produire la chaleur animale indispensable à notre vie, ensuite empêcher la formation des couches exagérées de graisse qui se dépose en parasite sur nos organes.

Par ses propriétés digestives cholagogues et fondantes le **Thé Mexicain du docteur Jawas** donne ce résultat parce qu'il rétablit la nutrition normale, qui *combure la graisse en excès* et l'élimine; il donne aux organes la vigueur et l'activité nécessaires pour empêcher son accumulation. Le **Thé Mexicain du Dr Jawas** conseillé et recommandé par le monde médical et savant constitue le seul moyen efficace et inoffensif pour agir méthodiquement et directement **sur la cause de l'obésité.** Les expériences ont apporté depuis longtemps la preuve de cette efficacité.

Comment agit le Thé Mexicain du Dr Jawas? — Le *Thé Mexicain du Dr Jawas* fait maigrir sans altérer la santé générale en activant les fonctions naturelles et n'exige aucun régime. Absolument végétal, nous garantissons qu'il est *tout à fait inoffensif.* Le *Thé Mexicain du Dr Jawas* n'agit que comme fondant pour éliminer l'excès de graisse; il n'altère jamais la santé et ne peut produire aucun désordre. Remède hygiénique composé d'un mélange de plantes, exempt de thyroïdine, de thyroïode et de tout sel chimique, le *Thé Mexicain du Dr Jawas* active la secrétion biliaire ce qui favorise l'élimination de la graisse, favorise la circulation du sang et la respiration.

Aussi est-il très recommandé non-seulement pour maigrir mais également pour combattre les mauvaises digestions et la constipation, pour purifier le sang et rétablir les fonctions menstruelles ainsi que pour s'éviter les accidents de l'âge critique. Facile à prendre, d'un goût très agréable, le *Thé Mexicain du Dr Jawas* est vivement conseillé par tous ceux qui l'ont essayé pour maigrir.

Combien de temps faut-il pour maigrir? — La durée du traitement varie selon le tempérament et l'embonpoint. L'expérience nous a démontré qu'il faut d'un à deux mois, rarement davantage, pour modifier le tempérament et maigrir. Lorsque l'obésité est très développée, la durée moyenne est de trois à cinq mois. Il ne faut pas oublier qu'avant tout c'est un *traitement hygiénique d'une action naturelle.* Il n'agit pas brusquement, mais progressivement et doucement.

Dès les premiers jours du traitement on constate une action favorable sur l'état général, l'essoufflement diminue, la respiration est plus libre; on éprouve de la souplesse et de l'élasticité dans les mouvements et les membres. Quinze jours après, lorsque la graisse est désagrégée et ce travail physiologique terminé, la personne constate que le ventre diminue, que la taille s'amincit, que les hanches se réduisent et qu'elle est plus svelte. L'amaigrissement continue ainsi sans aucun trouble dans la santé, ni gêne dans les fonctions organiques.

Mode d'emploi et doses. — Le *Thé Mexicain du Dr Jawas*, étant un traitement *hygiénique*, convient admirablement à tout tempérament. *On n'a aucun régime à suivre.* On peut manger et boire de tout.

Le *Thé Mexicain du Dr Jawas* se prépare en mettant une cuillerée à bouche de ce thé, dans une tasse d'eau bouillante et laisser infuser pendant 10 ou 15 minutes (ne jamais faire bouillir les plantes). Passer à travers un linge ou une passoire, sucrer à volonté et le boire toujours chaud.

Le *Thé Mexicain du Dr Jawas* se prend à la dose de deux à quatre tasses par jour, dont une le matin à jeun, et les autres soit aux repas soit dans la journée et le soir en se couchant. Nous insistons surtout pour qu'il soit pris une tasse le matin à jeun à la place du petit déjeuner.

Il est important de ne pas interrompre le traitement et continuer régulièrement l'usage du *Thé Mexicain du Dr Jawas*.

Conseils utiles à retenir et à observer. — Il existe plusieurs régimes contre l'obésité. Tels sont les régimes de *Banting* par *Harvey*, de *Debove*, de *Bouchard*, de *Dancel*, d'*Œrtel*, pour ne citer que les principaux, sans parler des innombrables variétés qu'ils ont fait naître. Tous ces régimes sont des *régimes d'inanition*, des régimes comportant une alimentation restreinte, ce qui oblige l'obèse à vivre en partie de sa propre chair et graisse. Ils sont tous très dangereux et donnent toujours des troubles très graves; ces régimes peuvent occasionner une grande anémie, rendre la personne pâle, nerveuse, provoquer des vertiges, de l'insomnie et des troubles cardiaques. Nous les déconseillons d'autant plus que, dès qu'on cesse le régime de privations, la graisse revient, le poids augmente; l'obèse a souffert inutilement. L'obésité ne demande aucun régime spécial. Il suffit de pratiquer un régime sain, de faire usage des aliments digestibles et cela selon l'état du tube digestif et de l'appétit de chacun. Il est également inutile et dangereux de vouloir faire beaucoup d'exercice. On tirera grand profit si l'on veut bien retenir les conseils suivants qui donnent depuis plusieurs années des résultats absolument probants.

Les personnes qui voudraient obtenir l'amaigrissement en peu de temps, même lorsque l'obésité est rebelle ou très développée, nous les engageons à observer les conseils suivants : Supprimer le petit déjeuner du matin et le remplacer par une tasse de *Thé Mexicain*. Supprimer le vin et toutes les liqueurs ou boissons contenant de l'alcool. Il faut supprimer tous les aliments d'une digestion lente, tels que les hors-d'œuvre, les conserves, les crustacés, les coquillages (les huîtres exceptées), les poissons gras, les sauces épicées et grasses, les viandes grasses, lardées, marinées, le gibier, les ragoûts, la charcuterie, les légumes indigestes comme le chou, les légumes qui contiennent du sucre, les légumes acides, l'oseille, les tomates, les crudités, les salades, les fritures, les fromages forts, les fruits acides et huileux, la pâtisserie, le chocolat, le pain en excès et toutes les boissons, sauf l'eau pure et le *Thé Mexicain*. En un mot, éliminer tous les aliments qui provoquent et entretiennent la dyspepsie et rester avec un régime ordinaire en mangeant en quantité normale même des farineux, mais sous la forme très digestible. Remplacer souvent le pain par les pommes de terre et se méfier des pâtisseries qu'on graisse souvent avec de la vaseline. Nous recommandons beaucoup de s'alimenter avec la *Tarvine*, qui est très nourrissante sous peu de volume et qui permet de faire un repas léger et nutritif à la fois soit à midi, soit surtout le soir. Plusieurs personnes qui ont adopté cette manière de faire, à savoir : *Thé Mexicain* en boisson, deux à trois tasses par jour, et un des deux principaux repas rien qu'avec la *Tarvine*, ont obtenu des résultats absolument merveilleux. On ne doit prendre d'autres boissons que l'infusion du *Thé Mexicain du Dr Jawas*, que l'on prépare plus ou moins forte, selon le tempérament, pour obtenir deux selles par jour.

Bains pour maigrir. Traitement externe de l'obésité par le Sel Mexicain pour bains. — Ce traitement externe a pour but d'activer l'effet du *Thé Mexicain* et d'agir directement sur la graisse localisée aux hanches, à la taille et au ventre. Il réduit l'embonpoint et préserve les contours juvéniles du corps.

Bains amaigrissants. — Les bains préparés avec le *Sel Mexicain* sont très efficaces pour combattre le dépôt de graisse localisé aux hanches, à la taille, au ventre.

Le *Sel Mexicain* du *Dr Jawas* pour bains agit comme fondant et amaigrissant contre la corpulence.

Le *Sel Mexicain* du *Dr Jawas* pénètre directement par les pores de la peau dans les tissus graisseux, émulsionne ou dissout la graisse et empêche sa formation exagérée.

Son usage conserve la pureté des lignes, la souplesse, la grâce et l'agilité des mouvements. Il empêche la déformation du corps, vivifie le teint, fait disparaître les rougeurs. En peu de temps, il réduit les hanches, le ventre, amincit la taille. On doit l'employer comme préventif pour ne pas grossir et comme curatif pour éliminer et faire fondre la graisse déjà formée.

Mode d'emploi : Prendre 3 à 4 fois par semaine un bain tiède dans lequel on fera dissoudre une boîte de *Sel Mexicain*. Rester dans le bain une bonne demi-heure. Avant de sortir, se frictionner avec un peu de liquide de la baignoire. Voir *Bains pour maigrir* et *Sel Mexicain*.

Lotions et compresses amaigrissantes. — Les personnes qui ne peuvent prendre des bains doivent les remplacer par des *lotions* au *Baume Darva* qui est un **Baume fondant et amaigrissant spécialement préparé pour les hanches, la taille et le ventre.**

Mode d'emploi : Le soir, en se couchant, lotionner et frictionner légèrement la taille, les hanches et le ventre avec le *Baume Darva* et ensuite appliquer sur les parties lotionnées une compresse trempée dans le *Baume*, couvrir cette compresse avec une large ceinture de flanelle que l'on enroule en serrant un peu autour de l'abdomen et des reins, afin de provoquer une active sudation dans ces parties. Garder cet enveloppement toute la nuit. Le matin, après avoir enlevé la ceinture de flanelle, laver à l'eau chaude, essuyer et saupoudrer d'amidon. On peut également faire ces lotions et compresses, comme nous l'indiquons, le matin ; on gardera la compresse six à huit heures.

OBSTÉTRIQUE (latin *obstetrix*, accoucheuse). — Art des accouchements. Voir *Accouchements*.

OBSTRUCTION INTESTINALE. — Voir *Occlusion intestinale*.

OBTURATION D'UNE DENT. — Voir *Dents*.

OCCIPITAL. — Os qui forme la paroi postérieure et inférieure du crâne. Voir *Crâne*.

880. — OCCLUSION INTESTINALE. — Par suite d'une tumeur, de l'étranglement d'une anse, de torsion ou de l'invagination, il peut se produire une occlusion; le malade a des douleurs vives et des vomissements de matières fécales.

Le traitement consiste à donner des lavements et exige une intervention chirurgicale.

ODEURS. — Voir *Désinfectants, Désodorisants, Haleine.*

ODONTALGIE (grec *odons*, dent, et *algos*, douleur). — Mal de dents. Voir *Dents.*

ODONTOLOGIE. — Anatomie qui traite des dents.

ODORAT. — Voir les Sens dans l'*Anatomie.*

881. — ŒDÈME. — C'est une sorte d'hydropisie qui consiste en un gonflement sans douleur de la peau, par suite d'un épanchement d'eau dans les tissus cellulaires. Lorsqu'on appuie sur la peau avec le doigt, celle-ci garde l'empreinte ou le creux formé par la pression. Si l'œdème existe aux jambes, aux cuisses, il prend le nom d'*anasarque.* Si l'œdème existe aux paupières seulement, il indique le *mal de Bright.* Voir *Néphrite chronique.* Si l'épanchement est considérable, la peau peut se déchirer et le liquide s'écoule. L'œdème s'observe dans les maladies du foie, du cœur, dans l'albuminurie et dans toutes les maladies provenant d'une altération du sang.

Traitement. — Le traitement consiste à activer la circulation du sang en le purifiant avec le *Dépuratif Parnel* et à éliminer toutes les toxines et âcretés par l'*Élixir Spark,* qui régularise les fonctions digestives. Dans les cas rebelles, boire la *Tisane Orientale Soker.* Observer le *Régime Biologique* et s'alimenter avec la *Tarvine.*

Ce traitement décongestionne les organes et ramène l'organisme à l'état normal.

882. — ŒDÈME DE LA GLOTTE. — C'est l'infiltration de la sérosité à la suite d'un refroidissement ou lorsqu'on a avalé un liquide trop chaud. S'observe également dans plusieurs maladies : la tuberculose, la syphilis, le mal de Bright. Le malade éprouve des accès de suffocation et ne peut pas respirer, la voix est rauque; le malade avale avec beaucoup de difficulté.

Traitement. — Faire des pulvérisations d'eau boriquée, d'eau astringente au tannin et des compresses chaudes.

ŒIL. — Voir la Vue dans l'*Anatomie.*

ŒIL DE PERDRIX. — Voir *Cor.*

ŒILLÈRE. — Petite tasse de forme spéciale employée pour baigner l'œil.

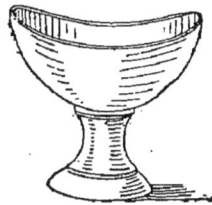
Fig. 326.
Œillère.

ŒSOPHAGE. — Voir *Structure.*

883. — ŒSOPHAGISME. — Spasme avec étouffement et constriction; il est souvent d'origine nerveuse. Donner le *Sédatif Tiber,* alimenter avec la *Tarvine.*

884. — ŒSOPHAGITE. — Inflammation de l'œsophage occasionnée par un liquide caustique ou trop chaud, ou par la maladie d'un organe voisin; le malade est pris de douleurs, de vomissements, d'hémorragies, de difficulté d'avaler.

Traitement. — Boire de la tisane émolliente, prendre des boissons glacées, sucer de la glace, appliquer de la glace sur le cœur, donner des aliments liquides, du lait, de la bouillie, s'alimenter avec la *Tarvine*.

ŒSOPHAGOTOMIE — Ouverture de l'œsophage pour retirer un corps étranger.

OIGNON. — Voir *Cor.*

OLÉCRANE (grec *kranion*, tête). — Saillie de la partie supérieure du cubitus.

OMBILIC (latin *umbilicus*, nombril). — Surface déprimée portant cicatrice et qui reste à la suite de la section du cordon ombilical.

OMOPLATE. — Voir *l'Anatomie.*

885. — ONANISME. — Satisfaction de l'acte génital par un moyen contraire à la nature et qui provoque des désordres très graves. Ce vice affaiblit profondément l'esprit et le corps, provoque l'hystérie, l'hypocondrie, la spermatorrhée et l'impuissance.

Traitement. Hygiène. — Faire des lotions froides, prendre des bains de

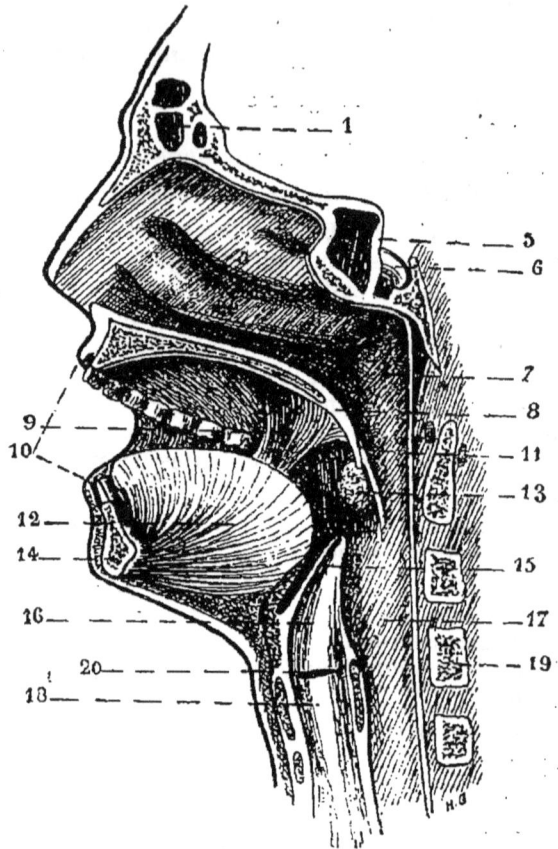

FIG. 327. — Bouche et pharynx.

1. Sinus frontaux. — 2. Cornet supérieur. — 3. Cornet moyen. — 4. Cornet inférieur. — 5. Sinus sphénoïdal. — 7. Ouverture de la trompe d'Eustache. — 8. Voile du palais. — 9. Pilier antérieur du voile. — 10. Ouverture buccale. — 11. Pilier postérieur. — 12. Langue. — 13. Amygdale. — 14. Mâchoire inférieure. — 15. Portion du pharynx. — 16. Epiglotte. — 20. Cavité du larynx.

siège froids, supprimer le vin, les boissons alcooliques et les aliments excitants, faire de longues promenades, de la gymnastique. Le soir, manger très peu; s'alimenter avec la *Tarvine*, aliment phosphaté très nourrissant et léger à la fois; combattre la constipation. Coucher sur un lit dur, les mains toujours dehors; éviter toute lecture excitante. Voir *Spermatorrhée* et *Pollutions*. Donner tous les matins et tous les soirs une cuillerée à dessert ou une cuillerée à soupe de *Sédatif Tiber* qui calme les nerfs.

886. — ONGLES. Hygiène. — On doit les tailler de temps en temps avec un canif et ensuite polir avec la lime à ongles. On doit nettoyer les ongles plusieurs fois par jour avec une *brosse à ongles* et du savon et ne laisser aucune impureté entre l'ongle et la chair, ceci aussi bien pour

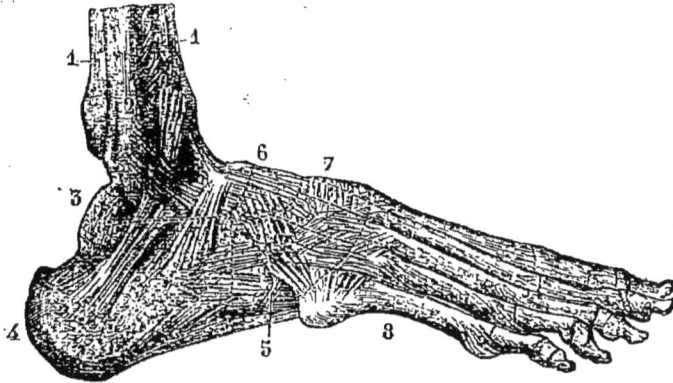

FIG. 328. — Squelette et ligaments du pied (faces externe et dorsale.)

1, 1. Tibia. — 2. Péroné. — 3. Astragale. — 4. Calcanéum. — 5. Cuboïde. — 6. Scaphoïde. — 7. Cunéiformes. — 8. Métatarsiens.

Les trois lignes pointillées qui descendent du haut de la figure vers sa partie inférieure marquent la limite : la première de l'astragale, la deuxième du scaphoïde et du calcanéum, la troisième des trois cunéiformes et du cuboïde. Elles indiquent les interlignes articulaires que doit suivre le couteau dans les désarticulations sous-astragalienne, médio-tarsienne (Chopart), et tarso-métatarsienne (Lisfranc). Les lignes antéro-postérieures correspondent aux interlignes qui séparent les cunéiformes.

son esthétique que pour l'hygiène. Dans l'anémie, la syphilis, la scrofule, les ongles deviennent cassants et se déforment. On remédie à cela en soignant la cause par le traitement dépuratif qui combat les vices du sang et régénère tout l'organisme.

ONGLES (beauté des). — Voir *Ongles* dans la troisième partie du volume.

887. — ONGLE INCARNÉ. — Inflammation de la peau des doigts ou du gros orteil par suite de la rétroversion de l'ongle qui rentre dans les chairs. Cette maladie provient du défaut de soins des pieds ou de chaussures mal faites. Il se produit une ulcération qui suppure et des bourgeons charnus; les chairs sont gonflées et saignantes.

Traitement. — Prendre des bains de pieds pour entretenir une grande propreté. Laisser pousser l'ongle; mettre entre l'ongle et la chair une mèche de charpie graissée avec la *Pommade Parnel n° 2*, graisser ensuite tout le doigt avec la même pommade et recouvrir avec une compresse. Avoir soin de bien enfoncer la mèche entre l'ongle et la peau en la poussant tous les jours un peu plus profondément. En outre, il faut mettre chaque jour une mèche un peu plus grosse que celle de la veille et toujours bien garnie de *Pommade Parnel n° 2*, pour activer la séparation de l'ongle des chairs. Ce traitement avec des grands soins de propreté réussit toujours et évitera une opération. S'il y a des bourgeons charnus on les cautérise avec un crayon de nitrate d'argent.

888. — ONGLÉE. — Engourdissement douloureux du bout des doigts produit par le froid. Frictionner avec de la neige où de l'eau froide, ne pas chauffer les mains : pour éviter l'onglée porter en hiver des gants larges et en laine.

889. — OPÉRATION. — Il faut reconnaître que dans beaucoup de cas l'opération est inévitable ; il est également juste de reconnaître que plusieurs opérations peuvent être évitées surtout si le traitement avait été institué de bonne heure. Dans les affections de la matrice et des ovaires, alors que la malade désespérait et ne croyait pouvoir trouver la guérison que dans une opération, le traitement indiqué dans cet ouvrage a donné de très bons résultats et l'opération a pu être évitée. Du reste, on doit retarder le plus longtemps possible l'opération et, si elle n'est pas d'une urgence absolue, il est bon d'essayer le traitement de la *Médecine Végétale* qui purifiera le sang, donnera de la vigueur et rendra par ce fait l'opération moins dangereuse.

OPHTALMIE (grec *ophtalmos*, œil). — Ce mot veut dire inflammation du globe de l'œil. Voir *Conjonctivite*.

Ophtalmie granuleuse. — Très fréquente dans les contrées poussiéreuses et malpropres. On l'observe surtout en Égypte et en Algérie ; maladie tenace, elle se prolonge des mois, se transmet par les doigts malpropres et les linges souillés. Voir *Conjonctivite granuleuse.*

890. — OPHTALMIE PURULENTE OU BLENNORRHAGIQUE. — Elle est due aux microbes de la blennorrhagie qu'on a transporté aux yeux par les doigts ou le linge. Cette maladie est excessivement grave et peut entraîner la perte de l'œil si l'on n'a pas recours, *dès le début*, à un traitement des plus énergiques.

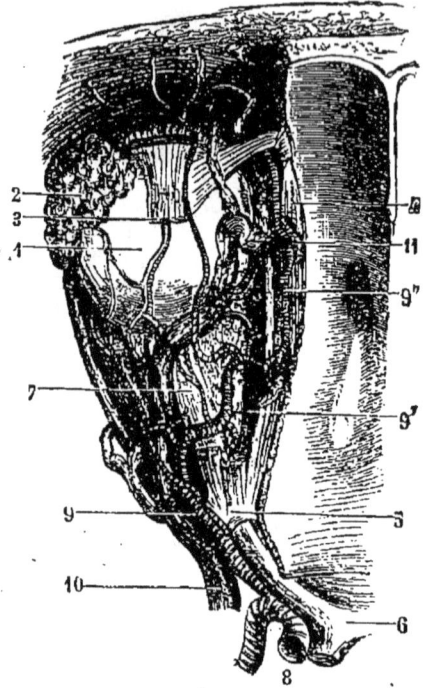

Fig. 329. — Artère et veine ophthalmique.

1. Globe de l'œil. — 2. Glande lacrymale. — 3. Tendon du muscle droit supérieur. — 4. Muscle grand oblique. — 5. Zone de Zinn, d'où partent les tendons des muscles droits. — 6. Chiasma des nerfs optiques. — 7. Nerf optique plongé dans le tissu adipeux. — 8. Artère carotide interne. — 9, 9, 9". Artère ophtalmique et ses branches. — 10, 11. Veine ophtalmique.

Précautions hygiéniques. — Il faut donc éviter avec le soin le plus rigoureux tout contact des doigts, des linges ou de l'eau de toilette avec le visage, pendant le cours de la blennorrhagie et observer une très grande propreté des mains. Faire bien attention pour ne pas recevoir le pus dans les yeux au moment d'un lavage ou d'un pansement.

Lorsque l'infection a eu lieu, la conjonctive devient rouge, les paupières gonflent, les yeux ne supportent pas la lumière et il s'écoule du pus jaune-verdâtre en grande quantité, la douleur est vive. Il faut de suite agir énergiquement sinon la cornée sera atteinte et l'œil sera perdu.

Traitement curatif. — Dès que l'infection se produit, sans perdre de temps, il faut cautériser la conjonctivite avec une solution de nitrate d'argent à 1 gramme pour 50 grammes d'eau, deux à trois fois par jour, laver l'œil avec une solution de permanganate de potasse à *30 centigrammes* par litre ou avec de l'eau à laquelle on ajoute une bonne quantité d'alcool, faire des injections avec cette eau alcoolisée entre les paupières deux à trois fois par jour. Appliquer la *Pommade Fondante Darvet* autour de l'orbite.

891. — OPHTALMIE PURULENTE DES NOUVEAU-NÉS. — Elle est fréquente chez les nouveau-nés et a pour cause l'infection des yeux par les liquides maternels et peut causer la *cécité.* Il faut avoir de grands soins de propreté et ne pas oublier de se savonner les mains chaque fois que l'on touche les yeux du malade.

Cette maladie est très contagieuse et peut se transmettre par les doigts à l'œil sain. Pour prévenir l'ophtalmie on doit laver les yeux dès la naissance de l'enfant avec de l'eau bouillie et faire tomber dans les yeux deux à trois gouttes de jus de citron. Quelques jours après la naissance, les nouveau-nés ont quelquefois les paupières gonflées avec rougeurs au bord. Les yeux sont remplis d'un liquide jaunâtre et l'on trouve une sécrétion abondante de pus aux bords des paupières. Il faut combattre de suite cette inflammation, sinon le pus détruira la cornée (qui est la partie transparente de l'œil) et l'œil sera perdu. L'ophtalmie des nouveau-nés est la principale cause de cécité datant de l'enfance.

Il est facile d'enrayer cette terrible maladie par un traitement énergique. Il est absolument indispensable de soigner dès qu'on voit de la sérosité trouble et louche aux yeux ou à un œil seulement.

Traitement. — Si le pus n'a pas apparu, ce qui arrive assez souvent, laver avec eau boriquée chaude toutes les *deux heures*, mais si le pus apparaît il faut l'enlever au fur et à mesure de la formation et laver les yeux plusieurs fois dans la journée et dans la nuit avec du coton hydrophile trempé dans de l'eau boriquée tiède ou dans une solution de cyanure de potassium faible. Dès que le coton a touché les yeux il faut le jeter au feu et faire une autre boulette de coton. Deux fois par jour toucher les paupières à l'intérieur avec un pinceau trempé dans une solution de nitrate d'argent à un demi-gramme pour cent. Immédiatement après, toucher avec un autre pinceau trempé dans une solution concentrée de chlorure de sodium. Soulever la paupière avec précaution pour ne pas recevoir le pus. Maintenir sur les yeux une compresse d'eau boriquée froide. Si un œil est atteint il faut préserver l'œil sain avec compresse d'eau boriquée.

Hygiène préventive chez la mère. — Pour préserver l'enfant de l'action des liquides maternels sur les yeux, la mère doit prendre des injections vaginales avant l'accouchement, pendant la grossesse.

OPHTALMIE VARIOLIQUE. — Pour se préserver il faut se faire vacciner.

OPHTALMOSCOPE. — Instrument pour examiner le fond de l'œil.

892. — OPOTHÉRAPIE. — On désigne sous ce nom le traitement par les sucs d'origine animale. On emploie les *glandes thyroïdes* contre le *myxœdème*, le *rachitisme*, le *goître exophtalmique*; le suc des *testicules*, le suc des *ovaires*, etc.

893. — OPPRESSION. — C'est la respiration difficile et pénible provoquée par la mauvaise circulation du sang. Elle s'observe dans l'*Asthme*, la *Bronchite*, l'*Anémie*, les maladies du *Foie* et du *Cœur*.

En cas d'accès. — Pour soulager, donner un peu d'éther, faire brûler dans la chambre du malade un peu de *Poudre Antiasthmatique Darva*.

Traitement. — Pour activer la circulation du sang, il faut prendre le *Dépuratif Parnel* qui purifie le sang, ce qui le rend plus fluide et l'*Élixir Spark*, qui décongestionne le foie et active la digestion. — Voir *Asthme*, *Emphysème*. Observer le *Régime Biologique*, s'alimenter avec la *Tarvine*, aliment phosphaté très reconstituant.

ORBITE. — Cavité dans laquelle est logé le globe de l'œil.

894. — ORCHITE, Inflammation du testicule. — Cette inflammation du testicule survient à la suite d'un coup, d'un frottement, d'une compression trop prolongée ou à la suite d'une blennorrhagie mal soignée, cas qu'on désigne vulgairement par cette phrase : « chaude-pisse tombée dans les bourses ». Ce n'est que dans le cas de blennorrhagie aiguë que ce phénomène se manifeste, et quelquefois il semble qu'il y ait un véritable transport de l'inflammation, car il n'est pas rare de voir l'écoulement urétral cesser ou du moins notablement diminuer, quand l'orchite se déclare. L'inflammation du testicule est une affection douloureuse: l'organe augmente de volume, dans une proportion notable qui peut aller parfois jusqu'au double de son volume ordinaire. Le testicule malade est engorgé et douloureux, la peau est chaude, rouge, tendue. Les douleurs sont intenses, quelquefois atroces, accompagnées de frissons, de fièvre et d'embarras gastriques très pénibles ; souvent l'inflammation, mal soignée, s'étend vers les canaux, et ces irritations nouvelles ont des conséquences très sérieuses. L'inflammation de la première partie de ces canaux, ou *épididyme*, est très fréquente et la maladie porte alors le nom d'*Epididymite*; elle accompagne souvent l'orchite et présente les mêmes caractères. Mais cette inflammation présente cette grave particularité, que souvent les produits plastiques de l'inflammation s'accumulent dans l'étroit conduit séminifère et l'obstruent en y formant ce qu'on appelle les *tubercules du cordon*, ce qui entraîne une infécondité absolue. Aussi l'orchite mal soignée peut rendre l'individu impropre à la fécondation, surtout si les deux testicules ont été atteints (Orchite double). Un traitement calmant et résolutif doit être institué dès le début.

Traitement. — Deux fois par jour graisser légèrement le testicule avec la *Pommade Fondante Darvet*, recouvrir avec une bonne couche d'ouate : porter un suspensoir un peu grand et garni de coton hydrophile. Si la douleur est vive il faut garder le lit et mettre des cataplasmes chauds. Avoir soin de soulever les parties en plaçant du coton hydrophile ou un petit oreiller entre les cuisses. Pendant la période des douleurs observer la diète. Lorsque la douleur aura cessé on continuera l'usage de la *Pommade Fondante Darvet* jusqu'à complète disparition de l'inflammation. Pour faire fondre les engorgements le malade prendra le *Dépuratif Parnel* deux fois par jour, une cuillerée à bouche avant chaque repas. Se purger trois jours de suite, en prenant tous les jours 3 à 4 *Pilules Spark*. Prendre beaucoup de bains chauds, tenir les parties relevées, aussi bien le jour que la nuit. La guérison d'une orchite s'obtient en 10 à 15 jours.

Dans l'orchite à la suite d'une blennorrhagie, l'écoulement cesse pendant l'inflammation du testicule mais reparaît lorsque l'orchite disparaît; le malade devra continuer à traiter énergiquement la blennorrhagie avec les *Cachets Curatifs Darvet* et le *Santal Bline*, mais il aura soin de *supprimer toute injection*.

895. — OREILLES. — La poussière de l'air peut s'accumuler dans l'oreille et provoquer des troubles sérieux, souvent même la surdité. On doit laver les oreilles à l'eau de savon et les nettoyer avec le *cure-oreille*, mais il faut éviter de nettoyer avec un corps dur qui blessera le conduit et peut, par un mouvement trop fort, perforer la membrane du tympan. Pour l'obstruction de l'oreille, voir *Maladies des oreilles*. Chez les enfants, on lave les oreilles avec le *lave-oreille*. Contre le froid, on peut mettre dans chaque oreille un peu de coton qui protège bien.

OREILLETTE. — Les deux cavités du cœur placées au-dessus des deux ventricules. Voir *Cœur*.

896. — OREILLONS. — C'est une maladie épidémique et contagieuse très fréquente chez les enfants à partir de 5 ans et chez les jeunes gens surtout scrofuleux. Elle est forte, douloureuse et peu grave chez les enfants; chez les adultes au contraire elle présente souvent des caractères assez graves et l'isolement ainsi que toutes mesures sanitaires n'arrivent pas à enrayer son caractère épidémique. Cette maladie consiste en une inflammation et gonflement douloureux de la glande parotide qui est située derrière l'oreille et du tissu cellulaire qui l'entoure. Au toucher on constate une grosseur en avant de l'oreille. Souvent l'inflammation gagne les glandes salivaires, sous-maxillaires et le dessous de la mâchoire est gonflé. Presque toujours l'oreillon se termine en 10 jours, sans complication ni conséquence sérieuse.

Marche de la maladie. — L'oreillon débute toujours par un peu de fièvre, de manque d'appétit, de courbature et mal à la tête. On constate également un peu d'inflammation à la gorge et à la bouche. Pendant quelques jours le gonflement va en augmentant, le gonflement prend tout le pourtour de l'oreille et l'ouverture de la bouche; la mastication des aliments et la déglutition deviennent difficiles; mais bientôt il diminue et disparaît vers le dixième jour. Le gonflement atteint soit un seul côté soit les deux côtés du cou et de la face, en débutant par le côté gauche. L'inflammation peut se porter à la suite d'un refroidissement sur d'autres glandes et atteindre les testicules chez les petits garçons, les seins et les ovaires chez les petites filles. Les enfants qui ont été atteints d'oreillons se trouvent préservés pour l'avenir d'une complication sérieuse.

Traitement. — Isoler l'enfant pendant 20 à 30 jours. Officiellement d'après le règlement du 18 août 1893 le retour à l'école est permis le seizième jour, mais il est prudent de retarder la rentrée. Garder la chambre et repos au lit pendant la période fébrile et le gonflement qui est de dix jours et donner des boissons chaudes. Pour éviter que le mal se porte sur d'autres glandes, testicules ou ovaires, il faut tenir l'enfant au chaud, graisser le cou et les joues avec de l'*Huile de camomille camphrée* ou du *Baume Tranquille laudanisé* et les envelopper avec du coton hydrophile et une bande de flanelle. Au besoin appliquer des cataplasmes chauds. S'il y a fièvre donner à l'enfant du *Sulfate de quinine* deux fois par jour ou bien des bains à 28° de dix minutes de durée toutes les quatre heures et un suppositoire au *chlorhydrate de quinine* tous les soirs.

En cas de douleurs on peut donner du *Sirop de chloral.*

Soins hygiéniques. Régime. — Il faut pratiquer une grande antisepsie de la bouche, des fosses nasales et de la gorge; le microbe des oreillons se trouvant dans la salive, toutes les trois heures laver la bouche avec de l'eau bouillie additionnée d'*Alcool de menthe* ou de *Dentifrice Rodol*, toucher la gorge avec le collutoire au Borax salicylé. Si la constriction est grande et s'il est impossible de gargariser ou laver, on fait trois fois par jour des instillations dans les fosses nasales avec quelques gouttes d'*Huile mentholée* tiédie au bain-marie. Éviter les aliments solides, donner du lait, du bouillon, des légumes, des œufs à la coque, des tisanes diurétiques de chiendent, de queues de cerises, en un mot une *alimentation liquide pour éviter l'albuminurie;* si les mâchoires s'écartent difficilement faire boire l'enfant au chalumeau; vers le 3e ou 4e jour donner un léger purgatif salin de sulfate de soude ou de citrate de magnésie contre la perte d'appétit. Cett   maladie peut se compliquer d'*Albuminurie*, d'*Endocardite*, ou provoquer la *surdité*.

Contre l'orchite possible chez les enfants après 10 à 12 ans il faut ordonner un repos absolu au lit, appliquer des compresses chaudes plusieurs fois par jour sur les testicules et donner des bains de siège. Si la fluxion est passée au bout de 6 jours, on peut quitter le lit, mais on devra porter un suspensoir ouaté. Contre l'otalgie, introduire dans l'oreille quelques gouttes d'huile d'amande douce tiédie au bain-marie. Après la guérison, l'enfant est affaibli et il est toujours très utile de le fortifier avec le *Sirop Tannodol* qui est le meilleur tonique et reconstituant phosphaté. Donner des bains salés, une alimentation reconstituante. La salive et les crachats doivent être reçus dans une solution de sulfate de cuivre; désinfecter les vêtements, les objets mobiliers et le linge de l'enfant.

ORGELET. — Voir *Compère-loriot.*

ORTEILS. — Doigts du pied. Voir *Pied.*

ORTHOPÉDIE (grec *ortho*, droit, et *paideia*, éducation). — L'art de prévenir ou corriger les difformités du corps.

ORTHOPHONIE (grec *ortho*, droit, et *phoné*, voix). — L'art de corriger la mauvaise voix.

897. — OS. — Pour que les enfants aient de bons os il faut leur faire prendre du phosphate et du carbonate de chaux. Le lait en contient en quantité suffisante, s'il est de bonne qualité. Aussi doit-on en donner aux nourrissons à l'exclusion de tout autre aliment. Les enfants qu'on nourrit avec des soupes épaisses, de la viande et des légumes ont longtemps les os mous et deviennent rachitiques parce qu'ils sont trop jeunes pour les digérer; les jambes restent faibles et ne supportent pas le corps, s'incurvent en cerceau. Les extrémités des os augmentent de volume, l'enfant noué conserve cette infirmité toute sa vie; les os se courbent également si on fait marcher l'enfant trop petit. Voir *Squelette*.

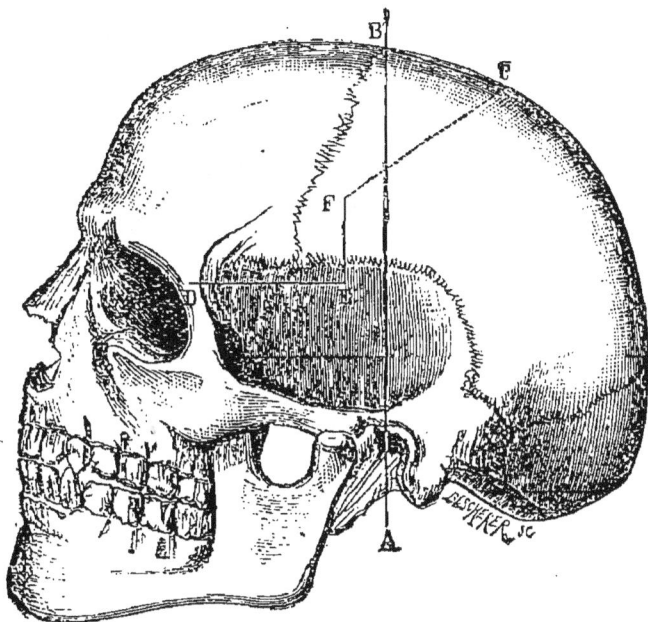

FIG. 330. — Points de repère permettant de déterminer la ligne rolandique.

A, B. Plan vertical auriculo-bregmatique. — C. Point situé à 5 centimètres en arrière du bregma et correspondant à l'extrémité supérieure de la scissure de Rolando. — D. Apophyse orbitaire externe. — D. E. Ligne horizontale, longue de 7 centimètres, tirée en arrière de cette apophyse. — E, F. Ligne verticale de 3 centimètres. — C, F. Ligne rolandique.

898. — OSTÉITE. — C'est une inflammation des os causée par les vices du sang, la scrofule, la syphilis ou par une violence, un coup, une chute, une blessure, etc. Elle provoque des douleurs assez vives et finit souvent par suppurer: elle peut se compliquer de **Périostite**. L'os qui est le plus souvent atteint est le *Tibia*, os de la jambe, parce qu'il est exposé le plus souvent aux coups et aux chocs, n'étant protégé que par l'épaisseur de la peau. L'Ostéite peut se compliquer d'une inflammation de la moelle des os, c'est l'**Ostéo-myélite**. Il se forme dans ce cas des abcès et des phlegmons et une infection purulente peut survenir.

Traitement. — Il consiste à prescrire des bains locaux, et à appliquer la *Pommade Fondante Darvet* sur laquelle il faut mettre deux fois par jour un cataplasme. A l'intérieur on donne de l'iodure de potassium, de l'huile de foie de morue; mais le *Dépuratif Parnel* pris avant chaque repas est plus efficace. Comme tonique on donne du *Triogène For* ou le *Vin Galar*. S'il y a constipation il faut la combattre avec l'*Élixir Spark*. S'alimenter avec la *Tarvine*.

899. — OSTÉITE DES ADOLESCENTS ou fièvre de croissance. — Cette maladie survient entre 7 et 15 ans à la suite de la rougeole, la scarla-

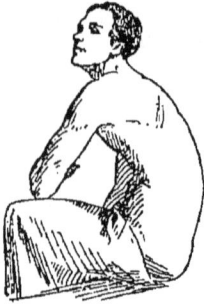

FIG. 331. — Dos rond.

Lorsqu'on reste souvent courbé on finit par avoir le dos rond.

tine ou la fièvre typhoïde; le froid et la fatigue peuvent également l'occasionner. L'inflammation se déclare dans les parties terminales des os, dans les articulations surtout au genou, au bras, à la hanche et à la main. Le malade éprouve la douleur au niveau des os; la fièvre se déclare brusquement et dure de quelques heures à une semaine et atteint 39 à 40°, elle est souvent accompagnée de délire, d'agitation et de convulsions. L'enfant n'a pas d'appétit, l'affaiblissement est général.

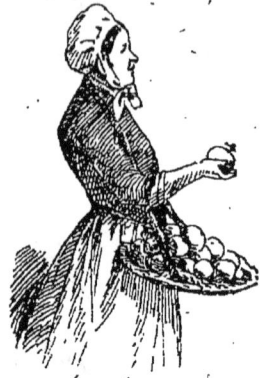

FIG. 332. — Dos creux.

Lorsqu'on marche le buste rejeté en arrière on finit par avoir le dos creux.

Traitement. — Combattre la fièvre avec du *Sulfate de quinine*, donner beaucoup de *Tarvine* qui est un aliment phosphaté indispensable. Avant chaque repas donner le *Sirop Tannodol*, dans la journée et après les repas donner le *Triogène For*, prendre beaucoup de repos.

OSTÉITE SYPHILITIQUE. — Survient pendant la période secondaire et tertiaire chez les enfants de syphilitiques : même traitement que pour la syphilis, les douleurs disparaissent sous l'influence de ce traitement. Voir *Tuberculose*.

OSTÉITE TUBERCULEUSE. — Elle peut atteindre les vertèbres, le fémur, le tibia, l'os du pied, l'os de la main, les côtes, le bassin, le sternum, le crâne. Le malade éprouve des douleurs avec gonflement de la partie atteinte. Il se forme des abcès qui rejettent des débris d'os : même traitement que la tuberculose. Voir *Tuberculose*.

900. — OSTÉOMALACIE (grec *osteo*, os, et *malakia*, mollesse). — Ramollissement des os, survient après une grossesse, à la suite d'une mauvaise alimentation et par manque de sel de chaux. Pendant la grossesse la femme doit toujours prendre du phosphate de chaux pour s'éviter cette maladie ou la chute d'une dent.

901. — OSTÉOMYÉLITE. — Inflammation de la moelle des os occasionnée par l'infection des staphylocoques (voir *Microbes*) et aussi à la suite d'une violence, d'une fatigue ou du froid. Débute par une douleur sourde au niveau d'un os et surtout à la partie supérieure de la cuisse et qui augmente par la pression ou les mouvements. Le malade évite de remuer le membre afin de ne pas provoquer la souffrance; la partie malade gonfle et il se forme un abcès sous la peau.

OSTÉOPÉRIOSTITE. — Inflammation du périoste et de l'os. Voir *Ostéite* et *Périostite*.

OTALGIE (grec *otos*, oreille, et *algos*, douleur). — Douleur d'oreilles. Voir *Otite*.

902. — OTITE (grec *otos*, oreille). — C'est l'inflammation de l'oreille. Cette maladie survient chez les adultes et les enfants scrofuleux. Elle se déclare également à la suite d'une fièvre éruptive, la grippe, la rougeole, et lorsqu'on introduit un corps étranger dans l'oreille. Elle peut survenir à la suite d'un refroidissement ou d'un coup; la malpropreté peut en être également la cause. L'inflammation peut se localiser sur le conduit externe seulement; mais souvent elle gagne l'intérieur de l'organe et cause la surdité. Lorsque l'oreille laisse écouler du pus la maladie porte le nom d'*Otorrhée*. Le malade éprouve des douleurs, des élancements, des maux de tête. Il a la fièvre, des sifflements, et des bourdonnements d'oreille qui l'empêchent de dormir. Il peut survenir un abcès qui provoque une suppuration presque intarissable. Les douleurs se calment et la maladie passe à l'état chronique. L'inflammation peut gagner l'os qui est derrière l'oreille et se compliquer d'une *Mastoïdite*. Il y a rougeur et gonflement derrière l'oreille. L'otite peut devenir chronique. Elle est fréquente chez les personnes âgées et se produit à la suite d'une maladie chronique du nez et de la gorge : on la désigne sous le nom d'*Otite scléreuse*.

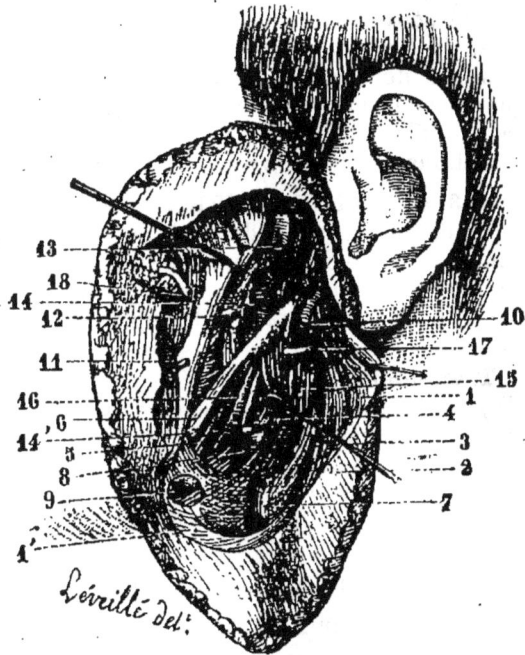

FIG. 333.

Cette figure représente le creux parotidien dont a été extraite la parotide sans ménager les vaisseaux et nerfs qui la traversent. L'aponévrose a également été enlevée pour laisser voir les couches musculaires sous-jacentes; la branche du maxillaire a été attirée en avant à l'aide d'une érigne pour agrandir le sillon auriculo-maxillaire, et permettre à l'œil de plonger dans le fond du creux parotidien; enfin, les muscles styliens ont été séparés et un peu écartés pour laisser voir la position des vaisseaux et nerfs profonds. (Richet.)

1, 1'. Débris de l'aponévrose parotidienne. — 2. Muscle digastrique. — 3. Muscle stylo-hyoïdien. — 4. Muscle stylo-pharyngien. — 5. Muscle stylo-glosse. — 6. Ligament stylo-maxillaire. — 7. Veine jugulaire externe. — 8. Coupe de l'artère carotide externe. — 9. Artère linguale qu'on aperçoit au travers d'une fenêtre faite à l'aponévrose. — 10. Artère auriculaire. — 11. Artère transversale de la face. — 12. Artère maxillaire interne. — 13. Artères temporales. — 14, 14'. Artère carotide interne. — 15. Nerf grand hypoglosse. — 16. Nerf glosso-pharyngien. — 17. Tronc du nerf facial. — 18. Conduit de Sténon.

Traitement. — Matin et soir faire dans l'oreille malade une injection avec de l'eau bouillie tiède, additionnée d'une demi-cuillerée à bouche de *Spyrol Leber* par litre d'eau. Incliner la tête pour faire sortir l'eau, sécher et essuyer l'oreille avec un linge fin ; ensuite introduire dans l'oreille malade un tampon de coton hydrophile trempé dans l'*Auditine Rock*. Avant chaque repas prendre une cuillerée à bouche de *Dépuratif Parnel* pour purifier le sang et éliminer les âcretés, qui ont provoqué l'écoulement et la suppuration. Après chaque repas prendre une cuillerée à café d'*Élixir Spark* pour empêcher les troubles digestifs et la constipation. S'alimenter avec la *Tarvine*. En cas de douleur on prendra une à deux cuillerées à soupe de *Sédatif Tiber*. Pour extraire un corps étranger, on ne doit employer la pince ou la curette qu'avec une grande prudence parce qu'on risque d'enfoncer l'objet encore davantage. Le mieux est de faire des injections d'eau tiède avec un irrigateur ou une seringue.

903. — OTITE INTERNE, Maladie de Ménière. — Survient à la suite de blessure ou de syphilis, elle peut avoir une marche lente. Le malade éprouve des bourdonnements, des vertiges, la surdité devient de plus en plus complète. La maladie peut également survenir brusquement. Le malade a une attaque d'apoplexie avec perte de connaissance et reste sourd.

Traitement. — Prendre avant chaque repas une cuillerée à bouche de *Dépuratif Parnel* pour purifier le sang ; après chaque repas donner une cuillerée à café d'*Élixir Spark* pour décongestionner le foie et le tube digestif. Faire des injections dans l'oreille avec de l'eau et le *Spyrol Leber* (*une demi-cuillerée à bouche pour un litre*), ensuite introduire un peu d'*Auditine Rock* qu'on verse sur un tampon de coton hydrophile. Voir *Otite*.

OTORRHÉE. — Écoulement des oreilles. Voir *Otite*.

OUIE. — Voir *Sens de l'ouïe et Oreilles*.

OVAIRES. — Voir *Anatomie*.

904. — OVARALGIE. — Névralgie de l'ovaire. La malade éprouve des douleurs dans le bas-ventre, du côté gauche plus souvent que du droit, allant jusqu'aux reins ; les règles sont troublées.

Traitement. — Prendre une cuillerée à soupe de *Sédatif Tiber* avant chaque repas comme dépuratif calmant. Après les repas prendre une cuillerée à café d'*Élixir Spark* qui décongestionne tous les organes. En cas de douleurs vives prendre un à deux cachets de *Néragol*. Appliquer des cataplasmes chauds sur le bas-ventre et au besoin prendre un lavement tiède. En cas d'anémie et de faiblesse prendre le *Triogène For*. Comme soins hygiéniques prendre des injections avec de l'eau chaude et du *Spyrol Leber* (une cuillerée par injection).

905. — OVARITE. — C'est l'inflammation des ovaires qui survient entre 25 à 40 ans ; souvent une complication de la métrite, l'ovarite peut aussi, sous l'influence des mêmes causes, débuter d'emblée à la suite d'une métrite, d'une fausse-couche, d'une blennorrhagie qui gagne les ovaires. L'ovarite est due, dans les trois quarts des cas, à une suppression brusque des règles arrêtant et fixant le flux dans l'organe. L'inflammation des ovaires s'étend souvent à la trompe et la maladie prend le nom de *Salpingite*. Les symptômes de l'ovarite sont la douleur dans le bas-ventre, dans les reins, dans les membres inférieurs, tout comme pour la métrite ; mais ce qui est caractéristique, c'est la douleur à la pression dans les fosses

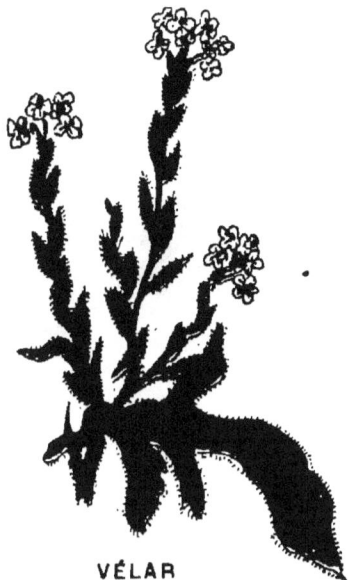

VÉLAR
HERBE AUX CHANTRES

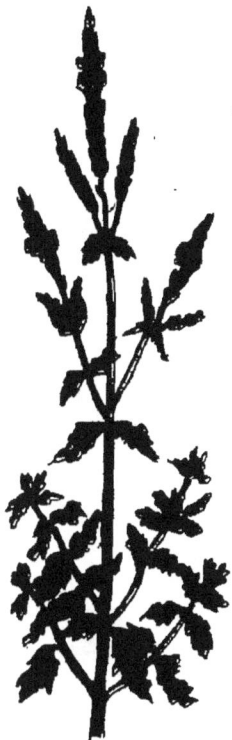

VERVEINE

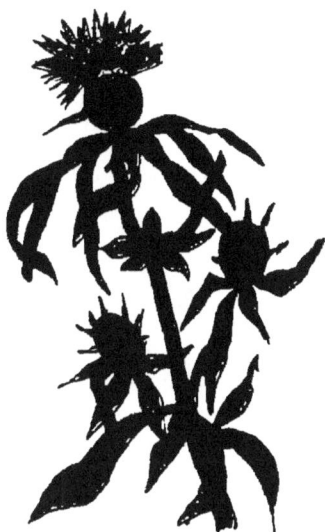

CENTAURÉE
CHAUSSE-TRAPE

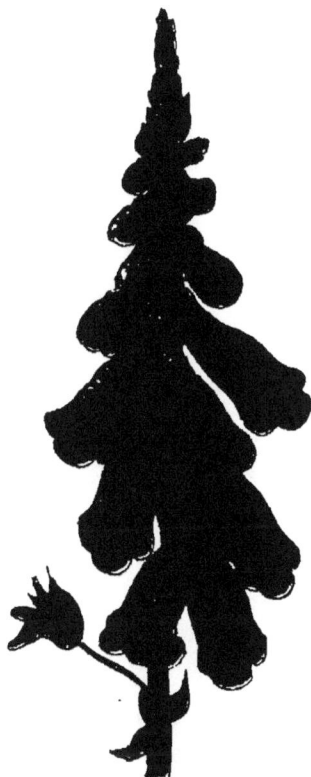

DIGITALE POURPRÉE

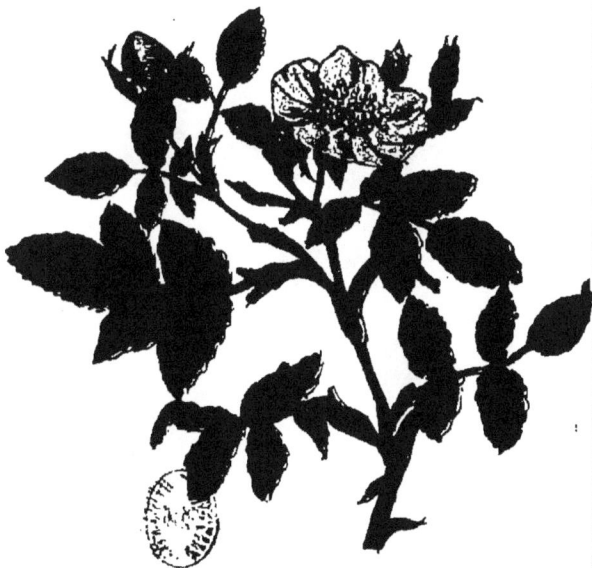

ROSE SAUVAGE
ÉGLANTIER

iliaques au-dessus du pli de l'aine : tout mouvement, toute secousse, toute fatigue augmentent la douleur, on voit surgir chez la malade des manifestations *hystériques*, des signes de l'anémie et des troubles digestifs.

Traitement. — Pour l'ovarite et la salpingite on doit suivre les conseils suivants qui donnent un excellent résultat : Avant les repas, prendre le *Sédatif Tiber* pour purifier le sang et calmer les nerfs. Pour la constipation et afin de tenir le ventre libre, on prendra après chaque repas une cuillerée à café d'*Élixir Spark* qui décongestionne les organes ; s'alimenter avec la *Tarvine*, farine alimentaire phosphatée très reconstituante et d'une digestion facile. Appliquer l'*Emplâtre Fondant Darvet* sur la région douloureuse et des compresses froides sur le ventre, couvrir avec bande de flanelle. Matin et soir faire une injection vaginale avec un litre d'eau bouillie et une cuillerée à soupe de *Spyrol*. En cas de douleur prendre deux ou trois cachets de *Néragol*, observer le *Régime Biologique* ; un petit lavement chaud à 50 degrés est très utile comme calmant interne, on le garde une demi-heure. Injecter le liquide par petites portions, afin de ne pas provoquer l'envie d'aller à la selle.

OVARIOTOMIE. — Enlever des ovaires par une opération chirurgicale.

OXYURES. — Voir *Vers intestinaux*.

906. — OZÈNE, Punaisie (grec *ozaina*, puanteur). — Cette maladie est caractérisée par une inflammation chronique de la muqueuse des fosses

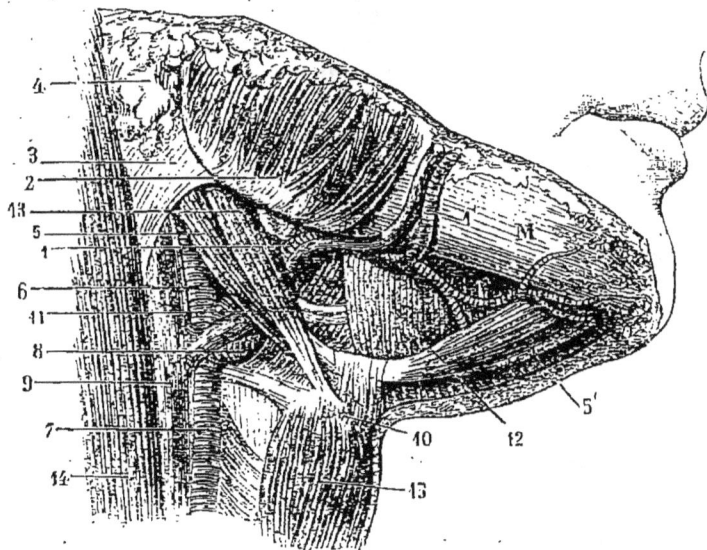

FIG. 334. — Région sterno-mastoïdienne ou carotidienne.

nasales, suivie quelquefois d'un écoulement purulent. L'ozène est la plus désagréable des complications de la scrofule. Incommodant toutes les personnes qui l'entourent par son odeur nauséabonde, le malade en est réduit à vivre seul et ne tarde pas à être hanté par des idées de suicide. Au début de la maladie, la sécrétion nasale est visqueuse et s'écoule en partie dans

16

la gorge, le malade mouche beaucoup. Peu à peu, la sécrétion devient plus épaisse et forme d'énormes croûtes qui restent dans le nez. En se mouchant, le malade arrive à les expulser, leur odeur est nauséabonde et très pénétrante, mais l'odorat s'étant aboli, le malade ne se rend pas compte de la mauvaise odeur qui se dégage. Cette maladie se déclare chez les scrofuleux à la suite d'un coryza chronique et héréditaire.

Traitement. — L'ozène guérit très bien avec le traitement suivant. Faire de fréquents lavages trois ou quatre fois par jour avec de l'eau bouillie à laquelle on ajoute une petite cuillerée à café de glycérine, avec une cuillerée à café de *Spyrol Leber*. Dans la journée priser souvent la *Poudre Cicatrisante Leber* que l'on peut mélanger avec du marc de café ou du café grillé et finement moulu. Pour purifier le sang et combattre les âcretés, prendre le *Dépuratif Parnel* avant les repas, pour régulariser la digestion et tenir le ventre libre, prendre après chaque repas l'*Élixir Spark* qui décongestionne les organes; s'alimenter avec la *Tarvine*, aliment reconstituant et léger à la fois. Assainir l'eau de boisson avec la *Septiline* qui est très hygiénique.

P

PALAIS (lat. *palatum*). — Partie supérieure de la bouche. Voir *Bouche*.

PALES COULEURS. — Voir *Anémie, Chlorose.*

907. — PALEUR. — Survient à la suite d'une émotion, d'une anémie, d'une indigestion, d'une maladie nerveuse. En cas de pâleur subite, donner une boisson chaude, du thé léger, un grog et laisser reposer le malade. Chez les malades la pâleur disparaît avec le traitement.

PALMAIRE. — Ce qui concerne la paume de la main. Exemple : muscles palmaires. L'*arcade palmaire* est formé par les artères cubitale et radiale.

PALPATION. — Toucher avec la main une région du corps dans le but d'examiner un organe.

908. — PALPITATIONS. — Battements de cœur, plus forts et plus vifs qu'à l'état normal, réguliers ou désordonnés, provoqués le plus souvent par un état nerveux, l'hystérie, la neurasthénie, l'anémie, la chlorose et la grande perte de sang. Les contractions peuvent devenir violentes, tumultueuses, à tel point qu'elles empêchent la respiration et la parole, rendent le pouls dur et résistant. Le visage du malade est pâle, fatigué, couvert de sueur, le mains glacées, il y a quelquefois syncope.

Traitement. — Éviter les excès, le surmenage, les émotions vives, les excitants, le café, le thé. Donner le *Sédatif Tiber* qui est la préparation idéale pour calmer ce genre d'affection. Supprimer la cause en soignant l'anémie, la chlorose et la faiblesse. Les palpitations nerveuses se retrouvent dans la plupart des maladies du cœur.

909. — PALUDISME, Fièvre palustre, malaria des pays chauds, fièvre intermittente dans nos climats (lat. *palus*, marais). — Le paludisme est une maladie apparaissant sous forme de fièvre. Elle est occasionnée par un parasite qu'on trouve dans le sang : le *Hematozoaire de*

Laveran. Il se propage par les moustiques, l'eau et apparaît lorsqu'on creuse la terre pour faire des travaux, dans les pays où les terrains sont marécageux.

Sa forme habituelle est la fièvre intermittente. Dans les pays chauds surtout — Panama, Algérie, les Antilles, Cochinchine, Égypte, Grèce, Italie, Madagascar, le Sénégal — le paludisme existe à l'état endémique et devient souvent épidémique pendant la saison d'été. Le paludisme se présente ordinairement sous forme de *fièvre intermittente* avec des conséquences plus ou moins graves.

Pendant l'été toute la campagne, en Italie, constitue un foyer dangereux, on y risque de contracter la malaria, seule *Rome* est habitable. Lorsqu'on voyage dans les pays palustres, Italie, Algérie, Tunisie, etc., il faut prendre toutes les précautions suivantes : Ne jamais ouvrir les fenêtres la nuit pour dormir, occuper l'étage supérieur, ne jamais coucher sur le sol, boire de l'eau bouillie, éviter les excès, les fatigues.

Moyen préventif. — Prendre du sulfate de quinine 25 à 50 centigrammes par jour ou bien une dose de *Quinoline* qui est plus efficace.

Traitement. — Pour soigner la fièvre il faut prendre le *sulfate de quinine* à haute dose. La *Quinoline* que nous conseillons contre la fièvre est plus efficace. Son usage est souverain et nous a donné quantité de guérisons. *Comme préventif* il est d'une efficacité absolue; *comme curatif* il agit directement sur les microbes et détruit les germes dans le sang. Assainir l'eau de boisson avec la *Septiline* qui est très hygiénique. Voir *Fièvre intermittente et traitement.*

910. — PANARIS, Mal blanc, Tourniol. — C'est l'inflammation des parties molles des doigts survenant dans la région de l'ongle à la suite d'un coup ou d'une piqûre. Le panaris commence généralement par une rougeur, des démangeaisons et une douleur vive, puis la peau se soulève, crève, et suppure autour de l'ongle qui finit par tomber si le mal n'est pas soigné à temps; mais il arrive que l'inflammation atteint les parties profondes du doigt, gagne toute la main et même le bras; dans ce dernier cas le malade a des douleurs très fortes et il peut en résulter une infirmité. Les tempéraments scrofuleux et lymphatiques sont prédisposés aux panaris.

Traitement. — Pour faire avorter le panaris, il faut plonger le doigt dans un bain d'eau boriquée très chaude plusieurs fois par jour; ensuite

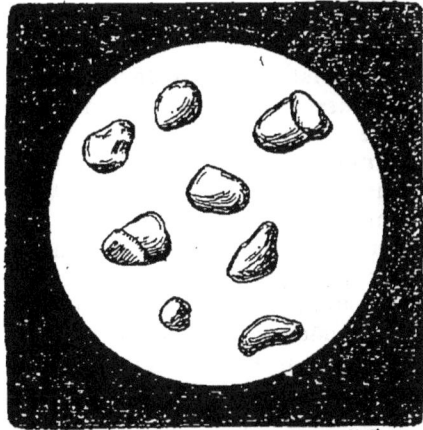
FIG. 335.— Calculs biliaires, calculs de pigments et de cholestérine.

appliquer l'*Onguent Napolitain* ou mieux une bonne couche de *Pommade Fondante Darvet* et couvrir avec un pansement. Si la suppuration se produit quand même on cesse l'usage de la pommade, mais on continue les bains locaux à de l'eau boriquée chaude. Ensuite on applique des pansements et des compresses antiseptiques au sublimé, à l'*Eau Résolu-*

tive Soker et gaze salolée. Pour éviter les panaris, il faut laver les mains assez souvent avec du savon antiseptique adoucissant et observer une grande propreté. Voir *Furoncle*. Aux repas assainir l'eau de boisson avec la *Septiline* qui est très hygiénique.

PANCRÉAS (grec *kreas*, chair). — Glande digestive. Voir appareil digestif dans l'*Anatomie*.

PANNUS. — Maladie de la cornée.

PANSEMENT des plaies. — Voir *Plaies*.

PAPULE. — Petite élevure rouge qu'on observe sur la peau et qui se dessèche.

911. — PARALYSIE (grec *lusis*, dissolution). — La Paralysie générale est un état morbide nettement défini dans lequel les troubles moteurs jouent un rôle aussi considérable que les troubles psychiques. Elle provient des lésions localisées dans les méninges, ou enveloppes du cerveau, et dans le cerveau lui-même. Elle a pour cause l'alcoolisme, la syphilis, l'excès de travail, l'hérédité, la gravelle, le rhumatisme, le diabète, l'ataxie, l'intoxication par aliments avariés ou par le plomb. Cette altération de la pulpe nerveuse du cerveau a pour résultat d'atteindre plus ou moins complètement les nerfs qui distribuaient la sensibilité et le mouvement. Le malade perd la faculté de se mouvoir seulement ou bien la faculté du mouvement et de la sensibilité à la fois. Dans la paralysie, tout le système musculaire du corps est atteint (sauf la tête, l'appareil nutritif et l'appareil respiratoire) et son siège est dans la région dorsale de la moelle épinière.

Parmi les symptômes du début, le plus fréquent est l'amnésie, ou l'affaiblissement de la mémoire. Le malade devient triste, irascible, parfois sa parole est tremblante; sa main devient inhabile, la vue et l'odorat faiblissent, il voit double (*Diplopie*), et il est en proie à de véritables hallucinations. Ces symptômes s'accentuent : l'altération de la parole est caractéristique; elle devient traînante, hésitante, tremblotante. Le malade ne réussit plus à coordonner ses mouvements; la marche est chancelante; il est très faible; ses pupilles deviennent inégales : il a des bourdonnements d'oreilles. Ses fonctions sont troublées et il tombe fatalement dans une déchéance intellectuelle et physique. La paralysie peut être générale et atteindre tout le corps, ou partielle et n'atteindre qu'une portion du corps. Lorsque la paralysie est partielle, elle porte le nom d'*Hémiplégie*. C'est la paralysie de la moitié du corps. Elle atteint le système musculaire de tout un côté du corps. Elle frappe la jambe, le bras et un côté de la face, de sorte que ces parties du corps sont incapables d'accomplir des mouvements, des actes volontaires et qu'elles sont dépourvues de sensibilité. Le malade éprouve d'abord quelques fourmillements dans la main, il traîne la jambe; sa bouche se dévie, il bredouille. La commissure des lèvres est portée en haut; la langue est déviée. L'hémiplégie provient d'un épanchement de sang dans le cerveau à la suite d'une rupture des vaisseaux capillaires.

La température est plus élevée du côté paralysé. Toutes les fonctions sont troublées; il en résulte un désordre général de l'organisme qui peut entraîner la mort.

Si la paralysie occupe les deux jambes à la fois, on la désigne sous le nom de *Paraplégie*. Elle siège dans la partie inférieure de la moelle épinière et provient de l'altération de la substance du *cervelet* ou d'une lésion de la moelle épinière.

Dans la paralysie la sensibilité peut être complètement abolie : c'est l'*asthésie*, ou au contraire être d'une sensibilité extrême : l'*hyperasthésie*. La paralysie est souvent accompagnée de raideur musculaire, de contracture, *atrophie*, et d'un grand amaigrissement.

Paralysie agitante, maladie Parkinson. — C'est une sorte de névrose qui survient après 40 ans à la suite d'une émotion ou d'un refroidissement. Elle débute par un tremblement de la main qui gagne les pieds et quelquefois la mâchoire, la langue, les paupières. Ensuite survient une raideur spéciale des muscles; le malade a la tête tendue en avant, la face reste immobile et sans aucune expression, le tronc est voûté et paraît comme soudé; pour marcher, le malade saute à petits pas, le corps en avant; le malade maigrit, devient de plus en plus faible, éprouve des douleurs et change constamment de place. Le mal peut se terminer par une paralysie partielle.

Paralysie faciale — La paralysie peut atteindre le nerf facial; la face du côté paralysé est immobile, sans rides et les traits sont déviés: les paupières sont immobiles, l'œil reste ouvert même pendant le sommeil, les larmes s'écoulent continuellement.

La paralysie du *nerf radial* occasionne la paralysie de la main; celle du *nerf trijumeau* provoque la paralysie de l'œil, nez, gencives, bouche, langue; celle des *nerfs moteurs*, la paralysie de l'œil.

Traitement. — Le traitement ordinaire de toutes les paralysies consiste à ordonner la *Noix Vomique* et la *Strychnine*; mais ces substances sont des poisons violents qu'il faut éviter ainsi que l'électricité qui n'a aucune efficacité. Il faut préférer le traitement suivant qui, employé avec persévérance, guérit toute espèce de paralysie du moment qu'il n'y a pas d'atrophie complète des nerfs ou des muscles. Sous son influence, la pression du cerveau diminue, les caillots disparaissent peu à peu et la lésion se cicatrise.

La base du traitement consiste dans le *Dépuratif Parnel* qui dépure le sang de la façon la plus énergique et l'*Élixir Spark* qui active la circulation du sang en dégageant les intestins. On prendra ces deux médicaments tous les jours. S'alimenter tous les jours avec la *Tarvine*. Contre la débilité de l'organisme, le malade prendra du *Triogène For* ou du *Vin Galar*, les meilleurs des toniques; frictionner les parties paralysées avec le *Liniment Soker* et couvrir avec beaucoup d'ouate et de la flanelle pour tenir la partie malade très chaudement. Ce liniment rétablit la circulation. En cas de constipation, augmenter la dose d'*Élixir Spark*. Cette maladie demande un traitement de longue durée. Pour arriver à un bon résultat, il faut souvent plusieurs mois de traitement. Observer le *Régime Biologique*. Le vin et le tabac sont défendus.

912. — PARALYSIE INFANTILE. PARALYSIE SPINALE. — Elle est produite par une inflammation de la moelle épinière et survient brusquement. L'enfant est pris d'une forte fièvre, de vomissements, n'a pas d'appétit et se trouve agité. Il a du délire et même des convulsions. Deux jours après, la fièvre diminue et l'on constate que l'enfant a un ou plusieurs membres paralysés, le plus souvent les jambes, ou les jambes et les bras. Peu à peu le mouvement revient et il ne reste qu'un seul membre paralysé; le mal est localisé et il peut résulter une déformation et des infirmités : *pied-bot, claudication.*

Traitement. — Contre l'agitation et la fièvre, donner des bains chauds deux ou trois fois par jour. Appliquer sur la colonne vertébrale une couche légère de teinture d'iode ; traiter les muscles paralysés par le massage, faire des frictions sèches avec de la laine, donner des bains salés. A l'intérieur, on donne le *Sirop Tannodol.* Alimenter avec la *Tarvine.*

PARALYSIE du nerf radial, du nerf trijumeau, des nerfs moteurs de l'œil. — Voir *Paralysie.*

PARALYSIE SATURNINE. — Voir *Saturnisme.*

PARALYSIE SPINALE. — Voir *Paralysie infantile.*

913. — PARALYSIE SPINALE CHEZ LES ADULTES. — Cette maladie présente les mêmes caractères que celle de l'enfance. Elle se guérit avec le traitement indiqué à l'article *Paralysie.*

914. — PARALYSIE DE LA VESSIE. — La paralysie peut atteindre le muscle qui ferme la vessie (le sphincter) et provoquer un écoulement involontaire d'urine. Voir *Incontinence d'urine.*

915. — PARAPHIMOSIS. — Le Paraphimosis est l'étranglement de la verge par le prépuce. Si l'ouverture du prépuce est étroite, il arrive qu'après avoir découvert le gland en ramenant par force le prépuce en arrière, à la base du gland, le prépuce ne peut plus revenir. La muqueuse du prépuce gonfle et le gland se tuméfie. Le malade éprouve des douleurs et une grande gêne dans l'émission de l'urine. Il faut faire la réduction du paraphimosis sans tarder, car cet état peut provoquer des ulcérations. Le traitement consiste à combattre l'inflammation par des bains locaux, graisser le gland avec de la vaseline et chercher à le réduire, c'est-à-dire à ramener la peau du prépuce sur le gland, afin que le prépuce puisse franchir la tête du gland. En cas d'insuccès, il faut avoir recours à une petite opération pour débrider le prépuce. Voir *Phimosis.*

PARAPLÉGIE. — Paralysie des membres inférieurs.

916. — PARASITES. — Les parasites se développent lorsqu'il y a manque de propreté et défaut de précautions. Pour détruire les *punaises*, il faut badigeonner les boiseries et toutes les fentes des murs avec du pétrole ou désinfecter la pièce en brûlant du soufre. Contre les *puces*, on lave le parquet à l'eau de Javel, on bouche toutes les fentes du parquet avec du mastic et l'on passe à l'encaustique. Pour se débarrasser des parasites il faut faire des onctions avec du baume tranquille ou de l'huile de laurier. Douze heures après, prendre un grand bain. Pour détruire les *poux*, à la tête, couper ras les cheveux, savonner la tête tous les matins, ensuite humecter avec du vinaigre pour détruire les lentes et graisser avec de l'*onguent gris* ou lotionner avec une solution de sublimé légèrement vinaigrée. Chez les vieillards affaiblis, les poux sont très fréquents, pour s'en débarrasser on doit changer le linge et les vêtements qu'il faut surtout désinfecter, donner des bains savonneux ou bains sulfureux. Voir *Teigne Gale.*

PARIÉTAL (latin *parietis*, muraille). — Nom des deux os qui forment les côtés et la voûte du crâne. Voir *Crâne*.

PAROTIDE. — Glandes salivaires. Voir *Salive*.

PATHOGÉNIE (grec *pathos*, affection, et *genos*, origine). — Recherche des causes qui provoquent les maladies.

PATE D'OIE. — Voir *Rides*.

PATHOLOGIE (grec *pathos*, maladie, et *logos*, discours). — Étude des causes des maladies : la fonction anormale est un état pathologique.

917. — PATISSERIE. — On ne devrait manger que la pâtisserie faite chez soi et avec des substances de choix. La pâtisserie du commerce emploie des produits chimiques comme colorants et pour imiter les goûts de divers fruits. Tous ces produits sont des poisons, altèrent la santé et peuvent même amener des empoisonnements.

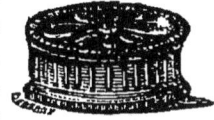

FIG. 336. — Gâteau.

PAUME. — Intérieur de la main. Voir *Main*.

918. — PAUPIÈRES. — Les bords des paupières sont souvent le siège d'une inflammation accompagnée d'humeurs et sont collés le matin; les cils finissent parfois par tomber. C'est la Blépharite. Voir *Vue*, *Œil*.

PAUPIÈRES. Boursouflures. — Voir troisième partie du volume.

PAVILLON. — Voir *Oreille*.

919. — PAYS DES TROPIQUES. — La forte chaleur de ces pays avec l'humidité provoquée par les pluies donnent naissance aux maladies suivantes : l'anémie, la dysenterie, le choléra, la fièvre jaune, les affections du foie, le paludisme.

Hygiène préventive pour les Européens. — L'air contient moins d'oxygène à cause de sa dilatation par la chaleur, et l'humidité empêche d'exhaler les vapeurs d'eau. Le sang trop chaud absorbe moins d'oxygène, d'où une respiration plus gênée et plus fréquente pour avoir la même quantité d'oxygène. La chaleur provoque la dilatation des capillaires, la pression du sang diminue et les pulsations sont plus fréquentes, il en résulte un engorgement des viscères, ce qui amène des affections du foie et la mauvaise fonction du tube digestif, la dyspepsie, la constipation; la transpiration est plus grande, elle gêne les fonctions des reins et du foie. Il ne faut prendre aucune boisson alcoolique, car c'est la cause prédisposante; comme boisson il faut de l'eau bouillie, des infusions de thé ou d'eucalyptus. Jamais d'eau glacée qui donne la diarrhée.

Éviter des aliments d'une digestion longue et les gibiers, ne jamais fatiguer l'estomac, il faut manger la volaille, le mouton jeune, le bœuf, les œufs, les poissons, le lait sera toujours bu avec un peu de bicarbonate de soude; éviter les graisses de viande : on peut employer les condiments qui varient le goût des mets mais ne pas en abuser; il faut être sobre, faire le 1er repas à 7 heures, le 2e à 11 heures et le 3e à 7 heures.

Porter des vêtements différents pour le jour et pour la nuit, porter un tricot de laine léger et un caleçon de cotonnade pour les jambes; pour le jour porter des vêtements en coton ou en coutil, pour la pluie et le soir porter des vêtements de flanelle. Comme couleur, on choisira le blanc, le jaune ou le gris.

Chaque jour, prendre un bain ou faire des ablutions avec frictions; l'habitation sera en briques, le bois étant attaqué par les insectes et envahi par les champignons; ne pas ouvrir les portes et les fenêtres la nuit; le lit sera posé sur 4 godets en verre pleins d'eau, changer l'eau tous les 5 ou 6 jours. Entourer le lit d'une moustiquaire, éviter le refroidissement pendant la nuit et se couvrir, ne jamais travailler la terre ; avant le départ se faire vacciner.

PEAU. — Voir *Structure; Maladies de la peau, Hygiène de la peau*

PEAU GRASSE. — Voir ce mot dans la troisième partie du volume.

920. — PÊCHE. — C'est un exercice médiocre qui oblige à l'immobilité et donne, par le voisinage de l'eau, des rhumatismes, névralgies et la sciatique.

PÉDIATRIE. — Médecine des enfants.

921. — PELADE. — C'est une affection très fréquente caractérisée par l'apparition dans le cuir chevelu ou la barbe d'une ou de plusieurs plaques dénudées dont la forme est plus ou moins arrondie. Leur volume va en s'agrandissant et dans certains cas peut s'étendre à tout le cuir chevelu, à la barbe, à la moustache, aux sourcils, aux cils et à tous les poils du corps. La place qu'occupent les plaques est lisse, blanche, complètement nue, comme si on avait fait arracher tous les cheveux ou poils. La pelade est une affection parasitaire et contagieuse. Elle est occasionnée par un parasite végétal, un champignon nommé *Trichophyton tonsurante* qui se loge sous la peau, attaque les parties munies de poils et fait tomber les cheveux et les poils de la barbe. La pelade se

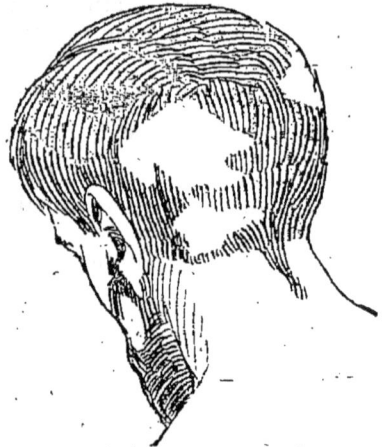

FIG. 337. — Pelade.

contracte par l'usage de la tondeuse, du rasoir, des brosses, des peignes qui ont servi à des personnes atteintes de cette maladie ou par le contact des animaux, chiens, chats, etc. Le parasite ne détruit pas la racine, les cheveux et les poils repoussent mais on ne doit pas le négliger, car les rechutes et les récidives dans la pelade sont très fréquentes.

Traitement. — Pour se guérir, on emploie *l'onguent citrin*, des *lotions au sublimé, la pommade au goudron, la pommade au précipité*, mais ces médicaments donnent rarement entière satisfaction et ne guérissent pas toujours. Le seul remède efficace qui a déjà guéri des milliers de malades quelle que soit l'ancienneté de la pelade est la *Lotion Vivifiante Rock*.

Soins hygiéniques. — On doit tout d'abord couper les cheveux très courts, pour faciliter le traitement, raser les plaques de pelade tous les 2 ou 3 jours et nettoyer la tête de la manière suivante : tous les jours laver et savonner la tête avec du savon de goudron. Ensuite, lotionner les cheveux et la barbe avec le *Régénérateur Spark* et sécher avec une serviette.

Traitement spécial. — Deux fois par jour badigeonner les plaques de pelade avec la *Lotion Vivifiante Rock* à l'aide d'une petite brosse à

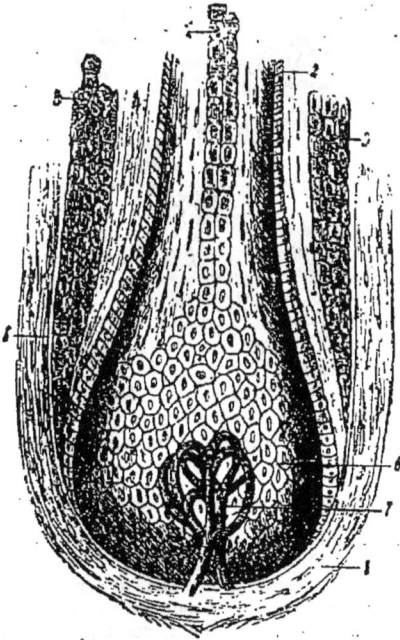

Fig. 339.

Follicule pileux avec ses glandes sébacées et ses fibres musculaires lisses.

1, 2. Poil logé dans le follicule pileux.
3. Gaine interne de la racine du poil.
4. Extrémité profonde du follicule.
4, 6. Gaine externe de la racine du poil.
5. Parois du follicule.
7. Bulbe pileux.
8, 8, 9. Fibres musculaires lisses s'implantant sur les parois du follicule pileux.
10. Glande sébacée s'ouvrant dans la cavité du follicule pileux.
11. Glande sébacée plus simple que la précédente.
12. Ouverture de la glande sébacée dans la cavité du follicule pileux.

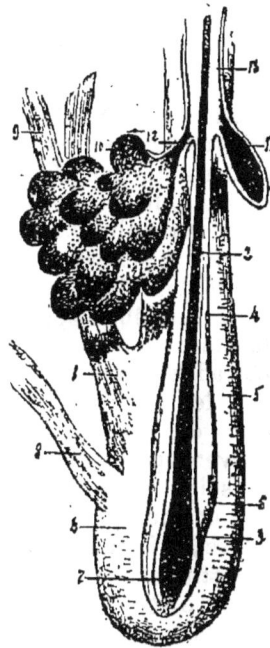

Fig. 338. — Coupe d'un follicule pileux.
1. Portion médullaire du poil. — 2. Épiderme du poil. — 3. Couche épidermique externe du follicule. — 4. Couche épidermique interne du follicule. — 5. Liséré amorphe du follicule. — 6. Couche corticale du poil. — 7. Papille. — 8. Couches dermiques du follicule.

dents pas trop dure et frictionner légèrement pour exciter la racine. Si le malade a une constitution faible il faut prendre le *Dépuratif Parnel* pour purifier le sang.

922. — **PELLAGRE** (latin *pellis*, peau, et grec *agra*, action). — Maladie caractérisée par l'apparition d'une tache rouge sur le dos de la main, suivie au bout d'un ou deux ans de troubles digestifs et de troubles cérébraux qui conduisent à la démence. Cette maladie souvent mortelle s'observe surtout en Italie, en Espagne et dans les Landes, mais très rarement en France.

Elle est provoquée par la misère ou par l'usage prolongé du maïs.

Traitement. — On donne le *Dépuratif Parnel*, pour purifier le sang; le *Triogène For*, comme tonique; l'*Elixir Spark* pour combattre l'inflammation du tube digestif et du foie; à l'extérieur, il faut faire sur les taches des lavages à l'*Eau Résolutive Soker* et saupoudrer avec la *Poudre Dermatique Jener*.

923. — PELLICULES ou Pityriasis. — Les pellicules sont la conséquence d'une maladie de la peau, le *Pityriasis simple* qui siège au cuir chevelu, et constituent la principale cause de la chute des cheveux. Les pellicules sont des débris épidermiques sous forme d'une poussière blanchâtre qui adhère aux cheveux et tombe sur les épaules. Elles occasionnent des démangeaisons et ont souvent pour causes le manque de soins et de propreté, l'usage des cosmétiques irritants ou nuisibles, l'inflammation du tube digestif et du foie; elles sont fréquentes chez les rhumatisants.

Traitement. — Pour se débarrasser des pellicules il faut nettoyer la tête avec le *Régénérateur Spark*, qui fortifie la racine des cheveux et les fait disparaître en peu de temps. Il est très utile de lisser les cheveux ensuite avec la *Pommade Spark*, qui en est le complément onique indispensable

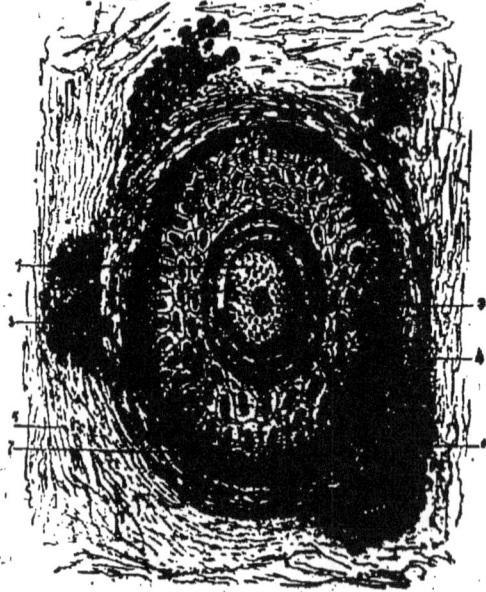

Fig. 340. — Cil coupé en travers au niveau de son follicule
(d'après Morel et Villemin).

1. Portion corticale du poil. — 2. Portion médullaire du poil. — 3. Glandes sébacées. — 4. Couche épidermique interne. — 5. Couche dermique externe du follicule. — 6. Couche dermique interne du follicule. — 7. Couche épidermique externe.

pour les cheveux et la barbe. En cas de maladie de foie on prendra l'*Elixir Spark*. Les rhumatisants doivent purifier le sang avec l'*Antigoutteux Rezalt*. Voir *Cheveux*.

PELVIEN (latin *pelvis*, bassin). — Ce qui appartient au bassin.

PELVI-PÉRITONITE. — Péritonite du bassin. Voir *Péritonite*.

924. — PEMPHIGUS. — C'est une maladie de la peau qui provoque de grosses bulles pleines d'un liquide clair et qui ressemblent à des cloques provenant d'une brûlure. Ces bulles ne crèvent pas mais se dessèchent et laissent une croûte qui se détache. Il ne reste ensuite aucune trace et la peau est guérie. Cette maladie apparaît sur divers points du corps quelques jours après la naissance. Lorsque la maladie n'apparaît qu'aux mains et à la plante des pieds, elle a pour cause la syphilis héréditaire. Dans le pemphigus syphilitique les bulles ne sèchent pas, mais crèvent et laissent une surface ulcérée à la paume de la main et à la plante des pieds.

Traitement. — Il consiste à lotionner la partie malade avec une infusion de feuilles de noyer ou sureau, avec de l'eau boriquée tiède et saupoudrer avec du talc; contre la syphilis il faut le *Traitement Spécifique* et des *Bains au Sublimé.*

925. — PERCUSSION (latin *percussionem*). — Procédé pour explorer une partie du corps et frapper dessus avec les doigts de la main; selon l'état de santé le son est plus ou moins clair.

PÉRICARDE (grec *kardia*, cœur). — Enveloppe séreuse du cœur. Voir *Cœur.*

926. — PÉRICARDITE. — C'est l'inflammation du péricarde, membrane qui enveloppe le cœur. Cette maladie provoque une vive douleur à la région du cœur avec oppression et palpitations La péricardite peut être sèche lorsque le péricarde adhère trop aux parois du cœur et cette adhérence gêne énormément les fonctions du cœur. Mais souvent cette maladie est accompagnée d'un épanchement de liquide assez considérable pour arrêter le mouvement du cœur et provoquer la mort.

Traitement. — A *l'état aigu* on la traite par le repos au lit, on applique des ventouses ou de la glace sur la région péricordiale. On donne du sulfate de quinine, de l'antipyrine pour calmer la crise. *A l'état chronique* on emploie l'iodure de potassium mais ce médicament est irritant et guérit rarement. Après l'accès, pour purifier le sang et calmer l'inflammation il faut prendre le *Dépuratif Parnel* avant les repas; l'*Elixir Spark* après les repas pour faire disparaître l'épanchement. Ces deux médicaments agissent mieux et donnent des bons résultats. Aux repas assainir l'eau de boisson avec la *Septiline* qui est très hygiénique.

927. — PÉRINÉE (grec *perineos*). — Paroi inférieure de l'abdomen; chez l'homme, elle se trouve entre l'anus et les bourses, chez la femme entre l'anus et le vagin.

928. — PÉRINÉPHRITE. — Inflammation du tissu cellulaire qui entoure les reins, survient à la suite d'une contusion, du froid, des calculs. Le malade éprouve des douleurs, de la fièvre, avec constipation, amaigrissement et perte d'appétit; ensuite survient une tumeur.

Traitement. — Mettre des ventouses scarifiées, appliquer la *Pommade Fondante Durœt* et au besoin l'intervention chirurgicale.

PÉRIOSTE (grec *ostéon*, os). — Membrane fibreuse qui enveloppe les os.

929. — PÉRIOSTITE. — C'est l'inflammation du périoste occasionnée à la suite d'un coup, d'une chute, ou par une maladie, le rhumatisme, la scrofule, la syphilis. Elle provoque un engorgement douloureux qui se complique souvent de suppuration et d'abcès. A l'état aigu les douleurs sont très vives.

Traitement. — Si la périostite survient à la suite d'une blessure, elle doit être soignée par la chirurgie. En attendant il faut garder immobile et en repos la partie malade et appliquer des cataplasmes chauds. Si la périostite est causée par une maladie: le rhumatisme, la scrofule, la syphilis, il faut prendre le *Dépuratif Parnel* et *l'Elixir Spark.* Comme traitement local appliquer la *Pommade Fondante Darvet* et couvrir avec un cataplasme. Après la guérison il reste un épaississement du périoste. Voir *Périostose.*

930. — PÉRIOSTITE ALVÉO-DENTAIRE. — A la suite d'une gingivite, d'une carie dentaire, il survient souvent une inflammation du périoste des alvéoles dentaires qui est très douloureuse. Le périoste augmente de volume et la cavité se trouve diminuée, la dent est soulevée, ce qui occasionne l'ébranlement et la chute des dents. En pressant la dent on éprouve un petit soulagement, mais quelquefois une vive douleur. Cette inflammation dure quelquefois plusieurs semaines, donne de la fièvre, fait perdre l'appétit et empêche de dormir. Lorsque le cas est bénin elle disparaît sans aucun traitement, mais il est plus prudent de la soigner de suite parce que l'inflammation du périoste peut provoquer un abcès ou une fluxion. Voir ces mots.

Traitement. — Toucher les gencives avec de la teinture d'iode, laver la bouche avec une décoction chaude de racine de guimauve et de pavot. Pour se préserver d'une périostite, il faut éviter les dentifrices du commerce et nettoyer les dents avec le *Dentifrice Rodol* qui est antiseptique. Ceux qui observent le *Régime Biologique* et prennent l'*Elixir Spark* s'évitent l'inflammation de l'estomac dont l'acidité amène la chute des dents.

PÉRIOSTOSE. — L'épaississement du périoste qui reste après une périostite.

931. — PÉRITOINE. — Membrane séreuse qui tapisse les parois de la cavité du ventre et des organes contenus dans le ventre, l'estomac, l'intestin, le foie, le pancréas, la matrice, les reins, la vessie.

932. — PÉRITONITE. — Inflammation du péritoine (membrane qui entoure les intestins); survient à la suite d'une blessure, d'un coup ayant perforé les parois du ventre, mais, le plus souvent, à la suite d'une maladie, telle que la fièvre typhoïde, les maladies du foie, de la matrice, de poitrine, etc. Le malade a le ventre ballonné et très sensible, des maux de tête, de la fièvre, des vomissements. La langue est sèche, les yeux sont excavés, le malade est constipé et urine difficilement. Cette maladie est très grave et se termine souvent par la mort.

Traitement. — On prescrit le repos au lit avec *diète absolue* s'il y a perforation de l'intestin. Pour calmer la soif, on fait sucer des petits morceaux de glace. Comme boisson donner du café et du champagne glacés. Graisser le ventre avec de l'*Onguent napolitain belladoné.* Donner des lavements et des injections chaudes à 40°.

Comme calmant on emploie le *chloral, l'opium.* Si la péritonite est infectieuse, ce qui a lieu dans la *fluxion de poitrine* et la *fièvre puerpérale* à la suite des couches, on donne du *sulfate de quinine* à haute dose.

PÉRITYPHLITE. — Voir *Typhlite.*

PÉRONÉ. — Os de la jambe.

PERTE DE CONNAISSANCE. — Évanouissement.

PERTES ROUGES. — Hémorragie de la matrice. Règles.

933. — **PERTES SÉMINALES,** Spermatorrhée. — Cette maladie consiste dans l'émission involontaire du sperme. Elle commence d'abord par des pollutions nocturnes, se produisant à la suite de rêves érotiques, précédées et suivies d'érections prolongées et douloureuses, qui se répètent parfois toutes les nuits. quelquefois même plusieurs fois par nuit. A son réveil, le malade est lourd, paresseux, accablé de fatigue, il a un trouble dans les idées, de l'aversion pour les travaux du corps et de l'esprit. Il éprouve dans la région lombaire une sensation vague et pénible de pesanteur. Plus tard, les érections deviennent nombreuses, mais de plus courte durée. Elles sont incomplètes et l'émission du sperme a lieu avant même que la rigidité de la verge se soit produite.

A une période plus avancée encore, c'est non seulement la nuit, mais en plein jour que se produisent les pollutions, qui sont alors très pénibles, douloureuses même et toujours suivies d'une lassitude extrême. Il existe aussi, presque constamment alors, une spermatorrhée mystérieuse, qui mine les malades à leur insu, et qui se manifeste au moment de la défécation ou de l'émission de l'urine.

Influence sur la santé. — Ces pertes répétées ont, sur l'organisme, une influence néfaste, une action débilitante, et amènent presque fatalement l'*impuissance.* Le malade maigrit rapidement, sa face se décolore, ses yeux sont excavés et entourés d'une zone livide. Comme tous les anémiques, il a la respiration difficile, et éprouve de l'essoufflement dès qu'il veut marcher. Il souffre des tiraillements d'estomac, des crampes et de toutes sortes de troubles digestifs ; souvent encore, il ressent des tremblements involontaires, principalement dans les membres inférieurs, et des fourmillements le long de la colonne vertébrale. Comme les pollutions surviennent généralement dès le début de la nuit, pendant le sommeil, la plupart des malades essayent de se tenir éveillés le plus longtemps possible. Ils luttent des nuits entières contre le besoin de dormir. Peu à peu le sommeil devient plus léger. Il est toujours troublé par des rêves effrayants, des cauchemars au milieu desquels l'émission du sperme se produit rendant le réveil extrêmement pénible. Avec le progrès de la maladie, l'insomnie est constante. Sous l'influence de cet état, l'hypocondrie ne tarde pas à paraître avec tout son cortège habituel : les idées sombres, le désespoir, le dégoût de l'existence, la tendance au suicide.

L'intelligence à son tour s'affaiblit, elle fait bientôt place à une paresse d'esprit qui peut aller à l'idiotie. L'œuvre de destruction marche alors à grands pas ; le mal s'accroit à la fois par sa cause et par ses effets ; à l'action débilitante et directe des pertes séminales s'ajoute l'affaiblissement, l'amaigrissement qui augmente à vue d'œil. Les forces tombent, le marasme arrive et conduit fatalement à la mort si on n'arrête pas les progrès par un traitement énergique et une hygiène sévère.

Causes principales. — Les causes de cette redoutable maladie sont très nombreuses. Les *excès vénériens,* les *affections blennorrhagiques* et la *masturbation,* la constipation habituelle, les *rétrécissements du canal,* les *hémorroïdes,* les *fissures à l'anus,* le *phimosis,* l'*excitation provoquée* par l'imagination, par des lectures et des images qui allument les sens et irritent les désirs, par une prédisposition héréditaire, etc.

Traitement. — Il consiste principalement à prendre avant chaque repas une cuillerée à soupe de *Sédatif Tiber* dans une tasse de *Tisane Orientale Soker* de la manière suivante : au début on prend deux cuillerées par jour ; ensuite on augmente d'une cuillerée à soupe tous les huit jours pour arriver à la dose de quatre cuillerées par jour. Maintenir la dose de quatre cuillerées à soupe par jour pendant *quinze jours*. Après on commence à diminuer d'une cuillerée tous les huit jours pour arriver à la dose première de deux cuillerées de *Sédatif Tiber* par jour. Continuer cette dernière dose une semaine, ensuite on se repose pendant huit jours et on recommence de nouveau la même série jusqu'à la guérison complète. En résumé le malade devra prendre : la première semaine, 2 cuillerées à soupe par jour ; la deuxième semaine, 3 cuillerées à soupe par jour ; la troisième semaine, 4 cuillerées par jour ; a quatrième semaine, 4 cuillerées par jour. Ensuite, diminuer la dose d'une cuillerée à soupe par jour et ne prendre pendant la cinquième semaine que 3 cuillerées à soupe par jour ; la sixième semaine, 2 cuillerées par jour. Pendant la septième semaine, on supprime le *Sédatif Tiber*, mais on doit continuer à prendre la *Tisane Orientale Soker*. Après cette semaine de repos, on recommence le *Sédatif Tiber* à dose progressive pendant six semaines et ainsi de suite jusqu'à guérison complète. Combattre énergiquement la constipation : à cet effet, le malade prendra l'*Elixir Spark*. S'alimenter avec la *Tarvine*, aliment phosphaté reconstituant qui n'échauffe pas. Pour combattre la débilité et la faiblesse qui résultent de cette terrible maladie, donner le *Triogène For*. Prendre un bain tiède une ou deux fois par semaine. Observer le *Régime Biologique*.

934. — PESSAIRES. — On appelle ainsi les appareils employés pour maintenir et redresser la matrice. Le plus employé est sous forme d'un bourrelet rond qu'on introduit dans le vagin après l'avoir graissé avec la vaseline. On doit éviter l'usage du pessaire parce qu'il produit une forte irritation et devient nuisible. Du reste, les médecins modernes ne s'en servent plus.

935. — PESTE. — Maladie épidémique contagieuse, fréquente aux Indes, en Asie et occasionnée par le microbe de *Yersin*. Elle provoque l'affaiblissement, une fièvre intense et une hémorragie abondante par toutes les voies. Il survient des tumeurs ou bubons aux aisselles, aux aines, au-dessous du menton.

Traitement. — On traite cette maladie avec des injections de sérum de Yersin. Il faut désinfecter et détruire les souris, les mouches, les rats qui propagent cette maladie : désinfecter les effets, les marchandises, les maisons ; surveiller les navires provenant des pays infectés.

Causes : L'entassement des habitants dans des demeures malsaines. Les agglomérations très denses et malpropres, la famine, la malpropreté prédisposent à cette maladie.

PETIT MAL. — Voir *Epilepsie*.

PETITE VARIOLE. — Voir *Variole*.

PETITE VÉROLE VOLANTE. — Voir *Varicelle*.

936. — PHAGÉDÉNISME. — Extension sur toute l'étendue du corps d'une ulcération de mauvaise nature.

Traitement. — Toucher la plaie avec de la teinture d'iode et même faire cautériser avec un fer chauffé au rouge.

PHAGOCYTES. — Eléments vivants qui protègent l'organisme contre les microbes en les détruisant. Voir *Microbes*.

PHAGOCYTOSE. — La destruction des microbes par les phagocytes.

PHALANGES. — Voir *Main* et *Pied*.

PHARYNGITE. — Inflammation du pharynx. Voir *Angine*.

937. — PHARYNX. — Portion de la gorge entre l'œsophage et la bouche de laquelle il est séparé par le voile du palais.

938. — PHIMOSIS. — Vice de formation du prépuce qui empêche de découvrir le gland. L'ouverture du prépuce est trop étroite et il est impossible de le ramener derrière la tête de la verge. Les principales causes accidentelles sont : la balanite, les chancres, les végétations; mais le plus-souvent il est congénital. Le phimosis expose l'individu au paraphimosis (voir ce mot). Le phimosis qui est très fréquent, empêche de tenir le gland bien propre, ce qui le prédispose très facilement à être ulcéré et par là constitue le danger de contracter très facilement la syphilis.

Traitement. — Dans le phimosis congénital, il faut supprimer le prépuce au moyen d'une opération, la *circoncision*, dont l'utilité hygiénique est tellement grande qu'on devrait la pratiquer chez tous les nouveau-nés. Elle constitue, en effet, un excellent moyen préventif contre la syphilis. Lorsque le phimosis n'est pas congénital, on peut le guérir sans opération de la manière suivante : Injecter par l'orifice du prépuce, 2 à 3 fois par jour, l'*Injection Darvet*, à l'aide d'une poire ou d'une seringue. Après chaque injection, introduire un peu de vaseline pure stérilisée en exerçant des tractions sur le prépuce dans tous les sens pour obtenir l'élargissement de l'orifice. On prendra avant chaque repas un *Cachet Curatif Darvet* pour aseptiser les urines et pour éviter ainsi leur contact irritant au niveau du gland. Voir *Paraphimosis, Circoncision*.

939. — LA PHLÉBITE. — C'est l'inflammation de la veine variqueuse, accident qui peut se produire à la suite d'un coup, d'une chute, d'un refroidissement, d'un accouchement dans lequel l'antisepsie a été négligée. Les malades éprouvent de la pesanteur, des douleurs sur le trajet de la veine: la région est enflée parce que le sang circule mal dans la veine malade. Cette inflammation donne lieu à de la suppuration, à la formation de caillots qui peuvent remonter dans la circulation, de là, dans le cœur, et produire une *embolie* qui cause la mort instantanée. Dans la phlébite, à la suite de couches, c'est l'inflammation des grosses veines du bassin qui provoque une enflure douloureuse du membre inférieur.

Traitement. — Le malade gardera le repos absolu. Il faut immobiliser le membre qui est ordinairement la jambe. Eviter tout mouvement qui peut provoquer le détachement des caillots et causer des embolies mortelles. Le membre à immobiliser doit reposer horizontalement dans l'extension sur un muscle, le pied un peu plus élevé; le corps sera à plat sur

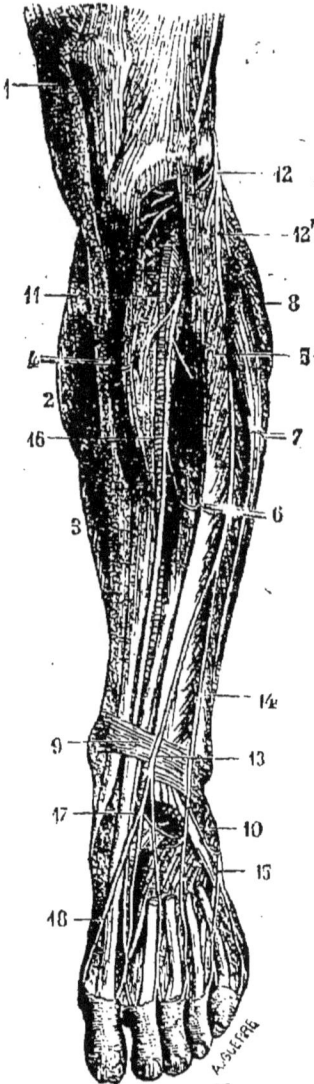

Fig. 341. — Région antérieure de la jambe. (Hirschfeld.)

1. Rotule.
2, 3 Muscles de la partie postérieure de la jambe débordant le bord interne du tibia.
4. Muscle jambier antérieur attiré en dedans par un crochet afin de montrer les vaisseaux et nerfs tibiaux antérieurs.
5. Muscle extenseur commun des orteils.
6. Extenseur propre du gros orteil.
7, 8. Muscles péroniers latéraux.
9. Ligament annulaire antérieur du tarse.
10. Muscle pédieux.
11. Artère tibiale antérieure.
12. Nerf sciatique poplité externe fournissant (12) le nerf musculo-cutané.
13, 14. Branches du nerf musculo-cutané.
15. Saphène externe.
16, 17. Nerf tibial antérieur.

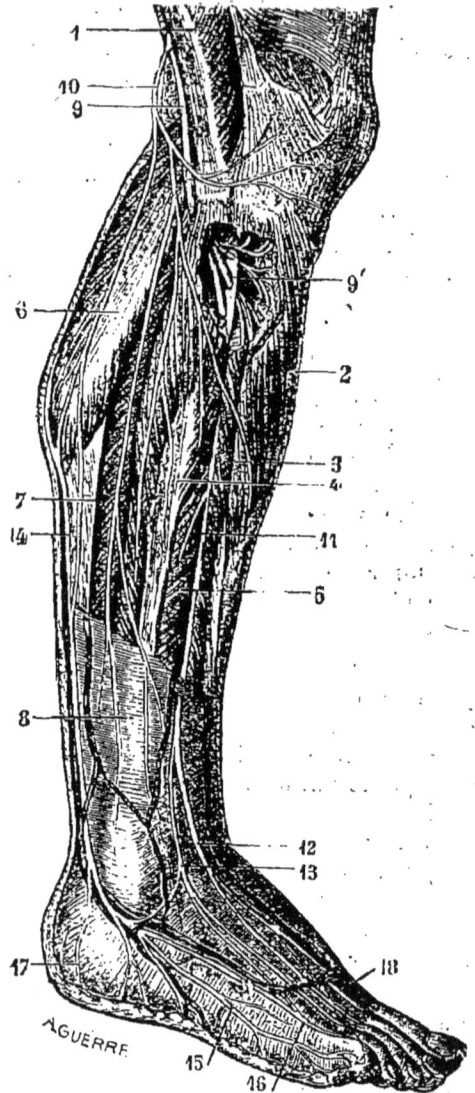

Fig. 342. — Région externe de la jambe.

1. Tendon du biceps s'insérant sur la tête du péroné.
2. Jambier antérieur.
3. Extenseur commun des orteils.
4, 5. Long péronier latéral.
6. Muscle jumeau.
7. Fléchisseur propre du gros orteil.
8. Aponévrose jambière.
9. Nerf sciatique poplité externe.
9'. Nerf tibial antérieur
10. Rameau cutané péronier du sciatique poplité externe.
11, 12, 13. Nerf musculo-cutané.
14, 15. Nerf saphène externe.
16. Anastomose du saphène externe et du musculo-cutané.
17. Branche du saphène externe.
18. Branche du musculo-cutané.

le lit. Le membre sera placé dans une gouttière bien et uniformément garnie qui doit remonter jusqu'à la racine de la cuisse. Il est bon de passer autour du corps, au niveau de la partie inférieure du tronc, une alèze que l'on fixe au matelas pour éviter la flexion involontaire du bassin sur la cuisse, cause de fréquentes embolies. Les premiers jours, lorsque les douleurs sont vives, il faut enduire la partie malade avec de l'axonge laudanisée, belladonée ou iodée, avec de l'onguent napolitain belladoné, soit appliquer des compresses humides — tremper la compresse dans une solution contenant chlorure de sodium 2 gr., chloral 50 centigr. pour 100 gr. d'eau bouillie — et couvrir d'ouate et même des cataplasmes. Lorsque l'œdème et les douleurs diminuent, ce qui a lieu généralement au bout de 8 à 10 jours, faire des massages sur la masse musculaire, mais

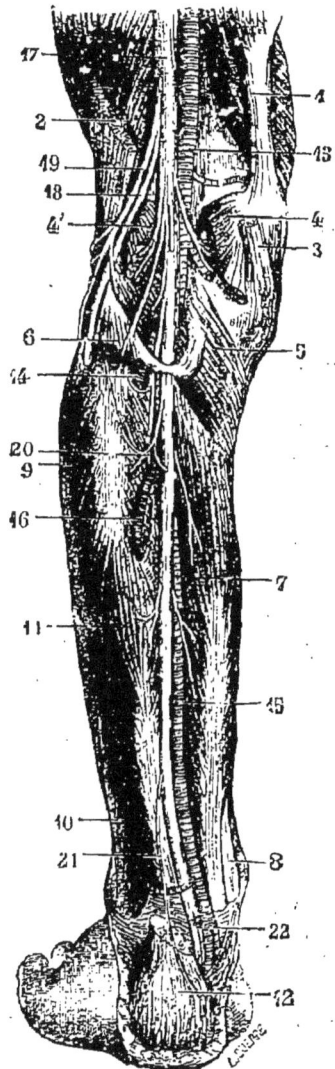

Fig. 313. — Creux poplité et face postérieure
de la jambe gauche. (Hirschfeld.)

1. Muscle demi-membraneux.
2. Muscle biceps fémoral.
3. Tendon du demi-tendineux.
4. Muscle jumeau interne.
4'. Muscle jumeau externe.
5. Muscle poplité.
6. Muscle soléaire réséqué immédiatement au-dessous de son arcade fibreuse.
7. Muscle fléchisseur commun des orteils.
8. Tendon du jambier postérieur.
9. 11. Muscle fléchisseur propre du gros orteil.
10. Péroniers latéraux.
12. Tendon d'Achille s'insérant sur la face postérieure du calcanéum.
13. Artère poplitée.
14. Artère articulaire inférieure et externe.
15. Artère tibiale postérieure.
16. Artère péronière.
17. Nerf sciatique.
18. Nerf sciatique poplité externe.
20. Nerf tibial postérieur.
21. Filet du nerf tibial postérieur.
22. Division du nerf tibial postérieur en nerfs plantaires.

éviter la *région du gros vaisseau* et continuer les compresses pour la nuit, le matin enlever la compresse et saupoudrer avec la *Poudre Dermatique Jener* ou avec du talc. Après 25 jours d'immobilisation, on peut permettre une mobilisation partielle et progressive si la température est restée normale, si les veines paraissent indolentes et si l'œdème décroit. Les premiers jours, les mouvements seront purement passifs : tels que mobilisation partielle des articulations des orteils et du pied. Ensuite on permettra une mobilisation plus active des articulations, mais sans les fléchir. Après 40 jours on peut enlever la bande du genou et l'alèze du tronc, le malade pourra faire quelques pas et remuer un peu le membre. Continuer régulièrement le massage. Appliquer souvent des cataplasmes chauds. Porter un bas de varice ou envelopper la longueur du membre avec une bande de flanelle souple. Un régime doux, ni alcool, ni excitants, éviter toute imprudence pouvant avoir des conséquences graves. Contre les varices donner l'*Elixir Ducase* avant le repas. Pour éviter la constipation, il faut prendre une cuillerée à café d'*Elixir Spark* après chaque repas. Pour éviter tout échauffement du sang, le malade sera souvent alimenté avec la *Tarvine*, aliment phosphaté très reconstituant et léger. Observer le *Régime Biologique*.

PHLÉBORRAGIE. — Hémorragie des veines.

PHLÉBOTOMIE (grec *phlebos*, veine, et *tome*, section). — Saignée.

FIG. 344. — Région antérieure de la cuisse. (Hirschfeld.)

1. Muscle psoas iliaque.
2. Muscle tenseur du fascia lata.
3, 3'. Muscle couturier sectionné dans sa partie moyenne afin de montrer la disposition des vaisseaux et nerfs qu'il recouvre.
4. Crochet engagé dans le muscle droit antérieur.
5. Portion vaste externe du triceps fémoral.
6. Portion vaste interne du triceps.
7. Muscle pectiné dont le bord interne a été échancré pour laisser voir le nerf obturateur.
8, 8'. Deuxième adducteur superficiel.
9. Muscle droit interne.
10, 10'. Muscles petit et grand adducteurs profonds.
11, 12. Nerfs du plexus lombaire.
13, 14. Nerfs du plexus sacré.
15. Nerf crural au moment où, renfermé dans la même gaine que le muscle psoas-iliaque, il passe sous l'arcade crurale.
16, 18, 19, 20, 21. Branches du nerf crural.
22. Nerf fémoro-cutané.
23, 24. Nerf obturateur.

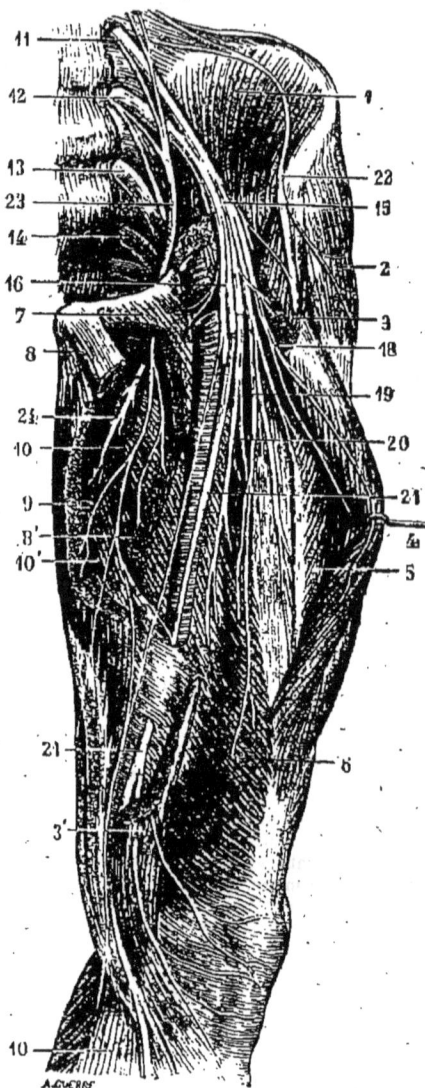

PHLÉBOTOME. — Instrument pour pratiquer la saignée.

PHLEGMASIE (grec *phlegmasia*). — Inflammation d'un organe.

940. — PHLEGMATIA ALBA DOLENS. — Gonflement douloureux des membres, la peau reste blanche; s'observe dans le cancer tuberculeux et la fièvre puerpérale.

Traitement. — On ordonne l'immobilité. Les pieds étant placés un peu plus haut pour faciliter le retour du sang, faire des onctions avec l'huile camphrée, couvrir avec de l'ouate. Prescrire le régime lacté avec la *Tarvine*.

941. — PHLEGMON (grec *phlégo*, je brûle). — Sous ce nom on désigne l'inflammation du tissu qui est sous la peau et qui provoque des abcès. Elle est infectieuse et provient souvent à la suite d'une contusion et par la malpropreté. Le *Phlegmon* débute par l'empâtement, le gonflement, la peau est chaude et rouge, la douleur est vive, elle occupe principalement le bras et l'avant-bras, mais peut se montrer dans d'autres régions. Le malade a des frissons, de la fièvre, la maladie dure quelques semaines et se termine par une résorption ou la suppuration.

Traitement. — On traite les phlegmons, comme les *abcès*, avec des bains locaux, on applique l'*onguent napolitain* ou mieux la *Pommade Fondante Darvet* et des compresses chaudes. Pour calmer les douleurs on donne au malade le sirop de *chloral*, le *sirop d'opium* ou les cachets de *Neragol* qui calment de suite. Contre la fièvre donner du sulfate de quinine. Soutenir le malade avec du café, du thé. S'il se forme du pus et si l'abcès s'ouvre il faut appliquer des pansements antiseptiques avec la *solution de sublimé*, de l'*Eau boriquée*, de l'*Eau Résolutive Soker*. Activer les évacuations et combattre la constipation avec l'*Elixir Spark*. Aux repas assainir l'eau de boisson avec la *Septiline* qui est très hygiénique.

942. — PHLYCTÈNE (grec *phluzein*, bouillir). — Ampoules remplies de sérosités comme dans les brûlures. Voir *Brûlure*.

943. — PHOSPHATURIE. — Caractérisée par la présence de phosphates en quantité anormale dans les urines et due généralement au surmenage, aux veilles, aux excès, à l'albuminurie.

Traitement. — Repos moral et physique assez prolongé, régime alimentaire reconstituant, mais éviter les excitants. Le *Régime Biologique* est très recommandé. Avant les repas, prendre le *Triogène For* ou le *Vin Galar* comme tonique et reconstituant; après les repas ou le soir en se couchant prendre l'*Elixir Spark* pour régulariser la digestion et combattre la constipation. Si les urines sont chargées, boire la *Tisane Orientale Soker* avec la *Poudre Altérante Darvet*. S'alimenter avec la *Tarvine*, aliment reconstituant d'une digestion facile.

944. — PHOSPHÈNE (grec *phós*, lumière, et *phainein*, faire paraître). — Spectre lumineux qui apparaît lorsqu'on comprime les globes de l'œil en tenant les paupières fermées.

PHOTOPHOBIE. — Crainte de la lumière.

PHTIRIASIS (grec *phtheir*, pou). — Maladie pédiculaire. Voir *Poux*.

PHTISIE. — Voir *Tuberculose*.

PHYSIOLOGIE (grec *phusis*, nature). — Étude des fonctions organiques.

PICA (latin *pica*, pie). — Goût d'absorber des substances non alimentaires : craie, charbon, terre. Voir *Malacie*.

945. — PIEDS, Faiblesse, Fétidité, Ampoules aux Pieds. — Elles sont souvent la conséquence d'une transpiration abondante des pieds. Pour fortifier les pieds et se débarrasser de la fétidité et des ampoules il faut prendre des bains de pied avec du sel de cuisine ou avec de l'alun, après le bain graisser avec de la vaseline, et saupoudrer avec une poudre absorbante, du talc, de l'amidon ou de la *Poudre Dermatique Jener*, qui est la meilleure poudre absorbante et antiseptique.

Éviter l'humidité et ne pas laisser les pieds longtemps dans l'eau, on contracte ainsi des douleurs rhumatismales. Il faut tenir les pieds propres, prendre des bains de pieds au moins tous les huit jours. Les personnes qui ont souvent froid aux pieds se trouveront bien en les saupoudrant légèrement avec de la farine de moutarde.

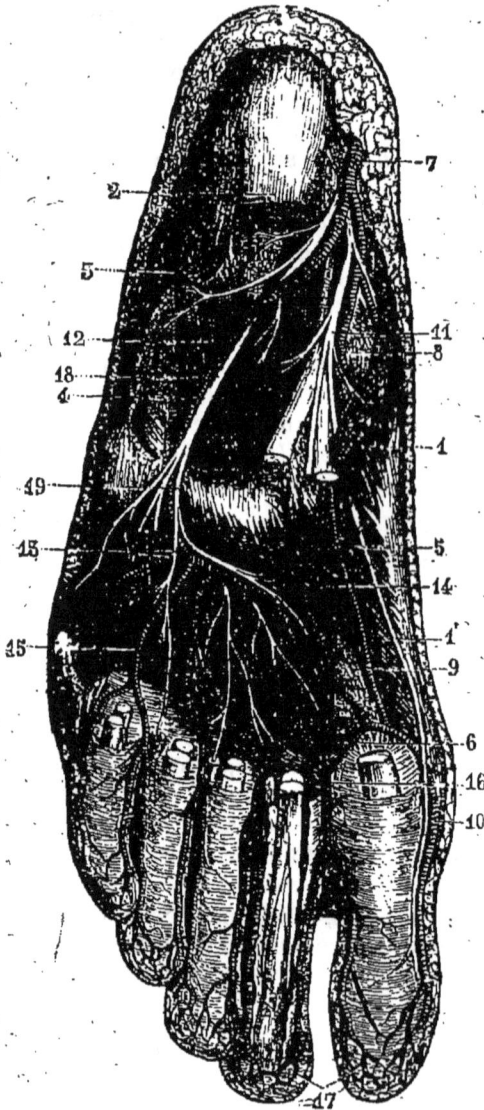

Fig. 345. — Région plantaire profonde.

1, 1′. Adducteur du gros orteil, en grande partie enlevé afin de laisser voir les organes qu'il recouvre.

2. Tendon du court fléchisseur commun des orteils.

3. Surface de section de l'abducteur du petit orteil.

4. Fléchisseur profond avec son muscle accessoire; ils ont été coupés et enlevés vers leur partie moyenne afin de laisser voir les organes qu'ils recouvrent: la face inférieure du deuxième orteil a été disséquée de façon à montrer la disposition des tendons fléchisseurs.

5. Abducteur oblique du gros orteil dont on n'a laissé que les insertions afin de montrer l'arcade de l'artère et du nerf plantaires externes, ainsi que les muscles interosseux, etc.

6. L'abducteur transverse du gros orteil.

7. Terminaison de l'artère tibiale postérieure.

8. Artère plantaire interne.

9, 10. Collatérale interne du gros orteil.

11. Nerf plantaire interne.

12. Artère plantaire externe.

13, 14. Arcade plantaire d'où se détachent (15, 16, 17) les collatérales des orteils.

18, 19. Nerf plantaire externe et ses ramifications dans les muscles interosseux.

946. — PIED BOT. — Déformation du pied par le raccourcissement des muscles; le pied bot se corrige par des appareils et chaussures appropriés.

947. — PIED PLAT. — La plante du pied n'est pas cambrée, on corrige ce défaut avec des chaussures à semelles d'acier et liège pour refaire la cambrure.

PIE-MÈRE. — Enveloppe du cerveau. Voir *Cerveau.*

PIERRE. — Voir *Gravelle, Calculs.*

948. — PIQURES — En cas de piqûre s'assurer qu'il ne reste rien dans la chair et au besoin le retirer, ensuite faire saigner un peu, laver et couvrir avec un pansement.

Pour les **piqûres d'insectes,** *les piqûres d'abeilles,* de *guêpes,* de *bourdons,* de *cousins,* etc., il faut procéder ainsi: Retirer le dard au moyen d'une pince, d'une aiguille, d'une épingle ou en tordant la peau de manière à faire jaillir le dard; ensuite laver à l'eau salée ou à l'eau boriquée en y ajoutant quelques gouttes d'ammoniaque et mettre une compresse de la même eau. Si l'on suppose que l'insecte a pu sucer un animal mort du charbon, et si l'on craint la *pustule maligne,* il faut cautériser la place avec un fer rouge; administrer un cordial, du thé, du café.

PIQURES DE MOUSTIQUES. — Voir *Moustiques.*

949. — PIQURES DE SCORPION. — Le scorpion est un arachnide des pays chauds, sa piqûre est venimeuse et très douloureuse. Le venin se trouve dans un crochet placé à la queue de l'insecte. La piqûre forme un bouton rouge, ensuite une cloque. Certaines espèces donnent aux femmes et aux enfants des convulsions et même la paralysie. Dans certains pays la piqûre donne lieu à des accidents mortels.

Traitement. — Couper la peau autour de la piqûre et retirer l'aiguillon; donner des diurétiques, du lait, de la tisane de queues de cerises. En cas de paralysie, pratiquer des tractions rythmées, comme dans l'asphyxie. Voir ce mot.

Pour se préserver des piqûres, laver les mains avec une infusion de tilleul, de feuilles de noyer ou de quassia amara; pour le visage, la voilette éloigne les mouches.

950. — PIQURES à l'intérieur de la bouche. — Arrivent quelquefois lorsqu'on mord un fruit sans l'avoir découpé pour s'assurer s'il n'y a pas d'insectes à l'intérieur. Ces piqûres sont graves, la langue et la gorge enflent et la personne peut mourir d'asphyxie.

Soins immédiats. — Se gargariser avec de l'eau salée et vinaigrée.

951. — PIQURES DE VIVE (latin *vipera,* vipère). — Poisson qui séjourne dans le sable de la mer. La première nageoire dorsale est pourvue d'un aiguillon qui contient du venin. La piqûre de Vive produit une très forte douleur, le membre enfle et il se produit un phlegmon. Pour soigner ces piqûres il faut élargir la plaie, la faire saigner, ensuite appliquer des compresses d'essence de térébenthine.

PISSEMENT DE SANG. — Voir *Hématurie, Hémorragie.*

PITUITAIRE. — Muqueuse qui tapisse le nez. Voir *Nez.*

952. — PITUITE. — Cette maladie consiste en des crachements, des vomissements et des regurgitations des glaires qui surviennent à jeun. Elle a pour cause l'abus des boissons alcooliques et une inflammation chronique de l'estomac, principalement la *Gastrite.*

Traitement. — On guérit facilement cette maladie par l'*Elixir Spark* et les *Cachets Polydigestifs Soker,* mais il faut éviter les purgations, les vomitifs.

953. — PITYRIASIS SIMPLE (grec *pituron*, son). — Maladie dartreuse qui se propage sur la peau et le cuir chevelu, caractérisée par la desquamation. Voir *Pellicules*.

Le Pityriasis simple existe également *sur le visage* sous forme de dartres farineuses, de desquamation continuelle, *au cou*, à la *poitrine* et sur les *membres* sous forme de taches roses avec démangeaisons.

Traitement. — Purifier le sang avec le *Dépuratif Parnel*. Après chaque repas prendre une cuillerée à café d'*Elixir Spark*. S'alimenter avec la *Tarvine* qui est un aliment phosphaté très utile pour laisser reposer l'estomac. Matin et soir graisser avec la *Pommade Parnel n° 1*. Saupoudrer par-dessus avec la *Poudre Dermatique Jener*. Prendre des bains.

954. — PITYRIASIS JAUNATRE ou **taches hépatiques.** — S'observe chez les personnes débiles et malpropres et a pour cause un champignon, le *Microscoporon furfur*. Il est caractérisé par des taches jaunâtres qui s'enlèvent facilement; on les trouve au cou et à la poitrine.

Traitement. — Prendre des bains 2 à 3 fois par semaine, tous les soirs frictionner les taches avec le *Liniment Soker*. Purifier le sang avec le *Dépuratif Parnel*. Comme tonique prendre le *Triogène For*. S'alimenter avec la *Tarvine* qui est un aliment phosphaté très utile pour l'estomac En cas de constipation prendre l'*Elixir Spark*.

PLACENTA ou **DÉLIVRE** (grec *plakounios*, gâteau). — Voir *Anatomie*.

955. — PLAIE. — La plaie est une section de la peau produite par un instrument tranchant qui peut se présenter sous des formes très variées; tantôt c'est une simple excoriation, tantôt une plaie plus ou moins profonde à bords réguliers ou irréguliers et comme déchirés. Dans ce dernier cas la plaie est dite *plaie contuse*.

Traitement. — *Pour une plaie provenant d'une affection*, le traitement suivant donne d'excellents résultats. Laver d'abord la plaie pendant quelques minutes avec de l'eau boriquée bien chaude; lotionner ensuite avec de l'*Eau Résolutive Soker*, appliquer une compresse de cette même eau, recouvrir de coton hydrophile et fixer avec une bande. Purifier le sang avec le *Dépuratif Parnel*. Il faut toujours soustraire la plaie à l'action de l'air pour activer la cicatrisation et pour la mettre à l'abri des microbes. Quand la plaie est d'origine eczémateuse, graisser les bords, matin et soir, avec la *Pommade Parnel n° 1* et la recouvrir d'un pansement antiseptique.

Pour une plaie produite par une coupure ou blessure laver avec un liquide antiseptique (eau boriquée), pour bien nettoyer et désinfecter la plaie; rapprocher autant que possible les bords avec du diachylon légèrement chauffé, qu'on pose en **X**, couvrir avec une compresse antiseptique de gaze boriquée et du coton hydrophile, fixer avec une bande. *Pour les excoriations* on fait des compresses comme pour les contusions ou bien on les lave avec de l'eau boriquée chaude, ensuite on colle dessus un morceau de baudruche.

Hygiène préventive. — Le pansement doit être fait avec la tarlatane qu'on trempe dans une solution antiseptique. Ne toucher la plaie qu'avec des instruments flambés à la flamme d'une lampe à l'alcool ou plongés dans l'eau bouillante; nettoyer la plaie pour qu'il n'y reste aucun corps étranger; celui qui fait le pansement et touche la plaie doit laver ses mains au savon et les passer dans une solution antiseptique. Maintenir le pansement avec une bande légèrement serrée.

Ne jamais toucher la surface du coton qui couvrira la plaie. Bien soignée avec toute l'antisepsie et propreté voulues la plaie ne suppure jamais et se guérit sans laisser de cicatrice. Une plaie doit toujours être bien lavée et désinfectée et couverte d'un pansement propre pour la préserver de l'air et de la poussière. Si la plaie suppure il faut la laver avec de l'*Eau de Sublimé* chaude, ou de l'*Eau Résolutive Soker* coupée d'eau chaude et la couvrir avec un pansement humide — gaze hydrophile trempée dans la même eau — sur lequel on applique un morceau de taffetas gommé et par-dessus une bonne couche de coton hydrophile. Ce pansement doit être renouvelé tous les jours.

Observation importante. — Pour laver une plaie il faut se servir du coton hydrophile et de la *gaze stérilisée*. Si on emploie un linge ordinaire, on ne doit jamais l'employer, même s'il est propre, sans le faire bouillir dans de l'eau pendant quelques minutes pour le désinfecter.

PLAIE DE JAMBES. — Voir *Ulcère variqueux des jambes*.

PLAIE VARIQUEUSE. — Voir *Ulcère variqueux*.

PLÉTHORE (grec *pléthoré*, plénitude). — Surabondance d'humeur et de sang dans un organe.

956. — PLEURÉSIE. — C'est l'inflammation plèvre (membrane lisse et fine qui enveloppe les poumons) survenant à la suite d'un refroidissement, d'une maladie, telle que la bronchite, la fluxion de poitrine, la pneumonie ou des maladies infectieuses. Elle est surtout provoquée par le microbe de la *Tuberculose* (voir ce mot). Elle peut occuper un seul côté de la poitrine ou les deux à la fois. La pleurésie est caractérisée par une respiration courte et oppressée, la fièvre, la toux, les points de côté; ensuite survient l'épanchement d'un liquide séreux, transparent. La toux est sèche, fatigante avec des *points de côté* au niveau du mamelon. La pleurésie peut se compliquer d'une maladie de cœur, d'une pneumonie, d'une bronchite, d'une maladie de rein et d'une fluxion de poitrine. Dans ce dernier cas, on désigne la maladie sous le nom de *Pleuro-Pneumonie*. Prise au début et bien soignée, cette maladie guérit vite et la santé revient. Dans le cas contraire, l'épanchement peut se transformer en pus, ce qui détermine une *Pleurésie Purulente* avec des lésions qui peuvent mener à la *Bronchite Chronique* et même à la *Phtisie*. La pleurésie peut être aiguë ou chronique.

Traitement. — Lorsque la pleurésie est à l'état aigu, il faut donner au malade beaucoup de tisanes diurétiques de queues de cerises, de bourrache, la *Tisane Orientale Soker*, des purgations avec de *l'eau-de-vie allemande* et lui faire garder le lit; si l'épanchement est considérable, une ponction est nécessaire pour retirer le liquide. Observer le *Régime Lacté* et l'alimenter avec la *Tarvine* qui est un aliment phosphaté qui nourrit sans échauffer; supprimer le sel de cuisine dans tous les aliments.

957. — PLEURÉSIE CHRONIQUE. — Pour soigner la pleurésie à l'état chronique on ordonne ordinairement l'*iodure de potassium*, l'*antipyrine*, le *salicylate de soude*, le *sulfate de quinine*, mais ces médicaments sont irritants et fatiguent énormément l'estomac sans amener une guérison définitive; il faut préférer le traitement suivant qui est très efficace : Avant chaque repas, prendre le *Dépuratif Parnel* pour purifier le sang. Après chaque repas, prendre l'*Elixir Spark* qui enlève toute inflammation et assure une bonne évacuation des éléments morbides, ce qui est indispensable.

Régime. — Pour maintenir les forces et se tonifier, prendre le *Triogène For*. Boire beaucoup de *Tisane Orientale Soker*. Observer le *Régime Biologique* et s'alimenter avec la *Tarvine*. Éviter la médication alcaline qui décompose le sang et provoque la cachexie.

PLEURODYNIE. — Douleur très vive des muscles de la poitrine provoquée par les rhumatismes. Voir *Point de côté*.

PLEURO-PNEUMONIE. — Pleurésie compliquée de pneumonie. Voir *Pneumonie*.

958. — PLÈVRE (grec *pleuron*, côté). — Membrane qui tapisse le thorax et enveloppe les poumons.

959. — PLIQUE (latin *plicare*, plier). — Enchevêtrement des cheveux et de la barbe accompagné d'une odeur fétide ; s'observe chez les femmes et se produit par la malpropreté ou l'impetigo.

Traitement. — Couper les cheveux et faire observer de grands soins de propreté.

PLIS DISGRACIEUX. — Voir ce mot dans la troisième partie du volume.

960. — PLOMBAGE. — C'est l'obturation d'une dent cariée. Avant le plombage, on doit désinfecter la dent par des pansements antiseptiques pour détruire les micro-organismes. Bien désinfectée et plombée, la dent ne fait plus souffrir et se conserve très bien. Mais s'il y a douleur après l'obturation, on doit ouvrir le plombage parce que la dent n'a pas été assez désinfectée.

L'obturation se fait avec de la gutta-percha et du ciment, qui est un mélange d'oxyde de zinc et d'acide phosphorique. On l'emploie surtout lorsque le plombage est provisoire, parce qu'il est facile à placer et à enlever. Dans le *plombage définitif*, l'obturation se fait avec de l'or, du platine, de l'argent, de l'étain et des ciments minéraux. L'aurification se fait ordinairement aux incisives et aux molaires lorsqu'elles sont cariées à la face triturante. L'or est inattaquable, mais présente l'inconvénient d'exiger une pression trop forte pour les parois fragiles et minées, son application est souvent difficile et exige beaucoup d'habileté, surtout pour les dents très au fond de la bouche.

Vu son prix élevé, on le remplace par un amalgame d'or, d'étain et d'argent, mais ce dernier est attaquable par les agents chimiques qui se trouvent dans la bouche et peut varier de volume sous l'influence de la température : les ciments minéraux sont à base d'oxychlorure et de pyrophosphate de zinc; leur application est facile, mais la durée est courte.

PNEUMOCOQUE (grec *pneuma*, air, et *kokkos*, graine). — Microbe de la pneumonie.

PNEUMOGASTRIQUE (grec *pneumôn*, poumon, et *gaster*, estomac).
— Nerf cranien dont les rameaux passent par le cœur, les poumons
et l'estomac. Voir *Nerfs*.

961. — PNEUMONIE. — Cette maladie est contagieuse et consiste en
une inflammation du poumon occasionnée par le froid, lequel favorise le
développement dans les poumons d'un microbe spécial, le *Pneumocoque*.

La pneumonie et la broncho-pneumonie surviennent souvent chez les
alcooliques, les vieillards et les malades atteints de grippe ou de rougeole.
La perruche et le perroquet, d'apparence sains, peuvent transmettre une
pneumonie grave.

La maladie s'annonce par des frissons, des tremblements ; ensuite
surviennent une fièvre violente, des maux de tête, *des douleurs au côté*,
une courbature, et même des vomisse-
ments. Le malade est fortement oppressé,
sa langue est sèche, les urines sont très
foncées. Le visage est rouge, les narines
dilatées, ce qui donne au malade un aspect
particulier connu sous le nom de *Facies
pneumonique*. La toux est suivie de *crachats visqueux*, gluants, *couleur de rouille*
ou de jus de pruneaux et *très adhérents
au vase*; c'est le sang qui se trouve mêlé
aux crachats qui leur donne cet aspect
particulier. La maladie peut être violente
avec insomnie et délire et se terminer
par la mort, surtout s'il survenait une
suppuration ; mais bien soignée, si le
malade n'est pas un alcoolique, l'inflammation du poumon se résout, la fièvre
cesse au bout de dix jours et la pneumonie guérit assez vite. Elle est toujours
plus grave et présente du danger lorsque
le malade est âgé, lorsqu'il est d'un tempérament faible ou lorsqu'il s'adonne à la
boisson. Elle est également très grave
chez les enfants. La *Pneumonie infectieuse* en est une complication très dange-

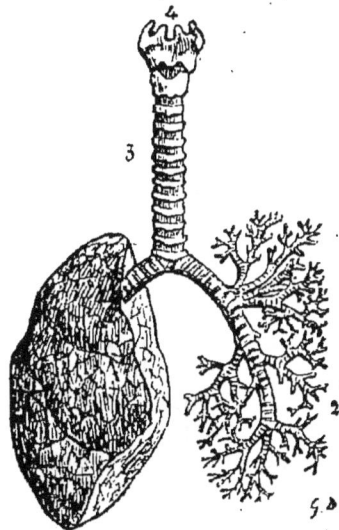

Fig. 346. — Poumons et trachée-
artère de l'homme.

1. Poumon droit. — 2. Bronches et ramuscules bronchiques. — 3. Trachée-artère.
— 4. Larynx ou organe de la voix.

reuse parce qu'outre l'inflammation au poumon, il se produit un véritable
empoisonnement du sang. La pneumonie à l'état aigu peut se compliquer
d'une *grippe*, d'une *Influenza*, d'une *Bronchite*, d'une *Pleurésie*, d'une
Néphrite, d'un *Catarrhe biliaire*. Lorsque la pneumonie est accompagnée
de bronchite, elle constitue la *broncho-pneumonie*. La *pleuro-pneumonie*
est une pneumonie compliquée d'une pleurésie. La pneumonie peut également passer à l'état chronique.

Traitement. — A l'état aigu, le malade doit garder le lit dans une
chambre à température douce. Faire boire beaucoup de tisane tiède de
mauves, de violettes, de quatre-fleurs, de bourrache et d'orge pour augmenter la sécrétion urinaire et faire transpirer. Prescrire le régime lacté,
avec l'alimentation par la *Tarvine*, qui est un aliment phosphaté recons-

tituant et d'une digestion très facile. Eviter les vésicatoires, la saignée et les sangsues qui sont nuisibles.

Les anciens traitements tels que les potions au kermès et à l'émétique n'ont aucune efficacité. On prescrira deux à quatre fois par jour des bains tièdes et graduellement refroidis qui rendront un très grand service. Dans l'intervalle on appliquera des compresses d'eau froide, à la température de la chambre, sur la poitrine que l'on couvre avec du taffetas-chiffon. Donner une potion à l'*Extrait de quinquina et l'alcool*, la *Potion Tood*, une *Potion à l'acétate d'ammoniaque*, du *Sulfate de Quinine*. Le *Triogène For* et le *Vin Galar* sont des excellents toniques et seront très utiles. Contre la somnolence et l'affaissement, donner du café. Contre les douleurs de côté (points de côté), appliquer des compresses chaudes et par-dessus du coton, le tout légèrement serré par une bande. Eviter les refroidissements. Pendant la convalescence prendre toutes les précautions pour éviter une rechute. Dans la pneumonie chronique il faut observer le *Régime Biologique*, s'alimenter avec la *Tarvine* et prendre le *Triogène For* ou le *Vin Galar* comme toniques reconstituants. Combattre les douleurs de côté par des compresses chaudes pour ramener la circulation du sang. Recevoir les crachats dans un liquide antiseptique.

962. — PNEUMOTHORAX. — Epanchement d'air dans la plèvre, c'est-à-dire la cavité formée par les deux feuillets de la plèvre. Survient à la suite des abcès du foie ou des reins, de la tuberculose, de la gangrène pulmonaire ou de la pleurésie purulente qui perforent la plèvre.

PODAGRE (grec *podos*, pied, et *agra*, prise). — Goutte aux pieds.

POIL (latin *pilus*). — Le poil est une production cutanée. Voir *Peau*.

POILS et DUVETS. Leur disparition. — Voir ces mots, dans la troisième partie du volume.

963. — POINTS DE COTÉ. — Surviennent dans les névralgies intercostales, les pleurésies, les pneumonies, les rhumatismes. Frictionner avec de l'alcool camphré ou le *Liniment Soker;* couvrir avec du coton. Après la friction, envelopper la poitrine avec une serviette, en ayant soin de serrer un peu pour produire une compression. La douleur cessera. Boire une tisane chaude, queues de cerises, bourrache ou la *Tisane Orientale Soker*. Voir *Douleurs*.

964. — POINTS NOIRS. — Les points noirs ou Tannes sont produits par un parasite, le *Demodex*, qui vit dans la matière sébacée. Ils se guérissent très bien avec l'*Ozonine* et la *Crème Janette*.

Mode d'emploi. — Tous les jours, bien savonner les points noirs avec le *Savon Janette* et un peu d'eau chaude. Ensuite, lotionner et frictionner avec l'*Ozonine* pendant quelques minutes à l'aide d'un petit tampon de coton hydrophile et laisser sécher sans essuyer. Mettre ensuite la *Crème Janette* pour resserrer les tissus. Lire le *Livre de Beauté* adressé gracieusement et franco. Voir ce mot dans la troisième partie du volume.

POINTES DE FEU. — Voir *Cautérisation*.

965. — POIRES EN CAOUTCHOUC — On les emploie pour donner des injections et des lavements. Pour remplir la poire, on la comprime avec la main pour chasser

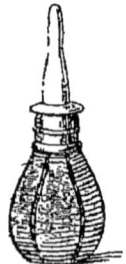

FIG. 347.

Poire pour lavements.

l'air, on plonge l'extrémité pointue dans le liquide; en desserrant la main, le caoutchouc revient à lui-même et le liquide monte dans la poire. On introduit alors la partie pointue dans l'orifice de la cavité et on presse le caoutchouc pour chasser le liquide.

POIREAU. — Excroissance formant une sorte de verrue. Voir *Verrue*.

POISON. — Voir *Empoisonnement*.

POITRINE (latin *pectoris*, poitrine). — Cavité qui renferme le cœur et les poumons. Voir *Maladies de poitrine*.

POITRINE. — BUSTE. — Développement des Seins. — Voir *Développement des Seins* dans la troisième partie du volume.

966. — POLLUTIONS. — Se produisent souvent à la suite d'une excitabilité des nerfs et amènent toujours un grand affaiblissement; les forces s'en vont, l'individu est pâle, oppressé et devient irritable, triste, timide; peu à peu l'intelligence faiblit, la digestion est troublée, le malade tombe dans le marasme, devient phtisique ou finit par une affection nerveuse. Voir *Pertes Séminales*.

Traitement. — Éviter la constipation en prenant l'*Elixir Spark* à chaque repas. Matin et soir, prendre une à deux cuillerées à soupe de *Sédatif Tiber*. Dans la journée, on prendra le *Triogène For* comme tonique reconstituant. Les douches, les bains froids, l'exercice au grand air sont très recommandés. Éviter le travail sédentaire, faire des marches, rechercher les fatigues, le lit ne sera pas trop mou, ni trop chaud.

POLYDIPSIE. — Soif exagérée.

967. — POLYPES. — Ce sont des excroissances de chair que l'on trouve dans le nez, le rectum et la matrice; selon la grosseur et la position, ils peuvent occasionner des accidents souvent assez graves ou gêner considérablement.

Les polypes de la matrice sont des verrues ou des tumeurs de la muqueuse de l'utérus; ils se développent donc toujours à l'intérieur de cet organe. Ils ont la consistance molle et friable des tissus muqueux. On suppose qu'ils peuvent être produits par des débris de placenta, par des produits dégénérés de la conception, par des caillots sanguins, par la muqueuse utérine exfoliée par suite de métrites. Leur volume et leur étendue sont variables. Certains polypes sortent de la matrice, envahissent le vagin et fusent même au dehors. Le polype signale sa présence par une douleur gravative, par des pertes, par des tensions désagréables de la vessie, de l'anus et des hémorragies. En général, la santé de la femme est bonne et ne peut être compromise que par des hémorragies, si elles deviennent excessives.

Les polypes ne constituent pas un obstacle à la conception, mais ils provoquent souvent l'avortement. Le traitement classique des polypes est l'arrachement à l'aide d'instrument, et la cautérisation au fer rouge. Ce procédé est très douloureux et toujours suivi d'hémorragies. Avant d'avoir recours à la chirurgie, il est bon de faire le traitement suivant qui donne des résultats souvent inespérés et détruit le polype graduellement, sans aucune douleur. Le traitement interne comprend le *Dépuratif Parnel* et l'*Elixir Spark*. Matin et soir, faire une injection vaginale très chaude au *Spyrol Leber*. Après chaque injection, introduire dans le vagin, pour porter au contact du polype, un *Ovule Leber*. Observer le *Régime Biologique*.

POLYURIE (grec *polus*, beaucoup, et *ouron*, urine). — Formation exagérée d'urine. S'observe dans le diabète et la maladie des reins. Voir *Diabète, Reins, Urine*.

968. — POMMELIÈRE. — C'est la tuberculose des vaches.

PORTE-VEINE. — Veine qui amène au foie le sang des intestins chargé des matériaux assimilables. Voir *Foie*.

969. — POULS (latin *pulsum*). — C'est le battement des artères provoqué à chaque contraction du ventricule gauche du cœur. En appliquant le doigt sur une artère qui repose sur un os, on éprouve la sensation de ce battement. On prend le pouls sur l'artère radiale, au poignet, près le pouce, ou bien sur l'artère temporale, à la tempe. A l'état normal, il est de 60 à 70 pulsations par minute; chez les enfants et les vieillards, il est plus fréquent.

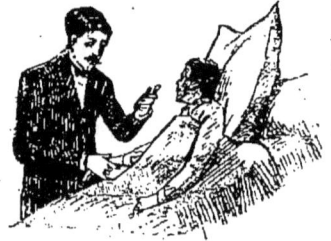

Fig. 348. — Médecin tâtant le pouls d'un malade.

POUMONS. — Organes de la respiration. Voir *Anatomie*.

POURRITURE D'HOPITAL. — Gangrène qui survenait aux plaies des malades des hôpitaux. Très rare aujourd'hui, grâce aux soins de propreté et à l'antisepsie rigoureuse qu'observent les médecins et leurs aides. Voir *Septicémie*.

970. — POUSSIÈRES. — L'air est chargé par une foule de substances minérales et végétales et par des microbes ou germes desséchés, aussi plusieurs maladies se transmettent par les poussières répandues dans l'air. On doit éviter autant que possible les poussières et respirer un air pur. Dans les chambres la poussière, étant plus lourde que l'air, occupe la partie basse de la pièce et lorsqu'on ouvre une fenêtre, l'air froid de la rue entre par le bas de la fenêtre et empêche la poussière de sortir; c'est donc à tort qu'on croit que la poussière sortirait si l'on ouvrait un peu la fenêtre. Pour que la poussière de la pièce puisse sortir, il faudrait qu'elle soit légère, monte au plafond d'où elle sera entraînée dehors par l'air chaud. Par les vêtements, les chaussures et les robes longues, on transporte la poussière de la rue dans nos demeures. Aussi, pour éviter la poussière, on doit faire le nettoyage des tapis au moyen du vide. Les poussières provenant de la substance travaillée et que les ouvriers respirent dans les ateliers, produisent l'emphysème ou une pneumonie spéciale : *Anthracose* par le charbon, *Chalicose* par le silice, *Sidérose* par le fer.

Traitement. — Donner le *Sirop Mérol*. Boire la *Tisane Orientale Soker*. Prendre souvent une dose d'*Elixir Spark* pour nettoyer le tube digestif.

Hygiène. — Aérer souvent les ateliers.

971. — POUX. — Les poux existent à la tête et sur le corps; les *poux de la tête* sont fréquents chez les gens malpropres et les enfants négligés.

On les observe quelquefois dans la convalescence. Pour les détruire, il faut graisser les cheveux avec de l'*onguent gris* et lotionner avec de l'eau *vinaigrée*.

Les poux de corps provoquent des démangeaisons, l'individu se gratte et s'écorche. On les détruit par des frictions à l'*Eau de Cologne*, un bon savonnage sur tout le corps et des bains chauds auxquels on peut ajouter un peu de sublimé. Les poux qu'on trouve aux poils des aisselles, de la poitrine et des parties sexuelles sont facilement détruits par l'*Onguent gris* ou une solution de *Sublimé* et vinaigrée; on prend un grand bain quelques heures après. Pour s'en préserver il faut observer les soins de propreté.

972. — PRÉPUCE. — Peau qui recouvre le gland de la verge; on doit supprimer cette peau inutile chez tous les nouveau-nés, afin de les préserver de toutes les maladies contagieuses lorsqu'ils seront hommes. Voir *Phymosis, Syphilis, Chancre, Circoncision.*

973. — PRESBYTIE. — Altération de la vue. La personne voit mieux les objets éloignés que ceux qui sont rapprochés. Cette anomalie disparaît souvent avec l'âge. On y remédie au moyen de lunettes spéciales.

974. — PRIAPISME. — Erection assez douloureuse qui survient pendant la blennorrhagie, la cystite, les calculs de la vessie. Pour la calmer, on emploie des bains tièdes, des lavements.

PRODROME (grec *prodrômos*, qui court en avant). — Malaise qui annonce une maladie.

PROLAPSUS (grec *pro*, en avant, et *lapsus*, tomber). — Relâchement d'un organe.

PRONOSTIC (grec *pronostiken*, indice de ce qui doit arriver). — L'issue prevue pour une maladie.

PROPHYLAXIE (grec *prophuslassein*, préserver). — Moyens pour se préserver des maladies.

PROPRETÉ. — Voir *Hygiène de la peau*.

PROSTATE. — Glande située entre le col de la vessie et l'urètre. Voir *Anatomie*.

975. — PROSTATITE. Maladies de la prostate. — C'est l'inflammation de la prostate; elle est aiguë ou chronique.

Prostatite aiguë. — Survient le plus souvent dans le cours d'une blennorrhagie, d'une inflammation des voies urinaires, d'un sondage, d'une injection trop irritante, à la suite d'un cathétérisme mal fait ou d'une chute sur le périnée. Le malade éprouve d'abord de la douleur, de la pesanteur au périnée (entre les bourses et l'anus) et ne peut marcher; il éprouve constamment le besoin d'aller à la garde-robe, a la sensation d'un corps étranger que ses efforts ne parviennent pas à chasser; l'urine sort brûlante et goutte à goutte.

Prostatite chronique. — La forme chronique succède souvent à l'état aigu ou survient à la suite d'une affection chronique des voies urinaires, telle que rétrécissements, calculs, etc. Les symptômes sont les mêmes que dans le cas aigu, mais moins accentués. On constate parfois un écoulement urétral muco-purulent, visqueux et filant entre les doigts, par exemple, lors des efforts pour aller à la garde-robe et de la première émission des urines. La prostatite chronique occasionne l'augmentation de volume de la prostate, ce qui rend l'émission des urines fort difficile.

Hypertrophie de la prostate. — Mais le plus souvent, l'hypertrophie de la prostate, c'est-à-dire l'augmentation considérable de son volume, se manifeste sans cause appréciable, surtout à partir de cinquante ans. Tout à coup un vieillard, qui précédemment n'avait jamais souffert des organes urinaires, remarque qu'il urine péniblement et fréquemment, que le jet tombe à ses pieds, qu'il a de l'incontinence ou de la rétention d'urine; cependant, il souffre peu et seulement avant l'émission des urines, qui conservent d'abord leur limpidité; il a de l'inquiétude au fondement, de la constipation, rend des selles aplaties : Il est atteint d'*hypertrophie de la prostate*. Par elle-même, l'augmentation du volume de cette glande n'aurait pas de conséquences fâcheuses; mais, en diminuant le calibre du canal de l'urètre, elle gêne l'émission des urines et détermine le catarrhe; en s'appliquant sur la paroi antérieure du rectum qu'elle refoule, elle gêne la circulation des matières fécales, occasionne la constipation et des hémorroïdes. Voilà pourquoi l'hypertrophie de la prostate, abandonnée à elle-même, a les plus fâcheuses conséquences et peut se compliquer d'une hématurie, d'une cystite ou d'une néphrite.

Traitement. — Le traitement suivant est très efficace et donne toujours la guérison s'il est suivi avec régularité. Le malade prendra tous les jours deux *Cachets Curatifs Darvet* (cachets roses), un cachet avant chaque repas. Dans la journée prendre 9 à 12 capsules de *Santal Bline* en trois fois. Boire la *Tisane Orientale Soker*, quatre à six tasses par jour. Combattre les troubles digestifs et la constipation par l'*Élixir Spark*, une à deux cuillerées à café après chaque repas ou le soir en se couchant. Prendre deux fois par semaine un bain avec le *Sel du Pérou*. Aux repas assainir l'eau de boisson avec la *Septiline* qui est très hygiénique.

Après la cure, purifier le sang avec le *Dépuratif Parnel*. Observer un régime doux, le *Régime Biologique*. S'alimenter avec la *Tarvine* qui est un aliment phosphaté très reconstituant. Boire du lait, du thé léger et surtout la *Tisane Orientale Soker*.

Hygiène et soins généraux des maladies des voies urinaires. — Chez les vieillards et les individus débiles, les affections de la vessie ont un retentissement marqué sur l'état général, et il importe d'instituer un régime tonique et doux à la fois. Le *Régime Biologique* est le meilleur qui puisse convenir. Le laitage, les œufs, le poisson, les légumes verts seront la base des repas: on y ajoutera des viandes rôties pour soutenir les forces en excluant le gibier, les salaisons, la charcuterie; la bière, le café, les liqueurs ne conviennent en aucun cas; dans la gravelle, on évitera également les fruits acides, la tomate, l'oseille, le citron, etc., etc. Le vin devra être bu en très petite quantité et étendu d'une assez grande quantité d'eau; c'est sur la vessie et sur les fonctions du rein que la *Tisane Orientale Soker* a une influence incontestable. Elle modifie la sécrétion des muqueuses de l'appareil urinaire et fait fondre le gravier ou les concrétions qui se déposent au fond du vase sous forme de sable orangé ou gris. Comme la vessie baigne au milieu des intestins, le bon état de ces derniers doit être surveillé avec la plus grande sollicitude; non seulement on doit entretenir la régularité des selles par des moyens doux et fréquemment répétés, mais en dehors de la constipation il faut encore rafraîchir l'économie par l'*Élixir Spark*.

Les grands bains tièdes, répétés une ou deux fois par semaine, diminuent l'inflammation de la vessie; on les alternera avec des bains de siège préparés avec de l'eau bien tiède dans laquelle on pourra faire infuser des fleurs de sureau, des feuilles de guimauve, etc.; ces bains, prolongés pendant une demi-heure, suffisent souvent à conjurer la rétention d'urine sans avoir besoin de recourir à la sonde.

En cas de douleur, on applique le soir, sur le bas-ventre, un cataplasme chaud de farine de lin. Un petit lavement additionné de dix gouttes de laudanum, et conservé, peut calmer la douleur et avec elle la contraction du col de la vessie qui gênait l'émission des urines. On ne doit en général recourir à la sonde que lorsque les moyens précités n'ont pu amener l'émission de l'urine; on s'en servira le plus rarement possible, car le passage de l'instrument, même conduit par une main habile, irrite et blesse la muqueuse du canal et la prostate. Eviter les grandes marches, les grandes fatigues, l'équitation. Le malade doit uriner chaque fois qu'il en sent le besoin et ne pas se retenir.

PROSTATORRHÉE. — Prostatite chronique.

PROSTRATION. — Extrême abattement, anéantissement des forces; s'observe dans la fièvre typhoïde.

976. — PRURIGO, PRURIT ou DÉMANGEAISONS. — Ce sont des affections cutanées, caractérisées par un symptôme commun : la démangeaison. On l'observe dans une foule d'affections de la peau : l'eczéma, le psoriasis, le lichen, etc. Lorsque la démangeaison existe sans aucune lésion extérieure de la peau, le *prurigo* constitue une maladie essentielle due à un trouble de l'innervation de la peau. On connaît plusieurs variétés de prurigo.

Le prurigo de Hébra. — C'est une maladie fréquente apparaissant le plus souvent dans la première et la deuxième enfance et ayant une durée très longue. Il débute par des poussées successives de petites papules pâles, rouges ou rosées, dures, peu saillantes, s'excoriant par le grattage; apparaissant sur tout le corps. Ces poussées papuleuses sont très souvent précédées ou accompagnées d'urticaire. A un degré plus avancé, le *prurigo de Hébra* se caractérise par l'existence de nombreuses papules excoriées et de lésions de grattage : la peau devient sèche, rugueuse, tendue, pigmentée, surtout aux jambes et aux bras. Sur la face, au front, aux joues, les lésions sont croûteuses, eczémateuses. Les causes du prurigo de Hébra sont : l'hérédité, l'arthritisme, le lymphatisme, la scrofule, la syphilis, en un mot, les vices du sang.

Prurit généralisé. — Il est caractérisé par des démangeaisons violentes survenant le jour, ou plus souvent la nuit, sous l'influence du chaud et du froid, d'émotion, de frayeur. Au début, il n'y a pas de lésions, mais bientôt le besoin de gratter devient si impérieux que le malade provoque par ce grattage des raies, des rougeurs, des papules, des croûtes, etc. La démangeaison cesse momentanément quand la peau est excoriée, déchirée et saignante. Ce prurit finit par entraîner un état de nervosité extrême, de l'insomnie, la perte de l'appétit, l'amaigrissement et un état moral des plus inquiétants. Il s'observe chez les rhumatisants, les goutteux, les névropathes, mais très souvent le prurit généralisé est provoqué par une inflammation des voies digestives, par des maladies d'estomac et du foie, par des affections de l'utérus, des ovaires, des reins, des nerfs.

Prurigo des vieillards ou prurit sénile. — Cette affection est très rebelle ; elle apparaît vers l'âge de 60 ans ; les démangeaisons sont violentes, intolérables, surtout la nuit, et occupent le corps entier, la peau est sèche, fanée, ridée, quelquefois presque normale. Le prurit sénile est souvent sous la dépendance d'une diathèse goutteuse.

Prurit ano-vulvaire. — Dans le prurigo et prurit ano-vulvaire, les démangeaisons sont localisées surtout à la vulve, quelquefois au vagin, gagnant la face interne des cuisses, le périnée et l'anus. Ce prurit s'observe à tous les âges, mais plus fréquemment aux approches de l'âge critique.

Prurit ano-génital. — Le prurigo et prurit des parties ano-génitales de l'homme occupe surtout les *bourses*, l'*anus*, le *prépuce* et le *gland* ; il est parfois intolérable, surtout la nuit, et provoque par le grattage une irritation très vive, un épaississement du scrotum, un suintement rectal. Quand il siège à l'anus. il est souvent dû à la présence d'hémorroïdes ou de fissures anales. Le prurit des mains et des pieds est très rare, mais fort pénible et très rebelle ; la cause est la même que dans le prurit généralisé.

Traitement de prurigo, de prurit ou démangeaison. — Comme dans toutes les affections cutanées, il faut purifier le sang, faire sortir les âcretés qui provoquent la démangeaison, et calmer le système nerveux. Prendre à l'intérieur le *Dépuratif Parnel* (une cuillerée à soupe avant les repas) qui

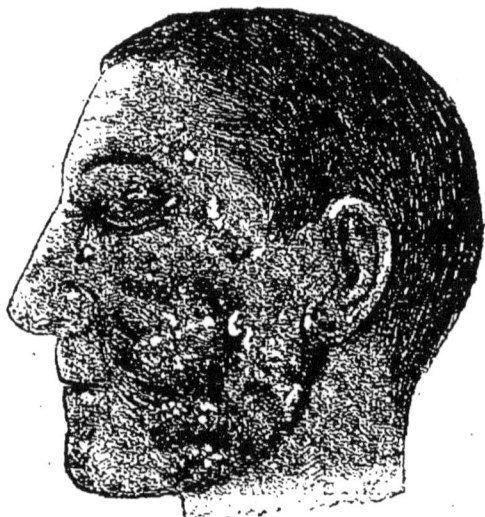

FIG. 319. — Lupus érythémateux.

purifie la masse sanguine et modifie l'état constitutionnel du malade. L'*Élixir Spark* (1 à 2 cuillerées à café dans un peu d'eau sucrée après les repas) est précieux contre les manifestations gastro-intestinales si fréquentes dans le prurigo.

Si les démangeaisons sont trop violentes, on prendra 1 à 2 cuillerées à soupe de *Sédatif Tiber* avant de se coucher. Cette médication agit sur le système nerveux, calme les démangeaisons et procure un repos réparateur

Traitement externe. — Pour le prurigo ano-vulvaire, des parties génitales, des mains et des pieds, il faut lotionner les parties atteintes avec l'*Eau Résolutive Soker ;* après cette lotion, le malade appliquera la *Pommade Parnel n° 1* et saupoudrera avec la *Poudre Dermatique Jener.*

PLANTES

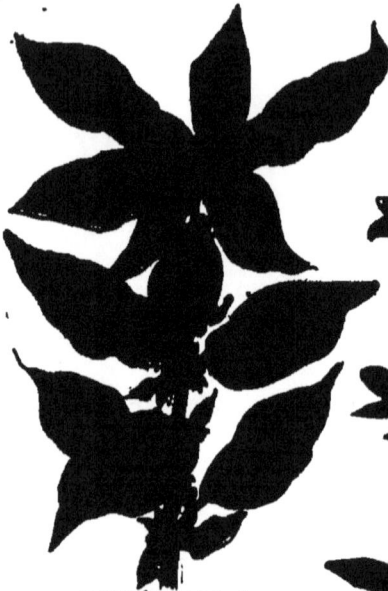

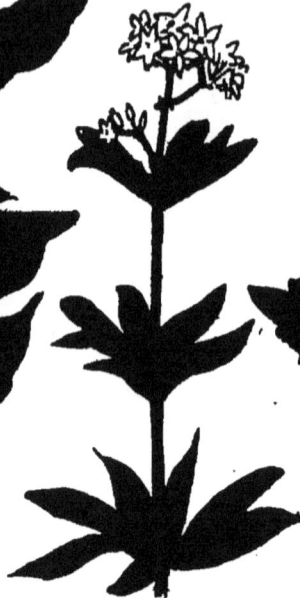

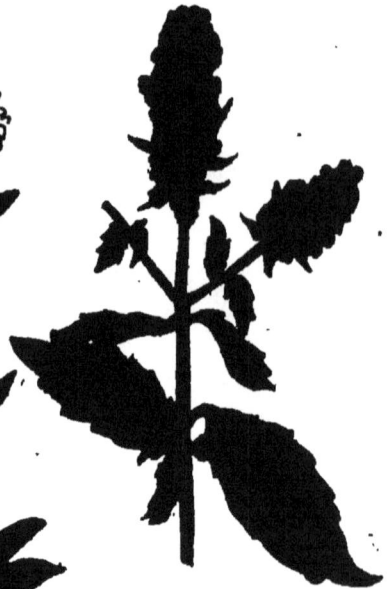

PARIÉTAIRE
CASSE-PIERRE

MENTHE

ASPÉRULE ODORANTE
PETIT-MUGUET

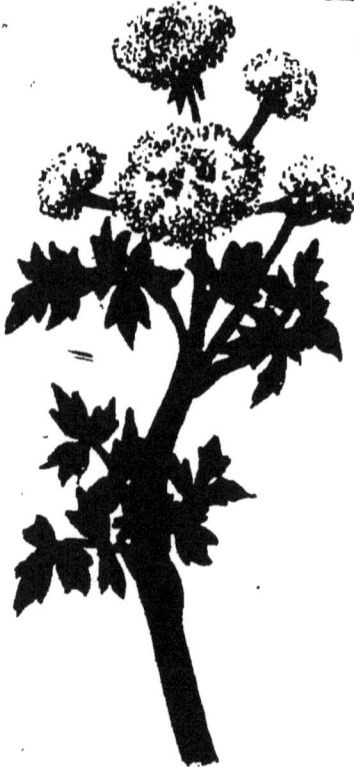

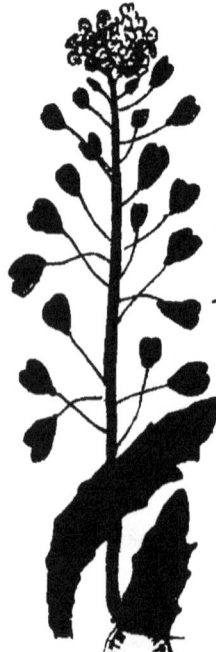

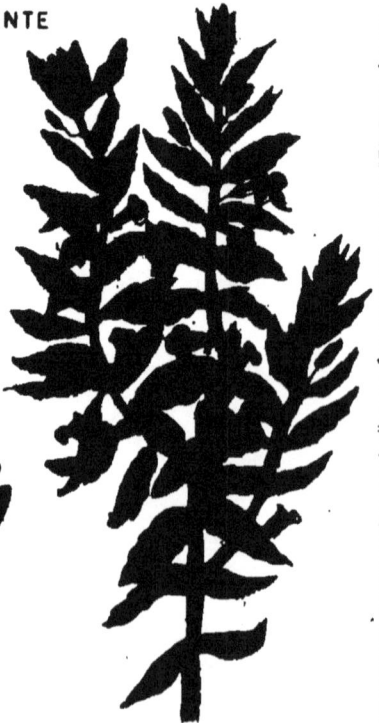

ANGÉLIQUE

BOURSE A PASTEUR

GRATIOLE

Régime. Hygiène. — Il est essentiel de surveiller l'alimentation : s'abstenir de boissons alcooliques, de viandes salées, de porc, de poisson de mer, etc., observer le *Régime Biologique* et s'alimenter avec la *Tarvine*.

Prendre de grands bains avec le *Sel du Pérou* (toujours tièdes, jamais trop chauds) deux fois par semaine. Aux repas assainir l'eau de boisson avec la *Septiline* qui est très hygiénique.

PSEUDODARTHROSE. — Articulation anormale qui se produit à la suite d'une fracture.

PSEUDOMEMBRANE. — Fausse membrane qui se produit dans l'angine, la bronchite, l'entérite.

PSITTACOSE (latin *psittacus*, perroquet). — Maladie contagieuse occasionnée par les perruches.

PSOAS. — Muscle du bassin.

977. — PSOÏTE. — Inflammation du muscle *psoas*. Elle empêche la flexion de la cuisse, cause la fièvre, des douleurs dans la partie inférieure du dos (partie lombaire); survient à la suite d'un effort violent pour soulever des fardeaux.

Traitement. — Observer l'immobilisation et garder le lit le plus longtemps possible; appliquer des cataplasmes. Boire la *Tisane Orientale Soker*, prendre deux fois par jour une cuillerée à café d'*Élixir Spark*.

978. — LE PSORIASIS (grec *psora*, gale). — C'est la maladie la plus fréquente après l'eczéma. Le *Psoriasis* est caractérisé par des éléments squameux blancs nacrés recouvrant une surface rouge luisante et présentant un pointillé hémorragique à peu près

Fig. 350. — Erythème hydroa.

constant. Ces plaques blanches se détachent par le grattage sous forme de lamelles ou poussières blanchâtres. Le psoriasis débute à tout âge, mais particulièrement entre 10 et 25 ans et se localise spécialement aux coudes, aux genoux, aux membres, au tronc, au *cuir chevelu*, au front, au sternum, aux fesses, etc. Il se présente sous diverses formes, par poussées successives, disparaît quelquefois pendant des mois, puis reparaît. Les démangeaisons sont généralement peu marquées, mais quelquefois cependant le prurit est intense. Les causes les plus fréquentes sont l'hérédité et la diathèse herpétique. Les poussées de psoriasis sont souvent occasionnées par des excès de régime, par des maladies d'estomac ou du foie, par des émotions, des frayeurs, des chocs nerveux. Le psoriasis, que l'on nomme *dartre sèche* (l'eczéma

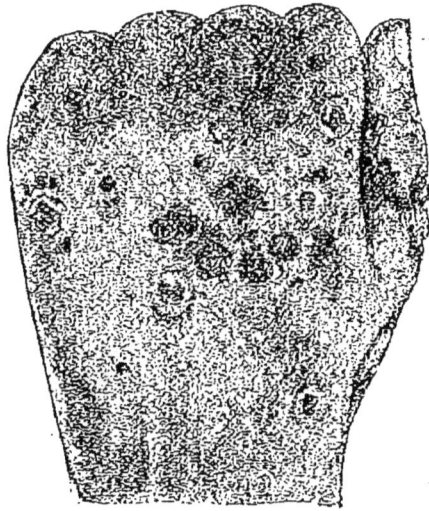

17

est désigné sous le nom de dartre humide), est une maladie rebelle de longue durée.

Traitement. — Le traitement suivant donnera la guérison radicale et définitive sans crainte de récidive. Le malade prendra avant chaque repas une cuillerée à bouche de *Dépuratif Parnel* pour purifier le sang.

Après chaque repas, il faut prendre une cuillerée à café d'*Élixir Spark* pour guérir la constipation et les troubles digestifs; le soir en se couchant prendre *deux Cachets Sédatifs Tiber* avec un peu d'eau.

Traitement externe. — Pour appliquer le traitement externe il faut avant tout enlever les squames, décaper en un mot les placards psoriasiques. Pour arriver à ce résultat, on prendra des bains simples, savonneux ou amidonnés, un peu prolongés, on frictionnera bien les régions malades de façon à en détacher les amas épidermiques. Tous les soirs en se couchant on appliquera la *Pommade Parnel n° 1* qu'il faut alterner avec la *Pommade Parnel n° 2*. Lorsque les démangeaisons sont violentes, il faut bien saupoudrer sur la pommade avec la *Poudre Dermatique Jener*. Les bains seront renouvelés tous les deux ou trois jours dans le courant du traitement. A défaut de bains, on peut employer des frictions avec une brosse et du savon noir; on frotte toutes les plaques avant d'appliquer les pommades.

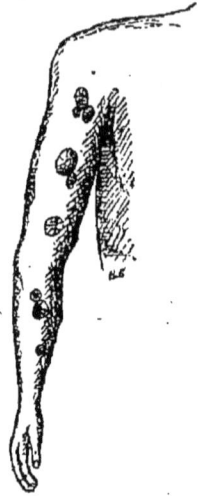

FIG. 351.
Psoriasis (plaques).

Régime. Hygiène. — Les sujets atteints de psoriasis doivent éviter tous les aliments susceptibles de provoquer une excitation de la peau, les excès de tout ordre, les émotions, le surmenage. S'alimenter avec la *Tarvine* qui est un aliment phosphaté très utile dans cette maladie. Observer le *Régime Biologique*. Aux repas assainir l'eau de boisson avec la *Septiline* qui est très hygiénique.

PSYCHIATRE (grec *psyché*, âme, *iatros*, médecin). — Médecin aliéniste.

PSYCHIATRIE. — Étude des maladies mentales.

979. — PTOMAÏNES. — Nom des alcaloïdes très vénéneux qui se forment pendant la décomposition d'un cadavre. Ils résultent de la fermentation des matières albuminoïdes sous l'influence des microbes.

PTOSIS. — Chute de la paupière. Voir *Blépharoptose*.

PTYALISME (grec *ptualismos*). — Sécrétion exagérée de salive.

980. — PUBERTÉ (latin *pubertatem*). — L'âge où l'on cesse d'être enfant. A cette époque, les organes génitaux se développent notablement; la jeune fille voit apparaître ses premières règles, les hanches s'arrondissent, la gorge accroît. Si la jeune fille est nerveuse, il est très utile de la prévenir afin que la venue des règles ne trouble pas son esprit. Dans la puberté il est très utile de donner des fortifiants, des toniques, surtout le *Triogène For* et le *Vin Galar*, deux toniques très efficaces. Voir *Age*.

PUBIS. — Partie antérieure et inférieure de l'os coxal, os du bassin.

PUCE (latin *pulicem*). — Petit insecte de l'ordre des Aptères qui se nourrit du sang de l'homme et des animaux sur le corps desquels il vit.

Précautions hygiéniques. — Laver les interstices des murs et des parquets avec de l'eau bouillante ou du lait de chaux.

PULMONAIRE (latin *pulmonasis*), qui appartient aux poumons. L'artère pulmonaire conduit le sang du cœur aux poumons. Voir *Congestion pulmonaire*.

PULSATION (latin *pulsationem*). — Battement. Voir *Pouls*.

981. — PULVÉRISATEURS. — Appareils qui fonctionnent au moyen d'une poire en caoutchouc ou à l'aide d'une lampe à l'alcool. Ils servent pour réduire les liquides en vapeurs qu'on dirige sur la partie malade.

PULVÉRISATION, pour les soins du visage. — Voir ce mot dans la troisième partie du volume.

982. — PUNAISE. — Insecte hémiptère ayant une odeur infecte et qui suce le sang, sa morsure laisse une sensation désagréable.

Précautions hygiéniques. — Propreté absolue, passer sur le parquet de l'encaustique à l'essence de térébenthine. Brûler du soufre.

Fig. 352.
Pulvérisateur.

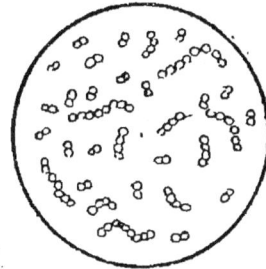

PUPILLE. — Ouverture qui se trouve au centre de l'iris.

983. — PURPURA. — C'est une maladie du sang qui amène des taches rouges sur le corps et provoque des hémorragies. Les mauvaises conditions hygiéniques, le mauvais fonctionnement de l'appareil digestif, les maladies graves, les privations, les grandes faiblesses, sont les principales causes de cette maladie. On traite cette maladie avec du fer, du quinquina, des digestifs, mais le meilleur moyen consiste à prendre avant les repas le *Dépuratif Parnel*, pour purifier le sang; après chaque repas l'*Élixir Spark* pour régulariser les fonctions digestives et s'alimenter avec la *Tarvine*. Contre l'anémie, donner les *Pilules Antianémiques Ducase*. Observer le *Régime Biologique*. Si l'hémorragie est abondante ou fréquente, donner de l'*Ergotine* ou du *Perchlorure de Fer*.

Fig. 353. — Streptocoque ou microbe du pus.

PUS (latin *pus*). — Humeur qui se forme dans les plaies et dans les abcès par la multiplication de microbes.

PUSTULE. — Petite tumeur contenant du pus.

PUSTULE MALIGNE. — Voir *Charbon*.

PYÉLITE (grec *puélos*, bassin). — Inflammation de la muqueuse des reins. Voir *Néphrite*

PYÉO-NÉPHRITE. — Néphrite avec pyélite. Voir *Néphrite*.

PYLORE (grec *puloros*, grande porte). — Extrémité de l'estomac dont l'orifice communique avec l'intestin duodénum. Voir *Estomac*.

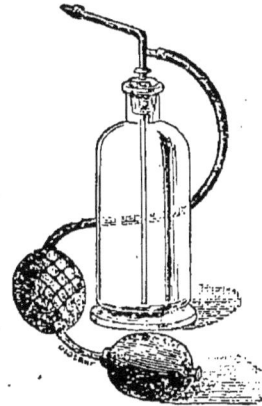

PYOHÉMIE (grec *puon*, pus et *haima*, sang). — Accident provoqué par le passage du pus dans le sang. Voir *Infection purulente*.

PYREXIE (grec *purexis*), veut dire *Fièvre*.

984. — PYROSIS (grec *puros*, feu). — C'est une variété de dyspepsie qui se manifeste par une sensation de brûlure venant de l'estomac montant à la gorge. Souvent accompagnée de renvois, de gaz, de salive et de liquides acides. Cette maladie d'estomac est provoquée par l'ingestion des aliments gras, des fromages avancés ou de substances irritantes.

Traitement. — Au moment de la crise, donner une cuillerée à café de bicarbonate de soude dans un peu d'eau. Pour se guérir, prendre l'*Élixir Spark* et les *Cachets Polydigestifs Soker* à tous les repas.

Q

985. — QUARANTAINE. — Séjour obligatoire dans un lazaret (édifice isolé) pour les navires et les voyageurs arrivés d'un pays où règne une maladie épidémique contagieuse.

QUINZE-VINGTS. — Hôpital pour les aveugles.

R

RACHIS (grec *rachis*). — Colonne vertébrale.

986. — RACHITISME. — Cette maladie de l'enfance provient de la mauvaise nutrition qui retarde la transformation des cartilages en vrais os. Ces derniers restent rachitiques. La mauvaise hygiène est la principale cause de toutes les maladies générales de l'enfance et souvent elle est pratiquée par l'ignorance; il suffit de modifier cette hygiène pour éviter à l'enfant la *Scrofule*, la *Tuberculose*, le *Rachitisme*. Que la mère veuille bien lire attentivement ce chapitre où nous nous sommes efforcés de décrire avec détails les caractères de ces maladies, et dès qu'elle les reconnaîtra sur son enfant, elle doit être persuadée qu'il est mal soigné et qu'il faut changer et son hygiène et son alimentation, si elle veut éviter une grave maladie et de véritables infirmités. Si l'enfant a le visage pâle, l'air souffreteux; s'il est grognon et digère mal; s'il a tantôt des selles liquides, tantôt la constipation, s'il a des vomissements, si les selles sont grisâtres et contiennent des débris d'aliments non digérés, s'il a le ventre gros, mou, flasque, ballonné, s'il a un peu de fièvre et transpire la nuit, c'est qu'il est dans de mauvaises conditions d'hygiène, mal soigné, mal nourri et deviendra rachitique. On doit changer et son régime, et la manière dont il est soigné. L'enfant devient rachitique lorsqu'il est sevré trop tôt, lorsqu'il n'a pas une nourriture suffisante. Si la nourriture est trop grossière, trop forte, si vous lui donnez trop tôt à manger des aliments solides, il ne les digère pas et ne profite pas. Il s'ensuit que son développement est arrêté, il reste pâle, maladif, sans force, son petit corps se courbe, les os restent mous, les bras et les jambes se courbent, l'extrémité des os des membres, des pieds et des poignets deviennent gros et forment des grosses jointures. La dentition se fait mal, les premières dents viennent tard, les os de la tête ne se solidifient pas, le crâne est volumineux, la poitrine est saillante mais rétrécie sur les côtés comme chez les oiseaux, la colonne vertébrale peut se dévier. La taille reste petite;

l'enfant est maigre, d'humeur triste, maussade; l'appareil digestif fonctionne mal. Il faut de suite réglementer soigneusement l'alimentation et l'hygiène. Si l'on néglige, le développement sera entravé, les membres resteront grêles et la poitrine mal conformée, l'enfant aura des infirmités toute sa vie et sera facilement atteint par la *méningite*, les *convulsions*, la *tuberculose*. Au contraire, soigné de bonne heure, le rachitisme se guérit très bien et ne laisse aucune trace.

Traitement. Régime. Hygiène. — Donner une alimentation riche en phosphates. La *Tarvine* est très recommandée parce que c'est une farine alimentaire, phos-

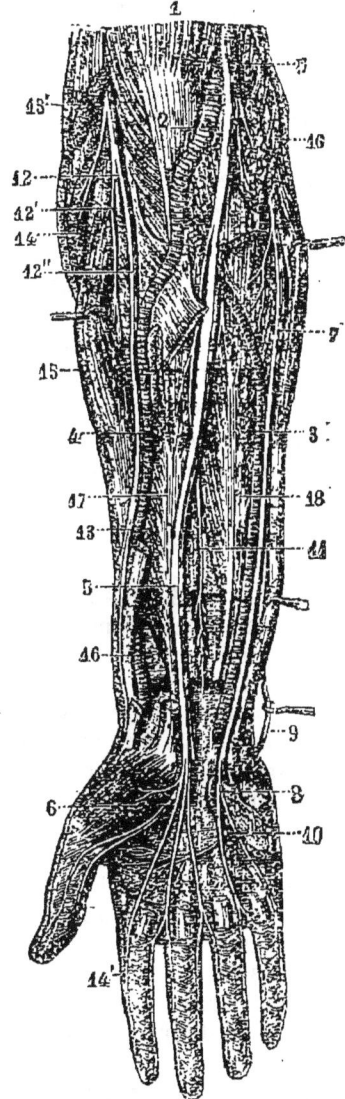

Fig. 354. — Face antérieure de l'avant-bras (côté droit). (Hirschfeld.)

1. Muscle biceps.
2. Artère humérale se divisant au niveau du pli du coude en deux branches, l'une externe (4), c'est l'artère radiale, l'autre interne (3), c'est l'artère cubitale.
3. Artère cubitale.
4. Artère radiale.
5, 5. Nerf médian dont les branches terminales (6) se distribuent aux muscles de l'éminence thénar et forment les nerfs collatéraux palmaires interne et externe du pouce, de l'index, du médius et le nerf collatéral externe de l'annulaire.
6. Branches terminales du nerf médian.
7. Nerf cubital.
8. Branche terminale superficielle du nerf cubital formant les trois derniers nerfs collatéraux palmaires.
9. Branche dorsale du nerf cubital allant former les cinq nerfs collatéraux dorsaux internes des doigts.
10. Branche terminale profonde du nerf cubital se distribuant aux muscles de l'éminence hypothénar, aux interosseux et à l'abducteur du pouce.
11. Rameau du nerf médian se rendant au muscle carré pronateur.
12. Nerf radial se divisant en deux branches, l'une (12') s'enfonce dans l'épaisseur du muscle court supinateur et se distribue aux muscles de la région dorsale de l'avant-bras; l'autre (12″, 13) descend le long de l'artère radiale pour aller former les nerfs collatéraux dorsaux externes des doigts.
13. Branche du nerf radial.
13'. Muscle long supinateur.
14. Muscle premier radial externe.
15. Muscle deuxième radial externe.
16. Muscle carré pronateur.
17. Muscle fléchisseur propre du pouce.
18. Muscle fléchisseur profond des doigts.

phatée, reconstituante et légère. Donner de l'huile de foie de morue ou le *Sirop Tannodol*, qui sont souverains. On les donne trois fois par jour, le matin au petit déjeuner et avant les deux principaux repas; combattre les troubles digestifs (Voir *Dyspepsie*). Éliminer tous les aliments qui peuvent provoquer une auto-intoxication. Peu à peu on augmente la quantité et la variété des aliments pour suralimenter l'enfant;

donner, si l'âge le permet, en plus du lait, des jaunes d'œufs, du riz, des choux, des pois, la moelle osseuse, il faut également donner des fraises, du jus d'orange. Tous les jours faire des frictions alcooliques. Donner une bonne alimentation, la farine de gruau, la farine d'avoine, des panades. Donner des bains salés.

Observation très importante. — Règle générale : on ne doit jamais chercher à faire marcher les enfants trop tôt. Si l'enfant rachitique ne marche pas, il faut éviter de le tenir *debout*, ni *assis*, mais le laisser couché. Lorsqu'on veut sortir l'enfant il faut le porter couché à plat sur un *porte-bébé* que l'on pose sur les bras. On soutient ainsi le dos du bébé et il repose bien. Si l'enfant marche déjà, il est utile de le laisser couché le plus longtemps possible et le porter toujours couché mais non pas assis.

RADIAL (latin *radius*, rayon). — Il existe une artère, un nerf et une veine radiale.

987. — RADIOGRAPHIE (latin *radius*, rayon, et *graphein*, décrire). — Etude des rayons X découverts par Rœntgen de Wurtzbourg et l'application de leurs propriétés.

RADIOSCOPIE (latin *radius*, rayon, et *skopein*, regarder). — Etude des rayons solaires.

988. — RADIOTHÉRAPIE. — Traitement par les rayons X. A été utilisé avec succès dans le Lupus. Son usage peut provoquer des accidents graves.

RADIUS. — Os long de l'avant-bras qui correspond au pouce. Voir *Bras.*

989. — RAGE. Hydrophobie. — Maladie virulente généralement occasionnée par la morsure des chiens atteints de la rage.

Un chien enragé cherche à mordre tous les animaux, surtout les chiens. Il est triste, agité, a une soif immodérée, déchire et avale tout ce qu'il trouve, son aboiement est voilé; fait des courses très longues et ensuite reste abattu, la langue pendante et laisse couler la bave de ses lèvres.

Traitement préventif. — Après la morsure, comprimer le membre au-dessus de la blessure, exprimer immédiatement la plaie pour faire sortir le sang et la bave. Si on n'a pas d'écorchures aux lèvres, il est très utile de sucer soi-même la plaie, laver avec de l'eau salée, et cautériser avec un fer rougi à blanc; puis, le plus rapidement possible, appliquer le traitement antirabique de Pasteur qui consiste a se faire vacciner par le *Virus Pasteur.* Ce virus se prépare avec des moelles épinières de lapins auxquels on a inoculé la rage.

Précautions. — Ne caresser que les bêtes connues. Observer le changement de leur caractère; en cas de doute, les faire examiner par un vétérinaire.

990. — RAIE MÉNINGITIQUE. — Raie rose qui se forme lorsqu'on passe l'ongle sur la peau du malade dans la méningite, la fièvre typhoïde, la grippe. Elle peut persister plusieurs minutes.

991. — RALE. — Bruit morbide qu'on entend chez les personnes malades, lorsqu'on ausculte la poitrine, il accompagne la respiration dans l'agonie. Il est produit par l'air qui traverse les canaux bronchiques, la trachée-artère et le larynx.

992. — RAMOLLISSEMENT CÉRÉBRAL. — Survient chez les personnes âgées, à la suite d'excès et de surmenage, à la suite d'une maladie de cœur, de diabète, de goutte, d'alcoolisme, de syphilis, de maladies infectieuses.

Les premiers soins sont les mêmes que dans l'hémorragie cérébrale. Voir ce mot. Pour s'en préserver, éviter les alcools et vivre sobrement.

993.—RATE (holland. *rate*, rayon de miel). — Organe mou, spongieux, d'un rouge violet, situé dans le ventre à gauche de l'estomac.

RECHUTE. — Nouvelle apparition pendant la convalescence d'une maladie qu'on croyait guérie.

RÉCIDIVE (latin *récidivus*, qui retombe). — Apparition pour la seconde fois d'une maladie guérie.

RECOLORATION DES CHEVEUX. Voir ces mots dans la troisième partie du volume.

RECRUDESCENCE (latin *recrudescere*, devenir plus violent). — Redoublement d'intensité des signes d'une maladie.

994. — RECTITE. — Inflammation du rectum, qui occasionne des brûlures et des douleurs allant jusque vers les reins avec fausses envies d'aller à la selle, et douleurs pendant la garde-robe.

FIG. 355.

Cerveau dans le ramollissement cérébral.

A. Partie du cerveau où la circulation est supprimée, ce qui amène la paralysie.
B. Artère oblitérée par un caillot.

Traitement. — Faire des lavages prolongés à l'eau froide, additionnée de *Spyrol Leber*. Prendre des bains de siège, des *Lavements* à l'eau de feuilles de noyer, à l'eau de guimauve pour calmer l'inflammation. Le traitement interne consiste à prendre le *Dépuratif Parnel* et l'*Élixir Spark* aux repas pour purifier le sang et guérir l'inflammation générale du tube digestif.

RECTOCÈLE. — L'intestin forme saillie dans le vagin qui a les parois affaissées.

RECTUM (latin *rectum*, droit). — Troisième partie de l'intestin qui aboutit à l'anus. Voir *gros intestin; chute du rectum; rectite; fissure; hémorroïdes.*

RÉDUCTION (latin *réductionem*). — Ramener à sa place normale un os fracturé, une hernie.

RÉFLEXES (latin *reflexus*, réfléchi). — Mouvement involontaire causé par une sensation extérieure ou intérieure indépendante de notre volonté. Il est commandé par la moelle épinière.

995. — RÉGIME DES BIEN PORTANTS. — On connaît plusieurs sortes de régimes que nous allons examiner en faisant ressortir les avantages et les inconvénients, le lecteur se rendra ensuite plus facilement compte pourquoi nous insistons sur le *Régime Biologique* qui nous a valu des résultats merveilleux aussi bien chez le bien portant que chez le malade. Les bien portants y trouveront la véritable source d'une longévité, et le moyen réellement efficace de s'éviter des ma-

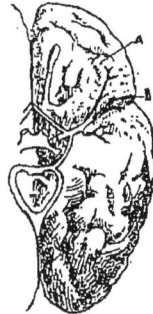

ladies ; *les malades* y trouveront la source la plus puissante de guérison et de santé. La vie, dans son ensemble, se réduit à deux fonctions :
décomposition chimique des éléments et combinaison des molécules pour
remplacer ce qui a été décomposé. Maintenez ces échanges dans les
proportions nécessaires, empêchez la suractivité ou le ralentissement de

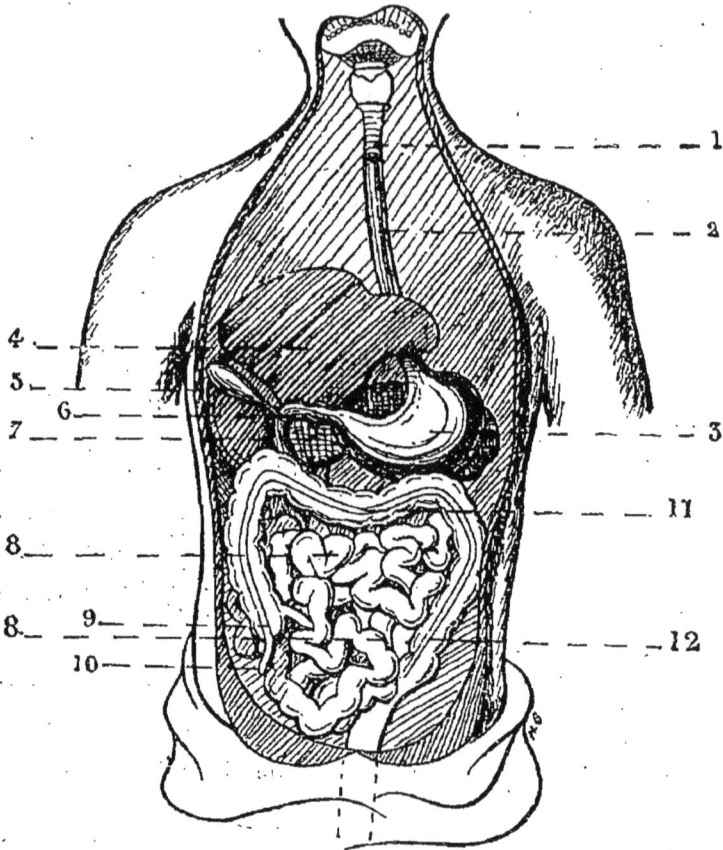

Fig. 356. — Tube digestif.

1. Trachée-artère. — 2. Œsophage. — 3. Estomac. — 4. Foie. — 5. Vésicule biliaire. — 6. Duodénum.
7. Pancréas. — 8. Intestin grêle. — 9. Cœcum. — 10. Appendice cœcal. — 11-12. Gros intestin.

ces fonctions et vous éviterez les troubles dans l'organisme ; et ce n'est
que par un régime approprié que vous pouvez empêcher la consommation d'être soit trop rapide, soit insuffisante. Eliminez les déchets qui
peuvent empêcher le fonctionnement des organes et vous maintiendrez
l'équilibre nécessaire pour conserver la santé, vous empêcherez les
maladies qui sont toujours dues à un mauvais état de cet équilibre
physiologique.

Chacun doit compenser la dépense et se nourrir selon le tempérament
et le travail fourni. **Les consomptifs** (Voir *Tempérament*) ont besoin d'une
alimentation abondante, ils mangeront beaucoup de viande, de la graisse

et du beurre; la viande crue leur est très utile parce qu'elle produit plus de force nerveuse et de chaleur que la viande cuite. Ils peuvent prendre des petites quantités d'alcool qui leur servira d'aliment d'épargne et ralentira la combustion des albuminoïdes. Ne pas oublier que l'alcool pris en grande quantité devient nuisible et les prédisposera à la tuberculose.

Ceux qui travaillent avec le cerveau ont besoin de viande et des albuminoïdes pour nourrir le cerveau, produire de l'énergie cérébrale et de la force nerveuse; mais ils doivent éviter les excitants, tels que le thé, le café, et surtout l'alcool qui agit chez les sédentaires d'une façon désastreuse sur les viscères, le cerveau, le foie et les reins.

Ceux qui ont un travail musculaire ont besoin de végétaux et de féculents qui réparent les muscles et doivent consommer peu de viande. Le sucre diminue la sensation de fatigue et augmente la force musculaire, il nourrit les muscles. On peut également prendre de l'alcool en petite quantité, à condition qu'on ait de l'alcool pur de vin sans aucune addition d'essences (Voir *Alcool*).

L'alcool du commerce est rarement pur et pour éviter l'abus et la passion il est préférable de ne pas en faire usage et de le remplacer par le sucre.

996. — RÉGIME EXCLUSIVEMENT CARNÉ. — C'est-à-dire l'usage exclusif de la viande. Ce régime présente l'inconvénient de laisser des déchets toxiques en trop grande quantité parce que pour remplacer les aliments hydrocarbonés, on doit consommer beaucoup de graisse.

997. — RÉGIME EXCLUSIVEMENT VÉGÉTARIEN. — Il présente des avantages et des inconvénients.

Inconvénients. — Notre dentition étant d'un omnivore, le pancréas, les intestins ne se prêtent pas pour une alimentation exclusivement végétale. Il est vrai qu'à la longue on peut finir par s'y habituer, mais au début il donnera chez l'homme des troubles graves. L'alimentation végétale est d'une digestibilité faible et laisse un résidu énorme de déchets, environ 50 0/0, parce que les végétaux sont couverts par une peau en cellulose que l'estomac ne peut atteindre.

Il faut donc absorber dans ce régime une grande quantité d'aliments ce qui rendra la digestion pénible,

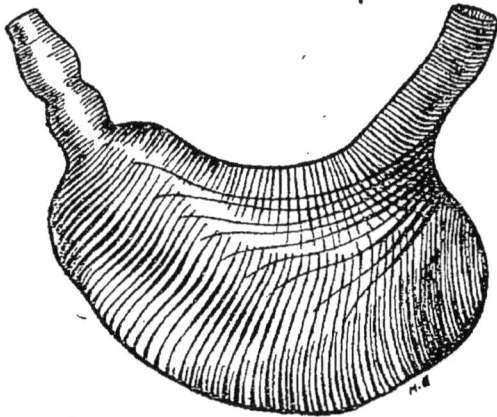

Fig. 357. — Estomac, fibres musculaires.

longue et provoquera la dilatation, l'entérite et la diarrhée. Par son action nutritive, si on ne fait pas usage de graisse et de beurre, l'alimentation composée exclusivement de végétaux présentera de graves inconvénients.

Avantages. — Par contre, le régime exclusivement végétarien offre l'avantage suivant : il laisse très peu *de toxines* dans le tube digestif lorsque se produit le travail intra-organique. Or, notre activité vitale est plus ou moins grande suivant la quantité de ces toxines. Fait encore plus important, les toxines que laissent les aliments animaux, possèdent des propriétés convulsivantes, ce qui explique la surexcitation nerveuse, la sensibilité. Les expériences de Huchard, Eck, Popoff, Nencki, démontrent que le régime carné rend l'individu plus nerveux, très sensible à la douleur, et que cela est dû à la nature, aux propriétés des toxines que les aliments animaux laissent. Le régime végétal, au contraire, rend l'individu moins sensible et cela est dû à la nature des toxines que les aliments végétaux laissent; le régime végétal n'est pas reconstituant, mais il est sédatif, diurétique et laxatif, aussi est-il très utile au cœur, au système nerveux et guérit la constipation. Il expose moins aux intoxications qui se traduisent par la goutte, par une maladie arthritique, par une maladie de la peau, du foie ou des reins.

Conclusions. — Les bien portants n'ont aucun intérêt à supprimer complètement la viande qui offre certains avantages mais on doit en consommer en petite quantité et le meilleur régime pour les bien portants est le Régime Mixte.

998. — RÉGIME OVO-LACTO-VÉGÉTARIEN ou VÉGÉTARIEN. — Les végétaux contiennent tous les sels indispensables. Ils donnent moins de déchets toxiques que la chair animale. Ils procurent les phosphates et diminuent l'acide urique. Les végétaux donnent une *force musculaire supérieure* au régime carné, guérissent la constipation, empêchent la goutte, les rhumatismes, sont excellents dans l'entérite, l'hépatie, etc., mais, seul, le régime végétarien est insuffisant parce que les végétaux sont moins assimilés que les aliments animaux et il faudrait une trop grande quantité de légumes pour chaque ration journalière ce qui fatiguerait vite l'estomac; en outre les substances excitantes pour stimuler l'organisme qui existent dans la viande manquent complètement dans les végétaux. D'autre part, il n'est pas prudent de déshabituer l'intestin de digérer la viande. Aussi le régime végétarien comprenant des aliments végétaux avec lait, œufs, beurre

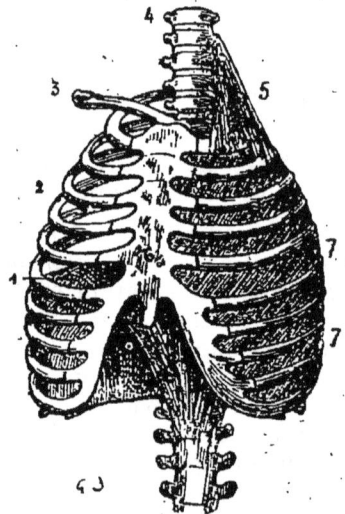

FIG. 358. — Thorax de l'homme.

1. Diaphragme. — 2. Côtes. — 3. Clavicule droite. — 4. Colonne vertébrale. — 5. Muscles scalènes, élévateurs des deux premières côtes. — 6. Sternum. 7-7. Muscles intercostaux.

et fromage auxquels on ajoute un peu de viande, permet une grande variation et présente des avantages. Le résidu de la digestion produit moins de substances toxiques, il expose moins aux troubles et aux intoxications de l'organisme qui se traduisent par la goutte, les maladies arthritiques, les maladies de la peau, du foie et des reins. Il est très favorable aux gens qui n'ont pas de travail physique. Ce régime convient à tout le monde, aussi bien à ceux qui mènent une vie physique, qu'à ceux qui ont une vie intellectuelle très active. Il est surtout utile aux arthritiques, à ceux qui sont exposés aux maladies de la peau et aux congestions. C'est pourquoi le meilleur régime normal est le **Régime Biologique** parce que c'est un *régime mixte* qui comprend le régime ovo-lacto-végétarien avec un peu de viande et convient admirablement à tout le monde. Voir les tableaux des aliments dans le *Régime Biologique.*

Renseignements généraux. — Notre organisme perd chaque jour 20 grammes d'azote et 310 grammes de carbone, 39 grammes d'hydrogène, 945 grammes d'oxygène, 2.800 grammes d'eau et plus de 30 grammes de sels minéraux, et c'est par les aliments que nous reconstituons ces pertes journalières. Le régime alimentaire doit être compris de telle façon qu'il y ait toujours un rapport constant entre les matières azotées, l'amidon et les corps gras. D'après les expériences, ce rapport doit être entre les matières azotées et l'amidon comme 1 est à 3.50 et celui des corps gras comme 1 à 0.55 (Moleschot, Yvon). En se basant sur ces proportions, l'homme a besoin de 125 grammes de matière azotée, de 430 grammes d'hydrocarbonés et de 55 grammes de graisse, ce qui représente à peu près 820 grammes de pain et 220 grammes de viande. 2.800 grammes d'eau et 30 grammes de sels minéraux divers. Pour la femme, la quantité doit être plus faible.

Ces rations sont pour ceux qui exécutent un travail modéré, on doit les doubler pour un travail intense et même augmenter les hydrocarbonés, les sucres, les albuminoïdes. L'ouvrier qui travaille doit consommer environ 550 grammes de viande, 1.200 grammes de pain et 150 grammes de graisse. Comme il n'existe pas d'aliments contenant ces proportions de principes alimentaires, et que chaque aliment contient ces principes en proportions très variables, nous sommes obligés de grouper divers aliments pour former notre ration quotidienne.

L'homme consomme par jour et kilogramme de poids, de 6 à 9 grammes de carbone et de 0,25 à 0,35 d'azote. Aussi pour déterminer la quantité nécessaire d'aliments d'un individu, il suffit de connaître le poids de l'individu et de consulter le tableau ci-après que nous donnons d'après Gilbert et Yvon :

NATURE DES ALIMENTS	Azote	Carbone	NATURE DES ALIMENTS	Azote	Carbone
Viande de bœuf... contient	3,00	11,00	Beurre frais...... contient	0,64	83,00
Bœuf rôti......... —	3,53	17,75	Bière forte......... —	0,05	4,50
Foie de veau...... —	3,59	15,68	Chair d'anguille... —	2,00	30,00
Foie gras d'oie.... —	2,12	65,58	— de carpe..... —	3,49	12,10
Rognons de mouton —	2,66	12,13	— de goujon... —	12,77	13,50

NATURE DES ALIMENTS	Azote	Carbone	NATURE DES ALIMENTS	Azote	Carbone
Chair de hareng frais.. contient	1,83	21,00	Infusion de 100 gr. de café contient	1,10	9,00
— de hareng salés.. —	3,11	23,00	— de thé —	1,00	10,50
— de homard cru —	2,93	10,96	Lait de vache...... —	0,66	8,00
— d'huître ..... —	2,13	7,18	Lait de chèvre..... —	0,69	8,60
— de maquereau —	2,74	19,26	Lentilles sèches.... —	3,87	43,00
— de merlan ... —	2,41	9,00	Lard............ —	1,28	71,14
— de morue salée —	5,12	16,00	Blé dur du Midi (moyenne variable)........ —	3,00	41,00
— de moule.... —	1,80	9,00	Blé tendre (moyenne variable).......... —	1,81	39,00
— de raie...... —	3,83	12,25	Maïs............ —	1,77	44,00
— de saumon... —	2,09	16,00	Œufs............ —	1,90	13,50
— de sole ..... —	1,91	12,25	Orge d'hiver...... —	1,90	40,00
Carottes......... —	0,31	5,50	Pain blanc de Paris (33 0/0 d'eau).... —	1,08	29,50
Chocolat......... —	1,52	58,00	Pain de munition français ancien......... —	1,07	28,00
Châtaignes fraîches —	0,61	35,00	Pain de munition français actuel. .... —	1,20	30,00
— sèches . —	1,04	48,00	Pain de farine de blé dur. —	2,20	31,00
Champignons de couche.. —	0,60	4,52	Pommes de terre.. —	0,33	11,00
Fromage de Brie.. —	2,94	35,00	Pois secs .... —	3,66	44,00
— Gruyère —	5,00	38,00	Pruneaux .... —	0,75	28,00
— Roquefort —	4,21	44,44	Riz............. —	1,80	41,00
Farine blanche de Paris . —	1,64	38,58	Sarrasin.......... —	2,20	42,50
Farine de seigle... —	1,75	41,00	Vin .... —	0,15	4,50
Fèves .... —	4,50	42,00			
Figues fraîches.... —	0,41	15,50			
— sèches..... —	0,92	34,00			
Gruau d'avoine.... —	1,95	44,00			
Haricots secs..... —	3,92	43,00			
Huile d'olive....... —	traces	98,00			

Pour connaître le chiffre des matières protéiques (albuminoïdes), il faut multiplier par 6 le chiffre d'azote de chaque aliment de ce tableau.

Selon le genre de vie et la température extérieure, un homme qui travaille peu a besoin de dépenser 2.100 calories en 24 heures; celui qui travaille beaucoup a besoin de 3.600 calories. On appelle calorie la quantité de chaleur nécessaire pour augmenter d'un degré la température d'un kilogramme d'eau. Pour pouvoir fournir cette quantité de calories, il faut que les aliments contiennent : de l'*Hydrate de carbone*, des *Graisses*, de l'*Albumine* dans les proportions suivantes :

NATURE DES ALIMENTS	Pour l'ouvrier sédentaire	Pour l'ouvrier qui exécute des travaux de force
Hydrate de carbone.................... (Sucre, amidon, alcool).	249 grammes.	603 grammes.
Graisses...........................	38 —	68 —
Albumine...........................	71 —	100 —

Ce qui correspond à une certaine quantité de pain, de viande, de légumes, etc.

Les Drs Landouzy et Labbé ont déterminé ces quantités et ont comparé ce que chacun devrait manger avec ce que nous mangeons. La conclusion est que nous mangeons mal, nous ingérons trop de viande, trop d'alcool et pas assez de légumes et surtout pas assez de sucre.

1er Exemple : Ouvrier sédentaire, employé de magasin, garçon de magasin, etc. :

NATURE DES ALIMENTS	Ce qu'ils devraient manger	Ce qu'ils mangent	NATURE DES ALIMENTS	Ce qu'ils devraient manger	Ce qu'ils mangent
Pain	370 gr.	450 gr.	Beurre, fromage .	45 gr.	néant
Viande............	150 —	500 —	Lait.............	250 —	néant
Légumes secs, riz	75 —	80 —	Vin	1/2 litre	2 à 3 litres
Fruits et légumes frais .	200 —	néant	Alcool..........	néant	8 centil.
Sucre...........	37 —	40 —			

En résumé, il mange trop de viande, boit trop de vin, boit de l'alcool, ne mange pas assez de légumes frais et pas assez de laitage.

2e Exemple : Ouvrier exécutant des travaux de force :

NATURE DES ALIMENTS	Ce qu'il devrait manger	Ce qu'il mange	NATURE DES ALIMENTS	Ce qu'il devrait manger	Ce qu'il mange
Pain.............	520 gr.	400 gr.	Beurre, fromage .	80 gr.	néant
Viande...........	200 —	200 —	Lait.............	300 —	néant
Légumes secs....	180 —	190 —	Vin.............	1 litre	4 litres
Fruits, légumes frais...	400 —	190 —	Alcool..........	néant	10 centil.
Sucre...........	80 —	néant	Absinthe........	néant	5 —

En résumé pas assez de laitage, pas assez de sucre, trop de boissons alcooliques.

3e Exemple pour les ouvrières, couturières, modistes, etc.

NATURE DES ALIMENTS	Ce qu'elles devraient manger	Ce qu'elles mangent	NATURE DES ALIMENTS	Ce qu'elles devraient manger	Ce qu'elles mangent
Pain.............	370 gr.	250 gr.	Sucre..........	40 gr.	néant
Viande...........	125 —	70 —	Beurre..	30 —	néant
Légumes secs et riz	95 —	néant	Lait............	250 —	néant
Légumes et fruits frais ...	300 —	95 —	Vin	1/3 de litre	1/4 de litre

En résumé, elles mangent trop de crudités : salades, radis, cornichons, qui n'ont aucune valeur nutritive.

999. — RÉGIME BIOLOGIQUE. — C'est du tube digestif que nous viennent toutes les maladies et notre santé dépend toujours de la digestion. Les microbes qui s'y trouvent sont la principale cause des maladies des organes de la digestion. On a cherché à combattre ces microbes par des antiseptiques chimiques, mais le résultat était absolument insignifiant, parce que les substances antiseptiques perdent généralement leur pouvoir microbicide dès qu'elles sont introduites dans le tube digestif. Avec le *Régime Biologique*, on arrive à obtenir une très grande antisepsie, c'est-à-dire à détruire une grande partie des microbes et à empêcher leur formation par le choix des aliments. En effet, il existe deux sortes de microbes : les microbes qui vivent et se développent aux dépens des matières hydro-carbonées et d'autres qui proviennent des matières albuminoïdes. Or, les microbes les plus nuisibles sont ceux qui proviennent des albuminoïdes tels que les viandes. Des expériences très concluantes prouvent que si nous ne pouvons pas détruire tous les microbes, nous pouvons diminuer en grande quantité les microbes les plus nuisibles. C'est sur ces données et sur ces preuves contrôlées et proclamées par les savants du monde entier qu'est basé le *Régime Biologique*.

Le Régime Biologique a pour but : 1° de fournir au corps une quantité de matières alimentaires liquides ou solides, proportionnée à la dépense journalière de force et de substance 2° de supprimer toutes les substances alimentaires qui peuvent irriter l'estomac et les nerfs, ou provoquer des inflammations, afin de s'éviter une maladie, car ces irritations et inflammations en amènent une tôt ou tard ; 3° d'éviter certains aliments qui exigent de l'estomac et des intestins une trop grande quantité de sucs digestifs pour les dissoudre et les modifier, car cet effort fatigue le tube digestif et produit des complications gastro-intestinales.

Nous mangeons trop d'aliments azotés et pas assez de farineux et même trop peu d'aliments sucrés, aussi les microbes nuisibles sont dans l'estomac en quantité considérable. Il n'est pas inutile de rappeler ici que l'excès est aussi nuisible et dangereux que l'insuffisance. En effet, si l'insuffisance d'alimentation diminue les forces et la chaleur du corps, rend l'individu sensible au froid et incapable de résister aux maladies infectieuses, d'où une mortalité très grande, les aliments en excès provoquent la dilatation, la pesanteur d'estomac, les vertiges, les battements de cœur, les rêves, les cauchemars, les insomnies ; l'obésité, le diabète, la gravelle, les calculs, la neurasthénie, la goutte ont pour cause une alimentation exagérée. La suralimentation provoque également les rhumatismes, l'albuminurie ; elle n'est utile que dans la tuberculose.

La croyance que la viande en grande quantité et que le vin sont indispensables, sont des préjugés que les hygiénistes ont raison de combattre. Le vin n'a aucune utilité, la viande n'est nécessaire qu'en *très petite quantité*.

Le Régime Biologique corrige ces défauts, conformément aux lois de la physiologie moderne, et de ce fait constitue la meilleure hygiène préventive des maladies chroniques et de toutes les maladies provenant de la nutrition. Le *Régime Biologique* arrive par une alimentation rationnelle à réduire au minimum les microbes. En outre, il est facile à suivre et peut être observé par les personnes les plus délicates et les plus difficiles. Toute personne qui veut conserver la santé et se guérir des affections d'estomac doit observer strictement les règles suivantes :

1000. — HYGIÈNE ALIMENTAIRE. — Pour conserver sains les organes digestifs et ne pas souffrir de l'estomac, il faut éviter les causes qui provoquent les maladies d'estomac :

1. Ne pas faire usage d'alcool, de liqueurs, d'apéritifs.

2. Éviter les boissons et les aliments trop chauds ou trop froids, l'eau de mauvaise nature, l'eau trop froide, les aliments trop salés, trop épicés, trop poivrés.

3. Ne jamais manger trop à la fois, quitter la table ayant encore un peu faim, manger lentement, bien mastiquer et longuement pour diviser et broyer les aliments avec les dents pour les réduire en pâte molle avant de les avaler, afin d'éviter ce travail à l'estomac.

4. Éviter les assaisonnements qui sont presque tous irritants et nuisibles ; supprimer comme nuisibles : les épices, les aromates ; éviter les herbes, les fruits et légumes acides, les fromages à odeur forte qui contiennent des essences très irritantes.

5. Éviter toutes les sauces, les mets épicés ; les clous de girofle, le poivre, l'estragon, les piments, les truffes, les cornichons, la moutarde. Toutes ces substances sont très irritantes pour le tube digestif et sans aucune valeur nutritive.

6. Éviter le poisson de mer frais, fumé ou salé lorsqu'on est sujet aux affections de la peau.

7. Après les repas se reposer un peu, mais ne pas dormir.

8. Le matin on fera un petit déjeuner léger, le repas de midi sera le plus copieux, ne pas manger beaucoup le soir.

9. Manger des aliments sains et frais qui viennent d'être préparés. Ne pas oublier qu'un aliment même le plus inoffensif peut devenir le siège de nombreux microbes qui fabriquent des poisons, nommés *toxines*, et nous empoisonner lentement en affaiblissant l'organisme. Or, l'affaiblissement nous rend très sensibles aux maladies. Exemple, la pomme de terre bouillie gardée un ou deux jours contient le *bacillus proteus* qui peut occasionner la mort. Le même bacille se trouve dans la viande restée avec les pommes de terre. La viande putréfiée contient le *bacillus coli*, le *bacillus vulgaris*, le *bacillus botulinus*, le *bacillus interiditis*, le *bacillus paratyphosus* qui peuvent provoquer la fièvre, l'inflammation, l'empoisonnement grave suivi de mort.

10. Les bacilles sont également très nombreux dans la crème, le fromage, le lait.

    Tous les aliments sont dangereux s'ils ne sont pas bien cuits.

11. On s'évitera l'empoisonnement lent et la déchéance graduelle de l'organisme en prenant la précaution de faire cuire tous les aliments.

12. La viande de conserve en boîtes est nuisible.

13. Manger très peu de viande, préférer les viandes blanches rôties et manger très peu de viandes noires saignantes.

14. Manger *beaucoup* de légumes secs en purée, des légumes de saison, des œufs et très peu de viande.

15. Manger à des heures régulières.

16. Éviter les fruits verts qui donnent des vers et occasionnent souvent des maladies.

17. Eviter les acides et le vinaigre qui irritent.

18. Ne pas veiller trop tard.

19. Fumer le moins possible.

20. Eviter le froid aux pieds et entretenir proprement les dents; on doit remplacer les dents qui manquent.

21. Eviter la constipation; on doit avoir une selle tous les jours, au besoin prendre un laxatif, l'*Elixir Spark*, pour aller régulièrement à la selle.

22. Boire modérément à sa soif, boire de l'eau *bouillie* ou *filtrée*. On peut y ajouter un peu de vin, mais le moins possible. Il faut toujours assainir l'eau de boisson avec la *Septiline* qui est très hygiénique.

23. Eviter les boissons acides et celles qui contiennent de l'alcool.

24. Le vin et les alcools sont nui-sibles; on risque de devenir alcoolique, même en ne prenant qu'une petite quantité de vin ou un petit verre d'eau-de-vie à chaque repas. Du reste, le vin et les alcools ne sont nullement utiles. On les consomme par pure habitude, par simple attrait et par ignorance. Sous l'influence du vin, des liqueurs et des eaux-de-vie, il se produit une excitation agréable, le battement du cœur augmente, la respiration est activée, le teint s'anime, l'activité cérébrale augmente, mais cette activité est passagère et une dépression générale ne tarde pas à survenir. Ceux qui boivent du vin et des alcools même en petite quantité sont énervés et deviennent plus méchants; il en est de même de ceux qui mangent trop de viande.

25. Se coucher 2 heures après avoir mangé, dormir de 8 à 10 heures.

26. N'abuser de rien.

Il faut manger *peu* de viande et *beaucoup* de légumes, surtout des féculents, tels que les pommes de terre, les haricots, les pois, les lentilles, les fèves, en un mot faire prédominer le *régime végétal*. La ration alimentaire qui a donné d'excellents résultats est composée de 1 partie d'albuminoïdes et 5 parties d'hydrocarbones, c'est-à-dire d'une partie de viande et de 5 parties de légumes. La charcuterie est *échauffante*, les moules peuvent causer de *véritables empoisonnements*. L'excès de *viande* donne la *goutte*, le *rhumatisme*, l'*arthritisme*, fatigue le *foie*, les *reins*, le *cœur*. Les déchets de viande qui restent dans l'intestin forment un excès de matières azotées qui empoisonnent l'organisme. Les légumes et les fruits nourrissent mieux et ne fatiguent jamais. Ils contiennent des essences digestives, des sels indispensables à la santé. En outre l'eau des fruits et des légumes possède une vitalité spéciale, une force que l'on peut comparer à celle des eaux minérales, prises à la source.

Nous allons maintenant étudier les aliments, montrer les propriétés, l'utilité de chaque groupe, ce qui expliquera pourquoi nous recommandons tel et tel aliment, déconseillons tel autre. Nous terminerons l'hygiène culinaire par deux tableaux : *Aliments permis* et *Aliments défendus* qui sont très utiles à consulter

Empoisonnements par des aliments. — Faire vomir avec ipéca ou en chatouillant le fond de la gorge avec les doigts ou le dos d'une cuillère. Donner du thé. Pour éviter l'empoisonnement on doit choisir ses aliments et rejeter tout ce qui est suspect au goût, à l'odorat et tout ce qui a une mauvaise odeur.

1001. — ALIMENTS, choix des aliments. — On appelle aliments les substances que nous absorbons afin de réparer nos forces et entretenir la chaleur nécessaire à l'organisme. Comme la nourriture doit fournir les matériaux nécessaires à la réparation et à l'accroissement des organes et maintenir la chaleur du corps, nous devons varier les aliments selon les climats, les saisons, le travail musculaire. Les aliments se divisent en trois groupes : 1° *aliments plastiques* ou *azotés* appelés également substances protéiques, albuminoïdes ou quaternaires parce qu'elles contiennent quatre éléments : carbone, oxygène, hydrogène et azote ; tels sont le pain, le lait, la viande, les céréales, les légumineuses, les poissons, les crustacés, les os, les légumes, les mollusques ; 2° *aliments respiratoires* qui ne contiennent pas d'azote. Ces aliments développent la chaleur du corps et contribuent à la

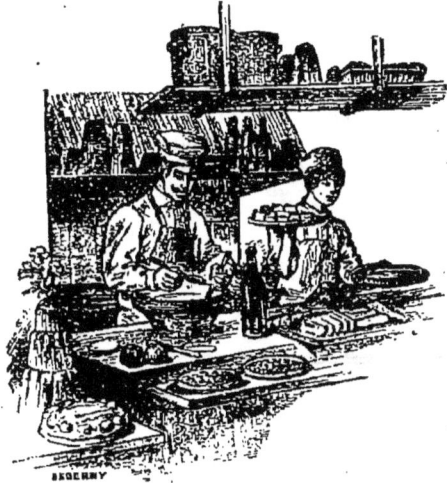

Fig. 359. — Pâtissiers.

combustion organique ; tels sont les beurres, les graisses, les huiles, les fruits, les hydro-carbonés, c'est-à-dire les sucres, les amidons, la gomme, on les nomme substances ternaires parce qu'elles contiennent trois éléments, carbone, hydrogène, oxygène ; 3° *aliments d'épargne* qui ménagent les forces et empêchent leur déperdition, mais ne réparent pas les pertes de l'organisme ; tels sont le café, le thé, le bouillon.

Toute substance pour être alimentaire doit contenir des *principes alimentaires primordiaux*, c'est-à-dire : 1° des *principes azotés* qui comprennent les *albuminoïdes* ou *principes* protéiques tels que l'albumine, la caséine, la fibrine, la légumine et les substances gélatineuses non protéiques, telles que le cartilage, la chondrine, la colle de poisson, la gélatine, l'osséine ; 2° des *principes non azotés* qui comprennent l'*hydrate de carbone* ou *hydro-carbonés*, tels que l'amidon, la gomme, le sucre ; et les *graisses neutres* ; telles que le beurre, la graisse, l'huile ; les aliments gras sont végétaux ou animaux et constituent des aliments hydrocarbonés indispensables à l'économie ; 3° les *glucosides* ou *alcaloïdes*, tels que la caféine, la matéine, la théine, la théobromine qui se trouvent dans le café, le maté, le thé. Les matières minérales sont également indispensables pour former les parties solides de notre organisme ; tels sont les phosphates, le fer, le sel de cuisine ou chlorure de sodium, les sels de potassium et de calcium, etc. Un *aliment* est dit *complet* s'il contient des aliments plastiques, des aliments respiratoires et des matières minérales

Voici, à titre d'exemple, la richesse de quelques aliments :

En Principes azotés.

ALIMENTS	Leur richesse	ALIMENTS	Leur richesse
Bœuf....... contient	17,50 0/0 d'albuminoïdes	Fromages de	
Canard...... —	20,35 — —	Parmesan... contient	44 0/0 d'azote
Sole........ —	14 — —	Gruyère..... —	31 —
Blanc d'œuf. —	11,80 — —	Hollande.... —	29 —
Fromage.... —	33,50 — —	Roquefort... —	26 —
Lentilles .... —	26,50 — —	Chester ..... —	26 —
Pois........ —	22,35 — —	Camembert.. —	18 —
Pain de froment. —	9 — —	Brie .... —	18 —
Pommes de terre.. —	1,50 — —		

En Hydrate de Carbone.

ALIMENTS	Leur richesse	ALIMENTS	Leur richesse
Pommes de terre. contient	15,50 0/0 d'amidon	Raisin....... contient	14,50 0/0 de sucre
Lentilles .... —	40 — —	Dattes ...... —	58 — —
Riz......... —	82 — —	Figues...... —	62 — —
Navet....... —	8,50 — de sucre	Haricots, pois,	
Betterave.... —	9,25 — —	lentilles .... —	12 à 15 — d'amidon
Cerises...... —	12 — —		

En Corps gras.

ALIMENTS	Leur richesse	ALIMENTS	Leur richesse
Lentilles.... contient	2 % de graisse	Fromages :	
Amandes ... —	54	Neufchâtel... contient	41 0/0 de graisse
Anguille.... —	14	Chester..... —	26.— —
Fromage blanc —	24,25	Roquefort... —	30 — —
Jaune d'œuf. —	29	Hollande.... —	37 — —
Moelle de bœuf		Brie .... —	25 — —
(Mobschott) ...	96	Gruyère .... —	24 — —
		Camembert.. —	21 — —
		Parmesan... —	16 —

Comme richesse en calorie :

Un gramme de substance albuminoïde dégage au moment des transformations dans l'organisme................ 4 calories

— — de substance hydrocarbonée dégage au moment des transformations dans l'organisme........... 4 —

— — de graisse hydrocarbonée dégage au moment des transformations dans l'organisme................ 9 —

VALEUR NUTRITIVE DE QUELQUES ALIMENTS :

NOMS DES ALIMENTS	Albuminoïdes	Graisse	Eau	Sels
Viande de bœuf.....	17 1/2 %	3 0/0	73 %	1 1/2 %
— de veau	16	2 1/2 —	73	1
— de porc.....	17	5 —	70	1
— de chevreuil.	18	2 · —	76	1
— des oiseaux..	20	2 —	73	1
Huître ...:..........	14	1 1/2 —	80	2 1/2
Moule............	11	2 1/2 —	75	2 1/2
Escargot..........	16	1 —	76	2

NOM DES ALIMENTS	Eau	Albuminoïdes	Hydrocarbonés	Sel
Pain de seigle contient.....	44 0/0	9 0/0	4 0/0	11 /2 0/0
— de froment —	43 —	9 0/0	4 1/2	1

La croûte de pain est plus nourrissante que la mie parce qu'elle contient plus d'hydrocarbonés et plus de graisse et que la cuisson produit une caramélisation qui la rend plus digestive.

NOM DES ALIMENTS	Eau	Albuminoïdes	Hydrocarb.	Sel	Graisses
Froment.........	13 0/0	13 1/2	70	2	2
Seigle..........	14 —	10 1/2	61 1/2	1 1/2	2
Orge............	14 1/2 —	12	68	2 1/2	2 1/2
Avoine..........	10 1/2 —	9	73 1/2	2 1/2	4
Maïs............	12 —	8	73	1 1/5	5
Riz.............	9 —	5	84 1/2	1/2	7
Sarrasin........	14 1/2 —	8	75 1/2	1 1/4	0

Pour soutenir ses forces et entretenir son existence, l'homme a besoin des *principes azotés* pour remplacer l'usure des tissus, des *principes gras*, pour donner de la chaleur par la combustion, des *principes féculents* ou hydrate de carbone qui se transforment en glucose et graisse, *des sels* de calcium, de magnésium, de sodium et de fer et de *l'eau*, il doit donc manger de la viande, des légumes et du pain, sinon il s'expose à une véritable déchéance organique. L'homme est *herbivore* et *carnivore* à la fois. Sa dentition comprend des *molaires plates* et larges comme chez les herbivores pour broyer et malaxer les fibres végétaux, et des *incisives tranchantes* et des *canines pointues* comme chez les *carnivores* pour déchirer les muscles. Il doit donc manger et de la viande et des légumes mais sans oublier que l'excès de viande a l'inconvénient de laisser des déchets abondants qui provoquent une intoxication intestinale, tandis que les hydro-carbonés, c'est-à-dire les légumes, les matières amylacées, les sucres, ne laissent presque pas de déchets. La quantité ingérée doit être raisonnable et modérée pour que l'estomac puisse la digérer entièrement. L'aliment le plus léger peut devenir indigeste si l'on en absorbe une quantité démesurée parce que le suc gastrique ne peut digérer qu'une certaine quantité d'aliments, le surplus reste dans l'estomac; il en est de même pour la boisson. Prise en excès, la boisson dilue le suc gastrique et son pouvoir digestif diminue. En outre, nous absorbons des substances d'une valeur nutritive nulle, par simple habitude, par ignorance ou parce qu'elles flattent notre goût. Ces substances sont généralement nuisibles et provoquent à la longue une inflammation du tube digestif. Les tableaux que nous donnons plus loin permettront de faire un choix utile et d'éliminer tout ce qui est inutile ou indigeste.

Éviter toutes les sauces, souvent très compliquées, et tous les condiments à odeur forte. Éviter les aliments qui ont une odeur forte, car leur usage provoque des irritations, éviter les mets épicés, les oignons, les navets, les raves, les moutardes, les clous de girofles, le poivre, le raifort, l'ail, l'estragon, les cornichons, les piments, les truffes, si souvent employés dans la cuisine au détriment de l'estomac et de la santé par nos Vatel modernes. Toutes ces substances irritent la muqueuse digestive sans aucune utilité parce qu'elles n'ont aucune valeur nutritive. Il faut éviter les poissons de mer frais, salés ou fumés, surtout lorsqu'on est sujet aux affections de la peau. Les huîtres et les moules présentent des inconvénients. On s'expose avec ces mollusques à se faire empoisonner ou à contracter la fièvre typhoïde. Éviter les homards, les crevettes, les écrevisses, les langoustes ou n'en manger que très peu et rarement.

La charcuterie est plutôt nuisible. Le porc frais même cuit donne des indigestions et de l'âcreté dans le sang.

Conserves. — Tous les mets en conserve sont nuisibles; on s'expose à un empoisonnement du sang par les microbes de la putréfaction dont toutes les conserves sont menacées.

Éviter les extraits de potage, les extraits de viande, les extraits de bouillon qui contiennent en général peu ou point de principes nutritifs. Leur usage est dangereux, car bien avant la consommation tous ces extraits peuvent se décomposer, entrer en putréfaction et contenir des microbes très nuisibles. Le chocolat, le cacao, le thé ou le café léger avec tartine de pain grillé et beurré ou du miel sont excellents comme petit déjeuner du matin. Le lait frais mais bouilli, la crème et le beurre ainsi que tous les fromages qui sont peu fermentés et n'ont pas d'odeur forte sont très recommandés.

Les potages, les consommés, le bouillon dégraissé, les bouillons de légumes, de vermicelle, de pâtes sont en général très bien tolérés. On doit les prendre en petite quantité et chauds.

Le sucre dans les tisanes, dans le thé, dans le café et dans tous les entremets, est très utile et précieux, sauf pour les diabétiques. Comme boisson nous devons placer au premier rang *l'eau pure* qui est une boisson admirable et toujours indiquée. Il faut naturellement qu'elle réunisse toutes les qualités d'une eau potable (voir *Boissons*). Ne boire que de *l'eau bouillie* ou filtrée si l'on veut éviter les microbes qui pullulent dans l'eau et ne pas s'exposer à une terrible maladie. Pour assainir l'eau ajouter une cuillerée à bouche de *Septiline*. Les infusions légères de tilleul, de thé, de maté, de réglisse sont excellentes; on doit les préparer au moment de boire. Les boissons doivent toujours être prises par petites quantités.

Le lait doit toujours être bu par petites gorgées, et en petite quantité, pour éviter qu'il ne se caille brusquement, par suite de l'acidité de l'estomac, car il est alors très difficile à digérer; il est d'ailleurs utile d'y ajouter un peu de bicarbonate de soude ou une cuillerée à café d'eau de chaux.

En peu de temps, avec ce régime qui est très simple à suivre, la digestion se fait mieux, le sommeil devient plus régulier et la personne éprouve un calme bienfaisant.

Voici quelques renseignements sur les principaux aliments:

PAIN. — C'est l'aliment le plus répandu dans le monde civilisé; extérieurement, il forme la *croûte*, qui est sèche, cassante et légèrement colorée; intérieurement c'est la *mie*, qui est spongieuse, trouée, élastique. La croûte est plus nourrissante que la mie; le pain se ramollit à l'humidité, se dessèche lorsqu'il fait chaud; trempé dans l'eau il se gonfle. Pour que le pain conserve toutes les propriétés nutritives, il faut le fabriquer avec des grains en bon état, sans semence pernicieuse, sans que la farine soit additionnée de matières douteuses; pour lui donner une belle apparence, on l'additionne de sulfate de cuivre; la fabrication comprend trois opérations: *préparation des levains*, le *pétrissage* de la pâte, la *cuisson*. Le levain a pour but de provoquer une fermentation qui fait lever la pâte, qui se prépare avec la farine additionnée d'eau. La pâte levée acquiert le double de son volume, prend la forme bombée et a une odeur vineuse. La cuisson selon le volume et l'espèce est d'une heure et demie pour la pâte ferme et de trois quarts d'heure pour la pâte légère. Lorsqu'il est bien cuit, le pain doit résonner, lorsqu'on le frappe avec le doigt, en dessous, et la mie doit repousser comme un ressort lorsqu'on la presse légèrement. La mie ne doit pas être molle, mais ferme, bien trouée, la croûte cassante, agréable au goût et dorée.

Le **pain bis** est très substantiel, mais plus long à digérer que le pain de froment pur. Le *pain* dit *complet* préparé avec de la farine non blutée ne mérite pas la réputation qu'on a voulu lui faire, car le son qu'il contient n'est pas digéré; le pain de farine fine doit être préféré. Toutefois le pain complet peut être utile aux constipés. On ne doit jamais manger du pain chaud ou trop frais, il occasionnera des gonflements, des maux d'estomac; on doit manger le pain légèrement rassis.

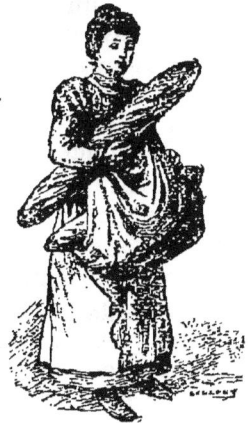

Fig. 360. — Porteuse de pain.

Le **pain de gluten** est employé par les diabétiques. Il est mauvais et les diabétiques ne doivent pas s'en servir; il faut préférer les pommes de terre et la farine d'*avoine*. Le *pain grillé* renferme des peptones et est recommandé dans les affections de l'estomac. On doit chauffer le pain avant le repas pour stériliser la surface extérieure.

VIANDE. — C'est la chair des mammifères. La viande des animaux carnivores est lourde et désagréable, celle des animaux herbivores est tendre et délicate, celle des animaux sédentaires est grasse, elle est au contraire ferme et maigre si elle provient d'un animal qui a pris de l'exercice. La viande des animaux jeunes est gélatineuse, celle des animaux vieux est dure et fibreuse. On appelle *viande blanche* celle qui provient des animaux domestiques : le veau, le mouton, les oiseaux de basse-cour, et *viande noire* celle des animaux sauvages le cerf, le chevreuil, le lièvre, le sanglier, le gibier, la perdrix, la bécasse, l'alouette.

La viande de bœuf contient très peu de sel et convient dans le régime de chloruré ; la **viande de veau** augmente la sécrétion urique et ne convient pas aux goutteux, aux eczémateux et aux arthritiques.

La viande de mouton est peu digestible.

La viande de porc est la mieux tolérée chez les albuminuriques, fatigue peu les reins, laisse passer le minimum d'albumine. Contenant beaucoup de graisse, elle est indigeste et ne convient qu'aux travailleurs vivant en plein air et exécutant un travail très dur et dans les climats froids. Le jambon constitue une exception et peut convenir a tout le monde.

La viande de cheval est aussi digestive et nourrissante que les autres viandes ; on peut la recommander aux tuberculeux, parce qu'elle ne contient pas de microbes, étant réfractaire a la tuberculose. La viande d'âne et de mulet est préférable a la viande de cheval.

La cervelle est par sa composition comparable a celle du jaune d'œuf ; elle convient dans la convalescence, la neurasthénie, on emploie les cervelles de veau, de mouton, de porc.

La viande froide est aussi nutritive que la viande chaude, mais perd ses propriétés excitantes et il faut la manger avec des condiments.

La viande saignante expose aux putréfactions intestinales ; on ne doit en faire qu'un usage très modéré et la supprimer complètement si la digestion est laborieuse.

Les viandes rouges sont plus tonifiantes, mais les *viandes blanches* exposent moins aux putréfactions intestinales. La *viande rouge* convient aux travailleurs manuels, la *viande de mouton* aux travailleurs intellectuels, la *viande d'agneau* est très digestible et un peu laxative.

La moelle osseuse est riche en nucléine phosphorée et d'une digestion facile, elle est très utile dans l'anémie, la chlorose.

La viande de veau convient aux sédentaires intellectuels, aux convalescents, aux tempéraments nerveux ou échauffés.

Le foie de veau et le foie de mouton sont nutritifs et digestibles, les foies de bœuf et de porc gras sont indigestes.

Dans la cirrhose on recommande 100 grammes de foie frais réduit en pulpes à prendre dans du bouillon, ou faire une macération dans de l'eau laquelle est administrée en lavement.

Les abats de veau sont gélatineux, on emploie le foie, le cœur, les poumons ou mou, le rein ou rognon, la rate, la cervelle, la moelle (amourettes), le ris ou thymus, les tripes, la tête, les pieds.

Les rognons ou reins de veau, de mouton, de porc sont très digestifs et très nutritifs.

La tête de veau et de porc, les **pieds de mouton** et de porc ont une valeur médiocre et sont d'une digestion difficile.

La langue de bœuf est recommandée comme aliment facile à digérer.

Le ris de veau (thymus) est riche en nucléine et forme beaucoup d'acide urique, il est défendu chez les graveleux et dans les calculs.

La viande crue est plus digestive et plus assimilable que la viande cuite, elle excite la sécrétion gastrique, tandis que la viande bouillie a une action sécrétoire nulle; il faut éviter la viande crue de bœuf qui donne le ver solitaire et choisir la viande de *mouton* ou de *cheval* pour éviter la trichine, la cysticerque. La viande crue sera administrée râpée et réduite en pulpe, salée ou sucrée avec une confiture. On la donne avec des pommes de terre, avec des épinards ou avec de la marmelade. La dose est de 50 à 150 grammes, une à trois fois par jour. La viande crue est très utile dans les maladies consomptives : la tuberculose, l'anémie, la diarrhée, pour la suralimentation, elle convient admirablement aux convalescents, aux débiles.

La poudre de viande est la viande desséchée et réduite en poudre. Elle se prend dans du bouillon. On doit la préparer soi-même ; celle du commerce ne doit être employée qu'après un examen très sévère au microscope à cause des bactéries qu'elle peut contenir.

La viande rôtie et **la viande grillée** sont très digestibles et développent des substances odorantes qui excitent l'appétit, la viande doit être employée sous l'une de ces deux formes, tandis que la viande crue doit être réservée pour des cas pathologiques.

La viande bouillie perd ses matières extractives, c'est un aliment médiocre défendu aux malades.

La viande braisée est plus agréable que la viande bouillie.

Comme légumes aux viandes maigres il faut donner des légumes farineux: le riz, les pâtes, les pommes de terre.

Aux viandes grasses il faut ajouter des légumineux, des haricots, des lentilles, des fèves, des pois.

Les boudins, les cervelas, les saucissons, les saucisses, le pâté de foie gras, le fromage de tête (se prépare avec l'estomac, les oreilles, la peau, la queue de porc bien cuits) sont gras, lourds, indigestes, il faut avoir l'estomac et des reins en très bon état pour pouvoir les digérer, aussi doit-on les défendre aux dyspeptiques, aux entéritiques, aux brightiques.

Le jambon frais, fumé et bien maigre est utile dans les dyspepsies, mais on doit le défendre dans l'albuminurie.

Viande en conserve. Viande conservée. — On doit supprimer toutes les conserves sauf le bœuf salé, la langue fumée, le jambon fumé et salé.

La viande provoque la goutte et les rhumatismes. Elle favorise la constipation et la putréfaction intestinale. Dans la gravelle, la goutte et le rhumatisme il faut défendre le ris de veau, le foie, les rognons. La viande agit comme excitant du système nerveux, elle doit donc être défendue dans les névralgies, les insomnies et chaque fois qu'il y a excitation du système ner-

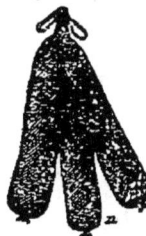

FIG. 361.
Saucissons.

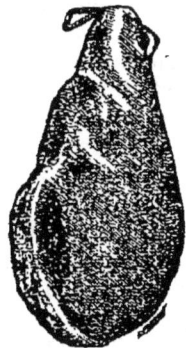

FIG. 362.
Jambon.

veux. La cuisson est tout à fait indispensable pour détruire les parasites qui se trouvent dans la viande.

Excès de viande. — Lorsque la viande est consommée en excès et lorsqu'elle n'est pas accompagnée d'hydrate de carbone elle n'est pas complètement attaquée par les sucs digestifs et entre en putréfaction; elle se transforme alors en produits toxiques et constitue la principale cause des maladies de la nutrition.

Comment on doit consommer la viande. — La viande se putréfie à la chaleur à et l'humidité, mais se conserve un certain temps dans un lieu sec et frais et reste très fraîche à la température de la glace au-dessous de zéro. On ne doit pas employer la viande d'un animal fraîchement abattu, mais la laisser reposer un certain temps pour lui faire subir une sorte de fermentation, nommée *mortification*. On doit manger la viande ayant 5 jours en hiver, 3 jours au printemps et à l'automne et 1 jour en été. Il en est de même de la volaille et des petits animaux, mais il faut avoir soin d'enlever le tube intestinal parce que le gaz hydrogène sulfuré qu'il contient s'infiltrera dans le tissu de la chair et rendrait la viande désagréable. La viande mortifiée est plus savoureuse et plus digestive.

Cuisson. — On fait cuire la viande avec de l'eau et des légumes ou à sec en la faisant rôtir sur une grille ou rôtissoire; la viande rôtie conserve mieux son suc et sa saveur; elle est très bonne pour un estomac délicat. Les ragoûts (viandes servies avec de la sauce) sont plus longs à digérer que la viande rôtie. Le *veau* est très digestif et convient aux estomacs fatigués; le *bœuf* est très nourrissant et convient aux estomacs robustes, mais il est d'une digestion difficile pour les malades qui doivent choisir le *rosbif*, le *filet*, et l'*entrecôte*. Le *mouton* est très nourrissant en *gigot* saignant et côtelettes grillées, mais très indigeste sous forme de ragoût.

Bouillon. — Le bouillon renferme très peu de matières alimentaires et de substances azotées, mais il contient beaucoup de substances salines, gélatineuses et extractives. A lui seul il est insuffisant pour nous nourrir et nous donner des forces. Néanmoins il est utile parce qu'il excite l'appétit et parce qu'il est *peptogène*, c'est-à-dire qu'il favorise dans l'estomac la production du suc gastrique, la formation des *peptones* et facilite la digestion. Il a également une action tonique sur les muscles par les sels de potasse qu'il contient. On doit en consommer lorsque la sécrétion gastrique est insuffisante dans la convalescence et dans la dyspepsie, mais il est défendu dans l'*athérome*, l'*artério sclérose*, la *néphrite*, car par le sel de potasse et autres substances extractives, le bouillon précipite le battement de cœur et augmente la tension artérielle; on doit le défendre également aux arthritiques, aux goutteux, aux rhumatisants, car il forme l'acide urique.

Un litre de bouillon contient 972 grammes d'eau, des sels solubles (chlorhydrate, phosphate, sulfate de potasse et de soude), environ 11 grammes, des sels peu solubles (phosphate de chaux et de magnésie), 0,540, des principes immédiats organiques 17 parties.

Le bouillon est légèrement acide, d'une odeur et d'une saveur agréables lorsqu'il est bien préparé. Pour préparer un bon bouillon, il faut 1 kilo 1/2 de viande, 1/2 kilo d'os à graisse, 400 grammes de légumes (navets, carottes, poireaux, oignons), 10 grammes de sel pour obtenir 4 litres de bouillon. Dans les hôpitaux de Paris, on prépare le bouillon avec les proportions suivantes : viande désossée 1 kilo, légumes verts 400 grammes, sel 10 grammes, eau 4 litres.

Bouillon américain. — Se prépare sans eau. Dans une marmite en étain fermée hermétiquement, placer des couches alternatives de petits morceaux de viande et de légumes. Chauffer de 6 à 8 heures et passer avec expression.

Bouillon instantané. — Faire infuser pendant une à deux heures une livre de viande maigre et coupée en petits morceaux dans 500 grammes d'eau chaude à 60 degrés; passer et ajouter du sel.

Thé-bœuf (*bouillon instantané*). — Découper la viande en petits morceaux, ajouter du bouillon, chauffer le tout dans un vase hermétiquement fermé et au bain marie pendant 3 heures sans dépasser la température de 60 degrés, passer avec expression.

Bouillon aux herbes. — Faire bouillir une poignée d'oseille et de cerfeuil avec de l'eau, du sel et du beurre. Se prenait dans le temps après un purgatif. Il faut préférer quelques tasses de thé léger.

Volaille, gibier. — Le *poulet* convient aux convalescents, aux enfants, étant digestible. Les *dindes*, *dindons* et *dindonneaux* sont moins digestibles que le poulet. Le *pigeon* n'est pas toujours bien digéré et ne doit être employé que s'il est jeune. Le *canard adulte* est plus indigeste que le poulet; le *caneton* jeune est plus digestible. Le *caneton à la rouennaise* tué par strangulation sans être saigné est dangereux, on ne doit le manger que lorsqu'il est très frais. L'*oie* est d'une digestion difficile.

Le *forçage* (l'animal est tué après avoir été poursuivi jusqu'à épuisement), le *faisandage* (consommation lorsque le gibier est entré en putréfaction cadavérique) augmentent les toxines alimentaires, les substances extractives et constituent un aliment dangereux chez les ma-

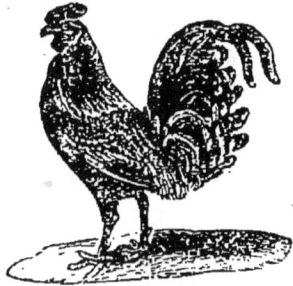

FIG. 363. — Coq.

lades, surtout dans la gastro-entérite, l'affection du foie, ou du rein, l'eczéma, les rhumatismes, la goutte. *Aux bien portants* on peut permettre : gibier mariné dans le vin blanc ou le vinaigre (pour le sanglier et le chevreuil, il faut le faire mariner 2 jours). Aux malades, à ceux qui sont atteints d'une affection gastro-intestinale, on peut

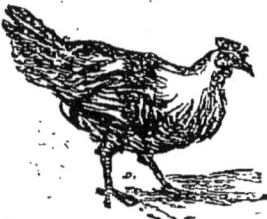

FIG. 364. — Poule.

permettre le gibier, mais bien frais, surtout la perdrix et les cailles.

Parmi le gibier, les animaux sauvages sont très excitants, très nutritifs et très indigestes. Les *perdreaux*, les *faisans*, les *cailles* frais et jeunes sont très nourrissants à condition de ne pas être faisandés. Le *gibier à poil*, le lapin de garenne, le chevreuil, sont recommandés lorsqu'ils sont très jeunes. Le *gibier* est un mets savoureux pour les bien portants, mais ne convient pas aux estomacs délicats. La poule, le dindon, la pintade, le pigeon sont moins nourrissants que la viande de boucherie, mais plus digestifs.

POISSON. — C'est un aliment sain et léger très digestible qui a presque la même valeur nutritive que la viande. On doit l'employer toujours *très frais*, car il subit très vite une grande altération. La conservation dans la glace ne le met pas à l'abri de la putréfaction. Le poisson de mer, la barbue, la sole, le turbot, le rouget, le merlan, le bar, le mulet, la dorade, la plie, le carrelet, le cabillaud ou morue fraîche, l'aigle fin ou le colin sont moins digestibles que les poissons d'eau douce. Parmi ces derniers il faut recommander la truite de rivière, le brochet, la carpe, l'ombre-chevalier. Le poisson à chair blanche et jaune est très digestif; le poisson à chair grasse est plus nourrissant mais moins digestif et ne convient pas aux goutteux, aux arthritiques, aux dyspeptiques, aux eczémateux; on peut cependant se permettre la sole, la limande, le cabillaud, le colin. Le saumon, l'alose, l'esturgeon, le thon, le maquereau, le hareng, la sardine sont moins tolérés. Pour l'estomac délicat, il faut choisir le brochet, l'éperlan, le merlan, la sole, la truite, le barbeau, mais on évitera le saumon, le hareng, le maquereau, le thon, l'anguille.

Crustacés. — On consomme surtout les écrevisses, les homards, les langoustes, les crabes, les crevettes. Les crustacés sont très nourrissants, mais d'une digestion difficile et ont l'inconvénient d'occasionner l'urticaire, la constipation ou la diarrhée. On doit les employer très frais. Excepté les huîtres, ils sont indigestes, entrent très vite en putréfaction et renferment souvent des substances toxiques; on doit les défendre formellement chez les dyspeptiques. (Voir *Huîtres, Moules, Escargots*). Le homard provoque souvent une éruption à la peau et sa chair est excitante; la langouste est un aliment très azoté. Tous ces crustacés, ainsi que les *mollusques* (moules, coques, palourdes, escargots) ne sont permis qu'aux estomacs très robustes. Les *huîtres* sont d'une digestion facile et très nutritives. On les élève dans des parcs toujours situés à l'embouchure d'une rivière, car le mélange d'eau douce et d'eau salée est indispensable pour l'engraissement; les plus réputées sont celles d'Arcachon, les Marennes, les Armoricaines, les Cancales. Les Portugaises sont moins estimées. On ne doit les consommer que d'octobre à mars.

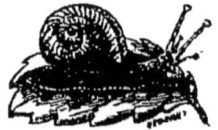

Fig. 365.
Escargot.

Accidents. — Lorsque les huîtres ne sont pas fraîches, elles peuvent contenir des microbes de fièvre typhoïde, surtout si le parc est à l'embouchure d'une rivière dans laquelle aboutissent les égouts d'une ville. On doit tenir ces parcs comme suspects et les éviter, car les huîtres sont contaminées. On prétend que pour purifier ces huîtres il suffit de les faire séjourner dans une eau pure pendant huit jours. Les *moules* n'ont pas la valeur nutritive des huîtres et contiennent des principes toxiques.

ŒUFS. — L'œuf pèse 50 grammes : le jaune, 8 gr.; le blanc, 36 gr.; la coquille, 6 gr. L'œuf contient tous les éléments nécessaires pour former un aliment presque complet et convient à tous les tempéraments. On doit en donner aux malades, aux convalescents et aux jeunes enfants, mais on doit éviter les assaisonnements tels que poivre, fines herbes, oignons, qui n'ont aucune qualité nutritive, mais sont toujours nuisibles à l'estomac. Sa digestion est assez rapide lorsque l'albumine est peu coagulée; on doit donc manger les œufs à peine cuits. Comme médicament le blanc d'œuf est un calmant, employé dans la diarrhée, sous forme d'eau albumineuse; le jaune d'œuf sert pour des émulsions et comme tonique reconstituant.

C'est un aliment léger, sain et réparateur de la même valeur que la viande. Il restaure mieux qu'une autre substance et ne charge pas l'estomac. La meilleure manière de le préparer, c'est de le faire cuire à la coque et de l'employer nouvellement pondu. On le met dans de l'eau et sur le feu et on le retire lorsque cette eau commence à bouillir. L'œuf à la coque est très digestif, ne reste qu'une à deux heures dans l'estomac, laisse très peu de résidu, presque 95 0/0 est absorbé par les intestins; mais il a l'inconvénient de favoriser la putréfaction intestinale comme la viande; le jaune d'œuf est très recommandé avec les farineux, même avec de la viande, mais non avec de la graisse, étant lui-même gras. Quand on donne beaucoup de jaunes d'œufs, il faut supprimer la graisse. Convient très bien dans la phtisie. Le jaune d'œuf active l'excrétion de la bile, mais étant donné qu'il contient de la *cholestérine* qui est la principale base des calculs biliaires, on doit en user dans ce dernier cas avec réserve. On peut conseiller l'œuf dans l'albuminurie, mais à condition d'être **bien cuit** pour détruire les *leucomaïnes*, poison qui se trouve dans le blanc. Pour les phtisiques, on doit conseiller les œufs crus, 6 par jour.

Le blanc d'œuf contient plusieurs variétés d'albumines, dont une est sulfurée. Il s'altère facilement et contient souvent des toxines qui provoquent des empoisonnements (vomissements, diarrhées, vertige, délire) qui peuvent se terminer par la mort. Ces empoisonnements s'observent à la suite de l'ingestion des pâtisseries, des crèmes fouettées, des crèmes à la vanille, des Saint-Honoré, qui s'altèrent très facilement; la cause de cette altération est inconnue.

Il est prouvé qu'un œuf peut subir une altération non perceptible à l'odorat, que le blanc d'œuf contient des microbes pathogènes, même avant d'être pondu, et dont le blanc non chauffé conserve la virulence.

Pour que les crèmes ne deviennent pas toxiques, il faut que le blanc d'œuf subisse l'ébullition; dans les crèmes et gâteaux qui ne sont pas cuits on doit éviter l'usage du blanc. Il faut se défier des gâteaux à la crème et, pour s'éviter un danger les supprimer, complètement.

On reconnaît l'œuf frais par sa transparence en le regardant à la lumière d'une bougie, et lorsqu'il se couvre près du feu d'une couche d'humidité. On reconnaît l'ancienneté d'un œuf par le *mirage*, c'est-à-dire on regarde l'œuf par le gros bout pour voir le vide qui se forme entre la coque et sa membrane et qui est occupé par l'air; selon l'ancienneté de l'œuf, le vide est plus ou moins grand. Les œufs conservés dans de l'eau n'ont pas la même saveur que les véritablement frais. Les œufs prennent un goût différent selon la nourriture de la poule. Il y a une différence sensible dans la saveur entre les œufs de poules nourries aux graines et de celles nourries aux herbes. Si la poule avale des hannetons ou d'autres insectes, l'œuf sera désagréable et le jaune aura une couleur terne.

1002. — ALIMENTS VÉGÉTAUX. — Tous les végétaux contiennent une grande quantité de cellulose, que l'estomac ne peut digérer et qui emprisonne une partie des éléments nutritifs lesquels échappent ainsi à l'action des sucs digestifs, mais contiennent toutes les substances minérales sous forme très assimilable. Les *céréales*, l'amidon, le gluten se transforment sous l'action de diastase en dextrine et en maltose. Le *riz* est pauvre en cellulose et riche en amidon; l'*avoine* est la plus riche des céréales en substances azotées et contient beaucoup de graisse.

Les aliments végétaux alcalinisent le sang, tandis que les aliments animaux rendent le sang acide.

Légumes. — Les légumes contiennent peu d'azote et à eux seuls ne peuvent constituer un aliment complet; il faut toujours les associer avec des œufs, de la viande ou du fromage; les légumes farineux sont très nourrissants parce qu'ils contiennent en grande quantité — plus de moitié de leur poids — de l'amidon et de la légumine que la digestion transforme en sucre et en graisse. Ils doivent être toujours bien cuits et mangés en purée. Les légumes secs, les légumes féculents les plus employés sont les haricots, les pois, les lentilles.

La valeur nutritive des légumineuses est supérieure à celle de la viande. Tous ces légumes contiennent plus d'azote et plus de carbone que la meilleure des viandes. Le prix étant le quart de celui de la viande, l'alimentation devient moins coûteuse. Toutes les légumineuses fixent l'azote de l'air et sont très nutritives; elles contiennent 2 à 3 0/0 de sels, surtout de l'acide phosphorique combiné avec la soude, la potasse, la chaux, la magnésie, d'où leur grande utilité. On doit avoir soin d'enlever la coque ou l'enveloppe qui n'est pas nutritive, étant formée de cellulose, et difficile à digérer. On fera donc usage de ces légumes bien décortiqués. C'est cette écorce qui donne l'acidité, l'âcreté et les gaz. Les légumes décortiqués sont moins constipants que le riz. Il faut les employer en farine, en bouillie, en purées, en soupes, en potages. On les fera cuire dans peu d'eau ou à la vapeur, car une grande quantité d'eau ferait dissoudre les sels minéraux des légumes; or, ces sels minéraux sont très utiles à notre organisme. Les pommes de terre contiennent beaucoup d'eau, 70 0/0, et n'ont pas la même valeur nutritive; on peut en manger souvent, mais il ne faut pas oublier les légumes que nous venons d'indiquer.

Les légumes verts contiennent beaucoup d'eau; les choux, les asperges sont riches en albumine végétale et en azote; la laitue, la chicorée sont des légumes mucilagineux et salins; l'oseille et la tomate contiennent de l'acide oxalique; les pommes de terre et les châtaignes contiennent 25 0/0 de fécule; la carotte et la betterave contiennent du sucre.

Légumes féculents. — Les *féculents* tels que le riz, les pommes de terre, les marrons, les châtaignes, les farines sont digestives et antiseptiques.

Les *haricots* doivent être décortiqués et cuits bien longtemps.

Les *lentilles* contiennent autant d'albuminoïdes, d'hydrocarbone et de sels que 1 kilo de viande et 1 kilo de pain. Elles sont riches en fer. Les lentilles constituent le meilleur légume qui est aussi reconstituant que la viande.

Les *pois* sont très nutritifs et se digèrent bien. Ils sont très riches en albuminoïdes et par là se rapprochent de la composition des aliments animaux, mais la peau qui les recouvre est formée de cellulose indigérable, ce qui les rend indigestes, lourds et d'une mastication difficile. Voici la composition des légumes féculents :

NOMS DES ALIMENTS	Eau	Albuminoïdes	Graisse	Hydrocarbones	Sel
Pois............	14 1/2 0/0	22 1/2 0/0	2 0/0	57 1/2 0/0	2 1/3 0/0
Haricots........	16 —	22 1/2 —	2 —	54 —	2 1/2 —
Fèves...........	13 —	22 —	1 1/2 0/0	57 1/2 —	2 1/2 —
Lentilles	11 1/2 —	26 —	2 1/2 —	58 —	1 1/2 —
Pommes de terre.	»	1 1/2 —	1/10 —	23 1/2 —	»
Châtaignes......	»	4 1/2 —	1 1/2 —	39 1/2 —	»

Légumes herbacés. — Les choux contiennent 2 à 3 0/0 de substances azotées, mais sont indigestes si la cuisson est incomplète; les champignons en contiennent également 2 à 3 0/0.

La laitue, la chicorée, l'artichaut, le céleri, les haricots verts, la carotte, la betterave, les petits pois sont riches en eau. La chicorée contient 0,17 0/0 d'oxalate, la betterave 0,18 0/0; la carotte, la betterave 9 1/2 0/0 de sucre; les épinards, l'oseille, les tomates contiennent de l'acide oxalique.

L'*ail* excite la sécrétion de la muqueuse stomacale. Possède une action antiseptique puissante sur les voies digestives.

L'*asperge* est excitante; elle irrite les reins et les voies urinaires. Très riche en nucléine, elle est défendue dans la néphrite, la goutte, les rhumatismes.

La *carotte* est agréable et d'une digestion facile. Convient aux constipés. Son action favorable sur les fonctions du foie la fait recommander dans la jaunisse.

Les *champignons* contiennent des sels de potasse et de l'acide phosphorique; leur valeur nutritive est médiocre. On doit les éviter lorsque le tube digestif est mauvais.

Le *chou* contient des albuminoïdes sulfurés; il est légèrement laxatif et convient à l'estomac vigoureux. Excellent contre les maladies des voies respiratoires et l'affection herpétique; mais on doit le défendre dans la dyspepsie, les maladies aiguës, la convalescence.

Le *cresson* excite l'appétit; il contient de l'*iode* et l'essence allylique. C'est un aliment rafraîchissant, diurétique, antiscorbutique, très bon pour les lymphatiques, les diabétiques, les eczémateux. Il est souvent souillé par des bactéries pathogènes; aussi doit-on faire un lavage prolongé et répété à l'eau bouillie avant de s'en servir; du reste, cette précaution est indispensable pour tous les légumes consommés crus.

Les *épinards* sont riches en sucre, en principe mucilagineux, en sels de potasse, de chaux et de fer; on doit les défendre aux arthritiques et graveleux.

Les *melons* donnent la diarrhée, des vomissements; en user en quantité modérée.

Les *navets* sont riches en amidon.

Les *oignons* ont des propriétés excitantes, diurétiques comme l'ail.

L'*oseille* contient l'oxalate de potasse. Son usage facilite la digestion des œufs durs. Un usage immodéré donne la gravelle oxalique et devient dangereux pour les goutteux, les arthritiques, les uratiques, les oxaluriques.

Les *petits pois* bien tendres et bien cuits, les épinards, les pointes d'asperges, les haricots verts, le cresson cuit (on doit employer l'extrémité des feuilles et retirer les côtes), la chicorée très cuite, les artichauts tendres et bien cuits sont très utiles. Tous ces légumes sont légers, mais on doit éviter les artichauts crus, les choux crus, le céleri cru, la salade, les radis rouges et noirs, la carotte, la tomate crue, les flageolets, les oignons crus, les navets, les panais, les salsifis, l'oseille, le melon, les concombres; la *pomme de terre* doit être mûre; verte ou germée, elle est nuisible et donnera des coliques et la diarrhée. Elle est excellente en purée, mais à la sauce elle surcharge l'estomac.

FRUITS. — Contiennent beaucoup d'eau et d'hydrate de carbone sous forme de sucre.

Les **abricots** sont employés en marmelade, en compote et en confiture.

L'**airelle** est excellent dans la diarrhée bilieuse, l'embarras gastro-intestinal, l'entéro-colite muco-membraneuse, l'entérite aiguë, s'ordonne en suc, en poudre, en extrait.

Les **cerises** sont utiles dans la goutte comme diurétique.

Le **citron** est recommandé dans les rhumatismes; il faut en consommer cinq à six par jour.

Les **coings** en marmelade et gelée sont utiles contre la diarrhée.

Les **dattes** sont très nourrissantes et bien digestives.

Les **figues** sont très nourrissantes, adoucissantes et laxatives.

Les **fraises** sont recommandées dans goutte et gravelle.

Les **framboises** et les **oranges** sont rafraîchissantes.

Les **prunes** sont utiles pour les constipés.

Les **raisins** sont recommandés dans la gravelle, goutte, et comme laxatif dans la constipation, les hémorroïdes, les calculs biliaires.

Les **fruits cuits** sont mieux supportés que les fruits crus.

Les **olives** sont des fruits très utiles à cause de l'huile qu'elles contiennent.

1003. — LAIT. — Le lait contient en quantité et qualité variables des sels, du beurre, qui est un corps gras, du fromage ou caseum, qui est une matière azotée, du sucre et de l'eau. Par cette composition, il constitue un aliment complet et renferme tous les principes alimentaires primordiaux. Le lait neutralise l'acidité du suc gastrique et agit comme diurétique et reconstituant; son usage dans les maladies d'*Estomac* et du *Cœur*, dans la *Néphrite*, la *Débilité*, la *Cachexie* est très recommandé. Il est également utile comme antidiarrhéique dans les maladies d'intestin. Dans le *Régime lacté*, on doit s'alimenter avec du lait exclusivement, mais il faut ajouter la *Tarvine* qui est un aliment phosphaté et hydrocarboné très reconstituant. Son addition en outre augmente l'efficacité du régime lacté tout en supprimant les inconvénients (Voir plus loin). La dose de 3 à 4 litres de lait par jour est suffisante pour se nourrir; on peut faire des potages, des soupes au lait. Le lait contient des germes infectieux parce que les vaches sont souvent atteintes d'une maladie infectieuse et de phtisie (*pommelière*). Son usage peut transmettre la tuberculose dans les poumons, le cerveau (*méningite*), les os et les autres organes, la scarlatine et provoquer la diarrhée verte chez les nourrissons; en outre on doit craindre qu'il n'ait été coupé avec de l'eau contaminée. Pour se préserver, on ne doit jamais boire du lait cru et ne faire usage que *du lait bouilli*. Le lait se coagule dans l'estomac et s'y sépare en fromage et petit lait; il se forme de l'acide lactique qui irrite l'estomac. Le lait est la meilleure nourriture pour les estomacs débilités. La qualité dépend de l'âge, de la santé, de la constitution et de la nourriture des animaux qui le fournissent. Le lait trait le matin a plus de qualité que le lait trait le soir, les troupeaux nourris dans les prairies avec des plantes vertes aromatiques et des graminées donnent un lait de qualité supérieure, la qualité du fourrage a également une influence sur la qualité. Le lait doit avoir une saveur douce, agréable et ne doit former aucun dépôt, s'il dépose il est fraudé par l'addition d'amidon ou de fécule. La fraude la plus commune consiste dans le coupage avec de l'eau. Comme boisson alimentaire, il peut être pris indifféremment. Mais lorsqu'on boit beaucoup de lait, lorsqu'on suit un régime lacté, il faut prendre quelques précautions et s'habituer au régime en graduant la dose; pour éviter la pesanteur, les malaises et le dégoût, qui surviennent souvent lorsque le changement de régime est brusque; on doit prendre le lait toujours bouilli par petite quantité toutes les demi-heures ou toutes les heures, soit tiède et pur, soit additionné d'une *Eau alcaline* ou de bicarbonate de soude ou de l'eau de chaux, qui neutralisent l'acidité et facilitent sa digestion. Dans le régime lacté mitigé on prendra le lait comme boisson aux repas et dans l'après-midi.

Voici l'analyse des différents laits d'après Fery Gilbert et Yvon :

	Femme	Anesse	Vache	Chèvre
Densité...............	1.033,50	1.032,50	1.033,40	1.038,85
Eau....................	900,10	914 »	908,08	869,52
Extrait sec............	133,40	118,40	123,32	164,33
Beurre................	43,43	30,10	34 »	60,68
Sucre.................	76,14	69,30	52,16	48,56
Caséine...............	10,52	12,30	28,12	44,37
Sels..................	2,14	4,50	6,00	9,10

Le lait est un aliment nutritif et très digestif; il est *antiputride* par le lactose (sucre de lait) et les fermentations qu'il subit, l'acide lactique, et l'acide succinique; le lait résiste mieux que tous les aliments azotés à la putréfaction; au bout de cinq jours de régime lacté, les bactéries de l'intestin diminuent de trois quarts.

Ajoutons que les farineux sont des antiputrides supérieurs, c'est pourquoi il est très utile d'ajouter la *Tarvine* qui est un aliment hydrocarboné. Le lait seul est défendu dans l'entéro-colite muco-membraneuse, dans les entérites parce qu'il favorise les bacilles *protéolytiques* qui existent dans les entérites et provoque des gaz, des ballonnements, des douleurs. Comme la viande, le lait dans ce cas sera mélangé avec une très forte proportion de farineux.

En dehors de ce cas exceptionnel, le lait est un antiseptique, et un diurétique très précieux.

Le lactose est employé comme diurétique et édulcorant à la place de sucre chez les cardiaques, les albuminuriques, les fébricitants, les brightiques et dans l'infection gastro-intestinale.

L'eau de chaux le rend plus digestif, l'eau alcaline favorise la tolérance. Le thé et le café donnent un coagulum plus divisé, corrigent l'action constipante et redonnent au lait des propriétés toni-cardiaques: ne pas ajouter des graisses, le lait étant par lui-même très gras.

On ne doit pas associer le lait aux viandes, on obtiendra un mélange d'une digestion lourde, mal supporté par l'estomac et dangereux pour l'intestin et l'état général parce que le sang sera chargé sans discontinuité de toxines.

Le lait est rarement ce qu'il devrait être. Le plus souvent il est pauvre en crème et au lieu de contenir 25 ou 30 grammes de matières grasses il n'en contient que 15 ou 20 grammes par litre.

Cela tient d'abord à la fraude qui se pratique dans les villes, *mais surtout* au régime alimentaire des vaches. Les fermiers dans l'industrie laitière ne nourrissent plus les vaches avec du fourrage qui coûte cher, et les mènent rarement aux champs, mais emploient les drêches de brasserie et les pulpes de betteraves qui coûtent fort peu. Ils obtiennent ainsi un double profit. La dépense est presque insignifiante et avec ce régime la vache fournit de 30 à 50 litres de lait au lieu de 15 à 20 litres. Aussi le lait est *naturel*, il n'a pas été fraudé, il n'est ni coupé ni écrémé et nous arrive naturel directement de la ferme, mais il est pauvre en matières grasses, et par là moins nourrissant. Il peut être assez bon pour l'usage courant, café, chocolat au lait, sauce, mais il ne convient pas aux enfants malades, aux convalescents et aux nourrissons. Pour eux il faut du lait provenant des vaches nourries avec du bon fourrage et que l'on mène aux champs comme dans l'ancien temps.

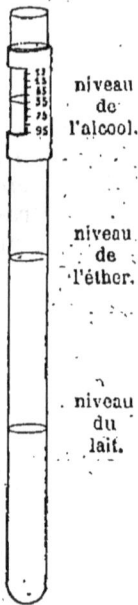

niveau de l'alcool.

niveau de l'éther.

niveau du lait.

FIG. 366.
Lacto-butyromètre.

On ne doit jamais nourrir les vaches avec des feuilles de vigne qui ont été arrosées avec une solution antiseptique de sulfate de cuivre ou de tout autre sel. Ces antiseptiques sont vénéneux et passent dans le lait. On connaît plusieurs cas d'empoisonnement par le lait de cette provenance.

FIG. 367.
Lacto-densimètre.

Le *lait stérilisé* s'obtient en chauffant le lait à *plus* de 110° dans un appareil stérilisateur. Le lait stérilisé du commerce donne quelquefois aux nourrissons le *Scorbut*. Pour l'éviter il ne faut donner que du lait fraîchement stérilisé. Voir *Stérilisation*.

Le *petit lait* est le lait dont on a retiré le beurre et la caséine, ce qui a lieu lorsqu'on laisse le lait se fermenter. Une partie de sucre de lait se transforme en acide lactique lequel coagule la caséine. Le petit lait

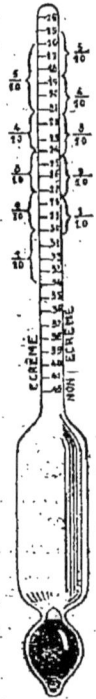

contient de l'acide lactique, du sucre de lait, des sels de lait, 1 pour 100 de matières albuminoïdes. On le prescrit dans les maladies d'estomac, les entérites. La cure du petit lait se pratique surtout en Suisse et dans le Tyrol.

Le *Lait fermenté* s'obtient en faisant subir une fermentation alcoolique au sucre que le lait contient au moyen des ferments spéciaux. Le *Kéfir* est du lait de vache fermenté par l'action d'un ferment spécial : les *graines de Kéfir*. Il contient de 1,50 à 2 0/0 d'alcool. Le *Koumys* est du lait de jument fermenté, il contient de l'acide lactique et de 1 à 3 0/0 d'alcool. Le *lait de poule* s'obtient en battant deux jaunes d'œufs dans de l'eau chaude, on aromatise avec de l'eau de fleurs d'oranger et l'on sucre.

Le *lait maternisé* ou *humanisé* est du lait de vache coupé dans des proportions voulues avec de l'eau pour diminuer la caséine, et on ajoute du sucre de lait et du beurre pour lui donner la composition exacte du lait de femme. Le *lait peptonisé* est le lait traité par la pepsine ou suc pancréatique et qui, de ce fait, subit un commencement de digestion. On emploie ce lait chez les enfants débiles, lorsque le lait stérilisé n'est pas toléré.

Lait bleu. — Le lait écrémé et coupé d'eau est faiblement bleuâtre; cette coloration peut provenir des algues qu'il contient.

Le lait peut être amer, salé, acide si l'alimentation est de mauvaise qualité, si la vache est malade, si le lait est reçu dans des vases malpropres. Si le lait est visqueux, filant et jaune il provient d'une vache qui a mis bas récemment.

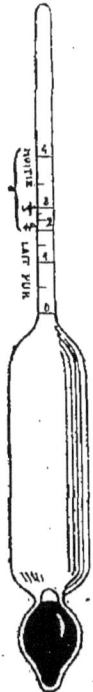

Fig. 368.
Pèse-lait.

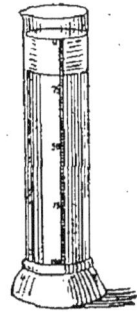

Fig. 369.
Crémomètre.

Falsification. — Les deux falsifications fréquentes de lait sont l'écrémage et le coupage. On enlève en partie la crème et on y ajoute de l'eau. Pour vérifier la qualité du lait, on emploie le *crémomètre*, éprouvette graduée de 0 à 100; on remplit de lait jusqu'à 0 : après 24 heures de repos la crème montée à la partie supérieure doit occuper 16 divisions s'il est de bonne qualité; il est assez bon s'il marque 10 à 12 divisions, s'il marque au-dessous de 8 l'écrémage est certain.

Pour connaître le résultat avant 24 heures, on peut remplir la burette jusqu'à la 50e division avec de l'eau distillée additionnée de bicarbonate de soude, et ensuite on la complète jusqu'au 0 avec du lait; la crème monte de suite; il faut doubler la quantité de crème marquée pour avoir la teneur exacte en crème.

Le pèse-lait permet de reconnaître la quantité d'eau, de juger le lait d'après sa densité. Il s'enfonce d'autant plus dans le lait que celui-ci est plus léger, c'est-à-dire plus étendu d'eau. Il suffit de lire les indications qui se trouvent sur le tube qui porte des inscriptions 1/4, 1/3, moitié pour connaître l'adjonction d'eau; on verse le lait dans une éprouvette et on plonge le pèse-lait. Le meilleur pèse-lait est le *lacto-densimètre* de *Quevenne*; il donne des indications précises sur l'addition d'eau avec

18

ou sans écrémage. Un autre instrument, le *Lactobutyromètre de Marchand*, permet de déterminer la quantité de beurre. Le tube est divisé par trois traits en trois capacités égales ; la capacité supérieure porte en outre des divisions, si le tube n'est pas pourvu d'un curseur gradué. On remplit la première capacité avec du lait en y ajoutant deux gouttes de lessive de soude, la deuxième capacité avec de l'éther et la troisième capacité avec de l'alcool.

Boucher le tube et bien agiter le mélange pour qu'il ne reste plus de flocons ; plonger l'instrument dans une éprouvette contenant de l'eau à 45° pendant 10 minutes. Tout le beurre se trouve remonté, il suffit de glisser le curseur gradué en cuivre qui se trouve sur le tube pour calculer la teneur en beurre, il faut descendre le curseur de manière que la division 12.6 corresponde à la couche supérieure de beurre et lire la division marquée à la partie inférieure de la couche de beurre pour connaître la quantité totale de beurre.

Chaque division correspondant à un peu plus de 3 grammes de beurre, un bon lait doit marquer 8 à 9 divisions.

Falsification du lait avec des farines diverses. — On les reconnaît en chauffant le lait. En cas de falsification, le lait brûle et s'attache à la casserole. En outre quelques gouttes de teinture d'iode dans le lait bouilli donnent une teinte bleue violacée.

Falsification du lait avec de l'acide borique. — Évaporer le lait, calciner les cendres, ajouter un peu d'alcool et l'allumer, s'il y a de l'acide borique on aura une flamme *verte*.

Falsification du lait avec de l'acide salicylique et Salicylates. — Couper un peu de lait avec autant d'eau, ajouter quelques gouttes d'acide acétique pour le coaguler, filtrer. Agiter fortement le liquide filtré avec de l'éther qui s'empare de l'acide salicylique, laisser reposer, décanter l'éther et le laisser évaporer ; s'il y a de l'acide salicylique on obtiendra une coloration violette en y ajoutant quelques gouttes de perchlorure de fer.

Falsification du lait avec du bicarbonate de soude. — Couper le lait avec de l'alcool, agiter et filtrer. Evaporer le liquide filtré et verser sur le résidu quelques gouttes d'acide acétique, on obtient une effervescence due au dégagement de l'acide carbonique.

Falsification du lait avec du bichromate de potasse. — On le reconnaît avec une solution de nitrate d'argent qui donne une coloration jaune rougeâtre.

Falsification du lait avec du formol ou avec de l'acide formique (D'après Henner). — Lorsqu'on verse quelques gouttes de lait pur ou coupé de moitié d'eau dans un tube contenant de l'acide sulfurique avec une goutte de perchlorure de fer, l'acide sulfurique prend lentement une coloration brun rougeâtre. S'il y a du formol il se forme une coloration violette entre les deux liquides, et la couleur reste plusieurs jours si on n'agite pas le mélange.

Beurre. — Le beurre est constitué par de la *margarine*, de la *butyrine* et de la *butyroléine*. C'est un aliment gras qui fournit à l'économie un aliment hydro-carboné très utile contre la dénutrition. Le beurre qui n'est pas préparé avec du lait stérilisé contient le bacille de la tuberculose si le lait provient d'une vache tuberculeuse.

1004. — FROMAGE. — On fabrique les fromages avec du lait. Le fromage est un aliment azoté très nourrissant et facile à digérer. Il est

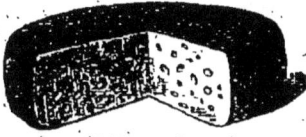

Fig. 370. — Gruyère.

principalement composé avec ce qu'on nomme la *caséine* du lait ou le *caillé* ; par ses qualités nutritives il peut remplacer la viande ; mais il faut éviter le fromage trop avarié ; le fromage blanc, le fromage frais est très utile à cause de l'acide lactique qu'il contient ; légèrement rafraîchissant, il a une action bienfaisante et débarrasse les intestins des mauvais microbes qui y pullulent. Voici à titre de renseignement l'analyse des principaux fromages :

NOMS DES ALIMENTS	Eau	Substance azotée	Graisses	Substances non azotées	Sels
Fromage blanc.............	69	20	10	7	1
Brie..................	45	19	26	5	6
Camembert.............	52	19	21	5	5
Chester................	36	26	37	8	4
Gruyère...............	40	31	24	1	3
Hollande	36	30	28	1	7
Neufchâtel.............	35	13	42	7	4
Parmesan	28	44	16	7	6
Roquefort	35	27	30	4	5

1005. — DIGESTIBILITÉ DES ALIMENTS
Aliments digérés en 2 heures :

Œufs peu cuits, sans graisse ni beurre, à la coque ou pochés.

Lait par petites gorgées pour ne pas former un caillot volumineux.

Riz très cuit.

Huîtres, pain, biscuits, biscottes.

Tapioca très cuit.

Viande gélatineuse.
Pied de porc.
Cervelle.
Poulet jeune.
Poisson maigre.
Sole, rouget, merlan, au court bouillon ou frits, rejeter la peau durcie à la friture.
Pommes de terre bouillies, en purée.

Asperges, choux-fleurs, épinards à l'eau.
Viande crue, finement hachée sans graisse ni nerfs. Préparer au moment du repas.
Cerises crues ou cuites.
Thé, café, cacao, vin léger, bière, bouillon clair, eau pure, eau gazeuse.

Aliments digérés en 4 heures :

Poulet bouilli.
Viande de bœuf crue ou bouillie.
Pieds de veau.
Poulet rôti.

Pigeon bouilli ou rôti.
Saumon bouilli, hareng frais ou mariné ; caviar.
Jambon cru ou cuit.
Pain blanc ou noir.

Choux-raves, betteraves, salade de concombres, de radis, pommes crues.
Veau rôti, bifteck, filet rôti.

Aliments digérés en 5 heures :

Canard rôti, filet rôti, perdreau rôti, lièvre, bifteck, langue fumée, pigeon rôti, lorsque la

quantité dépasse 200 grammes.
Hareng salé.
Viande fumée.

Haricots, lentilles, pois (en purée).
(D'après Penzold.)

Aussi d'après ce même auteur on peut établir différents régimes par ordre de digestibilité décroissante des aliments.

Régime pour cas graves, les aliments quittent l'estomac au bout de 2 heures.

Bouillon de bœuf dégraissé, peu salé, 1/4 de litre.

Lait bouilli coupé de 1/3 d'eau de chaux et de thé, 1/4 de litre.

Œufs frais, crus ou à peine cuits délayés dans du bouillon tiède, deux.

Biscuits sans sucre, bien

mâchés et sans les tremper dans un liquide, six.

Eau gazeuse ou eau pure pas trop froide, 1/4 de litre.

Régime pour convalescents anémiques sans appétit

Cervelle de veau bouillie à prendre dans le bouillon, 100 grammes.

Ris de veau bouilli, 100 gr., à prendre dans le bouillon.

Poulet bouilli très jeune, à prendre dans le bouillon.

Filet de bœuf cru, 100 gr. haché, peu salé, à manger avec biscuits secs.

Jambon cru, 100 gr., haché, peu salé, à manger avec biscuits secs.

Tapioca en purée ou potage, 30 gr.

Régime qui approche du régime normal.

Poulet rôti, pigeon rôti, au beurre sans sauce, enlever la peau.

Bifteck de 100 gr., moitié cuit sans sauce.

Pain très cuit, mâcher soigneusement, 50 gr.

Pommes de terre en purée, cuites au four et écrasées à table, farineuses, choux-fleurs cuits à l'eau salée, 50 gr.

Chevreuil rôti, non faisandé, perdreau rôti sans lard, et non faisandé.

Filet ou rosbif, veau rôti.

Poisson bouilli à l'eau salée, brochet, carpe, truite, caviar.

Asperges tendres bien cuites, avec beurre.

Œufs brouillés au beurre frais.

Marmelade de fruits préparée avec fruits frais sans pelures et sans pépins.

Aliments indigestes restant longtemps dans l'estomac sans modification :

Blanc d'œuf très cuit, œufs durs.

Bœuf bouilli.

Viande avec fibres.

Pellicules des fruits : cerises, raisin.

Enveloppes de pois, haricots, lentilles.

Pépins de fruits.

Grains de raisin, de groseille.

Gros morceaux d'olives, de champignons et d'artichauts, surtout d'artichauts crus.

Souvent les morceaux sont rendus en nature et provoquent des coliques, de l'inflammation. Les pépins, les petits os du gibier, les arêtes de poisson, passent dans l'appendice et sont la cause d'une appendicite.

Aliments qui peuvent provoquer un empoisonnement :

Viandes avariées.

Gibier faisandé.

Les coquillages.

Viandes des animaux malades.

Viandes putréfiées, empoisonnement par les ptomaïnes qu'elles contiennent.

Les anguilles.

Les congres ont un sang vénéneux, cette toxicité disparaît par une cuisson à 100°.

Blanc d'œuf, empoisonnement très grave.

Lait peut fermenter et donner des produits toxiques, lait d'une vache atteinte d'une maladie infectieuse aiguë.

Fromages putréfiés.

Blanc d'œuf.

Champignons.

Lait.

Poisson en putréfaction (en été on doit le faire cuire dès qu'il est sorti de la glace, sinon il sera décomposé), le brochet, la carpe, la morue fraîche, éperlan, tanche, barbeau, ont les œufs vénéneux même si le poisson est frais.

Les moules sont dangereuses; les huîtres mortes et en décomposition sont très dangereuses ; les huîtres sont dangereuses de mai à septembre, les huîtres des parcs arrosés par des eaux de rivière infectées donnent la fièvre typhoïde; les crustacés, écrevisses, crevettes, homards s'altèrent vite et deviennent toxiques. On doit les jeter s'ils ne deviennent pas rose vif pendant la cuisson.

Falsification des aliments. — Le *beurre* est falsifié avec des graisses diverses, la margarine.

Pâtisserie : on remplace le beurre qui rancit par la vaseline. Cette pratique a pour avantage de conserver les gâteaux, mais la vaseline, outre son action irritante sur la muqueuse, forme une enveloppe qui n'est pas attaquée par les sucs digestifs, et le produit qu'elle couvre est mal digéré.

Café : est falsifié avec grains avariés qu'on colore; on arrose les grains avec des sirops; on mouille le café torréfié pour augmenter son poids. Au café en poudre on ajoute la chicorée.

Bonbons : sont colorés avec des colorants dangereux. Ne pas oublier que les bonbons sont plus nuisibles qu'utiles, car le sucre n'est bien toléré que lorsqu'il est fondu ou incorporé dans un aliment.

Vinaigre : est falsifié avec l'acide acétique.

Conserves : dans les conserves de cornichons, légumes, haricots verts, pois, on ajoute du sulfate de cuivre pour conserver leur coloration.

Confitures et Sirops : on remplace le sucre par la glucose.

Altération des aliments. — Le *seigle* peut être envahi pendant les années humides par un champignon, l'*ergot*, qui peut provoquer l'empoisonnement. On le sépare avant la mouture.

Grains de blé, sont envahis par grains de nielle, il faut les séparer avant la mouture.

Moisissures diverses. Les moisissures des oranges, figues, groseilles, sont nuisibles.

Viande de bœuf : elle contient des œufs du tænia inerme, on doit la faire cuire pour manger.

Viande de porc : contient des œufs du ver solitaire et la trichine, d'où l'utilité de la faire cuire.

Poisson mal cuit, contient le botricéphale.

Salades, radis : sont souillés de terre.

Eau : peut être altérée à la suite de l'infiltration par les fosses d'aisance du voisinage, donne des ascarides.

Aliments en conserve : sont fatigants, d'un pouvoir nutritif plus faible ; les boîtes étant soudées au plomb causent l'anémie, des coliques et l'empoisonnement par le plomb.

Légumes verts en conserve : sont colorés avec du sulfate de cuivre, ce qui donne des coliques, la diarrhée, des vomissements.

Aliments exposés aux étalages : les aliments, les fruits, les salades, la pâtisserie, les gâteaux sont souvent exposés dans la rue et se couvrent des poussières qui contiennent des agents infectieux ; comme on les consomme crus, leur ingestion présente de grands dangers. Dans l'intérêt de la santé générale ils devraient être défendus. Les commerçants devraient les exposer dans des cases vitrées. Il est indispensable de laver à l'*eau chaude* tout objet comestible avant même de le faire cuire si on ne veut pas avaler la poussière. On ne doit jamais manger les fruits crus sans les avoir épluchés ; ceux qui ont une pelure fine seront lavés à l'eau chaude. Quant à la pâtisserie, on doit rigoureusement refuser toutes celles qui sont exposées à l'étalage sans être couvertes d'un globe en verre.

Lait : est souvent recueilli dans des vases malpropres ou avec des mains malpropres.

1006. — ALIMENTS RECOMMANDÉS

Potages :

Bouillon dégraissé avec ou sans pain.

Bouillon aux pâtes.
— au riz.
— ou consommé aux poireaux.
— aux œufs pochés.

Potage à la crème.
— aux herbes.
— aux jaunes d'œufs.
— au lait avec pâtes.
— — avec riz.
— — avec semoule.
— — avec tapioca.

Potage au lait avec vermicelle.
— à la laitue.
— aux poireaux.
— au potiron.
— à la purée de haricots.
— — de pois.
— — de navets.
— aux pointes d'asperges.

Panade claire.

Hors-d'œuvre :

Anchois.
Beurre.
Caviar.
Coquilles aux huîtres.
Huîtres blanches.

Huîtres anglaises.
— de Marennes.
— d'Ostende.
— marinées.

Langues.
Olives.
Olives farcies.
Œufs frais.
Sardines.
Sardines à l'huile.
Salade d'anchois.

Viandes :

Agneau.
Abatis de volailles.
Biftecks grillés.

Biftecks aux haricots verts.
— aux épinards.
— à la chicorée.
Blanquette d'agneau.
Cervelles.
Cervelle de veau à la poulette.
— frite.
Chapon aux olives.
Cheval.
Civet.
Chevreau.
Côtelettes rôties.
Côtelettes de veau et de mouton sur le gril.
Dindonneau.
Epaule de mouton.
Filet aux olives.
— sauté dans sa sauce.
Faux filet tendre.
Rosbif au naturel.
— aux haricots verts.
— aux épinards.
— à la chicorée.
Entrecôte au beurre.
Côtelettes d'agneau.
— aux épinards.
— à la chicorée.
— aux pointes d'asperges.
Gigot d'agneau au jus.
— sans ail.
— au jus.
Jambon maigre.
Jus de viande.
Langues.
Langue de bœuf à la sauce.
— de veau.
Foie de veau.
Fricandeau de veau aux haricots verts.
Filet de mouton grillé.
Côtelette de veau à la chicorée.
— grillée.
— à la laitue.
Côtelette de veau en papillote.
Lapin sans vin.
Côtelettes de mouton à la chicorée.
Côtelettes de mouton aux épinards.
Côtelettes de mouton aux haricots verts.
Côtelettes de mouton nature.
Roulette aux rognons de veau.
Grillades.
Pieds de mouton sauce poulette.
Pigeon.
Pintade.
Poitrine de mouton à la chicorée.
Porc très maigre.
Poulet ou chapon au consommé.
— — en fricassée.
— — en gelée.
— — au gros sel.

Poulet rôti.
Ris de veau au jus.
— à la chicorée.
— sauce poulette.
Veau froid à la gelée.
Veau rôti.
Selle de mouton.

Poissons, crustacés, mollusques :

Alose.
Barbeau au bleu, à l'huile, à la sauce aux câpres.
Barbillon.
Barbue à l'huile, à la sauce aux câpres.
Brème.
Brochet à l'huile, à la sauce aux câpres.
Carpe au bleu, à l'huile.
Bar au bleu, à l'huile, à la sauce aux câpres.
Carrelet.
Colin.
Dorade.
Eperlan frit.
— au gratin.
Esturgeon.
Filet de sole mayonnaise.
— de merlan au gratin.
Goujons frits.
Huîtres.
Limande.
Merlan.
Matelote de carpe.
Meunier au bleu, à l'huile, aux câpres.
Meunier rôti au beurre.
Maquereau à la maître d'hôtel.
Mulet.
Perche.
Plie.
Rougets.
Saumon à l'huile, à la sauce aux câpres.
Sole aux fines herbes, au gratin.
Truite au bleu, à l'huile, à la sauce aux câpres.
Truite saumonée à l'huile, à la sauce aux câpres.
Turbot à l'huile, au gratin, à la sauce aux câpres.
Tanches au bleu, à l'huile, à la sauce aux câpres.
Vive.

Œufs :

Œufs frais à la coque.
— sur le plat.
— pochés au bouillon.
Omelette.
Sauces.
Sauce béchamel.

Sauce blanche.
— blonde.
— à la crème.
— hollandaise.
— au jus de viande.
— au lait.
— maître d'hôtel.
— printanière.
— poulette.
— suprême.
— velouté maigre.

Légumes, salades :

Asperges à l'huile.
— à la sauce.
Artichaut frit.
Choux-fleurs au jus.
— à l'huile.
— au gratin.
— écrasés.
Choux de Bruxelles au beurre, à l'huile.
Chicorée.
Epinards à la crème.
— au beurre.
— à l'huile.
— au jus.
Laitue à la crème.
— au jus.
Salsifis au jus, à la sauce.
Fèves de marais.
Haricots blancs.
— de Soissons.
Tous les légumes frais ou secs en purée.
Lentilles.
Navets.
Patates.
Pois
Pommes de terre.
Légumes verts, cuits et hachés finement.
Riz.
Artichaut cuit.
— sauce blanche.
— à l'huile.
Haricots verts
— au jus.
— à la crème.
— au beurre.
— à l'huile.
Pois verts.
Sagou.
Semoule.
La salade sera toujours bien lavée avec beaucoup d'eau *bouillie*, car on trouve sur les feuilles une grande quantité de microbes.
Laitue, Romaine, chicorée, mâche, cresson ; peu de vinaigre et beaucoup d'huile.
Salade barbe de capucin.
Salade chicorée.

Salade épinards.
— escarole.
— laitue seule.
— — aux œufs. —
— mâche.
Pissenlit.
Scorsonère.
Betteraves.
Tapioca.
Vermicelle.

Fromages :

Crème de lait fraîche.
— à la fleur d'oranger.
— fouettée.
— au citron.
— à l'orange.
— à la vanille.
Fromage de Brie doux.
— à la crème.
— de Camembert.
— de Coulommiers.
— de Gruyère.
— du Mont-d'Or.
— de Pont-Lévêque.
— de Port-Salut.
— Petit-Suisse.
— Saint-Marcellin.

Desserts :
Abricots bien mûrs.
Ananas.
Biscuits secs de Reims.
Cerises doucés.
Choux à la crème.
Compote de pommes.
Echaudés.
Flan.
Gâteaux feuilletés.
— secs à thé.
Gelée de groseilles.
Gelée de pommes.
Grenades.
Macarons bien levés.
Madeleines.
Meringues.
Miel.
Œufs au lait.
— à la neige.
Mandarines.
Oranges.
Pruneaux cuits.
Pain d'épices.
Prunes très mûres.
Raisins.
Soufflé de riz.
Boissons :
La meilleure boisson est l'eau

qu'il faut assainir avec la *Septiline.* On obtient ainsi une eau minérale très agréable et très digestive.
Bière faible en alcool.
Café léger.
Champagne pur.
— étendu d'eau.
Eau pure filtrée ou bouillie.
Eau sucrée avec des sirops.
Eau rougie.
Eau de Seltz.
Eaux minérales légèrement gazeuses.
Eaux minérales alcalines.
Infusions ou tisanes de camomille.
Infusions ou tisanes de centaurée.
Infusions ou tisanes de mélisse.
— de menthe.
Infusions ou tisanes de quinquina.
Infusions ou tisanes de quassia.
— de gentiane.
Infusion légère de café.
Infusion légère de thé.
Lait, mais toujours bouilli.

1007. — ALIMENTS DONT ON DOIT USER MODÉRÉMENT

Potages :
Potage bisque.
Soupe aux carottes.
— aux choux.
— au fromage.
— au macaroni.
— aux marrons.
— à l'oignon.
— à l'oseille.
— aux poireaux.
— aux tomates.

Viandes :
Andouillettes.
Bœuf à la mode.
— à la sauce.
Bécasse.
Boudin.
Canard sauvage.
Charcuteries.
Cerf.
Chevreuil.
Coq de bruyère.
Côtelette à la sauce.
Dinde.
Dindonneau.
Faisan.
Foie de bœuf.
Fraise de veau.
Gibiers en général.
Gras double.
Grives.

Hachis.
Lièvre.
Galantine de volaille.
Marinades.
Miroton.
Mou de veau.
Museau de bœuf.
Oie.
Pâté.
Perdrix.
Pieds de mouton.
— de veau.
Pintade.
Ragoûts.
Rognons.
Sanglier.
Saucisses.
Saucissons.
Tête de veau
Tripes.
Viandes fumées.

Poissons, crustacés, mollusques :
Anguille au beure, à l'huile, à la poulette.
Cabillots.
Congre.
Crabes.
Crevettes.
Coquillages de toutes sortes.
Ecrevisses.

Escargots.
Fritures en général.
Hareng au beurre, à l'huile.
Homard.
Jambon fumé.
Langouste.
Moules.
Morue à l'huile, sauce à la maître d'hôtel.
Raie au beurre noir, sauce aux câpres.
Sardines fraîches.
Saumon.
Thon.

Sauces :
Sauce beurre d'anchois.
— beurre noir.
— bordelaise
— aux champignons.
— chasseur.
— madère.
— matelote.
— mayonnaise.
— piquante.
— provençale.
— rémoulade.
— tomates.
Et toutes les sauces qui contiennent de l'ail, de l'échalote, du laurier, de la moutarde et autres aromates.

champignons, truffes, cornichons.

Légumes :

Artichauts crus.
Aubergines.
Cresson cru.
Carottes.
Champignons.
Choux.
Choucroutes.
Cornichons.
Concombres.
Crudités en général.
Endives.
Flageolets.
Haricots secs *non écrasés*.
Lentilles sèches *non écrasées*.
Navets.
Macaroni.
Melons.
Nouilles.
Oignons.
Poireaux.
Pommes de terre en robe de
chambre.
Pommes de terre à la sauce.
Radis.
Raves.
Romaine.
Salsifis.
Tomates.
Truffes.

Fromages :

Fromage de Chester.
—   de Hollande.
—   de Livarot.
—   de Marolles.
—   de Roquefort.
Et tous les fromages forts.

Œufs :

Œufs durs.
— au beurre noir.
— au fromage.
Omelettes au lard.
— aux oignons.
— aux fines herbes.

Desserts :

Amandes vertes.
Amandes sèches.
Baba.
Bananes.
Beignets secs.
— aux pommes.
Biscuits de Savoie.
Brioche chaude.
Cakes.
Cerises acides.
Coings.
Confitures de cerises.
— de fraises.
Croquignoles aux amandes.
Dattes.
Figues.

Fraises.
Frangipane.
Fruits glacés
— confits.
Galette.
Gâteaux d'amandes.
Gaufres.
Glaces et parfaits.
Groseilles.
Marrons.
Massepains.
Nèfles.
Noisettes.
Noix.
Nougat.
Pêches.
Poires.
Pommes.
Plum-Pudding.
Prunes peu mûres.
Raisiné.
Savarin.
Tourtes.

Boissons

Bière anglaise forte.
— stout.
— pale ale.
Bitters.
Café noir trop fort.
Cidre.
Poiré.
Liqueurs.
Vins purs.

Toutes ces boissons sont nuisibles, il faut les remplacer par l'eau pure qu'on assainit avec la *Septiline*. On obtient ainsi une eau minérale digestive, antiseptique très tonique et très agréable.

Les sauces seront faites avec de l'huile, de la crème, de la farine, des œufs, du beurre, du sel. On évitera toujours les épices, les acides, le vinaigre, le poivre, la moutarde, les pickles, etc.

Comme boisson, de l'eau pure (qu'il faut faire bouillir et filtrer). On peut y ajouter un peu de vin. Boire à sa soif, manger à son appétit, mais sans excès.

1008. — ALIMENTS, BOISSONS,
ET ASSAISONNEMENTS DÉFENDUS AUX MALADES
et qu'il est bon d'éviter même lorsqu'on est bien portant.

Ail.
Aromates.
Amers (apéritifs).
Acides.
Apéritifs.
Bière.
Bitter.
Bonbons acides.
Cannelle.
Câpres.
Capucines.
Carottes.

Cassis.
Céleri.
Cerfeuil.
Cerises.
Cervelas.
Charcuterie.
Choucroute.
Choux.
Choux-fleurs.
Cidre.
Clous de girofle
Cognac.

Cornichons.
Cresson.
Echalotes
Ecrevisses
Fromage de Gérardmer.
— de Roquefort.
Genièvre.
Kirsch.
Kummel.
Légumes acides.
Légumes ayant une odeur ou
saveur forte.

Liqueurs de toutes espèces.	Pickles.	Sauces à la moutarde.
Macis.	Pissenlit.	— à l'ail.
Matelotes.	Poivre.	Saumure.
Moutarde.	Radis.	Serpolet.
Muscades.	Raves.	Thym.
Navets.	Ragoûts aux oignons, vin,	Vermouth.
Oignons.	vinaigre.	Viandes en conserve.
Oseille.	Rhum.	Vinaigre et toutes les sub-
Pain d'épices.	Sauces au vin.	stances ayant une odeur ou
Pêches.	— au vinaigre.	saveur forte.
Persil.	— aux fines herbes,	

1009. — RÉGIME DE LA DEUXIÈME ENFANCE. — L'alimentation se rapprochera de plus en plus et graduellement de celle des adultes ; éviter les aliments indigestes. À partir de 6 ou 7 ans — jamais avant — on peut donner un peu d'eau rougie ou de bière légère. Pas de vin pur, pas d'alcool, pas de café. On peut donner le café de malt qui est agréable et nourrissant. Pour fortifier les enfants, donner matin et soir ou dans l'après-midi une bouillie de *Tarvine* au lait. La *Tarvine* est une farine alimentaire phosphatée très utile aux enfants, aux adolescents, aux vieillards.

1010. — RÉGIME ALIMENTAIRE DES VIEILLARDS. — L'homme âgé doit éviter tout excès et surveiller son régime alimentaire. Il faut éviter les aliments d'une digestion difficile, les aliments difficiles à mâcher et les repas trop copieux. Le vieillard doit manger peu et ne doit consommer que la quantité juste nécessaire pour l'entretien de l'organisme, parce que son corps n'a besoin que de peu d'aliments pour remplacer les matériaux. Il fera des petits repas comme les enfants, car chez lui l'usure des matériaux est de plus en plus faible et tout excès peut amener une congestion. Il évitera les aliments trop nourrissants, les vins, les alcools trop forts qui fatigueraient son vieux corps, et peuvent abréger ses jours. S'il veut conserver son intelligence et vivre longtemps il faut qu'il reste sobre et presque frugal. Pour se donner des forces il prendra dans la journée du thé léger et *bien sucré* et usera du sucre largement parce que c'est un excellent aliment qui nourrit et fortifie ; la *Tarvine* est également très recommandée comme aliment reconstituant et léger à la fois. Il faut prendre la *Tarvine* le matin, dans l'après-midi et le soir pour le diner ; par les farines alimentaires et phosphatées qu'elle contient, la *Tarvine* est précieuse pour faire des repas légers et très nutritifs. On peut la préparer à l'eau et au lait. On peut permettre les excitants tels que le café, le thé, le vin et même un peu d'alcool. Éviter les légumes verts, les crudités, les salades. Ils prendront des bouillons avec pâtes ou semoule, des jaunes d'œufs, la viande hachée, des légumes frais ou secs, en purée, des pâtes alimentaires, des fruits mûrs et bien cuits, du lait, du poisson.

1011. — RÉGIME DÉCHLORURÉ. — C'est la suppression du sel de table dans les aliments. On le conseille dans les maladies du cœur, du foie et le mal de Bright pour faire disparaître les œdèmes. Il est basé sur ce fait que le sel, lorsque les reins fonctionnent mal, reste dans l'organisme et retient beaucoup d'eau ; ce qui provoque des enflures et augmente l'albumine dans les urines. Voir *Chlorurémie*.

1012. — RÉGIME LACTÉ. — Le lait contient tous les éléments nécessaires à l'alimentation, les albuminoïdes, les graisses, les hydrates de carbone, les sels minéraux, l'eau. Dans le *régime absolu* le malade ne boit que du lait. Mais le régime lacté exclusif présente quelques inconvénients, aussi est-il rarement employé exclusivement malgré ses avantages. En effet, d'une part le lait offre l'avantage d'être facilement digestible, facilement absorbé puisqu'il est liquide, de contenir peu de substances extractives, de laisser très peu de résidus, de ne contenir aucune substance pouvant donner lieu dans l'intestin à la formation de grandes quantités de substances toxiques; en effet le lait contient peu de sel marin, constitue un excellent diurétique et devient même antiseptique, donne lieu à la formation d'acide lactique et aide à éliminer les poisons contenus dans l'organisme avant le régime lacté; mais d'autre part, le lait présente quelques inconvénients : il constipe ou donne la diarrhée, ne contient pas de fer qui est indispensable; pour se nourrir on est obligé d'absorber une grande quantité ce qui, à la longue, fatigue le malade. Aussi le régime lacté exclusif n'est employé que dans certaines maladies aiguës et lorsque le foie et les reins fonctionnent très mal. Pour remédier à ces inconvénients on le donne avec des farineux et surtout avec la *Tarvine*, ce qui offre l'avantage de rendre le régime plus reconstituant et d'éviter les inconvénients que le régime absolu présente souvent. Dans le *régime mitigé* le malade emploie le lait comme boisson aux repas et entre les repas. On doit faire usage de lait bouilli et le prendre par tasse toutes les deux ou trois heures. Le lait augmente les urines, neutralise l'acidité du suc gastrique, agit comme reconstituant dans la cachexie ou débilité et comme constipant dans la diarrhée. Il sera toujours bouilli et on le donnera tiède, froid, glacé ou parfumé avec la vanille, la fleur d'oranger, le café, le kirsch, etc. Dans les intervalles on peut donner quelques glaces. Si la constipation n'est pas utile au malade on peut la combattre en ajoutant au lait une bonne petite quantité de café. Si le lait donne la diarrhée — le lait contient trop de graisse — il est bon d'ajouter un peu d'eau alcaline. Du reste il est absolument nécessaire de se laver la bouche avec de l'eau alcaline au moins deux fois par jour pour s'éviter une mauvaise haleine. Si le lait est mal toléré on peut essayer le kéfir ou le lait caillé. Lorsque le régime est plus substantiel on donne le lait sous forme de bouillie ou de potage avec la *Tarvine* et une petite quantité sous forme de boisson. Lorsque le régime comprend d'autres aliments, il faut donner le lait comme repas et non pas comme boisson en mangeant d'autres aliments, car dans ce dernier cas on s'expose à des troubles digestifs parce que le lait contient des corps gras qui, mélangés avec les autres aliments contenant également de la graisse, forment un mélange lourd à digérer.

1013. — RÉGIME DE REMINÉRALISATION. — Ce régime a pour but de rétablir la quantité normale de sels minéraux. On donne du lait, du bouillon, des légumes, des œufs, des cervelles, des poissons, des épinards, etc. Il convient dans l'anémie, le diabète, la dyspepsie, le scorbut, la tuberculose. Voir *Régime Biologique des tuberculeux.*

RÈGLES. — Voir *Menstruation.*

REINS. — Voir *Anatomie.*

1014. — REIN FLOTTANT. — Le malade éprouve des douleurs dans la partie supérieure du ventre, des tiraillements qui disparaissent par un repos au lit. Survient à la suite des efforts, des troubles digestifs, des troubles hystériques. On l'observe chez la femme pendant la grossesse; il est quelquefois occasionné par le corset. On doit porter un bandage et éviter les fatigues.

RÉMISSION (latin *remissionem*, renvoi). — Diminution temporaire de la fièvre ou des symptômes d'une maladie.

RÉNITENCE. — Résistance à la pression que présente une tumeur par sa consistance élastique.

RENVOIS. — Émission des gaz par la bouche. Voir *Éructations*.

RÉSORPTION. — Retour à la circulation d'un liquide épanché.

RESPIRATION. — Voir *Appareil respiratoire*.

RESPIRATION ARTIFICIELLE. — Voir *Asphyxie*.

RETARD DES RÈGLES. — Voir *Menstruation, Aménorrhée*.

1015. — RÉTENTION D'URINE. Difficulté d'uriner. — La *Dysurie* est la difficulté d'uriner. L'*Anurie* est la rétention complète. A l'état normal, l'urine sécrétée par les reins descend le long des deux tubes membraneux, appelés *Uretères* et tombe goutte à goutte dans la vessie où elle séjourne, avant de sortir par l'urètre dont l'orifice vésical est fermé par un sphincter, muscle ovale en forme d'anneau qui embrasse la circonférence. Ce n'est que lorsque le réservoir contient une certaine quantité de liquide que le besoin d'uriner se fait sentir; alors la vessie se contracte sur l'urine qui force la résistance des sphincters et se fait jour à l'extérieur en traversant le canal de l'urètre. Mais si les membranes de la vessie se trouvent paralysées de manière à ne plus se contracter, l'urine continue à s'accumuler, à distendre l'organe qui devient énorme et fait saillie dans la partie inférieure du ventre sous forme globuleuse, c'est la *rétention*. Cette paralysie de la vessie est souvent incomplète; l'urine n'est pas projetée au loin, et tombe aux pieds du malade; on dit alors que la *vessie est paresseuse*. Cet état se rencontre dans les maladies de la moelle, du cerveau, accompagnant la paralysie des membres, dans les fièvres graves, et résulte d'un affaiblissement du système nerveux. La rétention peut être le résultat d'une distension exagérée et répétée de la vessie (comme cela arrive quand on ne peut satisfaire le besoin d'uriner), d'un engorgement de la prostate, d'un rétrécissement du canal, ou par suite d'un obstacle quelconque, tel que les calculs qui obstruent le canal de l'urètre et obligent l'urine à séjourner longtemps dans la vessie, ce qui fait perdre toute sa tonicité à la vessie. La rétention est accompagnée de douleurs très vives dans le bas-ventre.

Traitement. — Pour combattre la rétention le malade prendra avant chaque repas *deux Cachets Curatifs Darvet*. Boire la *Tisane Orientale Soker*, quatre à six tasses par jour et à n'importe quel moment. Le matin et à chaque repas prendre un paquet de *Poudre Altérante Darvet* dans une tasse de *Tisane Orientale Soker* ou dans un peu d'eau. Pour ne pas trop charger l'estomac s'alimenter avec la *Tarvine*, aliment phosphaté reconstituant. Prendre des grands bains qui agissent comme tonique et fortifiant sur la vessie. Les lavements sont d'une très grande utilité. Observer le *Régime Biologique*. Si la rétention est complète il faut vider la vessie au moyen d'une sonde.

RÉTINE (latin *rété*, filet). — Membrane transparente qui reçoit l'image renversée des objets. Voir *Vue*.

1016. — RÉTINITE. — C'est l'inflammation de la rétine qui survient lorsque la personne est atteinte d'une maladie chronique, telle que maladie du cerveau, le diabète, l'albuminurie, la scrofule, la syphilis, maladie de la moelle épinière, l'anémie, etc. Elle peut également survenir lorsqu'on fatigue la vue à la lumière artificielle. Le malade a l'œil très sensible et ne supporte pas la lumière. Cette maladie ne doit pas être négligée et demande un traitement très énergique parce qu'elle peut avoir pour suite la perte de la vue. On ordonne d'abord le traitement de la maladie principale, c'est-à-dire le *Dépuratif Parnel* pour purifier le sang, l'*Elixir Spark* pour décongestionner le tube digestif et le foie; s'il y a anémie ou faiblesse on donnera le *Triogène For*. Le malade doit obtenir plusieurs selles par jour afin de faire des dérivations sur l'intestin; à cet effet, il prendra tous les jours deux à trois *Pilules Spark*. Comme traitement local, il faut frictionner le front et les tempes avec l'eau de Cologne et poser quelques sangsues aux tempes. Porter des lunettes avec des verres enfumés. Éviter le tabac et l'alcool. Observer le *Régime Biologique*.

RETOUR D'AGE. — Voir *Age critique*.

RÉTRÉCISSEMENT DE L'ŒSOPHAGE. — Voir *Œsophagisme*.

1017. — RÉTRÉCISSEMENTS DE L'URÈTRE. — C'est la diminution du calibre du canal. La principale cause d'un rétrécissement est sans contredit une blennorrhagie ancienne mal soignée ou négligée. L'inflammation est devenue profonde; elle existe dans la vessie, les reins, les intestins, et se localise sur un point de l'urètre. Peu à peu en vieillissant, la muqueuse perd de son élasticité, la membrane devient fibreuse, le tissu s'hypertrophie et donne naissance à des excroissances qui diminuent le calibre du canal et entravent la sortie de l'urine. Le *rétrécissement* survient aussi bien au bout de quelques semaines qu'après plusieurs années.

Le rétrécissement peut se produire sur tous les points depuis le méat urinaire jusqu'à la prostate. Il en existe souvent plusieurs à la fois. Outre les causes indiquées, le rétrécissement peut se produire par le progrès de l'âge. La goutte militaire, qui est la forme la plus chronique de la blennorrhagie, est l'indice d'un rétrécissement. On voit alors, le matin, des filaments blanchâtres très courts chassés par les premières gouttes d'urine; c'est le mucus sécrété par le rétrécissement. La vue de cette goutte blanchâtre cause souvent des désordres moraux, le malade est envahi par l'hypocondrie et se laisse aller au suicide.

Dans la première période, la goutte tache le linge, la muqueuse est impressionnable. Plus tard, le malade ressent des élancements vifs dans l'urètre et ne résiste pas au besoin de porter la main à la verge. Les filaments blanchâtres se trouvent à l'extrémité du canal, l'irritent et occasionnent un besoin fréquent d'uriner. Dans le rétrécissement, le jet d'urine sort avec un léger picotement et toujours en spirale, ce qui fait dire que l'urine sort en *tire-bouchon*. Au lieu d'être lancée à un mètre environ, sous forme de jet recourbé en arcade, l'urine tombe tout près et risque de mouiller les vêtements. Au lieu de suivre une seule direction, le jet d'urine se divise en plusieurs parties qui s'enroulent les unes sur les autres. Après la miction il y a un écoulement involontaire d'urine qui mouille la chemise. La durée de l'émission devient de plus en plus longue, le jet diminue en grosseur et en volume, et l'urine s'écoule par gouttes seulement. La vessie ne se vide pas; l'urine finit par se décomposer, devenir ammoniacale et déterminer, par l'irritation qu'elle provoque, une *cystite*, un *catarrhe de la vessie*, une *néphrite*.

Le malade devient sombre, morose, taciturne, et recherche les lieux écartés à cause de son infirmité. Le rétrécissement prédispose à de nouvelles blennorrhagies.

Plus tard, les besoins d'uriner deviennent très fréquents et le malade est obligé de se lever plusieurs fois la nuit. Le canal devient de plus en plus étroit. Le malade fait des efforts pour uriner. Souvent il est obligé d'appuyer les mains sur les genoux, sur les meubles, sur les objets qui l'environnent; il a le visage, le cou congestionnés, les yeux pleins de larmes. Les efforts amènent la chute du rectum ou une hernie. Le chatouillement ou la démangeaison qu'il éprouvait au début de la maladie est remplacé par une sensation de brûlure très vive, à tel point que le malade redoute d'uriner.

Le rétrécissement peut se compliquer d'une *rétention d'urine*, des abcès et des fistules dans le canal.

Traitement. — Le traitement suivant guérit les rétrécissements, même lorsqu'ils existent depuis plusieurs années. En quelques jours la douleur diminue et l'émission de l'urine devient de plus en plus normale.

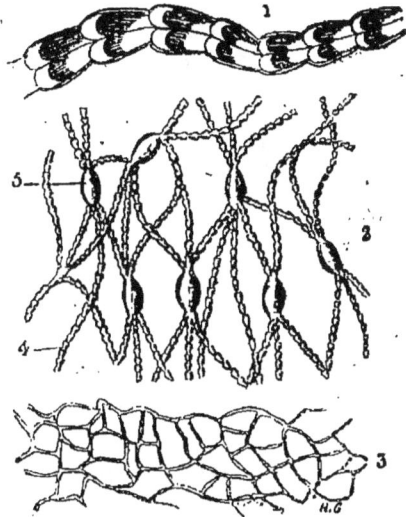

FIG. 371. — Vaisseaux et ganglions lymphatiques.

1. Vaisseau lymphatique ouvert, pour voir la disposition de ses valvules. — 2-4. Vaisseaux lymphatiques. — 3. Réseau lymphatique. — 5. Ganglions lymphatiques.

Le malade prendra avant le repas de midi 2 *Cachets Curatifs Darvet* (cachets roses). Avant le repas du soir, 2 *Cachets balsamiques Vedel* (cachets jaunes).

Tous les jours, prendre 9 à 12 capsules de *Santal Bline* en trois fois.

Dans la journée, prendre 3 paquets de *Saprol Morey*, chaque paquet dans une tasse de *Tisane Orientale Soker*, soit en mangeant, soit entre les repas et en même temps que le *Santal Bline*. La *Tisane Orientale* est indispensable pour augmenter les urines et laver le canal; on doit en boire plusieurs tasses par jour.

S'il y a suintement, laver le canal matin et soir, en faisant une *Injection Darvet*. S'il y a érection, prendre les *Cachets Sédatifs Tiber* à la dose de 1 à 2 le soir en se couchant.

Hygiène, Régime. — Entretenir le ventre libre avec l'*Elixir Spark* qui est souverain contre les troubles digestifs et la constipation. Eviter les fatigues, la transpiration trop abondante. Eviter les aliments épicés, les alcools, le vin. Observer le *Régime Biologique*. Prendre des grands bains tièdes tous les trois ou quatre jours, auxquels on ajoutera un flacon de *Sel du Pérou*. A défaut de ceux-ci, les bains de siège seront d'une grande utilité. Il faut éviter l'électrolyse, la cautérisation, les instillations au nitrate d'argent, qui présentent des inconvénients sérieux et sont nuisibles. Pour dilater les parties rétrécies, afin que l'action bienfaisante des médicaments puisse atteindre tous les replis de la muqueuse, on peut introduire dans le canal des sondes ou bougies, en commençant par le plus petit calibre, pour arriver graduellement à un calibre plus fort. Pour introduire la sonde, ne jamais employer la violence. Pour franchir le point résistant, revenir à plusieurs reprises et avec douceur. Graisser la sonde avec de la vaseline. Avoir soin de laver et savonner les mains *avant* et *après* le sondage.

RÉTROVERSION. — Déviation de la matrice. Voir *Chute, Déplacement de la matrice.*

RÊVE. — Voir *Cauchemars.*

1018. — RHAGADE (grec *rhagas*, crevasse). — Les crevasses s'observent à la paume des mains, aux lèvres, à la plante des pieds, aux narines et autres muqueuses; sous le nom rhagade on désigne spécialement des petites ulcérations syphilitiques.

RHINITE (grec *rhinos*, nez). — Voir *Coryza.*

RHINOPLASTIE (grec *rhinos*, nez et *placein*, façonner). — Restitution du nez par un lambeau de peau, emprunté au front, au bras, etc.

RHINORRAGIE (grec *rhinos*, nez et *regnumi*, je romps). — Hémorragie nasale.

RHINOSCOPIE. — Examen du nez.

1019. — RHUMATISME. Douleurs (grec *rheuma*, douleur). — Le rhumatisme est une affection caractérisée par des fluxions très doulou-reuses qui se déclarent principalement aux articulations. La douleur est très mobile et passe d'une articulation à l'autre. Le rhumatisme peut également atteindre les organes internes et surtout le cœur. Chez les enfants il envahit souvent les muscles du cou, c'est le *Torticolis.* Le rhumatisme est une affection qui intéresse toutes les classes de la société et qui compte de nombreuses victimes. D'origine probablement infectieuse et microbienne, on lui reconnaît une cause double : la prédisposition de l'organisme et l'influence du froid humide. Le

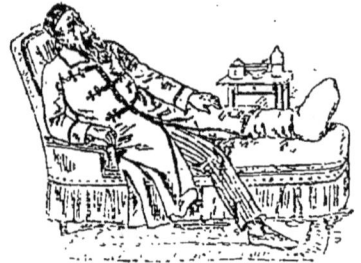

FIG. 372.
Douleurs rhumatismales.

rhumatisme a de grandes affinités avec la *Goutte* et présente son maximum de fréquence de vingt à quarante-cinq ans, l'âge où l'homme est le plus exposé aux influences de l'atmosphère. Plus fréquent chez l'homme que chez la femme, le rhumatisme est une affection très douloureuse et parfois très grave. Le froid humide, l'habitation d'un local humide, la blennorrhagie, en sont les causes occasionnelles les plus habituelles. Si le froid agit sur le corps en sueur le rhumatisme éclate sans tarder; si, au contraire, l'individu habite des lieux humides, il se laisse imprégner à petite dose. Toutes les affections rhumatismales proviennent d'un ralentissement de la nutrition et de la désassimilation. Les cellules, qui composent tous nos organes, s'usent et sont remplacées au moyen des matériaux spéciaux, que l'organisme élabore avec les aliments que nous absorbons. Cette combustion organique laisse des déchets, la plupart toxiques, qui s'éliminent. Lorsque l'élimination se fait trop lentement, lorsque l'oxydation se fait mal, l'accumulation de ces déchets produit des ferments nuisibles, des poisons dangereux que le sang transporte un peu partout, et forme des dépôts dans les articulations, les viscères, les nerfs, les muscles, etc.

Rhumatisme aigu. — Le rhumatisme articulaire aigu est souvent précédé de fièvre. Puis la fluxion se localise dans les grandes articulations; les cous-de-pied, les genoux, sont pris les premiers, puis les coudes, les épaules, les poignets. Ces articulations gonflent par un épanchement de *Synovie*, deviennent douloureuses et cette douleur est réveillée par le moindre mouvement. Toutes ces articulations sont déformées et tuméfiées Le malade est anémié, pâle, ses urines sont rares, foncées, et contiennent beaucoup d'urée et d'urates comme dans la goutte. Il a de la fièvre, mais l'appétit persiste. La crise aiguë peut durer de deux a huit semaines pendant lesquelles le rhumatisme peut atteindre les viscères. Le cœur est surtout son organe de prédilection. Il peut se produire en effet des endocardites et des péricardites très graves.

D'autre part, l'appareil respiratoire peut être atteint; c'est ainsi que l'on voit des pleurésies et des pneumonies. Enfin le cerveau lui aussi peut avoir son rhumatisme, ainsi que l'estomac, l'intestin et les voies génito-urinaires. Il faut instituer de suite un traitement énergique pour éviter toutes ces complications.

Rhumatisme chronique. — Le rhumatisme articulaire chronique succède au rhumatisme aigu; mais le plus souvent il est chronique d'emblée. On n'observe pas ici des douleurs intenses et une fièvre vive, mais les articulations sont cependant douloureuses à la pression et comme empâtées, les mouvements sont difficiles, pénibles et souvent accompagnés de craquements. Il y a souvent perte d'appétit et privation de sommeil. Le malade est extrêmement sensible aux variations atmosphériques; le moindre changement de température ou de pression barométrique réveille ses douleurs. Ses membres maigrissent et s'atrophient. La maladie parcourt les grandes articulations et, à la longue, il se forme, surtout au genou et à la hanche, des dépôts de matières gélatino-albumineuses ou des concrétions tophacées qui déforment la jointure et rendent les mouvements presque impossibles, ce qui fait parfois confondre le rhumatisme avec la goutte. Le rhumatisme étant la suite d'une nutrition ralentie, nous sommes tous susceptibles de devenir rhumatisants parce que, à mesure que nous vieillissons, la nutrition et la désassimilation ou l'élimination des déchets se font moins vite. Les personnes âgées doivent donc faire une cure de quelques semaines avec le traitement indiqué plus loin, dès qu'elles éprouvent une gêne dans les articulations et une douleur.

Rhumatisme noueux. — Une autre forme de rhumatisme est le *rhumatisme noueux* qui s'observe particulièrement de quarante à quarante-cinq ans et qui est plus fréquent chez la femme. C'est surtout à l'action prolongée du froid humide qu'est dû son développement. Il débute habituellement par les petites articulations des mains et des pieds pour s'étendre progressivement aux articulations plus volumineuses. Là, il déforme considérablement les parties atteintes et les fixe dans des attitudes vicieuses qui entravent de plus en plus leur mobilité.

Conseil à observer. — Le rhumatisant doit se soumettre à un traitement énergique s'il ne veut pas être accablé d'infirmités et souffrir toute sa vie. La cause des manifestations morbides du rhumatisme est la même que celle des accidents de la goutte, à savoir, *l'accumulation dans l'organisme d'urates et d'acide urique;* il est facile de comprendre que le traitement général du rhumatisme doit être le même que celui de la goutte.

Traitement. — Ordinairement on soigne les rhumatismes avec le *Salicylate de soude*, l'*Antipyrine*, le *Sulfate de quinine;* mais ces médicaments ont l'inconvénient de fatiguer l'estomac et guérissent rarement. Il faut préférer le traitement suivant qui est très efficace et donne une guérison radicale.

Traitement pour combattre un accès. — En cas d'accès dans une articulation, il faut frictionner légèrement la partie malade avec le *Liniment Soker*, qui calme très bien la douleur et provoque la résorption de l'inflammation. Verser sur une flanelle le liniment et faire une friction douce, mais prolongée; laisser dessus la flanelle; envelopper ensuite l'articulation d'une bonne couche de ouate et de taffetas et fixer avec une bande pour maintenir sur les parties malades une température douce et favoriser la transpiration locale.

Comme traitement interne, pour faire disparaître les nodosités et l'enflure, il faut prendre tous les jours l'*Antigoutteux Rezall* qui élimine le vice perturbateur de l'organisme et détruit le germe du mal. Pour le *rhumatisme aigu*, la dose est de *trois* à *quatre cuillerées* à bouche par jour en trois ou quatre fois. Pour le *rhumatisme chronique*, la dose est *d'une cuillerée* à soupe avant chaque repas. Dans la journée, boire la *Tisane Orientale Soker :* trois à quatre tasses pour augmenter les urines et favoriser l'élimination des urates par les sécrétions. Si la digestion se fait mal, *s'il y a constipation*, il faut prendre après chaque repas une cuillerée à café d'*Élixir Spark*. Ce traitement est dépuratif et diurétique. Il dépure le sang, élimine les urates, dissipe les gonflements et les nodosités sans irriter la muqueuse. Il rétablit le bon fonctionnement de tous les organes essentiels à la vie en activant la nutrition et l'élimination.

Ce traitement s'adresse à toute espèce de rhumatisants et amène toujours une guérison radicale, parce qu'il lave les reins, les débarrasse de leurs résidus et favorise l'évacuation des concrétions, ce qui met fin à la crise. On doit continuer l'*Antigoutteux Rezall* et l'*Élixir Spark* à faible dose pendant plusieurs semaines pour éviter les récidives et faire disparaître la rigidité, l'impotence, les enflures, les nouures; c'est le seul moyen efficace pour guérir le rhumatisme articulaire aigu et chronique, le rhumatisme noueux ou goutteux, le rhumatisme musculaire, les névralgies rhumatismales, etc.

Hygiène. Soins généraux. — Quand une personne est soumise à des refroidissements souvent répétés, quand ces refroidissements sont causés par des froids humides, le sang qui circule dans les téguments superficiels est repoussé vers l'intérieur, provoquant des congestions. La peau est complètement troublée dans sa fonction et les organes glandulaires qu'elle contient ne rejettent plus en dehors les produits de la nutrition. Ces détritus sont alors entraînés par le sang et vont se déposer sur les synoviales articulaires, sur les séreuses, sur le trajet des nerfs, etc., où ils occasionnent des irritations, des arthrites, des sciatiques, des péricardites, du rhumatisme cérébral, etc.

Toutes ces affections sont graves et parfois même mortelles. C'est pourquoi il faut prendre grand soin de la peau. Nous recommandons aux rhumatisants de porter de la flanelle et faire des frictions sèches souvent répétées, matin et soir, pour activer le fonctionnement de la peau. L'hydrothérapie et les massages peuvent provoquer des accidents ; il est plus sage de s'abstenir. Habiter un lieu sec, bien exposé au levant ; se couvrir de vêtements chauds et, dans son lit, avoir grand soin d'entretenir la chaleur aux pieds. Ne sortir qu'après le lever du soleil, éviter le brouillard, l'abaissement de température, les refroidissements. Porter des vêtements chauds même en été, tricot de laine, chemise et caleçon de flanelle.

Régime. — Il faut éviter les excitants, ne pas se livrer à des abus d'alcool. L'alimentation sera surtout composée de peu de viande, de beaucoup de légumes verts et de laitage. Le lapin, le foie de veau, le pigeon sont défendus. Le rhumatisant a l'estomac délicat ; il faut s'alimenter avec la *Tarvine*, aliment phosphaté reconstituant et très léger. Assainir l'eau de boisson avec la *Septiline* qui est très hygiénique. Observer le *Régime Biologique*.

RHUMATISME MUSCULAIRE. — Voir *Lumbago*.

RHUMATISME NERVEUX. — Voir *Névralgie sciatique*.

RHUME DE CERVEAU. — Voir *Coryza*.

1020. — RHUME DE POITRINE. Toux. — Il faut le soigner dès le début, ce qui évite une bronchite, un catarrhe et même l'asthme pour plus tard. Le *Sirop Mérol* est le plus efficace des sirops pectoraux. Pour les adultes, il faut donner 3 à 4 cuillerées à soupe par jour. Pour les enfants, il faut donner le *Sirop Grindelia*. Dans la journée, sucer des *Pastilles Mérol*. Si la toux est rebelle, prendre en plus les *Pilules Norvégiennes Circasse*. Voir *Bronchite*.

1021. — RIDES. — Pour effacer les rides et empêcher leur apparition, il faut, matin et soir, lotionner le visage avec de l'*Eau Janette* et laisser sécher. Pour le jour, il faut faire usage de la *Crème Janette;* pour le soir, faire un léger massage, avec la *Crème Châtelaine ;* passer par-dessus un léger nuage de *Poudre Janette*. Voir *Rides* dans la troisième partie du volume. Lire le livre de beauté qui est adressé gracieusement et franco.

1022. — ROSÉOLE. — Ce sont des taches rouges qui apparaissent sur la peau chez les personnes lymphatiques ayant le sang en mauvais état ou une inflammation du tube digestif. Le traitement consiste à garder la chambre et boire des infusions de tilleul, de bourrache ou la *Tisane Orientale Soker*. Lorsque la maladie est terminée, pour éviter une rechute, le malade doit se soumettre à un traitement dépuratif pour purifier le sang et combattre toutes les inflammations.

Traitement pour adultes. — Le seul moyen efficace consiste à prendre le *Dépuratif Parnel* et l'*Elixir Spark*. S'alimenter avec la *Tarvine*, aliment phosphaté reconstituant.

Roséole chez les enfants. — Cette affection éruptive a l'apparence d'une rougeole légère. On l'observe chez les enfants au moment de la dentition. L'enfant a la peau chaude, éprouve quelques démangeaisons, mais n'a pas de fièvre, ou un mouvement fébrile insignifiant. L'éruption commence à la face et ensuite se propage sur tout le corps. Ces petites taches rouges disparaissent dans les trois ou cinq jours et souvent même dans la journée de leur apparition.

Traitement hygiénique. — L'enfant gardera la chambre et on lui donnera des boissons chaudes ; diminuer fortement sa portion de nourriture pour ne pas irriter l'estomac et l'alimenter avec la *Tarvine.*

Roséole syphilitique. — Cette affection a pour cause la syphilis et apparaît également sous la forme de taches rosées sur la peau ; mais elle demande le traitement spécial qui est indiqué à l'article *Syphilis.*

1023. — ROUGEOLE. — La rougeole est une fièvre éruptive accompagnée de taches rouges sur la peau qui apparaissent après quelques jours de fièvre. Cette maladie est la plus fréquente chez les enfants. Contagieuse comme la *Scarlatine,* elle apparaît isolément ou par épidémie. Son apparition a lieu 10 à 15 jours après la contagion. Au début, l'enfant a un peu de bronchite et tousse ; il a un peu de fièvre, un malaise général et manque d'appétit. Il est atteint d'un rhume de cerveau et éternue fréquemment ; ses yeux sont brillants, congestionnés et larmoyants, quelquefois il y a saignement du nez. Son visage est bouffi, la toux est sèche avec un timbre spécial, *toux Fernie.* L'enfant éprouve des douleurs dans les oreilles.

Éruption. — Quatre jours après, la fièvre augmente et l'éruption commence. On voit apparaître des taches rosées légèrement saillantes qui s'unissent et forment des plaques rouges, disposées en demi-cercle, mais toute la peau n'est pas atteinte comme dans la *Scarlatine.* Ici on voit entre les taches rouges des taches blanches où la peau est saine sans éruption. L'éruption apparaît d'abord

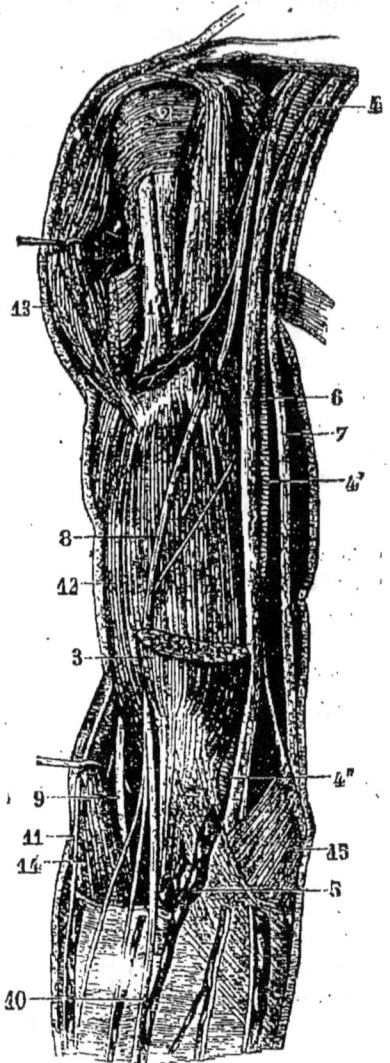

Fig. 373.

On peut voir sur cette figure le trajet et les rapports des *artères axillaire, et humérale.*

L'*artère axillaire* (4), placée entre les deux racines du nerf médian, est ensuite cachée par ce nerf.

L'*artère humérale* (4'), placée au-dessous et un peu en dedans du nerf médian, lui devient externe vers le pli du coude.

La partie moyenne du muscle biceps a été coupée et enlevée.

au visage, sur les joues, le front, le menton pour gagner ensuite tout le corps. L'éruption dure une semaine pendant laquelle le rhume de cerveau et la toux augmentent, les yeux sont larmoyants, la voix est enrouée, le visage boursouflé, la langue sale et chargée; l'intestin est irrité et cause la diarrhée.

Desquamation. — Vers le septième ou huitième jour, la rougeur pâlit, la toux sèche devient grasse, la fièvre tombe et l'éruption disparaît. L'épiderme pèle légèrement sous forme de squames farineuses très fines.

Hygiène préventive. — La rougeole est une maladie souvent bénigne et l'enfant guérit assez vite, mais il faut prendre toutes les précautions pour éviter une complication, car on connaît des épidémies très graves. La rougeole est toujours plus grave pour les tout petits enfants, à cause de la forte fièvre et de la bronchite dont elle est accompagnée; cette dernière peut gagner les petites bronches ou les poumons et devenir une *Bronchite capillaire* ou une *Broncho-Pneumonie*. Les autres complications de la rougeole sont la *conjonctivite*, l'*otite*, la *diphtérie* dont les conséquences sont graves. Chez les enfants faibles, la rougeole prédispose à la tuberculose. On doit donc prendre toutes les précautions pour éviter la contagion surtout aux jeunes enfants, à ceux qui ont la poitrine délicate, parce que la rougeole est d'autant moins grave qu'on avance en âge. La rougeole doit être soignée très énergiquement et avec méthode.

Traitement. — Le traitement de la rougeole est simple. Il comprend des soins hygiéniques pour garantir l'enfant contre toute complication; on gardera l'enfant au chaud dans une chambre ayant 18° à 20°, à l'abri du *bruit* et de la lumière vive; l'enfant gardera le lit et sera bien couvert, mais sans être trop surchargé de couvertures. Ne pas le laisser couché tout le temps, mais l'asseoir souvent dans le lit pour éviter la congestion; bien aérer la chambre en ouvrant la fenêtre d'une chambre voisine. Pour éviter toute complication ou inflammation des oreilles et de la bouche, entretenir une grande propreté. Toutes les trois heures, laver le nez, les yeux, les oreilles et la bouche avec de l'eau boriquée chaude, graisser les narines avec la vaseline boriquée, gargariser la gorge avec de l'eau boriquée chaude ou l'eau de guimauve. Donner la tisane de bourrache, de violette ou de quatre fleurs à boire par petites quantités, nourrir l'enfant avec du lait et des potages légers. Ne donner aucune autre nourriture. Ne pas négliger la toux et la soigner avec le *Sirop Grindelia*. En cas d'une *Broncho-Pneumonie*, si la fièvre est intense, il faut donner des bains tièdes ou froids ou appliquer des compresses d'eau froide qui donnent des résultats merveilleux. L'enfant doit être isolé et garder la chambre de 15 à 20 jours. Pendant la convalescence, éviter tout refroidissement et ne pas faire sortir l'enfant pour la première fois s'il fait un temps froid et humide. D'après le règlement du 18 août 1893, le retour à l'école est permis après 16 jours d'isolement.

Hygiène préventive. — Autant que possible ne pas coucher deux enfants atteints de la rougeole dans la même pièce; ne jamais réunir plusieurs malades dans la même chambre pour éviter l'infection réciproque. La maladie étant contagieuse dès le début, on doit renvoyer l'enfant de l'école dès les premiers symptômes. Après la guérison, désinfecter la chambre et la faire bien aérer. La désinfection doit être très sévère, suitout s'il doit y avoir un accouchement. La rougeole est une maladie contagieuse, il faut donc éloigner les autres enfants et le meilleur moyen pour éteindre une épidémie est d'isoler l'enfant malade ainsi que tous ses voisins de classe dès le début.

1024. — ROUGEURS DE LA PEAU ET DU VISAGE. — Elles ont pour cause l'âcreté du sang, les mauvaises digestions et l'inflammation du tube digestif. Pour les faire disparaître, il faut régulariser la circulation du sang en le purifiant avec le *Dépuratif Parnel* et faciliter la digestion par l'usage de l'*Elixir Spark* qui est le meilleur digestif et toni-régulateur du tube digestif. Comme traitement local lotionner les parties atteintes avec l'*Eau Résolutive Soker* coupée d'eau chaude et saupoudrer avec la *Poudre Dermatique Jener*. Observer le *Régime Biologique*, s'alimenter avec la *Tarvine*, aliment phosphaté reconstituant et d'une digestion facile. Éviter les substances irritantes. Aux repas assainir l'eau avec la *Septiline* qui est très hygiénique.

1025. — RUBÉOLE. — Cette maladie est caractérisée par une éruption de taches rougeâtres sans saillie accompagnées de démangeaisons. Le malade a des frissons, des maux de tête. Ces rougeurs disparaissent assez vite. Cette maladie est contagieuse mais sans gravité, et il ne faut pas la confondre avec la rougeole.

Traitement. — Prendre une cuillerée à café d'*Elixir Spark* après chaque repas, dans la journée boire la *Tisane Orientale Soker*.

1026. — RUE. — La rue est continuellement chargée des poussières provenant du sol, des intérieurs des maisons et des particules solides provenant des piétons, des voitures, des automobiles, auxquels viennent s'ajouter les crachats, les excrétions des animaux, le crottin de cheval soulevés par le vent, les poussières et les particules solides, avec tous les microbes provenant des tuberculeux, des phtisiques, de ceux qui sont atteints d'une affection des bronches, du nez, de la bouche, de rougeole, de scarlatine, de coqueluche, des oreillons, de varicelle, de coryza, de grippes, etc.; le tout pénètre avec l'air inspiré et se dépose sur les muqueuses des voies respiratoires, le nez, la bouche, la gorge. Irritantes et dangereuses, ces poussières sont la principale cause des maux de gorge et des rhumes du cerveau. Et il serait à souhaiter que l'autorité prenne toutes les mesures possibles pour empêcher le soulèvement de la poussière et sa dissémination, afin de rendre l'atmosphère moins dangereuse. Malheureusement on fait tout le contraire. Les boueux en projetant les boîtes aux ordures, les balayeurs en balayant à sec le trottoir, la ménagère en battant les tapis et les paillassons soulèvent la poussière et les passants avalent les microbes de toutes les maladies contagieuses. Pour enlever la neige on la fait fondre avec du sel gris, ce qui forme un mélange réfrigérant qui augmente le froid aux pieds, lequel facilite l'inflammation et provoque les infections abdominales et pulmonaires. Les organismes faibles ne pouvant lutter deviennent vite la proie des bacilles de la tuberculose. Dans l'intérêt de la santé générale on devrait défendre le balayage à sec, le battage des tapis et de cracher dans la rue. L'enlèvement des ordures devrait se faire dans des voitures closes, l'enlèvement de la neige avec des machines spéciales, le balayage devrait se faire par voie humide, afin de rendre l'atmosphère plus pure et préserver les passants des germes contagieux. La non-observation de ces règles d'hygiène dans les grandes villes a pour résultat une trop grande mortalité qui ne diminue que pendant la saison pluvieuse parce que les poussières humides restent fixées au sol, ce qui diminue les chances de contagion. Pour se préserver des germes contagieux et irritants de la poussière, on devrait défendre l'étalage des aliments et ne manger aucun fruit exposé dans la rue sans l'avoir lavé. Le public devra refuser toute pâtisserie et fruits provenant de l'étalage. Les femmes devraient éviter les robes longues qui, en balayant le trottoir, emmagasinent une grande quantité de poussière et la transportent à la maison. Voir *Aliments*.

1027. — RUGOSITÉS. — Etat rugueux de l'épiderme. Pour le faire disparaître il faut onctionner la surface rugueuse avec la *Pommade Parnel n° 1*. A l'intérieur donner l'*Elixir Spark*.

1028. — RUPIA. — Maladie de la peau survenant chez les individus affaiblis, surmenés, malpropres, les syphilitiques et les scrofuleux. Il se forme des taches rouges : aux mains, aux pieds, aux fesses; taches qui se transforment en bulles laissant échapper un liquide séreux, et qui forment des croûtes brunâtres et ulcérées. Il faut entretenir de grands soins de propreté, lotionner les croûtes à l'*Eau résolutive Soker* et appliquer une couche de *Pommade Parnel n° 1*. Comme traitement interne il faut prendre le *Dépuratif Parnel* et l'*Elixir Spark*.

S

1029. — SABURRE (latin *saburra*, lest d'un navire). — Matière qui s'accumule sur la langue, dans les maladies d'estomac et au cours des fièvres.

SACRUM. — Os triangulaire formé de cinq vertèbres soudées. Il est placé au-dessus du *Coccyx*. Voir *Bassin*.

SAIGNÉE. — Ouverture d'une veine pour retirer le sang. Cette opération qui rendait le malade très affibli, n'est plus guère pratiquée.

1030. — SAIGNEMENT du nez, Épistaxis. — Se produit souvent sans cause ou lorsqu'on reste dans une chambre trop chauffée. D'autres fois, il est provoqué par de l'anémie, par une faiblesse de sang, par une maladie de foie, par une migraine ou un exercice violent.

Traitement. — Pour arrêter le saignement du nez, comprimer avec le doigt la narine qui saigne, rester debout ou assis la tête levée pour que le sang ne coule pas dans l'arrière-bouche; renifler un peu d'eau froide, appliquer des compresses froides sur le front, le nez et dans le dos sur la nuque, lever le bras correspondant à la narine par où s'écoule le sang. Si ces moyens échouent, mettre des sinapismes aux pieds, boucher la narine avec des boulettes de coton hydrophile que l'on peut tremper dans une solution de perchlorure de fer, de gélatine, dans du jus de citron, dans de l'eau oxygénée ou dans une solution d'antipyrine à 1 pour 10 gr. d'eau bouillie. Pour éviter le retour, graisser les narines avec de la vaseline boriquée.

1031. — SALIVATION. Ptyalisme (grec *ptualon*, crachat). — La salivation survient dans les maladies de la bouche et dans les maladies nerveuses. L'absorption des préparations mercurielles et les infusions de Jaborandi provoquent également une salivation abondante. Contre l'inflammation de la bouche il faut se gargariser et laver la bouche avec de l'eau boriquée tiède ou de l'eau de guimauve et sucer quelques *Pastilles*

Antiseptiques Jener; nettoyer les dents et les gencives avec le *Dentifrice Rodol.* Contre la salivation mercurielle, continuer le même traitement local et prendre les *Pilules Spécifiques Leber n° 2* et le *Dépuratif Parnel.* Cesser l'emploi du mercure.

SALIVE. — Voir *Langue.*

1032. — SALPINGITE. Salpingo-Ovarite. — C'est une inflammation des *Ovaires* et de la *Trompe.* La malade éprouve des douleurs dans le bas-ventre provenant des trompes utérines et occasionnant de la fièvre, des troubles gastro-intestinaux, et quelquefois la formation d'abcès dangereux.

Traitement. — Cette maladie exige le même traitement que l'*Ovarite.* La malade prendra avant les repas, le *Sédatif Tiber* pour purifier le sang et calmer les nerfs. Pour combattre la constipation et afin de tenir le ventre libre, on prendra une cuillerée à café d'*Elixir Spark* après chaque repas ou bien deux cuillerées à café le soir en se couchant. S'alimenter avec la *Tarvine,* farine alimentaire très reconstituante et d'une digestion facile. Appliquer l'*Emplâtre Fondant Darvet* sur la région douloureuse et des compresses froides sur le ventre, couvrir avec une bande de flanelle. Matin et soir faire une injection chaude avec de l'eau bouillie et une cuillerée de *Spyrol Leber.* En cas de douleurs, prendre deux à trois *Cachets de Néragol.* En cas des troubles de la menstruation, la *Viburnine Galar* est nécessaire. Observer le *Régime Biologique.* Prendre des petits lavements chauds à 50° qu'il faut garder une demi-heure. Injecter le liquide par petites portions afin de ne pas provoquer l'envie d'aller à la selle.

1033. — SANG. — Le sang est un liquide rouge comprenant des globules et du plasma qui se coagule à l'air et se sépare en une partie solide, nommée *caillot,* et en un liquide, appelé *sérum.* Le sang renferme des globules rouges et des globules blancs. Les globules rouges, *hématies,* constituent un des éléments les plus importants du sang; ils sont infiniment petits et présentent l'aspect d'un disque aplati. Ils sont formés d'une substance, nommée *hémoglobine,* qui contient du fer et un peu de manganèse; les globules rouges absorbent l'oxygène de l'air et deviennent rouge vermeil, ce qui donne au sang cette couleur. Au contact d'un gaz nuisible ou privé d'oxygène, les globules rouges deviennent noirs ainsi que le sang lui-même. Les globules blancs sont plus gros et se transforment, par la suite, en globules rouges. Le sérum contient plusieurs sels en dissolution et rend le sang alcalin. Le sang se régénère de la façon suivante : les éléments nutritifs de la digestion arrivent au sang par les vaisseaux chylifères, s'y mêlent et se transforment eux-mêmes en sang.

Le sang est l'élément vivifiant de l'organisme; s'il est envahi par des microbes ou des bactéries, il les dépose dans tous nos organes, d'où le commencement de presque toutes nos maladies. C'est pour se préserver de cet envahissement qu'il faut fortifier le sang, afin de détruire les toxines et les bactéries et d'enrayer leur effet nuisible. Sous ce rapport, le *Dépuratif Parnel* est très efficace. Il purifie le sang, le tonifie et le régénère; les microbes et les vices du sang sont expulsés et le malade renaît à la santé et au bien-être.

1034. — LA SANTÉ. — Pour conserver la santé et se bien porter, il faut éviter tout excès, tout surmenage et entretenir le sang dans un état de parfaite pureté. Il faut éliminer du sang les âcretés, les microbes, les toxines, l'acidité, les fermentations, et le purifier avec un dépuratif capable de le faire sans aucune fatigue. Le *Dépuratif Parnel*, à base de végétaux toujours bienfaisants, est le plus efficace ; il convient dans tous les cas, même les plus rebelles. Pour ne pas être énervé et avoir un caractère égal il faut nourrir les nerfs par un sang riche en oxygène et équilibrer le travail des nerfs moteurs et des nerfs sensitifs. Se livrer à un exercice qui fortifie les nerfs moteurs et repose le cerveau. Eviter les spectacles, les concerts qui donnent des émotions. Eviter les liqueurs, le thé, le café, les sauces épicées. Voir *Régime Biologique*. Pour éviter l'excitation nerveuse aux enfants ne pas les surcharger de travaux au-dessus de leur âge.

SARCOCÈLE. — Voir *Testicules*.

SARCOME (grec *sarkoma*, chair). — Ce mot veut dire tumeur.

1035.—SATURNISME. — C'est l'empoisonnement par le plomb et ses sels. S'observe chez les ouvriers qui manient ce métal. Le plomb a une action néfaste sur tout l'organisme et cette action se traduit par des coliques douloureuses et subites (*coliques de plomb*), de l'anémie, de la constipation et un amaigrissement rapide. On donne ordinairement de l'iodure de potassium, mais ce médicament irrite l'estomac et il faut préférer le traitement suivant. Donner des purgatifs et soumettre le malade au régime lacté ; ensuite, dans la convalescence, purifier le sang avec le *Dépuratif Parnel* et rétablir les fonctions de l'intestin par un usage habituel de l'*Elixir Spark*. Comme tonique anti-anémique et reconstituant, donner le *Triogène For* ou le *Vin Galar*. S'alimenter avec la *Tarvine*, aliment phosphaté très reconstituant et très digestif.

SAUVETAGE d'un noyé, d'un asphyxié. — Voir *Asphyxie*.

1036. — SCARLATINE. — La scarlatine est une maladie contagieuse du sang, caractérisée par la fièvre et l'apparition des taches rouges framboisées ; elle survient soit isolée, soit par épidémie bénigne ou maligne. Elle est fréquente, surtout chez les enfants de 5 à 12 ans et se déclare un à sept jours après la contagion. La maladie débute par une forte fièvre et un mal de gorge, les amygdales sont gonflées. L'enfant est agité, le pouls est accéléré, sa peau est chaude, il a des nausées et même des vomissements, et éprouve des douleurs en avalant. On voit au fond de la gorge une rougeur intense et des petits points jaunes sur les amygdales. Une sécrétion purulente dans la gorge et le nez donne à l'haleine du malade une odeur fétide insupportable. L'angine peut se compliquer de *diphtérie* avec des peaux qui adhèrent fortement à la muqueuse et d'un engorgement des ganglions du cou formant des bubons scarlatineux qui suppurent. Cette maladie est contagieuse et dès le premier ou deuxième jour apparaît dans toute sa force.

L'éruption de la scarlatine est caractéristique : elle *ne* commence *pas* par la *figure*, mais apparaît d'abord sur le cou, la poitrine, les plis du coude, sur le dos, à l'aine, ensuite sur tout le corps et en dernier lieu sur la figure. (Dans la *Rougeole* et la *Variole* l'éruption *commence* à la figure.) L'éruption débute par des petites taches rouges framboisées très rapprochées qui s'unissent et forment une rougeur générale et uniforme sur tout le corps, sans aucun intervalle blanc, comme cela se voit dans l'éruption de la rougeole ; ici la rougeur est étendue à toute la surface du corps. Pendant cette période l'éruption se propage également à la bouche, à la langue et la coloration rouge framboise est générale. La langue se couvre d'un enduit blanchâtre. La fièvre pendant l'éruption est forte, les maux de gorge augmentent, le cerveau est engorgé et l'enfant peut avoir le délire; les ganglions de chaque côté du cou sous la mâchoire sont gonflés et l'enfant avale péniblement. L'éruption est générale en quarante-huit heures et persiste quatre ou cinq jours, pendant lesquels elle s'atténue; avec elle s'atténue aussi l'angine, la fièvre tombe et tout disparaît au bout de huit à dix jours. Le malade entre dans la *période de desquamation*, la peau se met à peler et l'épiderme se détache par petites écailles, d'abord du cou et du visage, ensuite par plaques ou lambeaux du corps, de la poitrine, de l'abdomen, des membres; l'enduit blanc à la langue disparaît. Là où l'éruption a été foncée la desquamation est plus foncée. Cette période de *desquamation* est la plus contagieuse, et peut durer environ quarante jours. Les écailles et les plaques qui se détachent peuvent transmettre la maladie. On doit isoler complètement l'enfant malade pendant quarante jours et ne laisser approcher des enfants sains qu'après cette quarantaine, lorsque la desquamation est bien terminée et l'enfant bien nettoyé dans un bain; lorsqu'il n'y a pas de trace de gonflement, car la maladie est contagieuse à son déclin. La contagion se produit indirectement par l'air expiré des malades en période d'éruption, par les débris qui s'esquament, par le sang, par les objets ou la chambre occupée par un malade.

Hygiène préventive. — Plusieurs enfants échappent à cette maladie et ceux qui en sont atteints guérissent toujours, mais la scarlatine est surtout grave par les complications qu'il faut éviter. La complication la plus fréquente est, du côté des reins, la néphrite albumineuse qui est due à un refroidissement. On doit se méfier du froid et de l'humidité pendant la période de desquamation et la convalescence; pendant la convalescence l'enfant ne doit sortir du lit que bien protégé par des vêtements de laine, même s'il fait très chaud. Ne pas laisser sortir l'enfant et garder la chambre pendant six à sept semaines. Le moindre refroidissement donne une complication grave, il se produit une inflammation des reins, le visage, les pieds et même tout le corps sont de suite gonflés. L'urine devient rare, trouble, sanguinolente et contient de l'albumine.

Les grandes personnes peuvent transmettre la maladie aux enfants. On doit donc s'abstenir de visiter des enfants scarlatineux pour ne pas rapporter la maladie aux siens. Lorsqu'on quitte une maison où il y a un malade atteint de fièvre éruptive, on doit faire une petite promenade au grand air pour bien aérer les vêtements avant de pénétrer dans une autre maison.

Traitement pendant la fièvre et l'éruption. — Tenir le plus longtemps possible le malade au lit et bien couvert et prendre des précautions très sévères. Pour lui éviter tout refroidissement qui pourrait provoquer une néphrite albumineuse très grave, la chambre aura 18 à 20°. Faire boire beaucoup de tisanes de bourrache, de mauve, de queues de cerises qui facilitent la transpiration. Pendant l'éruption et la convalescence, faire des lavages et des pulvérisations à la gorge avec de l'eau boriquée tiède, donner des bains savonneux. Ne donner d'autre aliment que du bouillon et du lait; s'il y a constipation, donner un peu d'huile de ricin ou de sulfate de soude. Combattre la fièvre avec du *Sulfate de quinine*, si elle est faible. On le prescrit dans un peu de confiture ou du lait. Si elle est très intense il faut donner des bains tièdes ou froids et faire des enveloppements avec des draps mouillés qu'on change deux à trois fois dans la journée. Depuis le début et *le plus longtemps possible, pendant au moins 20 jours*, le malade sera soumis au *régime lacté. On ne donnera rien autre que du lait.* Fortifier le malade avec une *Potion à l'Extrait de Quinquina.* Contre les démangeaisons saupoudrer avec la poudre de Talc. Après la maladie, faire des frictions générales avec du savon antiseptique et donner des bains à 36° degrés. Le règlement du 18 août 1893 permet le retour de l'enfant à l'école après 40 jours.

INSTRUCTION SUR LES PRÉCAUTIONS A PRENDRE
CONTRE LA SCARLATINE

1037. — La scarlatine est une maladie contagieuse. Elle exige toujours de grands soins. Elle est surtout redoutable par les complications qui peuvent survenir même après la disparition de l'éruption.

Mesures à prendre dès qu'un cas de fièvre scarlatine se produit. — Tout cas de scarlatine sera déclaré au commissariat de police pour la ville de Paris, ou à la mairie dans les communes du ressort de la Préfecture. L'Administration assurera l'isolement ou le transport du malade et la désinfection du logement contaminé.

Transport du malade. — Si le malade ne peut recevoir à domicile les soins nécessaires, s'il ne peut être isolé, et surtout si plusieurs personnes habitent la même chambre, il doit être transporté dans un établissement spécial. Les chances de guérison sont alors plus grandes et la transmission n'est pas à redouter. Le transport devra toujours être fait dans une des voitures spéciales mises gratuitement à la disposition du public par l'Administration.

Isolement du malade. — Le malade, s'il n'est pas transporté, sera placé dans une chambre séparée, où les personnes appelées à lui donner des soins doivent seules pénétrer. Son lit sera mis au milieu de la chambre; les tapis, tentures et grands rideaux seront enlevés. Son isolement devra durer au moins quarante jours, à partir du moment où l'éruption a été constatée. Les personnes appelées à donner des soins au malade seront choisies, autant que possible, parmi celles qui ont déjà eu la scarlatine. Elles devront se laver les mains fréquemment, et surtout avant les repas. Elles ne mangeront jamais dans la chambre du malade. Le malade sera tenu dans un état constant de propreté.

Désinfection des objets ayant été en contact avec le malade, et mesures de précaution à prendre par celui-ci. — Tous les objets (linge, draps, couvertures, objets de toilette, etc.), ayant été en contact avec le malade doivent être désinfectés.

La désinfection des linges et des mains sera obtenue à l'aide de solutions de sulfate de cuivre. Ces solutions seront de deux sortes, les unes fortes et renfermant 50 grammes de sulfate de cuivre par litre, les autres faibles renfermant 12 grammes par litre. Les solutions fortes serviront à désinfecter les linges souillés; les faibles serviront au lavage des mains et des linges non souillés. Les commissaires de police tiennent gratuitement à la disposition du public des paquets de 25 grammes destinés a faire les solutions. On mettra deux de ces paquets dans un litre d'eau pour préparer les solutions fortes et un paquet dans deux litres pour les solutions faibles. Les linges souillés resteront deux heures dans les solutions fortes. Aucun des linges, souillés ou non, ne doit être lavé dans un cours d'eau. Les habits, les literies et les couvertures seront portés aux étuves municipales publiques de désinfection. Les cuillers, tasses, verres, etc., ayant servi au malade devront, aussitôt après leur usage, être plongés dans l'eau bouillante. Les matières rendues par le malade, les crachats, les vomissements, les selles et les urines doivent être désinfectés au moyen d'une solution de sulfate de cuivre à 50 grammes par litre. Un verre de cette solution est versé préalablement dans le vase destiné à recevoir ces matières, qui sont jetées sans délai dans les cabinets. Les cabinets sont eux-mêmes désinfectés deux fois par jour avec le même liquide. Les souillures sur les tapis, meubles et parquets doivent également être lavées avec la solution forte. D'autre part, les poussières du sol de la chambre seront enlevées chaque jour et brûlées immédiatement; on aura soin, avant le balayage, de projeter sur le plancher de la sciure de bois humectée avec la solution faible (12 grammes par litre) de sulfate de cuivre. Le malade ne doit sortir qu'après avoir pris un bain savonneux.

L'enfant qui a eu la scarlatine ne doit retourner à l'école qu'après un intervalle de quarante jours au moins à partir du début de la maladie.

Désinfection des locaux. — La désinfection des locaux est faite gratuitement par des désinfecteurs spéciaux. Pour obtenir cette désinfection, il suffit de s'adresser, à Paris, au commissaire de police du quartier. Un médecin inspecteur des épidémies est chargé de vérifier l'exécution des mesures prescrites ci-dessus.

1038. — SCIATIQUE. — C'est une névralgie du genre rhumatismal qui envahit le nerf sciatique et présente

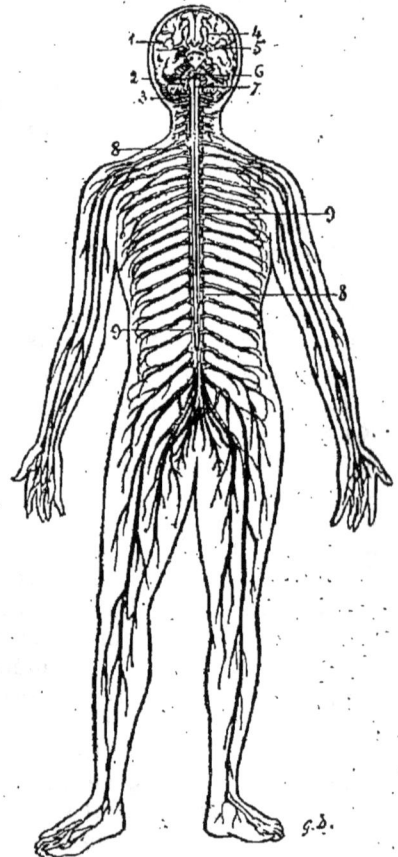

FIG. 374. — Face antérieure du système nerveux central de l'homme.

1, base du cerveau. — 2, bulbe rachidien ou moelle allongée. — 3, cervelet. — 4, nerf olfactif. — 5, nerf optique. — 6, protubérance annulaire. — 7, pyramides antérieures du bulbe rachidien. — 8-8, nerfs spinaux. — 9-9, moelle épinière.

par suite des points douloureux sur tout le trajet de ce nerf, c'est-à-dire sur toutes les parties supérieures et médianes de la cuisse.

La douleur est continue; elle éclate sous forme d'accès qui sont réveillés par la marche, par la chaleur du lit. Quand un accès se produit, des irradiations douloureuses se manifestent sur plusieurs points, au pied, à la jambe, à la cuisse, à la fesse. En dehors des accès, le malade éprouve des fourmillements et des engourdissements dans le membre atteint; la pression sur le trajet du nerf réveille la douleur. Parfois, la sciatique peut se compliquer d'atrophie musculaire. Le malade est gêné toujours dans sa marche et il maigrit.

Dans le cas de sciatique chronique, le malade a un aspect caractéristique son tronc est incliné, sa colonne lombaire courbée, et le membre atteint est demi-fléchi.

La sciatique étant une névralgie du genre rhumatismal, peut être causée par le froid, un traumatisme quelconque, une compression du nerf venant de la présence d'une tumeur.

Traitement. — Pour la voir disparaître vite et d'une façon certaine, il faudra suivre point par point le traitement du rhumatisme, c'est-à-dire prendre de une à trois cuillerées par jour de l'*Antigoutteux Rezall* pour éliminer le vice du sang et deux cuillerées à café d'*Elixir Spark* pour prévenir et guérir les troubles digestifs; chaque jour boire trois à quatre tasses de *Tisane Orientale Soker*. Pendant les accès, il faut faire des frictions avec le *Liniment Soker*, couvrir avec des compresses chaudes (linge chauffé, sable chauffé et mis dans un sac).

1039. — SCLÉRÈME DES NOUVEAU-NÉS. SCLÉRODERMIE (grec *skléros*, dur). — Cette maladie survient quelques jours après la naissance chez les enfants faibles, nés avant terme. La peau s'épaissit, se contracte et durcit; les mouvements du corps et des membres se trouvent gênés et presque empêchés; l'enfant a des convulsions, des vomissements, le corps commence à se refroidir et le petit malade peut succomber si l'on n'intervient pas avec un traitement efficace.

Traitement. — Soustraire l'enfant au froid et l'élever dans une couveuse, le tenir au chaud et le couvrir avec des couvertures chaudes, donner des bains sinapisés chauds, faire des frictions à l'alcool ou à l'eau de Cologne et des massages doux avec de l'huile d'amandes douces.

1040. — SCLÉROSE (grec *skléros*, dur). — Maladie de la moelle épinière, caractérisée par l'induration des tissus. Une contracture envahit les membres supérieurs d'abord et ensuite les membres inférieurs. La marche devient de plus en plus difficile, la parole est embarrassée. Le malade maigrit et son intelligence baisse de plus en plus. Cette maladie est guérissable.

SCLÉROTIQUE (grec *skléros*, dur). — *Blanc de l'œil*, enveloppe blanche opaque qui recouvre le globule de l'œil. Voir *Vue*.

1041. — SCOLIOSE. — C'est la déformation de la poitrine et du dos, survenant à la suite d'une inflexion anormale de la colonne vertébrale; s'observe principalement chez des enfants faibles, rachitiques; entre dix et quinze ans. L'épine dorsale

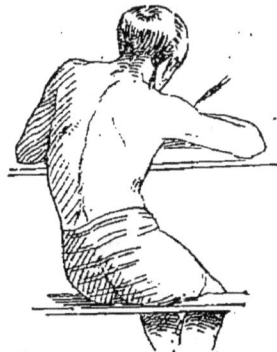

Fig. 375. — Scoliose.
Cette mauvaise attitude produit l'inégalité des épaules.
(Scoliose.)

prend la forme d'un S, formant une saillie d'un côté du thorax avec l'épaule élevée, l'autre côté du thorax étant comme diminué et rentré en lui-même. Plus fréquente chez les filles que chez les garçons, la scoliose est attribuée au rachitisme, au surmenage, aux attitudes vicieuses et autres défauts de croissance.

Traitement. — Porter un corset orthopédique, prendre des fortifiants et des toniques : le *Sirop Tannodol* et le *Triogène For*. Ces toniques donnent des résultats très satisfaisants et l'on obtient la guérison assez vite.

1042. — SCORBUT. — C'est un véritable empoisonnement dû à la mauvaise qualité des aliments et généralement occasionné par les conserves et les salaisons. Il se produit une grande altération du sang qui provoque une inflammation du foie et du tube digestif. Les gencives sont gonflées et ulcérées, des plaques se forment sur le corps et dans la bouche, les dents se déchaussent et tombent.

Traitement. — Avant tout, il faut changer les conditions d'alimentation. Donner des mets acides : des oranges, des citrons, du cochléaria, du raifort, de l'oseille et une bonne nourriture. Comme toniques, on donnera le *Triogène For* ou le *Vin Galar*. Pour régulariser la digestion et éliminer toutes les âcretés, on prendra à chaque repas l'*Elixir Spark*. Rincer les gencives et la bouche avec de l'eau tiède additionnée de *Dentifrice Rodol*. Le scorbut s'observe également chez les nourrissons lorsqu'on fait usage du lait stérilisé du commerce. Il se forme une tuméfaction des gencives qui saignent, quelquefois des petites plaies et, au niveau des extrémités des os (chevilles, genoux), une enflure assez douloureuse qui empêche l'enfant de se tenir debout; la poitrine se déforme, les côtes s'enfoncent. Pour combattre le scorbut chez les nourrissons, il faut commencer par supprimer le lait stérilisé et donner du lait frais bouilli, donner du jus de légumes frais, du jus d'orange coupé d'eau, toucher les gencives avec du jus de citron, fortifier l'organisme avec le *Sirop Tannodol*, qui est la meilleure préparation phosphatée, pour remédier aux pertes de l'organisme. Pour éviter le scorbut, il faut toujours donner du lait *fraîchement* stérilisé.

Régime biologique dans le scorbut. — Il a pour but de guérir et de prévenir le scorbut qui survient lorsque, dans le régime alimentaire, il manque des aliments frais. On doit manger des légumes herbacés ou des crudités tels que les oranges, les citrons; boire un peu de bière, un peu de vin.

1043. — SCROFULE, Vices du Sang. — La scrofule est un vice profond du sang qui se traduit dans tout l'organisme par une disposition maladive particulière. Cette malheureuse affection frappe la moitié de l'humanité. En effet, tous les faibles de constitution, tous ceux qui ont une tendance facile à contracter les maladies, qui souffrent de la gorge, des amygdales, tous les lymphatiques sont scrofuleux.

Origine. — Les parents syphilitiques, scrofuleux, tuberculeux ou atteints d'autres causes de dépérissement; les parents trop jeunes ou trop vieux, les mariages consanguins transmettent à leurs enfants un état maladif spécial, une constitution vicieuse qui est la scrofule. Cette maladie peut également se développer par une cause débilitante, lorsque les conditions hygiéniques sont mauvaises, lorsque l'alimentation est insuffisante ou mauvaise, lorsque la personne vit dans la misère, lorsque l'habitation est humide, froide, manque d'air ou de lumière, lorsque les individus vivent entassés dans des espaces resserrés, lorsqu'on fait travailler l'enfant trop tôt. L'alimentation vicieuse des nourrissons, le sevrage prématuré, les aliments indigestes ou insuffisants chez les enfants en bas-âge sont également la cause de la scrofule. Le scrofuleux a un tempérament trop faible pour résister à toutes les causes nocives qui l'environnent et la moindre atteinte devient chez lui prétexte aux plus graves complications. La moindre plaie devient suppurante, la moindre entorse se transforme en tumeur blanche du cou de pied, la moindre inflammation de l'os devient une carie, une chute sur les genoux devient une tumeur blanche.

Les individus atteints du vice scrofuleux sont toujours débiles, mais tandis que les uns paraissent avoir de l'embonpoint, d'autres sont maigres. Les premiers ont la scrofule torpide, les seconds la scrofule irritative. Chez les individus gras, la tête est volumineuse, le nez est large et court, les lèvres épaisses, le menton aplati, les amygdales exubérantes, les chairs molles et sans vigueur. Chez les individus maigres, la face est pâle, la peau blanche et tellement fine qu'elle laisse apercevoir par transparence les veines qui circulent au-dessous d'elle; le blanc de l'œil a une teinte bleue, les dents sont belles, les cheveux mous, le corps est minable; les enfants sont très sujets aux *amygdalites*, aux *ganglions du cou*, aux *angines*, aux *rhumes* de *cerveau*, aux *maux* d'*yeux* : les paupières sont rouges et collées le matin au réveil et ont la *chassie* (sécrétion morbide des glandes des paupières), ils sont également sujets aux *éruptions impétigineuses* de la *face* et de la *tête*, aux *tumeurs adénoïdes*, aux *engelures*, aux *bronchites chroniques* et peuvent devenir tuberculeux. Tous sont faibles, peu énergiques et s'évitent la peine; leur développement est lent, leurs instincts génitaux s'éveillent tard, la menstruation est douloureuse.

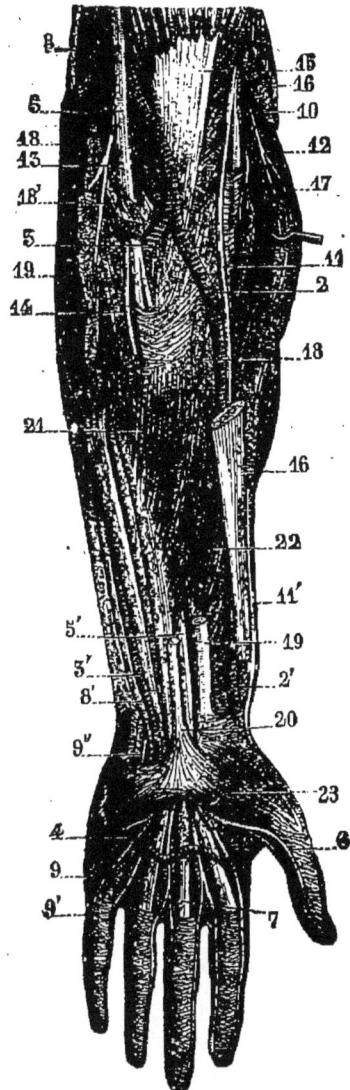

FIG. 376.

On voit sur cette figure l'artère humérale se divisant, au niveau du pli du coude, en artère radiale (2) et artère cubitale (3).
2. L'artère radiale est mise à nu par la section du muscle long supinateur; au-dessus du poignet elle se montre entre le tendon de ce muscle et celui du grand palmaire. — 3. L'artère cubitale s'enfonce au-dessous du muscle fléchisseur superficiel pour devenir sous-cutanée vers la partie inférieure de l'avant-bras (3').

La scrofule peut se développer à tous les âges. Elle se manifeste ordinairement dès le début de la vie et sa fréquence va en augmentant jusqu'à la puberté. Elle est plus commune chez les filles que chez les garçons. Les symptômes de la scrofule ne se manifestent ordinairement qu'à la suite de maladies qui ont débilité l'organisme. Alors surviennent les engorgements des ganglions de l'aisselle et de l'aine, avec des glandes au cou, à l'oreille et à l'aine, les ulcérations des muqueuses, le lupus, les arthrites, les abcès froids par suite de la suppuration des ganglions du cou et qui laissent des cicatrices indélébiles; plus tard surviennent les lésions articulaires et osseuses, les tumeurs blanches, la coxalgie, enfin la scrofule testiculaire, génito-urinaire, cérébrale, etc.; les enfants scrofuleux sont sujets aux éruptions impétigineuses de la tête et de la face, l'*impetigo*, vulgairement appelées *croûtes de lait*, aux gourmes; le nez est gonflé, rempli de croûtes et suinte, les oreilles sont atteintes d'un écoulement purulent (*otorrhée*); les doigts sont le siège d'engelures ulcérées. La scrofule est une maladie de très longue durée.

Traitement. — On prescrit dans cette maladie de l'iode, de l'iodure de potassium, mais ces médicaments, très longs à guérir, irritent et délabrent l'estomac. Il faut préférer le traitement suivant qui régénère le sang et guérit plus vite. Le malade prendra avant chaque repas une cuillerée à soupe de *Sirop Tannodol* qui agit directement sur le vice du sang et fait fondre les ganglions. Après chaque repas, prendre une cuillerée à café d'*Élixir Spark* pour éviter la constipation et éliminer le vice du sang. Dans la journée, prendre deux à trois fois le *Triogène For.* S'alimenter au moins deux fois par jour avec la *Tarvine* qui est un aliment phosphaté très utile au rétablissement de la santé. Aux repas assainir l'eau avec la *Septiline* qui est très hygiénique.

Hygiène. Régime biologique dans la scrofule. — Le scrofuleux devra surtout s'attacher à donner à son sang des principes nutritifs capables de le régénérer; et dans ce but, un régime composé de viandes rôties, de poissons, de légumes verts est nécessaire; boire du bon vin mais naturellement sans excès. Supprimer tous les aliments acidés et gras; suralimenter légèrement le malade avec la *Tarvine* et de la viande crue; comme légumes, donner des épinards, du cresson, des céréales qui sont riches en phosphates et autres sels indispensables à l'organisme. Relever la vitalité des organes par un exercice modéré qui active le jeu des poumons, excite l'appétit et précipite les effets bienfaisants du traitement. Prendre des bains froids en été, des bains chauds en hiver; des bains d'eau salée donnent à la peau de la tonicité. S'il n'y a pas de maux d'yeux, prendre des bains de mer. Les frictions sèches ou à l'eau de Cologne sur tout le corps, matin et soir, sont très recommandées. Laver les yeux et le nez avec de l'eau boriquée. Autant que possible, habiter au grand air, séjour prolongé à la campagne, au bord de la mer. Dans la journée, tenir les fenêtres ouvertes.

Traitement pour enfants. — Aux enfants, il faut donner avant chaque repas une cuillerée à café ou à dessert de *Sirop Tannodol* qui est le meilleur remède pour les fortifier. Dans la journée, donner du *Triogène For*, donner une alimentation fortifiante. Donner des bains salés, séjour au bord de la mer, etc., c'est-à-dire les mêmes soins hygiéniques que pour les adultes. Voir *Lymphatisme.*

Hygiène préventive. — Pour éviter la scrofule il faut donner aux enfants une bonne alimentation en rapport avec leur âge, leur éviter le froid et l'humidité, les coucher dans une pièce assez grande; dans la journée, les conduire dehors au grand air et au soleil, les faire jouer, courir pour exercer les membres et faciliter la circulation de la lymphe. Tous les jours un bain salé, à quatre ans, après le bain, asperger d'eau froide; plus tard on donnera des douches froides avec des frictions sèches.

SECOURS AUX ASPHYXIÉS, NOYÉS, etc. — Voir *Asphyxie.*

1044. — **SÉBORRHÉE** (grec *sebum*, suif). — Cette maladie est produite par une sécrétion anormale des glandes sébacées. Le cuir chevelu est très fréquemment le siège d'eczéma séborrhéique. La *séborrhée sèche* est une affection caractérisée par une desquamation de l'épiderme et une sécheresse de cheveux, c'est le *Pityriasis*. La *séborrhée grasse* est produite par un microbe qui se loge dans la matière sébacée et provoque la chute des cheveux, s'il est localisé dans le cuir chevelu. Souvent l'eczéma se présente sous forme de croûtes tenaces, gagne les parties voisines du cuir chevelu, en particulier le front, les tempes, les joues, le nez et les oreilles, etc... L'eczéma de la barbe est caractérisé par une rougeur très vive, par une desquamation parfois très abondante.

Traitement. — Matin et soir frictionner le cuir chevelu avec le *Régénérateur Spark*. Ensuite appliquer un peu de *Pommade Spark*. Ces deux produits sont très efficaces dans toutes ces maladies du cuir chevelu et les guérissent. Si l'eczéma a gagné la figure il faut purifier le sang avec le *Dépuratif Parnel*, et appliquer sur l'eczéma la *Pommade Parnel n° 1.*

SEINS ou MAMELLE. — Voir *Anatomie.* Pour leur développement voir l'article *Seins* dans la troisième partie du volume.

1045. — **SEPTIQUE** (grec *septein*, corrompre). — Ce mot veut dire souillé par les microbes qui déterminent la putréfaction.

SÉQUESTRE. — Portion d'un os nécrosé. Voir *Nécrose.*

SÉREUSE. — Membrane qui sécrète un liquide.

SÉROSITÉ. — Liquide sécrété par une membrane séreuse.

SÉRUM DU SANG. — Partie liquide du sang.

SIDÉROSE — Maladie provoquée par les poussières de fer. Voir *Poussière.*

1046. — **SOIF.** — Pour se désaltérer, on doit boire par petites gorgées et doucement afin que le liquide puisse s'échauffer dans la bouche et pendant la déglutition; il faut éviter de prendre l'habitude d'ingurgiter une grande quantité de boisson à la fois, car cette pratique amène fatalement une dilatation de l'estomac. La meilleure boisson pour se désaltérer est l'eau fraîche. Ceux qui font usage des boissons fermentées sont souvent tourmentés par la soif. Assainir l'eau de boisson avec la *Septiline.*

1047. — **SOINS HYGIÉNIQUES EN CAS D'ÉPIDÉMIE. MESURES PRÉVENTIVES.** — Isoler le malade; ne doivent pénétrer dans sa chambre que ceux qui le soignent. Pour éviter la contagion, les personnes qui approchent les malades ou vivent au milieu d'eux doivent observer les précautions suivantes : Se laver très souvent la figure et les mains avec un savon antiseptique et de l'eau additionnée d'acide phénique ou de *liqueur de Van Swieten*. Se rincer la bouche plusieurs fois par jour avec de l'eau bouillie dans laquelle on ajoutera un peu d'eau phéniquée ou, mieux encore, une cuillerée à café de *Dentifrice Rodol*. Changer souvent de linge de corps, brosser et aérer ses vêtements, éviter les excès et les fatigues, faire des promenades au grand air, boire de l'eau bouillie et l'assainir aux repas avec la *Septiline* qui est très hygiénique. La garde-malade aura une longue blouse qu'elle quittera en sortant de la chambre du malade. Elle doit se laver de suite le visage et les mains avec une solution antiseptique et du savon, manger en dehors de la pièce, prendre de l'air. On aura soin de recevoir les crachats dans un antiseptique. Les déjections du malade seront reçues dans un vase contenant un grand verre d'une solution de sulfate de cuivre et seront de suite jetées ; les vases seront lavés ensuite à l'eau phéniquée, thymolée ou autre antiseptique. Ne pas oublier que les microbes peuvent s'attacher aux vêtements, linge, literie, tenture, tapis, meubles, papier mural, jouets, interstices du parquet. Les objets de literie, les tentures et les tapis seront passés à l'étuve. Après la maladie, désinfecter au soufre la chambre et les vêtements du malade ainsi que les vêtements de ceux qui l'ont soigné, faire des pulvérisations de formol. *Pour les enfants*, après la guérison on doit les baigner plusieurs fois au savon et désinfecter les vêtements avant de les envoyer à l'école. Voir les instructions sur les précautions à prendre pour les maladies contagieuses.

SOINS A DONNER AUX MALADES. — Voir *Maladies aiguës*.

SOINS A DONNER AUX NOUVEAU-NÉS. — Voir *Accouchement*.

1048. — SOMMEIL. — Pendant le sommeil la respiration est un peu ralentie, mais on aspire plus d'air que dans la journée et la quantité d'oxygène absorbé est presque doublée, aussi faut-il choisir la plus grande pièce pour la chambre à coucher. La circulation est à peu près la même que le jour mais la transpiration est plus abondante parce que le volume du corps augmente et à cause de la dilatation des vaisseaux superficiels. On doit être suffisamment couvert mais sans excès. On doit ôter les vêtements et ne conserver que la chemise parce que pour bien dormir et se reposer, le corps doit être libre. La chemise de nuit sera large, en tissu léger pour absorber l'excès de sueur.

La durée du sommeil. — La durée du sommeil est variable selon les tempéraments, les professions, le climat et l'état de santé. Pour les adultes en bonne santé sept à huit heures de sommeil sont suffisantes. Pour les vieillards il faut de neuf à dix heures. Pour les femmes, huit à neuf heures. Les faibles, les anémiques, les nerveux doivent dormir le plus possible et même faire la *sieste* dans la journée, ils retireront de ces repos prolongés un très gros avantage.

L'heure du coucher. — On ne doit pas se coucher immédiatement après avoir mangé, surtout après un repas copieux, mais deux heures après, lorsque la digestion est un peu avancée. Pendant le sommeil la digestion est très lente, les aliments passent trop tôt dans l'intestin, ce qui provoque un sommeil agité, des malaises, des crampes et des cauchemars. Ceux qui digèrent mal et les vieillards doivent faire pour le dîner un

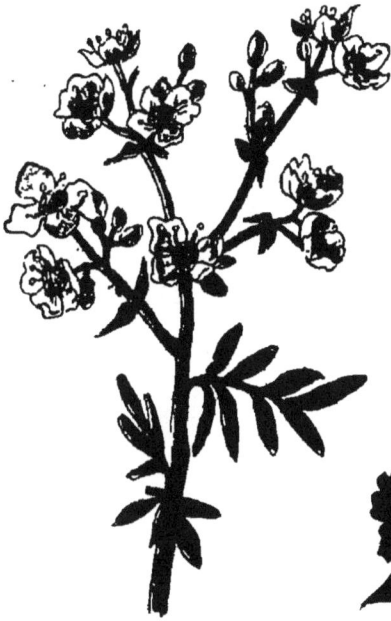

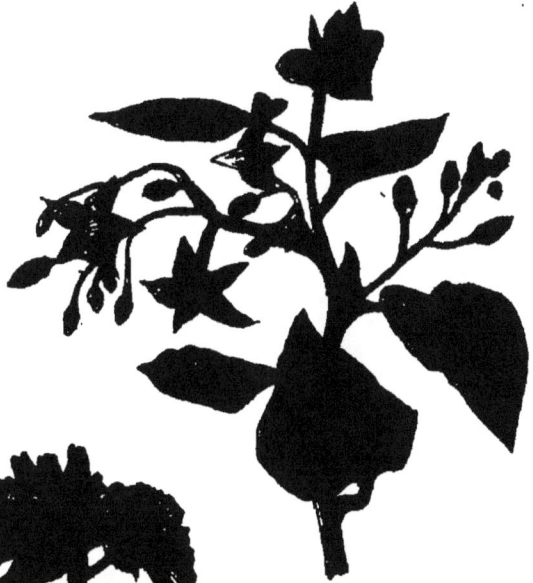

RUE

DOUCE-AMÈRE

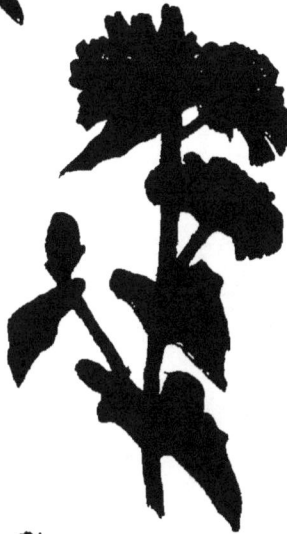

CHICORÉE SAUVAGE

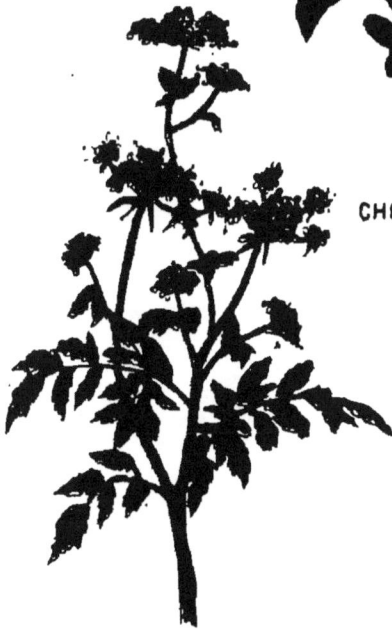

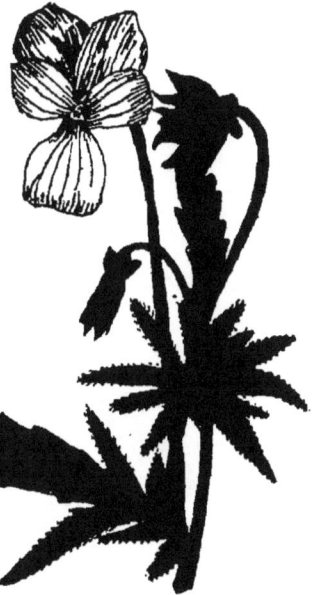

CIGUE
POISON

PENSÉE SAUVAGE

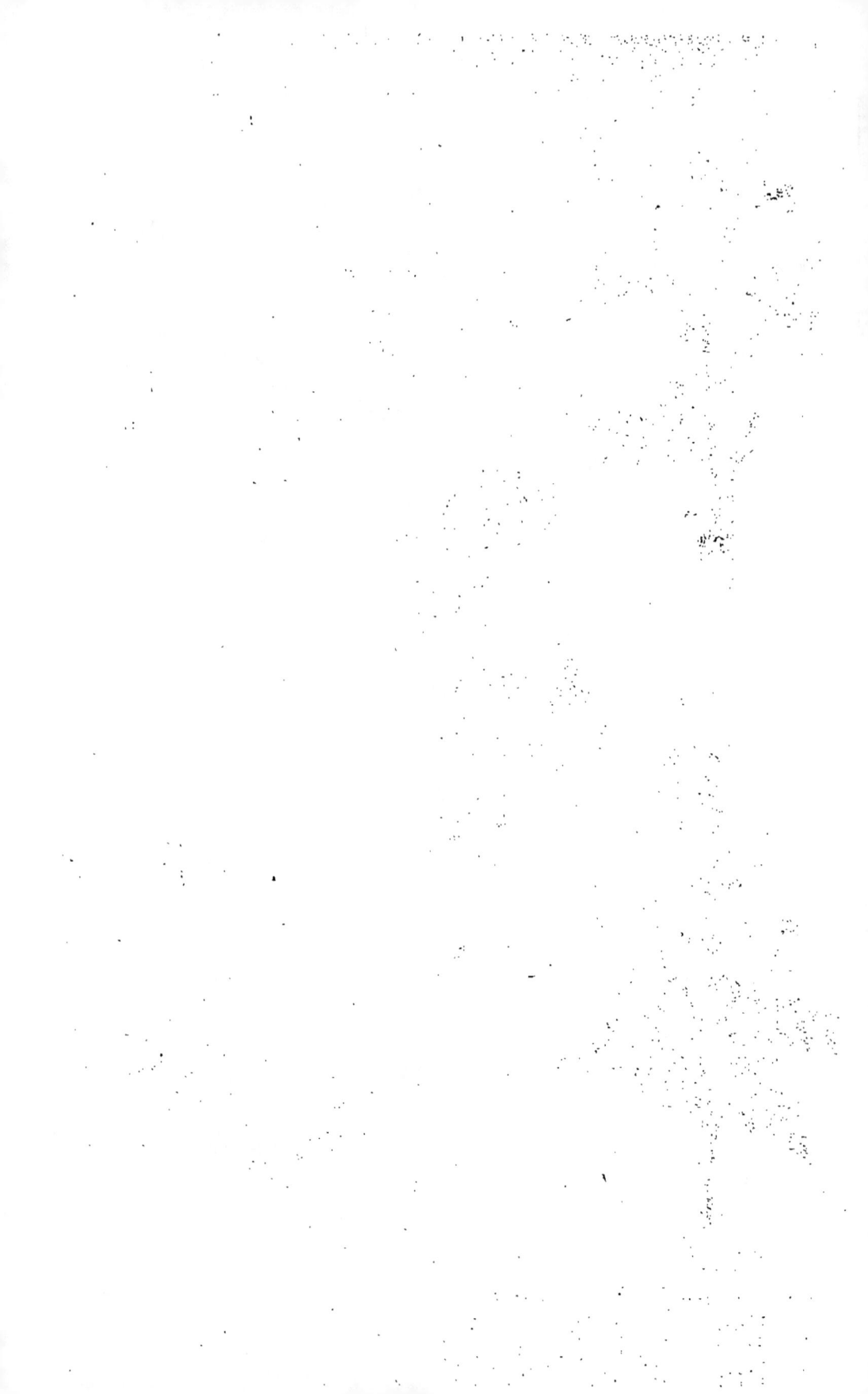

repas léger, surtout s'ils se couchent immédiatement après. Pendant le sommeil, le corps élimine un peu moins d'acide carbonique, que pendant le jour, mais forme une quantité plus grande de graisse, ce qui explique pourquoi ceux qui dorment beaucoup deviennent de plus en plus gras.

Comment dormir. — On doit être couché horizontalement, mais la tête un peu plus élevée que les pieds et varier les côtés le plus souvent possible. Cette position permet un très grand relâchement des membres et des articulations. On peut rester couché toute la nuit sur le côté droit sans aucun inconvénient, mais quand on reste couché sur le côté gauche, le sommeil est troublé de rêves pénibles parce que le foie pèse sur l'estomac, ce qui gêne la circulation du sang. Lorsqu'on se couche sur le ventre, on gêne la respiration. En dormant sur le dos la respiration est bruyante et difficile parce que le voile du palais se trouve rejeté près l'arrière-gorge. Les mucosités du nez s'écoulent par l'orifice postérieur des fosses nasales et irritent la gorge, ce qui donne des crachats épais le matin; la grande chaleur, le grand froid, les repas copieux qui congestionnent les organes digestifs, les jeûnes prolongés qui diminuent la quantité du sang provoquent une anémie cérébrale, ce qui incite au sommeil. Le silence et l'obscurité facilitent le sommeil parce qu'ils permettent au cerveau de se soustraire des excitants ordinaires, d'où l'utilité de fermer les rideaux des fenêtres. Dans une pièce bien aérée le sommeil vient plus facilement, en outre il est plus calme et plus bienfaisant. L'air respiré contient des *ptomaïnes* dont l'absorption est très nuisible. Si la chambre est petite et mal aérée on dort mal et au réveil on éprouve une fatigue, une lassitude. Voir *Chambre à coucher.*

L'abus du sommeil. — Le sommeil prolongé est nuisible aux vieillards, aux obèses, aux goutteux et aux individus ayant le cou court, parce qu'il est la cause d'une grande constipation qui peut être l'origine d'une congestion.

1049. — SOMMEIL DES ENFANTS. — Jusqu'à l'âge de 10 ans on doit laisser les enfants dormir le plus longtemps possible et cela pour leur bien. Certains enfants ont besoin de dormir dix à douze heures, plus tard huit à neuf heures de sommeil suffisent. Il importe de ne pas oublier que les enfants respirent plus que les adultes et qu'il leur faut plus d'air. Le nouveau-né respire 44 fois à la minute, le bébé de 5 ans 30 fois, c'est-à-dire presque le double d'une grande personne. Si le berceau du nouveau-né a des rideaux, il faut les tenir très ouverts pour ne pas empêcher la circulation de l'air

SOMMEIL PROLONGÉ. — Voir *Maladie du sommeil.*

1050. — SOMNOLENCE. — Envie de dormir après les repas. Elle a pour cause la dyspepsie, la mauvaise digestion, la constipation. On arrive très vite à vaincre et à se guérir avec le traitement suivant : Après chaque repas prendre une cuillerée à café d'*Élixir Spark* dans un peu d'eau. Deux fois par jour se nourrir avec la *Tarvine* qui est un aliment phosphaté très reconstituant. Tous les soirs faire un repas avec la *Tarvine.* Après les repas prendre du café ou du thé et faire une promenade. Pour le sommeil du malade voir *Maladie aiguë.*

1051. — SONDES. — On emploie les sondes ou les bougies pour dilater l'urètre et pour vider la vessie en cas de rétention d'urine. La sonde est une tige cylindrique, généralement en gomme. Il faut avoir

19.

soin de la laver à l'eau tiède pour l'avoir bien propre et stérilisée, ensuite graisser avec la vaseline avant de s'en servir. Pour se sonder, il faut commencer par une sonde d'une grosseur moyenne, qu'on introduit doucement dans le canal sans chercher à pousser violemment en cas d'obstacle. Après chaque sondage, il faut laver et nettoyer la sonde.

SOURCILS. — Pour les faire repousser voir l'article *Cils et Sourcils* dans la troisième partie du volume.

1052. — SPASMES. — Convulsions internes par suite des contractions brusques des nerfs; se produisent surtout dans l'estomac, la poitrine, les intestins.

En cas d'accès. — Pour les dissiper, prendre une cuillerée à café de sirop d'éther ou une infusion chaude d'anis, de camomille, de tilleul.

Traitement. — Pour en prévenir le retour et se guérir des spasmes il faut prendre le *Sédatif Tiber*, une cuillerée à soupe avant chaque repas et l'*Élixir Spark*, une cuillerée à café après le repas. Observer le *Régime Biologique* et s'alimenter avec la *Tarvine*.

1053. — SPASMES DE LA GLOTTE. — Ce sont des convulsions internes des muscles du larynx. Cette maladie peut être occasionnée par le froid, les quintes de coqueluche trop prolongées, les cris violents. Si l'enfant a un accès de suffocation, la respiration est brusquement interrompue, la tête est renversée, les yeux sont fixes, la peau est violacée, la respiration est arrêtée pour quelques secondes, les battements du cœur sont accélérés et la crise se termine par une respiration sonore.

Traitement. — Pour éviter le retour des accès, il faut pratiquer une bonne hygiène, comme pour les *convulsions*. Comme préventif, on donne le *Bromure de Potassium* et de préférence le *Sédatif Tiber*. Alimenter l'enfant avec la *Tarvine*. Faire des lotions froides sur le visage et le haut du corps.

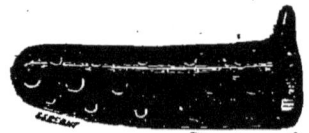

Fig. 377. — Spéculum.

1054. — SPÉCULUM. — Instrument employé pour dilater une cavité naturelle; on l'emploie pour examiner le nez, les oreilles, le vagin.

SPHINCTER (grec *sphiggein*, serrer). — Muscle circulaire qui ferme l'orifice de l'organe en se contractant.

SQUELETTE (grec *skeletos*, desséché). — Ensemble des os du corps.

SQUIRRHE (grec *skirrhos*). — Tumeur dure non douloureuse qui est une variété de cancer.

1055. — STATION THERMALE (Choix d'une). — Avant de faire une cure, pendant les vacances, dans une station thermale, il importe de faire un choix judicieux, afin que les eaux conviennent à l'affection dont on est atteint et que le climat soit favorable. Nous donnons dans ce chapitre quelques renseignements que les malades peuvent consulter avec confiance :

Aux *rhumatisants*, nous conseillons surtout les eaux chaudes qui ont une action résolutive très favorable. Elles donnent un grand soulagement et facilitent l'expulsion des urates et de l'acide urique. Il faut choisir entre *Aix-les-Bains*, *Bourbonne-les-Bains* (Haute-Marne) et *Néris* (Allier).

A ceux qui sont atteints de raideurs et d'atrophies musculaires, nous conseillons *Luchon* (Haute-Garonne) et *Ax* (Ariège).

Les *goutteux* choisiront les eaux bicarbonatées sulfatées telles que *Contrexéville* et *Vittel*, si le goutteux est atteint d'une maladie d'estomac, il devra préférer *Royat*; s'il est vigoureux, il peut faire une cure à *Vichy*.

Aux *diabétiques*, on doit conseiller *Vichy* (Allier), *Vals* (Ardèche) ou *Pougues* (Nièvre). Les eaux de Vichy conviennent aux diabétiques qui sont forts et gras, les eaux de Pougues et de Vals à ceux qui sont maigres.

Les *dyspeptiques* avec aigreurs, renvois, crampes doivent choisir une source alcaline chaude telle que *Vichy* qui neutralise l'acidité et calme l'estomac. Ceux des dyspeptiques qui ont la digestion languissante feront une cure à *Pougues* (Nièvre) ou *Vals* (Ardèche). Si le dyspeptique est nerveux, les thermes les plus utiles pour lui sont *Bagnères-de-Bigorre* (Hautes-Pyrénées). En cas de dyspepsie accompagnée d'anémie et de goutte, on devra choisir *Royat* (Puy-de-Dôme) à cause de son altitude supérieure.

Les *scrofuleux*, les *lymphatiques* iront à *Uriage* (Isère) et surtout à *Biarritz* dont le climat est bienfaisant et tonique.

Dans la *maladie du foie, lithiase biliaire*, on peut faire une cure à *Contrexéville* ou *Vittel*. Et après un repos de quinze jours, faire une petite cure à *Vichy* ou *Châtelguyon*. Cette double cure aura l'avantage suivant : pendant la première, on augmente la sécrétion biliaire et l'on expulse les calculs, avec la deuxième cure, on neutralise toutes les humeurs.

Dans les *bronchites chroniques*, il faut choisir *Luchon* (Haute-Garonne) si l'expectoration est grande et s'il y a dilatation des bronches. Dans les *bronchites sèches avec toux fatigantes*, il faut préférer *Bourboule* (Puy-de-Dôme).

Dans l'*emphysème pulmonaire*, bronchite asthmiforme, on choisira *Mont-Dore*.

Dans la *tuberculose sans fièvre ni crachement de sang*, on choisira les *Eaux-Bonnes* (Basses-Pyrénées) ou le *Mont-Dore*.

Dans les *maladies d'intestin*, il faut choisir *Châtelguyon* ou *Brides* (Savoie). S'il y a diarrhée, il faut les eaux de *Plombières* (Vosges).

Dans les *maladies des reins*, une cure à *Contrexéville* ou *Vittel* peut être utile.

Dans les *maladies spéciales de la femme*, nous conseillons une cure à *Ussat* (Ariège) ou *Luxeuil* (Haute-Saône).

Les *femmes lymphatiques* choisiront *Biarritz* (Voir *Eaux Minérales*).

1056. — STÉRILITÉ. — Chez l'homme, l'abus des boissons alcooliques, les excès vénériens, l'orchite double même guérie, l'impuissance et les maladies de langueur sont les principales causes d'infécondité; mais c'est surtout chez la femme qu'il faut chercher les causes de stérilité si fréquente. Chez la femme, la stérilité peut être occasionnée par une maladie de matrice, par la déviation du col de la matrice, par la leucorrhée, la métrite, la vaginite, etc.; elle se caractérise par l'absence de sécrétions génitales. Traiter la cause par de bonnes conditions hygiéniques et alimentaires, prendre des toniques et des fortifiants, le *Triogène For* ou le *Vin Galar*. Contre impuissance, chez l'homme, prendre les pilules de

Vigoline Kal. Chez la femme, combattre l'inflammation de la matrice avec des injections au *Spyrol Leber* ou avec l'*Aronine Nel.* On peut alterner ces deux produits.

STERNUM. — Os long du devant de la poitrine auquel sont attachés les côtes et les clavicules. Voir *Côtes.*

1057. — STOMATITE. — C'est l'inflammation intérieure de la muqueuse de la bouche avec ulcérations très douloureuses, qui rendent l'alimentation presque impossible. La surface enflammée est luisante et d'un rouge vif. Elle provient du mauvais état des dents, de boissons prises trop chaudes, du manque de soins de la bouche. La bouche contient beaucoup de microbes qu'on trouve dans le tartre, les interstices mélangés au mucus et aux débris épithéliaux ; le manque de soins ou le moindre affaiblissement favorisent leur développement et

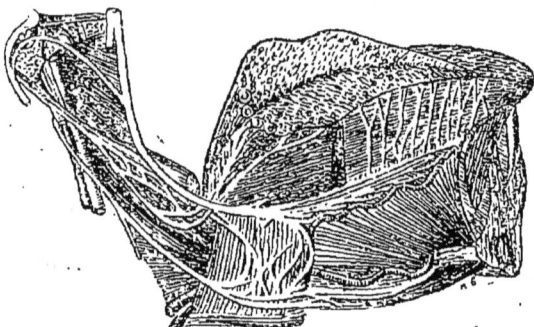

Fig. 378.
Langue avec ses papilles et ses nerfs.

l'éclosion de la stomatite. Les ouvriers qui manient les préparations mercurielles, mineurs, miroitiers, etc., sont souvent atteints de stomatite.

Traitement. — Bien soigner la bouche par des lavages antiseptiques, avec le *Dentifrice Rodol* et la *Pâte Dentifrice Rodol*, sucer quelques *Pastilles Antiseptiques Jener.* S'il y a mauvaise digestion ou constipation, prendre après les repas de l'*Élixir Spark.* Assainir l'eau de boisson avec la *Septiline* qui est très hygiénique.

1058. — STOMATITE APHTEUSE. — Elle est caractérisée par la présence de nombreux aphtes (Voir ce mot) souvent très rapprochés, quelquefois isolés sur les lèvres et les joues. Elle est bénigne, sans fièvre, quelquefois il y a un peu de fièvre.

Traitement. — Laver la bouche avec une décoction de racine de guimauve ou une solution de salicylate de soude à 3 gr. pour 100 gr. d'eau et dans lesquelles on verse un peu de *Dentifrice Rodol.* Si les aphtes se multiplient, sont douloureux et persistent, il faut se gargariser avec le *Gargarisme Antiseptique Jener* et sucer 6 à 8 *Pastilles Antiseptiques Jener.* Observer une antisepsie sévère de la bouche. Se purger avec 30 gr. d'huile de ricin ou 3 *Pilules Spark* à prendre le soir en se couchant. Soigner l'état général. Prendre l'*Élixir Spark* pour bien digérer, se nourrir avec des aliments liquides, principalement avec la *Tarvine* qui est un aliment phosphaté très reconstituant. Assainir l'eau de boisson avec la *Septiline* qui est très hygiénique.

1059. — STOMATITE MERCURIELLE. — Elle est causée par l'intoxication de mercure. Fréquente chez les étameurs de glaces, les doreurs, les ouvriers des mines de mercure, les chapeliers et dans les professions qui manipulent le mercure. Les gencives sont boursouflées, molles et saignent facilement, les dents se déchaussent, la muqueuse de la bouche est ulcérée et l'haleine est torte, la salive a un goût métallique. Le malade perd l'appétit, le sommeil, il est pâle, abattu, essouflé. De petites cloques apparaissent au ventre, aux cuisses et gagnent tout le corps, il y a diarrhée et fièvre.

Traitement. — Laver la bouche avec le *Gargarisme Antiseptique Jener* et sucer les *Pastilles Antiseptiques Jener.* Nettoyer les dents avec le *Dentifrice Rodol.* Observer une très grande propreté, prendre des bains, fumer le moins possible et supprimer toutes les boissons alcooliques. Assainir l'eau de boisson avec la *Septiline* qui est très hygiénique.

1060. — STOMATITE TARTRIQUE. — Elle est caractérisée par l'inflammation des gencives, affaissement de la muqueuse, les dents ont des taches jaunes ou noirâtres avec une couche de tartre au collet. Elle est d'origine infectieuse et s'observe chez les fumeurs et chez ceux qui négligent les soins de la bouche et des dents. Assainir l'eau de boisson avec la *Septiline* qui est très hygiénique.

1061. — STOMATITE ULCÉRO-MEMBRANEUSE. — La muqueuse de la bouche est couverte de petites ulcérations qui se réunissent. Les dents sont ébranlées, l'haleine est fétide, la salivation abondante et teintée de sang. La mastication est douloureuse. Les ulcérations se trouvent aux gencives, aux joues, aux lèvres et envahissent l'arrière-gorge. Cette stomatite apparaît après quelques jours de malaise ou de fièvre. Elle est épidémique et contagieuse On l'observe chez les enfants de 4 à 6 ans et les adultes mal nourris et mal logés. On la trouve surtout dans les locaux encombrés tels que les casernes, les vaisseaux, les prisons.

Traitement. — Toucher légèrement les ulcères avec un crayon de nitrate d'argent pour les cautériser se gargariser et laver la bouche avec du chlorate de potasse fondu dans de l'eau chaude et le *Dentifrice Rodol.* Sucer les *Pastilles Antiseptiques Jener* à la dose de 4 à 6 par jour. Assainir l'eau de boisson avec la *Septiline* qui est très hygiénique.

STOMATITE CRÉMEUSE. — Voir *Muguet.*

1062. — STOMATITE GANGRÉNEUSE ou NONA. — Cette affection de la bouche survient chez les enfants atteints d'une maladie infectieuse, telle que la diphtérie, la fièvre typhoïde, la rougeole, la scarlatine, le scorbut. Elle débute par des cloques et des taches blanches sur la muqueuse de la joue qui forment des ulcérations, d'abord superficielles, ensuite assez profondes. La gangrène peut apparaître sur la peau de la joue et détruire une grande partie de la face. L'haleine est fétide, la salive est abondante. Le malade à des coliques, la diarrhée, une forte fièvre et maigrit. Cette maladie grave et d'origine microbienne peut se propager et infecter tout l'organisme. Après la guérison le malade reste défiguré.

Traitement. — Désinfecter la bouche avec des lavages à l'eau boriquée et le *Dentifrice Rodol,* cautériser les ulcères au galvano-cautère, désinfecter les voies digestives avec l'*Élixir Spark.* Soutenir le malade avec des toniques et des reconstituants, tels que le *Vin Galar* ou le *Triogène For.* Alimenter avec la *Tarvine.*

1063. — STOMATITE ÉRYTHÉMATEUSE. — Le malade a une partie de la bouche, les gencives, les joues, la langue, le palais tuméfié et rouge avec des ulcérations. La mastication est très douloureuse. Cette

stomatite a pour cause la mauvaise dentition, le tartre dentaire, l'usage
des aliments épicés, l'habitude d'avaler des aliments trop chauds et le
manque de propreté de la bouche. Elle survient dans les maladies d'estomac chez les diabétiques, les dyspeptiques, les albuminuriques et les
constipés.

Traitement. — Laver la bouche avec de l'eau de guimauve et le *Dentifrice Rodol*, en plus se gargariser 3 à 4 fois par jour avec le *Gargarisme
Antiseptique Jener* et laisser fondre dans la bouche une *Pastille Antiseptique Jener*. S'alimenter avec la *Tarvine*, qui est un aliment phosphaté
reconstituant. Assainir l'eau de boisson avec la *Septiline* qui est très
hygiénique.

1064.— STOMATITE CHEZ LES ENFANTS.—Provient du contact
avec un objet ou les doigts malpropres, lorsqu'on donne des substances
irritantes ou des liquides trop chauds. Elle survient également pendant
la dentition lorsque la sortie des premières dents est difficile, ou lorsque
l'estomac est embarrassé. La stomatite atteint la langue, les joues, les
gencives et même la gorge. On trouve sur divers points des petites plaies
et des ulcérations grisâtres entourées d'une auréole rouge qui se recouvre
de petites peaux. La bouche est enflammée, les gencives sont rouges,
gonflées et saignent, quelquefois elles se couvrent de petites taches blanchâtres; l'haleine est très forte, les lèvres sont enflées et sanguinolentes.
L'enfant salive beaucoup, la douleur l'empêche de teter ou de manger; au
niveau du cou, on trouve de grosses glandes. Il peut y avoir un peu de fièvre.

Traitement. — Laver la bouche avec de l'eau boriquée chaude ou la
solution suivante : chlorate de potasse, 1 gramme ; eau chaude bouillie,
250 grammes. Avant chaque repas, donner le *Sirop Tannodol*. Toucher
les gencives et les parties malades trois à quatre fois par jour avec une
boulette de coton imbibée du collutoire suivant: borate de soude, 2 grammes;
acide salicylique, 10 à 20 centigrammes; glycérine, 40 grammes.

1065. — STRABISME (grec *strabos*, louche). — Action de loucher.
L'œil qui louche est myope ou hypermétrope. Son muscle étant malade,
il ne peut voir comme l'autre œil que lorsqu'on contracte les muscles
ciliaires. Si l'œil qui louche est myope et la déviation se fait en dehors, le
strabisme est dit *divergent;* si l'œil qui louche est hypermétrope et la
déviation se fait en dedans, le strabisme est dit *convergent*. Lorsque la
loucherie affecte chacun des deux yeux, le strabisme est dit *alternant*. Le
strabisme a pour cause les maladies infectieuses, les fièvres éruptives,
la fièvre typhoïde, la diphtérie, les convulsions, la névropathie héréditaire et les taies de la cornée. Dans le strabisme ordinaire, lorsque les
muscles ne sont pas paralysés, l'œil qui louche accompagne toujours
l'autre œil.

Pour reconnaître le strabisme. — Lorsqu'on veut reconnaître l'œil
qui louche, on couvre un œil avec la main et on fait regarder par l'autre
œil, un doigt à 25 ou 30 centimètres, ensuite on découvre l'autre œil. Si
l'œil qui, le premier, a fixé le doigt abandonne de suite la fixation et se
dévie, c'est que sa vision est plus faible et c'est lui qui louche; lorsque les
deux yeux louchent, ils restent fixés tous les deux. Le strabisme apparaît
vers l'âge de 3 à 4 ans et peut disparaître ou s'améliorer vers la puberté,
à condition qu'on soigne l'enfant de bonne heure.

Soins à donner. — Le traitement consiste à faire tomber dans l'œil une à deux gouttes de *Collyre Hygiénique Soker* et à faire porter des lunettes à verres convexes. Il faut s'exercer, en outre, à ne regarder qu'avec l'œil qui louche en tenant l'autre fermé. On doit éviter l'opération qui consiste à couper une partie des tendons des muscles qui se contractent avec excès, car elle ne donne pas un résultat définitif et l'enfant est obligé quand même de porter des lunettes à verres convexes.

STRANGULATION. — Pour les soins, voir *Asphyxie*.

1066. — STROPHULUS. — Maladie de la peau fréquente chez les enfants qui digèrent mal. L'enfant est couvert de petits boutons rouges qui provoquent de vives démangeaisons. Le traitement consiste à combattre la constipation avec des lavements ou des laxatifs comme le sirop de chicorée, marmelade de pommes; on fait prendre à l'enfant, tous les matins, dans un peu d'eau ou du lait, 20 centigrammes de magnésie calcinée. Avant chaque repas, donner le *Sirop Tannodol*. Laver l'enfant à l'eau tiède et au savon goudron, saupoudrer avec la poudre de talc.

STRUMEUX (latin *struma*, écrou). — Veut dire scrofuleux.

SUBMERSION. — Voir *Asphyxie, Noyé*.

1067. — SUETTE ou FIÈVRE MILIAIRE. — Cette maladie est une fièvre contagieuse accompagnée d'éruption, de transpiration et de troubles nerveux. Au début, le malade éprouve un malaise général, des maux de tête, des frissons. La transpiration devient très abondante. Elle est continue ou survient par accès, principalement la nuit. La fièvre est forte et peut atteindre 41°. Le malade souffre d'oppression et tombe en syncope. Quelques jours après, le corps entier, sauf le visage, se couvre de petites taches saillantes comme dans la rougeole. La suette peut occasionner une grande mortalité.

Traitement. — Le seul remède efficace que l'on connaisse est le sulfate de quinine à haute dose ou la *Quinoline* qui est souveraine dans toutes les fièvres paludéennes. Elle agit mieux et plus vite que le sulfate de quinine. Administrer des purgations, faire des lotions vinaigrées. Si la fièvre est très élevée, donner des bains froids, d'abord à 25°, ensuite à 15°. isoler le malade, désinfecter tous les objets, le vêtements et le local. Comme moyen prophylactique, il faut détruire les rats.

SUPPRESSION DES RÈGLES. — Voir *Règles, Aménorrhée*.

SUEUR. — Voir *Transpiration*.

SUFFOCATION. — Voir *Maladies du cœur, Asphyxie, Maladies des bronches et du poumon*.

1068. — SURDITÉ. — La surdité est complète et inguérissable si le nerf auditif est détruit; *le plus souvent*, la surdité est *guérissable* parce que le nerf auditif est resté intact. La cause la plus fréquente de la surdité réside dans l'obstruction du conduit auditif externe, de la *trompe d'Eustache* par du *cérumen* accumulé et quelquefois par un corps étranger. Le cérumen est une substance grasse, jaunâtre, sécrétée par la peau qui garnit l'intérieur du conduit de l'oreille; normalement, le cérumen s'écoule au fur et à mesure de la production. Dans certains cas, il s'accumule et bouche le conduit, amène la surdité et le gonflement de la membrane du conduit auditif. La surdité peut également survenir à la suite d'une maladie de l'os temporal, du nerf auditif, de maux de gorge mal soignés, de rhumes de cerveau ou d'une maladie du nez. L'inflammation de la gorge et du nez peuvent gagner l'oreille par la trompe d'Eustache et produire la surdité. Dans ces derniers cas, la surdité est souvent accompagnée de douleurs, de bruits et bourdonnements d'oreille.

Renseignement utile. — Lorsqu'on applique une montre métallique ayant un tic-tac assez net sur les tempes, au sommet du crâne, le malade n'entendra pas le tic-tac si la maladie est localisée dans l'oreille interne. ce qui prouvera que le nerf auditif est plus ou moins altéré mais il entendra bien le tic-tac qu'il n'entendait pas avec l'oreille si la maladie est dans le canal auditif, dans la caisse du tympan ou dans la trompe d'Eustache qui sont obstrués par des mucosités.

Traitement. — Matin et soir, faire des injections avec un litre d'eau et une demi-cuillerée à soupe de *Spyrol Leber;* après chaque injection, incliner la tête pour faire sortir l'eau, essuyer et boucher l'oreille malade avec un tampon de coton hydrophile trempé dans l'*Auditine Rock;* tous les 3 ou 4 jours, nettoyer l'oreille avec un cure-oreille pour enlever le cérumen.

A chaque repas, prendre une grande cuillerée à bouche de *Dépuratif Parnel* pour purifier le sang. Après les repas, prendre l'*Élixir Spark* qui est indispensable pour régulariser les fonctions digestives et combattre la constipation. En cas de faiblesse, le *Triogène For* ou le *Vin Galar* sont les meilleurs toniques fortifiants que l'on puisse conseiller. Pour activer la guérison, il est utile de faire pénétrer de l'air dans la trompe d'Eustache; on y arrive facilement par le moyen suivant : fermer la bouche et les narines et faire un mouvement comme si on avalait quelque chose. Il se produit une inspiration dans le pharynx, lequel est accompagné d'un bruit produit par la membrane du tympan. On peut également insuffler de l'air au moyen d'une poire en caoutchouc. Introduire la poire dans une narine et fermer l'autre. Au moment de presser la poire, le malade doit faire une bonne expiration en prononçant: ha, ha, ce qui relèvera le voile du palais et l'air pénétrera dans la trompe d'Eustache.

1069. — SURMENAGE. — A la suite des excès de travail physique ou intellectuel, il se produit un affaiblissement général de l'économie qui a sa répercussion sur le cerveau, la poitrine, l'estomac et tout autre organe et finit par rendre l'individu inapte à tout travail.

Le surmenage intellectuel exagéré peut amener la neurasthénie et des troubles très graves. On ne peut faire travailler inopinément le cerveau trop

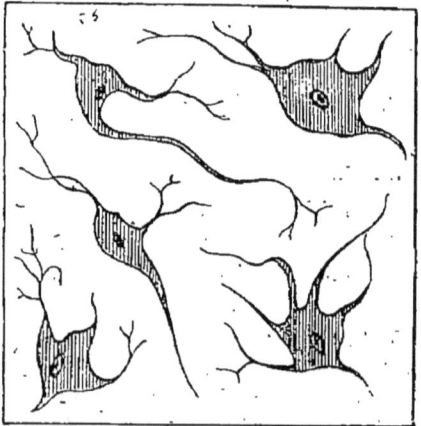

FIG. 379. — Cellules nerveuses.

longtemps sans provoquer une anémie cérébrale. Chez les enfants, on doit diviser le temps, une moitié pour étudier et l'autre pour exercice manuel.

Le surmenage physique fait naître des toxines qui occasionnent les mêmes symptômes que la fièvre typhoïde. Pendant le travail musculaire, la combustion augmente et la réaction laisse comme résidu des toxines, la *créatine* et la *créatinine*, qui passent dans le sang. L'acide carbonique formé se dégage et provoque une asphyxie, d'où suractivité du cœur, affaiblissement, paralysie du système nerveux. Il est très important de ne pas faire travailler trop tôt les enfants, car l'attention soutenue empêche le développement de l'organisme et provoque des troubles dans la croissance. Lorsqu'on cherche à rendre les enfants sages et attentifs, on les rend faibles. La croissance exige des mouvements et l'enfant en bonne santé est remuant. On doit consacrer une bonne partie de la journée pour les exercices physiques, promenades. Chaque adolescent devra consacrer une à deux heures par jour pour apprendre un metier manuel qui lui servira sous tous les rapports, car le travail manuel excite au travail intellectuel, la force et la précision des mouvements stimulent la puissance et la précision du cerveau. Dans les régiments, les jeunes gens sont souvent soumis à un surmenage qui n'a aucune utilité et ne sert souvent, surtout pendant les manœuvres, qu'à provoquer la fièvre typhoïde. On doit mesurer la résistance d'un individu et ne pas confondre l'entrainement avec le surmenage. Les recrues sont des enfants majeurs dont la croissance n'est pas terminée, et il est imprudent de les soumettre à des fatigues exagérées. Le résultat sera toujours mauvais, parce que sous l'influence de la fatigue les microbes de la fièvre typhoïde qui se trouvent dans le tube digestif a l'état inactif, retrouvent un *terrain favorable* à la virulence, et la fievre éclate sans qu'une infection récente ou cause immédiate puisse être découverte. Le jeune soldat doit avoir assez de temps pour s'habituer à la vie militaire et on doit lui faire faire des exercices de courte durée pour l'entrainer, en lui fournissant une bonne nourriture et un repos pendant la nuit. Le surmenage par un travail continuel chez l'ouvrier favorise le développement du bacille de la tuberculose.

Le surmenage dans les sports. — On doit éviter les exercices prolongés parce qu'ils fatiguent les muscles et deviennent nuisibles. L'excès du travail use les organes et diminue leur résistance, c'est surtout le cœur qui est atteint; aussi *l'hypertrophie du cœur* est très frequente chez les coureurs, les cyclistes et les professionnels de la boxe ou de la lutte. Presque tous finissent par être atteints d'une *bronchite*, d'une *pleuresie*, de l'*asthme*, de l'*emphysème* ou de la *tuberculose*. Tout en faisant du sport, il faut ménager les muscles et les nerfs et rester dans la limite permise, si l'on veut conserver la santé.

Traitement. — Contre le surmenage il faut ordonner le repos, la vie à la mer, la vie au grand air, prendre des reconstituants, le *Triogène For* ou le *Vin Galar*. Boire la *Tisane Orientale Soker* pour éliminer toutes les âcretés et les toxines. Faciliter la digestion par l'*Elixir Spark*. S'alimenter plusieurs fois par jours avec la *Turoine* qui est un aliment phosphaté très reconstituant.

1070. — SYCOSIS DE LA BARBE (grec *sukon*, figue). — Maladie de la peau caractérisée par l'inflammation des follicules des poils. Le sycosis se présente à la barbe, à toutes les parties garnies de poils avec des altérations spéciales ; cette affection débute par de la rougeur et par une desquamation très fine; autour des poils il se forme des pustules qui se réunissent; bientôt les poils s'altèrent, deviennent ternes, cassants; il se forme des plaques et les poils se recouvrent d'un petit duvet blanchâtre qui n'est autre qu'une poussière champignonneuse. Dans certains cas même, il recouvre tout le poil et lui forme une gaine complète. Les pustules se transforment en croûtes brunâtres qui laissent après une surface rouge. Les poils perdent leur adhérence avec les follicules pileux, s'arrachent très facilement et tombent très souvent spontanément.

Traitement.—Il consiste à lotionner deux fois par jour, matin et soir, avec le *Régénérateur Spark* et ensuite graisser avec la *Pommade Spark*. Ce traitement par son action antiseptique agit très vite et guérit radicalement.

SYMPTOMES (grec *sumptoma*, accident). — Signes locaux ou généraux d'une maladie.

1071. — SYNCOPE. Évanouissement, perte de connaissance. — La syncope consiste en une défaillance avec perte de connaissance et suspension de tout sentiment. Les battements du cœur et la respiration semblent suspendus, les extrémités sont froides, le malade est d'une grande pâleur et ne fait aucun mouvement. La syncope peut provenir d'une affection du cœur, d'une hémorragie, d'une anémie ou d'une maladie nerveuse; les contrariétés, le saisissement, le séjour dans un air confiné, la grande fatigue avec une nourriture insuffisante peuvent également l'occasionner.

Premiers soins à donner. — Coucher le malade, la tête basse et les pieds très élevés, desserrer les vêtements, donner beaucoup d'air, faire respirer des *sels*, de l'*éther* ou du *vinaigre*, jeter de l'eau froide sur la figure, lever les bras pour provoquer la respiration, frictionner le front et les tempes avec de l'eau vinaigrée.

Traitement. — *Après la crise*, le malade doit garder le lit et prendre après chaque repas une cuillerée à café d'*Élixir Spark* pour activer la digestion; tous les matins et tous les soirs avant de s'endormir prendre une cuillerée à soupe de *Sédatif Tiber* pour calmer les nerfs. Comme tonique on donnera le *Triogène For* qui régénère le sang. S'alimenter avec la *Taroine* qui est un aliment phosphaté très reconstituant, observer le *Régime Biologique*.

SYNOVIE (grec *sun*, ensemble et latin *ovum*, œuf). — Liquide visqueux sécrété par la membrane synoviale des articulations.

SYNOVIALE. — Membrane qui sécrète la synovie et qui existe chaque fois que deux os s'articulent ensemble.

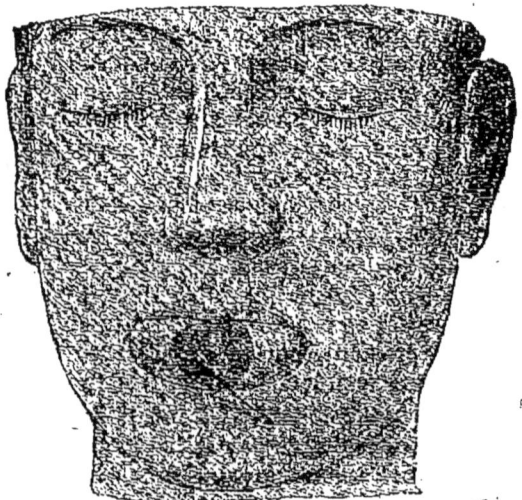

Fig. 380. — Chancre syphilitique de la lèvre.

1072. — LA SYPHILIS ET SES COMPLICATIONS. — La syphilis (vérole), maladie virulente, ne se développe pas spontanément, mais se transmet par contagion ou par hérédité et peut atteindre tous les organes. Elle est produite par un microbe, le *Tréponème pâle* (*Treponema Pallidum*) et débute toujours par un chancre ; les accidents qui surviennent après se divisent en accidents secondaires et accidents tertiaires.

ACCIDENTS PRIMITIFS. — Le *chancre induré* est la première manifestation de la syphilis. Il se contracte par le coït ou le simple contact d'une partie ulcérée, avec une personne atteinte d'un chancre semblable ou de plaques muqueuses. La syphilis peut se contracter si l'on embrasse à la bouche une personne qui a des plaques muqueuses et par les objets dont elle s'est servie, tels que : verre, cuillère, fourchette, pipe, vêtements, brosses et autres objets de toilette, en s'asseyant sur les lieux d'aisances dont elle fait usage, par l'allaitement et la vaccination. Le chancre peut se trouver donc non seulement aux organes, mais encore aux lèvres, dans la bouche, au sein.

Il ne paraît pas aussitôt après le coït, mais *10 à 30 jours* après; c'est la période d'*incubation*. Le chancre débute par une érosion de couleur grisâtre, par une simple tache rose ou par une saillie de la grosseur d'une tête d'épingle, d'un rouge brunâtre qui ne tarde pas à s'excorier. Le chancre est ordinairement solitaire, arrondi; sa surface est lisse, irritée, avec des reflets rougeâtres ou brunâtres.

La suppuration est peu abondante. La *base* est *dure, résistante*, d'où le nom de *chancre induré*. Il détermine constamment l'engorgement multiple, *indolent*, dur, et sans suppuration des ganglions de l'aîne (Voir *Bubon*). Le chancre est très contagieux et on doit éviter tout attouchement lorsqu'on a un chancre à la bouche, des plaques muqueuses et des ulcérations à la gorge. On risque de transmettre la maladie en embrassant quelqu'un.

Sa durée varie de trois à cinq semaines. L'infection par le virus syphilitique ne peut avoir lieu que lorsque la peau, où le contact a lieu, est excoriée ou lorsque l'épiderme est

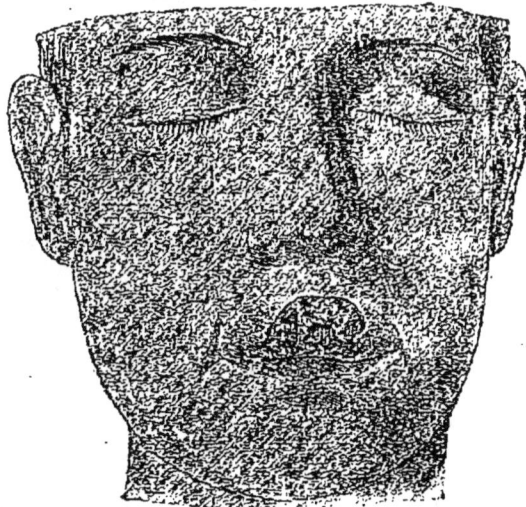

FIG. 381. — Chancre syphilitique de la lèvre, forme crôuteuse.

très mince. Il est donc facile de se préserver des accidents syphilitiques. Voir *Moyens prophylactiques*.

Traitement. — Laver, matin et soir, le chancre avec de l'*Eau Résolutive Soker* et saupoudrer avec la *Poudre Cicatrisante Leber*; couvrir avec un linge et du coton hydrophile

Avant chaque repas, prendre une cuillerée à soupe de *Dépuratif Parnel* et deux *Pilules Spécifiques Leber n° 1*; appliquer la *Pommade Fondante Darvet* sur les ganglions de l'aine, s'il y a inflammation. Une fois par semaine, prendre un bain avec un flacon de *Sel du Pérou*.

Hygiène. — Éviter les boissons alcooliques, observer une très grande propreté, éviter les excès mais rechercher les distractions.

ACCIDENTS SECONDAIRES. — *Plaques muqueuses de la bouche, de l'anus, roséole, taches rosées, chute des cheveux, maux de gorge, croûtes de la tête, boutons sur le visage, éruptions sur le corps et les mains, etc., etc.*

Deux mois environ après son apparition, le chancre est suivi d'accidents généraux désignés sous le nom d'*accidents secondaires*, principalement la *Roséole* et les *Plaques muqueuses*. Ces deux manifestations se produisent avec une intensité variable, mais ne manquent jamais. Quant aux autres accidents que nous indiquons à l'en-tête de ce chapitre, ils peuvent se produire ou manquer complètement.

La *syphilis secondaire* débute par des *accès fébriles*, des vertiges, surtout la nuit, des éblouissements suivis d'un mal de tête intense, par la chute des cheveux, les *plaques muqueuses*, qui apparaissent sur les muqueuses exposées au contact de l'air ou dans les régions de la peau qui, par le degré de chaleur et l'humidité qu'elles présentent, se trouvent dans les mêmes conditions que les muqueuses · la bouche, la gorge, les lèvres, la langue, la vulve, l'anus, etc. Les plaques muqueuses ont la forme ovale rosée ou blanchâtre; leur surface toujours humide donne lieu à une sécrétion qui est très contagieuse. Sur les lèvres on les trouve sous forme de fissure. Toutes ces plaques provoquent des démangeaisons.

La *roséole* ou *syphilide érythémateuse*, consiste en de *petites taches roses* ou *rouge pâle*, s'effaçant par la pression et disséminées en quantité très variable sur la poitrine, l'abdomen, le dos, etc. Elle diminue, s'efface et laisse de petites taches brunâtres qui durent souvent plus longtemps que la roséole. Elle récidive fréquemment, même plusieurs mois après la contagion. La *roséole* qui apparaît au front est désignée sous le nom de *couronne de Vénus*. Les éruptions cutanées sont de natures diverses, telles que l'eczéma, l'acné, le

FIG. 382. — Syphilide papulo-tuberculeuse.

psoriasis, les croûtes, les ulcères et sont appelées *syphilides pustuleuses, squameuses, tuberculeuses.*

La *syphilide pustuleuse (ecthyma)* consiste en de petites ampoules qui s'ouvrent et forment des croûtes qui persistent des mois. La *syphilide papuleuse* et la *syphilide squameuse (Psoriasis syphilitique)* apparaissent aux mains et aux pieds, quelquefois ailleurs, sous forme de taches dures rouge cuivré, recouvertes de squames, souvent accompagnées de gerçures douloureuses, quelquefois disposées en demi-cercle, d'où le nom de *syphilides circinées*. Sa durée est de 3 à 4 mois. La *syphilide tuberculeuse* est sous forme de petites saillies ou tubercules rouge cuivré recouvertes de squames. Après leur disparition, il reste une tache brunâtre. Les *syphilides pigmentaires* sont sous forme de taches brunâtres disposées en dentelle surtout chez la femme d'où le nom de *Collier de Vénus*. L'*acne syphilitique* se présente sous forme de boutons rouge cuivré qui laissent échapper une goutte de pus. On l'observe sur le dos et les membres. Les manifestations syphilitiques peuvent également se porter du côté des yeux (Voir *Iritis*).

La durée des *syphilides* est toujours longue et les accidents secondaires de la syphilis doivent être soignés très énergiquement. Par le traitement de cette méthode, on obtient la guérison prompte de ces accidents et on abrège leur durée.

Que le malade sache, une fois pour toutes, *que la syphilis guérit très bien s'il choisit un traitement sérieux*, mais qu'il **n'oublie pas** que les soi-disant remèdes et méthodes exotiques ou indigènes ne valent absolument rien et ne lui donneront pas la santé. La syphilis ne devrait jamais amener de ces complications terribles que l'on voit tous les jours chez des sujets bien constitués, si le traitement était rationnel et réellement antisyphilitique, c'est-à-dire dirigé contre la source profonde du mal, le *virus syphilitique* et son *microbe*.

La traitement de la *Médecine végétale* répond parfaitement à ce but en attaquant la cause même de la viciation syphilitique; il assure la guérison **radicale** et définitive « de tous les accidents secondaires ». **Ce traitement guérit la syphilis radicalement** et très souvent évitera au malade les accidents tertiaires.

Traitement des accidents secondaires. — Avant chaque repas, prendre une grande cuillerée à soupe de *Dépuratif Parnel;* le matin en se levant et le soir en se couchant, prendre deux *Pilules Spécifiques Leber*. Le malade devra prendre les *Pilules Spécifiques Leber n° 1* pendant les premiers quinze jours et les *Pilules Spécifiques n° 2* pendant la deuxième quinzaine du mois.

Contre les plaques muqueuses, sucer 4 à 5 *Pastilles Antiseptiques Jener* par jour; il est en outre très utile de se gargariser trois à quatre fois par jour avec le *Gargarisme Antiseptique Jener*.

Pour les boutons, les roséoles, les

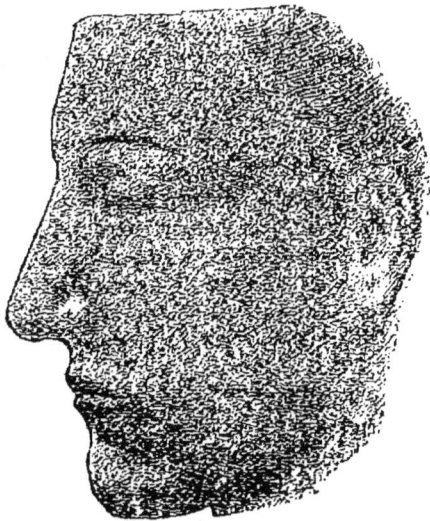

Fig. 383. — Syphilide papulo-squameuse circinée.

éruptions sur le corps et les mains, on emploiera la *Pommade Parnel n° 1* qu'il faut alterner avec la *Pommade Parnel n° 2.*

La chute des cheveux sera rapidement arrêtée par la *Pommade Spark.* Si la chute est trop accentuée et menace de prendre des proportions trop grandes, on frictionnera tous les soirs avec le *Régénérateur Spark*, et on appliquera la *Pommade Spark* ensuite.

Les plaques à l'anus, si douloureuses et si pénibles, seront promptement guéries par la lotion quotidienne à l'*Eau Résolutive Soker* et par la *Poudre Dermatique Jener.*

En suivant régulièrement ce traitement, tous les accidents secondaires auront disparu comme par enchantement. Mais que le malade n'oublie pas que la base du traitement est la **médication interne** qui s'adresse à la source du mal, qui est dans le sang. Ce sont le *Dépuratif Parnel* et les *Pilules Spécifiques Leber* qu'il devra continuer régulièrement.

Plus les manifestations secondaires de la syphilis seront prononcées, plus la dose du traitement interne devra être augmentée. On peut aller jusqu'à quatre cuillerées à soupe de *Dépuratif Parnel* et six *Pilules Spécifiques Leber* par jour. Le malade ne doit pas oublier que les accidents secondaires sont excessivement contagieux.

Ce traitement fait disparaître l'infection syphilitique du sang, ainsi qu'il est facile de s'assurer par la réaction de Wassermann, dont la valeur n'est plus à démontrer.

Hygiène. Régime. — La durée du traitement de la période secondaire est de 24 mois pour se guérir radicalement et pouvoir contracter mariage sans aucune crainte pour la femme et les enfants, mais à condition de suivre régulièrement cette médication afin d'être définitivement purifié. Il faut reprendre le dépuratif et les pilules à chaque saison de l'année pendant quatre à six semaines et cela pendant un ou deux ans.

Pendant le traitement. — Eviter les boissons alcooliques, les excès, les aliments épicés, les condiments; suivre un régime doux. Le *Régime Biologique* est facile à observer et convient admirablement bien. Il est très important de s'abstenir de fumer ou de fumer le moins possible, surtout lorsqu'il y a des plaques muqueuses, car l'alcool et le tabac ont une action irritante sur les muqueuses. Eviter les médicaments et les eaux sulfureuses; leur action excitante est nuisible. Faire quelques exercices et prendre des bains le plus souvent possible, même tous les jours. En été, les bains de mer sont très utiles.

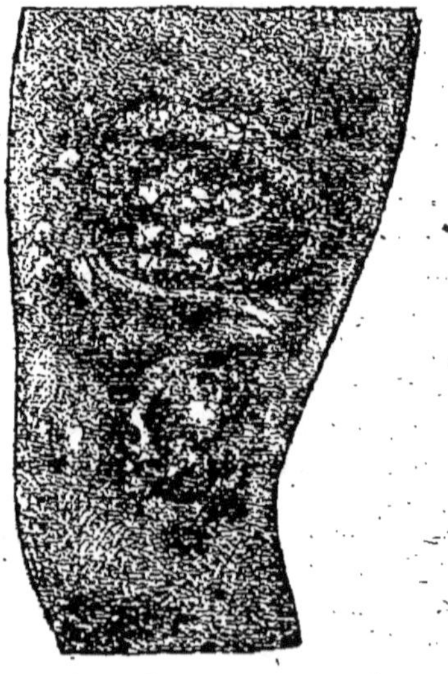

ACCIDENTS TERTIAIRES. — Les accidents tertiaires, dont l'apparition toujours tardive est cependant sujette à de nombreuses variétés, comprennent :

Les *gommes syphilitiques*; les *lésions syphilitiques* des *os* et du *périoste*; les *lésions syphilitiques viscérales.*

Fig. 384.
Gommes syphilitiques.

Les gommes se présentent sous l'aspect de tumeurs mal circonscrites, d'abord *dures*, indolentes, qui se ramollissent ensuite après un temps très variable, adhèrent à la peau qui se perfore et laissent couler un liquide épais, gommeux, d'où leur nom de gomme. Il reste une ulcération qui laisse ensuite une cicatrice déprimée.

Elles sont souvent multiples et se développent dans des tissus très divers. Les gommes apparaissent ordinairement une ou même plusieurs années après le chancre. La gomme siège à la face, à l'épaule, aux membres, à la poitrine, à la bouche, au gosier, aux testicules, à la mamelle, etc. Les gommes des os se traduisent par la douleur plus forte la nuit que le jour (*douleurs ostéocopes*) et la tuméfaction, qui est plus ou moins appréciable, suivant le siège de la gomme. Ces gommes se ramollissent, laissent écouler leur contenu et passent à l'état d'*ulcère*. Ensuite, c'est le système osseux qui est attaqué, il y a carie des os, maladie de la moelle, du cerveau, du foie et des reins; les os du nez se nécrosent, le voile du palais se perfore, les dents tombent, etc.

Les *lésions syphilitiques* des os sont très fréquentes, et consistent en ostéite, périostite, carie, nécrose, exostose, *gommes*, etc. Le malade éprouve dans la tête et les membres des douleurs violentes, surtout la nuit. La membrane qui enveloppe l'os est enflammée en même temps que l'os lui-même. Dans la *périostite* l'inflammation siège dans les os superficiels; le mal commence par un gonflement sans douleur, il y a épanchement de liquide gommeux entre l'os et le périoste. Souvent l'épanchement se résorbe et la tumeur disparaît. D'autres fois, la peau rougit, un liquide purulent s'écoule et il se forme une plaie ulcéreuse. Dans l'*ostéite* ou l'inflammation de l'os, le mal apparaît sous forme d'une douleur ou d'une gêne, la partie malade s'engorge et enfle. L'ostéite se résorbe ou finit par suppurer et laisser écouler un liquide purulent. Les os les plus atteints sont ceux du crâne, les clavicules, le tibia, le sternum et les côtes.

La carie et la nécrose succèdent souvent à l'ostéite et s'attaquent principalement aux os du crâne et de la face et provoquent leur destruction. Les viscères les plus fréquemment atteints dans la syphilis sont le *foie*, les *reins*, les *testicules*.

Dans l'*hépatite syphilitique*, le foie devient volumineux, subit des altérations profondes qui provoquent des vomissements et une dyspepsie. Ensuite le foie s'atrophie, devient dur, se ratatine. Il se produit dans l'abdomen un épanchement aqueux, l'*ascite*, qui rend le ventre volumineux.

Dans les *testicules*, il se forme une tumeur dure, indolore, qui peut disparaître lorsque le traitement est efficace. D'autres fois la tumeur grossit, se ramollit et secrète du pus. La partie saillante prend l'aspect d'un champignon, devient volumineuse et le testicule presque entier s'échappe ainsi au dehors. Mal soignée, cette affection peut durer des années. La syphilis peut provoquer des lésions au larynx, aux poumons, au cœur, dans le système nerveux, dans les oreilles, le nez et les yeux.

Il est encore d'autres lésions qui consistent en névralgies, paralysies, troubles de l'intelligence, perte de la vue, perte de l'ouïe, perte de l'odorat, etc., etc. En un mot, comme on le voit, d'après cette longue énumération d'accidents si multiples et si variés, la syphilis peut attaquer tous les organes du corps. Du reste, tout le monde le sait, c'est une des maladies les plus terribles de l'humanité, d'autant plus terrible qu'elle ne s'arrête pas seulement à l'individu contaminé; il devient en plus la souche d'une génération contaminée, rachitique et scrofuleuse. Telle est la marche ordinaire de la maladie lorsqu'elle est abandonnée à elle-même ou mal soignée. Lorsque la syphilis a été bien soignée, les accidents tertiaires sont rares. Le progrès réalisé par la science dans cette maladie permet de traiter la syphilis en évitant souvent les accidents tertiaires qui, autrefois, étaient fréquents, et de rendre les accidents secondaires bénins.

Dans la période tertiaire, la contagion a perdu ses propriétés, mais la transmission héréditaire est toujours vivace. La syphilis tertiaire n'a pas de terme fixe, elle peut apparaître aussi bien quatre ans que dix ou vingt ans après les accidents secondaires. Que le syphilitique n'oublie pas que son existence est menacée par les manifestations tardives, toujours dangereuses, qui peuvent briser son existence et compromettre sa santé (os carié, nécrose, paralysie, ataxie, etc.).

Traitement des accidents tertiaires. — Pour empêcher et combattre toutes ces manifestations de la syphilis le malade prendra tous les jours avant chaque repas le *Dépuratif Parnel* (en liquide ou pilules). Le matin en se levant et le soir en se couchant il faut prendre *2 Pilules Spécifiques Leber n° 1* pendant les premiers quinze jours du mois et les *Pilules Spécifiques n° 2* pendant la deuxième quinzaine du mois. On peut également prendre les *Pilules Spécifiques* avant les repas en même temps que le *Dépuratif Parnel*.

Relever les forces avec le *Triogène For* ou le *Vin Galar*. Ces toniques se prennent après les repas et dans la journée pour éviter l'anémie et la cachexie.

Continuer le traitement pendant cinq ou six mois, même s'il n'en reste plus de manifestations apparentes, car la syphilis est une maladie qui laisse des racines profondes dans tout l'organisme. Le syphilitique devra faire un traitement dépuratif de quelques semaines tous les ans, faire prendre le même traitement à sa femme pendant la grossesse et de temps en temps à ses enfants.

SYPHILIS HÉRÉDITAIRE. — Elle est fatale lorsque la maladie existe chez l'un des parents ou les deux à la fois. L'hérédité n'est pas fatale lorsque la mère a été contaminée après 7 mois de grossesse. L'accouchement prématuré est très fréquent ainsi que les fausses couches. L'hérédité existe dans toute sa force pendant les trois premières années de syphilis chez les parents, ensuite elle décroit de plus en plus. Un traitement énergique peut avoir une influence assez heureuse sur la conception.

SYRINGOMYÉLIE. — Voir *Maladie du Morvan*.

SYSTÈME NERVEUX. — Voir *Anatomie*.

T

TABES. — Voir *Ataxie*.

TACHES DE ROUSSEUR. — Voir *Ephélides*. Voir l'article *Taches de Rousseur* dans la 3e partie du volume.

TACHES. — Voir *Nævus*. Voir *Taches-Cicatrices* dans la 3e partie du volume.

TACHES HÉPATIQUES. — Voir *Pityriasis jaunâtre*.

TAIE SUR LA CORNÉE. — Voir *Kératite*.

1073. — TAMPONNEMENT. — L'action de boucher une cavité avec un tampon de coton hydrophile trempé dans une solution antiseptique. Dans l'hémorragie du nez ou de la matrice on introduit un tampon trempé dans une solution de perchlorure de fer diluée. Dans une plaie on introduit un tampon trempé dans l'eau boriquée ou l'*Eau Résolutive Soker*. Dans les maladies de matrice on remplace avantageusement les tampons par les ovules qui agissent mieux et plus vite.

1074. — TARSALGIE (grec *tarsos*). — Douleur dans la partie postérieure du pied (*tarse*) vulgairement appelé cou de pied. S'observe dans les professions qui obligent de rester debout, de faire des marches prolongées; elle peut être occasionnée par des chaussures à semelles minces, le froid humide ou survenir à la suite d'une entorse. La douleur devient de plus en plus tenace et rend la marche difficile, presque impossible.

Traitement. — Garder le repos au lit et faire des massages sur la partie malade; ensuite porter des bottines à lacets et faites d'après un modèle plâtré pris sur le pied.

1075. — TARSE DES PAUPIÈRES. — Se trouve dans les bords libres des paupières sous forme d'une lame fibreuse.

TARSE DU PIED (grec *tarsos*). — Partie postérieure du pied. Voir *Pied*.

1076. — TARTRE DES DENTS. — Dépôt pierreux qui se forme sur les dents lorsqu'elles ne sont pas bien nettoyées. Le tartre déchausse les dents et les fait tomber; pour en empêcher la formation, il faut brosser les dents avec la *Pâte Dentifrice Rodol* et une brosse un peu dure. Rincer ensuite la bouche avec le *Dentifrice Rodol*. Voir *Dents*.

1077. — TATOUAGE. — Si l'opérateur est atteint de tuberculose ou de syphilis, il peut communiquer ces maladies, parce que le plus souvent le tatoueur emploie sa propre salive pour diluer les couleurs qu'il emploie pour le tatouage. Pour effacer le tatouage voir *Détatouage*.

1078. — TEIGNE. — Se présente sous forme de plaques de tonsure imparfaite; les cheveux se cassent près de la peau qui reste rose. La **teigne tondante** se présente sous forme de croûtes jaunâtres arrondies et déprimées en godets répandant une très mauvaise odeur. La **teigne**

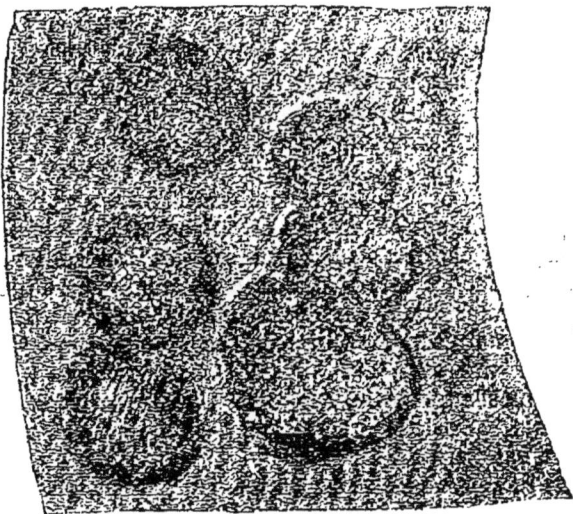

Fig. 385. — Trichophytie cutanée.

faveuse est fréquente chez les enfants. Voir plus loin.

Cette maladie contagieuse est provoquée par un parasite végétal ou champignon microscopique qui s'attache au cuir chevelu. Il occasionne des boutons, des démangeaisons, ensuite des croûtes qui font tomber les cheveux. Les croûtes qui envahissent toute la tête sont jaunâtres en forme de godets dont le centre creux est percé d'un poil; l'odeur que dégagent les croûtes est très désagréable et rappelle celle de la souris. Le parasite provient de l'air ou des objets de coiffure — ciseaux, peignes — des personnes atteintes de cette maladie. Le contact d'animaux, chiens, chats, souris — atteints de cette maladie donnera également la teigne. Cette maladie apparaît chez les enfants lymphatiques et mal soignés. *La teigne tonsurante* se présente sous forme de plaques recouvertes de petites croûtes sèches, les plaques sont disséminées ou couvrent tout le cuir chevelu. Les cheveux tombent, la démangeaison est très vive. Pour éviter la teigne il faut avoir des objets de toilette absolument personnels. Voir *Pelade, Poux, Impetigo, Herpès tonsurante*.

Traitement. — Avant tout, il faut isoler l'enfant pour qu'il ne communique pas la maladie. Ces maladies, fréquentes chez l'enfant, sont longues à guérir; on les traite avec des lotions antiseptiques, de la pommade soufrée, de la pommade au carbonate de soude; mais en opérant de la manière suivante, on arrive plus rapidement. Raser la tête. Tous les matins laver la tête avec de l'eau tiède et du savon au goudron et panama, lotionner ensuite avec le *Régénérateur Spark* et appliquer une bonne couche de *Pommade Spark*, recouvrir avec un pansement bien fixe. Si le malade se trouve avec d'autres enfants il ne devra pas se découvrir. Pour éviter la contagion l'enfant malade doit être exclu de l'école. Donner à l'enfant à chaque repas une cuillerée à soupe de *Sirop Tannodol*. Les rayons X donnent également un très bon résultat. Pour faire tomber les croûtes appliquer des cataplasmes de fécule de pommes de terre. Pour préserver les enfants de la teigne et autres maladies du cuir chevelu, il faut entretenir très proprement la tête, la laver et savonner au moins une à deux fois par semaine et graisser les cheveux avec la vaseline boriquée ou la vaseline camphrée.

1079. — TEINT. — Chez les personnes malades le teint est *pâle*, si elles sont anémiques; *rouge et coloré*, si elles sont d'un tempérament sanguin ou apoplectique; *blanc et légèrement teinté*, si elles sont lymphatiques; de la couleur d'*ivoire*, si elles sont chlorétiques; *jaune*, lorsqu'on est atteint d'une affection du foie ou de l'estomac, et *jaunâtre* dans la cachexie et le cancer. Pour remédier à cet état il faut suivre le traitement qui est indiqué au chapitre de chaque maladie. Chez les personnes bien portantes le teint est souvent altéré par les soins de la peau mal compris, surtout lorsqu'on fait usage de produits irritants. Pour avoir un joli teint il faut faire usage de produits scientifiquement composés pour cet usage tel que le *Lait Janette*, l'*Eau Janette*, la *Crème Janette* ou la *Poudre Janette*. (Voir la *Brochure spéciale sur la Beauté* qui est envoyée franco.)

Pour avoir un joli teint il faut observer une bonne hygiène, éviter les épices, les condiments, qui provoquent la dyspepsie et fatiguent les traits. Éviter la constipation qui donne un aspect plombé au visage. Ne pas trop serrer le corset pour éviter d'avoir la figure congestionnée.

1080. — TEMPE (latin *tempora*, tempes). — Partie de la tête entre l'œil, le front, l'oreille et les joues. Son nom est dû au muscle et à l'os temporaux qui s'y trouvent; on y sent battre l'artère temporale sur laquelle on peut prendre le pouls.

1081. — TEMPÉRAMENT (latin *temperamentum*, juste mesure). — On désigne sous ce nom la constitution particulière du corps où un système anatomique prédomine l'autre. Chez les *bilieux* c'est le système bilieux qui est en grande activité et le sang absorbe facilement la bile. Aussi, sous la moindre influence, la peau prend une coloration jaune. Chez les *lymphatiques*, c'est le système lymphatique qui prédomine et les globules blancs sont abondants. Chez les *nerveux*, le système nerveux s'excite très facilement. On peut diviser les hommes en deux groupes, ceux qui ont un *tempérament arthritique* et ceux qui ont un *tempérament consomptif*.

Chez les *consomptifs*, la nutrition est accélérée et les déchets contiennent des phosphates ; les urines sont alcalines. Les enfants de ce tempérament sont vifs, s'agitent, sont bruyants. L'intelligence est très développée. Ils ont la peau chaude, les mains moites. Tant que la nourriture est abondante ils se portent bien, mais maigrissent très vite dès que l'alimentation diminue. Ils sont sujets à des maux de tête, ont quelquefois des saignements de nez et un peu de fièvre en se couchant. Les roux, les vénitiens sont des consomptifs. Dans ce groupe la tuberculose trouve des individus offrant un terrain favorable aux bacilles de Koch.

Chez les *arthritiques*, la nutrition est ralentie et les déchets contiennent beaucoup d'acide urique, les urines sont acides. Voir *Régime Biologique*.

1082. — TEMPÉRATURE. — A l'état de santé, la température normale de l'homme est de 37° centigrades. A l'état de maladie, elle peut s'élever et même dépasser 41°. On prend la température sous les aisselles au moyen d'un thermomètre construit pour l'usage médical.

1083. — TEMPORAL. — Os du crâne. Contient l'organe de l'ouïe. Le muscle temporal sert pour relever la mâchoire inférieure.

1084. — TÉNESME (grec *ténesmos*, tension). — Besoin d'aller fréquemment à la selle ou d'uriner fréquemment sans résultat. Ces sensations pénibles s'observent dans les maladies d'intestin et les hémorrhoïdes, dans les maladies de la vessie et de la prostate

Traitement. — Pour se guérir prendre quelques lavements émollients à l'eau de guimauve. Après chaque repas prendre une cuillerée à café d'*Élixir Spark* pour régulariser les fonctions de l'intestin. Pour le ténesme de la vessie boire la *Tisane Orientale Soker* et prendre tous les jours trois ou quatre paquets de *Saprol Morey*. Voir *Cystite, Prostatite, Entérite, Dysenterie, Hémorrhoïdes*.

TÆNIA. — Voir *Ver solitaire*.

1085. — TERREURS NOCTURNES. — Les enfants qui ont peur la nuit sont ordinairement nerveux et digèrent mal. Ces accès peuvent arriver chaque nuit ou seulement par intermittences. Dans une sorte d'hallucination, l'enfant voit des monstres, des voleurs, des animaux qui l'effrayent; il pousse des cris et se réveille brusquement. Les terreurs nocturnes ont pour cause les boissons fermentées, les liqueurs, la bière, le vin; les repas trop copieux, l'énervement, la mauvaise digestion, l'anémie, le manque d'air ou d'exercice, le rhume de cerveau chronique, les maladies du nez et de la gorge, l'envie d'uriner. Voir *Sommeil*.

Traitement. — Calmer les nerfs avec le *Sédatif Tiber* à la dose d'une cuillerée à café ou à dessert selon l'âge, combattre la mauvaise digestion et régler son alimentation. Donner un peu de bicarbonate de soude à chaque repas: le soir ne pas surcharger l'estomac et faire faire un repas léger avec la *Taroine* qui est un aliment phosphaté d'une digestion facile. Supprimer le thé, le café, le vin, les mets épicés. Faire uriner l'enfant avant de le coucher.

1086. — TÉTANIE. — Contracture des muscles des extrémités. On l'observe chez les enfants pendant la dentition, pendant l'allaitement et à la suite d'un refroidissement. Chez les adultes, on l'observe dans les maladies infectieuses, l'hystérie et pendant la grossesse. Se termine toujours par la guérison. On soigne cette maladie par des bains tièdes prolongés.

1087. — TÉTANOS. — Cette maladie survient à la suite d'une plaie, d'une blessure, d'un refroidissement, et doit être occasionnée par un microbe. La maladie débute par un serrement ou raideur des mâchoires et gagne les autres muscles du corps. Le malade ne peut ouvrir la bouche, et l'alimentation devient presque impossible si on ne prend pas la précaution d'introduire dans la bouche un objet afin d'empêcher une contracture complète. Si la contracture gagne les muscles du cou et du tronc, le corps est ployé en arrière ou en avant; si la contracture envahit tous les muscles, le corps devient raide et les mouvements impossibles. Cette maladie est plus rare dans nos climats que dans les pays chauds, et le meilleur médicament qui donne des guérisons est le chloral administré à haute dose. On fait également des injections de sérum.

1088. — THENAR (grec *thenar*, paume de la main). — Saillie que forment sur le bord de la main les muscles du pouce.

1089. — THOPUS (latin *thopus*, tuf). — Dépôt de substances dures (*urate de soude*) près des articulations; chez les goutteux, ces dépôts se forment près le gros orteil.

THORAX (grec *thorax*, poitrine). — Voir *Poitrine*.

1090. — THROMBOSE (grec *thrombos*, caillot). — C'est l'obturation d'un vaisseau sanguin par un caillot de sang coagulé. Le sang ne pouvant pas circuler, il en résulte une gangrène. Le ramollissement cérébral est une thrombose artérielle, la phlébite est une thrombose veineuse. L'artère pulmonaire peut être obturée par un caillot de sang qui se forme sur place. La thrombose de l'artère pulmonaire s'observe dans la tuberculose, le paludisme, l'anévrisme. Voir *Embolie*. On traite cette maladie par des ventouses, des sinapismes et repos au lit.

1091. — THYMUS (grec *thumos*, cœur). — Glande située à la base du cou. Elle existe chez les enfants, mais disparaît petit à petit. Le ris de veau que nous mangeons est le thymus de veau.

1092. — THYROÏDE. — Glande placée au-dessous du larynx. Son développement anormal donne le goitre.

TIBIA. — Os de la jambe. Voir *Cuisse*.

1093. — TIC CONVULSIF DE LA FACE. Convulsions de la face.
— Mouvements convulsifs qui surviennent par la contraction involontaire
des muscles du visage. Ces convulsions impriment au visage des grimaces
fort désagréables et peuvent provoquer une déformation des traits. Cette
maladie survient à la suite d'une affection nerveuse, lorsque les parents
ont une maladie nerveuse, à la suite d'une émotion, d'une peur ou à force
d'imiter les grimaces qu'on voit faire par un épileptique, par un hystérique
ou par un individu atteint de tic convulsif.

Traitement. — On soigne cette maladie avec le *Bromure de potassium*,
mais le meilleur médicament pour combattre le tic est le *Sédatif Tiber*
à dose de trois cuillerées à soupe par jour. Il faut éviter toute inflammation du tube digestif en prenant après les repas l'*Élixir Spark*. Observer
le *Régime Biologique*. S'alimenter avec la *Tarvine*. Prendre des bains.

1094. — TIQUES DES BOIS. — Petits acariens qui s'enfoncent dans
la peau pour sucer le sang. Ils forment de petites tumeurs aux jambes.

Traitement. — Ne pas chercher à l'arracher parce que la tête de
l'arachnide s'enfoncera davantage. Toucher la tumeur avec du pétrole ou
du vinaigre.

TITILLATION DE LA LUETTE. — Chatouillement de la luette au
moyen d'une plume ou du doigt pour provoquer le vomissement.

TOILETTE-ABLUTIONS. — Voir l'article *Toilette* dans la troisième
partie du volume. —

TOILETTE INTIME. — Voir l'article *Toilette* dans la troisième partie
du volume.

1095. — TONKIN. — Pendant la saison chaude la température est de
35°. Les maladies les plus fréquentes qui sévissent dans le pays sont le
choléra et le paludisme, mais surtout le paludisme. Comme soins hygiéniques et traitement préventif contre la fièvre, voir *Paludisme*.

1096. — TORTICOLIS. — C'est
une déviation très douloureuse des
muscles du cou à la suite d'une mau
vaise position, d'un coup de froid,
d'un courant d'air. C'est la forme
passagère. Elle est souvent accompagnée de fièvre. S'observe dans
l'hystérie. Le malade est obligé de
tenir la tête inclinée et ne peut la
remuer sans éprouver une souffrance.
Il garde instinctivement cette mauvaise position pour éviter la souffrance. Le torticolis est souvent le
signe de la fièvre typhoïde. Dans la
forme permanente la lésion siège à
droite. Il n'y a pas de douleur, mais la
tête est inclinée. Cette forme est produite par la tuberculose, la syphilis,
l'adénite.

Traitement. — Faire des frictions
avec un linge chaud imbibé de *Lini-*

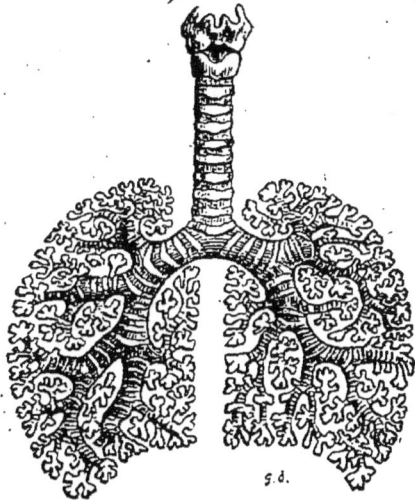

Fig. 386. — Larynx, trachée, bronches
et poumons ; ramification des bronches
et division des poumons en lobules.

ment Soker, laisser ensuite ce linge en place et envelopper le cou d'une bonne couche d'ouate. On fait ces frictions deux fois par jour. Au besoin appliquer des *Cataplasmes* chauds et *émollients*. A l'intérieur donner le *Néragol* qui réussit très bien, même si la maladie est de nature rhumatismale.

1097. — TOUX. — La toux survient à la suite d'une irritation de l'appareil respiratoire qui provoque une expiration brusque, forte et bruyante. Elle est quelquefois simplement nerveuse, mais le plus souvent elle provient d'une affection de la gorge ou des bronches à la suite d'un refroidissement. Ordinairement on emploie pour calmer la toux l'*Opium*, la *Morphine*, la *Belladone* et autres substances narcotiques, mais ce sont des poisons dont l'usage présente des inconvénients et même du danger. Le meilleur moyen de calmer la toux est d'administrer le *Sirop Mérol*, qui se donne à la dose de deux à quatre cuillerées à bouche par jour, soit pur, soit dans une infusion de mauves ou de fleurs pectorales; ce sirop calme de suite et guérit vite la toux. Dans la journée, sucer les *Pastilles Mérol*, qui sont très efficaces. En outre, on peut appliquer pour quelques minutes un cataplasme sinapisé sur la poitrine. Lorsque la toux est nerveuse elle provient d'une gastrite et il faut prendre après chaque repas une cuillerée à café d'*Elixir Spark* qui guérit l'estomac et deux fois par jour — matin et soir — une cuillerée à soupe de *Sédatif Tiber* qui calme les nerfs. Pour calmer la toux des enfants, il faut leur donner, suivant l'âge, par cuillerées à café, du *Sirop de Grindelia*. Voir *Bronchite*.

1098. — TRACHÉE-ARTÈRE (grec *trachus*, raboteux). — Tube qui va du larynx aux bronches pour conduire l'air dans les poumons, se divise pour former deux bronches.

TRACHÉITE. — Inflammation de la trachée. Voir *Bronches*.

1099. — TRACHÉOTOMIE. — Opération pour faire une ouverture à la trachée, au-dessous du larynx, pour faire entrer l'air lorsque la voie naturelle est bouchée par une fausse membrane ou tumeur.

TRACTION DE LA LANGUE. — Voir *Asphyxie*.

1100. — TRANSFUSION (latin *transfusionem*). — Introduction du sang d'un être bien portant à un malade. On remplace aujourd'hui la transfusion par des injections de sérum artificiel.

TRANSMISSIBILITÉ. — Les maladies se transmettent par des microbes et dans les affections nerveuses par imitation.

1101. — TRANSPIRATION, SUEURS. — L'excrétion normale de la sueur est de 1 litre en vingt-quatre heures, mais dans plusieurs maladies graves, et pendant la convalescence la quantité augmente et la transpiration profuse est très fréquente; il faut dans ce cas avoir soin de bien couvrir le malade pour éviter tout refroidissement. Quand on veut provoquer la transpiration après un refroidissement, il faut se mettre au lit, se couvrir bien chaudement, et boire quelques tasses de tisane chaude de bourrache, de tilleul ou de camomille.

Transpiration exagérée ou fétide. — Pour combattre la transpiration exagérée que l'on observe chez quelques personnes sous les aisselles, à la paume de la main et à la plante des pieds, il faut user du traitement suivant : pour les pieds, les tremper chaque soir dans un bain chaud dans lequel on aura fait dissoudre 20 grammes d'*Alun* ou 1 gramme de *Perman-*

ganate de potasse, après le bain essuyer les pieds et les saupoudrer ensuite avec la *Poudre Dermatique Jener*. — Sous les aisselles, laver avec de l'eau additionnée d'une cuillerée à café de bicarbonate ou de borate de soude et saupoudrer avec la *Poudre Dermatique Jener*; en user de même pour la paume des mains. Cette infirmité étant d'origine arthritique, c'est par un traitement externe et interne qu'il faut attaquer le mal; le traitement interne consiste à faire prendre avant chaque repas une cuillerée à bouche de *Dépuratif Parnel*, et après chaque repas une cuillerée à café d'*Elixir Spark*. S'il y a Anémie, faiblesse, donner les *Pilules Ducase* et le *Triogène For*. Observer le *Régime Biologique* et s'alimenter avec la *Tarvine*.

TRAPÈZE (grec *trapeza*, table à quatre pieds). — Os du carpe. Voir *Poignet*.

TRAPÉZOIDE (grec *trapeza* et *eidos*, forme). — Os du carpe.

1102. — TREMBLEMENT. — Le tremblement provient de causes diverses : il peut survenir à la suite d'une frayeur, lorsqu'on a pris froid, lorsqu'on est atteint de fièvre ; l'abus des boissons alcooliques, des apéritifs, de l'absinthe, est également la cause du tremblement et peut occasionner le *Delirium tremens*; les tremblements peuvent exister à la suite d'une maladie de la moelle épinière, du cerveau et des méninges. Le tremblement disparaît lorsqu'on soigne la cause; éviter l'usage de l'alcool, donner le *Triogène For* ou le *Vin Galar* comme tonique pour combattre la faiblesse et le *Sédatif Tiber* comme calmant et anti-nerveux. Voir *Hystérie, Épilepsie, Chorée, Paralysie agitante, Maladies infectieuses.*

1103. — TRICEPS (latin *tri* trois, et *caput* tête).—Muscles ayant trois tendons à l'une de ces extrémités. Exemples : *triceps brachial* ou *huméral* au bras, *triceps crural* ou *fémoral* à la cuisse.

1104. — TRICHIASIS. — Maladie qui fait diriger les cils vers le globe, s'observe dans la blépharite ; soigner la blépharite (voir ce mot), ensuite on renverse les cils et on extirpe les bulbes des poils.

1105. — TRICHINES (grec *trichinos*, qui ressemble à un cheveu). — Ce sont de petits vers qui se trouvent dans la chair musculaire de certains porcs. Lorsqu'on mange la viande de ces animaux, même salée ou fumée, les trichines passent dans l'intestin, se multiplient et vont se fixer dans les muscles où ils produisent des accidents graves et quelquefois mortels. *La Trichinose.* — On ne connaît aucun remède pour combattre le développement et l'action néfaste de ces vers. Le seul moyen de s'en préserver est de faire cuire la viande de porc que l'on veut manger.

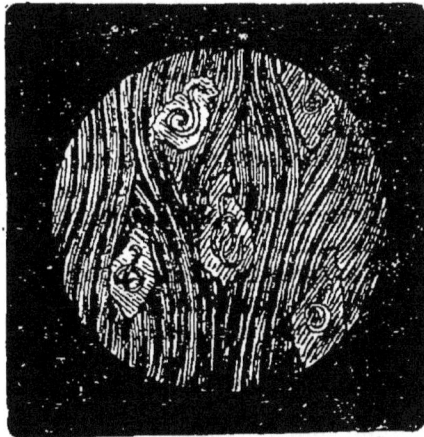

Fig. 387. — Trichines dans la chair du porc.

1106. — **TRICHOCÉPHALE** (grec *trikos*, cheveu et *képhalé*, tête.) — Ver de l'ordre des nématoïdes de 3 à 4 cent. de longueur, vit en parasite dans le gros intestin de l'homme et peut causer l'appendicite.

1107. — **TRICHOPHYTON** (grec *trikos*, cheveu, et *phuton*, végétal). — Champignon dont les spores se développent à l'intérieur des cheveux et produisent la teigne tondante. Voir ce mot.

TRIJUMEAU. — Nerf crânien trifacial de la cinquième paire.

1108. — **TRISMUS** (grec *trizein*, grincer). — Contraction des muscles élévateurs de la mâchoire inférieure avec grincement des dents.

1109. — **TRISTESSE, IDÉES NOIRES.** — Elles sont fréquentes chez les personnes atteintes d'anemie, de chlorose et de faiblesse. Pour s'en guérir, il faut traiter la cause par des toniques antianémiques, tels que le *Triogène For* ou le *Vin Galár* et les *Pilules Antianémiques Ducase*. Observer le *Régime Biologique*. Voir *Anémie*.

1110. — **TROCHLÉE** (latin *trochléa*, poulie). — Surface de l'extrémité inférieure de l'humérus et du fémur et qui forme une gorge de poulie.

TROMPES D'EUSTACHE. — Pour la structure, voir *Oreille*.

TROMPES DE LA MATRICE. — Voir *Ovaires*.

TROPIQUES. — Voir *Pays des Tropiques*.

1111. — **TROUBLES GASTRO-INTESTINAUX chez les nourrissons.** — Ces troubles ont toujours pour cause la suralimentation, la mauvaise qualité du lait. Pour éviter ces troubles, il faut régler les tétées et la quantité de lait à donner. Il arrive quelquefois que le nourrisson ne supporte pas le lait de sa mère ou de sa nourrice. On ne connaît pas la cause de cette intolérance et le seul moyen d'arrêter les troubles qui en résultent, c'est de changer de nourrice. Voir *Allaitement*.

TROUBLES MENSTRUELS. — Voir *Menstruations, Règles*.

1112. — **TUBERCULOSE.** — Elle constitue, sans contredit, le pire fléau de l'humanité. La maladie de poitrine, en effet, décime le quart de l'espèce humaine; le tiers de ceux qui restent portent, eux aussi, aux poumons, le germe de cette terrible maladie.

La nature infectieuse de la tuberculose est démontrée aujourd'hui, et le microbe de cette maladie a été découvert par le professeur Koch en 1882. Le bacille de la tuberculose est un petit être organisé qui a la forme d'un bâtonnet très grêle; il se trouve partout dans tous les crachats des tuberculeux, dans les poumons, les articulations, le tissu osseux, etc., etc. Il se multiplie avec une rapidité prodigieuse et produit dans les tissus, sur lesquels il vit en parasite, de petites granulations ou tubercules qui finissent par envahir presque tout l'organe. Ces tubercules durcissent

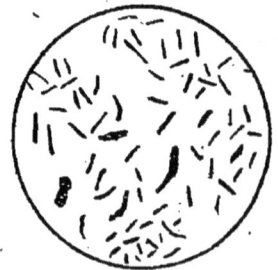

FIG. 388. — Bacilles de Koch, microbes de la tuberculose.

et se cicatrisent seuls ou bien se ramollissent, sécrètent du pus et détruisent le tissu après avoir engendré avec le concours des autres microbes des *lésions secondaires*; si les tubercules ont atteint le poumon, c'est la *tuberculose pulmonaire* qui mène à la *phtisie*.

Contagion. — La contagion est très grande lorsque la *tuberculose* est *ouverte*, c'est-à-dire lorsque les microbes peuvent être expulsés dehors par les crachats, par le pus. La contagion est nulle au contraire dans la tuberculose fermée, le microbe étant enfermé dans la lésion. La contagion se fait par les poumons en respirant l'air qui contient les microbes, par la bouche, en buvant du lait de vaches phtisiques, en mangeant des abats, du foie, du ris de veau, de la cervelle, des tripes, des rognons, du poumon des animaux et des volailles. Les oiseaux, les perroquets, les chiens, les

Fig. 389. — Organes thoraciques vus par leur face antérieure après ablation de la moitié antérieure du thorax. (Hirschfeld.)

1. Os hyoïde. — 2. Trachée. — 3. Ventricule droit. — 4 · Ventricule gauche. — 5 Artère pulmonaire se divisant en deux branches, la branche gauche est visible, tandis que la branche droite est masquée par l'aorte derrière laquelle elle passe. — 6. Crosse de l'aorte — 7. Tronc brachio-céphalique, embrassé par le nerf récurrent (15) et se divisant en deux artères, l'artère sous-clavière (8) et l'artère carotide primitive (9). — 10. Veine cave supérieure. — 11, 12. Poumons attirés en dehors. — 13, 14'. Nerf pneumogastrique. — 15, 15'. Nerf récurrent. — 16. Corps thyroïde.

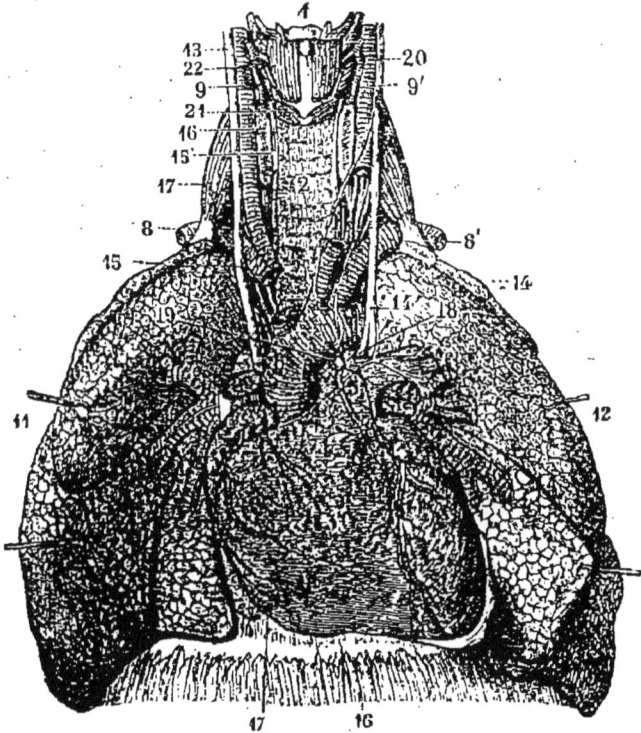

— 17. Muscle scalène antérieur. — 18. Canal artériel. — 19. Ganglion de Wrisberg. — 20. Artère thyroïdienne supérieure. — 21. Muscle crico-thyroïdien. — 22. Muscle thyro-hyoïdien.

chats, les singes répandent également des microbes par la toux et les excréments.

Envahissement du microbe. — Le microbe étant répandu partout, sommes-nous tous sujets à son envahissement? Non. S'il est vrai que nous sommes tous exposés à la contagion, le plus souvent cette contagion ne se produit pas ou s'éteint dès le début parce que les défenses naturelles sont très puissantes, parce que nous pouvons lutter indirectement et opposer une résistance remarquable contre l'infection par le bacille tuberculeux en prenant soin de ne pas affaiblir ces défenses. En effet, pour favoriser le développement du bacille de Koch, il faut que le bacille trouve des causes adjuvantes : que le corps se trouve dans un mauvais état, par une désorganisation générale, par un surmenage, par l'abus des plaisirs, par l'alcoolisme. Selon la constitution de l'individu, selon le *terrain* qu'il présente, la tuberculose aura une marche plus ou moins rapide et même se guérira par le seul effet de la nature. On trouve en effet des individus qui ont des tubercules pendant des années et qui *ne meurent pas tuberculeux;* chez eux, grâce à leur bonne constitution, et des conditions hygiéniques meilleures, ces tubercules se sont calcifiés et cicatrisés. Ainsi, il faut *des causes prédisposantes* qui, de longue date, préparent l'individu au principe tuberculeux, et des *causes déterminantes,* qui font naître subitement le produit étranger.

Causes déterminantes. — La tuberculose se transmet par l'inoculation du microbe : *le bacille de Koch,* lequel se trouve dans le lait, dans la chair des animaux que nous consommons, dans les crachats, dans le pus d'un tuberculeux, dans les matières fécales, qui, une fois desséchés et transformés en poussière, sont transportés par le balayage, le brossage. Nous les absorbons par la respiration et par les aliments.

Causes prédisposantes. — Elles sont plus importantes que le bacille qui existe partout à l'état de *saprophite.* Lorsque les parents sont tuberculeux, ce qui rend l'enfant *tuberculisable* à moins qu'il soit élevé éloigné d'eux; l'hypertrophie des amygdales qui oblige de tenir la bouche ouverte; l'agglomération d'un grand nombre de personnes dans un local clos, la caserne, les couvents, les prisons, les ateliers où l'air est chargé

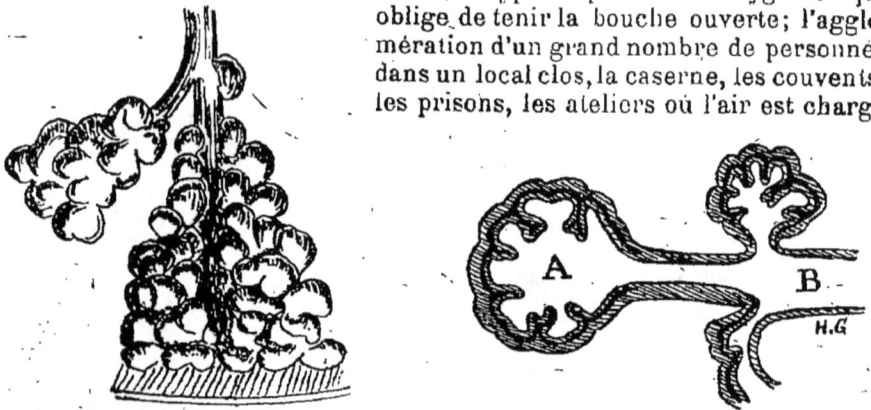

FIG. 390. — Vésicule et lobules pulmonaires.

de poussières professionnelles, la syphilis, la scrofule, l'alcoolisme, les mauvaises conditions hygiéniques, la nourriture peu fortifiante, l'habitation malsaine et humide et tout ce qui affaiblit; l'affaiblissement par le travail, les excès de plaisir, le sport exagéré, les privations, le rhume négligé, l'imprudence pendant la convalescence, le séjour dans les grandes villes; les mariages prématurés chez la femme avant vingt ans, surtout si elle est faible, anémique; la rougeole, le diabète, la goutte, le rhumatisme des vieillards, la diarrhée persistante, la bronchite, la pleurésie, la fièvre typhoïde, la fièvre éruptive, les suppurations abondantes constituent des causes prédisposantes chez tous ces individus, la maladie se développe parce qu'ils sont délicats et faibles.

La tuberculose est bien le produit d'une débilitation générale, d'une perversion de l'organisme, et non une affection locale.

Les individus atteints de préférence sont donc les lymphatiques, les scrofuleux, les alcooliques, leurs enfants; ceux qui se trouvent dans de mauvaises conditions d'hygiène; chez tous ceux-là un refroidissement suffit à ouvrir la voie aux accidents funestes de ce mal qui n'existait jusqu'alors qu'à l'état latent.

La **tuberculose** est surtout commune de 20 à 35 ans, et peut atteindre tous les organes, les intestins, le cerveau, etc., mais son lieu de prédilection est le poumon. Après les poumons, le microbe envahit surtout le cerveau (*méningite tuberculeuse*), l'intestin (*entérite tuberculeuse*) et la peau. Voir *Abcès froid*. Elle peut évoluer très rapidement et prendre une forme aiguë, c'est la *phtisie galopante*, qui tue à brève échéance par asphyxie. Dans le cas le plus fréquent, l'évolution de la tuberculose se fait par poussées successives, séparées par des rémissions qui font croire à la guérison : c'est la *tuberculose pulmonaire chronique* ou la *phtisie*.

Phtisie. — Le phtisique a un aspect spécial : sa taille est élancée, ses joues et ses tempes creuses, ses cils et ses sourcils longs, les muscles de sa poitrine peu développés; ses dents fort belles, ses yeux brillants et animés; les extrémités de ses doigts sont aplaties, les ongles s'hypertrophient; il s'enrhume au moindre refroidissement, et son rhume traîne en longueur.

En même temps surviennent tous les symptômes de la maladie, le malade manque d'appétit, la voix est altérée, il transpire fortement pendant le sommeil ou au réveil; chez la femme la menstruation devient irrégulière; plus tard surviennent les crachements de sang, une toux sèche, fréquente et sans expectoration, des étouffements; la fièvre est rare et légère, c'est la *première période*, le début. Ensuite la fièvre se déclare plus fréquemment, la diarrhée devient plus abondante; la toux est plus fréquente, plus pénible et détermine des vomissements; l'expectoration est plus abondante, les crachats sont formés d'une masse épaisse, opaque; l'appétit est moins bon; les joues et les tempes se creusent, le malade perd son sommeil et se trouve oppressé : c'est la *seconde période*. Puis viendront les ulcérations du poumon, les cavernes pulmonaires. L'expectoration, sans caractère au début, présente, selon les différentes périodes, des modifications importantes.

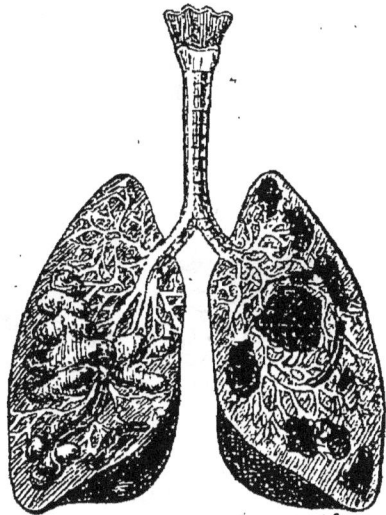

FIG. 391.

Poumon cicatrisé et guéri. | Poumon tuberculeux.

Enfin, lorsqu'il y a des cavernes, les crachats augmentent et présentent deux parties : un liquide muqueux, aéré, dans lequel nagent des masses isolées, jaunes en général, contenant beaucoup de pus. Livrée à elle-même, la maladie évolue avec aggravation continuelle qui varie avec l'âge et les conditions hygiéniques du malade. La fièvre apparaît dans la soirée avec transpiration abondante pendant la nuit, le malade manque d'appétit et de sommeil, ce qui amène un affaiblissement et un amaigrissement considérable. Il a souvent la diarrhée, tousse beaucoup et vomit du sang; ses pieds enflent quelquefois, sa voix s'altère. La phtisie peut succéder à des laryngites et à des bronchites à répétition, à une pleurésie éloignée, à ce que les malades désignent sous le nom de « rhume négligé », à un simple refroidissement, etc.

Peut-on éviter la tuberculose? — Les précautions hygiéniques donnent des résultats absolument probants, et l'on peut affirmer que la *tuberculose*, la *phtisie* peuvent être évitées très facilement.

Peut-on enrayer la maladie? — Oui, heureusement. Nous trouverons la réponse dans les autopsies faites par le professeur *Brouardel*, les docteurs *Vibert*, *Letulle*, etc., sur des personnes mortes d'une maladie autre que la tuberculose. Ces autopsies nous font voir que la tuberculose guérie existe chez plus de 50 0/0 de cas examinés, autrement dit que ces individus étaient tuberculeux et que la tuberculose s'est guérie spontanément, que le foyer d'infection a été circonscrit par

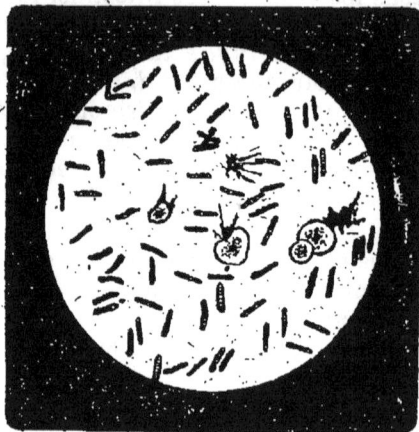

Fig. 392. — Bacilles de Koch mélangés de débris épithéliaux chez les tuberculeux.

la seule intervention de la nature : les tubercules se sont *cicatrisés*, se sont *calcifiés*. C'est pourquoi il est permis d'affirmer hautement que l'on peut enrayer cette maladie et arriver à de très bons résultats, *à condition de la soigner énergiquement*. « *La phtisie pulmonaire est curable à toutes les périodes* », déclare le professeur Jaccoud. D'autre part, le professeur Grancher a prouvé que la tuberculose guérit, si son évolution fibreuse l'emporte sur l'évolution caséeuse, et il conclut : « *La tuberculose est la plus curable de toutes les maladies chroniques.* »

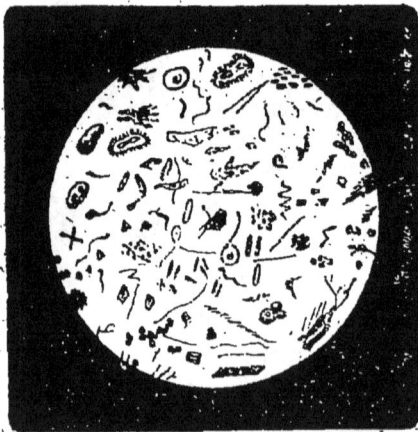

Fig. 393. — Poussières de l'air d'une chambre chauffée et bien tenue.

Les traitements qui ont été préconisés jusqu'à présent n'ont donné aucun résultat, parce qu'ils ne s'adressent pas à la cause du mal et sont basés sur une théorie absolument erronée. Le point de départ est absolument faux, parce qu'on confond la tuberculose *déclarée*, qui est produite par les bacilles de Koch, avec la *phtisie*, qui est une lésion profonde produite par plusieurs sortes de microbes sur un « *terrain* » déjà très affaibli.

Les antiseptiques employés se sont montrés impuissants, les sérums n'ont donné aucun résultat; si le sérum pouvait même agir sur les bacilles de Koch, il n'aura aucune action sur les autres microbes et ne pourra jamais empêcher la formation d'un foyer pneumonique qui détruit le tissu, ni restituer le tissu déjà détruit. Quant à vouloir détruire tous les microbes qui se trouvent dans l'économie, dans l'air que nous respirons et que l'on compte par millions, il faut y renoncer une fois pour toujours. Tous les chercheurs de sérum antiphtisique oublient cette vérité, à savoir : il est prouvé scientifiquement et reconnu depuis fort longtemps que le microbe seul ne suffit pas pour engendrer la tuberculose, mais qu'il faut en plus que ce microbe trouve dans l'organisme un **point faible** pour pouvoir s'y loger et s'étendre, **un terrain favorable** pour pouvoir s'y développer ainsi que les autres microbes, tels que les pneumocoques et les streptocoques. Pour que le bacille de Koch devienne virulent à l'égard de l'individu, il faut que cet individu se trouve dans un état d'infériorité très marquée, que la nutrition générale soit désorganisée et que le sang soit vicié, car ordinairement l'individu est bien défendu par la nature contre les microbes.

Comment agit la nature. — Dans l'organisme, il existe des cellules, nommées *phagocytes*, qui possèdent le pouvoir d'englober les bacilles et de les rendre inoffensifs. Les cellules phagocytes, qui se produisent en quantité considérable, sont en outre aidées par le tissu environnant, qui entre en lutte contre les bacilles. Il se forme un tissu conjonctif, un tissu fibreux qui s'oppose au développement du foyer tuberculeux. Toute l'économie contribue à fabriquer un contre-poison, *des antitoxines*, qui neutralisent l'effet nuisible des microbes.

Pour bien comprendre la barrière qu'oppose la nature à la marche de cette terrible maladie, nous allons exposer son évolution. Nous avons dit que la phtisie peut évoluer très rapidement : c'est la phtisie galopante. Ces cas sont heureusement rares. Le plus souvent, la maladie prend plusieurs années pour accomplir son évolution. On distingue trois périodes et les infections qui en résultent sont des infections très différentes.

Première période. — Les bacilles tuberculeux s'arrêtent au poumon et forment des tubercules. Si l'individu est faible, surmené, fatigué, il offre un *terrain* favorable à l'envahissement. Les bacilles s'y développent et couvrent de tubercules une grande partie des poumons, quelquefois tout le poumon. *C'est la période la plus longue.* Mais les éléments de notre tissu entrent alors en lutte contre les bacilles de Koch et s'opposeront

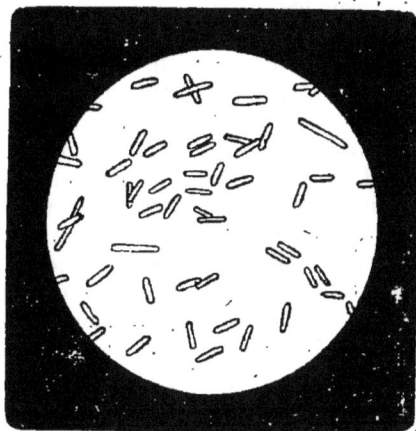

FIG. 394. — Bacilles de Koch.

à leur propagation. Si le tissu est assez énergique, il formera une barrière de résistance suffisante et les bacilles seront détruits. Mais lorsque le terrain, au contraire, offre des points faibles, les bacilles se

multiplieront et formeront un foyer tuberculeux qui tendra à s'agrandir.
C'est alors que les tissus environnant ce foyer tuberculeux entrent
en lutte, à leur tour, et s'opposent à la propagation du foyer tuberculeux en neutralisant selon leur force les poisons par des contre-poisons.
Si leur énergie est suffisante, ils resteront victorieux : le foyer tuberculeux est isolé! Le tissu résistant le tiendra énergiquement empri-
sonné et le rendra inoffensif pour le malade, même si le foyer tuberculeux existait longtemps. A cette période, on n'est pas phtisique, mais
tuberculeux, et le *traitement calcifiant* préconisé ici empêchera l'invasion
des bacilles et donnera une guérison radicale parce qu'il fortifie le
« terrain », favorise la défense et augmente la sécrétion des antitoxines
naturelles.

Deuxième période. — Lorsque le tuberculeux se néglige et se soigne
mal, lorsque les tissus environnants n'ont pas eu assez de résistance, les
bacilles se multiplient, le foyer tuber-
culeux s'agrandit de plus en plus,
mais le tissu éloigné offre encore une
nouvelle résistance très grande à l'invasion. Si le bacille est victorieux, il
étend encore son invasion, le poison
tuberculeux se diffuse de plus en plus,
les tissus éloignés sont atteints; alors
les tubercules commencent à se décomposer, à se ramollir et on en
trouve les débris dans les crachats.
Même à ce moment, les bacilles trouveront encore une grande résistance
dans la force réunie de l'organisme
tout entier, lequel cherchera à neutraliser les poisons tuberculeux par
le contre-poison, les *antitoxines*, qu'il
sécrète. A ce moment si l'on fournit
à l'organisme des matériaux nécessaires pour soutenir la lutte, il sortira
victorieux même à cette période; il

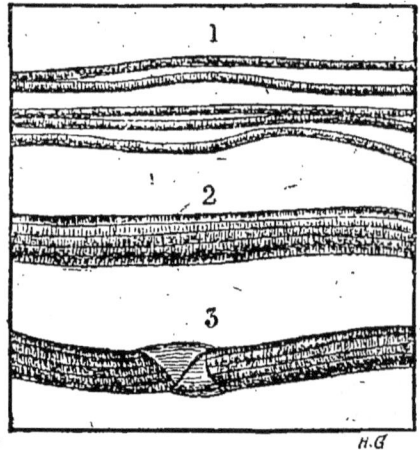

Fig. 395. — Tissu musculaire strié.

1. Fibres musculaires striées
2.-3. Les mêmes réunies en faisceaux.

neutralisera les poisons, résistera aux bacilles et les rendra inactifs. L'individu aura des foyers tuberculeux, mais son état général sera bon, la
nutrition générale ne sera pas altérée, le foyer finira par se cicatriser et
le malade guérira. Le *traitement calcifiant* soutiendra la nutrition générale, aidera la nature à former des cellules phagocytes qui éviteront la
destruction du tissu pulmonaire et arrêteront sûrement les ravages des
bacilles et des toxines.

Troisième période. — Les tubercules sont complètement décomposés,
se détachent et sont rejetés dehors avec les crachats. Le tissu pulmonaire
est profondément altéré et le poumon est détruit en partie. A la place des
tubercules, ramollis et détachés, il reste des cavités, nommées *cavernes*,
dans lesquelles la purulence se continue par la culture des *streptocoques*
et autres microbes. *C'est la phtisie.* L'œuvre de destruction se continue, le tissu pulmonaire est détruit de plus en plus, un poumon entier
est complètement ravagé. Même à cette période, il ne faut pas se

décourager et avoir recours au *traitement calcifiant* qui peut sauver le malade.

On connaît plusieurs phtisiques qui ont perdu un poumon entier et qui se sont guéris. La respiration, l'échange de l'air se fait par un seul poumon et ils vivent.

Traitement calcifiant. — *Quel traitement faut-il instituer pour combattre énergiquement la maladie?*

Il faut un traitement énergique, capable de seconder la nature, pouvant favoriser la formation des antitoxines, qui neutralisent les poisons des bacilles.

En un mot, favoriser la défense de l'organisme et rendre le « **terrain** » de plus en plus réfractaire aux bacilles.

Le traitement antituberculeux *calcifiant* est basé sur la théorie suivante : *aider la nature, fortifier le terrain, multiplier les forces, favoriser la formation des cellules phagocytes* qui absorbent les bacilles et paralysent leur action.

Ce *traitement calcifiant* nous a donné des résultats très satisfaisants. Les améliorations que nous y avons apportées, en nous basant sur les expériences acquises, nous permettent de dire que c'est le seul traitement efficace dans la guérison de la tuberculose même très avancée. Les chances de guérison définitive sont d'autant plus nombreuses qu'il a été institué de bonne heure. Même dans les cas désespérés, le *traitement calcifiant* donnera une grande amélioration et offre toutes les chances pour qu'il se forme une cicatrice intérieure, c'est-à-dire que le malade arrive à une guérison satisfaisante, ayant conservé la plus grande partie de ses poumons.

Traitement. Soins hygiéniques. Régime Biologique des tuberculeux. — Cesser tout travail, habiter la campagne, la montagne, le bord de la mer et un logement bien aéré. Avant tout, il faut que la digestion soit normale, que l'estomac reste toujours en bon état. A cet effet, le malade évitera les corps gras, l'huile de foie de morue, etc., et de temps en temps prendra une cuillerée à café d'*Elixir Spark* pour empêcher les vomissements. Il se nourrira bien, il mangera souvent et choisira des aliments qui se digèrent vite, en un mot il pratiquera la **suralimentation**. Dans toutes les maladies du poumon le malade subit de très grandes pertes en matières azotées et en sels minéraux. Son régime doit donc avoir pour but de réparer les pertes quotidiennes en choisissant pour son alimentation des substances riches en azote, en phosphates et autres sels minéraux. Mais cette suralimentation doit être pratiquée avec prudence et méthode et sans aucun gavage qui fatiguera le malade et sera plus nuisible qu'utile. De tous les régimes préconisés nous conseillons vivement le régime suivant qui convient admirablement bien dans cette maladie : supprimer toutes les boissons fermentées : le vin, le cidre, le poiré, les liqueurs, l'eau-de-vie et tous les alcools; supprimer les salades, le *vinaigre*, les fruits acides, les oranges, les citrons, etc., parce que les acides nuisent à l'action calcifiante du traitement; supprimer les fromages fermentés. On donnera au malade des **œufs**, du **lait**, des **légumineux**, des **céréales** et des **viandes crues** et cuites.

Les œufs seront donnés sous toutes les formes, mais principalement des jaunes d'œufs crus qu'on peut diluer dans une boisson, comme le lait de poule, ou tel quel, en l'aromatisant à volonté. Le *lait* sera bu froid ou tiède en l'aromatisant avec du kirsch, rhum, fleur d'oranger, etc., ou sous forme de bouillies et potages légers avec la *Tarvine* et entremets farineux. (Il est toujours utile d'ajouter au lait une farine alimentaire lorsqu'on doit en consommer une certaine quantité.)

La viande. — On la donnera crue, en jus ou pulpée. Elle agit et comme aliment et comme médicament. On l'avale sans mâcher et par petites quantités avec de la confiture, roulée dans du sucre ou diluée dans un potage préparé avec la *Tarvine*. On prendra la viande crue toujours avec du sucre ou avec des farineux; la quantité doit varier de 100 à 120 grammes, sans dépasser 150 grammes par jour.

Le poisson. — On choisira le poisson de mer, les crustacés, le caviar, les laitances, les anchois salés, les harengs salés ou fumés, les sardines à l'huile.

Les légumineux sont indispensables parce qu'ils contiennent du phosphore organique et possèdent des propriétés antiputrides. On choisira les pommes de terre, les pois, les lentilles, toujours bien cuits et toujours réduits en purée. Les légumes aqueux sont également utiles par le fer et les sels minéraux qu'ils contiennent et pour combattre la constipation. On les donnera si le malade ne souffre pas d'entérite. Manger des pâtes alimentaires, des confitures, des fruits, mais toujours cuits. Supprimer complètement la viande fumée, le jambon fumé, les corps gras, les sauces, les poudres de viande et les sucs de viande du commerce, les viandes faisandées, le gibier, le saumon, le thon, le maquereau, les coquillages, les choux, l'oseille, les tomates. Les corps gras sont fatigants et ne conviennent pas pour ce traitement, il faut les éviter le plus possible. Comme boisson il faut recommander des infusions aromatiques de camomille, de menthe, de tilleul, d'anis, le thé léger, la bière anglaise, la bière de Malt. On peut permettre un peu de vin de Bordeaux et un peu d'eau-de-vie si elle est bien rectifiée et un peu de café. Mais si le malade éprouve des congestions, des palpitations et en cas d'hémorragie il faut supprimer le vin et le café.

Appétit: Exciter l'appétit avec les épices, les sauces. Manger *beaucoup* de viande et *beaucoup* d'œufs, mais *peu* de légumes. Tous les jours manger de la viande crue. Alterner la pulpe de viande crue avec du *suc frais de viande crue* que l'on doit préparer *soi-même*. Pour préparer la pulpe, racler la viande avec un couteau, écraser les raclures dans un mortier avec un pilon et passer à travers un tamis pour obtenir une pulpe sans grumeaux; on la donne roulée dans du sucre ou avec une purée de lentilles. — Les sucs et les poudres de viande du commerce sont absolument défendus. Boire toujours chaud. Faire cinq repas par jour. Si le malade a de la fièvre, faire des repas plus légers et en plus grand nombre.

Exemple d'un menu.

1er Repas, petit déjeuner : Café au lait ou lait avec la *Tarvine* et pain grillé sans beurre; deux œufs crus ou à la coque avec un peu de pain; viande froide; thé léger ou un verre d'eau (choisir une eau alcaline non gazeuse parce que l'eau gazeuse nuit au traitement).

2e Repas, à 10 heures : Deux cuillerées de viande crue pulpée dans du bouillon ou dans du sucre et thé léger.

3e Repas, déjeuner à midi : Pulpe de viande ou jus de viande crue;

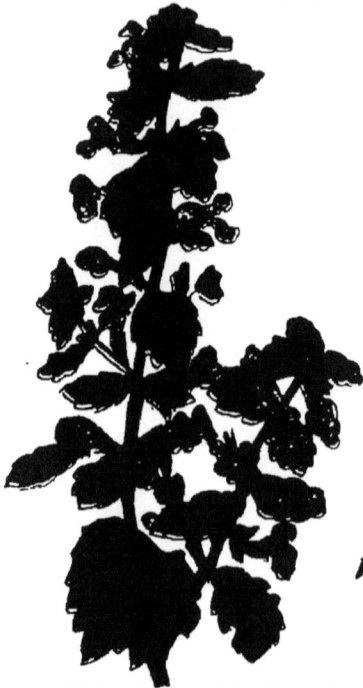

BALLOTTE OU MARRUBE NOIR

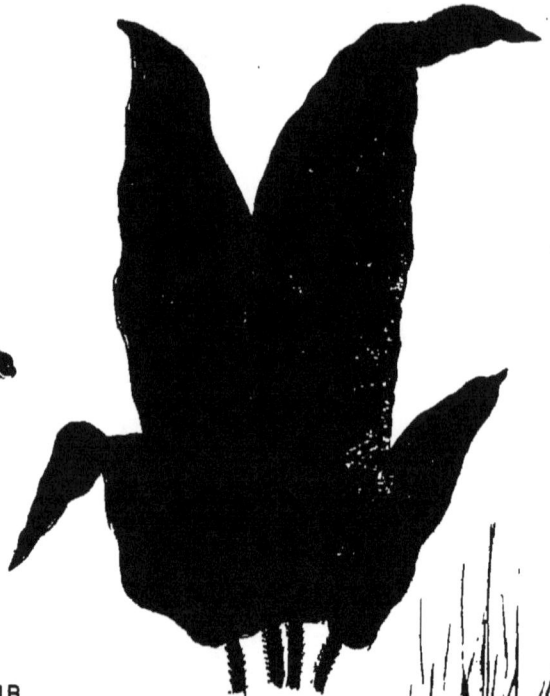

SCOLOPENDRE

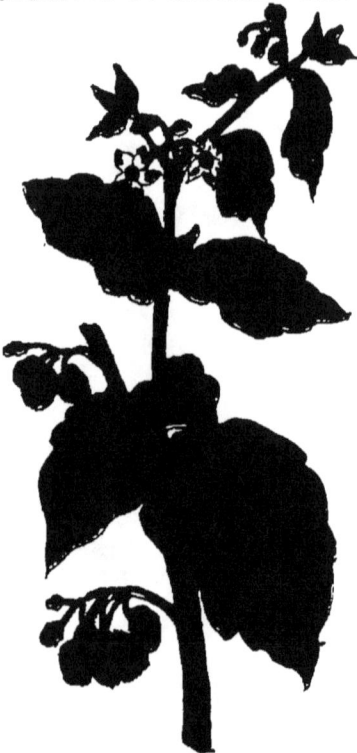

MORELLE NOIRE

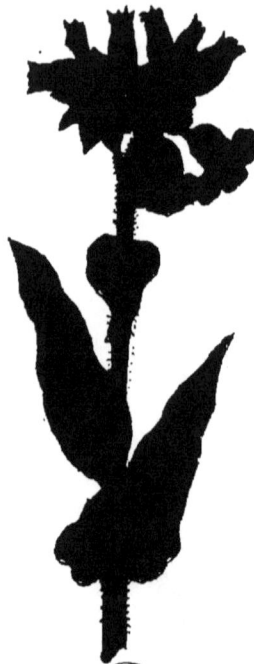

PULMONAIRE
HERBE AUX POUMONS

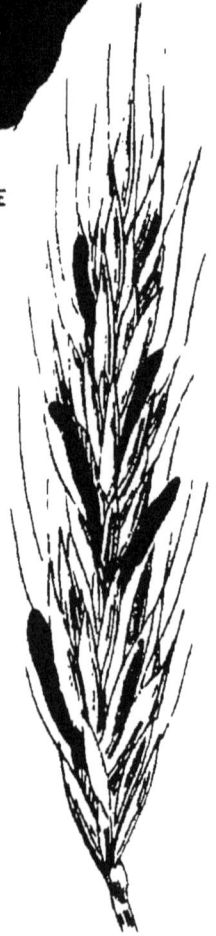

SEIGLE ERGOTÉ

viande maigre; un ou deux jaunes d'œufs ou poisson; un légume, fromage et compote, très peu de pain et beaucoup de pommes de terre.

4° *Repas, à 4 heures :* Une tasse de *Tarvine* au lait ou une bouillie de *Tarvine;* biscuits ou pain, deux jaunes d'œufs (le blanc d'œuf peut être pris de temps en temps, mais lorsqu'on le prend souvent il a l'inconvénient de donner des produits toxiques dans l'intestin; c'est pourquoi on l'élimine dans ce régime) ou viande pulpée; thé léger.

5° *Repas, dîner à 7 heures :* Bouillon avec pâtes d'Italie; viande, légume, fruits cuits ou confiture.

Remplacer souvent le pain qui se digère difficilement par des pommes de terre.

Tous les soirs, avant de se coucher, boire un verre d'eau tiède ou de thé léger. On peut sucrer à volonté; la nuit boire du lait. Garder la chambre et ne pas sortir si la température dépasse 37°; s'il y a un peu de fièvre, si la température est de 39°, il faut garder le lit et cesser le traitement interne pendant quelques jours. On le reprendra lorsque la fièvre aura diminué. Habiter une chambre bien aérée et y coucher seul pour avoir beaucoup d'air pendant le sommeil; supprimer les meubles inutiles, les tentures. Balayer et essuyer avec un torchon humide, jamais à sec; désinfecter la chambre pendant l'absence du malade; porter une chemise et un caleçon de laine; pas de corset, pas de robe à traîne. Pour la nuit, laisser la fenêtre un peu ouverte pour renouveler l'air, mais se couvrir bien pour éviter un refroidissement. Ne pas fumer; laver la bouche avec le *Dentifrice Rodol* pour la désinfecter et nettoyer souvent les dents; nettoyer souvent les mains. Parler doucement et à certaine distance; après une crise de toux, rester couché horizontalement sans oreiller pour faciliter l'expulsion des crachats.

Repos. — Rester couché douze heures; en plus, se reposer (rester allongé) une demi-heure avant le repas de midi et un peu dans l'après-midi. Faire des promenades à pied ou en voiture de dix heures à midi et de cinq à sept heures.

S'il y a diarrhée, il faut cesser le traitement interne et boire du jus de viande, du lait *bouilli* coupé avec une ou deux cuillerées à soupe d'*Eau de Chaux Médicinale.* Contre la constipation, on prendra un peu d'*Elixir Spark* ou de la *Magnésie calcinée.*

Tous les jours, matin et soir, faire des frictions sur tout le corps avec de l'*alcool de Lavande;* en cas de fièvre, on fera des frictions avec l'alcool de Lavande additionné d'un peu de vinaigre.

Porter des vêtements de laine afin d'éviter la sensation des changements brusques de température. Les pieds et la poitrine seront tenus chaudement.

Lorsqu'on tousse, mettre devant la bouche un mouchoir pour ne pas projeter des particules de crachats. Cracher toujours, même lorsqu'on est dehors, dans un crachoir fermé contenant une solution de sublimé ou dans un mouchoir, aussi bien pour ne pas propager les microbes autour de soi que pour éviter à soi-même une réinfection par un milieu que le malade sature de microbes. Le mouchoir sera bouilli avant de le mettre avec le linge à laver. Ne pas ravaler ses crachats qui vont infecter inutilement le tube digestif. Ne pas vider le crachoir sur le fumier, dans la cour et dans le jardin. Avant de vider le crachoir, faire bouillir le contenu

20

au moins un quart d'heure et le vider dans les water-closets; faire bouillir ensuite le crachoir dans une solution de cristaux de soude.

Traitement calcifiant. — Le traitement comprend une médication interne et un traitement externe qu'il faut observer avec une rigoureuse exactitude.

Traitement interne. — A l'intérieur, le malade prendra tous les jours, avant chaque repas, une cuillerée à soupe d'*Echtinol Rezall*. Après chaque cuillerée, absorber une bonne gorgée d'eau. Matin et soir, prendre, dans un peu de lait ou de l'eau sucrée, un cachet de *Tanoline Kal*. Après les repas et dans la journée, prendre le *Triogène For* comme tonique reconstituant. Calmer la toux avec le *Sirop Mérol*. — *Doses pour enfants* : Aux enfants, on doit donner une cuillerée à café ou à dessert, suivant l'âge, d'*Echtinol Rezall* et un cachet de *Tanoline* en deux fois. On casse le cachet et on donne la poudre délayée dans un peu d'eau, en deux fois. Calmer la toux avec le *Sirop Grindelia*. Comme tonique, on donnera le *Sirop Tannodol* ou le *Triogène For*.

Traitement externe. — Pour la nuit, laisser évaporer une à deux cuillerées à soupe d'*Atmoseptine* de la manière suivante : on verse une cuillerée d'*Atmoseptine* avec autant d'eau dans une petite assiette ou soucoupe que l'on place sur une veilleuse. Sous l'influence de la chaleur, le liquide s'évapore et forme une atmosphère antiseptique d'une efficacité merveilleuse. Pour la journée, on verse une à deux cuillerées à soupe d'*Atmoseptine* dans une assiette, mais sans ajouter de l'eau et sans la chauffer afin d'obtenir une évaporation très lente. L'*Atmoseptine* est un antibacille et antimicrobe d'une puissance supérieure à tout ce qui existe. Il préserve l'entourage et contribue à la guérison du malade.

Le traitement calcifiant est tout à fait inoffensif et ne détermine ni inflammation, ni fièvre, ni douleur. Il n'est pas corrosif et produit une désinfection sûre et sans danger. L'amélioration s'acquiert en peu de temps. Il arrête la suppuration, diminue les bacilles, abaisse la température. L'analyse bactériologique des crachats prouve que les sécrétions purulentes sont modifiées, les pneumocoques et les staphylocoques diminuent, puis disparaissent, parce que ce traitement présente l'obstacle le plus énergique à leur évolution. C'est le plus puissant reconstituant connu qui active la nutrition générale et l'assimilation. Le **traitement calcifiant** constitue le véritable remède spécifique de la tuberculose que l'on doit employer comme curatif et comme **prophylactique**. Sous son influence, l'amélioration s'obtient en peu de temps, il arrête l'évolution des tubercules et rend le terrain stérile. L'appétit revient et l'on constate une augmentation du poids. Les quintes de toux diminuent et cessent, la fièvre hectique, les sueurs s'amendent et disparaissent. C'est le plus **puissant** remède pour modifier le terrain, calcifier les tubercules et remplir les cavernes. Les globules blancs mononucléaires, qui détruisent la toxicité des bacilles et de différentes bactéries, augmentent en grand nombre. En un mot, ce traitement constitue le meilleur défenseur du « terrain » contre l'envahissement des microbes.

Il est important que le malade se soumette au traitement le plus vite possible. Lorsque la poitrine est faible, surtout chez ceux qui ont un tuberculeux dans la famille, il faut se soumettre au traitement dès qu'on se sent faible et oppressé, même lorsqu'on ne tousse pas. Il ne faut pas oublier que la tuberculose reste longtemps cachée et lorsqu'on éprouve des symptômes plus caractéristiques, la tuberculose est déjà souvent avancée.

Hygiène préventive. Prophylaxie (grec *prophulassein*, préserver). — Pour se préserver de la tuberculose, on doit se souvenir que les forces naturelles ont une limite et qu'il faut les ménager pour ne pas affaiblir la résistance. Notre organisme est toujours exposé aux intoxications et aux auto-intoxications par les poisons qui se forment pendant les combustions organiques.

Lorsque nous sommes en bonne santé et jeunes. nos organes possèdent toute leur élasticité, accomplissent normalemer eurs fonctions et tous les poisons du corps sont éliminés.

Mais si nos forces sont prématurément usées par les abus de toutes sortes, par les surmenages, par les fatigues, les reins et le foie n'ont plus la même activité, les poisons s'éliminent mal; l'organisme résiste mal contre l'intoxication et l'auto-intoxication qui amènent la déchéance organique.

L'alimentation doit être suffisante pour réparer les forces et l'usure de nos organes. Aérer souvent l'habitation et observer l'hygiène du corps. Se méfier des appartements dans les villes d'eau fréquentées par les phtisiques. Pour la chambre à coucher, choisir une grande pièce dont la fenêtre sera ouverte le jour et entr'ouverte la nuit, au besoin on mettra un paravent devant le lit; respirer par le nez, ne pas porter de foulard, ne pas boire de lait *cru* mais bouilli au moins pendant dix minutes et le consommer en vingt-quatre heures; le beurre contient le bacille s'il n'est pas préparé avec du lait stérilisé. Ne pas manger d'abatis ou viscères d'animaux, surtout le foie de volaille, à moins qu'ils soient très cuits, parce qu'ils sont souvent tuberculeux par les crachats tuberculeux qui se trouvent sur le fumier, les cours des jardins, et que la cuisson insuffisante n'a pas détruit. Du reste, on reconnaît la présence des microbes par les petits grains blancs dont le foie et les viscères sont marqués. S'abstenir complètement de l'alcool, des amers, des apéritifs, de bitter, d'absinthe; se bien nourrir; tenir dans une extrême propreté les vêtements, les meubles, l'appartement; ne tolérer aucune poussière; faire de l'exercice au grand air, sport, gymnastique : éviter le surmenage, l'excès sportif. Si l'enfant est faible, lui faire vivre la vie simple et naturelle des paysans, vie aux champs en plein soleil, et lui faire faire un exercice musculaire.

Ne pas faire manger aucun oiseau dans sa bouche; éloigner les animaux qui toussent et les faire abattre s'ils sont reconnus tuberculeux par le vétérinaire.

Chaque jour faire quelques exercices; si dans l'atelier ou le bureau il y a un tousseur, l'obliger de cracher dans un crachoir contenant un liquide antiseptique, car le voisinage des tuberculeux et l'atmosphère qui est toujours chargée de bacilles de Koch sont moins dangereux que la contagion indirecte.

Ne pas manger des fruits ou gâteaux qui ont fait ou qui font l'étalage.

Pour le dehors, éviter tout contact avec une personne tuberculeuse ou suspecte, ne pas embrasser un inconnu, ne pas laisser embrasser un enfant par un inconnu.

Défendre aux enfants de jouer avec la terre dans les lieux, jardins, promenades, car il peut y avoir des crachats de phtisiques; défendre de porter les doigts à la bouche et au nez, mordre les ongles; dès la rentrée, laver les mains, frotter les ongles avec savon et eau chaude; lavage et savonnage également avant les repas.

Désinfecter l'appartement qu'on doit habiter. Voir *Désinfection*.

Défendre à l'enfant de porter les doigts dans le nez et dans la bouche, parce qu'il peut ainsi transporter la poussière tuberculeuse de l'appartement. Balayer l'appartement avec un linge humide; désinfecter le linge avec eau bouillante et eau de Javel; aérer souvent le logement; désinfecter les draps, les matelas à l'étuve. Si le tuberculeux ne fait pas partie de la famille on doit l'éloigner de la maison.

Hygiène générale pour ceux qui vivent avec un tuberculeux. — Observer une grande propreté; laver souvent les mains, surtout avant les repas; brosser et savonner les ongles si on a touché à un objet appartenant au malade, verre, crachoir; les objets de table du malade et son service de table seront lavés à part à l'eau bouillante; laver son linge à part. Après la maladie, désinfecter tous les objets ayant servi au malade; les linges doivent être trempés dans un liquide et portés à l'ébullition prolongée ou bien les brûler s'ils sont sans valeur.

Le tuberculeux ne doit ni jouer, ni embrasser, ni caresser les enfants; on doit séjourner le moins possible dans sa chambre; ne pas coucher dans sa chambre et raison de plus dans le même lit. Désinfecter le linge avec l'eau bouillante et l'eau de Javel. Aérer souvent le logement et le désinfecter de temps en temps au formol et soufre. Désinfecter le linge, les draps, les matelas à l'étuve.

Hygiène pour les enfants des tuberculeux. — Si les parents sont phtisiques, éloigner l'enfant, l'élever à la campagne et lui faire vivre une vie naturelle: toute la journée aux champs et exposé au soleil. L'habituer au froid, donner des bains froids; en hiver habiter à Cannes ou Menton; en été, choisir les plages de l'Océan ou de la Manche, Arcachon, Biarritz, une station de haute altitude, mais éviter la vie de sanatorium.

Éviter à l'enfant les internats des lycées; choisir une profession qui permette de vivre au grand air : l'agriculture, la sylviculture, etc.

Avis très important. — Le suc de viande crue étant très utile pour ce traitement, le malade devra en prendre tous les jours. Il faut le prendre avec un peu d'eau froide ou avec beaucoup de sucre. Ne pas oublier que l'eau chaude coagule le suc et détruit toutes ses propriétés. Il faut prendre 200 grammes de suc de viande crue que l'on *doit* préparer soi-même. Le suc vendu dans le commerce est nuisible, parce qu'il peut contenir des microbes de décomposition et de fermentation; le *bactérium* termo-microbe de la putréfaction, se trouve souvent en menace de se trouver dans tous les sucs et poudres de viande en conserve.

1113. — TUMEURS. — Grosseurs qui se produisent anormalement à la surface ou à l'intérieur du corps. On les divise en *bénignes* qui sont gênantes seulement par leur volume, telles que les *lipomes*, les *fibromes*, et en *malignes* qui progressent très vite et s'ulcèrent facilement. Elles ont une origine microbienne; l'hérédité n'est pas fatale.

TUMEURS ADÉNOÏDES. — Voir *Végétations adénoïdes.*

1114. — TUMEURS BLANCHES. — D'origine tuberculeuse, les tumeurs blanches affectent surtout les jointures et forment des abcès qui suppurent ; elles se produisent à l'épaule, au coude, au poignet, mais surtout aux genoux et aux pieds ; la tumeur blanche à la hanche porte le nom de *Coxalgie*.

En général, elles débutent par des douleurs sourdes, puis la peau et les chairs se gonflent, s'enflamment, l'articulation et les tissus voisins sont très douloureux, le moindre mouvement de la jointure ou une légère pression sur les os provoquent une douleur extrêmement sensible, il se produit une sorte d'empâtement entre les surfaces articulaires, quelquefois même l'épanchement d'un liquide, et la tumeur aboutit par la suppuration. On constate alors que l'os est carié et la surface de l'articulation est couverte de fongosités tuberculeuses. Cette maladie est très longue à guérir et laisse une ankylose de la jointure. Le malade peut devenir tuberculeux si la maladie n'est pas combattue par un traitement énergique. La *Scrofule*, le *Lymphatisme* et la *Syphilis* en sont les principales causes, mais elle peut être occasionnée par une contusion, une luxation, une arthrite blennorrhagique.

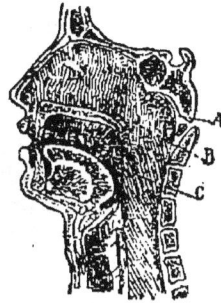

Fig. 396.
Tumeurs adénoïdes.
A. Végétations adénoïdes. — B. Orifice de la trompe d'Eustache. — C. Amygdale.

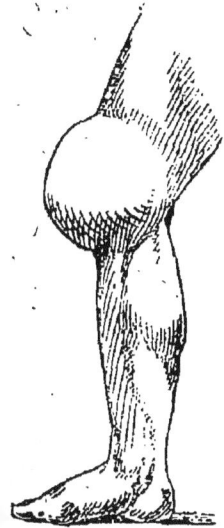

Fig. 397. — Tumeur blanche au genou.

Traitement. — Il consiste à immobiliser la partie malade dans un appareil spécial ; on fait des injections de chlorure de zinc, donner des bains salés. Le traitement interne doit comprendre le traitement calcifiant de la tuberculose, c'est-à-dire donner au malade l'*Echtinol Rezall*, le *Triogène For* et le *Sirop Tannodol*. Vie au grand air et séjour à la campagne.

TUMEUR DE L'ESTOMAC. — Voir *Ulcère de l'estomac.*

1115. — TUMEURS DE LA MATRICE. — Comme dans les autres organes, les tumeurs de la matrice se divisent en deux grandes classes : 1° *tumeurs bénignes* non cancéreuses : *fibromes, kystes, polypes ;* 2° *tumeurs malignes : cancers, carcinome, épithelioma*, etc. Voir ces mots.

TUMEUR DE LA LANGUE. — Exige souvent l'intervention chirurgicale.

1116. — TUMEURS DU SEIN. — Comme pour la matrice, les tumeurs du sein se divisent en bénignes et malignes. Les caractères principaux des tumeurs bénignes sont d'être indolentes, sauf pour les *névrosmes* qui sont très douloureux à la pression, et de se développer dans le tissu même du sein sans envahir la peau ni les ganglions. Ces tumeurs peuvent être facilement isolées et de la glande elle-même restée saine et de la peau qui glisse toujours aisément à la surface. Les tumeurs bénignes n'exercent aucune influence fâcheuse sur la santé générale, mais lorsqu'elles sont négligées ou mal soignées, elles aboutissent à la longue au cancer.

Les tumeurs malignes sont dures, adhèrent à la peau et provoquent l'engorgement des ganglions de l'aisselle. La malade éprouve des douleurs, des élancements et maigrit très vite; elle a les bras enflés, son teint est jaune.

Traitement. — Appliquer sur la tumeur l'*Emplâtre Fondant Darvet*, fondant par excellence, ou la *Pommade Fondante Darvet*. A l'intérieur, on doit prendre avant chaque repas une cuillerée à bouche de *Dépuratif Parnel;* après chaque repas, donner le *Triogène For* ou le *Vin Galar* pour tonifier l'organisme et pour s'opposer à la débilité générale. Pour éviter la constipation et régulariser les fonctions digestives, on prendra à la fin de chaque repas l'*Élixir Spark*.

TYMPAN (latin *tympanum*, tambour). — Voir *Oreilles*.

TYMPANITE. — Distension du ventre par les gaz de l'intestin.

1117. — TYPHLYTE et PÉRITYPHLYTE. — On désigne sous le nom de *typhlyte*, l'inflammation du cœcum et de son appendice. Elle a pour cause la constipation ou les corps indigestes tels que noyaux de fruits, pépins et autres corps étrangers qui arrivent dans le cœcum. Fortement constipé, le malade éprouve une douleur lorsqu'on exerce une pression sur le côté droit du bas-ventre.

Souvent l'inflammation augmente et il se forme un abcès qui s'ouvre, c'est la *pérityphlyte*. Le malade est pris alors subitement d'une forte fièvre et ses douleurs augmentent, cette maladie se guérit sans opération, elle exige le même traitement que l'appendicite. Voir *Appendicite*.

1118. — TYPHUS. — Cette maladie est infectieuse, contagieuse et épidémique, elle se déclare quand une grande agglomération est placée dans de mauvaises conditions hygiéniques, la misère, la saleté, la fatigue, les privations, la nourriture insuffisante, l'air vicié, comme on observe dans les bagnes, les prisons, et quelquefois dans les casernes et les vaisseaux. Elle débute par des frissons, des maux de tête, des douleurs, suivis d'une éruption de taches rosées, qui deviennent plus foncées sur tout le corps, sauf le visage. Le malade a un délire violent, avec perte de connaissance, suivie d'une hémorragie: la maladie peut se terminer par la mort. En cas de guérison, la fièvre tombe rapidement. Cette maladie est très contagieuse et le contact avec le malade est à redouter. On doit isoler soigneusement le malade pendant 15 à 20 jours; désinfecter rigoureusement au cours et à la fin de la maladie.

Traitement. — Au début, on administre des purgations et des vomitifs, ensuite on donne du *Sulfate de quinine* et des toniques : le *Triogène For*, le *Vin Galar* et des préparations à base de *Quinquina*. Améliorer les conditions hygiéniques.

Hygiène préventive. — Tenir les locaux bien propres, aérer le plus souvent possible partout où il y a agglomération, désinfecter tous les objets et vêtements.

U

ULCÉRATION (latin *ulcerationem*). — Formation d'ulcère.

ULCÉRATION DE LA LANGUE. — Survient à la suite d'une dent cariée (chicot dentaire), la tuberculose, la syphilis. Voir *Aphtes*.

ULCÈRE (latin *ulceris*, ulcère). — Plaie ouverte qui suppure et qui n'a pas de tendance à la cicatrisation. Se trouve à la surface externe de la peau et à l'intérieur de l'estomac.

1119. — ULCÈRES DE LA BOUCHE ET DE LA GORGE. — Pour les *ulcères* de la *bouche* et de la *gorge*, on les cicatrise en se gargarisant plusieurs fois par jour avec le *Gargarisme Antiseptique Jener* soit en laissant fondre dans la bouche, tous les jours, six à huit *Pastilles Antiseptiques Jener*. Au besoin, toucher les ulcères avec un pinceau trempé dans la teinture d'iode.

1120. — ULCÈRE DE L'ESTOMAC. — A la suite d'une *gastrite chronique*, les follicules dans le voisinage du *Pylore* se trouvent atteintes et il se produit une ulcération qui peut par extension embrasser tout le pourtour de l'organe; la surface muqueuse est alors gonflée. L'ulcère a pour cause l'hérédité, l'ingestion des boissons trop froides ou des aliments trop chauds et l'abus des alcools, l'anémie, la dyspepsie, la tuberculose. L'ulcère est une maladie sérieuse, mais qui guérit fréquemment si le traitement est bien approprié et si l'on observe le régime indiqué. Le malade atteint d'ulcère éprouve des douleurs affreuses au creux épigastrique, qui peuvent même se prolonger jusqu'à la région dorsale. La douleur est brûlante, lancinante ou bien sourde. Il vomit les aliments avec des glaires et du sang. Les aliments irritants exaspèrent le malade et augmentent ses souffrances. Il est pris souvent des accès qui le font souffrir énormément. Ses traits s'altèrent et il se tord courbé par la souffrance. Ensuite, surviennent les vomissements qui mettent un terme à ces souffrances pour quelques moments: ces vomissements surviennent après les repas et sont tantôt incolores, *vomissements pituiteux*, tantôt jaunes ou verts. Lorsqu'il y a vomissement de sang, il est souvent rejeté seul au lieu d'être mêlé aux aliments; la langue est épaisse, blanche, couverte d'un enduit, ou bien rouge, luisante.

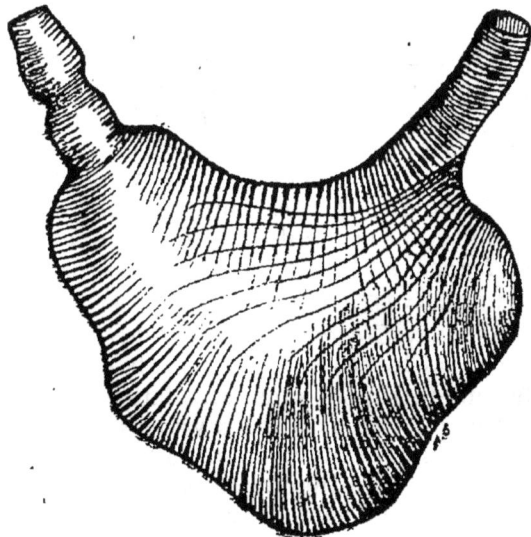

FIG. 398. — Dilatation de l'estomac.
Estomac dilaté par l'abus des aliments et des boissons.

Traitement. — On traite cette maladie par des lavages de l'estomac, mais cette méthode doit être abandonnée parce qu'elle est plus nuisible qu'utile; on a essayé l'eau de chaux et les alcalins, mais ces médicaments n'ont donné aucun résultat. Le meilleur moyen pour combattre cette maladie avec succès consiste à prendre, deux fois par jour, avant chaque repas une cuillerée à soupe de *Dépuratif Parnel* et une cuillerée à café d'*Elixir Spark* après chaque repas.

Régime. — Observer le régime *lacto-végétarien*, c'est-à-dire s'alimenter avec du lait et des végétaux. Le malade doit éviter les aliments solides et boire beaucoup de lait. S'alimenter avec la *Tarvine*, qui est un aliment phosphaté très reconstituant. Assainir l'eau de boisson avec la *Septiline* qui est très hygiénique.

Éviter les boissons alcooliques. Lorsque l'amélioration sera sensible on ajoutera des petites quantités de viande ou de poisson pour arriver au régime normal.

ULCÈRE DE LA GORGE. — Voir *Ulcère de la bouche.*

ULCÈRE DE LA LANGUE. — Voir *Ulcération de la langue.*

1121. — ULCÈRE DE LA MATRICE. — Pour les *ulcères de la matrice*, il faut faire, matin et soir, des injections avec deux litres d'eau bouillie chaude et une cuillerée à soupe de *Spyrol Leber*. Le soir en se couchant introduire dans le vagin un *Ovule Leber*. Purifier le sang avec le *Dépuratif Parnel*. Voir *Métrite.*

1122. — ULCÈRE SCROFULEUX. — C'est une plaie qui tend à s'accroître continuellement. Le sang étant profondément vicié, les abcès provoqués par la scrofule sont des plaies prêtes à prendre la forme et la marche de l'ulcère, c'est-à-dire qu'elles n'ont pas la moindre tendance à la cicatrisation.

Traitement. — Il faut tenir la plaie dans la plus grande propreté. Lotionner la plaie avec de *l'Eau Résolutive Soker*, essuyer légèrement et saupoudrer avec la *Poudre Cicatrisante Leber* qui hâte la cicatrisation; couvrir ensuite la plaie avec une bonne couche de coton hydrophile et fixer avec une bande en toile. Comme traitement interne, il faut prendre le *Dépuratif Parnel* pour purifier le sang et l'*Élixir Spark* pour activer la digestion et combattre la constipation. Si le malade est faible donner le *Triogène For* comme tonique fortifiant.

1123. — ULCÈRE VARIQUEUX DE JAMBES. *Ulcères fongueux, Ulcères phagédéniques.* — Ce sont des ulcères qui occupent le bas des jambes. Ils constituent la complication fréquente et pour ainsi dire fatale des varices. En effet, les tissus qui recouvrent les varices, étant mal nourris par un sang stagnant, deviennent faibles; il se forme des plaies qui suppurent continuellement sans vouloir se cicatriser et durent des mois ou des années forçant le malade à un repos absolu.

La constipation, les fatigues, le froid, l'obligation d'avoir les jambes toujours pliées. L'humidité, la scrofule, la tuberculose, prédisposent les varices à s'ulcérer. Les ulcères variqueux occasionnent de grandes souffrances, peuvent s'enflammer avec tendance à s'agrandir ou restent stationnaires.

Traitement. — Il consiste à lotionner matin et soir la plaie variqueuse avec l'*Eau Résolutive Soker* et saupoudrer ensuite avec la *Poudre Cicatrisante Leber*, couvrir avec une compresse de linge bien propre, envelopper le tout avec une bonne couche de coton hydrophile et fixer avec une bande. Il est utile de comprimer légèrement le membre

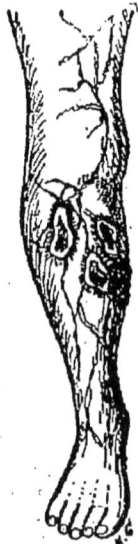

Fig. 399.
Ulcères variqueux.

malade avec une bande roulée et cela assez longtemps. Il faut tenir la plaie dans une propreté antiseptique absolue et toujours couverte pour éviter tout contact d'air. Contrairement au repos absolu que l'on conseille et qui est plutôt nuisible, il faut, pour hâter la guérison, un exercice modéré et masser doucement les bords de la plaie. Porter un bas de varice et éviter tout ce qui peut gêner la circulation. En cas de grossesse ou de relâchement abdominal, il faut porter une ceinture. Comme traitement interne, il faut prendre l'*Elixir Ducase* qui est souverain pour activer la circulation du sang et l'*Elixir Spark* pour régulariser les fonctions digestives ; ces deux médicaments sont indispensables pour purifier le sang et éliminer les humeurs âcres. Le *Triogène For* ou le *Vin Galar* est indiqué lorsque le malade est anémique ou éprouve des faiblesses.

1124. — UNGUIS (latin *unguis*, ongle). — Petit os mince transparent comme un ongle, situé dans la partie interne de l'orbite, sert à conduire les larmes dans les fosses nasales.

1125. — URÉMIE (de *urée* et grec *haima*, sang). — Lorsque les reins fonctionnent mal, l'urine est sécrétée en quantité insuffisante, devient épaisse et très foncée. L'urémie constitue une complication grave de l'albuminurie ; il se produit un véritable empoisonnement du sang par les déchets et résidus organiques non éliminés qui provoquent divers symptômes ; le malade est pris d'étouffements et d'accès de suffocation très graves, la respiration est irrégulière, d'abord très précipitée, ensuite lente et comme suspendue. On désigne cette respiration irrégulière sous le nom de rythme de *Cheyne Stokes*. Elle annonce souvent un danger imminent ; les troubles atteignent les fonctions digestives, le malade a des vomissements et des diarrhées, le cœur est dilaté, le foie est malade ; les pieds, les jambes, les cuisses sont enflés, le malade n'urine presque pas ; mais les plus graves des accidents sont les accidents cérébraux : le malade a des maux de tête violents, des convulsions dans les membres et peut être emporté par le coma.

Traitement. — Supprimer l'alimentation ordinaire et ne boire que des tisanes diurétiques : *Queues de Cerises, Chiendent, Stigmates de Maïs* ou mieux la *Tisane Orientale Soker*. Prendre chaque jour trois paquets de *Poudre Altérante Darvet*, chaque paquet dans une tasse de tisane pour laver le sang et lui enlever les produits toxiques. Donner des *lavements froids*, des *purgations*. Contre les accidents cérébraux faire poser des *ventouses*, des sangsues derrière l'oreille. La *caféine* ou la *théobromine* se sont montrées également très efficaces dans cette maladie.

URETÈRE (grec *ourein*, urine). — Canal qui débouche dans la vessie et y conduit l'urine.

URÈTRE. — Canal qui va de la vessie au méat urinaire.

URÉTRITE. — C'est la blennorrhagie localisée dans l'urètre. Voir *Blennorrhagie chez l'homme et chez la femme*.

1126. — URINES. — L'urine peut être plus ou moins chargée ou plus ou moins abondante selon l'état général de la santé. Trop chargée, elle indique une maladie des reins. Dans l'albuminurie l'urine mousse fortement, dans le diabète sucré, elle contient du sucre. La quantité d'urine émise en vingt-quatre heures est variable selon la quantité de boisson absorbée et le degré de transpiration.

La moyenne est d'environ 1 litre chez la femme et 1 litre 1/2 chez l'homme. Lorsqu'elle est au-dessous de 800 grammes et au-dessus de 1 litre 1/2, il y a lieu de craindre une altération de santé. Proportionnellement à leur taille, les enfants émettent plus d'urine que les adultes. A l'état de santé l'urine est jaunâtre, elle est incolore chez les diabétiques, dans les maladies nerveuses et en cas de migraines; pendant les fièvres elle est jaune foncée; dans les maladies du foie elle est jaune rougeâtre ou brun verdâtre; dans l'hématurie elle est rouge; elle est blanchâtre, graisseuse dans l'hématurie des pays chauds. L'acide phénique la colore en noir, la rhubarbe, le safran, la santonine, le séné en jaune, laissant des taches jaunâtres sur le linge. Son odeur est fétide, ammonia-cale dans

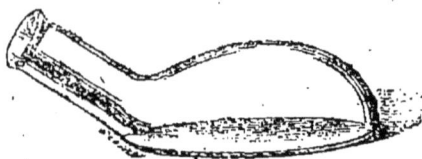

Fig. 400. — Analyse d'urine.

les maladies de vessie. A l'état normal l'urine est *acide*. Elle devient alcaline dans la cystite. On peut le constater avec le papier bleu tournesol, le papier

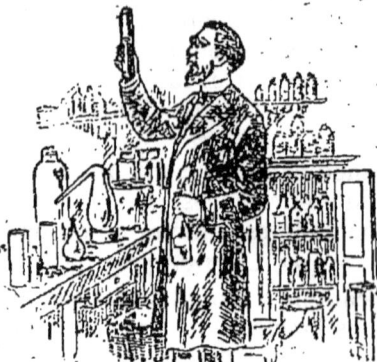

Fig. 401. — Urinal.

bleu rougit par l'urine acide, le papier rouge bleuit par l'urine alcaline; les bi-carbonates, les tartrates et les citrates rendent l'urine alcaline. Le dépôt rouge dans l'urine est dû à l'acide urique et aux urates. On l'observe dans la gravelle, la goutte; le dépôt blanc est dû au phosphate dans l'urine alcaline.

Albumine. — Pour la reconnaître, chauffer un peu d'urine dans un tube, l'albumine se coagule en flocons blanchâtres. Si l'on ajoute de l'acide azotique, le précipité persistera. Si le précipité est formé de phosphates, il sera au contraire dissous par l'acide ajouté.

Sucre. — Pour reconnaître le sucre on chauffe dans un tube 4 à 5 cent. cubes de liqueur cupro-potassique de Fehling, ensuite on ajoute l'urine sans mélanger les deux liquides; il se forme entre les deux liquides une couche rougeâtre.

Bile. — On reconnaît la bile de la manière suivante: Si l'urine est jaune, ajouter quelques gouttes d'acide chlorhydrique et du chloroforme, ce dernier se colore en jaune. Si l'urine est verdâtre on ajoute de l'éther qui se colore en vert.

Pus. — Verser de l'ammoniaque dans l'urine, le pus se précipite aux parois du vase.

1127. — URTICAIRE, Fièvre ortiée. — C'est une des affections les plus communes de la peau, caractérisée par l'apparition de plaques rosées ou blanches, presque dures, donnant lieu à une sensation de chaleur, de cuisson et de démangeaisons semblables à celles que produisent les piqûres d'orties. L'urticaire se localise sur toute la surface cutanée et sur les muqueuses. Lorsqu'on s'abstient de gratter, la démangeaison cesse, tout se

calme et redevient naturel, mais si on gratte ou frotte la peau, la démangeaison devient douloureuse et pénible. Les démangeaisons apparaissent
souvent plusieurs fois dans la même journée.

Lorsque la démangeaison apparaît brusquement et occupe une grande
partie de la peau, elle est toujours accompagnée de fièvre, *la fièvre ortiée*.
Outre les causes externes, telles que les piqûres d'ortie, de puces, de punaises,
de mouches, l'urticaire est provoquée par l'inflammation des organes digestifs chez des arthritiques et nerveux, par une *Gastrite* ou par une *Hépatite*.
Elle est très commune surtout chez ceux qui sont soumis à une alimentation irrégulière et défectueuse (mauvais lait, mauvaise nourriture); il faut
encore signaler ici l'influence de la *prédisposition* (l'idiosyncrasie); chez
un grand nombre de sujets, l'urticaire est déterminée par l'absorption de
certains aliments irritants pour lesquels la personne n'est pas disposée,
tels que : les poissons de mer, les coquillages, les moules, les écrevisses,
les huîtres, les homards, les escargots, la charcuterie, le jambon, le gibier,
les viandes salées, les fromages, les fraises, les framboises. Outre la fièvre
ortiée, l'urticaire peut provoquer des malaises, la diarrhée, des vomissements, et se montrer très rebelle lorsqu'on ne lui applique pas un traitement approprié.

Traitement. — Prendre un purgatif salin de sulfate de soude. (Si le
malade a absorbé des moules, donner un vomitif d'abord et une purgation ensuite.) Pour calmer les démangeaisons, faire des lotions avec de
l'eau vinaigrée ou de l'eau chargée de borate de soude, ensuite saupoudrer
la peau avec la poudre d'amidon, la poudre de talc ou la *Poudre Dermatique Jener*. Pendant quelques jours, observer la diète lactée et prendre
à chaque repas une cuillerée à café d'*Elixir Spark* qui est le meilleur
médicament pour guérir l'inflammation du foie et de l'estomac et pour
combattre la prédisposition. Assainir l'eau de boisson avec la *Septiline*
qui est très hygiénique. S'alimenter avec la *Tarvine*, aliment phosphaté
très utile pour laisser reposer l'estomac.

Hygiène préventive. — Prendre des bains d'amidon, des bains au
borate de soude (60 gr. par bain) ou des bains au *Sel du Pérou*; après le
bain, saupoudrer avec la *Poudre Dermatique Jener*. Éviter les aliments
qui provoquent l'urticaire et toutes les causes irritantes.

V

1128. — VACCIN. — Le vaccin est le liquide contenu dans les cloques
qu'on trouve sur les mamelles des génisses atteintes d'une maladie spéciale, le *cowpox*. Absorbé par la peau il se forme une éruption qui préserve l'individu de la variole. Pour préparer le vaccin on inocule à la
génisse le *cowpox* et on conserve le liquide dans des tubes, pour l'extraire
au moment du besoin. Le liquide des cloques d'un individu vacciné peut
également être employé comme vaccin, mais ce procédé de bras à bras a
été abandonné, avec juste raison, parce que le vaccin humain transmettait
à l'enfant les maladies dont était atteint l'individu qui avait fourni le vaccin. Le vaccin et son rôle contre la variole a été découvert en 1798 par
Edouard Jenner, médecin qui a vécu de 1749 à 1823.

Depuis qu'on emploie la vaccination, la variole a disparu presque entièrement. Voir *Variole*.

1129. — VACCINATION. — Pour préserver l'enfant de la variole, la vaccination constitue le seul moyen efficace d'éviter la contagion. Elle immunise la personne contre la variole pendant dix ans. La vaccination doit donc se faire tous les dix ans, c'est-à-dire à 10 ans à 20 ans et 30 ans, même s'il n'y a pas d'épidémie. On vaccine le nouveau-né à trois mois, en temps ordinaire, et dès les premiers jours de naissance, en cas d'épidémie, au bras, au mollet ou à la cuisse ; pour les filles, il est préférable de le faire au mollet. Pour que la cicatrice soit très atténuée, on peut également placer le vaccin tout à fait en haut du bras et en travers, trois piqûres à chaque bras sont suffisantes, si l'enfant a une tache d'envie (nœvus) il est utile de faire la vaccination sur le naevus qui disparaît quelquefois sous l'action de la vaccination. La vaccination ne présente aucun danger et peut être pratiquée en n'importe quelle saison. La vaccination consiste à faire trois petites piqûres ou éraillures à la peau avec une lancette ou vaccino-style trempée dans le *vaccin* afin d'inoculer ce virus spécial. L'usage du vaccino-style dont le prix est minime permet de changer d'instrument pour chaque enfant. On ne doit employer que du vaccin de génisse, le vaccin humain pouvant transmettre diverses maladies. L'inoculation du vaccin amène une légère fièvre pendant vingt-quatre ou quarante-huit heures. Lorsque le vaccin a pris, il se forme à la place de la piqûre, au bout de trois à quatre jours, une petite rougeur arrondie ; deux jours après, la rougeur a l'aspect d'un bouton renfermant un liquide ; peu à peu, un ou deux jours après, le bouton s'élargit, se déprime au centre et blanchit. Vers le neuvième jour le bouton est transformé en une cloque contenant du pus — *pustule* — la rougeur s'étend sur les trois vaccins et occasionne une lourdeur du membre et mène un peu de douleur au niveau des pustules. Huit à douze jours après, la pustule se dessèche et forme une croûte qui tombe au bout de 25 à 27 jours. Il reste une petite cicatrice indélébile ; pour calmer la douleur pendant la formation de la cloque avec du pus il suffit de faire prendre un à deux bains par jour, on empêche le frottement des cloques en les couvrant avec une toile qu'on maintient lâchement, afin d'éviter toute compression. En cas d'une forte inflammation saupoudrer la pustule avec de l'acide borique. Voir *Variole*.

VAGIN. — Voir *Anatomie*.

1130. — VAGINISME. — Il consiste en des douleurs aiguës que provoque chaque attouchement par suite des contractions spasmodiques des muscles, de la vulve et du vagin. La contraction peut-être assez forte pour gêner l'émission des urines et des selles. Ces douleurs déterminent, de la part de la femme, une résistance invincible que sa volonté même est impuissante à maîtriser. Ses causes sont des petites ulcérations de la vulve, du vagin et de la matrice, les hémorroïdes, les fissures, l'hystérie et les maladies nerveuses. Le vaginisme s'observe chez les femmes jeunes, nerveuses et lymphatiques. Il peut devenir une cause de stérilité.

Traitement. — Matin et soir, faire une injection vaginale avec deux litres d'eau bien *chaude* additionnée d'une grande cuillerée à soupe de

Spyrol Leber. Après chaque injection, saupoudrer les parties extérieurement avec la *Poudre Dermatique Jener*. Tous les soirs après l'injection introduire un *Ovule Leber*. Contre la constipation et les troubles gastro-intestinaux, prendre l'*Elixir Spark*. Contre l'appauvrissement du sang et l'état lymphatique prendre comme tonique fortifiant, le *Triogène For*. Comme antinerveux et calmant prendre le *Sédatif Tiber*. Observer le *Régime Biologique*. S'alimenter avec la *Tarvine*, aliment phosphaté très utile aux lymphatiques.

1131. — VAGINITE. — C'est l'inflammation du vagin qui se révèle par un écoulement purulent assez abondant, occasionné par des rapports sexuels douteux et qui tache le linge en vert; au début il n'y a qu'une sensation de chaleur, de cuisson, puis la sensation devient douloureuse, intense, l'inflammation gagne la vulve (voir *Vulvite*); la malade éprouve dans cette partie une tension et un gonflement qui l'empêchent de marcher. Les ganglions des aines s'engorgent, la tension gagne l'abdomen, se propage à la matrice ou bien se transmet à l'urètre; la malade éprouve une sensation de cuisson en urinant.

Traitement. — Ordinairement on traite cette maladie avec les *injections astringentes*, le *Copahu*, le *Cubèbe*. Mais ces médicaments sont très indigestes, donnent des maux d'estomac et fatiguent énormément; il faut préférer le traitement suivant qui guérit vite parce qu'il combat la cause même de la maladie. Faire des injections antiseptiques avec le *Spyrol Leber* ou l'*Aronine Nel* et de l'eau chaude deux à trois fois par jour, saupoudrer ensuite avec la *Poudre Dermatique Jener* qui calme les démangeaisons. Matin et soir prendre 3 à 4 capsules de *Santal Bline;* à chaque repas, prendre deux *Cachets Curatifs Darvet.*

Hygiène préventive. — Le meilleur moyen de se préserver d'une vaginite est de faire des injections au *Spyrol Leber* avant et surtout après un rapport sexuel douteux.

Le *Spyrol Leber* et les *Ovules Leber* agissent comme pansement antiseptique et cicatrisant de toutes les ulcérations et lésions des organes. Tous les jours prendre un bain de siège chaud et 2 à 3 grands bains par semaine.

1132. — VAISSEAUX CAPILLAIRES. — Les vaisseaux capillaires sont transparents et ont des parois très minces. Ils existent en très grand nombre dans le tissu. Aussi à la moindre blessure ou piqûre on atteint un vaisseau capillaire qui fait jaillir quelques gouttes de sang, ils font communiquer les artères avec les veines. Voir *Veines* et *Artères*.

1133. — VALVULES (latin *valvula*, petite porte). — Repli membraneux qui empêche les liquides de refluer et régularise leur marche. Les valvules des veines et les valvules du cœur empêchent le sang de venir en arrière.

VAPEUR (latin *vaporum*). — Troubles dus à des maladies nerveuses. Voir *Hystérie, Maux de nerfs.*

VAPORISATEUR. — Voir *Pulvérisateur.*

1134. — VAPORISATION. — Elle consiste à transformer un corps liquide ou solide en vapeur ou gaz. La vaporisation a pour but de répandre sur une partie du corps ou dans l'atmosphère des vapeurs médicamenteuses et antiseptiques, qui détruisent les miasmes nuisibles, ou des vapeurs odorantes, pour masquer la mauvaise odeur. Il existe plusieurs manières de produire des vapeurs. Pour répandre des vapeurs antiseptiques dans une pièce, on fait bouillir dans cette pièce deux à trois litres d'eau, dans lesquels on verse de temps en temps une cuillerée à soupe d'un mélange antiseptique. On procède ainsi pour saturer l'appartement des vapeurs de *goudron*, de *térébenthine*, d'*acide phénique*, d'*eucalyptus*, d'*atmoseptine*, etc. On jette sur le charbon ardent la substance à transformer en vapeur, telle que les résines, les baies de genièvre, le vinaigre, le goudron, le soufre, le sucre, etc. Lorsqu'on brûle du sucre il se forme des vapeurs qui contiennent des traces de formol. On peut également répandre dans l'air des vapeurs antiseptiques odorantes, en pulvérisant des liquides au moyen d'un appareil à pulvériser (*Pulvérisateur*). La pulvérisation est également employée dans les maladies des organes respiratoires lorsqu'on veut faire arriver à la muqueuse un antiseptique utile.

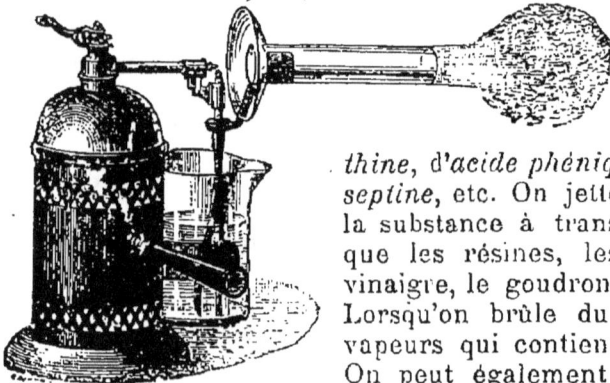

Fig. 402. —Vaporisateur.

1135. — VARICELLE. Petite vérole volante. — C'est une maladie contagieuse qui apparaît chez les enfants avant l'âge de 10 ans. Sans gravité et assez fréquente dans les écoles, elle est caractérisée par une éruption, sur le corps et la face, de petites vésicules ou boutons, contenant un liquide clair et transparent. Ces vésicules au bout de deux ou trois jours sèchent et se couvrent d'une petite croûte, à moins que l'enfant ne les écorche en se grattant, ce qui peut donner lieu à une inflammation et même à une suppuration; mais à l'état normal, ces petites croûtes tombent sans aucune suppuration. Au début, l'enfant a un peu de fièvre, un peu de courbature et de l'embarras gastrique. L'éruption apparaît après deux ou trois jours de ces malaises et dure généralement 15 jours. Les boutons rouges paraissent d'abord sur le milieu du corps, ensuite sur la figure (dans la *variole* et varioloïde, c'est le contraire qui a lieu).

Traitement. — Repos au lit, observer le régime lacté. Lorsque la fièvre est tombée l'enfant peut quitter le lit mais doit garder la chambre, pendant toute la durée de la maladie; graisser doucement le corps et la figure avec la vaseline pure et saupoudrer les petites ulcérations avec la poudre de talc ou la *Poudre Dermatique Jener*. Donner des bains pour calmer les démangeaisons. Donner des purgatifs légers. L'éruption dure quinze à vingt jours. Ne pas exposer le malade au refroidissement par crainte d'une néphrite (Voir ce mot). A cet effet on examinera de temps en temps les urines pour s'assurer qu'elles ne contiennent pas d'albumine. Avant la guérison complète, ne pas mettre en contact avec l'enfant malade des enfants bien portants, la maladie étant contagieuse. L'isolement doit être de 12 à 15 jours.

1136. — VARICES. — Plaies variqueuses. — On entend par varices le gonflement et la dilatation des veines de la jambe et des cuisses, qui sont devenues flexueuses sous la pression du sang. Les varices se montrent à la surface de la peau sous forme de longues ficelles noires dessinant des zigzags nombreux, rassemblés en pelotons épais qui font saillie sous la peau et rendent la marche pénible. Elles sont occasionnées par un relâchement des parois des veines qui manquent alors de tonicité suffisante pour se contracter et faire remonter le sang jusqu'au cœur; cette faiblesse est souvent héréditaire, mais elle peut être engendrée par la grossesse; par des tumeurs internes, qui compriment les vaisseaux; par l'engorgement des organes, qui pèsent sur les veines et gênent la circulation de retour; par le stationnement trop prolongé, par la constipation, par les jarretières, par les chaufferettes et par tout obstacle qui empêche le sang de remonter au cœur. Au début les varices n'occasionnent que de la gêne et de la pesanteur du membre et on peut les supporter facilement. Mais

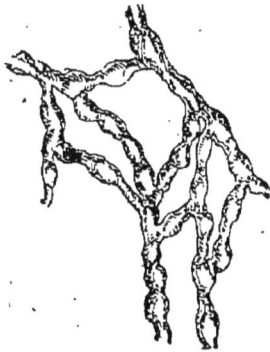

FIG. 403. — Veines atteintes de varices.

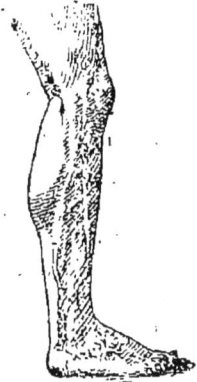

FIG. 404. — Varices de la jambe.

peu à peu les veines augmentent de volume et acquièrent des dimensions exagérées; après une marche, après le travail de la journée, les chevilles du pied et en général le bas de la jambe sont enflés, le malade a les jambes lourdes, éprouve des crampes dans les mollets, ainsi que des engourdissements et des picotements. On ne doit pas négliger les varices sinon on s'expose à des complications graves telles que l'hémorragie, la phlébite et l'ulcère variqueux. En effet, lorsque les veines sont volumineuses, les parois deviennent trop distendues, peuvent se rompre et laisser échapper du sang. Ces hémorragies répétées et affaiblissantes pour le malade peuvent aller quelquefois jusqu'à la syncope et la mort. Un coup, une fatigue, un choc, peuvent en outre provoquer une inflammation et des plaies, ce qui donne lieu à une *phlébite*, à un *ulcère variqueux*, deux complications très sérieuses.

Traitement. — Comme *traitement interne* il faut purifier le sang et activer la circulation avec l'*Elixir Ducase* qui est le meilleur spécifique des varices et d'une efficacité éprouvée. Les *Extraits végétaux* qui forment la base de l'*Elixir Ducase* ont une action stimulante sur les tuniques vasculaires et les nerfs vaso-moteurs. Son usage assouplit les tuniques et les valves des veines et rétablit la circulation.

Il est indispensable d'éviter la constipation et surtout l'inflammation du tube digestif et l'engorgement du foie si fréquents dans cette maladie. A cet effet on prendra l'*Elixir Spark* à la dose de 2 à 3 cuillerées à café. S'alimenter avec la *Tarvine*, aliment phosphaté très reconstituant;

en cas de faiblesse, d'anémie, il faut prendre le *Triogène For* qui est le meilleur tonique et reconstituant.

Traitement externe. — S'il y a des dartres ou des plaies, il faut lotionner la partie malade avec l'*Eau Résolutive Soker* et saupoudrer avec la *Poudre Spécifique Rock*. En cas de blessures ou d'hémorragies, il faut appliquer un tampon d'ouate ou, à défaut, un linge plié en deux ou quatre sur la place même de la blessure ou de l'hémorragie et serrer un peu fortement avec une bande. Si à la suite d'une fatigue excessive ou d'un accident, les jambes sont gonflées, le repos pendant quelques jours devient indispensable. On mettra sur les parties douloureuses des cataplasmes.

Hygiène préventive. — Dès qu'on s'aperçoit qu'on a des varices, il faut porter de bonne heure des bas de varices pour empêcher les varices de devenir volumineuses et surtout pour les prévenir d'ulcération. Porter des jarretelles, éviter de tenir longtemps les genoux pliés; pour faciliter la circulation, chercher toujours à avoir les jambes étendues et les pieds dans une position élevée. La nuit tenir les pieds élevés par un coussin. Tous les matins laver les pieds à l'eau froide pour tonifier les vaisseaux.

1137. — VARICES LYMPHATIQUES. — C'est la dilatation des vaisseaux lymphatiques. Elle est provoquée par un ver, la *filaire* et s'observe principalement dans les pays chauds.

Traitement. — On les soigne par la compression ou par l'intervention chirurgicale.

1138. — LE VARICOCELE. — Il est dû à une dilatation des veines qui accompagnent le cordon testiculaire, et forme d'un côté ou de deux côtés une saillie assez considérable avec bosselures.

FIG. 405. — Varices de la cuisse, de la jambe et du cou-de-pied.

Le malade éprouve une sensation de gêne et de pesanteur au testicule laquelle se propage le long du cordon et augmente après les exercices violents ou la fatigue ; dans certains cas, il y a des douleurs vives. Le siège de cette affection est à gauche; la constipation, l'inflammation du foie, la compression par un bandage mal mis et toute cause qui occasionne une mauvaise circulation du sang dans les parties basses amène petit à petit l'engorgement veineux qui aboutit, à la longue, aux varices et aux varicocèles. La tumeur peut comprimer le testicule et amener dans ce cas l'impuissance.

Traitement. — Pour activer la circulation et s'éviter toute stase de sang dans les parties basses, le malade prendra le *Dépuratif Parnel.* Il est indispensable de tenir le ventre dans un état de liberté constante et combattre la congestion de l'intestin, qui fait affluer le sang dans les veines du bassin et engorger les systèmes veineux des bourses. Dans

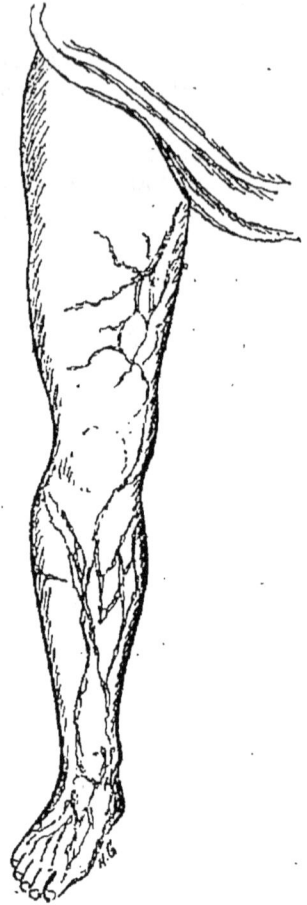

ce but il faut prendre l'*Elixir Spark* après chaque repas ou le soir en se couchant. S'alimenter avec la *Tarvine*, aliment phosphaté très reconstituant. Comme traitement local, appliquer tous les matins un peu de *Pommade Fondante Darvet*. Porter un bon suspensoir; le malade maintiendra les bourses relevées, ce qui fait dégonfler le varicocèle, et amène la cessation des douleurs dues au tiraillement des nerfs. Le malade évitera de se tenir immobile dans la même pose. Prendre des bains froids; sur la masse scrotale faire des ablutions d'eau froide qui resserre le tissu et réveille la tonicité des fibres musculaires; éviter

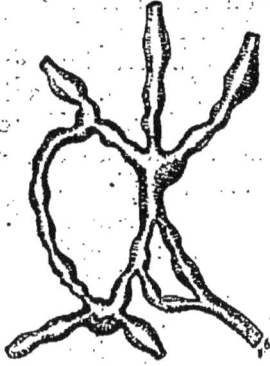

FIG. 406. — Veines qui ont perdu leur résistance (grossissement).

les bains chauds. La nuit, tenir le scrotum relevé au moyen d'un petit coussin placé sous les bourses, cela dissipera l'engorgement et les douleurs; observer le *Régime Biologique*.

1139. — VARIOLE. Petite vérole. — Fièvre contagieuse à tout âge et épidémique produisant une éruption de boutons au visage, au tronc et sur tous les membres. La maladie débute par une forte fièvre, des douleurs dans la partie inférieure de la colonne vertébrale, des violents maux de reins, la courbature, l'embarras gastrique, des maux de tête, des vomissements. L'enfant est agité et peut avoir du délire et même

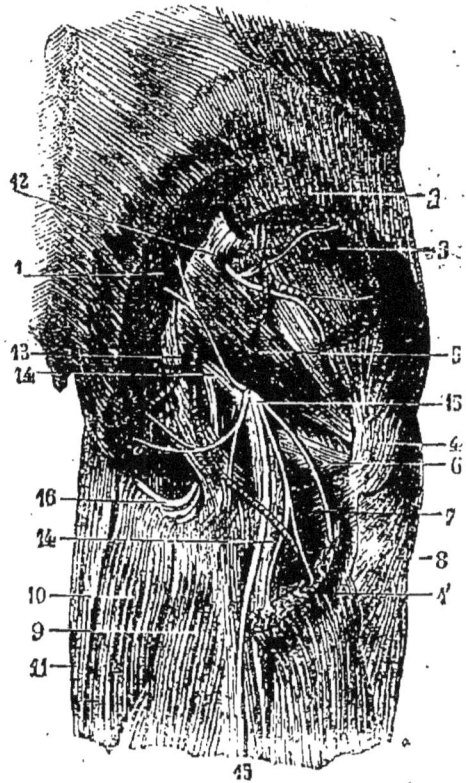

FIG. 407. — Muscles, vaisseaux et nerfs de la région postérieure de la fesse.

1. 1' Muscle grand fessier divisé au voisinage de ses insertions supérieures et inférieures. — 2. Muscle moyen fessier profondément échancré afin de montrer le petit fessier qui lui est sousjacent et les vaisseaux et nerfs fessiers qu'il recouvre. — 3. Muscle petit fessier. — 4. Grand trochanter. — 5. Muscle pyramidal. — 6. Muscle obscurateur interne avec les deux jumeaux qui lui sont accolés. — 7. Muscles carré crural.— 8. Aponévrose fémorale. — 9. Tendon commun des muscles biceps et demi-tendineux. — 10. Muscles demi-membrageux. — 11. Muscle droit interne. — 12. Artère fessière accompagnée du nerf fessier. — 13. Artère ischiatique. — 14. Grand nerf sciatique. — 15. Petit nerf sciatique.

des convulsions. Trois à cinq jours après survient la période d'éruption qui dure 5 à 6 jours; une éruption de petites taches *rouges*, arrondies faisant saillie envahit le visage et toute la surface du corps. On les voit apparaître d'abord à la face, puis à la poitrine et aux membres. Au moment de l'éruption, la fièvre tombe pour reparaître souvent au moment de la formation du pus. Ces taches deviennent boutons contenant un liquide transparent lequel, deux jours après, se transforme en vésicules qui contiennent un liquide blanchâtre ; autour de la vésicule on voit un cercle rouge. Peu à peu le liquide s'épaissit et devient du pus. Trois ou quatre jours après, les boutons s'aplatissent, s'enfoncent dans le centre et suppurent ; pendant la suppuration, la fièvre, *dite fièvre de suppuration*, est très forte. La suppuration dure de huit à dix jours et les pustules commencent à se dessécher ; les croûtes tombent et laissent des cicatrices appelées *marque de petite vérole* qui rendent le visage grêlé. Cette maladie est grave surtout par ses complications. Les pustules peuvent être teintées en rouge violacé ou noir par suite d'un épanchement de sang ou d'une petite hémorragie dans l'interstice des tissus, c'est la *rariole noire* ou variole hémorragique qui est très grave. Les pustules peuvent se former dans la bouche, dans la gorge, ou gagner les yeux pour occasionner une **Ophtalmie variolique**. La petite vérole peut se compliquer d'une broncho-pneumonie ou d'abcès. La contagion de cette maladie a lieu par contact direct ou indirect.

Traitement. — Lorsque la variole est déclarée, il faut isoler le malade pour éviter la contagion. Le malade doit garder le lit dans une chambre chaude mais très largement aérée et garnie de larges rideaux rouges. Donner du bouillon, des potages légers, la tisane de bourrache, de mauve, etc., combattre la fièvre avec du *sulfate de quinine* et de l'*antipyrine*, calmer les douleurs avec du *sirop de chloral*. Pour éviter les cicatrices, la suppuration et la formation du pus, lotionner la face avec une solution saturée d'*acide picrique* ou de l'eau boriquée chaude, enduire les pustules de collodion iodoformé, à 1 gramme pour 15 et surtout ne pas arracher les croûtes. Les rideaux rouges contre les vitres sont de rigueur, vu les résultats très satisfaisants qu'ils donnent. Pour ne pas se gratter et préserver les croûtes, il faut appliquer constamment une compresse d'eau boriquée sur la figure. On emploie également des pulvérisations deux fois par jour et pendant une à deux minutes avec du sublimé dissous dans de l'éther. Ce procédé donne de bons résultats. On obtient un excellent pansement antiseptique très utile et très efficace avec le plâtre ; on saupoudre le plâtre sur tout le corps et partout où il y a ulcération et suppuration ; le pus est absorbé ainsi que tous les liquides ; le plâtre empêche leur décomposition, enlève toute odeur et fait tomber la fièvre de suppuration ; il a en outre l'avantage d'empêcher la formation de cicatrices profondes ou indélébiles. Donner des bains tièdes antiseptiques (1 gramme de sublimé par bain). Si la fièvre est excessive, donner plusieurs fois par jour des grands bains. Changer souvent de linge. Éviter les refroidissements pendant l'aération. Pour combattre la *variole noire*, donner du chlorure de calcium. Éloigner les enfants. On doit faire vacciner les enfants six semaines après leur naissance, et même avant s'il y a une épidémie Le règlement du 18 août 1893 prescrit d'éloigner l'enfant varioleux de l'école pendant 40 jours.

Varioloïde. — C'est une forme très atténuée de variole. Elle est contagieuse et débute, comme la variole, par une éruption, mais ses boutons ne suppurent pas et se dessèchent très vite. La fièvre disparaît également vite. Lorsque les croûtes tombent, il ne reste aucune cicatrice. La varioloïde peut se transformer en vraie variole chez les personnes non vaccinées et se produit chez des individus qui n'ont pas été vaccinés depuis longtemps. On la soigne par des bains tièdes antiseptiques.

Hygiène préventive. — L'âge ne préserve pas de la contagion de la variole qui peut se produire à toutes les périodes de son évolution. La vaccination est le seul moyen pour s'en préserver en cas d'épidémie. Voir *Vaccin* et *Vaccination.*

INSTRUCTION SUR LES PRÉCAUTIONS A PRENDRE
CONTRE LA VARIOLE

1140. — La variole est une maladie éminemment contagieuse. La vaccination et la revaccination sont les seuls moyens de prévenir ou d'arrêter les épidémies de variole.

Mesures à prendre dès qu'un cas de variole se produit. — Les cas de variole seront déclarés au commissariat de police du quartier pour la ville de Paris, ou à la mairie dans les communes du ressort de la Préfecture. L'administration assurera l'isolement ou le transport du malade et la désinfection du logement contaminé.

Transport du malade. — Si le malade ne peut recevoir à domicile les soins nécessaires, s'il ne peut être isolé, notamment si plusieurs personnes habitent la même chambre, il doit être transporté dans un établissement spécial. Les chances de guérison sont alors plus grandes et la transmission n'est pas à redouter. Le transport devra toujours être fait dans une des voitures spéciales mises gratuitement à la disposition du public par l'administration.

Isolement du malade. — Le malade, s'il n'est pas transporté, sera placé dans une chambre séparée où les personnes appelées à lui donner des soins doivent seules pénétrer. Son lit sera placé au milieu de la chambre; les tapis, tentures et grands rideaux seront enlevés. Le malade sera tenu dans un état constant de propreté. Les personnes appelées à donner des soins à un varioleux devront être revaccinées. Elles se laveront les mains avec une solution de sulfate de cuivre faible (à 12 grammes par litre d'eau), toutes les fois qu'elles auront touché le malade ou les linges souillés. Elles devront aussi se rincer la bouche avec de l'eau bouillie. Elles ne mangeront jamais dans la chambre du malade. Elles devront avoir des vêtements spéciaux et les quitter en sortant de la chambre.

Désinfection des objets ayant été en contact avec le malade, et mesures de précaution à prendre par celui-ci. — Tous les objets (linge, draps, couvertures, objets de toilette, etc.) ayant été en contact avec le malade doivent être désinfectés. La désinfection des linges et des mains sera obtenue à l'aide de solutions de sulfate de cuivre. Ces solutions seront de deux sortes, les unes fortes et renfermant 50 grammes de sulfate de cuivre par litre, les autres faibles renfermant 12 grammes par litre. Les solutions fortes serviront à désinfecter les linges souillés; les faibles serviront au lavage des mains et des linges non souillés. Les commissaires de police tiennent gratuitement à la disposition du public des paquets de 25 grammes destinés à faire les solutions. On mettra deux de ces paquets dans un litre d'eau pour préparer les solutions fortes et un paquet dans deux litres pour les solutions faibles. Les linges souillés seront trempés et resteront deux heures dans les solutions fortes. Aucun des linges, souillés ou non, ne doit être lavé dans un cours d'eau. Les linges non souillés seront plongés dans une solution faible. Les habits, les literies et les couvertures seront portés aux étuves municipales publiques de désinfection. Le malade ne doit sortir qu'après avoir pris plusieurs bains.

Désinfection des locaux. — La désinfection des locaux est faite gratuitement par des désinfecteurs spéciaux. Pour obtenir cette désinfection, il suffit de s'adresser, à Paris, au commissaire de police du quartier. Un médecin inspecteur des épidémies est chargé de vérifier l'exécution des mesures prescrites ci-dessus.

VEINES. — Voir *Anatomie*.

1141. — VÉGÉTATIONS. Excroissances. — Les végétations sont toujours le résultat d'une contagion et se gagnent par le contact; ce sont de petites productions charnues qui se développent à l'anus, sur les parties sexuelles, à la surface du gland et se présentent sous différentes formes : choux-fleurs, poireaux, crêtes de coq, etc. Elles sont une des conséquences de la blennorrhagie et de la syphilis. On les fait disparaître en les saupoudrant avec de l'alun calciné, ou en les cautérisant avec un crayon de nitrate d'argent. On emploie également la solution d'*acide chromique*; ces produits sont caustiques et leur maniement demande beaucoup de prudence. Il est préférable de lotionner avec l'*Eau Résolutive Soker* et saupoudrer avec la *Poudre Cicatrisante Leber*. Purifier le sang avec le *Dépuratif Parnel*.

1142. — VÉGÉTATIONS ADÉNOÏDES (grec *aden*, glande, et *eidos*, aspect). — Ce sont des excroissances qui poussent au fond du nez et bouchent presque complètement ses orifices qui s'ouvrent au fond de la gorge. Les enfants atteints de ces végétations éprouvent une gêne pour respirer par le nez et sont obligés d'avoir la bouche continuellement ouverte. Ils éprouvent la difficulté de se moucher, parlent du nez et s'enrhument facilement. La nuit, ils ronflent et se réveillent souvent en sursaut. Cet obstacle à la respiration et tous les inconvénients qui en découlent sont provoqués par l'hypertrophie de l'amygdale pharyngée, petite glande de l'arrière-nez qui est placée derrière le voile du palais. Le grossissement de cette glande bouche les voies nasales et l'ouverture des trompes d'Eustache qui font communiquer l'oreille moyenne avec l'arrière-gorge. Les végétations adénoïdes sont souvent héréditaires. Elles peuvent provoquer la surdité. Elles ont pour cause le lymphatisme, la rougeole; l'enfant est faible et prédisposé aux pharyngites, aux bronchites, à l'aphonie. L'hypertrophie des grosses amygdales accompagne souvent les végétations adénoïdes.

Traitement — Le traitement le plus efficace consiste à empêcher le séjour prolongé des mucosités dans l'arrière-gorge par des lavages du nez et de l'arrière-gorge avec de l'eau boriquée tiède ou de l'*eau iodée*; graisser les narines avec une *pommade au menthol* et faire aspirer cette pommade plusieurs fois par jour comme une prise de tabac pour la faire pénétrer jusqu'aux orifices. Au besoin, faire des injections de vaseline mentholée. Les végétations

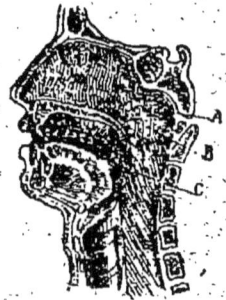

Fig. 408.
Tumeurs adénoïdes.

A. Végétations adénoïdes. — B Orifice de la trompe d'Eustache. — C. Amygdale.

paraissent chez les enfants lymphatiques; pour les préserver et les guérir, il faut leur donner le *Sirop Tannodol* qui est très efficace pour les fortifier. Comme tonique régénérateur, donner le *Triogène For*. On doit chercher à éviter l'opération et ne la faire que lorsque les végétations sont trop volumineuses et constituent réellement une trop grande gêne ce qui n'arrivera pas si l'on soigne l'enfant dès le début.

VENTILATION. — Voir *Aération*.

1143. — VENTOUSES. — On emploie les ventouses pour attirer le sang sur une place déterminée. Ce sont des petites cloches en verre qu'on applique sur la peau en chauffant cette place avec un petit morceau de papier allumé et préalablement imbibé d'alcool; l'air s'échauffe et par le refroidissement, il se forme un vide et la ventouse reste adhérente, le sang afflue à la peau qui rougit et se gonfle. Pour les enlever, il suffit de déprimer la peau et laisser rentrer l'air extérieur.

VENTRE. — Voir *Abdomen*.

VENTS. — Voir *Gaz*.

1144. — VERS INTESTINAUX. — Les vers intestinaux sont rares chez les nourrissons et n'apparaissent que vers l'âge de trois ans. On reconnaît que les enfants ont des vers lorsqu'on en trouve dans leurs selles. Ils sont généralement dus au mode d'alimentation. Les vers intestinaux que l'on rencontre le plus souvent chez les enfants sont : 1° les *ascarides* ou *lombrics*, 2° les *oxyures*.

Les **Ascarides** habitent l'intestin grêle, sont grands, cylindriques, blanchâtres, rosés, demi-transparents. Ils ressemblent aux vers de terre et ont de 15 à 25 centimètres de longueur; l'extrémité intérieure est pourvue de trois tubercules qui forment la bouche. Ils proviennent des œufs, que l'on avale avec les eaux de boisson non filtrées et non bouillies, et leur évolution dans l'intestin des jeunes enfants provoque divers troubles. L'enfant peut avoir des coliques, des mauvaises digestions, manquer d'appétit ou l'avoir exagéré, il peut avoir des nausées, des glaires, la diarrhée; son visage est pâle et il éprouve des démangeaisons dans le nez; les paupières sont bleuâtres, les pupilles sont dilatées; la nuit, il a des cauchemars et grince souvent des dents. L'enfant peut devenir anémique et maigrir. Si les vers passent dans l'estomac, l'enfant a des vomissements: quelquefois aussi les vers montent vers la gorge et occasionnent une toux sèche, incessante; quelquefois l'enfant expulse le ver par la bouche. Les convulsions et les accidents nerveux sont rarement provoqués par les vers.

Les **Oxyures** vermiculaires sont de petits vers filiformes blanchâtres, de 2 à 3 millimètres, très vifs, dont la tête a deux à trois tubercules. On les rencontre dans tout le tube digestif, mais surtout dans le rectum. La nuit, lorsque l'enfant est couché, ils apparaissent à l'anus où ils occasionnent du prurit et des démangeaisons insupportables qui l'obligent à se gratter.

Traitement. — On connaît plusieurs vermifuges pour expulser les *ascarides*; les principaux sont la *mousse de Corse*, le *semen-contra*, le *calomel*. Le semen-contra se donne dans du miel, à la dose de 30 à 50 centigrammes de poudre pendant trois jours. La mousse de Corse se donne infusée dans du lait. *Pour expulser les oxyures :* Les vermifuges pris par la bouche ne peuvent agir sur les oxyures, étant digérés avant d'arriver jusqu'à ces vers. Pour atteindre les oxyures, il faut donner des *lavements vermifuges*. On graisse l'anus avec de l'onguent gris, on donne des lavements d'eau savonneuse, d'eau vinaigrée, d'eau salée ou d'eau froide. Se méfier de la santonine qui est un vermifuge dangereux pouvant produire un empoisonnement. Le citron est également un excellent vermifuge. On prépare une limonade sucrée très efficace en écrasant le jus, l'écorce et les pépins avec du sucre et de l'eau.

1145.—VER SOLITAIRE.—Ver

plat formé d'une collection d'anneaux représentant chacun l'animal complet et soudés les uns aux autres pour former un long ruban blanchâtre d'une longueur de trois à quinze mètres. Ces fragments se détachent du tænia. L'extrémité qui porte

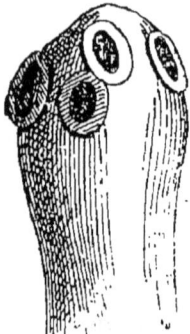

Fig. 409. — Tænia inerme, non armé.

Fig. 410.

1. Embryon qui se trouve dans la chair que l'homme absorbe. On y voit la tête couverte d'une couronne de crochets et de 4 ventouses. — 2. Le même embryon dans l'intestin de l'homme. — 3. Les crochets. — 4. Tænia adulte. — 5. Tænia adulte ayant plusieurs mètres de longueur.

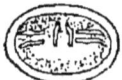

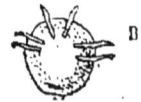

la tête est très rétrécie; la tête est pourvue de quatre suçoirs autour de la bouche. On distingue deux sortes de tænia : le *tænia solium* ou *armé* qui a des crochets autour de la bouche et le *tænia inerme*

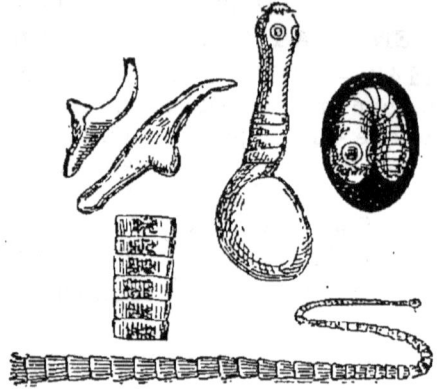

Fig. 411.
Tænia solium
chez
le porc.

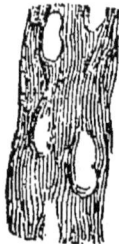

Fig. 412
Tænia solium
dans la chair
du porc.

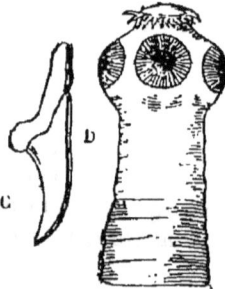

Fig. 413.
Tænia solium.
A. Œuf. — B. Embryon.
C. Crochet. — D. Tête.

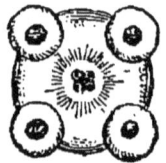

Fig. 414.
Tête
de tænia
inerme.

qui n'a pas de crochets. Le tænia vit en parasite dans l'intestin des animaux d'abord et de l'homme ensuite. Le *tænia armé* a la tête très petite et armée de crochets qui lui servent à se fixer sur les parois de l'intestin. Ceux qui sont atteints de ver solitaire éprouvent des troubles gastriques, des nausées, des coliques, des démangeaisons à l'anus. On reconnaît sa présence aux anneaux rejetés avec les selles.

Tænia armé. — L'œuf du tœnia vit dans l'intestin du porc d'où l'embryon traverse la tunique de l'estomac ou de l'intestin et va se loger dans le tissu cellulaire intermusculaire; ou bien il prend la forme d'un pois allongé et forme de petits kystes dans la langue et du frein de la langue.

On le désigne alors par le nom de *cysticerque* et les porcs sont désignés sous le nom de *ladres*. Lorsque l'homme mange la chair crue ou légèrement cuite, le cysticerque fixe sa tête à l'intestin de l'homme par ses crochets, les anneaux grandissent, acquièrent des organes reproducteurs et forment des œufs. Ensuite les anneaux se détachent et sont rejetés par les selles ainsi que les œufs qu'ils contiennent; par l'eau et les légumes crus, les œufs passent dans l'estomac du porc.

Tænia inerme. — Vit à l'état de *cysticerque*, chez le bœuf; c'est pourquoi on doit manger cette viande bien cuite et lorsqu'on doit consommer la viande crue il faut préférer la viande de mouton.

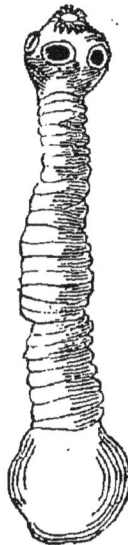

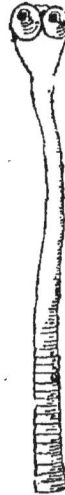

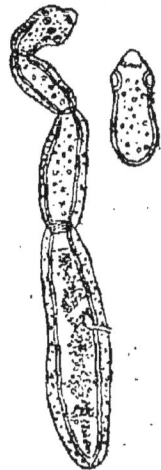

Fig. 415.
Tænia
solium
cysticerque.

Fig. 416.
Tænia
solium.
Fragments
avec la tête.

Fig. 417.
Tænia
échinocoque.
A. Tœnia.
B. Cysticerque.

Tænia botriocéphale. — Voir *Botriocéphale*.

Tænia échinocoque. — Vit chez le chien, le mouton, le bœuf, le cheval. Lorsqu'il passe chez l'homme il va se loger dans le foie où il peut prendre la grosseur d'une orange et former le kyste hydatique. Voir ce mot.

Traitement. — Pour se débarrasser du ver solitaire, il faut prendre un tœnifuge suffisamment efficace pour expulser le tænia tout entier avec la tête, car, quelle que soit la longueur rendue, si la tête n'a pas été expulsée, le ver se reproduit.

Le *Tœnifuge Rezall* est très efficace et expulse le ver en entier avec la tête. On le prend de la manière suivante : la veille au soir, faire un très léger repas, ou mieux ne boire que du bouillon ou du lait; le matin en se levant, prendre le *Tœnifuge Rezall* dont on avale une capsule toutes les cinq minutes. Attendre une bonne heure pour être sûr que toutes les capsules ont été dissoutes et prendre un léger purgatif, huile de ricin, une tasse d'infusion de séné, ou un peu de sulfate de soude. Surveiller les évacuations jusqu'à expulsion de la tête. Après ce traitement, il est très utile de purifier le sang avec le *Dépuratif Parnel*. Le tœnia ne se ren-

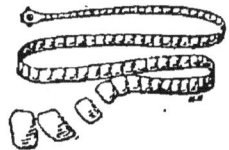

Fig. 418. — Tænia
ou ver solitaire.

contre chez les enfants que vers l'âge de quatre à cinq ans. Une légère décoction de racines de grenadier dans du lait suffit pour les enfants. On donne une heure après une purgation d'huile de ricin.

1146.—VERRUES. Poireaux.—Ce sont des excroissances arrondies, blanches ou grises qui siègent ordinairement aux mains. On les détruit en les touchant chaque jour avec le bout d'une allumette trempée dans de l'acide nitrique.

VERSION. — Manœuvre à l'aide de laquelle l'accoucheur donne à l'enfant, en cas de besoin, une position plus favorable pour l'accouchement. Voir *Accouchement*.

1147.— VERTIGES. — Le malade a la sensation que les objets tournent autour de lui, et il étend les mains ou s'asseoit pour se préserver d'une chute ; quelquefois la perte de connaissance est complète. Souvent aussi, le malade éprouve des troubles dans la vue, de l'embarras dans le langage ou un manque de mémoire. Les vertiges sont occasionnés par des lésions du cerveau, des troubles digestifs ou des maladies nerveuses. Si les vertiges surviennent chez une personne nerveuse, il faut donner, matin et soir, le *Sédatif Tiber* et à chaque repas l'*Elixir Spark*. Si la personne est anémique, il faut prendre les *Pilules Ducase* et le *Triogène For*. Éviter la constipation avec l'*Elixir Spark*. Si la personne a un teint rouge, coloré, il faut prendre en

Fig. 419.— Cerveau, cervelet et la moelle allongée.

plus de l'*Elixir Spark* qu'on avale à chaque repas, une à deux *Pilules Spark* tous les soirs en se couchant pour éviter une congestion au cerveau.

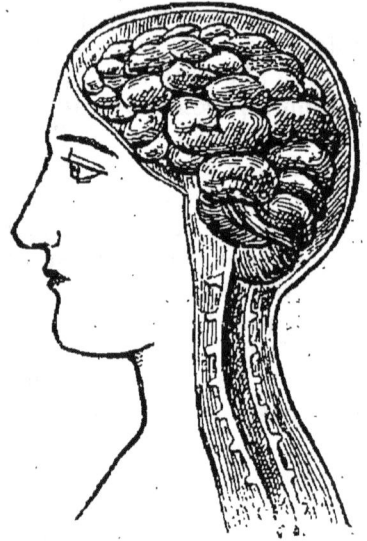

1148.—VÊTEMENTS. — Ils ont pour but de conserver la température normale du corps et empêchent l'arrivée directe de l'air sur la peau ; ils doivent être perméables aux gaz et assez larges pour ne pas gêner la circulation et la respiration.

La laine. — Tous les vêtements aussi bien pour l'été que pour l'hiver doivent contenir de la laine parce qu'elle possède la propriété d'absorber l'humidité, la sueur et par là rend leur évaporation très lente, ce qui nous préserve d'un refroidissement brusque ; la laine protège contre le froid, la soie contre l'humidité : elles sont très utiles aux rhumatisants et neurasthéniques.

Le papier protège contre le froid ; au Japon on fabrique des vêtements en papier indéchirables.

La flanelle est perméable à l'air et absorbe l'humidité, tandis que la toile mouillée est complètement imperméable à l'air et empêche toute évaporation. *La laine* protège le corps contre la chaleur extérieure, le cuir ne laisse pas passer l'humidité et convient à ceux qui sont exposés aux pluies.

Les *étoffes lisses* protègent contre le refroidissement à cause de leur pouvoir rayonnant simple. Les *étoffes blanches* ont un pouvoir absorbant faible. Éviter la compression et la gêne dans les mouvements; les cols, les corsets trop serrés, les jarretières, entravent la circulation. Ces dernières donnent des varices. Ne pas porter de vêtements trop chauds mais ne pas ôter brusquement le gilet de flanelle ou la ceinture, car on expose ainsi la partie habituée à être couverte, à un refroidissement certain.

Ne pas trop se décolleter: le décolletage donne la névralgie intercostale, la pleurésie et peut coûter la vie. Les enfants qui ont en hiver les mollets nus sous prétexte de les habituer aux froids contractent des bronchites et des angines.

Les vêtements de dessous s'imprègnent facilement de sueur, de matières sébacées que la peau sécrète, de débris de l'épiderme; ils retiennent la poussière, surtout les dessous de femme, les vêtements se salissent et obstruent les pores. Sous l'influence de la chaleur du corps les sécrétions accumulées se décomposent, deviennent irritantes et provoquent le grattage. La peau ainsi entamée laisse une porte ouverte aux microbes qui y pénètrent et provoquent des maladies. Les vêtements sales de dessous favorisent le développement des parasites. Aussi doit-on les changer souvent, on doit toujours soigner sa toilette car, en dehors de la santé, cette recherche dans la toilette nous procure une satisfaction très grande, donne l'illusion du bien-être et impose un certain respect aux autres.

Linge de corps. — La chemise, les bas, les caleçons doivent être en toile de coton qui laisse évaporer rapidement la sueur.

Vêtements de caoutchouc. — Ils sont plutôt nuisibles et empêchent la fonction de la peau, l'évaporation de la sueur. Ils donnent chaud et fatiguent très vite. On doit les porter très larges afin que l'air puisse pénétrer et circuler entre le caoutchouc et les autres vêtements. On ne doit les porter que pendant la pluie.

Foulards. Cache-nez. — Ils donnent souvent des maux de gorge, le cache-nez gêne la circulation du sang dans les veines du cou, fait transpirer et rend la personne très sensible au froid. On ne doit jamais porter de foulard ou de cache-nez, il vaut mieux s'habituer au froid

Corset. — Le corset est utile pour soutenir la poitrine et maintenir le ventre, il ne doit pas comprimer les poumons, autrement on déforme les côtes et la poitrine, on empêche la respiration et la personne a de l'oppression, des rougeurs au visage et s'expose à des suffocations, syncopes, maux d'estomac.

Voilette. — Elle est utile contre le froid et le vent, éviter les lainages qui suppriment la lumière; la voilette est indispensable aux nouveau-nés qui ont les yeux sensibles à l'humidité et au froid.

Coiffure. — Elle doit être légère; en paille pour l'été, et en feutre pour l'hiver. Choisir une couleur claire qui lutte très bien contre la température extérieure, froide ou chaude.

Chaussures. — On doit les avoir larges et éviter la compression du pied, pour ne pas entraver la circulation du sang, ce qui donne froid aux pieds et des cors; les semelles seront épaisses pour amortir le choc, les talons seront plats et larges pour ne pas déformer le pied; on les portera en cuir, qui est presque imperméable, pour éviter l'humidité. Éviter les cirages à l'aniline noire qui a produit des empoisonnements.

1149. — VOITURES, VAGONS. — L'intérieur doit être en bois verni et cuir, les coins seront arrondis pour pouvoir bien se nettoyer. Dans les voitures publiques, la contagion est presque inévitable. On doit les désinfecter tous les huit jours au formol. La vaporisation de sublimé n'est pas suffisante, elle ne touche que la surface et la couvre d'une poussière toxique. Les promenades en voiture découverte sont très recommandées. Voir *Automobilisme.*

VESSIE. — Voir *Calculs, Cystite, Paralysie de la vessie.*

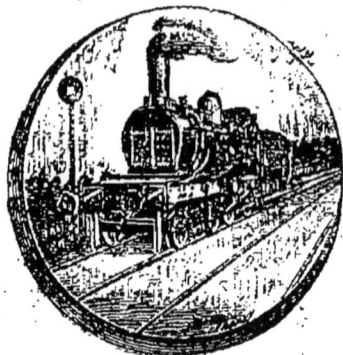

FIG. 420.
Chemin de fer.

1150. — VIE. — La durée normale de la vie doit être généralement de cinq à sept fois autant que notre organisme met à croître. La croissance normale étant de vingt ans, notre vie normale devrait être de cent ans au moins, si aucun accident ne vient en troubler le cours habituel, et si nous faisions un usage modéré de nos forces et de nos facultés en supprimant tous les excès.

VIE GÉNITALE ou SEXUELLE — Voir *Acte génital.*

VIRUS (latin *virus,* poison). — Substance provenant des microbes et qui propage la maladie.

1151. — VITILIGO. *Albinisme partiel.* — Maladie de la peau caractérisée par la disparition de la pigmentation et la formation de taches blanches sur la peau. On trouve ces taches sur le visage, le cou, le cuir chevelu; les poils de la partie atteinte sont blancs; les taches disparaissent pour reparaître.

Traitement. — Prendre le *Sédatif Tiber,* faire des onctions avec la *Pommade Parnel* ou la *Pommade Fondante Darvel.* Prendre des bains.

1152. — VOIX. — On arrive facilement à la conserver et même à l'améliorer par un exercice suivi et un entraînement méthodique. Voir *Larynx.*

1153. — VOMER. — Petit os qui forme une partie de la cloison des fosses nasales.

1154. — VOMISSEMENTS. — Spasme de l'estomac qui fait rejeter violemment par la bouche les aliments, la bile, la boisson et le suc gastrique. Ce spasme provient généralement d'une indigestion, mais peut aussi survenir à la suite de coliques hépatiques ou néphrétiques, à la suite d'une maladie d'estomac et au moment de la grossesse. Contre les *vomissements* et les *nausées constantes,* le meilleur moyen est de prendre l'*Élixir Spark* et les *Cachets Polydigestifs Soker;* ne faire usage que des boissons froides. Contre les *vomissements* à l'époque de la *grossesse,* sucer de petits morceaux de glace, donner du champagne frappé, et garder le lit; au besoin donner une petite dose d'*Elixir Spark*. Contre les *vomissements de sang*, on donne ordinairement l'ergotine, le perchlorure de fer, les boissons froides et la glace. Voir *Hémorragie*.

1155. — VUE FAIBLE. — Si les yeux, à la suite de fatigues, de travaux assidus, sont rouges, si la vue est faible le *Collyre Hygiénique Soker* sera très utile. Il suffit de laver l'œil avec ce collyre pour fortifier la vue.

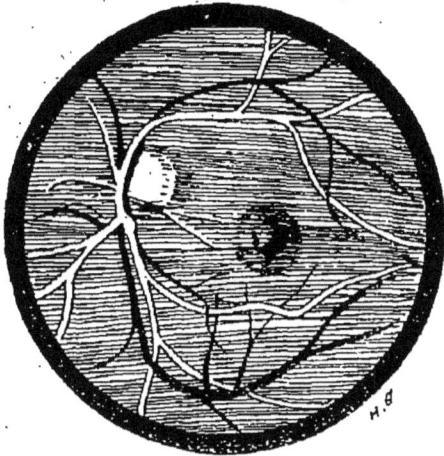

FIG. 421. — Fond de l'œil vu avec l'ophtalmoscope.

S'il y a appauvrissement du sang il faut prendre le *Dépuratif Parnel* pour le purifier et le *Triogène For* ou le *Vin Galar* comme tonique fortifiant parce que la vue faible a

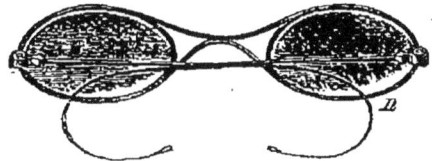

FIG. 422. — Lunettes.

souvent pour cause une faiblesse générale.

L'insuffisance de la lumière de même que son abus peut amener la cécité. Aussi doit-on s'abstenir de regarder la lumière intense du soleil ou celle des lampes électriques.

En cas de maux d'yeux, ne pas mettre de bandeau, il est préférable de porter des lunettes de verres fumés. Pour préserver la vue des enfants et, en même temps, pour leur éviter la déformation du corps on doit empêcher toute mauvaise attitude lorsqu'ils travaillent. La table doit être appropriée à leur âge. Elle sera assez haute, la chaise assez large et haute, pour que, l'enfant assis, le corps droit, la tête légèrement inclinée, le livre et le papier se trouvent à une distance de 30 à 40 centimètres pour des jeunes gens, à une distance de 25 centimètres pour des enfants de 6 ans. L'enfant ne doit pas être obligé de s'incliner pour lire. Faire tenir le papier droit et adopter l'écriture droite. On prépare des tables spéciales dont le pupitre remonte à volonté.

1156. — VULVITE. — La vulvite est l'inflammation de la vulve. Elle a pour cause l'anémie, les flueurs blanches, la vaginite. Les grandes lèvres se tuméfient et deviennent douloureuses, au point de rendre la marche et le travail impossibles. A cet état succède un suintement purulent qui tache le linge en vert; bientôt l'inflammation gagne les tissus voisins, déterminant de la chaleur et de la démangeaison qui forcent la malade à se gratter continuellement. Le sommeil est agité, l'appétit diminue; l'anémie, les troubles nerveux causent un affaiblissement général. La maladie est souvent accompagnée d'abcès.

Traitement. — Matin et soir, faire des injections avec de l'eau chaude et une cuillerée de *Spyrol Leber*. Saupoudrer avec la *Poudre Dermatique Jener*. Combattre l'anémie avec le *Triogène For*, qui est le meilleur tonique fortifiant ; s'il y a constipation ou mauvaise digestion, prendre à chaque repas l'*Elixir Spark*.

Les petites filles lymphatiques sont prédisposées à la vulvite ; le meilleur traitement consiste en des lavages fréquents avec de l'eau bouillie à laquelle on ajoute une demi-cuillerée de *Spyrol Leber* essuyer et saupoudrer ensuite avec la *Poudre Dermatique Jener*. Pour éviter tout grattage et attouchement couvrir la vulve avec de la gaze boriquée et maintenir avec une bande. Comme tonique fortifiant donner le *Sirop Tannodol*.

X

1157. — XANTHELASMA (grec *xantos*, jaune). — Consiste en des taches jaunâtres sur les paupières, les joues et la paume de la main. Il a pour cause la maladie du foie, le diabète.

Traitement. — Purifier le sang avec le *Dépuratif Parnel*. Après chaque repas prendre une cuillerée à café d'*Elixir Spark*. Dans la journée boire la *Tisane Orientale Soker*. S'alimenter avec la *Tarvine*, aliment phosphaté très utile pour combattre l'intoxication intestinale.

Y

YEUX. — Voir *Œil*, *Vue faible*.

Z

ZÉZAIEMENT. — Voir *Blésité*.

1158. — **ZONA**. — C'est une affection herpétique de la peau qui débute par une éruption de petites cloques accompagnées d'une sensation de brûlure, de cuisson et de picotements. Les vésicules contiennent un liquide qui dessèche et laisse une croûte, ensuite une tache blanchâtre, quelquefois même une ulcération assez profonde. Le zona s'observe sur les joues, sur les côtés du thorax, sur la conjonctive et partout où il y a des nerfs sensitifs. Les cloques apparaissent presque toujours sur un côté du corps. Le zona occasionne des douleurs ayant un caractère névralgique. La cause la plus fréquente du zona est une altération du sang, l'arthritisme et l'herpétisme.

Traitement. — Il consiste à prendre le *Dépuratif Parnel* avant les repas et l'*Elixir Spark* après les repas. Au début, sur les vésicules, appliquer des compresses à l'*Eau Résolutive Soker* et les continuer régulièrement pour éviter une ulcération. Lorsqu'il se forme des croûtes il faut les tamponner avec l'*Eau Résolutive Soker* à l'aide d'un tampon de coton hydrophile, saupoudrer avec la *Poudre Dermatique Jener* et couvrir avec un tampon d'ouate. Respecter les croûtes. Observer le *Régime Biologique*. S'alimenter avec la *Tarvine*, aliment phosphaté très reconstituant et très utile pour combattre l'intoxication intestinale.

Les prix de tous les médicaments spéciaux cités dans ce Livre, se trouvent indiqués aux articles qui les concernent, à partir de la page 641, à la troisième partie du volume et par ordre alphabétique.
Consulter également la Table des Matières.

Légende de la Planche Anatomique 17

ANATOMIE DU CORPS HUMAIN

Circulation du sang.

LÉGENDE OU EXPLICATION. — Les vaisseaux rouges indiquent le trajet parcouru par le sang artériel ; les vaisseaux bleus le trajet parcouru par le sang veineux.

- **A** Ventricule droit.
- **B** Ventricule gauche.
- **C** Vestibule droit.
- **D** Oreillette droite.
- **E** Veine qui réunit le sang veineux de la tête, de la veine jugulaire interne, de la veine jugulaire externe, de la veine sous-clavière.
- **F** Veine cave supérieure.
- **G** Partie ascendante de l'aorte.
- **H** Crosse de l'aorte.
- **I** Artère pulmonaire.
- **J** Oreillette gauche.
- **K** Artère sous-clavière avec ses prolongements directs.
- **L** Veine sous-clavière.
- **M** Veine axillaire.
- **N** Artère temporale superficielle.
- **O** Artère temporale profonde.
- **P** Veine jugulaire interne.
- **Q** Veine jugulaire externe.
- **R** Veine sous-clavière.
- **S** Veines spermatiques internes.
- **T** Veines hypogastriques internes.
- **U** Veines hypogastriques communes.
- **V** Veines hypogastriques communes (les artères crurales amènent le sang aux membres inférieurs).
- **W** Artères crurales et leurs branches.
- **X** Veine cutanée moyenne du bras.
- **Y** Veine cave inférieure. Dans la partie supérieure du corps le sang circule dans l'oreillette droite de la veine cave supérieure ; dans la partie inférieure du corps le sang circule dans l'oreillette droite de la veine cave inférieure.
- **Z** L'artère hypogastrique qui distribue le sang dans les organes du bassin et les muscles du bassin.
- **A** Artère humérale.
- **B** Artère axillaire.
- **C** Partie céliaque, partie descendante de l'aorte.
- **D** Les artères rénales.
- **E** Artère cubitale, sa branche la plus forte est l'artère interosseuse.
- **F** Artère radiale.
- **G** Veines rénales.
- **H** Artères mésentérique inférieure.
- **I** Veines hypogastriques externes.
- **J** Artères spermatiques internes.
- **K** Artère fémorale d'où vient l'artère tibiale antérieure.
- **L** Veine cutanée interne du bras.
- **M** Veine cutanée moyenne du bras.
- **N** Veine cutanée latérale du bras.
- **O** Recurrente tibiale.
- **P** Artère tibiale antérieure.
- **R** Artère malléolaire externe.
- **S** Artère malléolaire interne.
- **T** Artère du dos du pied.
- **U** Artère interosseuse.

Organes internes.

LÉGENDE OU EXPLICATION.

- **Q** Larynx.
- **R** Glande thyroïdienne.
- **S** Trachée-artère.
- **T** Veine cave supérieure.
- **V** Aorte.
- **W** Poumon droit.
- **X** Artère pulmonaire.
- **Y** Poumon gauche.
- **Z** Ventricule gauche.
- **C** Trachée-artère.
- **D** Poumon droit.
- **E** Bronche gauche.
- **E** Bronche droite.
- **G** Poumon gauche.
- **H** Oreillette gauche.
- **I** Veines pulmonaires.
- **J** Veine cave inférieure.

Cavité thoracique et abdominale

LÉGENDE OU EXPLICATION

- **V** Poignée du sternum.
- **W** Clavicule gauche.
- **X** Première côte.
- **Y** Appendice xiphoïde.
- **Z** Lobe inférieur droit et gauche du poumon.
- **A** Diaphragme.
- **B** Foie avec les ligaments coronaires et suspenseurs.
- **C** Cœur sans le péricarde.
- **D** Estomac.
- **E** Diaphragme.
- **F** Partie transverse de l'intestin.
- **G** Pointe de la vésicule biliaire.
- **H** Partie ascendante du gros intestin.
- **I** Intestin grêle.
- **J** Paroi abdominale antérieure rabattue.
- **K** Plis du péritoine.
- **M** Partie descendante du gros intestin.
- **W** La vessie remplie.
- **O** Lobe supérieur droit et gauche du poumon.
- **P** Lobe moyen droit du poumon.

Légende de la Planche Anatomique 18

ANATOMIE DE LA TÊTE

LÉGENDE OU EXPLICATION

- **A** Le cerveau.
- **B** Lobe pariétal.
- **C** Lobe occipital.

D Lobe frontal.
F Cervelet.
K Parotide et le canal de Sténon.
L Langue.
M Glande sous-maxillaire et ses conduits excréteurs qui se réunissent.
N Glande sublinguale.
R Os hyoïde.
S L'artère temporale supérieure.
Y Artère thyroïdienne supérieure.
A I Grande artère cervicale commune.
A H Artère faciale oblique.
A C Artère occipitale.

Explication des autres figures de cette Planche.

Deux figures :

Fig. 1. Epanchement de sang sous la conjonctive.
Fig. 2. Inflammation de la cornée.

Légende de la Planche Anatomique 19

ANATOMIE DE LA CAVITÉ BUCCALE DU PHARYNX ET DU LARYNX

LÉGENDE OU EXPLICATION

A Pilier palato-pharyngien.
B Pilier palato-glosse.
C Voile du palais.
D Luette.
E Isthme du pharynx.
F Amygdale gauche.
G Langue.
H Ligament thyro-hyoïdien.
I Corne du thyroïde.
J Thyroïde.
K Ligament crico-thyroïdien.
L Cartilage cricoïde.
M Cartilage de la trachée.
N Cloison des fosses nasales vue de derrière.
O Cornet inférieur du nez.
P Cornet moyen du nez.
Q Apophyse ptérygoïde du sphénoïde.
R Tenseur du palais.
S Eleveur du voile du palais.
T Muscle de la luette.
U Muscle palato-pharyngien.
V Muscle ptérygo-pharyngien.
W Cartilage de Wrisberg.
X Baie piriforme.
Y Cartilage de Santorin.
Z Larynx.
A A Trachée-artère.
A B L'œsophage ouvert.
A C Baie pyriforme.
A D Ligaments supérieurs de la glotte.
A E Epiglotte.
A F Fente vocale.
A G Ligaments inférieurs de la globe.
A H Image du laryngoscope lorsque la respiration est normale.

A I Cartilage de Wrisberg.
A Y Cartilage de Santorin.
A K Bronche droite.
A L Bronche gauche.
A M Image de la paroi postérieure du larynx et de la trachée-artère du laryngoscope.
A N Image du laryngoscope au commencement du son.

ANATOMIE DU NEZ

LÉGENDE OU EXPLICATION

A O Cornet supérieur du nez.
A P Cornet moyen du nez.
A Q Entrée dans le sinus maxillaire.
A R Voûte palatine et le canal naso-palatine.
A S Cornet inférieur du nez.
A T Cornet supérieur du nez.
A U Cornet moyen du nez.
A V Voûte palatine du nez.
A W Cornet inférieur du nez.

ANATOMIE DE L'OREILLE

LÉGENDE OU EXPLICATION

A X Toit de la caisse du tympan.
A Y Marteau.
A Z Enclume.
B A Labyrinthe osseux.
B B Etrier.
B C Conduit auditif externe.
B D Partie osseuse du conduit auditif externe.
B E Conque de l'oreille.
B F Caisse du tympan.
B G Membrane du tympan.
B H Section de la parotide.

Légende de la Planche Anatomique 20

ANATOMIE DU CŒUR

LÉGENDE OU EXPLICATION

A Veine cave supérieure.
B Aorte.
C Tronc artériel le rachio-céphalique.
D Artère carotide primitive gauche.
E Artère sous-clavière gauche.
F Branche droite de l'artère pulmonaire.
G Branche gauche de l'artère pulmonaire.
H Artère pulmonaire.
I Auricule droite.
J Oreillette droite.
K Ventricule droite.
L Artère et veine coronaire gauche.
M Ventricule gauche.
N Veine cave inférieure.
O Auricule gauche.
P Tronc artériel branchio-céphalique.
Q Artère carotide primitive gauche.
R Artère sous-clavière gauche.
S T U Veine pulmonaire.
V Branche droite de l'artère pulmonaire.
W Artère pulmonaire.
Y Veine cave supérieure.
X Branche gauche de l'artère pulmonaire.

Z Auricule droite.
A A Aorte.
A B Veine cave inférieure.
A C Veine coronaire droite.
A D Ventricule gauche.
A E Artère coronaire droite.
A F Ventricule droit.
A — Veine cave supérieure.
B B Artère carotide primitive gauche.
B C Tronc artériel brachio-céphalique.
B D Aorte.
B E Artère sous-clavière gauche.
B F Oreillette droite ouverte.
B G Auricule gauche.
B H Fosse ovale.
B J Valvule tricuspide.
B K Colonnes carnues.
B L Fibres tendineuses des muscles papillaires.
B M Ventricule droit.
B N Muscles papillaires.
B O Veine cave inférieure.
B P Orifice de la veine coronaire.
B Q Valvule d'Eustache.
B R Valvule de Thébésius.
B S Artère pulmonaire.
B T Valvules sigmoïdes de l'artère pulmonaire.
B U Trous.

ANATOMIE DE L'ESTOMAC

LÉGENDE OU EXPLICATION

A G Veine coronaire stomachique.
A H Rate.
A I Réseau veineux.
A J Veine splénique.
A K Rameaux de la veine porte.
A L Veine porte.
A M Œsophage.
A N Cardia.
A O Fond de l'estomac.
A P Grande courbure.
A Q Artère coronaire.
A R Grande courbure.
A T Petite courbure.
A U Pylore.
A V Portion supérieure du duodénum.
A W Portion descendante du duodénum.
A X Portion inférieure du duodénum.
A Y Canal cholédoque.
A Z Canal de Wirsung.

Légende de la
Planche Anatomique 21

LE FOIE

LÉGENDE OU EXPLICATION

A Ligament coronaire du foie.
B Lobe droit du foie.
C Lobe gauche du foie.
D Ligament suspenseur du foie.
E Bord antérieur tranchant du foie.
F Vésicule biliaire.
G Veine cave inférieure.
H Bord postérieur épais du foie.
I Veines hépatiques.
J Lobe de Spigel.

K Veine porte.
L Eminence porte antérieure.
M Canal veineux d'Aranzi.
N Feuillet inférieur de ligament coronaire.
O Lobe gauche du foie.
P Sillon longitudinal gauche.
Q Eminence porte postérieure
R Lobe carré.
S Lobe droit du foie.
T Lobe de Spigel.
U Artère hépatique.
V Hile du foie ou sillon transverse.
W Canal cholédoque.
X Cordon ombilical.
Y Canal de la vésicule biliaire, canal cystique.
Z Artère cystique.
A A Vésicule biliaire.
A B Conduit hépatique.
A C / A F Section du lobe droit du foie pour montrer les lobules à peine séparés les uns des autres.
A D Surface du lobe gauche du foie.
A F Estomac.
A G Vésicule biliaire.
A I Lobe droit du foie. On a relevé le foie avec l'estomac pour montrer leur face inférieure.
A H Lobe gauche du foie.
A Y Duodénum.
A K Pancréas.

Légende de la
Planche Anatomique 22

L'ŒIL

LÉGENDE OU EXPLICATION DES FIGURES
DE LA PLANCHE

A Muscles des paupières.
B Muscle orbiculaire des paupières.
C Ligaments externes et internes des cartilages correspondant aux commissures des paupières.
E Orifices externes des glandes de Meibomius.
F Sclérotique.
G Cartilages tarses.
H I J Ligaments supérieurs et inférieurs des cartilages des paupières.
K Canal sous-orbitaire où est logé le nerf sous-orbitaire.
M Points lacrymaux.
N Muscle droit supérieur.
O Muscle droit interne.
P Muscle droit inférieur.
Q Muscle droit externe.
R Choroïde.
S Iris et ses fibres musculaires.
T Vaisseaux choroïdes.
U Iris et ses fibres musculaires.
V Vaisseaux de la rétine.
W Rétine.
X Point aveugle, sortie du nerf optique.
Y Rétine.
Z Sclérotique.
A A Muscle petit oblique.
A B Nerf optique.
A C Muscle grand oblique.

APPAREIL DENTAIRE

Coupe de la dent.

A D Email et ses canaux.
A E Ivoire et ses canaux.
A F Chambre pulpaire et pulpe dentaire.
A G Derme ou chorion.
A H Tissu épithélial.
A I Derme ou chorion.
A J Tissu épithélial.
A K Tissu osseux.
A L Canaux dentaires.
A M Vaisseaux et nerfs dentaires.
A N Cément.
A O Collet.
A P Muqueuse gingivale.
A Q Racines.
A R Tissus osseux des maxillaires.
A S Apex des racines.
A T Vaisseaux dentaires.

A U Dents permanentes
A V Dents temporaires
} dans celles des maxillaires d'un enfant on voit les dents temporaires et les dents permanentes qui vont sortir.

A W Sinus maxillaire.
A X Apophyse molaire.
A Y Canine.
A Z Petites incisives ou incisives latérales.
B A Grandes incisives ou incisives centrales.
B B Premieres molaires.
B C Deuxième molaire.
B D Première grosse molaire.
B E Deuxième grosse molaire.
B F Troisième grosse molaire.
B G Voûte palatine.
B H Sillon gingivo-labial.

Légende de la
Planche Anatomique 23

LA MAIN

LÉGENDE OU EXPLICATION

A Tissus graisseux, aponévrose, section transversale des tissus sous-cutanés.
B Section transversale du cubitus.
C Section transversale de l'artère et des nerfs radiales.
D Branche superficielle du nerf radial.
E Veine céphalique du pouce.
F Section transversale des nerfs de l'avant-bras.
G Section transversale des muscles de l'avant-bras.
H Section transversale du radiaux.
I Section transversale des nerfs de l'avant-bras.
J Branche superficielle du nerf cubital.
K Section transversale de l'artère et des veines cubitales.
L Artère et veine radiale.
M Nerf cubital avec les deux ramifications pour chacun des trois premiers doigts

et une ramification pour le côté du quatrième doigt faisant face au pouce.
N Ligament transverse du poignet.
O Abducteur du petit doigt.
P Fléchisseur du petit doigt.
Q Arcade palpaire superficielle.
R Nerf brachial moyen avec deux ramifications pour chacun des trois premiers doigts et une ramification pour le côté du quatrième doigt faisant face au pouce.
S Abducteur et court fléchisseur du pouce.

LE PIED

LÉGENDE OU EXPLICATION

T Section transversale du tibial postérieur.
U Section transversale du péroné.
V Section transversale du long péronier latéral.
W Section transversale du long extenseur du gros orteil.
X Section transversale du long extenseur commun des orteils.
Y Branches superficielles du nerf musculaire cutané.
Z Veine dorsale externe s'abouchant pour former l'arcade veineuse.
A B Section des muscles jumeaux, triceps sural.
A C Section du muscle soléaire, triceps sural.
A D Section transversale du fléchisseur commun des orteils.
A E Section transversale du tibia.
A F Veine dorsale interne s'abouchant pour former l'arcade veineuse.
A G Branches superficielles du nerf musculo-cutané.
A H Branches superficielles du nerf musculo-cutané.
A I Tendon d'Achille.
A J Nerf tibial.
A K Nerfs cutanés de la surface plantaire.
A L Cheville externe.
A M Nerf plantaire externe.
A N Abducteur du petit orteil.
A O Court fléchisseur commun des orteils.
A P Cheville interne.
A Q Nerf plantaire interne.
A R Abducteur du gros orteil.
A S Tendon du long fléchisseur du gros orteil.

Légende de la
Planche Anatomique 24

MALADIES DE LA PEAU

A Psoriasis.
B Lupus.
C Erythème.
D Prurigo.
E Herpès.
F Eczéma.
G Zona.

TROISIEME PARTIE

DICTIONNAIRE ILLUSTRÉ
des plantes et des médicaments employés en médecine

A

ABORTIF. — Se dit d'un médicament ou d'un traitement qui fait avorter une maladie.

1159. — ABSINTHE, Artemisia absinthium, *grande absinthe*, *herbe aux vers, aluine*. Famille des Composées. Elle contient un principe amer, l'*Absinthine*, et une essence qui est toxique. Elle croît à l'état sauvage. On la cultive dans les jardins. Pour l'usage médical il faut préférer la plante sauvage. On emploie les feuilles qui sont grandes, molles, finement découpées, d'un vert argenté au-dessus, blanchâtres et soyeuses au-dessous. La plante dégage une odeur forte, aromatique, qui se conserve après la dessiccation. Son amertume est très grande. On emploie l'Absinthe comme tonique, stimulant, emménagogue, fébrifuge et vermifuge. La tisane se prépare en faisant infuser 5 grammes de feuilles par litre d'eau.

Vin d'Absinthe.

Feuilles d'absinthe....... 30 gr.
Eau-de-vie............. 60 —
Vin blanc, un litre.

Laisser ensemble dix jours, en agitant de temps en temps, et filtrer au papier; dose : 30 à 100 grammes par jour dans l'hydropisie et la fièvre intermittente.

Sirop Vermifuge.

Tanaisie................. 5 gr.
Absinthe................. 5 —
Camomille............... 5 —
Semen-contra............ 5 —

Faire infuser dans un demi-litre d'eau bouillante pendant douze heures. Passer sur un linge fin, ajouter sucre blanc 800 gr. et faire fondre. Passer à travers une flanelle.

L'Absinthe maritime est employée comme vermifuge. On la donne en tisane, 5 grammes infusés dans un verre de lait, ou en lavements, 5 à 20 grammes qu'on fait infuser dans un demi-litre d'eau. Comme emménagogue pour faire venir les règles, on emploie l'infusion. La liqueur d'Absinthe employée comme apéritif est préparée avec les essences de grande et petite absinthe et les essences d'anis, de badiane, d'angélique, de coriandre, de menthe, de fenouil, d'hysope. Malheureusement l'essence d'absinthe est très dangereuse et produit des troubles très graves. La liqueur d'absinthe est un poison dont l'usage amène un affaiblissement des facultés intellectuelles et un abrutissement complet. Sous prétexte de vouloir augmenter l'appétit on finit par perdre l'appétit et le sommeil, par avoir des *pituites* le matin en se levant et se donner une maladie grave, l'*Absinthisme*, qui mène à la folie, à l'épilepsie, à l'hystérie. Pour combattre l'insomnie et les douleurs chez les buveurs d'absinthe, on donne le sirop de chloral, le sirop d'opium. Voir *Alcoolisme*.

1160. — ABSORBANTS. — Médicaments qui absorbent les liquides ou les gaz. Le bicarbonate de soude, les carbonates de chaux, de fer, de magnésie, la magnésie calcinée, le phosphate de chaux, le sous-nitrate

21

de bismuth, le charbon végétal sont des médicaments absorbants. L'amadou, le coton hydrophile, le charbon animal sont également employés comme absorbants.

1161. — ACANTHE, Acanthus mollis, *Blanc* ou *Branche Ursine.* Famille des Acanthacées. — On la cultive dans les jardins pour ses belles fleurs blanches. Croît à l'état naturel. On emploie les feuilles, qui contiennent beaucoup de mucilage, en cataplasmes, en bains, comme émollient. Les fleurs sèches sont employées sous forme d'infusion dans les hémorroïdes, la dysenterie, la dyspepsie, contre les crachements de sang et pour calmer l'irritation de la vessie.

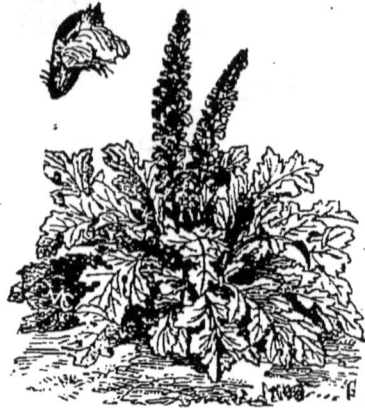

Fig. 423. — Acanthe.

ACÉTANILIDE. — Voir *Antifébrine.*

1162. — ACÉTATE D'AMMONIAQUE LIQUIDE. Esprit de Mindererus. — Se prépare en saturant l'acide acétique par le sesquicarbonate d'ammoniaque (Codex). Liquide incolore, légèrement ammoniacal qui est stimulant, diaphorétique et diurétique. On l'emploie dans la fièvre typhoïde, la pneumonie, l'hydropisie, à la dose de 5 à 30 gr. dans une potion à prendre dans les 24 heures. Contre l'ivresse se donne à la dose de 4 à 10 grammes.

Potion diaphorétique.

Acétate d'ammoniaque........	2 gr.
Sirop de punch...............	50 —
Eau distillée.................	150 —

Par cuillerées dans la journée.

Potion stimulante (*Pneumonie*).

Acétate d'ammoniaque........ 3 à	5 gr.
Extrait mou de quinquina.......	3 —

Potion cordiale............... 150 gr.
Par cuillerées toutes les heures.

Potion contre l'ivresse.

Acétate d'ammoniaque.........	2 gr.
Chlorure de sodium...........	4 —
Infusion concentrée de café.....	40 —
Sirop simple..................	30 —

A prendre en deux fois à un quart d'heure d'intervalle.

ACÉTATE DE CUIVRE. Vert-de-gris. — Employé à l'extérieur comme caustique. On prépare un emplâtre.

1163. — ACÉTATE DE PLOMB, sel de Saturne, sel Vénéneux. — Soluble dans l'eau et l'alcool. Employé contre les diarrhées, les hémorragies passives, les sueurs des phtisiques, comme astringent, siccatif, à la dose de 1 à 20 centigrammes en pilules. A l'extérieur, en pommades, contre la calvitie et les engelures; en collyres, 20 centigrammes pour 100 grammes d'eau dans les maladies des yeux et en injections. Il sert principalement à préparer l'Acétate de plomb liquide.

Pilules d'acétate de plomb.

Acétate de plomb.......	1 gr.
Extrait d'opium........	0gr25 centigr.
Extrait de ratanhia....	5 grammes.

Diviser en 100 pilules. Dose : 2 à 6 par jour.

Pilules contre hémoptysie.

Acétate de plomb.......	0gr20 centigr.
Extrait d'opium........	0gr05 —
Poudre de jusquiame.....	0gr30 —

En 20 pilules. Dose : 1 pilule matin et soir.

Poudre pour empêcher les sueurs colliquatives (*Ph. Germain*).

Acétate de plomb cristallisé......	1 gr.
Opium brut sec...............	1 —
Sucre blanc..................	4 —

Pulvérisez et mêlez. Dose :
0 gr. 05 centig. à 0 gr. 10 centig. matin et soir.

1164. — ACÉTATE DE PLOMB LIQUIDE, Extrait de Saturne. — Liquide incolore, très lourd, soluble dans l'eau et l'alcool, employé à l'extérieur comme astringent résolutif et siccatif, en lotions, injections, contre les contusions, entorses, brûlures, engelures, leucorrhée, blennorrhée, etc. Il sert à préparer l'Eau blanche.

Eau blanche (Codex).

Acétate de plomb liquide......	1 gr.
Eau simple....................	49 —

En compresses sur les coups et contusions.

Eau de Goulard ou Végéto-Minérale.

Acétate de plomb liquide.....	20 gr.
Alcoolat vulnéraire...........	80 —
Eau commune..................	300 —

Même usage que l'eau blanche.

Injection antigonorrhéique.

Sous-acétate de plomb.	0 gr. 20 cent.
Eau distillée............	100 grammes.

Deux à trois injections par jour pour homme. Surveillez l'effet, peut donner un rétrécissement.

Injection pour femme contre la blennorrhagie.

Extrait de Saturne, une cuillerée à soupe.
Eau bouillie, 2 litres.

Cérat saturné (Codex).

Acétate de plomb liquide......	10 gr.
Cérat de Galien..............	90 —

Pour faire sécher les plaies.

1165. — ACÉTATE DE POTASSE. — Diurétique peu employé, dose 4 à 5 grammes dans un litre de tisane de chiendent, à boire par petites tasses dans la journée.

1166. — ACÉTOPYRINE. — Acéto-salicylate de soude. A été employé contre la migraine, les névralgies, les rhumatismes, à la dose de 1 à 3 grammes par jour.

1167. — ACHE DES MARAIS. Persil ou Céleri des marais. *Apium graveolens,* famille des Ombellifères. On emploie la feuille, la racine. La racine est l'une des cinq *racines apéritives* et entre dans la composition du *sirop des cinq racines.* Les feuilles

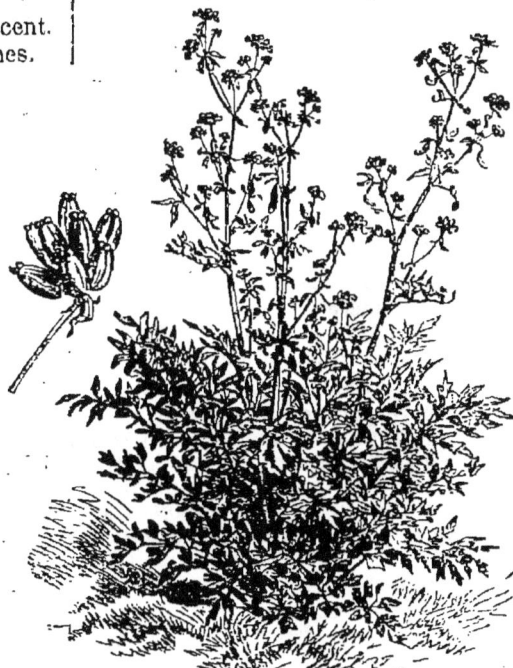

Fig. 424. — Ache des Marais.

fraîches sont employées en décoction dans du lait contre les catarrhes pulmonaires chroniques et l'asthme. Le suc des feuilles est fébrifuge. La feuille fraîche appliquée sur les engorgements en active la résolution. A l'intérieur on emploie l'ache des marais comme excitant diurétique, sous forme d'infusion, dose 15 à 20 grammes pour un litre d'eau, à boire dans la journée. Le Céleri (*Apium dulce*) est l'ache cultivée. La culture lui fait perdre l'âcreté. Son arome excite l'appétit.

1168. — ACIDE ACÉTIQUE CRISTALLISABLE, Esprit de vinaigre. — Il est liquide en été, pendant les chaleurs et en masse cristalline en hiver. Odeur pénétrante. On l'administre en *inspiration* comme stimulant

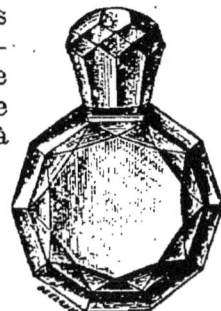

Fig. 425. — Flacon à sel anglais.

dans les syncopes, défaillances, migraines. A l'externe il est caustique, vésicant et antiseptique; il sert à masquer les mauvaises odeurs.

Le sel anglais (Codex) est du sulfate de potasse arrosé d'acide acétique aromatisé.

Le Vinaigre aromatisé anglais sert pour garnir les flacons de poche qu'on remplit préalablement avec du sulfate de potasse granulé.

Vinaigre aromatisé anglais.

Huile volatile de lavande..	1 gr.
— — girofle..	1 gr 50 centigr.
Huile volatile de cannelle..	1 gr 50 centigr.
Camphre..............	60 gr.
Acide acétique..........	600 —

Le *vinaigre de vin* doit sa saveur à l'acide acétique qu'il contient. Ce vinaigre est stimulant, astringent et antiseptique. On l'emploie en lotions (lotions vinaigrées) comme antipyrétique. Il excite l'appétit.

Vinaigre aromatique.

Alcoolature vulnéraire........	125 gr.
Vinaigre blanc...............	875 —

Mêlez et filtrez (*Codex*).

Sirop de Vinaigre framboisé.

On mélange parties égales de sirop de vinaigre et sirop de framboises. Le sirop de vinaigre se prépare en faisant fondre 1,750 grammes de sucre dans un litre de vinaigre. Le sirop de framboises se prépare en faisant fondre 875 grammes de sucre dans 500 grammes de suc de framboises. Passer.

Vinaigre camphré.

Camphre en poudre...........	25 gr.
Acide acétique crist..........	25 —
Vinaigre blanc...............	950 —

En lotions, pur ou étendu d'eau.

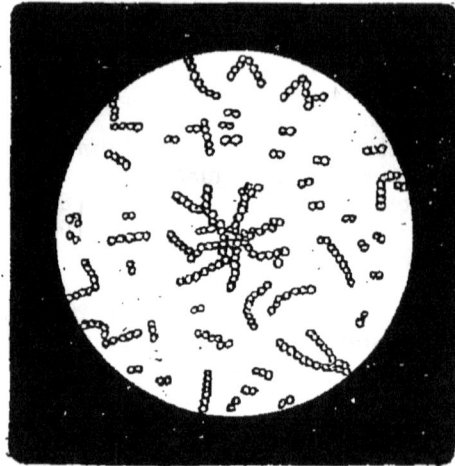

Fig. 426. — Mère de vinaigre. Mycoderma aceti.

Vinaigre des Quatre-Voleurs.

Grande absinthe.............	15 gr.
Petite absinthe..............	15 —
Romarin....................	15 —
Sauge.....................	15 —
Menthe....................	15 —
Rue des jardins.............	15 —
Fleurs de lavande...........	15 —
Calamus aromaticus.........	2 —
Écorce de cannelle..........	2 —
Girofle....................	2 —
Noix muscade..............	2 —
Ail......................	2 —
Camphre..................	4 —
Vinaigre radical............	15 —
Vinaigre blanc.............	1.000 —

Laisser infuser plusieurs jours et filtrer.

1169. — ACIDE ARSÉNIEUX, arsenic blanc. — Peu soluble dans l'eau, soluble dans la glycérine. C'est une poudre blanche comme le sucre en poudre. C'est un poison violent que l'on ordonne à la dose de 2 à 10 milligrammes. Il constitue la base des granules *Dioscorides*, des *Pilules Asiatiques*, de la liqueur de *Boudin*, de *Fowler* et de *Pearson*, de la poudre de *Rousselot*. Il est employé à l'intérieur contre la syphilis, les fièvres intermittentes, la névralgie, le cancer et les maladies de la peau; à l'extérieur il agit comme escharotique (poudre de *Côme*, poudre de *Rousselot*).

1170. — ACIDE AZOTIQUE, acide nitrique, esprit de nitre, eau forte. — C'est un liquide incolore (lorsqu'il est pur) à odeur nitreuse, répandant des vapeurs dans l'air. Il corrode tous les tissus organiques en les colorant en jaune. A l'intérieur, on l'emploie comme tempérant et très étendu comme boisson, dans la fièvre typhoïde. A l'extérieur, il sert comme caustique, pour détruire les verrues, les poireaux et les excroissances.

Tisane diurétique.

Acide nitrique alcoolisé......	3 gr.
Sirop de sucre..............	100 —
Eau......................	900 —

Mêler. A prendre par tasse.

Acide azotique alcoolisé (Codex).

Acide azotique.............	78 gr.
Eau distillée..............	22 —
Alcool à 90°..............	300 —

Pommade nitrique (Codex 66)

Acide azotique.............	6 gr.
Axonge	50 —

Faites fondre l'axonge dans une capsule en porcelaine, ajoutez l'acide azotique, mêlez à chaud. Contre les maladies parasitaires, surtout la gale et la pelade.

1171. — ACIDE BENZOÏQUE. — On le retire du benjoin. C'est un diurétique et diaphorétique employé dans le catarrhe pulmonaire, les calculs urinaires à la dose de 20 centigrammes à 2 grammes, pour augmenter la transpiration et les urines. L'acide benzoïque étant très peu soluble on l'emploie sous forme de benzoates. Voir *Benzoate de soude.*

Collutoire
contre le muguet.

Benzoate de soude..........	5 gr.
Miel blanc.................	10 —
Teinture de myrrhe.........	1 —

Sirop contre la laryngite
catarrhale aiguë.

Benzoate de soude...........	10 gr.
Sirop de Tolu	200 —
Sirop bourgeons de sapin......	100 —

Mêler. Une cuillerée à soupe toutes les deux heures.

1172. — ACIDE BORIQUE. — Dans l'industrie on le retire par purification de l'acide borique brut des lagoni de la Toscane. Pour l'usage médical, on le prépare en décomposant le borax. Préconisé comme sédatif fondant, mais surtout comme antiseptique, antifermentescible. Se présente sous forme d'écailles blanches, nacrées, onctueuses au toucher, sans odeur ni saveur, soluble dans 30 parties d'eau, dans l'alcool et la glycérine. Il est employé en injections, pommades et lotions. On prépare des articles de pansement : coton boriqué, gaze boriquée, à 10 pour 100, etc.

Eau boriquée.

Acide borique..........	40 gr.
Eau bouillante........	1000 —

En lotions, injections, gargarisme.

Vaseline boriquée.

Acide borique en poudre.......	10 gr.
Vaseline blanche.............	90 —

Mêlez. Pour faire des pansements.

Collutoire.

Acide borique..........	1 gr.
Chlorate de potasse	0 gr. 75 cent.
Suc de citron..........	15 gr.
Glycérine......	10 —

Mêlez. Pour toucher la gorge.

1173. — ACIDE CACODYLIQUE. — Arsenic organique. Combinaison d'arsenic et d'alcool. Voir *Cacodylates.*

1174. — ACIDE CARBONIQUE. — C'est le gaz des eaux minérales. Possède des propriétés anesthésiques et antivomitives. A l'intérieur on l'emploie en dissolution dans l'eau, eau gazeuse, eau de Seltz contre les vomissements et comme anesthésique local. Le gaz carbonique se produit par la *combustion complète* du charbon; il existe en petite quantité dans l'air. A la campagne, on trouve 29 litres par mètre cube d'air; à Paris, 34 litres par mètre cube. Ce gaz est *irrespirable* et peut provoquer une asphyxie mortelle. Voir *Asphyxie.*

Soda Powders.
Poudre gazogène alcaline.
Poudre Gazogène.

Bicarbonate de soude (dans un
paquet bleu)................ 4 gr.
Acide tartrique en poudre (paquet blanc)................ 4 —

Un paquet de chaque dans une bouteille d'eau qu'on bouche aussitôt. Un
demi-paquet de chaque dans un verre
d'eau.

Potion de Rivière en deux bouteilles contre les vomissements (Codex).
Potion n° 1.

Acide citrique............ 2 gr.
Eau..................... 50 —
Sirop d'acide citrique..... 15 —
Mêler dans une bouteille.

Potion n° 2.

Bicarbonate de potasse....... 2 gr.
Faire dissoudre dans eau...... 50 —
Ajouter sirop simple.......... 15 —
Mêler dans une autre bouteille.

On administre successivement une cuillerée à bouche de chaque potion; très
efficace contre le symptôme vomissement.

1175. — ACIDE CHLORHYDRIQUE. — Liquide incolore ayant l'o-
deur de chlore qui prend à la gorge, répand d'abondantes vapeurs,
corrode les tissus organiques en les colorant en rouge. Excitant, antiseptique et caustique. A l'intérieur, s'ordonne à la dose de 1 à 2 grammes dans un litre d'eau pour activer la digestion. A l'extérieur, en gargarisme, à la dose de 1 à 2 grammes.

En cas d'empoisonnement, donner des alcalins, du bicarbonate de soude,
de l'eau de savon et de l'huile. Voir *Caustique*.

Collutoire chlorhydrique

Acide chlorhydrique.: 0 gr. 20 cent.
Miel Rosat.......... 10 —

Gargarisme chlorhydrique.

Acide chlorhydrique. 0 gr. 20 cent.
Miel Rosat.......... 30 —
Eau.:.............. 220 —

1176. — ACIDE CHROMIQUE. — Très soluble dans l'eau, il est sous
forme de petits cristaux rouges. Il est employé à l'extérieur comme
caustique, en solution avec partie égale d'eau (*Codex*) pour détruire les
tissus anormaux, les verrues, les *végétations* sur lesquelles on l'applique à
l'aide d'une tige en bois. On doit l'employer avec de grandes précautions et ne mettre qu'une fois par jour en ayant soin de graisser avec
la vaseline les alentours.

1177. — ACIDE CITRIQUE. — On le retire du citron. C'est à cet acide
que les citrons, les oranges, les groseilles, les cerises, les framboises
doivent leur agréable acidité. Il est en cristaux translucides, soluble
dans l'eau et l'alcool; d'un acidulé fort et agréable c'est un tempérant et
rafraîchissant employé contre la jaunisse, le scorbut et les rhumatismes.
Ne pas en abuser, un usage immodéré peut détériorer l'estomac. Sert
à préparer la *Limonade Purgative*.

Limonade citrique.

Sirop d'acide citrique..... 100 gr.
Eau..................... 900 —
Mêler.

Collutoire citrique.

Acide citrique........... 2 gr.
Miel Rosat.............. 20 —

Sirop citrique.

Acide citrique........ 10 gr.
Faire dissoudre dans l'eau..... 20 —
Sirop simple................ 970 —

Sirop de Limons.

Sirop citrique............. 1.000 gr.
Alcoolature de citron...... 12 —
Mêler.

Sirop d'orange.

Sirop citrique............ 1.000 gr.
Alcoolature d'oranges...... 12 —

Les alcoolatures de citron et d'orange
se préparent en faisant macérer pendant 8 jours une partie de zestes récents
du fruit dans deux parties d'alcool à 90°.

1178. — ACIDE CYANHYDRIQUE, Acide prussique. — C'est le plus violent poison connu. Liquide incolore ayant l'odeur d'amandes amères. On le trouve dans les amandes amères et l'eau distillée de laurier-cerise. On l'a employé comme sédatif à la dose de 5 à 10 gouttes de la solution officinale du *Codex* qui est à 1 pour 100. Il est presque inusité.

En cas d'empoisonnement, administrer du sulfate de fer dissous dans de l'eau.

1179. — ACIDE LACTIQUE. — C'est un liquide sirupeux, incolore, inodore, à saveur acide franche. On le retire du petit lait aigri. Soluble dans l'eau et l'alcool, il coagule le lait. C'est un tempérant employé contre la dyspepsie et la diarrhée infantile, comme dissolvant des fausses membranes diphtériques et contre les ulcérations du cancer. Dose à l'intérieur, 2 à 8 grammes par jour en potions. A l'extérieur, en gargarisme ou en applications sur les ulcérations du cancer.

Potion lactique (Hayem).

Acide lactique .... 2 gr.
Sirop de sucre .... 30 —
Eau .... 80 —
Contre la diarrhée verte des enfants. Une cuillerée à café toutes les 2 heures.

Potion antidiarrhéique.

Acide lactique.......... 2 gr.

Sirop d'oranges............ 40 gr.
Eau distillée.............. 160 —
Une cuillerée à café avant les tétées.

Collutoire contre la laryngite.

Acide lactique .... 2 gr.
Acide phénique.......... 1 —
Glycérine............... 20 —

ACIDE NITRIQUE. — Voir *Acide azotique.*

1180. — ACIDE OXALIQUE. — *Sel d'Oseille.* Cristaux incolores, sans odeur, d'une saveur acide prononcée. Soluble dans 15 parties d'eau et dans l'alcool. Ce sel est toxique même à dose peu élevée. Tempérant rafraîchissant acidulé, il se donne à dose faible et très diluée, 10 centigrammes à 1 gramme pour un litre d'eau. On prépare des pilules d'oxalate de fer.

Limonade oxalique.

Acide oxalique .... 0 gr. 50 cent.
Sirop aromatisé au citron. 60 gr.
Eau .... 940 —

Pastilles contre la soif. (Soubeiran.)

Acide oxalique.......... 5 gr.
Sucre.................. 250 gr.
Essence de menthe........ X gouttes.
Gomme adragante.......... q. s.
Faire des tablettes de 50 centigrammes.

1181. — ACIDE PHÉNIQUE. Phénol, acide carbolique. — Il se présente sous forme d'une masse transparente et d'aiguilles cristallisées lorsqu'il est très pur. On le retire par la distillation des huiles de la houille. D'une odeur de créosote, d'une saveur mordante, il est caustique et provoque une brûlure lorsqu'on l'applique pur sur la peau. Il possède des propriétés antiseptiques, désinfectantes, antipudrides, antipsoriques. On doit l'employer avec précaution en dissolution dans l'eau. S'ordonne à l'intérieur en sirop contenant 1 gr. d'acide pour 1000 gr. de liquide et en gargarisme à 1 gr. pour 300 gr. On prépare des articles de pansement : gaze phéniquée, à 10 pour 100 ; coton phéniqué à 5 pour 100, etc., la glycérine, l'huile et la vaseline phéniquées contiennent 1 gr. d'acide pour 100 gr. de substance. Dans les pansements on doit employer des solutions *très diluées* sinon on risque des brûlures profondes. L'usage prolongé des pansements phéniqués même à dose faible peut provoquer la gangrène. En cas d'empoisonnement faire vomir; donner à boire du sulfate de magnésie 30 gr. dissous dans un litre d'eau. Donner des grogs chauds; réchauffer les extrémités du malade. L'acide phénique ne doit jamais être employé chez les enfants.

Eau phéniquée (forte).

Acide phénique........	5 gr.
Alcool.................	25 —
Eau....................	965 —

Une cuillerée à café dans un verre d'eau pour lotions et lavage des plaies.

Acide phénique alcoolisé.

Acide phénique. } Parties égales.
Alcool.........

Eau phéniquée (faible).

Acide phénique........	5 gr.
Alcool.................	10 —
Eau	980 —

Pour pansements.

Glycérine phéniquée.

Glycérine pure.........	100 gr.
Acide phénique........	1 —

Même formule pour l'huile phéniquée.

Vaseline et Cérat phéniqués.

Vaseline ou Cérat........	100 gr.
Acide phénique	1 gr.

Alcool phéniqué.

Acide phénique...........	1 gr.
Alcool...................	10 —

Pour cautériser les piqûres venimeuses, les caries dentaires, etc.

Sirop phéniqué.

Acide phénique très pur.......	1 gr.
Sirop de goudron	990 —
Alcool..................	10 —

Vinaigre phéniqué camphré (H.P.)

Acide phénique cristallisé......	10 gr.
Camphre en poudre...........	1 —
Alcool à 90°...............	10 —
Vinaigre.................	80 —

Phénol ou phénate de soude

Acide phénique...........	50 gr.
Soude caustique...........	30 —
Eau, quantité pour........	1 litre.
Colorer avec caramel......	20 gr.

Filtrer. Usage externe. Pour désinfecter les chambres et W.-C.

1182. — ACIDE PICRIQUE. — Cristaux jaunes clairs, d'une saveur très amère. Soluble dans l'eau chaude. *Très efficace dans le traitement des brûlures.* Il agit comme calmant et antiseptique, dans les brûlures du premier, du second et du troisième degré et facilite la formation de l'épiderme. A été préconisé contre l'érysipèle et l'eczéma. On ne doit jamais l'employer en poudre ou en pommade mais en solution aqueuse à la dose de 10 à 12 grammes par litre d'eau chaude, avec laquelle on donne des bains locaux, on en imbibe de la gaze pour l'appliquer sur la plaie. On couvre cette compresse avec du coton hydrophile mais on aura soin de ne pas couvrir avec du taffetas ou toile caoutchoutée qui, en conservant l'humidité, empêcherait la cicatrisation. Ce pansement doit être changé tous les trois jours seulement. L'acide picrique colore la main en jaune. Pour éviter cet inconvénient, l'opérateur doit porter des gants ou prendre le pansement avec une pince ou après avoir enveloppé les mains avec du coton hydrophile. Pour faire partir les taches, on se lave avec une solution de benzoate de lithine.

1183. — ACIDE SALICYLIQUE. — Il existe dans l'essence de Reine des Prés, *Spiræa Ulmaria.* Se présente sous la forme d'aiguilles blanches, inodores, d'une saveur sucrée et amère, peu soluble dans l'eau, soluble dans l'alcool et l'éther. Très employé comme antiseptique et antifermentescible. On le prescrit contre le rhumatisme articulaire aigu, surtout ses sels, c'est-à-dire sous forme des *salicylates.* Pour la conservation des produits et pour l'usage interne, l'acide salicylique qui n'est pas caustique est préférable à l'acide phénique. Il empêche la fermentation et l'altération du vin, du cidre, de la bière, mais cette addition devrait être défendue, comme étant nuisible à la santé.

Dose à l'intérieur: 1 à 4 grammes par jour. On prépare des pommades à 1 pour 10 et des solutions à 1 pour 100.

Poudre désinfectante.

Acide salicylique........ 5 gr.
Poudre de talc:.... ..... 100 —

Pommade contre rhumatisme aigu (Bourget).

Acide salicylique............... 5 gr.
Lanoline..................... 10 —
Essence de térébenthine........ 10 —

Axonge .... 80 gr.

Mêler. Enduire les articulations et entourer de flanelle.

Pommade contre l'eczéma.

Acide salicylique........ 1 gr.
Oxyde de zinc........... 10 — .
Amidon............ ..... 10 —
Vaseline................ 50 —

1184. — ACIDE SULFHYDRIQUE, Hydrogène sulfuré. — Ce gaz a l'odeur d'œufs pourris. C'est lui qui donne l'odeur particulière aux eaux minérales sulfureuses. On l'a conseillé contre la gale, les affections mercurielles, les coliques des peintres etc.

1185. — ACIDE SULFURIQUE, Huile de vitriol. — Liquide d'une consistance sirupeuse, deux fois plus lourd que l'eau, incolore, inodore. Il corrode les tissus organiques et les colore en noir; c'est un caustique violent. Mélangé avec de l'eau il dégage une forte chaleur. Mélangé avec une faible quantité d'eau on obtient la température d'eau bouillante. Quatre parties d'acide mélangées avec une partie de glace donnent un mélange à 100° de chaleur, tandis qu'une partie d'acide avec 4 parties de glace donnent un abaissement de température de 20° au-dessous de zéro.

A l'intérieur et à petite dose il agit comme tempérant, astringent. A l'extérieur, on l'emploie comme caustique.

En cas d'empoisonnement il faut le même traitement que pour les caustiques. Voir *Empoisonnement.* En cas de brûlures, voir le traitement au mot *Brûlure.*

Limonade sulfurique.

Acide sulfurique.......... 2 gr.
Eau sucrée.............. 1 litre.
En boisson dans les hémorragies et coliques de plomb.

Acide sulfurique alcoolisé. ou Eau Rabel.

Acide sulfurique....... 100 gr.
Alcool. .... 300 —
Coquelicot............ 4 —
Peu usitée.

Caustique sulfo-carboné.

Acide sulfurique........ 4 gr.
Charbon............... 10 —
Pour détruire les cancroïdes, les lupus.

Potion antihémorragique.

Acide sulfurique dilué au dix^me 4 gr.
Eau distillée de menthe....... 220 —
Sirop de framboises.......... 30 —
Une cuillerée à soupe toutes les heures.

1186. — ACIDE TANNIQUE, TANNIN. — On le retire de la noix de galle. Se présente sous forme d'une masse légère, spongieuse, composée de petites aiguilles d'un blanc jaunâtre, soluble dans l'eau et l'alcool. Astringent végétal très employé contre la diarrhée, l'hémorragie, l'hémoptysie, et en injection contre les leucorrhées. Dose à l'intérieur: 2 à 4 grammes; à l'extérieur: 1 à 4 grammes pour 100 en lotions, pommades, injections, etc.

Collyre de Tannin.

Eau distillée de roses .... 125 gr.
Acide tannique........ 0 gr. 25 cent.
Laver les yeux toutes les heures.

Gargarisme astringent.

Tannin .... 4 gr.
Miel Rosat........... 50 —
Eau.................. 100 —

Glycérolé de Tannin (Codex).

Glycérolé d'amidon ... 50 gr.
Tannin .... 10 —

Injection de Tannin.

Tannin................. 1 gr.
Vin rouge............... 125 —

Injection pour femmes.

Tannin...................... 2 à 3 gr.
Eau 2 litres pour une injection.

Lotion contre les gerçures du sein.

Tannin............. 0 gr. 50 cent.
Eau distillée de roses.... 30 gr.
Faire dissoudre.

Pilules antidiarrhéiques.

Tannin .... 4 gr.
Extrait de ratanhia....... 4 —
Extrait d'opium......... 0 gr. 10 cent.
En 40 pilules. Dose : 6 à 10 par jour

Pommade contre l'acné.

Tannin .... 4 gr.
Soufre sublimé......... 4 —
Axonge............... 50 —

Solution contre les écoulements vaginaux.

Acide tannique......... 10 gr.
Glycérine.............. 150 —

Faire dissoudre. Imbiber un tampon et placer dans le vagin. Contre la vaginite, fleurs blanches, maladies de la matrice. Il faut préférer les *Ovules Leber* qui sont plus efficaces et plus commodes à s'en servir.

1187. — ACIDE TARTRIQUE. — Existe dans le raisin, les mûres, etc. On l'extrait des lies de vin, des marcs de raisin. Se présente en gros prismes transparents, durs, inodores, solubles dans l'eau et l'alcool, d'une saveur acide agréable. Rafraîchissant, acidulé, tempérant comme l'acide citrique.

Limonade tartrique F. H. P.

Sirop tartrique ...... 60 gr.
Eau simple .... 1.000 —
Mêler.

Sirop d'acide tartrique.

Acide tartrique........ 10 gr.
Eau distillée........... 10 gr.
Sirop simple.......... 980 —
Faire dissoudre l'acide tartrique dans l'eau et ajouter au sirop bouillant.

1188. — ACIDULÉS. — Boissons rafraîchissantes qu'on prépare avec le jus ou les acides tartrique et citrique qu'on retire des fruits acidulés tels que le citron, la framboise, la groseille, l'orange. Dans quelques maladies, on prescrit des boissons acidulées à base des acides forts tels que l'acide sulfurique ou l'acide chlorhydrique qu'on a soin de diluer dans beaucoup d'eau. Voir *Limonade sulfurique et chlorhydrique.*

ACNÉ, COUPEROSE, ROUGEURS, DARTRES, BOUTONS. Dilatation des veines aux joues, Rougeur excessive du visage, Rougeur du nez, Boutons aux ailes du nez et sur les joues. — Dans l'épaisseur de la peau il existe un grand nombre de petits organes ou follicules qui sécrètent une matière grasse. Par suite de la présence d'un parasite, il se forme alors une petite inflammation, puis des boutons qui se vident après quelques jours d'existence, et laissent après eux des taches rouges qui disparaissent lentement ; ces taches envahissent le front, les joues, la gorge et les épaules ; elles indiquent la fin, mais l'éruption est bientôt remplacée par une nouvelle. Telle est la marche de l'acné ordinaire ou acné sébacée.

Lorsque l'acné a été négligée ou mal soignée, les boutons et rougeurs envahissent complètement le visage, se renouvellent sans cesse, et forment des taches ; les joues sont gonflées, épaissies et pleines de petites veines dilatées ; la face se congestionne facilement, c'est la couperose ou acné rosacée, qui donne à la figure une coloration violacée et un aspect livide peu agréable.

Traitement. — Tous les soirs en se couchant, faire une pulvérisation ou une lotion sur les boutons avec un petit tampon de coton hydrophile imbibé de *Roséine* et laisser sécher. Ensuite faire un léger massage avec la *Crème Châtelaine* et saupoudrer par dessus avec la *Poudre Janette*. Le matin, après les ablutions, on refait la lotion avec la *Roséine* et on applique la *Crème* et la *Poudre Janette*. Ces soins feront disparaître toutes les rougeurs gênantes, les taches, la dilatation des veines; le teint redevient rapidement pur et frais; la *Roséine* épure la peau, efface les boutons, les rougeurs et toutes dermatoses. Voir les articles *Roséine*, *Crème Châtelaine*, *Crème Janette*, *Poudre Janette*.

1189. — ACONIT NAPEL, Aconitum Napellus. Famille des Renonculacées. Noms vulgaires : Gueule-de-loup, tue-loup bleu. Gant de Notre-Dame. — Plante très vénéneuse qui ne devrait pas être cultivée malgré ses belles fleurs bleues ou roses, car elle a été souvent la cause d'un empoisonnement mortel. Les feuilles sont grandes, luisantes, d'un vert foncé, les fleurs sont en épis et ont la forme d'un casque. La feuille et la racine contiennent un principe actif très vénéneux : l'*Aconitine.* On les emploie pour leurs propriétés calmantes contre les rhumatismes, la goutte, les paralysies et les névralgies, la coqueluche, la toux quinteuse et l'asthme; les chanteurs la préconisent contre l'enrouement. La teinture de racine d'aconit est beaucoup plus active que celle des feuilles, la teinture de racine d'aconit se prescrit à la dose de 5 à 10 gouttes. La teinture des feuilles d'aconit à la dose de 20 à 25 gouttes pour une potion à prendre dans les 24 heures. L'*Aconitine* est très dangereuse. On la prescrit à la dose d'un quart de milligramme à un milligramme par jour.

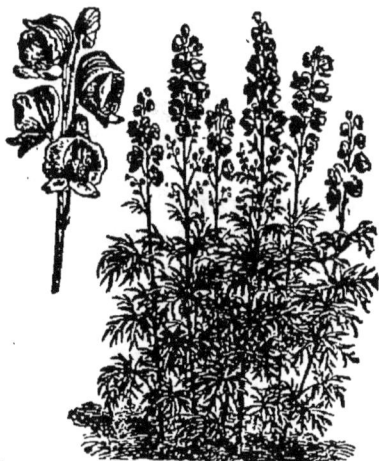

Fig. 427. — Aconit.

En cas d'empoisonnement, il faut faire vomir de suite avec l'ipéca, l'émétique ou en chatouillant le fond de la gorge avec une plume, ensuite donner l'iodure de potassium, calmer les douleurs avec une légère infusion de pavot ou le sirop d'opium; contre l'abattement donner quelques tasses de café. Appliquer des compresses chaudes et pratiquer la respiration artificielle comme dans l'asphyxie. Voir ce mot.

1190. — ACORE VRAI, Acorus Calamus, famille des Aroïdées. — Cette plante ressemble à l'Iris. Sa tige est longue et droite, ses feuilles sont longues, les fleurs sont petites et jaunes. Le rhizome, brun à l'extérieur et rosé à l'intérieur avec des petits points, est d'une odeur aromatique, agréable; d'une saveur piquante, amère, chaude. On l'emploie comme stomachique amer et stimulant. Il forme la base de plusieurs liqueurs hygiéniques. L'infusion se prépare à la dose de 20 grammes par litre d'eau.

1191. — ACTÉE, Actæa spicata. Famille des Renonculacées. Herbe aux poux, Herbe de Saint-Christophe. — Les feuilles sont vertes dessus et blanchâtres dessous ; les fleurs sont blanches, petites et en grappes. Plante vénéneuse. On l'a employée, comme l'Aconit Napel, contre les névralgies. On la prescrit en médecine vétérinaire comme purgatif violent. La décoction de cette plante est employée contre la gale et les poux.

1192. — ADONIS VERNALIS. Famille des Renonculacées. — Contient un principe actif, l'*Adonidine*. Les feuilles et la tige sont employées comme diurétiques pour régulariser les battements du cœur et pour augmenter la pression artérielle. Son usage augmente la quantité d'urine. Se donne en infusion, 2 gr. de feuilles dans 200 gr. d'eau bouillante à prendre dans les 24 heures ou en teinture à la dose de 4 grammes par jour.

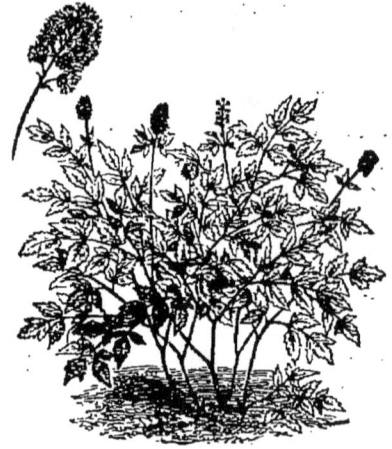

FIG. 428. — Actée.

1193. — ADRÉNALINE. — C'est le principe actif des capsules surrénales ; se présente sous forme d'une poudre grise, cristalline. On emploie le *chlorhydrate d'Adrénaline* en solution dosée à un milligramme de ce sel pour un gramme d'eau. Son activité est considérable, c'est le plus efficace et le plus puissant hémostatique connu. Quelques gouttes suffisent pour empêcher une hémorragie. On ajoute ordinairement un anesthésique tel que la cocaïne pour supprimer la douleur. S'emploie surtout en ophtalmologie, dans les opérations sur les yeux, des fosses nasales, du larynx et des oreilles que l'on ne peut pratiquer sans provoquer d'hémorragie. On l'emploie également contre l'hémorragie interne.

Solution mère au millième.

Chlorhydrate d'adrénaline..	1 gr.
Chlorure de sodium.........	3 —
Chlorétone..................	5 —
Eau stérilisée..............	1.000 —

A employer par gouttes en installations dans l'œil et en pulvérisations.

Solution anesthésique.

En cas d'extraction des corps étrangers, cautérisations, etc.

Solution mère d'adrénaline. **X gouttes.**

Chlorhydrate de cocaïne	10 centigr.
Eau stérilisée..............	10 gr.

Solution hémostatique et anesthésique pour badigeonnage.

Chlorhydrate d'adrénaline..	5 centigr.
Chlorétone	25 —
Chlorhydrate de cocaïne.....	1 gr.
Eau stérilisée..............	50 gr.

1194. — AGARIC BLANC, Polyporus officinalis. — Champignon. Croît sur les mélèzes ; c'est un purgatif violent et dangereux ; a été employé contre les sueurs des phtisiques, la dose est de 25 centigrammes à 60 centigrammes.

AGRIPAUME, Leonorus Cardiaca. Nom vulgaire : *Cardiaire bonhomme, Herbe aux Tonneliers, Pattes de sorciers*, famille des Labiées. — Plante de 60 à 80 centimètres à feuilles palmées, à fleurs blanches ou rosées avec des taches pourpres. Odeur aromatique agréable ; a été employé dans les maladies des poumons, de la poitrine et les palpitations chez des enfants. L'infusion a été vantée contre la rage. En lotions externes, elle assainit les plaies et les blessures.

1195. — AIGREMOINE, Agrimonia Eupatoria, famille des Rosacées. Nom vulgaire : *Herbe de Saint-Guillaume, Thé du Nord, Thé des bois.* — Sa tige est flexible, très velue ; les feuilles ressemblent à celles de la Ronce, les fleurs sont petites, jaunes, en épis sur l'extrémité du rameau. Odeur agréable, aromatique, saveur amère, astringente. On l'emploie en infusion, 20 grammes de feuilles dans un litre d'eau, contre les coliques, la diarrhée, les maladies du foie, l'asthme, la néphrite, et en gargarismes contre les maux de gorge et l'engorgement des amygdales.

1196. — AIL, Allium sativum, famille des Liliacées. — L'ail est cultivé dans les jardins pour les besoins domestiques ; contient un principe actif sulfureux, le *sulfure d'allyle.* Il est excitant et rubéfiant. On l'emploie à l'intérieur, en infusion dans du lait ou du bouillon comme vermifuge et fébrifuge ; à l'extérieur, comme rubéfiant et vésicant et en cataplasme sur le ventre, contre les humeurs froides. Entre dans la composition du *Vinaigre des Quatre Voleurs.* On le conseille dans la coqueluche, asthme, catarrhe du poumon ; a été préconisé contre le choléra. Comme comestible son usage devra être défendu dans les maladies de la peau,

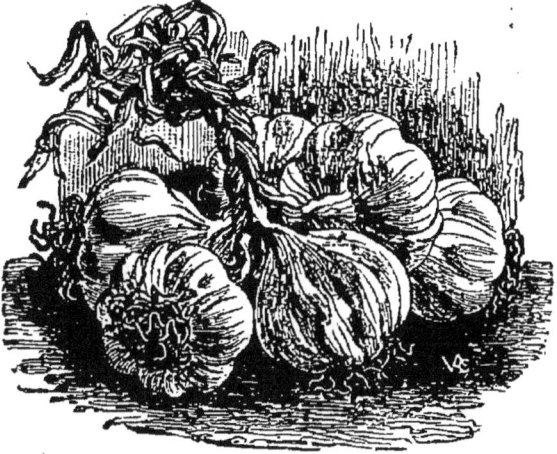

FIG. 429. — Ail.

et aux nourrices parce qu'il altère le lait et donne des coliques aux nourrissons.

L'ail a une action antiseptique très puissante sur les voies digestives, agit comme excitant sur la muqueuse stomacale et augmente la sécrétion. Il présente l'inconvénient de communiquer à l'haleine et à la sueur une odeur insupportable.

1197. — AIRELLE, Vaccinium myrtillus. *Myrtille, Raisin des bois, Brimbelle,* famille des Vacciniacées. — Petit arbuste dont la tige a plusieurs rameaux ; les feuilles sont dentées, les fleurs blanches rosées en forme de grelots. On emploie la baie qui est verte, rouge ou noire à la maturité et de la grosseur d'un pois. Sa saveur est douce, acidulée, agréable ; remède efficace contre la diarrhée chronique et la dysenterie. On fait une confiture, un sirop ou une décoction.

1198. — AIROL. — C'est un gallate de Bismuth employé comme antiseptique, possédant les mêmes propriétés que l'iodoforme.

1199. — ALBUMINE. — Matière analogue au blanc d'œuf, soluble dans l'eau. Se coagule par la chaleur et l'acide azotique. Existe dans les végétaux et les animaux ; liquide incolore, visqueux, gluant. Coagulé, il se présente sous la forme d'une masse blanche, opaque, insoluble dans l'eau. On l'emploie contre la diarrhée et comme antidote des poisons minéraux.

L'*Eau Albumineuse* se prépare avec quatre blancs d'œuf battus avec un litre d'eau, on peut sucrer et aromatiser avec de l'eau de fleurs d'oranger.

ALCALI VOLATIL. — Voir *Ammoniaque*.

1200. — ALCALINS. — Sels qui résultent de la combinaison d'un alcali avec un acide; on emploie principalement les carbonates, les citrates, les sulfates d'ammoniaque, de lithine, de potasse et des soudes. Pris à petite dose, ces alcalins se dédoublent dans l'estomac, forment avec l'acide chlorhydrique de l'estomac des chlorures, ont une action diurétique et digestive, augmentent la sécrétion des sucs digestifs et régularisent la sécrétion de la bile. A doses élevées, ils sont absorbés sans aucune modification et passent dans l'urine qui devient neutre (à l'état normal l'urine est toujours acide). On prescrit les alcalins dans les maladies d'estomac et du foie; dans la goutte, les rhumatismes et la gravelle. Les sels alcalins se trouvent dans presque tous les légumes.

1201. — ALCALOÏDES. — Principes actifs des plantes et qui s'y trouvent combinés avec des acides.

1202. — ALCHIMILLE, Alchemilla vulgaris, famille des Rosacées. Très commune dans les bois, les prairies. La tige est ronde, poilue, molle; les feuilles sont grandes, dentées, alternes, d'un vert jaunâtre et blanchâtre au-dessous et portées sur une queue flexible. Les fleurs sont petites, verdâtres, disposées en bouquet à l'extrémité des rameaux. On emploie la plante en infusion comme vulnéraire

1203. — ALCOOL, Esprit-de-vin. — L'alcool de vin s'obtient par la distillation du vin mais on le retire rarement de ce dernier liquide mais presque toujours de la betterave, de la fécule de pomme de terre, des grains de marrons d'Inde, des fruits sucrés, des matières féculentes. En médecine, on emploie l'*alcool rectifié* qui marque 90° et que l'on obtient en distillant, pour le purifier, l'alcool à 85° dit *alcool de Montpellier*. C'est un liquide incolore, inflammable, plus léger que l'*eau*, à odeur particulière, à saveur brûlante, franche; il bout à 79°. En le mélangeant avec l'eau il se produit une élévation de température. Il dissout un très grand nombre de substances et des principes des plantes. On l'emploie pour préparer les *teintures*, les *élixirs*, les *alcoolatures* et les *alcoolats*.

A petite dose et comme médicament l'alcool est un tonique, un stimulant du système nerveux qui empêche la dénutrition et qu'on prescrit avantageusement dans certaines maladies. Dans l'organisme, l'alcool ne se transforme qu'en partie et se concentre dans le foie et le cerveau. A dose convenable et rarement employé chez les individus qui ont une alimentation suffisante, l'alcool a une utilité par la chaleur qu'il produit et constitue un stimulant précieux. Mais lorsque l'individu est dyspeptique, ce qui est fréquent, lorsque l'alimentation est insuffisante, l'alcool, même pris à petite dose, devient nuisible et agit comme un poison.

Son usage journalier est toujours nuisible parce que l'alcool éthylique retiré du vin est dangereux et que les alcools de l'industrie sont encore plus toxiques; ils agissent sur l'organisme comme des véritables poisons, d'autant plus qu'ils sont très mal rectifiés. On doit se méfier de l'alcool de marc qu'on retire en distillant les résidus des boissons fermentées. Il est mal rectifié et réellement dangereux. C'est ce mauvais alcool qu'on emploie pour augmenter le degré alcoolique du vin sans quoi il ne se conserverait pas; cette opération porte le nom de *Vinage* des vins. C'est également avec les mauvais alcools de l'industrie mal rectifiés (la rectification revient à un prix élevé) qu'on prépare des eaux-de-vie. Pour des liqueurs d'absinthe, de kirsch ou genièvre, des rhums, des apéritifs, des bitters, on emploie des alcools encore moins rectifiés que pour l'eau-de-vie parce que les essences et les éthers avec lesquels on les prépare masquent le mauvais goût de ces alcools. Or toutes ces essences et éthers sont des poisons violents. Toutes ces liqueurs et apéritifs sont donc doublement nuisibles et par l'alcool et par les essences. Quant au vin, son bouquet est composé des éthers toxiques, même à petite dose. Voir *Vin*.

La consommation d'alcool en France est devenue considérable. De 890.000 hectolitres qu'elle était en 1850, elle a passé aujourd'hui à plus de deux cents millions sur lesquels à peine 15.000 hectolitres sont retirés du vin. Le reste provient de la pomme de terre, des grains et des betteraves. Et cette terrible quantité de poisons est versée dans la consommation, surtout dans celle de la classe ouvrière. Elle explique le progrès de l'alcoolisme et toutes les misères qu'il engendre. Voir *Alcoolisme chronique*.

L'action de l'alcool sur le tube digestif. — L'alcool détruit la puissance digestive. Un liquide contenant 2 pour 100 d'alcool affaiblit la force digestive de l'estomac. Un liquide contenant 20 pour 100 d'alcool empêche complètement la digestion de se faire, congestionne le foie et se transforme en acide acétique. Les eaux aigres des pituites provoquent des désordres dans les cellules nerveuses, altèrent le sang et affaiblissent le cœur. Ce dernier devient gros, les battements augmentent ainsi que la sécrétion et la transpiration; ce qui explique pourquoi les buveurs d'alcool et autres liquides ont toujours soif. L'estomac à son tour s'enflamme d'où la gastrite, la cirrhose, la paralysie, les tremblements des doigts, du visage et des jambes, les crises d'épilepsie, la démence, l'apoplexie. Toute boisson fermentée même si la teneur alcoolique est très faible a une action nuisible sur l'urètre, la vessie, les reins et provoque à la longue la cystite, la rétention d'urine, la néphrite; l'alcool prédispose à l'intoxication par le plomb ou le mercure car il amoindrit toujours la puissance vitale de l'organisme et provoque la déchéance de la race. C'est aux boissons alcooliques qu'on doit les actes cruels envers les animaux, les rixes, les coups, les blessures, les incendies, les noyades et les accidents de toutes sortes. L'alcool, loin d'être un aliment est un excitant dont l'usage abrège la vie, provoque des maladies graves et mène souvent à la folie. L'alcool fournit moins d'énergie et de calories que le sucre; c'est pourquoi on doit préférer le sucre qui donne plus d'énergie sans présenter les inconvénients de l'alcool. On mesure la force ou les degrés de l'alcool avec un instrument qui porte le nom d'Alcoomètre de Gay-Lussac. Le *Rhum*, l'*Eau-de-vie* et le *Cognac* sont des alcools faibles. A l'extérieur, l'alcool est antifermentescible, antiputride. Le docteur Reclus a préconisé des pansements à l'alcool pour faire avorter les suppurations. Voir *Alcoolisme*.

Potion Cordiale (Codex).

Banyuls......................	110 gr.
Sirop d'oranges amères......	40 —
Teinture de cannelle..........	10 gr.

Mêlez. Par cuillerée à soupe toutes les deux heures.

Potion de Todd (Codex).

Eau-de-vie ou rhum......... 40 gr.
Sirop simple.............. 30 —
Teinture de cannelle....... 5 —
Eau distillée.............. 75 —
Mêlez.

Punch.

Thé noir.................. 10 gr.
Eau bouillante............ 270 —
  Faire infuser, passer, ajouter :
Eau-de-vie de Cognac........ 30 gr.
Sirop de quinquina......... 30 —
Teinture de cannelle....... 1 —
Eau .... 100 —

1204. — ALCOOLATS. — C'est l'alcool chargé des principes volatils par distillation ou par simple mélange.

Alcoolat de Romarin.

Sommités fraîches de romarin. 1.000 gr.
Alcool à 80°.............. 3.000 —
Eau .... 1.000 —
  Faire macérer pendant quatre jours. Distiller au bain-marie pour obtenir 2.500 grammes. On prépare de la même manière les alcoolats de menthe, mélisse, lavande et ceux de toutes les labiées.

Alcoolat d'écorce d'orange.

Zestes frais d'oranges .... 500 gr.
Alcool à 80°.............. 300 —
  Faire macérer pendant deux jours et distiller au bain-marie jusqu'à siccité. On prépare de la même manière les alcoolats de citron, cédrat, bergamote, fleurs d'oranger.

Alcoolat de Cannelle.

Cannelle de Ceylan......... 500 gr.
Alcool à 80° .... 4.000 —

Laisser macérer dans l'alcool pendant quelques jours. Distiller au bain-marie pour retirer la presque totalité de l'alcool. On prépare ainsi les alcoolats de : badiane, girofle, muscade, calamus aromaticus, genièvre.

Alcoolat de Garus.

Aloès socotrin......... 5 gr.
Myrrhe............. 2 —
Safran.............. 3 —
Cannelle............ 20 —
Girofle............. 5 —
Noix muscade........ 10 —
Alcool à 80°......... 5.000 —
Eau de fleurs d'oranger. 200 —

  Laisser macérer dans l'alcool pendant dix jours, distiller au bain-marie pour retirer 5.000 grammes. Sert à préparer l'élixir de Garus.

1205. — ALCOOLATURES. — Se préparent par la macération des plantes fraîches dans l'alcool.

1206. — ALCOOLÉ. — Se prépare en faisant dissoudre ou macérer les substances dans l'alcool.

1207. — ALIMENTS HYDROCARBONÉS. — Contiennent de l'eau et du carbone, exemple : les amidons, les fécules, les sucres.

ALLUMETTES. — Pour les allumettes à base de phosphore et les empoisonnements, voir *Phosphore.*

1208. — ALKÉKENGE OFFICINAL, *Physalis alkekengi,* famille des Solanées. On l'appelle aussi *Cerises d'hiver, Coqueret, Pomme d'amour.* — On le cultive dans les jardins comme plante d'agrément et pour ses baies comestibles; plante vivace herbacée, dont la tige est d'abord verte, ensuite rouge; les feuilles sont larges, entières, al-

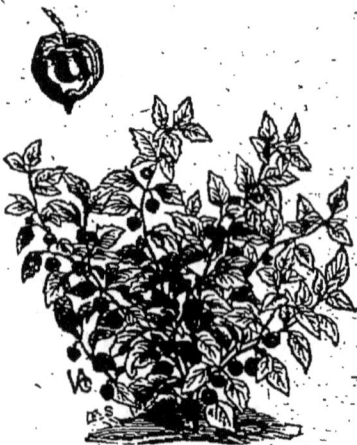

FIG. 430. — Coqueret.

ternes en forme de cœur, un peu allongées, les fleurs sont blanches ou rosées inclinées vers le bas. Les baies ressemblent aux cerises et sont rouges, rondes, à saveur aigrelette. Sèches, elles sont ridées et ressemblent aux jujubes. Le calice, qui est rouge orange et très amer, reste adhérent à la baie. On emploie surtout les baies comme diurétique et fébrifuge dans la gravelle, l'hydropisie, jaunisse; dose: 20 à 30 grammes en infusion dans un litre d'eau bouillante.

1209. — ALLÉLUIA, Oxalis acetosella, famille des Oxalidées. Synonymes : *Herbe de bœuf, Pain de Coucou, Oseille à trois feuilles, Oseille de Pâques, Surette.* — Les tiges sont basses, tendres, les feuilles blanchâtres et ressemblent à celles du trèfle, elles sont vertes et partent de la racine, les fleurs sont rosées et supportées par un long pédoncule. Les feuilles sont rafraîchissantes et acidulées comme l'oseille. On les emploie fraîches pour faire des tisanes rafraîchissantes et diurétiques. Elles servent à extraire le *sel d'oseille.*

1210. — ALLIAIRE, Herbe à ail, Erysimum alliaria, famille des Crucifères. — La tige est ronde d'un vert pâle, les feuilles sont grandes, en cœur, dentées, attachées à la tige par une queue assez longue, les fleurs sont blanches, petites, en bouquet, à l'extrémité des rameaux. Elle est commune dans les endroits ombragés, le long des haies. Froissée, la plante exhale l'odeur d'ail. Antiscorbutique, elle fortifie les gencives et raffermit les dents ; on l'emploie en infusion à la dose de 20 grammes

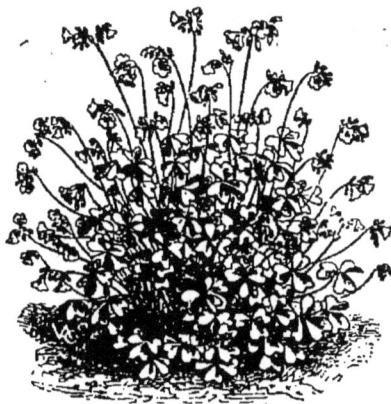

Fig. 431. — Alléluia.

par litre d'eau comme stimulant antiscorbutique, béchique et diurétique.

1211. — ALOÈS, Aloès vulgaris, famille des Liliacées. — Plante originaire d'Afrique ; existe en arbres, arbustes, et même en petites plantes herbacées qu'on cultive dans les serres sous le nom de *plantes grasses.* Les feuilles sont charnues et se terminent en pointe. L'aloès est le suc épaissi qu'on obtient par incision des feuilles ; il est amer, aromatique ; suivant les doses, l'aloès est tonique, stomachique, emménagogue ou purgatif drastique. Le meilleur aloès est l'*aloès socotrin* de l'île de Socotora. On le prescrit dans la congestion cérébrale et la constipation à la dose de 5 à 25 centigrammes. On ne doit pas en abuser car son usage provoque des hémorroïdes; l'aloès est défendu chez les personnes atteintes d'une maladie de la vessie ou de la matrice. Pour empêcher son action irritante sur l'intestin, on ajoute du fer. Les pilules purgatives d'*Anderson*, de *Bontius*, d'*Antecibum*, les grains de Vie, les grains de Santé, etc., sont à base d'aloès associé à d'autres substances purgatives. L'Elixir de longue vie est la teinture d'aloès.

Grains de santé.
Aloès socotrin........... 10 gr.
Jalap................... 10 —
Rhubarbe .... 2 gr 50 cent.
Diviser en pilules de 15 centigrammes, dose : 1 à 2 par jour.

Pilules d'aloès et de fer.
Sulfate de fer pur....... 10 gr.
Aloès socotrin.......... 10 —
Poudre de réglisse....... 2 —
Diviser en 100 pilules, 2 à 3 par jour.

Pilules antecibum.

Aloès du Cap............... 10 gr.
Extrait de quinquina.... . 5 —
Poudre de cannelle...... 2 —
Sirop d'absinthe......... 3 —
Diviser en 100 pilules. Dose: 1 à 2 avant le repas.

Pilules Ecossaises d'Anderson.

Aloès des Barbades........ 10 centig.
Gomme-gutte.............. 10 —
Essence d'anis............. 1 —
Pour faire une pilule. Dose: 2 à 6 pilules.

1212. — ALUMINE. — C'est le sulfate d'alumine. On l'emploie en collyre à 1 pour 100 comme astringent dans les maux d'yeux.

1213. — ALUMNOL. — Antiseptique possédant les mêmes propriétés que l'alumine.

1214. — ALUN, Sulfate double d'alumine et de potasse. — Soluble dans l'eau et la glycérine, insoluble dans l'alcool. A haute dose l'alun est un poison, mais à dose convenable on l'emploie avec succès, à l'intérieur, comme astringent contre les hémorragies, les diarrhées rebelles, les coliques de plomb et les écoulements muqueux chroniques. A l'extérieur, il est employé comme astringent, stiptique en injections, lotions, gargarismes, contre les écoulements, les ophtalmies et les angines rebelles.

L'alun calciné est légèrement caustique.

Collutoire astringent.

Poudre d'alun........... 5 gr.
Miel Rosat............. 30 —
Mêler pour toucher la gorge.

Gargarisme astringent (Cod.).

Roses rouges sèches......... 10 gr.
Eau bouillante.............. 250 —
Alun cristallisé............. 5 —
Mellite de roses............. 50 —

Faire infuser les roses dans l'eau, passer avec expression, ajouter l'alun et le mellite.

Injection astringente contre les flueurs blanches.

Stramonium.................. 5 gr.
Laisser infuser dans eau bouillante..................... 1000 —
Alun .... 5 —

Injection vaginale.

Alun................. 5 gr.
Eau............... 1 à 2 litres.

Potion alumineuse contre les hémorragies utérines passives.

Alun..................... 4 gr.
Infusion de roses......... 150 —
Sirop de sucre........... 20 —
Sirop diacode............. 20 —
Par cuillerées toutes les 2 heures.

Pilules alunées d'Helvetius (Cod.).

Alun................. 0 gr. 10 cent.
Sang-dragon pulv....... 0 gr. 05 cent.
Miel................. 0 — 05 cent.
Mêler pour faire 4 pilules. Dose: 2 à 4 pilules par jour.

Eau hémostatique de Pagliari.

Alun..................... 10 gr.
Eau............... 100 —
Benjoin................. 5 —
Faire bouillir 6 heures, filtrer.

1215. —ALYPINE. — Anesthésique employé dans l'extraction des dents et petite chirurgie.

1216. — AMADOU, Agaric de chêne, *Polyporus fomentarius.* Champignon. — Après lui avoir fait subir une préparation spéciale, l'amadou est employé pour arrêter le sang des hémorragies et des piqûres de sangsues. Pour le rendre plus efficace on l'humecte de *perchlorure de fer liquide.*

1217. — AMANDES. Fruits de l'amandier, *Amygdalus communis,* famille des Rosacées. —On connaît deux variétés : 1° les *amandes douces* qui contiennent de l'huile et un principe actif l'*Emulsine.* Elles sont émollientes et servent à préparer une huile, un sirop et des émulsions; 2° les *amandes amères* qui contiennent l'huile, l'émulsine, un principe spécial, l'*amygdaline*, qui donne, au contact de l'eau, de l'acide cyanhydrique et une essence.

Elles sont calmantes fébrifuges et tœnifuges. Elles servent à préparer une eau distillée, une émulsion, une huile essentielle, un lait. Le sirop d'orgeat et le looch blanc du Codex contiennent ces deux variétés à la fois.

Lait d'amandes amères.

Amandes douces........	6 gr.
Amandes amères.......	4 —
Eau....................	500 —
Sirop de sucre.........	60 —

Looch blanc du Codex.

Amandes douces mondées.,...	30 gr.
Amandes amères.............	2 gr.
Sucre blanc.................	30 —
Gomme adragante pulvérisée.	50 centigr.
Eau de fleurs d'oranger......	10 gr.
Eau........................	120 —

Faire une émulsion avec les amandes, l'eau et presque la totalité du sucre; triturer la gomme adragante avec le reste du sucre, ajouter peu à peu l'émulsion et l'eau de fleurs d'oranger. A prendre par cuillerée.

Lait d'amandes douces.

Amandes douces.......	50 gr.
Sucre blanc...........	50 —
Eau froide............	1000 —

Tremper les amandes dans un peu d'eau tiède pour enlever la pellicule brune, piler les amandes avec une petite quantité d'eau froide dans un mortier de marbre pour réduire en une pâte fine, délayer cette pâte avec le restant de l'eau, faire dissoudre le sucre et passer à travers une étamine.

Liniment contre les crevasses du sein et des mains.

Huile d'amandes douces.....	15 gr.
Beurre de cacao............	15 —

Faire fondre à une douce chaleur et triturer jusqu'au refroidissement.

Sirop d'orgeat (Codex).
Sirop d'amandes.

Amandes douces mondées:.....	500 gr.
Amandes amères.............	150 —
Sucre blanc.................	3000 —
Eau de rivière..............	1625 —
Eau de fleurs d'oranger......	250 —

Faire une émulsion avec les amandes, un peu de sucre et 250 gr. d'eau. D'autre part faire un sirop avec le sucre restant et l'eau, ajouter l'émulsion et l'eau de fleurs d'oranger et passer.

1218. — AMBRE GRIS, Ambre vrai. — Soluble dans l'alcool, insoluble dans l'eau, l'ambre gris a été employé comme stimulant du système nerveux et comme aphrodisiaque. On l'emploie surtout en parfumerie. On le retire de l'intestin du *cachalot* qui appartient, comme la baleine, à la famille des Cétacés. Il se trouve dans le commerce sous la forme de morceaux gris ou noirs.

On le recueille à la surface de la mer du côté de Madagascar, Chine, Brésil, etc.

1219. — AMERS. — Plantes ayant une saveur amère; sous leur influence la sécretion des sucs gastriques augmente, c'est pourquoi on les conseille pour augmenter l'appétit dans les maladies d'estomac, maladies de la peau, l'anémie, la goutte, etc.

1220. — AMIDON. — Fécule amylacée qui existe dans plusieurs végétaux; on le retire des graines de céréales. Substance blanche que l'on trouve dans le commerce sous forme de poudre, en morceaux, en aiguilles et en pains carrés. Inodore, insipide, insoluble dans l'eau froide, l'amidon forme par l'ébullition avec de l'eau une colle nommée *empois*. Possède des propriétés calmantes et adoucissantes. On l'emploie sous forme de cataplasmes, de bains, de lavements (voir ces mots); chauffé avec la glycérine il forme un glycérolé employé contre les démangeaisons et les affections dartreuses.

Bain d'amidon.

Amidon de froment......... 500 gr.
Eau....................... 1000 —
  Mêler et verser dans le bain.

Gelée d'amidon.

Amidon.................... 15 gr.
Eau bouillante sucrée........ 500 —

Cataplasme de fécule.

Fécule de pomme de terre...... 100 gr.
Eau........................ 1000 gr.
  Chauffer jusqu'à consistance de gelée en remuant constamment.

Glycérolé d'amidon.

Amidon................... 10 gr.
Glycérine............... 140 —
  Chauffer doucement jusqu'à consistance de gelée en remuant constamment.

1221. — AMMI, Ptychotis fœniculi folia, famille des Ombellifères. — On emploie la semence, qui est petite et profondément striée, comme carminatif. Elle possède une odeur aromatique agréable.

1222.—AMMONIAQUE LIQUIDE, alcali volatil. — L'ammoniaque pur est gazeux. En médecine on l'emploie sous forme de liquide, c'est-à-dire dissous dans l'eau. Il est fourni liquide par l'industrie des usines à gaz et les fabriques de prussiates. On le purifie par distillation. C'est un liquide incolore à odeur forte, pénétrante, pouvant asphyxier; il corrode les tissus animaux. A l'extérieur on l'emploie comme rubéfiant et caustique; à l'intérieur on le prescrit comme stimulant antiacide et antispasmodique, c'est un diaphorétique puissant. On le fait respirer dans les syncopes; contre l'ivresse, on donne 5 à 10 gouttes dans un peu d'eau.

On l'emploie en inhalation contre le coryza. Il forme la base du liniment ammoniacal et de l'eau sédative.

En cas d'empoisonnement, faire boire du vinaigre dilué dans l'eau, ensuite de l'eau albumineuse, du lait, de l'huile d'olive.

Liqueur ammoniacale Anisée
Pharm. Allem.

Alcool à 90°............. 72 gr.
Essence d'anis.......... 3 —
Ammoniaque........... 18 —
  S'ordonne par gouttes
Dose : 5 à 10 gouttes dans une potion.

Liniment ammoniacal (Codex).

Huile d'amandes douces........ 9 gr.
Ammoniaque liquide............ 1 —
  Stimulant rubéfiant.

Potion ammoniacale (Codex).

Eau....................... 100 gr.
Sirop de sucre............... 30 —
  Ammoniaque liquide 5 gouttes.
  A prendre en 4 fois à un quart d'heure d'intervalle.

Liniment ammoniacal térébenthiné.

Essence de térébenthine....... 10 gr.
Ammoniaque.... .... 4 —
Huile d'amandes douces........ 100 —

Mêler; stimulant-rubéfiant. Pour avoir le liniment ammoniacal camphré, on remplace l'huile d'amandes par l'huile camphrée.

Eau sédative Raspail.

Ammoniaque liquide......... 60 gr.
Alcool camphré............. 10 —
Chlorure de sodium......... 60 —
Eau....................... 1000 —
  Mêler.

Pommade ammoniacale de Gondret
(Codex).

Suif...................... 32 gr.
Graisse de porc............. 32 —
Ammoniaque liquide.......... 64 —

  Faire fondre les corps gras dans un flacon bouché à l'émeri, ajouter l'ammoniaque et agiter jusqu'à parfait refroidissement. Employée en couche de 2 mil. d'épaisseur comme rubéfiant.

1223. — ANALEPTIQUES. — On désigne sous ce nom des aliments et des médicaments employés pour rétablir les forces et tonifier l'organisme; exemple : bouillon, jus de viande, fécule, etc. La meilleure farine analeptique est la *Tarvine*. Le meilleur tonique comme médicament est le *Triogène For* et le *Vin Galar*.

ANALGÉSINE. — Voir *Antipyrine*.

1224. — ANCOLIE, Aquilegia vulgaris, famille des Renonculacées, synonymes : *Gant de bergère*, *Gant de Notre-Dame*. — Elle est vénéneuse ; la tige est rameuse, les feuilles sont vertes mélangées de brun et de noir, les fleurs sont bleues pourprées. On l'emploie comme antiparasitaire dans la gale et la teigne; il faut l'employer fraiche et en décoction. Pour l'intérieur elle jouit de propriétés diurétiques et sudorifiques faibles, mais il faut l'éviter parce qu'elle est dangereuse.

1225. — ANDROSÈME, Herbe Sicilienne, Androsæmum officinale, famille des Hypéricinées. — Plante indigène qui est vulnéraire. Les feuilles sont employées en cataplasmes sur les brûlures et contre l'hémorragie. Les fruits sont purgatifs.

1226. — ANÉMONE DES PRÉS, Anemona pulsatilla, famille des Renonculacées. — Plante herbacée, la racine est grosse, noirâtre, les fleurs sont d'un pourpre violet. La plante est âcre et perd ses propriétés par la dessiccation. On l'emploie comme rubéfiant sur la peau dans la goutte, les rhumatismes, la teigne. Plante vénéneuse.

Fig. 432. — Ancolie.

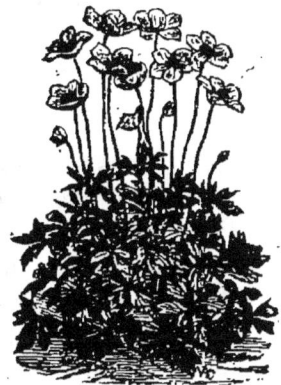

1227. — ANESTHÉSINE. — Médicament employé comme anesthésique local contre les maux d'estomac. S'ordonne en cachets de 20 centigrammes. On prépare une pommade contre les démangeaisons.

1228. — ANETH, Anethum graveolens, Fenouil puant, famille des Ombellifères. — On emploie les semences qui sont jaunâtres marquées de trois stries et d'une odeur forte, pénétrante, comme condiments.

1229. — ANGÉLIQUE, Herbe de Saint-Esprit. Archangelica officinalis, famille des Ombellifères.— Plante herbacée dont la tige est épaisse, cylindrique et d'un vert tendre, les feuilles sont grandes, profondément incisées en deux ou trois lobes, les fleurs verdâtres disposées en ombelle. C'est un stimulant énergique contre l'atonie de l'appareil digestif. On emploie la racine qui est grise, ridée à l'extérieur et blanche à l'in-

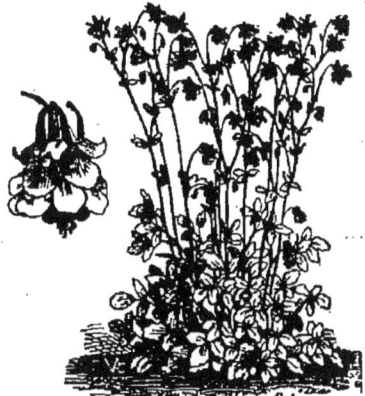

Fig. 433. — Anémone.

térieur. Aromatique très agréable, d'une saveur douce, chaude et puis amère. Se donne en infusion à 20 grammes par litre d'eau.

Liqueur tonique et digestive.

		Laisser infuser les substances con-
Tige verte d'angélique....	50 gr.	cassées dans l'alcool pendant 10 jours.
Muscade.................	2 —	Passer et filtrer. Faire un sirop avec
Cannelle	2 —	l'eau et le sucre et réunir les deux li-
Alcool.................	2 l. 1/2	quides.
Eau...................	1 —	
Sucre.................	2 kil.	

1230.— ANILINE. — Les couleurs d'aniline contiennent de l'arsenic et sont des poisons; leur usage pour les jouets et les bonbons est dangereux. En cas d'empoisonnement donner de l'air, pratiquer la respiration artificielle, la traction rythmée de la langue, ensuite donner des grogs. Voir *Asphyxie.*

1231. — ANILIPIRINE. — C'est l'antipyrine combinée avec l'acétanilide. Elle agit comme analgésique. S'ordonne en cachets de 50 centigr. contre la migraine, les névralgies, les rhumatismes.

1232. — ANIS VERT, Pimpinella anisum, famille des Ombellifères. — On le cultive dans les jardins, on emploie les semences qui ont une odeur aromatique, une saveur piquante contre la dyspepsie; les coliques venteuses, la gastralgie, les indigestions, et pour augmenter le lait chez les nourrices: c'est un excitant carminatif. L'*Anis* se prend en infusion, 1 à 2 gr. de semences pour une tasse d'infusion et en dragées. On en prépare des liqueurs de table.

1233. — ANIS ÉTOILÉ, BADIANE. *Illicium anisatum,* famille des Magnoliacées. — On emploie les fruits qui contiennent une huile volatile et possèdent des propriétés stimulantes et stomachiques comme l'anis vert. En infusion, 10 gr. par litre. La poudre, 1 à 4 grammes.

ANTHELMINTHIQUES. — Médicaments vermifuges, s'ordonnent contre les vers. Voir *Vers intestinaux.*

ANTI-ACIDE. — Médicaments alcalins qui absorbent les acides. Les plus employés sont le bicarbonate de soude et le carbonate de magnésie.

ANTIAPHRODISIAQUE. — Médicament ou régime ayant pour but de calmer les excitations des organes génitaux. Voir *Calmants.*

ANTIDOTE (grec *dotos*, donné). — Se dit d'une substance qui neutralise les effets d'une autre substance en formant une combinaison chimique inoffensive. Voir *Empoisonnement.*

1234. — ANTIFÉBRINE, Acétanilide, se présente sous la forme de lamelles cristallines; très peu soluble dans l'eau, soluble dans l'alcool; possède des propriétés antithermiques et analgésiques; a été préconisée contre l'ataxie et les formes graves de la variole. Se donne en cachet à la dose de 50 centig. qu'il est prudent de ne pas dépasser et surveiller l'action.

1235.— ANTIGLAIREUX.—Médicament employé contre les glaires. Ce sont généralement des purgatifs violents et drastiques qui ont une action trop irritante sur l'intestin. Le meilleur antiglaireux et le plus efficace est l'*Elixir Spark*, qui ne contient aucun drastique violent.

1236. — ANTIGOUTTEUX REZALL. — C'est le véritable spéci-. fique de la goutte et du rhumatisme. Il calme rapidement les douleurs, les accès de goutte et les accès de rhumatisme les plus violents. Sans aucune substance nuisible ni drastique, l'*Antigoutteux Rezall* au Benzoate Salico-lithiné est l'analgésique et le sédatif le plus héroïque qui augmente la combustion intra-organique et élimine les déchets toxiques. Il favorise la formation de l'acide hippurique qui, étant plus soluble que l'acide urique, s'élimine plus facilement. Quelques jours de traitement suffisent pour se rétablir complètement.

Pendant la crise : pendant la crise la dose est de 3 à 4 cuillerées à bouche qui suffisent pour arrêter instantanément et complètement l'accès le plus fort. On les prend à deux heures d'intervalle dans une tasse de *Tisane Orientale Soker* ou tisane diurétique.

Comme préventif. — A dose préventive, l'*Antigoutteux Rezall* empêche le retour des attaques parce qu'il élimine du sang toutes les concrétions, l'acide urique et les urates qui sont la principale cause de la maladie.

Prendre une cuillerée à soupe avant chaque repas.

L'*Antigoutteux Rezall* se vend en flacons de 5 francs (*Cinq francs*). Les 3 flacons, 14 francs. — Les 6 flacons, 27 francs.

Observation. — Pour les pays étrangers, l'*Antigoutteux Rezall* est présenté sous forme d'*Extrait concentré*, ce qui permet l'expédition par la poste. Pour la manière de s'en servir et la dose à prendre, voir l'instruction sur l'étiquette.

1237. — ANTIMOINE. — Ce métal était autrefois employé comme purgatif et servait à préparer des pilules. Comme le métal n'est pas attaqué par les sucs du tube digestif, on rendait ces pilules intactes et elles se retrouvaient dans la garde-robe. Ces pilules étaient connues sous le nom de *Pilules Perpétuelles* et passaient de père en fils. Voir *Émétique* et *Kermès*.

En cas d'empoisonnement par l'antimoine, s'il n'y a pas de vomissements, donner de l'ipéca pour les provoquer. Ensuite faire boire du thé, du café, du lait ou de l'eau albumineuse. Réchauffer le malade avec des couvertures.

1238.— ANTIMONIATE DE POTASSE, oxyde blanc d'antimoine, **antimoine diaphorétique.** — C'est un contre-stimulant et un expectorant qui s'ordonne à la dose de 1 à 6 gr. en potion pour les adultes. On l'emploie surtout chez les enfants à la dose de 50 centigr. dans une potion ou looch blanc contre la bronchite et la fluxion de poitrine.

Potion expectorante.

Oxyde blanc d'antimoine.	0 gr. 50 cent.
Sirop de goudron.........	20 gr.
— de polygala........	20 —
— de fleurs d'oranger.	50 —
Eau distillée.............	50 —

Mêler et agiter avant de s'en servir. 4 à 5 cuillerées à café par jour dans une infusion de capillaire ou violette. Broncho-pneumonie des enfants (Comby).

Looch contre-stimulant (Trousseau).

Looch blanc du Codex........	150 gr.
Antimoine diaphorétique......	1 gr.

Mêler, agiter chaque fois ; une cuillerée toutes les 2 heures.

Potion béchique.

Oxyde blanc d'antimoine......	1 gr.
Infusion d'hysope.............	100 —
Sirop de baume de tolu......	50 —
Sirop de morphine...........	20 —

Par cuillerées toutes les heures.

ANTIPHLOGISTIQUE (grec *anti*, et *phlogistos*, brûlé). — Médicament qui s'ordonne contre l'inflammation.

ANTIPSORIQUE. — Médicament contre la gale.

ANTIPYRÉTIQUE. — Médicament contre la fièvre.

1239. — ANTIPYRINE, Analgésine (grec *puretos*, fièvre) ou diméthyloxyquinizine. — Poudre cristalline sans odeur, de saveur amère, très soluble dans l'eau, possède des propriétés antithermiques et analgésiques. Très employée pour faire tomber la fièvre et contre les migraines. S'ordonne en cachets contenant 50 centigr. d'antipyrine associé à 50 centigr. de bicarbonate de soude pour éviter les vomissements. L'antipyrine a été préconisée contre le diabète et l'hémorragie. Cesser le médicament pendant les règles et en cas de maladie du cœur.

ANTISCORBUTIQUE. — Médicament contre le scorbut. Sirop antiscorbutique, bière antiscorbutique. Voir *Raifort*.

ANTISEPTIQUE. — Médicament qui possède la propriété de détruire les microbes.

ANTISPASMODIQUES. — Médicaments contre les spasmes. Éther, mélisse, valériane, camphre, asa-fœtida.

ANTITHERMIQUE. — Contre la fièvre. *Quinine, Quinoline*.

1240. — APIOL. — Liquide huileux que l'on retire du persil et qui possède des propriétés antipériodiques, emménagogues et fébrifuges ; on le prescrit en capsules contenant 15 à 20 centigrammes deux fois par jour. Voir *Persil*.

1241. — APIOL DARVET. — En capsules faciles à prendre, l'*Apiol Darvet* est préparé avec le *principe actif absolument pur* que l'on retire des *véritables semences de persil*. Emménagogue, très efficace et tout à fait inoffensif, il rend les époques régulières, empêche tout retard et favorise le cours du sang.

Dose : prendre 4 à 6 capsules par jour, en 2 ou 3 fois, une heure avant ou deux heures après les repas. On les avale avec une tasse de tisane chaude d'armoise, de camomille ou de séné. Reprendre le traitement le mois suivant au moment où quelques douleurs au bas-ventre font présumer le moment des époques. Les *capsules d'Apiol Darvet* peuvent être alternées ou remplacées par la *Viburnine Galar*.

L'*Apiol Darvet* se vend en flacons de 30 capsules du prix de 4 francs (*Quatre francs*).

APOLYSINE — Voir *Citrophène*.

APPAREIL SILICATÉ. — Bande trempée dans du silicate de potasse, lequel se solidifie en quelques heures. On enlève l'appareil en le plongeant dans l'eau chaude.

1242. — APOMORPHINE. — Vomitif employé en cas d'empoisonnement.

S'administre en injection hypodermique. Très dangereux.

ARBUTINE. — Principe actif du busserole qu'on ordonne comme diurétique antiseptique. Voir *Busserole*.

ARGENT. — En médecine on emploie le *Nitrate d'argent*.

ARGENT COLLOÏDAL. — Voir *Collargol*.

1243. — **ARGENTINE, Potentilla anserina,** *Ansérine, Bec d'oie, Aigremont sauvage,* famille des Rosacées. — Plante herbacée vivace, les feuilles sont dentées et recouvertes d'un duvet argenté d'où son nom d'argentine, la racine est noire, les fleurs sont jaunes. On emploie les feuilles et les fleurs en infusion contre la diarrhée, les dysenteries et les hémorragies comme astringent, tonique et stomachique. La racine est efficace pour raffermir les gencives et contre les maux de dents. On en mâche de temps en temps.

1244. — **ARGYROL ou NARGOL.** — Antiseptique à base d'argent et plus efficace que le nitrate d'argent. S'emploie dans la conjonctivite, les maladies de la vessie, de l'oreille et dans la blennorrhagie. Ne doit être employé qu'en solution *fraîchement* préparée.

1245. — **ARISTOL ou THYMOL BIIODÉ.** — Antiseptique préconisé pour remplacer l'iodoforme.

1246. - **ARISTOLOCHE, Aristolochia longa,** *Sarrasine, Aristoloche des vignes,* famille des Aristolochiées. — Sa tige est mince ayant 70 à 80 centimètres de hauteur, les feuilles sont entières, ovales, tordues à leur base et portées par une longue queue, les fleurs sont d'un vert blanchâtre, d'une

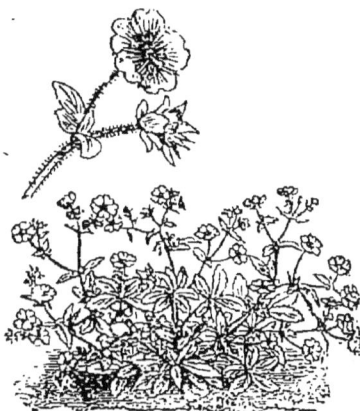

Fig. 434. — Argentine.

seule pièce, disposées en bouquets et à l'aisselle des feuilles. La racine est jaune en dedans et noire à l'extérieur. Elle est emménagogue, et s'emploie en décoction, 10 à 15 grammes par litre, à prendre un verre le matin et l'autre le soir.

1247. — **ARMOISE,** *Fleurs de Saint-Jean, Couronne de Jean-Baptiste,* **Artemisia vulgaris,** famille des Composées. — Sa tige rameuse et teintée de rouge atteint 1 mètre de hauteur, les feuilles sont alternes, vertes en dessus, blanchâtres et cotonneuses en dessous, les fleurs sont en forme de petits grelots d'un jaune verdâtre. On emploie les feuilles comme fébrifuge anti-hystérique et surtout comme emménagogue pour faciliter les règles. On l'a préconisée contre l'hystérie, la chorée, la danse de Saint-Guy, la chlorose et les convulsions des enfants. Doses : l'infusion se prépare avec 20 grammes de plantes pour 1 litre d'eau bouillante. Dans les affections nerveuses on donne la poudre de 2 à 4 grammes par jour.

Poudre antiépileptique.

Poudre de racine d'armoise.. 50 gr.
Sucre en poudre............. 200 —
  Mêler 4 cuillerées à café par jour.

Espèces emménagogues.

Sommités d'armoise........... 10 gr.

Racine de valériane........... 10 —
Absinthe .... 10 gr.
Feuilles d'ambroisie du Mexique 10 —
Safran .... 50 centigr.

4 grammes en infusion pour un litre d'eau bouillante.

1248. — ARNICA, Arnica montana, *Bétoine des montagnes ou des Vosges, Herbe sainte, Herbe aux chutes,* famille des Composées.—Plante herbacée des montagnes à feuilles grandes, ovales, allongées, entre les feuilles est une tige de 30 centimètres qui porte d'autres feuilles plus petites et qui se termine par une belle fleur jaune d'or. On emploie la fleur comme stimulant énergique du système nerveux, c'est le remède contre les contusions, les coups à la tête, les ecchymoses, les bosses sanguines provenant des chutes et des coups, on l'emploie en compresses. On ne doit jamais employer une com-

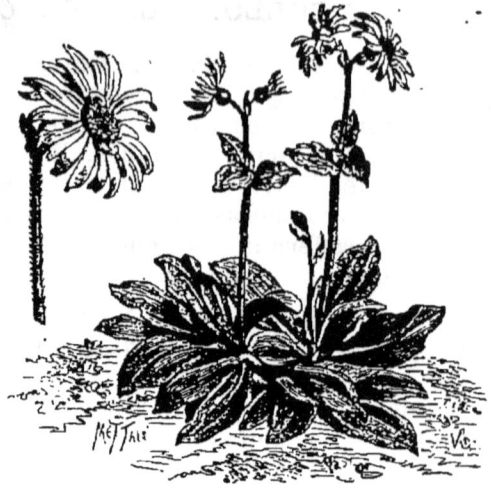

Fig. 435. — Arnica.

presse d'arnica lorsque la peau est entamée. On la donne à la dose de quelques gouttes dans de l'eau sucrée comme vulnéraire et antispasmodique. Mais on doit renoncer à cette pratique car l'arnica administré à l'intérieur peut produire un véritable empoisonnement ; on doit également éviter les vulnéraires qui en contiennent.

A haute dose l'arnica est vomitif. En outre, son usage amène des étourdissements et des tremblements.

Teinture d'arnica.

Arnica...................... 100 gr.
Alcool à 60°.............. 500 —
Laisser infuser 10 jours, passer avec expression à travers un linge et filtrer.

Potion d'arnica.

Teinture d'arnica........ 5 gouttes.
Eau........................ 100 gr.
Sirop de polygala........... 25 —
Une cuillerée toutes les 2 heures.

1249. — ARONINE NEL. — L'*Aronine Nel,* poudre tanno-boratée, est employée avec grand avantage pour la toilette intime et comme véritable spécifique dans toutes les maladies des femmes.

Antiseptique, astringente et préservatrice, ni toxique, ni caustique, elle fait disparaître les flueurs blanches et les écoulements de toute nature ; elle fortifie les muqueuses, tonifie les organes, resserre les tissus et constitue le meilleur préservatif de toutes les maladies de la femme.

Mode d'emploi : Faire une injection matin et soir avec deux cuillerées à café d'*Aronine Nel* délayée dans un litre d'eau tiède. On peut l'alterner avec le *Spyrol Leber.*

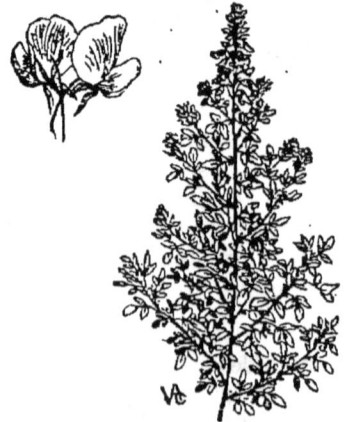

Fig. 436. — Arrête-bœuf.

L'*Aronine Nel* se vend en boîtes de 2 fr. 50. — Les 3 boîtes, 7 francs.

1250. — ARRÊTE - BŒUF, Bugrane, Herbe aux ânes, Tabouret du diable, **Ononis spinosa**, famille des Légumineuses. — La tige est de 40 à 60 centimètres, les feuilles sont vertes, les fleurs ont l'apparence d'un papillon. La racine est si tenace qu'elle peut arrêter une charrue, d'où son nom d'arrête-bœuf. Cette plante croît dans les champs, les terrains sablonneux, les lieux incultes. On emploie les feuilles et les fleurs en décoction, comme diurétique, dans la pierre, la gravelle, le catarrhe chronique de la vessie, et en gargarismes contre les maux de gorge.

1251. — ARRHENAL, Méthylarseniate de soude. — Préparation arsenicale préconisée pour remplacer le cacodylate de soude qui est très mal toléré et présente du danger. Moins toxique que le cacodylate, l'arrhénal a été préconisé contre la tuberculose. On le prescrit à la dose de 25 milligrammes par jour. Après 4 ou 5 jours de traitement, on doit se reposer 5 jours et le reprendre. On doit manier ce médicament avec beaucoup de prudence.

ARROW-ROOT. — On prépare une fécule alimentaire pour les petits enfants.

1252. — ARSENIC. — On emploie ce médicament à l'état d'acide arsénieux et d'arséniates. Ce médicament est un poison violent. Le cacodylate de soude et l'arrhénal sont des préparations arsenicales. On les prescrit comme antinévralgique, antiherpétique, antisyphilitique, fébrifuge et contre les affections des voies respiratoires. La dose est de 2 à 10 milligrammes; le cacodylate étant mal supporté on l'ordonne en injections hypodermiques.

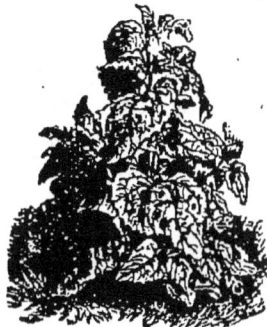

Fig. 437.
Arroche blonde.

En cas d'empoisonnement faire vomir; donner beaucoup d'eau chaude, de la magnésie calcinée diluée dans de l'eau, de l'huile en grande quantité, de l'eau albumineuse. Réchauffer le malade. Appliquer des cataplasmes sur le ventre et des couvertures chaudes.

ARSENIC ORGANIQUE. — Voir *Acide cacodylique.*

ARSÉNIATE DE SOUDE. — Même propriété que l'acide arsénieux. Se donne en pilules de 1 centigramme.

1253. — ARSÉNIATE DE FER. — Dans l'anémie, chez les scrofuleux et lymphatiques, s'ordonne à la dose de 2 à 4 pilules de 1 centigramme. Très peu employé.

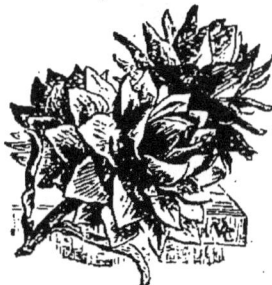

Fig. 438. — Artichaut.

Arsenite de potasse. — S'ordonne sous forme de *liqueur de Fowler* qui contient 1 gr. d'acide arsénieux pour 100 gr. d'eau. Dose 2 à 5 gouttes. Mêmes propriétés que l'acide arsénieux.

1254. — ARTICHAUT, Cynara Scolymus. — Cuit il est nourrissant et facile à digérer, cru il est lourd, indigeste, fatigue l'estomac, il peut causer l'insomnie. Infusé dans du vin blanc, il a été préconisé contre les rhumatismes, les gouttes, les gravelles, la jaunisse et la diarrhée chronique.

1255. — ARUM, langue de bœuf, pied de veau, oreille d'âne. **Arum maculatum.** Famille des Aroïdées. — Les feuilles sont marquées de taches blanches et brunes, la tige est ronde, verdâtre, qui se termine par une grande fleur solitaire ; la racine contient un suc laiteux de saveur âcre qui est un poison violent. La dessiccation et la cuisson détruisent les principes vénéneux. On l'a préconisé contre la goutte, le rhumatisme, la bronchite, l'asthme ; on doit employer la racine sèche.

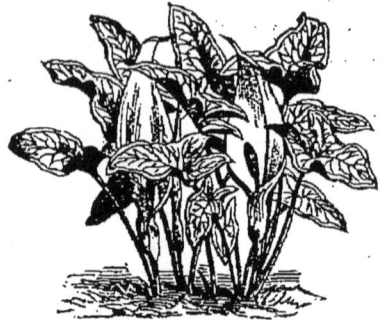

FIG. 439. — Arum.

En cas d'empoisonnement faire vomir et donner du café fort ; réchauffer le malade avec des cataplasmes.

1256. — ASA FŒTIDA, **Ferula Asa Fœtida**, famille des Ombellifères. — C'est une gomme-résine ayant une odeur forte, vireuse, désagréable, rappelant celle de l'ail ; sa saveur est âcre, amère et nauséeuse. La plante qui la fournit croît en Syrie et en Perse. On trouve dans le commerce l'asa fœtida *en larmes* et l'ase *fétide* en *sortes*. On doit la conserver bien enfermée. Elle possède des propriétés antispasmodiques précieuses. On l'administre en pilules et lavements, contre l'hystérie, l'hypocondrie, les affections nerveuses des organes respiratoires ; elle s'ordonne également comme emménagogue et vermifuge.

Lavements d'asa fœtida.

Asa fœtida.................. 1 gr.
Jaune d'œuf un, ou savon... . 5 —
Décoction de guimauve....... 250 —
  Mélanger le jaune d'œuf ou le savon avec l'asa fœtida en poudre. Ajouter la décoction.

Pilules d'asa fœtida.

Asa fœtida.............. 5 gr.
Savon médicinal.......... 10 —

  Mélanger pour faire 50 pilules, dose 2 à 4 pilules par jour.

1257. — ASARET. Oreillettes, Cabaret, Oreilles d'homme. Asarum Europœum. Famille des Aristolochiées. — Plante à tige courte, à feuilles larges, vertes, luisantes, pointues, portées sur un long pétiole, les fleurs sont petites, solitaires, d'un pourpre noirâtre, en forme de clochettes ; la racine est brune, quadrangulaire, d'une saveur et d'une odeur fortes, poivrées ; la racine est vomitive et purgative ; on emploie la feuille en poudre comme sternutatoire, la racine ne se conserve que quelques mois.

1258. — ASAPROL ou ABRASTOL. — Médicament employé à la place du salicylate de soude dans les rhumatismes. Se donne en cachets de 50 centigram. 2 à 4 par jour.

1259. — ASCLÉPIADE BLANCHE, Dompte-venin, Asclepias vincetoxicum,

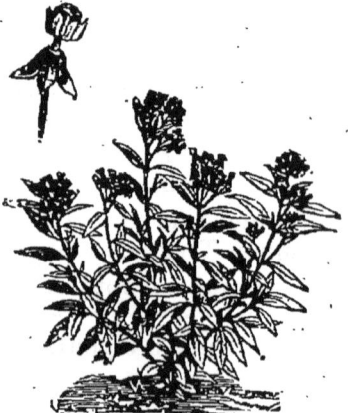

FIG. 440. — Asclépiade.

famille des Asclépiadées. — La tige est peu élevée, les feuilles sont entières, en forme de cœur, les fleurs blanches, petites, disposées en minuscule bouquet, les feuilles sèches sont vomitives. La décoction de racine est employée dans les rhumatismes, scrofule et maladies de la peau. On doit l'administrer avec prudence et considérer la plante comme suspecte.

1260. — ASPERGE, Asparagus officinalis, famille des Asparaginées. — Croît à l'état sauvage dans les vignes, les terrains secs et sablonneux. On la cultive dans les jardins potagers pour ses *turions* comestibles. En médecine, on emploie la racine sèche qui est diurétique. Elle fait partie des *cinq racines apéritives.* On l'administre en infusion à 20 grammes par litre d'eau et par

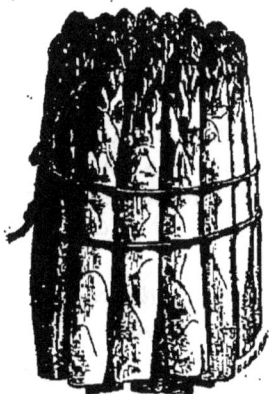

FIG. 441. — Asperges.

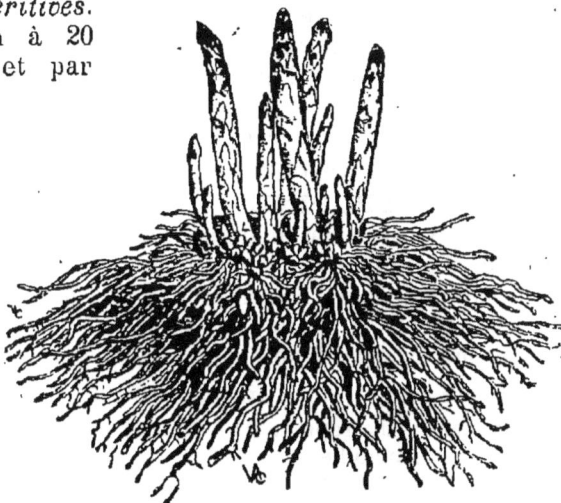

FIG. 442. — Pied d'asperges.

jour. Elle communique aux urines une odeur caractéristique, désagréable. Les pointes d'asperges ont une action sédative sur le cœur. On les ordonne dans les palpitations, les maladies du cœur, les engorgements du foie et de la rate et dans la jaunisse. On prépare le sirop de pointes d'asperges de la manière suivante. On fait fondre au bain-marie 180 gr. de sucre blanc dans 100 grammes de suc de pointes d'asperges et on passe à l'étamine ; dose de 30 à 50 grammes par jour. L'asperge est un diurétique sédatif du cœur et riche en phosphore, mais elle peut irriter les reins et les voies urinaires et produire l'effet contraire. Aussi est-elle défendue dans les néphrites à cause de l'action irritante et chez les goutteux à cause de leur richesse en nucléines.

1261. — ASPÉRULE ODORANTE, Muguet des bois. Apérinette, Asperula odorata, famille des Rubiacées. — Plante herbacée ayant 15 à 20 centimètres de hauteur. Les feuilles sont petites, allongées, pointues, disposées de distance en distance ; les fleurs sont petites, blanches, disposées en bouquet à l'extrémité de la tige. Elle passe pour être diurétique et on l'emploie en infusion à 15 grammes pour 1,000 grammes d'eau dans la jaunisse, l'hydropisie, les maladies du foie et de la rate.

ASTRINGENT.—Médicaments qui possèdent la propriété de resserrer les tissus.

1262. — ATMOSEPTINE. — Constitue l'antiseptique le plus puissant et le plus efficace pour détruire les germes d'infection. Son efficacité est consacrée par de longues expériences bactériologiques. A base d'essences végétales d'Eucalyptus et de Benjoin, dont la combinaison augmente leurs pouvoirs bactéricides, sans aucun toxique, l'*Atmoseptine* a été constamment employée avec un très grand succès pour la désinfection de l'air, l'assainissement des appartements, la désinfection des crachats et des selles et pour purifier l'air chargé de miasmes. Antiseptique, cicatrisant et hygiénique, l'atmoseptine est employée avec le même succès pour la toilette intime, pour l'antisepsie des organes génitaux, pour des injections vaginales, pour l'antisepsie de la bouche, du nez, de la gorge, etc. Pour faire des pulvérisations et des vaporisations l'*Atmoseptine* est employée pure.

Pour la toilette on l'emploie à la dose d'une cuillerée à soupe par litre d'eau.

L'*Atmoseptine* préserve des maladies épidémiques et contagieuses.

L'*Atmoseptine* se vend en flacons de 3 francs (*Trois francs*).

1263. — ATROPINE. — Alcali végétal qu'on retire de la belladone et qui constitue son principe actif. Elle se présente sous forme de cristaux blancs, légers, soyeux, très solubles dans l'alcool mais moins dans l'eau. On emploie surtout le sulfate d'atropine pour dilater la pupille. L'atropine est extrêmement active et peut déterminer des accidents très graves même à la dose de un centigramme.

Collyre au sulfate d'atropine.

Sulfate neutre d'atropine. 0 gr. 02 cent.
Eau distillée bouillie.... 30 gr.
Formule forte du Dʳ Abady; une à deux gouttes dans l'œil pour dilater la pupille.

Collyre au sulfate d'atropine.
Formule faible.

Sulfate neutre d'atropine. 0 gr. 1 cent.
Eau distillée stérilisée. 30 gr.
Une à deux gouttes matin et soir.

1264. — AUBÉPINE, Cratœgus oxyacantha, famille des Rosacées. — Arbrisseau dont les rameaux sont garnis de piquants, les fleurs sont blanches, les fruits sont rouges, d'une saveur fade. L'écorce des rameaux passe pour fébrifuge, la tisane des fruits secs à 30 grammes par litre d'eau est employée, comme astringent, contre la diarrhée et la dysenterie. L'infusion des fleurs additionnée de miel est employée contre les ulcérations de la gorge.

1265. — AUBERGINE. *Mélongène.* **Solanum melongena**, famille des Solanées. — La culture a produit plusieurs variétés; les plus répandues sont l'aubergine violette longue, l'aubergine violette ronde, l'aubergine de Madras, l'aubergine monstre de New-York, l'aubergine de Barbentane, etc. On doit consommer l'aubergine avant son développement complet. En médecine, le suc d'aubergine peut être employé comme diurétique, avec les feuilles d'aubergine on prépare des cataplasmes émollients contre les brûlures, les dartres et les abcès.

1266. — AUDITINE ROCK. — Spécifique précieux de la surdité, des bourdonnements d'oreille et de toutes les affections du conduit auditif de l'oreille; à base de glycérine, l'*Auditine Rock* est très efficace contre l'affaiblissement du nerf auditif, contre l'inflammation de la membrane et l'écoulement purulent.

Mode d'emploi : mettre dans l'oreille un petit tampon de coton hydrophile trempé dans l'*Auditine Rock* et couvrir ensuite avec un autre tampon de coton hydrophile. Faire cette opération deux fois par jour.

L'*Auditine Rock* se vend en flacons de 3 francs (*Trois francs*).

1267. — AUNÉE, Œil de cheval, Inula Helenium, famille des Composées. — La tige est rameuse, haute de 1 mètre, les feuilles sont grandes, molles, crénelées, les fleurs sont jaunes. La racine est grosse, charnue, jaunâtre au dehors, blanche en dedans, d'une saveur piquante, aromatique, légèrement amère. Elle possède des propriétés toniques, excitantes et diaphorétiques. On l'emploie dans les maladies cutanées, les faiblesses générales chez les jeunes filles, les catarrhes chroniques avec engorgements, les faiblesses des organes digestifs, l'anémie, la chlorose, la goutte, la diarrhée rebelle, les bronchites chroniques. On l'administre en infusion à 20 grammes par litre d'eau bouillante. Le vin se prépare avec la racine concassée d'aunée, 30 grammes ; alcool à 60°, 60 grammes ; vin blanc généreux, 1 litre ; laisser macérer 10 jours et filtrer, dose 30 à 120 grammes par jour. La décoction d'aunée est très efficace contre les démangeaisons qu'elle calme instantanément.

1268. — AVOINE, Avena sativa, famille des Graminées. La semence *décortiquée* et *mondée*, ou le *gruau*, est employée en tisane (à 20 grammes pour un litre d'eau) qui est agréable et fortifiante. Très recommandée aux enfants, aux vieillards, aux convalescents. La bouillie faite avec la farine d'avoine est un excellent aliment pour les enfants. La tisane de gruau d'avoine est diurétique et calme la soif. On la conseille dans la gravelle, la pierre, la goutte. Le gruau torréfié et pulvérisé en infusion est légèrement laxatif.

1269. — AXONGE, Saindoux. — C'est la graisse de porc fondue et purifiée, elle sert pour faire les pommades. On la remplace souvent par la Vaseline et la Lanoline. Pour assurer sa conservation on la rend balsamique en la faisant chauffer au bain-marie pendant deux heures avec 5 grammes de teinture de Benjoin par kilogramme d'axonge ; elle porte alors le nom d'axonge benzoïnée.

AZOTATE D'ARGENT. — Voir *Nitrate d'argent*.

AZOTATE DE POTASSE. — Voir *Nitrate de potasse*.

AZOTE. — Gaz qui entre dans la composition de l'air. Voir *Protoxyde d'azote*.

B

1270. — BABEURRE. — C'est le petit lait qu'on obtient lorsqu'on enlève le beurre du lait. Il est conseillé dans les dyspepsies, surtout aux enfants.

BADIANE. — Voir *Anis étoilé*.

1271. — BAGUENAUDIER, Colutea vesicaria, famille des Légumineuses. — Arbrisseau ayant des tiges rameuses,

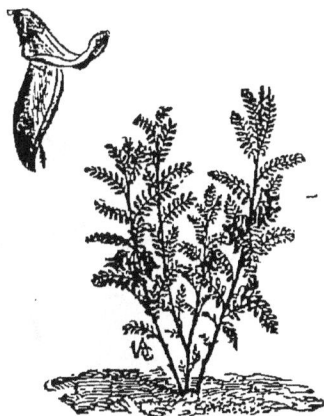

Fig. 443. — Baguenaudier.

et haut de 2 mètres, Croît à l'état sauvage, on le cultive dans les jardins. Les feuilles sont laxatives et peuvent remplacer le séné.

1272. — BAIN-MARIE. — Eau chaude qui reste sur le feu et dans laquelle on plonge le vase qui contient la substance qui doit être chauffée au bain-marie.

BAINS DE BEAUTÉ. — On les prépare avec le *Sel Mexicain*, qui assouplit les chairs, resserre le tissu, rend la peau blanche, veloutée, l'épiderme rose et frais. Parfume délicieusement le corps. Voir *Sel Mexicain*.

BAINS POUR MAIGRIR. — Traitement externe par le *Sel Mexicain du Docteur Jawas* spécialement préparé pour faire maigrir une partie déterminée du corps, les hanches, la taille, le ventre. Voir l'article *Sel Mexicain*.

BAJOUES, DOUBLE MENTON. Bourrelet graisseux du cou. — Les bajoues et double menton se produisent lorsque les muscles n'ont pas la force nécessaire pour soutenir la peau, alors celle-ci s'affaisse et fléchit vers la partie inférieure du visage.

Pour effacer les bajoues et double menton, il faut tonifier les muscles, et leur donner une force nouvelle, et pour cela le seul moyen vraiment efficace consiste à faire des massages avec la *Crème Châtelaine* et des lotions avec la *Roséine* matin et soir.

En peu de temps le tissu est fortifié, les chairs sont raffermies et tous les plis disparaissent. Le résultat obtenu chez des personnes même âgées, qui avaient les chairs très molles, nous permet d'affirmer un grand succès avec ces deux produits.

Mode d'emploi: Lotionner les chairs molles avec la *Roséine*, laisser sécher ensuite, étaler une couche légère de la *Crème Châtelaine*, et faire une bonne onction douce pour la faire absorber. Pour bien faire le massage, commencer à partir du milieu du menton en remontant vers les oreilles. Voir *Massage Beautygène du visage*. Voir les articles *Crème Châtelaine et Roséine*.

1273. — BALSAMITE, passe-thé, menthe-coq, menthe de Notre-Dame. **Balsamita suaveolens,** famille des Synanthérées. — Elle a une odeur suave et pénétrante ; la tige a 30 à 60 centimètres de haut; les feuilles sont allongées, dentées, d'un vert blanchâtre ; les fleurs sont jaunes, en capitule, et se trouvent à

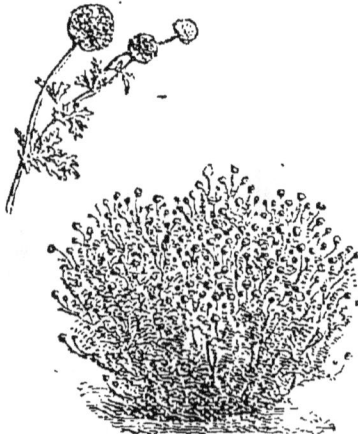

FIG. 444. — Balsamite.

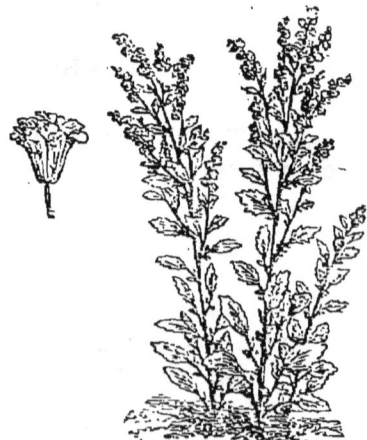

FIG. 445. — Barbarée.

l'extrémité des rameaux. On emploie les feuilles et les fleurs comme tonique, excitant, stomachique, fébrifuge et vermifuge. Elles sont également emménagogues et antispasmodiques. L'infusion se prépare avec 2 à 8 gr. de plantes par litre d'eau bouillante.

1274. — BARBARÉE, roquette des marais, julienne jaune, herbe Sainte-Barbe. **Erysimum Barbarea**, famille des Crucifères. — Plante à tige dressée, rameuse, à feuilles lisses, à fleurs jaunes disposées en grappes. Elle se donne en infusion à 20 grammes de feuilles par litre d'eau bouillante dans l'hydropisie, la pierre, la goutte et les engorgements du foie.

1275. — BARDANE, herbe aux teigneux. Lappa Major. Glouteron. **Arctium lappa**, famille des Synanthérées. Plante haute, à feuilles grandes d'un vert foncé en dessus et blanchâtres, cotonneuses en dessous, à fleurs rouges violacées. La racine, qui est grosse comme le pouce, d'une saveur douce et d'une odeur nauséeuse, possède des propriétés sudorifiques. On l'emploie dans les maladies de la peau, les rhumatismes. Extérieurement elle calme le prurit dartreux comme l'aunée.

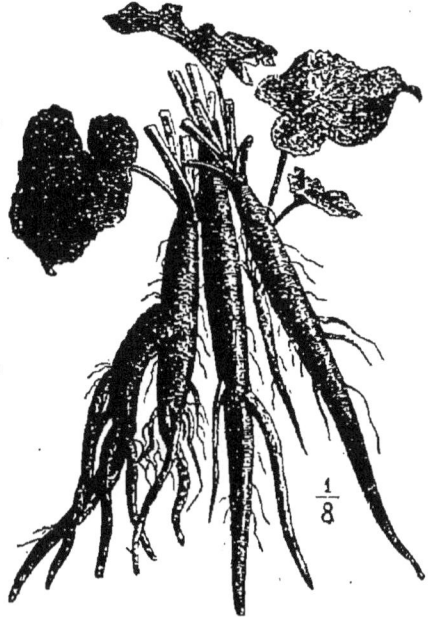

FIG. 446. — Bardane.

Tisane antiherpétique.

Racines de bardane, de patience, de saponaire, écorce d'orme pyramidal, tiges de douce-amère de chaque.............. 4 gr.
Eau............................ 1.000 gr.
Faire infuser, passer et ajouter sirop de fumeterre 100 grammes. A prendre dans la journée par verre.

Lotion contre démangeaisons.

Racine de bardane..... 25 gr.
— de patience..... 25 —

Feuilles de coca........ 10 gr.
Faire bouillir avec de l'eau pour obtenir un litre de décoction.

BARÈGES ARTIFICIEL. — Voir *Bain de Barèges.*

1276. — BASILIC. Grand Basilic. Ocimum basilicum, famille des Labiées. — On le cultive dans les jardins à cause de la suavité de son odeur; c'est un stimulant employé dans les digestions lentes, les faiblesses et les vertiges.

Comme condiment, il peut remplacer le thym.

1277. — BAUDRUCHE. — On la prépare avec l'intestin du bœuf ou du mouton. En médecine on emploie la baudruche gommée pour la coller sur les coupures et les écorchures, après les avoir lavées, afin de les soustraire à l'action de l'air et de la lumière.

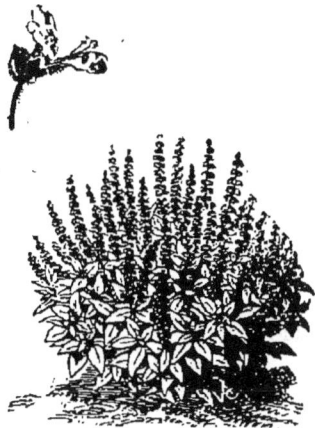

FIG. 447. — Basilic.

1278. — BAUMES. — Ce sont des préparations employées à l'extérieur comme fondants, résolutifs et vulnéraires.

Baume Chiron ou de Lausanne.

Huile d'olive	300 gr.
Térébenthine	60 —
Cire jaune	80 —
Orcanette	15 —

Faire bouillir ensemble, passer et ajouter.

Baume du Pérou	10 gr.
Camphre	0 gr. 60 cent.

Remuer jusqu'à refroidissement complet. (Phar. raisonnée.)

Cicatrisant contre les gerçures au sein et les engelures.

Baume contre les engelures.

Axonge balsamique	100 gr.
Glycérine	20 —
Tannin	20 —
Extrait de Saturne	20 —
Teinture de benjoin	20 —

Faire fondre l'axonge et verser sur les autres substances qu'on aura soin de mélanger ensemble. Mêler, appliquer sur les engelures matin et soir.

Baume hydroiodaté, contre le goitre.

Iodure de potassium	15 gr.
Alcool à 51°	60 —

Faire dissoudre. D'autre part prenez savon animal, 3 gr. 20 c., faire dissoudre à une douce chaleur dans 60 gr. d'alcool à 51°. Mêler le tout et couler dans des flacons à large ouverture, boucher après le refroidissement.

Baume Nerval.

Moelle de bœuf	350 gr.
Huile d'amandes douces	100 —
Beurre de muscade	450 —
Huile volatile de romarin	30 —
Huile volatile de girofle	15 —
Camphre pulvérisé	15 —
Baume de Tolu	80 —
Alcool à 80°	60 —

Faire liquéfier la moelle de bœuf et le beurre de muscade dans l'huile d'amandes douces, passer à travers un linge au-dessus d'un mortier de marbre chauffé, triturer jusqu'à ce que le mélange ait pris la consistance d'une huile épaisse, ajouter le camphre, les essences, et la solution, préalablement passée, de baume de Tolu dans l'alcool; mêler exactement (Codex). Stimulant anti-rhumatismal.

Baume opodeldoch.

Savon animal	30 gr.
Ammoniaque liquide	10 —
Camphre	24 —
Huile volatile de thym	2 —
— de romarin	6 —
Alcool à 90°	250 —

Introduire dans un matras le savon préalablement râpé, puis l'alcool, faire fondre au bain-marie, ajouter le camphre pulvérisé et, quand il sera dissous, les huiles volatiles. Mettre dans la liqueur 10 gr. de charbon animal, agiter pour faciliter la décoloration, ajouter l'ammoniaque, filtrer rapidement la liqueur chaude et la recevoir dans des flacons *ad hoc* à large ouverture (Codex). Ce baume est employé comme antirhumatismal.

Baume tranquille.

Feuilles fraîches de belladone, de nicotiane, de jusquiame, de pavot, de morelle, de stramoine, de chaque.... 200 gram.

Huile essentielle d'absinthe, de marjolaine, de thym, d'hysope, de menthe, de rue, de romarin, de sauge, de chaque .... 50 centigr.

Huile d'olive .... 5,000 gr.

Faire cuire à un feu doux les plantes fraîches contusées avec l'huile dans une bassine de cuivre jusqu'à consomption de l'humidité, laisser encore digérer pendant 24 heures, et quand l'huile aura une belle couleur verte, décanter, exprimer et filtrer, ajouter les essences, filtrer et conserver le baume en vase bien bouché dans un lieu frais à l'abri de la lumière (Codex). Employé en frictions contre les douleurs rhumatismales et les maux d'oreille.

Baume de Fioravanti.

Térébenthine de mélèze	500 gr.
Résine Elemi	100 —
— tacamaque	100 —
Succin	100 —
Styrax liquide	100 —
Galbanum	100 —
Myrrhe	100 —
Aloès	50 —
Baies de laurier	100 —
Galanga	50 —
Zédoaire	50 —
Gingembre	50 —

Cannelle	50 gr.
Girofle	50 —
Muscade	50 —
Feuilles de Dictame de Crète	50 —
Alcool à 80°	3.000 —

Faire macérer les substances sèches dans l'alcool pendant 4 jours, ajouter la térébenthine, les résines et gommes-résines, laisser encore deux jours en macération et distiller 2,500 grammes de produit (Codex). Employé en frictions dans les rhumatismes et rachitismes.

1279. — BAUME ARTHRITIQUE DUCASE. — Très recommandé dans toutes les affections rhumatismales, arthritisme, goutte, douleurs, lumbago, etc., le *Baume Arthritique Ducase* calme de suite les douleurs, fait disparaître la raideur, rétablit la circulation et rend aux nerfs et aux muscles toute leur élasticité.

Mode d'emploi : Étendre gros comme une noisette de *Baume Arthritique Ducase* sur un morceau de flanelle et faire une légère onction sur la partie douloureuse pendant quelques minutes, deux ou trois fois par jour ; laisser la flanelle en place, recouvrir d'ouate et fixer avec une bande.

Le *Baume Arthritique Ducase* se vend en pots de 3 francs (*Trois francs*). Les 3 pots, 8 francs.

1280. — BAUME DARVA. — A base de substances résorbantes, fait maigrir la partie seule sur laquelle on l'applique.

Fondant et amaigrissant, le *Baume Darva* pénètre directement par les pores de la peau dans les tissus graisseux, émulsionne et dissout la graisse et empêche sa formation exagérée.

Par son usage, le *Baume Darva* conserve la souplesse, la grâce et l'agilité des mouvements.

Mode d'emploi : le soir en se couchant, lotionner et frictionner légèrement la taille, les hanches et le ventre avec le *Baume Darva* et ensuite appliquer sur les parties lotionnées une compresse trempée dans le *Baume*, couvrir cette compresse avec une large ceinture de flanelle que l'on enroule en serrant un peu autour de l'abdomen et des reins, afin de provoquer une active sudation dans ces parties. Garder cet enveloppement toute la nuit. Le matin, après avoir enlevé la ceinture de flanelle, laver à l'eau chaude, essuyer et saupoudrer d'amidon.

Le *Baume Darva* se vend en flacons de 5 francs (*Cinq francs*). Les 3 flacons, 14 francs ; les 6 flacons, 27 fr.

1281. — BAUME DE GURGUM. — C'est une oléo-résine qu'on obtient en incisant les arbres avec une hache. Ces arbres sont remarquables par leur hauteur ; certains atteignent 70 mètres de haut et 5 à 6 mètres de circonférence. Ils appartiennent tous au genre *Dipterocarpus*, famille des Légumineuses et croissent dans les Indes Occidentales. Le *Baume de Gurgum* ou *Wood-oil* est un liquide épais, visqueux, amer et aromatique. On l'a préconisé contre la lèpre, les affections de la peau et gonorrhéiques, les maladies de la vessie et des reins.

1282. — BAUME DU PÉROU. Balsamum Peruvianum, famille des Légumineuses. — Ce baume découle naturellement de l'arbre, mais s'obtient également par des incisions ou en faisant bouillir l'écorce, les rameaux et les bourgeons. On connaît le Baume du Pérou solide qui est demi-fluide, transparent, jaunâtre, d'une odeur très agréable et d'une saveur parfumée ; mais le plus employé est le *Baume du Pérou liquide* qui est noir, d'une odeur agréable et plus forte que le précédent. On l'emploie contre les catarrhes chroniques, mais surtout comme parfum.

1283. — BAUME DE TOLU. — Baume d'Amérique, *Balsamum tolu-tanum*, famille des Légumineuses. Ce baume découle naturellement de l'arbre. Ordinairement il a l'apparence d'une térébenthine glutineuse, mais avec le temps il devient solide et très friable, mais se ramollit facilement à la chaleur. On l'emploie comme stimulant et balsamique dans les catarrhes chroniques. On prépare un sirop et des pastilles très agréables.

Sirop de Baume de Tolu.

Baume de Tolu..... 100 gr.
Eau................ 1.000 —

Faire digérer au bain-marie couvert, avec moitié de l'eau pendant 2 heures, en agitant de temps en temps, décanter le digesté et faire un nouveau traitement avec le reste de l'eau. Réunir les liqueurs, laisser refroidir et filtrer la liqueur; ajouter ensuite, sucre 190 gr. pour 100 gr. de liqueur, faire dissoudre au bain-marie couvert, et filtrer au papier (Codex de 1866).

On prépare ainsi les *sirops de Benjoin*, de *Baume du Pérou*, de *Baume de la Mecque* et de *Styrax*.

Pastilles de Baume de Tolu.

Baume de tolu...... 100 gr.
Gomme adragante... 20 —
Sucre............. 2.000 —
Eau distillée, quantité suffisante.

Faire digérer 2 heures au bain-marie, le baume avec le double de son poids d'eau et en agitant souvent; laisser refroidir et filtrer, faire un mucilage avec cette liqueur et la gomme, ajouter le sucre pour faire une masse qu'on divise en pastilles de 1 gramme. (Codex.) Dose à volonté.

BEAUTYGÈNE. — Méthode spéciale pour la beauté du visage; lire le livre de Beauté « *Beautygène Janette* » que la Pharmacie du Globe envoie gratis et franco à toute demande.

BEAUTÉ FÉMININE. — La beauté s'acquiert et toute femme peut ne pas vieillir et rester belle. Tout dépend de la manière dont elle soigne son teint et sa beauté. Avec de bons soins, la femme augmente la fraîcheur du teint et à 50 ans en paraîtra 30; faute de soins ou mal conseillée, à 30 ans elle en paraîtra 45. Pour soigner bien le teint, il faut se servir des Produits Beautygènes Janette qui donnent, sans fard ni maquillage, fraîcheur et beauté. Voir *Crème Janette*, *Lait Janette*, *Poudre Janette*. (Extrait du *Livre de Beauté* qui est adressé gracieusement et franco à toute demande.)

LA BEAUTÉ DU VISAGE. Soins hygiéniques pour embellir le teint et empêcher toutes les altérations de la beauté. — Une femme n'a que l'âge qu'elle paraît avoir. Si le teint est uni, pur, d'une diaphane blancheur, le visage donnera toujours l'illusion absolue de la jeunesse et la personne paraîtra toujours belle. Or la beauté s'altère et disparaît pour toujours si elle n'est pas préservée par des soins spéciaux. Celle qui veut rester belle et jeune doit avoir de la volonté et de la persévérance pour combattre la moindre flétrissure, tache ou rougeur de l'épiderme et vaincre les atteintes du temps. Alors que les autres femmes perdront en quelques années leur charme et leur beauté, celles qui combattront ces atteintes avec les *produits Beautygènes Janette* conserveront longtemps leur grâce et leur beauté. Elles franchiront la soixantaine sans rides en conservant fraîcheur, grâce et enchantement.

Pour combattre toute altération de la beauté, conserver la fraîcheur du teint et le visage jeune sans rides, on fera usage du *Lait Janette*, de la *Crème Janette* et de la *Poudre Janette*.

Mode d'emploi: Tous les matins après les ablutions, il faut lotionner tout le visage avec le *Lait Janette* à l'aide d'une éponge ou de coton hydrophile; laisser sécher sans essuyer pendant 5 à 10 minutes. Lorsque le *Lait Janette* sera absorbé, on mettra une légère couche de *Crème Janette* en ayant soin de la bien étaler et frictionner doucement avec un linge humide pour enlever l'excès et la bien égaliser sur tout le visage. Compléter la toilette en saupoudrant par-dessus la *Poudre Janette*.

Tous les soirs, après l'ablution, faire une onction sur tout le visage avec la *Crème Châtelaine*, avoir soin de masser légèrement et doucement, pendant quelques minutes, tout le visage en allant de bas en haut, passer un linge pour essuyer, recouvrir ensuite avec un nuage très léger de *Poudre Janette*.

Cette onction ou massage est indispensable pour donner souplesse et élasticité à l'épiderme, et pour reposer le visage des émotions et fatigues de la journée. Nous insistons sur l'usage de la *Crème Châtelaine*, car l'expérience nous a donné des résultats merveilleux. Son efficacité est absolue dans toutes les imperfections du visage.

Voir les articles *Eau Janette, Crème Janette, Poudre Janette*.

BEAUTÉ DES YEUX. Leur éclat. Leur grandeur. *Pour décongestionner les yeux et leur donner un éclat fascinant.* — Les yeux sont le plus joli ornement du visage, et le siège du charme et de l'enchantement. De beaux yeux ont un pouvoir magique, rehaussent la physionomie, et donnent même à l'irrégularité un cachet qui plaît.

Pour embellir les yeux, pour rehausser leur éclat gracieux et leur charme captivant, il faut employer le *Collyre Oriental Janette* qui rend le globe de l'œil bien pur et les paupières grandes ouvertes. Voir l'article *Collyre Oriental Janette*.

1284. — BELLADONE. Belle dame, Morelle furieuse, Morelle marine, Bouton noir, *Atropa Belladona,* **famille des Sola-**
nées. — Sa tige est forte et haute, les feuilles sont ovales, alternes, les fleurs d'une couleur pourpre sont solitaires et sortent de l'aisselle des feuilles; la fleur est remplacée par une baie d'abord rouge, mais qui devient ensuite d'un violet foncé ressemblant à des petites cerises. Cette plante contient un poison violent, l'*atropine*. On prescrit la feuille comme narcotique dans les affections nerveuses, la paralysie, les convulsions, les névralgies, la coqueluche et dans l'incontinence d'urine. On l'a employée pour prévenir la scarlatine et la variole. On doit l'employer avec beaucoup de prudence, parce que c'est un terrible poison.

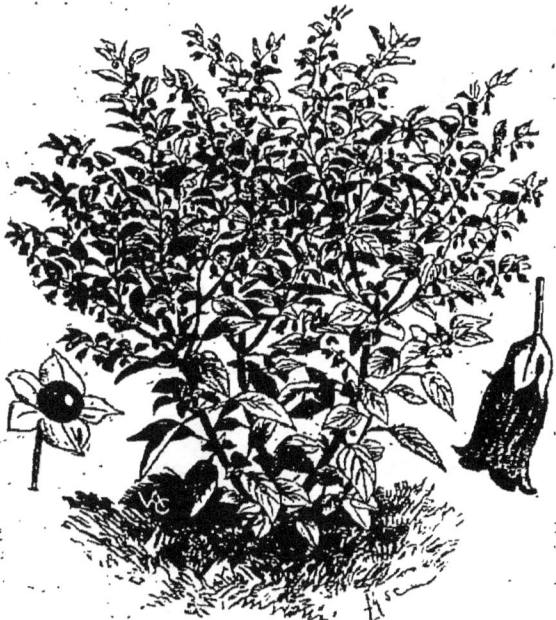

FIG. 448. — Belladone.

Les médecins la prescrivent en poudre à la dose de 5 à 30 centigrammes, et en teinture, à la dose de 2 à 10 gouttes. Son principe actif, l'*atropine*, est employé pour dilater la pupille. Voir *Atropine*.

Liniment contre le torticolis.

Extrait de belladone.... 1 gr.
Laudanum Sydenham.. 5 —
Baume tranquille...... 80 —
Mêler pour l'usage externe.

Pilules antiépileptiques.

Oxyde de zinc...... 1 gr.
Extrait de belladone.. 0 gr. 20 cent.
Mêler pour 20 pilules.
Dose : prendre une pilule matin et soir.

Potion contre la coqueluche.

Teinture de belladone... 5 gouttes

Teinture de drosera.... 1 gr.
Sirop de diacode....... 20 —
— de Tolu........ 20 —
Infusion de fleurs pectorales........... 150 —
Par cuillerées à café toutes les 2 heures.

Sirop de Belladone.

Sirop de sucre........ 925 gr.
Teinture de belladone.. 75 —
5 gr. de sirop contiennent 37 centigram. de teinture, équivalant à 12 milligr. d'extrait (Codex).

On prépare ainsi le *sirop de Jusquiame et de Stramoine.*

1285.—BENOITE, herbe de Saint-Benoît, herbe bénite. Geum Urbanum, famille des Rosacées. — La tige est dressée et velue, les feuilles sont légèrement dentées et cordiformes, les fleurs sont petites et jaunes à cinq pétales. La racine a une odeur forte aromatique. On l'emploie comme astringent contre la diarrhée chronique. 1 à 2 grammes pour faire une tasse d'infusion.

1286. — BENJOIN. — C'est un balsamique naturel fourni par un arbre de la famille des Santalacées. Le benjoin est soluble dans l'alcool et l'éther. Son principe actif est l'*acide benzoïque* qui se présente sous la forme de fines aiguilles blanches légères qui se volatilisent par la chaleur. Le Benjoin a une odeur suave très agréable.

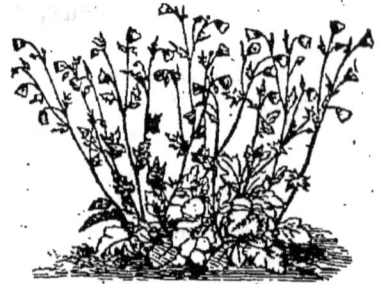

FIG. 449. — Benoite.

Teinture de Benjoin.

Benjoin pulvérisé..... 100 gr.
Alcool à 80°......... 500 —

Faire macérer pendant 10 jours en agitant de temps en temps et filtrer.

On emploie la teinture de Benjoin pure contre les gerçures et crevasses du mamelon, en le badigeonnant à l'aide d'un pinceau. Elle est tout à fait inoffensive pour les nourrissons. On emploie également la teinture de Benjoin pour la toilette, une cuillerée à café dans de l'eau, pour ablutions.

BENZACÉTINE. — Médicament antinévralgique; se prescrit en cachets de 50 centigrammes.

1287. — BENZINE. — On la retire par la distillation des huiles de goudron ou de houille. C'est un liquide incolore, à odeur particulière, qui dissout les corps gras et le caoutchouc. S'enflamme facilement. On s'en sert généralement pour enlever les taches de graisse.

BENZOATE D'AMMONIAQUE. — Même usage que le benzoate de soude.

BENZOATE DE LITHINE. — Médicament employé contre la goutte et la gravelle à la dose de 20 centigrammes à 2 grammes.

1288. — BENZOATE DE SOUDE. — Médicament employé contre la coqueluche, le muguet, la diphtérie, la goutte et la gravelle à la dose de 20 centigrammes à 2 grammes.

Collutoire contre le muguet.

Benzoate de soude......	5 gr.
Miel blanc..............	10 —
Teinture de myrrhe......	1 —

Sirop contre la laryngite catarrhale aiguë.

Benzoate de soude......	5 gr.
Sirop de Tolu..........	200 —
Sirop bourgeons de sapin.	100 —

Mêler. Une cuillerée à soupe toutes les deux heures.

1289.—BENZO-NAPHTOL, Benzoate de naphtol. — Poudre blanche cristalline sans odeur, insoluble dans l'eau, qui s'obtient par la combinaison d'acide benzoïque avec le naphtol β. On l'emploie comme antiseptique intestinal à la dose de 2 à 4 gr. par jour.

1290. — BÉRBÉRIDE, Épine-vinette. Berberis vulgaris, famille des Berbéridées. — Arbrisseau indigène dont les baies sont rouges. Le fruit et les feuilles contiennent un suc acidulé agréable qui est employé comme fébrifuge.

1291. — BERCE. Angélique sauvage, Patte d'oie, Fausse acanthe. Heracleum spondylium, famille des Ombellifères. — Plante à tige droite, rameuse, ayant un mètre de haut. Ses feuilles sont radicales, larges, blanchâtres et velues, ses fleurs sont blanches et teintées de rouge, disposées en ombelles terminales. La racine qui est grosse a une saveur âcre et caustique. On

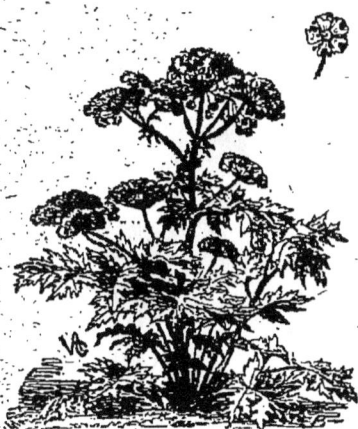

FIG. 450. — Berce.

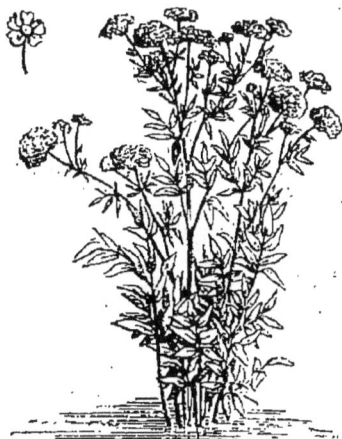

FIG. 451. — Berle.

emploie la poudre de la racine contre l'épilepsie; la décoction de la racine est employée contre les digestions laborieuses.

1292. — BERLE, Sium Angustifolium, famille des Ombellifères. — On emploie le suc des feuilles et des tiges contre les engorgements de la rate, la scrofule, l'hydropisie. Elle passe pour être emménagogue, diurétique et stimulante. On prend le suc dans du lait.

1293. — BÉTOINE OFFICINALE, Betonica officinalis, famille des Labiées. — La tige est de 30 à 40 centimètres de haut, carrée, velue, sans rameaux et ressemble à celle de la grande ortie, les feuilles sont dentées, velues, étroites et allongées. Elles ont une odeur forte et une saveur âcre et amère. La racine est émétique et purgative; la poudre de la feuille sèche est un excellent sternutatoire.

1294. — BÉTOL, Salicylate de naphtol. — C'est une poudre cristal-

line, blanche, insoluble dans l'eau et qui résulte de la combinaison
d'acide salicylique avec le naphtol β. On prescrit le bétol dans le rhumatisme articulaire, le catarrhe de la vessie et comme désinfectant intestinal
à la dose de 1 à 2 grammes.

**1295. — BETTE COMMUNE. Poirée. Beta communis, famille des
Chénopodées.** —On consomme les feuilles de bette à la façon des épinards.
Elles sont émollientes, rafraîchissantes et diuré-
tiques. On peut employer avec succès la décoction
des feuilles dans les inflammations de la vessie
et contre la constipation. Elle peut également
rendre quelques services dans les hémorroïdes
et les maladies de la peau.

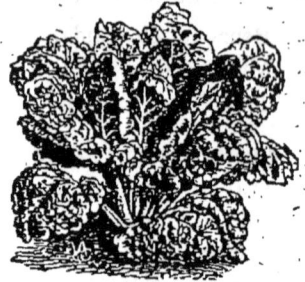

1296. —BETTERAVE. Beta Rapa vulgaris,
famille des Chénopodées. — Cette plante comprend plusieurs variétés : la betterave rouge
grosse, la rouge noire plante d'Egypte, la rouge
crapaudine, etc. On cultive la betterave four-

Fig. 452.—Bette commune.

ragère, sucrière et potagère. Cette dernière employée en salade après
cuisson est rafraîchissante et émolliente comme la poirée. Pour l'extraction du sucre, on cultive surtout la betterave blanche
à collet vert ou rose et la betterave blanche de
Brabant. Le sucre, outre son usage journalier au
foyer domestique, possède des propriétés médicales
très utiles. Dissous dans l'eau, il donne une boisson
calmante très utile dans les maladies inflammatoires, la fièvre, la toux. L'eau sucrée est également excellente contre la bile, pour se remettre à la
suite d'une émotion violente, la peur et même la
colère. Pris après les repas, il facilite la digestion,
empêche les aigreurs, les éructations.

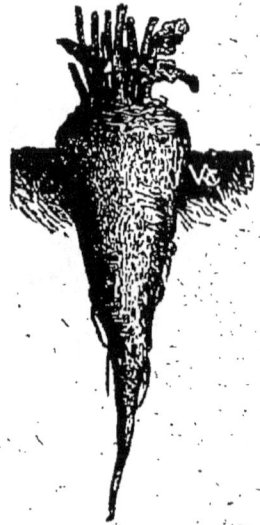

**BEURRE D'ANTIMOINE ou Chlorure d'anti-
moine.** — Caustique très énergique.

1297. — BEURRE DE CACAO. — Corps gras,
couleur de beurre, qu'on extrait des amandes de
cacao non terré. Il sert comme cosmétique et à
préparer quelques pommades, principalement des
suppositoires.

Fig. 453. —Betterave.

Suppositoires au beurre de cacao.

Faire fondre le beurre de cacao à une
douce chaleur et lorsqu'il sera sur le point
de se figer, couler dans des moules de
papier qu'on prépare d'avance de grandeur voulue et ayant la forme d'un cône
allongé.
Employé pour provoquer les selles chez
les adultes et les enfants.
On prépare des suppositoires à l'extrait d'opium, à l'extrait de ratanhia, au
tannin, à l'iodoforme, en ajoutant la substance au beurre de cacao fondu et en
mélangeant le tout avant de le couler
dans les moules.

Suppositoires à la glycérine.

Gélatine.................. 10 gr.
Eau distillée............. 10 —
Glycérine............... 90 —

Faire tremper la gélatine dans l'eau,
ajouter la glycérine, chauffer doucement
pour faire fondre la gélatine et couler
dans les moules de 3 grammes.
On prépare avec le même mélange des
ovules de 15 grammes dans lesquels on
peut incorporer des substances médicamenteuses.

1298. — BICARBONATE DE POTASSE. — Il se présente sous forme de cristaux rhomboïdaux d'une saveur alcaline ; entre dans la composition de la potion antivomitive de Rivière. Il a été employé avec succès contre le croup, en potion, à la dose de 2 grammes pour 180 grammes de véhicule. Il est antigoutteux, lithontriptique, antiacide, à la dose de 1 à 3 grammes par jour, mais peu employé à cause de la prudence qu'exige son administration.

1299. — BICARBONATE DE SOUDE, Sel digestif de Vichy. — Soluble dans l'eau et la glycérine ; il se présente sous forme d'une poudre blanche à saveur alcaline. On le trouve dans plusieurs eaux minérales et principalement dans les eaux de Vals et de Vichy. Le plus réputé est le bicarbonate de soude anglais. On l'emploie comme alcalin digestif, antiacide, diurétique et lithontriptique pour dissoudre les calculs d'acide urique, à la dose de 1 à 5 grammes par jour, dissous dans l'eau et en cachets. On en prépare des pastilles à 25 centigrammes de sel, des bains (500 grammes pour un bain) et différentes poudres effervescentes.

Potion alcaline.	Sirop saponaire............ 200 gr.
Bicarbonate de soude...... 5 gr.	Faire fondre au bain-marie.
Eau distillée.............. 200 —	Une cuillerée à soupe matin et soir.
Sirop de fleurs d'oranger . 50 gr.	*Eau de Vichy ou de Vals.*
Par cuillerée à soupe.	*Eau alcaline.*
Sirop alcalin.	Bicarbonate de soude...... 5 gr.
Bicarbonate de soude..... 10 gr.	Eau *bouillie*.............. 1 litre.

Le Bicarbonate de soude est souvent employé dans les maladies du foie et d'estomac, mais il faut en faire un usage modéré, car l'abus de ce médicament, ainsi qu'un usage prolongé, produit fatalement une décomposition du sang et un affaiblissement général signalé par le célèbre professeur Trousseau, depuis fort longtemps, sous le nom de *Cachexie alcaline*. Aussi, tout en reconnaissant une certaine valeur thérapeutique au Bicarbonate de soude, comme médicament alcalin, il faut se méfier de la médication alcaline et de toute méthode alcaline dont le Bicarbonate de soude forme la base. Et c'est avec une grande réserve et une extrême prudence qu'on doit faire usage de toute *poudre alcaline même* si elle est mélangée à un médicament tel que phosphate ou carbonate de chaux, etc., car cette addition n'enlève nullement l'inconvénient, pour ne pas dire le danger.

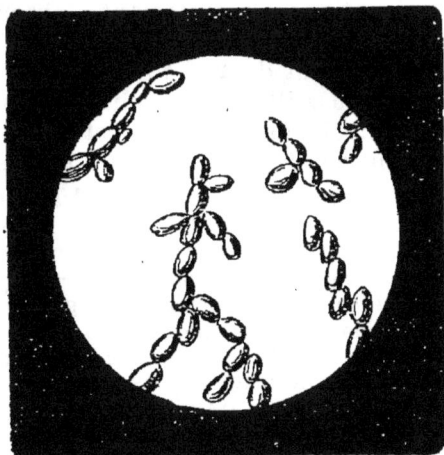

Fig. 454. — Levure de bière. Saccharomyces Cerevisiæ.

1300. — BICHROMATE DE POTASSE. — Médicament caustique employé pour détruire les verrues. En cas d'empoisonnement faire vomir et donner beaucoup d'eau albumineuse. Voir *Empoisonnements*.

1301. — BIÈRE. — Elle doit être recommandée à ceux qui ont besoin d'engraisser et aux nourrices. Ne pas dépasser une demi-bouteille par repas. Voir *Maltine* et *Bière antiscorbutique*.

1302. — BISCOTTES. — Tranches de pain qu'on fait sécher au four. Contiennent moins d'amidon que la mie de pain et sont d'une digestion plus facile. On les ordonne aux obèses, aux diabétiques et pour préparer les panades des enfants.

1303. — BISCUITS MÉDICINAUX. — On les prépare en ajoutant la substance médicamenteuse à la pâte des biscuits, en mélangeant le tout et en faisant cuire ensuite au four. On prépare des biscuits vermifuges et purgatifs pour les enfants.

Biscuits purgatifs à la scammonée.
Résine de scammonée... 0 gr. 25 cent.
  Pour un biscuit.
  Un à deux biscuits pour adultes. Le quart ou la moitié d'un biscuit pour un enfant, suivant l'âge.
Biscuits vermifuges a la santonine.
Santonine .... 0 gr. 05 cent.
  Pour un biscuit. Selon la force et l'âge de l'enfant, on donne le quart, la moitié ou l'entier.

Biscuits vermifuges au calomel.
Calomel pur............ 0 gr. 20 cent.

  Dose : 1 biscuit pour un enfant de 6 à 8 ans, la moitié pour un enfant de 4 ans.

Biscuit dépuratif antisyphilitique.

  Ce biscuit se prépare avec du mercure. Préparation d'une efficacité douteuse complètement tombée dans l'oubli.

1304. — BISMUTH. — Le Bismuth est un métal qui existe dans la nature sous forme d'oxyde et de sulfure de bismuth. Il est solide, blanc rosé, en lamelles friables. Celui du commerce contient du plomb et de l'arsenic et doit être purifié. En médecine, on emploie le bismuth sous forme de combinaison et surtout à l'état de *Salicylate de Bismuth* et de *sous-nitrate de bismuth;* ce dernier est désigné souvent sous le nom de *Bismuth*, tout court.

Sous-nitrate de Bismuth, sous-azotate de Bismuth, Blanc de fard, Blanc de perle ou de Bismuth. — Il se présente sous forme d'une substance pulvérulente blanche, nacrée, insoluble dans l'eau. C'est un antiseptique, désinfectant, absorbant, antiacide, souvent employé à l'intérieur, dans les affections de l'estomac et surtout contre la diarrhée. La dose est de 2 à 4 gr. pour 24 heures, qu'on administre sous forme de potion, pastilles ou poudre. On lui préfère le *salicylate de Bismuth* dont le pouvoir antiseptique est plus prononcé. A l'extérieur, c'est un cicatrisant employé avec succès contre les brûlures et en pommades.

Mixture au sous-nitrate de bismuth
    (*Trousseau.*)
Sous-nitrate de bismuth. 2 gr.
Bicarbonate de soude... 2 —
Laudanum de Sydenham 5 goutt.
Mucilage de gomme..... 100 gr.
Mêler. A prendre en 2 fois, un quart d'heure avant chaque repas.

Potion antidiarrhéique.
Sous-nitrate de bismuth. 4 gr.
Extrait fluide de ratanhia 2 —
Carbonate de chaux. ... 4 —
Sirop d'éther............ 30 —
Laudanum de Sydenham 10 goutt.
Alcool de menthe....... 3 gr.
Eau.................... 120 —

Mêler. Une cuillerée à bouche, d'abord toutes les demi-heures, ensuite, suivant l'amélioration obtenue, toutes les heures et toutes les deux heures.

Poudre absorbante.
Sous-nitrate de Bismuth. 0 gr. 25 cent.
Magnésie calcinée ...... 0 — 25 cent.
Mêler. Pour une dose à prendre avant chaque repas.

Pommade contre l'impetigo.
Sous-nitrate de bismuth. 10 gr.
Acide salicylique ...... 0 gr. 50 cent.
Poudre d'amidon....... 4 gr.
Glycérolé d'amidon.... 30 —

1305. — BISTORTE. Serpentaire rouge, langue de bœuf. **Polygonum Bistorta,** famille des Polygonées. — La tige est simple, de 60 centimètres de haut, les feuilles sont ovales, les fleurs roses, très serrées, la racine, en forme d'un S et repliée deux fois sur elle-même, est grosse comme le pouce, rouge en dedans, noire à l'extérieur. Elle est astringente ; on l'emploie en lotions, gargarismes et injections ; la décoction pour l'usage externe se prépare avec 20 grammes pour 1000 grammes d'eau ; pour l'usage interne on la fait plus faible, 5 grammes par litre d'eau, à prendre par tasse dans la dysenterie et les fièvres.

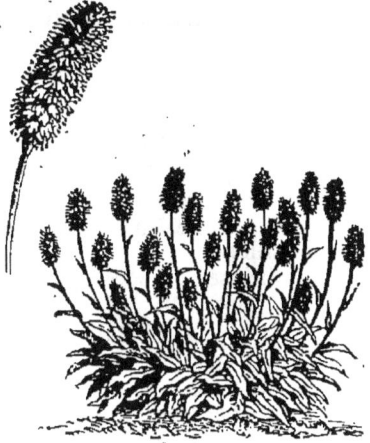

Fig. 455. — Bistorte.

1306. — BITTER. — Ce sont des teintures amères préparées avec des amers tels que gentiane, quassia amara, écorce d'orange, de cerisier, de rhubarbe. Le public les consomme comme apéritifs sans savoir pourquoi et sur la seule affirmation des fabricants. Mais le seul vrai résultat que les bitters donnent, c'est le délabrement complet de l'estomac, la perte d'appétit et l'alcoolisme.

1307. — BLANC DE BALEINE, Spermaceti. — Se présente sous forme d'une masse translucide, blanche, formée de petits cristaux luisants. Il est doux et onctueux au toucher. Le blanc de baleine existe dans le cerveau du *cachalot,* Physeter macrocephalus, mammifère de la famille des Cétacés. Il sert principalement à préparer le cold-cream et à empeser le linge.

BLANC DE CÉRUSE. — C'est le carbonate de plomb.

BLANC D'ESPAGNE ou BLANC DE MEUDON. — C'est le carbonate de chaux.

BLANC DE PLOMB. — Voir *Carbonate de plomb.*

BLANC DE ZINC. — C'est l'oxyde de zinc.

1308. — BLEU DE MÉTHYLÈNE. — On le prescrit comme antiblennorrhagique, antialbuminurique et antinévralgique à la dose de 25 centigrammes en capsules. Pour l'usage externe on emploie la solution à 2 grammes par litre d'eau. Il colore les urines en bleu. On l'emploie lorsqu'on veut s'assurer de la perméabilité du rein.

BLEU DE PRUSSE. — Voir *Cyanure de fer.*

1309. — BLEUET ou BLUET, Casselunette, blavette, barbeau, aubifoin. Centaurea Cyanus, famille des Composées. — Plante à feuilles allongées, cotonneuses, à

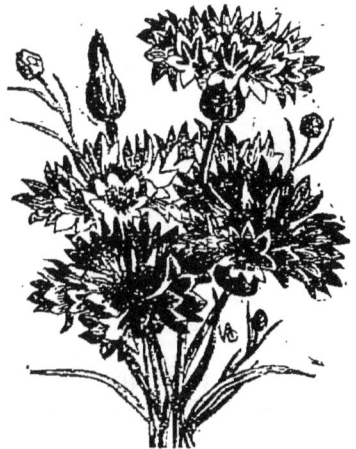

Fig. 456. — Bleuet.

fleurs bleues. L'infusion a été préconisée, comme astringente, pour combattre l'ophtalmie.

1310. — BOLDO. Peumus Boldus, famille des Monimiacées. — On emploie les feuilles qui ressemblent à celles de la pervenche, comme stimulant et tonique, dans les affections du foie. Elles contiennent un principe actif, la *boldine*. Le boldo s'ordonne sous forme de sirop, de vin ou de teinture, cette dernière, à la dose de 1 à 2 grammes par jour.

Sirop de Boldo.

F^{lles} contusées de Boldo...... 10 gr.
Eau bouillante................. 100 —
Laisser infuser 6 heures, passer, ajouter sucre blanc.... 185 —

Vin de Boldo.

Feuilles de Boldo............ 20 gr.
Vin de Madère................. 1 litre
Laisser macérer 10 jours. Dose : un verre à liqueur.

Teinture de Boldo.

Boldo en poudre demi-fine... 10 gr.
Alcool à 80°................. 50 —

Laisser macérer pendant 10 jours en agitant de temps en temps, filtrer.

Elixir de Boldo.

Feuilles de Boldo............ 20 gr.
Alcool à 60°................. 120 —
Vin de Madère................. 500 —
Sirop de sucre................ 300 —

Laisser infuser les feuilles dans l'alcool et le vin pendant 8 à 10 jours; passer, ajouter le sirop, laver le marc avec de l'eau, réunir les liquides pour obtenir un litre d'élixir, laisser reposer quelques jours et filtrer. Dose : un petit verre à liqueur.

1311. — BORATE DE SOUDE, Borax, Biborax. — On le prépare en combinant la soude avec l'acide borique. Il est soluble dans l'eau et la glycérine. Dans les arts, il sert à souder les métaux. En médecine, on l'emploie comme fondant et résolutif en collyre, en gargarisme, en pommade et en collutoire, contre les angines, les aphtes, le muguet. A été préconisé contre l'épilepsie, la dose est de 1 à 2 grammes qu'on peut porter à 6 grammes dans les 24 heures.

Collutoire boraté.

Borax.................... 3 gr.
Miel rosat.............. 20 —
Mêler. 3 à 4 applications par jour, contre les aphtes, le muguet et les ulcérations de la bouche et de la langue.

Lotion contre l'acné.

Borax.................... 10 gr.
Eau de guimauve........ 250 gr.
Mêler.

Collutoire antiseptique.

Borax.................... 3 gr.
Glycérine.............. 20 —
Acide salicylique...... 20 centigr.
Mêler.

Potion contre la gravelle.

Borax.................... 0gr.50 cent.
Bicarbonate de soude. 0gr.60 cent.
Eau gazeuse............ 150 gr.
Sirop d'oranges amères 50 —
Mêler, à prendre dans la journée.

Collyre boraté.

Borax................... 1 gr.
Eau distillée.......... 100 —
Eau de laurier-cerise... 5 —
Dissoudre. En lotion, contre la blépharite.

Gargarisme boraté.

Borax.................... 3 gr
Infusion de ronces..... 250 —
Glycérine.............. 10 —
Mêler, dans l'amygdalite.

Pommade contre les gerçures et les démangeaisons.

Borate de soude........ 2 gr.
Glycérolé d'amidon.... 30 —

Sirop boraté (Trousseau).

Borax................... 5 gr.
Sirop de sucre......... 300 —
Par cuillerée à café, 7 à 10 fois par jour, avoir soin de ne pas boire immédiatement.

1312. — BOUILLON BLANC, Molène. Bonhomme, Herbe de

Saint-Fiacre, Cierge de Notre-Dame. **Verbascum thapsus.** Famille des Verbascées. — Plante herbacée à tige simple blanchâtre, ayant 1 mètre de haut; les feuilles sont entières, allongées, terminées en pointe, molles et cotonneuses, les fleurs sont jaunes et grandes, formant un gros épi à l'extrémité de la tige. Pour les conserver on doit les tenir à l'abri de la lumière qui les noircit. On emploie les feuilles à l'extérieur comme émollientes et en cataplasmes; les fleurs s'ordonnent en infusion, 10 gr. par litre, comme béchique et diaphorétique, contre le rhume, la bronchite et la toux, les hémorroïdes internes et les affections des voies urinaires.

1313. — **BOULEAU BLANC, Aulne blanc, Betula Alba.** Famille des Amentacées. — Les feuilles passent pour être sudorifiques, et l'écorce

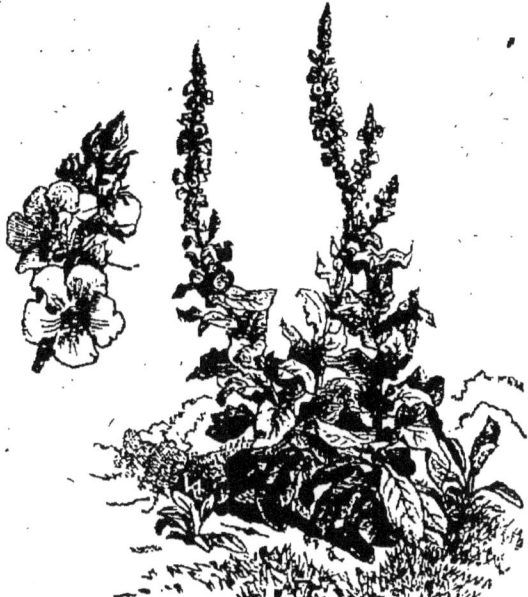

FIG. 457. — Bouillon blanc.

pour diurétique. La décoction de 20 grammes de feuilles par litre d'eau est employée comme apéritive, diurétique, excitante, dans les maladies de la peau, la scrofule, la goutte, les coliques néphrétiques et les hydropisies. A l'extérieur, on emploie la décoction contre les taches du visage.

1314. — **BOURDAINE,** Bois noir, aune noir, rhubarbe des paysans, **Rhamnus frangula,** famille des Rhamnées. — Arbrisseau qui croît dans les haies et les bois. L'écorce sèche est purgative, on fait infuser 20 grammes par litre; la décoction de la racine est préconisée contre la gale et la teigne.

1315. — **BOURGEONS DE SAPIN, Pinus Sylvestris,** famille des Conifères. — Ils sont fournis par le *Pin Sauvage* et ont une odeur balsamique, résineuse. On les emploie comme béchique, diurétique, excitant et anticatarrhal; on prépare une eau distillée, un sirop, une tisane contre la bronchite et le catarrhe chronique.

Sirop de bourgeons de sapin.

Bourgeons de sapin..........	100 gr.
Verser dessus alcool à 60°...	100 —
Laisser 12 heures. Verser dessus eau bouillante..........	1000 —

Laisser 6 heures, passer et filtrer. Ajouter le sucre à raison de 190 gr. pour 100 gr. de liqueur et faire fondre au bain-marie (Codex).

Tisane diurétique.

Bourgeons de sapin..........	10 gr.
Eau..........................	500 —

Faire infuser, passer, ajouter :

Nitrate de potasse........	20 centigr.
Sirop de Baume de Tolu...	50 gr.

Tisane de bourgeons de sapin.

Bourgeons de sapin..........	20 gr.
Eau bouillante...............	1 litre

Faire infuser 3 heures, décanter.

1316. — **BOURRACHE, Borrago officinalis,** famille des Borraginées. — Sa tige de 50 centimètres de haut est verte, rameuse et garnie de poils, les feuilles sont épaisses, allongées, assez grandes et rugueuses, les fleurs sont bleues, grandes et disposées en grappe, à l'extrémité des rameaux. La bourrache est mucilagineuse et contient du nitre. On emploie les fleurs et les feuilles comme sudorifiques, diurétiques et adoucissantes dans les rhumes, les bronchites, les toux et les rétentions d'urine; la dose est de 10 grammes de plante pour un litre d'eau.

1317. — **BOURSE A PASTEUR, Molettes, Mille fleurs, Thlaspi Bursa pastoris,** famille des Crucifères. — Petite plante des champs à tige rameuse de 20 à 30 centimètres de haut; les fleurs sont blanches, en bouquet, formant ensuite des petites cosses plates, en grappe allongée. Astringent léger, on emploie la plante fraîche contre les crachements du sang, la dysenterie et les règles trop abondantes.

1318. — **BROMOFORME.** — Liquide incolore, anesthésique, d'une odeur aromatique, d'une saveur sucrée, analogue au chloroforme. Il a été préconisé, comme calmant, contre la toux et la coqueluche à la dose de 5 à 10 gouttes pour les enfants et de 10 à 15 centigrammes pour les adultes. Mais on doit éviter les préparations à base de bromoforme parce que c'est un anesthésique trop actif et dangereux. A surveiller.

Potion contre la Toux.		*Sirop de bromoforme.*	
Bromoforme.............	2 gouttes.	Bromoforme............	5 gouttes.
Benzoate de soude........	2 gr.	Alcool................	50 gr.
Sirop de Tolu............	20 —	Sirop codéine	50 —
Sirop de codéine.........	20 —	Sirop de Tolu.........	50 —
Eau....................	80 —	Sirop Desessartz........	100 —
Mêler. Par cuillerée à soupe dans les 24 heures pour adulte.		Mêler. Par cuillerée à soupe aux adultes, 2 à 6 par jour.	

BROMHYDRATE DE CAFÉINE. — Mêmes propriétés et mêmes doses que la *Caféine.* Voir ce mot.

1319. — **BROMHYDRATE DE QUININE officinal.** — C'est le bromhydrate de quinine basique qu'on emploie à la place de sulfate de quinine et à la même dose. Il se présente sous forme d'aiguilles fines et soyeuses, solubles dans 60 parties d'eau froide. Voir *Sulfate de quinine.*

1320. — **BROMURES.** — On prescrit ces médicaments, pour calmer les nerfs, dans les affections nerveuses, l'hystérie, etc. Ils ont l'inconvénient de fatiguer l'estomac et provoquer des troubles. Voir *Bromisme.*

1321. — **BROMURE D'AMMONIUM.** — Sel blanc cristallisable, très soluble dans l'eau. Il a été préconisé contre la coqueluche à la dose de 10 à 50 centigrammes, 3 fois par jour. On l'emploie en outre comme le bromure de potassium, mais il est moins actif.

BROMURE DE CAMPHRE. — On le prescrit comme antiaphrodisiaque et antispasmodique à la dose de 50 centigr. à 1 gramme.

BROMURE DE FER. — Se prescrit dans l'anémie chez les nerveux à la dose de 10 à 20 centigrammes en pilules ou dragées. Son efficacité est douteuse.

BROMURE DE LITHINE. — S'ordonne à la dose de 20 centigrammes.

BROMURE D'OR. — S'ordonne dans les maladies nerveuses à la dose de 5 à 10 milligrammes.

1322. — BROMURE DE POTASSIUM. — Se présente sous forme de petits cubes blancs à saveur piquante, très solubles dans l'eau. Il est employé, comme fondant et sédatif, dans les affections nerveuses et notamment contre l'*épilepsie*, la *chorée*, l'*hystérie*. On le donne à la dose de 2 à 4 et même 6 grammes par jour. Il a pour inconvénient de fatiguer l'estomac et son usage prolongé amène des troubles digestifs, des éruptions. Il faut préférer dans toutes les maladies nerveuses le *Sédatif Tiber*, qui est plus efficace et ne présente aucun de ces inconvénients.

Potion bromurée.

Bromure de potassium........ 4 gr.
Sirop simple................ 20 —
Eau........................ 100 —

Par cuillerée à soupe toutes les heures ou toutes les deux heures contre les crises nerveuses.

Sirop bromuré.

Bromure de potassium....... 10 gr.
Sirop d'oranges amères....... 300 —
2 à 4 cuillerées par jour.

Solution bromurée.

Bromure de potassium........ 10 gr.
Eau distillée................. 300 —
2 à 4 cuillerées par jour.

1323. — BROMURE DE SODIUM. — Très soluble dans l'eau, possède les mêmes propriétés que le Bromure de potassium et s'emploie aux mêmes doses. Il est mieux toléré, mais moins actif que le Bromure de potassium.

On doit préférer le *Sédatif Tiber* qui est plus efficace et ne fatigue pas.

BRUCINE. — Voir *Noix vomique*.

1324. — BRYONE, Vigne du Diable, Navet galant, Bryonia dioïca, famille des Cucurbitacées. — Plante grimpante à tige rugueuse, grêle et cannelée de 3 à 4 mètres de haut, à feuilles grandes, divisées, velues, à fleurs blanches, verdâtres, petites, en bouquet, supportées par une queue longue de 10 centimètres et prenant naissance à l'aisselle des feuilles; les fruits sont petits comme les petits pois, rouges. La racine

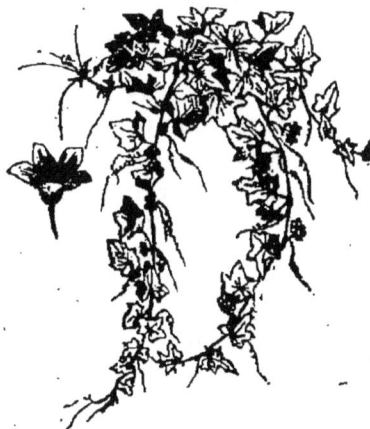

Fig. 458. — Bryone.

est très grosse, blanche, fusiforme ou bifurquée, l'odeur est repoussante, la saveur est âcre et caustique. C'est un poison violent qui purge avec violence, et son usage présente du danger. A l'extérieur, la Bryone agit comme rubéfiant et produit des érosions sur la peau. Son principe actif est la *Bryonine*. Les anciens s'en servaient surtout contre l'hydropisie.

1325. — BUCHU, Bucco, Diosma Crenata, famille des Rutacées. —

Cette plante est originaire du Cap de Bonne-Espérance. On emploie les feuilles qui ressemblent à celles de séné, mais légèrement dentées. Elles ont une odeur légèrement menthée. On les a préconisées dans les maladies des organes génito-urinaires comme diurétique, sudorifique et anti-spasmodique. On emploie la feuille sous forme d'infusion, **10** grammes de feuilles par litre d'eau bouillante.

1326. — **BUGLE, Ajuga reptans,** famille des Labiées. — Sa tige est carrée et se termine par un épi foliacé, les feuilles sont ovales, rondes, les fleurs petites, jaunes. L'infusion à 10 grammes de plantes pour 1000 gr. d'eau est légèrement astringente. On l'emploie dans les hémorragies et crachements de sang.

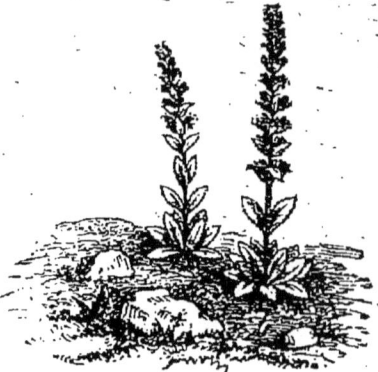

FIG. 459. — Bugle.

1327. — **BUGLOSSE, Anchusa officinalis,** famille des Borraginées. — Sa tige est ronde, d'une hauteur de 50 centimètres, à poils rudes et noirs, les feuilles sont poilues, rudes, allongées, pointues, les fleurs sont bleues comme celles de la bourrache. On l'emploie comme émollient.

1328. — **BUGRANE, Arrête-bœuf, Tenon, Resta bovis,** famille des Légumineuses. — Petit arbrisseau épineux à fleurs roses. On emploie la racine qui est diurétique, l'infusion se fait à la dose de 20 grammes par litre d'eau bouillante.

1329. — **BUIS, Buxus Sempervirens,** famille des Euphorbiacées. — Arbrisseau qui croît à l'état sauvage et qu'on cultive dans les jardins. Il est toujours vert et répand une odeur vireuse désagréable. Contient un principe actif, la *Buxine.* On emploie le bois, la racine, les feuilles, mais surtout l'écorce de la racine en décoction, 50 grammes d'écorces pour un litre d'eau, comme sudorifique et purgatif dans la syphilis constitutionnelle et le rhumatisme.

1330. — **BUSSEROLE,** Raisin d'ours, Uva-Ursi, *Arbutus Uva-Ursi,* famille des Éricinées. — Les feuilles sont ovales, coriaces, analogues à celles du buis, les fleurs sont petites, rosées, les baies sont rouges, allongées. On mange les baies qui sont rafraîchissantes et légèrement aigres. En médecine, on emploie les feuilles comme diurétique, dans les affections chroniques de la vessie. Elles sont également utiles comme astringent dans la dysenterie, la diarrhée, les flatuosités. On prépare l'infusion avec 10 grammes de feuilles pour un litre d'eau.

C

1331. — **CACAO.** — C'est l'amande du cacaotier, **Theobroma Cacao,** famille des Byttnériacées, arbre qui croît en Amérique et aux Antilles et qui atteint une hauteur de 10 à 12 mètres. Le fruit de cet arbre a la forme d'un concombre, dont l'intérieur est rempli d'une pulpe jaunâtre qui renferme une trentaine d'amandes de cacao. On retire ces amandes et on les sèche ordinairement de suite; dans quelques pays on les enfouit auparavant dans la terre; dans ce dernier cas, on les désigne sous le nom de *cacaos terrés.* Le cacao contient une huile concrète, le *beurre de cacao*, qu'on emploie comme cosmétique et pour préparer des suppositoires, et un alcaloïde, la *théobromine.* Le cacao sert à fabriquer les chocolats.

1332. — CACHETS. — Les cachets sont formés de deux pains azymes ayant la forme ronde ou ovale et qui servent à enfermer les médicaments solides. On dépose le médicament dans l'un de ces pains azymes, on applique dessus le deuxième, après avoir humecté les bords ; il suffit d'appuyer les bords avec un petit appareil fort simple pour avoir les bords soudés et posséder une capsule qui masque le goût du médicament. Pour avaler un cachet, on l'introduit dans la bouche et on boit quelques gorgées d'eau.

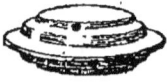

Fig.460.—Cachet.

1333. — CACHETS BALSAMIQUES VEDEL (Cachets jaunes). —Ces cachets au baume de diptérocarpe sont conseillés comme spécifique précieux pour guérir sûrement toutes les maladies des voies urinaires, les maladies de la vessie, de la prostate et de l'urètre : la blennorrhagie, les maux de reins, la gravelle, la néphrite, le catarrhe de la vessie, la cystite, etc.

Mode d'emploi : 2 cachets par jour à prendre en deux fois avec un peu d'eau avant les repas.

Ces cachets s'alternent avec les *Cachets curatifs Darvet.*

Les *Cachets Balsamiques Vedel* se vendent en boîtes de 30 cachets du prix de 5 fr. (*Cinq francs*).

Les 3 boîtes, 14 francs. — Les 6 boîtes, 27 francs.

1334. — CACHETS CURATIFS DARVET (Cachets roses). — Ces cachets au benzo-salol constituent la principale base du traitement de la blennorrhagie ; ils ne fatiguent pas l'estomac et rendent, au contraire, de grands services au tube digestif par leur action antiseptique et antifermentescible. Leur composition est inoffensive, tout en étant très efficace.

La guérison est certaine même dans les cas rebelles et très anciens

Ces cachets guérissent les maladies des voies urinaires, les maladies de la vessie, de la prostate et de l'urètre ; les maux de reins, la gravelle, la néphrite, le catarrhe de la vessie, cystite, etc.

Mode d'emploi : 2 cachets par jour à prendre en deux fois. On les avale avec un peu d'eau, un cachet avant chaque repas.

Les *Cachets curatifs Darvet* se vendent en boîtes de 30 cachets du prix de 5 fr. (*Cinq francs*).

Les 3 boîtes, 14 francs. — Les 6 boîtes, 27 francs.

1335. — CACHETS POLYDIGESTIFS SOKER. — Ces cachets phospho-calciques conviennent dans toutes les maladies d'estomac. Par leur composition, ils évitent la formation des liquides acides et irritants, suppriment les gaz, les renvois, les éructations et donnent aux voies digestives une nouvelle vigueur ; aussi le travail de la digestion se fait naturellement et sans l'aide d'aucun produit artificiel. Ils calment les crampes, le vertige, les douleurs de l'estomac et en empêchent la dilatation. Ces cachets excitent l'appétit et facilitent la digestion.

Les *Cachets Polydigestifs Soker* se vendent en boîtes de 30 cachets : 5 francs (*Cinq francs*).

Les 3 boîtes, 14 francs. — Les 6 boîtes, 27 francs.

1336. — CACHETS SÉDATIFS TIBER. — De même nature et composition que le *Sédatif Tiber* liquide, ces cachets ont aussi les mêmes propriétés, et sont spécialement préparés pour l'exportation et l'expédition dans les pays éloignés, car ils s'envoient facilement par la poste.

Mode d'emploi : 2 à 4 cachets par jour, 1 à 2 le matin au lever et 1 à 2 le soir en se couchant.

Les *Cachets sédatifs Tiber* se vendent en boîtes de 30 cachets du prix de 6 francs (*Six francs*) ; les 3 boîtes, 17 francs ; les 6 boîtes, 32 francs.

1337. — CACHETS STAM. — *Antiseptique précieux du tube digestif.* — Par leur composition antiseptique et astringente à la fois, les *Cachets Stam* sont souverains pour guérir la dysenterie, l'entérite, la diarrhée chronique et toutes les maladies intestinales. Quelques doses suffisent pour obtenir une antisepsie bienfaisante et régulariser les fonctions.

Mode d'emploi. — Suivant l'intensité de la maladie, la dose est de 4 à 6 cachets par jour, à prendre en 2 ou 3 fois, et cela pendant quelques jours. Lorsque l'amélioration est sensible on diminue la dose pour arriver à 2 cachets par jour, un cachet avant chaque repas.

Les *Cachets Stam* se vendent en boîtes de 30 cachets du prix de 4 francs (*Quatre francs*) ; les 3 boîtes, 11 francs ; les 6 boîtes, 21 francs.

1338. — CACHOU. — Ce sont des sucs astringents très riches en tannin, qui sont fournis principalement par l'*Acacia catechu*, arbre de la famille des Légumineuses et l'*Areca catechu*, arbre de la famille des Palmiers. On l'emploie comme tonique, astringent, dans la diarrhée, les hémorragies, les leucorrhées et les blennorrhées. On prépare des dentifrices et des pastilles contre la fétidité de l'haleine.

Pilules astringentes.

Cachou	6 gr.
Extrait de ratanhia	3 —
Alun en poudre	3 —
Opium brut pulvérisé	0 gr. 50 cent.

Pour faire 100 pilules. Dose : 1 à 2 pilules par jour.

Poudre dentifrice astringente.

Cachou en poudre	10 gr.
Quinquina en poudre	40 —
Tannin	1 —
Alun en poudre	1 —
Essence de menthe	20 gouttes

Mêler. Pour une poudre dentifrice.

Potion antidiarrhéique.

Teinture de cachou	2 gr.
Extrait de ratanhia	1 —
Bismuth pulvérisé	3 —
Sirop diacode	30 —
Eau distillée	120 —

Par cuillerée toutes les heures.

Injection au cachou.

Teinture de cachou	1 gr.
Sous-nitrate de bismuth	4 —
Eau de roses	180 —

Pour injections contre la blennorrhagie. Cette injection est astringente et il faut préférer l'*Injection Darbet*.

1339. — CACODYLATES. — On prépare les cacodylates de fer, de mercure, de magnésie et de soude. On prescrit surtout le *Cacodylate de soude* à la dose de 2 à 5 centigr. contre l'anémie, la cachexie et les maladies de la peau. Le *Cacodylate de fer* se donne en pilules de 5 centigr. Les cacodylates sont des préparations arsénicales préconisées pour activer l'assimilation et la reproduction des cellules, mais elles présentent de graves inconvénients, leur absorption provoque des troubles digestifs et donne à l'haleine une odeur d'ail insupportable, c'est pourquoi on ne s'en sert guère qu'en injection hypodermique. Comme tous les médicaments arsénicaux, ce sont des poisons qu'il faut employer avec une grande prudence. Voir *Arrhénal*.

1340. — CACTUS GRANDIFLORUS, famille des Cactées. — Contient un principe actif, la *Cactine*. Il a été préconisé pour remplacer la digitale comme tonique du cœur, principalement dans la dilatation cardiaque, les palpitations nerveuses et l'insuffisance aortique. On emploie l'extrait fluide à la dose de 10 à 30 gouttes par jour (Huchard).

1341. — CAFÉ. Ce sont des graines de caféier, *Cofféa Arabica*, famille des Rubiacées. — Arbre qu'on trouve principalement au Brésil, aux Antilles, à Moka. Le café vert est fébrifuge et sa décoction s'ordonne dans les fièvres intermittentes. Le café torréfié est tonique et excitant. Les graines de café sont employées dans l'économie domestique pour préparer une boisson par simple déplacement ou infusion, et que tout le monde connaît sous le nom de café. C'est une boisson tonique, stimulante très appréciée qui se prépare avec le café torréfié. La torréfaction a pour but de développer son arome et sa saveur; pendant cette opération une grande partie de *caféine* se transforme, d'après les recherches de M. Personne, en un autre produit, la *méthylamine*, auquel le café devrait son action excitante. L'infusion de café est employée comme stimulant dans les empoisonnements par les narcotiques, pour dissimuler l'amertume de quelques médicaments, pour masquer l'odeur et la saveur de l'huile de foie de morue. L'infusion de café a été également préconisée contre la coqueluche, la goutte, la gravelle, la migraine, les névralgies et pour combattre la somnolence.

La Caféine, c'est le principe actif des graines de café. Elle se présente sous forme de cristaux soyeux et longs, peu solubles (1 pour 100) dans l'eau, plus solubles dans l'alcool. Elle possède des propriétés diurétiques, antinévralgiques, antiasthmatiques. On la prescrit dans la migraine, la névralgie, la coqueluche et comme tonique excitant dans les affections cardiaques. Pour faciliter la solubilité de la caféine dans l'eau, on ajoute le benzoate de soude. On emploie également ses sels, surtout le bromhydrate, le citrate et le valérianate de caféine. La caféine s'administre en injection hypodermique, en cachets, en potion, la dose est de 25 centigr. à 1 et même 2 gr. par jour.

Tisane de café (Bouchardat).
Café torréfié.......... 50 gr.
Eau bouillante...... 500 —
Eau-de-vie....... 50 —
Dans les empoisonnements par l'opium.

Tisane de café au quinquina (Hop. Paris).
Café torréfié........... 20 gr.
Eau bouillante........... 1 litre.
Extrait de quinquina gris..... 4 gr.

Potion purgative au café (Dorvault).
Café torréfié............ 15 gr.
Feuilles de séné........... 10 —
Eau bouillante............ 120 —
Laisser infuser, passer, ajouter sulfate de soude.......... 15 —
Sirop simple............ 30 —

Paquets antinévralgiques.
Caféine.......... 0 gr. 01 cent.
Sucre blanc....... 0 — 50 cent.
Mêler pour 1 paquet; dose 3 à 4 paquets par jour.

Mixture contre la coqueluche.
Infusion de café noir.. 125 gr.
Sirop de sucre........ 125 —
Narcéine............ 0 gr. 05 cent.
Acide acétique, quelques gouttes, mêler, à prendre par cuillerée à café toutes les deux heures.

Injection hypodermique (Codex).

Caféine .... 2 gr. 50 centigr.
Benzoate de soude. 3 — 40 centigr.

Eau distillée, quantité suffisante pour obtenir 10 centimètres cubes.

Chaque cent. cube contient 25 centigr. de caféine.

Potion diurétique.

Bromhydrate de caféine.   0 gr. 20 cent.
Sirop de menthe........ 30 gr.
Eau distillée............ 90 —

Mêler, par cuillerée à soupe en 24 heures.

Solution de caféine.

Benzoate de soude....   1 gr.
Caféine.............   1 —
Eau .... 250 —

1342. — CAILLE-LAIT, Galium Luteum, famille des Rubiacées. — Sa tige est frêle, couchée, ses fleurs sont très petites, jaunes et odorantes. Est employé comme astringent, antispasmodique et diaphorétique. Le *Caille-lait blanc* a été préconisé comme anti-épileptique.

1343. — CAINÇA. Chiococca anguifuga, famille des Rubiacées. — On emploie la racine qui est amère, et d'une odeur légère de valériane. C'est un purgatif et vomitif employé avec succès dans l'hydropisie; l'infusion et la décoction se font avec 20 gr. de racine pour un litre d'eau bouillante.

CALCIUM. — Voir *Chaux.*

CALMANTS. — Médicaments qui agissent comme calmants et adoucissants.

1344. — CALOMEL. Protochlorure de mercure. — Poudre blanche, insoluble dans l'eau, l'alcool et les corps gras. Le calomel est employé comme altérant, vermifuge, purgatif et antisyphilitique. S'ordonne à la dose de 1 à 5 centigr. comme altérant, antisyphilitique en pilules, en paquets ou en frictions sur les gencives. La dose purgative est de 10 à 20 centigr., on le donne aux enfants dans du miel, du lait, de la confiture ou sous forme de biscuits et de pastilles de calomel. On l'emploie souvent chez les enfants qui le supportent mieux que les adultes même proportionnellement à doses plus élevées ; à l'extérieur, on l'emploie en collyre sec dans les taches de la cornée, et en pommades à 1 gramme pour 10 grammes de vaseline. Le calomel est tout à fait inoffensif et constitue un médicament efficace.

Lorsqu'on prend le calomel à l'intérieur on doit supprimer le sel de cuisine des aliments, qui décompose le calomel et le transforme en un sel vénéneux.

Collyre sec contre les taies de la cornée.

Calomel à la vapeur............ 2 gr.
Sucre en poudre.............. 10 —

Insuffler une pincée entre les paupières écartées.

Mélange pour injection hypodermique.

Calomel .... 50 centigr.

Vaseline liquide 25 centimètres cubes. Agiter; contient 1 centigramme de calomel par 1/2 centimètre cube.

On doit en donner une seule par semaine et ne pas dépasser 10 semaines de traitement; la moyenne doit être de 5 à 6 injections ; à surveiller l'effet. Chaque injection doit être de 3 à 5 centigr., le calomel devra être porphyrisé et lavé, comme véhicule il faut préférer la vaseline ou l'huile.

Poudre purgative pour adulte.

Calomel .... 0 gr. 10 cent.
Poudre de scammonée.. 0 — 50 cent.

A prendre à jeun en trois fois à une demi-heure de distance.

Pastilles de Calomel.

Chaque pastille contient 5 centigr. de calomel (Codex).

On en prépare également à 1 centigr.
Dose : 1 à 5 par jour contre les vers.

Pilules de Calomel et Jalap.

Calomel	2 gr.
Résine de jalap	2 —
Savon médicinal	2 —

Pour 50 pilules, dose 2 à 4 par jour.

Pommade au Calomel (F.H.P).

Calomel	1 gr.
Axonge	30 —

Mêler; contre l'Herpès.

Pommade au Calomel (Codex).

Calomel	10 gr.
Axonge benzoïnée	90 —

Mêler, contre les dartres, les chancres.

Pommade au Calomel.

Calomel	0 gr. 25 cent.
Glycérolé d'amidon	10 gr.

Contre l'eczéma des paupières, la blépharite ciliaire, matin et soir gros comme un grain sur le bord des paupières.

Prises de Calomel.

On prépare des prises de 1 à 5 centigr., qu'on ordonne dans le croup, la méningite, la fièvre typhoïde, la fluxion de poitrine.

Poudre de Calomel diurétique.

Calomel	0 gr. 05 cent.
Poudre de digitale	0 gr. 05 cent.
Poudre de scille	0 gr. 05 cent.

Mêler et diviser en trois paquets à donner à 1 heure d'intervalle.

1345. — CAMOMILLE ROMAINE, Anthemis nobilis, famille des Composées.

— Plante très touffue à feuilles finement découpées; les fleurs sont blanches et possèdent une odeur agréable, pénétrante. On les emploie en infusion comme stomachique, carminatif nervin, antispasmodique, on doit faire une infusion faible avec 5 gr. par litre d'eau ou quelques têtes de camomille pour une tasse, parce que l'infusion trop forte agit comme vomitif.

La **Camomille commune** ou d'**Allemagne, Matricaria Chamomilla** possède les mêmes propriétés.

La **Camomille puante, Maroute, Anthemis cotula,** possède une odeur très désagréable. On l'a employée comme emménagogue, antispasmodique. On en fait une poudre insecticide très efficace.

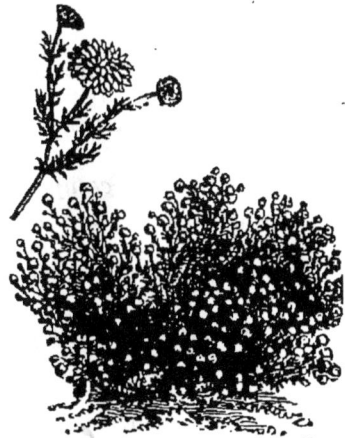
Fig. 461. — Camomille.

Huile de camomille.

Camomille sèche	100 gr.
Huile d'olive	1.000 —

Faire digérer pendant 2 heures au bain-marie couvert, en agitant de temps en temps, passer avec expression et filtrer au papier (Codex).

Huile de camomille camphrée.

Camphre râpé	100 gr.
Huile de camomille	1.000 —

Dissoudre peu à peu le camphre dans l'huile et filtrer (Codex).

1346. — CAMPHRE, CAMPHORA.

— C'est une huile volatile et concrète, de couleur blanche, d'un aspect cristallin à cassure brillante; on le retire du *Laurus Camphora*, famille des Laurinées, arbre du Japon. Pour retirer le camphre on fait bouillir avec de l'eau le tronc, les branches et la racine de l'arbre, réduits en copeaux, dans des pots en fer recouverts de chapiteaux, qui sont intérieurement garnis de paille de riz, et sur laquelle le camphre se condense. C'est le *camphre brut* qui est en grains grisâtres et qui co..uent des impuretés. On le purifie par la distillation, dans des alambics spéciaux, ou par la sublimation dans des matras à fond plat, après l'avoir mélangé avec un peu de chaux. Le camphre raffiné se trouve dans le commerce en pains ayant la forme d'un plateau de balance. Il est peu soluble dans l'eau, à laquelle il communique son odeur, très soluble dans l'alcool et les éthers. Le camphre a été préconisé à l'intérieur comme calmant antispasmodique, antiseptique, vermifuge, diaphorétique résolutif et antiaphrodisiaque; on l'ordonne également contre la fièvre typhoïde et les sueurs nocturnes. La dose est de 5 centigr. à 2 gr. en potion ou pilules. A l'extérieur on l'emploie en frictions. On prépare des liniments et des pommades.

Alcool camphré.

Camphre en poudre...... 100 gr.
Alcool à 90°............ 900 —
Faire dissoudre, filtrer (Codex).
L'Eau-de-vie camphrée se prépare avec alcool à 60°........ 3.900 gr.
Camphre............ 100 (Codex).

Pommade camphrée.

Camphre................ 30 gr.
Axonge................ 90 —
Cire blanche. .... 10 —
Faire liquéfier la cire et l'axonge à une douce chaleur, ajouter le camphre et remuer jusqu'à refroidissement (Codex).

Lavement camphré.

Camphre........ 0 gr. 50 cent.
Jaune d'œuf...... un
Eau de guimauve.. 300 gr.
Faire une émulsion.

Baume de vie camphré.

Savon................ 5 gr.
Camphre.............. 10 —
Essence de romarin..... 3 —
Alcool................ 100 —

Pilules camphrées.

Camphre.............. 1 gr.
Thridace............. 1 —
Mêler pour faire 20 pilules, dose 2 à 3 par jour (Ricord).

Liniment Camphré (Brit. Ph.).

Camphre.................. 100 gr.
Essence de lavande........ 3 —
Ammoniaque............ 20 —
Alcool................. 360 —

Potion calmante.

Camphre en poudre.... 0 gr. 20 cent.
Gomme arabique...... 10 gr.
Sirop diacode......... 30 —
Eau................. 150 —
Par cuillerée toutes les demi-heures contre l'irritation de la vessie et règles douloureuses.

Huile camphrée.

Camphre râpé.......... 100 gr.
Huile d'olive........... 900 —
Faire dissoudre le camphre dans l'huile et filtrer.

Pour préserver les vêtements et la fourrure des mites, on place des morceaux de camphre dans les poches et dans les tiroirs qui les renferment. Le meilleur moyen est de placer la fourrure dans une grande caisse, disposer les morceaux de camphre un peu partout et coller une bande de papier autour du couvercle pour avoir la caisse hermétiquement fermée et la tenir dans un endroit obscur.

1347. — CANNE DE PROVENCE, Arundo Donax, famille des Graminées. — Croit dans le midi de la France d'où elle arrive sèche, en morceaux longs de 15 à 20 cent., jaunâtres et luisants à l'extérieur, blanchâtres à l'intérieur; sa saveur est douce et sucrée. On l'emploie en tisane, pour faire passer le lait, à la dose de 20 gr. pour un litre d'eau.

1348. — CANNELLE DE CEYLAN, Cinnamomum Zeylanicum, famille des Laurinées. — C'est une écorce mince roulée en tuyaux, qui sont formés d'écorces roulées les unes dans les autres, d'un jaune rougeâtre, d'une odeur agréable, d'une saveur douce, sucrée et âcre. L'arbre qui la fournit croît aux Antilles, dans les Indes Orientales et surtout à Ceylan. C'est la cannelle officinale qui contient une *Huile volatile* et de l'*acide cinnamique*. Elle est excitante, stimulante et antispasmodique. La *Cannelle de Chine* est fournie par le *Cinnamomum aromaticum*, arbre qui croît en Cochinchine et surtout dans la province de Kwangse, en Chine. Elle se présente sous forme d'un cylindre formé d'une seule écorce enroulée, elle est moins estimée. L'essence de cannelle qu'on retire par distillation possède des propriétés antiseptiques très énergiques.

Vin de cannelle composé (Hop. Paris).

Vin rouge...............	100 gr.
Alcoolé de cannelle.......	8 —
Alcoolat de mélisse......	6 —
Sirop simple.............	30 —

Teinture de cannelle.

Cannelle concassée......	100 gr.
Alcool à 80°............	500 —
Faire macérer 10 jours et filtrer.	

Vin de cannelle ou cordial.

Cannelle...............	30 gr.
Vin malaga............	500 —
Laisser macérer 6 jours et filtrer.	

Potion cordiale (Codex).

Vin de Banyuls.............	110 gr.
Sirop d'écorce d'oranges amères.	40 —
Teinture de cannelle..........	10 —

1349. — CANTHARIDES, Cantharis vesicatoria. Insecte coléoptère. — Contient un principe actif, la *Cantharidine*, avec laquelle on prépare des toiles vésicantes. Ces insectes vivent sur les frênes, les lilas et les troènes. Leur présence répand dans la localité une forte odeur de souris. Pour les récolter on secoue l'arbre et on les reçoit sur un drap. On les plonge de suite dans du vinaigre et on les fait sécher. On les reçoit principalement de la Russie. La cantharide a 20 millimètres de long sur 5 d'épaisseur, les antennes sont dorées, le corselet est petit et moins large que l'abdomen. Les élytres ou ailes antérieures et le corps sont d'un vert brillant et doré. La cantharide est un poison violent et très irritant; à l'extérieur, c'est le meilleur vésicant; à l'intérieur il agit principalement sur la vessie et on l'a employé dans la paralysie de la vessie, l'épilepsie, l'hydrophobie, la lèpre, mais c'est un stimulant trop dangereux même à faible dose. On l'a employé surtout comme aphrodisiaque, mais tous ceux qui y ont recours s'exposent à une mort foudroyante et certaine. On doit donc y renoncer complètement. On peut employer comme aphrodisiaque le *musc*, le *Ginseng* et surtout la *Vigoline Kal* qui est un produit végétal absolument inoffensif et d'une efficacité remarquable. En cas d'empoisonnement par la cantharide faire vomir et donner des tisanes adoucissantes d'orge, de guimauve, etc.

Liniment ammoniacal Cantharidé.

Huile camphrée.............	90 gr.
Teinture de cantharides.......	10 —
Ammoniaque............	5 —

Pommade épispastique jaune.

Cantharide concassée.......	60 gr.
Axonge.................	840 —
Curcuma en poudre.........	4 gr.
Cire jaune...............	120 gr.

Digérer et filtrer, aromatiser avec essence de citron 4 gr. (Codex).

Pour pansements des vésicatoires.

Lotion contre l'alopécie.

Teinture de cantharides......	1 gr.
Acide salicylique.........	1 —
Alcoolat de romarin.........	100 —

Tous les soirs frictionner avec une brosse douce.

Pommade contre l'alopécie
(Dupuytren).

Acétate de plomb......	4 gr.
Baume de Pérou......	8 —
Alcool à 21°..........	30 —
Teinture de cantharides.	1ᵍʳ20 centigr.
— de girofle.....	1 gr.
— de cannelle....	1 —
Moelle de bœuf........	125 —

Pommade à la rose...	125 gr.
Huile d'olives.....	10 à 20 —

Pommade épispastique verte.

Onguent populeum..........	280 gr.
Cire blanche...............	40 —

Faire fondre, laisser refroidir un peu et ajouter cantharides en poudre fine 10 gr. pour pansement des vésicatoires.

1350. — CAOUTCHOUC. — On emploie en médecine le caoutchouc pour isoler la partie malade, dans l'eczéma. Il active la sécrétion de la sueur, mais empêche son évaporation. Pour les vêtements en caoutchouc on doit les porter très larges et ne les garder que pendant la pluie, parce que la sueur ne pouvant pas s'évaporer, on s'expose à une bronchite.

1351.—CAPILLAIRE DU CANADA.
— **Adianthum Pedatum, Fougères.** —
Il arrive du Canada, c'est le plus estimé, son odeur est agréable; il sert à préparer un sirop qu'on emploie comme pectoral et adoucissant. On le remplace souvent par le *Capillaire* de Montpellier, **Adianthum capillus veneris,** mais son odeur est moins agréable. La tisane se prépare en faisant infuser 10 gr. de plante dans un litre d'eau, elle est calmante et pectorale contre la toux.

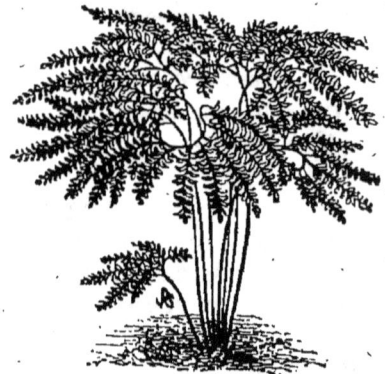

FIG. 462. — Capillaire.

1352. — CAPRIER, Capparis sativa, famille des Capparidées. — Originaire de l'Asie, le Câprier est un arbrisseau qui peut atteindre un mètre de haut. Sa tige est souple, les feuilles sont rondes, glabres, les fleurs sont blanches, larges. On emploie l'écorce de la racine qui est diurétique contre la sciatique. Les boutons floraux confits dans le vinaigre constituent les *câpres* assez souvent employées comme assaisonnement.

1353. — CAPSICUM, Piment des jardins, piment rouge, capsique, poivre ou piment de Cayenne, poivre de Guinée, d'Inde, de Turquie ou d'Espagne. **Capsicum annuum frutescens,** famille des Solanées. — Cette plante originaire de l'Inde est cultivée dans toute l'Europe. On emploie le fruit qui est rouge, luisant, allongé, gros comme le pouce et pointu. Il contient à l'intérieur plusieurs semences blanchâtres très âcres et brûlantes, ce qui est dû à son principe,

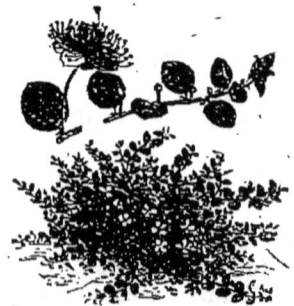

FIG. 463. — Câprier.

la *Capsicine.* C'est un excitant souvent employé, mais à tort, dans l'art culinaire. Il a été préconisé dans la dyspepsie, la paralysie, la goutte. Les Arabes s'en servent comme aphrodisiaque et antidysentérique. On l'emploie surtout contre les hémorroïdes et en lotion comme stimulant contre la chute des cheveux.

Pilules de Capsicum.

Capsicum pulvérisé..... 0 gr. 05 cent.
Miel quantité suffisante pour une pilule, dose 5 pilules par jour.

Lotion contre la chute des cheveux.

Teinture de capsicum....... . 10 gr.
Alcool à 90°............. ..... 100 —

1354. — CAPSULES. — On les fabrique avec la gélatine. Ce sont des enveloppes ayant la forme ronde ou olivaire et servant pour enfermer des médicaments liquides tels que le goudron, l'éther, l'huile de ricin, l'huile de foie de morue, etc., etc. On les avale très facilement avec un peu d'eau.

1355. — CARBONATE D'AMMONIAQUE, sel volatil d'Angleterre, sel translucide, incolore, à odeur ammoniacale. — Doit être conservé dans un flacon bouché, car à l'air il s'effleurit et perd sa transparence; il est soluble dans l'eau, mais se décompose avec de l'eau chaude; c'est un excitant, un diaphorétique préconisé dans la scrofule et le diabète. Il sert pour préparer le *sel volatil anglais* qui s'emploie en inspiration contre la migraine, la névralgie, les évanouissements. Il est employé en pâtisserie pour rendre la pâte plus légère et plus volumineuse.

Sel de Preston.

Carbonate d'ammoniaque en petits morceaux, aromatiser avec essence de bergamote, de roses, de cannelle, de girofle, de lavande et arroser avec un peu d'ammoniaque; pour aspiration.

Sel volatil anglais.

Sel d'ammoniaque en petits morceaux, mêler avec de la chaux et parfumer. Dégage l'ammoniaque; pour aspiration.

1356. — CARBONATE DE CHAUX, Craie préparée. — Poudre blanche, happant la langue, insoluble dans l'eau et dans l'alcool; ce carbonate est employé comme absorbant, antiacide et antidiarrhéique à la place ou en même temps que le *sous-nitrate de bismuth;* il entre dans la composition de plusieurs poudres dentifrices. A l'intérieur, la dose est de 1 à 4 gr.

Potion antidiarrhéique.

Carbonate de chaux........ 4 gr.
Potion gommeuse... .... 120 —
Laudanum............. 2 à 4 gouttes
Par cuillerées d'heure en heure contre la diarrhée.

Poudre dentifrice

Carbonate de chaux....... 100 gr.
Poudre de quinquina...... 20 —
Essence de menthe........ 20 gouttes
La *Pâte Dentifrice Rodol* est plus efficace.

1357. — CARBONATE DE FER. — On emploie en médecine le carbonate de protoxyde de fer qui se prépare en décomposant le sulfate de fer dissous dans l'eau, par une solution de carbonate de soude en présence du sucre. On obtient un produit bleuâtre ou verdâtre qui doit être conservé à l'abri de la lumière, car celle-ci le décompose. Sert à préparer des pilules de 5 et 10 centigrammes; dose, 4 à 6 par jour. Ce carbonate de fer s'oxyde facilement, même pendant la préparation, en formant du sesquioxyde de fer qui est peu efficace. Aussi est-il de plus en plus tombé en oubli et on lui préfère les *Pilules Antianémiques Ducase*, qui constituent la meilleure préparation ferrugineuse. Le *sous-carbonate de fer* en poudre est rouge; on l'emploie à l'intérieur mélangé à la rhubarbe, mais c'est un ferrugineux qui n'a aucune valeur curative et il est presque inusité. On prépare une pommade en mélangeant 10 gr. de *sous-carbo-*

nate de fer avec 30 gr. *d'axonge*, qui a été préconisée dans *l'orchite* et les *plaies ulcéreuses.*

1358.— CARBONATE DE LITHINE.— Poudre blanche peu soluble dans l'eau ordinaire, plus soluble dans l'eau gazeuse, qui est employée contre la goutte et la gravelle. On prépare des sels effervescents en mélangeant 10 gr. de carbonate de lithine avec 40 gr. d'acide citrique et 50 gr. de bicarbonate de soude, on chauffe ce mélange à 100° en remuant. On obtient ainsi une masse en forme granulaire qu'on passe au tamis. A été préconisé contre la goutte et la gravelle urique. Son efficacité est très faible, il faut préférer la **Renalgine Ducase.**

1359. — CARBONATE DE MAGNÉSIE. — Se présente en pains cubiques, très blancs et très légers. Il est inodore, insipide, insoluble dans l'eau et dans l'alcool. Il est employé comme absorbant, anti-acide, laxatif à la dose de 1 à 10 grammes, et dans les empoisonnements avec les acides à la dose de 5 à 15 grammes. On l'ordonne à l'intérieur contre les verrues; la dose est de 1 à 8 grammes par jour.

1360. — CARBONATE DE MANGANÈSE. — Sel insoluble dans l'eau et l'alcool; est employé comme tonique, seul ou associé au fer, à la dose de 10 à 30 centigrammes par jour.

Pilules de fer et de manganèse.	*Poudre de manganèse.*
Sulfate de manganèse et sulfate de fer, de chaque............ 16 gr. Carbonate de soude........... 35 — Sirop et miel en quantité pour faire une masse et diviser en pilules de 20 centigr.	Bicarbonate de soude, acide tartrique, sucre en poudre, sulfate de fer, sulfate de manganèse, de chaque 20 grammes; la dose est d'une cuillerée à café dans un verre d'eau.

1361.— CARBONATE DE PLOMB, Céruse. — Poudre blanche, très lourde, employée à l'extérieur comme résolutif et dessiccatif; c'est un sel vénéneux et on doit se méfier de toutes les poudres et fards qui en contiennent. *Les produits Janette — Poudre, Crème, Savon, Eau —* ne contiennent aucune substance nuisible et sont complètement exempts de carbonate de plomb. Aussi sont-ils employés pour les soins de la toilette avec confiance. La Céruse sert à préparer quelques emplâtres qui sont peu employés; *l'onguent blanc de Rhasès* du Codex est une pommade contenant 5 grammes de carbonate de plomb mélangés avec 25 grammes d'axonge benzoïnée. On l'emploie contre les brûlures comme dessiccative. Elle a été employée en frictions dans les névralgies faciales.

1362. — CARBONATE DE POTASSE, sel de tartre.— C'est un sel blanc déliquescent et caustique, très soluble dans l'eau; il a été employé à l'intérieur comme antirachitique, diurétique et lithontriptique à la dose de 10 à 25 centigrammes par jour, mais c'est surtout à l'extérieur qu'il est employé comme résolutif antidartreux. Il ne faut pas confondre ce carbonate de potasse pur avec le carbonate de potasse du commerce qui est un sous-carbonate de potasse.

1363. — CARBONATE DE POTASSE ACIDE ou BICARBONATE DE POTASSE. — Ce sel se présente en cristaux déliquescents solubles dans l'eau, il a été préconisé contre le croup, et comme lithontriptique et antigoutteux. Rarement employé à cause de la toxicité des sels de potasse en général.

1364. — **CARBONATE DE POTASSE** du commerce. Est un carbonate impur qui contient du sulfate et du chlorure de potassium, de l'alumine, de la silice, de l'oxyde de fer et de manganèse; on le retire du lessivage des cendres d, divers végétaux.

1365. — **CARBONATE DE SOUDE, Cristaux de soude.** — Lorsqu'il est purifié suivant le Codex, il se présente en cristaux incolores et sans odeur, sa saveur est alcaline et urineuse, on l'emploie contre la gravelle et l'hydropisie. Le *Carbonate* de soude *du commerce* est impur et s'obtient par la combustion des végétaux marins. On le fabrique par le procédé Leblanc (en décomposant le sulfate de soude par le carbonate de chaux), où le procédé Solvay (procédé au bicarbonate d'ammoniaque).

1366. — **CARICA PAPAYA, Arbre des îles Moluques.** — Le suc de cette plante contient un ferment, la *Papaïne*, qui possède la propriété de dissoudre la fibrine et la transformer en peptone, comme la pepsine. On prépare un vin, un sirop et des cachets. La Papaïne s'ordonne à la dose de 10 à 20 centigrammes par jour.

1367. — **CAPUCINE, Cresson d'Inde, Tropœlum majus,** famille des Géraniacées. — Plante à tige grimpante dont les fleurs ont la forme d'un capuchon; les feuilles fraîches sont employées en décoction comme apéritives et diurétiques dans la scrofule et le scorbut.

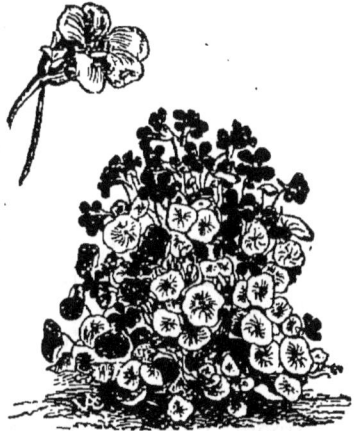

Fig. 464. — Capucine.

1368. — **CARDÈRE A FOULON, Dipsacum fullonis,** famille des Dipsacées. — On emploie la racine en décoction à raison de 30 gr. par litre d'eau, comme amer apéritif; elle excite toutes les sécrétions.

1369. — **CARMINATIFS.** — Tout ce qui est employé contre les gaz de l'estomac et de l'intestin. Exemple : Anis, Badiane, Mélisse, Fenouil.

1370. — **CAROTTE, Daucus carota,** famille des Ombellifères. — On emploie la Carotte en décoction contre la Jaunisse, le suc frais passe pour un expectorant utile dans l'asthme, les affections de la poitrine; son usage est également recommandé dans les affections des voies urinaires et pour augmenter le lait. La carotte râpée en cataplasme a été employée pour les tumeurs cancéreuses ouvertes.

1371. — **CAROUBIER, Ceratonia siliqua,** famille des Césalpinées. — On emploie les fruits nommés *carouges* ou *caroubes* qui sont aplatis, bruns, longs de 20 centimètres, ils contiennent dans l'intérieur une pulpe sucrée qui est laxative. L'infusion passe pour pectorale dans la toux et la coqueluche; les feuilles et les fleurs sont astrin-

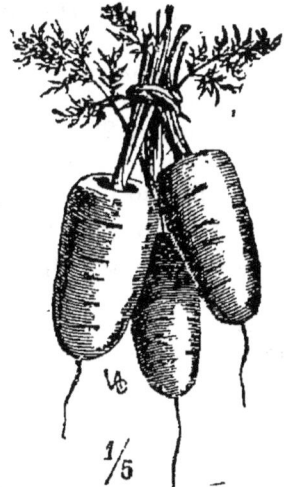

1/5

Fig. 465. — Carotte.

gentes, on les emploie en gargarisme pour les maux de gorge et contre la diarrhée.

1372. — **CARRAGAHEEN, Mousse perlée, Fucus Crispus.** — Algue marine d'un blanc jaunâtre qu'on trouve sèche dans le commerce. Elle est très mucilagineuse et on l'emploie comme béchique, adoucissante et analeptique sous forme de décoction à raison de 5 grammes pour 1000 gr. d'eau. Plus agréable que le lichen.

1373. — **CARTHAME.** Safran bâtard. *Carthamus.* — On cultive cette plante en Algérie, en Corse, en Italie et en Espagne; les fleurs fournissent une matière colorante rouge très estimée pour la teinture des étoffes. Les graines contiennent une huile comestible. Ses semences sont utilisées pour nourrir les oiseaux de basse-cour et les perroquets.

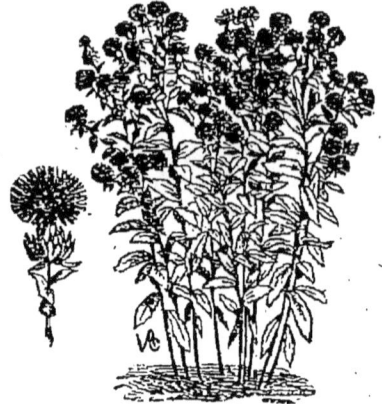

Fig. 466. — Carthame.

La récolte des fleurs se fait à la fin de l'été, celle des graines en octobre. On prépare avec les fleurs de carthame une teinture qu'on emploie en pharmacie et parfumerie pour colorer les poudres et les pommades.

1374. — **CARVI, Anis des Vosges, Carum Carvi,** famille des Ombellifères. — La fleur est petite, blanche, en ombelles à l'extrémité des tiges. On emploie la graine comme condiment, c'est un carminatif qui entre dans le mélange des quatre semences chaudes.

1375. — **CASCARA SAGRADA, Rhamnus purshiana,** famille des Rhamnées. — On emploie l'écorce qui est laxative; on ordonne la poudre en cachets de 25 centigr. à 1 gr. ou l'extrait fluide représentant son poids de plante.

1376. — **CASCARILLE, Croton cascarilla,** famille des Euphorbiacées. — On emploie l'écorce, qui arrive en petits morceaux roulés en cylindres, comme tonique, fébrifuge, antiémétique; la dose est de 1 à 4 grammes, on fait l'infusion avec 10 gr. d'écorce pour 1000 grammes d'eau.

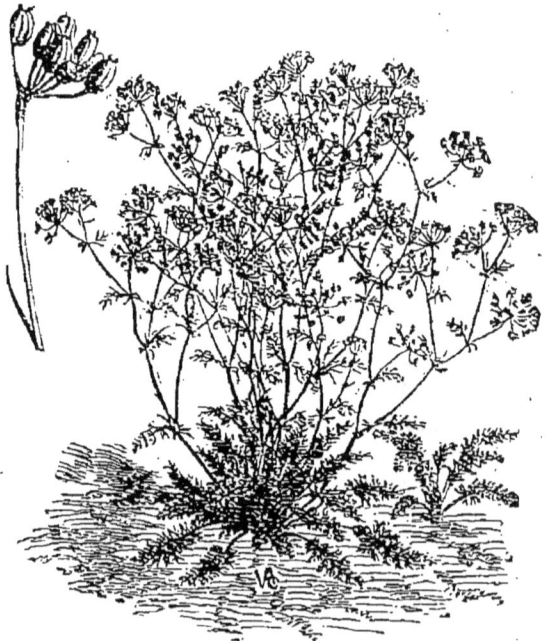

Fig. 467. — Carvi.

1377. — **CASSE, Cassia fistula,** famille des Légumineuses. — Le fruit long de 30 à 60 centimètres contient une pulpe noirâtre qui est laxative. La tisane se prépare en faisant bouillir 30 grammes de casse, dans un litre d'eau, à prendre par tasse.

1378. — CASTOREUM. — C'est un produit odorant solide qui provient du Castor. Il est antispasmodique et emménagogue ; a été conseillé dans les maladies nerveuses et l'Hystérie. Presque inusité.

1379. — CATAIRE, Herbe aux chats, menthe des chats, Nepeta cataria, famille des Labiées. — Tige blanchâtre de 1 mètre de haut, garnie de poils soyeux, les feuilles sont crénelées, les fleurs blanches ou purpurines sont disposées en épis à l'extrémité de la tige, l'odeur est forte, analogue à la menthe. Cette plante est stomachique, stimulante, emménagogue. Son infusion, à 30 grammes par litre d'eau, est employée contre l'atonie de l'estomac, la gastralgie, les palpitations, les vertiges, les retards des règles, l'hystérie.

1380. — CATAPLASMES. — Remèdes externes de consistance pâteuse pour appliquer sur la peau et que l'on prépare de différentes manières. Les cataplasmes sont composés de farines délayées dans de l'eau

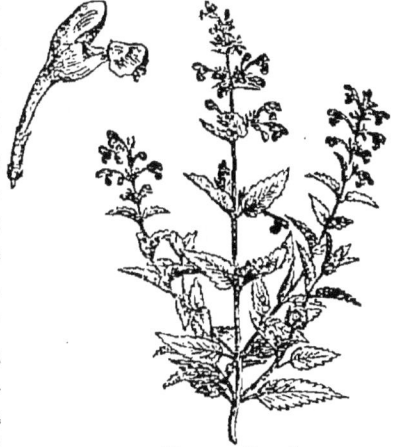

FIG. 468. — Cataire.

et doivent avoir la consistance d'une pâte molle, et pas trop épaisse. On dispose cette pâte sur un linge bien propre en épaisseur convenable, afin qu'il ne sèche pas trop vite. Il ne doit pas être trop lourd pour ne pas fatiguer la partie malade. On y incorpore souvent des poudres, des huiles, des extraits soit dans la masse soit en les étalant à sa surface. Les *cataplasmes calmants* et *adoucissants* doivent être *tièdes* ; les *cataplasmes maturatifs* appliqués pour faire mûrir et percer un clou, un abcès seront *chauds*. On laisse les cataplasmes en place pendant plusieurs heures, on les change ordinairement toutes les 6 et même 12 heures. Si le cataplasme est destiné à être appliqué sur une tumeur qui est rouge, enflammée, il doit être froid. Pour maintenir la chaleur et conserver l'humidité du cataplasme, on le recouvre de taffetas gommé. Pour préparer un cataplasme chaud, on délaie la farine dans l'eau pour former une pâte et on la fait cuire en remuant continuellement jusqu'à la consistance voulue. Généralement les poudres, les teintures, les extraits, les huiles sont appliqués sur la surface qui doit toucher directement la partie malade.

Cataplasme de farine de lin.

Farine de lin, quantité voulue.
Eau froide, quantité nécessaire.

On fait une pâte claire que l'on fait chauffer jusqu'à boursouflement en remuant continuellement. Étendre la pâte chaude sur un linge.

Le cataplasme Laudanisé est un cataplasme de farine de lin sur la surface duquel on a répandu 10 à 20 gouttes de laudanum.

Cataplasme de fécule de pomme de terre.

Fécule de pomme de terre.. 100 gr.
Eau...................... 1000 —

Mettre les 4/5 d'eau sur le feu dans un poêlon couvert et aussitôt qu'elle entrera en ébullition, verser la fécule qu'on aura délayée dans le reste de l'eau froide, laisser le tout un moment sur le feu et retirer en continuant à remuer la masse; cataplasme adoucissant très utile pour calmer l'inflammation dans les maladies de la peau.

Cataplasme émollient.

Délayer la farine de graine de lin dans de l'eau bouillante pour obtenir une pâte épaisse que l'on place entre deux linges.

Cataplasme calmant.

Faire bouillir deux têtes de pavot dans de l'eau, passer et délayer cette eau très chaude avec de la farine de lin pour faire le cataplasme; on peut y ajouter 10 à 20 gouttes de laudanum que l'on fait tomber goutte à goutte sur le linge en-tourant le cataplasme, et du côté qu'on va appliquer sur la peau.

Cataplasme sinapisé.

Cataplasme de farine de lin saupoudré sur le linge, au moment de l'appliquer, avec la farine de moutarde pour former une épaisseur légère. Ne pas le laisser trop longtemps, parce qu'il produirait un effet vésicant; on s'assure de temps en temps si la peau est assez rouge, et on enlève le cataplasme lorsque la cuisson devient assez sensible.

1381. — CATGUT. — C'est de la corde faite avec des boyaux récents de mouton que les chirurgiens emploient pour faire des sutures et des ligatures, on la conserve dans l'huile phéniquée à dix pour cent.

CATHÉRÉTIQUE. — Médicaments caustiques, employés en très petite quantité, pour détruire les excroissances, les verrues, etc. Les plus employés sont l'alun calciné, l'acide azotique, l'acide chromique, le nitrate d'argent. Voir *Caustiques.*

1382. — CAUSTIQUES. — Préparations employées en chirurgie pour cautériser la peau, détruire les excroissances, modifier les plaies. Les plus employés sont les acides chlorhydrique, azotique et sulfurique, la potasse caustique, la chaux vive, le chlorure d'antimoine, le fer rouge, le chlorure de zinc, etc. Après la cautérisation, à la partie touchée par le caustique, il se forme une croûte brunâtre qu'on désigne sous le nom d'*escarre* ou d'*eschare*

Caustique avec le chlorure de zinc.
Pâte de Canquoin.

Chlorure de zinc . . . . 32 gr.
Farine de froment . . . . 21 —
Oxyde de zinc . . . . 8 —
Eau distillée . . . . 4 —

Faire une pâte qu'il faut étendre en plaque de l'épaisseur de dix centimes environ pour la diviser en morceaux, faire sécher dans une étuve en élevant graduellement la température de 50 à 100°. Conserver dans un flacon bouché contenant de la chaux vive. Dans le traitement des ulcères cancéreux.

Caustique de Vienne (Codex).

Potasse caustique à la chaux . . . 50 gr.
Chaux vive . . . . 60 —

Broyer vivement dans un mortier de fer chauffé et renfermer dans un flacon à large ouverture fermé par un bouchon de liège bouilli dans la cire. — Pour l'appliquer, on fait une pâte avec un peu d'alcool à 90° qu'on laisse sur la partie à cautériser pendant 10 à 30 minutes.

Caustique de Filhos.

Potasse à la chaux 100 grammes, faire fondre dans une cuillère en fer, ajouter 20 grammes de chaux vive pulvérisée et couler dans des tubes de plomb ou dans des lingotières. Dans ce dernier cas on enveloppe les cylindres de gutta-percha et on les conserve dans des tubes de verre contenant de la chaux vive et bouchés (Codex). On l'emploie pour la cautérisation du col de l'utérus.

Empoisonnement. — En cas d'empoisonnement par un *caustique acide* donner de l'eau savonneuse et ensuite de l'huile. Si c'est par un *caustique alcalin* donner de l'eau vinaigrée et ensuite de l'huile.

1383. — CAUTÈRES (grec *cauterion*, qui brûle). — On désigne sous ce nom toute substance pouvant produire par simple application l'effet d'une brûlure. Le cautère a pour but d'entretenir la suppuration, afin d'obtenir un effet dérivatif. Pour établir un cautère, on commence d'abord par faire une eschare avec un caustique. On coupe un morceau de sparadrap dans lequel on fait un trou qu'on applique sur la peau, on place dans ce trou un morceau de potasse caustique pendant 20 ou 30 minutes; on fend l'eschare en croix, on attend 4 ou 5 jours pour qu'elle tombe et on introduit dans le trou un petit pois d'iris qu'on couvre avec une compresse. On change le pois tous les jours. Les cautères sont abandonnés, car ce genre de révulsif n'est nullement utile et même tout à fait nuisible.

CAVIAR. — Œufs d'esturgeons, très riches en phosphore : aliment très recommandé.

1384. — CÉLERI, Apium dulce, famille des Ombellifères. — Le céleri commun et le céleri-rave se cultivent dans les jardins sur une terre riche et abondamment fumée. La racine a une saveur agréable, on en fait une décoction à 25 grammes par litre d'eau qui se donne avec du lait dans l'asthme humide et l'extinction de voix. Cette tisane est stimulante et s'emploie contre les fièvres paludéennes, les fièvres intermittentes, les coliques néphrétiques, les rhumatismes.

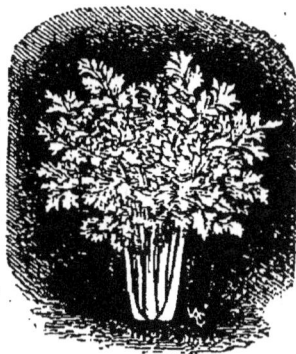

Fig. 469. — Céleri.

1385. — CENTAURÉE, Petite centaurée, herbe à Chiron, Erythræa Centaurium, famille des Gentianées. — Sa tige est grêle ayant à sa base une rosette de feuilles qui sont petites, ovales, aiguës, luisantes; les fleurs sont roses, disposées en corymbes terminaux. On emploie la tige et ses sommités fleuries en infusion à 15 grammes par litre d'eau comme tonique, amer dans la dyspepsie, les faiblesses d'estomac, les fièvres, l'anémie, la scrofule.

1386. — CÉRATS. — Ce sont des médicaments externes d'une consistance molle, composés d'huile et de cire et dans lesquels on peut incorporer différentes substances. Les cérats s'altèrent facilement, on ne doit préparer qu'une petite quantité à la fois.

Cérat blanc ou *Cérat de Galien*.

Eau de Roses............ 30 gr.
Huile d'amandes douces.. 40 —
Cire blanche............. 10 —

Chauffer au Bain-Marie, jusqu'à liquéfaction de la cire, couler dans un mortier et remuer continuellement le mélange.

Cold-Cream, Cérat cosmétique (Codex).

Huile d'amandes douces   215 gr.
Blanc de baleine......... 60 —
Cire blanche............. 30 —

Eau de roses............ 60 gr.
Huile volatile de roses... X g^(ttes)
Teinture de benjoin...... 5 gr.

Opérer comme pour le cérat de Galien. Cette crème ne se conserve pas, on doit lui préférer la *Crème Janette* qui a une action plus hygiénique pour tonifier et conserver la beauté du teint.

Cérat de Saturne (Codex).

Cérat de Galien.......... 90 gr.
Extrait de Saturne....... 10 —

1387. — CÉRÉALES. — On emploie l'avoine, le blé, le riz, le seigle et le maïs. La plus azotée des céréales est le blé qui contient 20 à 21 % de matières azotées; le maïs en contient 12 à 13, l'avoine 12, le seigle 9, le riz 6 à 7. Le riz est le plus riche en amidon 78 %, tandis que le blé en contient 77 %, le seigle 57 %, le maïs 58 %. Le maïs est très nourrissant par les substances grasses qu'il contient. L'avoine contient une petite quantité de fer.

1388. — CERFEUIL, Chærophyllum sativum, famille des Ombelli-
fères. — On le cultive dans les jardins pour les besoins domestiques. On le conseille en infusion comme diurétique dans l'hydropisie et la goutte, ou en décoction comme emménagogue et antihémor-roïdal.

1389.—CERISIER COM-MUN, Griotier, Cerasus vulgaris, famille des Rosacées. — On prépare avec les cerises un sirop très agréable employé comme rafraîchissant et acidulé. Les pédoncules ou *queues* de *Cerises* sont employés comme diuré-

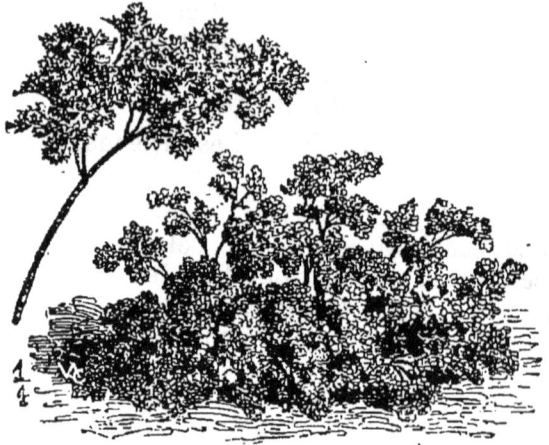

FIG. 470. — Cerfeuil.

tiques en tisane à 10 grammes pour un litre d'eau. L'écorce passe pour être fébrifuge et anti-goutteuse. Le *cerisier noir* ou *merisier* est employé pour fabriquer le *Kirsch* des Allemands, qui s'obtient par la fermentation du fruit.

1390. — CERVELLE. — La cervelle de mouton et de veau, par la lécithine (voir ce mot) qu'elle contient, est très recommandée comme aliment nutritif, facile à digérer.

CÉRUSE. — Voir *Carbonate de plomb.*

CÉTRANINE. — Voir *Lichen d'Islande.*

1391. — CÉVADILLE, Veratrum officinale, famille des Colchicacées. — On emploie le fruit et la semence comme excitant et irritant contre l'hydrophobie; à l'extérieur, on emploie la poudre sous le nom de *poudre de propreté* ou *poudre des Capucins* pour détruire les poux.

1392. — CHAMPIGNONS. — Il est très difficile, presque impossible, de donner nettement le caractère des espèces que l'on peut manger sans

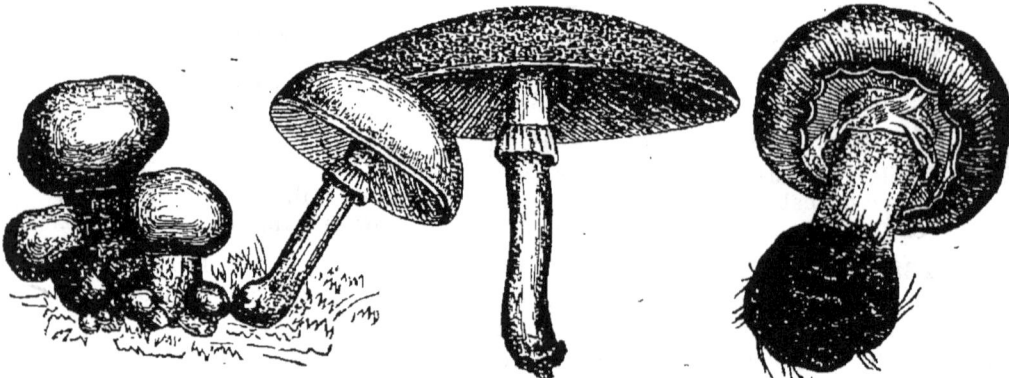

FIG. 471. — Champignons ordinaires.

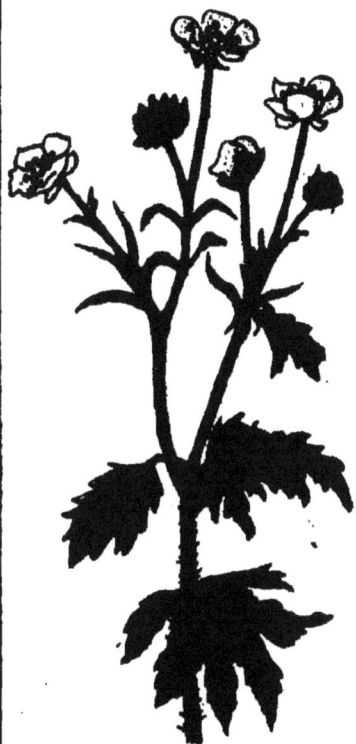

RENONCULE ACRE
BOUTON D'OR

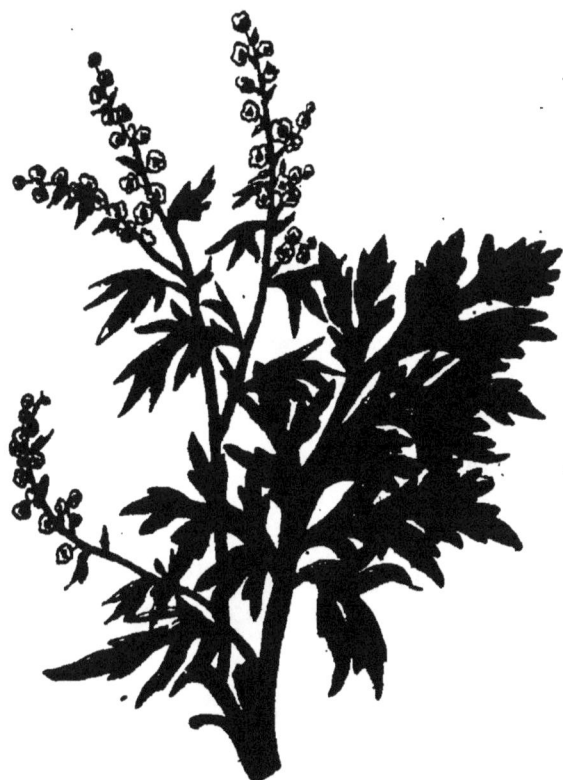

ABSINTHE

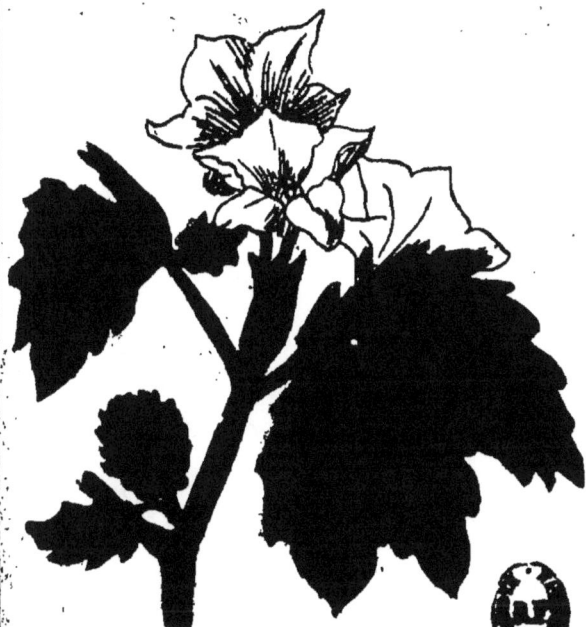

STRAMOINE DATURA
POISON

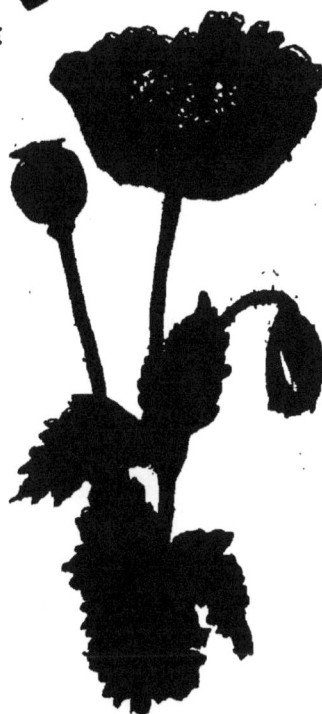

PAVOT ŒILLETTE

aucun danger, car telle sorte qui est bonne à manger dans un endroit est vénéneuse dans un autre. Bien mieux, une espèce inoffensive et parfaitement comestible devient dangereuse dans certaines conditions de

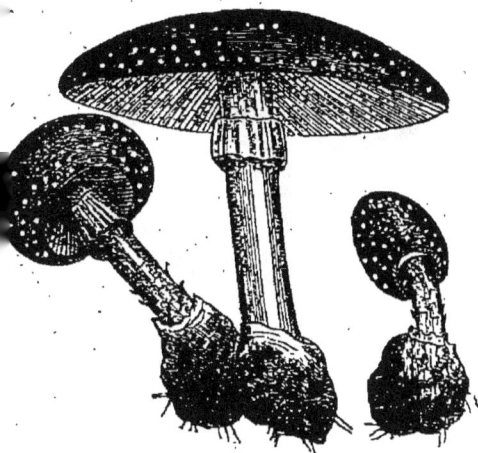

Fig. 472. — Oronge fausse.

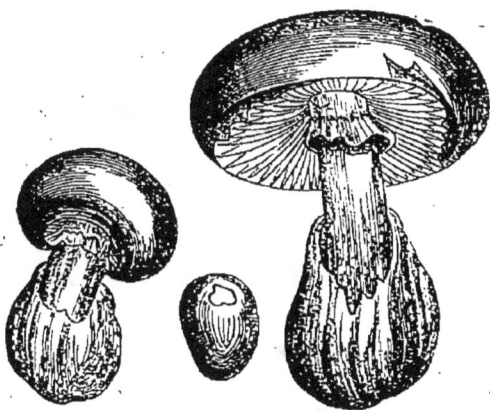

Fig. 473. — Oronge blanche.

climat et de terrain. Il n'existe aucun moyen permettant de distinguer les bons champignons des mauvais champignons. Il est bon de faire savoir que tous les signes prétendus certains sont absolument faux. La cuiller ou la pièce d'argent qui noircit pendant la cuisson ne prouve absolu-

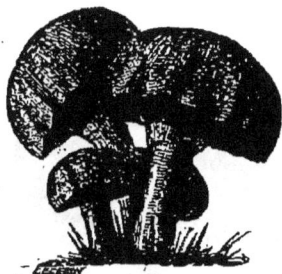

Fig. 474. — Champignons.

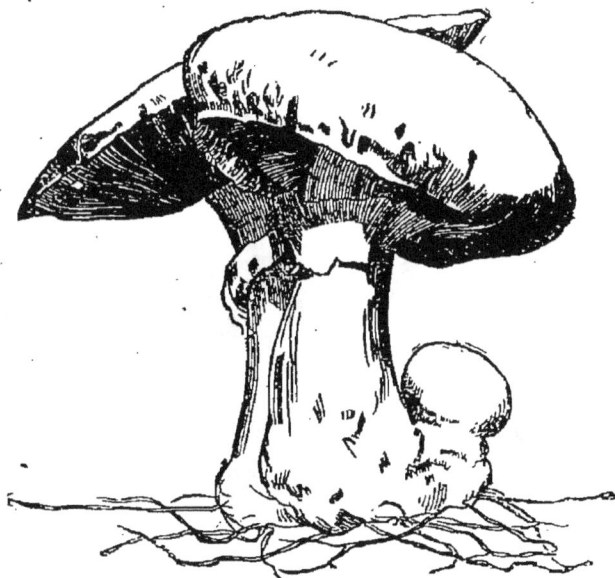

ment rien ; on connaît des champignons très vénéneux dont le contact n'a jamais altéré l'argent ; il en est de même de l'addition du vinaigre. Aussi est-il

Fig. 475. — Agaric.

prudent de s'abstenir et de ne manger que des champignons connus et très employés dans la contrée, et même d'en soumettre l'échantillon aux gens compétents du pays. Il ne faut pas oublier que malgré toutes les précautions les empoisonnements se produisent quand même. C'est qu'il se trouve des espèces vénéneuses qui ont tant de ressemblance et dont les caractères sont tellement voisins des espèces comestibles que les plus expérimentés et les plus compétents les confondent. Le mieux c'est de ne jamais manger les champignons dont la valeur nutritive est

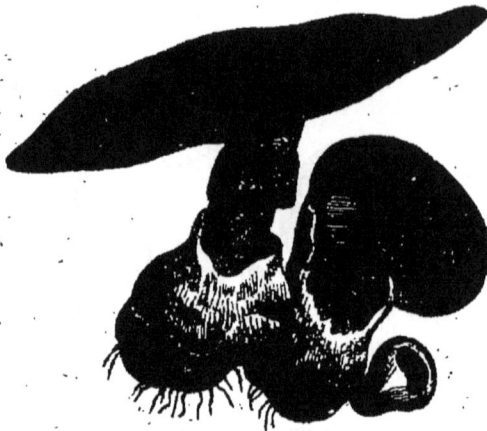

Fig. 476. — Faux mousseron.

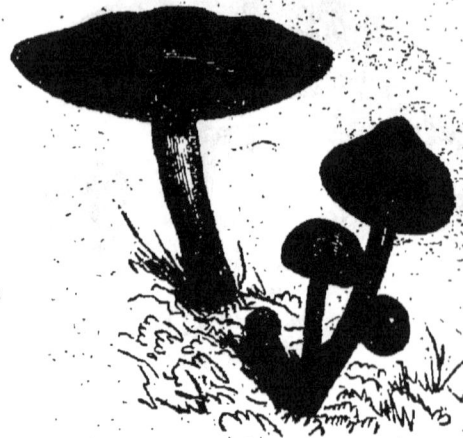

Fig. 477. — Oronge vraie.

en somme faible. Dans tous les cas, on ne saurait être trop circonspect en matière de champignons qui demandent une grande clairvoyance et beaucoup d'attention. L'intoxication est souvent très lente et les accidents apparaissent aussi bien *quatre* heures après l'ingestion que *quarante-huit* heures après. Le poison des champignons, *la Muscarine*, arrête la sécrétion urinaire mais augmente toutes les autres. Le malade a des

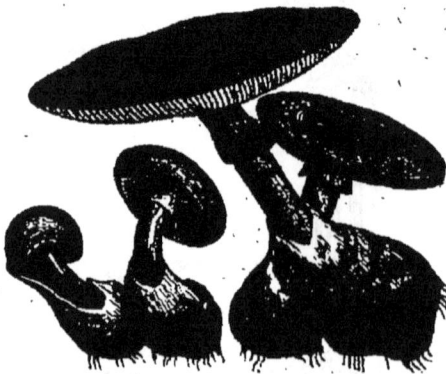

Fig. 478. — Agaric vénéneux.

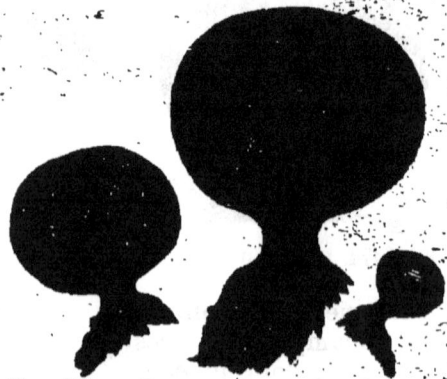

Fig. 479. — Lycoperdon vesse-de-loup ordinaire.

vertiges, des tremblements, la vue trouble, sa face est pâle, une sueur froide l'envahit. Il a des évacuations nombreuses contenant des glaires et du sang accompagnées de fortes douleurs. Le malade guérit très souvent mais l'entérite persiste assez longtemps.

Traitement. — En cas d'empoisonnement par les champignons, dès qu'on ressent des douleurs, il faut débarrasser l'estomac et l'intestin en provoquant des vomissements; dès les premiers instants, faire vomir et purger avec vingt centigrammes d'*émétique* et vingt grammes de *sulfate de magnésie* à faire dissoudre dans un litre d'eau chaude. Boire cette eau

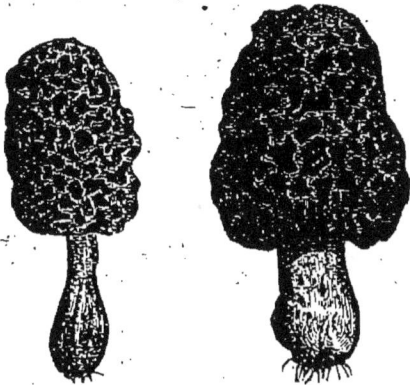

FIG. 480. — Morille comestible.

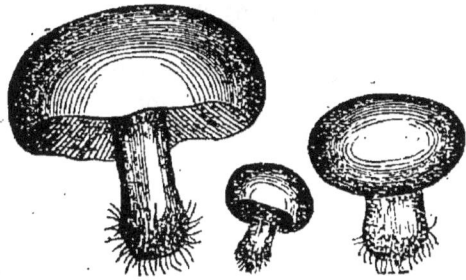

FIG. 481. — Mousseron ordinaire.

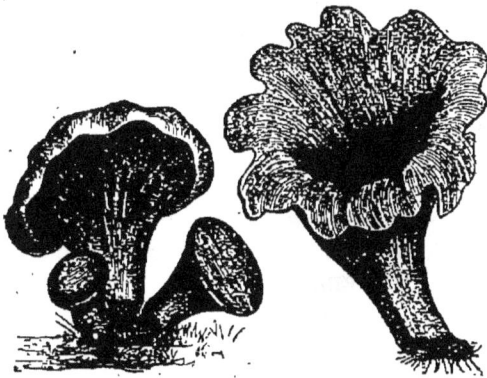

FIG. 482. — Chanterelle comestible.

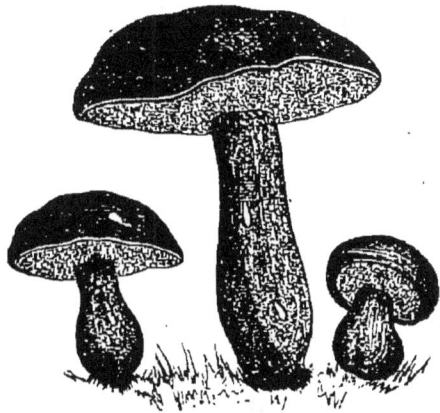

FIG. 483. — Bolet comestible (Cèpe).

éméto-cathartique tiède par verre à intervalles rapprochés jusqu'à ce que le malade ait des évacuations. On peut également provoquer les vomissements en s'introduisant deux doigts jusqu'au fond de la gorge; boire toujours beaucoup d'eau tiède et ne cesser de provoquer les vomissements que lorsque l'on rend l'eau telle qu'elle a été avalée. Si l'intoxication est récente on peut employer l'atropine qui neutralise le principe vénéneux des champignons. Si les accidents d'empoisonnement sont survenus plusieurs heures après les repas, il faut supposer qu'une partie des champignons vénéneux se trouve dans l'intestin, il faut alors administrer une purgation d'*Huile de Ricin*: 60 grammes. Après les évacuations, calmer les douleurs et l'irritation produites par le poison. Administrer des

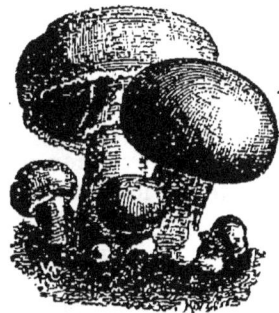

FIG. 484. Champignons comestibles.

toniques : café, acétate d'ammoniaque, éther, liqueur d'Hoffmann. Faire boire du lait pur ou coupé d'*Eau de Riz* et même de l'huile à manger comme adoucissant. Eviter tout refroidissement des membres et entourer le malade avec des draps chauds et des bouillottes pleines d'eau chaude; mettre un cataplasme chaud sur le ventre. En l'état actuel de la science, on ne connaît pas de contre-poison des champignons; on doit donc s'efforcer d'expulser du corps, le plus rapidement possible, le poison avant qu'il soit entraîné par la circulation du sang. Encore une fois, le noircissement d'une cuiller ou pièce en argent par les champignons, ainsi que l'addition de vinaigre, ne constituent pas une preuve suffisante et ces procédés ne doivent inspirer aucune confiance. Au contraire, on doit se montrer toujours méfiant même lorsqu'on fait usage des champignons dont on connaît l'immunité absolue. Nous conseillons par surcroît de précaution de les faire bouillir avec de l'eau vinaigrée qui atténue la nocivité des principes vénéneux. Les champignons contiennent beaucoup d'eau et leur valeur nutritive est faible. Il faut plus de dix kilogrammes de champignons de couche pour obtenir la valeur nutritive d'un kilogramme de viande.

1393. — CHANVRE COMMUN, Cannabis sativa, famille des Urticacées. — Tige droite de 1 mètre 50 de haut, digitée; les fleurs mâles ont un calice à 5 sépales et 5 étamines disposées en petites grappes, les fleurs femelles se composent d'un ovaire qu'enveloppe un calice d'une seule pièce. L'odeur de cette plante est vireuse et tellement pénétrante qu'elle donne des maux de tête et des vomissements en la cultivant. Les feuilles en infusion sont employées contre les dartres et dans les rhumatismes chroniques.

Le chanvre indien, Cannabis indica, donne le *haschisch* qui produit une sorte d'ivresse accompagnée d'hallucination; a été préconisé comme antispasmodique; c'est un médicament très dangereux.

CHARBON DE CHAUFFAGE. — Voir *Chauffage, Asphyxie.*

1394. — CHARBON VÉGÉTAL. — Le charbon possède la propriété d'absorber les gaz et on l'emploie comme absorbant, antiseptique et antiputride dans les affections de l'estomac, les diarrhées, les fièvres putrides, etc., à la dose de 50 centigrammes à 5 grammes par jour. A l'extérieur, il peut être utilisé pour saupoudrer les plaies sanieuses. Dans les maladies d'estomac, son efficacité est très faible parce qu'il n'a aucune action sur la cause de la maladie. On doit préférer l'*Elixir Spark* qui, par sa composition végétale, agit directement sur la cause et guérit. Comme dentifrice, le charbon a l'inconvénient de s'incruster entre les dents et peut provoquer une irritation. Pour avoir un bon dentifrice qui conserve et nettoie les dents, il faut employer le *Dentifrice Rodol.*

1395. — CHARBON ANIMAL. — Il s'obtient en calcinant les os. On l'emploie comme absorbant décolorant. En pharmacie, il sert pour décolorer les sirops et les liqueurs.

1396. — CHARDON BÉNIT, Centaurea benedicta, famille des Synanthérées. — Plante rameuse à odeur très agréable qui se perd par la dessiccation. Cette plante est très amère et on l'emploie comme tonique et fébrifuge; infusion 15 gr. dans un litre d'eau.

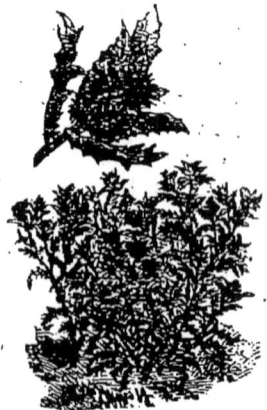

Fig. 485. Chardon bénit.

1397. — CHARDON ÉTOILÉ ou Centaurée chausse-trape, Centaurea calcitrapa, famille des Composées. — Plante herbacée vivace à tige forte, rameuse, ronde; les rameaux changent de direction à chaque fleur et forment une plante bizarre. La fleur commence par un bouton qui est garni d'un joli pompon rose violacé lorsque la fleur est épanouie; on l'emploie comme diurétique fébrifuge. L'infusion se fait à 20 grammes par litre.

1398. — CHARDON-ROLAND, Eryngium campestre, famille des Ombellifères. — Plante commune dans les champs et sur le bord des routes, tige blanchâtre à racine très longue. Les feuilles sont coriaces, les fleurs couleur terne. La racine passe pour diurétique, emménagogue.

1399. — CHAULMOOGRA, Gynocardia odorata, famille des Bixacées. — Grand arbre dont les graines fournissent l'*huile* de *chaulmoogra* qui est efficace pour guérir la lèpre et la scrofule. On l'ordonne à la dose de 20 à 30 gouttes en capsules.

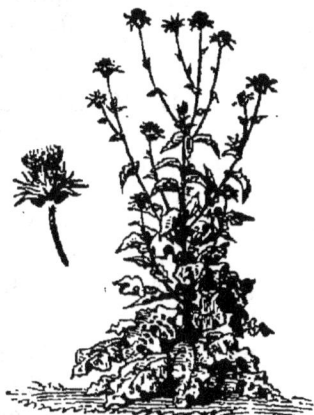

Fig. 486. — Chardon Marie.

1400. — CHARPIE. — Vieille toile effilée qu'on employait pour pansement. Très difficile à rendre aseptique et peu pratique. A été abandonnée et remplacée par la tarlatane et le coton hydrophile.

1401. — CHAUX, Oxyde de calcium. — Soluble dans 780 parties d'eau, insoluble dans l'alcool, la chaux est antiacide, antidiarrhéique, antialbuminurique et caustique; à l'intérieur on emploie l'eau de chaux, à l'extérieur la chaux éteinte et la chaux vive. La chaux pure s'obtient en calcinant le carbonate de chaux ou le marbre blanc. C'est une poudre blanche soluble sans effervescence dans les acides. Elle absorbe facilement l'acide carbonique et l'eau; dans ce dernier cas elle porte le nom de chaux éteinte. Les fours à chaux dégagent de l'acide carbonique et peuvent occasionner l'asphyxie. On doit traiter les malades comme il est dit dans l'*Asphyxie par l'acide carbonique*.

Eau de chaux médicinale.

Éteindre une quantité de chaux voulue et l'agiter avec 30 à 40 fois son volume d'eau pour lui enlever la potasse qu'elle peut contenir, laisser reposer, décanter, rejeter le liquide et verser sur l'hydrolat de chaux cent fois son poids d'eau de fontaine, agiter de temps en temps, laisser reposer, décanter au fur et à mesure du besoin (Codex).

Contre la diarrhée, les vomissements et pour neutraliser l'acidité du tube digestif. Dose 10 à 100 gr. par jour.

Liniment oléo-calcaire (Codex).

Eau de chaux.......... 100 gr.
Huile................. 100 —

Mêler. Contre les brûlures, étendre sur la partie malade et couvrir d'une bonne couche de coton et laisser en place.

1402. — CHÉLIDOINE, Grande Éclaire, Herbe à l'hirondelle, Chelidonium majus, famille des Papavéracées. — Plante à tige noueuse, velue; les feuilles sont alternes, très découpées, les fleurs jaunes sont munies d'un calice à deux sépales, la racine est brun rougeâtre. Cette plante contient un suc amer, caustique, très vénéneux qui provoque des vomissements, des vertiges, le délire et un refroidissement général. On l'a employée comme purgatif, vermifuge hydragogue, mais n'est guère usitée.

1403. — CHÊNE, Quercus Robur, famille des Amentacées. — On emploie l'écorce recueillie au printemps comme astringent à cause de la forte proportion de tannin qu'elle renferme. On l'emploie à l'intérieur contre la diarrhée, la dysenterie, les hémorragies; à l'extérieur, contre les gerçures et comme désinfectant des plaies; on fait des infusions et des décoctions. Les glands torréfiés en poudre sont excellents pour les enfants scrofuleux et sont employés comme succédané du café.

1404. — CHÈVREFEUILLE, Lonicera Caprifolium, famille des Caprifoliacées. — Arbuste à rameau flexible, à tige tortueuse et grimpante; l'écorce est grisâtre, les feuilles sont sessiles, ovales, pointues, les fleurs blanc jaunâtre et d'un parfum suave, pénétrant; les fruits ressemblent à des petites groseilles rouges; l'écorce fraîche et les feuilles sont diurétiques, on les emploie dans l'hydropisie, la goutte, la gravelle et les engorgements du foie; les fleurs sèches en tisane sont béchiques et on les emploie contre les rhumes, les catarrhes, l'asthme.

1405. — CHICORÉE SAUVAGE, Herbe à café, herbe amère, Chicorium intybus, famille des Composées. — Les feuilles sont allongées, découpées, les fleurs bleues ou blanches, solitaires ou disposées deux à deux, la racine est grosse, longue, couleur blanc jaunâtre. La racine sèche et torréfiée est employée comme café-chicorée, elle est tonique pour l'intestin, relève l'appétit et combat la constipation. On emploie les feuilles comme apéritif, diurétique et fébrifuge contre les fièvres, les coliques hépatiques et intestinales. La racine entre dans la composition du sirop de chicorée composé contre la constipation des bébés.

1406. — CHIENDENT, Triticum repens, famille des Graminées. — On emploie la partie souterraine qui est riche en sucre et sels de potasse comme diurétique, émollient et rafraîchissant dans les maladies inflammatoires; se donne en infusion à 20 grammes par litre d'eau. On peut ajouter 1 gramme de nitre par litre de tisane pour la rendre plus diurétique, mais il ne faut pas en abuser car le sel de nitre est très irritant pour la vessie.

1407. — CHLORAL. Hydrate de chloral. — Le chloral pur est un liquide incolore, fumant à l'air et d'une odeur forte, pénétrante. On le prépare en faisant passer un courant de chlore sec dans l'alcool, il tache le papier. En médecine, on emploie *le chloral hydraté* qui se présente sous forme d'une masse opaque blanche. Il possède des propriétés hypnotiques très marquées. C'est un sédatif puissant des nerfs et du système moteur et sensitif. A dose faible, il procure un sommeil calme et durable sans occasionner les accidents que produisent le chloroforme ou l'opium. A dose élevée, il diminue la sensibilité et peut produire l'anesthésie complète. S'ordonne à la dose de 1 à 5 grammes en potion, solution et sirop.

Lavement hypnotique.
Chloral hydraté......... 2 gr.
Eau................. 50 —
Jaune d'œuf............ un
Lait.................. 200 gr.

Potion anesthésique.
Hydrate de chloral...... 1 gr.
Sirop de groseilles...... 30 —

Eau.................. 30 gr.
A prendre en deux fois.

Sirop de Chloral.
Hydrate de chloral crist... 50 gr.
Sirop simple...... ...... 900 —
Alcool de menthe......... 5 —
Eau distillée............ 45 —

Faire dissoudre le chloral dans l'eau, mélanger la solution au sirop et aromatiser (Codex). 2 à 4 cuillerées par jour.

Potion calmante.

Hydrate de chloral...... 2 gr.
Bromure de sodium...... 3 —

Sirop de morphine....... 30 gr.
Eau distillée de tilleul.... 100 —
Eau de fleurs d'oranger. 10 —

Une cuillerée à soupe toutes les heures ou toutes les deux heures contre les crises nerveuses et l'hystérie.

1408. — CHLORALOSE. — Médicament employé comme calmant hypnotique à la dose de 25 à 50 centigrammes en cachets.

1409. — CHLORATE DE POTASSE, Sel de Berthollet. — Se présente sous forme de lames brillantes, inaltérables à l'air, qui détonent par le choc ou par la chaleur; solubles dans 17 parties d'eau. On l'obtient en faisant passer un courant de chlore dans une solution de potasse. Il est employé contre le scorbut, le croup, la salivation mercurielle, les stomatites et les angines. A l'intérieur, la dose moyenne est de 1 à 2 grammes par jour. On prépare des pastilles contenant 10 centigrammes de sel. On le prescrit principalement dans les maladies de la bouche et du larynx.

Gargarisme au chlorate de potasse.

Eau distillée............ 250 gr.
Sirop de mûres......... 30 —
Chlorate de potasse..... 5 —

Se gargariser toutes les heures.

Pastilles de chlorate de potasse.

Dix à douze par jour dans les maux de gorge, la salivation, l'inflammation des gencives et l'angine granuleuse.

Potion au chlorate de potasse.

Chlorate de potasse..... 2 gr.
Sirop de mûres......... 30 —
Hydrolat de laitue...... 120 —

Par cuillerée dans le croup et angine scarlatineuse et contre la diphtérie.

1410. — CHLORATE DE SOUDE. — Ce sel s'obtient en décomposant le chlorate de potasse par le tartrate de soude. Il est plus soluble que le chlorate de potasse. On l'emploie dans le traitement des cancroïdes, dans les cas d'angines et de gingivites chroniques.

Potion au chlorate de soude.

Chlorate de soude........ 4 gr.
Eau distillée .... 100 —
Sirop de fleurs d'oranger. 100 —

Par cuillerée à café, toutes les heures, dans le cancer de l'estomac.

1411. — CHLORE. — C'est un gaz d'un jaune verdâtre, d'une odeur suffocante, le Codex le fait préparer avec le bioxyde de manganèse et l'acide chlorhydrique. Il détruit les matières organiques et les couleurs végétales. En pharmacie on emploie le chlore dissous dans l'eau qu'on nomme *chlore liquide.* On doit le conserver dans des flacons en verre jaune et à l'abri de la lumière. L'inhalation du chlore provoque une toux, une expectoration sanguinolente et même la mort. Le chlore est principalement employé en fumigations pour désinfecter l'air. On peut obtenir un dégagement de chlore en brûlant sur des charbons ardents une quantité voulue du mélange suivant : chlorure de sodium, 20 grammes; sulfate de fer, 20 grammes; peroxyde de manganèse, 3 à 4 grammes.

1412. — CHLORHYDRATE D'AMMONIAQUE. Chlorure d'ammonium, sel ammoniac. — On le trouve dans le commerce, sous forme de pains hémisphériques percés au milieu. Il est blanc, demi-transparent, sans odeur et ne s'altère pas à l'air; il a une saveur piquante, soluble dans l'eau et l'alcool. On l'emploie comme fondant, stimulant, diurétique et diaphorétique dans la scrofule et les tumeurs squirrheuses. S'ordonne en pommade, potions, lotions, gargarismes à la dose de 1 à 2 grammes.

1413. — CHLORHYDRATE DE MORPHINE. — Alcaloïde qu'on

retire de l'opium. Il est soluble dans l'eau. On l'emploie comme hypnotique et sédatif à la dose de 1 à 5 centigrammes.

Gouttes blanches (Gallard).

Chlorhydrate de morphine   0 gr. 05 cent.
Eau de laurier-cerise..... 5 gr.

1 à 2 gouttes sur un morceau de sucre avant chaque repas.

Pilules calmantes.

Chlorhydrate de morphine 0 gr. 05 cent.
Extrait de jusquiame.... 0 — 25 —
Extrait de belladone..... 0 — 25 —

En 50 pilules, 1 pilule toutes les 2 heures.

Poudre antidyspeptique.

Sous-nitrate de bismuth..... 1 gr.
Chlorhydrate de morphine.. 1 milligr.

Pour 1 paquet. Dose : 1 paquet dans l'eau avant chaque repas.

Potion contre la diarrhée.

Sous-nitrate de bismuth....... 3 gr.
Sirop de morphine.......... . 30 —
Sirop de gomme............. 30 —
Eau de fleur d'oranger....... 10 —
Eau distillée.............. 100 —

Toutes les demi-heures d'abord, ensuite toutes les heures.

Sirop de morphine (Codex).

Chlorhydrate de morphine. 0 gr. 05 cent.
Sirop simple............. 98 gr.

Faire dissoudre la morphine dans 2 gr. d'eau et ajouter au sirop.

Potion de morphine.

Chlorhydrate de morphine. 0 gr. 05 cent.
Bicarbonate de soude..... 5 gr.
Sirop simple............. 50 —
Eau...... .... 200 —

Une cuillerée à café toutes les demi-heures dans les rétentions d'urine.

Pommade morphinée.

Chlorhydrate de morphine. 0 gr. 05 cent.
Axonge balsamique........ 6 gr.

Mêler. Appliquer en onctions sur la partie douloureuse dans les névralgies.

Potion calmante.

Sirop de morphine... .... 20 gr.
Eau de laurier-cerise......... 5 —
Sirop de Tolu............. 50 —
Eau distillée............. 100 —

Par cuillerées toutes les heures.

On ne doit pas abuser trop souvent de la morphine qui présente un réel danger. Les personnes qui s'habituent aux injections hypodermiques ne peuvent plus s'en passer, et cette manie pour le médicament qu'on appelle justement *morphinomanie* aboutit à une dégénérescence physique et morale de l'individu. Le visage devient pâle, terreux, le ventre ballonné avec forte constipation, la bouche est sèche, les pupilles sont rétrécies et la personne finit par avoir des troubles mentaux. Pour se guérir de cette terrible manie, on doit diminuer progressivement la dose de morphine et donner le *Sédatif Tiber* comme calmant des nerfs. On peut employer le *Néragol* qui calme de suite sans aucun danger. — En cas d'empoisonnement par la morphine il faut faire vomir avec de l'ipéca ou en chatouillant la luette, donner du café fort; pincer de temps en temps le malade pour ne pas le laisser s'endormir. Donner des lavements avec du café chaud, un demi-litre. Pratiquer la respiration artificielle.

1414. — CHLORHYDROPHOSPHATE DE CHAUX. — Médicament

employé comme antirachitique et fortifiant. On le prescrit en solution, en sirop contenant 50 centigrammes à 1 gramme de sel par cuillerée à soupe.

1415.— CHLOROFORME. — C'est un liquide incolore lourd, d'une odeur éthérée, d'une saveur sucrée, soluble dans l'alcool et l'éther. C'est un anesthésique très employé pour faciliter les opérations chirurgicales ; 2 à 8 grammes en inhalation, pendant une à cinq minutes, provoquent une anesthésie complète. On l'emploie en potion comme antispasmodique et calmant, contre l'insomnie, le hoquet, les coliques hépatiques, les calculs biliaires. Le chloroforme pour l'anesthésie doit être chimiquement pur. On le conserve facilement en ajoutant un pour mille d'alcool et en le tenant à l'abri de la lumière dans des flacons bouchés à l'émeri et toujours pleins. Voir *Chlorure de méthyle*.

Eau chloroformée (Codex).
Eau distillée........ 1000 gr.
Chloroforme .... 5 —
Laisser au contact en agitant souvent, dose 100 à 150 grammes dans les crises nerveuses, l'hystérie.

Potion chloroformée.
Eau distillée........ 120 gr.
Sirop de fl. d'orang. 30 —
Chloroforme........ 2 gouttes.
Alcool. .... 10 gr.
Mêler, à prendre par cuillerée dans les crises violentes et les accès de coliques hépatiques et néphrétiques.

Potion contre le hoquet.
Chloroforme........ 2 gouttes.
Eau............. 30 gr.
Sirop diacode....... 20 —
Par cuillerée à café.

Mixture odontalgique.
Chloroforme .... 2 gr.
Créosote .... 0 gr. 50 cent.
Laudanum .... 1 gr.
Teinture de benjoin ... 10 —
Essence de girofle.... 1 —

Contre la carie dentaire, quelques gouttes sur du coton qu'on introduit dans la dent creuse.

Liniment chloroformé.
Baume Fioravanti... 100 gr.
Alcool camphré..... 50 —
Chloroforme........ 5 gr.

Contre les douleurs et le rhumatisme.

CHLOROMÉTHYLE. — Voir *Chlorure de méthyle*.

CHLORURE D'ANTIMOINE. — Voir *Beurre d'antimoine*.

1416. — CHLORURE DE CALCIUM. — Se présente sous forme de cristaux incolores ayant une saveur amère saline ; il est très soluble dans l'eau et doit être conservé dans des flacons bien bouchés à cause de sa déliquescence. On l'emploie comme antiscrofuleux.

1417. — CHLORURES DÉCOLORANTS ET DÉSINFECTANTS. — On emploie surtout les chlorures suivants : le *chlorure de soude*, le *chlorure de chaux* et le *chlorure de potasse*. Le chlorure de soude ou *liqueur de Labarraque* est un liquide incolore d'une odeur de chlore, c'est le plus employé. La dose est de 2 pour cent comme antiseptique de la bouche et de 5 pour cent comme désinfectant. On le prépare par simple dissolution du carbonate de soude et du chlorure de chaux dans l'eau et on filtre. Coupé de cinq à six fois son poids d'eau, il est employé en lotions, injections, gargarismes ; pour désinfecter les plaies cancéreuses, les ulcères, les plaies syphilitiques, la gale. Dans la fièvre typhoïde, 20 gouttes dans de l'eau. Quelques gouttes dans de l'eau sont très efficaces contre la mauvaise haleine. Le *chlorure de chaux* ou hypochlorite de chaux est employé sous forme solide et liquide. Le chlorure de chaux sec est sous forme d'une poudre blanche, exhalant une forte odeur de chlore, il est déliquescent et incomplètement soluble dans l'eau. Pour l'employer comme désinfectant on le délaie dans un peu d'eau; il sert pour blanchir les tissus et le papier. Le *chlorure de chaux liquide* se prépare en laissant le chlorure de chaux sec dans l'eau et filtrant. On obtient un liquide qui est employé comme désinfectant. Le chlorure de potasse ou l'*eau de Javel* se prépare comme le chlorure de soude. On l'emploie dans le blanchissage du linge. Tous ces chlorures sont très utiles comme désinfectants pour purifier l'air vicié dans les latrines, les égouts, les prisons, etc., et on doit les préférer au chlore lui-même. Pour faire une fumigation on place le chlorure dans un vase en terre et on verse dessus une petite quantité d'acide sulfurique. On doit tenir la pièce bien close et n'y pénétrer que vingt-quatre heures après. Gargarisme antiseptique : liqueur de Labarraque, 50 grammes; Eau bouillie, 1 litre.

1418. — CHLORURE D'ÉTHYLE ou ÉTHYLE CHLORHYDRIQUE. — Anesthésique employé en pulvérisation.

CHLORURE DE FER. — Voir *Perchlorure de fer.*

1419. — CHLORURE DE MERCURE. — Plusieurs chlorures sont employés en médecine : 1° le *protochlorure de mercure*, mercure doux ou *calomel à la vapeur*; — 2° le *bichlorure de mercure* ou *sublimé corrosif*; — 3° le *chlorure mercureux* par *précipitation* ou *précipité blanc*; — 4° le *chlorure de mercure et d'ammoniaque* ou *sel d'alambroth soluble.* — Le *sublimé corrosif* s'obtient par sublimation en pains hémisphériques, demi-transparents et se pulvérise facilement. Il est soluble dans l'eau, l'alcool, l'éther et la glycérine. C'est l'antiseptique le plus puissant en même temps que le plus violent des poisons. On l'emploie principalement comme antisyphilitique. L'usage du sublimé pour la toilette des femmes présente un réel danger. Pris à l'intérieur il provoque la suppuration des gencives et de la bouche, l'inflammation de la vessie, l'hémorragie de l'intestin. On ne doit jamais l'employer chez les enfants.

Antiseptique et désinfectant.

Bain de mercure (Codex.)

Bichlorure de mercure........	20 gr.
Chlorhydrate d'ammoniaque...	20 gr.
Eau	200 gr.

Faire dissoudre pour un bain; dans une baignoire en bois.

Liqueur de Wan Swieten (Codex)

Sublimé corrosif............ ..	1 gr.
Alcool.......................	100 —
Eau distillée.................	900 —

Une cuillerée à café et même à bouche dans du lait ou tisane de gruau contre la syphilis. Ce médicament est très irritant et rarement supporté.

Pilules de bichlorure de mercure.

Pilules Dupuytren du Codex.

Chaque pilule contient un centigramme de sublimé et 2 centigrammes d'opium. Dose : 1 à 3 pilules par jour. Ce médicament est trop violent.

Lotion cosmétique de Gowland.

Amandes amères...	90 gr.
Eau.............	500 —

Faire une émulsion, ajouter :

Sublimé corrosif..	0 gr. 50 cent.
Chlorhydrate d'ammoniaque.	0 gr. 50 cent.

Qu'on fait dissoudre dans :

Alcool	15 gr.
Eau de laurier-cerise..........	15 —

Le *précipité blanc* est une poudre blanche, lourde et fine, qu'on obtient en précipitant l'azotate de mercure par l'acide chlorhydrique. Il est employé en pommade comme antidartreux. La pommade du Codex contient 1 gramme de précipité blanc pour 10 grammes de vaseline.

Le *sel d'alambroth soluble* est un mélange de sublimé et de chlorhydrate d'ammoniaque qu'on fait dissoudre dans l'eau et on laisse cristalliser.

1420. — CHLORURE DE MÉTHYLE. — Se prépare en distillant l'alcool méthylique avec du sel marin et de l'acide sulfurique. C'est un gaz incolore à odeur d'éther, facilement liquéfiable, qui est employé en pulvérisation. A cet effet, on l'introduit à l'état liquide dans des tubes spéciaux, desquels on laisse échapper un jet très fin, ce qui provoque un abaissement de température, un froid de 13° au-dessous de zéro et calme la douleur. C'est une sorte de chloroforme employé comme anesthésique local et recommandé dans les névralgies et les douleurs sciatiques.

1421. — CHLORURE D'OR. — A été préconisé contre la syphilis, l'aménorrhée, la dysménorrhée, à la dose de 5 à 10 milligrammes.

1422. — CHLORURE DE POTASSIUM. Sel digestif. Sel fébrifuge de Sylvius. — Sel cristallisant en cubes incolores, d'une saveur légèrement amère. Soluble dans l'eau. On l'emploie comme fondant, purgatif; la dose est de 1 à 4 grammes.

1423. — CHLORURE DE QUININE. — S'obtient en aiguilles fines, blanches, soyeuses, solubles dans l'eau; s'ordonne dans les mêmes cas et à la même dose que le *Sulfate de Quinine*.

1424. — CHLORURE DE SODIUM. Sel commun. Sel gemme. — Il existe dans toutes les eaux minérales et constitue le principal élément de l'eau de la mer. On trouve des mines de chlorure de sodium un peu partout. Il est soluble dans l'eau et la glycérine. Le sel agit comme fondant, antiscrofuleux, purgatif et vermifuge.

Crème chloro-bromo-iodée.

Crème fraîche.......... 100 gr.
Iodure de potassium... 0 gr. 05 cent.
Bromure de potassium. 0 gr. 05 cent.
Chlorure de sodium..... 1 gr.
Sucre de vanille........ 10 —
Pour une dose.

Lavement de sel.

Sel marin................... 30 gr.
Eau........................ 500 —

Poudre contre la dyspepsie.

Chlorure de sodium........ 6 gr.
Sulfate de quinine......... 20 centigr.
Diviser en 10 paquets.
1 paquet avant et après les repas.

1425. — CHLORURE DE ZINC. Beurre ou Muriate de zinc. — On l'emploie à l'extérieur pour cautériser les plaies cancéreuses, les *Lupus* et en injections dans les écoulements vaginaux. Il constitue la base de la pâte Canquoin du Codex.

Solution antiseptique pour laver les meubles, les planchers, les vases.

Chlorure de zinc............ 1000 gr.
Acide chlorhydrique........ 30 —
Eau....................... 3000 —
Mêler.
On emploie 1 litre de cette solution pour 9 litres d'eau.

Caustique pour chancre.

Chlorure de zinc. .... 1 gr.
Oxyde de zinc.............. 10 —
Eau....................... 3 —

Faire une pâte, laisser vingt-quatre heures en place.

1426. — CHOCOLAT. — Le chocolat est préparé avec du cacao et du sucre. Il contient un corps gras, beurre de cacao, et un principe analogue à la caféine et à la théine que l'on trouve dans du café ou du thé, la théobromine. Le chocolat ne convient pas à tout le monde; il est constipant et peut être considéré comme légèrement irritant, par les aromates qu'il contient, surtout pour les personnes atteintes d'une maladie du foie, d'estomac et des intestins. Dans tous ces cas, il faut le remplacer par la *Tarvine* qui est plus digestive, plus nutritive et nullement échauffante.

Le chocolat de santé est composé de cacao caraque, 3 kil. ; cacao maragnan, 3 kil. ; sucre, 5 kil. ; cannelle en poudre, 30 gr., ou vanilline, 1 gr. On peut incorporer dans le chocolat des poudres, des sels et différents médicaments. On prépare des chocolats purgatifs et des chocolats vermifuges.

Chocolat purgatif	*Chocolat vermifuge.*
Chaque tablette contient 0 gr. 50 cent. de scammonée. Voir ce mot.	Chaque tablette contient 0 gr. 05 cent. de santonine. Voir *Semen-contra*.

1427. — CHOU. Brassica oleracea, famille des Crucifères. — Il existe deux espèces bien distinctes, le chou fourrager et le chou potager. Ce dernier est employé dans la cuisine et possède quelques propriétés curatives. En le faisant cuire dans l'eau, on obtient une tisane assez efficace contre la toux et l'enrouement. On prépare avec le suc de chou rouge et du sucre un sirop qui est adoucissant et pectoral. Le chou-fleur, *Brassica botrytis*, le chou-navet, *Brassica napus*, le chou-rave, *Brassica gongylodes*, possèdent les mêmes propriétés.

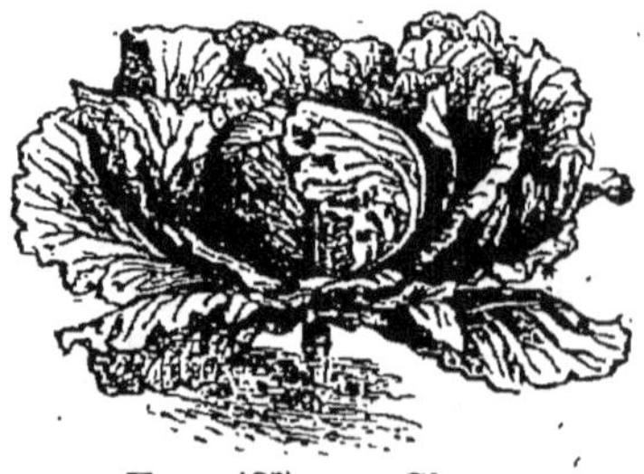

Fig. 487. — Chou.

1428. — CHRISTE-MARINE, Perce-pierre. Christhmum maritimum, famille des Ombellifères. — On la cultive dans les jardins pour ses feuilles qui sont employées confites comme hors-d'œuvre. On verse sur les feuilles du vinaigre bouillant, on laisse infuser un ou deux jours, on décante le vinaigre; conserver les feuilles ainsi traitées dans un vase bouché et dans un lieu sec. Au moment de confire, on doit ajouter aux feuilles un peu de sel, de l'estragon et un peu de piment. Dans l'hydropisie et la goutte, on emploie la tisane, 20 grammes de feuilles fraîches pour un litre d'eau, comme diurétique.

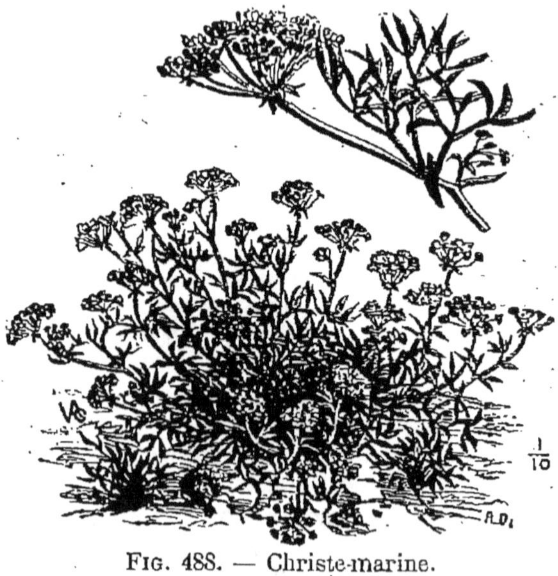

Fig. 488. — Christe-marine.

1429. — CHRYSAROBINE ou ACIDE CHRYSOPHANIQUE. — A été employé à l'extérieur dissous dans l'éther ou chloroforme contre les maladies de la peau, surtout le *Psoriasis*.

CICATRICES, Marques de la petite vérole, Taches. — Rien ne peut être comparé à l'effet merveilleux que donnent la *Crème Châtelaine* et la *Crème Janette* contre les marques de la petite vérole, les cicatrices, les taches. Uniques par leur efficacité, ces deux produits tonifient l'épiderme, atténuent les taches anciennes et les cicatrices anciennes.

Traitement : Tous les matins faire une bonne onction avec la *Crème Janette* sur tout le visage. Saupoudrer ensuite avec la *Poudre Janette*. Tous les soirs faire un massage beautygène avec la *Crème Châtelaine* pour donner de la vigueur aux muscles du visage et prévenir les rides.

Voir les articles *Crème Janette* et *Crème Châtelaine*.

1430. — CIGARETTES MÉDICINALES. — On fait ces cigarettes comme les cigarettes ordinaires; elles contiennent ordinairement 1 gramme de plantes. On doit employer les feuilles bien sèches. Les plus employées sont la belladone, la digitale, l'eucalyptus, le stramonium, la jusquiame. Ce sont des préparations antiasthmatiques très employées. Les *cigarettes arsenicales* sont préparées en trempant du papier buvard dans une solution contenant 1 gramme d'arsenic; on le sèche et divise en 20 cigarettes, dont chacune contient 5 centigrammes d'arsenic. Les *Cigarettes Darva*, que nous conseillons, sont des cigarettes antiasthmatiques plus efficaces que celles qu'on trouve ordinairement dans le commerce, parce qu'elles sont préparées avec des feuilles de premier choix et soignées d'une façon toute spéciale; en outre, elles ne contiennent pas d'opium et sont absolument végétales.

1431. — CIGARETTES ANTIASTHMATIQUES DARVA. — Ces cigarettes antiasthmatiques et pectorales ont la même composition et même propriété que la *Poudre Darva*. Elles conviennent à ceux qui savent fumer. On fume ces cigarettes comme des cigarettes ordinaires; il faut avaler la fumée pour qu'elle arrive dans les poumons. Ces cigarettes procurent un soulagement rapide et font cesser l'accès d'oppression très vite. Voir *Asthme*.

Les *Cigarettes Antiasmatiques Darva* se vendent en boîtes de 2 francs (*Deux francs*).

Les 3 boîtes, 5 fr. 50; les 6 boîtes, 10 fr. 50; les 12 boîtes, 20 francs.

1432. — CIGUË. Grande ciguë. Conium maculatum, famille des Ombellifères. — Tiges hautes de 1 à 2 mètres, striées, cylindriques, ayant des taches pourpres vers le bas; les feuilles sont grandes, tripinnées; les fleurs blanches, petites, en ombelles. La plante dégage une odeur vireuse désagréable. C'est un poison violent; à l'intérieur on l'emploie en médecine, à dose très modérée, dans la névralgie, l'asthme, les convulsions, l'épilepsie; à l'extérieur on prescrit la ciguë comme résolutif contre les abcès froids, les tumeurs, les cancers et les engorgements lymphatiques, elle contient un principe actif, la *conicine*, qui est un alcaloïde très vénéneux. On emploie la poudre de ciguë à la dose de 15 centigrammes à 1 gramme et l'extrait aqueux à la dose de 5 à 25 centigrammes par jour.

Pommade de ciguë.

Extrait de ciguë............. 5 gr.
Axonge....................... 60 —
En frictions sur les ganglions engorgés et douloureux.

Pilules fondantes.

Extrait de ciguë.............. 1 gr.
Poudre de ciguë.............. 1 —
Diviser en 50 pilules, 2 à 4 par jour.

Emplâtre de ciguë.

Elémi purifié	10 gr.
Emplâtre de diachylon	20 —

Faire liquéfier et incorporer l'extrait de semences de ciguë, 90 gr. (Codex). Contient 3/4 de son poids d'extrait. Il est fondant et résolutif.

Ciguë vireuse. Cicuta virosa, famille des Ombellifères. — Les feuilles sont déliées à folioles très étroites, la tige est plus petite que celle de la grande ciguë et sans taches. Elle répand une forte odeur de persil. Plante très vénéneuse.

Petite ciguë. Faux persil. Aethusa cynapium. Famille des Ombellifères. — La tige est rougeâtre, les feuilles sont vert foncé, les fleurs blanches ; l'odeur est vireuse. On connaît plusieurs empoisonnements occasionnés par la ciguë, qu'on confond facilement avec le persil et le cerfeuil parce que ces derniers ressemblent à la ciguë par les feuilles et par l'ensemble. Il est indispensable de bien vérifier la plante avant d'en faire usage. Le *persil véritable* a un goût et une saveur agréables, tandis que la ciguë est désagréable au goût et a une odeur répugnante. Voici quelques caractères qui permettront de distinguer ces deux plantes :

Persil véritable.	*Ciguë.*
Tige ronde, cannelée, d'un vert pâle.	Tige ronde, non cannelée, vert jaunâtre et rouge du côté exposé au soleil et marquée de taches plus foncées.
Feuilles deux fois divisées à folioles plus larges et plus arrondies d'un vert pâle	Feuilles trois fois divisées à folioles étroites d'un vert sombre.
Fleurs jaune verdâtre.	Fleurs blanches pourvues d'une petite barbe pointue qui pend sous la fleur.
La feuille écrasée entre les doigts exhale une odeur aromatique.	La feuille écrasée exhale une odeur nauséabonde.
La racine est grosse, blanche, aromatique.	La racine est grêle, sans aucune odeur.

CILS ET SOURCILS, moyen efficace pour les faire repousser. — Les cils, cette frange naturelle qui veloute en quelque sorte le regard, cette arcade sourcilière qui semble l'ombrager et l'agrandir, ne contribuent pas peu à la séduction. De longs cils et de soyeux sourcils, bien foncés, donnent aux yeux ce charme enveloppant, cette langueur captivante, qui les rendent irrésistibles. Ils donnent au regard la douceur et renforcent l'expression de la physionomie. La femme élégante doit donc les soigner pour en éviter la chute et favoriser la croissance.

Le seul bon remède pour avoir les cils et les sourcils épais et foncés et les faire repousser, est de faire usage de la *Sourcilia*. Voir l'article *Sourcilia*.

1433. — CIRE. — Cette substance est fabriquée par les abeilles qui lui donnent la forme des alvéoles dans lesquelles elles déposent le miel. A l'état naturel elle est *jaune*, on la blanchit en l'exposant au soleil ou par le chlore. C'est la cire *blanche* ou *vierge* qu'on trouve dans le commerce en petits disques. Il existe également une cire végétale fournie par plusieurs arbres de la Chine et du Japon. On emploie la cire en potion et lavement dans les maladies intestinales, les diarrhées, après l'avoir émulsionnée avec de l'huile et de l'eau. Elle sert pour fabriquer les cérats et cold-cream. On prépare l'*encaustique* pour cirer les meubles, les parquets en faisant tremper la *cire jaune*, divisée en petits morceaux, dans de l'*essence de térébenthine* pendant plusieurs heures.

1434. — CITRATE DE CAFÉINE. — Mêmes doses et propriétés que la *Caféine*. Voir ce mot.

1435. — CITRATE DE FER. — Il se présente sous forme de paillettes transparentes et jaunâtres, solubles dans l'eau. On l'emploie à la dose de 50 centigrammes par jour en pilules ou sirop. On emploie ordinairement le citrate de fer ammoniacal pour faire un sirop et un vin, mais, comme les autres sels de fer, il est constipant et noircit les dents.

1436. — CITRATE DE LITHINE. — Combinaison d'acide citrique avec la lithine, soluble dans l'eau. Même propriété que le carbonate de lithine, c'est-à-dire a été préconisé contre la goutte, mais son efficacité a été exagérée.

1437. — CITRATE DE MAGNÉSIE. — C'est un purgatif doux, agréable à prendre, qu'on ordonne à la dose de 30 à 60 grammes. On prépare une limonade.

Limonade purgative sèche.

Magnésie calcinée	6 gr 50 cent.
Carbonate de magnésie	6 gr.
Acide citrique	30 —
Sucre	60 —
Alcoolature de citron	1 —

Mêler les substances et conserver la poudre dans un flacon ; à prendre en trois fois dans de l'eau à une demi-heure d'intervalle.

Limonade Purgative.

Se prépare à 30, 40 et 50 grammes de citrate de magnésie. Selon la dose voulue il faut :

Carbonate de magnésie	10 gr 80 cent.
14 gr 40 ou	18 gr.
Acide citrique 18, 24 ou	30 gr.
Eau	300 gr.

Aromatiser avec teinture de citron.

D'un goût très agréable, ne produit jamais de coliques. Les limonades préparées avec du tartrate de soude, sont moins agréables au goût et moins efficaces.

1438. — CITRON. **Citrus medica.** Famille des Hespéridées. — Le suc de citron est employé comme rafraîchissant. Il doit son acidité à l'*acide citrique*. Le suc est également employé comme antiseptique et astringent. L'écorce (*zeste*) sèche ou *fraîche* est tonique, carminative. On emploie le jus de citron pour badigeonner la gorge dans l'*angine couenneuse* et dans le scorbut infantile à la dose de 1 à 3 cuillerées à café. Il est également recommandé dans le rhumatisme chronique. On prépare des boissons rafraîchissantes avec des tranches de citron qu'on laisse dans l'eau, mais ces boissons sont acides, fatiguent l'estomac ; on ne doit pas en abuser.

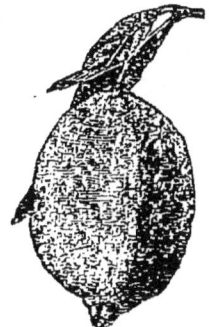

Fig. 489. — Citron.

Citronnade.

Laisser tremper dans l'eau froide, pendant douze heures, un citron coupé en plusieurs tranches, on enlève les pépins. On peut sucrer.

Alcoolature de zestes de citron.

Zestes de citron....... 1 partie.
Alcool à 90°...........2 parties.

Eau de Cologne.
Alcoolature de citron composée.

Huile volatile de bergamote, de Portugal, de citron, de chaque. 10 gr.
—   —   romarin...... 2 —
—   —   néroli........ 2 —

Alcool à 90°.................. 1000 gr.

Faire dissoudre et filtrer.

Bonne préparation pour la toilette.

Autre préparation.

Essence de citron, de cédrat, de bergamote, de chaque.......   4 gr.
Essence de lavande et de romarin, de chaque............. 2 —
Essence de cannelle et de néroli, de chaque.................. 1 —
Alcool à 90°................. 300 —
Alcool de mélisse............ 50 —
Eau distillée................ 50 —

1439. — CITROUILLE. Courge, Potiron, Cucurbita pepo. Famille des Cucurbitacées. — Cette plante à fleurs jaune vif donne un fruit volumineux, allongé, qui renferme plusieurs semences. Ces dernières contiennent une huile comestible et propre pour l'éclairage. On emploie les semences comme vermifuges et tænifuges. On prépare une pâte tænifuge avec 50 grammes de semences de courge, 30 grammes d'huile de ricin et 40 grammes de miel; à prendre avec un verre de lait ou une autre boisson. Très souvent ce tænifuge n'expulse pas la tête et on est obligé de recommencer plusieurs fois. Voir *Tænifuge Rezall.*

1440. — CITRONNELLE. Armoise mâle. Aurone des jardins garde-rose, Artemisia abrotanum. Famille des Composées. — Plante de 1 mètre de haut à rameaux rougeâtres, à feuilles petites, incisées, à fleurs jaunes en capitules; par froissement elle exhale une odeur de citron. Elle passe pour être tonique, stimulante et vermifuge. L'infusion se prépare avec 15 grammes de plante sèche ou 10 grammes de plante fraîche pour un litre d'eau.

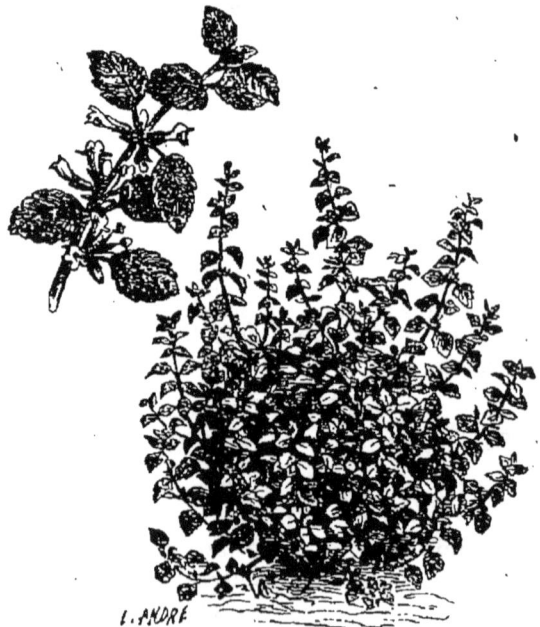

FIG. 490. — Citronnelle.

1441. — CITROPHÈNE. — Analgésique employé à la dose de 50 centigrammes, deux à trois fois par jour.

1442. — CLÉMATITE DES HAIES. Vigne de Salomon, Herbe aux gueux, Aubevignes, Clematis vitalba. Famille des Renonculacées. — La tige est longue, grimpante, les feuilles sont découpées en cinq folioles, les fleurs sont blanches en panicules; contient un suc âcre et vésicant; on l'a préconisée dans le cancer mais sans succès; plante dangereuse dont l'usage peut occasionner la mort. Les mendiants se frottent le corps avec le suc pour déterminer des ulcères afin d'exciter la commisération.

1443. — CLYSTÈRE. — Ce mot veut dire lavement.

1444. — COALTAR. — C'est le goudron extrait de la houille, on l'emploie comme désinfectant. Il agit par l'acide phénique qu'il contient. On prépare un liquide antiseptique en chauffant le coaltar, le savon et l'alcool à 90° en parties égales, on filtre ; dose : une à deux cuillerées à soupe pour un litre d'eau. C'est un antiseptique faible. Voir *Spyrol Leber*.

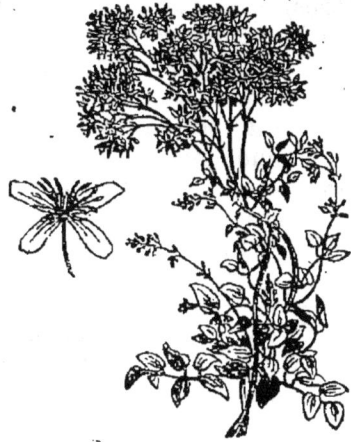
Fig. 491. — Clématite.

1445. — COCA, Erythroxylum coca, famille des Erythroxylées. — Arbre originaire du Pérou. On emploie les feuilles qui sont vertes et possèdent une odeur aromatique ; elle contient un principe actif, la *Cocaïne*, qui est employée comme anesthésique. La coca est employée comme stomachique calmant ; c'est un aliment d'épargne comme le thé, le café, la kola, le maté, qui retarde la dénutrition. On l'emploie en infusion à 10 gr. pour 1000 gr. d'eau, et en poudre. On prépare un élixir, un vin.

Elixir de coca.

Feuilles de coca........	10 gr.
Alcool à 90°............	50 —
Eau...................	30 —
Sirop de sucre.........	50 —

Laisser macérer 10 jours et filtrer. Un petit verre à liqueur après les repas.

Vin de coca.

Teinture de coca...........	100 gr.
Vin de Malaga ou de Frontignan.................	900 —

Mêler et filtrer. Un verre à bordeaux avant le repas.

La Cocaïne est soluble dans l'alcool et l'éther, mais peu soluble dans l'eau. On emploie surtout le *chlorhydrate de cocaïne* qui est très soluble dans l'eau. C'est un *analgésique* employé à l'intérieur dans l'angine, les maux d'estomac, la coqueluche, et un *anesthésique* employé à l'extérieur dans les petites-opérations, maux de dents, abcès, etc.

On prépare des gargarismes, des pastilles et des solutions pour injections hypodermiques. En cas d'empoisonnement, faire vomir, donner une décoction de feuilles de noyer, ensuite du thé, du café, du champagne. Pratiquer la respiration artificielle comme dans l'*Asphyxie*.

Solution.

Chlorhydrate de cocaïne.......	1 gr.
Eau distillée.................	30 —

Faire dissoudre pour l'anesthésie locale.

Collyre de cocaïne.

Eau distillée.............	10 gr.
Chlorhydrate de cocaïne.	0 gr. 20 cent.

2 à 4 gouttes dans l'œil produisent une anesthésie de 4 minutes, est employé avant les opérations.

Solution pour injections hypodermiques (Codex).

Chlorhydrate de cocaïne.......	1 gr.
Eau distillée.................	49 —

1446. — COCHENILLE, Coccus Cacti. — C'est un petit insecte de l'ordre des Rhyncotes (Hémiptères), originaire du Mexique. On l'emploie pour colorer des médicaments. Il contient l'acide carminique. Lorsqu'on fait dissoudre la cochenille dans l'ammoniaque coupée d'eau et qu'on ajoute de l'alun, il se forme un précipité rouge qui est connu sous le nom de *Carmin*.

1447. — COCHLEARIA, Cochlearia officinalis, famille des Crucifères. — Lorsqu'on le froisse, il dégage une odeur forte, piquante. Les feuilles sont antiscorbutiques, diurétiques, stimulantes, dépuratives, on les ordonne dans

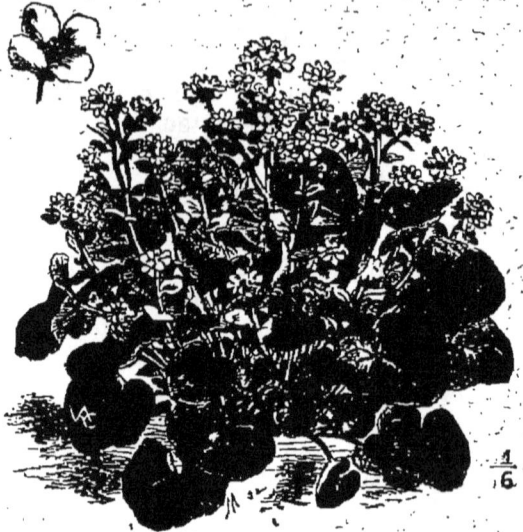

Fig. 492. — Cochlearia.

les scrofules, les engorgements du foie, les catarrhes pulmonaires et maladies de la peau. On doit employer la plante fraîche, car par dessiccation elle perd toutes ses propriétés; on en prépare un sirop, un vin et un alcoolat. Comme toutes les crucifères, le cochléaria contient une essence sulfurée; l'alcoolat de cochléaria est employé comme dentifrice dans les maladies des gencives.

1448. — CODÉINE. — On la retire de l'opium après avoir obtenu la morphine; elle est sous forme de cristaux incolores, peu soluble dans l'eau, mais soluble dans l'alcool et l'éther. Elle possède des propriétés calmantes, comme la morphine, mais à un degré moindre, et est moins toxique. Elle procure un sommeil doux et non suivi de pesanteur de tête comme avec la morphine. Le *sel de Gregory* est un chlorhydrate double de morphine et de codéine. Le sirop de codéine se prépare en faisant dissoudre 2 gr. de codéine dans 50 gr. d'alcool qu'on mélange avec 950 gr. de sirop de sucre, il s'ordonne à la dose d'une cuillerée à café à deux cuillerées à soupe par jour.

1449. — COING, c'est le fruit du cognassier, *Cydonia vulgaris*, famille des Rosacées. — On emploie les semences comme astringent en mucilage dans l'eau. Le fruit est jaune, très odorant et son odeur concentrée peut asphyxier. Avec le suc de coing, on prépare une gelée et un sirop employé contre la diarrhée. Le mucilage des pépins est employé contre les gerçures des seins.

1450. — COLCHIQUE, Narcisse d'automne, Safran des Prés. *Colchicum autumnale,* famille des Colchicacées. — On emploie les bulbes, les semences et les fleurs qui contiennent un principe actif, la *Colchicine*. Le bulbe de cette plante est charnu, brun au dehors, blanc en dedans, les fleurs sont grandes, violacées; ensuite sur-

Fig. 493. — Colchique.

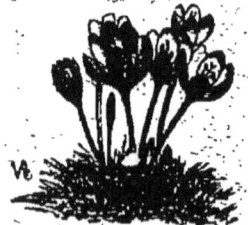

vient une capsule à trois compartiments qui contiennent des semences. Plante commune dans les prés et pâturages. C'est un drastique et un diurétique très violent. On l'emploie dans la goutte et les rhumatismes.

On prépare des mixtures, des pilules, des potions. La teinture s'ordonne à la dose de 1 à 2 gr. par jour.

La **Colchicine** s'ordonne en granules de un milligramme à la dose de deux à six granules par jour.

Le colchique est un poison; on doit en surveiller l'effet et l'administrer avec prudence. Voir l'*Antigoutteux Rezall*.

Vin de colchique du Codex

Bulbes de colchique......... 100 gr.
Vin de Grenache............ 1000 —

Faire macérer 10 jours, passer et filtrer; dose : 5 à 20 gouttes en l'élevant successivement, contre la goutte et le rhumatisme.

Potion de colchique

Teinture de colchique.... 10 gouttes.
Eau distillée................. 120 gr.
Sirop diacode................ 30 —
Eau de laurier-cerise........ 5 —

Une cuillerée à soupe toutes les deux ou trois heures; surveiller l'effet.

1451. — COLD-CREAM. — Cosmétique qu'on prépare avec l'huile d'amandes douces, la cire et l'eau de roses. Cette préparation ne se conserve pas et rancit assez vite.

1452. — COLLARGOL. ARGENT COLLOÏDAL. — Substance qui possède la propriété colloïdale, c'est-à-dire de traverser difficilement les membranes organiques. C'est un antiseptique très efficace et non toxique qui se présente sous forme d'une poudre noire. On le prescrit en solution à 1 gramme pour 100 grammes d'eau comme collyre pour les yeux et en injections sous-cutanées.

1453. — COLLODION. — Liquide incolore adhésif qui forme une sorte de vernis élastique et imperméable lorsqu'on l'applique en couches minces à l'aide d'un pinceau. On le prépare en faisant dissoudre 5 gr. de fulmi-coton dans un mélange de 20 gr. d'alcool à 90° et de 75 gr. d'éther sulfurique, on ajoute ensuite 7 gr. d'huile de ricin. On doit le conserver dans un flacon bien bouché et au frais. On l'applique sur les coupures, les brûlures et les piqûres de sangsues pour arrêter le sang. On prépare des collodions au perchlorure de fer, au tannin, à l'arnica, à l'acide phénique. On l'emploie contre quelques affections cutanées, pour la réduction des gonflements goutteux et la réunion des plaies, etc.

1454. — COLLUTOIRES. — Médicaments liquides de consistance sirupeuse, employés pour combattre les affections de la bouche et de la gorge. Ils sont, suivant la composition, astringents, antiseptiques ou émollients. On les applique à l'aide d'un pinceau et ne doivent pas être avalés. Se préparent avec l'acide borique, l'acide salicylique, le borate de soude, le chlorate de soude et du miel ou miel Rosat.

Collutoire Boraté

Borax pulvérisé.............. 2 gr.
Miel rosat................... 20 —

Mêler (*Codex*).

On prépare ainsi le collutoire au chlorate de potasse, à l'alun; on peut remplacer le miel rosat par la glycérine.

Collutoire salicylé

Acide salicylique...... 0 gr. 25 cent.
Borax................... 3 gr.
Miel rosat ou glycérine... 30 —

Collutoire chlorhydrique.

Miel blanc................... 40 gr.
ou Miel rosat................ 20 —
Acide chlorhydrique....... 5 gouttes.

Comme détersif sur les gencives; ne pas toucher les dents.

1455.— COLLYRES. — Ce sont des médicaments destinés pour les yeux. Ils sont quelquefois en poudre, mais le plus souvent liquides et on les introduit par gouttes à l'aide d'un compte-gouttes en verre. On ne doit jamais employer le fétu de paille, toujours infecté, comme compte-gouttes, parce qu'on s'expose à un grand danger. Voir *Compte-gouttes.*

Collyre boraté.

Borax.................	0 gr. 50 cent.
Mucilage de coings....	4 gr.
Eau de laurier-cerise..	30 —

Quelques gouttes dans les ophtalmies.

Collyre d'Helvetius (Eau divine).

Sulfate de cuivre......	1 gr. 25 centigr.
Alun.................	1 — 15 —
Nitre.................	1 — 15 —
Camphre.............	0 — 5 —
Eau.................	250 gr.

Collyre au nitrate d'argent.

Nitrate d'argent......	0 gr. 05 cent.
Eau de roses.........	30 gr.

2 à 3 gouttes dans les ophtalmies externes au début, kératites et ulcérations de la cornée.

Collyre à la pierre divine.

Pierre divine.........	0 gr. 40 cent.
Eau.................	100 gr.

S'ordonne comme résolutif et astringent.

Collyre astringent.

Sulfate de zinc.......	0 gr. 15 cent.
Eau de roses.........	100 gr.

1456. — COLLYRE HYGIÉNIQUE SOKER. — Très efficace dans toutes les maladies des yeux, ce collyre à base de couperose blanche et laurier-cerise fortifie la vue, fait disparaître la rougeur et rend le globe de l'œil très limpide; il guérit radicalement les ophtalmies et maladies des paupières.

Mode d'emploi. — Laver les yeux deux ou trois fois par jour en mettant de ce collyre dans une œillère ou le creux de la main et y tremper l'œil. En plus on fait instiller quelques gouttes sous la paupière avec un compte-gouttes.

Le *Collyre Hygiénique Soker* se vend en flacons de 3 francs (*Trois francs*).

COLLYRE ORIENTAL JANETTE pour embellir les yeux et rehausser leur éclat gracieux. — Le *Collyre oriental Janette* rend le globe de l'œil bien pur et les paupières grandes ouvertes. Il efface la fatigue des traits tirés et les bouffissures.

Tonique et bienfaisant à la vue, son action est d'un effet surprenant. *Il fait disparaître les rougeurs des paupières, les filets rouges, la congestion, les brûlures des paupières, l'inflammation, arrête les sécrétions et donne à la prunelle une animation et un brillant incomparables, rend le regard limpide. Il agrandit les yeux, les paupières deviennent fermes, unies, les yeux clairs et brillants.*

Le *Collyre oriental Janette* ne cause aucune sensation désagréable, il est tout à fait inoffensif. Il ne contient pas d'atropine, ni belladone.

Le *Collyre oriental Janette* donne aux yeux une expression magnifique. Le regard acquiert de la grâce et du charme. Le résultat est immédiat et sans aucun danger.

Mode d'emploi : Versez un peu de collyre dans une œillère et trempez les yeux pendant deux ou trois minutes. Répétez cette opération deux à trois fois par jour, surtout avant de sortir. — Le *Collyre oriental Janette* se vend en flacons de 4 francs; les trois flacons, 11 francs.

1457. — COLOMBO, Cocculus palmatus, famille des Ménispermées. — Croît dans les forêts de Mozambique, en Afrique. On emploie la racine qui se présente sous forme de roüelles et ressemble assez à la racine de bryone; elle est jaune verdâtre, d'une saveur amère, contient des principes actifs, la *colombine* et la *berberine*, qui sont solubles dans l'eau, l'alcool et l'éther. On emploie la racine de colombo comme tonique, stomachique en infusion à 10 gr. par litre d'eau, en poudre et en teinture. On prépare un vin amer; on le prescrit principalement dans l'atonie du tube intestinal, pour combattre la diarrhée et la dysenterie.

Tisane contre la dysenterie	*Vin de Colombo.*
Racine de colombo..... 4 gr.	Racine de Colombo. 30 gr.
Racine de rhubarbe.... 1 gr.	Vin de Grenache.... 1.000 —
Eau bouillante........ 150 gr.	

Faire infuser 12 heures, à prendre le matin à jeun.

Laisser macérer 10 jours et filtrer, un petit verre avant les repas.

1458. — COLOQUINTE, Chicotin, Cucumis colocynthis, famille des Cucurbitacées. — La tige est grimpante, le fruit est gros comme une orange, globuleux, jaune. A l'intérieur il est formé d'une pulpe blanche spongieuse contenant plusieurs graines. Le fruit de coloquinte se trouve dans le commerce sans les graines et décortiqué. Il nous arrive du Levant et des côtes d'Afrique. C'est un purgatif drastique très violent, son principe actif porte le nom de *colocynthine.*

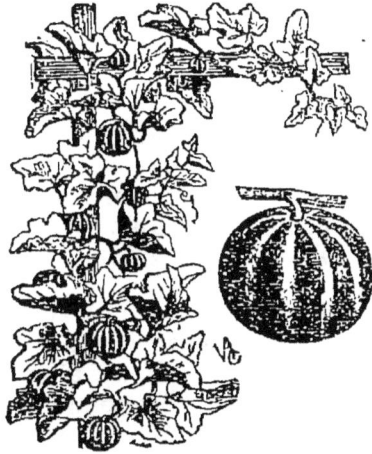

Fig. 494. — Coloquinte.

Pilules de coloquinte composées
(Codex).

Aloès pulvérisé..........	10 gr.
Coloquinte	10 —
Scammonée.............	10 —
Essence de girofle	0 gr. 05 cent.

Miel blanc quantité suffisante pour faire 200 pilules argentées; dose 1 à 2 par jour comme purgatif drastique dans les engorgements lymphatiques, les hydropisies.

Vin de Coloquinte.

Coloquinte...........	5 gr.
Vin de Malaga........	150 —

Faire macérer 4 jours, filtrer. Dose une cuillerée à café toutes les heures jusqu'à effet purgatif suffisant. Purgatif drastique très violent (*Bouchardat*).

L'extrait de coloquinte se donne à la dose de 0 gr. 05 cent. à 0 gr. 10 cent., la poudre 0 gr. 10 centig. à 0 gr. 20 centig.

En cas d'empoisonnement faire vomir, ensuite donner 10 à 20 gouttes de laudanum dans un peu d'eau comme calmant. Donner des boissons chaudes. Appliquer des cataplasmes chauds et des boules d'eau chaude pour réchauffer le malade.

1459. — COLZA. Brassica campestris oleifera, famille des Crucifères. — On cultive cette plante pour ses feuilles qui constituent un excellent fourrage vert et pour ses graines qui fournissent une excellente huile employée dans l'industrie, la médecine et pour l'éclairage.

On connaît plusieurs variétés de colza. Les feuilles de colza possèdent des propriétés diurétiques, antiscorbutiques et stimulantes. On prépare la tisane en faisant infuser 20 grammes de feuilles par litre d'eau bouillante, elle est employée avec succès dans l'hydropisie, les scrofules, les maladies du foie et de la peau.

L'huile de colza est employée avec succès dans la constipation opiniâtre et pour expulser les vers intestinaux; comme laxative et purgative cette huile s'ordonne le matin à jeun à la dose de 60 grammes. Comme vermifuge, il faut l'administrer en lavements.

1460. — COMPRESSE. — Linge plié en deux ou quatre pour faire des pansements. On le trempe dans une solution antiseptique. On emploie également des gazes ou toiles antiseptiques.

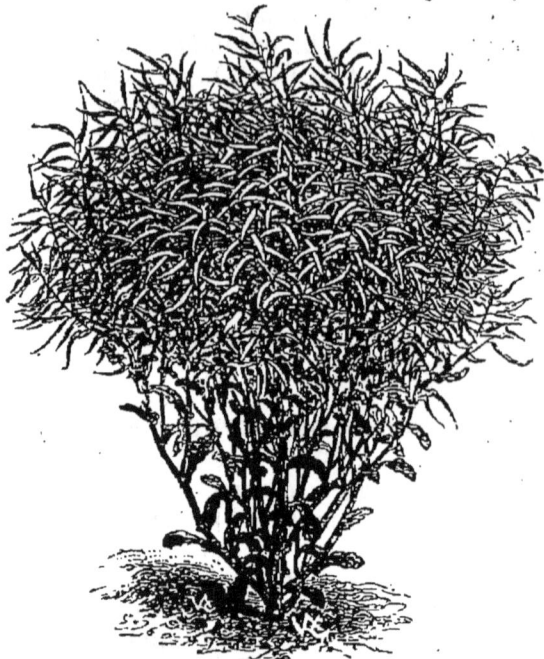

FIG. 495. — Colza.

1461. — CONCOMBRE, Cucumis sativus, famille des Cucurbitacées. — Fruit allongé employé dans l'économie domestique ; on le mange en salade, il possède des qualités adoucissantes et calmantes. Le suc sert à préparer la pommade aux concombres, qui est adoucissante ; les semences font partie des quatre semences froides. On emploie l'émulsion des semences contre les hémorroïdes, les dartres, les abcès. A l'intérieur, on les prend dans les inflammations du tube digestif et de la vessie. Les cornichons sont une variété de concombres qu'on conserve dans du vinaigre.

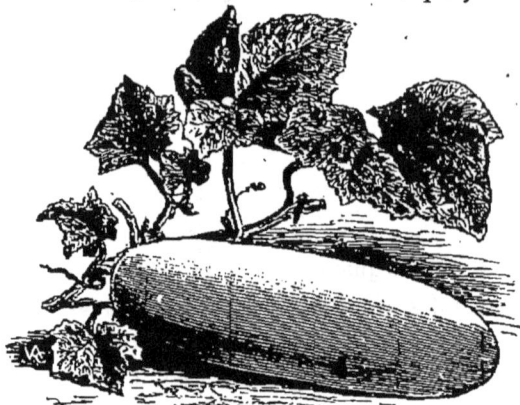

FIG. 496. — Concombre.

Le **Concombre sauvage** est la *Momordica elaterium* des botanistes et fort anciennement connue en médecine. On le cultive surtout en Angleterre. Le fruit est gros comme une olive et garni de piquants. Il contient un principe actif, l'*Elatérine*, qui est un purgatif violent. On l'emploie dans l'hydropisie.

CONDIMENTS. — Voir *Assaisonnements*.

1462.—**CONDURANGO, Gonolobus condurango,** famille des Asclépiadées. — On emploie l'écorce, qui contient la *conduranguine*, comme anti-névralgique, antirhumatismal et contre les affections cancéreuses.

CONSERVES ALIMENTAIRES. — Voir *Aliments.*

1463. — **CONSOUDE, Langue de vache, Oreilles d'âne, Symphytum officinale,** famille des Borraginées. — Tige haute d'un mètre, épaisse, anguleuse, rameuse, feuilles alternes pétiolées, larges, ovales, fleurs blanches, rouges ou jaunes ayant des corolles tubulées; la racine est grosse comme le doigt, blanche en dedans, noire à l'extérieur. On emploie la racine comme émollient et adoucissant dans l'hémoptysie, les crachements de sang, les hémorragies, la toux et la diarrhée. Infusion 20 gr. par litre. On prépare un sirop. Voir planches en couleurs.

1464. — **CONTRE-POISON.** — Médicament qu'on prescrit pour neutraliser l'effet d'un poison.

CONVALLARIA MAÏALIS. — Voir *Muguet.*

1465.—**COPAHU. Baume de copahu, Huile du Brésil.** — C'est une oléo-résine qui est fournie par plusieurs arbres du genre *Copaïfera* et principalement *Copaïfera officinalis* qui croissent au Brésil et presque dans toute l'Amérique du Sud. C'est un liquide transparent, couleur huile d'olive, d'une odeur désagréable et d'une saveur nauséeuse. On l'emploie contre la *blennorrhagie* en *capsules* de 20 centigr. On l'associe souvent au cubèbe, goudron, térébenthine; la dose de toutes ces capsules est de 6 à 12 par jour. On prépare un *opiat* avec *30 gr. de Copahu, 30 gr. de Cubèbe,* 10 gr. de sous-carbonate de fer et la poudre de réglisse. On en prend 4 fois par jour gros comme une noisette.

Potion Choppart (Codex).

Copahu	50 gr.
Alcool	50 —
Sirop de tolu	50 —
Alcool nitrique	5 —
Eau de menthe	100 —

A prendre 3 à 6 cuillerées par jour, très désagréable à prendre.

Opiat de copahu et de goudron.

Copahu	50 gr.
Goudron	20 —
Magnésie	5 —
Cubèbe en poudre	40 —

6 fois par jour gros comme une noisette.

Le copahu est très mal supporté et fatigue énormément l'estomac. Il donne la diarrhée et provoque souvent des vomissements. On le prescrit rarement et on le remplace par le *Santal Bline* qui est agréable à prendre et plus efficace.

1466.—**COQUE DU LEVANT.**—Fruit du **Menispermum cocculus,** famille des Menispermées.—De la grosseur d'une petite noisette, ce fruit contient la *picrotoxine,* substance vénéneuse d'une action stupéfiante. On l'a conseillé contre l'épilepsie, la paralysie agitante à la dose de 1 à 3 milligrammes. Médicament très dangereux.

1467. — **COQUELICOT. Pavot rouge, Papaver rhœas,** famille des Papavéracées. — On emploie les fleurs, qui possèdent des propriétés calmantes et diaphorétiques, comme béchique et adoucissant. On fait un sirop contre la toux, la coqueluche, etc. L'infusion se prépare avec 5 gr. par litre d'eau. Le sirop et la tisane sont prescrits dans la bronchite, le catarrhe pulmonaire, la toux rebelle et l'asthme. Les capsules ou pavots de coquelicot constituent un excellent calmant et procurent un sommeil paisible. On doit le préférer au pavot somnifère qui nous vient de l'Orient et dont l'emploi est dangereux. L'infusion se prépare avec quelques petits morceaux par tasse d'eau. On donne 3 à 4 cuillerées de cette infusion pure ou dans du lait. Les fleurs de Coquelicot entrent dans la composition des fleurs pectorales et du sirop Desessartz. Voir planches en couleurs.

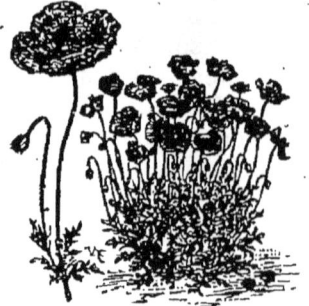

FIG. 497. — Coquelicot.

1468. — CORAUX, Corallium. — Ce sont des polypes à polypiers, *Zoophytes rayonnés,* des productions animales sous-marines; on connaît le *corail rouge* et le *corail blanc.* Le corail rouge, *Corallium rubrum,* est seul employé en poudre comme dentifrice, mais il présente l'inconvénient d'être très dur et d'user très vite l'émail des dents. Tous les dentifrices qui en contiennent doivent être rejetés comme étant nuisibles.

1469. — CORIANDRE, Coriandrum sativum, famille des Ombellifères. — Cette plante est haute de 50 à 60 centimètres, sa tige est lisse et rameuse, ses feuilles sont très divisées et ses fleurs en ombelles terminales sont blanches ou rosées.

On emploie la semence qui est jaunâtre, grosse comme un grain de poivre et qui possède, lorsqu'elle est sèche, une odeur aromatique agréable; fraîche, cette semence possède au contraire une odeur de punaise. Comme l'anis et l'angélique, les semences de Coriandre sont employées comme excitant stomachique et carminatif dans les digestions difficiles; les coliques et les flatulences. En infusion 30 gr. par litre.

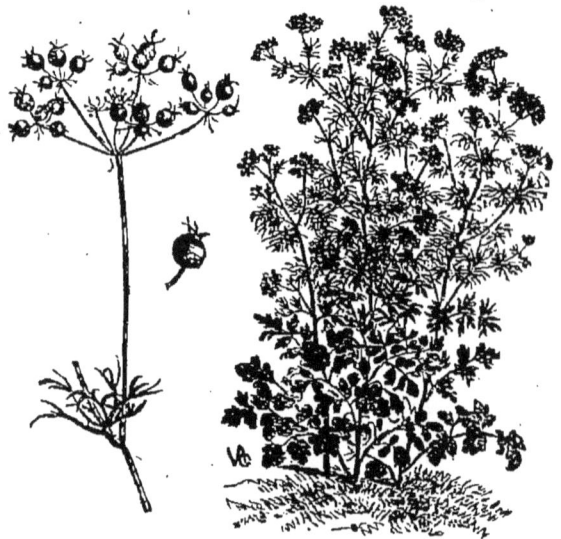

FIG. 498. — Coriandre.

1470. — CORNE DE CERF. — Contient du phosphate de chaux, fait la base de la *décoction de Sydenham* qui se prépare avec 10 grammes de corne de cerf, 20 grammes de mie de pain, 10 grammes de gomme arabique, 60 grammes de sucre, 10 grammes d'eau de fleurs d'oranger pour 1 litre d'eau. On prescrit cette décoction dans la diarrhée chronique.

CORROSIFS. — Voir *Caustique.*

1471. — COSMÉTIQUES. — Préparations employées pour conserver la souplesse de l'épiderme, son teint et sa beauté. Nous recommandons les *Produits Beautygènes Janette* employés avec succès pour la beauté et les soins du visage et qui sont universellement connus. Consulter le *Livre de Beauté* qui est envoyé gratis et franco sur simple demande. Les cosmétiques du commerce : poudres, pâtes, crèmes, crayons colorés, laits, sont à base de substances toxiques et peuvent provoquer des accidents. Les cosmétiques blancs contiennent du carbonate de plomb, la céruse; les rouges sont préparés avec des sels de mercure ou d'arsenic. Tous ces cosmétiques dessèchent la peau et lui donnent des rides.

1472. — COTON, Ouate. — C'est le duvet qui entoure la graine du cotonnier, *Gossypium herbaceum*, famille des Malvacées. — Le coton cardé porte le nom de *ouate* et sert à préparer des vêtements et des objets de pansements. Le coton qui est tout à fait inoffensif se transforme, sous l'influence des produits chimiques, en un produit explosif très dangereux, le *Fulmi-Coton*. On prépare des cotons antiseptiques, du coton iodé. Lavé avec du carbonate de soude, on obtient le *coton hydrophile*. Le coton sert principalement pour préserver les plaies de l'air et des germes infectieux qui s'y trouvent et pour envelopper les jointures dans le rhumatisme. L'extrait des graines de cotonnier a été préconisé sous le nom de *Lactagol* pour augmenter la sécrétion lactée. On l'ordonne à la dose de deux à trois cuillerées à café.

1473. — COULEURS VÉNÉNEUSES. — Toutes les couleurs à base de plomb, d'arsenic, de cuivre, de mercure peuvent produire des intoxications; il en est de même des papiers peints préparés avec ces couleurs.

1474. — COUMARINE. — Principe aromatique qui se trouve dans les feuilles de *Faham* (*Angræcum fragrans*), famille des Orchidées, et dans la *Fève de Tonka*. Elle est employée dans la parfumerie.

COUPEROSE BLANCHE. — Voir *Sulfate de zinc*.

COUPEROSE BLEUE. — Voir *Sulfate de cuivre*.

COUPEROSE VERTE. — Voir *Sulfate de fer*.

COURGE. — Voir *Citrouille*.

1475. — COUSSO, Brayera anthelminthica, famille des Rosacées. — Contient un principe actif, la *Koussine*. Arbre très élevé qui croît en Abyssinie. Les fleurs femelles, qui nous arrivent en paquets allongés entourés d'une liane, sont jaune rosé; on les emploie comme tœnifuge à la dose de 15 à 20 gr. qu'on réduit en poudre. On fait infuser la poudre de Cousso dans 250 gr. d'eau chaude et on avale le tout, la poudre et le liquide. Une demi-heure après on prend 30 gr. d'huile de ricin. Si une dose ne suffit pas pour expulser le tœnia, on en prend une seconde. Ce remède donne soif, mais il faut s'abstenir de boire jusqu'à effet. Voir *Tœnifuge Rezall*.

CRAIE. — Voir *Carbonate de chaux*.

1476. — CRÈME. — On désigne sous ce nom des cosmétiques adoucissants pour les soins du visage.

1477. — CRÈME. — Aliment nourrissant mais un peu lourd. C'est la partie épaisse qui surnage au-dessus du lait, elle contient du *beurre* et de la *caséine*. En battant la crème on obtient le beurre.

CRÈME CHÂTELAINE. Massage beautygène du visage. Pour donner de la vigueur aux muscles, effacer les espaces vides dans l'épiderme et prévenir les Rides. — Le massage avec la *Crème Châtelaine* a pour but d'effacer les fatigues du jour, de donner de la vigueur aux muscles et d'embellir le visage.

La *Crème Châtelaine* est une composition spéciale d'une efficacité merveilleuse pour nourrir l'épiderme en lui donnant de la souplesse, pour régénérer les muscles, combattre et prévenir les rides les plus précoces.

Souveraine pour le massage, la *Crème Châtelaine* nourrit l'épiderme, donne la souplesse, prévient les rides, supprime les espaces vides dans l'épiderme.

La *Crème Châtelaine* est le véritable conservateur de la fraîcheur du teint et le meilleur régénérateur de l'épiderme à qui elle communique une exquise douceur.

La propriété qu'elle possède de s'absorber de suite et de nourrir l'épiderme est une des plus utiles que l'on puisse souhaiter pour la beauté du visage. Les rides même les plus profondes ne résistent pas à l'action combinée de la *Crème Châtelaine* et du massage.

L'épiderme est nourri par des substances sébacées ou éléments sous-cutanés qui donnent à la peau son éclat, son teint et sa fraîcheur. Ces éléments s'éliminent par les pores et se renouvellent. Or, à la suite de fatigues, de veilles, de chagrins, de maladies, et lorsqu'on avance en âge, ces éléments sous-cutanés ne se produisent pas en quantité suffisante, la fonction de la peau étant affaiblie. Pour les mêmes causes, les pores deviennent plus larges. Il se forme finalement un vide sous l'épiderme, la peau devient molle, perd de sa fermeté, d'où les rides, les bajoues, les pattes d'oie, le teint flétri, la fraîcheur disparue. Telle est la cause de la flétrissure de la peau et des paupières.

Or, la *Crème Châtelaine* possède la propriété de fortifier les éléments sous-cutanés, de les maintenir dans une fermeté constante pour que le vide sous l'épiderme ne se forme pas.

Elle remplace la substance sébacée qui forme le plein du visage.

Elle est également sans pareille pour défatiguer le visage, le reposer des émotions et troubles de la vie mondaine et combattre l'effet nuisible de l'air et de la lumière.

Son action adoucissante prévient les gerçures, les piqûres, crevasses, boutons, dartres, rougeurs, démangeaisons.

Par l'usage fréquent et régulier de cette crème, on conserve très longtemps la fraîcheur et la beauté du visage et du corps et l'on arrive à un très grand âge, le teint toujours joli et sans connaître les rides.

La *Crème Châtelaine* est employée en onctions et massages avec un égal succès sur le visage, le cou et tout le corps le soir en se couchant ou le matin avant les ablutions. Toutes les femmes doivent posséder cette merveilleuse *Crème Châtelaine* qui donne des résultats étonnants.

Mode d'emploi : Pour faire un massage du visage, il faut d'abord le laver à grande eau pour enlever toute trace de crème et de poudre.

Le massage se fait toujours dans la direction du sang, c'est-à-dire des extrémités des membres vers le cœur, et de bas en haut, du menton au front et toujours transversalement au pli. Voici d'ailleurs comment on doit procéder pour faire un massage avec la *Crème Châtelaine*. Avant de commencer le massage il est absolument indispensable de réchauffer l'épiderme avec de l'eau chaude.

On y plonge une éponge ou un linge plié en quatre que l'on applique contre la peau ; répéter cette opération un bon quart d'heure ; ensuite enduire le visage avec la *Crème Châtelaine* que l'on laisse pénétrer dans les pores de la peau ; quelques minutes après, étendre une deuxième couche et commencer le massage. Etendre une couche de *Crème*, frotter d'abord doucement en appuyant légèrement, puis continuer en accentuant un peu et toujours dans la direction opposée aux rides, de bas en haut, du menton au front.

Pour effacer les rides du front. — Etaler une couche de *Crème Châtelaine* et masser de bas en haut en passant les doigts sur le front dans le sens de la hauteur ; il faut partir des coins intérieurs des yeux pour remonter vers les cheveux en décrivant des petits cercles par des mouvements rotatoires.

Pour effacer les rides qui cernent les yeux. — Etaler la *Crème Châtelaine*, tendre la peau avec le troisième doigt et l'index et masser avec l'autre main la surface tendue en ramenant les doigts du nez aux tempes.

Pour effacer la patte d'oie. — Masser les muscles des tempes de bas en haut. Masser circulairement le tour des yeux dans la direction opposée de la ride, toujours en remontant vers le front.

Pour effacer les rides au coin de la bouche. — Avec chaque main masser les pommettes dans le sens contraire des rides pour faire aller la graisse de la partie gonflée à la partie creuse en remontant dans la direction des tempes ; pincer doucement les chairs.

Pour faire un massage sur toute la figure. — Etaler la *Crème Châtelaine* et masser doucement tout le visage en tournant sur place et en allant toujours de bas en haut.

Pour effacer les bajoues et le double menton. — Etaler la *Crème Châtelaine* et commencer à masser du milieu du menton en remontant avec la main vers les oreilles.

Pour le nez, il faut masser de l'extrémité, en remontant vers le front ; il en est de même pour les ailes du nez. Pour les plis qui se forment autour du nez, masser les joues toujours en remontant vers le front.

Pour le pli dans le coin des yeux, près du nez, masser en partant du nez.

La *Crème Châtelaine* se vend en pots du prix de 4 francs ; les 3 pots, 11 francs.

Le livre de Beauté *Beautygène Janette* est envoyé gracieusement et franco à toute demande.

CRÈME JANETTE. Crème de beauté pour le visage et le cou ; rend la peau lisse, d'une blancheur diaphane et le teint velouté. — Les crèmes ont généralement l'inconvénient d'être trop grasses, trop gluantes et laissent des traces brillantes, ce qui est très désagréable. La *Crème Janette* n'a aucun de ces inconvénients. Crème de beauté, la *Crème Janette* ne graisse pas, procure douceur et souplesse. Par ses propriétés purifiantes, c'est la crème souveraine indispensable à toute femme élégante et pratique. Sans substance nuisible, sans oxyde de zinc, cette crème n'est pas un fard qui jaunit la peau, ni un cosmétique ordinaire, mais une préparation hygiénique de la science moderne pour la toilette et constitue une merveilleuse découverte ; c'est l'hygiène du visage. Son usage protège la peau contre les gerçures, et le visage des affections et de la flétrissure. Le teint prend l'incarnat délicat de la rose et la peau une blancheur éblouissante. La *Crème Janette* rend l'épiderme souple, doux, uni, assure la fraîcheur du teint et la jeunesse du visage. Rien n'est plus doux ni plus rafraîchissant que la *Crème Janette* parce que sa composition est une substance nutritive qui convient à toutes les peaux. Très adoucissante, elle préserve la peau de toutes les éruptions qu'elle fait disparaître très vite. Elle préserve et blanchit l'épiderme en lui donnant un velouté exquis, un teint idéal.

La *Crème Janette* assouplit les tissus, raffermit la peau, élimine les impuretés, clarifie le teint, elle donne à la peau un éclat merveilleux, supérieur aux blancs liquides et aux autres crèmes. Elle adhère intimement à l'épiderme et rend le teint pur et nacré, d'un charmant effet. Son usage rend la peau unie, douce et donne ce teint velouté si admiré et si envié aux brunes. Elle est très employée également pour blanchir le cou et la gorge. La *Crème Janette* tient très bien la poudre.

Elle s'applique à l'aide d'un linge un peu humide en onctions légères pour la faire mieux absorber par les pores; essuyer et poudrer avec la *Poudre Janette*. Son parfum est discret.

La *Crème Janette* se vend en pots du prix de 4 francs; les 3 pots, 11 francs.

CRÈME VIRGINA pour le développement et fermeté des seins. — L'ampleur de la poitrine donne aux épaules et au cou un contour gracieux et à l'ensemble de la personne un puissant attrait qui charme et fait l'admiration.

Pour acquérir une gorge ferme, pour avoir des seins bien développés, la *Crème Virgina* constitue un moyen absolument certain et d'une efficacité scientifique qui a fait ses preuves.

Bien supérieure à tous les traitements internes, la *Crème Virgina* comble les salières, donne une gorge ferme, ronde, gracieuse, bien développée, aussi bien à la jeune fille qu'à la femme âgée.

La *Crème Virgina* est le véritable régénérateur de la poitrine parce qu'elle apporte au tissu une nutrition externe qui donne des transformations incroyables; elle donne une augmentation rapide aux seins, sans excès et sans prédisposer à l'obésité. Par son action bienfaisante sur la puissance vitale des glandes mammaires, elle assure, conserve et restitue aux seins une ampleur normale.

Lorsque la poitrine s'atrophie et se déforme, la *Crème Virgina* fournit les éléments réparateurs pour raffermir, développer et redresser les seins.

Résultats absolument remarquables. *Mode d'emploi :* Tous les jours lotionner les seins avec de l'eau froide additionnée d'un bon filet de *Sève Janette*, essuyer et faire un massage avec la *Crème Virgina* de la manière suivante : mettre une bonne couche de crème sous les aisselles et frotter doucement pendant 5 à 6 minutes pour la faire bien absorber, ensuite remettre de la crème aux alentours des seins et masser avec les paumes des deux mains, en partant des aisselles et en faisant le contour de chaque sein jusqu'à la naissance du cou. Exciter les muscles de la partie massée par une sorte de pétrissage et par des titillations de la pointe qui réveillent la vitalité des glandes; essuyer avec un linge fin. En peu de temps ce traitement embellit la forme, et rend la gorge et la poitrine opulentes et fermes, gracieuses, blanches et rondes.

La *Crème Virgina* se vend en boîtes du prix de 6 francs; les 3 boîtes, 17 francs.

1478. — CRÈME DE TARTRE, tartrate acide de potasse. — C'est le *tartre* que le vin laisse déposer dans les tonneaux et qu'on purifie. C'est un purgatif léger pour entretenir la liberté du ventre, la dose est de 10 à 30 gr., à prendre le matin en deux fois; son effet n'est pas certain et son usage prolongé peut irriter l'estomac. La *crème* de *tartre soluble* est le tartrate borico-potassique qu'on prépare avec l'acide borique et la crème de tartre, il a le même usage et les mêmes inconvénients que la crème de tartre.

1479. — CRÉOLINE ou CRÉSYL. — On le prépare avec les huiles lourdes de goudron de houille. C'est un liquide brun qui donne avec l'eau une émulsion laquelle possède des propriétés antiseptiques assez prononcées. L'émulsion n'est ni caustique ni irritante.

1480. — CRÉOSOTE. — Liquide retiré du goudron de bois, surtout du hêtre, par distillation; soluble dans l'alcool, l'éther, les huiles grasses, la glycérine, très peu soluble dans l'eau. Son principe est le *gaïacol*. On l'a préconisée contre la phtisie et on l'ordonne à la dose de 50 centigrammes à 2 grammes par jour, soit en capsules, soit associée à l'huile de foie de morue, au vin de Malaga. Voir *Echtinol Rezall*.

Huile de foie de morue créosotée.

Huile de foie de morue...	990 gr.
Créosote de hêtre........	10 (*Codex*).

2 à 4 cuillerées à soupe par jour.

Vin créosoté.

Créosote................	8 gr.
Alcool à 90°............	90 —
Malaga.................	800 —
Sirop de sucre.........	100 gr.

2 à 4 cuillerées par jour.

Pilules créosotées.

Créosote...............	5 gr.
Savon amygdalin.......	25 —

Faire une masse et diviser en 100 pilules, la dose est de 8 à 10 par jour.

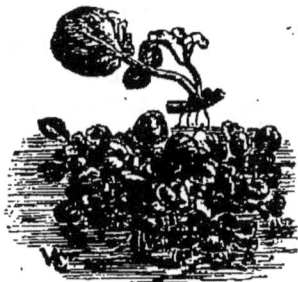

FIG. 499. — Cresson.

1481. — CRESSON, Sisymbrium nasturtium, famille des Crucifères. — Plante aquatique à fleurs blanches; on l'emploie comme antiscorbutique, rafraichissant et dépuratif, dans l'engorgement du foie, la dyspepsie, la scrofule, le scorbut. D'une saveur âcre agréable, d'une odeur piquante, le cresson contient de l'iode et des principes sulfurés. On prépare un suc et un sirop. Les vertus pour la santé qu'on lui attribue par le dicton populaire : « cresson de fontaine pour la santé du corps », sont exagérées et n'ont jamais été méritées. Le *cresson de Para* est employé comme dentifrice; mais il faut le considérer comme irritant et sans aucune utilité pour les soins de la bouche.

1482. — CRÉSOL, Crésylol, Acide crésylique. — On le retire du goudron de houille. Se trouve sous forme cristallisée et en liquide. C'est un antiseptique comme l'acide phénique et moins toxique. Insoluble dans l'eau, soluble dans la glycérine et l'alcool.

1483. — CRIN DE FLORENCE. — Il sert en chirurgie pour faire des sutures et des ligatures. On le conserve dans un liquide antiseptique, on le prépare avec la glande salivaire des vers à soie.

1484. — CROSNE DU JAPON. Stachys tuberifera. — Cette plante exotique est cultivée dans les jardins potagers pour ses tubercules qui constituent un excellent légume. Le crosne du Japon possède la douceur de la pomme de terre, la saveur du salsifis et de l'artichaut à la fois. Les tubercules de cette plante se présentent sous forme de plusieurs pommes de terre qu'on aurait soudées ensemble. Ce légume s'accommode de diverses manières et on le mange frit, au beurre ou en purée.

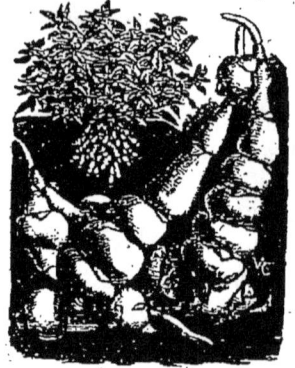

Fig. 500. — Crosne du Japon.

CROTON. — Voir *Huile de croton.*

1485. — CUBÈBE, Poivre Cubèbe. — C'est le fruit du *Piper cubeba*, famille des Pipéracées, arbuste qui croît au Malabar et à Sumatra. Il est de la grosseur du poivre ordinaire, verdâtre et muni de son pédoncule. Sa saveur est âcre et acide, son odeur aromatique. On emploie la poudre de cubèbe contre la blennorrhagie à la dose de 10 grammes par jour. On en prépare un opiat, des bols et des capsules; souvent on l'associe au *copahu*. C'est un médicament difficile à digérer et qui donne rarement une guérison radicale. On lui préfère l'essence de Santal. Voir *Santal Bline.*

1486. — CUMIN, Cuminum cyminum. Famille des Ombellifères. — On emploie les semences qui ont les mêmes propriétés que l'*anis*.

1487. — CURARE. Substance résineuse qu'on retire d'une plante de la famille des Strychnées. — Le curare est employé par les indigènes de l'Amérique du Sud pour empoisonner les flèches. En cas d'empoisonnement, il faut traiter le malade comme pour une asphyxie. Si le poison a été introduit par une plaie, lier le membre de chaque côté de la plaie, laver celle-ci, ensuite desserrer le lien progressivement.

1488. — CURCUMA, Curcuma longa. Famille des Amomées. — On emploie le rhizome comme aromatique et diurétique, on s'en sert principalement pour la teinture en jaune.

1489. — CYANURE DE FER, Bleu de Prusse. — En fragments d'un bleu foncé à cassure cuivreuse. Inusité en France, mais employé en Allemagne et en Angleterre comme fébrifuge dans les fièvres intermittentes à la dose de 20 à 50 centigrammes.

Cyanure de fer et de potassium, Prussiate jaune de potasse, Cyanure jaune. — Cristaux jaunes inodores, inusité en médecine, mais très employé dans les arts.

1490. — CYANURE DE MERCURE. — Se présente sous la forme cristallisée, d'un blanc mat efflorescent, soluble dans l'eau. C'est un poison très violent qu'on emploie aux mêmes doses que le *sublimé corrosif.*

1491. — CYANURE DE POTASSIUM. — Ce sel est blanc, déliquescent, très soluble, en masse blanche ayant une odeur spéciale.

S'altère et se décompose facilement. C'est un poison violent, très peu employé en médecine.

1492. — CYNOGLOSSE, Cynoglossum officinale. Famille des Borraginées. — On emploie la racine comme antidiarrhéique. Elle entre dans la composition des pilules de cynoglosse.

Pilules de cynoglosse du Codex.

Poudre de cynoglosse...............	10 gr.
Semence de jusquiame...............	10 —
Extrait d'opium...................	10 —
Myrrhe........................	15 —
Oliban........................	12 —
Safran........................	4 —
Castoreum......................	4 —

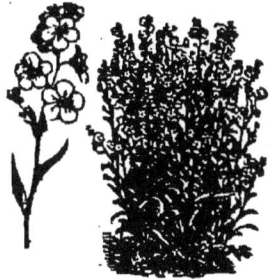

Sirop de miel, quantité suffisante (35 gr.) pour faire une masse pilulaire. On la divise en pilules de 10, 20 et 30 centigr. Les pilules de Cynoglosse opiacées du Codex sont de 20 centigr. et contiennent 2 centigr. d'extrait d'opium par pilule.

FIG. 501. — Cynoglosse.

D

1493. — DAHLIA. Dahlia, famille des Composées. — Il existe plusieurs espèces qu'on cultive dans les jardins. Cette plante donne de belles fleurs grandes, simples ou doubles. Son tubercule cuit à l'eau et confit dans du beurre constitue un aliment très agréable. Les feuilles et les fleurs fraîches ont été préconisées comme sédatives, mais leur efficacité est douteuse.

1494. — DATTES. — Ce sont des fruits d'un grand arbre qui croît en Asie et en Afrique, *Phœnix dactylifera,* famille des Palmiers. Elles sont adoucissantes et entrent dans le mélange des *quatre fruits pectoraux.* La tisane se fait en faisant bouillir 50 grammes de dattes par litre d'eau.

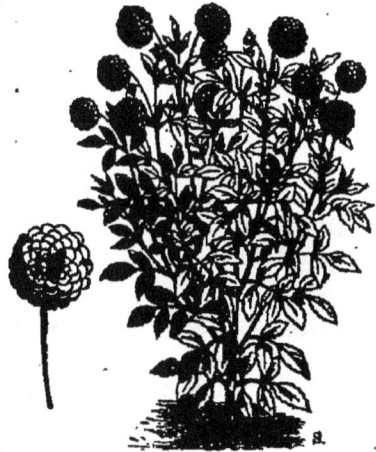

1495. — DATURA STRAMONIUM, Stramoine, famille des Solanées. — Plante narcotique à grandes feuilles anguleuses

FIG. 502. — Dahlia.

irrégulièrement découpées, d'une odeur vireuse, à fleurs blanches. Narcotique et antispasmodique, comme la belladone, on l'emploie dans les convulsions, les névralgies, l'épilepsie, l'asthme à la dose de 5 à 30 gouttes d'alcoolature ou de 4 à 10 centigr. d'extrait. On fait des fumigations et des cigarettes. — En cas d'empoisonnement, faire vomir, donner du thé, du café chaud, de l'éther ou de l'ammoniaque en petite quantité. Pratiquer la respiration artificielle. Réchauffer le malade, appliquer des sinapismes aux jambes. Voir *Asphyxie.*

DÉCOCTION. — C'est une tisane qu'on prépare en faisant bouillir la substance dans l'eau. Voir *Tisane.*

1496. — DENTELAIRE. — Herbe aux cancers. Herbe à dents. Plumbago europœa, famille des Plombaginées. — Plante haute de 1 mètre environ, les fleurs sont blanches ou violacées et disposées en épis. Les feuilles fraîches appliquées sous forme de cataplasmes sur la partie douloureuse agissent comme rubéfiant et vésicant dans le rhumatisme, les maux de reins, les névralgies et la sciatique. On emploie la racine contre les maux de dents. On prépare un liniment en faisant bouillir la racine avec de l'huile d'olive, on passe avec expression, il est employé en frictions contre la gale, la teigne et les parasites.

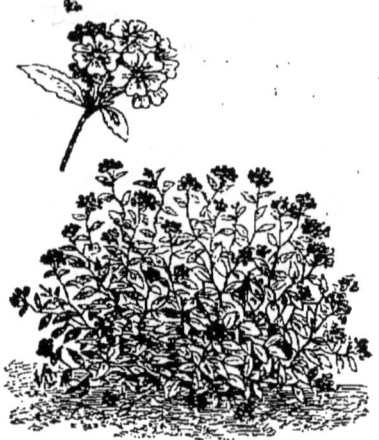

FIG. 503. — Dentelaire.

1497. — DENTIFRICE. — Pour conserver les dents il faut les nettoyer avec un bon dentifrice. Refuser les eaux et pâtes dentifrices contenant des substances irritantes, pour s'éviter la carie et la perte des dents. Il faut nettoyer les dents avec une pâte dentifrice neutre, *sans miel* et sans substances dures et ne contenant aucune poudre comme quinquina, charbon, corail, etc., qui restent entre les dents et les irritent. Pour se rincer la bouche on doit employer une préparation antiseptique d'une efficacité éprouvée. Voir *Dentifrice Rodol.*

Eau dentifrice.

Anis................	30 gr.
Girofle.............	8 —
Cannelle...........	8 —
Essence de menthe....	2 —
Eau-de-vie..........	875 —

Laisser macérer 8 jours, filtrer.

Eau dentifrice.

Girofle......	5 gr.
Cannelle.............	5 —
Badiane...............	5 —
Cochenille...........	2 —
Crème de tartre.......	2 —
Essence de menthe....	3 —
Alcool à 80°..	800 —

Laisser macérer 10 jours et filtrer.

1498. — DENTIFRICE RODOL (Élixir et pâte). — Préparé spécialement avec des susbtances antiseptiques, le *Dentifrice Rodol* est indispensable pour la propreté et l'hygiène de la bouche; il fortifie les gencives, blanchit les dents et rafraîchit l'haleine; il est aussi très utile pour préserver la bouche de toutes les inflammations provoquées par l'abus du tabac et des mets épicés. Par ses remarquables propriétés antiseptiques et astringentes, il assainit la bouche, la gorge ainsi que la surface et les cavités des dents et fait disparaître la *fétidité de l'haleine.* Son emploi laisse dans la bouche une sensation de fraîcheur des plus agréables. Il prévient la carie et calme les maux de dents. Le *Dentifrice Rodol* empêche la formation du tartre et communique aux dents un poli d'une blancheur éclatante.

Mode d'emploi. — L'*Élixir Dentifrice* est employé à la dose d'un petit filet dans un verre d'eau pour se rincer la bouche et nettoyer les dents. La *Pâte Dentifrice* s'emploie avec une brosse pour nettoyer les dents deux fois par jour, matin et soir. On trempe la brosse légèrement *mouillée* dans la *Pâte Dentifrice* et l'on frotte les dents et les gencives, ne pas craindre de frotter énergiquement pour détacher le tartre, et se

PLANTES

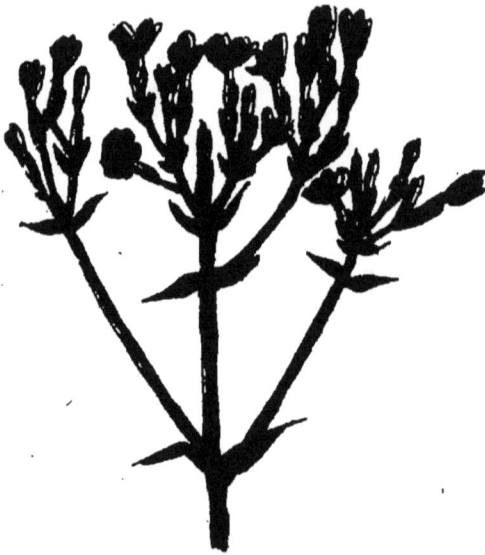

PETITE CENTAURÉE

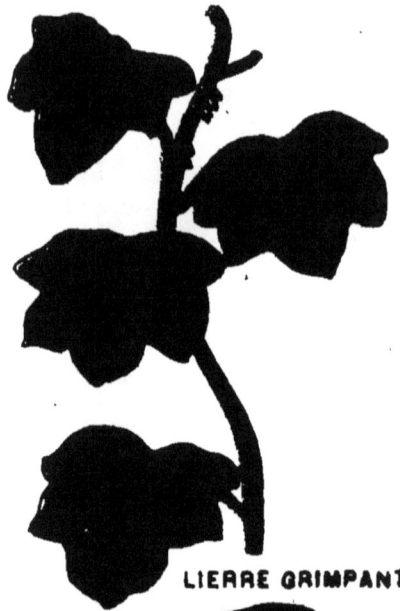

LIERRE GRIMPANT

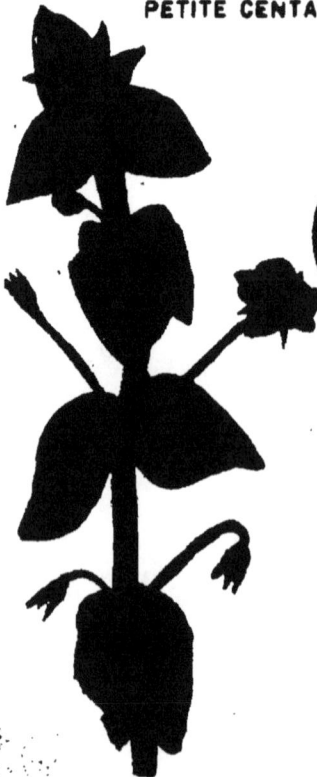

MOURON DES CHAMPS

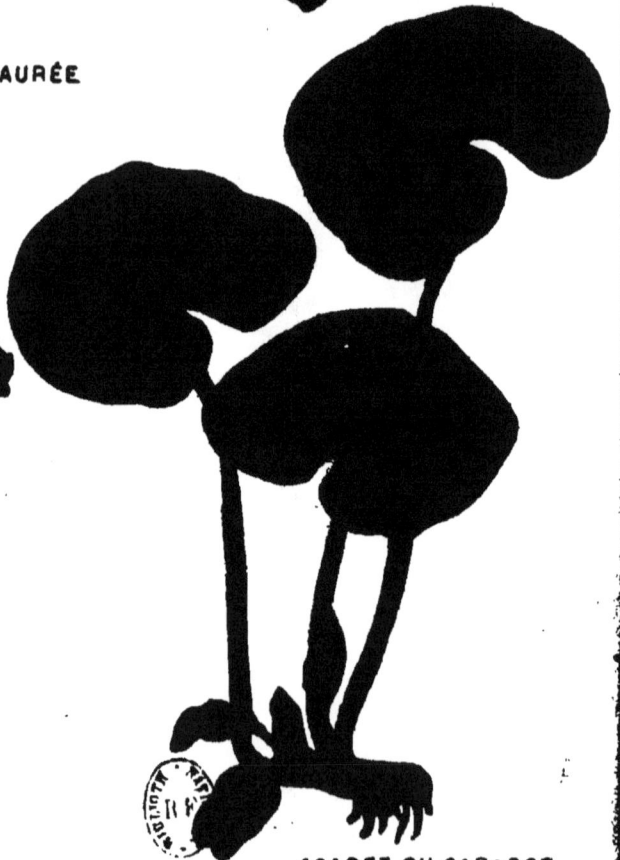

ASARET OU CABARET

rincer ensuite la bouche avec de l'eau, tiède de préférence, et dans laquelle on verse quelques gouttes d'*Elixir Dentifrice*. Pour calmer une rage de dents, introduire dans la dent creuse un tampon de coton hydrophile, préalablement trempé dans l'*Elixir Dentifrice pur*. Voir *Hygiène de la bouche et des dents*.

Le *Dentifrice Rodol* se vend en flacons de 2 fr. 50; les 3 flacons : 6 fr. 50; la *Pâte Rodol*, la boîte porcelaine : 2 fr.; les 3 boîtes : 5 fr.

DENTS. — Les soins à donner aux dents sont d'une importance capitale, et nos lectrices doivent s'en occuper très sérieusement.

Il faut nettoyer les dents à la brosse matin et soir. La brosse sera un peu dure. Faire une friction un peu énergique pour enlever le tartre dentaire. Il ne faut jamais employer la brosse à sec, mais mouillée d'eau dentifrice et trempée dans la *Pâte dentifrice Rodol*; ensuite, se rincer la bouche avec de l'eau tiède additionnée d'un peu de *Dentifrice Rodol*, si l'on veut avoir de jolies dents.

Nous conseillons le *Dentifrice Rodol* comme le meilleur. Composé avec des plantes odontalgiques, antiseptiques et balsamiques, il est précieux à tous les titres. Il empêche le développement des microbes, des schizomycètes et nettoie mécaniquement les interstices dentaires les plus étroits.

Il raffermit les gencives, combat l'acidité salivaire, empêche la formation du tartre et conserve admirablement les dents. Par l'asepsie qu'il assure à la cavité buccale pendant plusieurs heures après son usage, il empêche le mal de dents, la carie, rend les dents blanches sans attaquer l'émail; il laisse une agréable sensation de propreté et l'haleine gagne une fraîcheur et une suavité exquises. Le *Dentifrice Rodol* comprend l'*Elixir dentifrice Rodol* et la *Pâte dentifrice Rodol*.

Voir plus haut l'article *Dentifrice Rodol*.

1499. — DÉPURATIF PARNEL (liquide ou en pilules). — Le *Dépuratif Parnel* à base de plantes toniques et dépuratives est supérieur à tout ce qui a été employé jusqu'à ce jour pour purifier le sang et chasser les mauvaises humeurs. A base d'*Essence de Smilax Medica* et *Cassia lenitiva composée*, il possède des vertus curatives remarquables et a une puissance antiseptique considérable pour détruire les virus, les microbes et leurs sécrétions toxiques.

Son usage a donné et donne chaque jour des cures merveilleuses et des guérisons inespérées, dans des cas chroniques et très anciens.

Le *Dépuratif Parnel* agit comme remède souverain lorsque le sang est chargé d'impuretés; il empêche les mauvaises humeurs de s'accumuler dans le sang et dans nos organes; il active leur expulsion, régénère et purifie la masse du sang, excite l'appétit, régularise la circulation générale, favorise la nutrition, et répare nos tissus sans jamais congestionner ni anémier aucun de nos organes.

Il régularise les fonctions du foie, de l'estomac, des reins et des intestins en débarrassant le sang des âcretés et des mauvaises humeurs nuisibles à la santé.

Le *Dépuratif Parnel* guérit radicalement toutes les maladies de la peau, les vices du sang, les maladies chroniques, les maladies contagieuses et spécifiques les plus rebelles; il guérit les mauvaises humeurs, les plaies variqueuses et de mauvaise nature, les démangeaisons, les dartres, les eczémas, les tumeurs et les écoulements de toute nature, les affections herpétiques invétérées. Il fait disparaître l'inflammation dans toutes les maladies de la femme, les maladies de la matrice, des ovaires, de la trompe. Il régularise la circulation du sang chez la femme au moment du retour d'âge; sous son influence, la santé devient florissante, le corps se trouve reposé et l'on éprouve un bien-être général.

Absolument végétal, sans arsenic, sans mercure, ni iodure, le Dépuratif Parnel est composé d'extraits de plantes connues et expérimentées depuis des siècles et toutes inscrites au Codex par leur efficacité remarquable ; *ses remarquables propriétés, ses vertus curatives, furent successivement contrôlées en France, en Italie, en Angleterre et en Amérique et les résultats en ont toujours été satisfaisants; son action sur le sang vicié est certaine.*

Il détruit le germe du mal, c'est pourquoi il est précieux pour combattre avec succès toutes les manifestations *secondaires* et *tertiaires* de certaines affections.

A tout âge il rafraîchit la masse du sang et le régénère.

La dose est de une à deux cuillerées à bouche avant chaque repas. On peut également le prendre matin et soir.

Le *Dépuratif Parnel* se vend en bouteilles (demi-litre) du prix de 6 francs (*Six francs*); les 3 bouteilles : 17 francs ; les 6 bouteilles : 32 francs.

1500. — DÉPURATIF PARNEL EN PILULES. — Pour faciliter le transport et l'expédition dans les pays éloignés, nous préparons le *Dépuratif Parnel* en *Pilules*, dont la dose est de 3 pilules avant chaque repas.

Le *Dépuratif Parnel* en pilules a la *même composition* que le *Dépuratif* liquide.

Le *Dépuratif Parnel en Pilules* se vend en flacons de 100 pilules du prix de 6 francs (*Six francs*) ; les 3 flacons, 17 francs; les 6 flacons, 32 francs.

1501. — DÉRIVATIFS (latin *derivativus*, qui détourne). — Médicaments qui détournent l'inflammation d'une partie du corps pour la diriger vers une autre; les plus employés sont la teinture d'iode, les sinapismes, les bains de pieds chauds.

1502. — DERMATOL ou Gallate de Bismuth. — Poudre jaune insoluble qui a été préconisée comme astringent et antiseptique pour remplacer l'iodoforme ; on l'emploie pour saupoudrer les plaies. S'ordonne également contre la diarrhée à la dose de 2 à 3 grammes.

DÉVELOPPEMENT ET FERMETÉ DES SEINS. — Voir l'article *Crème Virgina.*

1503. — DEXTRINE. — Poudre jaune, soluble dans l'eau, qui s'obtient en chauffant l'amidon à 150 ou 200 degrés. On l'emploie pour confectionner des appareils inamovibles. On prépare une colle en la délayant dans l'eau. En chirurgie, dans les pansements des fractures, on emploie un mélange de 100 grammes de dextrine délayée dans 50 grammes d'alcool camphré et 50 grammes d'eau chaude et on l'étend sur les bandes des appareils. En se séchant, le pansement durcit et maintient le membre immobile.

1504. — DIACHYLON. — Cet emplâtre est composé de *litharge*, *d'axonge*, *d'huile d'olive*, d'eau, de *cire jaune*, de *poix blanche*, de *térébenthine* de *mélèze*, de *gomme ammoniaque*, de *galbanum* et *d'essence de térébenthine*; on fait fondre toutes les substances et après refroidissement on divise la masse en magdaléon. Le diachylon est employé pour préparer le *sparadrap*.

1505. — DIACODE (grec *kodia*, tête de pavot). — Se dit d'une préparation fabriquée avec l'extrait d'opium; exemple : *Sirop Diacode*.

1506. — DIAPHORÈSE (grec *diaphoresis*, transpiration). — Se dit lorsque la transpiration est plus abondante que d'habitude.

1507. — DIAPHORÉTIQUES. — Se dit des médicaments qui activent la transpiration.

1508. — DIASCORDIUM. — Ce médicament se présente sous forme *d'électuaire* ou pâte molle qui est préparée avec les substances suivantes : scordium, 60 gr.; roses rouges, bistorte, dictame de Crète, benjoin, gentiane, tôrmentille, semence d'épine-vinette, galbanum, gomme arabique, de chaque 20 gr.; bol d'Arménie, 80 gr.; extrait d'opium, gingembre, poivre long, 10 gr. de chaque; cannelle, 40 gr.; miel Rosat très cuit, 1,300 gr.; vin de Grenache, 200 gr.

1 gramme de diascordium contient 6 milligrammes d'extrait d'opium. C'est un astringent antidiarrhéique qu'on ordonne à la dose de 1 à 4 gr.

1509. — DIASTASE. — C'est le principe actif de l'orge germée ou malt (voir ce mot). La *diastase* ou *malline* se prépare en traitant une macération concentrée d'orge germée par deux fois son volume d'alcool à 95°; on obtient un précipité qu'on sèche à une température de 45°, après l'avoir étalé en couche mince sur des lames de verre. C'est une poudre amorphe blanc jaunâtre, insoluble dans l'alcool, fort soluble dans l'eau. C'est une substance azotée agissant comme ferment organique qui transforme l'amidon en dextrine et ensuite en sucre. On la trouve dans la salive. On prescrit la diastase contre la dyspepsie, mais pendant sa préparation, sous l'influence de la chaleur, ce médicament est presque toujours altéré; en outre, il se décompose comme la pepsine, lorsqu'on l'administre en solution ou sous forme d'Elixir, à cause de l'alcool. Son efficacité est donc faible. Comme la pepsine, la pancréatine, la papaïne et autres ferments digestifs, ce médicament ne guérit pas les maladies d'estomac. Le malade doit digérer avec son estomac et non pas avec des remèdes. Pour cela, il faut tonifier le tube digestif pour lui rendre sa fonction naturelle.

1510. — DICTAME DE CRÈTE, Origanum dictamus, famille des Labiées. — On emploie la plante qui a une odeur forte balsamique comme excitant, emménagogue. Cette plante se reconnaît à sa tige rougeâtre, velue, à ses feuilles petites, arrondies, cotonneuses et blanchâtres. Entre dans la composition du *diascordium*.

1511. — DIGESTIFS. — Médicaments qui facilitent la digestion soit en excitant la sécrétion des sucs, tels sont les amers, soit en augmentant leur pouvoir digestif, tels sont la pepsine, la diastase et la pancréatine. Aussi ces dernières substances n'ont qu'une action momentanée et ne peuvent guérir la cause. On ne doit pas chercher à digérer avec des médicaments mais avec l'estomac. Pour tonifier celui-ci et favoriser la sécrétion des sucs, en un mot lui rendre sa vigueur naturelle, il faut prendre l'*Elixir Spark*.

1512. — DIGITALE, Gant de Notre-Dame, **Digitalis purpurea**, famille des Scrofulariées. — On emploie la plante, qui contient un principe actif, la *digitaline*. Tige grande, souple, d'un mètre de haut, d'un vert rougeâtre, avec des fleurs tubulées pourpres ayant quelques taches à la gorge. Elles sont disposées en longs épis au sommet de la tige. La feuille est grande, ovale, pétiolée et dentée. C'est un poison violent qui, à dose élevée, arrête complètement les mouvements du cœur. On l'emploie pour ralentir la circulation du sang et diminuer le nombre des pulsations du cœur. C'est un diurétique puissant et un sédatif énergique qu'on prescrit dans l'anévrisme du cœur, les palpitations, l'ascite, l'hydropisie, à la dose de 20 à 25 centigrammes de feuilles, de 5 à 20 gouttes de teinture et de 5 à 50 grammes de sirop. Voir *Sirop de Convallaria Kost*.

Macération de digitale.

Feuilles de digitale.....   0 gr. 50 cent.
Eau..................   150 gr.

Par cuillerée à soupe toutes les 2 heures dans l'asthénie cardiaque.

Prises de digitale.

Poudre de digitale....   1 gr. 50 centigr.

Diviser en 15 paquets; un paquet matin et soir dans les affections cardiaques.

Potion à la digitale.

Teinture de digitale......   XX gouttes.
Teinture d'opium........   XX   —

Sirop de fleurs d'oranger......   30 gr.
Infusion de tilleul.......   120 —

Par cuillerées dans la journée.

Sirop de digitale.

Teinture de digitale..........   25 gr.
Sirop simple.................   975 —

2 à 5 cuillères à café par jour dans les maladies du cœur.

Granules de digitaline.

On les prépare à un milligramme de digitaline amorphe, et à un dixième de milligram. de digitaline cristallisée, dose 2 à 3 par jour.

La digitale et la digitaline sont des médicaments très dangereux qu'il importe d'éviter.

Empoisonnement. — En cas d'empoisonnement par la digitale, faire vomir, donner beaucoup de *thé chaud* ou café chaud et fort, ensuite de l'alcool, de l'éther ou un peu d'ammoniaque dans de l'eau. Pratiquer la respiration artificielle très prolongée comme pour la belladone. Voir *Asphyxie*. Appliquer des sinapismes aux jambes. Réchauffer le malade en mettant des bouillottes aux pieds.

1513. — DIONINE. — C'est le chlorhydrate d'éthylmorphine. S'ordonne à la dose de 15 à 20 milligr. pour les adultes et de 1 milligr. à partir de 3 ans contre la toux et la coqueluche. Médicament trop énergique; doit être surveillé.

1514. — DIURÉTIQUES. — Médicaments qui augmentent la quantité d'urine. Tels sont la digitale, le nitre, les queues de cerise, le genêt, le fenouil, la lactose, le colchique, l'eau, etc.

1515. — DOUCE-AMÈRE, Vigne de Judée, **Solanum dulcamara**, famille des Solanées. — Plante à tige grêle, grimpante, haute jusqu'à 2 mètres, ses feuilles

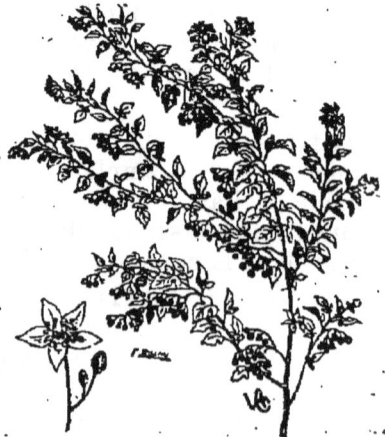

Fig. 501. — Douce-amère.

sont alternes, coriaces, d'un vert foncé; fleurs violettes, en bouquets, toujours penchées, auxquelles succèdent des baies rouges. On l'emploie en décocté à 20 gr. par litre d'eau dans les affections cutanées, l'herpès, la syphilis et les rhumatismes, mais ses propriétés sudorifiques et dépuratives sont faibles. A dose élevée, le décocté peut donner des vertiges et provoquer des accidents graves, à cause des principes vénéneux qu'elle contient. A l'extérieur, on emploie la décoction pour lotionner les dartres et les boutons.

1516. — DRAGÉES. — Ce sont des pilules recouvertes d'une couche de sucre très agréables à prendre, mais plus longues à agir que les pilules ordinaires. On peut faire des dragées presque avec toutes les pilules. Il faut les conserver à l'abri de l'humidité. On ne doit pas sucer les dragées médicamenteuses comme celles des confiseurs, mais les avaler en entier avec une gorgée d'eau.

1517. — DRAINS. — Ce sont des petits tubes en caoutchouc ou gutta-percha qui sont percés de trous. On les introduit dans les abcès, plaies, pour activer la sortie du pus. On doit employer les drains bien aseptiques, ce qu'on obtient en les chauffant à l'étuve à une température de 100 degrés.

1518. — DRASTIQUES (grec *drastikos*, énergique). — Médicaments qui purgent avec violence; tels sont le jalap, la coloquinte, la scammonée, la gomme-gutte, l'huile de croton, l'euphorbe, etc.

1519. — DROSERA. — On emploie cette plante contre la coqueluche à la dose de 5 à 20 gouttes de teinture dans une potion. Efficacité faible. Voir *Sirop Grindelia*.

1520. — DUBOISINE. — Principe actif extrait des feuilles de *Duboisia*, famille des Solanées. Possède les mêmes propriétés que l'atropine. On la prescrit dans le goître exophtalmique en collyre à la dose de 5 milligrammes pour 10 gr. d'eau et à l'intérieur en granules de 1 quart de milligramme.

DULCINE. — Voir *Sucrol*.

H

EAU ALBUMINEUSE. — Voir *Albumine*.

EAU ALCALINE. — Voir *Bicarbonate de soude*.

EAU ALUMINEUSE. — Voir *Alun*.

EAU BLANCHE. — Voir *Acétate de plomb liquide*.

EAU DE MÉLISSE DES CARMES. — Voir *Mélisse*.

1521. — EAU CÉLESTE. — Eau bleue qui se prépare en faisant dissoudre du sulfate de cuivre dans l'ammoniaque et de l'eau distillée; on l'emploie en collyre pour les yeux comme excitant, résolutif.

EAU DENTIFRICE. — Voir *Dentifrice*.

1522. — L'EAU BALTA « LA LEVANTINE » pour la recoloration des cheveux en toutes nuances : noir, brun, châtain, blond. — Complètement inoffensif, donnant des nuances naturelles, ce merveilleux produit n'est pas une teinture, mais une dissolution spéciale connue depuis des années par son efficacité absolument certaine. Sans aucun danger pour le cuir chevelu, l'*Eau Balta* « la *Levantine* » ne colle pas les cheveux, les rend légers et souples, facilite la frisure et leur donne la nuance désirée. Régénératrice du bulbe pileux, l'*Eau Balta* « la *Levantine* » est une eau très fortifiante qui rend aux cheveux l'énergie vitale et l'éclat de la jeunesse. La nuance obtenue est franche, d'une beauté parfaite et résiste longtemps.

L'*Eau Balta* « la *Levantine* » rend aux cheveux leur belle nuance qui menace de disparaître. Cette eau merveilleuse fait disparaître les cheveux gris, les pellicules et donne une chevelure superbe pleine de jeunesse.

Mode d'emploi. L'emploi en est facile : Appliquer le liquide avec une petite brosse, en séparant les cheveux par petites portions, afin de distribuer l'*Eau Balta* également partout ; insister un peu sur les tempes et aux racines ; donner ensuite beaucoup d'air pour faire sécher rapidement. Une application, rarement deux ramènent les cheveux grisonnants ou blancs à la nuance désirée.

Avant l'application il est utile auparavant de bien laver et dégraisser les cheveux avec l'*Eau de Cologne* ou le *Régénérateur Spark* pour obtenir une nuance nette. Une application aux racines tous les dix ou quinze jours suffit pour entretenir la nuance. L'*Eau Balta* « la *Levantine* » agit avec un égal succès sur la barbe, la moustache et les sourcils. Exiger la véritable *Eau Balta* « la *Levantine* ». Avoir soin de bien indiquer la nuance désirée. Conserver le flacon à l'abri de la lumière.

L'*Eau Balta* se vend en flacons de 4 francs (*Quatre francs*) ; les 3 flacons, 11 francs. Voir *Pommade Loventine*.

1523. — EAU DISTILLÉE. — L'eau contient toujours des sels et des matières organiques, on la débarrasse de ces principes par la distillation. L'eau ainsi obtenue est exempte de chlorures et de sulfates. On distille également l'eau ordinaire avec des plantes. On obtient ainsi une eau chargée des principes volatils des plantes. L'eau distillée simple peut être remplacée par l'*eau de pluie*. Les eaux distillées doivent être conservées à l'abri de la lumière et dans des flacons non bouchés. Elles s'altèrent facilement et il se forme un dépôt floconneux ; lorsqu'elles sont troubles on les filtre sur un peu de sous-nitrate de bismuth ou de talc. Les eaux distillées les plus employées sont l'eau distillée de *laurier-cerise*, de *fleurs d'oranger*, de *roses*, de *tilleul*, de *laitue*, de *menthe*.

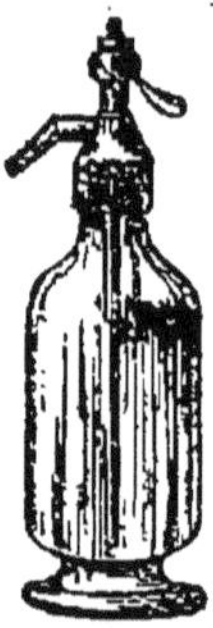

FIG. 505.
Siphon
d'eau de
Seltz.

FIG. 506.
Bouteille gazogène
pour préparer
l'eau gazeuse avec
la poudre gazogène.

L'eau distillée n'est pas alimentaire et ne peut être employée pour la boisson. Lorsqu'on est obligé de consommer l'eau distillée, dans la marine, par exemple, pendant des longs voyages, on ajoute à l'eau distillée des sels minéraux dans les proportions suivantes : bicarbonate de soude, 2 gr., bicarbonate de chaux 4 gr., chlorure de sodium 50 centigrammes, sulfate de soude 30 centigrammes pour 100 litres d'eau afin de se rapprocher de la composition de l'eau ordinaire.

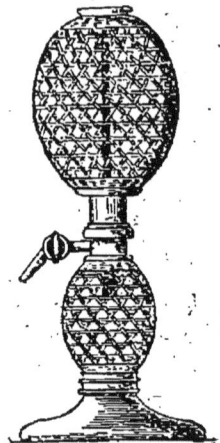

1524.—EAU GAZEUSE, EAU DE SELTZ. — C'est de l'eau chargée, plusieurs fois son volume, d'acide carbonique sous une pression de sept atmosphères. On peut la préparer instantanément avec un appareil gazogène. Elle est acidulée, rafraîchissante et digestive. Il existe en Prusse une eau gazeuse naturelle mais elle est presque inconnue en France, l'eau de Seltz artificielle que l'industrie nous livre à un prix très réduit, possède les mêmes propriétés et rend absolument les mêmes services. Voir *Acide carbonique*.

EAU GOMMEUSE. — Voir *Gomme arabique*.

EAU DE GOUDRON. — Voir *Goudron*.

1525. — EAU HÉMOSTATIQUE. — Préparation pour arrêter les hémorragies. Elles sont presque inusitées. On les préparait autrefois avec des plantes astringentes, de l'alun, de la térébenthine et même avec de l'acide sulfurique. La médecine moderne possède des médicaments plus efficaces dont l'effet se fait sentir dès la première dose.

EAU JANETTE. — Eau anti-rides d'une efficacité éprouvée. Son usage efface les rides et pattes d'oie et tonifie l'épiderme. Voir l'article *Rides*, *Patte d'Oie*. Elle se vend en flacons de 5 francs; les 3 flacons, 14 francs.

EAU DE JAVEL. — C'est l'hypochlorite de potasse en solution. Voir *Chlorures décolorants*. Voir *Empoisonnement*.

1526.—EAU DE LAURIER-CERISE, de MENTHE, de ROSES, etc. — Se préparent en distillant l'eau dans laquelle on fait macérer les plantes.

1527.—EAU DE MER.— L'eau de mer contient beaucoup de chlorure de sodium, des bicarbonates alcalins, des sulfates de magnésie, de soude et de chaux, du chlorure de magnésie. Elle a une saveur amère et salée; sa température est variable suivant les régions. (Voir *Bains de mer*.) On emploie l'eau de mer en injections hypodermiques à la place de sérum artificiel. On l'a préconisée contre la gastro-entérite des nouveau-nés, les maladies nerveuses, la neurasthénie, la scrofule, la tuberculose. On fait des injections à la dose de 30 à 60 gr. deux à trois fois par semaine. Chez les enfants on les fait à l'omoplate, chez les adultes aux fesses.

EAU DE MIEL. — Voir *Miel*.

EAU D'ORGE. — Voir *Orge*.

EAU OXYGÉNÉE. — C'est l'eau dans laquelle on fait dissoudre une quantité variable d'oxygène. On l'emploie comme antiseptique dans les pansements des plaies et la toilette intime.

EAU DE RIZ. — Voir *Riz*.

EAU SECONDE. — C'est l'acide azotique. L'*Eau seconde des peintres* est la potasse caustique.

EAU SÉDATIVE. — Voir *Ammoniaque*.

EAU SULFUREUSE. — Voir *Eaux minérales*.

EAU-DE-VIE. — Contient 45° à 60° pour cent d'alcool. Son usage est nuisible.

EAU-DE-VIE ALLEMANDE. — Teinture purgative. Voir *Jalap.*

EAU-DE-VIE CAMPHRÉE. — Voir *Camphre.*

1528. — EAUX-MÈRES. — Ce sont des eaux salées très concentrées par l'évaporation. Les plus employées sont les eaux-mères de *Salies-de-Béarn* qui contiennent du chlorure et du bromure de magnésium et l'eau-mère des *Salins* qui est très riche en chlorure de sodium. On les prescrit en bains dans le lymphatisme et la scrofule: 3 à 5 litres pour un grand bain, 1 à 3 litres pour un bain d'enfant. Les sels d'eaux-mères sont obtenus en évaporant les eaux-mères.

1529. — EAU RÉSOLUTIVE SOKER. — Solution antiseptique, cicatrisante, tonique et astringente, employée avec succès et depuis fort longtemps dans le traitement de toutes les maladies de la peau, l'acné, les dartres, l'eczéma, les démangeaisons. Préparée avec la résorcine et des sulfates astringents et antiseptiques à la fois, c'est le meilleur remède pour le pansement des plaies et des blessures; elle nettoie la partie malade et supprime tout suintement ou suppuration. C'est le meilleur médicament antiseptique et non caustique connu.

S'emploie en lotions, en compresses, ou en lavages que l'on renouvelle suivant les besoins.

L'*Eau Résolutive Soker* se vend en flacons de 3 francs (*Trois francs*).

1530. — EAUX MINÉRALES (Renseignements sur les principales). Les eaux minérales ne guérissent pas la maladie, mais elles peuvent être utiles pour modifier le terrain, empêcher l'éclosion du mal et la progression de la maladie. Comme le dit bien le professeur Hardy, les eaux minérales sont meilleures pour consolider la guérison que pour l'effectuer réellement.

Pour préparer soi-même une eau minérale. — On peut préparer soi-même une excellente eau minérale possédant toutes les propriétés curatives et antiseptiques avec la *Septiline* qui assainit l'eau et lui donne un goût très agréable. La *Septiline* est hygiénique, antiseptique, tonique, fortifiante et digestive.

Aix-les-Bains (Savoie). — Altitude : 250 mètres; saison du 15 mai au 30 septembre. Eaux très chaudes. Température 45° degrés. *Sulfurées calciques.* Contiennent de l'acide sulfhydrique. Elles sont ordonnées dans les rhumatismes, syphilis, scrofule, lymphatisme.

Ax (Ariège). — Altitude : 710 mètres. Saison du 15 mai au 1er octobre. Eaux froides et chaudes. Température de 17° à 75°. Eaux *sulfurées sodiques.* Contiennent un centigramme de sulfure de sodium par litre.

Allevard (Isère). — Altitude : 475 mètres. Saison du 1er mai au 1er octobre. Eaux tièdes. Température 23°. Eaux *sulfurées calciques.* Contiennent de l'*acide sulfhydrique.* Maladies de poitrine, scrofule, maladies de la peau et surtout pour les anciennes blessures par armes à feu.

Amélie-les-Bains (Pyrénées-Orientales). — Eaux *sulfurées sodiques,* thermales, maladies de poitrine.

Apollinaris (Neuenhar, Vallée de l'Ahr). — Jaillit d'une très grande profondeur. Eau de table *alcaline, chlorurée,* très gazeuse.

Bagnoles (Orne). — Altitude 160 mètres. Saison du 15 mai au 1ᵉʳ octobre. Eaux froides et tièdes. Température 12° à 27° centigrades. Eaux salines, *chlorurées, sodiques, ferro-manganésiennes.*

La Bourboule (Puy-de-Dôme). — Altitude 350 mètres. Saison du 1ᵉʳ juin au 15 octobre. Eaux froides et chaudes. Température de 18° à 55° centigrades. Eaux *chlorurées, bicarbonatées, arsénicales,* contenant 2 grammes de bicarbonate de soude par litre. Maladies de poitrine, chlorose, anémie, maladies de la peau, scrofule, rhumatismes, diabète, acné.

Bourbonne-les-Bains (Haute-Marne). — Altitude : 300 mètres. Saison du 1ᵉʳ juin au 1ᵉʳ octobre. Eaux *chlorurées, sodiques,* très chaudes. Température 58° centigrades. Contiennent du chlorure de sodium et de calcium, 7 grammes et quelques centigrammes de bromure de sodium par litre. Tumeurs blanches, engorgements des glandes, maladies du système osseux, paralysie, ataxie locomotrice, rhumatismes, névralgies, syphilis.

Bussang (Vosges). — Altitude 625 mètres. Eaux *bicarbonatées, ferrugineuses,* froides. Température : 13°. Saison du 15 mai au 15 septembre. Eau de table. Anémie, chlorose, dyspepsie.

Capvern (Hautes-Pyrénées). — Eaux *sulfatées, calciques* et *ferrugineuses.* Température : 25°. Engorgements du foie et de la rate, affections de l'utérus et des voies urinaires, gravelle, néphrite calculeuse, goutte, diabète, hémorroïdes.

Cauterets (Hautes-Pyrénées). — Altitude : 930 mètres. Saison du 1ᵉʳ juin au 1ᵉʳ octobre. Eaux chaudes. Température de 25 à 50° centigrades. Eaux *sulfurées, sodiques.* Maladies du tube digestif et des voies respiratoires, goutte, maladies des voies urinaires et du système nerveux.

Challes (Savoie). — Eaux *sulfureuses, alcalines, iodurées* et *bromurées* froides. Scrofule, goutte, gravelle, maladies de la gorge, du nez, des oreilles et des yeux.

Châtel-Guyon (Puy-de-Dôme). — Altitude : 360 mètres. Saison du 15 mai au 15 septembre. Eaux tièdes et chaudes. Température 25° à 35° centigrades. Eaux *bicarbonatées, chlorurées,* légèrement laxatives. Contiennent 1 gramme de chlorure et de sulfate de magnésie par litre.

Châteauneuf (Puy-de-Dôme). — Eaux *bicarbonatées sodiques.* Température de 16° à 35°. Rhumatismes, gravelle, eczéma.

Condillac (Drôme). — Altitude 100 mètres. Eaux froides. Température 13°. Saison du 15 mai au 15 octobre. Eaux *bicarbonatées calciques carboniques.* Eau de table.

Contrexéville (Vosges). — Altitude 350 mètres. Saison du 15 juin au 15 septembre. Eaux froides. Température 10° centigrades. Eaux *bicarbonatées sulfatées.* Contiennent par litre 5 centigrammes de sulfate de chaux et quelques traces de fer. Eau de table. Gravelle, goutte, catarrhe de la vessie.

Dax (Landes). — Altitude 40 mètres. Boues minérales.

Eaux-Bonnes (Basses-Pyrénées). Altitude 750 mètres. Saison du 1ᵉʳ juin au 15 septembre. Eaux chaudes et froides. Eaux *sulfurées, sodiques.* Contiennent 2 centigrammes de sulfure de sodium par litre. Température 12° à 33° centigrades. Maladies de la gorge, pharyngites, laryngites, bronchites, pneumonies, pleurésies chroniques.

Evian-les-Bains (Haute-Savoie). — Altitude 375 mètres. Saison du 15 juin au 15 septembre. Eaux *bicarbonatées* froides. Température 11°. Calculs, maladies de l'estomac.

Forges-les-Eaux (Seine-Inférieure). Altitude 160 mètres. Saison du 15 juin au 15 septembre. Eaux *ferrugineuses* froides. Température 6°. Chlorose, anémie, dyspepsie.

La Malou (Hérault). — Altitude 90 mètres. Saison du 1er juin au 1er octobre. Eaux froides et chaudes. Température de 17° à 45°. Eaux *alcalines ferrugineuses*.

Luchon ou Bagnères-de-Luchon (Haute-Garonne). Altitude 625 mètres. Saison du 1er juin au 1er octobre. Eaux froides et chaudes. Température 17° à 56° centigrades. Eaux *sulfurées sodiques*. Contiennent jusqu'à 8 centigrammes de sulfure de sodium par litre. Eaux très énergiques, surveiller l'emploi. Scrofule, syphilis, rhumatismes, ulcères, fistules, caries, nécroses.

Luxeuil (Haute-Saône). — Altitude : 305 mètres. Saison du 1er mai au 15 octobre. Eaux *chlorurées, manganiques*. Température de 25° à 50°. Contiennent des matières bitumeuses. Affections nerveuses, gastralgies, rhumatismes, anémie, chlorose.

Mont-Dore (Puy-de-Dôme). — Altitude 145 mètres. Saison du 1er juin au 15 septembre. Eaux froides et chaudes. Température 10° à 45°. Eaux faiblement minéralisées, *bicarbonatées, arsenicales, ferrugineuses et gazeuses*. Contiennent 45 centigrammes de bicarbonate de soude et 1 milligramme d'arséniate de soude par litre. Bronchites, asthme, affections utérines et cutanées.

Néris (Allier). Altitude 260 mètres. Saison du 20 mai au 15 octobre. Eaux très chaudes. Température 50° centigrades. Contiennent 35 centigrammes de bicarbonate de soude par litre. Rhumatismes chroniques.

Orezza (Corse). — Altitude 600 mètres. Eaux *ferrugineuses* froides. Température 10° centigrades. Anémie, chlorose, diarrhée chronique.

Plombières (Vosges). — Altitude 420 mètres. Saison du 15 mai au 15 octobre. Eaux froides et chaudes. Eaux *silicatées sodiques*. Température de 15° à 63° centigrades. Contiennent 12 centigrammes de bicarbonate de soude et des traces d'arsenic. Rhumatismes, maladies d'estomac, affections de la matrice, névroses, paralysies, fièvres intermittentes rebelles.

Pougues (Nièvre). — Altitude : 200 mètres. Saison du 15 mai au 1er octobre. Eaux froides et chaudes. Température 13° centigrades. Eaux *bicarbonatées*. Contiennent du bicarbonate de soude, de chaux, de magnésie et de l'acide carbonique. Affections hépatiques, calculs urinaires, diabète, gravelle, anémie.

Royat (Puy-de-Dôme). — Altitude : 450 mètres. Saison du 15 mai au 15 octobre. Eaux alcalines tièdes *bicarbonatées, chlorurées, ferrugineuses, arsenicales*. Température : 20° à 50°. Maladies du foie et de l'estomac, affections utérines, anémie, chlorose, dyspepsie, gastralgie.

Saint-Alban (Loire). — Eaux *bicarbonatées, sodiques, ferrugineuses* et *gazeuses*. Température : 17°. Maladies d'estomac, de la vessie, anémie, goutte, diabète.

Saint-Amand (Allier). — Eaux *sulfatées calciques*. Température 22°.

Boues sulfatées. Atrophies des membres, foulures, raideurs des articulations, engorgements du foie, paraplégies.

Saint-Honoré (Nièvre). — Altitude 270 mètres. Eaux *sulfureuses*, faibles et tièdes. Température 30°.

Saint-Sauveur (Hautes-Pyrénées). — Altitude : 770 mètres. Saison de mai à octobre. Eaux chaudes. Température : 34° centigrades. Eaux *sulfureuses*.

Sermaize (Marne). — Eaux froides *alcalines*, laxatives et diurétiques. Maladies du foie.

Uriage (Isère). — *Eaux et Sources sodiques sulfureuses*. Température : 27°. Lymphatisme, scrofule, affections cutanées.

Ussat (Ariège). — Saison du 1ᵉʳ juin au 1ᵉʳ octobre. Eaux chaudes, *bicarbonatées calciques*. Contiennent du sulfate de magnésie. Température : 35°.

Vals (Ardèche). — Altitude : 260 mètres. Saison du 1ᵉʳ juin au 15 septembre. Eaux froides, *bicarbonatées sodiques*. Contiennent du fer et de 1 à 7 grammes de bicarbonate de soude par litre.

Vichy (Allier). — Altitude : 240 mètres. Saison du 15 mai au 15 septembre. Eaux *bicarbonatées sodiques* froides et chaudes. Température de 17° à 40° centigrades. Contiennent par litre 5 grammes de bicarbonate de soude, des traces d'arsenic, et son volume d'acide carbonique. Maladies du tube digestif et du foie, acné, diabète, albuminurie, affections de la peau, de la vessie et de l'utérus.

Vittel (Vosges). — Altitude : 335 mètres. Saison du 1ᵉʳ juin au 1ᵉʳ octobre. Eaux froides *bicarbonatées sulfatées*. Température : 35°.

Avis. — On peut préparer soi-même une eau minérale en versant une cuillerée à bouche de *Septiline* dans un litre d'eau. La *Septiline* assainit l'eau.

1531. — EAU DE TOILETTE. — Plusieurs eaux de toilette donnent des rougeurs, des boutons et des démangeaisons à cause de leur composition acide ou irritante. On rejettera celle qui contient du vinaigre. La meilleure eau de toilette est la *Sève Janette*. Voir *Sève Janette*.

1532. — ECHTINOL REZALL. — C'est le plus puissant des médicaments dans les maladies consomptives. Il excite la nutrition et l'assimilation languissantes et possède, par l'hypophosphite qui forme sa base, une puissante action microbicide. Son usage donne des résultats excellents, surtout dans la bronchite chronique, la phtisie, les pleurésies d'origine tuberculeuse et dans toutes les affections pulmonaires.

Dans l'état actuel de la science, l'*Echtinol Rezall* constitue le seul remède qui possède réellement une action curative éprouvée dans la tuberculose pulmonaire, bronchite chronique, emphysème, paludisme, asthme, neurasthénie, convalescence, etc. C'est le reconstituant le plus énergique pour tonifier les tissus. Sous l'influence de l'*Echtinol Rezall* le malade retrouve l'appétit disparu, l'assimilation se fait mieux, le malade se sent plein d'énergie, devient gai; l'oppression, les idées noires disparaissent, le sommeil redevient bon; les vomissements disparaissent, la fièvre tombe, la toux diminue pour cesser ensuite complètement, l'expectoration est plus facile, la purulence et la fétidité des crachats s'atténuent de plus en plus; à l'examen bactériologique, on constate une grande diminution des bacilles de Koch.

La dose est de deux cuillerées à soupe par jour pour adultes, et de deux cuillerées à café par jour pour enfants. On doit prendre une cuillerée avant chaque repas et continuer régulièrement sans aucune interruption. L'*Echtinol Rezall* se vend en flacons de 4 francs (*Quatre francs*); les 3 flacons : 11 francs; les 6 flacons : 21 francs.

Observation. — Pour les pays étrangers, l'*Echtinol Rezall* se présente sous forme d'*Extrait concentré*, ce qui permet l'expédition par la poste. Pour la manière de s'en servir et la dose à prendre, voir l'instruction sur l'étiquette.

1533. — ÉLECTUAIRE. — Mélange de poudre, extraits et sirops ayant la forme d'une pâte ferme.

1534. — ELIXIRS. — Ce sont des médicaments liquides à base d'alcool, des sirops et des teintures. Ils sont tous irritants et fatiguent l'estomac. Employés contre les maladies d'estomac, ils produisent souvent l'effet contraire. On doit s'abstenir de tous les élixirs à base de pepsine, de diastase et autres ferments qui aggravent la maladie. Voir l'*Elixir Spark*.

1535. — ELIXIR DUCASE. — A base de véritable **Hamamelis Virginica** associé à d'autres plantes spéciales, cet élixir constitue le meilleur remède pour les varices, plaies variqueuses et les hémorroïdes. Il rétablit et active la circulation du sang et guérit. La dose est d'une cuillerée à bouche avant chaque repas. L'*Elixir Ducase* se vend en flacons de 4 francs (*Quatre francs*); les 3 flacons : 11 francs; les 6 flacons: 21 francs.

1536. — ELIXIR SPARK (*Élixir végétal*). — Tisane concentrée au jus d'herbes toniques, dépuratives, rafraîchissantes, laxatives et stomachiques. L'*Élixir Spark* est unique, par sa composition, dans la médecine moderne pour rétablir les fonctions intestinales et combattre les troubles de l'appareil digestif. Aucun produit, aucune poudre, pilules ou cachets ne peuvent être comparés à l'efficacité merveilleuse de cet élixir. D'une action très heureuse sur le système nerveux, il rétablit et active le travail de la digestion, en augmentant les sécrétions du foie, du pancréas et de l'intestin et régularise l'assimilation des substances nutritives. Il est très efficace dans toutes les maladies d'estomac, la dyspepsie, la gastralgie, les mauvaises digestions, les renvois, les aigreurs, la constipation, les hémorroïdes, l'excès de bile, les maladies du foie, la congestion, la migraine, et toutes les maladies provenant de l'âcreté du sang ou d'une insuffisance des sécrétions des glandes.

Son usage régularise les fonctions menstruelles, rend les règles plus abondantes, quand le flux menstruel est insuffisant, et clarifie le teint. Il évite le retour des accès de goutte et de rhumatisme, empêche les accidents de l'âge critique.

Absolument végétal, à base de plantes amères, toniques et rafraîchissantes, — *espèces amères, cascara et sauge composées*, — il fortifie les muscles et ramène les fonctions digestives à leur état normal, en stimulant le travail intime des cellules; **c'est le remède souverain et la plus heureuse préparation qui existe contre toutes les affections du foie,** de l'estomac et des intestins ; on l'emploie avec grand succès contre le diabète et les fièvres paludéennes, qui toutes dépendent du foie, et dans les maladies des reins.

Il *élimine de l'organisme toutes les mauvaises humeurs, tous les déchets de l'alimentation* et de *la circulation* et préserve de l'appendicite. C'est le remède spécifique et souverain de la constipation et de toutes les affections consécutives. Ce n'est pas un drastique qui irrite, mais un laxatif doux dont l'usage, même très prolongé, ne donne pas d'entérite. Son action est régulière, facile à régler et sans accoutumance dans la constipation habituelle. Il est indispensable dans le cancer, la tuberculose, le diabète, l'acné, l'eczéma, la gastralgie, la neurasthénie, les vomissements, la migraine, la goutte, la gravelle, le rhumatisme, l'anémie, les affections hémorroïdales, les mauvaises digestions, l'obésité, les congestions, les maladies des femmes, etc. Il désinfecte le tube intestinal, favorise la nutrition, et facilite la guérison de toutes les maladies chroniques. C'est le remède héroïque, indispensable dans toutes les maladies ; c'est le digestif qui guérit, c'est le laxatif qui n'irrite pas.

Mode d'emploi : L'*Elixir Spark* se prend à la dose d'une à deux cuillerées à café, mélangée avec un peu d'eau, après chaque repas ou le soir en se couchant. L'*Elixir Spark* se vend en flacons de 3 fr. 50 (*Trois francs cinquante centimes*).

Les 3 flacons : 10 fr. (*Dix francs*), les 6 flacons : 20 fr. (*Vingt francs*).

1587. — ELLÉBORE BLANC, Veratrum album. — Famille des Colchicacées. On emploie la racine qui contient un principe actif : la vératrine. C'est un purgatif violent, un émétique et un sternutatoire qu'on a préconisé dans les maladies de la peau et la goutte. La dose est de 10 centigr. C'est un poison violent.

La *Vératrine* est le principe actif de l'ellébore. On l'ordonne dans la goutte et les rhumatismes en granules de 1 milligr. et en pommade. Médicament très dangereux. En cas d'empoisonnement, faire vomir et donner des stimulants, thé, café chauds.

ELLÉBORE NOIR. Helleborus niger. — Il est employé comme emménagogue, vermifuge et surtout purgatif drastique ; c'est un médicament trop violent à peu près inusité.

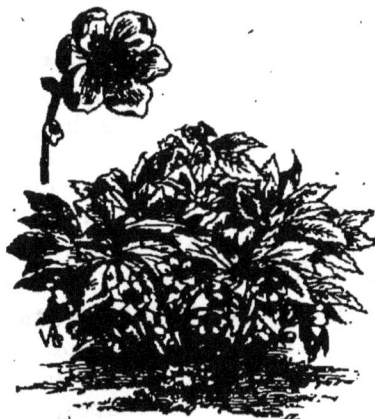

Fig. 507. — Ellébore blanc.

1588. — ÉMÉTIQUE. Tartre stibié. — C'est le tartrate de potasse et d'antimoine qui est blanc et soluble dans l'eau. On l'emploie comme vomitif, purgatif et rubéfiant. La dose vomitive est de 3 à 20 cent. à prendre avec une *petite quantité d'eau* en deux ou trois fois. On y ajoute souvent 1 gr. 50 centigr. de poudre d'Ipéca. La même dose prise dans un litre d'eau est purgative et se boit alors par petites tasses jusqu'à effet purgatif suffisant. En ajoutant 20 gr. de sulfate de soude, on obtient un effet vomitif et purgatif à la fois (effet émét ocathartique). On prépare une pommade rubéfiante. L'émétique est un médicament très irritant, qui ne convient pas à tous les tempéraments ; administré mal à propos, il peut déterminer des accidents.

Vomitif.

Émétique.............. 0 gr. 05 centigr.
Poudre d'ipéca........ 1 — 50 —

Diviser en trois paquets à prendre à dix minutes d'intervalle dans un peu d'eau. On facilite l'effet en buvant un peu d'eau tiède. Ne pas boire trop d'eau, sinon le vomitif n'agira que comme purgatif. Cette dose est pour un adulte. On ne doit jamais faire vomir les enfants avec l'émétique, le seul vomitif permis aux enfants est le sirop et la poudre d'ipécacuanha.

Potion stibiée contre le croup.

Émétique.............. 0 gr. 10 centigr.
Sirop d'ipécacuanha.. 30 gr.
Oxymel scillitique... 10 —
Infusion de polygala.. 150 —

Par cuillerées pour faciliter l'expulsion des fausses membranes.

Potion éméto-cathartique.

Émétique............. 0 gr. 10 centigr.
Sulfate de soude..... 15 gr.
Eau chaude.......... 250 —

En trois doses, un quart d'heure d'intervalle. L'effet est vomitif et purgatif à la fois.

Pommade stibiée. — Pommade d'Autenrieth.

Émétique.............,... 10 gr.
Axonge benzoïnée....... 30 —

En onctions sur la peau pour produire des boutons. Ce moyen de dérivation était employé contre les rhumes et la coqueluche opiniâtres. On le remplace aujourd'hui par la teinture d'iode.

1539. — ÉMÉTO-CATHARTIQUE (grec *emétos*, vomissement et *kathartikos*, qui nettoie). — Médicament qui agit comme vomitif et purgatif à la fois.

1540. — EMMÉNAGOGUE. — Médicament qui facilite l'arrivée des règles.

1541. — EMOLLIENT. — Médicament qui adoucit et diminue l'inflammation des tissus.

1542. — EMPLATRES. — Ce sont des pommades très consistantes, destinées à être appliquées sur la peau, après les avoir étendues sur une toile. Ainsi présentée, la préparation porte le nom de *Sparadrap*. L'emplâtre simple se prépare avec : litharge pulvérisée, 20 gr. ; axonge, 20 gr. ; huile d'olive, 20 gr. et eau, 40 gr. On fait fondre les trois premières substances, on ajoute l'eau et on fait bouillir en remuant pour obtenir une masse blanche avec laquelle on fait des magdaléons. L'emplâtre simple sert de base à beaucoup d'autres emplâtres.

1543. — EMPLATRE FONDANT DARVET. — Préparé avec l'extrait de *Conium maculatum*, l'Emplâtre Fondant Darvet est un spécifique précieux de tous les engorgements des glandes, des tumeurs, des fibromes, des loupes, des excroissances de chair, des polypes, etc. Il ne provoque aucune irritation ni plaies, n'exige aucun pansement.

S'emploie concurremment avec la *Pommade Fondante Darvet*.

Mode d'emploi : On coupe dans le rouleau un morceau dont la grandeur varie, suivant l'étendue que l'on veut couvrir ; on l'arrondit aux ciseaux, on fait des entailles tout autour et on l'applique sur la place voulue après l'avoir légèrement chauffé. Couvrir avec un linge chaud pour obtenir une parfaite adhérence. Laisser l'emplâtre sur la partie malade de 10 à 15 jours. Cet emplâtre absolument fondant n'occasionne aucune douleur. L'*Emplâtre Fondant Darvet* se vend en rouleaux de 5 francs. (*Cinq francs*).

1544. — ÉMULSION (latin *emulsus*, trait). — Médicament contenant de l'huile ou des substances résineuses mélangées avec de l'eau. Elles ont la consistance et la couleur du lait.

1545. — ENCENS, Oliban. *Boswellia carteri*, famille des Térébinthacées. — Gomme résine. Entre dans la composition des pilules cynoglosse.

On l'emploie en fumigation contre le rhumatisme et contre le mal de dents, pour boucher le trou de la dent cariée.

ÉPAULES, BRAS. — Pour avoir de jolies épaules, il faut faire chaque jour des ablutions d'eau froide, additionnée d'une à deux cuillerées à café de *Sève Janette*, qui tonifie les muscles.

Pour blanchir les bras et les épaules, il faut employer la *Crème Janette* avec la *Poudre Janette* qui adoucissent la peau. Voir *Crème Janette*, *Poudre Janette* et *Sève Janette*.

1546. — ÉPINARD. Spinacia oleracea, famille des Chénopodiées. — Les feuilles sont employées comme légume rafraîchissant ; les espèces les plus estimées sont l'épinard à feuilles de laitue, l'épinard de Hollande, l'épinard d'Angleterre, etc. En médecine, la tisane de feuilles d'épinard a été préconisée comme diurétique, calmante dans l'inflammation de la vessie et du tube digestif et dans les maladies du foie. On la donne également en lavements dans la diarrhée et la dysenterie. Les semences, infusées à la dose de 5 à 10 grammes par tasse, se donnent comme laxatif dans la constipation. L'arroche des jardins, *Atriplex hortensis*, appelée épinard d'été, épinard rouge, follette, bonne-dame, possède les mêmes propriétés.

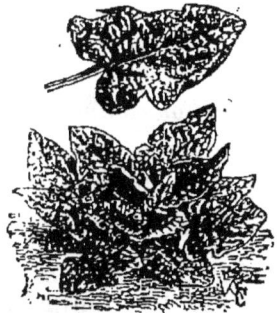

FIG. 508. — Épinard.

1547. — ÉPISPASTIQUES (grec *epispân*, attirer). — Médicaments ayant une action révulsive sur la peau et qui y attirent les humeurs. On emploie la farine de moutarde, les vésicatoires, la pommade à la cantharide.

1548. — ERGOT DE SEIGLE. Seigle ergoté. — C'est le *mycelium* du *Claviceps purpurea* (Champignons). Contient un principe actif : l'*ergotinine*. L'ergot de seigle possède la propriété de provoquer les contractions utérines ; il est, en outre, hémostatique et antipyrétique. L'ergot est considéré comme un champignon qui vient sur le seigle. Il est long de 3 centimètres, large de 2 à 3 millimètres, aminci à ses extrémités. Il est noirâtre à l'extérieur et blanc à l'intérieur. On l'emploie dans les pertes séminales, les pollutions nocturnes, et l'incontinence d'urine. Dans le temps on prescrivait le seigle ergoté dans les accouchements pour faire contracter l'utérus, afin de hâter le travail de la délivrance. On donnait 1 à 2 gram. fraîchement pulvérisés, mais les accoucheurs ont renoncé à son emploi qui présente des inconvénients assez sérieux et préfèrent laisser agir la nature.

En cas d'hémorragie dans un accouchement, on ne doit ordonner le seigle ergoté que lorsque la matrice a été bien vidée. Voir l'*Accouchement.*

L'ergot peut se développer sur toutes les graminées : blé, orge, avoine. C'est surtout les années pluvieuses qui favorisent son développement. Les farines qui contiennent beaucoup d'ergot peuvent provoquer des accidents graves.

Ergotine. — C'est l'extrait de seigle ergoté. C'est une masse brune, molle, d'une odeur spéciale qui possède les mêmes propriétés que le seigle ergoté et se donne à la dose de 50 centigrammes à 4 grammes. On a retiré également de l'ergot de seigle un alcaloïde cristallisé, l'*ergotinine.*

Pilules contre l'hémoptysie.

Ergotine	1 gr.
Tannin	2 gr. 10 cent.
Extrait d'opium	0 — 10 —

En 20 pilules, 2 à 6 par jour.

Pilules d'ergotine et de quinine.

Ergotine	2 gr.
Sulfate de quinine	4 —

En 40 pilules, 3 à 4 par jour contre l'hémoptysie.

Potion contre la métrorragie.

Ergotine	1 gr.
Teinture de digitale	5 gouttes
Infusion de roses	90 gr.
Sirop de ratanhia	30 —

Potion contre les hémorragies.

Ergotine	2 gr.
Sirop de ratanhia	30 —
Eau de fleurs d'oranger	10 —
Eau distillée de tilleul	60 —

Par cuillerées dans les hémorragies et crachements de sang.

Solution d'ergotinine.

Ergotinine	0 gr. 01 cent.
Acide lactique	0 — 02 —
Eau distillée de laurier-cerise	10 gr.

Contient un milligramme par centimètre cube, pour injections hypodermiques.

1549. — ERYSIMUM, Herbe aux chantres, Vélar, tortelle, **Erysimum officinale**, famille des Crucifères. — Les feuilles sont irrégulières, les fleurs jaunes. La tige est grêle, rameuse et vert rougeâtre. On emploie les feuilles et la plante fleurie comme stimulant béchique en infusion à 10 grammes par litre dans la bronchite chronique, l'enrouement, l'extinction de voix. On prépare un sirop contre les bronchites chroniques et l'enrouement. La racine d'Erysimum est apéritive, antiscorbutique et diurétique comme le raifort.

Sirop d'erysimum composé.

Orge mondé, Raisins secs, Racine de réglisse : de chaque	75 gr.
Feuilles de bourrache	100 —
Sommités de romarin	20 —
Anis	25 —
Feuilles de chicorée	100 —
Erysimum récent	1.500 —
Racine d'aunée	100 —
Capillaire de Canada	25 —
Stœchas	20 —
Sucre blanc	2.000 —

Miel	500 gr.

Faire infuser les plantes dans de l'eau bouillante pendant 10 heures, passer, pour obtenir 1.400 grammes, ajouter le sucre et le miel et faire fondre.

Sirop contre la toux.

Sirop d'erysimum composé	250 gr.
Sirop de tolu	50 —
Acétate d'ammoniaque	5 —
Teinture d'aconit	X gouttes

1550. — ESCARGOTS. — Ils sont plus nourrissants que les moules et les huîtres, mais indigestes. On doit les relever fortement. Les plus estimés sont les escargots de Bourgogne. Ces mollusques se nourrissent des plantes vénéneuses et peuvent occasionner des empoisonnements. Avant de les manger il faut les faire jeûner longtemps, mais le mieux et le plus sage est de s'en passer et de ne n'en manger jamais. Voir *Mollusques.*

1551. — ESCHAROTIQUE. — Substance caustique qui provoque l'eschare sur l'épiderme.

1552. — ESPÈCES. — C'est un mélange de plusieurs plantes ayant des propriétés analogues. On les emploie en infusion lorsque c'est pour l'usage interne et en décoction pour l'usage externe.

Espèces diurétiques.
Cinq racines apéritives :

Racine de fenouil, petit houx, ache, asperge, persil, 10 gr. de chaque.

Espèces émollientes.

Feuilles de mauve, guimauve, bouillon blanc, pariétaire, 10 gr. de chaque.

La décoction se fait avec 50 gr. d'espèces pour 1 litre d'eau pour lavements, bains, cataplasmes.

Espèces dites quatre semences chaudes.

Semences carminatives :
Anis, fenouil, coriandre, carvi.

Espèces dites quatre semences froides.

Semences de calebasse,
pastèque, melon, concombre.

Espèces vulnéraires. Thé suisse.

Feuilles et sommités d'absinthe, de bétoine, de bugle, de calament, de chamædrys, d'hysope, de lierre terrestre, de millefeuille, d'origan, de pervenche, de romarin, de sanicle, de sauge, de scolopendre, de scordium, de thym, de véronique; fleurs d'arnica, de pied-de-chat de tussilage. De chaque parties égales — 10 gr. pour faire un litre de tisane.

Espèces amères.

Feuilles de chardon-bénit	50 gr.
— ményanthe.........	50 —
Sommités de petite centaurée...	50 —.
Sommités de chamædrys......	50 —

Mêler. En infusion 10 gr. par litre.

Espèces aromatiques.

Feuilles de sauge, thym, serpolet, romarin, hysope, d'origan, d'absinthe, de menthe, 50 gr. de chaque.

S'emploient en bains et lotions.

Vin aromatique.

Espèces aromatiques..........	100 gr.
Vin rouge....................	1 litre

Faire macérer 10 jours, passer et ajouter teinture vulnéraire 100 gr., filtrer. En lotions et pansements.

1553. — ESSENCE ou HUILE VOLATILE (latin *essencia*). — Huile aromatique et volatile qu'on retire des plantes fraîches par la distillation. Les essences artificielles sont des éthers qu'on retire du goudron.

1554. — ESSENCE DE TÉRÉBENTHINE. — C'est l'huile essentielle de térébenthine qu'on retire par distillation du *Pinus Maritima*, famille des Conifères. Liquide insoluble dans l'eau, soluble dans l'éther, les huiles grasses et les huiles volatiles. On l'emploie comme stimulant dans le catarrhe de la vessie, les calculs biliaires, les coliques hépatiques, la goutte, les rhumatismes et comme vermifuge contre le tænia. C'est l'antidote du phosphore. On le donne en capsules à la dose de 4 à 8 grammes et à l'extérieur en liniment.

Mixture de Durande ou de Whytt.
Essence de térébenthine........ 15 gr.
Éther sulfurique .... 30 —
  2 à 4 gr. par jour.

Émulsion.
Essence de térébenthine...... 5 gr.
Jaune d'œuf................ un
Sirop de menthe........ ...... 50 gr.
Eau..................... 100 —
  Par cuillerée à soupe.

Liniment.
Alcool camphré.............. 50 gr.
Essence de térébenthine....... 10 —
Baume nerval................ 10 —

Liniment.
Essence de térébenthine........ 15 gr.
Huile camphrée............... 75 —

Liniment contre l'amaurose.
Baume Fioravanti............. 15 gr.
Alcool de romarin............. 40 —
Essence de lavande........... 1 —
  En frictions sur le front.

Liniment excitant.
Alcool camphré............. 100 gr.
Essence térébenthine......... 15 —
Ammoniaque liquide.... ... 2 —

Capsules de térébenthine.
  6 à 12 par jour.

1555. — ESTRAGON.
Herbe du Dragon. *Artemisia dracunculus*, famille des Composées. — On emploie l'estragon comme condiment et pour aromatiser le vinaigre. Haut de 50 à 60 centimètres, ses feuilles sont d'un beau vert, les fleurs sont petites, jaunes, disposées en capitules terminaux. La tisane à 20 gr. de plantes par litre d'eau possède les propriétés de la camomille et se donne comme stomachique, excitant et fébrifuge.

1556.-ÉTHERS.-Liquide
volatil qu'on obtient en distillant l'alcool avec un acide.

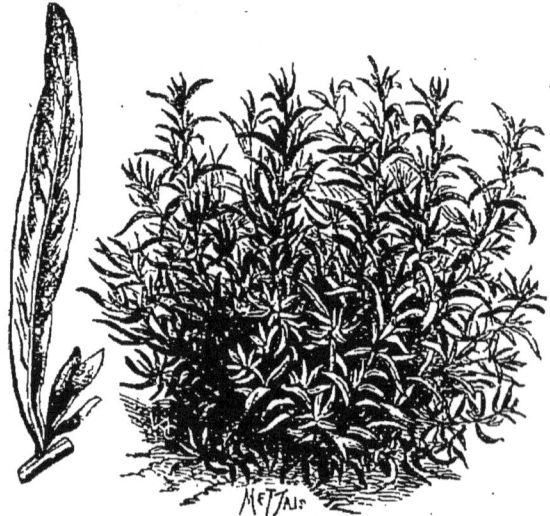

Fig. 509. — Estragon.

ÉTHER ACÉTIQUE. — Excitant employé à l'extérieur.

ÉTHER BROMHYDRIQUE ou bromure d'éthyle. — Anesthésique employé en inhalation et pulvérisation.

ÉTHER IODHYDRIQUE. — Iodure d'éthyle. Antiasthmatique, 10 à 30 gouttes à respirer au moment des accès.

1557. — ÉTHER SULFURIQUE.
— C'est un liquide incolore très volatil, d'une odeur particulière et qui *s'enflamme très facilement*. On doit le conserver dans des flacons bien bouchés. C'est un excitant diffusible qu'on emploie en médecine comme antispasmodique carminatif. Se prescrit en capsules, en gouttes et en sirop. Appliqué sur les brûlures et en compresses contre les maux de tête, les névralgies et les migraines, il agit surtout par le froid qu'il provoque.

On emploie l'éther seul ou mélangé de chloroforme en inhalation, pour provoquer un sommeil artificiel, et en pulvérisation pour produire l'anesthésie locale.

Sirop d'éther.

Sirop simple............	700 gr.
Éther sulfurique........	20 —
Eau distillée............	230 —
Alcool à 90°............	50 —

Mêler. Par cuillerées à café contre les crises de nerfs, les convulsions, les crampes d'estomac.

Capsules ou perles d'éther.

On prépare des capsules rondes pour être employées comme calmant, 2 à 4 par jour.

Potion antispasmodique.

Sirop de fleurs d'oranger......	30 gr.
Eau distillée de tilleul.........	90 —
Eau de fleurs d'oranger..	30 —
Liqueur d'Hoffmann...........	4 —

Par cuillerée. Crises nerveuses. Hystérie.

Liqueur d'Hoffmann.

Éther sulfurique........ .	20 gr.
Alcool à 90°............	20 —

1558. — EUCAINE. — Médicament préconisé pour remplacer la cocaïne. Possède les mêmes propriétés mais à un degré inférieur que la cocaïne.

1559. — EUCALYPTUS, arbre à fièvre. Eucalyptus globulus, famille des Myrtacées. C'est un arbre gigantesque qui croît dans les pays chauds, employé comme fébrifuge et antiphtisique anticatarrhal, presque dans toutes les affections des voies respiratoires et des organes génito-urinaires. On emploie les feuilles qui contiennent une essence, *essence d'Eucalyptus* — l'*Eucalyptol* — liquide volatil ayant une odeur de camphre et de menthe. On obtient ce dernier en distillant les essences d'Eucalyptus.

On emploie l'*Eucalyptol* en inhalations et en capsules et les feuilles sous forme de sirop et d'infusion 20 gr. par litre d'eau contre l'asthme, la bronchite et comme fébrifuge, antiphtisique et anticatarrhal.

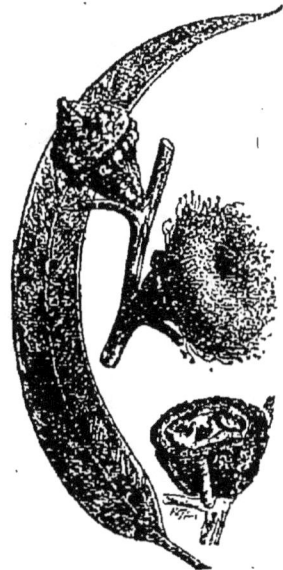

FIG. 510. — Eucalyptus.

Sirop d'eucalyptus.

Feuilles d'eucalyptus..	10 gr.
Eau bouillante.............	150 —

Faire infuser 12 heures, passer et faire un sirop avec 180 de sucre pour 100 gr. d'infusion. Trois à 4 cuillerées à soupe par jour. Voir *Sirop Mérol.*

Inhalation contre la laryngite chronique.

Essence d'eucalyptus	5 gr.
Alcool rectifié..............	75 —
Eau distillée...............	170 —

3 pulvérisations de 10 à 15 minutes.

Inhalation d'eucalyptus.

Huile essentielle d'eucalyptus..	5 gr.
Alcool à 90°.................	25 —
Eau........................	100 —

10 à 50 gouttes dans la diphtérie laryngiée. Voir *Atmoseptine.*

Mélange désinfectant.

Essence d'eucalyptus.........	15 gr.
Phénol.....................	15 —
Essence de térébenthine.......	100 —

Laisser évaporer près du lit du malade et suspendre dans la chambre des linges imbibés de ce mélange.

1560. — EUGÉNOL. — Médicament liquide extrait des clous de girofle, agit comme analgésique et antiseptique contre les maux de dents.

1561. — EUPATOIRE, Origan des marais, herbe de Sainte-Cunégonde, *Eupatorium cannabinum,* famille des Synanthérées. — La racine grosse

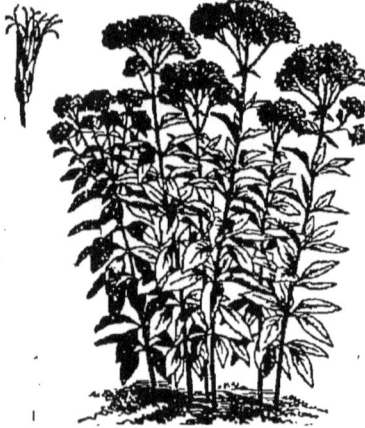

comme un doigt est blanche et fibreuse, la tige rougeâtre, les feuilles sont crénelées et se terminent en pointe, les fleurs sont blanches ou rougeâtres et disposées en corymbes à l'extrémité des tiges ; on emploie les feuilles et la racine à l'extérieur en cataplasmes ou pommade sur les tumeurs du scrotum, et à l'intérieur contre les obstructions. La tisane préparée avec 20 grammes de feuilles par litre d'eau est préconi-

Fig. 511. — Eupatoire.

sée comme tonique dans l'anémie, la chlorose, les faiblesses générales et la diarrhée atonique. La décoction préparée avec 10 à 15 gr. de racine par 500 gr. est conseillée comme purgatif doux ; une à deux tasses suffisent pour obtenir une évacuation abondante sans coliques.

1562. — EUPHORBE. — Gomme-résine. **Euphorbia officinarum,** famille des Euphorbiacées. — La tige est droite d'un vert rougeâtre, les feuilles sont allongées et bleuâtres, les fleurs petites et jaunâtres. Toute la plante contient un suc ou gomme-résine qu'on trouve dans le commerce en masses et en petites larmes, d'un jaune

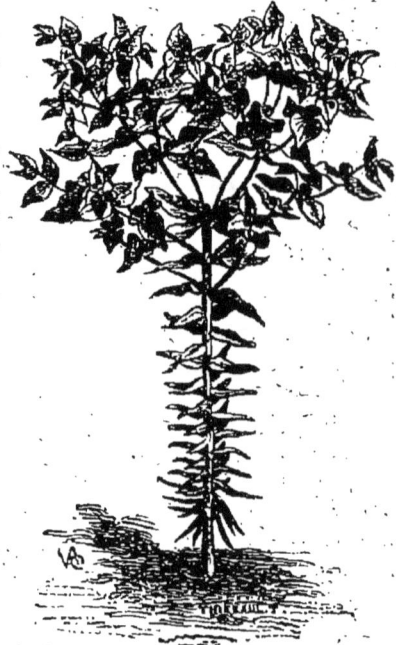

Fig. 512. — Euphorbe.

pâle ; son odeur est nulle, sa saveur est âcre et corrosive. Lorsqu'on le pulvérise on est pris d'éternuements violents. C'est un irritant très violent employé à l'extérieur comme rubéfiant et vésicant dans la médecine vétérinaire. Absorbée à dose élevée, l'Euphorbe peut produire des accidents graves. On l'a préconisée comme purgatif drastique dans la goutte et les névralgies et plusieurs maladies chroniques, sans grand succès ; son usage est devenu de plus en plus rare.

1563. — EXALGINE, MÉTHYLACÉTANILIDE. — Se présente sous forme de petits cristaux blancs ou d'aiguilles, d'un goût amer, très soluble dans l'eau alcoolisée, dans l'alcool pur, mais peu soluble dans l'eau. Analgésique, plus efficace que l'antipyrine et à dose plus faible. Son usage ne produit aucun trouble circulatoire ou digestif. On l'ordonne surtout contre les névralgies faciales, les douleurs qui précèdent les règles et la paralysie agitante ; la dose est de 25 cent. en une ou deux fois dans la journée.

1564. — EXCIPIENT. — Liquide et solide, n'ayant aucune action curative auxquels on ajoute le médicament actif afin de donner à ce dernier une forme pharmaceutique voulue : pilule, potion, élixir, vin, granulé, etc.

1565. — EXCITANTS. — Substances qui provoquent l'activité de nos organes.

1566.— EXPECTORANTS. — Médicaments qui facilitent le rejet des crachats soit en les liquéfiant par les balsamiques tels que le tolu, le goudron, la térébenthine, soit en les détachant au moyen d'un médicament qui facilite la venue et le détachement de ces crachats, tels sont l'ipéca, le kermès, la terpine.

1567. — EXTENSEURS. — Bandes en caoutchouc qu'on emploie pour faire l'exercice musculaire.

1568. — EXTRAITS. — Ce sont des médicaments concentrés qu'on obtient en évaporant l'infusion, le suc ou la solution d'une plante généralement. On évapore le liquide jusqu'à consistance molle qui représente tous les principes actifs de la plante. Pour épuiser les plantes on emploie l'eau, l'alcool et quelquefois l'éther. On prépare aussi des extraits secs. Les extraits représentent toutes les parties solubles de la plante traitée. Les extraits fluides sont plus efficaces que les extraits mous et les extraits secs. La *Médecine Végétale* emploie les *extraits fluides* qui représentent sous une forme concentrée tous les matériaux solubles et bienfaisants de la plante, ce qui explique son succès dans toutes les maladies. Les extraits servent à préparer des potions, des sirops, des pilules, des pommades et des suppositoires.

1569. — EXTRAIT DE VIANDE — Ce sont des consommés très concentrés en consistance de pâtes, ils n'ont aucune valeur nutritive, on peut les utiliser dans le bouillon, comme excitants digestifs. Ils contiennent 25 % de sel, 12 à 15 % d'albumines diverses, 10 % de matières extractives.

F

1570. — FARINES. — La farine de froment ou de blé contient trois substances : *amidon*, *gluten* et *son*; le gluten est un principe azoté et très nutritif, le *son* ou *furfur* est plus nutritif que la farine elle-même; la farine d'avoine, la farine de riz se donnent en bouillies aux convalescents, la farine de *maïs* est riche en corps gras.

1571. — FÉBRIFUGE. — Médicament employé contre la fièvre : quinine, antipyrine, quinoline.

FÉCULE (latin *fœcula*). — Partie farineuse des graines et racines. Voir *Amidon*.

1572.—FÉCULENT.— Produit qui contient de la farine. Les haricots, les lentilles, les fèves, les pois, les pommes de terre sont des féculents. Avoir soin de les réduire en purée pour faciliter leur digestion.

1573. — FENOUIL, Fœniculum vulgare, famille des Ombellifères. — La racine est de la grosseur d'un doigt, les feuilles sont très divisées, le fruit est ovale, d'un vert jaunâtre, pourvu de 5 côtes saillantes. On emploie les feuilles, la racine et surtout les fruits ou séminoïdes, comme apéritif carminatif, diurétique et aphrodisiaque. Il entre dans la composition du sirop des cinq racines.

1574. — FENUGREC. Sénégrain, *Trigonella fœnum grœcum*, famille des Légumineuses. — La tige est droite, les feuilles sont pétiolées, les fleurs blanches ou jaunâtres ; elles sont remplacées par des gousses allongées et droites qui renferment les graines. On emploie les semences qui sont carrées, jaunâtres à odeur forte, peu agréables quand on les écrase comme émollient aphrodisiaque, tonique et stomachique. Ces semences contiennent une huile purgative. En médecine vétérinaire, on emploie le fenugrec pour faire engraisser les animaux. Les feuilles du fenugrec sont nutritives et sont considérées comme un excellent fourrage.

1575. — FER. — Ce métal est le plus répandu dans la nature. On le trouve dans les plantes et dans les animaux ; le corps humain en contient dans le sang à l'état combinaison avec les globules rouges. On l'emploie comme tonique dans l'anémie, la chlorose et les écoulements muqueux. S'ordonne en poudre et sous forme de composés chimiques.

On en prépare des pilules et des sirops. Le fer constipe souvent ; toutes les combinaisons chimiques du fer n'ont pas la même efficacité et plusieurs d'entre elles sont des irritants sans aucune valeur thérapeutique. On doit choisir la préparation martiale avec beaucoup de soin si l'on veut s'éviter des maux d'estomac, des inflammations, la gastrite et la constipation. Voir *Pilules Antianémiques Ducase.*

Pilules ferrugineuses.

Limaille de fer.......... 10 gr.
Extrait de gentiane....... 10 —
Pour 100 pilules, 2 à 4 par jour.

Poudre ferrugineuse.

Limaille de fer.......... 5 gr.
Poudre de rhubarbe...... 5 —
    — de quinquina...... 5 —

Diviser en 30 paquets, 4 par jour.

La *Limaille de fer*, le *fer réduit par l'hydrogène*, le *fer dialysé*, s'ordonnent à la dose de 50 centigrammes par jour.

Eau ferrée.

Clous rouillés, une poignée.
Eau chaude.................. 1 litre.
Laisser macérer, à prendre par verre.

1576. — FÈVE. — Plante de la famille des Légumineuses. Les graines sont très nourrissantes.

1577. — FÈVE DE CALABAR, Physostigma venenosum, famille des Légumineuses. — Les graines contiennent un principe actif, l'*Eserine*, qui est un puissant antimydriatique, antagoniste de l'atropine. La fève de Calabar déprime les fonctions de la moelle, paralyse le cœur et les muscles inspirateurs, contracte la pupille même lorsqu'on l'administre par la bouche. On a vu que la *belladone* et l'*atropine* agissent en sens opposé et dilatent la pupille. Cette plante, qui croît en Afrique, est très vénéneuse.

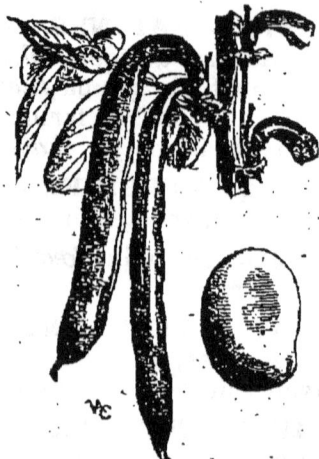

Fig. 513. — Fève de Calabar.

Collyre d'Esérine.

Sulfate d'ésérine........ 0 gr. 05 cent.
Eau distillée............. 20 gr.
1 à 2 gouttes dans l'œil, une à deux fois par jour.

Paquets antiépileptiques.

Extrait de fève de Calabar. 0 gr. 05 cent.
Bromure de potassium.. 5 gr.
Sucre de lait............ 5 —
Diviser en 20 doses, 1 à 2 paquets

par jour, médicament dangereux. Voir le *Sédatif Tiber*.

Gouttes contre la constipation.

Extrait de fève de Calabar 0 gr. 05 cent.
Glycérine............... 50 gr.

5 gouttes par jour avant les repas, médicament dangereux. Voir *Elixir* et *Pilules Spark*.

1578. — FÈVE DE TONKA, Coumarouna odorata, famille des Légumineuses. — Arbre de Cayenne dont la semence ou fève est employée pour son odeur aromatique agréable due à un principe particulier, la *coumarine*. Elle sert spécialement pour aromatiser le tabac à priser.

1579. — FÈVE DE SAINT-IGNACE, Strychnos ignatia, famille des Loganiacées. — Croît aux Indes. La semence est un poison violent et contient la *strychnine*, la *brucine* et l'*igasurine*. On l'ordonne aux mêmes doses et pour le même usage que la *noix vomique* dont elle possède les propriétés. Médicament très actif qui doit être administré avec prudence

Cachets antigastralgiques.

Poudre de fève St-Ignace 0 gr. 005 millig.
Poudre d'opium...... 0 — 005 —
Bicarbonate de soude. 0 gr. 50 cent.

Pour un cachet; un cachet avant chaque repas. Voir *Cachets Polydigestifs Soker*.

Potion antigastralgique.

Bicarbonate de soude........ 5 gr.
Elixir de pepsine............. 30 —
Gouttes amères de Baumé .. 5 gouttes.
Eau distillée................. 120 gr.

Une cuillerée avant chaque repas. Voir *Elixir Spark*.

1580. — FIEL DE BŒUF. — Bile de bœuf. Médicament inusité et sans aucune action sur les fonctions de l'estomac. Il n'a aucune action fondante. On doit donc se méfier de ces prétendus savons à base de fiel qui ne possèdent aucune propriété fondante.

1581. — FLEURS PECTORALES, quatre fleurs, espèces pectorales. — Mélange en parties égales, des fleurs de mauve, pied-de-chat, guimauve, bouillon-blanc, violettes, tussilage, pétales de coquelicot; s'emploient en infusion, une pincée par tasse de tisane contre le *rhume*, la *bronchite*, la toux et les maladies aiguës de la poitrine. On prépare un sirop pectoral avec 120 gr. d'infusion de quatre fleurs, 200 gr. de sucre, et *3 centigrammes d'extrait d'opium*. Voir *Sirop Mérol*.

1582. — FICAIRE. — Petite éclaire, petite chélidoine. Ranunculus ficaria, famille des Renonculacées. — La racine est petite, tuberculeuse, les fleurs sont jaunes, éclatantes. On emploie la racine qui a été préconisée contre les hémorroïdes. On prépare un sirop et des pilules, les infusions se font à 50 gr. par litre d'eau.

1583. — FIGUE. — Fruit fourni par *Ficus carica*, famille des Urticées. — Arbre originaire d'Egypte et qu'on cultive en France. Les figues sont pectorales, émollientes et laxatives, elles font partie des quatre fruits pectoraux; on se gargarise avec une décoction de figues dans les fluxions douloureuses de la bouche.

FOIE DE SOUFRE. — Voir *Sulfures*.

1584. — FOMENTATION. — Application d'un médicament liquide et chaud pour diminuer l'inflammation.

1585.— FONDANT.—Médicament pour faire fondre un engorgement et faire résorber certaines inflammations.

1586. — FORMIATE DE SOUDE.—Médicament ne possédant guère de propriétés curatives et auquel on a fait une réputation exagérée.

1587. — FORMOL, Aldéhyde formique, gaz irritant qu'on obtient en dirigeant les vapeurs d'alcool méthylique sur le charbon porté au rouge. Très soluble dans l'eau et l'alcool. On fait une solution à 40 0/0 de produit actif qu'on emploie à la dose d'un gramme pour 1.000 et même 2.000 gr. d'eau. Antiseptique puissant et actif, n'est pas toxique. On l'utilise pour stériliser les instruments et désinfecter les locaux (Voir *Désinfection*), mais on ne peut l'utiliser dans les pansements des plaies à cause de son action irritante même en solution très diluée. Pour se préserver des piqûres des moustiques et les faire disparaître on laisse évaporer sur un plat dans l'appartement le mélange suivant : essence d'eucalyptus 10 gr., formol 100 gr., alcool 600 grammes.

1588. — FORMULE. — Description détaillée avec leurs doses des médicaments ordonnés en cas de maladie.

1589. — FORTIFIANTS. — Aliments et médicaments qui rendent plus ferme le corps et le tonifient; exemple : jus de viande, sels de chaux, quinquina, *Triogène For*, *Vin Galar*.

1590. — FOUGÈRE MALE, Aspidium Filix mas. Fougères. — Le rhizome ou racine est gros comme le pouce, noir à l'extérieur et blanc à l'intérieur. S'ordonne comme anthelminthique contre les lombrics et les tænias. On prescrit surtout son huile éthérée à la dose de 2 à 8 gr. en capsules. La fougère en poudre se donne à la dose de 30 gr., la tisane se prépare avec 20 gr. par litre; il faut employer le rhizome frais de préférence. On prépare une potion avec l'extrait de fougères 4 grammes, potion gommeuse 120 grammes et huile de ricin 30 gr., à prendre en

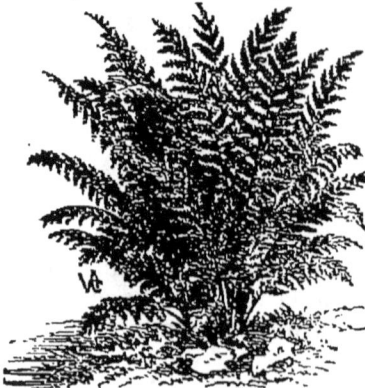

FIG. 514. — Fougère mâle.

deux fois à une demi-heure d'intervalle. Voir *Tænifuge Rezall*.

1591. — FRAISIER. Fragaria vesca, famille des Rosacées. — La racine de fraisier est diurétique

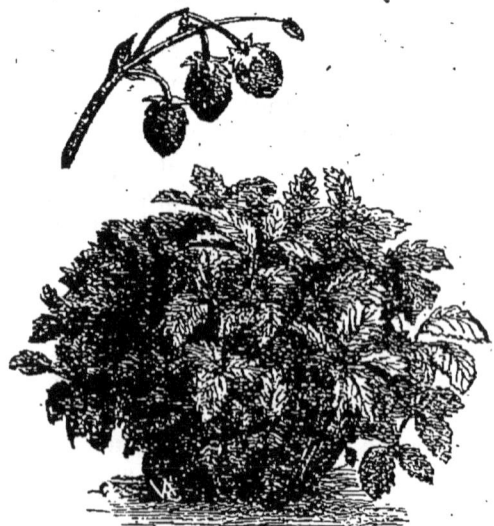

FIG. 515. — Fraisier.

et dépurative; on prépare la décoction avec 25 gr. par litre; on donne plusieurs tasses dans la gravelle, la goutte et les affections cutanées. Les feuilles sont astringentes et on les emploie en infusion pour se gargariser dans l'angine, pour en boire en cas de diarrhée et en injection contre les flueurs blanches. Les fraises sont stimulantes et diurétiques et sont recommandées aux goutteux, graveleux et rhumatisants. On prépare avec les fraises des confitures très agréables.

1592. — FRAMBOISE, fruit du framboisier, Rubus idœus, famille des Rosacées. — On emploie le fruit qui doit son agréable acidité à l'acide citrique, comme laxatif diurétique et rafraîchissant. On prépare un sirop avec 500 gr. de suc de framboises et 875 gr. de sucre blanc à faire fondre et passer. Le *vinaigre framboisé* se prépare en faisant macérer pendant 10 jours 300 gr. de framboises dans 250 gr. de vinaigre blanc; filtrer.

1593. — FRAXINELLE, buisson ardent, dictame blanc, Dictamnus albus, famille des Rutacées. — La tige est ronde et simple, les feuilles sont composées, les fleurs blanches disposées en épis. Les feuilles fraîches légèrement frottées exhalent une odeur de citron. La feuille sèche est employée en guise de thé noir. Cette tisane est stomachique et on la donne dans les coliques flatulentes, les indigestions, les vertiges,

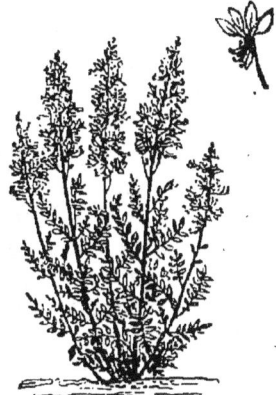

FIG. 516. — Fraxinelle.

etc. La même tisane est un excellent vermifuge pour détruire et faire évacuer les vers intestinaux. L'écorce des racines desséchées passe pour tonique excitante. On prépare une décoction avec 60 gr. de racine par litre d'eau qu'on ordonne dans l'anémie, les pâles couleurs et les faiblesses générales.

1594. — FRÊNE, Fraxinus excelsior, famille des Jasminées. — On emploie les feuilles qui sont purgatives et fébrifuges. Elles s'ordonnent en infusion à la dose de 15 à 25 gr. par litre d'eau. L'écorce des rameaux peut remplacer le quinquina. La tisane de feuilles de frêne est très utile dans la goutte et les rhumatismes. Il faut en boire 2 à 3 verres par jour. Les feuilles contiennent comme principes actifs la *Fraxinine* et la *mannite;* c'est à ce dernier principe que les feuilles doivent leur propriété laxative. La tisane concentrée de feuilles de frêne purge sans coliques et s'ordonne comme laxatif contre la constipation.

1595. — FRUITS. — Les fruits ne constituent pas un aliment, mais une gourmandise qui flatte. Presque tous contiennent des sels de chaux, des sels de potasse et des acides. A la longue ces acides causent des inflammations de l'estomac, du foie et des intestins. Pendant les grandes chaleurs, il est prudent de ne manger que des fruits cuits. Les fruits crus peuvent provoquer une diarrhée d'autant plus grave que le sujet est jeune. De tous les fruits le raisin est le plus recommandé, il est reconstituant et laxatif. La cure de raisin préconisée dans la constipation et la dyspepsie gastro-intestinale donne des résultats satisfaisants.

1596. — FRUITS PECTORAUX. — C'est un mélange à parties égales de *dattes, jujubes, figues sèches* et *raisins secs.* La décoction préparée avec 50 gr. pour un litre d'eau, se donne comme calmant contre la toux.

1597. — FUCHSINE. — Matière colorante très nuisible à la santé par l'arsenic qu'elle contient. On l'emploie pour colorer le vin lorsqu'il est mouillé. Voir *Vin, sa falsification.*

1598. — FUCUS VESICULOSUS (Algues). — On emploie la plante entière qui a été préconisée contre l'obésité. On la donne en décocté, en sirop ou en pilules; médicament d'une odeur désagréable et d'une efficacité douteuse. Ne donne aucun résultat. Le meilleur moyen pour combattre l'obésité et maigrir sans nuire à la santé est de prendre le *Thé Mexicain du D* Jawas* qui est très agréable et agit sûrement.

1599. — FUMETERRE. — Fiel de terre, pisse-sang, **Fumaria officinalis**, famille des Fumariacées. — Tige rameuse, feuilles découpées, fleurs petites, purpurines. On emploie la plante fleurie comme tonique dépuratif, en infusion à 10 gr. par litre. On prépare un sirop. L'efficacité de cette plante est très faible.

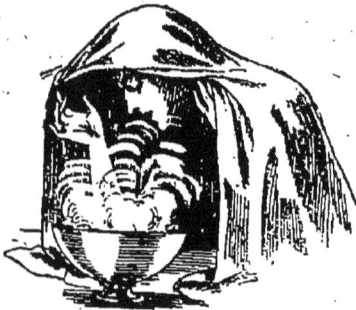
Fig. 517. — Fumeterre.

Le suc d'herbes se prépare avec des feuilles de chicorée, de fumeterre, de cresson, de laitue, parties égales pour retirer 120 gr. de suc d'herbes, à prendre en une fois, le matin à jeun.

1600. — FUMIGATIONS. — Elles consistent à répandre des vapeurs d'une substance médicamenteuse ou des gaz soit dans l'atmosphère, soit sur une partie du corps; pour les fumigations locales on emploie des pulvérisateurs. On peut également respirer directement la vapeur en se couvrant la tête avec un linge qui couvre également la fumigation. Pour une fumigation complète on place le malade dans une caisse qui laisse passer la tête et on dirige la vapeur dans la cage. Les vapeurs antiseptiques sont très efficaces dans les maladies des voies respiratoires, surtout la phtisie. Les fumigations au goudron se font de la manière suivante : trois ou quatre fois par jour et pendant une demi-heure, on fait bouillir dans la chambre du malade un mélange de 200 gr. de goudron et de 200 gr. d'eau. Pour désinfecter les locaux on fait des fumigations au soufre.

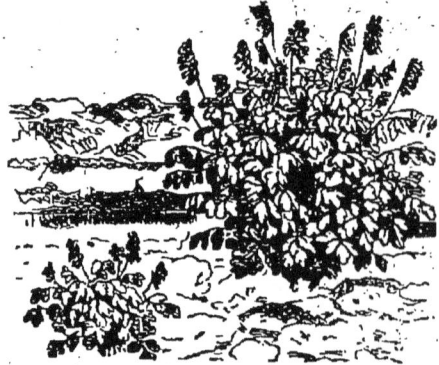
Fig. 518. — Fumigations.

G

GAÏAC. — Voir *Gayac.*

1601. — GAÏACOL. — Se présente sous forme de cristaux incolores, c'est un des principes actifs de la *créosote de hêtre*. On l'emploié comme antimicrobien en capsules ou en dissolution dans l'huile de foie de morue, l'eau alcoolisée ou la glycérine, à la même dose et dans les mêmes cas que la créosote. Le gaïacol possède également des propriétés anesthésiques qu'on utilise en l'appliquant à la dose de quelques gouttes en compresses pour insensibiliser la partie, lorsqu'on veut faire des pointes de feu, et en pommade à 1 gr. pour 10 gr. d'axonge contre l'orchite douloureuse. On prépare un *carbonate de gaïacol*, un *benzoate de gaïacol* ou *benzonol* et un *phosphate de gaïacol* qui sont des combinaisons chimiques.

On les ordonne dans les mêmes cas que le gaïacol et la créosote à la dose de 50 centigr. à 1 gr. par jour. On prépare des capsules, des pilules et un vin.

Comme la créosote, le gaïacol est un médicament caustique qui irrite la muqueuse.

Mixture.

Gaïacol......................	10 gr.
Teinture de gentiane.........	30 —
Alcool à 90°.................	190 —
Sirop d'oranges amères.......	100 —

Malaga, quantité pour faire un litre.
3 cuillerées par jour.

Vin.

Gaïacol cristallisé....	2 gr. 50 cent.

Vin de Grenache .... 250 gr.
Une cuillerée après les repas.

Pilules contre la tuberculose.

Gaïacol................	3 gr.
Iodoforme..............	50 centig.
Arséniate de strychnine..	3 centig.
Opium pulvérisé............	10 centig.

Diviser en 50 pilules, 4 par jour.

1602. — GALANGA, Alpinia officinarum, famille des Amomées. — Le rhizome est articulé et d'un jaune fauve, il possède les mêmes propriétés que la cannelle. On emploie la poudre à la dose de 2 à 4 gr. comme stomachique excitant.

1603. — GALEGA, Galega officinalis, famille des Légumineuses. — Plante ayant des fleurs petites, blanches, disposées en grappe. Elle a été préconisée comme lactifère, mais son efficacité est très douteuse.

1604. — GARGARISMES. — Médicaments liquides employés pour laver la gorge et qu'on ne doit pas avaler. On le garde dans la bouche en l'agitant. On se rince l'arrière-bouche et on le rejette. Se prescrit dans les maladies de la gorge, les maladies de la bouche, l'angine stomatite. Les gargarismes se préparent avec le chlorate de potasse, le borate de soude, le miel, la décoction de pavot ou de guimauve.

1605. — GARGARISME ANTISEPTIQUE JENER. — Spécifique des maladies de la gorge et du larynx, ce gargarisme au sel de Berthollet est très efficace pour dissiper l'enrouement, les maux de gorge, l'extinction de voix et rendre la voix claire. Antiseptique et sédatif, il tonifie les cordes vocales et cicatrise toutes les inflammations de la gorge et de la bouche; il est également très efficace dans le scorbut, le croup et contre les salivations mercurielles.

Mode d'emploi : Se gargariser plusieurs fois par jour avec le gargarisme auquel on ajoute un peu d'eau chaude, on peut en avaler une petite quantité.

Le gargarisme s'emploie concurremment avec les *Pastilles Antiseptiques Jener.*

Le *Gargarisme Antiseptique Jener* se vend en flacons de 3 francs (*Trois francs*).

1606. — GAYAC, Jasmin d'Afrique, Guaiacum officinale, famille des Rutacées. — Arbre qui croît aux Antilles et à la Jamaïque. Son bois est dur, pesant, d'un jaune verdâtre qui brunit à l'air, d'une saveur âcre, amère, résineuse, d'une odeur aromatique. La résine est dure, brun verdâtre et se colore en bleu par l'air ozonisé. Son odeur est faible, sa saveur est âpre. On emploie le bois râpé et la résine comme antigoutteux, antirhumatismal, antiscrofuleux, dans les maladies de la peau, et surtout les maladies syphilitiques rebelles. La tisane se prépare par décoction à 50 gr. par litre d'eau. La teinture se donne à la dose de 2 à 8 gr. La résine se donne en poudre ou en teinture à dose un peu plus faible.

Apozème de Gayac.

Gayac râpé	25 gr.
Follicules de séné	5 —
Semences de fenouil	5 —
Réglisse	10 —

Faire bouillir dans un litre d'eau, réduire à 500 gr.; passer et prendre dans la journée.

Tisane sudorifique.

Gayac râpé	30 gr.
Salsepareille	15 —
Séné	15 —
Sassafras	5 —
Réglisse	5 —
Eau	1 litre.

Faire bouillir et réduire à 500 gr. passer et prendre dans la journée.

Ratafia des Caraïbes.

Tafia	3000 gr.
Résine de gaïac	60 —

Faire digérer pendant 15 jours; à prendre 15 gr. dans la goutte.

Mixture résino-savonneuse.

Résine de gaïac	5 gr.
Savon amygdalin	15 —
Alcool à 90°	120 —

Faire dissoudre; dose 4 gr. par jour dans une tisane, contre la goutte et les rhumatismes.

1607. — GAZE. — C'est la tarlatane ou mousseline non apprêtée et stérilisée avec laquelle on prépare les bandes pour pansements. On prépare la *gaze boriquée* à 10 0/0 d'acide borique, la *gaze iodoformée* à 10 et 20 0/0, la *gaze phéniquée* à 1 0/0, la *gaze au salol* à 10 0/0, la *gaze au sublimé corrosif* à 1 0/00.

1608. — GÉLATINE. — On obtient la gélatine en faisant bouillir longtemps les os dans l'eau. On obtient ainsi une substance neutre, incolore, inodore et insipide lorsqu'elle est pure. Dissoute dans l'eau chaude, elle se prend en gelée par refroidissement; la gélatine pure porte le nom de *grenetine*. — La *colle de Flandre* est une gélatine qu'on prépare en faisant bouillir dans l'eau les rognures de peaux. La *colle forte* s'obtient de la même façon, elle se présente en feuilles noires, épaisses. La *colle de poisson* est la vésicule aérienne desséchée de différents poissons cartilagineux. Elle porte le nom d'*Ichthyocolle,* on l'emploie comme adoucissant pour faire des gelées et pour préparer le taffetas d'Angleterre. La gélatine est employée contre l'hémorragie à l'intérieur en potions, en lavements et injections hypodermiques 5 à 10 gr. pour 120 gr. d'eau, à l'extérieur en pansements.

1609. — GELÉE. — Préparation de consistance molle faite avec la gélatine.

1610. — GENÊT, Genista scoparia, famille des Légumineuses. — On emploie la fleur qui est diurétique contre la goutte, les rhumatismes et l'albuminurie. Elle contient un principe actif, la *spartéine,* qui est toxique. A employer avec prudence. Le *sulfate de spartéine* a été préconisé comme régularisateur du cœur à la dose de 5 à 10 centigr. par jour. La tisane de genêt se prépare avec 15 gr. à 30 gr. de fleurs par litre d'eau qu'on réduit à un demi-litre, la dose est de deux cuillerées à soupe toutes les heures.

1611. — GENÉVRIER. Arbrisseau de Hollande. **Juniperus vulgaris,** famille des Conifères. — Les fruits (*baies*) contiennent une huile volatile. Ces baies fermentées dans l'eau donnent par distillation l'*Eau-de-vie de genièvre*. En médecine, on emploie les baies, comme stomachique et diurétique, en infusion, à la dose de 20 grammes par litre. Cette tisane communique aux urines une odeur de violette. On en fait des fumigations contre les douleurs. Le bois a été préconisé comme sudorifique et antisyphilitique, les feuilles sont purgatives.

Huile ou goutte de Harlem.
C'est l'huile de cade retirée du genévrier. Son efficacité est douteuse.

Potion diurétique.

Baies de genièvre........ 5 gr.
Eau bouillante........... 200 —
Acétate de potasse....... 5 —
Oxymel scillitique........ 15 —

Passer, à prendre par cuillerée à soupe.

Fumigation de genièvre.

Genièvre concassé........ 250 gr.
On les met dans une bassinoire contenant du charbon allumé qu'on place entre les draps. Contre les douleurs rhumatismales.

1612. — GENTIANE. Gentiana lutea, famille des Gentianées. — Plante haute d'un mètre, à feuilles opposées, larges, à fleurs jaunes. La racine grosse, jaune à l'intérieur et grise à l'extérieur, d'odeur forte et de saveur amère, est employée comme tonique, stomachique et fébrifuge.

Vin de gentiane.

Racine de gentiane....... 30 gr.
Alcool à 60°............. 60 —
Vin rouge............... 1 litre.
Laisser macérer 10 jours. Un à deux petits verres avant les repas.

Tisane de gentiane.

Racine de gentiane........ 10 gr
Eau froide............... 1 litre.
Un verre avant manger.

Elixir contre l'anorexie.

Teinture de gentiane......... 5 gr.
—   Colombo.... .... 5 —
—   Badiane.......... 5 —
—   noix vomique.. 5 gouttes.
Sirop d'oranges amères...... 100 gr.
Vin de Malaga.............. 200 —
Une cuillerée à café avant les repas.

1613. — GÉRANIUM, Géranium, famille des Géraniacées. — Il existe plusieurs variétés ayant des fleurs blanches, roses et rouges, qui possèdent une odeur agréable, forte et pénétrante. On retire par distillation une essence, très employée en parfumerie; les feuilles sont légèrement astringentes, et s'emploient en gargarisme dans le mal de gorge. On boit la tisane dans les diarrhées et hémorragies.

1614. — GERMANDRÉE. Petit-chêne, chasse-fièvre. Teucrium chamædrys, famille des Labiées. — On emploie les sommités fleuries comme tonique,

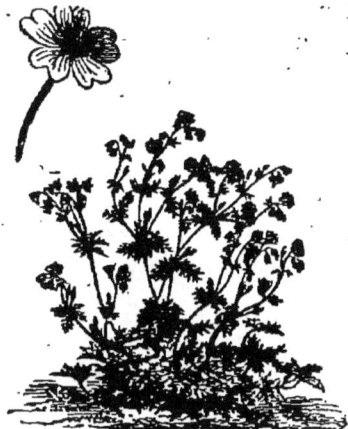
Fig. 519. — Géranium.

excitant, amer en infusion à 10 ou 20 gr. par litre d'eau. Dans plusieurs régions cette tisane est employée à la place du thé. La poudre s'ordonne à la dose de 2 à 8 grammes par jour.

1615. — GERMANDRÉE MARITIME. Herbe aux chats, Teucrium scordium, famille des Labiées. — La tige est garnie d'un duvet cotonneux, les feuilles sont velues, vertes, dentées, les fleurs sont purpurines. D'une odeur agréable, cette plante est employée avec succès dans la goutte, les maladies du foie et d'estomac, les catarrhes chroniques, la diarrhée et la dysenterie. Elle est également vermifuge. On prépare la tisane avec 20 à 30 grammes de sommités fleuries par litre d'eau.

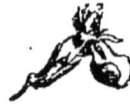

1616. — GINGEMBRE. Zingiber officinale, famille des Amomacées. — Cette plante aromatique nous vient de l'Amérique et des Indes. On trouve dans les pharmacies le *gingembre gris* et le *gingembre blanc.* Leur odeur et saveur sont aromatiques, légèrement camphrées, agréables. Le gingembre gris est le plus estimé; il est sous forme de morceaux aplatis, gris à l'extérieur et jaunâtres à l'intérieur. On l'emploie comme stimulant stomachique, excitant, aphrodisiaque et pectoral.

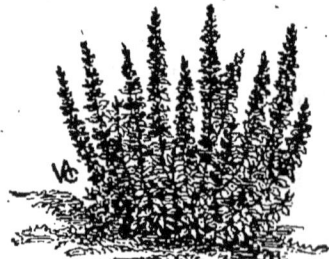

Fig. 520. Germandrée maritime.

1617. — GIROFLE. CLOUS DE GIROFLE. Caryophyllus aromaticus, famille des Myrtacées. — Petit arbre vert qui croît aux Antilles. La girofle est la fleur non développée, **en bouton,** ayant la forme d'un clou. Elle contient une huile volatile, son odeur est aromatique, sa saveur épicée. C'est un excitant stomachique. L'*Essence de girofle* est employée comme odontalgique, contre les maux de dents. On introduit dans la dent cariée une boulette de coton trempée dans l'essence de girofle.

1618. — GLUTEN. — Se trouve dans la farine et constitue la partie nutritive des graines de céréales. Lorsqu'on malaxe la farine sous un filet d'eau, la farine est entraînée avec l'eau, et il reste dans la main le gluten. C'est une *substance grisâtre, plastique, collante, à odeur spéciale.* Desséché, il devient cassant, il est insoluble dans l'eau. Le pain de gluten conseillé spécialement dans le diabète n'a aucune raison d'être et les diabétiques doivent le rejeter. Voir *Diabète.*

1619. — GLYCÉRÉS, GLYCÉROLÉS. — Médicaments contenant la glycérine comme véhicule.

1620. — GLYCÉRINE. — Liquide incolore ayant la consistance d'un sirop, d'une saveur sucrée. La glycérine officinale doit marquer 28° de Baumé. On la prépare en saponifiant les corps gras qui contiennent la glycérine en combinaison avec la margarine, oléine et stéarine. Soluble dans l'eau et l'alcool, elle dissout un très grand nombre de substances. Combinée avec l'acide nitrique, elle constitue une redoutable substance explosible, la *nitro-glycérine* avec laquelle on fabrique la *dynamite.* On emploie la glycérine pour conserver et dissoudre plusieurs substances, comme véhicule pour préparer des mélanges, des pommades. On prépare le *glycérolé d'amidon* en chauffant 140 gr. de glycérine avec 10 gr. d'amidon jusqu'à ce que la masse se prenne en gelée. La glycérine s'ordonne contre le diabète, la dysenterie et l'acné. On l'emploie contre la constipation en lavement à la dose de 1 à 2 cuillerées à soupe et en suppositoires contenant de 2 à 4 gr. de glycérine. A l'extérieur on s'en sert pour se préserver des gerçures.

1621. — GLYCÉROPHOSPHATES. — On connaît plusieurs glycérophosphates, les plus employés sont ceux de potasse, de soude et de chaux.

Ce sont des combinaisons de glycérine avec les phosphates employés comme tonique, reconstituant, dans la neurasthénie et rachitisme à la place des autres phosphates.

Sirop composé.

Glycérophosphate de soude....	2 gr.	
— — de potasse..	2 —	
— — de magnésie.	2 —	
Teinture de fèves de Saint-Ignace	10 gouttes.	
Maltine	1 gr.	
Teinture de Kola	10 —	
Sirop de cerises	200 gr.	

Une cuillerée à soupe à chaque repas.

Cachets aux glycérophosphates.

Glycérophosphate de chaux 0 gr. 25 cent.
— — de soude. 0 — 15 —
Glycérophosphate de fer.... 0 — 05 —

Pour un cachet. Dose : Un cachet avant chaque repas.

1622. — GLYCOSE ou GLUCOSE. — Sucre de raisin ou d'amidon. Sous l'influence de la levure de bière toutes les glycoses fermentent et se décomposent en *alcool* et *acide carbonique*. Lorsque les urines contiennent de la glucose cet état constitue la *glycosurie*. (Voir *Diabète*.) Pour reconnaître le sucre dans les urines on doit en faire l'analyse. Voir *Urine*.

1623. — GOMME. — Substance solide, jaunâtre, fournie naturellement par quelques plantes. Soluble dans l'eau elle lui communique une consistance épaisse et visqueuse. En médecine, on désigne sous le nom de *gomme* une tumeur spéciale.

1624. — GOMME ADRAGANTE. — Elle est produite par l'*Astragalus*, de la famille des Légumineuses, et se présente sous forme de filaments aplatis blancs, durs, vermiculés, sans odeur ni saveur. Insoluble dans l'eau, elle s'y gonfle considérablement et peut former un mélange très épais. On l'emploie comme adoucissant et pour la fabrication des pastilles et des loochs.

1625. — GOMME AMMONIAQUE. — C'est une gomme-résine fournie par le *Dorema ammoniacum*, famille des Ombellifères. — Insoluble dans l'eau, elle est employée comme antispasmodique, anticatarrhal, expectorant, emménagogue. A l'intérieur, on l'ordonne à la dose de 50 centigrammes à 2 grammes. Elle entre dans la composition de divers emplâtres.

Pilules expectorantes.

Acide benzoïque | 2 gr.
Gomme ammoniaque | 2 —

Pour 40 pilules. Dose : 4 pilules par jour. Contre le catarrhe pulmonaire.

Potion expectorante.

Gomme ammoniaque | 0 gr. 50
Sirop de morphine | 20 gr.
Emulsion d'amandes douces.. | 120 —

Par cuillerées dans les 24 heures.

1626. — GOMME ARABIQUE. — Elle est produite par plusieurs *acacias*, arbres de la famille des Légumineuses. Vient principalement du Sénégal. Sans odeur, ni saveur, elle se présente sous forme de morceaux irréguliers blancs, rouges ou blonds, solubles dans l'eau à laquelle elle donne une consistance sirupeuse. On la prescrit comme adoucissant dans les maladies inflammatoires, comme mucilage pour la confection des *pâtes* ou *pastilles pectorales* et pour lier dans les *potions*, les médicaments insolubles.

Tisane rafraîchissante.

Gomme arabique..............	75 gr.
Sucre de lait.................	75 —
Réglisse	30 —
Guimauve	15 —
Nitrate de potasse...........	2 —

Mêler 15 gr. pour un litre d'eau.

Potion pectorale.

Sirop de gomme..............	30 gr.
Infusion de quatre fleurs......	120 —

Par cuillerées dans la journée.

Eau gommée.

Poudre de gomme arabique......	10 gr.
Eau froide...................	1 litre

Comme boisson froide dans les maladies inflammatoires d'intestins.

Julep gommeux.

Eau.......................	100 gr.
Sirop de gomme............:	30 —
Eau de fleurs d'oranger......	10 —

Sirop de gomme.

Gomme arabique lavée 100 gr., la faire dissoudre à froid dans 150 gr. d'eau, et verser dans un litre de sirop simple. Adoucissant pectoral.

Boules de gomme.

Pastilles préparées avec du sucre et de la gomme arabique, aromatisées d'eau de fleurs d'oranger.

1627. — GOMME-GUTTE. — Gomme-résine jaune foncé à cassure brillante, produite par le *Garcinia Hamburii*, arbre de Ceylan, de la famille des Clusiacées. — Elle s'ordonne comme anthelmintique, mais surtout purgatif drastique, la dose est de 10 à 30 centigr., et presque toujours associée à l'aloès, rhubarbe, scammonée, jalap ou savon.

Pilules d'Anderson. Pilules écossaises.

Aloès des Barbades......	1 gr.
Gomme-gutte...........	1 —
Essence d'anis..........	0 — 10 cent.

Miel, quantité suffisante pour faire 10 pilules. Dose 1 à 4 par jour.

Pilules de Bontius.

Aloès Barbade..............	10 gr.

Gomme-gutte..............	10 gr.
Gomme ammoniaque.........	10 —
Vinaigre blanc.............	60 —

Triturer les substances à chaud avec du vinaigre, passer avec expression et faire évaporer au bain-marie jusqu'à consistance pilulaire, diviser en pilules de 20 centigr. Dose, 2 à 4 par jour.

GONFLEMENTS SOUS LES YEUX. Boursouflures des paupières. — Sont très désagréables et enlaidissent les plus jolis visages; on les effacera sûrement et radicalement avec l'*Eau Janette* et la *Crème Châtelaine*, qui agissent comme toniques et astringents.

Mode d'emploi : Lotionner les chairs boursouflées avec l'*Eau Janette* et laisser sécher sans essuyer. Faire ensuite un léger massage avec la *Crème Châtelaine*. Faire usage de ces produits deux fois par jour, matin et soir. Voir les articles : *Eau Janette* et *Crème Châtelaine*.

GOUDRON DE HOUILLE. — Voir *Coaltar*.

1628. — GOUDRON. Goudron végétal Goudron de Norvège. On l'obtient par la combustion des pins et sapins et principalement des *Pinus Sylvestris*. C'est un liquide noir, d'une odeur forte, d'une saveur âcre, ayant la consistance d'une térébenthine. Il est soluble dans l'alcool, l'éther et les huiles.

Infusé dans l'eau, il lui cède plusieurs principes et la colore en jaune. S'emploie comme diurétique, stimulant, diaphorétique, contre les affections des voies respiratoires et des voies urinaires. On l'ordonne en pilules, en sirop, en pommade et emplâtre (*Emplâtre du Pauvre homme*). Le *goudron végétal* est *acide* et contient de la créosote, tandis que le *goudron* des houilles est *alcalin* et contient de l'acide phénique.

Eau de goudron.

Goudron	5 gr.
Sciure de bois de sapin	15 —
Eau	1 litre.

Laisser macérer un jour, décanter et filtrer. On peut la préparer également avec la liqueur de goudron.

Sirop de goudron.

Goudron végétal	10 gr.
Sciure de bois de sapin	30 —
Eau distillée	1000 —

Laisser infuser 24 heures. Passer.
Ajouter sucre blanc 1800 gr.
Faire fondre. Quatre cuillerées à soupe par jour.

Pilules et capsules de goudron.

Goudron	5 gr.
Baume de Tolu	5 —
Benzoate de soude	4 —

En 40 pilules ou capsules, dose : 4 par jour.

Pommade de goudron.

Goudron	10 gr.
Axonge	90 —

Contre le psoriasis et l'eczéma.

Liqueur de goudron.

Goudron	50 gr.
Bicarbonate de soude	40 —
Magnésie calcinée	10 —
Eau chaude	1 litre

Laisser infuser 10 à 15 jours; filtrer. Une cuillerée à bouche par litre pour faire l'eau de goudron.

1629. — GOUTTES. — Plusieurs médicaments s'ordonnent à la dose de quelques gouttes. Pour les compter on emploie un petit compte-gouttes.

GOUTTES AMÈRES de BAUMÉ. — Voir *Strychnine*.

GOUTTES NOIRES. — Voir *Opium*.

1630. — GOUTTES DE PALMI. — Ces gouttes à l'*essence de Juniperus* composée sont souveraines dans la gravelle, les coliques néphrétiques et les coliques hépatiques. Sous forme de capsules elles sont faciles à avaler; la dose est de 4 à 6 capsules par jour à prendre en deux fois, matin et soir.

Les *Gouttes de Palmi* se vendent en flacons de 30 capsules du prix de 4 fr. (*Quatre francs*); les 3 flacons, 11 fr.

GRAINS. — Nom donné aux pilules purgatives.

1631. — GRANULES. — Ce sont de très petites pilules couvertes d'une couche de sucre. On prépare sous cette forme les médicaments très actifs qui ne s'ordonnent qu'à la dose d'un centigr., d'un milligr., et même d'un demi-milligr.

1632. — GRANULÉS. — Ce sont des médicaments préparés avec du sucre granulé et des extraits de plantes. On arrose le sucre avec l'extrait et on laisse sécher. Se donnent par cuillerées à café qu'on fait fondre dans un liquide.

1633. — GRATIOLE. Herbe du pauvre homme. Séné des prés,

Gratiola officinalis, famille des Scrofulariées. — La tige est noueuse, les feuilles sont ovales, petites, glabres, les fleurs d'un blanc rougeâtre et en forme de cloche. C'est un émétique et un purgatif violent lorsqu'elle est fraîche. La feuille sèche en poudre ou tisane purge très bien. On l'emploie dans la goutte, le rhumatisme, les affections du foie, les maladies de la peau et dans les maladies nerveuses à la dose de 50 centigr. à 1 gramme. La racine est vomitive. Voir les planches en couleur.

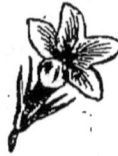

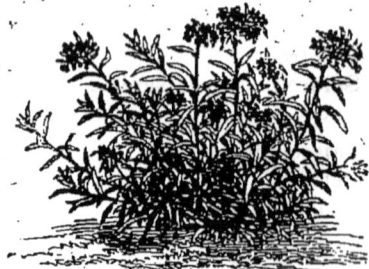

1634. — GRÉMIL. Herbe aux perles. **Lithospermum officinale**, famille des Borraginées. — La tige est rameuse, les feuilles sont lancéolées, les fleurs blanc jaunâtre et disposées en grappes, les fruits sont durs, luisants, de couleur grise. Les fruits qui

Fig. 521. — Grémil.

sont diurétiques se donnent en infusion de 5 gr. par litre d'eau dans la gravelle, la goutte et le catarrhe de la vessie.

1635. — GRENADIER. Punica granatum, famille des Myrtacées. — On emploie la fleur, le fruit et surtout l'écorce de la racine. Les fleurs nommées *Balaustes* sont inodores et rouges, le fruit ou *grenade* est gros, comme une pomme, et plein de semences, l'écorce du fruit est très astringente, on l'emploie dans l'industrie; l'écorce de la racine, gris jaunâtre en dehors et jaune en dedans, est très employée contre le ver solitaire. Elle contient un principe actif, la *Pelletierine.*

Tisane tænifuge.		*Décoction tænifuge.*	
Ecorce fraîche de racine de grenadier	50 gr.	Ecorce de racine de grenadier.	50 gr.
Eau	750 —	Eau	500 —
Faire bouillir à feu doux pour réduire à 500 grammes, passer; à prendre en trois fois à une demi-heure d'intervalle.		Faire bouillir pour réduire à	250 —
		Ajouter extrait de fougère mâle.	2 —
		Gomme pulvérisée.	2 —
		Sirop de menthe	30 —

1636. — GRINDELIA ROBUSTA, famille des Composées. — Plante de Californie employée comme antiasthmatique et comme expectorant stimulant; elle contient une matière *résineuse.* On prescrit la grindelia sous forme d'extrait fluide ou de teinture contre l'asthme, les bronchites et la coqueluche. Voir *Sirop Grindelia.*

Pilules antiasthmatiques.		*Sirop de grindelia.*	
Extrait de grindelia	2 gr.	Sirop simple	200 gr.
Poudre de séné	3 —	Extrait de grindelia.	0 gr. 50 cent
En 20 pilules; dose 2 à 5 par jour.		Trois cuillerées à café ou à dessert aux enfants suivant l'âge.	

1637. — GROG. — On le prépare avec de l'eau chaude, 1 verre; citron une ou deux tranches; eau-de-vie, 3 à 5 cuillerées à café.

1638. — GROSEILLE. C'est le fruit du groseillier rouge : **Ribes rubrum,** famille des Saxifragées. — Il doit sa saveur agréable d'acidité à l'acide citrique. Possède les mêmes propriétés que la framboise. On emploie le fruit qui est laxatif, diurétique et rafraîchissant. On prépare un sirop avec 500 gr. de suc de groseille pour 875 grammes de sucre blanc, faire fondre et passer. On prépare également une gelée très agréable. Le cassis est le fruit du groseillier noir. On prépare avec son suc un sirop et une liqueur très agréable.

GRUAU. — Voir *Avoine*.

1639. — GUARANA ou PAULLINIA. Paullinia sorbilis, famille des Sapindacées. — On emploie les semences qui contiennent la *caféine*, comme antinévralgique, tonique et antidiarrhéique à la dose de 30 centigrammes à 1 gramme.

1640. — GUIMAUVE. Althæa officinalis, famille des Malvacées. — On emploie la racine, la fleur et les feuilles, qui sont très mucilagineuses, comme béchique, adoucissant et émollient, à la dose de 20 grammes par litre d'eau, en *infusion* si c'est pour l'usage interne, et

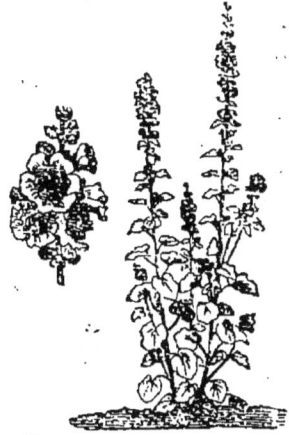

FIG. 522. — Guimauve.

en *décoction* si c'est pour l'usage externe; les feuilles sont grandes, arrondies et molles. Les fleurs sont blanches, la racine est blanche, longue et de saveur mucilagineuse. Le *Sirop* et la *Pâte de Guimauve* sont adoucissants contre le rhume. Le *gargarisme émollient* se prépare en faisant bouillir 10 grammes de racine de guimauve, une demi-tête de pavot dans 150 gr. d'eau, on passe et on ajoute 30 gr. de miel. (Voir *Gargarisme Antiseptique Jener*.) Pendant la dentition, on donne à mâcher aux enfants la racine de guimauve sèche, mais il est préférable de la remplacer par un morceau de caoutchouc.

1641. — GUTTA-PERCHA. — Gomme-résine solide fournie par le *Dichopsis gutta*. Ramollie par l'eau chaude, elle prend l'empreinte de la surface sur laquelle on l'applique et garde cette forme en durcissant par le refroidissement. En dissolution dans le chloroforme, elle constitue une sorte de collodion employé dans le psoriasis et pour cicatriser les plaies.

H

HALE DE LA MER et de la CAMPAGNE. — Pour éviter et faire disparaître le hâle, les taches de rousseur et les irritations causées par un séjour à la mer ou au grand air, le moyen le plus sûr et le plus efficace est de faire usage de la *Crème Janette* et de la *Poudre Janette*. La *Crème Janette* est une crème lénitive qui garantit le teint. Elle adoucit et veloute la peau en donnant une jolie transparence. Voir *Crème Janette*.

1642. — HAMAMELIS VIRGINICA, famille des Saxifragacées. — Arbrisseau de Virginie. On emploie la feuille et l'écorce comme hémostatique et antihémorroïdale sous forme d'extrait fluide qui représente son poids de plantes; on fait une pommade et des suppositoires.

Mixture.

Teinture d'Hamamelis.......... 10 gr.
Glycérine pure................ 60 —
Par cuillerée à café deux fois par jour.

Pommade.

Extrait d'Hamamelis... 0 gr. 20 cent.

Beurre de cacao.......... 10 gr.
Huile.................... 3 —

Suppositoires.

Extrait d'Hamamelis..... 0 gr. 05 cent.
Beurre de cacao......... 3 gr.
Pour un suppositoire.

1643. — HARICOTS. *Phaseolus vulgaris*, famille des Légumineuses. Il existe plusieurs espèces naines ou grimpantes dont le grain est blanc, noir, rouge ou marbré. Les meilleurs haricots nains sont le flageolet blanc, le flageolet Merveille de France, le noir hâtif de Belgique, le beurre d'Alger, le jaune de la Chine. Les meilleurs haricots grimpants sont le Soissons blanc, le blanc géant, le sabre d'Espagne.

Les haricots secs sont très nourrissants mais forment une grande quantité de gaz dans l'intestin. Leur digestion étant très lente, il est indispensable de les écraser ou réduire en purée. Les haricots verts sont très rafraîchissants.

1644. — HÉMOGLOBINE (grec *hema*, sang). — Cette substance albuminoïde contient du fer et constitue la matière colorante du sang. A été préconisée pour remplacer le fer, mais son efficacité est très faible. En outre, elle se décompose dans le tube digestif sous l'influence des acides et du suc gastrique. On l'a conseillée sans succès dans l'anémie, la chlorose, etc. Voir *Pilules Antianémiques Ducase*.

FIG. 523. — Haricot.

1645. — HÉMOSTATIQUE. — Médicaments employés pour arrêter une hémorragie. Voir *Hémorragie*.

1646. — HENNÉ. — On emploie cette plante pour teindre les cheveux en blond. On l'applique sur les cheveux sous forme de cataplasmes.

HERBE. — Nom sous lequel on désigne les plantes.

HOMARD. — Voir *Crustacés*.

1647. — HOUBLON. Vigne du Nord. Humulus Lupulus, famille des Ulmacées. — Les fleurs sont couvertes d'une poussière jaune, résineuse, le *Lupulin* qui est amer. Le houblon est employé comme tonique amer, narcotique et sédatif. On emploie les fleurs en infusion, à 10 gr. par litre d'eau, comme fortifiant dans le lymphatisme, le rachitisme, la scrofule, les anémies. Le lupulin a été employé contre les pertes séminales, les érections nocturnes.

1648. — HOUX. Bois franc. Houx commun. Ilex aquifolium, famille des Rhamnées. — Les *feuilles* possèdent des propriétés sudorifiques et fébrifuges, les *baies* sont purgatives. La décoction faite avec les feuilles fraîches, 30 gr. par litre, a été employée contre le rhumatisme et les fièvres intermittentes.

La *glu* se prépare, en Bretagne, avec la seconde écorce de la tige. On l'emploie pour piper les oiseaux.

1649. — HUILES. — Ce sont des liquides gras, plus légers que l'eau et qu'on retire des végétaux. Elles contiennent généralement deux substances : la *margarine* et l'*oléine*. Certaines huiles s'épaississent à l'air, on les dit *siccatives*; celles qui restent toujours fluides sont dites *non-siccatives*. Insolubles dans l'eau, dans l'alcool, elles sont solubles

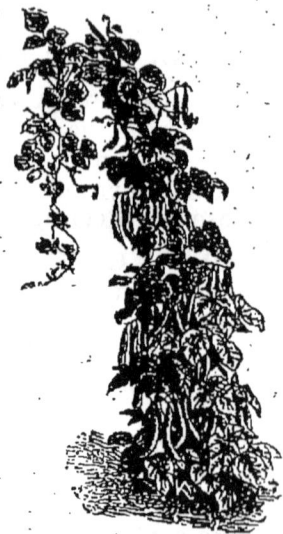

dans l'éther, les huiles volatiles, le chloroforme et la benzine; seule l'*huile de ricin* est soluble dans l'alcool. En médecine, on emploie l'huile de *ricin*, l'huile d'*amandes douces*, l'huile d'*olives* et l'huile d'*arachides*.

1650. — HUILE ALIMENTAIRE. — L'huile d'amande douce et l'huile d'olive sont les meilleures. On emploie également l'huile de noix, de colza, d'œillette, qui sont de bonnes huiles alimentaires. On doit choisir une huile fraîche, car en vieillissant les huiles se décomposent, deviennent rances et très nuisibles à la santé. Lorsque l'estomac est bon, les huiles se digèrent facilement. L'*Élixir Spark* facilite la digestion et devrait être employé par les personnes qui ne les digèrent pas.

1651. — HUILE D'AMANDES DOUCES. — Huile légèrement ambrée, presque sans odeur et sans saveur. Elle rancit facilement et on doit la renouveler assez souvent. On l'extrait des amandes douces mais souvent des amandes amères, par pression à sec. Le résidu ou *tourteau* sert aux parfumeurs pour préparer les pâtes d'amandes pour les mains. Elle doit être préférée aux autres huiles pour l'usage interne. On l'emploie comme adoucissant; on la donne aux nourrissons comme laxatif. Elle sert à préparer le *cérat*, les *liniments* et les émulsions. Pour les enfants, on doit la donner pure et ne jamais la mélanger avec un sirop quelconque parce que ce mélange est indigeste. Le *Looch blanc* préparé avec l'huile et la gomme arabique, est une mauvaise préparation, un looch doit être préparé avec des amandes.

1652. — HUILE D'ARACHIDES. On la retire des semences de la *Pistache de terre* ou **Arachide, Arachis hypogea**, famille des Légumineuses. — Elle peut remplacer l'huile d'olive pour les préparations pharmaceutiques. Elle possède la saveur de l'huile de noisette.

1653. — HUILE DE CADE. — L'huile de Cade véritable est une huile noire et fétide qu'on obtient par combustion d'un genévrier, le *Juniperus oxycedrus* qui croît dans le Midi de l'Europe. L'huile de cade des vétérinaires s'obtient en même temps que le goudron, par la combustion des racines et des tronçons de pin et de sapin. Cette huile est employée dans les maladies de la peau : eczéma, pelade, psoriasis. On la prescrit sous forme de pommade à la dose de 2 à 4 grammes pour 30 grammes d'axonge.

1654. — HUILE DE CROTON. S'obtient par expression des graines du *Croton tiglium*, arbuste de la famille des Euphorbiacées. — C'est un irritant et un violent purgatif très peu employé. On l'ordonnait à la dose de 1 à 2 gouttes, toujours divisées avec la gomme ou un jaune d'œuf, sinon elle causerait une forte irritation à la gorge. A l'extérieur, on l'emploie, comme rubéfiant et éruptif, après l'avoir mélangée avec une huile, une pommade ou un emplâtre. Elle a été également employée contre le ver solitaire, la goutte et les rhumatismes.

Potion purgative.
Looch blanc du *Codex*........ 120 gr.
Huile de croton............ 1 goutte.
Mêler; par cuillerées d'heure en heure.

Liniment révulsif.
Huile de croton........ 0 gr. 50 cent.
Huile d'olives......... 20 —

Pilules Hydragogues.
Huile de croton............ 1 goutte.
Gomme-gutte.......... 0 gr. 10 cent.
Extrait de coloquinte... 0 — 10 cent.
Diviser en 20 pilules ; 1 à 2 par jour.

1655. — HUILE DE FOUGÈRE MALE, Extrait éthéré de fougère mâle. — On l'obtient en traitant le rhizôme de fougère mâle en poudre par l'éther. C'est une huile noire, épaisse, ayant l'odeur aromatique de fougère. On l'emploie en capsules contre le tœnia. Voir *Tænifuge Rezall*.

1656. — HUILE DE FOIE DE MORUE. — Cette huile est extraite des foies frais de *Morue* ou *Cabillauds* (*Gadumorrhua*). Suivant son mode de préparation, l'huile de foie de morue est blanche, brune et blonde, mais toutes ces huiles possèdent les mêmes propriétés médicinales malgré la différence de couleur. Elle est employée, comme aliment reconstituant, dans la scrofule, le rachitisme à la dose de 40 à 80 gr. par jour. La dose pour adultes doit être de 2 à 4 cuillerées à bouche et celle des enfants de 2 à 4 cuillerées à café ou à dessert suivant l'âge. On doit la prendre pure, sans aucune addition. L'Emulsion, le mélange d'huile de foie de morue avec un sirop, avec un vin constituent des mauvaises préparations indigestes. L'huile de foie de morue n'est pas bien supportée et peut occasionner des maux d'estomac. On la remplace avantageusement par le *Sirop Tannodol* qui est aussi efficace et s'ordonne dans les mêmes cas. Pour faire passer le goût d'huile de foie de morue, boire immédiatement après, un peu d'eau fraîche, se rincer la bouche; ou encore manger du chocolat ou une orange.

1657. — HUILE D'OLIVE, on la retire des olives, fruits de l'*Olea europœa*. — Cette huile est alimentaire et se conserve très bien; on doit l'employer de préférence pour toutes les préparations pharmaceutiques. Elle est émolliente, laxative et faiblement anthelminthique. Elle facilite le glissement des calculs du foie; on la donne en lavement comme laxatif.

1658. — HUILE DE RICIN, huile de Castor, huile de Palma-Christi. On la retire par expression des semences du ricin; on l'emploie comme purgatif à la dose de 10 à 60 gr., on la prend pure, dans du café noir ou en capsules molles.

Potion d'huile de ricin:
Huile de ricin......... 45 gr.
Gomme arabique....... 10 —
Eau de menthe......... 100 —
Sirop de limons......... 30 —

Mélange purgatif.
Huile de ricin, 30 à 40 gr. avec du jus de deux citrons. Mêler.

Lavement d'huile de ricin.
Huile de ricin......... 40 gr.
Jaune d'œuf......... un
Eau de guimauve......... 250 gr.

Mixture.
Huile de ricin......... 30 gr.
Jaune d'œuf......... un
Ajouter du sucre et de l'eau de fleurs d'oranger pour obtenir un mélange épais à prendre en une seule fois.

Mixture contre la chute des cheveux.
Huile de ricin......... 30 gr.
Teinture de quinquina......... 30 —
Essence de bergamote......... 1 —

Voir *Pommade Spark*.

HUITRES. — Voir *Mollusques*.

HYDRARGYRE. — Veut dire mercure.

1659. — HYDRASTIS CANADENSIS. Plante de la famille des Renonculacées. — La racine grosse comme une plume à écrire, est jaune, d'une odeur nauséeuse et d'une saveur amère. Elle contient un principe actif : l'*hydrastine*. On la prescrit en extrait fluide, comme tonique antipériodique, contre l'hémorragie utérine et les fibromes.

Elixir d'hydrastis.

Teinture d'hydrastis....... 10 gr.
Elixir de garus.......... 200 —
Par cuillerées.

Mixture contre les menstruations irrégulières.

Extrait fluide d'hydrastis...... 5 gr.
— de viburnum...... 5 —

Extrait fluide de gossypium herbaceum..................... 5 gr.
Alcool à 60°................. 50 —
Sirop d'orange amère.......... 50 —

1 cuillerée à café aux deux principaux repas pendant 8 jours avant l'époque présumée.

1660. — HYDRATE DE CARBONE. — Substance organique non azotée formée de carbone et d'eau. Tels sont les sucs de canne, de fruits, de lait ou lactose, les celluloses, les amidons, les fécules, les dextrines. Toutes ces substances s'absorbent par l'intestin en totalité sauf les celluloses.

1661. — HYDROCOTYLE ASIATIQUE, Hydrocotyle asiatica, famille des Ombellifères. — C'est une plante herbacée qui croît dans l'Inde et Ceylan. On emploie la plante entière contre la lèpre et les ulcères, à la dose de 50 centigr. à 1 gramme de poudre à prendre en trois fois. A l'extérieur, on applique des cataplasmes faits avec les feuilles.

Sirop d'hydrocotyle.

Extrait d'hydrocotyle....... 1 gr.
Sirop simple.............. 1.000 —
2 cuillerées à soupe par jour.

Tisane d'hydrocotyle.

Hydrocotyle........ 5 gr.
Eau................ 2 litres.
Faire bouillir pour réduire à un litre, 3 verres par jour.

1662. — HYDROLAT. — Eau distillée chargée de principes volatils des plantes.

1663. — HYDROMEL. — Mélange d'eau et de miel (100 gr. par litre), employé en boisson comme laxatif adoucissant.

HYOSCYAMINE. — Voir *Jusquiame.*

1664. — HYPNAL. — Anesthésique et somnifère, se donne en cachets de 50 centigr. 2 par jour.

1665. — HYPNONE. — Liquide anesthésique somnifère, à la dose de 5 à 8 gouttes. Très dangereux.

1666. — HYPOPHOSPHATE et HYPOPHOSPHITE de chaux. — Médicaments fortifiants antirachitiques qui se donnent à la dose de 10 à 50 centigr. en solution ou sirop.

1667. — HYSOPE, Hyssopus officinalis, famille des Labiées. — Sa tige est rameuse, ses feuilles sont linéaires et aiguës. Ses fleurs bleues et disposées en épis terminaux. C'est l'*herbe sacrée* des Hébreux. On emploie les feuilles qui ont une odeur aromatique comme béchique, expectorant et stimulant. La tisane à 10 gr. de feuilles par litre d'eau est très efficace dans les faiblesses d'estomac, les digestions laborieuses, les coliques flatulentes.

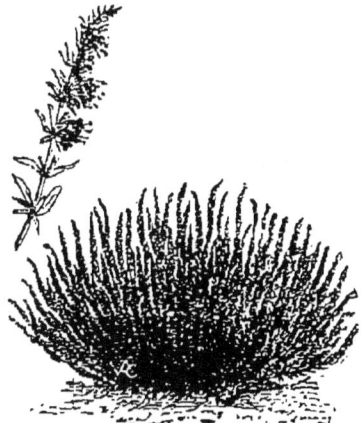

FIG. 524. — Hysope.

I

1668. — ICHTYOCOLLE. — Colle de poisson qui a le même usage que la gélatine.

1669. — ICHTYOL. — C'est un produit soufré obtenu par la distillation d'une roche bitumeuse des environs de Seefeld en Tyrol. Il s'émulsionne avec l'eau et se mélange aux huiles et à la vaseline. Préconisé dans les maladies de la peau, le psoriasis et les douleurs rhumatismales, on le donne en capsules de 10 centigr., à la dose de 4 à 6 par jour.

Colle contre les ulcères.

Gélatine.................. 35 gr.
Glycérine................. 35 —
Oxyde de zinc........... 25 —
Eau distillée............. 25 —
Ichtyol.................. 20 —

Faire liquéfier le tout, sauf l'oxyde de zinc qu'on ajoute à la fin et mélanger. En application sur les ulcères.

Pommade d'ichtyol.

Ichtyol................. 10 gr.
Vaseline................. 100 —

Pommade contre le psoriasis.

Ichtyol................ 1 gr.
Acide salicylique.... 1 —
Lanoline.............. 20 —
Huile d'olive........ 10 —
Acide pyrogallique.. 0 gr. 50 cent.

1670. — IGNAME DE CHINE. Dioscorea batatas, famille des Asparaginées. — Cette plante, originaire de l'Orient, est cultivée dans nos jardins pour sa racine volumineuse dont la saveur est celle de la pomme de terre. La tige est mince et volubile ayant un mètre de haut, les feuilles sont cordiformes. Comme la pomme de terre, l'igname peut se préparer de diverses façons. Les feuilles d'igname sont adoucissantes et on les emploie en infusion comme laxatif. Le suc d'igname administré à l'intérieur agit comme diurétique.

1671. — INDIGO. — C'est une pâte tinctoriale qu'on retire en Amérique et aux Indes des *Indigofera*, famille des Légumineuses. Il se présente sous forme de pains carrés d'un beau bleu, insolubles dans l'eau, l'alcool, l'éther, l'huile, la glycérine et n'ayant aucune odeur, ni saveur. L'indigo se dissout dans l'acide sulfurique et constitue le *sulfate d'indigo* ou bleu d'indigo. On l'a préconisé dans l'épilepsie et comme fébrifuge.

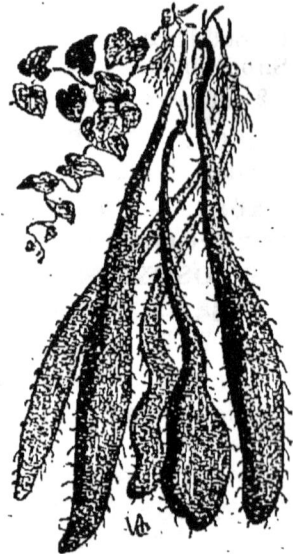

FIG. 525. Igname de Chine.

INFUSION. — Voir *Tisane.*

1672. — INHALATION. — Introduction des vapeurs médicamenteuses dans les voies respiratoires au moyen d'un appareil construit spécialement à cet usage.

1673. — INJECTIONS. — Ce sont des médicaments destinés à être in-

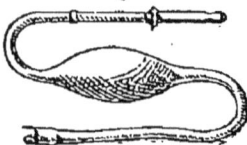

FIG. 526. — Enéma.

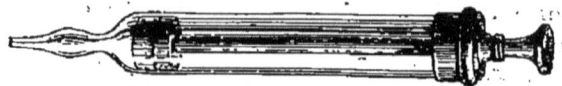

FIG. 527. — Seringue.

troduits dans les cavités naturelles ou accidentelles : oreille, urètre, vagin,
fistules, abcès. On emploie à cet effet des instru-
ments appropriés en verre ou en caoutchouc tels

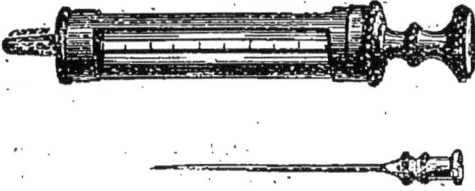

FIG. 528. — Seringue de Pravaz, pour
injection hypodermique.

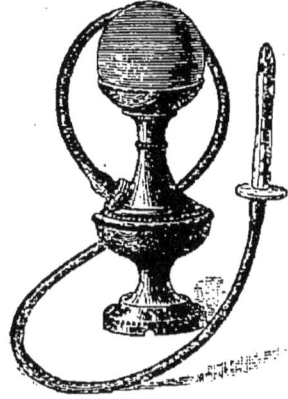

que les seringues, les injecteurs, les irrigateurs,
les bocks.

FIG. 529. — Injections.

1674. — INJECTION HYPODERMIQUE.
— Injection sous la peau d'un médicament très
actif en dissolution ou d'un serum. Pour les *injections hypodermiques*,
on emploie la seringue de Pravaz qui est graduée pour pouvoir doser le
médicament à injecter sous l'épiderme.

1675. — INJECTION BLINE.
— D'une composition concentrée et
astringente, l'*Injection Bline*, grâce aux trois sulfates qu'elle contient,
constitue le meilleur antiseptique employé avec grand succès pour terminer la guérison et combattre les écoulements chroniques, même les plus
rebelles. On peut alterner l'*Injection Bline* avec l'*Injection Darvet*.

L'*Injection Bline* se vend en flacons de 4 fr. (*Quatre francs*) ; les
3 flacons, 11 francs.

1676. — INJECTION DARVET.
— Préservatrice, antiseptique et
légèrement astringente, cette injection à la Résorcine annihile et détruit
sûrement les microbes gonocoques et autres. Absolument inoffensive et
sans aucun danger, l'*Injection Darvet* ne fatigue pas les organes et n'occasionne jamais de rétrécissements. Expérimentée avec grand succès sur
plusieurs milliers de malades, elle s'est montrée plus efficace que toutes
les autres.

Mode-d'emploi : Il faut prendre deux à trois injections par jour, le
matin, à midi et le soir, à l'aide d'une seringue bien appropriée ou d'une
poire en caoutchouc.

Uriner avant l'injection ; remplir la seringue ou la poire de liquide, en
introduire le bout d'un centimètre environ dans le canal, comprimer le
méat et presser doucement sur le piston de façon à faire pénétrer lentement le liquide. On retire alors la seringue en conservant l'injection une
ou deux minutes, puis on la laisse sortir goutte à goutte.

L'*Injection Darvet* se prend de préférence assis.

L'*Injection Darvet* se vend en flacons de 4 fr. (*Quatre francs*); les
3 flacons, 11 francs.

1677. — IODE.
— Ce corps simple existe à l'état de combinaisons dans
les eaux de mer et quelques minerais. On le retire des plantes marines ; il
se présente sous forme de paillettes métalliques bleuâtres fragiles et miroi-
tantes d'une odeur forte caractéristique, d'une saveur âcre. C'est un médi-

cament très efficace dans la scrofule, la syphilis, le goitre. Il est peu soluble dans l'eau, très soluble dans l'alcool et l'éther; il tache la peau en jaune. C'est un fondant résolutif et révulsif précieux, qui s'ordonne, à l'intérieur la dose est de 2 à 5 centigrammes, en solution ou sirop; à l'extérieur on emploie la teinture d'iode ou le coton iodé en application sur la peau contre les rhumes, douleurs, rhumatismes, engorgements ganglionnaires du cou, etc. Comme le mercure, l'iode provoque, par un usage prolongé, un état spécial, qu'on nomme *iodisme*, qu'il faut éviter pour ne pas provoquer des troubles graves dans l'économie. Il est donc de la plus haute importance d'éviter l'usage prolongé des sirops et solutions dépuratifs qui contiennent l'iode, l'iodure et l'hydroiodate. (Voir *Dépuratif Parnel*.) — En cas d'empoisonnement par la teinture d'iode faire vomir, ensuite donner de l'eau albumineuse et la poudre d'amidon délayée dans de l'eau ou du lait.

Teinture d'iode.

Iode.......................... 10 gr.
Alcool à 90°............... 120 —
Badigeonnages sur la peau.

Pommade iodée.

Iode........................ 1 gr.
Iodure de potassium...... 4 —
Axonge.................... 50 —
Contre tumeurs blanches.

Solution iodée contre lupus.

Iode......................... 1 gr.
Glycérine................ 200 —

Sirop iodotannique.

Teinture d'iode............... 10 gr.
Extrait fluide de ratanhia..... 5 —
Sirop de sucre............... 800 —
Mêler la teinture d'iode et l'extrait, laisser réagir 24 heures, mêler au sirop de sucre.

1678. — IODOFORME. — Insoluble dans l'eau, plus soluble dans l'alcool et très soluble dans l'éther, ce composé se présente sous forme de paillettes cristallines jaune pâle, à odeur safranée désagréable, caractéristique. Il contient une forte proportion d'iode auquel il doit ses propriétés anesthésique, cicatrisante et désinfectante. On l'ordonne à l'intérieur dans la syphilis, la scrofule et contre le goitre, à la dose de 10 centigr. à 50 centigr., et à l'extérieur comme cicatrisant des plaies. On prépare la gaze iodoformée à 1 pour 10. L'usage d'iodoforme peut provoquer des empoisonnements mortels. On ne doit jamais l'employer chez les nouveau-nés et les enfants.

Pilules d'iodoforme.

Iodoforme..................... 5 gr.
Extrait quinquina.......... 5 —
Essence de menthe......... 5 gouttes
En 100 pilules; 2 à 4 par jour contre la phtisie, voir les *Pilules Norvégiennes Circasse*.

Pommade d'iodoforme.

Iodoforme.......... ..... 1 gr.
Vaseline................. 30 —
Pour panser les ulcères.

Pommade contre les hémorrhoïdes et fissures.

Iodoforme................... 1 gr.
Opium pulvérisé......... 1 —
Vaseline................. 30 —

Poudre contre le coryza chronique.

Iodoforme pulvérisé........... 1 gr.
Camphre pulvérisé........... 5 —
Poudre d'amidon............. 45 —
L'odeur étant très désagréable, il faut préférer la *Poudre Cicatrisante Leber*.

1679. — IODOL, tétraïodopyrrol. — Insoluble dans l'eau, peu soluble dans l'alcool mais très soluble dans l'éther, l'acide acétique et les huiles, l'iodol possède toutes les propriétés de l'iodoforme sans avoir son odeur désagréable ni sa toxicité. C'est un antiseptique puissant qui s'emploie en pansement et à l'intérieur, dose 10 à 15 centigr. 2 à 3 fois par jour.

Mélange contre ozène.

Iodol..................... 1 gr.
Tannin................... 10 —
Borax .... 10 —
Mêler, priser 6 à 8 fois par jour.

Pommade d'iodol.

Iodol..................... 1 gr.
Vaseline................. 30 —

Pilules d'iodol.

Iodol................. ... ... 1 gr.
Extrait de réglisse........ 3 —
Pour faire 60 pilules, donner 4 à 6 par jour.

Solution pour pansements.

Iodol................. ... 1 gr.
Alcool à 90°............. 40 —
Glycérine............... 60 —

1680. — IODURE D'ÉTHYLE, Ether iodhydrique. — Cet éther a été préconisé comme antiasthmatique ; on l'emploie en inspirations répétées plusieurs fois par jour dans les maladies du cœur à la dose de 10 à 30 gouttes versées sur un mouchoir. On doit s'en servir avec prudence, ce médicament pouvant amener des accidents.

1681. — IODURE DE FER. Protoiodure de fer. — On obtient le protoiodure de fer en chauffant l'iode métallique avec la limaille de fer et de l'eau. On obtient un produit brun soluble dans l'eau qui est très efficace, mais d'une conservation difficile ; on préfère la solution officinale qui permet de le conserver plus longtemps. L'iodure de fer est employé comme tonique antiscrofuleux et fondant à la dose de 20 à 50 centigram. On prépare un sirop et des pilules.

Sirop de protoiodure de fer.

Iode..................... 4 gr 10 centig.
Limaille de fer......... 2 gr.
Eau distillée........... 10 —
Sirop de gomme...... 785 —
Sirop de fleur d'oranger. 200 —

Introduire l'iode dans un petit ballon de verre avec l'eau, ajouter la limaille par fraction en agitant chaque fois, laisser la réaction s'opérer ; puis chauffer doucement jusqu'à la coloration verte de la liqueur, filtrer celle-ci en la recevant sur le mélange de deux sirops ; laver le filtre avec Q. S. d'eau pour compléter 1.000 gr., mêler et conserver à l'abri de la lumière. La dose est de 2 à 4 cuillerées à café pour les enfants et de 2 à 4 cuillerées à soupe pour les adultes. Ce sirop se conserve mal. Voir *Sirop Tannodol.*

Pilules d'iodure de fer.

On les prépare avec une solution concentrée de protoiodure de fer, chaque pilule contient 5 centigr. d'iodure de fer. Ces pilules s'altèrent facilement. Voir *Pilules Antianémiques Ducase.*

1682. — IODURES DE MERCURE. — On emploie en médecine le *protoiodure* et le *biiodure de mercure.* Le protoiodure de mercure ou *iodure mercureux* est insoluble dans l'eau et dans l'alcool, et se présente sous forme d'une poudre jaune verdâtre. On l'emploie à l'intérieur en pilules, comme antisyphilitique, à la dose de 1 à 10 centigr. par jour. A l'extérieur on l'emploie en pommades à la dose de 50 centigr. à 1 gram. pour 20 à 30 gram. d'axonge. On doit conserver le médicament à l'abri de la lumière.

Pilules de protoiodure de mercure.

Protoiodure de mercure.. 2 gr 50 cent.
Extrait thébaïque........ 1 gr.
Diviser en 100 pilules ; dose 2 à 4 par jour.
Les *pilules Ricord* contiennent 5 centigr. de protoiodure. Ce médicament provoque la salivation et fatigue l'estomac. Voir *Pilules Spécifiques Leber.*

Pommade contre le psoriasis.

Protoiodure de mercure.. ..... 1 gr.
Axonge..................... 40 —

1683. — BIIODURE DE MERCURE. Iodure mercurique. — Se présente sous forme d'une poudre rouge insoluble dans l'eau, soluble dans l'alcool et dans une solution aqueuse d'iodure de potassium. Il entre dans la composition du *sirop de Gibert*. On l'emploie comme antisyphilitique, surtout dans les accidents tertiaires, à l'intérieur à la dose de 5 à 25 milligrammes le plus souvent associé à l'iodure de potassium; à l'extérieur en pommade, 5 à 50 centigram. pour 30 gram. d'axonge. Ce médicament est plus efficace que le protoiodure mais paraît être plus irritant.

1684.—IODURE DE PLOMB. — Poudre jaune insoluble dans l'alcool, l'eau et l'éther. On l'emploie à l'extérieur en pommade et emplâtre comme fondant et résolutif.

Emplâtre d'iodure de plomb.		*Pommade d'iodure de plomb.*	
Emplâtre de ciguë.......	250 gr.	Iodure de plomb........	4 gr.
Iodure de plomb...	30 —	Axonge................	30 —

1685. — IODURE DE POTASSIUM. — Petits cristaux blancs d'une saveur désagréable, solubles dans l'eau. On l'emploie dans la scrofule, le goitre, les maladies de la peau, dans la syphilis, la carie, les exostoses, l'asthme. Sa consommation en est devenue énorme, même exagérée. Il est très irritant et provoque souvent des maux d'estomac. Son usage provoque *l'iodisme* qui se traduit par un rhume de cerveau, une conjonctivite et des maux de tête. L'iodure de potassium peut causer l'hypertrophie du cœur et même des accidents. S'ordonne à la dose de 50 centigram. à 5 gram. par jour.

Sirop d'iodure de potassium.			
Sirop d'oranges amères........	500 gr.		
Iodure de potassium..........	10 —		
2 cuillerées par jour.			

de potassium iodurée qui est plus active, même usage.

Pommade iodurée.

Iodure de potassium..........	4 gr.
Axonge................	30 —

En onctions comme fondant sur les glandes et engorgements, matin et soir.

En ajoutant à cette pommade 5 gr. de teinture d'iode on a la pommade d'iodure

Potion à l'iodure de potassium.

Iodure de potassium..........	3 gr.
Sirop d'oranges amères.......	60 —
Eau distillée................	100 —

Par cuillerées toutes les 2 ou 3 heures.

Solution d'iodure de potassium.

Eau distillée................	300 gr.
Iodure de potassium..........	10 —

2 cuillerées par jour.

L'Iodure de sodium possède les mêmes propriétés que l'iodure de potassium mais il est moins efficace. On le préconise surtout contre l'asthme et l'angine de poitrine.

1686. — IPÉCACUANHA, Ipéca. — Petit végétal haut de 30 centimètres, de la famille des Rubiacées, qui nous arrive du Brésil; contient un principe actif : l'*Emétine*.

On emploie la racine comme vomitif expectorant sous forme de poudre, sirop, ou pastilles. Ces dernières se donnent 6 à 10 par jour pour favoriser l'expectoration.

Vomitif pour adultes.

Ipéca en poudre........ 1ᵉʳ 50 centigr.

Diviser en 3 paquets. A prendre en trois fois avec un peu d'eau à un quart d'heure d'intervalle, boire de l'eau tiède pour faciliter les vomissements.

Vomitif énergique.

Ipéca en poudre.......	1 ᵉʳ 50 centigr.
Emétique............	0 — 5 —

En trois paquets à prendre en trois fois.

Sirop d'ipéca.

Se donne par cuillerée à café jusqu'à l'effet. On ajoute souvent la poudre d'ipéca pour le rendre plus efficace.

Remède éméto-cathartique.

Sulfate de soude........ 30 gr.
Poudre d'ipéca.......... 1 —
Mêler, à prendre en deux fois.

Sirop Desessartz.

Ipecacuanha............ 3 gr.
Séné.................. 10 —
Serpolet.............. 3 —
Coquelicot............ 12ᵉʳ 50 centig.
Sulfate de magnésie... 10 —
Vin blanc............. 75 —

Eau de fleurs d'oranger 7ᵉʳ 50 centig.
Eau.................... 300 —
Sucre blanc........... 600 —

Contre le rhume, bronchite, coqueluche chez les enfants à la dose de 4 à 6 cuillerées à café par jour. Ce sirop est légèrement purgatif.

Poudre de Dower.

Ipéca................. 1 gr.
Opium .... 1 —
Azotate de potasse...... 4 —
Sulfate de potasse...... 4 —

Calmant sudorifique dans la goutte et les rhumatismes à la dose de 5 centigrammes.

1687. — IRIS. *Iris de Florence,* **Iris Florentina,** famille des Iridées. — Croît aux environs de Florence. Elle contient une huile volatile ayant l'odeur de violette, le rhizome (ou *racine*) est blanc, allongé en morceaux tuberculeux. On en faisait des *pois à cautères,* des hochets. L'Iris est surtout employé en parfumerie pour fabriquer les produits à odeur de violette, on fait des sachets pour parfumer le linge, on mâche l'iris pour parfumer la bouche et corriger l'odeur de tabac. La racine d'iris est diurétique et émétocathartique. A petite dose, 50 centigrammes infusés dans deux verres d'eau et pris dans les 24 heures, il agit comme expectorant et facilite les crachats chez les asthmatiques, dans les bronchites chroniques et les catarrhes pulmonaires.

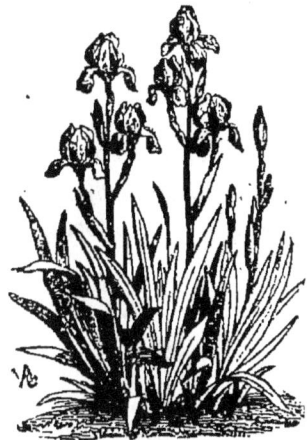

Fig. 530. — Iris.

Poudre d'amidon à la violette pour la toilette.

Poudre d'amidon....... 500 gr.
Poudre d'iris.......... 100 —
Mélanger les poudres et passer au tamis.

Poudre de riz extra pour la toilette.

Poudre de riz......... 40 gr.
Poudre d'amidon ...... 10 —
Essence de géranium.... 1 —
Poudre d'iris .... 10 —

IRRÉGULARITÉS ET DIFFICULTÉS pendant les époques chez la jeune femme et pendant l'âge critique. — A l'approche ou pendant les époques, plusieurs dames éprouvent des douleurs dans le bas-ventre, des maux de reins et des maux de tête. Chez quelques personnes les douleurs sont tellement fortes qu'elles sont obligées de prendre du repos pendant toute la durée des époques.

Ces irrégularités donnent au visage des boutons et des rougeurs, amènent vite l'âge critique avec ses affections, et surtout l'obésité, qui déforme la femme et détruit ses charmes. Les retards ont donc une influence fâcheuse sur la santé et la beauté de la femme.

Pour rendre les époques régulières et favoriser le cours du sang, il faut prendre la *Viburnine Galar.* Voir *Viburnine Galar.*

J

1688. — JABORANDI, Pilocarpus pinnatus. Arbuste de la famille des Rutacées qui croît au Brésil. — On emploie la feuille qui est petite, ovale, allongée et entière, d'une odeur faible, d'un goût âcre, aromatique. Elle contient une huile de laquelle on peut retirer son principe actif, la *pilocarpine*. Le jaborandi est sudorifique et sialagogue. Une seule infusion suffit pour provoquer une transpiration et une salivation très abondantes et on l'emploie à cause de ces propriétés dans les engorgements pulmonaires, les bronchites, les hydropisies, la goutte, les rhumatismes. L'extrait de jaborandi instillé dans l'œil rétrécit la pupille. La *pilocarpine* constitue également un puissant sudorifique et sialagogue. On emploie surtout le chlorhydrate de pilocarpine à la dose de 5 milligr. à 2 centigram. en injection hypodermique. Elle a été préconisée contre la chute des cheveux, mais son action est absolument nulle.

Infusion de jaborandi.

Feuilles de jaborandi	2 gr.
Eau bouillante	250 —

Laisser infuser et prendre au moins 4 heures après les repas.

Injection hypodermique

Chlorhydrate de pilocarpine	0 gr.05 cent.
Eau distillée	10 gr.

Potion contre la diphtérie.

Chlorhydrate de pilocarpine	0 gr.01 cent.
Acide chlorhydrique	XII gouttes
Pepsine	6 gr.
Eau distillée	80 —

Par cuillerée à café toutes les heures.

1689. — JALAP, Jalap tubéreux, Exogonium jalapa. Famille des Convolvulacées. — Plante grimpante qui croît au Mexique, aux environs de la ville de Jalapa. La racine arrive découpée en rouelles ou entière, elle est brune, dure, d'une odeur nauséeuse et d'une saveur âcre. La résine est brune, âcre, soluble dans l'alcool. La racine de jalap ainsi que sa résine la *jalapine*, sont employées comme purgatif drastique. L'effet de la racine est très inconstant et il vaut mieux employer la *résine* qui est un bon purgatif, la dose est de 10 à 50 centigr. Pour éviter les coliques qu'elle donne, on doit l'associer à un autre médicament. La racine en poudre s'administre à la dose de 1 à 2 grammes dans une infusion.

Sucre purgatif.

Résine de jalap	0 gr. 20 cent.
Sucre en poudre	15 gr.

À prendre en deux fois.

Mixture drastique.

Eau-de-vie allemande	15 gr.
Sirop de nerprun	20 —
Sirop de séné	10 —

À prendre le matin à jeun en une ou deux fois.

Eau-de-vie allemande. — Teinture de jalap composée.

Jalap	80 gr.
Turbith	10 gr.
Scammonée d'Alep	20 —
Alcool à 60°	960 —

Faire macérer 10 jours et filtrer. Dose : 10 à 20 grammes.

Biscuits purgatifs.

Résine de jalap 0 gr. 10 cent. par biscuit. Dose : 1 à 2.

1690. — JASMIN. Jasminum, famille des Oléacées. — Les feuilles sont

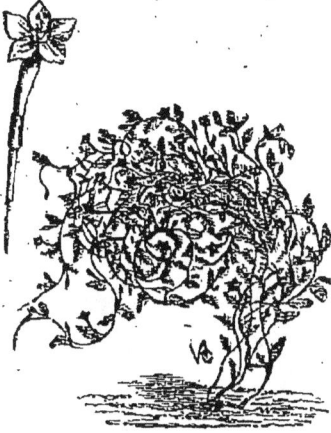

FIG. 531. — Jasmin.

vertes, les fleurs blanches, petites et apparaissent pendant toute la belle saison. Ces dernières dégagent une odeur vanillée très agréable. On les emploie en parfumerie. Les feuilles sèches possèdent les mêmes propriétés que les feuilles de frêne et ont été préconisées dans la goutte et le rhumatisme.

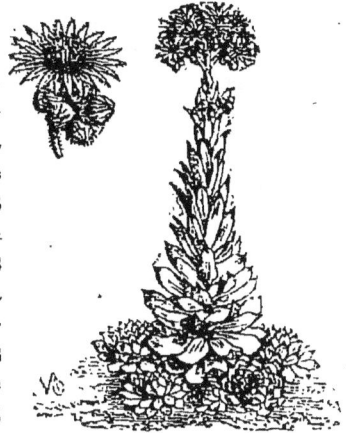

FIG. 532. — Joubarbes.

1691. — JOUBARBES. — On emploie plusieurs joubarbes. La *grande joubarbe, artichaut sauvage,* **Sempervivum tectorum,** famille des Crassulées, qui a l'aspect d'un artichaut; elle a été préconisée comme antihémorroïdal. — La *Joubarbe des vignes,* herbe aux charpentiers, crassule, **Sedum telephium.** Les feuilles conservées dans l'huile sont connues sous le nom *d'orpin confit,* comme remède populaire contre les coupures, les cors et les hémorroïdes. — La *Joubarbe âcre, petite joubarbe,* poivre des murailles, **Sedum acre,** passe pour émétique et antiépileptique. — La *Joubarbe rose,* orpin rose, *Sedum rhodiola,* se trouve dans les hautes montagnes. Elle a une forte odeur de roses et passe pour céphalique et astringente.

JOUES. — Si les muscles de la face s'affaissent, ils creusent des rides au milieu des joues. Pour les éviter ou les faire disparaître, il faut faire chaque jour des lotions avec l'*Eau Janette* et des massages avec la *Crème Châtelaine* le soir; le traitement donnera rapidement force et vigueur aux muscles et effacera les rides des joues. Voir les articles *Crème Châtelaine* et *Eau Janette.*

1692. — JUJUBES, Fruits du jujubier, Ziziphus sativa. Famille des Rhamnées. — Le fruit est de la grosseur d'une olive, rougeâtre, d'une saveur sucrée et mucilagineuse. Les jujubes font partie des quatre fruits pectoraux. On en prépare une pâte adoucissante, la *pâte de jujube.* La décoction, à 50 grammes pour 1 litre d'eau, est employée comme adoucissant, béchique et pectoral.

1693. — JULEP. — Potion à base de gomme et d'eau de fleurs d'oranger à laquelle on ajoute des médicaments calmants.

1694. — JULIENNE. *Giroflée musquée,* **Hesperis matronalis,** famille des Crucifères. — La tige est cylindrique, les feuilles sont

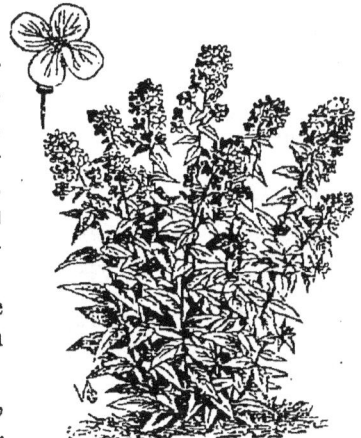

FIG. 533. — Julienne.

ovales, lancéolées et dentées ; les fleurs sont blanches, roses ou purpurines et très odorantes.

On emploie les feuilles qui possèdent des propriétés diurétiques en infusion dans la goutte, la gravelle, les rhumatismes, les maladies du foie et de la peau.

1695. — JUS D'HERBES.
— Piler dans un mortier une quantité égale de feuilles fraîches de chicorée, fumeterre, cresson, laitue. Se prend le matin à jeun à la dose de 120 grammes.

1696. — JUS DE VIANDE.
— Se prépare avec de la viande dégraissée de bœuf ou de cheval. Couper la viande en petits morceaux et presser dans une presse.

1697. — JUSQUIAME, Hannebane, Hyoscyamus niger. Famille des Solanées.
— Les feuilles sont grandes, blanches et velues; les fleurs jaunes avec des veines pourpres;

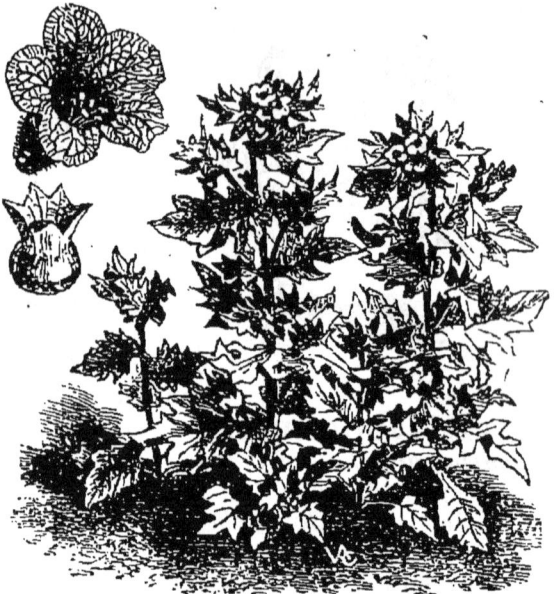

FIG. 534. — Jusquiame.

la plante exhale une odeur vireuse désagréable, comme la belladone. La racine, les semences et principalement les feuilles, qui contiennent un principe actif, la *hyoscyamine*, possèdent des propriétés calmantes et narcotiques; à l'extérieur on l'emploie en pommade, en infusion dans l'huile et sous forme de Baume Tranquille. A l'intérieur, à la dose de 2 à 5 centigrammes d'extrait, la jusquiame entre dans les *pilules de Méglin*. On l'associe souvent à des purgatifs drastiques pour faciliter l'effet et diminuer l'irritation. Cette plante est un poison.

Huile de jusquiame simple.
Feuilles de jusquiame......... 100 gr.
Huile d'arachides.... .... 200 —
  Chauffer jusqu'à la disparition de l'humidité, et filtrer; contre les rhumatismes, les douleurs.

  Pour l'huile de jusquiame composée, voir *Baume tranquille*.

Liniment calmant.
Huile de jusquiame. .... 75 gr.
Chloroforme.................. 5 —
Teinture d'opium.............. 5 —

Onguent Populeum.
Bourgeons de peuplier...... 80 gr.
Feuilles de pavot........ .. 50 —
Feuilles de belladone........ 50 —
  — de jusquiame........ 50 —

Feuilles de morelle......... 50 gr.
Axonge................ ... 4.000 —
  Faire cuire les plantes dans la graisse sur un feu doux jusqu'à consomption de l'humidité, ajouter les bourgeons concassés, faire digérer 24 heures, passer, laisser refroidir, séparer le dépôt, fondre de nouveau la pommade et la couler dans un pot.
  Contre les hémorroïdes.

Pilules de Méglin.
Extrait de jusquiame............ 1 gr.
  — de valériane............ 1 —
Oxyde de zinc................. 1 —
  Pour 20 pilules, dose 1 à 2 par jour comme antihystérique et antinévralgique.

K

1698. — KAMALA. — Poudre rouge, qui est le pollen du *Rottlera tinctoria*, famille des Euphorbiacées. Elle est employée comme tœnifuge à la dose de 6 à 12 grammes, à prendre en une seule fois.

1699. — KAWA-KAWA, Piper methysticum. Famille des Pipéracées. — On emploie la racine contre la blennorrhagie. On prépare un extrait hydro-alcoolique qui s'ordonne à la dose de 1 gr. en pilules de 10 centigr.

1700. — KÉFIR. — Lait de vache fermenté avec les graines de Kéfir, s'ordonne dans les maladies d'estomac.

1701. — KERMÈS MINÉRAL, Oxysulfure d'antimoine hydraté. Poudre des Chartreux. — Poudre rouge foncé. Insoluble dans l'eau. C'est un stimulant, expectorant et diaphorétique, qu'on emploie à la dose de 10 à 20 centigram. dans les *bronchites* et le *catarrhe pulmonaire*. On prépare des pastilles contenant de 1 à 10 centigram. de Kermès.

Potion au Kermès.		*Pilules expectorantes.*	
Kermès minéral......	0 gr. 10 cent.	Kermès minéral.........	0 gr. 50 cent.
Gomme adragante.....	0 — 50 —	Gomme ammoniaque	2 — 50 —
Julep gommeux.......	120 gr.		
Une cuillerée toutes les 2 heures.		En 50 pilules, 2 à 4 par jour.	

1702. — KINO. — C'est un suc concentré, analogue au cachou, qui est employé comme astringent tonique à l'intérieur à la dose de 50 centigram. à 2 grammes et à l'extérieur en injection.

1703. — KOLA, Noix de Kola, Cola acuminata. Plante d'Afrique de la famille des Malvacées. — On emploie la graine ou noix qui contient la *caféine*, la *théobromine* et un tannin spécial, le rouge de kola. La kola agit comme tonique et excitant du système nerveux. On doit toujours l'associer à d'autres toniques. On prépare un vin, un élixir, un granulé et des pilules. La poudre s'ordonne à la dose de 2 à 4 grammes par jour.

Pilules de Kola.		*Vin de Kola.*	
Extrait alcoolique de kola.......	5 gr.	Teinture de kola.........	20 gr.
Poudre de kola...............	3 —	Teinture de coca.........	20 gr.
Pour 50 pilules, 10 par jour.		Vin malaga.............	1 litre.
		Un verre à liqueur avant chaque repas.	

1704. — KOUMIS. — Lait de jument fermenté, s'ordonne dans les maladies d'estomac.

1705. — KOUSSO. Plante d'Abyssinie de la famille des Rosacées. — Se donne à la dose de 15 à 20 gram. en infusion comme tœnifuge contre le ver solitaire.

L

1706. — LACTATE DE FER. — Il se présente sous forme de plaques verdâtres. On le prescrit dans la chlorose, l'anémie, l'aménorrhée et dysménorrhée. On prépare des pilules, des dragées et des pastilles. Présente l'inconvénient des autres fers : donne des maux d'estomac, et provoque la constipation, etc.

Dragées et pastilles de lactate de fer.

On les prépare à la dose de 5 centigr. 2 à 4 par jour avant les repas.

Poudre de lactate de fer.

Lactate de fer............ 3 gr.
Sucre...................... 7 —
En 10 paquets, 1 avant les repas.

1707.—LACTOPHOSPHATE DE CHAUX. — Ce médicament s'ordonne comme fortifiant et antirachitique. On prépare un sirop et une solution qui se donnent par cuillerée à soupe.

Solution de lactophosphate de chaux.

Phosphate de chaux......... 17 gr.
Acide lactique............. 19 —
Eau distillée.............. 964 —
Laisser 1 heure et filtrer.

Sirop lactophosphate de chaux.

Sirop de sucre............. 950 gr.
Lactophosphate de chaux.... 50 —
Teinture de citron......... 5 —

1708. — LACTOSE. — C'est le sucre de lait; il agit comme diurétique. La dose est 30 à 100 gram. par jour dans de l'eau.

1709. — LACTUCARIUM. — C'est le suc laiteux de la laitue vireuse, *Lactuca virosa*, qu'on obtient par incision à la plante, épaissi et desséché au soleil. Il se présente en petits pains ayant quelque ressemblance avec l'opium, d'une odeur forte, d'une saveur amère. Il possède des propriétés hypnotiques et s'emploie pour calmer la toux. On l'ordonne à la dose de 10 à 50 centigr. en pilules ou en sirop.

Sirop de lactucarium.

Extrait de lactucarium 0 gr. 75 cent.
Sucre.............. 1.000 gr.
Eau distillée....... 500 —

Sirop de Thridace.

Thridace............ 25 gr.
Eau distillée....... 50 —
Sirop de sucre...... 980 —

Dose: 30 à 60 grammes comme sédatif dans la toux nerveuse.

Sirop de lactucarium opiacé.

Extrait de lactucarium 1 gr. 05 cent.
Extrait d'opium...... 0 — 75 —
Sucre blanc.......... 2.000 gr.
Eau distillée........ q. s.
Acide citrique....... 0 gr. 75 cent.
Eau de fleurs d'oranger.. 40 gr.

Faire un sirop. Dose: 30 à 60 gr. par jour contre la toux nerveuse, la bronchite aiguë, etc.

1710. — LAIT DE CHAUX. — Mélange de chaux vive et d'eau.

LAIT JANETTE. — Pour les soins du visage et de la peau. Donne au teint la fraîcheur et le velouté de la jeunesse.

Le *Lait Janette*, préparé avec des amandes, sans aucun fard, rafraîchit les chairs, blanchit et assouplit la peau, rend l'épiderme lisse, satiné, clarifie le teint, qui devient pur et diaphane.

C'est la véritable rosée bienfaisante qui donne à la peau une vitalité nouvelle, une douceur et un velouté incomparables. Le *Lait Janette* est un excellent tonique qui resserre les pores; il est très efficace lorsque le teint est hâlé par l'air de la mer ou le grand air qui provoquent des afflux de sang au visage. Il est inappréciable pour résister aux perturbations des climats, à la bise glaciale, au hâle des vents.

Le *Lait Janette* est souverain pour soigner la peau molle; il exerce une action tonique sur le tissu dermique, nettoie la profondeur des pores et constitue une lotion délicieusement rafraîchissante, très adoucissante et préserve de toutes les éruptions. Il fait disparaître les boutons, rougeurs, dartres, acné, couperose et empêche la formation des rides. On l'emploie pur en lotions à l'aide d'un tampon de coton hydrophile; insister un peu sur les parties ridées. Convient admirablement aux épidermes les plus délicats.

Le *Lait Janette* régénère le tissu, raffermit et blanchit la peau. C'est le seul tonique souverain pour raffermir le visage et le corps. Il conserve la jeunesse, la beauté et la fraîcheur du teint. Son usage donne au visage la blancheur, la carnation et la fraîcheur incomparables. Il rend l'épiderme velouté et procure transparence et matité sans maquillage.

Par ses qualités vivifiantes, le *Lait Janette* est excellent pour blanchir la peau; délicieusement rafraîchissant et inestimable pour faire disparaître les effets de l'eau trop dure, du soleil et du vent, il conserve à la peau sa blancheur, sa pureté, sa jeunesse, sans plus s'occuper ni du climat, ni de l'action de l'air.

Le *Lait Janette* se vend en flacons du prix de 5 francs; les 3 flacons, 14 francs.

1711. — LAIT DE POULE. — Délayer deux jaunes d'œuf dans du sucre, ajouter un peu d'eau de fleurs d'oranger et un verre d'eau chaude ou de lait chaud. Se donne comme aliment calmant, on y ajoute de l'eau-de-vie, de l'eau de laurier-cerise.

1712. — LAIT PURGATIF. — Délayer 10 à 60 gr. de mannes dans du lait.

1713. — LAIT VIRGINAL. — On l'emploie comme cosmétique et se prépare en mélangeant 5 gr. de teinture de benjoin avec 500 gr. d'eau de roses.

1714. — LAITUE CULTIVÉE. Lactuca sativa, famille des Synanthérées. — Cette plante est émolliente et sédative. Elle fournit un suc laiteux, la *Thridace* qui est un calmant. La laitue est rafraîchissante; elle se mange crue, en salade, ou cuite. Voir plus haut, dans l'article *Lactucarium*, le sirop de Thridace.

1715. — LAITUE VIREUSE. Lactuca virosa. — Plante ayant une odeur forte, vireuse, ayant quelques ressemblances avec la chicorée sauvage. On la cultive en Ecosse pour extraire le *lactucarium*. Les feuilles de cette plante sont émollientes et sédatives. Son suc épaissi, nommé lactucarium, est calmant et hypnotique.

1716. — LAMINAIRE. Laminaria digitata, Algues. — On emploie la tige, qui possède la propriété d'augmenter de volume en absorbant un liquide, pour dilater les orifices à la place de l'éponge à la ficelle.

FIG. 535. — Laitue vireuse.

1717. — LANOLINE. — C'est un corps gras extrait du suint de la laine de mouton, qu'on emploie comme excipient pour préparer différentes pommades. C'est une masse jaunâtre inodore, on l'associe souvent avec la vaseline.

LAUDANUM DE SYDENHAM. — Voir *Opium*.

1718. — LAURIER COMMUN. Laurier-noble, laurier-sauce, lau-

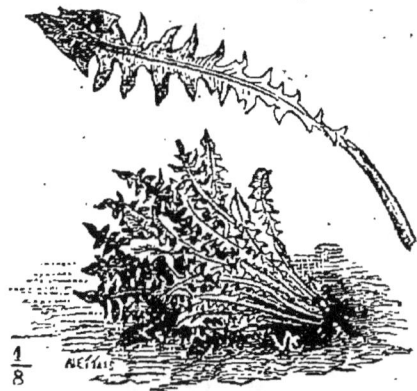

rier d'Apollon. **Laurus nobilis**, famille des Laurinées. — Le fruit contient une huile grasse verte qui est, comme le fruit, tonique et excitante. Les feuilles fraîches servent à préparer une pommade employée par les vétérinaires; l'huile de laurier entre dans quelques préparations pharmaceutiques.

1719. — LAURIER-CERISE. Laurier officinal, laurier-amandier, **laurier de Trébizonde.** Cerasus lauro-cerasus, petit arbre de la famille des Rosacées. — Les feuilles sont grandes, ovales, d'un vert luisant en dessus, et exhalent l'odeur d'amandes amères lorsqu'on les froisse, les fleurs blanches, en grappes, les fruits rouges. Cette plante contient de l'acide cyanhydrique et une huile volatile qu'on obtient en distillant les feuilles. Le laurier-cerise est un calmant, un sédatif et un antiprurigineux. On emploie surtout l'eau distillée de laurier-cerise qui acquiert une odeur particulière par l'acide cyanhydrique qu'elle contient. On l'emploie à la dose de 1 gr. à 10 gr.

Potion calmante.
Eau de laurier-cerise........ 5 gr.
Sirop de codéine............. 30 —
Eau de laitue............... 120 —
Par cuillerée toutes les deux heures.

Sirop d'eau de laurier-cerise.
Eau de laurier-cerise......... 50 gr.
Sucre...................... 90 —
Dissoudre à froid et filtrer, dose 10 à 30 gr.

Sirop contre l'enrouement.
Eau de laurier-cerise......... 10 gr.
Sirop de Tolu.............. 50 —
Sirop capillaire............. 50 —
Sirop de codéine............ 30 —
Sirop de gomme............. 100 —
Par cuillerées.

1720. — LAVANDE COMMUNE. Lavandula vera, famille des Labiées. — La tige grêle, carrée, est haute, les feuilles sont blanches, les fleurs petites et bleues. Elle a une odeur camphrée. Les fleurs passent pour stimulantes et aromatiques; elles servent également pour préserver les vêtements des mites. Elle fournit par distillation une huile volatile, l'*essence de lavande* qui est employée surtout en parfumerie.

La *grande lavande, Spic,* croît sur les montagnes d'Algérie et donne par distillation l'*essence* de spic ou *huile d'aspic.*

On l'emploie en frictions contre les douleurs.

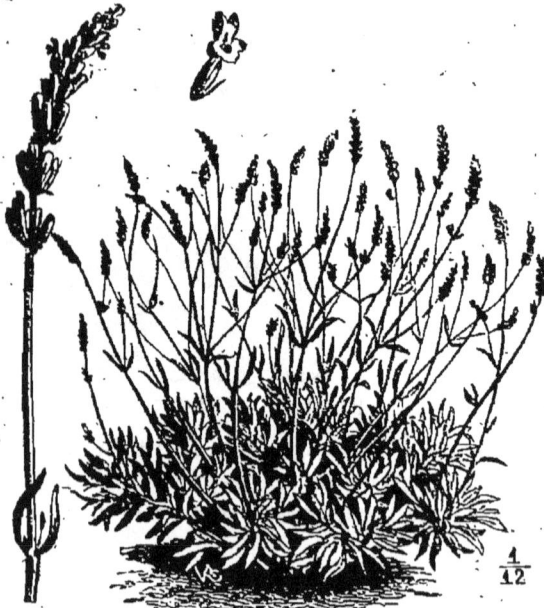

FIG. 536. — Lavande commune.

Vinaigre de lavande.
Alcoolat de lavande..... 100 gr.
Vinaigre............... 100 —
Acide salicylique...... 2 —
Filtrer. Antiseptique agréable.

Alcool de lavande composé.
Essence de lavande.... 20 gr.
— de Bergamote. 5 —
Teinture de musc...... 2 —
Alcool à 60°.......... 500 —

1721. — LAVEMENTS. — Médicaments liquides pour le lavage du gros intestin, afin de le débarrasser des vers et des résidus de la digestion; on l'introduit par le rectum au moyen d'une seringue, d'une poire en caoutchouc, d'un irrigateur ou d'un bock. Les lavements sont émollients, vermifuges ou ordinaires. Le lavement doit être à la température du corps : 30° à 35°; on peut administrer en lavement tous les médicaments. Ordinairement la dose du liquide pour adulte est de 500 grammes pour un lavement entier, de 250 grammes pour un demi-lavement et 125 gr. pour un quart de lavement. Si le lavement doit être gardé, on doit l'administrer sous un petit volume et avoir soin de le faire précéder d'un lavement évacuant. Pour administrer un lavement le malade doit se coucher sur le côté droit, jamais sur le ventre, et avoir les cuisses pliées à demi. On aura soin de faire venir le liquide jusqu'à l'extrémité de la canule afin de ne pas introduire d'air dans l'intestin.

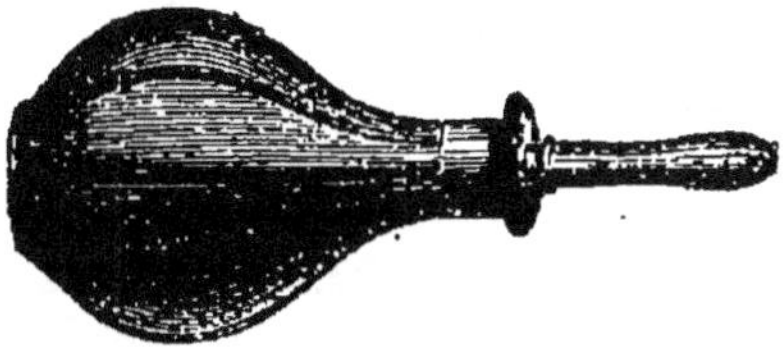

FIG. 537. — Poire à lavements.

Le lavement évacuant doit être toujours de 500 grammes pour bien laver et évacuer l'intestin. On peut obtenir ce résultat avec de l'*eau tiède* seule ou en y ajoutant 100 grammes de *gros miel*, un peu de *sel de cuisine*, 2 cuillerées de *glycérine* ou 2 cuillerées d'*huile d'olive*. Le lavement tiède à 35° agit par la quantité en diluant les matières, mais l'intestin s'habitue facilement. Voilà pourquoi l'usage habituel des lavements doit être abandonné; l'intestin se distend de plus en plus et finalement il faut une trop grande quantité d'eau pour obtenir un résultat. L'intestin peut même perdre la contractilité et le lavement n'est plus rendu.

Le lavement froid, contractant l'intestin, peut être employé à une dose moindre. Les lavements chauds, courts et répétés à 45° sont très utiles contre hémorragies d'intestins, d'estomac, de la matrice, de la vessie, du poumon et du nez; les lavements chauds prolongés 45 à 50° (faire venir l'eau tout doucement en entr'ouvrant seulement le robinet) une à deux fois par jour sont très efficaces contre les maladies inflammatoires de la vessie et de la ma-

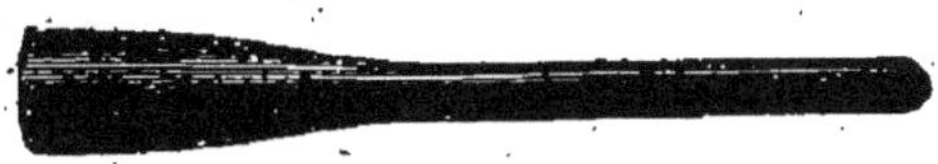

FIG. 538. — Canule à lavements.

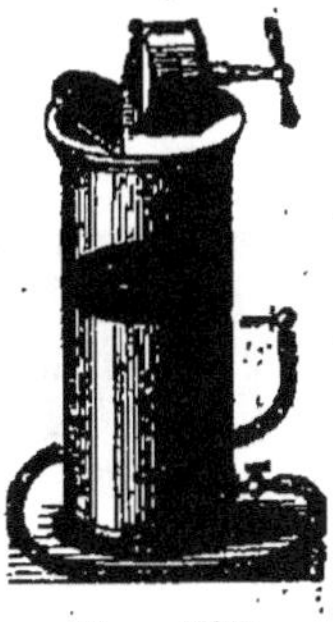

FIG. 539. Irrigateur.

trice, les hémorragies de la matrice, les prostatites, les hémorroïdes, la rétention d'urine; on les conserve le plus longtemps possible. Pour activer l'effet on ajoute 1 à 2 cuillerées de glycérine. Les lavements d'huile sont conseillés dans les coliques hépatiques; les lavements alimentaires se préparent avec jaunes d'œufs et de la peptone.

Lavement antidysentérique.
Charbon végétal....... 20 gr.
Glycérine .... 60 —
Eau de guimauve.,..... 500 —

Lavement anthelminthique.
Mousse de Corse........... 20 gr.
Faire bouillir avec eau........ 500 —
Passer, ajouter huile de ricin 30 gr.
Contre les vers intestinaux.

Lavement adoucissant.
Eau de guimauve....... 500 gr.
Pour un lavement.

Lavement d'asa-fœtida.
Asa-fœtida............. 1 gr.
Jaune d'œuf........ .... un
Mêler bien et ajouter eau de guimauve 250 gr. Antispasmodique.

1722. — LAXATIFS. — Médicaments ou aliments qui facilitent les selles, tels sont le Cascara, la manne, le tamarin, le podophyllin, l'*Elixir Spark*, les *Pilules Spark*, le miel, le jus des pruneaux, la marmelade de pommes, etc.

1723. — LECITHINE (grec *lekithos*, jaune d'œuf). — Substance retirée du jaune d'œuf, du cerveau. Contient de l'acide glycéro-phosphorique; employé dans la tuberculose et le diabète en pilules ou injections hypodermiques à la dose de 20 centigr.

1724. — LENTILLE. — Cette graine contient beaucoup de fécule et constitue un aliment très nourrissant.

1725. — LEVURE DE BIÈRE. — Substance qui se forme dans le moût de bière en fermentation. Contient un champignon saccharomyces; fraîche, elle est liquide et ne se conserve pas, sèche, elle se conserve et s'ordonne contre la furonculose, l'anthrax, à la dose de 3 cuillerées à café, en cachets, dans de la bière ou l'eau gazeuse.

1726. — LICHEN D'ISLANDE. Mousse d'Islande. Cetraria islandica. Lichénées. — On emploie la plante, qui est commune en Islande, dans les Vosges et en Suisse, comme pectoral et analeptique. Elle contient un principe amer, la *cétrarine*, et une fécule nutritive et mucilagineuse, la *lichénine*. Pour enlever l'amertume on lave la plante dans l'eau froide ou avec de l'alcool. Le lichen lavé est moins actif et c'est à tort qu'on cherche à enlever son amertume qui est un principe actif assez utile. On prépare la tisane avec 10 gr. de lichen pour 1 litre et demi d'eau qu'il faut réduire à un litre. On la coupe avec du lait. On l'emploie dans la bronchite et les catarrhes. *La pâte de lichen* se prépare avec une infusion de lichen, du sucre et de la gomme. *La cétrarine* a été employée contre les vomissements dans la dyspepsie et l'hystérie et la tuberculose à la dose de 1 à 2 centigr.

1727. — LIERRE TERRESTRE. *Rondote, herbe de Saint-Jean.* **Glechoma hederacea,** famille des Labiées. — Petite plante à fleurs violettes qu'on emploie en infusion, à 10 gr. par litre d'eau, comme vulnéraire et béchique dans les maladies de la poitrine.

1728. — LIMONADES. — Ce sont des boissons tempérantes qu'il faut boire froid. *La citronnade* se prépare en versant 1 litre d'eau bouillante sur 2 citrons découpés par tranches et privés de leurs semences; laisser infuser 1 heure, ajouter 70 gr. de sucre et passer. On peut la préparer avec l'eau froide.

Limonade citrique.

Sirop citrique............ 100 gr.
Eau.................... 900 —

Mêler. On prépare ainsi les limonades à la cerise, framboise, groseille, orange, gomme, vinaigre.

Limonade tartrique ou végétale.

Sirop tartrique......... 100 gr.
Eau.................... 900 —

Limonade lactique.

Sirop simple............. 100 gr.
Acide lactique........... 4 —
Eau.................... 900 —

1729. — LIN. Linum usitatissimum, famille des Linées. — La semence, qui est

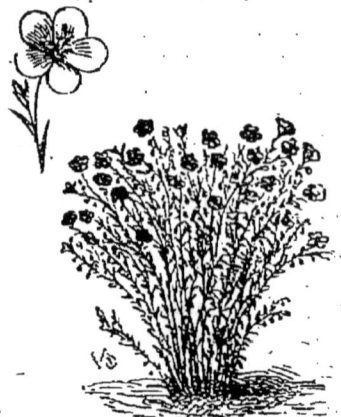

FIG. 540. — Lin.

ovale, couleur puce, est mucilagineuse et contient de l'huile. On l'emploie comme émolliente et laxative contre la constipation, à la dose de 2 à 4 cuillerées à café de graines qu'on laisse macérer dans l'eau froide ; on avale le tout, graines et eau, en se couchant. Pour les lavements, on fait bouillir la graine dans l'eau et on passe à travers un linge avant de s'en servir. L'huile de lin est employée dans l'industrie pour ses propriétés siccatives. La farine de graines de lin est employée pour faire des cataplasmes. Les farines émollientes comprennent un mélange de farines de *lin*, de *seigle* ou de *riz* et d'*orge* en parties égales.

1730. — LINIMENTS. — Ce sont des médicaments externes employés en frictions. On prépare le liniment avec l'huile, l'ammoniaque, l'essence de térébenthine, le chloroforme, etc. On y incorpore souvent des substances narcotiques et calmantes, l'opium, la jusquiame, la belladone.

Liniment contre la gale.

Mélanger parties égales d'huile blanche et de l'huile de pétrole ordinaire. En frictions.

Liniment calcaire.

Eau de chaux .... 100 gr.
Huile d'amandes douces ...... 100 —

Mêler. Sur les brûlures et recouvrir avec du coton.

Liniment calmant.

Baume tranquille .... 60 gr.
Chloroforme .. .. 5 —
Laudanum................... 5 —

Liniment Rosen.

Beurre de muscade........... 5 gr.
Essence de girofle............ 5 —
Alcoolat de genièvre.......... 50 —

Mêler. En frictions sur la colonne vertébrale chez les enfants.

1731. — LINIMENT SOKER contre les douleurs. — A base de camphre et d'essence de térébenthine saponinée, ce liniment est particulièrement recommandé pour la guérison rapide et radicale de toutes les douleurs, goutte, rhumatisme, lumbago, sciatique, névralgie, il adoucit la raideur et fortifie les membres.

Mode d'emploi. — Après avoir agité fortement le flacon, imbiber un morceau de flanelle et en frotter deux ou trois fois par jour les parties malades. Il est bon de laisser la flanelle en place pour la nuit.

Le *Liniment Soker* se vend en flacons de 2 fr. 50 (*Deux francs cinquante*); les 3 flacons, 7 francs.

1732. — LIQUEURS. — Les liqueurs du commerce agissent comme irritants et excitants par l'alcool et les essences aromatiques qu'elles contiennent. Elles sont très nuisibles et ont une action désastreuse sur l'estomac et la santé en général. Voir *alcoolisme*.

LIQUEUR DE LA GRANDE CHARTREUSE. — Voir *Mélisse*.

1733. — LIS. Lis blanc. Lilium album, famille des Liliacées. — On emploie les fleurs et les bulbes. On prépare avec les fleurs une huile qui est employée contre les maux d'oreille. Avec les bulbes, on prépare des cataplasmes émollients et maturatifs.

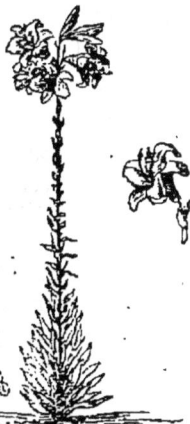

FIG. 541. — Lis blanc.

1734. — LISERON DES CHAMPS. Liset. Convolvulus arvensis.
— Est employé comme laxatif et purgatif. *Le grand liseron* ou liseron des
haies, *Convolvulus sepium*, et la *soldanelle*
ou chou marin, *Convolvulus soldanella*, sont
également laxatifs et purgatifs par la matière
résineuse qu'ils contiennent.

LITHARGE. — Voir *Oxyde de plomb.*

1735. — LITHINE. Oxyde de lithium.
— Cet oxyde est blanc, caustique et alcalin
comme la soude et la potasse. On l'emploie
dans la goutte et la gravelle, sous forme de
carbonate et benzoate; son efficacité ne paraît
guère plus grande que celle des autres alcalins.

**1736. — LOBÉLIE ENFLÉE. Tabac
indien. Lobelia inflata,** famille des Lobélia-
cées. — Elle est employée dans l'asthme,
le catarrhe, les névroses, les affections de
la poitrine et de la gorge. C'est un antias-

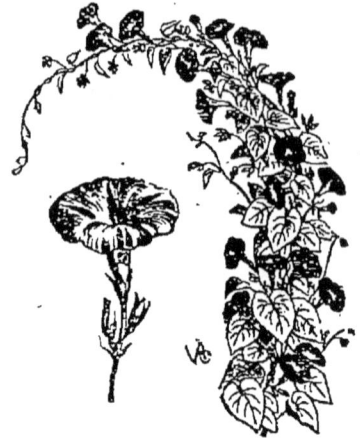

Fig. 542. — Liseron des champs.

thmatique et un antidyspnéique assez efficace. Se prescrit sous forme de
teinture à la dose de 1 à 4 gr. dans une potion ou sirop.

1737. — LOBÉLIE SYPHILITIQUE. Lobelia syphilitica. — Plante
à odeur vireuse qui vient d'Amérique et qu'on cultive en France. On
emploie la racine en décoction 15 gr. pour 1 litre d'eau, faire bouillir
pour réduire à 400 gr. à boire dans la journée, comme antidartreux et
antisyphilitique.

1738. — LOOCHS. Ce sont des médicaments pour usage interne qui
se préparent par émulsion des amandes ou d'une huile, on les ordonne
par cuillerées à bouche. (Voir *Looch blanc* dans l'article *Amandes*.) Médicaments agréables auxquels on peut ajouter des produits actifs en extrait
ou poudre.

Looch huileux.

Huile d'amandes douces.. ...	15 gr.
Gomme arabique............ ..	15 —
Sirop de gomme.............	30 —
Eau de fleurs d'oranger.......	15 —
Eau commune............... ...	100 —

Looch vert ou de pistaches.

Pistaches................... .	N° 14
Sirop de violettes.........	30 gr.
Huile d'amandes.............	15 gr.

Gomme adragante....	0 gr. 80 cent.
Teinture de safran....	1 gr.
Eau de fleurs d'oranger	8 —
Eau commune.......	125 —

Looch antimonié.

Kermès minéral.......	0 gr. 10 cent.
Looch blanc..........	100 gr.
Eau de laurier-cerise..	10 —

Dans les bronchites, une cuillerée
toutes les deux heures.

1739. — LOTIONS. — Médicaments liquides pour usage externe; on les
applique sur la partie indiquée au moyen d'une boulette de coton hydrophile. On fait également des lotions avec de l'eau simple chaude ou froide
à laquelle on ajoute souvent du vinaigre, de l'eau de Cologne, ou un médicament.

Lotion alcaline.

Carbonate de potasse.........	20 gr.
Eau...................... ..	100 —

Faire dissoudre et filtrer.

Lotion contre l'acné.

Bichlorure de mercure.	0 gr. 10 cent.
Eau distillée.	200 —
Alcool................	10 —

En lotions.

Lotion contre les éphélides.	*Lotion de Howland.*
Sublimé .... 0 gr. 50 cent.	Emulsion d'amandes amères. 500 gr.
Sulfate de zinc ..... 2 —	Sublimé corrosif........ 0 gr. 50 cent.
Acétate de plomb.... 2 —	Sel ammoniac.......... 0 — 50 cent.
Eau distillée........ 240 —	Eau de laurier-cerise.... 15 gr.
Alcool... .... 10 —	Cosmétique employé pur ou coupé
Agiter avant de s'en servir.	d'eau.

LOTION ÉGYPTIENNE. — **Lotion hygiénique, anti-ride et dermophile, particulièrement recommandée pour resserrer les pores.**

La *Lotion Egyptienne* est une lotion idéale précieuse pour toute tare un peu profonde du visage.

Dans les rides rebelles, la couperose, même très ancienne, la rugosité de la peau, etc., nous obtenons d'excellents résultats avec cette lotion qui clarifie le teint et embellit le visage

La *Lotion Egyptienne* est également précieuse par ses propriétés toniques et astringentes pour effacer les bajoues, double menton, etc.

Mode d'emploi : Matin et soir, humecter le visage avec la *Lotion Egyptienne* au moyen d'une éponge, laisser sécher sans essuyer.

La *Lotion Egyptienne* se vend en flacons de 6 francs; les 3 flacons, 17 francs.

1740. — LOTION VIVIFIANTE ROCK. — Cette lotion, à base d'acide pyroligneux iodé, est employée avec un succès certain pour guérir la pelade. Sa composition excitante et antiseptique constitue le meilleur remède pour détruire le microbe de la pelade. La guérison est radicale. Les cheveux repoussent vite.

Mode d'emploi. — Frictionner doucement la partie dénudée à l'aide d'une petite brosse matin et soir.

La *Lotion Vivifiante Rock* se vend en flacons de 5 francs.

1741. — LUFFA ÆGYPTIACA, famille des Cucurbitacées. — Les fibres de cette plante, qui est haute de 10 mètres, sont utilisées pour remplacer les éponges ordinaires. Les fibres desséchées absorbent l'eau et deviennent molles. C'est l'*éponge végétale* qui n'est même pas attaquée par les alcalis.

1742. — LUPIN. Lupinus albus, famille des Légumineuses. — On emploie le *décocté* de la semence de lupin contre la gale et les vers intestinaux. Sa poudre fait partie des quatre farines résolutives, qui comprennent la *farine de fénugrec*, de *fèves*, d'*orobe*, de *lupin* en parties égales.

1743. — LYCOPODE. Soufre végétal. Lycopodium clavatum, famille des Lycopodiacées. — Poudre jaune légère, insoluble dans l'eau, sans odeur ni saveur. On la récolte en Suisse et en Allemagne C'est une espèce de mousse ou microspores de *Lycopodium clavatum*. On l'emploie pour conserver les pilules (on les roule dans cette poudre), et comme siccatif chez les enfants gras dont la peau *se coupe* surtout entre les parties et les cuisses. Mais, pour ce dernier usage, il faut préférer la poudre de *Talc*.

1744. — LYSIMAQUE. Herbe aux écus, petite monnaie, picaillon.

Lysimachia vulgaris, famille des Primulacées. — Les feuilles sont rondes et ressemblent à une pièce de monnaie, les fleurs sont petites et jaunes. On emploie les fleurs et les feuilles, qui sont astringentes, dans la diarrhée, la dysenterie et les hémorragies.

1745. — LYSOL. — Produit soluble dans l'eau, qui se prépare en saponifiant l'huile de goudron de houille, la graisse et la résine; c'est un liquide brun ayant presque la même odeur que la créoline. Avec l'eau ordinaire, il donne un mélange opalescent qui est employé comme désinfectant et antiseptique, dose 2 gr. de Lysol pour 100 gr. d'eau.

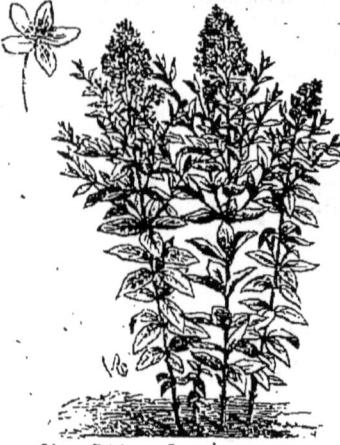

Fig. 543. — Lysimaque.

M

MACÉRATION. — Voir *Tisane.*

1746. — MAGNÉSIE. Oxyde de magnésie, magnésie calcinée. — Elle se présente sous forme d'une poudre légère, blanche; elle est légèrement caustique et happe la muqueuse, la langue, lorsqu'on l'absorbe. On l'emploie comme antiacide, absorbant et surtout comme laxatif. C'est le meilleur antidote de l'acide arsénieux, donner 20 à 30 gr. dans de l'eau. Comme laxatif, on donne 10 à 15 gr. de magnésie délayée dans de l'eau ou du lait. On prépare des chocolats laxatifs contenant 4 à 5 gr. de magnésie. Comme absorbant, la dose est de 1 à 2 gram. Pour les enfants de 2 ans on donne une demi-cuillerée à café dans du lait sucré, pour les nourrissons une petite pincée.

Potion absorbante.

Magnésie calcinée.............	4 gr.
Eau de chaux.................	60 —
Sirop de fleurs d'oranger.......	30 —
Eau distillée.................	60 —

Par cuillerées toutes les heures.

Poudre antidyspeptique.

Magnésie calcinée.............	10 gr.
Crème de tartre soluble.........	10 —
Sucre en poudre..............	26 —
Cannelle en poudre............	2 —

Diviser en 24 paquets, 2 paquets avant chaque repas.

MAINS. — « Avoir une main de duchesse », telle est la phrase consacrée et qui exprime bien à quel point la finesse et la blancheur de la main dénotent des origines ou un milieu aristocratiques. Aussi, que ne fait-on pas pour acquérir ces qualités et avoir les doigts fuselés!..

La *Crème Janette* qui est souveraine pour blanchir la peau donne une jolie main fine et blanche, des doigts arrondis, effilés et amincis dans le bout.

Très adoucissante, la *Crème Janette* assouplit et satine les chairs, rend la peau fine, douce et blanche. La *Crème Janette* évite les engelures et les crevasses; elle améliore les mains défectueuses.

Mode d'emploi : Étendre une bonne couche de *Crème Janette* et bien frictionner pour la faire absorber. On peut faire cette opération le matin avant les ablutions, et le soir en se couchant.

Pour la nuit, mettez des gants, et vous aurez de très jolies mains.

Conseils : Pour ne pas avoir les mains rouges, faire usage du *Savon Janette*, précieux par sa douceur pour assouplir l'épiderme.

Evitez l'eau froide et ne sortez jamais sans gants.

Voir les articles *Crème Janette* et *Savon Janette*.

1747. — MAÏS. Zéa maïs, famille des Graminées. —

FIG. 544. — Maïs.

On emploie les filaments ou stigmates de maïs dans les maladies des reins et de la vessie. On en prépare des tisanes et un sirop. L'infusion se prépare avec 10 gr. de stigmates pour un litre d'eau, le sirop avec 10 gr. d'extrait de stigmates de maïs pour un demi-litre de sirop de sucre.

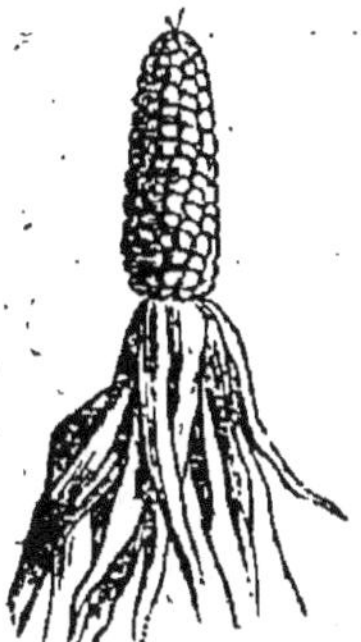

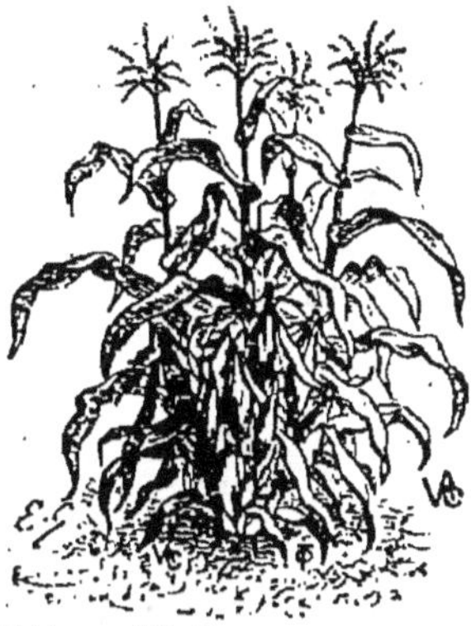

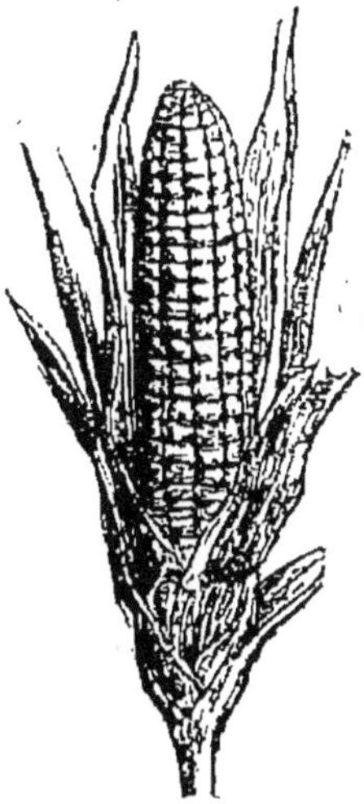

FIG. 545.
Épi de Maïs.

1748. — MALT. C'est l'orge germée et concassée. On l'emploie comme antidyspeptique à la dose de 1 gr., aux repas. Il contient un principe actif, la *Maltine* ou *Diastase*, qui s'ordonne dans les mêmes cas à la dose de 20 centigr. à chaque repas. Voir *Diastase*.

Sirop de malt ou bière de malt.

Farine de malt........ 250 gr.
Eau à 50°............ 1000 —

Faire digérer à un feu doux 1/4 d'heure, exprimer, délayer le résidu avec 200 gr. d'eau tiède, passer, exprimer, réunir les deux liqueurs et compléter pour avoir un litre de liqueur ; ajouter du sucre blanc 1:900 gr., faire dissoudre à 50°.

Après les repas 1 à 2 cuillerées à soupe.

Poudre digestive.

Malt en poudre...... 1 gr.
Pepsine............. 0 — 50 cent.
Sucre............... 0 — 20 —

Pour un paquet.
A prendre aux repas.

1749. — MANNE. — C'est le suc concret d'une saveur douce, contenant des sucres, qui vient par exsudations spontanées. Il est fourni par plusieurs espèces de frênes et surtout par les **Fraxinus ornus et rotundifolia**, famille des Oléacées. On trouve la manne en *larmes* qui est en morceaux longs, blancs, fragiles et la manne *en sorte* qui est formée de petites larmes adhérentes entre elles par une substance molle et gluante. La manne contient un principe actif, la mannite, qui est une sorte de sucre. Elle est employée comme purgatif doux chez les adultes et les enfants à la dose de 10 à 50 gr. dans une potion, dans du lait ou en lavement.

Lait purgatif.

Manne en larmes...... 50 gr.
Lait chaud............ 200 —
A prendre en une fois pour adulte.

Potion purgative.

Feuilles de séné....... 10 gr.
Sulfate de soude....... 15 —
Manne en sorte........ 60 —
Eau bouillante........ 100 —
Faire infuser, passer et boire en une fois.

Tisane laxative.

Manne en larmes...... 100 gr.
Eau chaude..... ...... 1.000 —
A prendre par verres.

Pastilles de manne.

On prépare des tablettes contenant 20 centigr. de manne. Dose 6 à 10.

1750. — MARJOLAINE. Origanum majorana, famille des Labiées. — On emploie, comme sternutatoire, les sommités fleuries qui contiennent une huile essentielle odorante. La *Poudre sternutatoire* du Codex est composée de : feuilles d'asarum, de bétoine, de marjolaine et de fleurs de muguet, parties égales, mêler.

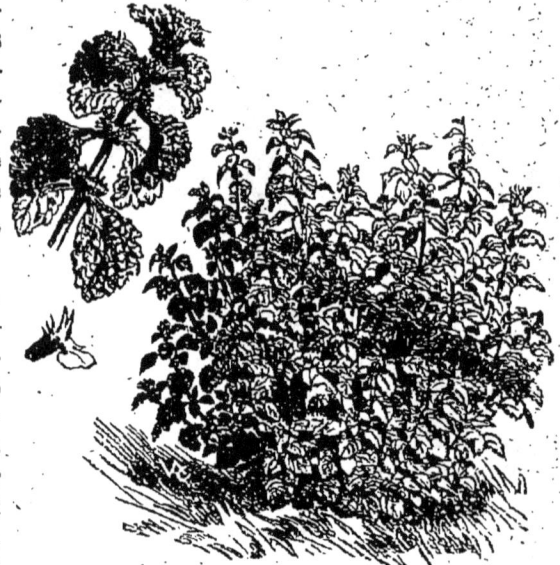

1751. — MARRONNIER. Châtaignier. Æsculus hippocastanum, famille des Acérinées. — On emploie l'écorce comme fébrifuge. Les semences des marrons sont employées pour fabriquer des pâtes pour les mains. L'huile grasse est employée en frictions contre la goutte. Le marronnier contient un principe actif, l'*Esculine*,

FIG. 546. — Marrube.

insoluble dans l'eau, qui est employée comme fébrifuge et antinévralgique, s'ordonne à la dose de 1 gramme par jour.

1752. — MARRUBE blanc. Marrubium vulgare, famille des Labiées. — Cette plante est cotonneuse, blanchâtre et croît le long des routes; on emploie la plante fleurie contre la toux et comme stimulant, antispasmodique.

MASSAGE BEAUTYGÈNE DU VISAGE. — Le massage beautygène du visage a pour but d'effacer les fatigues du jour passé, de donner de la vigueur aux muscles et d'embellir le visage. Les rides, même les plus profondes, ne résistent pas à l'action du massage. Le *Massage Beautygène* se fait avec la *Crème Châtelaine.* Etaler sur la partie à masser une bonne couche de *Crème Châtelaine* et masser d'abord doucement en appuyant légèrement, puis continuer en accentuant un peu et toujours dans la direction opposée aux rides. Voir *Crème Châtelaine.*

MASSAGE BEAUTYGÈNE DU CORPS. — Il a pour but de conserver et d'affiner la régularité des formes et de faire disparaître les plis disgracieux et les rides. Il empêche et réduit le développement des hanches et de l'abdomen. Bien étaler la *Crème Châtelaine* sur la partie à masser et frotter doucement en effleurant presque et en allant toujours de bas en haut; il est inutile d'appuyer fortement. Ce massage est également très efficace pour avoir la jambe blanche et bien faite, pour affiner la cheville et développer les muscles du mollet. Voir *Crème Châtelaine*.

1753. — MASTIC, résine de mastic. — Elle découle d'un arbre, **Pistacia lentiscus,** famille des Térébinthacées. Elle existe en *masse* et en *larmes*. On l'emploie pour plomber les dents; à cet effet, on la dissout dans l'éther qui, en s'évaporant, laisse une masse solide dans la cavité de la dent.

1754. — MASTICATOIRE. — Substance qui augmente la secrétion de la salive lorsqu'on la mâche, exemple : grain de café, petite pierre qu'on tient dans la bouche. Cette pratique est très utile aux soldats pendant la marche.

1755. — MATÉ. Thé du Paraguay. Ilex Paraguajensis, famille des Ilicinées. — C'est un digestif et stimulant. On emploie les feuilles, qui contiennent la *Caféine*, en infusion, 30 gr. pour 1000 gr. d'eau. Comme la coca et la kola, le maté peut être considéré comme un aliment d'épargne.

1756. — MATICO. Piper angustifolium, famille des Pipéracées. — C'est un arbre, un poivrier de l'Amérique du Sud, qui a des feuilles longues à nervures très prononcées, ayant l'odeur de cubèbe et de menthe, d'un goût amer et âcre. On emploie la feuille contre la blennorrhagie, et comme hémostatique et astringent. L'infusion se fait avec 10 gr. de feuilles pour 1000 gr. d'eau. L'eau distillée est employée en injection.

1757. — MATRICAIRE. Espargoutte. Pyrethrum parthenium, famille des Synanthérées. — Plante indigène dont les fleurs se rapprochent beaucoup de celles de la camomille, mais sont plus jaunes et d'une odeur moins forte. On

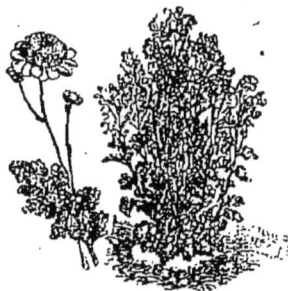

Fig. 547. — Matricaire.

l'emploie comme stimulant, stomachique et antispasmodique, en infusion à 5 grammes par litre d'eau. Elle est également vermifuge et emménagogue. Sa décoction, 10 à 30 grammes par litre, est employée en fomentations et injections.

MAUVAISE HALEINE. — Contre la mauvaise haleine, le *Dentifrice Rodol* est incomparable. Il la neutralise et la détruit. Voir les articles *Dentifrice Rodol* et *Dents.*

1758. — MAUVES. Grande mauve, mauve sauvage. Malva sylvestris, famille des Malvacées. — On emploie les fleurs et les feuilles. Les fleurs se prennent en tisanes comme béchique, adoucissant, contre les rhumes et la bronchite. Avec les feuilles, qui sont émollientes, on fait une décoction à 25 ou 50 grammes pour 1000 gr. d'eau, qu'on administre en lavement. Les *mauves à feuilles rondes* ou *petite mauve* et la *mauve musquée* possèdent les mêmes propriétés. Elles font partie des *fleurs pectorales.*

1759. — MÉDICAMENTS. — Substances administrées à l'intérieur ou appliquées à l'extérieur pour se guérir d'une indisposition ou maladie. Pour les médicaments spéciaux indiqués dans ce livre, voir à

leur nom respectif et par ordre alphabétique dans la troisième partie du
volume.

1760. — MÉLILOT, Lotier. Melilotus officinalis, famille des Légumineuses. — Petite plante dont les fleurs
ont une odeur benzoïque après la dessiccation. Elle contient un principe odorant,
la *coumarine*. L'infusion de Mélilot, à 10 gr.
de plante pour 1 litre d'eau, est employée
en lotions contre l'inflammation des paupières, dans les *ophtalmies*.

**1761. — MÉLISSE. Citronnelle,
Melissa officinalis**, famille des Labiées. —
La tige de cette plante est carrée, les
feuilles sont pétiolées, ovales, ayant l'odeur
de citron. On les emploie en infusion, 10 gr.
pour 1 litre d'eau bouillante, comme stimulant, vulnéraire, antispasmodique. L'eau
de mélisse des Carmes du Codex est une
préparation alcoolique qu'on obtient par

Fɪɢ. 548. — Lotier.

distillation. On la conseille dans plusieurs cas d'indisposition. La liqueur
de la grande Chartreuse se prépare avec essences de mélisse 1 gr., d'hysope 1 gr., d'angélique 5 gr., de menthe anglaise 10 gr., de muscade
1 gr., de girofle 1 gr. à faire dissoudre dans l'alcool à 80°, 1 litre ; ajouter
sirop de sucre bien cuit, 1 litre ; colorer avec 5 à 10 gouttes de teinture
de safran.

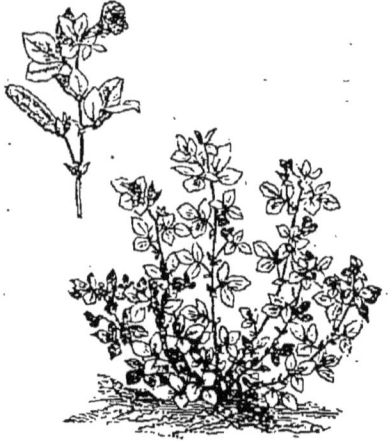

1762. — MELLITES. — Ce sont des médicaments liquides préparés
avec du miel et un liquide médicamenteux. Si le liquide est du vinaigre,
la préparation porte le nom d'*oxymel* ou *oxymellite*.

Miel Rosat. Mellite des roses	*Oxymel scillitique.*
Infusion de roses à 10 pour 30. 100 gr.	Vinaigre scillitique........... 50 gr.
Miel blanc..... .... 400 —	Miel blanc.............. ..... 200 —
	Faire bouillir et passer.

1763. — MELON. Cucurbita melo. — Le melon est originaire de
l'Asie. Parmi ses nombreuses variétés, les plus estimées sont le noir de Hol
lande, le cantaloup noir des Carmes, le boule de Siam, le melon d'Alger,
le melon de Malte. Il est très rafraîchissant et, pour ses propriétés laxatives, peut être recommandé aux personnes bilieuses. Pour s'éviter des
coliques et la diarrhée on devrait le prendre au
milieu du repas ou comme dessert à la fin du
repas.

1764. — MENTHES. — On emploie en médecine
plusieurs espèces de menthes, mais la plus employée est la menthe poivrée, **Mentha piperita**,
famille des Labiées. Toutes les parties de cette
plante ont une odeur forte, aromatique, une saveur
chaude, piquante, qui laisse à la bouche une sensation très agréable, et qui est due à une huile volatile, l'*essence de menthe*. On emploie la menthe

Fɪɢ. 549. — Melon.

poivrée comme stimulant, stomachique et antispasmodique, en infusion

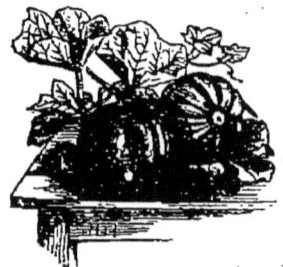

à la dose de 10 gr. de feuilles par litre d'eau bouillante. L'essence de menthe laisse déposer par refroidissement une masse solide, ayant une forte odeur de menthe, le *menthol*, avec lequel on prépare des crayons antimigraine.

L'essence de menthe est employée principalement pour aromatiser les médicaments, les pastilles, les dentifrices. On fabrique diverses liqueurs à base de menthe, mais son usage irrite l'estomac et on doit en user modérément.

L'*eau distillée* de *menthe* est employée pour aromatiser les potions et préparer le sirop de menthe.

La menthe crépue, *Mentha crispa*, la menthe verte, *Mentha viridis*; la menthe aquatique, *Mentha aquatica* sont des succédanés dont on emploie les sommités fleuries pour les mêmes usages que la *menthe poivrée*.

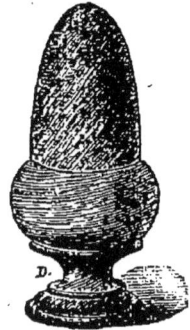

Fig. 550.

Crayon antimigraine.

Potion stimulante.

Alcool de menthe	10 gr.
Sirop de gomme	100 —
Eau de cannelle	50 —

Par cuillerées.

Potion stomachique.

Alcool de menthe	10 gr.
— d'anis	10 —
Sirop de cannelle	30 —
Eau de tilleul	120 gr.

Par cuillerées à soupe.

Pour calmer les maux de dents.

Menthol	2 gr.
Camphre	2 —

Quelques gouttes du mélange sur du coton à introduire dans la dent creuse.

Sirop de menthe.

Eau distillée de menthe	100 gr.
Sucre blanc	180 —

Dissoudre à froid et filtrer.

1765. — MÉNYANTHE. Trèfle d'eau, Menyanthes trifoliata, famille des Gentianées. — La feuille est ronde, pétiolée et formée de trois grandes folioles, les fleurs sont blanc rosé. La feuille est très amère, on l'emploie comme tonique, stomachique, fébrifuge et emménagogue. Elle entre dans la composition du sirop antiscorbutique. L'infusion se fait avec 10 grammes de feuilles pour un litre d'eau bouillante.

1766. — MERCURE, Hydrargyre. — Ce métal est liquide, brillant, blanc et très lourd. Il est insoluble dans l'eau et l'alcool, et volatil même à la température ordinaire. On l'emploie principalement comme antisyphilitique. A l'état de combinaison, il est employé comme fondant, purgatif, anthelminthique et même comme caustique. Son usage prolongé provoque une sorte d'empoisonnement, l'*hydrargyrisme*, qui se traduit par des maux d'estomac, une salivation exagérée, le déchaussement ou la chute des dents.

Pilules de Belloste.

Mercure	6 gr.
Miel	6 —
Aloès	6 —

Eteindre le mercure, ajouter :

Scammonée	2 gr.
Rhubarbe	3 —
Poivre noir	1 —

Faire des pilules de 0 gr. 20 cent. Une à quatre par jour dans les maladies syphilitiques et dartreuses.

Onguent Napolitain belladoné.

Onguent napolitain	30 gr.
Extrait de belladone	3 —

Sur l'orchite et l'engorgement douloureux.

Pilules bleues.

Mercure............ ...   20 gr.
Conserve de roses........ 30 gr.
Éteindre le mercure, ajouter :
Poudre de réglisse...... 10 gr.
En 400 pilules, 1 à 3 par jour.

Pilules Plenck.

Mercure......... ..... 1 gr.
Miel.................... 2 —
Guimauve pulv......... 2 --
Extrait de ciguë........ 1 —
Faire des pilules de 10 cent. Dose :
1 à 3 pilules par jour.

Emplâtre de Vigo, cum mercurio.

Est employé comme résolutif fondant et contre les syphilides papuleuses, bubons, piqûres, coupures, pour empêcher les marques de la petite vérole.

Onguent Napolitain
Pommade mercurielle double.

Mercure............... 500 gr.
Axonge benzoïnée...... 500 —
Pour faire dissoudre les glandes, les engorgements, et faire avorter des pustules varioliques. L'onguent gris se prépare en mélangeant 100 gr. d'onguent napolitain avec 300 grammes d'axonge benzoïnée.

1767. — MERCURIALE annuelle. Foirole, Carquenlit, Mercurialis annua, famille des Euphorbiacées. — Contient un principe vénéneux, la *mercurialine.* La plante est émolliente et purgative, on l'administre en lavement; la miellite mercuriale a le même usage. La décoction pour lavement se prépare avec 20 gr. de feuilles pour 1000 gr. d'eau. La *mercuriale vivace,* Mercuriale de chien, Cynocrambe, *Mercurialis perennis* possède des propriétés purgatives plus actives que la précédente.

MÉTHYLACÉTANILIDE. — Voir **Exalgine.**

1768. — MIEL. — C'est un produit sucré fabriqué par les abeilles **Apis mellifica.** Il provient des matières sucrées des fleurs que les abeilles absorbent et qu'elles déposent après les avoir digérées dans les cellules de cire dont l'ensemble forme ce qu'on appelle les rayons de miel. Il est adoucissant et laxatif à la fois. On emploie le *miel blanc de Narbonne,* le *miel du Gâtinais* et le *miel de Bretagne.* Ce dernier, nommé *gros miel,* est employé pour préparer des lavements évacuants, à la dose de 60 à 100 gr. pour un demi-litre d'eau. Le miel blanc est prescrit pour sucrer les tisanes, préparer les miellites et les pilules. On prépare avec du miel une boisson fermentée, l'*hydromel vineux,* dont le goût est assez agréable. On met dans un tonneau 3 kilog. de miel avec 15 litres d'eau et 75 gr. de levure de bière et on laisse fermenter. On soutire et on met en bouteille.

1769. — MILLEFEUILLE. Herbe aux coupures, sourcil de Vénus, Achillea millefolium, famille des Synanthérées. — Les feuilles sont divisées, les fleurs sont blanches ou rosées, disposées en corymbes. On emploie les sommités fleuries, qui ont une odeur aromatique, en infusion à 20 grammes par litre comme vulnéraire, emménagogue et antihémorroïdal. C'est un tonique excitant qu'on peut employer contre les fièvres intermittentes.

1770. — MILLEPERTUIS. Chasse-diable, Hypericum perforatum, famille des Hypéricinées. — Les feuilles nombreuses ont des petits points noirs transparents, qu'on aperçoit en regardant la feuille, les fleurs sont jaunes. On emploie les sommités fleuries comme excitant anthelminthique et vulnéraire, en infusion à 20 gr. de plantes pour 1 litre d'eau bouillante. Entre dans la composition du Baume du Commandeur.

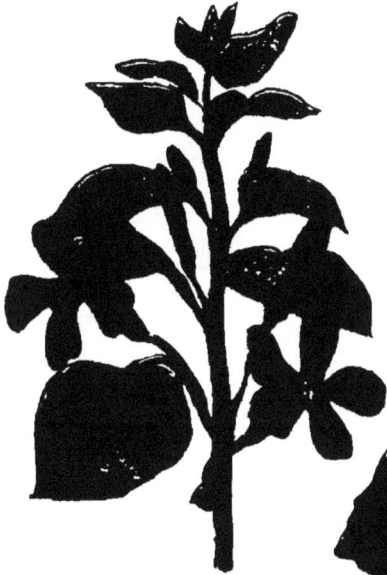

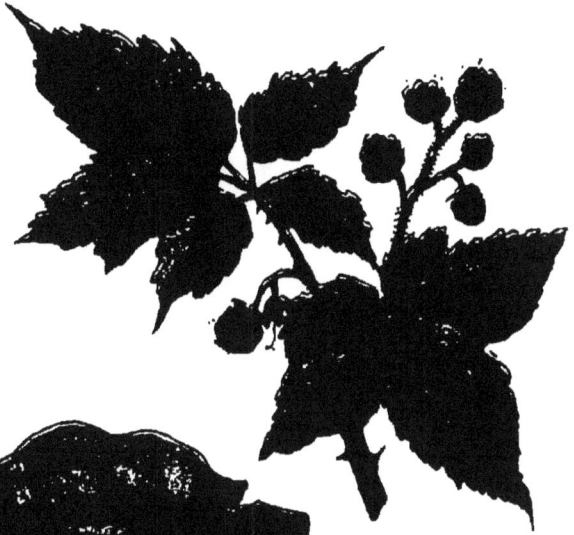

RONCE

PERVENCHE

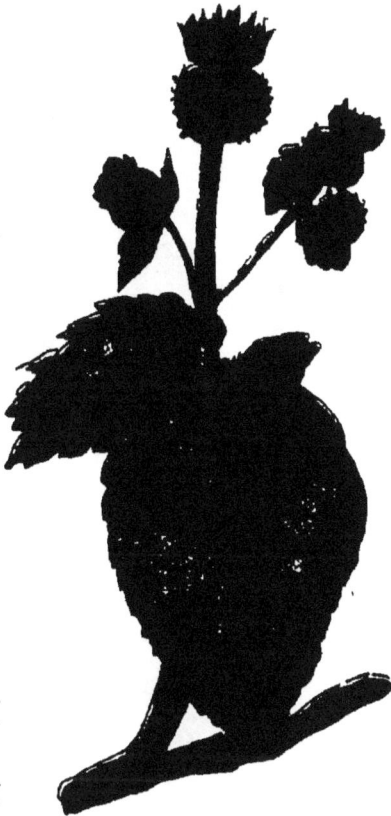

PAS-D'ANE

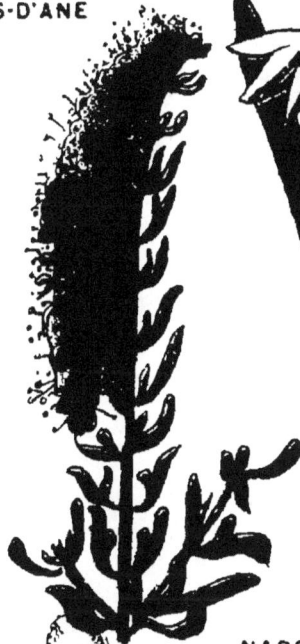

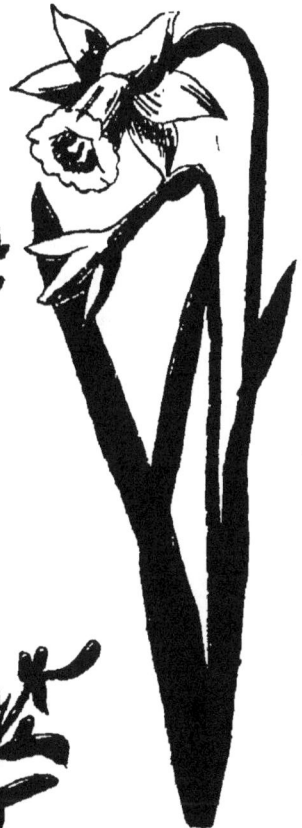

BARDANE

HYSOPE

NARCISSE DES PRÉS

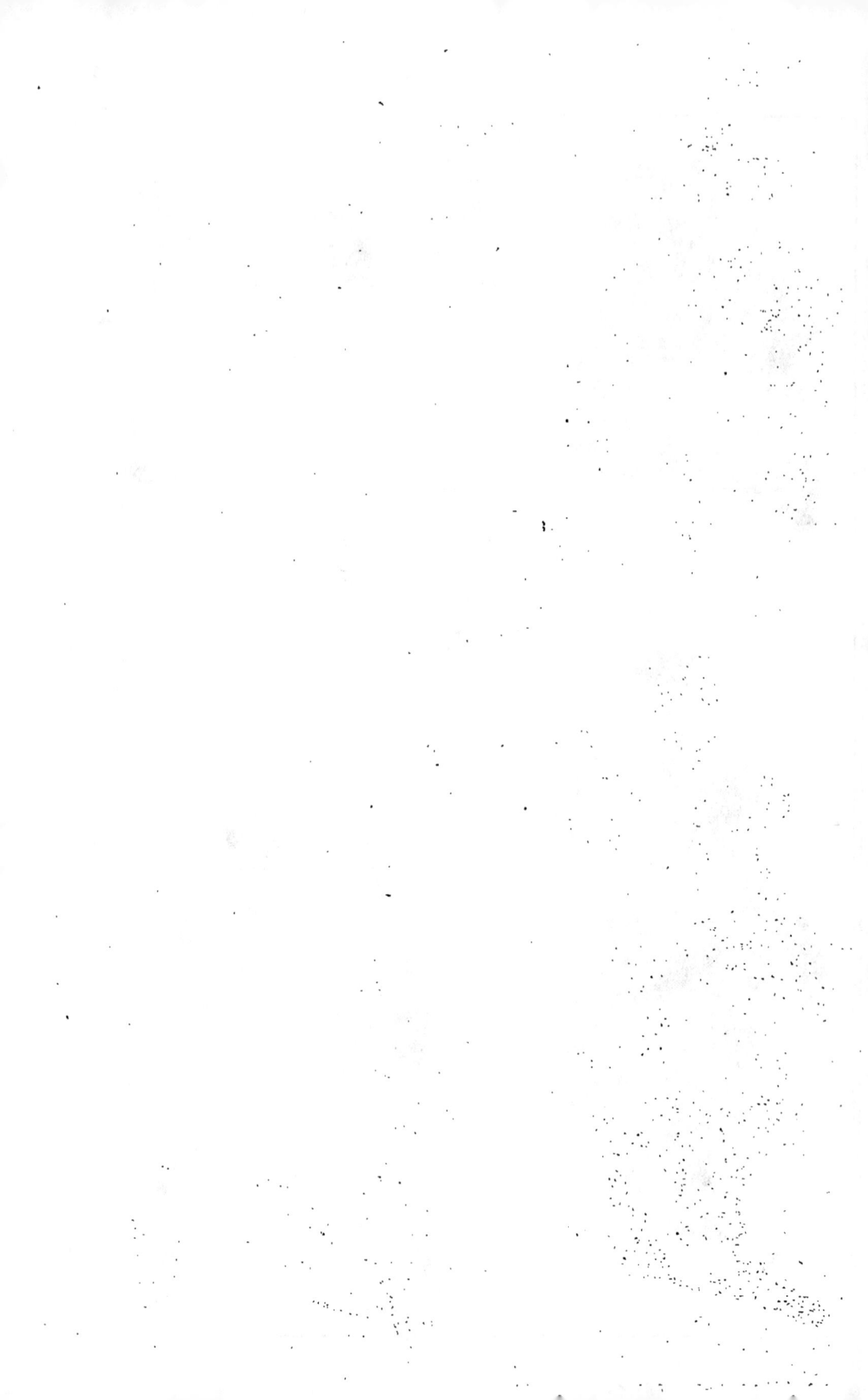

1771. MILLET. Mil, panic. Panicum miliaceum, famille des Graminées. — Plante à tige droite, noueuse, un peu velue, les feuilles sont semblables à celles de maïs mais un peu plus petites. Les graines de millet sont alimentaires. En médecine on les emploie contre la diarrhée et la dysenterie. La décoction est diurétique et sudorifique. Elle a été employée pour favoriser l'éruption dans la rougeole, arrêter les dysenteries rebelles. La farine de millet sert à préparer des cataplasmes résolutifs.

Avec la même farine mêlée à celle du froment on fabrique un pain qui est excellent pour la santé et d'un goût exquis.

1772. — MINIUM, bioxyde de plomb. — Poudre rouge, lourde, qui entre dans la composition de quelques pommades et emplâtres employés comme siccatifs.

Emplâtre de Nuremberg.

Emplâtre simple	60 gr.
Minium	10 gr.
Huile	15 —
Camphre	1 gr 20 cent.
Cire	30 gr.

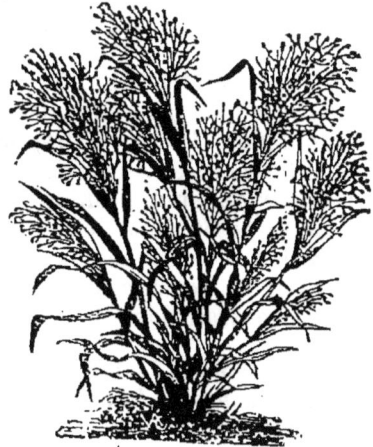
FIG. 552. — Millet.

Pommade de minium.

Cérat de Galien	19 gr.
Minium	1 —

1773. — MIXTURE. — Médicament liquide, contenant des substances actives et qu'on ordonne soit par cuillerées ou par gouttes. On trouvera leur composition aux articles qui concernent le médicament qui constitue leur principale base.

1774. — MOLÈNE. Bouillon blanc, cierge de Notre-Dame. Verbascum thapsus. Famille des Scrofulariées. — Les feuilles sont blanches, grandes et molles, les fleurs jaunes. On doit conserver les fleurs à l'abri de la lumière pour qu'elles ne noircissent pas. Les feuilles sont émollientes; on les emploie en cataplasmes, les fleurs se prennent en infusion, 10 gr. pour un litre d'eau bouillante, comme pectorales; entrent dans le mélange des fleurs pectorales.

1775. — MOMORDIQUE. Concombre sauvage, pomme de merveille, Momordica elaterium, famille des Cucurbitacées. —Sa tige est rampante, garnie de poils très longs, les feuilles sont alternes, grandes, crispées et également couvertes de poils. Les fleurs sont blanches, disposées en bouquets peu touffus à l'aisselle des feuilles, la racine qui est grosse comme le bras, jaunâtre extérieurement et blanche à l'intérieur, est vomitive et purgative suivant la dose. Elle a été employée dans les hydropisies, les rhumatismes et les paralysies. On doit l'administrer avec une très grande prudence parce qu'elle a une action très irritante, même à dose

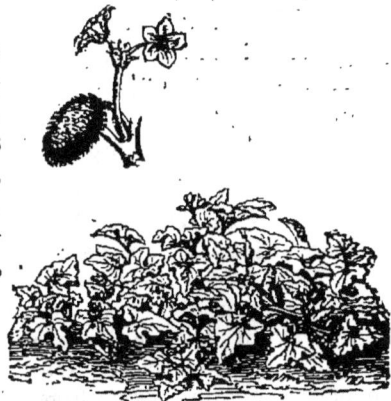
FIG. 553. — Momordique.

26

très faible. Les fruits de momordique possèdent les mêmes propriétés que la racine. Ils contiennent un principe actif, l'*Elatérine*, qui agit comme purgatif drastique très violent. On l'administre en pilules à la dose de cinq à quinze milligrammes.

1776. — MONESIA. Écorce du Brésil. Elle est fournie par le *Chrysophyllum glycyphloeum*, famille des Sapotées. — Se présente sous forme de morceaux durs, aplatis, brunâtres; sa saveur est amère et sucrée à la fois. Elle contient un principe actif, la *monésine*, et du tannin. L'écorce est employée comme tonique, astringent et stomachique contre la diarrhée, l'hémoptysie et dans les faiblesses de l'estomac. Elle a été préconisée contre les ulcères, les hémorroïdes et les fissures à l'anus. S'ordonne en pilules de 20 centigr. d'extrait, la dose est 4 à 6 par jour, et en pommade à 5 gr. d'extrait pour 45 gr. d'axonge.

1777. — MORELLE. Crève-chien, raisin de loup, morelle noire. Solanum nigrum, famille des Solanées. — Les feuilles sont vertes, ovales, d'une odeur désagréable. On emploie la plante à *l'extérieur seulement* comme narcotique, émollient et sédatif en lotions et injections, avec une décoction de 50 gr. de feuilles par 1.000 gr. d'eau. Cette plante contient un principe vénéneux, la *solanine*.

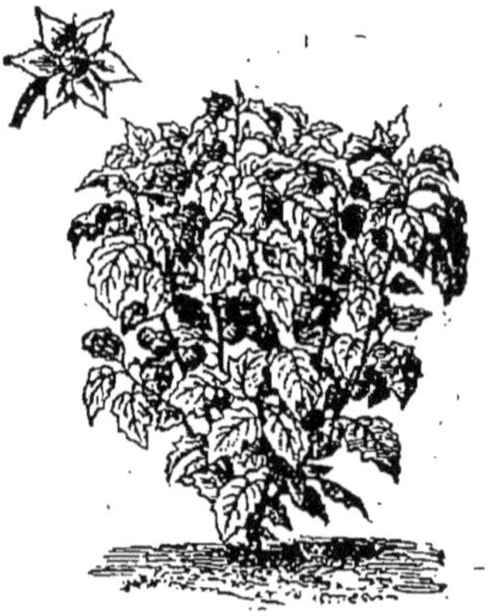

1778. — MORPHINE. Alcaloïde qu'on retire de l'opium et qui se présente sous forme de prismes incolores sans odeur et d'une saveur amère. Elle est peu soluble dans l'eau, l'alcool et l'éther. C'est le principal agent actif de l'opium qu'on prescrit très souvent comme calmant, on emploie surtout le *chlorhydrate de morphine*.

1779. — MOUCHE DE MILAN. — Petit vésicatoire préparé avec la poudre de Cantharide.

FIG. 554. — Morelle.

1780. — MOURON DES CHAMPS. Anagalide. Anagallis arvensis, famille des Primulacées. — Tige grêle, rampante et rameuse, les feuilles sont ovales, les fleurs sont rouges ou bleuâtres. On emploie le mouron en infusion, pour augmenter la sécrétion des urines. A été préconisé dans l'épilepsie et les hydropisies.

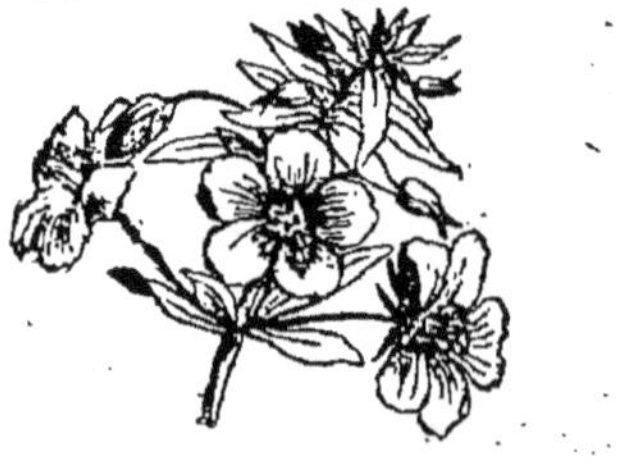

1781. — MOUSSE DE CORSE. Coralline noire, Gigartina helminthochorton. Algues. — Se présente sous forme d'une substance formée de plusieurs filaments, ayant l'odeur d'une plante marine et d'une saveur salée. On l'emploie en décoction comme vermifuge pour les enfants.

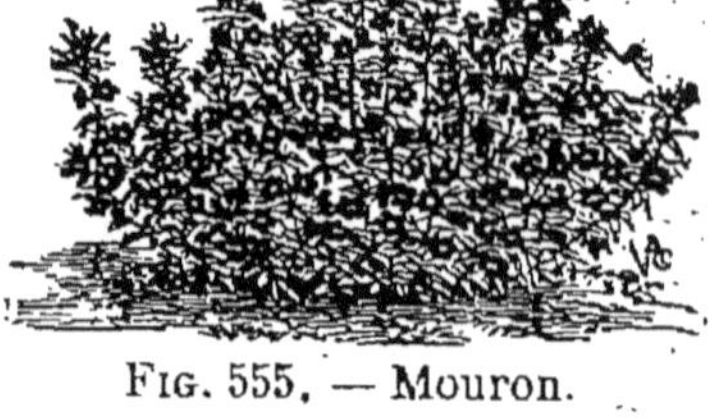

FIG. 555. — Mouron.

Lavement vermifuge.

Mousse de Corse	15 gr.
Semencontra	10 —
Eau	200 —

Faire bouillir 10 minutes.

Sirop vermifuge.

Faire bouillir 160 gr. de mousse de Corse dans un litre d'eau pour le ré-

duire à	500 gr.
Ajouter calamus aromaticus	30 —
Angélique	30 —
Séné	30 —

Laisser infuser 12 h., passer, ajouter sucre blanc... 1000 —

Une cuillerée à soupe pendant 3 à 4 jours aux enfants de 4 ans.

1782. — MOUTARDES. *La moutarde noire*, **Sinapis nigra**, famille des Crucifères. — On emploie les graines qui sont petites, rondes et rougeâtres; elles contiennent deux principes : la *myrosine* qui possède la propriété de décomposer le deuxième principe, le *myronate de potasse*, en sulfocyanure d'allyle (*essence de moutarde*), en sucre et sulfate de potasse. L'essence de moutarde qui donne à la moutarde la saveur brûlante et l'action irritante sur la peau n'existe pas dans la graine, mais se forme sous l'influence de la chaleur. La moutarde est employée à l'intérieur comme excitant et antiscorbutique ; à *l'extérieur* la farine de moutarde est employée comme rubéfiant en sinapismes et bains de pieds. Voir *Bain sinapisé.*

Moutarde blanche, *moutarde anglaise*, **Sinapis alba.** — Est une semence plus grosse que celle de la moutarde noire, elle est jaune et contient une huile grasse; elle contient la *myrosine*, comme la moutarde noire, la *sinapine*, qui est un principe soufré, mais elle ne contient pas de myronate de potasse; elle est excitante et stomachique. La moutarde de table fine, se prépare avec la moutarde blanche, et la moutarde ordinaire avec la noire.

1783. — MUCILAGE. — Préparation obtenue avec de l'eau et de la gomme ou autre substance mucilagineuse qu'on y fait tremper.

1784. — MUGUET, Convallaria maïalis, famille des Asparaginées. — Petite plante formée extérieurement de deux feuilles, entre lesquelles se trouvent les fleurs blanches qui ont une odeur très suave. La plante et les fleurs contiennent un principe purgatif, la *convallarine*, et un autre agissant sur le cœur, la *convallamarine.* Le muguet est employé avec succès dans les affections cardiaques, surtout contre l'insuffisance valvulaire et les palpitations nerveuses. Les fleurs et la racine en poudre sont sternutatoires. S'ordonne à la dose de 10 centigram. d'extrait en pilules et en sirop, il fait la base de notre *Sirop de Convallaria Kost.*

1785. — MURIER. Morus nigra, famille des Urticées. — Les fruits, nommés mûres, sont employés pour fabriquer un suc avec lequel on prépare le sirop de mûres qui est acide, astringent. On l'emploie en gargarisme contre les maux de gorge.

1786. — MUSC. — C'est une sécrétion animale demi-fluide qui est fournie par une espèce de chevrotain sans cornes, le *Moschus moschiferus* qui vit dans les montagnes au Thibet et au Tonkin. Le Musc n'existe que chez les mâles, et se trouve dans une poche située entre l'ombilic et les testicules. Dans le commerce, il se trouve sous forme de grumeaux solides, doux et onctueux au toucher, d'une couleur noire et d'une odeur forte spéciale. Il possède des propriétés antispasmodiques puissantes. Les parfumeurs l'emploient dans la composition de différentes odeurs ou bouquets.

Lavements au musc.

Eau de guimauve.... 200 gr.
Jaune d'œuf.......... un
Musc............... 0 gr. 20 cent.

Potion musquée (Comby).

Musc............... 0 gr. 10 cent.

Bromure de potassium........... 1 gr.
Sirop de fleurs d'oranger......., 30 —
Eau distillée................. 30 —

Chez les enfants, 3 cuillerées à café
par jour contre le spasme de la glotte.

1787.— MUSCADE, Noix de muscade. — La noix du **Myristica moschata**, arbre de la famille des Myristicées. — Grosse comme une olive et marquée de sillons, la muscade est d'une odeur épicée et d'une saveur aromatique. Elle contient une huile grasse aromatique, le *beurre de muscade* et une huile volatile. Le beurre de muscade est jaune avec des marbrures rouges et possède des propriétés excitantes. On l'emploie en frictions, il entre dans la composition du *Baume Nerval.*

Pommade de muscade.

Cire jaune................ 1 gr.
Huile d'olive............. 2 gr.
Beurre de muscade....... 6 —
En onctions.

Liniment de Rosen.

Beurre de muscade.... 5 gr.
Essence de girofle........ 5 —
Essence de genièvre...... 2 gr.
Huile de ricin........... 2 —
Alcool à 95°............. 86 —

1788. — MYOSOTIS. Regardez-moi, Ne m'oubliez pas. Myosotis palustris, famille des Borraginées. — La tige est anguleuse, les feuilles sont lancéolées et rudes, les fleurs sont d'un bleu vif. On emploie le myosotis en infusion contre les faiblesses de la vue en lavant les yeux avec cette infusion plusieurs fois par jour. On cultive cette plante surtout pour la beauté de ses fleurs.

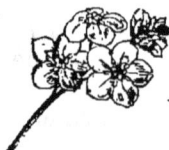

1789. — MYRRHE, Balsamodendron myrrha, famille des Térébinthacées. — Gomme-résine qui se présente sous forme d'une masse d'un brun rougeâtre, d'une

FIG. 556. — Myosotis.

odeur forte, agréable, d'une saveur âcre. On la prescrit comme tonique excitant et emménagogue. Elle entre dans la composition du Baume de Fioravanti, de l'Élixir de Garus, de l'Emplâtre de Vigo et dans la composition des poudres dentifrices.

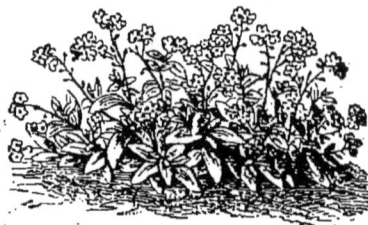

1790. — MYRTE, Myrtus communis, famille des Myrtacées. — Les feuilles sont stimulantes et tœnifuges. Elles fournissent une essence, le *Myrtol,* qui a le même usage que l'essence d'eucalyptus. Les feuilles de myrte contiennent beaucoup de crème de tartre et d'acide tartrique et peuvent servir à leur extraction.

N

1791. — NAPHTALINE. — Ce produit se forme pendant la distillation de la houille. Il est sous forme de lamelles brillantes, blanches, ayant l'odeur forte et goudronneuse. Comme antiseptique, on l'emploie pour conserver les vêtements, les étoffes, les tapis, les fourrures. A l'intérieur, on ordonne sa combinaison connue sous le nom de *naphtol*, comme désinfectant dans les maladies intestinales.

1792. — NAPHTOL. — Ce produit chimique s'obtient par l'action de l'acide sulfurique sur la naphtaline. On obtient le *naphtol Alpha* et le *naphtol Beta*. Le dernier est seul employé, comme désinfectant antiseptique et parasiticide. Il est en petites lames brillantes, soluble dans l'alcool insoluble dans l'eau, se prescrit à la dose de 50 centigr. à 2 gr. 50 par jour et toujours additionné d'une autre poudre médicamenteuse. Ce produit irrite le tube digestif.

Cachets de naphtol.

Naphtol Beta............ 0 gr. 10 cent.
Salicylate de bismuth... 0 — 20 —
Pour un cachet, dose : 2 à 4 par jour.

Pommade au **naphtol.**

Naphtol B........... 0 gr. 50 cent.
Axonge............. 30 gr.
Dans les maladies de la peau, préparation irritante.

1793. — NARCÉINE. — Produit qu'on retire de l'opium. C'est un narcotique employé dans les bronchites, la névralgie et la phtisie, à la dose de 2 à 10 centigr. Elle calme et endort comme la morphine, sans donner comme elle des maux de tête. Le sirop narcéine du Codex contient 2 centigr. par cuillerée à soupe.

1794. — NARCISSE, Porrillon, Jeannette, Narcissus-pseudo-Narcissus, famille des Amaryllidées. — Cette plante à bulbe croit dans les prés, ses fleurs sont jaunes. Les bulbes sont émétiques et purgatifs, les fleurs sont antispasmodiques. On l'emploie contre la coqueluche et l'épilepsie. Cette plante est dangereuse.

1795. — NARCOSE. — Sommeil, assoupissement provoqué par un médicament.

1796. — NARCOTIQUE. — Médicament qui procure le sommeil.

1797. — NARD INDIEN, Spicanard, Valeriana Jatamansi. — Odeur agréable, on emploie la racine.

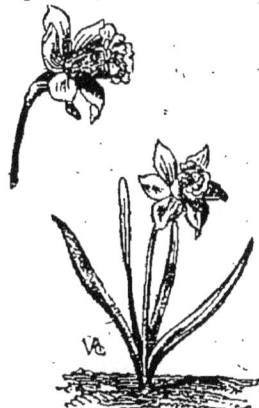
FIG. 557. — Narcisse.

Le *Nard celtique* est également d'une odeur agréable, c'est le *Valeriana celtica*. On emploie les deux plantes comme excitants et nervins.

1798. — NAVET, Brassica napus, famille des Crucifères. — Cette plante est alimentaire. En médecine on emploie la racine, en tisane 10 à 20 grammes de racine pour 1 litre d'eau, comme pectoral et incisif. On emploie également en médecine diverses autres plantes du genre *Brassica*. Le chou rouge, *Brassica oleracea* est pectoral et son sirop est employé dans les affections de la poitrine et les catarrhes chroniques. La *choucroute* est du chou blanc coupé mêlé avec du sel et auquel on laisse subir une fermentation lactique. La roquette, *Brassica eruca*, d'une saveur âcre et piquante, est diurétique, antiscorbutique et aphrodisiaque, on l'emploie comme condiment. Le chou-rave, la grosse rave est le *Brassica*

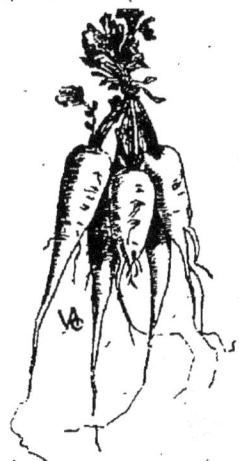
FIG. 558. — Navet.

rapa. Le colza est le *Brassica campestris*, sa graine fournit l'huile d'éclairage.

1799. — NÉNUPHAR, Nymphæa alba, famille des Nymphéacées. — On emploie les fleurs et la racine comme calmant et antiaphrodisiaque; la tisane se prépare avec 10 grammes de plante pour 1,000 gr. d'eau.

1800. — NÉRAGOL. — A base d'un nouveau composé, le diméthylamidophénil, le *Néragol* est le remède unique et incomparable pour calmer la migraine, les névralgies, les maux de tête quelle que soit la cause qui les provoque. *C'est le véritable spécifique de l'élément douleur.* **Le soulagement est instantané.**

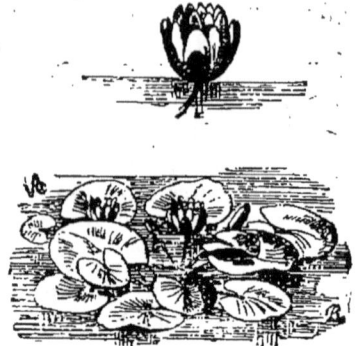

Fig. 559. — Nénuphar.

Les migraines les plus rebelles, les névralgies les plus tenaces, les douleurs périodiques, les fièvres, les courbatures ne sauraient résister à *l'action sédative et calmante* du *Néragol*. Sans aucune fatigue pour l'estomac le plus délicat, sans accoutumance, le *Néragol* calme de suite et guérit. **Un cachet suffit pour produire cet effet bienfaisant.**

Mode d'emploi. — La dose est d'un cachet qu'on avale avec une bonne gorgée d'eau. Dans les cas très rebelles — et ces cas sont très rares — si cette dose ne suffisait pas et que la douleur revienne, on peut prendre, une heure ou deux après, un deuxième cachet. On ne doit pas dépasser trois cachets par jour

Le *Néragol* se prend à n'importe quel moment de la journée, mais toujours une demi-heure avant ou une demi-heure après le repas.

Avis très important. — Se méfier des imitations et des contrefaçons. Vu son grand succès, le *Néragol* est très imité. Il faut refuser toutes ces imitations comme n'ayant pas la même efficacité.

Aucun produit similaire, dont l'efficacité est souvent douteuse, ne saurait agir aussi vite sans nuire à la santé. Il faut exiger le *Véritable Néragol*.

Le *Néragol* ne se vend qu'en **boîtes** contenant soit **un cachet**, soit **dix cachets**.

Chaque boîte doit porter l'inscription *Néragol*, préparé par M. Narodetzki, pharmacien de 1re classe à Paris. Chaque boîte est fermée avec une bande de garantie.

Le *Néragol* se vend en boîtes de un cachet du prix de 30 cent. (franco poste 40 cent.) et en boîtes contenant 10 cachets du prix de 2 fr. 50 ; les 3 boîtes : 7 francs.

1801. — NERPRUN, Bourguépine. Rhamnus catharticus, famille des Rhamnées. — On emploie les baies pour préparer un suc et un sirop, lesquels sont purgatifs hydragogues.

Potion purgative.

Feuilles de séné 10 gr. Faire infuser dans eau chaude 110 gr. Ajouter.
Sulfate de soude...... .... 15 gr.
Sirop de nerprun... .... 30 —
Passer, à prendre en deux fois.

Mixture purgative.

Eau-de-vie allemande.......... 10 gr.
Sirop de nerprun............. 20 —
Dans une tasse de thé.

NICOTINE. — Voir *Tabac*.

1802. — NITRATE D'ARGENT. — Médicament employé comme antiseptique cautérisant sous forme de crayon (*pierre infernale*) et de collyre

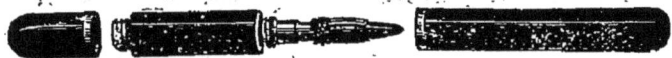

à 10 centigr. pour 100 gr. d'eau dans les maladies des yeux ; a été préconisé contre la

Fig. 560. — Crayon de nitrate d'argent.

diarrhée en pilules de 1 centigramme à la dose de 4 par jour. En cas d'**empoisonnement** administrer de l'eau *salée*, ensuite un vomitif et de l'eau albumineuse.

NITRATE DE BISMUTH. — Voir *Bismuth*.

1803. — NITRATE DE POTASSE. — Employé comme diurétique antilaiteux à la dose de 50 centigr. à 2 gr. Entre dans la *Poudre de Dower* et la *Poudre des Voyageurs*. On doit l'employer avec prudence, ce médicament étant trop irritant pour la vessie.

1804. — NITRITE D'AMYLE, Ether amylnitreux. — Ce liquide volatil active les battements du cœur, congestionne la face et le cerveau. On l'emploie en inhalations dans les syncopes et les affections cardiaques. On le conserve dans des ampoules de verre qu'on brise au moment du besoin, on ne doit employer que quelques gouttes sur un mouchoir. Médicament très dangereux.

1805. — NITROGLYCÉRINE ou TRINITRINE. — Combinaison d'acide nitrique avec la glycérine, médicament antispasmodique et antinévralgique très dangereux ; a été prescrit à la dose de 2 à 3 gouttes de la solution au centième.

1806. — NOIX DE GALLE. — Ce sont des excroissances produites par un insecte hyménoptère, le *Cynips gallæ tinctoriæ*, sur les bourgeons du chêne, *Quercus infectoria*. L'insecte dépose des œufs sur les feuilles, les bourgeons et les rameaux. Le suc de l'arbre, qui est assez abondant, s'y concrète et forme l'excroissance ou la galle. Lorsque le jeune insecte a subi ses transformations dans la galle, il la perfore et s'échappe. La galle se présente sous forme d'une noix légère, pourvue de nombreuses pointes d'un brun jaunâtre. Elle contient beaucoup de tannin. On l'emploie comme astringent en décoction à 20 grammes par litre et comme antidote d'émétique et des poisons végétaux. Elle sert principalement pour extraire le *tannin*.

Pommade antihémorroïdale.

Poudre de noix de galle........ 5 gr.
Camphre .... 1 —
Onguent populeum............. 40 —

Extrait d'opium........ 0 gr. 20 cent.
Frictions légères matin et soir.
Pommade astringente.
Noix de galle en poudre..... 5 gr.
Axonge...................... 30 —

1807. — NOIX VOMIQUE, Vomiquier, Strychnos nux vomica, famille des Ebénacées. — On emploie la noix qui se présente sous forme de bouton aplati, déprimé au centre, d'un gris verdâtre et qui est dur comme la corne. La noix vomique est très vénéneuse, et contient *la strychnine* qui est un poison violent. S'emploie dans la paralysie et les gastralgies chroniques.

Gouttes antigastralgiques.

Teinture de noix vomique....... 2 gr.
—   de castoreum......... 10 —
Cinq gouttes dans une tasse d'infusion de valériane.

Liniment contre la paralysie.

Baume Fioravanti............ 100 gr.
Teinture de noix vomique..... 100 —
Ammoniaque................. 10 —

Poudre contre la dyspepsie.

Poudre de noix vomique. 0 gr. 20 cent.
Carbonate de chaux...... 4 gr.
Rhubarbe en poudre..... 2 —

Mêler et diviser en 20 paquets, un paquet avant chaque repas.

1808. — **NOYER, Juglans regia,** famille des Amentacées. — On emploie les feuilles de noyer comme tonique dans les maladies scrofuleuses et rachitiques. Elles doivent leur propriété à un principe astringent, le tannin. On les ordonne en infusion à 20 grammes par litre d'eau bouillante. La décoction à la dose de 50 grammes par litre est employée en injection contre les flueurs blanches. Avec la *noix* qu'on mange, on prépare une huile siccative. Le *brou de noix* est le suc retiré de l'enveloppe de la noix. On l'emploie pour teindre en noir.

1809. — **ŒILLET, Dianthus caryophyllus,** famille des Dianthées. — On emploie les pétales comme tonique, béchique et antispasmodique léger. On prépare le sirop d'œillet avec 50 gr. de pétales qu'on fait infuser pendant 6 heures dans 150 grammes d'eau bouillante, on passe et on fait avec la liqueur et du sucre blanc un sirop.

1810. — **OGNON, oignon. Allium cepa,** famille des Liliacées. — Il existe des variétés rouges, roses et blanches. L'ognon contient un principe astringent et un mucilage sucré. On l'emploie en cuisine comme assaisonnement; il facilite la digestion des aliments. On l'emploie en médecine à l'intérieur par ses qualités adoucissantes dans la gravelle, la pierre, l'asthme, les affections de la vessie et des voies respiratoires. La tisane se prépare en faisant bouillir les ognons préalablement cuits sous les cendres, dans du lait ou de l'eau.

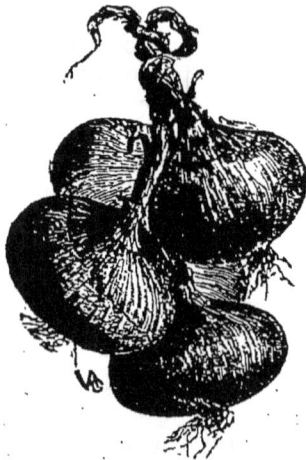

A l'extérieur l'ognon cuit est excellent pour faire mûrir les clous et les abcès.

FIG. 561. — Œillet.

FIG. 562. — Oignons.

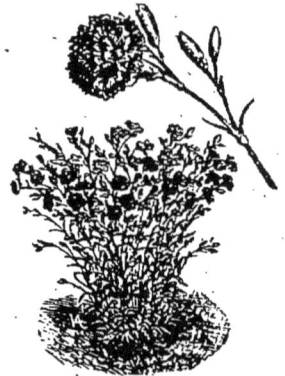

1811. — **OLIBAN, Encens, Boswellia papyrifera,** famille des Térébinthacées. — C'est une résine sous forme de larmes et de marrons qu'on obtient par l'incision de l'écorce de l'arbre. Selon la provenance, l'oliban est rougeâtre ou jaunâtre; il brûle en répandant une fumée blanchâtre d'une odeur agréable. On l'emploie comme fumigatoire; entre dans les pilules cynoglosses et l'emplâtre de Vigo.

1812. — OLIVIER, Olea europæa, famille des Oléacées. — Les feuilles et l'écorce sont employées comme fébrifuge. Avec le péricarpe des olives, on fabrique une huile alimentaire et qui est très employée pour préparer les liniments, les huiles médicinales et les emplâtres. Voir *Huile d'olive.*

ONGLES. — Il n'est pas de main élégante et distinguée sans jolis ongles.

Pour avoir de jolis ongles luisants, bien polis et diamantés, il faut employer l'*Ongueline Janette* qui les rend roses et transparents, ayant l'éclat de la nacre.

Mode d'emploi : Etendre l'*Ongueline* sur les ongles et frotter doucement avec un linge fin, ensuite passer le polissoir.

L'*Ongueline Janette* se vend en boites de 2 francs.

1813. — ONCTION. — Couvrir la partie malade avec un médicament gras, liniment, huile, etc.

1814. — ONGUENTS. — Ce sont des pommades composées des résines et des corps gras. On les emploie pour l'usage externe. Quelques-uns portent le nom de *Baume.*

Onguent basilicum.

Poix noire	10 gr.
Colophane	10 —
Cire jaune	10 —
Huile d'olive	40 —

Onguent de la mère.

Huile d'olive	100 gr.
Axonge	50 —
Beurre	50 —
Suif	50 —

Cire jaune	50 gr.
Litharge pulvérisée	50 —
Poix noire	10 —

Onguent styrax.

Huile d'olive	150 gr.
Styrax liquide	100 —
Colophane	180 —
Résine élémi	100 —
Cire jaune	100 —
Codex.	

OPIACÉS. — Médicaments à base d'opium. Voir ce mot.

1815. — OPIATS. — Ce sont des mélanges destinés à l'usage interne et auxquels on donne la consistance d'une pâte molle. Le plus employé est l'opiat de *copahu* contre la blennorrhagie. Ce médicament fatigue l'estomac, donne des maux de reins et des renvois. Son goût est très désagréable. L'*Opiat* ou *Pâte dentifrice* est destiné pour l'entretien des dents On doit préférer la pâte dentifrice à la poudre qui présente l'inconvénient de rester entre les dents et choisir un opiat dentifrice ne contenant pas de miel.

1816. — OPIUM. — C'est le suc qu'on retire des pavots, **Papaver som niferum,** famille des Papavéracées. — On cultive le pavot dans les jardins et il croît dans toute l'Europe. Mais seul le pavot d'Orient donne l'opium, qu'on obtient par l'incision des capsules lorsque les pétales sont tombés. Le meilleur opium nous arrive de Smyrne. Il contient plusieurs principes actifs dont les principaux sont la *morphine,* la *codéine,* la *narcéine.* On emploie l'opium comme sédatif hypnotique et pour faire supporter par l'estomac les médicaments énergiques tels que le mercure, l'émétique, etc. On emploie la *poudre* à la dose de 5 à 10 centigr. ; l'*extrait* à la dose de 1 à 5 centigr. Il forme la base de l'*Elixir Parégorique,* du *Laudanum de Sydenham* et du *Laudanum de Rousseau.*

En cas d'empoisonnement, il faut faire vomir et donner du café fort en boisson et lavement; empêcher la somnolence, pratiquer le massage et la respiration artificielle.

Elixir Parégorique.

Extrait d'opium	3 gr.
Acide benzoïque	3 —
Camphre	2 —
Essence d'anis	3 —
Alcool à 60°	650 —

Faire macérer 8 jours ; dose : 1 à 3 gr.

Laudanum de Sydenham.

Opium	200 gr.
Safran	100 —
Cannelle	15 —
Girofle	15 —
Vin de grenache	1.600 —

Laisser macérer 15 jours et filtrer. Dose : à l'intérieur, 2 à 5 gouttes en potion, lavement ou sur du sucre, et à l'extérieur, 10 à 20 gouttes sur des cataplasmes ou associé à d'autres médicaments.

Laudanum de Rousseau.

Opium	200 gr.
Miel	600 —
Eau chaude	3.000 —
Levure de bière	40 —
Alcool à 60°	200 —

Laisser fermenter, filtrer, évaporer pour obtenir 600 grammes de liquide, ajouter l'alcool; dose : 2 à 4 gouttes dans une potion.

Pilules d'extrait d'opium.

Extrait d'opium........ 50 centigr.

Diviser en 50 pilules. 1 à 2 le soir en se couchant pour provoquer le sommeil.

Sirop d'opium ou sirop thébaïque.

Extrait d'opium	2 gr.
Sirop simple	1.000 —

Sirop diacode.

Sirop de sucre	1.000 gr.
Extrait d'opium	0 gr. 50 cent.

Sirop calmant pour adultes.

Sirop de Tolu	80 gr.
Sirop bourgeons de sapin	80 —
Sirop de térébenthine	80 —
Sirop d'opium	60 —

Mêler. 3 à 4 cuillerées à bouche par jour contre la toux, pur ou dans une tasse de tisane.

Sirop calmant pour enfants.

Sirop de Tolu	50 gr.
Sirop Desessartz	50 —
Sirop diacode	20 —

Par cuillerée à café toutes les 2 ou 3 h.

Sirop contre la diarrhée.

Sirop de ratanhia	20 gr.
Sirop diacode	30 —
Sirop de coings	40 —

Potion calmante pour adultes.

Potion gommeuse	150 gr.
Extrait d'opium	0 gr. 05 cent.

Par cuillerée à soupe toutes les deux heures contre la toux.

OR. — En médecine on emploie le bromure et le chlorure d'or. Voir ces mots.

1817. — ORANGERS DOUX, Citrus aurantium, famille des Aurantiacées. — On emploie les feuilles en tisane à 10 grammes par litre d'eau bouillante comme antispasmodique et diaphorétique léger, dans les crises nerveuses, l'indigestion. Les fleurs sont employées pour préparer l'eau distillée de fleurs d'oranger avec laquelle on aromatise les potions, les sirops, les pastilles, les pâtes. L'écorce des fruits contient une huile essentielle, *l'essence de Portugal;* les fleurs donnent également une huile essentielle, *l'essence de fleurs d'oranger* ou *essence de Néroli.* Les fruits, les oranges, contiennent un suc acidulé agréable dû à l'acide citrique, qui est employé pour préparer une boisson rafraîchissante, une limonade nommée *orangeade* et un sirop rafraîchissant.

1818. — ORANGES AMÈRES, Bigaradier, Citrus vulgaris. — On

emploie le zeste comme tonique amer, stomachique et antispasmodique, sous forme de sirop.

Sirop d'écorces d'oranges amères.

Écorces d'oranges amères...	100 gr.
Alcool à 60°..........	100 —
Eau.....................	1.000 --

Faire infuser les écorces dans l'alcool et l'eau bouillante pendant 6 heures; filtrer la liqueur et faire un sirop avec 180 grammes de sucre pour 100 grammes de liqueur.

Tonique, stomachique, antispasmodique.

Tilleul-oranger.

| Fleurs de tilleul...........: | 4 gr. |
| Feuilles d'oranger............ | 4 — |

Faire infuser dans 1 litre d'eau bouillante, passer et sucrer avec sirop de sucre : 60 grammes.

Tisane antispasmodique.

Fleurs d'oranger...............	2 gr.
Fleurs de tilleul..........	2 —
Fleurs de camomille....:.. . ..	2 —

Pour 1 litre d'eau, faire infuser, sucrer avec sirop de sucre : 60 grammes.

Sirop de fleurs d'oranger.

Faire fondre à froid, dans 500 grammes d'eau de fleurs d'oranger, 950 grammes de sucre.

1819. — ORCANETTE, Alkanna tinctoria, famille des Borraginées. — La racine, d'un rouge brun, est employée comme matière colorante pour colorer les pommades en pourpre ou en rose.

1820. — ORCHIS TACHÉ, Pentecôte. Orchis maculata, famille des Orchidées. — Les feuilles sont oblongues alternes, lisses, vertes, marquées de taches brunes; les fleurs sont blanches ou purpurines et disposées à l'extrémité de la tige. La décoction de la racine d'orchis est employée dans la diarrhée, la dysenterie. La fleur est employée en infusion contre la toux et le rhume. La racine d'orchis contient beaucoup d'amidon; cuite et pulvérisée, elle constitue un excellent aliment léger et nourrissant qui convient aux malades, aux convalescents et personnes délicates. On le trouve dans le commerce sous le nom de *Salep.*

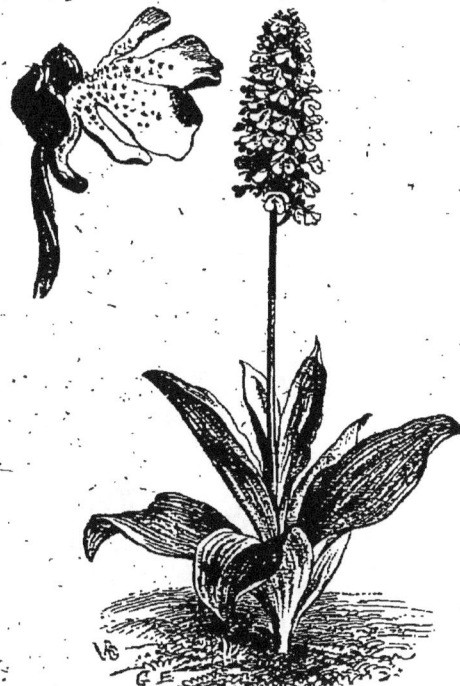

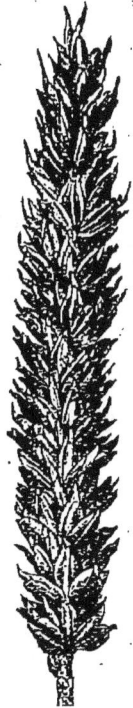

FIG. 563. — Orchis taché.

1821.—ORGE COMMUNE, Hordeum vulgare, famille des Graminées. — L'orge est une précieuse céréale que

561. — Orge.

l'on cultive en grand. Sa paille est employée pour la litière des animaux et peut servir de fourrage. L'orge constitue une bonne nourriture pour les oiseaux de basse-cour et les animaux de la ferme. Dans quelques pays, l'orge est employée comme principale nourriture de l'homme. On l'emploie également pour fabriquer la bière.

Avec la semence mondée, *orge mondée*, on prépare par décoctions une tisane rafraîchissante, diurétique ; se donne dans les maladies inflammatoires, contre la gravelle et la pierre, pour se gargariser contre les maux de gorge, les aphtes et les inflammations de la bouche. On prépare une sorte de café qui est laxatif et rafraîchissant en faisant infuser dans de l'eau de l'orge torréfiée. On conseille le café d'orge contre la constipation et les vomissements nerveux. Le *malt* est l'orge germée et séchée.

Eau ou Tisane d'orge.

Orge.......................... 20 gr.

Faire bouillir dans 1 litre d'eau, ajouter miel, 100 grammes.

Gargarisme adoucissant.

Figues grasses.............. 50 gr.
Orge perlée.................. 20 —
Eau.......................... 1.000 —

Faire bouillir une bonne demi-heure, passer, sucrer avec miel blanc, 100 gr. Se gargariser plusieurs fois par jour.

Tisane adoucissante composée.

Orge........................ 20 gr.
Chiendent................... 20 —
Gruau d'avoine.............. 20 —

Faire bouillir une demi-heure, passer, sucrer avec du miel blanc.

1822. — ORIGAN. Marjolaine sauvage. Origanum vulgare, famille des Labiées. — Plante aromatique employée comme excitant à l'intérieur en infusion à la dose de 20 grammes par litre.

1823. — ORME, Ulmus campestris, famille des Ulmacées. — On emploie l'écorce des rameaux privée de périderme. *Écorce d'orme pyramidal* qui se présente sous forme de longues lanières roulées en paquets. Son décocté à 20 grammes pour 1.000 a été conseillé contre les affections de la peau et l'ascite.

1824. — ORTHOFORME. — Poudre inodore agissant comme antiseptique et anesthésique. A été préconisée pour remplacer l'iodoforme.

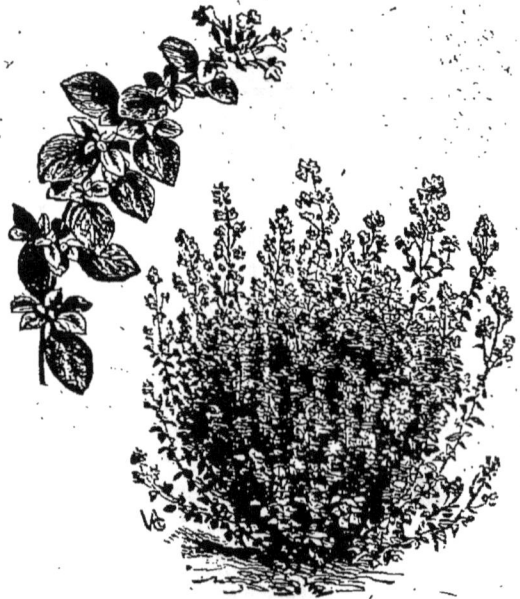

FIG. 565. — Origan.

1825. — ORTIE BLANCHE, Lamier blanc, Lamium album, famille des Labiées. — On emploie les fleurs, qui sont blanches, où les sommités fleuries comme astringent et hémostatique léger en infusion contre la diarrhée, la dysenterie, les hémorragies et contre les hémorroïdes. A l'extérieur, on les emploie contre les flueurs blanches, on fait des injections avec une infusion à 10 gr. pour 1.000 gr. d'eau.

Ortie brûlante. Petite ortie, **Urtica urens,** famille des Urticées. — On emploie les feuilles pour flageller les membres atteints de paralysie et de rhumatismes. Contre les piqûres d'ortie, il faut faire des frictions à l'alcool camphré.

1826. — OSEILLE, Rumex acetosa, famille des Polygonées. — Cette plante contient de l'oxalate de potasse; la plante fraîche entre dans la composition du

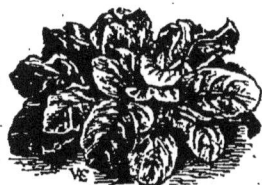

FIG. 566. — Lamier blanc.

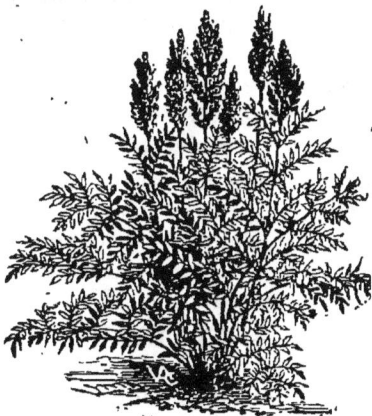

FIG. 567. — Oseille.

bouillon aux herbes qui comprend : oseille, 40 gr.; laitue, 20 gr.; poireau, 20 gr.; cerfeuil, 20 gr.; eau, 1.250 grammes; beurre, 5 grammes, et sel, 2 grammes. L'oseille est diurétique et rafraîchissante, mais doit être consommée très modérément, surtout par les rhumatisants, graveleux et ceux qui sont atteints de coliques néphrétiques.

1827. — OSMONDE ROYALE. Fougère fleurie, Osmunda regalis. — Les feuilles sont très découpées, longues et dépassent quelquefois un mètre. La décoction faite avec 20 grammes de racine par litre d'eau se donne contre la scrofule, les affections du foie, la pierre et les maladies de la vessie.

1828. — OUATE. — Elle est employée pour faire des pansements. On doit la tenir bien enveloppée dans un papier fort. Elle est préférable à la charpie et à l'éponge. On emploie surtout le coton hydrophile. Pour l'avoir bien propre, on le garde enveloppé dans une serviette.

1829. — OVULES. — Médicaments externes à base de glycérine ayant la forme d'un œuf. A la glycérine solidifiée on ajoute la substance médicamenteuse. Excellent moyen de pansement dans les métrites et autres maladies de la femme.

FIG. 568. — Osmonde royale.

1830. — OVULES LEBER. — D'une composition bien étudiée et d'une antisepsie absolue, ces ovules à base d'*Hamamelis* exercent une action bienfaisante sur les parties malades et sont indispensables dans toutes

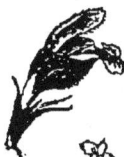

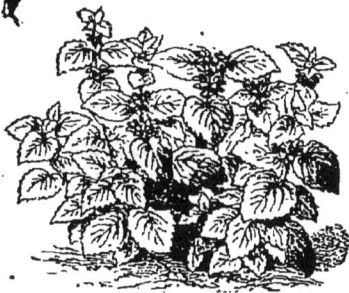

les maladies des femmes. En peu de temps, ils font disparaître l'inflammation, neutralisent les toxines et les rendent inoffensives. Grâce à leurs propriétés antiseptiques, ils favorisent la cicatrisation, assurent l'antisepsie de l'organe, et produisent une action décongestionnante, calmante et sédative très remarquable.

Mode d'emploi. — Avoir soin de mouiller légèrement l'ovule, et introduire aussi profondément que possible le soir une fois couchée, ensuite se garnir soigneusement comme pendant les règles.

Les *Obules Leber* se vendent en boîtes métalliques de six ovules du prix de 4 francs (*Quatre francs*); les 3 boîtes, 11 francs.

1831. — OXALATE DE FER. — Sel insoluble dans l'eau. A été préconisé comme tonique ferrugineux, ne provoquant pas la constipation; on doit le prescrire avec prudence.

Pilules contre chloro-anémie.	*Pilules toniques.*
Protoxalate de fer............ 5 gr.	Protoxalate de fer........ .... 5 gr.
Extrait de gentiane........... 10 —	Poudre de noix vomique..... .. 1 —
Poudre de quassia.. ... ... 10 —	Extrait de quinquina........... 5 —
	Poudre de réglisse............ 5 —
En 100 pilules, 2 avant chaque repas.	En 100 pilules, 2 à chaque repas.

1832. — OXALATE DE POTASSE. — Sel à détacher, sel d'oseille. Ce sel est retiré de l'oseille et est sous forme de cristaux blancs solubles dans l'eau; il est astringent, rafraîchissant, mais toxique. On l'emploie principalement pour enlever les taches d'encre.

OXYDE BLANC D'ANTIMOINE. — Voir *Antimoniate de potasse.*

1833. — OXYDE DE CARBONE. — Gaz sans odeur irrespirable et violent poison qui pénètre par la respiration facilement dans le sang et se fixe sur les globules rouges, ce qui empêche ces globules d'absorber l'oxygène. Il se produit lorsque la combustion est incomplète, lorsqu'on brûle du charbon dans un poêle à combustion lente. En cas d'empoisonnement, porter le malade au grand air, faire respirer de l'ammoniaque, de l'oxygène et pratiquer la traction de la langue comme pour un asphyxié. Voir *Asphyxie.*

1834. — OXYDES DE FER. — On connaît plusieurs oxydes de fer : *Sesquioxyde* de fer ou *Colcothar*, poudre rouge insoluble dans l'eau; *Safran de Mars apéritif* ou sesquioxyde de fer hydraté qui est rouge; *Ethiops Martial* ou oxyde noir de fer. Tous ces oxydes donnent des résultats peu satisfaisants et fatiguent l'estomac en provoquant une grande constipation. Voir *Pilules Antianémiques Ducase.*

1835. — OXYDE DE ZINC. Blanc de zinc. — On emploie ce médicament en pommade comme astringent siccatif à l'extérieur et en pilules comme antispasmodique antinerveux à l'intérieur. On l'associe souvent avec la valériane et la jusquiame.

Pommade à l'oxyde de zinc.	*Pilules de Méglin.*
	Extrait de jusquiame.... 0 gr. 50 cent.
Oxyde de zinc........ .... 4 gr.	— de valériane..... 0 — 50 —
Axonge .... 40 —	Oxyde de zinc....... 0 — 50 —
Contre dartres, eczémas.	Pour 10 pilules, 2 à 4 par jour contre l'hystérie.

L'oxyde de zinc est souvent, mais à tort, employé pour fabriquer des poudres de beauté pour les soins du visage. On doit se méfier de ces poudres qui rendent la peau rugueuse et peuvent amener des rougeurs et même des eczémas. Pour le teint, il faut préférer un produit hygiénique tel que la *Poudre Janette* qui ne contient aucun produit nuisible et constitue le meilleur fard blanc. Demander la notice spéciale.

1836. — OXYGÈNE. — C'est le gaz indispensable à tous les êtres organisés. On l'emploie en inhalation dans l'asthme et l'asphyxie par les gaz délétères. Il est également très utile dans les accidents survenus à la suite de chloroformisation.

L'eau oxygénée est le bioxyde d'hydrogène. Elle doit être neutre et à 10 volumes, c'est-à-dire contenir dix fois son volume d'oxygène. On l'emploie à l'intérieur comme antivomitif et antiseptique intestinal; dose : 2 à 4 cuillerées mélangées à de l'eau pure. A l'extérieur, on l'emploie soit pure, soit coupée d'eau, en lotions, injections, comme hémostatique et antiseptique dans les affections utérines et vaginales, pour laver les plaies infectées, etc., etc.

Solution contre l'angine scarlatineuse.	Solution pour la bouche et le pharynx.
Eau oxygénée.................. 30 gr.	Eau oxygénée à 10 volumes... 10 gr.
Bicarbonate de soude.......... 1 —	Acide borique....... .... 3 —
Eau distillée bouillie..........: 60 —	Eau........................ 100 —
En pulvérisation.	Pour lavages.

OZONINE FLUIDE. — L'*Ozonine Fluide* est une préparation très efficace pour effacer les taches de rousseur et les points noirs. On l'emploie en lotions à l'aide d'un tampon de coton hydrophile, on laisse sécher sans essuyer. Elle se vend en flacons de 3 francs ; les 3 flacons, 8 francs.

P

1837. — PAIN AZYME, Pain à chanter (grec *a*, sans, et *zume*, levain). — Pain fabriqué sans levain. Sert à envelopper les médicaments ayant un goût; on le remplace par les cachets.

1838. — PALOMMIER, Gaultheria procumbens, famille des Ericinées. Petit arbrisseau de l'Amérique dont les feuilles sont connues sous le nom de *Thé rouge, Thé du Canada.* On les emploie comme stimulant et contre l'asthme en infusion à 10 gr. par litre. Le principe actif est une huile volatile, *essence* de *Wintergreen*, qui contient 9/10 de salicylate de méthyle. On l'obtient par la distillation. L'essence de Wintergreen est antiseptique; d'une odeur agréable, on l'emploie en parfumerie. Elle agit comme calmant dans les rhumatismes, mais son application amène des éruptions; on doit préférer l'essence artificielle qui est le salicylate de méthyle pur.

1839. — PANCRÉATINE. — Poudre de couleur blanc jaunâtre; la pancréatine s'obtient en faisant macérer le pancréas dans l'eau légèrement chloroformée et en évaporant le liquide filtré. C'est la matière active du suc pancréatique. Presque entièrement soluble dans l'eau, la pancréatine est un ferment qui dissout et peptonise les matières albuminoïdes, dédouble en glycérine et acides gras tous les corps gras neutres et les émulsionne instantanément. Elle saccharifie l'amidon. On l'emploie comme antidyspeptique en solution, pilules ou sous forme de poudre à la dose de 50 centigrammes à 2 grammes par jour. Pas plus que la pepsine, la pancréatine ne guérit pas la maladie d'estomac qui empêche de digérer et ne rétablit pas les facultés digestives. La mauvaise digestion disparaîtra et l'estomac digérera tous les aliments sans aucun artifice si l'on observait le *Régime Biologique*. Assainir l'eau de boisson avec la *Septiline* qui est très hygiénique. Voir *Elixir Spark* et *Tarvine*.

1840. — PAPIER DE TOURNESOL. — Le tournesol qui est bleu passe au rouge lorsqu'il est plongé dans un acide et redevient bleu lorsqu'on le replonge dans un liquide alcalin. Pour reconnaître si un liquide est acide ou alcalin, on prépare du papier de tournesol bleu et du papier tournesol rouge.

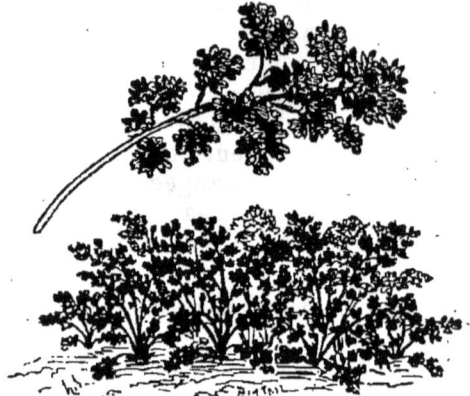

Fig. 569. — Passerage.

1841. — PARIÉTAIRE. Perce-muraille, herbe aux murailles. Parietaria officinalis, famille des Urticées. — Les feuilles sont rudes, allongées, entières et pourvues de pétioles, les fleurs sont petites et verdâtres. Elle contient du nitrate de potasse et on l'emploie comme diurétique et émollient; l'infusion se fait à 20 grammes par litre.

1842. — PARISETTE. Raisin de renard, herbe à Paris. Paris quadrifolia, famille des Asparaginées. — La tige porte à l'extrémité supérieure quatre grandes feuilles. Le pédoncule qui sort du milieu de ces feuilles porte à son extrémité une seule fleur verdâtre. La racine est vomitive, les feuilles sont purgatives, sudorifiques et antispasmodiques; le fruit qui succède à la fleur est vénéneux.

1843. — PASSERAGE. Grande passerage, Lepidium latifolium, famille des Crucifères, est employée comme succédané du cresson; la petite passerage, *Lepidium iberis*, possède les mêmes propriétés.

1844. — PASTILLES. — On les prépare avec de la gomme et du sucre auxquels on ajoute les substances médicamenteuses telles que le *bicarbonate de soude*, le *Baume de Tolu*, le *soufre*, le *goudron*, l'*ipéca*, etc. On les aromatise ordinairement à l'*eau de fleurs d'oranger* ou à l'*essence de menthe*. Les *grains de cachou*, les *grains de Bologne* sont des petites pastilles ayant la forme ronde comme les pilules et qu'on prépare avec du cachou aromatisé à l'anis, à la menthe, au musc, etc. On les emploie pour masquer l'odeur du tabac.

1845. — PASTILLES ANTISEPTIQUES JENER. — Grâce à leur association et composition heureuses, ces pastilles à base de sel de Berthollet constituent le véritable spécifique des *maladies de la bouche, de la gorge* et *du larynx*. Elles tonifient les cordes vocales et les muqueuses de la bouche par leur action tonique, microbicide et antiseptique puissante. Elles guérissent toutes les inflammations de la gorge et des gencives, gonflement des amygdales, aphtes, extinction de voix, enrouement, etc. Elles sont très employées par les chanteurs, orateurs, etc.

Mode d'emploi. — Laisser fondre doucement dans la bouche de six à douze pastilles par jour.

Les *Pastilles Antiseptiques Jener* se vendent en boîtes de 3 francs (*Trois francs*); les 3 boîtes, 8 francs.

1846. — PASTILLES MÉROL. — Ces pastilles à base d'Eucalyptus, d'un goût agréable, calment en peu de temps l'oppression et la toux et facilitent l'expectoration.

Pectorales, antibacillaires et antiépidémiques, leur action bienfaisante sur la gorge est rapide et d'une efficacité incontestable. Deux ou trois de ces pastilles suffisent pour aseptiser complètement l'air inspiré, supprimer l'irritation, calmer la toux la plus opiniâtre et faciliter l'expectoration. Elles sont indispensables dans toutes les affections des poumons et des bronches, rhumes récents ou négligés, asthme, oppression, influenza, grippe, maux de gorge, etc.

La dose est de 8 à 10 par jour.

Les *Pastilles Mérol* se vendent en boîtes métalliques du prix de 1 franc 50 (*Un franc cinquante*); les 3 boîtes, 4 fr.; les 6 boîtes, 7 fr. 50.

1847. — PATCHOULY, Pogostemon patchouly, famille des Labiées. — Les feuilles et la tige contiennent une huile volatile qui leur communique une odeur forte musquée. On emploie l'essence pour préparer des parfums. La feuille de Patchouly en poudre préserve les vêtements des mites.

1848. — PATES. — Ce sont des médicaments préparés avec la gomme et le sucre, on y ajoute quelquefois une substance médicamenteuse. On prépare ainsi les pâtes de *guimauve*, de *jujube*, de *réglisse*, de *lichen*, qui sont employées comme pectorales contre la toux.

1849. — PATIENCE. Rhubarbe sauvage, Parelle, Rumex patientia famille des Polygonées. — Espèce de grande oseille, cette plante croît dans les lieux humides. La racine est grosse comme le pouce, brunâtre à l'extérieur et d'un jaune d'or à l'intérieur lorsqu'elle est fraîche; elle contient du soufre. On l'emploie en infusion à 20 gr. par litre dans les maladies de la peau. On prépare un sirop.

PAUPIÈRES. — Pour faire disparaître la bouffissure et les rougeurs des paupières, il faut les laver, ainsi que les yeux, deux ou trois fois par jour avec le *Collyre oriental Janette* qui est la plus merveilleuse eau de beauté pour les yeux et les paupières, qu'elle embellit et tonifie en même temps.

Voir l'article *Collyre oriental.*

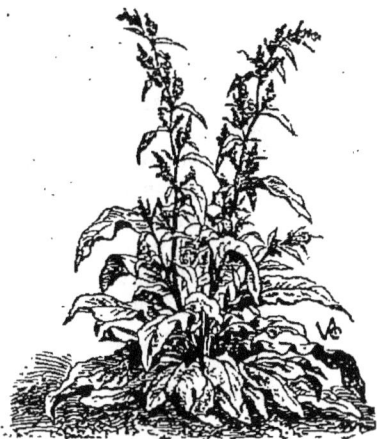

FIG. 570. — Patience.

1850. — PAVOT. Pavot blanc officinal. Papaver somniferum, famille des Papavéracées. — On emploie le pavot blanc ou tête de pavot comme sédatif calmant. Sa décoction, 10 gr. par litre, est administrée en lavement, injection; gargarisme et fomentation. On doit rejeter les petites graines qui n'ont aucune propriété calmante, mais contiennent beaucoup d'huile et fournissent par pression l'*huile d'œillette*. Le pavot étant un narcotique comme l'opium, on ne doit jamais donner une infusion de pavot à un nourrisson pour le faire dormir. On risque de l'empoisonner. Les feuilles de pavot sont narcotiques et entrent dans le Baume Tranquille.

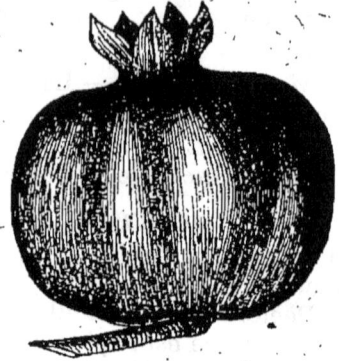

FIG. 571. — Tête de Pavot.

Gargarisme calmant.		Lavement de pavot.	
Tête de pavot..............	une	Capsules de pavot...........	10 gr.
Graine de lin..............	5 gr.	Eau......................	500 —
Faire bouillir dans eau......	250 —	Faire bouillir, passer et ajouter :	
Passer et sucrer.		Amidon...................	15 gr.

PEAU GRASSE, nez gras, luisant. — Contre la peau grasse, le nez gras et luisant il faut employer la *Lotion Égyptienne* spécialement préparée et recommandée par ses propriétés astringentes. On obtient rapidement un excellent résultat.

Voir *Lotion Égyptienne*.

1851. — PÊCHER. Amygdalus Persica. Arbre de la famille des Rosacées. — On emploie les fleurs comme laxatif; l'infusion se prépare avec 10 à 20 gr. de fleurs par litre d'eau. Le sirop de fleurs de pêcher est employé comme laxatif chez les enfants à la dose de 10 à 20 gr. On prépare ce sirop en faisant infuser pendant 6 heures 10 gr. de fleurs de pêcher dans 150 gr. d'eau bouillante, on passe et on fait fondre dans l'infusé 250 gr. de sucre. Il est aussi efficace que le sirop de chicorée et d'un goût plus agréable. Les feuilles sont employées en décoction par les Mauresques pour provoquer la stérilité.

1852. — PENSÉE SAUVAGE. Viola tricolor arvensis, famille des Violariées. — On emploie cette plante comme anti-scrofuleux et dépuratif dans les maladies de la peau. L'infusion se fait avec 10 gr. de plante par litre d'eau. Le sirop de pensée sauvage se prépare en faisant infuser 70 gr. de plante dans un litre d'eau pendant 6 heures; on passe et on fait dissoudre dans l'infusé et à chaud, 1.800 gr. de

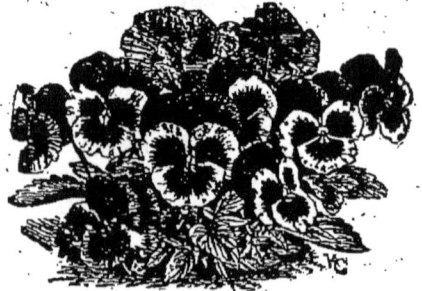

FIG. 572. — Pensée sauvage.

sucre. Dose : prendre 2 à 4 cuillerées par jour. A haute dose, cette plante est purgative et même vomitive.

1853. — PEPSINE. — C'est le principe actif du suc gastrique qu'on retire de la muqueuse du quatrième estomac — *caillette* — des jeunes ruminants et des porcs. C'est un ferment digestif qui transforme les matières albuminoïdes en peptones, surtout lorsqu'il se trouve en présence de l'acide chlorhydrique. La pepsine est une masse ayant la consistance d'une pâte ferme et d'une couleur ambrée, c'est la *pepsine extractive*. La pepsine médicinale est une poudre blanche qu'on obtient en mélangeant la pepsine extractive avec l'amidon. Elle est employée comme digestif dans la dyspepsie et mauvaises digestions, soit seule, soit associée à la *diastase* et à la *pancréatine*. Tous ces digestifs ne guérissent pas, et leur usage ne fait qu'aggraver la maladie. On ne doit jamais chercher à digérer avec des ferments et autres remèdes, mais avec son propre estomac. Or, avec la pepsine, la diastase ou la pancréatine, on n'obtient qu'une digestion artificielle qui habitue de plus en plus l'estomac à une inertie ou atonie très préjudiciable pour la santé générale. A la longue, la fonction digestive cesse presque complètement et le malade se voit menacé d'une grave neurasthénie ou d'un affaiblissement général. Toute personne doit digérer avec son propre estomac en adoptant une bonne hygiène alimentaire et en prenant des toniques qui fortifient l'estomac et rétablissent les fonctions digestives. On doit assainir l'eau de boisson avec la *Septiline* qui est très hygiénique. Voir *Régime Biologique* et l'*Elixir Spark*.

1854. — PEPTONES. — C'est la viande digérée par la pepsine. S'administre aux malades à la dose de 2 à 4 cuillerées à bouche dans du bouillon, du lait, ou en lavements. On prépare également un élixir et un vin, mais ces médicaments n'ont pas rendu les services qu'on espérait et sont presque délaissés. *Les peptonates* sont des combinaisons ou des mélanges de peptone avec d'autres médicaments tels que le fer, l'iode et le mercure. Leur usage ne présente aucun avantage. Pour que l'estomac digère il faut tonifier la muqueuse afin que la fonction digestive redevienne normale. Voir *Elixir Spark* et *Régime Biologique*.

1855. — PERCHLORURE DE FER liquide. — Ce médicament existe sous forme d'un sel rougeâtre; en médecine, on emploie le perchlorure de fer liquide qui doit marquer 30°. de Baumé ou 1,26 au densimètre; il est employé toujours dilué dans l'eau comme tonique et hémostatique, pour arrêter l'hémorragie externe et interne où il agit comme coagulant, on le prescrit également comme caustique pour toucher la gorge et en injections dans les varices et les anévrismes. A l'intérieur, la dose est de 1 à 2 gr. en solution ou potion ou en dragées contenant 5 centigr. de perchlorure; pour l'usage externe on emploie une solution contenant de 1 à 20 gr. pour cent. L'efficacité de ce fer comme antianémique est douteuse. Voir *Pilules Ducase*.

Potion astringente.

Perchlorure de fer............ 2 gr.
Sirop simple.................. 50 —
Eau distillée................. 100 —
Eau de fleurs d'oranger....... 20 —

Par cuillerées toutes les heures dans les hémorragies internes, crachements de sang, les pertes utérines.

Solution pour injections.

Eau bouillie.................. 1 lit.
Perchlorure de fer............ 10 gr.
Injections vaginales, dans les pertes utérines.

Sirop de perchlorure de fer.

Sirop simple.................. 500 gr.
Perchlorure de fer liquide.... 2 —

Contre l'anémie et principalement la cholérine des enfants.
Une cuillerée à café plusieurs fois par jour.

Gargarisme astringent.

Perchlorure de fer............ 1 gr.
Eau.......................... 250 —
Contre l'angine.

1856. — PERMANGANATE DE POTASSE. — Se présente sous forme de cristaux violacés solubles dans l'eau; c'est un désinfectant très énergique qui détruit toutes les substances organiques. On emploie la solution à 1 gr. pour un litre d'eau en injections vaginales et lotions.

1857. — PERSICAIRE, poivre ou piment d'eau, Polygonum hydropiper, famille des Polygonées. — Cette plante croît au milieu des mares d'eau, sa tige est rouge, ses feuilles vertes, d'un goût très brûlant. On doit employer la plante fraîche. Elle a été préconisée dans les affections utérines. La *persicaire douce* est vulnéraire.

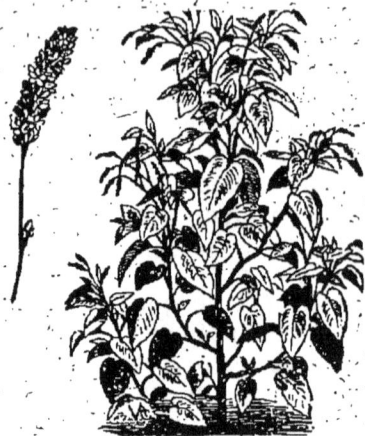

FIG. 573. — Persicaire.

1858. — PERSIL, Petroselinum sativum, famille des Ombellifères. — Plante cultivée dans les jardins pour le besoin domestique. On emploie la racine comme apéritif, excitant, en infusion, à la dose de 20 grammes par litre d'eau. Les feuilles sont résolutives et stimulantes; on les applique à l'extérieur surtout contre les engorgements laiteux. Les fruits ou semences sont carminatives. On retire du persil un principe actif sous forme d'un liquide huileux, l'*Apiol*, qui possède des propriétés emménagogues.

1859. — PERVENCHE, grande et petite pervenche, Vinca major et Vinca minor, famille des Apocynées. — Les feuilles sont petites, vertes, luisantes, entières; les fleurs sont bleues. On les emploie comme vulnéraire et antilaiteux, sous forme d'infusion à la dose

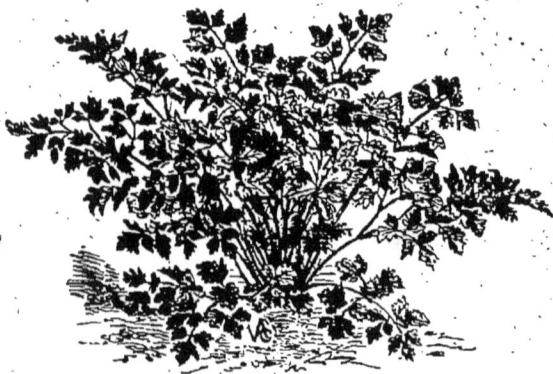

FIG. 574. — Persil.

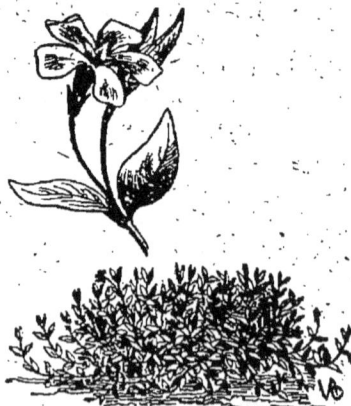

FIG. 575. — Pervenche.

de 10 gr. de feuilles par litre d'eau. On emploie souvent, pour tarir la sécrétion lactée des nourrices, la pervenche mélangée à la canne de Provence.

1860. — PETIT LAIT. — On l'ordonne comme boisson dans les maladies de l'estomac, du foie et les inflammations d'intestin. Il est peu actif et on doit l'éviter à cause *des acides* qu'on emploie pour sa préparation et qui sont plus nuisibles qu'utiles. On le prépare en faisant bouillir

1 litre de lait de vache avec 1 ou 2 grammes d'acide citrique dissous dans l'eau, ou avec une petite cuillerée de vinaigre.

Il se forme un coagulum qu'on sépare par la filtration. Mélanger ensuite le liquide filtré avec un blanc d'œuf battu avec un peu d'eau, faire bouillir et filtrer. On l'administre froid, à la dose de 500 à 1000 gr. par jour, pour calmer la soif et comme laxatif et diurétique. On peut le sucrer avec du sirop de groseille, de limon, etc.

1861. — PEUPLIER NOIR OU FRANC. Populus nigra. Grand arbre de la famille des Amentacées. — On emploie les *bourgeons* comme balsamique, vulnéraire et antihémorroïdal. Il entre dans la composition de l'onguent Populeum.

1862. — PHELLANDRIE. Ciguë aquatique, persil d'eau. Œnanthe phellandrium, famille des Ombellifères. — Cette plante ressemble à la ciguë et croît dans l'eau et sur les bords. On emploie les semences qui contiennent un principe actif, la *Phellandrine*. Elles ont une odeur aromatique forte et peu agréable et ont beaucoup de ressemblance avec les semences de fenouil. La phellandrie est narcotique, diurétique, fébrifuge; elle a été préconisée contre le squirrhe, la gangrène, la phtisie pulmonaire et la toux catarrhale; la dose est de 1 à 3 gr. de poudre de phellandrie par jour, à prendre dans du miel.

1863. — PHÉNACÉTINE. — Sous forme de cristaux incolores, inodores et peu solubles dans l'eau, comme l'antipyrine, ce produit a été préconisé comme antinévralgique et antimigraine, à la dose de 50 centigr.; mais il est toxique et peut occasionner un empoisonnement.

1864. — PHOSPHATE DE CHAUX. Terre des os. — Sous forme d'une poudre insoluble, blanche, on l'obtient en calcinant les os. Le phosphate de chaux est un excellent médicament qui est très employé dans plusieurs maladies. Les dents et les os sont composés de phosphate de chaux. Grâce à ce produit, plusieurs phtisiques arrivent à se guérir, grâce à l'action cicatrisante que ce sel exerce sur les tubercules et les cavernes. Il est également précieux dans la *Scrofule*, le *Lymphatisme*. Il constitue la base de plusieurs médicaments tels que le *Sirop Tannodol*, la *Tanoline* et l'*Echtinol*. Pour le rendre soluble, on le trait par l'acide lactique, l'acide chlorhydrique ou l'acide citrique et on désigne le produit obtenu sous les noms de *lacto-phosphate*, *chlorhydro-phosphate*, *citro-phosphate de chaux*. Le cerveau et tous les organes nerveux contiennent du phosphore en combinaison comme le phosphate de chaux, ce qui explique son efficacité merveilleuse. Tous les phosphates n'ont pas la même efficacité-à cause des acides en excès qui agissent comme irritants pour l'estomac, il faut choisir le *Sirop Tannodol*, si c'est pour la croissance des enfants et fortifier les os, et l'*Echtinol* avec la *Tanoline* s'il s'agit de la *Tuberculose*. Le phosphate de chaux est également employé comme absorbant, antidiarrhéique et antirachitique, à la dose de 1 à 10 gr. par jour.

1865. — PHOSPHATE DE FER. — Poudre insoluble qu'on ordonne à la dose de 25 à 50 centigr. par jour en deux fois; ce sel est d'une efficacité faible et fatigue l'estomac sans aucune utilité.

1866. — PHOSPHATE DE SOUDE. Sel admirable. — Ce sel très soluble dans l'eau est employé comme purgatif à la dose de 20 à 50 grammes à la place de sulfate de soude et de magnésie. On l'a préconisé dans le diabète à la dose de 1 à 5 gr., mais son usage n'a donné que peu de résultat.

1867. — PHOSPHORE. — C'est une substance solide qu'on retire des os et qu'on emploie à l'extérieur comme liniment ou pommades contre la paralysie musculaire, l'ataxie locomotrice; c'est un excitant et un aphrodisiaque dangereux. A l'intérieur, on le prescrit à la dose de 1 à 5 milligr.; l'*huile phosphorée pour l'usage interne* se prépare en faisant dissoudre 1 gr. de phosphore pour 1.000 gr. d'huile. On prépare des *capsules d'huile phosphorée* contenant 1 milligr. de phosphore par capsule. On prépare une *pâte phosphorée*, pour la destruction des animaux nuisibles avec de la farine, de l'huile, du phosphore et du sucre, qui est très énergique. Ce médicament étant très délicat à manier, on a proposé pour l'usage interne le phosphure de zinc en pilules de 8 milligr. Mais ce sel est peu stable et son usage présente du danger.

1868. — PIEDS-D'ALOUETTE. Dauphinelle des blés, consoude, herbe de cardinal, **Delphinium consolida**, famille des Renonculacées. — Elle possède des propriétés âcres très irritantes et agit comme vomitif, purgatif et anthelminthique. Mais son usage est dangereux et on ne l'emploie guère qu'à l'extérieur comme antiparasitaire. Sa décoction est employée pour détruire l'acarus de la gale, les poux et les punaises. A cet effet on la mélange avec une ou deux parties d'axonge. Le staphysaigre qui est de la même famille possède les mêmes propriétés et sert également comme antiparasitaire.

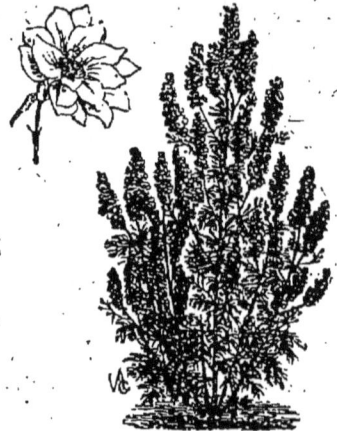
Fig. 576. — Pied-d'alouette.

1869. — PIED-DE-CHAT. Antennaria dioïca, famille des Synanthérées. — Les feuilles sont cotonneuses, les fleurs blanches ou rougeâtres. On emploie les fleurs en infusion comme béchique contre la toux; la dose est de 10 gr. par litre d'eau. Elles entrent dans le mélange de fleurs dit fleurs pectorales.

1870. — PILULES, Granules, Bols. — Ces formes pharmaceutiques sont fort usitées et peuvent être employées pour toutes les substances médicamenteuses. Elles consistent en des petites boules sphériques qu'on avale sans les mâcher. Pour donner cette forme à un médicament, on l'incorpore dans un extrait mou, du miel ou du sirop; lorsque le médicament lui-même est mou ou liquide, on y ajoute de la poudre de réglisse ou de guimauve pour faire une masse

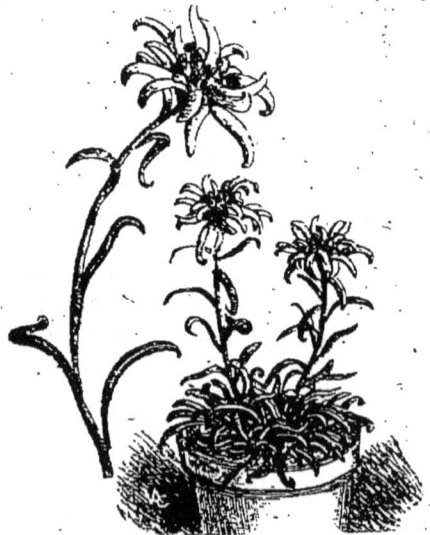
Fig. 577. — Pied-de-chat.

qu'on divise en pilules ou granules au moyen d'un pilulier. Pour empêcher les pilules d'adhérer entre elles on les roule dans du lycopode, ou on les recouvre de baume de Tolu, de feuilles d'argent, de sucre. Les pilules recouvertes de sucre portent le nom de *dragées*. Sous le nom de *granules*, on désigne des pilules de très petites dimensions recouvertes de sucre.

1871. — PILULES ANTIDIABÉTIQUES SOKER. — Remède précieux et souverain qui supprime le sucre et guérit le diabète en fort peu de temps. Son usage vivifie le sang, tonifie les muscles et les organes, débarrasse le foie et en rétablit les fonctions normales. Elles empêchent la dénutrition, en favorisant la combustion complète des aliments et du sucre.

A base d'un benzoate associé à des extraits végétaux absolument efficaces, ces pilules agissent sur la fonction glycogénique du foie, la quantité de sucre dans l'urine diminue et devient nulle en fort peu de temps. Dans l'état actuel de la science, ce médicament est le seul qui possède réellement une action curative. Ne nécessite aucun régime. L'état général s'améliore, la soif diminue, les nerfs se calment, les muscles acquièrent de l'élasticité et le malade n'éprouve plus cette fatigue qui l'abat au moindre travail. Il devient aimable et son teint se rajeunit, l'impuissance disparaît ainsi que les maladies occasionnées par le diabète.

Dose. — Quatre à six pilules par jour, en deux ou trois fois autant que possible avant les repas.

Les *Pilules Antidiabétiques* se vendent en flacons de 60 pilules du prix de 5 fr. (*Cinq francs*); les 3 flacons : 14 francs ; les 6 flacons : 27 francs.

1872. — PILULES DUCASE. Antianémiques. — Pour guérir l'anémie, nous conseillons ces pilules dont l'efficacité est prouvée par les guérisons très rapides de plusieurs milliers d'anémiques.

L'anémie, la chlorose, les pâles couleurs sont guéries en trois ou quatre semaines par ces pilules; elles sont bien supérieures à l'hémoglobine dont l'efficacité est nulle ou douteuse, et sont exemptes de tous ces ferrugineux dont l'efficacité est faible, et l'assimilation difficile, tels que les carbonates et l'oxalate de fer, fer réduit, fer dialysé, etc. Les *Pilules Ducase* sont à base d'un sel de fer iodé éminemment assimilable qui agit comme fondant sur les mauvaises humeurs et en débarrasse le sang. Très faciles à digérer, n'échauffant pas, ne noircissant pas les dents, les *Pilules Ducase* augmentent les globules rouges du sang et guérissent sûrement parce qu'elles régénèrent le sang et agissent d'une façon heureuse sur toutes les fonctions et sur l'organisme entier.

Faciles à prendre, d'une conservation assurée, les *Pilules Ducase* constituent le véritable spécifique de l'anémie et de la chlorose.

La dose est de deux à trois pilules avant chaque repas.

Les *Pilules Ducase* se vendent en flacons de 50 pilules du prix de 3 francs (*Trois francs*); les 3 flacons, 8 francs ; les 6 flacons, 15 francs.

1873. — PILULES NORVÉGIENNES CIRCASSE. — Ces pilules à base d'eucalyptus créosoté constituent le meilleur spécifique contre les rhumes, bronchites et toux de toute nature. Par leur composition, elles agissent comme antiseptiques en neutralisant les toxines et l'action des microbes. La sécrétion muco-purulente des bronches est heureusement modifiée, la toux diminue, ainsi que l'expectoration. Nous les employons avec un grand succès depuis plusieurs années, seules ou concurremment avec le *Sirop Mérol* dans les bronchites chroniques, toux, rhumes, maladies de poitrine, tuberculose, engorgements pulmonaires, etc.

La dose est de 4 à 6 pilules par jour, prises en deux ou trois fois aux repas ou à jeun.

Les *Pilules Norvégiennes* se vendent en flacons de 60 pilules du prix de 3 francs (*Trois francs*); les 3 flacons : 8 francs.

1874. — PILULES SPARK (Pilules laxatives). — Elles sont le meilleur et le plus efficace des laxatifs et des purgatifs. Remède souverain, réellement inoffensif et qui n'irrite jamais, les *Pilules Spark* à l'extrait de Garcinia Hambaru complètent et activent l'effet de l'*Élixir Spark*.

La dose est de deux à quatre pilules, le soir en se couchant ou le matin à jeun.

Les *Pilules Spark* se vendent en boîtes de trente pilules du prix de 2 francs (*Deux francs*); les 3 boîtes, 5 francs 50; les 6 boîtes, 10 francs.

1875. — PILULES SPÉCIFIQUES LEBER. — Ces pilules, comme leur nom l'indique, constituent le remède le plus efficace que la science moderne possède contre l'avarie et ses suites.

Heureuse modification des célèbres pilules Belloste, elles sont indispensables pendant toute la durée de l'affection et leur emploi peut être commencé à n'importe quelle époque de la maladie.

Ces pilules existent en deux degrés, les *Pilules n° 1* et les *Pilules n° 2*. Avoir soin de bien spécifier les numéros que l'on demande pour le traitement.

Les *Pilules Spécifiques Leber n° 1* se vendent en boîtes de 60 pilules du prix de 4 fr. (*Quatre francs*); les 3 boîtes : 11 francs; les 6 boîtes : 21 francs.

Les *Pilules Spécifiques Leber n° 2* se vendent en boîtes de 60 pilules du prix de : 4 fr.; les 3 boîtes : 11 francs; les 6 boîtes : 21 francs.

1876. — PIMENT DES JARDINS, Piment rouge, Capsique, Capsicum annuum, famille des Solanées. — On le cultive dans toute l'Europe. On emploie le fruit qui est allongé, pointu, et d'un rouge luisant, d'une saveur âcre, brûlante. A l'intérieur du fruit, on trouve plusieurs semences plates, blanchâtres, et qui sont encore plus âcres que le fruit. On l'emploie comme aphrodisiaque, antidysentérique, et contre les hémorroïdes, à la dose de 1 gr. par jour.

PIN SAUVAGE. — Voir *Bourgeons de sapin*.

1877. — PIN SYLVESTRE. Pinus sylvestris, famille des Conifères. — On retire de cet arbre la résine, la poix, la térébenthine, le goudron, la créosote. On emploie les jeunes bourgeons en tisane ou sirop comme sudorifique, diurétique. Avec les feuilles, on prépare une laine végétale avec laquelle on fait des matelas et des flanelles chaudes.

La sève de pin maritime est employée dans l'asthme et contre la toux, les bronchites et la coqueluche, mais son efficacité est faible. Le mélèze (*Pinus larix*), est une sorte de sapin. Il fournit une substance blanchâtre sucrée, la *manne de Briançon*, qui est laxative.

1878. — PISSENLIT. Dent de lion, Couronne de moine. Ta-

raxacum dens leoni, famille des Synanthérées. — Cette plante n'a
pas de tige ; la racine est blanche à l'extérieur
et brune à l'intérieur ; les feuilles sont longues,
étroites, dentelées ; ses fleurs sont jaunes.
Cette plante sécrète un suc laiteux d'une saveur amère. Les feuilles jeunes et tendres se
mangent en salade. On emploie la feuille et la
racine comme tonique, fondant, dépuratif et
diurétique. On prépare la tisane en faisant
bouillir 50 grammes de racines ou de feuilles
dans un litre d'eau. Le suc exprimé de la
plante se donne à la dose de 50 à 100 grammes
par jour dans les affections cutanées, les dartres,
les engorgements du foie, la goutte.

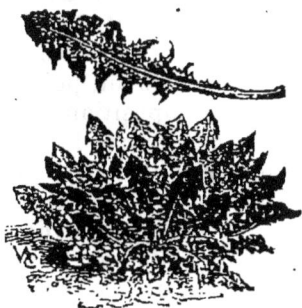

FIG. 578. — Pissenlit.

1879. — PIVOINE. Herbe sainte Rose, herbe aux sorciers, fleurs
de Mallet. Pœonia officinalis, famille
des Renonculacées. — La racine est grosse,
rougeâtre à l'extérieur et blanche en dedans,
sa tige courte et les rameaux sont teintés de
rouge. Les feuilles sont pétiolées, larges,
échancrées, les fleurs sont grandes, rouges
et disposées à l'extrémité des rameaux. La
racine sèche a été employée dans l'épilepsie, la chorée, la danse de Saint-Guy et
les maladies nerveuses, mais son efficacité
est douteuse ; de plus, cette plante est trop
énergique et présente du danger.

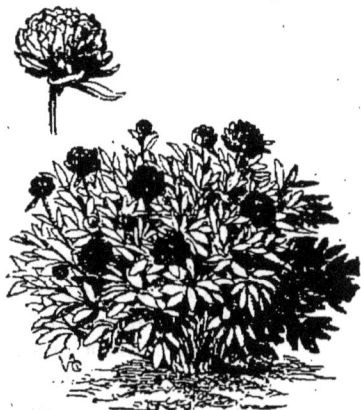

FIG. 579. — Pivoine.

1880. — PLANTAIN COMMUN.
Plantago major, famille des Plantaginées.
— Cette plante croît dans les champs, les
prairies, les jachères ; ses feuilles sont d'un vert tendre. On prépare
une eau distillée qu'on emploie comme léger
astringent pour laver les yeux. Le suc de cette
plante est employé comme fébrifuge.

PLIS DISGRACIEUX. — Les plis disgracieux du ventre et du corps survenus à la suite
des couches, de l'amaigrissement ou de l'âge,
s'effaceront sûrement et facilement en faisant
des massages avec la *Crème Châtelaine*. En
outre, il est bon de prendre des bains au *Sel
Mexicain.*
Voir *Crème Châtelaine.*

**1881. — PODOPHYLLE. Podophyllum
Peltatum,** famille des Berbéridées. — La racine de cette plante, qui vient d'Amérique, est
purgative. On prescrit la racine en poudre ou

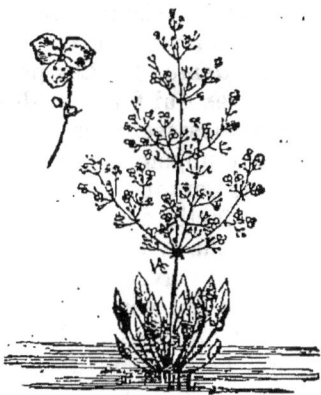

FIG. 580. — Plantain d'eau.

mieux la résine qu'elle contient appelée *Podophyllin.* C'est un purgatif
vénéneux à haute dose. Ordinairement, on prescrit des pilules contenant
un à deux centigrammes de podophyllin.

POILS ET DUVETS FOLLETS. Disparition complète et définitive des poils et duvets du visage et du corps, par le Dépilatoire Faroz. — Le *Dépilatoire Faroz* est un produit sérieux et scientifique, pour faire disparaître radicalement, sans laisser aucune trace, barbe, moustache, duvet, poils disgracieux à la figure, aux bras, aux mains, etc.

D'une composition absolument douce, le *Dépilatoire Faroz* n'irrite pas l'épiderme, même le plus délicat, n'occasionne aucune sensation, aucune douleur, ni irritation; au contraire, la peau gagne en fraîcheur et en blancheur, elle devient douce et veloutée. L'arsenic, le mercure, la chaux vive, le sulfhydrate de chaux verdâtre, qui sont la base si nuisible des autres dépilatoires, ont été sévèrement exclus de la composition du *Dépilatoire Faroz* (ceci est garanti).

Aussi, au lieu de brûler les poils ou duvets, il les fait fondre, s'il est permis d'employer ce terme, image parfaitement exacte cependant, comme l'eau fait fondre du sucre.

Le résultat s'obtient vite. Il est absolument certain.

La peau devient glabre.

Après avoir été absorbé par les pores, le *Dépilatoire Faroz* arrive aux alvéoles et pénètre jusqu'à la racine qu'il détruit très vite.

Mode d'emploi : Mettre une petite quantité de ce *Dépilatoire* sur une carte de visite ou dans une petite soucoupe, verser dessus quelques gouttes d'eau tiède, délayer en consistance de bouillie un peu épaisse et appliquer sur les endroits que l'on veut épiler.

Laisser le *Dépilatoire* cinq minutes. Humecter de nouveau un peu afin qu'il ne sèche pas trop promptement, et le laisser encore cinq minutes pour qu'il sèche de nouveau. L'opération est terminée. Laver la place avec de l'eau tiède et une éponge pour enlever tout. Les poils seront fondus et vous aurez la peau absolument glabre.

Pour que le *Dépilatoire* s'attaque énergiquement à toutes les racines, il faut faire une application tous les trois ou quatre jours. Le *Dépilatoire Faroz* se vend en flacons de 6 francs ; les 3 flacons, 17 francs.

POINTS NOIRS. — Les points noirs, appelés vers, tannes ou comédons, se localisent sur le visage, mais surtout sur les ailes du nez, à la suite de l'irritation des follicules sébacées, occasionnés par un microbe nommé *demodex*. Les pores de la peau sont trop dilatés et il s'y fixe des poussières qui forment des points noirs.

Ils épaississent les traits et donnent au visage une teinte brune, ce qui durcit la physionomie. Ce n'est donc pas sans raison qu'ils font le désespoir des personnes qui en sont atteintes.

Il est facile de se débarrasser de ces vilains points noirs avec l'*Ozonine* qui les efface complètement et pour toujours. Il faut bien se garder de comprimer avec les doigts ou les ongles ces tannes, espérant ainsi expulser les vers. Cette compression irritera davantage et les points deviendront plus visibles.

Pour détruire le *demodex* — cause principale de ces points noirs — et resserrer le tissu afin d'effacer les petites cicatrices, il faut employer l'*Ozonine fluide* et la *Crème Janette*, qui ont une action véritablement efficace.

Mode d'emploi : Tous les jours, bien savonner les points noirs avec le *Savon Janette* et un peu d'eau chaude. Lotionner et frictionner avec l'*Ozonine fluide* pendant quelques minutes à l'aide d'un tampon de coton hydrophile et laisser sécher sans essuyer. Mettre ensuite de la *Crème Janette* et saupoudrer avec la *Poudre Janette*. Voir *Crème Châtelaine* et *Ozonine*.

1882. — POIREAU. Allium Porrum, famille des Liliacées. — Cette plante est très souvent employée dans la cuisine, surtout pour le pot-au-feu. Le poireau est rafraîchissant et se digère facilement, c'est un adoucissant diurétique pouvant être utile dans la gravelle, la pierre, les rétentions d'urine et l'hydropisie.

1883. — POIVRE NOIR. C'est le fruit du **Piper nigrum,** famille des Pipéritées. — Il doit son âcreté à une huile. On le considère comme aphrodisiaque, c'est un condiment très usité. Mais son usage irrite l'estomac et à la longue amène des troubles. Son usage ne répond à aucune utilité et on doit s'abstenir lorsqu'on digère mal. Ceux qui en ont abusé doivent s'abstenir complètement et pour remettre l'estomac prendre pendant

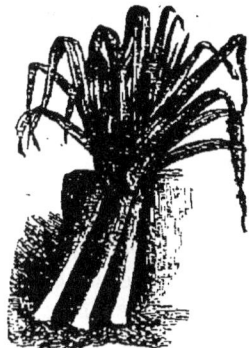

Fig. 581. — Poireau.

quelques semaines l'*Elixir Spark* qui est souverain dans toutes les affections du tube digestif. Le *poivre blanc* n'est autre chose que le poivre noir décortiqué. Le *poivre long* possède les mêmes propriétés que le poivre noir.

POITRINE, BUSTE. — Pour son développement, voir l'article *Crème Virgina*.

1884. — POIX BLANCHE. Poix de Bourgogne. — C'est un produit résineux qu'on retire du *Sapin* et qui se présente sous forme d'une masse blanchâtre. On l'emploie pour préparer l'*Emplâtre de poix de Bourgogne*. Ce dernier est employé contre les rhumes et la bronchite, on l'applique sur la poitrine et le dos. Son efficacité est faible et il vaut mieux le remplacer par un cataplasme sinapisé appliqué dans le dos pour faire rougir la peau.

1885. — POLYGALE VULGAIRE. Laitier, Herbe au lait. Polygala vulgaris, famille des Polygalées. — Les feuilles sont ovales, les fleurs bleues ou purpurines, on les emploie en infusion à la dose de 25 à 50 gr. de plante par litre d'eau comme tonique amer dans l'anémie, les catarrhes, l'asthme et la faiblesse des organes digestifs.

1886. — POLYGALE DE VIRGINIE. Polygala Senega. On emploie la racine qui est faiblement nauséeuse ; sa saveur est âcre et amère. Elle est diurétique, excitante, incisive et béchique à faible dose ; purgative et vomitive à haute dose. L'infusion se prépare avec 1 gr. de racine pour 100 gr. d'eau. On prépare un sirop qui s'ordonne à la dose de 20 à 60 grammes.

1887. — POLYPODE. Herbe de gagne, mille-pieds, Polypodium vulgare, famille des Fougères. — Cette plante croît sur le tronc des chênes, les vieilles murailles. Les

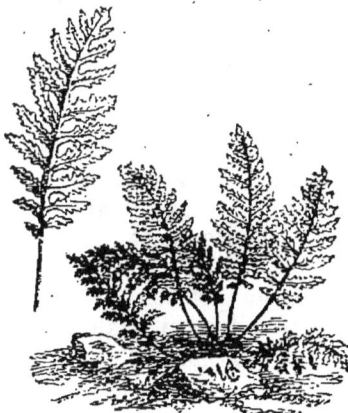

Fig. 582. — Polypode.

feuilles sont dures, cassantes, vertes et ressemblent beaucoup à celles du capillaire. On emploie l'infusion de polypode à 20 gr. par litre d'eau dans les affections de la poitrine et comme laxatif apéritif; mais toutes ses propriétés ont été exagérées.

1888. — POMMADES. — Ce sont des préparations pour l'usage externe qu'on prépare avec l'axonge ou la vaseline dans laquelle on incorpore le médicament. On les étale sur la peau.

1889. — POMMADE FONDANTE DARVET. — Cette pommade, par sa composition belladonée, est d'une efficacité remarquable. C'est le spécifique précieux de toutes les affections ou engorgements des glandes, tumeurs, fibromes, loupes, excroissances de chair, polypes, adénites, bubons, orchites, hydrocèle, varicocèle, etc.

S'emploie concurremment avec l'*Emplâtre Fondant Darvet.*

Mode d'emploi: Onctionner la partie malade avec une flanelle sur laquelle on aura étendu un peu de cette pommade, et faire cette application deux fois par jour. Il est bon de laisser cette flanelle en place pour la nuit.

La *Pommade Fondante Darvet* se vend en pots de 4 francs (*Quatre francs*).

1890. — POMMADE KAL. — Spécifique précieux, elle offre un moyen certain de se préserver de toute contagion.

Cette pommade antiseptique spéciale à base de calomelas est employée comme préservatif en ayant soin d'étaler une couche légère avant ou après tout contact douteux.

La *Pommade Kal* se vend en pots de 3 francs (*Trois francs*); les 3 pots : 8 fr.

POMMADE LOVENTINE pour la recoloration des cheveux en noir, brun, châtain et blond. — Cette pommade est en même temps un excellent tonique pour fortifier les cheveux, empêcher leur chute, et enlever les pellicules.

Mode d'emploi : Appliquer cette pommade avec une petite brosse et frotter les cheveux. Quelques applications à peine et les cheveux deviennent d'un noir magnifique, que tout le monde admire; la nuance est stable et naturelle. Ne tache pas la peau.

La *Pommade Loventine* se vend en pots de 5 francs; les 3 pots, 14 francs.

1891. — POMMADE PARNEL. — Cette pommade préparée avec l'extrait de *Pinus Maritima* ou *Quercus Lusitania* est recommandée comme la plus efficace et la plus énergique pour toutes les affections de la peau, boutons, dartres, eczémas, rougeurs, acné, démangeaisons, herpès, plaies variqueuses, qu'elle guérit sûrement et radicalement. Souvent une seule application suffit, pour soulager et faire cesser les démangeaisons les plus insupportables.

La *Pommade Parnel n° 1* se vend en pots de 4 francs (*Quatre francs*).
La *Pommade Parnel n° 2* se vend en pots de 4 francs (*Quatre francs*).
Les 3 pots : 11 francs.

1892. — POMMADE PÉRUVIENNE BALTON (anti-hémorroïdale). — Cette pommade, à base de Krämeria et d'Hamamelis, est d'une efficacité certaine, soulage et calme de suite les douleurs causées par les hémorroïdes, et guérit celles-ci en peu de temps. Très recommandée, en même temps que les *Suppositoires Kost*, cette pommade donne une guérison prompte et radicale sans opération. Par son emploi méthodique, les hémorroïdes, les fissures, les fistules disparaissent, les douleurs les plus violentes cessent, le malade est rapidement soulagé et la guérison survient.

Mode d'emploi: Se laver à l'eau froide; ensuite, enduire les hémorroïdes avec gros comme une noisette de la *Pommade Péruvienne Balton* et garnir le fondement avec un peu de coton hydrophile; quand la douleur est vive, prendre un bain de siège froid. Faire ce traitement matin et soir. Pour la nuit, introduire dans le gros intestin un *Suppositoire Kost*.

La *Pommade Péruvienne Balton* se vend en pots de 4 fr. (*Quatre francs*); les 3 pots: 11 francs.

1893. — POMMADE TONIQUE SPARK. Spéciale pour les cheveux. — Contre la chute des cheveux, pellicules, alopécie, calvitie, etc. Elle constitue le plus efficace et le meilleur cosmétique.

Cette pommade arrête sûrement la chute des cheveux et fait disparaître les pellicules. En fortifiant la racine, la *Pommade Spark* fait repousser les cheveux et les rend plus souples. Par les plantes toniques et principalement l'extrait de *Quercus* qui en forment la base, elle empêche la décoloration prématurée des cheveux.

S'emploie en onctions matin et soir, seule ou concurremment avec le *Régénérateur Spark*

La *Pommade Spark* se vend en pots de 3 fr. (*Trois francs*); les 3 pots: 8 fr.

1894. — POMME DE TERRE. Solanum tuberosum, famille des Solanées. — On l'appelle *Parmentière* en l'honneur de Parmentier, pharmacien qui contribua à répandre sa culture et son usage dans l'alimentation. La fécule de pomme de terre et la pulpe sont employées en cataplasmes. Dans le diabète, on doit remplacer le pain par la pomme de terre. La pomme de terre est riche en sel de potasse, un kilogram. contient presque 5 gr. de potasse combinés aux acides organiques et qui se transforment dans l'organisme en carbonate de potasse. C'est à ces sels qu'on attribue les effets bienfaisants des pommes de terre dans le diabète.

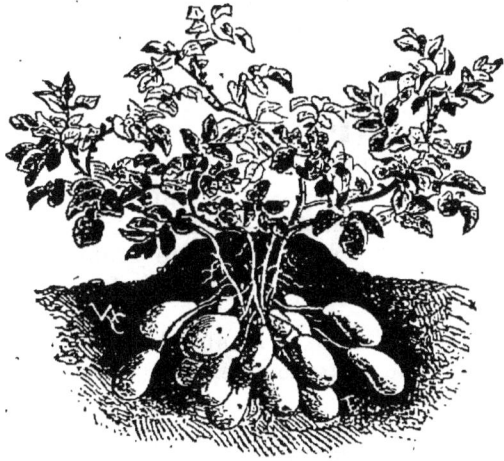

FIG. 583. — Pomme de terre.

1895. — POMMIER. Pyrus malus, famille des Rosacées. — On prépare avec les pommes une boisson agréable, le *cidre*. On ne doit pas abuser de cette boisson qui contient des acides lesquels à la longue peuvent devenir nuisibles à l'estomac et aux dents. La meilleure boisson est l'eau bien claire, qu'on aura soin de faire bouillir. Pour rétablir l'estomac et guérir l'inflammation et les troubles digestifs dont le cidre est la cause, il faut prendre l'*Elixir Spark* et les *Cachets Polydigestifs Soken*. Pour préserver les dents et éviter le déchaussement très fréquent chez les buveurs de cidre, il faut faire usage du *Dentifrice Rodol* une à deux fois par jour.

1896. — PONCE. — Pierre ponce. Pierre volcanique grise, légère, poreuse. On l'emploie pour user les corps. On la fait entrer dans les poudres dentifrices, mais on doit s'en servir avec prudence, les poudres dentifrices qui contiennent beaucoup de pierre ponce peuvent à la longue user l'émail.

1897. — POTASSE CAUSTIQUE. — On connaît la potasse à la chaux et la potasse à l'alcool qui sont employées à l'extérieur comme caustique.

1898. — POTION. — C'est une préparation liquide qui contient une ou plusieurs substances médicamenteuses et qu'on ordonne par cuillerées à prendre dans les 24 heures. La potion est toujours composée de sirop et d'eau simple ou médicamenteuse à laquelle on ajoute la substance active. Si elle contient une poudre insoluble, on doit l'agiter chaque fois qu'on en prend une cuillerée. Ce médicament ne se conserve pas et on doit le renouveler toutes les 24 heures.

1899. — POUDRE ALTÉRANTE DARVET. — La *Poudre Altérante Darvet* est employée avec grand succès dans les maladies des voies urinaires, cystite, inflammation du canal, maladies de la vessie, maux de reins, gravelle, incontinence, prostatite, coliques néphrétiques. Elle est souveraine dans toutes les maladies dans lesquelles il faut neutraliser les acidités, absorber les âcretés, rendre les voies urinaires antiseptiques et rafraîchir les muqueuses.

Mode d'emploi: Prendre 3 paquets par jour en trois fois, chaque paquet dissous dans un demi-verre d'eau ou dans une tasse d'infusion de *Tisane Orientale Soken*.

La *Poudre altérante Darvet* se vend en boîtes de 30 paquets du prix de 4 fr. (*Quatre francs*); les 3 boîtes : 11 fr.

1900. — POUDRE ANTIASTHMATIQUE DARVA, à base de plantes Solanées. — Cette poudre est d'une efficacité absolue contre l'asthme, l'oppression, l'emphysème : la fumée et les vapeurs de cette poudre calment à l'instant les accès d'étouffement les plus prononcés. Son usage régulier amène toujours un soulagement très rapide; mais pour se guérir de l'asthme, il faut suivre le traitement indiqué à l'article asthme.

Mode d'emploi: Il suffit de mettre sur une soucoupe la valeur d'un dé à coudre de cette poudre, l'enflammer et respirer la fumée. Voir *Cigarettes Darva*.

La *Poudre Antiasthmatique Darva* se vend en boîtes de 3 francs (*Trois francs*); les 3 boîtes : 8 francs.

1901. — POUDRE CICATRISANTE LEBER. — Antiseptique précieux pour la cicatrisation des plaies, chancres, fistules, ulcères variqueux et en général toutes les affections qui suppurent. Par sa composition boro-salolée, c'est la poudre la plus efficace et comme antiseptique et comme cicatrisant.

Saupoudrer la place malade deux fois par jour après un lavage soigné. En peu de temps, la suppuration cesse et la plaie est cicatrisée.

La *Poudre cicatrisante Leber* se vend en boîtes de 3 francs (*Trois francs*).

1902. — POUDRE DERMATIQUE JENER. — Absorbant, antiseptique. Cette poudre amido-talco-salicylée est très utile dans les maladies de la peau et inflammations de toute nature; par ses propriétés antiseptiques et absorbantes, elle calme vite les démangeaisons. Saupoudrer les parties malades deux ou trois fois par jour.

La *Poudre Dermatique Jener* se vend en boîtes de 3 francs (*Trois francs*); les 3 boîtes, 8 francs.

POUDRE JANETTE. — Incomparable poudre de beauté, protège et adoucit la peau. Qualité absolument supérieure.

Exempte de blanc de zinc et de plomb, d'une finesse incomparable et tout à fait impalpable, la *Poudre Janette* est une poudre de riz spéciale tout à fait bienfaisante et très adhérente, indispensable pour les soins de la toilette et pour intercepter l'air qui nuit toujours au teint; garantie sans aucune substance nuisible ou toxique. La *Poudre Janette* est une poudre de beauté qui rafraîchit la peau, protège et embellit le visage, blanchit et veloute la peau en lui donnant l'incarnat incomparable de la jeunesse. C'est la seule poudre réellement sans rivale.

Fine, très adhérente, elle absorbe la transpiration, et son usage est recommandé après l'application de la *crème* dont elle forme le complément indispensable. Pour avoir le teint délicieusement velouté et réellement embelli, nous conseillons de frotter légèrement le visage avec un linge fin après avoir répandu un bon nuage de poudre. Ainsi appliquée, la poudre adhère intimement à la peau et l'effet est réellement joli. La *Poudre Janette* se fait en trois nuances : blanche, rose et rachel.

La *Poudre Janette* se vend en boîtes du prix de 3 francs; les 3 boîtes, 8 francs.

1903. — POUDRE SPÉCIFIQUE ROCK. — La *Poudre Spécifique Rock*, par sa composition tanno-dermatolée, constitue le remède le plus précieux pour la guérison radicale des plaies, tumeurs, cancers, polypes et toutes les affections suppurantes.

Mode d'emploi : Saupoudrer la plaie après un lavage antiseptique à l'*Eau Résolutive Soker*.

La *Poudre Spécifique Rock* se vend en boîtes de 5 francs (*Cinq francs*); les 3 boîtes, 14 francs.

1904. — POURPIER. Portulaca oleracea, famille des Portulacées. — La tige est lisse et verdâtre, les feuilles sont épaisses, rondes, les fleurs jaunâtres. Cette plante est rafraîchissante, diurétique et vermifuge. On la mange en salade. Les semences sont également vermifuges, on les fait bouillir avec de l'eau ou du lait.

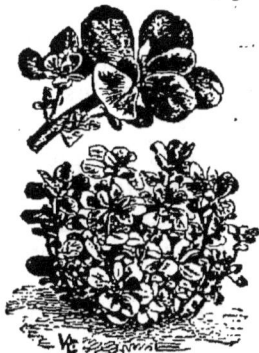

Fig. 584. — Pourpier.

1905. — PRÉCIPITÉ BLANC. — C'est un *protochlorure de mercure* de la même composition que le calomel, mais qu'on prépare par *voie humide*, par précipitation, tandis que le calomel est préparé par *voie sèche*. On ne l'emploie qu'à l'extérieur en pommade, contre les dartres et les maladies parasitaires de la peau. On prépare cette pommade en mélangeant 4 grammes de précipité blanc avec 30 grammes d'axonge.

1906. — PRÉCIPITÉ ROUGE. — C'est l'*oxyde rouge de mercure*. Il est surtout employé contre les ulcères et les taches de la cornée. C'est une poudre rouge, insoluble dans l'eau et l'alcool. On prépare les pommades avec 1 à 2 grammes d'oxyde rouge. pour 15 grammes de vaseline; les pommades pour pansement des plaies se préparent avec 25 grammes de sel pour 100 grammes d'axonge. Plusieurs pommades pour les yeux sont à base d'oxyde rouge.

Pommade contre la blépharite.

Précipité rouge......... 0 gr. 20 cent.
Vaseline....,........ 20 gr.

En onctions légères, matin et soir, sur les bords libres des paupières.

Pommade antiophtalmique.

Précipité rouge....'.... 0 gr. 10 cent.

Vaseline....................... 10 gr.
2 fois par jour, appliquer gros comme une épingle.

Vaseline mercurique pour pansement des plaies.

Oxyde de mercure.... 2 gr. 50 cent.
Vaseline.............. 100 gr.

1907. — PRÊLE DES CHAMPS. Queue de cheval ou de renard, Equisetum arvense, famille des Equisétacées. — La tige est ronde, cannelée et rude au toucher. On prépare une décoction avec 30 grammes de plante par litre d'eau qui est employée dans le crachement de sang et la diarrhée. Mais c'est surtout comme diurétique et emménagogue qu'elle est employée. On l'a également conseillée dans les maladies de poitrine.

1908. — PRIMEVÈRE. Herbe à la paralysie, herbe de Saint-Pierre, de Saint-Paul, Primula officinalis. — La racine est rougeâtre, les feuilles sont larges, dentelées; les fleurs sont jaunes, disposées en bouquets. On emploie la racine en décoction contre la pierre et les maladies des voies urinaires. Les fleurs possèdent des propriétés calmantes et antispasmodiques. On les ordonne en infusion contre la migraine, les maladies nerveuses et les inflammations intestinales.

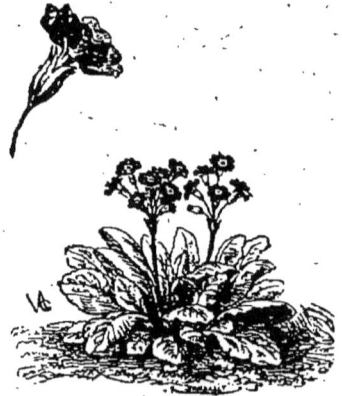

Fig. 584.*bis*. — Primevère.

1909. — PROTOCHLORURE D'ANTIMOINE. — Médicament caustique très énergique. Entre dans la composition de la *Pâte Canquoin*. Voir *Chlorure de zinc*.

1910. — PROTOXYDE D'AZOTE. — Gaz possédant des propriétés anesthésiques; employé principalement dans les petites opérations par dentistes.

1911. — PRUNELLIER. Prunus spinosa, famille des Amygdalées. — Cet arbrisseau, connu sous les noms d'*épine noire*, d'*épine sauvage*, *peloussies*, est pourvu de rameaux épineux qu'on utilise pour rendre les haies impénétrables; les feuilles sont vertes, petites et finement dentelées; les fleurs sont blanches, à cinq pétales; les fruits sont verts, bleuâtres,

CORPS HUMAIN

PAROIS ANTÉRIEURES ET POSTERO-INTERNES DU CORPS.
MUSCLES ET LIGAMENTS DES MEMBRES. — PAROI ET VISCÈRES
THORACIQUES.

1. — Os pariétal.
2. — Os temporal.
3. — Os occipital.
4. — Sphénoïde.
5. — Muscle digastrique.
6. — Muscle abaisseur de la tête.
7. — Muscle trapèze.
8. — Muscles intercostaux internes.
9. — Muscle transverse de l'abdomen externe.
10. — Muscle carré des lombes.
11. — Bassin.
12. — Biceps brachial avec sa courte et longue portion. Fléchisseur de l'avant-bras.
13. — Brachial antérieur.
14. — Vaste interne du triceps.
15. — Anconé.
16. — Long supinateur.
17. — Rond pronateur.
18. — Continuation du brachial antérieur. (13).
19. — Premier radial externe.
20. — Anconé.
21. — Grand palmaire.
22. — Cubital antérieur.
23. — Fléchisseur commun des doigts.
24. — Ligament annulaire du carpe.
25. — Court abducteur du pouce.
26. — Petit palmaire.
27. — Court fléchisseur du pouce.
28. — Adducteur du pouce.
29. — Tendons du fléchisseur commun des doigts (23).
30. — Adducteur du petit doigt.
31. — Fémur.
32. — Fémur.
33. — Ischion.
34. — Pubis.
35. — Deuxième radial externe.
36. — Long supinateur.
37. — Long abducteur du pouce.
38. — Court extenseur du pouce.
39. — Tendon du deuxième radial externe.
40. — Tendon du premier radial externe.
41. — Tendon du long extenseur du pouce.
42. — Premier muscle interosseux.
43. — Adducteur du pouce.
44. — Droit antérieur.
45. — Sacrum avec les vertèbres coccygiennes.
46. — Muscle pectiné.
47. — Premier adducteur.
48. — Droit interne.
49. — Grand adducteur.
50. — Couturier.
51. — Vaste externe.
52. — Vaste interne.
53. — Rotule.
54. — Jumeau interne.
55. — Soléaire.
56. — Tibia.
57. — Ligament annulaire du tarse.
58. — Jambier antérieur.
59. — Long extenseur commun des orteils.
60. — Long péronier latéral.
61. — Court péronier latéral.
62. — Long extenseur du gros orteil.
63. — Jambier antérieur.
64. — Long extenseur du gros orteil.
65. — Court extenseur du gros orteil.
66. — Court extenseur commun des orteils.
67. — Tendons des muscles extenseurs des orteils.
68. — Psoas.
69. — Muscle frontal.
70. — Muscle temporal.
71. — Muscle orbitaire.
72. — Muscle facial.
73. — Muscle orbiculaire des lèvres.
74. — Muscle masticateur.
75. — Muscle abaisseur de la tête.
76. — Muscle sterno-hyoïdien.
77. — Muscle rotateur de la tête.
78. — Grand pectoral.
79. — Muscle deltoïde.
80. — Muscle dentelé.
81. — Muscle grand droit de l'abdomen.
82. — Muscle transverse de l'abdomen externe.
83. — Sternum.
84. — Muscles intercostaux externes.
85. — Sternum.
86. — Muscles intercostaux internes.
87. — Appendice xiphoïde.
88. — Muscle deltoïde.
89. — Grand pectoral.
90. — Larynx avec ses cartilages muscles et cordes.
91. — Glande thyroïde.
92. — Trachée.
93. — Bronches, poumon interne.
1' à 7'. — Vertèbres du cou.
I à XII. — Vertèbres thoraciques.

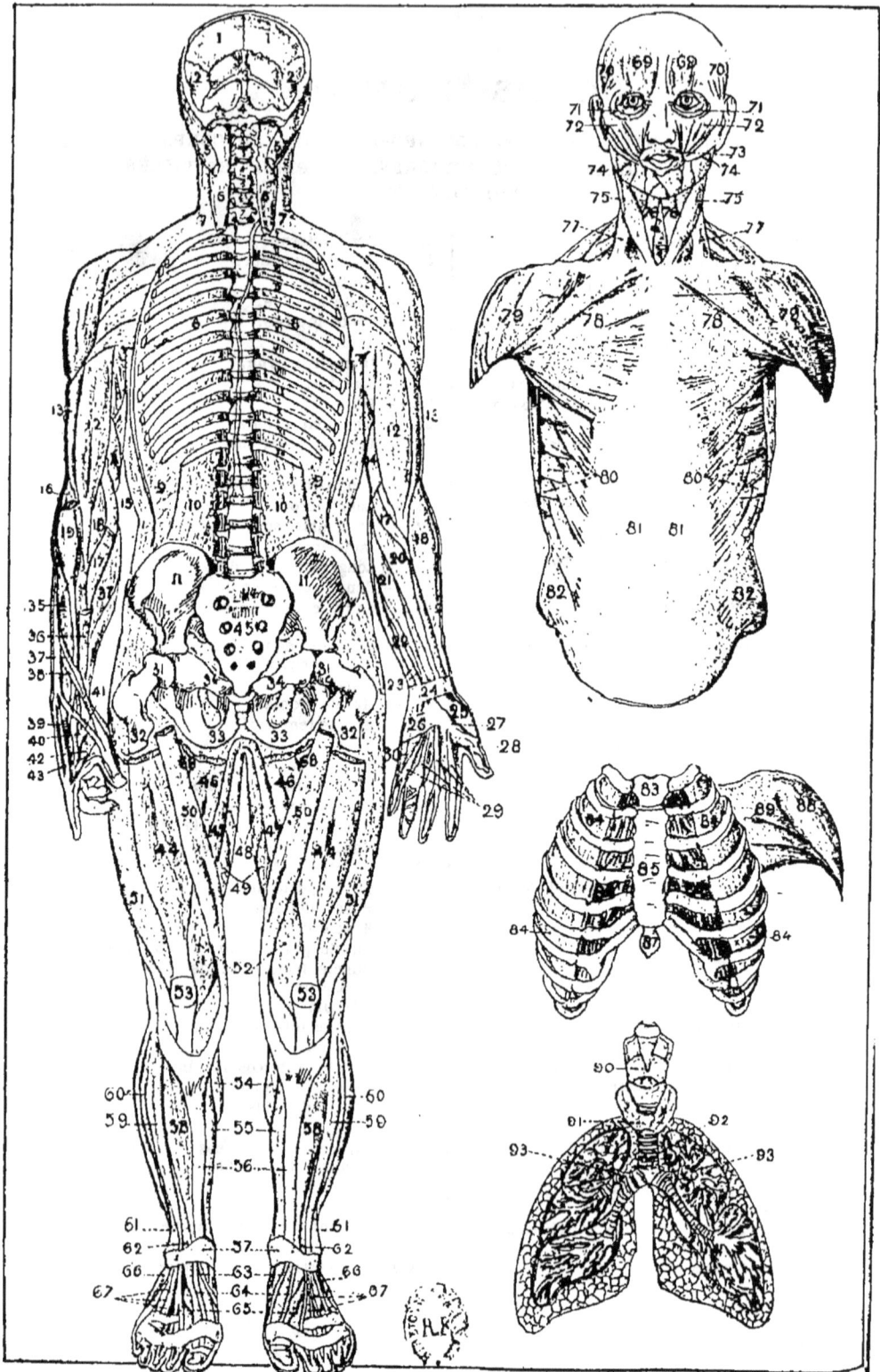

Lire à la page suivante la légende ou explications.

de la grosseur d'une cerise sauvage. On emploie les fruits en décoction à 25 grammes pour un litre d'eau dans la diarrhée et la dysenterie.

1912. — PRUNIER. Prunus domestica. — Cet arbre atteint jusqu'à 7 mètres de hauteur; il existe un grand nombre d'espèces. Les fruits sont comestibles et se vendent desséchés sous le nom de pruneaux. Les prunes sont diurétiques et laxatives, les amandes des noyaux sont vermifuges et sédatives.

1913. — PULMONAIRE. Herbe aux poumons. Pulmonaria officinalis, famille des Borraginées. — Les feuilles sont vertes, rudes et marquées de taches blanches, les fleurs sont violacées.

La tisane à 20 grammes de feuilles par litre d'eau a été employée sans succès dans les maladies du poumon. Elle calme la toux et l'irritation des bronches.

1914. — PULSATILLE. Anémone Pulsatilla, famille des Renonculacées. — Sa tige est couverte de longs poils soyeux. Une fleur solitaire d'un blanc violacé se trouve à l'extrémité de la tige; les feuilles sont largement incisées. Fraîches, elles agissent comme rubéfiant et vésicant. Sèches, elles peuvent rendre quelques services dans les maladies

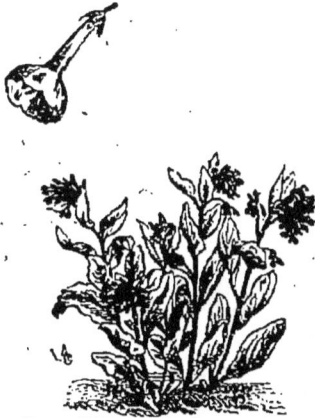

Fig. 585. — Pulmonaire.

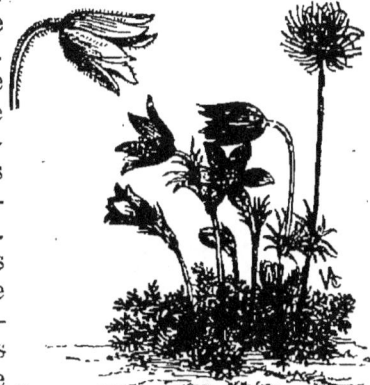

Fig. 586. — Pulsatille.

dartreuses et la coqueluche, mais leur usage présente des dangers et on doit s'abstenir.

PULVÉRISATIONS. — Les pulvérisations avec l'*Eau Janette* constituent le meilleur et le plus efficace moyen hygiénique pour effacer les rides, les taches, les boutons et autres altérations du teint, ainsi que les fatigues de la veille. Les pulvérisations à l'*Eau Janette* sont plus efficaces que les lotions, elles raffermissent les chairs, activent la circulation du sang, fortifient la peau et donnent au visage une agréable fraîcheur.

Il faut employer un bon pulvérisateur pour avoir une pression suffisante si l'on veut retirer tout l'effet actif de la pulvérisation. Mettre dans le récipient de l'*Eau Janette* pure et la pulvériser sur tout le visage deux fois par jour, matin et soir, et toujours après les ablutions: éponger légèrement, laisser sécher et poudrer.

Avoir soin de fermer les yeux pendant la pulvérisation. Voir *Eau Janette*.

1915. — PURGATIFS. — Les purgatifs sont souvent utiles, mais on doit éviter les produits drastiques comme *Scammonée, Jalap, Coloquinte*, qui sont trop irritants. C'est à la suite d'un usage un peu prolongé des pilules purgatives à base de ces médicaments drastiques qu'on éprouve des faiblesses dans l'estomac qui commence à fonctionner de moins en moins. On ne doit pas non plus chercher à guérir toutes les maladies avec les purgatifs et toutes les méthodes purgatives sont plus nuisibles qu'utiles; le seul résultat qu'on est certain d'obtenir est de se voir atteint d'une *gastrite* ou d'une *entérite*. Pour se purger de temps en temps, il faut employer un médicament doux tel que l'*Élixir Spark* ou les *Pilules Spark* qui guérissent toutes les maladies de l'estomac, les mauvaises digestions et la constipation sans irritation.

1916. — PYRÈTHRE. Salivaire. Anthemis pyrethrum, famille des Synanthérées. — On emploie la racine de pyrèthre dans les préparations dentifrices; c'est un excitant et un irritant qu'on abandonne de plus en plus pour n'employer que des dentifrices antiseptiques tel que le *Dentifrice Rodol*. Le *Pyrèthre du Caucase* est très efficace pour la destruction des punaises. On emploie pour cet usage la poudre des fleurs, mais cette poudre doit être pure sans aucune addition ou substitution.

1917. — PYRIDINE. — C'est un liquide incolore, volatil, qu'on emploie en aspiration contre l'asthme. Son usage présente des inconvénients et on doit préférer les cigarettes de *Belladone*, de *Stramonium* et les *Cigarettes Darva* avec lesquelles le malade éprouve immédiatement une diminution d'oppression et un grand soulagement.

Q

1918. — QUASSIA AMARA. Bois amer, bois de Surinam, Quassia amara, famille des Simaroubées. — Le bois de cet arbre est très amer, ce qui est dû à un principe actif, la *Quassine*. Pour l'usage médicinal, il existe sous forme de copeaux. On prépare la tisane par simple macération dans l'eau froide à 10 grammes de quassia pour un litre d'eau. On l'emploie comme amer stomachique et fébrifuge dans la diarrhée, les hémorragies et surtout la dyspepsie. La macération de quassia est quelquefois employée en lotion sur la peau chez les animaux domestiques pour faire fuir les mouches et les moustiques. Elle sert également pour préparer les papiers tue-mouches.

1919. — QUININE. — C'est le principe actif le plus important du quinquina. Avec les acides et la quinine, on prépare plusieurs sels. Le plus employé est le *Sulfate de Quinine* qu'on prescrit dans les fièvres à la dose de 5 à 50 centigrammes en cachets, pilules, potion ou lavement.

Pilules de sulfate de quinine.
On prépare des pilules de 5, 10 et 20 centigrammes.

Potion.

Sulfate de quinine....	0 gr.	50 cent.
Acide citrique........	0 —	50 —
Sirop de morphine....	20 gr.	
Eau distillée..........	130 —	

Par cuillerées à soupe toutes les heures ou toutes les deux heures selon le cas.

Lavement.

Sulfate de quinine	0 gr.	50 cent.
Acide tartrique.......	0 —	50 —
Eau bouillie........	120 à	150 gr.
Dans les fièvres.		

La quinine est très amère, on l'ordonne le plus souvent en cachets. Aux enfants, on la donne en lavements ou dans un peu de café noir bien sucré. Le *quinium* est un extrait de quinquina spécial qui contient tous les principes actifs de l'écorce : on l'emploie comme tonique. Voir *Triogène For*.

1920. — **QUINOLINE. Spécifique des fièvres**. — La *Quinoline* est le remède souverain employé avec succès contre les fièvres : la fièvre intermittente, la fièvre des marais, etc. Contenant tous les principes de quinquina associés à des antiseptiques, la *Quinoline* est plus efficace que le sulfate de quinine et mieux tolérée. La *Quinoline* constitue le meilleur moyen pour combattre et se préserver du paludisme et de la malaria.

Mode d'emploi. — La dose est de 4 à 6 cachets par jour à prendre de la manière suivante :

Trois heures *avant l'accès* prendre 2 à 3 cachets de *Quinoline*.

Au début de l'accès prendre également 2 à 3 cachets.

Après la crise, pendant la convalescence, continuer la *Quinoline* en diminuant la dose ; on prendra d'abord 4 cachets par jour en deux fois avant les repas ; ensuite 3 cachets par jour, ensuite 2 cachets par jour et finalement un cachet le soir. Continuer cette dernière dose pendant un mois.

La *Quinoline* se vend en boites de 30 cachets du prix de 5 francs (*Cinq francs*) ; les 3 boites : 14 francs ; les 6 boites : 27 francs.

1921. — **QUINQUINA**. — Ce sont des arbres du genre *Cinchona* de la famille des Rubiacées, qu'on trouve dans les montagnes de l'Amérique Centrale et l'Amérique du Sud. On le cultive dans les Indes et à Ceylan. On trouve trois sortes de quinquina : le *Quinquina gris*, le *Quinquina jaune* et le *Quinquina rouge*. Les quinquinas contiennent plusieurs alcaloïdes ou principes actifs : la *Quinine*, la *Quinidine*, la *Cinchonine*, la *Cinchonidine*, etc. C'est le quinquina jaune qui est le plus riche en quinine ; le quinquina gris contient surtout de la cinchonine ; le quinquina rouge contient et la quinine et la cinchonine.

Les quinquinas les plus estimés sont les quinquinas gris de *Loxa*, les quinquinas jaunes *Calisaya*, et les quinquinas rouges *Succirubra*.

Le quinquina est un remède précieux contre les fièvres et un excellent tonique dans l'anémie-chlorose et la convalescence des maladies graves. Mais on doit employer un quinquina riche en quinine ; il est bon de rappeler que la richesse en principes actifs d'un quinquina est très variable selon l'origine et la qualité de cette écorce. Pour avoir un bon tonique on doit choisir des préparations connues offrant des qualités sérieuses. Voir *Vin Galar et Triogène For.*

Potion tonique.

Extrait de quinquina......... 2 gr.
Sirop d'oranges amères...... 30 —
Eau distillée............... 120 —
Par cuillerées toutes les heures.

Sirop de quinquina.

Quinquina jaune............ 100 gr.
Alcool à 30°............... 1.000 —
Epuiser par déplacement la poudre de quinquina par l'alcool et l'eau pour obtenir 1 litre de colature. Evaporer pour obtenir 530 gram. de liquide ; laisser refroidir et filtrer sur 1 kil. de sucre pour obtenir 1.525 grammes de sirop.

Vin de quinquina au Bordeaux.

Quinquina jaune.............. 30 gr.
Vin rouge de Bordeaux....... 1 litre
Eau-de-vie à 60°............. 60 gr.
Laisser macérer 8 jours et filtrer.

Vin de quinquina au Malaga.

Quinquina jaune............. 30 gr.
Malaga...................... 1 litre.
Faire macérer 8 jours et filtrer.

1922. — **QUINTEFEUILLE. Potentilla reptans.** Famille des Rosacées. — La tige est grêle, couchée ; les feuilles sont composées de cinq folioles ; les fleurs sont solitaires, blanches ou jaunâtres. On emploie la racine, qui est riche en tannin, comme astringent dans la diarrhée, la dysenterie et les hémorragies; la décoction se prépare avec 30 grammes de racine par litre d'eau.

R

1923. — RAIFORT SAUVAGE. Cochlearia armoracia, famille des Crucifères. — Cette plante indigène a des feuilles très grandes bordées de fines dents. Les fleurs sont disposées en courtes grappes terminales, la racine est longue de 15 à 20 centimètres, blanche à l'intérieur et jaunâtre à l'extérieur. On emploie la racine qui a une odeur forte et une saveur âcre et piquante. Son odeur se développe surtout lorsqu'on la râpe ou broie. Elle est due à une huile âcre et caustique qui contient du soufre. C'est le meilleur antiscorbutique avec lequel on prépare un sirop très efficace. Le raifort est également antigoutteux, diurétique, stomachique et stimulant. On doit l'employer frais. Le raifort noir, raifort des Parisiens, radis noir, radis rose, possède les mêmes propriétés que le raifort sauvage.

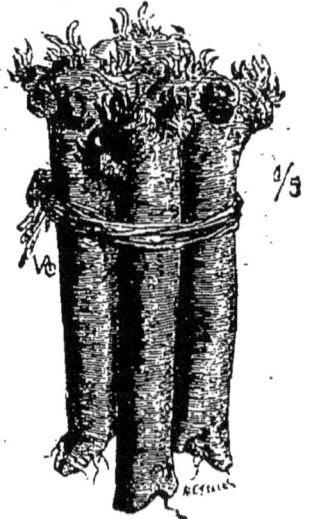

FIG. 587. — Raifort sauvage.

Sirop antiscorbutique ou de raifort composé.

Cochléaria récent	100 gr.
Cresson —	100 gr.
Raifort —	100 —
Ményanthe sèche	10 —
Écorce d'oranges amères	20 —
Cannelle	5 —
Vin blanc	400 —
Sucre	500 —

Faire macérer les plantes incisées et concassées dans le vin blanc; distiller au bain-marie pour retirer 100 grammes de liqueur aromatique avec laquelle on fait un sirop. Retirer par expression le liquide des substances restées dans le bain-marie, filtrer, faire un autre sirop et mélanger les deux sirops. Dose 2 cuillerées à soupe par jour.

Bière antiscorbutique

Raifort	6 gr.
Cochléaria	3 —
Bourgeons de sapin	3 —
Bière	200 —

Faire macérer 3 ou 4 jours, filtrer.

RAISIN. — Voir *Vigne*.

Tisane de raifort composée.

Raifort sauvage contusé	5 gr.
Eau	100 —

Faire infuser, passer, ajouter sirop antiscorbutique 100 grammes; à prendre par tasses.

Vin antiscorbutique.

Racine récente de raifort	30 gr.
— — de cresson	15 —
— — de cochléaria	15 —
Feuilles de ményanthe	3 —
Moutarde pulvérisée	15 —
Sel ammoniac	7 —
Vin blanc	1 lit.
Esprit de cochléaria	16 gr.

Faire macérer 10 jours, et filtrer; dans les affections scrofuleuses et scorbutiques, dose 30 à 60 grammes par jour.

1924. — RATANHIA. Krameria triandra, famille des Polygalées. — On emploie la racine qui est grosse comme le doigt et très longue. Elle est composée d'une écorce qui est rouge brun et d'un corps ligneux beaucoup moins rouge. Sa saveur est amère et très astringente. Elle contient beaucoup de tannin. On utilise ses propriétés astringentes pour combattre les hémorragies, la diarrhée, les écoulements muqueux et comme dentifrice. On prescrit à l'intérieur, l'extrait de ratanhia à la dose de 50 centigr. à 5 grammes, le sirop à la dose de 10 à 100 grammes, l'infusion se prépare à 20 grammes pour 1.000 grammes d'eau. On prépare des suppositoires contenant 1 gramme d'extrait. Pour l'usage externe, la décoction se fait avec 50 grammes de racine pour 1.000 grammes d'eau.

Potion contre la diarrhée.

Extrait fluide de ratanhia.....	4 gr.
Sirop de coings...............	30 —
Eau de fleurs d'oranger.....	20 —
Eau distillée de tilleul.......	80 —

Une cuillerée à soupe toutes les heures.

Lavements contre les fissures à l'anus.

Extrait fluide de ratanhia..	4 gr.
Glycérine..................	20 —
Eau bouillie...............	120 —
Laudanum Sydenham.....	10 gouttes

Pommade de ratanhia.

Extrait fluide de ratanhia 4 à	8 gr.
Axonge benzoïnée...........	30 —

Décoction de ratanhia.

Racine de ratanhia.........	50 gr.

Faire bouillir avec 1 litre d'eau contre les écoulements chez la femme et les pertes de sang; s'ordonne en injections 3 fois par jour, en lavements contre la dysenterie et la diarrhée.

Suppositoires.

Extrait de ratanhia.....	0 gr. 50 cent.
Beurre de cacao.......	3 gr.

1925. — RECOLORATION DES CHEVEUX EN TOUTES NUANCES. Noir, brun, châtain, blond. — Pour rendre aux cheveux leur couleur primitive, l'**Eau Balta** la *Levantine* est la meilleure préparation que l'on puisse trouver. Elle est garantie absolument inoffensive. Voir *Eau Balta* et *Pommade Levantine*.

1926. — RÉGÉNÉRATEUR SPARK. — Contre la chute des cheveux, pellicules, alopécie, calvitie, le *Régénérateur Spark* constitue le meilleur et le plus efficace des cosmétiques. Les expériences scientifiques ont prouvé que la chute des cheveux est occasionnée par un microbe, que l'on désigne sous le nom de *microsebum*. Le *Régénérateur Spark* est une lotion microbicide à base de Jaborandia et autres plantes toniques et antiseptiques qui détruit ce microbe et arrête sûrement la chute des cheveux la plus précoce. Il fait disparaître les pellicules et les démangeaisons après quelques lotions. En fortifiant la racine, le *Régénérateur Spark* fait repousser les cheveux et les rend plus souples.

Par les plantes toniques spéciales qui forment sa base, il empêche la décoloration prématurée des cheveux.

Le *Régénérateur Spark* est la meilleure lotion qui existe pour la beauté et la tonicité des cheveux. Il stimule l'épiderme, active la circulation, multiplie le bulbe pileux et fortifie la racine. A base de plantes réputées pour la croissance et la splendeur qu'elles donnent aux cheveux, le *Régénérateur Spark* est un puissant antiseptique indispensable contre la calvitie et les pellicules. Il fait affluer la sève, désobstrue les pores de la peau, en restituant la souplesse, la pénétrabilité et la fécondité. Il excite la pousse et assure aux cheveux l'opulence, la longueur et la beauté. La chevelure est plus belle, plus nombreuse, plus souple, plus brillante, plus jeune. Les cheveux sont plus sains, plus vigoureux et ne tombent pas

Le *Régénérateur Spark* rend les cheveux brillants, légers, conserve les frisures et ondulations.

Mode d'emploi : Matin et soir, répandre un peu de la lotion sur le cuir chevelu, et faire une friction énergique avec une brosse un peu dure et un peu large pour ne pas emmêler les cheveux.

Conseils : Donner beaucoup d'air aux cheveux. Ne pas comprimer ni serrer les cheveux, les disposer mollement pour que l'air pénètre. Ne pas faire usage de peigne fin. Employer une brosse un peu dure. Couper les extrémités tous les deux mois.

De temps en temps graisser le cuir chevelu avec la *Pommade Spark*, qui est une préparation tonique spécialement préparée pour donner de la souplesse aux cheveux.

Le *Régénérateur Spark* se vend en flacons de 5 francs ; les 3 flacons, 14 francs.

1927. — RÉGLISSE. Racine douce, bois doux. Glycyrrhiza glabra, famille des Légumineuses. — La tige souterraine ou racine est grosse comme le doigt, cylindrique, brunâtre à l'extérieur et jaune à l'intérieur, d'une saveur douce sucrée, agréable. On l'emploie sèche ou fraîche, comme pectoral, adoucissant, pour édulcorer les tisanes et confectionner les pilules. La réglisse contient un principe actif, la *glycyrrhizine*. Avec le suc de réglisse évaporé on obtient un extrait noir solide, *sucre noir* ou *jus de réglisse* qui sert pour préparer les bâtons et les pastilles de réglisse. Pour sucrer la tisane, on doit ajouter la réglisse à la fin lorsqu'elle est froide ou tiède parce que l'eau très chaude fera dissoudre le principe âcre de la réglisse et rendra la boisson désagréable. En faisant infuser à froid la réglisse et une petite quantité de coriandre, on a la boisson connue sous le nom de *coco*.

Poudre de réglisse composée.

Réglisse pulvérisée	60 gr.	Fenouil pulv.	30 gr.
Séné pulvérisé	60 —	Sucre pulv.	180 —
Soufre lavé	30 —	Dose une à deux cuillerées à café dans de l'eau contre la constipation.	

1928. — RÉNALGINE DUCASE. — C'est le véritable spécifique contre la gravelle, la pierre, les calculs. Elle calme rapidement les douleurs et les accès les plus violents. Son usage assure la guérison. Sédative, calmante analgésique, la *Rénalgine Ducase* constitue le remède Boro-benzoaté le plus héroïque qui augmente la combustion organique et élimine les déchets toxiques.

La *Rénalgine Ducase* est le meilleur dissolvant des calculs, des concrétions uriques et arthritiques. Elle favorise la formation de l'acide hippurique qui, étant plus soluble que l'acide urique, s'élimine plus facilement. Son usage prévient les attaques et fait disparaître les graviers. Elle débarrasse le sang de toutes les humeurs nuisibles, de toutes les concrétions, des urates et de l'acide urique ; elle rend les mouvements libres et faciles parce qu'elle fait fondre et élimine les dépôts qui se forment autour des articulations.

La *Rénalgine Ducase* se prépare en paquets ; prendre quatre paquets par jour, le matin, avant les repas et le soir.

La *Rénalgine Ducase* se vend en boîtes de 30 paquets du prix de 4 francs (*Quatre francs*) ; les 3 boîtes : 11 francs.

1929. — RENONCULE ACRE. Ranunculus acris, famille des Renonculacées. — Sa tige est ronde et creuse, la feuille est palmée ; la fleur est jaune d'or et ordinairement peu nombreuse. A l'état frais, cette plante, comme les autres renoncules, est âcre, ce qui est dû à un principe volatil qui disparaît par la dessiccation. Rubéfiante et vésicante, on l'applique autour des poignets pour combattre les accès de fièvre et sur les points douloureux pour combattre les névralgies et les rhumatismes.

1930. — RENOUÉE. Herbe des Saints-Innocents, herbe à cent nœuds, Aviculaire, centinode, trainasse. Polygonum aviculare, famille des Polygonées. — La tige est noueuse, les feuilles sont petites et verdâtres, sa racine est très fibreuse et rougeâtre ses fleurs sont petites, roses et purpurines. On l'emploie comme astringent contre la diarrhée et la dysenterie, en tisane, à 20 grammes de plante pour un litre d'eau.

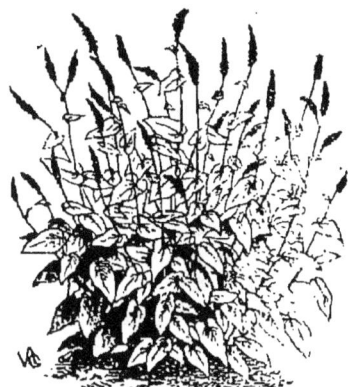

FIG. 588. — Renouée

1931. — REPRISE. Sedum telephium, famille des Crassulacées. — Ses feuilles sont épaisses, charnues, glabres, bordées de fines dents : les fleurs, disposées en corymbes terminaux, sont rouge pourpre. On emploie les feuilles *fraiches* en infusions dans les maladies inflammatoires comme rafraîchissantes. A l'extérieur, leur application calme l'irritation des dartres, des ulcérations et soulage les maux de tête. Par dessiccation les feuilles perdent toutes leurs propriétés. La racine, au contraire, conserve très bien après la dessiccation les qualités curatives et on l'emploie pour préparer, en la faisant cuire avec l'axonge, une pommade, laquelle est employée dans les campagnes contre l'inflammation des hémorroïdes.

1932. — RÉSORCINE. — Dioxybenzol. Soluble dans l'eau et l'alcool, ce produit se présente sous forme de cristaux blancs ; on le retire de certaines résines qu'on fait fondre dans la potasse, c'est un antifermentescible puissant qu'on emploie en pommades ou solutions comme antiseptique et topique contre les ulcères scrofuleux et syphilitiques. On ne la prescrit pas à l'intérieur parce qu'elle est trop irritante.

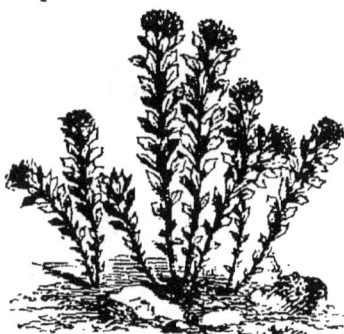

FIG. 589. — Reprise.

Pommade contre l'acné (Isaac).

Résorcine pulvérisée	1	gr
Oxyde de zinc	5	—
Amidon	5	—
Vaseline jaune	30	—

Pommade antiseptique contre eczéma subaigu.

Vaseline	100	gr.
Résorcine	3	—

Injections contre blennorrhagie (Unna).

Résorcine	0 gr. 50 cent.	
Sulfophénate de zinc	0 — 50	—
Eau distillée	250 gr.	

Une injection 2 fois par jour.

1933. — RHUBARBE. — Cette plante de la famille des Polygonées est originaire de *Chine* où elle croît spontanément; on la cultive en Europe. Les feuilles et les pétioles contiennent de l'acide oxalique et de l'acide malique, ce qui leur donne une saveur piquante agréable et on les apprête sous forme de confiserie. La rhubarbe indigène est fournie par le *Rheum rhaponticum*. Elle est moins active que la rhubarbe exotique. En médecine on emploie la racine de rhubarbe de Chine, qui est fournie par le *Rheum officinale* et *Rheum palmatum*, comme laxatif, purgatif et tonique. Comme tonique stomachique, on donne de 30 à 60 centigr. de poudre, comme purgatif 4 grammes et plus. Elle fait partie du sirop de chicorée composé.

Pilules laxatives.

Extrait de fiel de bœuf.......... 5 gr.
Savon médicinal................ 5 —
Rhubarbe pulvérisée............ 5 —
Extrait de pissenlit............. 5 —
Faire des pilules de 10 centigr. Dose : 2, matin et soir.

Macération apéritive.

Rhubarbe concassée.......... 4 gr.
Orange amère concassée...... 4 —

Eau commune................. 250 gr.
Faire macérer 12 heures; 2 à 4 cuillerées à soupe par jour.

Poudre laxative.

Poudre de rhubarbe.......... 20 gr.
Sulfate de soude.............. 20 —
Bicarbonate de soude........ 5 —
Sucre vanillé................. 5 —
Par cuillerée à café.

RÉVULSIFS. — Voir *Dérivatifs.*

1934. — RHUM. — Liquide d'un arome spécial qui contient 45 à 50 p. 100 d'alcool. On l'obtient par la distillation des mélasses et des sirops fermentés. Il entre quelquefois dans la préparation des potions toniques. A l'extérieur c'est un excitant qu'on emploie en frictions sur le cuir chevelu pour tonifier et empêcher la chute des cheveux.

1935. — RICIN. Palma Christi. Ricinus communis, famille des Euphorbiacées. Originaire de l'Inde, cette plante croît dans les pays chauds sous forme d'un arbre pouvant dépasser 12 mètres, et sous forme d'une herbe vigoureuse qui dépasse rarement 4 mètres de hauteur. La tige est droite, fistuleuse, teintée de rouge ; les feuilles sont grandes, palmées; les fleurs sont petites et disposées en épis terminaux. Les semences donnent par extraction *à froid* une huile incolore visqueuse d'une odeur fade et d'une saveur désagréable qui est le meilleur purgatif. L'huile de ricin s'ordonne à la dose de 30 à 60 gr. pour les adultes et 5 à 15 grammes pour les enfants. Les semences elles-mêmes sont encore plus efficaces que l'huile; on estime que 2 grammes de semences purgent autant sinon davantage que 60 grammes d'huile de ricin. Le meilleur moyen de prendre l'huile de ricin est de l'avaler avec un peu de café noir ou mélangée avec le suc d'un ou deux citrons.

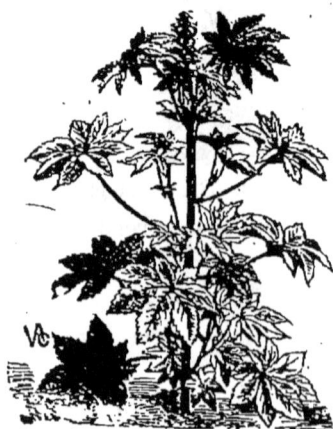
Fig. 590. — Ricin.

RIDES, PATTE D'OIE. — Moyen efficace, absolument inoffensif pour effacer les rides, éviter les pattes d'oie.

Personne ne songe à compter les années de celle qui a le don de plaire. Si l'esprit et la grâce y sont certainement pour beaucoup, la beauté physique tient une grande place et la plus importante. Il ne faut donc jamais qu'on puisse lire l'âge d'une femme sur son visage. Pour plaire et paraître toujours jeune, il faut surtout cacher avec le plus grand soin ces vilaines rides révélatrices, tristes sillons creusés par le temps et les chagrins, qui vieillissent plus que les cheveux blancs.

Les rides ne sont pas un symptôme inévitable. En les combattant, en les empêchant, à soixante ans on aura une peau unie et la grâce d'une femme de trente ans.

Les rides se produisent lorsque les muscles s'affaiblissent et ne soutiennent plus la peau. Le seul moyen scientifique, et d'une efficacité absolument certaine pour empêcher la formation des rides et les effacer, si elles sont déjà formées, consiste dans l'usage de l'*Eau Janette* qui agit comme tonique astringent, et de la *Crème Châtelaine* qui nourrit l'épiderme. Grâce à leurs précieuses propriétés astringentes et toniques, les rides disparaissent radicalement et rapidement, en peu de temps le tissu est resserré, les muscles reprennent leur état normal, les fibres sont fortifiées et les chairs deviennent de plus en plus fermes.

L'*Eau Janette* et la *Crème Châtelaine* bien appliquées, empêchent les bajoues et double menton, relèvent et raffermissent les commissures des lèvres et suppriment radicalement les rides les plus précoces.

L'*Eau Janette* et la *Crème Châtelaine* rendent la peau élastique, augmentent sa souplesse, sa flexibilité, et sont très efficaces pour rehausser le teint et l'expression gracieuse, indispensable dans la beauté faciale. Eau anti-ride, l'*Eau Janette* déterge les pores, aseptise l'épiderme, nettoie le visage, resserre les pores, raffermit la chair; la *Crème Châtelaine* agit comme régénérateur énergique des tissus. Sous leur influence, les pores sont resserrés, les rides, la patte d'oie, les bouffissures des paupières disparaissent.

Mode d'emploi : Le matin, après les ablutions, s'imbiber le visage et surtout les places ridées ou susceptibles de l'être avec de l'*Eau Janette* par des lotions ou des pulvérisations, éponger doucement, laisser sécher sans essuyer, mettre ensuite une bonne couche de *Crème Janette*, onctionner tout le visage pour la faire bien absorber; passer un linge humide pour enlever l'excès et poudrer par-dessus. Le soir, en se couchant, passer un linge humide pour rafraîchir l'épiderme; lotionner tout le visage avec l'*Eau Janette;* laisser sécher et faire un massage doux et prolongé de cinq à dix minutes avec la *Crème Châtelaine* pour la faire bien absorber et répandre un nuage de *Poudre Janette* par-dessus.

Conseil : Les massages se feront à la main et toujours de bas en haut, du menton au front. Sur le front et autour des yeux en sens opposé aux rides.

Pour le menton, le massage se fait toujours en descendant du menton vers la gorge. Voir *Massage.*

Voir *Crème Châtelaine* et *Eau Janette.*

1936. — RIZ. Oryza sativa, famille des Graminées. — Originaire de l'Inde, le riz croit dans les endroits humides et marécageux. Il contient du phosphate de chaux et est constitué presque entièrement d'amidon. C'est un aliment de premier ordre qui remplace le pain dans l'Extrême-

Orient. On emploie la décoction de riz comme boisson adoucissante contre la diarrhée. On fait bouillir deux cuillerées à soupe de riz dans 1 litre d'eau,
on passe à travers un linge, on sucre à volonté avec le sirop de *gomme*. La poudre ou fécule de riz est employée pour préparer des cataplasmes. Pour la toilette on emploie, sous le nom de poudre de riz, un mélange de poudres associées quelquefois au carbonate de plomb (*céruse*) et à l'oxyde de zinc. Ces sels chimiques sont nuisibles ; provoquent des dartres, des rougeurs et abiment le teint. Il est prudent de les éviter.

1937. — ROBINIER, Faux acacia. Robinia pseudo-acacia, famille des Papilionacées. — Arbre qui orne les parcs,

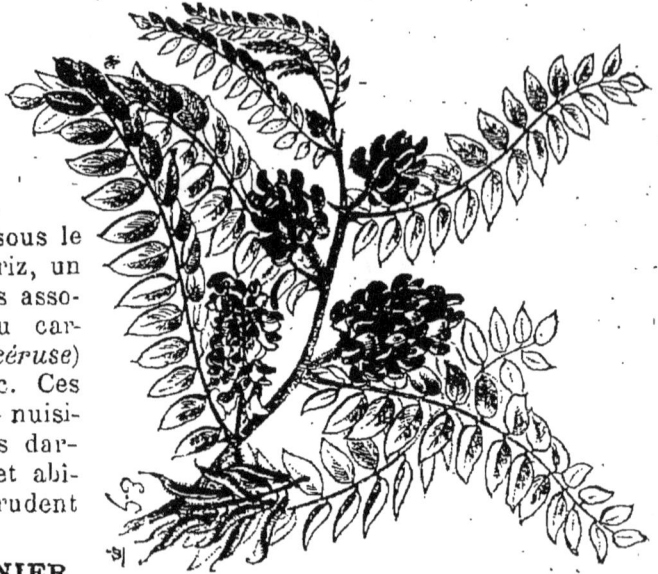

Fig. 591. — Robinier.

les jardins et les avenues. Les fleurs sont blanches ou teintées de rose et exhalent un parfum très agréable. On en prépare une eau de toilette très estimée. En médecine on les emploie en infusion comme calmant et antispasmodique dans la migraine, les maux de tête, les indigestions, etc. L'écorce passe pour être astringente et fébrifuge. Le bois du faux acacia contient une couleur jaune employée dans l'industrie.

1938. — ROMARIN, Encensier, Rose marine, Herbe aux couronnes, Rosmarinus officinalis, famille des Labiées. — La tige haute est pourvue de nombreux rameaux qui sont garnis de petites fleurs. Les feuilles sont linéaires, les fleurs sont petites et bleuâtres. Toute la plante exhale une

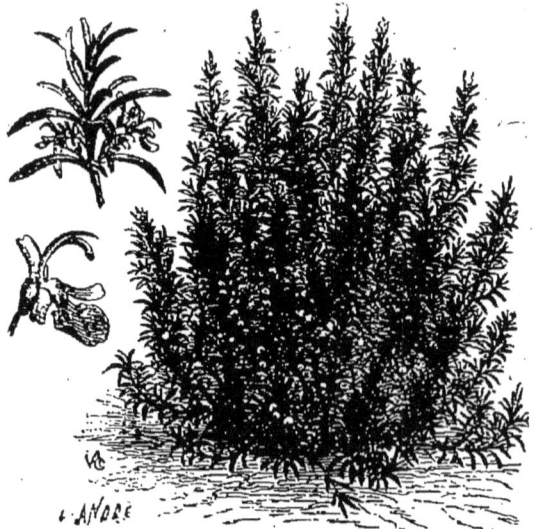

Fig. 592. — Romarin.

odeur aromatique camphrée et possède des propriétés stomachiques et stimulantes. L'infusion des feuilles à 20 grammes par litre d'eau est employée dans la dyspepsie, l'anémie, la chlorose, les palpitations, les vertiges, la migraine, les scrofules, l'asthme, la bronchite, etc. A l'extérieur on peut employer l'infusion de romarin en injections dans la leucorrhée et en lotions contre les contusions et les plaies. L'alcool de romarin, qu'on prépare en mélangeant 10 à 20 grammes d'essence de romarin avec un litre d'alcool, est employé en frictions sur le corps comme tonique et stimulant. Le romarin fait partie des espèces aromatiques.

1939. — RONCE, mûrier de Renard, Rubus fructicosus, famille des Rosacées. — On emploie en médecine les feuilles comme astringent et diurétique, on les emploie en décoction pour se gargariser contre le mal de gorge. L'infusion se fait avec 20 gr. de feuilles pour un litre d'eau.

ROSÉINE. — Cette préparation est souveraine pour effacer l'acné, la couperose, les rougeurs. On l'emploie en lotion comme il est expliqué dans l'article *Acné, Couperose* (voir l'article dans la troisième partie du volume). La *Roséine* se vend en flacons de 6 francs; les 3 flacons, 17 francs

1940. — ROSES. — En médecine, on emploie les pétales de *Roses rouges* ou *roses de Provins* comme astringent, en lotions, gargarismes et injections. On prépare une eau distillée qui est employée pour laver les yeux. Elles contiennent du tannin et une huile volatile : *Essence de roses.*

L'infusion de roses à 20 grammes par litre s'ordonne à l'intérieur contre la diarrhée, la dysenterie et le crachement de sang, en gargarismes contre les maux de gorge, en injections contre les flueurs blanches.

Gargarisme.

Roses rouges	5 gr.
Eau bouillante	150 —

Laisser infuser, passer et ajouter Miel Rosat : 30 gr.

Miel Rosat, Mellite de roses.

Roses rouges	100 gr.
Eau bouillante	400 —

Laisser infuser, passer, pour obtenir 200 gr. de liqueur dans laquelle on fait dissoudre 650 gr. de miel. S'emploie pour faire des gargarismes et des collutoires.

Vinaigre Rosat.

Roses rouges	100 gr.
Acide acétique cristallisé	20 —
Vinaigre blanc	980 —

Laisser macérer 10 jours et filtrer.

Astringent; étendu d'eau il est employé en injections et comme cosmétique.

Pommade Rosat pour les lèvres.

Huile d'amandes douces	100 gr.
Cire blanche	50 —
Carmin	50 centig.
Essence de roses	10 gouttes

Faire fondre l'huile et la cire, laisser refroidir, ajouter le carmin, délayé dans un peu d'huile et l'essence de roses.

ROUGE ORIENTAL JANETTE pour les soins et la beauté des lèvres et du visage. — Le *Rouge Janette* est composé selon la célèbre formule orientale pour aviver l'incarnat du visage et des lèvres. Il s'emploie pour les soirées et la ville.

Excellente préparation adoptée par toutes nos clientes, et auprès desquelles il jouit d'une vogue méritée; quelques gouttes dans l'eau des ablutions suffisent pour donner bonne mine. Pure sur les lèvres, elle produit un effet fort séduisant. Elle avive leur incarnat et donne le velouté et l'éclat de la fleur. Le *Rouge Janette* est inoffensif et exempt de toute substance nuisible. Empêche les gerçures.

Se fait en liquide et en crème. Cette crème rouge donne aux joues un rosé naturel. Elle est tout à fait inoffensive.

Le *Rouge Oriental* se vend en flacons et boîtes de 4 francs (*Quatre francs*).

1941. — RUE. Rue des jardins, Ruta graveolens, famille des

Rutacées. — Les feuilles sont alternes épaisses à folioles ovales; les fleurs petites, jaunes, disposées en corymbes à l'extrémité des rameaux. L'odeur de cette plante est forte, sa saveur est amère et âcre. Les feuilles de rue contiennent une huile essentielle. Cette plante est un poison violent qui peut déterminer la mort. On la prescrit, à dose très faible, dans les affections nerveuses, l'hystérie, l'hydropisie, comme diurétique sudorifique et comme emménagogue énergique pour ramener les règles brusquement supprimées. On doit manier cette plante avec prudence. L'infusion pour l'usage interne se prépare à la dose de 2 grammes par litre, l'essence 1 à 10 gouttes en potion.

S

1942. — SABINE, Savinier, **Juniperus sabina**, famille des Conifères. — La tige, haute, est d'une couleur de cendre teintée de rouge. Toute la plante exhale une odeur forte, désagréable, rappelant celle de la térébenthine, la saveur est amère et âcre. Les feuilles sont petites et ressemblent à celles du cyprès. On emploie la feuille et surtout l'huile volatile comme vermifuge et emménagogue. Elle a une action très prononcée sur l'utérus et doit être prescrite avec beaucoup de précaution, à cause de ses propriétés abortives. Le principe actif de cette plante, *Essence de Sabine*, est un poison violent et ses effets sont incertains. On ne doit jamais en faire usage sans le conseil d'un médecin. A l'extérieur on emploie la sabine en pommade et liniment contre les végétations syphilitiques et contre les polypes.

Poudre contre les végétations.	*Pommade de Sabine.*
Poudre de sabine .... 5 gr.	Poudre de sabine.............. 10 gr.
Poudre d'alun................... 2 —	Axonge....... .... 10 —
Mêler une pincée matin et soir pour détruire les végétations.	Mêler pour détruire les végétations.

1943. — SACCHARINE. — Poudre blanche inodore, soluble dans l'eau. D'une saveur sucrée, la saccharine peut remplacer 250 à 280 fois son poids de sucre. On la conseille aux diabétiques pour remplacer le sucre. On ne doit pas en abuser, car ce produit irrite le foie et l'estomac; il est bon même de s'en abstenir complètement car les diabétiques peuvent consommer le sucre en petite quantité sans aucun inconvénient. On prépare des tablettes contenant 5 centigram. de saccharine et autant de bicarbonate de soude, la dose est de 1 à 2 par jour pour sucrer les liquides.

1944. — SAFRAN, Crocus sativus, famille des Iridées. — Plante tubéreuse avec des feuilles longues et étroites de couleur violette qui partent immédiatement du bulbe. Les fleurs sont grandes, jaunâtres, roses ou violettes, ayant au pistil des longs stigmates. On emploie les filaments comme excitant, stimulant et emménagogue. L'infusion se prépare avec 8 à

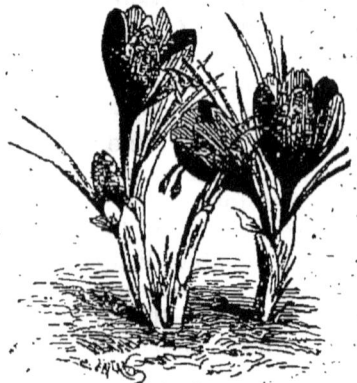

Fig. 593. — Safran.

10 filaments par tasse. On ordonne une à deux tasses par jour pour rétablir et régulariser les époques.

Potion emménagogue.

Safran	2 gr.
Faire infuser dans eau	150 —
Eau de cannelle	40 —
Sirop de safran	40 —

Sirop de dentition.

Teinture de safran	10 gr.
Tamarin	30 —
Miel	200 —
Eau	90 —

1945. — SAFRAN DE MARS APÉRITIF. — Carbonate de fer qu'on ordonnait à la dose de 10 à 50 centigram. Préparation infidèle peu employée.

1946. — SALICYLATE DE BISMUTH. — Se présente sous forme de poudre blanche insoluble. On le prescrit en cachets de 50 centigram. comme antiseptique dans les maladies d'estomac et contre la diarrhée à la dose de 4 à 6 cachets par jour.

1947. — SALICYLATE DE LITHINE. — S'ordonne contre la goutte et les rhumatismes à la même dose que le salicylate de soude.

1948. — SALICYLATE DE MÉTHYLE ou ESSENCE DE WINTERGREEN. — On l'emploie comme antirhumatismal en compresses. Arroser un linge avec 50 gouttes de salicylate et l'appliquer sur la partie malade, couvrir avec du taffetas pour empêcher l'évaporation et par-dessus avec une bonne couche de coton hydrophile, humecter de temps en temps la compresse avec 30 gouttes de salicylate; on doit utiliser 4 à 5 grammes de salicylate de méthyle par jour. La douleur disparaît rapidement.

1949. — SALICYLATE DE SOUDE. — Ce produit se présente sous forme d'un sel blanc amorphe ou cristallisé, soluble dans l'eau. Il possède les mêmes propriétés antiseptiques que l'acide salicylique. On l'a préconisé dans l'érysipèle, dans le traitement des anthrax et des furoncles, mais c'est surtout comme antirhumatismal et dans la goutte qu'il est ordonné à la dose de 2 à 6 grammes. A haute dose le salicylate de soude donne des bourdonnements d'oreille. Son usage fatigue l'estomac.

Potion antirhumatismale.

Salicylate de soude	2 gr.
Sirop d'oranges amères	50 —
Eau-de-vie	30 —
Eau distillée	100 —
Par cuillerée toutes les 2 heures.	

Pommade contre la pelade.

Salicylate de soude	5 gr.
Axonge	40 —

1950. — SALOL, Salicylate de phénol. — Poudre blanche grasse au toucher, cristalline, ayant l'odeur du géranium rosat, insoluble dans l'eau. S'ordonne à la dose de 1 à 4 gr. comme antirhumatismal et antiseptique dans les affections des voies urinaires. A l'extérieur s'emploie comme antiseptique pour saupoudrer les plaies. On prépare une gaze salolée.

Liniment contre les brûlures.

Huile d'olives	60 gr.
Eau de chaux	10 —
Salol	2 —

Pommade contre les crevasses.

Salol	2 gr.
Menthol	1 —
Huile d'olive	5 —
Lanoline	60 —

1951. — SALOPHÈNE. — Sous forme de lamelles cristallines incolores, insolubles dans l'eau. On l'a préconisé comme antirhumatismal pour remplacer le salicylate de soude. Comme antiseptique intestinal, contre les migraines et névralgies en cachets de 50 centigr., deux à quatre fois par jour.

SALPÊTRE. — Voir *Nitrate de potasse.*

1952. — SALSEPAREILLES. — Elles sont fournies par diverses espèces du genre *Smilax*, famille des Asparaginées, qui se trouvent dans les régions chaudes des deux Amériques. On emploie la racine de salsepareille comme dépuratif, stimulant et légèrement diaphorétique. On prépare la tisane en faisant *légèrement* bouillir 50 grammes de racine par litre d'eau. On prescrit le sirop et l'essence de salsepareille soit seuls, soit associés à l'iodure de potassium.

Sirop de Salsepareille composé.
Sirop de cuisinier.

Salsepareille	1.000 gr.
Fleurs de bourrache	60 —
Roses pâles	60 —
Séné	60 —
Anis	60 —
Miel blanc	1.000 —
Sucre	1.000 —

Faire digérer pendant 4 à 6 heures toutes les substances dans l'eau pour obtenir 2 kilos de liqueur dans laquelle on fait fondre le sucre et le miel, dose : 50 à 100 gr. par jour. On additionne le sirop d'iodure de potassium ou de sublimé corrosif.

Essence de Salsepareille.

Extrait de réglisse	30 gr.
— de bourrache	100 —
— douce-amère	100 —
— salsepareille	200 —
— gaïac	30 —
Essence de sassafras	5 —
Alcool à 90°	500 —
Eau	3.000 —
Glycérine	500 —

Par cuillerée à café.

Tisane de Feltz.

Salsepareille	50 gr.
Colle de poisson	10 —
Sulfure d'antimoine *lavé*	80 —
Eau	2 lit.

Réduire à un litre, laisser déposer, décanter ; à prendre par verre dans la journée.

1953. — SALSIFIS. Genre Tragopogon, famille des Composées. — Plante cultivée dans tous les jardins potagers. Sa racine constitue un aliment agréable, la racine est diurétique et dépurative. On prépare la tisane en faisant bouillir 20 à 40 grammes par litre d'eau, se donne par tasse le matin et entre les repas dans la goutte, les rhumatismes et les maladies de la peau.

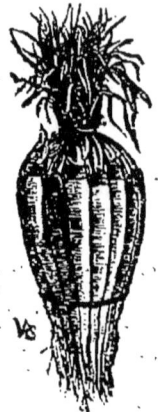
FIG. 594.
Salsifis.

1954. — SANGSUES. — Vers à sang rouge, de la famille des Hirudinées, qui vivent dans l'eau. Elles ont le corps allongé, rétréci graduellement en avant, composé de 98 segments courts et très distincts sur les côtés. On connaît plusieurs espèces, les plus employées sont les *Grises* et les *Vertes* qu'on cultive en grand pour l'usage médicinal. Pour appliquer la sangsue, il faut laver et bien essuyer la place. La sangsue doit être essuyée dans un linge propre, on la met dans un tube en verre, un petit pot ou un petit verre à liqueur qu'on renverse sur la partie du corps. La personne qui les applique doit avoir les mains propres et sans aucune odeur. On ne doit jamais mettre sur la partie à appliquer des substances douces telles que le sucre ou le lait. Un bon moyen pour amorcer la sangsue est de frotter la peau avec de la viande fraiche ou saindoux. Une fois bien gorgée la sangsue tombe d'elle-même. On ne doit pas arracher la sangsue et si on veut la faire tomber on y arrive facilement en mettant de l'eau salée ou une infusion de tabac. Pour favoriser l'écoulement du sang on applique un cataplasme après avoir lavé la place à l'eau chaude. Pour arrêter le sang on applique sur la place un petit morceau d'amadou. On peut dégorger les sangsues afin de les utiliser une deuxième fois, mais on ne doit les employer pour un nouveau service que six semaines après le dégorgement. Selon leur grosseur les sangsues absorbent une quantité très variable de sang.

La grosse :	*La petite moyenne :*
5gr33 cent. ou 5 fois 1/2 son poids.	4gr70 cent. ou 4 fois 2/3 son poids.
La grosse moyenne :	*Le filet :*
6gr69 cent. ou 6 fois son poids.	3gr80 cent. ou 3 fois 4/5 son poids.

1955. — SANGUENIE, Santoline. Aurone femelle, Santolina chamœcyparissus, famille des Synanthérées. — La tige est rameuse, les feuilles sont petites, verdâtres, les fleurs bleues ou blanches. Son odeur est très pénétrante, sa saveur est amère, mais très aromatique. On l'emploie comme tonique, stimulant et antispasmodique dans l'anémie, la chlorose, les faiblesses des organes digestifs et l'accident nerveux. Elle possède, en outre, des propriétés vermifuges comme la tanaisie et le semencontra. On prépare la tisane en faisant infuser 15 à 20 grammes de plante par litre d'eau. Comme vermifuge on peut administrer 2 à 4 grammes de feuilles en poudre dans une tasse de lait chaud.

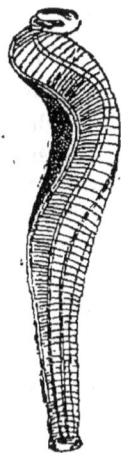

FIG. 595.
Sangsue.

1956. — SANICLE, Sanicula europœa, famille des Ombellifères. — Les feuilles sont palmées et dentées, pourvues d'un long pétiole. Les fleurs sont blanches, réunies en ombelles. Diurétique, apéritive, astringente et résolutive, la sanicle s'administre dans la goutte, la jaunisse, contre les crachements de sang, les hémorragies, etc. La tisane se prépare en faisant infuser 20 grammes de plante par litre d'eau.

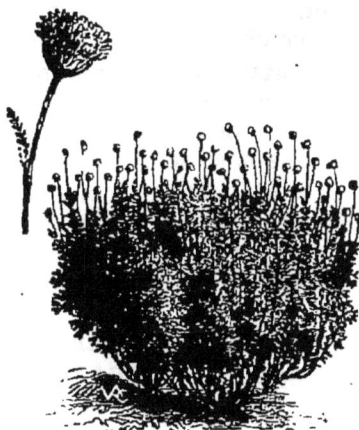

FIG. 596. — Sanguenie.

1957. — SANTAL JAUNE ou Citrin, Santalum album, famille des Santalacées. — On emploie l'*Essence de Santal* dans les maladies des voies urinaires et contre la blennorrhagie. On l'ordonne en capsules à la dose de 6 à 12 par jour.

Le véritable santal citrin a une odeur *rosée musquée citronnée*, il est plus efficace que le copahu et ne donne jamais de maux de reins lorsqu'il est pur, mais vu son prix élevé il est souvent falsifié avec des essences inférieures.

Le **Santal Bline** est préparé avec la véritable essence absolument pure. Voir plus loin.

1958. — SANTAL BLINE. — Spécifique véritable de la blennorrhagie et de toutes les maladies des voies urinaires, le **Santal Bline**
possède un pouvoir antiseptique certain et une puissance bactéricide
incomparable. Son emploi détruit les microbes, gonocoques et autres,
empêche leur propagation et leur développement. L'effet curatif du
Santal Bline est immédiat et certain; dès le premier jour de l'emploi,
une grande amélioration se manifeste, aussi bien dans les cas aigus que
dans les cas chroniques. Supérieurs à tous les anciens traitements, copahu,
cubèbe, santal ordinaire, opiat, le **Santal Bline** guérit radicalement la
blennorhagie aiguë ou chronique, chaude-pisse, échauffement, écoulement, cystite, pissement de sang, maladies de la prostate, engorgement,
hypertrophies, catarrhe de la vessie, etc., et en général toutes les affections des voies urinaires. Le **Santal Bline** produit d'excellents effets dans
la cystite compliquée de prostatite, lorsqu'il y a pesanteur douloureuse
dans la région anale, dans la dysurie, l'hématurie, les cystites chroniques, etc. En quelques jours les phénomènes morbides disparaissent,
les ténesmes deviennent moins fréquents, les urines s'éclaircissent, l'état
général est amélioré et la guérison survient. Le **Santal Bline** est souverain et donne d'excellents résultats dans les cas rebelles et les plus
invétérés. Il guérit vite, en secret, sans déranger ses habitudes, sans
altérer la santé, et n'exige aucun régime.

Le **Santal Bline** ne provoque aucun trouble, ne donne jamais de maux
de reins, de maux d'estomac, de coliques, de vomissements, de nausées
de renvois, d'indigestions, comme cela a lieu lorsque l'on prend de
l'essence de santal ordinaire, du baume de copahu ou du cubèbe.

Le **Santal Bline** communique à l'urine des propriétés antiseptiques et
antiblennorrhagiques très remarquables et désinfecte les voies urinaires.
La douleur cesse de suite, les érections nocturnes disparaissent, l'écoulement se modifie.

Le **Santal Bline** convient admirablement à ceux dont l'urine es
épaisse et dépose, lorsque l'urine a une odeur forte ou mauvaise, lorsqu'on
éprouve une douleur ou une cuisson au fond du canal, lorsqu'on se
lève souvent la nuit pour uriner, lorsqu'on urine souvent et peu à la
fois.

Dans la cystite, inflammation de la prostate, goutte militaire, blennorrhagie, le **SANTAL BLINE** est très efficace et la guérison est
rapide.

C'est le vrai médicament héroïque, efficace et inoffensif à la fois, qui
peut être employé avec confiance.

Se méfier des substitutions ou contrefaçons, et n'accepter aucune
imitation; exiger le véritable **Santal Bline**; la dose est de 10 à 12 capsules
par jour, 3 avant chaque repas, les autres en se couchant.

Le *Santal Bline* se vend en flacons de 40 capsules du prix de 5 francs;
les 3 flacons, 14 francs; les 6 flacons, 27 francs.

1959. — SANTONINE, Acide santonique. — Produit cristallisé incolore qu'on retire du semen-contra. On l'emploie comme vermifuge lom-
bricoïque à la dose de 1 à 5 centigrammes. On prépare des chocolats, des
pastilles, des dragées et des biscuits. Ce médicament est toxique, même à
faible dose, et on ne doit pas l'employer chez les enfants.

1960. — SAPIN VRAI. Sapin argenté, Abies pectinata, famille des Conifères. — On emploie surtout les *bourgeons* comme béchique, diurétique et anticatarrhal. La tisane se prépare en faisant infuser 20 grammes dans un litre d'eau. On boit plusieurs tasses par jour contre les bronchites, les crachements de sang. Le sapin élevé fournit la poix de Bourgogne.

1961. — SAPONAIRE, Savonnière, Saponaria officinalis, famille des Caryophyllées. — Les feuilles sont ovales, lisses, d'un vert tendre ; les fleurs sont blanches ou rosées. La racine est grosse comme un tuyau de plume, allongée, légèrement rougeâtre à l'extérieur. La saponaire contient un principe, *la Saponine*, qui fait mousser l'eau. On emploie les feuilles et la racine comme dépuratif, sudorifique, diurétique et vermifuge. On l'administre sous forme d'infusé à 20 grammes par litre d'eau dans les affections cutanées, dartres, goutte, rhumatismes, scrofules, etc.

On prépare un sirop. La plante en infusion s'emploie pour enlever les taches des vêtements.

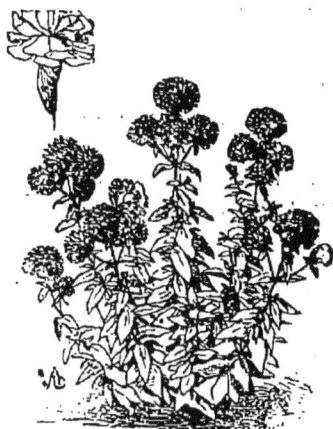

Fig. 597. — Saponaire.

Sirop dépuratif.

Sirop de saponaire	100 gr.
— de cuisinier	100 —
— de pensée sauvage	100 —

2 à 4 cuillerées par jour.

Sirop dépuratif alcalin.

Bicarbonate de soude	15 gr.
Sirop de saponaire	300 —

2 à 3 cuillerées à soupe par jour.

1962. — SAPROL MOREY. — Spécifique des voies urinaires, contre la cystite, les écoulements, les rétrécissements, l'irritation du canal, etc. Le *Saprol Morey* est un antiseptique puissant au benzoate, alcalin qui neutralise les acides et les sécrétions microbiennes, il est absolument inoffensif.

Dose : Prendre trois paquets par jour en trois fois à n'importe quel moment de la journée, même en mangeant. Chaque paquet sera pris dans un peu d'eau ou dans une tasse d'infusion de *Tisane Orientale Soker.*

Le *Saprol Morey* se vend en boîtes de 30 paquets du prix de 4 francs (*Quatre francs*) ; les trois boîtes, 11 francs.

1963. — SARRASINE, Clématite des vignes, Poire sauvage, Aristoloche, Aristolochia clematitis, famille des Aristolochiées. — Les feuilles sont plissées sur les bords et veinées à leur partie inférieure, les fleurs sont jaunes, réunies en bouquets de 3 à 6. On emploie la racine qui est tonique, apéritive, sudorifique en tisane à 20 grammes par litre d'eau contre l'anémie, la chlorose, la goutte, les rhumatismes, et comme emménagogue pour ranimer les fonctions périodiques.

1964. — SARRIETTE, Satureia hortensis, famille des Labiées. — On l'emploie dans la cuisine. Elle contient des principes balsamiques qui passent pour être excitants et stimulants. La tisane à 20 grammes de plante par litre d'eau se donne contre les faiblesses d'estomac, la dyspepsie, la chlorose et les scrofules. La sarriette placée dans les armoires et les malles chasse les mites et les autres insectes. Employée en bains, elle raffermit les tissus, fortifie les enfants délicats et soulage les douleurs.

1965. — SASSAFRAS, Pavanne, Sassafras officinarum, famille des Laurinées. — On emploie *la racine et l'écorce comme sudorifique et carminatif*. Il fait partie des bois sudorifiques. L'infusion se fait avec 10 grammes de racine pour 1.000 grammes d'eau; ne pas faire bouillir à cause de la grande quantité d'huile volatile qu'il contient. On prépare un sirop.

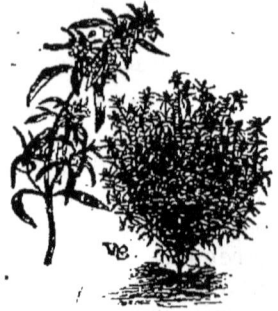

Fig. 598. — Sarriette.

1966. — SAUGE OFFICINALE, Petite sauge, Thé d'Europe, Thé de la Grèce, Herbe sacrée, Salvia officinalis, famille des Labiées. — Les feuilles sont ovales, grisâtres, épaisses, rugueuses, d'une odeur camphrée. On les emploie à l'intérieur en tisane comme tonique, stimulant, dans les dyspepsies et les gastralgies et à l'extérieur en lotions, bains et fumigations, comme cicatrisant des plaies et contre les éruptions cutanées : dartres, boutons, engelures; en gargarisme contre les maux de gorge. On prépare des cigarettes avec des feuilles sèches qu'on fume comme le tabac dans l'asthme et l'oppression. Les bains de sauge conviennent dans les rhumatismes.

1967. — SAULE BLANC, Salix alba, famille des Salicinées. — L'écorce est astringente et fébrifuge. La tisane à 20 grammes d'écorce dans 1.000 grammes d'eau se donne dans l'anémie, la chlorose et contre l'appauvrissement du sang. Comme fébrifuge, on donne la même tisane deux heures avant le retour prévu de la crise. La décoction de 20 à 30 grammes de racine dans un litre d'eau est recommandée contre la goutte et les rhumatismes. La *Salicine* qui est le principe actif du saule blanc jouit des propriétés fébrifuges et peut remplacer le sulfate de quinine.

1968. — SAVONS. — Les savons se préparent en traitant les huiles ou les corps gras par un alcali tel que la soude ou la potasse. Ordinairement, ils contiennent un excès d'alcali et sont irritants. Pour la toilette, on doit employer un savon préparé avec soin et ne contenant aucune substance irritante, sinon on aura des rougeurs et des boutons. Le *Savon Janette* est très recommandable parce qu'il ne contient aucun excès d'alcali et ne donne jamais de rougeurs. Son parfum est également agréable et très recherché. Le *savon médicinal* ou *savon amygdalin* est préparé avec l'huile d'amandes douces. Le *savon animal* est fait avec la graisse de veau. On prépare des savons antiseptiques et médicinaux en incorporant au savon des substances telles que l'acide salicylique, le sublimé, l'acide borique, le goudron, le panama, le soufre, etc.

L'Emplâtre savonneux de Pick de l'Hôpital Saint-Louis se prépare avec l'emplâtre simple, le savon amygdalin, le camphre, la cire jaune et l'huile d'amandes douces qu'on fait fondre ensemble.

SAVON JANETTE. — Le **Savon Janette** est préparé spécialement pour le visage, c'est-à-dire avec des substances de première qualité, afin de l'avoir doux et onctueux. D'un parfum suave et délicieux, il rafraîchit et purifie l'épiderme, rend la peau douce, fine, veloutée, rehausse sa fraîcheur et convient merveilleusement aux teints délicats.

Le *Savon Janette* se vend en pains de 2 fr.; la boîte de 3 pains: 5 fr. 50.

SAVON KAL. — Savon antiseptique employé comme préservatif. Voir *Pommade Kal.*

Le *Savon-Kal* se vend en pains de 3 francs (*Trois francs*); les trois pains : 8 francs.

1969. — SCABIEUSE. Racine du diable, fleur de veuve, Scabiosa arvensis, famille des Dipsacées. — Les feuilles sont entières, opposées, les fleurs rouges, bleues ou violettes, disposées en capitules à l'extrémité des tiges. On emploie les feuilles, les fleurs et la racine comme dépuratif, astringent et sudorifique en tisane à 10 grammes par litre d'eau. A l'extérieur, on emploie la décoction faite avec 20 ou 30 grammes de racine par litre d'eau. Le sirop de scabieuse se prépare avec parties égales de sirop de sucre et de suc exprimé de plante fraîche. On l'ordonne à la dose de 2 cuillerées à bouche par jour contre l'eczéma.

1970. — SCAMMONÉE. C'est le suc résineux de la racine de **Convolvulus scammonia,** famille des Convolvulacées. — On emploie deux variétés, la scammonée d'Alep et la scammonée de

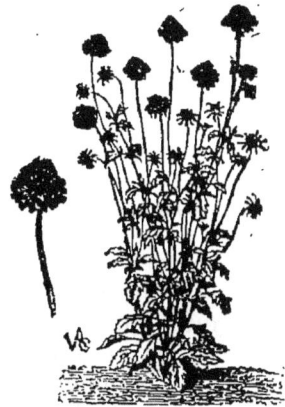

FIG. 599. — Scabieuse.

Smyrne. C'est un purgatif drastique, hydragogue, qui agit surtout sur l'intestin grêle. La dose est de 50 centigr. à 1 gr. pour un adulte et de 10 centigr. pour un enfant.

Biscuits purgatifs.

On prépare des biscuits contenant 0 gr. 50 cent. chacun. Un biscuit pour adulte, 1/2 ou 1/4 de biscuit pour un enfant.

Lait purgatif.

Scammonée 50 centigr. dans un demi-verre de lait.

Anisette purgative.

Scammonée.......... 0 gr. 30 cent.
Anisette............ 20 ou 30 gr.

Pilules purgatives.

Scammonée................. 1 gr.
Jalap..................... 1 —
Savon médicinal........... 1 gr.

En 20 pilules. 2 pilules le matin à jeun tous les 5 jours.

Pilules purgatives.

Scammonée d'Alep............ 1 gr.
Aloès socotrin.............. 1 —
Sirop de nerprun............ 1 —

Pour 20 pilules, 2 à 3 pilules le matin.

Poudre de Scammonée composée.

Scammonée pulvérisée......... 4 gr.
Jalap pulvérisé.............. 3 —
Gingembre pulvérisé.......... 3 —

Mêler; dose 0 gr. 50 cent. le matin dans du lait.

1971. — SCEAU DE SALOMON. Herbe au panaris, genouillet, Polygonatum vulgare, famille des Asparaginées. — Les feuilles sont larges, ovales, les fleurs tubuleuses, sans calice, blanchâtres ou verdâtres. La racine est employée à l'extérieur comme topique pour les panaris, les abcès et les clous. On fait cuire la racine avec de l'axonge qu'on applique sur la partie malade.

1972. — SCILLE, Scilla maritima, famille des Liliacées. — C'est un oignon très volumineux, formé d'écailles épaisses appelées *squames*. Ses

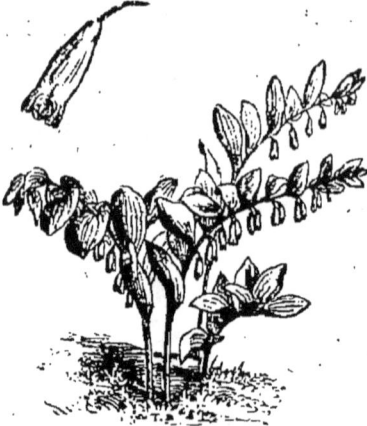

FIG. 600. — Sceau de Salomon.

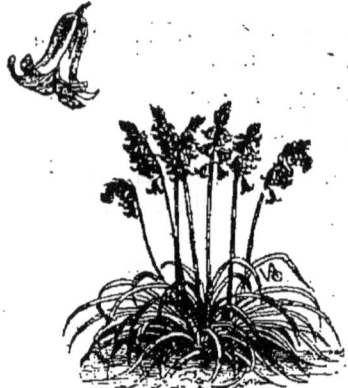

FIG. 601. — Scille.

feuilles sont grandes, lancéolées, vertes, ses fleurs blanches ou violacées. Les squames, qui contiennent un principe toxique, la *scillitine*, sont employées comme diurétique puissant, excitant et expectorant, dans l'hydropisie, les rhumatismes, la goutte. Les squames contiennent un suc visqueux et exhalent, lorsqu'on les coupe, une odeur âcre comme l'oignon ordinaire; appliquée sur la peau la scille provoque l'effet d'un vésicatoire. On prépare l'infusion avec 3 gr. de scille pour un litre d'eau, mais c'est surtout le vin ou le miel scillitiques qu'on emploie.

Vin scillitique.		*Oxymel scillitique.*	
Scille......................	30 gr.	Vinaigre scillitique........ .	500 gr.
Vin blanc..................	1000 —	Miel blanc.................	2.000 —
Dose : 5 à 10 gr.		Dose : 5 à 10 gr.	

1973. — SCOLOPENDRE officinale. Langue de cerf, langue de bœuf, mille-pieds. Scolopendrium officinale, famille des Fougères. — La racine est petite, les feuilles sont grandes, luisantes, à leur partie inférieure on trouve des petits corps jaunâtres qui ressemblent à des pattes d'un insecte. On emploie la scolopendre comme léger astringent et elle entre dans la composition du sirop de chicorée composé. A été préconisée dans les affections de la rate et du foie et dans les maladies des voies urinaires. La tisane se prépare en faisant infuser 10 gr. de scolopendre dans 1 litre d'eau.

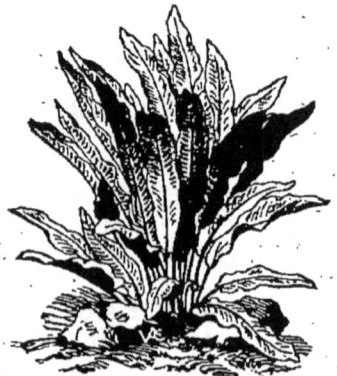

FIG. 602. — Scolopendre.

1974. — SCORSONÈRE. — Plante de la famille des Composées dont on emploie la racine comme diurétique, dépuratif et sudorifique. On prépare la tisane en faisant bouilir 20 à 30 gr. de racine par litre d'eau, à prendre par tasses deux fois par jour dans la goutte, les rhumatismes et les affections cutanées. La racine est également comestible et possède les mêmes propriétés que le *salsifis*.

1975. — SCROFULAIRE. Scrofularia nodosa, famille des Scrofulariées. — Les feuilles sont grandes, ovales, les fleurs sont petites rougeâtres, disposées en épis allongés. On emploie la racine et la plante contre les vices du sang et les affections scrofuleuses, en tisane 10 gr. de plante par litre d'eau; la dose est de deux tasses par jour.

1976. — SÉDATIF TIBER. Pour la guérison de toutes les affections nerveuses : épilepsie, chorée, hystérie, névroses, névralgies, Danse de St-Guy, neurasthénie. — Le *Sédatif Tiber* agit directement, par sa composition bromoalcaline et les plantes dépuratives et sudorifiques, sur le système nerveux et le fortifie. C'est le meilleur tonique et calmant et il est employé avec un très grand succès dans toutes les maladies des nerfs.

Fig. 603.

Scorsonère.

La dose est de une à deux cuillerées à bouche, à prendre matin et soir pures ou dans un peu d'eau.

Le *Sédatif Tiber* est souverain pour combattre les maladies nerveuses et l'épilepsie. Le succès immense de ce médicament tient au dosage mathématique de sels bromés, à leur pureté absolue associés dans un dépuratif d'une qualité supérieure.

Le *Sédatif Tiber* se vend en bouteilles d'un demi-litre du prix de 6 fr. (*Six francs*); les trois bouteilles: 17 francs; les 6 bouteilles : 32 francs.

Pour faciliter le transport et l'expédition dans les pays éloignés, nous préparons le *Sédatif Tiber* en cachets dont la dose est de 2 à 4 par jour : 1 à 2 cachets le matin et 1 à 2 cachets le soir.

Les *Cachets Sédatifs* se vendent en boîtes de 30 cachets du prix de 6 francs (*Six francs*); les trois boîtes : 17 fr.

1977. — SEL MEXICAIN. — Le *Sel Mexicain* du D' Jawas donne un bain fondant et amaigrissant, contre la corpulence et pour réduire l'embonpoint et préserver les contours juvéniles du corps. Il empêche la déformation du corps et conserve la pureté des lignes.

Il réduit le ventre, amincit la taille et les hanches, et conserve la sveltesse. On doit l'employer comme préventif pour ne pas grossir et comme curatif pour faire fondre la graisse déjà formée.

Son usage assouplit les chairs, conserve la grâce et l'agilité des mouvements, dissipe les rougeurs, rend la peau veloutée, l'épiderme frais et redonne au corps toute sa vigueur. Il resserre les tissus, augmente la blancheur de la peau, assure la conservation et la durée de tous les attributs de la jeunesse. Antiseptique et hygiénique, le *Sel Mexicain* est indispensable à toutes les personnes élégantes pour ne pas grossir et rester toujours jeunes et minces. Le résultat est réellement surprenant.

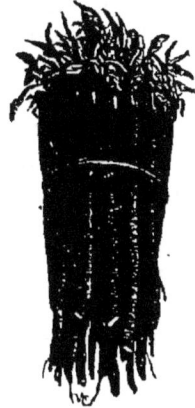

Mode d'emploi : Prendre 3 à 4 fois par semaine un bain tiède dans lequel on fera dissoudre une boîte de **Sel Mexicain**. Rester dans le bain une bonne demi-heure. Avant de sortir se frictionner avec un peu de liquide de la baignoire. Chaque boîte contient la dose pour un seul bain.

Avis. — Les personnes qui ne peuvent prendre des bains doivent les remplacer par des lotions ou compresses avec le *Baume Darva* de la manière suivante :

Tous les soirs en se couchant, lotionner et appliquer sur la partie que l'on veut faire maigrir, Hanche, Taille, Ventre, une compresse trempée dans le *Baume Darva*, couvrir cette compresse avec une large ceinture de flanelle que l'on enroule en serrant autour de l'abdomen et des reins afin de provoquer une active sudation dans ces parties. Le matin, après avoir enlevé la compresse, laver la peau avec de l'eau tiède et saupoudrer avec la poudre d'amidon ou mieux avec la **poudre Janette.**

Le *Sel Mexicain* se vend en boîtes de 1 fr. 50 ; les 3 boîtes : 4 fr. ; les six boîtes : 7 fr. ; les douze boîtes : 13 francs.

LE BAUME DARVA se vend en flacons de 5 francs (*Cinq francs*) ; les 3 flacons : 14 francs.

1978. — SEL DU PÉROU. — Le plus hygiénique et le plus agréable des bains. Ce sel remplace les bains de mer, les bains alcalins et les bains sulfureux ; il est précieux pour reconstituer les tempéraments affaiblis, relever les forces épuisées et maintenir le corps sain et dispos.

Le bain préparé avec le *Sel du Pérou* donne à la peau élasticité et souplesse en tonifiant le système musculaire et nerveux ; il est très recommandé aux arthritiques comme reconstituant et stimulant.

Mode d'emploi : Faire dissoudre le contenu du flacon dans la baignoire remplie d'eau. Entrer dans le bain, et se tenir debout pour frictionner tout le corps excepté le visage, avec ce bain, à l'aide d'une flanelle, d'un gant de crin ou d'une éponge. Se plonger ensuite dans le bain pour y rester de vingt à vingt-cinq minutes. En sortant du bain, avoir soin de s'essuyer de suite avec un linge bien sec et se couvrir immédiatement après.

Le *Sel du Pérou* se vend en flacons de 1 franc (*Un franc*) ; les 3 flacons : 3 fr. ; les 6 flacons : 5 fr. 50 ; les 12 flacons : 10 francs.

1979. — SEMEN-CONTRA. Barbotine, graine aux vers, semence sainte. Artemisia, famille des Synanthérées. — Le semen-contra est vermifuge et on l'emploie pour détruire les vers lombricoïdes chez les enfants. Il doit ses propriétés à un principe actif, la *Santonine*. On donne la poudre à la dose de 1 à 10 gr. On fait l'infusion avec 10 gr. de semen-contra pour 1,000 gr. d'eau, à prendre par tasses le matin à jeun. On prépare des petites dragées dites *semen-contra couvert* que les enfants acceptent facilement.

1980. — SÉNÉ. — On emploie les feuilles et les fruits qui sont fournis par plusieurs espèces de *Cassia*, de la famille des Légumineuses. Il existe deux sortes de séné : 1° Séné de la Palthe ou d'Alexandrie, *Cassia leni-tiva* ; 2° Séné de Tinnevelly, *Cassia angustifolia*. Le séné possède des propriétés purgatives très énergiques ; on le prescrit en infusion, pilules, poudres et lavements.

Tisane de séné.

Séné .... 10 gr.
Thé noir. .... 10 —
Sulfate de soude.............. 15 —
Eau bouillante.................. 300 —

Laisser infuser une 1/2 heure, passer ; à prendre le matin à jeun.

Potion purgative.
Médecine noire du Codex.

Séné .... 10 gr.
Rhubarbe....................... 5 —
Sulfate de soude.............. 15 —
Manne en sorte............... 90 —

Eau bouillante.................. 100 gr.

Faire infuser pendant une 1/2 h., à prendre le matin à jeun.

Lavement purgatif.

Feuilles de séné.............. 15 gr.
Sulfate de soude.............. 15 —
Eau bouillante.................. 500 —

Faire infuser pendant une heure.

Potion purgative.

Séné............................. 6 gr.
Sulfate de soude............... 16 —
Manne............................ 60 —
Eau bouillante.................. 100 —

1981. — SENEÇON JACOBÉE. Herbe de Jacob, herbe de Saint-Jacques. Sénecio Jacobœa, famille des Com-

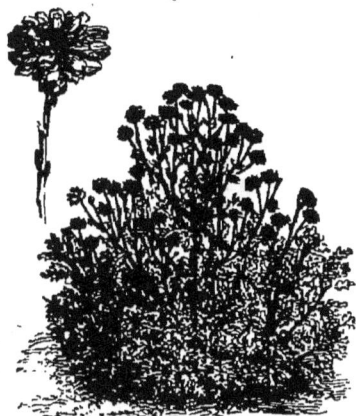

posées. — La tige est haute, la racine longue, droite, les feuilles sont alternes, vertes, les fleurs jaunes et disposées à l'extrémité des rameaux. Cette plante, d'une odeur aromatique forte, possède des propriétés astringentes et expectorantes. L'infusion qui se prépare avec 10 gr. de feuilles par 1,000 gr. d'eau, est employée dans la diarrhée, la dysenterie, les hémorragies. La même tisane est employée en gargarismes contre les maux de gorge.

Le seneçon commun, *Senecio vulgaris*, communément appelé *barbe de vieillard*, est employé contre la goutte, les rhumatismes et les fièvres intermittantes.

Fig. 604. — Seneçon Jacobée.

1982. — SERPENTAIRE DE VIRGINIE. Aristoloche serpentaire, Aristolochia serpentaria, famille des Aristolochiées. — On emploie la racine qui possède des propriétés excitantes, toniques, sudorifiques et fébrifuges. L'infusion se fait à 20 gr. par 1000 gr. d'eau.

1983. — SERPOLET. Thym sauvage. *Thymus serpyllum*, famille des Labiées. — Les feuilles sont petites, ovales, les fleurs de couleur pourpre, disposées en épis terminaux.

Le serpolet possède des propriétés excitantes et aromatiques; on emploie l'infusion à la dose de 10 gr. par 1000 gr. d'eau dans les digestions difficiles, les bronchites et le catarrhe pulmonaire; l'huile de serpolet est employée en frictions contre les douleurs sciatiques et névralgiques.

1984. — SEPTILINE. Poudre lithinée pour remplacer et préparer l'eau minérale. Pour assainir l'eau de boisson. — La *Septiline* est une composition hygiénique employée avec succès pour assainir l'eau de boisson. La *Septiline* rend l'eau plus digestive et plus agréable à boire. Son action antiseptique sur les microbes la rend indispensable pour purifier l'eau et en éliminer les germes nuisibles. La *Septiline* présente en outre l'avantage de pouvoir remplacer et préparer soi-même une eau minérale possédant toutes les propriétés bienfaisantes des eaux de Vichy, de Vals, de Contrexéville, d'Évian, de Vittel, etc., etc.

Mode d'emploi. — La dose est d'un paquet de *Septiline* pour un litre d'eau.

La *Septiline* se vend en boîtes de 30 paquets au prix de 2 fr. 50 (*Deux francs cinquante*); les 3 boîtes : 7 fr.; les 6 boîtes : 13 francs.

LA SÈVE JANETTE, Eau de toilette souveraine pour blanchir et tonifier les chairs. — La *Sève Janette* est une eau de toilette incomparable par son parfum et surtout par la tonicité et la fraîcheur délicieuse qu'elle donne à la peau. Supérieure aux extraits, sachets et autres préparations pour la toilette par ses propriétés rafraîchissantes et astringentes, la *Sève Janette* adoucit l'eau, clarifie le teint, resserre les tissus et rend la peau très douce et très fraîche, l'épiderme acquiert une teinte irisée et nacrée.

Elle est précieuse et hygiénique pour les ablutions, les bains et la toilette intime, étant très antiseptique.

Dose : Une petite cuillerée à café dans de l'eau pour ablutions. Une à deux cuillerées pour lotions générales, lavages, injections et rendre la peau nacrée. Quatre cuillerées à bouche et même davantage pour un bain.

C'est la meilleure eau de toilette pour blanchir et satiner la peau. Bienfaisante et tonique, son efficacité est prouvée contre le hâle et la rudesse de l'épiderme.

La *Sève Janette* se vend en flacons de 4 francs; les trois flacons : 11 francs.

1985. — SINAPISMES. — On les prépare avec de la farine de moutarde. On délaie la farine dans de l'eau *tiède* pour faire une bouillie épaisse qu'on applique sur la peau après l'avoir étalée sur un linge. On emploie le *papier sinapisé*, qui se prépare en fixant la farine sur des feuilles de papier au moyen d'une solution de caoutchouc. Pour s'en servir, on trempe cette feuille dans l'eau tiède avant de l'appliquer sur la partie indiquée. Le sinapisme doit rester appliqué pendant 5 à 10 minutes, *rarement* un quart d'heure; ensuite on l'enlève ou on le change de place; le *cataplasme sinapisé* se prépare en saupoudrant le cataplasme du côté qu'on veut appliquer sur la peau avec de la farine de moutarde. Les *bains de pied sinapisés* se préparent avec 125 gr. de farine de moutarde délayée dans 5 litres d'eau *tiède*. On ne doit jamais employer l'eau bouillante qui détruit le principe actif de la moutarde.

1986. — SIROPS. — Les sirops sont très souvent employés parce qu'ils permettent de donner aux médicaments un goût agréable, ce qui facilite leur administration. Pour que les sirops se conservent bien et ne fermentent pas, il faut que le sucre soit en proportion déterminée, par rapport à l'eau. Ordinairement on emploie 180 gr. de sucre pour 100 gr. de liquide. On prépare les sirops en faisant fondre le sucre dans le liquide qu'on chauffe à une douce température. Pour les sirops préparés avec des eaux distillées aromatiques, on fait fondre le sucre *à froid*. On prépare ainsi le sirop d'eau de fleurs d'oranger, d'eau de laurier-cerise. Le *Sirop simple* se prépare en faisant fondre dans un demi-litre d'eau et à chaud, 900 gr. de sucre, on clarifie avec un blanc d'œuf et on le passe à travers une flanelle.

1987. — SIROP CONVALLARIA KOST. — Il est employé avec succès dans les maladies de cœur, lorsque les palpitations sont trop fréquentes et fatigantes.

La dose est d'une cuillerée à bouche avant les repas.

Le *Sirop Convallaria Kost* se vend en flacons de 3 francs (*Trois francs*) ; les 3 flacons : 8 francs.

1988. — SIROP GRINDELIA. — D'un goût agréable, le *Sirop Grindelia* à base d'extrait de *Grindelia Robusta* est le meilleur sirop pectoral pour les enfants. C'est le meilleur médicament pour guérir les rhumes, les grippes, l'influenza et la coqueluche. Il soulage de suite et procure au petit malade une bienfaisante accalmie et un sommeil réparateur. Il est employé avec égal succès dans toutes les affections des bronches et des poumons, bronchites aiguës et chroniques, l'influenza, les rhumes récents ou négligés.

Mode d'emploi : 2 à 6 cuillerées à café par jour, pur ou dans du lait.

Le *Sirop Grindelia* se vend en flacons de 2 fr. 50 (*Deux francs cinquante*) ; les 3 flacons : 7 fr.

1989. — SIROP MÉROL. — Sirop pectoral anti-bacillaire et anti-épidémique dont l'action bienfaisante se fait sentir *de suite*. Quelques cuillerées suffisent pour supprimer l'irritation de la gorge, calmer la toux la plus opiniâtre et faciliter l'expectoration. Composé d'une manière scientifique, le *Sirop Mérol* agit sûrement, énergiquement et sans aucun danger. A base d'extrait d'*Eucalyptus globulus*, c'est le meilleur médicament pour guérir les rhumes et les grippes, etc. D'un goût agréable, il soulage de suite et procure au malade une bienfaisante accalmie et un sommeil réparateur. Il est employé avec un succès sans égal dans *toutes les affections* des *poumons* et des *bronches*, bronchites aiguës et chroniques, rhumes récents ou négligés, asthme, oppression, influenza, grippe, maux de gorge, catarrhe des poumons, emphysème, etc.

En peu de temps l'oppression et la toux disparaissent et la respiration devient libre.

Mode d'emploi : 2 à 4 cuillerées à bouche par jour, pur ou dans une infusion chaude.

Prix du flacon : 2 francs 50 (*Deux francs cinquante*) ; les trois flacons : 7 francs ; les six flacons : 13 francs.

1990. — SIROP TANNODOL, Iodo-phosphaté. — Le *Sirop Tannodol* dont l'efficacité est attestée par de nombreuses observations et guérisons constitue le meilleur succédané de l'huile de foie de morue ; c'est le tonique et le dépuratif indispensable aux enfants pour combattre la faiblesse générale, l'anémie, la scrofule, le rachitisme. Dans toutes les maladies de l'enfance et pour activer la croissance, il est d'une efficacité ncontestable.

A base de principes actifs de plantes marines et des phosphates, le *Sirop Tannodol* contient à l'état naturel les éléments phosphorés si efficaces et tout à fait nécessaires dans la formation des jeunes filles, contre les glandes, le lymphatisme, etc.

Mode d'emploi : Prendre une cuillerée à soupe ou à dessert suivant l'âge, avant chaque repas.

Le *Sirop Tannodol* se vend en flacons de 3 francs (*Trois francs*); les trois flacons : 8 francs.

1991. — SOLUTION DARVA. Solution antiasthmatique. — La *Solution Darva* est employée avec succès dans l'asthme, l'oppression, l'emphysème, etc. D'une efficacité éprouvée la *Solution Darva* donne toujours un résultat très satisfaisant. C'est le meilleur médicament et le plus efficace pour faire cesser l'oppression, et guérir l'asthme et l'emphysème.

Mode d'emploi : La dose est d'une cuillerée à soupe avant chaque repas. On la prend pure, dans une tasse de tisane, ou dans un peu d'eau sucrée.

La *Solution Darva* se vend en flacons de 5 fr. (*Cinq francs*); les 3 flacons : 14 francs; les 6 flacons : 27 francs.

Observation. — Pour les pays étrangers, la *Solution Darva* se présente sous forme d'*Extrait concentré*, ce qui permet l'expédition par la poste. Pour la manière de s'en servir et la dose à prendre, voir l'instruction sur l'étiquette.

1992. — SON. — On emploie le son pour préparer des bains adoucissants. On fait bouillir 1 kilog. de son avec 5 litres d'eau pendant un quart d'heure, passer et ajouter au bain. On peut également préparer un lavement adoucissant en faisant bouillir 50 gr. de son avec 250 gr. d'eau; on passe le liquide à travers un linge.

1993. — SOUCI. Calendula officinalis, famille des Composées. — Cette plante possède des propriétés toniques, sudorifiques et diurétiques. L'infusion à 10 gr. de fleurs pour 1.000 gr. d'eau s'ordonne dans la goutte, les scrofules, les engorgements, le manque d'appétit et comme emménagogue dans les retards des règles.

1994. — SOUFRE. — On emploie en médecine le *soufre sublimé* ou *fleur de soufre* et le *soufre précipité*. A haute dose, le soufre est purgatif, à dose faible c'est un excitant diaphorétique et parasiticide. A l'intérieur, on doit employer le *soufre lavé*. Pour l'usage externe, le soufre sublimé et le soufre précipité conviennent mieux comme étant les plus actifs. On emploie le soufre en pastilles, en pommade.

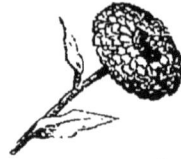

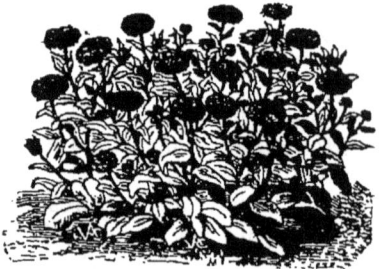

Fig. 605. — Souci.

Pommade soufrée.
Pommade d'Helmerich.
Fleur de soufre.............. 10 gr.
Carbonate de potasse........ 5 —
Axonge..................... 35 —
Huile d'amandes douces....... 5 —
Contre la gale.

Pommade contre le prurigo.
Soufre lavé................. 15 gr.
Huile...................... 15 —
Axonge.................... 50 —
Savon vert................. 50 —
En onctions 2 fois par jour.

Tablettes de soufre.
Chaque pastille renferme.. 10 centigr.
Dose : 4 à 8 par jour.

Poudre pectorale.
Soufre précipité............. 10 gr.
Crème de tartre............. 20 —
Magnésie calcinée .... 5 —
Sucre..................... 50 —
Essence de menthe......... V gtt.
Mêler ; dose : 1 à 5 grammes comme laxatif.

SOURCILS. — Voir *Cils, Sourcilia.*

SOURCILIA. — La *Sourcilia* est une célèbre préparation qui rend le regard doux, expressif, empêche la chute des cils et des sourcils en en fortifiant la racine.

La *Sourcilia* est tout à fait inoffensive. Son usage donne une plus grande vitalité aux follicules et rend les cils et les sourcils plus épais et plus foncés.

Les yeux acquièrent la cernure attirante et le cadre troublant des Orientales.

Mode d'emploi: On passe sur les cils et les sourcils la *Sourcilia* deux fois par jour, matin et soir, à l'aide d'un petit pinceau.

La *Sourcilia* se vend en flacons de 4 francs (*Quatre francs*).

SOUS-NITRATE DE BISMUTH. — Voir *Bismuth*.

1995. — SPARADRAPS. — On les prépare en étendant des emplâtres sur la toile ou la peau au moyen d'un appareil spécial nommé *sparadrapier*. Le sparadrap simple se prépare avec l'*onguent diachylon*.

1996. — SPYROL LEBER. — Spécifique tonique, hygiénique, antiseptique et cicatrisant à la fois, le *Spyrol Leber* est indispensable pour la guérison des maladies des femmes, inflammations, écoulements de toute nature, leucorrhée, flueurs blanches, etc. Il tonifie les muqueuses, fortifie les organes, resserre et empêche le relâchement des tissus et préserve de toutes les maladies. La dose est de une à deux cuillerées à bouche dans un litre d'eau chaude et prise en injection.

On peut alterner le *Spyrol Leber* avec l'*Aronine Nel*.

Le *Spyrol Leber* se vend en flacons de 3 francs (*Trois francs*); les 3 flacons, 8 francs; les 6 flacons, 15 francs.

Observation. — Pour les pays étrangers, le *Spyrol Leber* est présenté sous forme d'*extrait concentré*, ce qui permet l'expédition par la poste. Pour la manière de s'en servir et la dose à employer, voir l'instruction sur l'étiquette.

1997. — SQUINE. SMILAX CHINA, famille des Asparaginées. — On emploie la racine qui fait partie des bois sudorifiques. On l'emploie comme dépuratif seule ou associée à la salsepareille.

1998. — STAPHISAIGRE, Delphinium staphisagria, famille des Renonculacées. — On emploie la semence comme parasiticide. On prépare une pommade en mélangeant la poudre avec l'axonge pour détruire les poux.

1999. — STRAMOINE. Datura. Herbe aux sorciers, pomme épineuse. Datura stramonium, famille des Solanées. — Elle contient un principe actif, la *Daturine*, qui est toxique. On emploie la plante, qui a presque les mêmes propriétés que la *Belladone* et la *Jusquiame*, comme narcotique, antispasmodique en fumigations et cigarettes contre l'asthme

SUBLIMÉ CORROSIF. — Voir *Chlorure de mercure*.

2000. — SUC D'HERBES DÉPURATIF. — Piler ensemble des feuilles de chicorée, de fumeterre, de cresson, de laitue, quantité égale de chaque plante; exprimer et passer; dose : 100 à 120 grammes de ce suc le matin à jeun.

2001. — SUCRE. — C'est un aliment hydrocarboné indispensable à la nutrition. On le retire surtout de la betterave et de la canne sacchariſère.

Le sang contient toujours une petite quantité de sucre provenant des aliments et fourni par les matières glycogènes hépatiques. Dans l'intestin, le sucre se transforme en glycose. Le sucre de raisin et le sucre de lait sont diurétiques.

2002. — SUCROL ou DULCINE. — Poudre blanche qui sucre 200 fois plus que le sucre ordinaire ; s'emploie comme la saccharine par les diabétiques.

2003. — SULFATE DE CUIVRE, Vitriol bleu, Couperose bleue. — On emploie ce sel comme antiseptique, astringent et caustique. On prépare des collyres et des crayons pour cautériser les granulations de la conjonctivite. A la dose de 10 centigr. on l'administre quelquefois comme vomitif, surtout dans le croup. Il est soluble dans l'eau et la glycérine, insoluble dans l'alcool. On l'a prescrit comme antispasmodique et fébrifuge à la dose de 5 milligrammes à 2 centigrammes. A l'extérieur, la dose est de 5 à 20 centigr. pour 20 gr. en pommades ou solutions.

Crayon Escharotique.

Sulfate de cuivre.......
Alun.................. } Partie égale
Azotate de potasse......
Faire fondre dans une lingotière.

Collyre de sulfate de cuivre.

Sulfate de cuivre....... 0 gr. 10 cent.
Eau distillée........... 30 gr.
Faire dissoudre 1 à 2 gouttes dans l'œil matin et soir.

Pierre divine.

Azotate de potasse........... 100 gr.
Sulfate de cuivre........ 100 —
Alun.................. 100 —
Camphre............... 5 —
Faire fondre ensemble et couler sur une pierre. S'emploie pour la conjonctivite granuleuse.

Collyre de Pierre divine.

Pierre divine........... 0 gr. 05 cent.
Eau distillée de roses.... 30 gr.
Quelques gouttes dans l'œil matin et soir.

Solution pour injections.

Sulfate de cuivre.............. 5 gr.
Eau bouillie.................. 1 litre
Pour injections *vaginales* comme antiseptique après l'accouchement.

Solution pour injections chez l'homme.

Sulfate de cuivre...... 0 gr. 25 cent.
Eau .... 250 gr.
Contre la goutte militaire et la blennorrhagie. Elle est caustique et doit être employée avec précaution.

2004. — SULFATE DE FER, Vitriol vert, Couperose verte. — On l'emploie à l'extérieur comme astringent, en collyres, injections, etc. A l'intérieur on le prescrit comme tonique à la dose de 5 à 50 centigrammes. Le sulfate de fer est soluble dans l'eau et la glycérine.

Empoisonnement. — Faire vomir, donner de l'eau albumineuse, ensuite du lait et du café. Voir *Raisin.*

Eau chalybée.

Sulfate de fer.......... 0 gr. 05 cent.
Eau bouillie .... 1/2 litre
Par petits verres comme tonique.

Pilules toniques.

Sulfate de fer............... 75 gr.
   — do manganèse........ 25 —
Carbonate de soude cristallisé. 120 —
Miel................... 60 —
Faire des pilules de 20 centigr. Dose : 2 à 4 par jour.

Solution.

Sulfate de fer .... 30 gr.
Eau.................... 500 —
En lotions contre l'érysipèle.

Injection contre les fleurs blanches.

Sulfate de fer............... 20 gr.
Sulfate de cuivre......... 20 —
Alun.................. 200 —
Mêler une cuillerée à soupe de cette poudre dans 2 litres d'eau.

2005. — **SULFATE DE MAGNÉSIE, Sel de Sedlitz, Sel d'Epsom.** — Ce sel, soluble dans l'eau, est purgatif. On l'ordonne à la dose de 15 à 60 grammes à prendre à jeun dans un ou deux verres d'eau. Il sert à préparer plusieurs mélanges purgatifs et forme la base de l'*Eau de Sedlitz*.

Eau purgative.

Sulfate de magnésie	30 gr.
Eau	100 —
Alcool de menthe	X gouttes

Eau de Sedlitz.

Sulfate de magnésie	40 à 60 gr.
Bicarbonate de soude	2 —
Acide tartrique	1 —

Boucher immédiatement et fixer le bouchon avec une ficelle.

A prendre le matin à jeun en 3 fois à une demi-heure d'intervalle.

Mélange éméto-cathartique.

Sulfate de magnésie	20 gr.
Emétique	0 gr. 05 cent.

A prendre dans un verre d'eau en deux fois à une demi-heure d'intervalle le matin à jeun. Dès que l'effet vomitif est produit, boire plusieurs tasses de tisane.

2006. — **SULFATE DE POTASSE, Sel Duobus.** — Ce sel s'emploie comme léger purgatif et antilaiteux à la dose de 2 à 4 grammes dans la tisane de pervenche. A dose plus élevée, ce sel est toxique. Il sert également à préparer le *Sel Anglais* pour respirer. On choisit un sulfate granulé qu'on imbibe d'acide acétique cristallisable.

2007. — **SULFATE DE SOUDE, Sel de Glauber.** — Ce sel est purgatif et s'emploie à la dose de 15 à 60 grammes comme le sulfate de magnésie.

Eau de Pullna artificielle.

Sulfate de soude	15 gr.
Sulfate de magnésie	21 —
Chlorure de magnésium	33 —
— de calcium	1 —
— de sodium	1 —
Eau chargée d'acide carbonique	625 —

Par verres, de demi-heure en demi-heure.

Lavement purgatif.

Feuilles de séné	15 gr.
Sulfate de soude	10 —
Eau	500 —

Faire bouillir quelques minutes, passer.

2008. — **SULFATE DE ZINC, Couperose blanche, Vitriol blanc.** — Sel astringent qu'on emploie à l'extérieur seulement en solutions, collyres, etc.

Collyre.

Sulfate de zinc	0 gr. 05 cent.
Eau de roses	0 — 30 —

Quelques gouttes dans l'œil deux à trois fois par jour dans la conjonctivite.

Eau ophthalmique.

Sulfate de zinc	1 gr.
Iris de Florence en poudre	1 —
Sucre candi	1 —

Eau simple	600 gr.

Faire macérer 4 ou 5 jours et filtrer.

Injection au sulfate de zinc.

Sulfate de zinc	0 gr. 50 cent.
Laudanum Sydenham	2 gr.
Eau distillée	150 —

Une injection 2 fois par jour contre la blennorrhagie.

2009. — **SULFURE D'ANTIMOINE.** — On employait ce médicament comme expectorant à la dose de 5 centigrammes à 1 gramme par jour. Il forme la base des *Pilules Plummer*.

2010. — **SULFURE DE CARBONE.** — Il n'est employé que dans l'industrie pour la sulfuration du caoutchouc. En cas d'empoisonnement, porter le malade au grand air et faire respirer l'oxygène. *Accidents pro-*

fessionnels : ceux qui travaillent le sulfure sont exposés à un empoisonnement aigu qui provoque des maux de tête, des vomissements accompagnés d'un affaiblissement général, soit à un empoisonnement chronique qui à la longue provoque l'anémie, la paralysie avec la perte de la mémoire.

2011. — SULFURE DE POTASSE, Foie de soufre. — Très soluble dans l'eau, on l'emploie pour préparer des bains sulfureux, à la dose de 60 à 120 grammes par bain, qui s'ordonnent dans les maladies de la peau et les rhumatismes.

Le sulfure de potasse attaque les métaux et on doit se servir d'une baignoire en bois.

2012. — SULFURE DE SODIUM. Sulfhydrate de soude. — Très soluble dans l'eau, on l'emploie principalement pour préparer des eaux sulfureuses artificielles. On prépare un sirop.

Eau sulfurée.	
Monosulfure de sodium	0 gr. 10 cent.
Chlorure de sodium...	0 — 10 —
Eau bouillie...........	650 gr.

Sirop sulfureux.	
Monosulfure de sodium.	0 gr. 50 cent.
Sirop de goudron ou de tolu.	500 gr.
2 à 4 cuillerées à soupe par jour dans du lait, contre la bronchite.	

2013. — SUPPOSITOIRES. — On les prépare avec du savon ou du beurre de cacao. Le suppositoire s'introduit dans l'anus pour combattre la constipation et faciliter l'évacuation. Il doit toujours avoir une forme conique, son poids varie de 3 à 4 grammes. Selon le cas on associe souvent le beurre de cacao à un médicament, tel que l'aloès, l'opium, le ratanhia, etc. Pour les préparer on fait fondre le beurre de cacao, on ajoute le médicament prescrit et on coule dans des cornets en papier ou dans un moule spécial.

2014. — SUPPOSITOIRES KOST. — Spécifique des hémorroïdes. — Leur usage diminue le flux, calme les douleurs et guérit en peu de temps les hémorroïdes. Ces suppositoires à l'extrait d'*Hamamelis Virginica* s'emploient concurremment avec la *Pommade Péruvienne Balton*.

Mode d'emploi : Tous les soirs en se couchant, introduire dans le gros intestin un suppositoire. Avant d'employer le suppositoire, il faut d'abord enlever le papier d'étain qui le recouvre.

Les *Suppositoires Kost* se vendent en boîtes de 10 suppositoires du prix de 4 francs (*Quatre francs*); les trois boîtes : 11 francs.

2015. — SUREAU, Haut-bois, Solion, Sambucus nigra, arbre de la famille des Caprifoliacées.—Le tronc est court et rugueux. Les rameaux sont droits, cannelés et longs. Les feuilles sont ovales, aiguës et dentées, les fleurs blanches et disposées en corymbes. On emploie l'écorce, les baies et surtout les fleurs. Les baies sont sudorifiques, la deuxième écorce est purgative, drastique. On emploie les fleurs comme excitant et sudorifique, en tisane à 5 grammes de fleurs par 1,000 grammes d'eau, à prendre par tasse contre la toux, le rhume et pour faire transpirer. A l'extérieur on fait des fumigations contre l'enrouement en faisant bouillir 50 grammes de fleurs dans un litre d'eau, l'infusion est employée en lotions contre l'érysipèle.

2016. — SUSPENSOIRS. — Sous forme de grandes poches en toile, soie ou caoutchouc fixées à une ceinture, les suspensoirs sont employés pour soutenir les testicules dans les hernies, les hydrocèles, l'orchite, etc. Ceux qui se livrent à un exercice violent doivent toujours porter un suspensoir dans la journée. Sauf quelques cas spéciaux, on doit le retirer en se couchant.

T

2017. — TABAC, Nicotiane, Nicotiana tabacum, famille des Solanées. La tige est haute, fistuleuse et légèrement velue, les feuilles sont grandes, ovales, les fleurs roses ou purpurines. Fraîche, cette plante a une odeur narcotique et une saveur amère nauséeuse. Par des préparations spéciales qu'on fait subir aux feuilles, le tabac acquiert une odeur spéciale caractéristique. La plante contient une substance extrêmement vénéneuse, la *Nicotine*, qui est un liquide huileux, incolore mais qui fonce à l'air. On emploie la décoction de tabac à 10 grammes par litre contre l'asphyxie et l'apoplexie et en lavement comme vermifuge, mais son usage présente du danger et peut provoquer un empoisonnement.

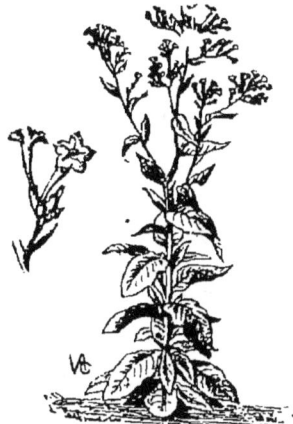

Fig. 606. — Tabac.

Usage du tabac. — L'usage immodéré du tabac affaiblit la mémoire et l'intelligence. Son abus détruit l'appétit, rend la digestion laborieuse et amène la constipation, irrite l'arrière-gorge et le larynx, donne des quintes de toux avec gêne de la respiration et des palpitations de cœur, affaiblit la vue. Le cancer des fumeurs est fréquent chez les fumeurs qui font usage de pipes trop courtes. On ne doit jamais fumer dans la chambre à coucher. Le tabac a une influence nuisible sur le développement des organes et la croissance et doit être défendu aux enfants. La première cigarette ou pipe donne toujours des maux de tête, des vertiges, nausées et vomissements avec pâleur du visage. Le fumeur doit choisir le tabac *sec*, la pipe à tuyau *long* et la bien nettoyer. Ne pas fumer à jeun, l'estomac absorbe la nicotine.

LES TACHES DE ROUSSEUR, Taches de son, Lentilles, Taches rouges, Masque et Traces de grossesse. — Ces différentes affections, qui constituent de véritables tares très nuisibles à la beauté, sont dues à la sécrétion irrégulière du pigment ou substance qui se trouve dans l'épiderme.

Les éphélides sont très fréquentes chez la femme et apparaissent sur les joues, le nez, le front, le dos des mains. La plupart du temps, c'est le soleil qui est la cause de cette pigmentation cutanée des peaux fines.

Pour se débarrasser complètement des taches de rousseur, de hâle et autres éphélides, il faut faire usage de l'*Ozonine* et de la *Crème Janette*.

Mode d'emploi: Badigeonner le visage le soir en se couchant à l'aide d'un tampon de coton hydrophile imbibé de l'*Ozonine* et laisser sécher sans essuyer, ensuite appliquer une couche légère de *Crème Janette*.

Le matin avant les ablutions on refait la même application qu'il faut laisser une demi-heure, après on se lave à grande eau et l'on procède aux soins du visage. Ces soins faciles à suivre donnent un résultat rapide et complet, les taches disparaissent en peu de temps et s'effacent pour toujours.

Voir *Ozonine* et *Crème Janette*.

2018. — TÆNIFUGE REZALL. — Employé avec succès depuis longtemps, le *Tænifuge Rezall* à l'extrait d'*Aspidium Filix Mas* détruit les tœnias ou vers solitaires et les expulse avec la tête.

Le mode d'emploi se trouve sur l'étiquette.

Le *Tænifuge Rezall* se vend en flacons (*quantité suffisante pour une dose*) du prix de 6 francs (*Six francs*).

2019. — TAFFETAS. — On emploie en médecine plusieurs sortes de taffetas. Le *Taffetas d'Angleterre* se prépare en étalant une couche de colle de poisson sur le taffetas rose, blanc ou noir et s'emploie pour panser les petites coupures légères. On découpe un morceau de grandeur voulue et on le colle sur la coupure en le mouillant légèrement. Le *Taffetas Français* et la *Baudruche* gommée ont les mêmes usages. On ajoute quelquefois à la colle un médicament tel que l'arnica, le perchlorure de fer, etc. Le *Taffetas Gommé* est un tissu imperméable qu'on prépare avec l'huile de lin et la litharge.

2020. — TALC DE VENISE, Craie de Briançon. — Poudre blanche qui est un *silicate de magnésie naturel* et qu'on emploie pour les mêmes usages que l'amidon. Pour saupoudrer les parties humides et éviter les excoriations, on doit préférer le talc parce qu'il n'est pas attaqué par la sueur et autres sécrétions. Le talc a été préconisé contre la diarrhée à la dose de 100 à 300 et même 400 grammes qu'on administre délayé dans du lait.

2021. — TAMARIN, Tamarindus indica, famille des Légumineuses. On emploie la pulpe du fruit comme acidule, laxatif et rafraîchissant. On prépare le sirop de tamarin en faisant infuser 100 grammes de pulpe de tamarin dans 300 grammes d'eau pendant 5 heures, exprimer, passer et ajouter 500 grammes de sucre.

La tisane se prépare en faisant infuser 20 grammes de tamarin dans un litre d'eau. A prendre par verre.

2022. — TAN. — C'est la poudre d'écorce de chêne qu'on emploie comme astringent à l'intérieur à la dose de 1 à 10 grammes; à l'extérieur l'infusion à 60 grammes par litre d'eau en lotion ou injection. On emploie le tan en nature pour saupoudrer les excoriations.

2023. — TANAISIE. Herbe aux vers, Herbe Saint-Marc, Balsamite amère, Tanacetum vulgare, famille des Composées. — Les tiges sont nombreuses et réunies en touffes, les feuilles sont larges, d'un vert foncé, les fleurs jaunes. La plante dégage une odeur aromatique. On emploie les fleurs et la plante fleurie pour expulser les vers de l'intestin. On prépare l'infusion avec 5 à 10 grammes de plante par litre d'eau à prendre par tasse. On l'administre en lavement qu'on prépare avec 10 grammes de plante infusée dans 150 grammes d'eau.

2024. — TANOLINE KAL. — C'est la plus efficace préparation indispensable pour la *Reminéralisation* de l'organisme. La *Tanoline Kal*, en raison de son mode de préparation et de sa composition phospho-calcaire spéciale, est d'un effet héroïque dans la lutte contre la tuberculose et pré-tuberculose.

Par ses propriétés toniques et cicatrisantes, la **Tanoline Kal** est très efficace dans toutes les affections chroniques des bronches et des poumons.

L'effet bienfaisant se fait sentir de suite par la diminution des crachats qui se détachent sans effort. Les quintes de toux deviennent rares.

La **Tanoline Kal** guérit : rhumes, bronchites, phtisie, engorgements pulmonaires, toux, asthme, catarrhe, etc., etc.

La dose est de 4 cachets par jour à prendre 2 avant chaque repas ou en mangeant.

La *Tanoline Kal* se vend en boîtes de 30 cachets du prix de 4 francs (*Quatre francs*); les 3 boîtes : 11 francs.

TARTRATE DE POTASSE ET D'ANTIMOINE. — Voir *Émétique*.

2025. — TARTRATE BORICO-POTASSIQUE ou Crème de tartre soluble. — Ce sel, très soluble, se donne comme purgatif à la dose de 15 à 30 grammes. On prépare une boisson tempérante avec : crème de tartre 10 grammes, nitrate de potasse 2 grammes, sucre 50 grammes, eau 1 litre; à prendre par verre. La limonade à la crème de tartre du Codex se prépare avec 20 grammes de crème de tartre soluble par litre d'eau, on y ajoute 50 grammes de sirop de sucre ou de groseille. Se prend par verre.

2026. — TARTRATE DE FER. — On emploie surtout le tartrate de fer et de potasse en pilules ou solution à la dose de 20 à 50 centigram. Il noircit les dents et constipe. Les boules de Nancy ou de Mars sont composées par un mélange de tartrate de fer avec extraits des plantes. Peu employées.

2027. — TARTRATES DE POTASSE. — Il existe deux tartrates : 1° le *Tartrate de potasse acide* ou bitartrate de potasse qui est peu soluble dans l'eau. On l'ordonne comme rafraîchissant à la dose de 2 à 4 grammes et comme purgatif à la dose de 8 à 30 grammes. On l'associe souvent à divers mélanges dentifrices. Mais ces préparations sont à éviter parce que tout dentifrice acide agit défavorablement sur l'émail et abîme les dents; 2° le *Tartrate neutre de potasse* ou *Sel Végétal* qui est très soluble dans l'eau. On le prescrit comme altérant à la dose de 1 à 2 grammes et comme purgatif à la dose de 15 à 30 grammes. Il est en outre diurétique. On prépare une limonade purgative avec le tartrate de potasse 15 à 30 grammes, sirop de cerises ou de groseilles 30 grammes, eau 130 grammes. A prendre en une fois.

2028. — TARTRATE DE POTASSE ET DE SOUDE ou Sel de Seignette, Sel de la Rochelle, Sel Polychreste soluble. — Ce sel est très soluble dans l'eau et se prescrit comme purgatif à la dose de 16 à 60 grammes. Il fait partie de Sedlitz Powders, qu'on prépare : 1° en mélangeant 2 grammes de bicarbonate de soude avec 6 grammes de sel de Seignette, à mettre dans un paquet bleu; 2° acide tartrique en poudre 2 grammes, à mettre dans un paquet blanc; pour s'en servir il faut verser dans de l'eau un paquet bleu, ensuite un paquet blanc.

TARTRE STIBIÉ. — Voir *Émétique*.

2029. — TARVINE, Farine Alimentaire Phosphatée. — Par les

28

matières féculentes et les matières azotées qui la composent, la *Tarvine* constitue un *aliment réparateur complet* d'une digestion facile et d'une assimilation parfaite et le plus puissant des reconstituants. Sa valeur nutritive est absolument idéale par les *phosphates*, l'*albumine*, les *hydrates de carbone* qu'elle contient. La *Tarvine* convient à tous les âges, aussi bien aux bien-portants qu'aux malades et aux fatigués. C'est l'aliment d'épargne supérieur aux thé, café, chocolat, cacao, etc., et qui répond à tous les états physiologiques. Elle est indispensable aux malades, aux convalescents, aux vieillards, et à toutes les personnes délicates et faibles ayant besoin d'un aliment nutritif et léger à la fois. Par ses phosphates calcaires, par son phosphore naissant, par l'azote de ses albuminoïdes solubles, par la théobromine du cacao caraque qui est un tonique modérateur, la *Tarvine* contribue à la formation des os et des muscles, fortifie le cerveau et la moelle et tonifie le cœur. Aussi son usage est très recommandé non seulement aux bien-portants mais principalement dans l'anémie, faiblesse générale, convalescence, mauvaise digestion, maladies nerveuses, épuisements, maladies de la peau, aux personnes qui manquent d'appétit, pendant la grossesse et l'allaitement, parce qu'elle fortifie l'organisme, régularise les fonctions sans charger l'estomac et nourrit mieux que la viande et le chocolat. Elle est également très recommandée aux enfants pendant la période de croissance. On doit l'employer comme premier déjeuner, dans la journée et le soir pour remplacer le chocolat, le cacao, le café au lait qui sont échauffants. Dans toutes les maladies on doit se nourrir avec la *Tarvine* qui active la guérison. Elle doit faire partie de tous les régimes qu'elle modifie ou complète avec avantage pour celui qui l'observe.

La *Tarvine* est indispensable dans le régime alimentaire des bien-portants, dans le régime alimentaire des malades, des convalescents, des vieillards. Elle corrige les inconvénients du lait dans le régime lacté. Elle se donne avec grand succès aux femmes enceintes, aux nourrices, pendant la croissance. La *Tarvine* est indispensable aux voyageurs, aux touristes, parce qu'elle permet de préparer un plat réparateur fort agréable et en quelques secondes. Les coloniaux, les explorateurs dans les pays chauds, en font usage comme d'un aliment tonique et reconstituant pour suppléer à l'insuffisance des vivres et à leur mauvaise qualité.

La *Tarvine* occupe depuis longtemps la première place comme aliment nutritif et phosphaté, et qui, non seulement nourrit bien, se digère bien, mais contribue par sa composition à faciliter et à activer la guérison dans presque toutes les maladies. C'est l'aliment idéal des anémiés, des convalescents, des surmenés, des vieillards, de tous ceux qui souffrent de l'estomac, du foie, des reins et de l'intestin. Sans être un médicament, la *Tarvine* est indispensable pour former le véritable aliment diététique dans toutes les maladies. Par des propriétés digestives et par des éléments minéralisateurs, elle constitue l'adjuvant indispensable du traitement. Bien mieux, il n'est pas rare de voir le malade se trouver si bien qu'il abandonne son traitement et continue à s'alimenter avec la *Tarvine*. Et il n'est pas rare de voir ce merveilleux aliment *apporter et conserver la santé sans médicaments*. Aux vieillards, la *Tarvine* assure une verte vieillesse parce qu'elle est assimilée facilement par les estomacs les plus délicats ; aux adultes, elle fournit les éléments nécessaires pour réparer la perte de l'énergie et reconstituer la cellule vitale; aux enfants, elle procure une croissance vigoureuse et fortifie le système osseux.

L'aliment *Tarvine* convient dans toutes les maladies de l'estomac, de l'intestin et du foie, parce qu'elle fournit une alimentation assimilable, sans que les organes digestifs aient à fournir un travail fatigant. Elle permet de supprimer les putréfactions intestinales et les auto-intoxications. La *Tarvine* joue également un très grand rôle chez les nerveux, les épileptiques, hystériques et neurasthéniques, parce qu'elle apporte un aliment qui nourrit et aseptise les intestins, empêche les auto-intoxications et fournit des phosphates à l'état naturel aux nerfs et au cerveau. Dans l'anémie, la goutte, la gravelle, le rhumatisme, l'arthritisme, l'albuminurie et même la tuberculose, avec les qualités merveilleuses citées plus haut, la *Tarvine* apporte sa minéralisation naturelle qui peut, par sa seule richesse en éléments qui manquent dans la nutrition générale, régénérer l'organisme et rétablir la santé.

Mode d'emploi : Sa préparation est instantanée. Une à deux minutes suffisent pour préparer un repas délicieux et nourrissant. Délayer une à deux cuillerées à soupe de *Tarvine* dans un peu d'eau ou de lait, ajouter ensuite un bol de lait ou d'eau et chauffer jusqu'à l'ébullition tout en ayant soin de remuer constamment. Retirer du feu et laisser refroidir; on peut ajouter un jaune d'œuf et du sucre à volonté suivant le goût de la personne. On peut la faire plus épaisse en mettant 3 ou 4 cuillerées de *Tarvine* et y tremper du pain, des biscuits, etc. On doit prendre un bol le matin, un autre à 4 heures à l'heure du goûter, et un troisième à 7 heures pour le dîner.

La *Tarvine* se vend en boites métalliques du prix de 2 fr. 50 (*Deux francs cinquante*); les trois boites : 7 fr.; les six boites : 13 fr.; les douze boîtes : 25 fr.

2030. — TEINTURES. — On prépare les teintures en faisant macérer dans l'alcool à 90° ou 60° les substances médicamenteuses telles que les plantes, les résines, les gommes-résines. On appelle *Alcoolatures* les teintures préparées avec des plantes fraiches.

2031. — TÉRÉBENTHINES. — Ce sont des oléo-résines qu'on retire de diverses espèces de la famille des Conifères et des Térébinthacées. Les plus employées sont : 1° la *Térébenthine de Bordeaux* ou térébenthine commune qui découle du *Pinus Maritima*; 2° la *Térébenthine de Venise* ou térébenthine du mélèze, qu'on retire du *Larix Europœa*; 3° la *Térébenthine de Chio*, qu'on retire du *Pistacia terebinthus*. Les térébenthines entrent dans la composition de divers emplâtres et onguents. A l'intérieur, on les emploie en sirops, pilules et capsules, dans les maladies de la vessie et des bronches. La térébenthine entre dans la composition du *Baume de Fioravanti*. On prépare le sirop de térébenthine en faisant digérer la térébenthine dans l'eau et à une douce chaleur pendant douze heures, on filtre et on ajoute 180 grammes de sucre pour 100 grammes de liquide filtré.

L'*Essence de térébenthine* s'obtient en distillant la térébenthine du *Pinus Maritima*. On l'emploie comme stimulant, vermifuge, révulsif et rubéfiant. A l'intérieur, on l'ordonne en *capsules* à la dose de 4 à 8 par jour contre les rhumatismes, la sciatique, la bronchite et le catarrhe. A l'extérieur, on la prescrit en liniments pour frictionner la partie malade. L'essence de térébenthine est le meilleur *antidote* du *phosphore*. En cas d'empoisonnement on peut en donner jusqu'à 10 et 20 grammes.

Baume antirhumatismal.
Essence de térébenthine....... 20 gr.
Huile camphrée.............. 100 —
Liniment contre les douleurs.
Essence de térébenthine...... 40 gr.
Huile camphrée............. 100 —

Essence de romarin.......... 1 gr.
Pilules contre la cystite.
Térébenthine de Venise........ 4 gr.
Magnésie calcinée............. 4 —
Diviser en 40 pilules. 4 par jour.

2032. — TERPINE. — Se présente sous forme de cristaux incolores qu'on obtient en traitant l'essence de térébenthine par l'acide nitrique et l'alcool. Peu soluble dans l'eau, soluble dans l'alcool et l'essence de térébenthine. On l'ordonne principalement comme modificateur des sécrétions bronchiques. On la prescrit à la dose de 10 centigrammes à 2 grammes en pilules, cachets ou mixture contre la *bronchite*. On a également préconisé pour les mêmes affections un autre produit, le *Terpinol.*

2033. — THAPSIA. Thapsia garganica, famille des Ombellifères. — On retire de la racine de cette plante une résine qui agit sur la peau en provoquant une éruption. On prépare un *emplâtre* qu'on applique directement sur la peau pendant six à huit heures. Son usage était assez fréquent dans le traitement de la *bronchite*, mais on le prescrit de moins en moins et il faut préférer le coton iodé qui a une action plus efficace.

2034. — THÉ. — On prépare le thé en faisant infuser une cuillerée à café de plante dans 2 ou 3 tasses d'eau bouillante, c'est une excellente boisson tonique. L'infusion légère bien sucrée peut être considérée comme la meilleure des tisanes qui convient aussi bien aux malades qu'aux personnes bien portantes. Pris immédiatement après le repas, le thé active la digestion. Les personnes nerveuses et celles qui n'ont pas l'habitude doivent le boire en infusion très légère et même coupée avec beaucoup d'eau. On doit préférer le thé noir.

2035. — THÉS PURGATIFS. — Tous les thés purgatifs sont à base de séné mélangé à d'autres plantes. On les prend en infusion à la dose d'une à deux cuillerées par tasse d'eau bouillante. Le *Thé vulnéraire* ou *Thé suisse* est un mélange de plusieurs plantes aromatiques. On le prend en infusion, une cuillerée à café de plante par tasse d'eau bouillante comme vulnéraire contre les coups et les chutes.

2036. — THÉ MEXICAIN DU Dʳ JAWAS. — Contre l'obésité, traitement efficace et absolument inoffensif.

Le succès du *Thé Mexicain* s'explique facilement parce que, avant tout, c'est un *traitement hygiénique* et **végétal** sans aucun inconvénient pour la santé. Toute personne peut le suivre de confiance. Jamais, dans aucun cas, à n'importe quel tempérament, il n'a fait aucun mal.

A base de **Vitis Vinifera** et autres plantes fondantes et dépuratives, son action est d'une sûreté absolue, parce qu'il s'adresse directement à la cause et la corrige. *Il favorise spécialement le développement du tissu musculaire au détriment de la graisse* et fait maigrir en fluidifiant le sang épaissi dans les veines sans l'échauffer.

La santé est améliorée, la respiration est plus libre, on éprouve de la souplesse et de l'élasticité dans les mouvements et les membres.

Facile à prendre, d'un goût très agréable, le *Thé Mexicain du Dr Jawas* est vivement conseillé par tous ceux qui l'ont essayé pour maigrir.

Mode d'emploi et doses.

Il n'y a aucun régime à suivre. On peut manger et boire de tout.

Le *Thé Mexicain du Dr Jawas* se prépare en mettant une cuillerée à bouche de thé, dans une tasse d'eau bouillante et en laissant infuser pendant 10 ou 15 minutes. Avoir soin de ne pas faire bouillir la plante.

Passer à travers un linge ou une passoire, sucrer à volonté et boire chaud.

Le *Thé Mexicain du Dr Jawas* se prend à la dose de 2 à 4 tasses par jour, dont *une le matin à jeun* et les autres soit au repas, soit dans la journée et en se couchant.

Nous insistons surtout pour qu'il soit pris une tasse le matin à jeun.

Le *Thé Mexicain du Dr Jawas* se vend en boîtes de 5 fr. (*Cinq francs*); les trois boîtes : 14 francs; les six boîtes : 27 francs.

2037. — THÉ NATA. Thé Antidiabétique. — Le *Thé Antidiabétique Nata* est souverain pour guérir le diabète et faire disparaître le sucre. Par ses propriétés toni-dépuratives spéciales, le *Thé Nata* vivifie le sang, rétablit les fonctions normales du foie et tonifie les organes. Le *Thé Antidiabétique Nata* favorise la combustion complète des aliments et fait disparaître le sucre au bout de quelques semaines de traitement.

Mode d'emploi. — Le *Thé Antidiabétique* se boit aux repas, en mangeant et dans la journée, entre les repas, à n'importe quel moment. La dose est de quatre à six tasses par jour. On le prépare en faisant infuser une mesure ou une grande cuillerée de plantes dans une tasse d'eau bouillante, laisser infuser dix minutes, passer et boire chaud ou froid. On peut préparer plusieurs tasses à la fois.

Le *Thé Nata* se vend en boîtes de 4 fr. (*Quatre francs*); les 3 boîtes : 11 francs; les 6 boîtes : 21 francs.

2038. — THÉOBROMINE. — Principe actif qu'on retire du cacao et qui possède des propriétés diurétiques. On l'administre à la dose de 1 à 2 gr. dans la journée, en cachets de 50 centigr. Continuer l'usage pendant 2 ou 3 jours.

2039. — THUYA. Thuya occidentalis, famille des Conifères. — Les feuilles sont préconisées comme sudorifique et diurétique et contre les condylômes.

2040. — THUYALINE STAM. — La *Thuyaline Stam* est le remède souverain pour les malades atteints de néoplasmes malins, tumeurs, cancers, fibromes et autres maladies intérieures qu'on traite ordinairement par une opération. Or, la chirurgie est impuissante et insuffisante chez beaucoup de malades atteints de néoplasmes et ne peut être appliquée qu'à un très petit nombre de cas. Toute opération expose à une réinoculation de la tumeur; le mal récidive au bout de quelques mois et les malades se trouvent dans un état plus grave que s'ils avaient conservé leur tumeur primitive. La *Thuyaline Stam* donne des résultats très satisfaisants et les malades peuvent suivre ce traitement avec confiance. Composée de *Thuya occidentalis* nommé *Arbre de Vie* à cause de sa puissance curative, et d'autres plantes dépuratives et tout à fait inoffensives, la *Thuyaline Stam* constitue le spécifique des tumeurs, cancers, fibromes et guérit sûrement les maladies intérieures qui ont pour cause la mauvaise circulation du sang : métrites, hémorragies, pertes, ovarites, salpingités, troubles de la circulation du sang, accidents du retour d'âge, phlébites, varices, hémorroïdes, suites de couches, etc.

Mode d'emploi : Prendre avant chaque repas une cuillerée à bouche de *Thuyaline Stam* pure ou dans un peu d'eau.

La *Thuyaline Stam* se vend en flacons de 5 francs (*Cinq francs*); les trois flacons : 14 francs.

Observation : Pour les pays étrangers, la *Thuyaline Stam* est présentée sous forme d'*Extrait concentré*, ce qui permet l'expédition par la poste. Pour la manière de s'en servir et la dose à prendre, voir l'instruction sur l'étiquette.

2041. — THYM. Thymus vulgaris, famille des Labiées. — On l'emploie comme assaisonnement. Comme toutes les plantes de la famille des Labiées, le thym est employé en infusion dans les mauvaises digestions, les flatuosités, la leucorrhée, le catarrhe chronique du poumon; c'est un excitant et un antispasmodique qui peut rendre quelques services. Il fait partie des espèces aromatiques du Codex.

Le thym contient un principe actif, le *Thymol* ou *acide Thymique*.

2042. — THYMOL. Acide Thymique. — Peu soluble dans l'eau, soluble dans l'alcool, le thymol est un puissant antiputride et remplace avantageusement l'acide phénique. On l'a préconisé comme vermifuge.

FIG. 607. — Thym.

2043. — TILLEUL. Thé d'Europe, Tilia Europœa, famille des Tiliacées. — Les fleurs sont diurétiques, calmantes et antinerveuses. On les emploie souvent en infusion contre les digestions difficiles, les vertiges, les migraines, les lourdeurs de tête et les coliques. Les bains sont très utiles pour les personnes nerveuses et les enfants. L'eau distillée de tilleul sert à préparer des potions. L'infusion se fait avec 10 gr. de fleurs pour 1000 gr. d'eau.

2044. — TIROSINE. — Spécifique végétal au *Nymphœa alba* pour la guérison radicale de la terrible passion de boire, même à l'insu du buveur.

La *Tirosine* est garantie végétale et tout à fait inoffensive. Elle agit toujours et dégoûte sûrement le buveur en le corrigeant à jamais.

Mode d'emploi : Verser à l'insu du buveur une cuillerée à café de Tirosine, dans une boisson quelconque : bouillon, thé, café, bière, vin, etc., etc. Augmenter la dose pour en faire prendre 2 à 3 cuillerées à café dans la même journée.

La *Tirosine* se vend en flacons de 5 francs (*Cinq francs*); les trois flacons : 14 francs; les six flacons : 27 francs.

2045. — TISANES. — La tisane s'ordonne souvent aux malades, on la prépare ordinairement par *infusion*. On verse l'eau bouillante sur la

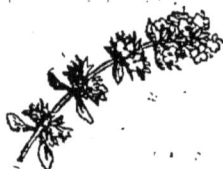

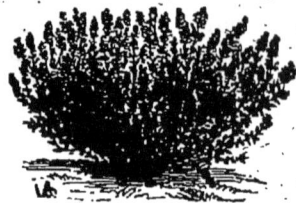

plante, on laisse infuser quelques minutes, on passe et on la boit chaude et sucrée. On prépare ainsi la tisane des fleurs et des substances aromatiques : absinthe, anis, badiane, fumeterre, menthe, mélisse, mauves, coquelicot, houblon, séné, tilleul, violette, oranger, etc. La tisane se prépare également par *décoction*, c'est-à-dire en faisant bouillir quelques minutes la plante lorsqu'on emploie la racine ; on prépare ainsi la tisane de chiendent, de lichen, de fruits pectoraux, d'orge. La tisane par *digestion*, se prépare en laissant la substance dans l'eau qu'on maintient chaude sur le feu mais *sans* la faire bouillir. On prépare ainsi la tisane de salsepareille et quelques autres racines. On doit toujours sucrer la tisane avec du miel, du sucre ou un sirop médicamenteux, on peut y ajouter du lait. Mais on doit s'interdire d'y ajouter du vin pour ne pas rendre la boisson indigeste et même nuisible.

3046. — TISANE ORIENTALE SOKER. — Diurétique et dépurative, cette tisane est indispensable pour laver l'organisme entier, éliminer les impuretés et dissiper les engorgements. Composée de *Bucco, Barosma crenulata*, et autres plantes diurétiques, elle est très efficace dans les affections de la vessie, cystite, gravelle, maladie des reins, le diabète, maladie du foie et toutes les affections des voies urinaires ; elle régularise les fonctions digestives, stimule l'action du foie et des reins, prévient sûrement les accidents du retour d'âge, et se trouve indiquée dans toutes les maladies nerveuses ; elle est aussi précieuse pour éliminer des urines tous les dépôts de sable, calculs, graviers, etc.

Mode d'emploi : La *Tisane Orientale Soker* se boit à n'importe quel moment de la journée, même en mangeant ; il faut en prendre trois à quatre tasses par jour. Pour chaque tasse de tisane, il faut une mesure ou une cuillerée à bouche de plantes. Pour la préparer, verser de l'eau bouillante sur les plantes, laisser infuser un quart d'heure à une douce chaleur, passer, sucrer et boire chaud ou froid.

La *Tisane Orientale Soker* se vend en boîtes de 2 fr. 50 (*Deux francs cinquante*) ; les trois boîtes : 7 francs ; les six boîtes : 13 francs.

TOILETTE. Les ablutions. — Indispensables pour la santé et la beauté, les ablutions du visage se feront deux fois par jour ; le matin en se levant et le soir en se couchant, et toujours à l'eau froide, parce que l'eau chaude ride facilement le visage et grossit la peau, tandis que l'eau froide fortifie, donne une fermeté aux chairs et a l'avantage d'habituer à supporter facilement les variations atmosphériques.

Mais l'eau seule est trop *dure* et trop *crue*. Elle nuit à la finesse de l'épiderme par les sels minéraux qu'elle contient toujours et peut favoriser les rougeurs.

Il est *indispensable* de l'adoucir avec la *Sève Janette* qui est une eau de toilette incomparable par son parfum exquis, sa douceur et le velouté qu'elle communique à l'eau. Voir l'article *Sève Janette*.

Le savon est indispensable pour la propreté. Il émulsionne les sécrétions grasses et assouplit l'épiderme, mais il faut éviter les savons du commerce qui irritent, donnent des inflammations, des gerçures, etc.

Nous conseillons le *Savon Janette* spécialement préparé avec des produits de premier choix et sans aucun excès d'alcali.

Pour sécher le visage après les ablutions, ne pas craindre de frictionner assez énergiquement avec la serviette; ce frottement fait disparaître toute raideur, fortifie les muscles et rend à la peau toute sa souplesse; lotionner ensuite le visage avec le *Lait Janette*, ou bien enduire avec une légère couche de *Crème Janette* et poudrer avec la *Poudre Janette*.

Quand le teint est trop pâle, ajouter dans l'eau des ablutions un filet de *Rouge Janette;* le résultat est des plus heureux. Pour les mains, les laver au savon; passer un peu de *Lait Janette* et les essuyer avec une serviette. Dans la journée on ne doit jamais savonner les mains, mais les frotter simplement avec du citron et laver à l'eau tiède.

Eviter l'usage de la glycérine, de la vaseline, de l'eau de Cologne et des alcools qui détruisent la fraîcheur du teint et la finesse de la peau.

TOILETTE INTIME. Soins intimes de la femme. — Les soins intimes doivent constituer une des principales occupations de la femme. La beauté aussi bien que la santé en dépendent. Le manque de fermeté et d'antisepsie dans les organes marque de faiblesse tout le corps. L'éclat des yeux est amoindri, le mouvement est moins gracieux, et le son de la voix est moins clair.

Pour les soins intimes nous conseillons le *Spyrol Leber*, produit antiseptique qui possède des qualités précieuses et qui, par son action astringente et antiseptique, donne la fermeté aux tissus, neutralise les sécrétions, empêche les démangeaisons et donne aux organes fraîcheur et santé. C'est le meilleur préservatif des maladies contagieuses et des maladies des femmes.

Mode d'emploi : Une cuillerée à bouche dans un litre d'eau chaude pour une injection ou lavage. Les injections se font deux fois par jour, le matin en se levant et le soir en se couchant. Voir *Spyrol*.

2047. — TOMATE. Lycopersicum, famille des Solanées. —On cultive cette plante dans les jardins pour ses beaux fruits rouges qu'on emploie comme condiment, lequel constitue un bon diurétique. Il a une saveur acide très agréable. Avec les feuilles, on prépare des cataplasmes émollients. On prépare avec la tomate une confiture assez agréable.

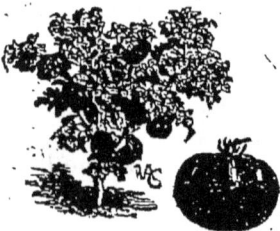

FIG. 608. — Tomates.

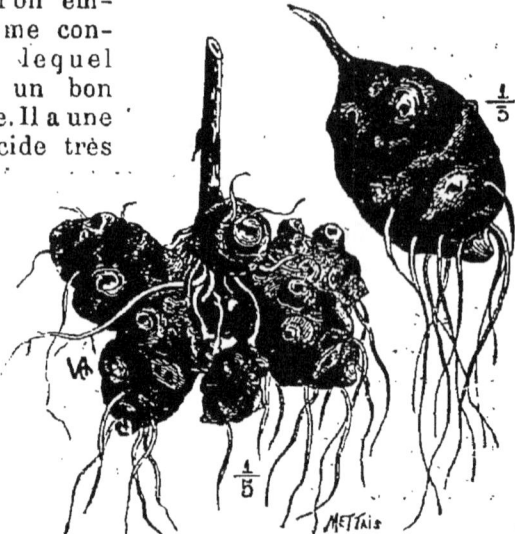

FIG. 609. — Topinambour.

2048. — TOPINAMBOUR. Hélianthus tuberosus, famille des Composées. — Les feuilles sont rudes au toucher; les fleurs sont grandes, jaunes. Les tubercules sont alimentaires, et possèdent un léger goût d'artichaut.

Ils sont diurétiques et peuvent rendre quelques services aux goutteux et rhumatisants. Les chevaux, les chèvres, les moutons, les vaches, recherchent ces tubercules avec avidité.

2049. — TOURNESOL. Grand soleil, Hélianthus annuus, famille des Synanthérées.—Ses fleurs peuvent atteindre jusqu'à 30 centimètres de diamètre ; les feuilles sont larges, dentelées ; la tige est haute, épaisse et dure. Les semences sont utilisées à l'alimentation des oiseaux de basse-cour et de volière. Les graines torréfiées sont employées dans quelques campagnes pour remplacer le café.

2050. — TRÈFLE D'EAU. Menyanthe, Menyanthes trifoliata, famille des Gentianées.—Les feuilles sont pétiolées et composées de trois folioles ovales, dentelées. Elle possède des propriétés toniques

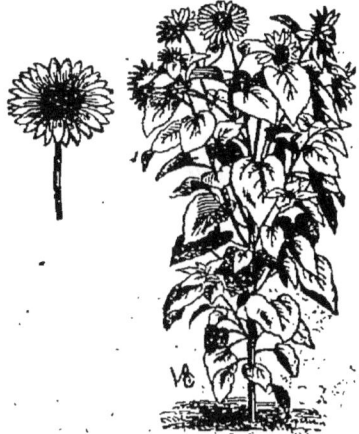

FIG. 610. — Tournesol.

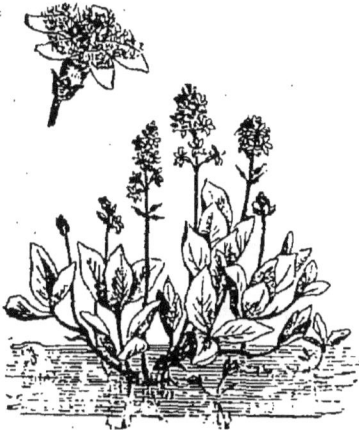

FIG. 611. — Trèfle d'eau.

et antiscorbutiques. Elle est très utile dans la scrofule, la goutte, la dyspepsie. On l'emploie également comme emménagogue et vermifuge. On emploie les feuilles et les fleurs en infusion à 20 gr. par 1000 gr. d'eau, mais il faut préférer la plante fraîche. Cette plante fait partie du sirop antiscorbutique.

TRINITRINE. — Voir *Nitroglycérine.*

2051. — TRIOGÈNE FOR. — Par le Maté, la Kola et le phosphate spécial qui en forment la base, le *Triogène For* est le réparateur idéal des forces chez les personnes âgées ou fatiguées par le travail et la maladie ; par le phosphate qu'il contient, c'est le reconstituant le plus énergique, le tonique le plus efficace, le régénérateur le plus puissant que l'on puisse formuler ; il apporte une modification très heureuse dans les éléments figurés du sang, il exerce une action physiologique considérable sur les actes chimiques de la vie en maintenant l'harmonie et en empêchant tout trouble pouvant amener un état morbide.

Apéritif, stomachique, antidyspeptique, le *Triogène For* est le tonique par excellence de toutes les maladies chroniques qui résultent de l'appauvrissement du sang et faiblesses générales.

Dans la convalescence, faiblesses, surmenages, épuisement, le *Triogène For* reconstitue les éléments, refait un sang nouveau et vigoureux et assure une santé florissante.

Il relève l'appétit, régularise les fonctions de l'estomac et rend l'assimilation plus facile et plus complète.

Réparateur du système nerveux, excitant du système musculaire, le *Triogène For* exerce une action directe et bienfaisante sur les tissus ostéo-musculaires et fournit au sang les principes nécessaires à la nutrition des organes.

Le *Triogène For* guérit l'anémie, la chlorose, les pâles couleurs, la débilité, la neurasthénie, favorise le développement de la croissance, augmente la circulation et les forces musculaires.

Le *Triogène For* ne fatigue pas l'estomac, ne constipe pas. Il est très bien supporté par les personnes les plus délicates. C'est le véritable reconstituant des neurasthéniques, parce qu'il fournit à nos cellules l'*élément vital* et retarde le *phénomène d'autophagie* qui est la cause de la vieillesse.

En quelques jours, sous son influence, l'appétit revient, le visage et les lèvres reprennent leur coloration normale.

Le *Triogène For* peut être employé pendant très longtemps, son usage augmentera toujours les forces vitales.

Le *Triogène For* est sous forme de granulés et se prend à la dose de deux cuillerées à café dans un peu d'eau après chaque repas.

Le *Triogène For* se vend en flacons de 4 francs (*Quatre francs*); les trois flacons : 11 francs; les six flacons : 21 francs.

Le *Triogène For* peut être alterné avec le *Vin Galar*.

2052. — TROÈNE. Ligustrum vulgare, famille des Oléacées. — Les baies qui sont rouge violacé servent à colorer le vin. Les fruits sont astringents et on les emploie dans la diarrhée, la dysenterie et les hémorragies.

2053. — TURBITH. Turbith végétal. Ipomea turpethum, famille des Convolvulacées. — On emploie la racine qui est un purgatif drastique; entre dans la préparation de l'eau-de-vie allemande.

2054. — TURBITH MINÉRAL. Précipité jaune. — C'est un sous-sulfate de mercure qu'on emploie comme antiherpétique. On prépare des pommades antidartreuses, à la dose de 1 gr. pour 30 gr. d'axonge. A l'intérieur, le turbith minéral est un violent émétique et purgatif inusité dans la médecine humaine, mais qu'on emploie quelquefois dans la médecine vétérinaire. Le **Turbith nitreux** est un sous-nitrate de mercure qui est employé comme résolutif et antiherpétique. On prépare une pommade contre les pellicules, avec 1 gramme de turbith nitreux pour 40 grammes d'axonge.

2055. — TUSSILAGE. Pas-d'âne, Herbe de Saint-Quirin. Tussilago Farfara, famille des Composées. — La tige est simple, couverte de duvet et garnie d'écailles, elle porte une fleur solitaire d'un jaune doré, les feuilles sont en forme de cœur et dentées, portées sur un court pétiole. On emploie les feuilles et les fleurs comme adoucissant

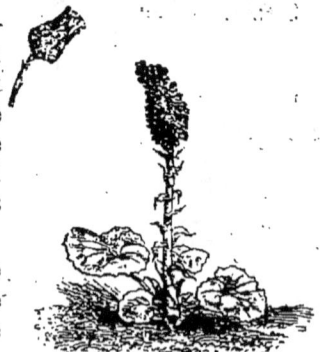

FIG. 612. — Tussilage.

et pectoral dans les catarrhes, les affections de la poitrine et du poumon et contre le rhume. On prépare la tisane avec 10 grammes de fleurs par litre d'eau. Elles font partie des quatre fleurs pectorales.

U

2056. — ULMAIRE. Reine des prés, Vignette, Herbe aux abeilles.
Spirea ulmaria, famille des Rosacées. — La racine est grosse, noirâtre ; les feuilles sont grandes, les fleurs sont petites et nombreuses. On emploie les fleurs comme tonique, anticatarrhal, sudorifique et diurétique. On les administre en infusion à 10 gr. par litre d'eau dans la goutte, la gravelle, la pierre, les rhumatismes et les refroidissements.

2057. — UVA-URSI. Busserole. Arbutus Uva-Ursi, famille des Ericinées. On emploie l'infusion des feuilles comme astringent et diurétique dans les maladies des voies urinaires, à la dose de 2 à 4 tasses par jour. Elle se prépare avec 10 gr. de plante par 1000 grammes d'eau.

V

2058. — VALÉRIANE. Valériane sauvage, Herbe de Saint-Georges.
Valeriana officinalis, famille des Valérianées. — Sa tige est haute, cylindrique, fistuleuse ; les feuilles sont opposées, les fleurs blanches, jaunâtres, bleues et très souvent rouges. On emploie la racine qui est inodore à l'état frais, mais qui acquiert une odeur forte, spéciale par la dessiccation. On la prescrit comme antispasmodique et calmant antinerveux en infusion à 10 ou 20 gr. par litre dans les névralgies, hystérie, épilepsie, danse de Saint-Guy, spasmes, vapeurs. On la préconise comme vermifuge et fébrifuge. Le principe actif, l'*acide valérianique*, est employé comme antispasmodique sous forme de valérianate de zinc et de valérianate d'ammoniaque.

Pilules antispasmodiques.
Extrait de valériane............ 4 gr.
Camphre..................... 1 —
Poudre de valériane, quantité suffisante pour faire 40 pilules, 4 par jour.

Pilules antihystériques.
Valériane en poudre....... 8 gr.
Asa fœtida............... 4 —
Faire des pilules de....... 20 centigr.
2 à 4 par jour.

Potion antispasmodique.
Infusion de valériane........ 120 gr.
Eau de mélisse............. 10 —
Par cuillerée à bouche toutes les heures.

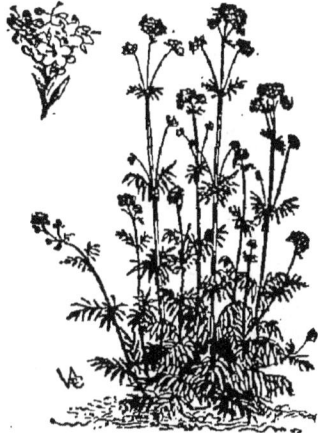

FIG. 613. — Valériane.

Pilules antispasmodiques.
Valérianate de zinc.... 1 gr. 50 cent.
Asa fœtida........... 4 gr.
Extrait de gentiane.... 2 —
Pour 40 pilules, 4 à 6 par jour.

2059. — VALÉRIANATE D'AMMONIAQUE. — On le prescrit comme antinévralgique et antispasmodique, à la dose de 5 à 50 centigr. en potion, pilules ou lavements.

Pilules de valérianate d'ammoniaque.
Valérianate d'ammoniaque...... 1 gr.
Extrait de valériane........... 1 —
Poudre de valériane........... 1 —

En 40 pilules, 2 à 4 par jour.

Valérianate d'ammoniaque liquide.
Acide valérianique............. 3 gr.
Carbonate d'ammoniaque : quantité suffisante pour saturer, ajouter ensuite :
Extrait de valériane........... 2 gr.
Eau......................... 95 —
Dose : 2 à 4 cuillerées à café par jour.

2060. — VALÉRIANATE DE CAFÉINE. — Même dose et propriétés que la caféine.

2061. — VALÉRIANATE DE FER. — Antispasmodique, s'ordonne à la dose de 40 à 50 centigr.

2062. — VALÉRIANATE DE QUININE. — S'ordonne comme antinévralgique à la dose de 30 centigr. a 1 gramme.

2063. — VALÉRIANATE DE ZINC. — S'ordonne à la dose de 10 à 40 centigr. comme antinévralgique.

2064. — VANILLE. Vanilla aromatica, famille des Orchidées. — On emploie le fruit, qui contient un principe odorant, la *vanilline*, comme excitant, aphrodisiaque. On prépare du sucre vanillé qu'on donne à la dose de 2 à 8 grammes.

Potion stimulante.		*Poudre stimulante.*	
Teinture de vanille	10 gr.	Sucre vanillé	50 gr.
Teinture de cannelle	10 —	Cannelle en poudre	10 —
Vin de Malaga	100 —	Muscade	10 —
Sirop d'écorces d'oranges	50 —	En 20 paquets; 2 à 4 paquets par jour.	
A prendre en 3 ou 4 fois.			

2065. — VASELINE. Pétroléine. — C'est un mélange d'huiles lourdes et qui constitue le résidu de la distillation du pétrole. On le décolore en le filtrant à chaud sur du noir animal. La vaseline est jaune, blanche ou rouge. On y ajoute de la cire pour la rendre plus ferme. La vaseline sert pour préparer des pommades et offre l'avantage de ne pas rancir comme l'axonge. Elle est neutre, sans odeur, et ne s'altère pas. L'huile de vaseline est la vaseline liquide à la température ordinaire.

2066. — VÉLAR. Herbe aux chantres, Moutarde des haies. *Sisymbrium officinale*, famille des Crucifères. — Sa tige est verte, rougeâtre, rude au toucher; les feuilles sont larges, d'un vert bleuâtre; les fleurs sont jaunes, très petites, disposées en épis. On emploie les feuilles et la plante fleurie, comme stimulant béchique, antiscorbutique et résolutif en tisane à 10 gr. de feuilles par 1000 gr. d'eau. On prépare un sirop qu'on ordonne à la dose de 30 à 60 gr. par jour dans les bronchites chroniques, les enrouements et l'extinction de voix. La racine de vélar possède les mêmes propriétés que celles du raifort.

2067. — VERMICULAIRE. — Petite Joubarbe, poivre de muraille, pain d'oiseau, Herbe Saint-Jean, Sedum âcre, famille des Crassulacées. — La tige est un peu rampante, sans rameau, les feuilles sont ovales, épaisses, verdâtres ou rougeâtres;

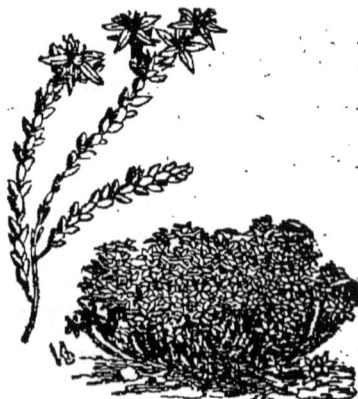

Fig. 614. — Vermiculaire.

les fleurs sont petites, jaunes et disposées en corymbes terminaux. Cette plante est trop active et doit être employée avec prudence. On a préconisé la feuille en poudre à la dose de 50 centig. dans le traitement de l'épilepsie et contre les maladies nerveuses.

Il ne faut pas confondre la vermiculaire ou petite Joubarbe avec la Joubarbe, *Sempervivum tectorum*, qui se trouve décrite plus haut.

2068. — VÉRONIQUE OFFICINALE, Herbe aux ladres, Thé d'Europe, Veronica officinalis, famille des Scrofulariées. — La tige ronde est rampante, les feuilles sont opposées, velues, ovales et rudes au toucher, les bords sont dentés, les fleurs forment des grappes axillaires. Cette plante est inodore lorsqu'elle est fraîche, mais devient aromatique par la dessiccation. On emploie les sommités fleuries comme amer aromatique et excitant en tisane à 10 ou 20 grammes de plante par 1000 grammes d'eau, dans les digestions laborieuses, les migraines, les maux de tête, les coliques. On l'a préconisée dans la goutte, la gravelle, la jaunisse et le rhume.

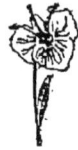

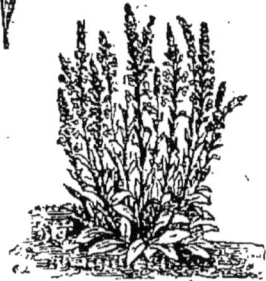

Fig. 615.
Véronique officinale.

2069. — VERVEINE COMMUNE, Herbe sacrée, Herbe du sang, Guérit tout, Verbena officinalis, famille des Verbénacées. — La tige est triangulaire et cannelée, les feuilles sont profondément découpées, les fleurs sont disposées en épis terminaux. On emploie les feuilles comme excitant stomachique en tisane à 10 grammes par litre d'eau. La *Verveine bleue*, Verbena hastata, passe pour être sudorifique. On emploie la racine.

2070. — VÉSICATOIRE. — Le vésicatoire est un *emplâtre* aux *cantharides* qu'on applique sur la peau pour produire un effet révulsif. Sous son influence la peau se soulève, il se forme une ampoule qui contient un liquide jaunâtre, la *sérosité*. Ordinairement on laisse un vésicatoire de six à huit heures. Après l'avoir enlevé on perce les cloches avec une épingle pour permettre à la sérosité de s'écouler, on applique un pansement avec du cérat et du papier brouillard et on couvre avec du linge; en quelques jours la plaie est sèche. A côté de ce vésicatoire qui est dit *vésicatoire volant*, on faisait, dans le temps, usage d'un *vésicatoire permanent*. A cet effet, au lieu de sécher la place avec du cérat, on enlevait le vésicatoire, mais on entretenait son effet par la *pommade épispastique*. Toutes ces pratiques sont abandonnées et l'usage du vésicatoire devient de plus en plus rare. La cantharide d'un vésicatoire agit souvent sur la vessie et provoque une inflammation.

2071. — VIANDE CRUE. — Choisir la viande de mouton ou de cheval. On racle la surface avec un couteau mousse pour obtenir une pulpe qu'on écrase dans un mortier et on passe à travers un tamis. On obtient ainsi une pâte sans grumeaux. Se prépare au moment du repas. La viande crue a une action reconstituante et microbienne; en cas de diarrhée on la remplace par le *jus de viande*. (Voir ce mot.) La viande crue se donne à la dose de 100 à 200 grammes entre les repas et aux repas.

2072. — VIBURNUM PRUNIFOLIUM, famille des Caprifoliacées. — On emploie l'écorce du tronc qui contient un principe actif, la *Viburnine*. Se prescrit comme tonique du système nerveux et contre la dysménorrhée. On emploie l'extrait fluide qui représente son poids de plante à la dose de 20 à 50 gouttes en trois fois.

2073. — VIBURNINE GALAR. — A l'approche ou pendant les époques, plusieurs dames éprouvent des douleurs dans le bas-ventre, des maux de reins et des maux de tête. Chez quelques personnes les douleurs sont tellement fortes qu'elles sont obligées de prendre du repos pendant toute la durée des époques.

Ces irrégularités donnent au visage des boutons et des rougeurs, amènent vite l'âge critique avec ses affections, et surtout l'obésité, qui déforme la femme et détruit ses charmes. Les retards ont donc une influence fâcheuse sur la santé et la beauté de la femme.

Pour rendre les époques régulières et favoriser le cours du sang, le meilleur moyen consiste à prendre la *Viburnine Galar*. Emménagogue, très efficace et tout à fait inoffensive, la *Viburnine Galar* rend les époques régulières, empêche tout retard et favorise le cours du sang. La *Viburnine Galar* est indispensable dans la menstruation difficile ou l'absence des règles, pour combattre l'aménorrhée et la dysménorrhée, et supprimer les douleurs au moment des époques.

La *Viburnine Galar* contient les principes actifs des *Viburnum Prunifolium*, *Senecio vulgaris* et autres plantes expérimentées avec succès contre les menstruations irrégulières, les accidents de l'âge critique.

Mode d'emploi : La *Viburnine Galar* se prend matin et soir dans une tisane ou dans un peu d'eau sucrée. Dans les retards menstruels, on prendra la *Viburnine Galar* à la dose de 2 à 4 cuillerées à café par jour, jusqu'à ce que les règles réapparaissent. Pour les jeunes filles non réglées, on fait donner 2 cuillerées à café par jour pendant 6 à 7 jours, le premier mois.

Reprendre le traitement le mois suivant, au moment où quelques douleurs apparaissent au bas-ventre et font présumer le moment des époques.

Dans la dysménorrhée ou règles difficiles, on prendra la *Viburnine Galar* dans la semaine qui précède les époques et l'on continuera jusqu'à ce que les douleurs cessent.

Il va sans dire que si la suppression des règles *peut faire supposer un commencement de grossesse, on ne doit pas employer ce médicament,* parce que la *Viburnine Galar* est contraire à l'aménorrhée due à la conception.

La *Viburnine Galar* est le dépuratif féminin par excellence. Son usage épure l'organisme, conserve au teint sa fraîcheur et préserve des affections de l'âge critique.

La *Viburnine Galar* se vend en flacons de 5 francs (*Cinq francs*) ; les trois flacons : 14 francs.

Observation : Pour les pays étrangers, la *Viburnine Galar* est présentée sous forme d'*Extrait concentré*, ce qui permet l'expédition par la poste. Pour la manière de s'en servir et la dose à prendre, voir l'instruction sur l'étiquette.

2074. — VIGNE, Vitis vinifera, arbrisseau de la famille des Vinifères. — Le fruit de cette plante est le *raisin* dont le suc fermenté fournit le *vin*. Le raisin est rafraîchissant et laxatif, on l'ordonne dans les maladies inflammatoires, les engorgements du foie et de la rate, la gastrite, l'entérite et la constipation. Le raisin sec fait partie des fruits pectoraux. Avec le raisin on prépare une décoction assez efficace contre la toux et les affections de la poitrine. En faisant cuire du jus de raisin 30 gr., avec du beurre 25 grammes, cire jaune 12 grammes et 10 grammes d'orcanette, on obtient une pommade qui, après avoir été passée à travers un linge fin, constitue une excellente pommade pour les lèvres. L'infusion des feuilles de vigne est diurétique et astringente. On l'ordonne dans la dysenterie, la diarrhée, les rétentions d'urine, la goutte, la jaunisse. Le raisin a été conseillé comme *cure* dans la gravelle, la goutte, les maladies du rein et la constipation.

Accidents : Le raisin sulfaté peut occasionner un empoisonnement par le sel de cuivre avec lequel a été arrosée la vigne. On doit laver le raisin dans beaucoup d'eau avant de le manger.

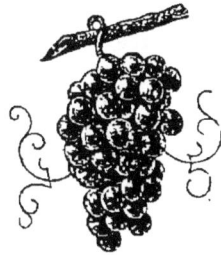

FIG. 616.

Grappe de raisin.

2075. — VIGOLINE KAL, contre l'impuissance. — Sous forme de pilules, ce médicament absolument végétal agit à tout âge et quelle que soit la cause qui ait produit la faiblesse de l'organe. Réellement efficace et sans aucun danger pour la santé, régénératrice du système nerveux, la *Vigoline Kal*, à base de *Yohimbine*, principe actif d'écorce de *Yohembéhé*, fait disparaître l'impuissance en fort peu de temps ; le résultat est certain.

La dose est de 4 à 6 pilules par jour au moment des repas.

La *Vigoline Kal* se vend en flacons de 50 pilules du prix de 6 francs (*Six francs*); les trois flacons : 17 francs.

2076. — VINS. — Le vin renferme de l'eau, de l'alcool, de la glycérine, du tannin, des tartrates, des sels, des éthers et des essences. Il peut contenir de 7 à 16 pour cent d'alcool; le *vin rouge* contient du tannin, le *vin blanc* est diurétique et contient des tartrates. On doit toujours l'étendre de beaucoup d'eau. L'usage journalier du vin rend l'individu *alcoolique*. Il ne faut pas s'imaginer que devient alcoolique seulement celui qui s'enivre. On devient sûrement alcoolique en buvant beaucoup de vin, en prenant des apéritifs, des petits verres sans avoir jamais été ivre à perdre la raison. Or un alcoolique est un homme usé, l'alcool détruit en lui toute la force de résistance et s'il est atteint d'une maladie grave, sa résistance est devenue trop faible pour qu'il la supporte. Voir *Alcoolisme*.

On emploie en médecine le vin de Bordeaux, de Malaga, de Lunel, de Madère et les vins blancs. On prépare les vins médicinaux en faisant macérer les substances dans le vin pendant dix à quinze jours en ayant soin d'agiter de temps en temps, après on filtre. On prépare ainsi le vin de coca, de kola, de quinquina, de gentiane. La dose est de 50 à 60 grammes de plantes pour un litre de vin. Les vins médicinaux sont des médicaments qui irritent l'estomac et au lieu de fortifier l'organisme on absorbe des liquides alcoolisés qui ne conviennent pas à tous les malades. On prescrit maintenant les mêmes médicaments en granulés qui agissent mieux et ne fatiguent pas l'estomac. C'est pourquoi nous conseillons aux malades de prendre le *Triogène For* qui est la meilleure préparation tonique sous forme de granulés; on peut l'alterner avec le *Vin Galar* qui possède les mêmes propriétés toniques et reconstituantes.

2077. — VIN GALAR. — Le plus agréable et le plus efficace des toniques. Il active les forces cérébrales, donne de l'énergie au système musculaire et décuple la résistance. Par sa composition savante et son excipient spécial, le *Vin Galar* à l'extrait de maté phosphaté est le vrai tonique et régénérateur qui donne force, vigueur et santé florissante. Il est souverain et d'une efficacité remarquable dans tout état de langueur, d'amaigrissement et d'épuisement du système nerveux, dans l'anémie, la chlorose, neurasthénie, faiblesse, débilité, convalescence.

Le *Vin Galar* peut être alterné ou remplacé par le *Triogène For* qui possède les mêmes propriétés.

Mode d'emploi. — Le *Vin Galar* se prend à la dose d'un petit verre à madère à la fin de chaque repas et dans la journée.

Le *Vin Galar* se vend en bouteilles de 5 francs (*Cinq francs*); les trois bouteilles: 14 francs; les six bouteilles : 27 francs.

2078. — VIOLETTE ODORANTE, Viola odorata, famille des Violariées. — Ses feuilles sont pétiolées, les fleurs sont composées de cinq sépales soudés à la base et de cinq pétales. On emploie la fleur comme pectoral calmant contre le rhume, la toux, la bronchite. Elle fait partie des *Fleurs pectorales.* On l'a préconisée dans la rougeole, la scarlatine, les fièvres éruptives. Le sirop de violette est laxatif, on le donne aux enfants par cuillerées à café. Il se prépare en faisant fondre dans un bain-marie d'étain 180 gr. de sucre avec 100 gr. d'une infusion de violette à 15 grammes par 100 grammes.

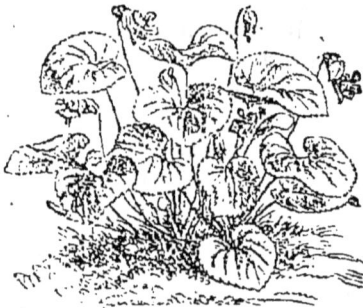

Fig. 617. — Violette odorante.

La racine de violette est vomitive et peut remplacer l'ipécacuanha.

2079. — VIPÉRINE, Langue d'oie, Herbe aux vipères, Echium vulgare, famille des Borraginées. — On la cultive dans les jardins pour ses belles fleurs blanches aux corolles irrégulières. On emploie la tige fleurie, qui possède des propriétés émollientes et béchiques, dans les maladies inflammatoires.

2080. — VOMITIFS. — Les vomitifs sont défendus aux personnes atteintes de hernie, d'une maladie de cœur, d'anévrisme, de gastrite et pendant la grossesse. On ne doit pas faire vomir les enfants trop jeunes.

2081. — YOHIMBINE. — C'est un principe actif qu'on retire de l'écorce de Yohembéhé et qui a été préconisé contre l'impuissance. Son action érectile sur les organes génitaux est assez prononcée et réelle. On doit employer la yohimbine pure si on veut obtenir un bon résultat et éviter les falsifications ou substitutions nombreuses auxquelles peut donner lieu son prix assez élevé. La *Vigoline Kal* contient la yohimbine pure.

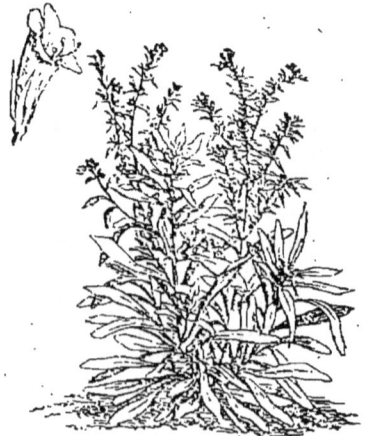

Fig. 618. — Vipérine.

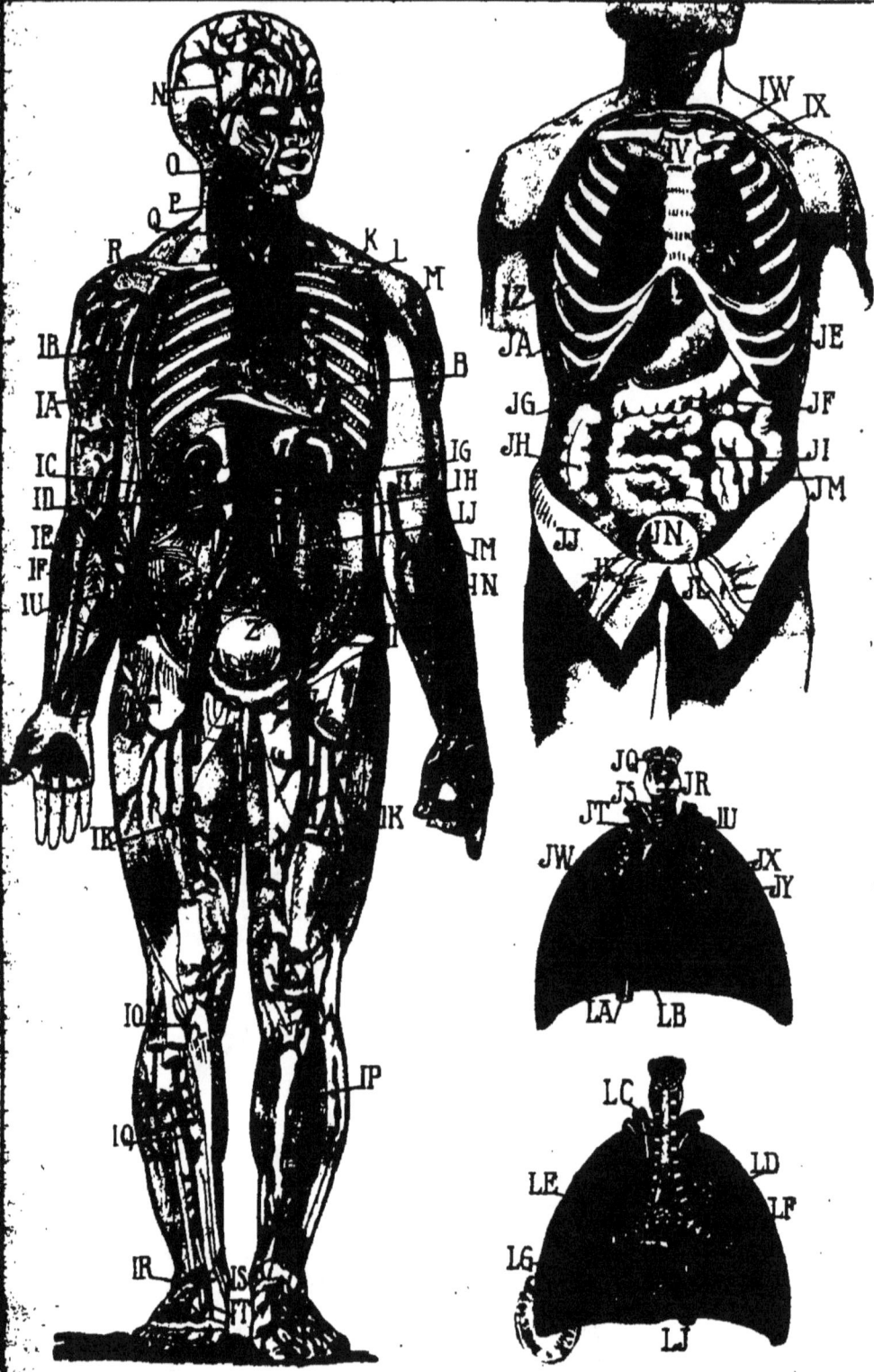

N O P Q R
K L M
B
IR IA IC ID IE IF IU
IG IH IJ IM IN
IK

IW IX
IV
IZ
JA JE
JG JF
JH JI
JM
JJ JN JL

JQ JR
JT JS IU
JW JX JY
LA LB

LC
LE LD LF
LG LJ

IO
IP
IQ
IR IS IT

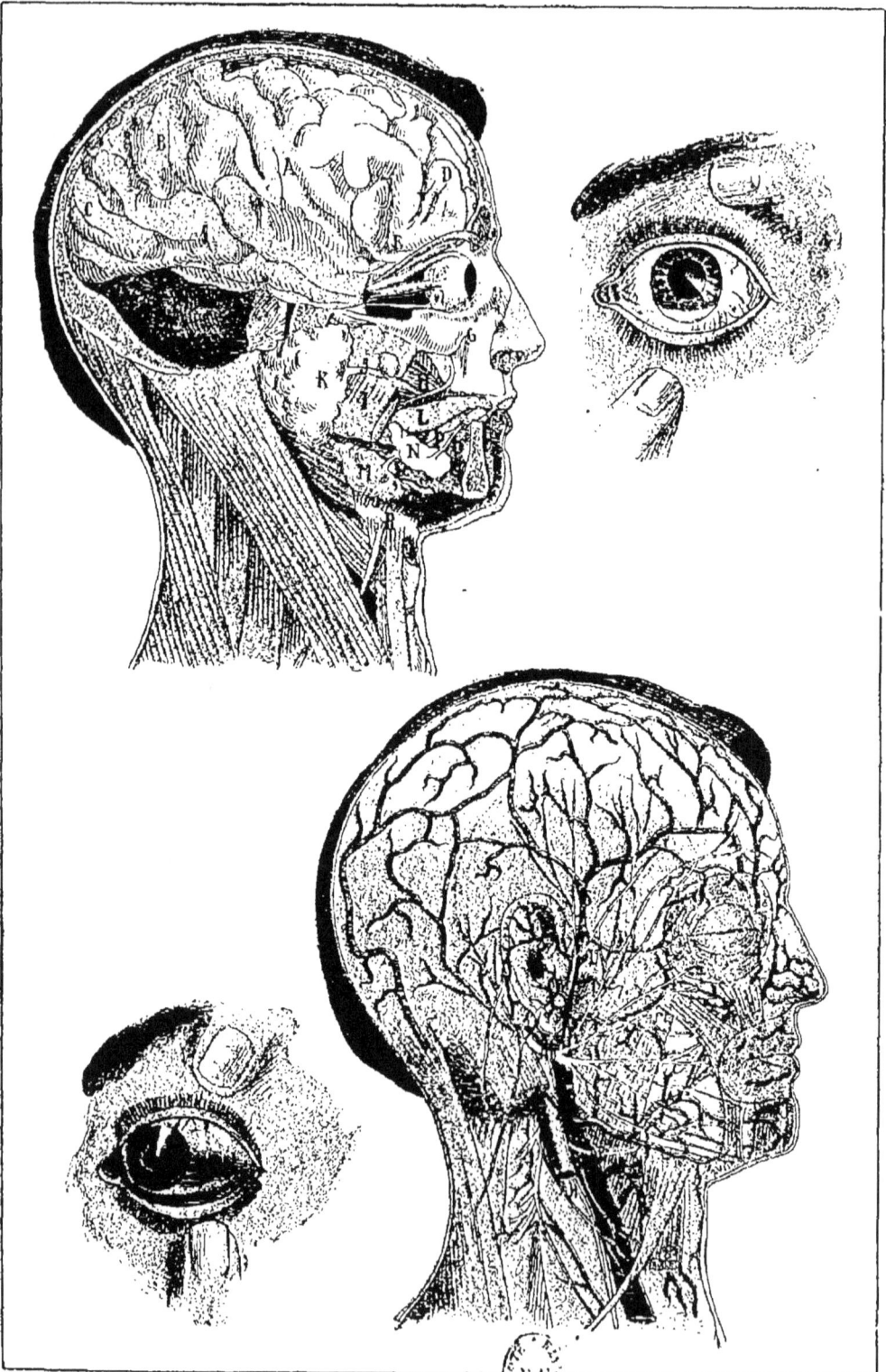

Pour la légende ou explications voir page 637.

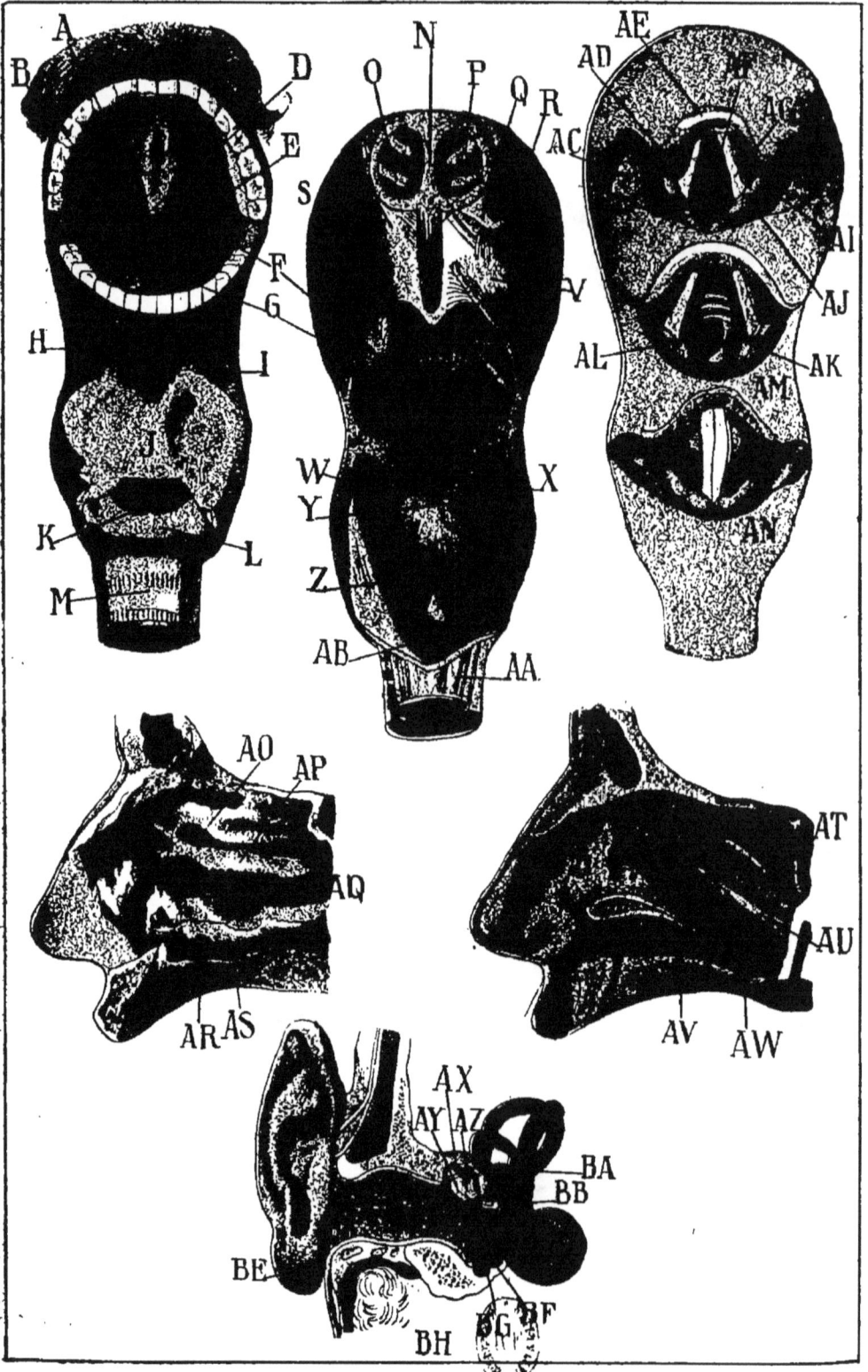

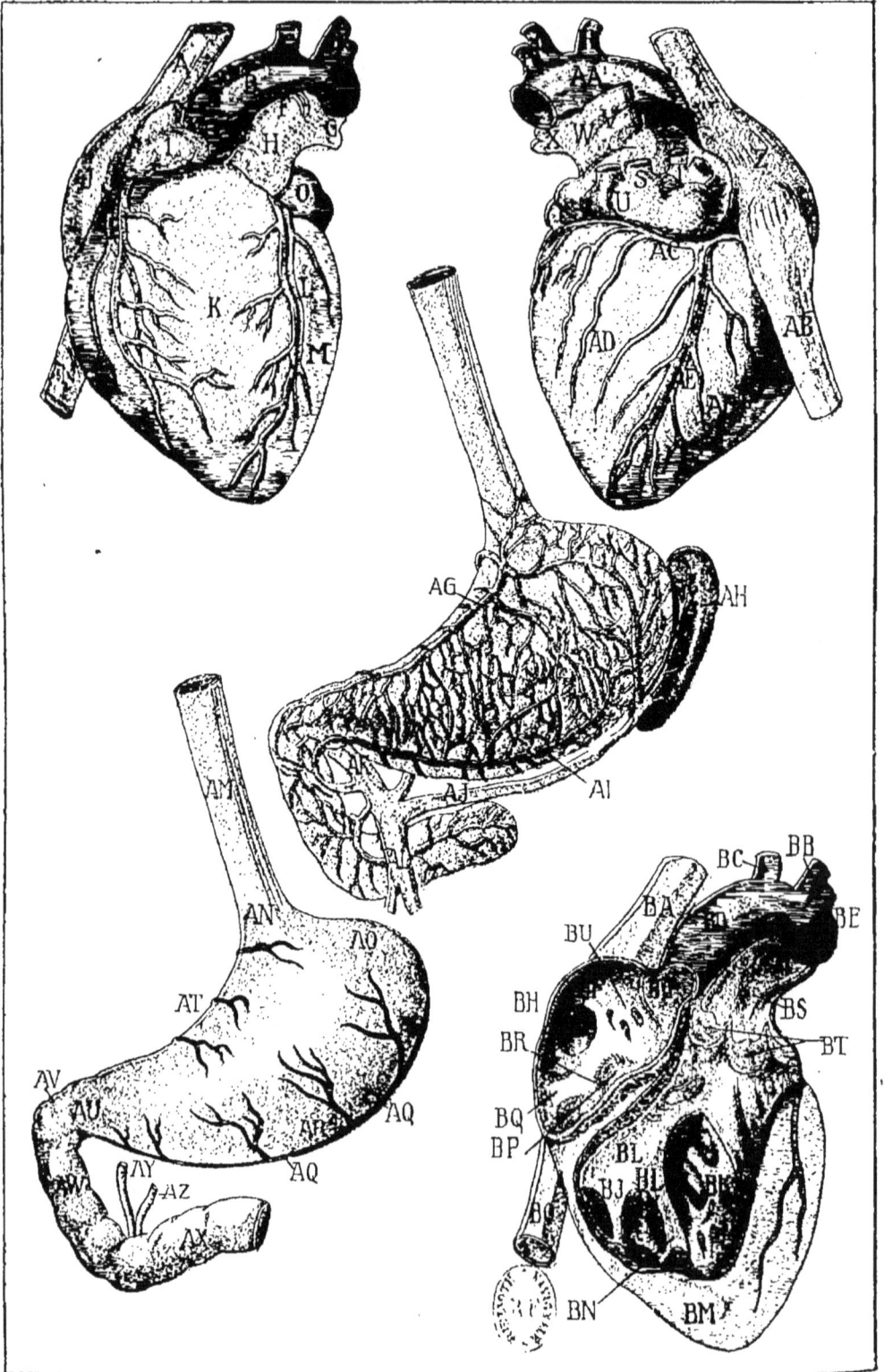

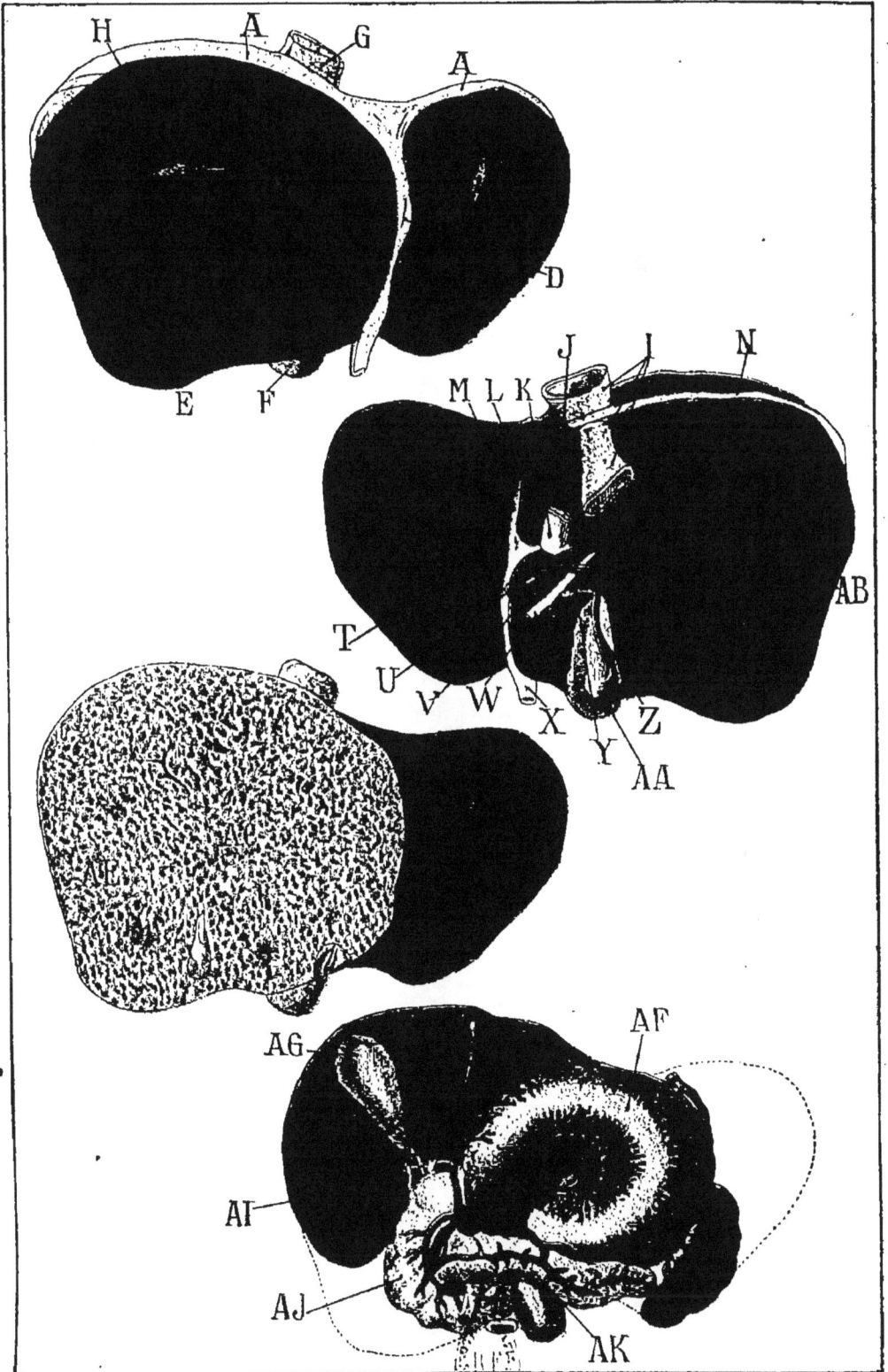

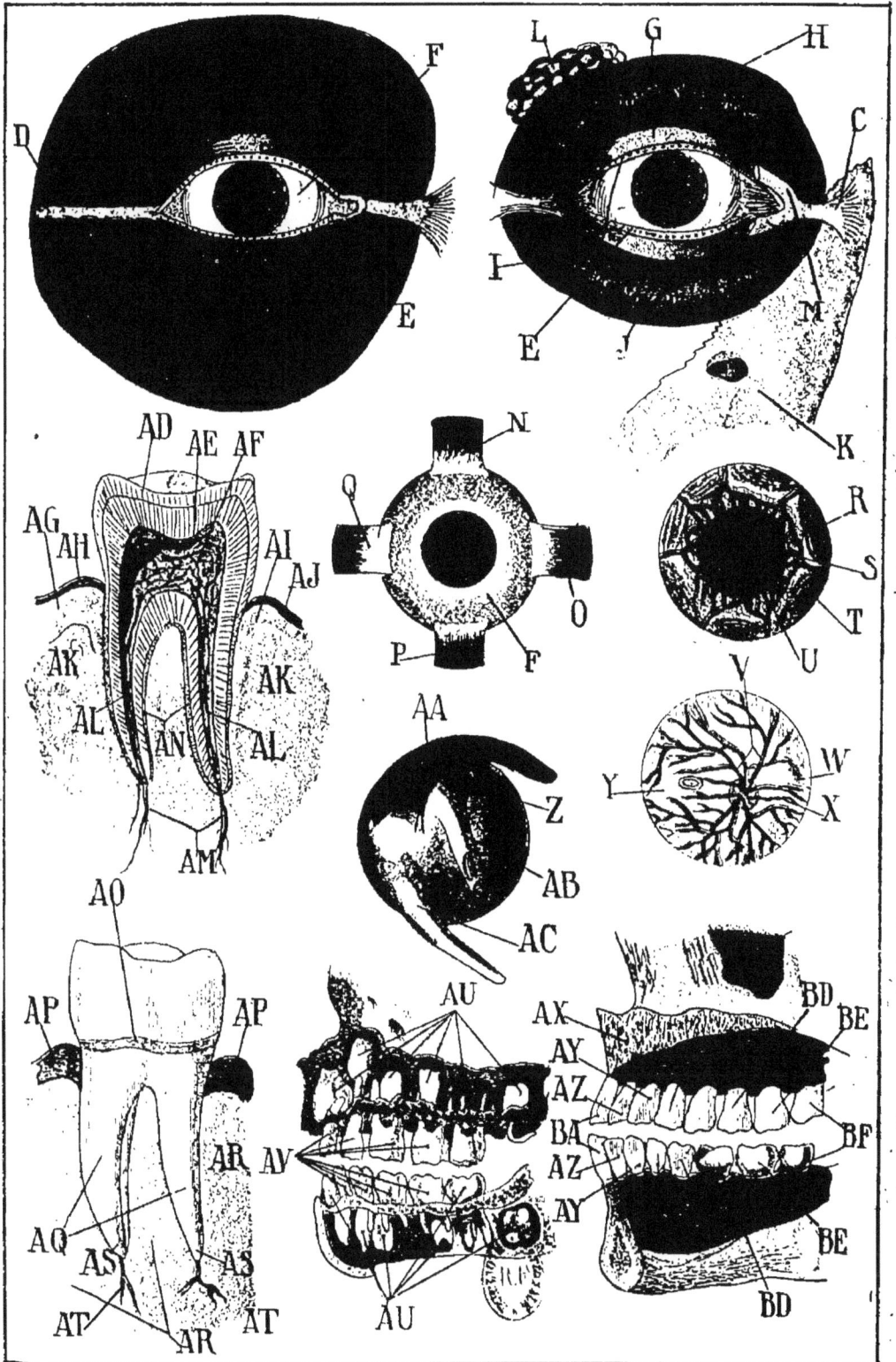

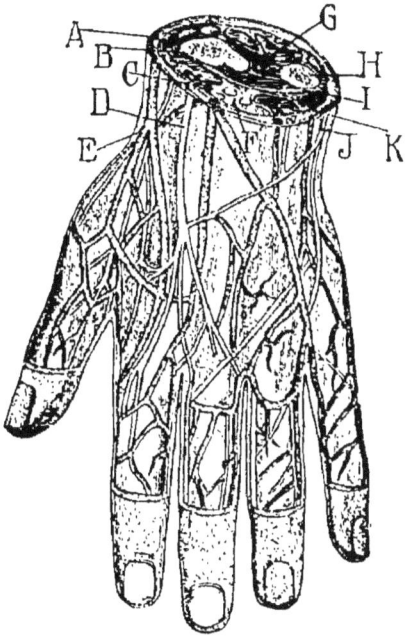

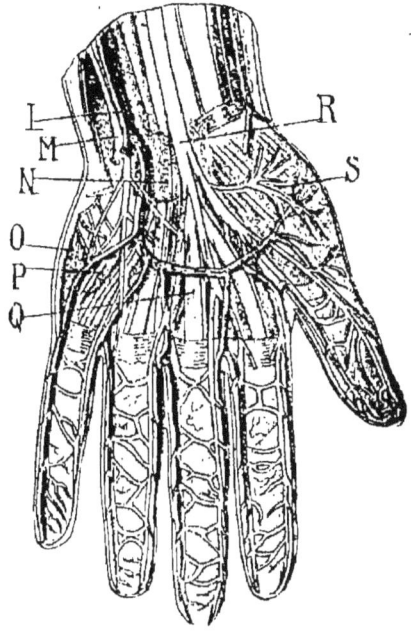

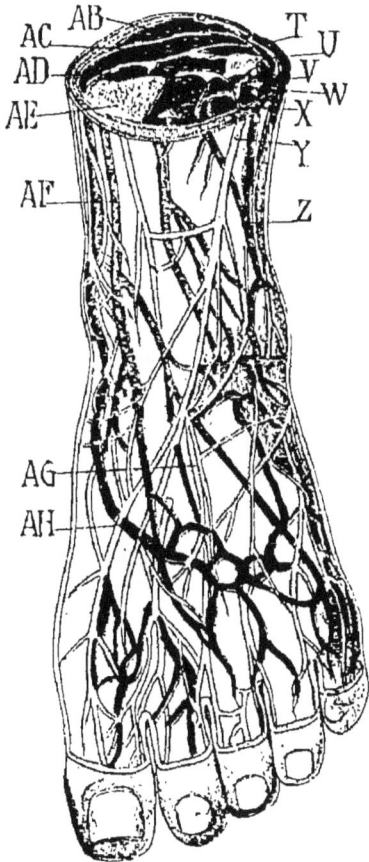

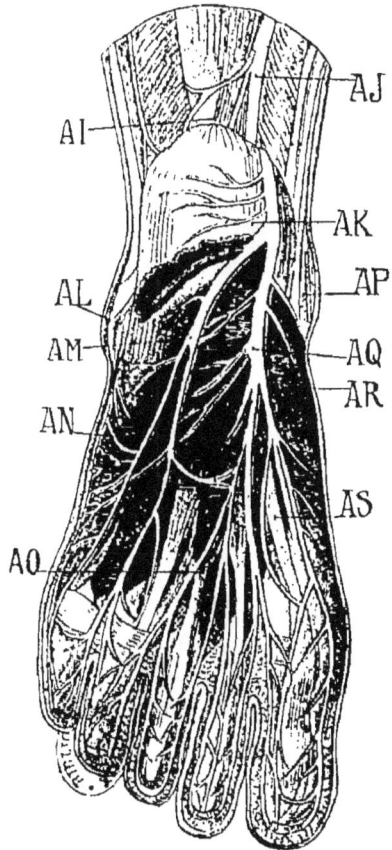

Pour la légende ou explications voir page 610.

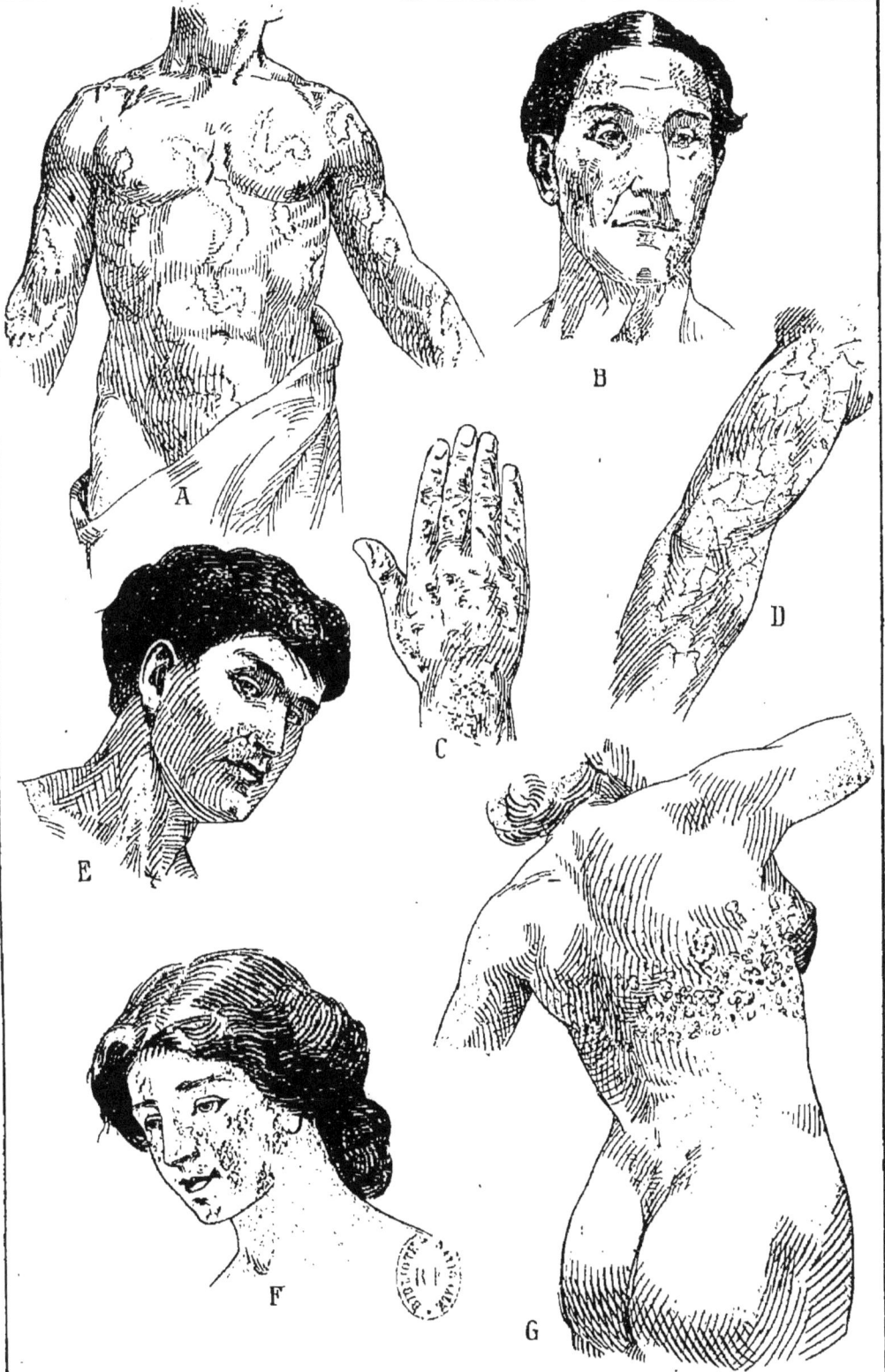

A

B

C

D

E

F

G

Pour la légende ou explications voir page 640.

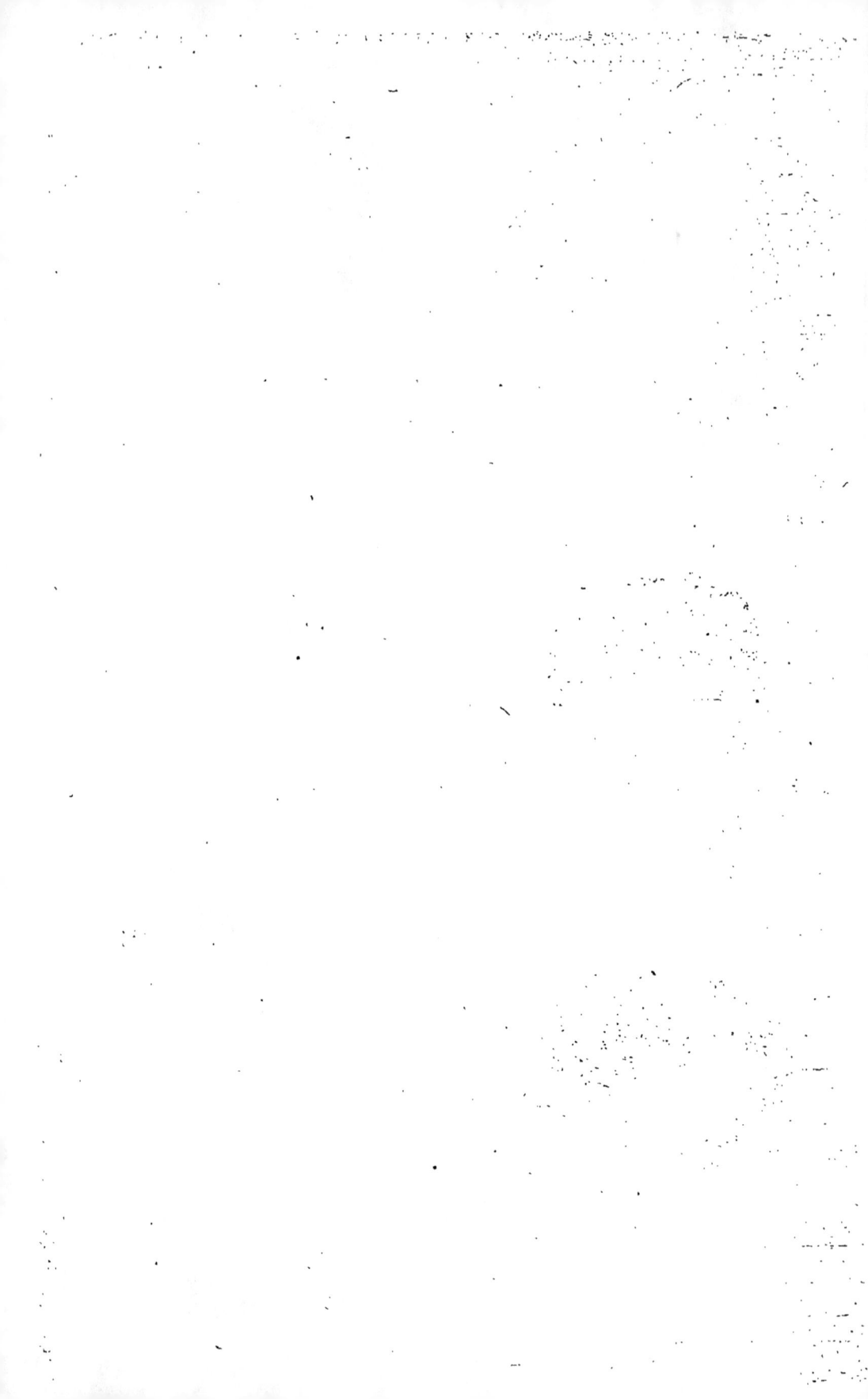

Instructions et Renseignements
très importants

Tous les médicaments spéciaux indiqués dans ce livre se trouvent à la *Grande Pharmacie du Globe, 19, boulevard Bonne-Nouvelle, Paris* (Anciennes Pharmacies Richelieu et Vivienne réunies), qui les *expédie franco de port et d'emballage* pour toute la *France*, contre mandat-poste, si la commande est de 10 francs et au-dessus. Pour une commande qui n'atteint pas la somme de 10 francs, il faut ajouter 0 fr. 75 pour le port et les frais d'emballage. On peut également demander ces produits dans toutes les pharmacies, mais il faut refuser toute substitution ou toute imitation frauduleuse, qui ne sauraient avoir les mêmes vertus curatives que les *véritables produits de la Médecine Végétale*.

Pour éviter la fraude et les contrefaçons, il faut s'assurer que l'étiquette de chaque médicament spécial de la méthode la " Médecine Végétale "

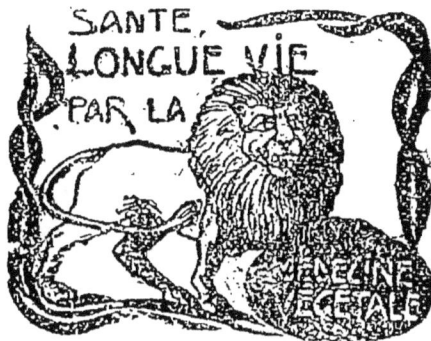

Exiger

cette

MARQUE

déposée

Exiger

cette

MARQUE

déposée

porte bien la marque de fabrique ci-contre et le nom du préparateur : Narodetzki, pharmacien de 1re classe, 19, boulevard Bonne-Nouvelle, Paris.

L'expédition se fait également contre remboursement, mais pour la *France seulement;* dans ce cas, les frais de remboursement sont à la charge du client.

Pour les *Pays étrangers* et les *Colonies*, il faut ajouter pour le port (quel que soit le nombre d'articles commandés) 1 franc pour l'Algérie et Tunisie; — 1 fr. 50 pour les pays étrangers de l'Europe; — 3 francs pour l'Amérique; — 3 fr. 50 pour les autres colonies françaises et étrangères. Il n'est pas fait d'expédition contre remboursement pour l'Etranger et colonies françaises; chaque commande doit être accompagnée de son montant en *mandat-poste* ou *chèque payable à Paris*.

Toutes commandes, lettres, mandats, chèques, demandes de renseignements, etc., etc., doivent être adressés au nom de M. Narodetzki, *19, boulevard Bonne-Nouvelle, Paris;* ou bien, si l'on préfère, à *M. le Directeur de la Grande Pharmacie du Globe*, 19, boulevard Bonne-Nouvelle, Paris.

Les envois sont faits discrètement et aucun nom n'est livré à la publicité.

A toute demande de renseignements, il est répondu par retour du courrier.

Les prix de tous les médicaments spéciaux de la Médecine Végétale, cités dans ce livre, se trouvent indiqués aux articles qui concernent ces médicaments spéciaux. Voir la troisième partie de l'ouvrage, à partir de la **page 641** et par ordre alphabétique. Exemple : *Dépuratif Parnel* dans la lettre **D**, *Elixir Spark* dans la lettre **E**, etc., etc.

Procès-verbal rédigé par Maître COURSAGET, huissier à Paris, pour constater l'authenticité de nos attestations.

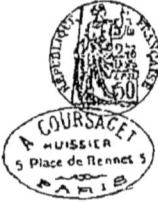

L'an mil neuf cent dix le vingt sept Septembre

Par devant moi soussigné

Jean Baptiste Gabriel Alcide COURSAGET Huissier audiencier près le tribunal de 1re Instance de la Seine étant à Paris y demeurant 5 Pl de Rennes

A comparu Monsieur Verodetski pharmacien demeurant à Paris, rue Vivienne N° 16 lequel m'a requis de vouloir bien me transporter à sa pharmacie à l'effet de constater que les attestations publiées dans un ouvrage intitulé " La Médecine Végétale ", sous différents numéros de référence lui ont bien été régulièrement adressées par les signataires et que les originaux eux mêmes sont bien en sa possession classées sous les numéros mentionnés dans l'ouvrage sus indiqué.

M'étant transporté ce jour, rue Vivienne n° 16, du étant dans la pharmacie de Monsieur BARODETSKI, je constaté que ce dernier a bien en sa possession, classées sous les numéros d'ordre indiqués dans l'ouvrage " La Médecine Végétale " les lettres desquelles ont été extraits les passages reproduits textuellement dans le dit ouvrage sous la mention "attestations".

De tout ce qui précède j'ai fait et rédigé le présent procès verbal de constat auquel j'ai vaqué de Midi à huit heures de relevée pour servir et valoir ce que de droit.

Cout: Quarante et un francs vingt centimes

Coût:
Ouv. 8 . .
Trt .60
Dou. 1.50
Réf .10
1er déc. 10 . .
2e d. 10 . .
3e d. 10 . .
L. 41.20

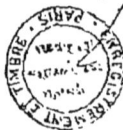

Enregistré à PARIS (15e)
le 1er octobre 1910 F° 8 C° 86
Reçu vingt francs 20 C°

ATTESTATIONS

LE NUMÉRO QUI ACCOMPAGNE CHAQUE ATTESTATION EST LE NUMÉRO DE RÉFÉRENCE SOUS LEQUEL SE TROUVE CLASSÉE DANS NOS BUREAUX LA LETTRE DONT IL EST QUESTION.

1516. — Château-Renault (Indre-et-Loire), le 19 mars 1905.

J'ai l'honneur de vous adresser un mandat pour que vous m'adressiez, par retour du courrier, votre bienfaisant remède contre le diabète. Après avoir absorbé deux flacons et demi ou trois flacons que vous m'avez adressés à la fin de janvier, j'ai fait faire l'analyse de mon urine ce matin ; voici le résultat :

Analyse faite le 25 janvier (avant le traitement) : 54 grammes.

Analyse faite le 19 mars : 20 gr. 90.

Je ne puis donc que vous remercier de votre belle découverte. Ce résultat me donne espoir de me voir débarrasser de cette dangereuse maladie. Aussi vais-je continuer jusqu'à complet rétablissement et le propager tout autour de moi.

Recevez, Monsieur, avec mes remerciements bien sincères, l'assurance de ma profonde gratitude.

M.

1584. — Château de Floyras par Castelfranc (Lot), 20 mai 1905.

Veuillez m'envoyer cinq flacons de *Santal Bline*, j'ai été satisfait de cette préparation et désire la faire continuer à mon client.

Docteur T. D.

1549. — Guérande, 6 septembre 1905.

J'ai fini le traitement que vous m'avez envoyé, les deux bouteilles de *Sédatif* m'ont complètement guéri de mes pertes séminales.

P.

1552. — Belin (Gironde), le 2 mai 1905.

Je viens, avec toute ma reconnaissance, vous remercier de l'efficacité de vos remèdes, car je suis très heureux de vous faire savoir que mes plaies sont toutes cicatrisées, et ne sais comment vous témoigner toute ma reconnaissance du grand service que vous m'avez rendu.

D. A.

1555. — Bordeaux, le 27 août 1904.

Je suis heureux de vous faire constater que depuis si peu de temps que je suis votre traitement, je puis vous dire qu'il n'existe presque plus de rétrécissements.

B.

1556. — Saint-Félix (Haute-Savoie), le 23 octobre 1904.

Il y a sept semaines que j'ai suivi votre traitement de la *Médecine Végétale*, je suis heureuse de pouvoir vous dire que je suis presque entièrement guérie, et ce miracle je le dois à votre précieuse *Médecine Végétale*. J'avais essayé inutilement de tous les produits préconisés pour les affections de la peau, pour guérir un sycosis qui ressemble à un eczéma qui me couvrait une partie du menton, de la figure, votre *Pommade* et le *Dépuratif* m'ont fait beaucoup de bien.

F. L.

1557. — Autun, 13 février 1905.

Veuillez m'envoyer deux *Dépuratifs Parnel*, au sujet des coliques hépatiques du foie. Ma femme ne se ressent plus de rien et après ces deux *Dépuratifs* consommés, je crois que la cure sera complète. Je vous remercie sincèrement, car sans vous elle ne serait plus de ce monde.

M. J.

1558. — Cairo (Egypte), 30 janvier 1905.

Malgré que ma santé est bien, je continue la cure pour l'asthme. Je désire faire mon devoir envers vous, et vous remercier de tout cœur pour le bien que vous m'avez fait, et de rendre ma santé parfaite avec vos bons médicaments. Je vous souhaite que le bon Dieu vous accorde une bonne santé et tout bien.

A. J.

1559. — Senonches, le 13 janvier 1905.

Je vous serais obligé de m'adresser une boîte de *Tisane orientale Soker*, une boîte de *Cachets curatifs Darvet*, une boîte de *Poudre altérante Darvet*. Cette médication a fait disparaître entière-

ment la cystite dont je souffrais au point que je ne souffre plus et que j'urine très bien. Je dors bien et mange bien; en un mot je suis revenu à mon état normal. Malgré cela, je vais continuer le même régime pour consolider ma guérison.
L. J.

1560. — Autun, 22 décembre 1904.
Je vous remercie sincèrement des médicaments que vous m'avez expédiés, ils ont été très efficaces et cela a calmé la douleur instantanément.
M. J.

1561. — Guillaumaux par Condat-Beauregard (Dordogne), le 6 décembre 1904.
Ayant fait venir votre livre de la *Médecine Végétale* et en ayant étudié les produits dès la première heure, j'ai eu confiance en leur efficacité et vous m'avez expédié un peu de tout, dont je n'ai qu'à faire éloge, tant pour moi-même que pour ma maison sans compter que beaucoup de personnes, à qui j'ai donné conseil et pour lesquelles j'ai fait venir de vos produits, ont été complètement satisfaites et complètement guéries.
J. F.

1562. — Maison Meunier, par Saints (S.M.), 20 novembre 1904.
Vos excellents produits sont vraiment merveilleux, je ne puis encore dire que je suis radicalement guéri, mais combien est grand le soulagement que j'éprouve depuis une quinzaine de jours que je suis votre traitement végétal. Veuillez donc m'expédier, un *Sédatif Tiber*, deux *Tisanes orientales Seker*, un *Élixir Spark*.
L. G.

1563. — Craon (Mayenne), 6 avril 1904.
Depuis la guérison éclatante que nous avons obtenue, comme je vous l'ai annoncé l'an dernier, ma maison devient un cabinet de consultations, je fais mon possible dans un but humanitaire, de renseigner ces personnes. Après avoir fait soigner un cancer, j'ai fait soigner une métrite qui a, comme chez nous, bien réussi. L'an dernier une femme de 26 ans, presque désespérée a été guérie d'un épuisement; elle pouvait à peine marcher et au bout de deux mois elle vaquait à ses occupations. Elle vient d'avoir un garçon et n'a jamais été malade en le portant.
P. D.

1564. — Saint-Germain-en-Laye, 12 octobre 1904.
Lorsque je vous ai demandé le *Traitement Végétal*, mon mari a été atteint de laryngite depuis quatre mois, et a suivi plusieurs traitements sans aucun résultat. Je suis très heureuse aujourd'hui de vous dire qu'il a été guéri en quelques semaines avec la *Médecine Végétale*; sa voix est devenue claire. Je vais encore lui faire continuer son traitement pendant quelques jours par mesure de précaution. Il vous remercie sincèrement.
O.

1565. — Pontenx-les-Forges (Landes), 26 juillet 1904.
Ayant eu, depuis le mois de février, alors que j'ai eu besoin de vos soins pour une maladie qui m'a tenu alité pendant 25 jours, beaucoup de travail, il ne m'a pas été donné de vous remercier pour la guérison rapide que j'ai obtenue par l'emploi de vos médicaments. Par cette lettre, je vous adresse mes plus sincères remerciements, tout en vous faisant savoir qu'en reconnaissance je ferai connaître aux malades, autant que je pourrai, le chemin de votre maison. Maintenant je vous dirai qu'une de vos clientes, Mme S... que vous traitez pour un fibrome de la matrice, ne s'est adressée à vous qu'après mes conseils. Cette femme s'en allait tous les jours, très vite et elle désespérait de guérir, ce n'est que sur mon invitation qu'elle s'adressa à vous, et maintenant elle est bien rétablie et ne sait comment me remercier de lui avoir indiqué votre maison en même temps qu'elle vous garde une entière reconnaissance.
G.

1566. — Ypres (Belgique), 4 avril 1904.
Je suis à la fin de mes médicaments, je dois vous dire que mon état est très satisfaisant, les urines ne déposent plus de graviers ni de sable au fond du vase, les reins et le bas-ventre vont bien. Veuillez m'envoyer.....
D. P.

1567. — Coursan (Aude), 7 juillet 1904.
Je vous envoie ci-inclus un mandat pour continuer le traitement de ma fistule, traitement dont je suis très satisfait, je sens une amélioration très prononcée, ce qui me satisfait, car je vaque très bien à mon occupation journalière. J'ai tout lieu de vous féliciter pour votre traitement au sujet de la constipation et de l'anémie que j'ai expérimenté sur ma fillette âgée de huit ans. Je suis très heureux de pouvoir vous signaler l'heureux résultat obtenu.
J. M.

1568. — Varaize (Ch.-Inf.), 1er mars 1904.
Je suis très heureux de vous annoncer que je vais très bien et mon testicule est presque complètement guéri. Je vous adresse mes remerciements.
P. J.

1570. — Montauban, 12 mars 1905.

Au mois de janvier 1904, j'ai reçu de votre part des remèdes qui ont apporté à mes maladies un assez bon résultat. Je me fais un devoir de vous annoncer surtout la guérison d'un eczéma au cuir chevelu que j'avais depuis longtemps et pour lequel j'avais employé plusieurs remèdes en vain. Croyez à mon éternelle reconnaissance et la confiance que j'ai en vous et la *Médecine Végétale*.

Ir.

1571. — Hostens (Gironde), 7 mars 1905.

Au mois de décembre 1903, je suis tombé malade comme je vous l'ai indiqué par ma lettre en date du 14 du même mois et j'étais si mal que l'on ne savait trop quoi en dire de moi. Si je suis rétabli et dans une santé parfaite dont tous ceux qui m'ont vu si malade et la figure si triste, sont étonnés de voir que je me suis sauvé la vie, je ne puis leur dire que la vérité qui est celle-ci. Que ce sont les médicaments de la *Médecine Végétale* qui m'ont sauvé après un mois seulement de traitement et dont je tiens à vous remercier. Quant au livre que vous m'avez envoyé, je l'ai prêté à beaucoup de malades qui ont dû vous demander, comme moi, de les guérir.

J. B.

1573. — Saint-Emilion, le 5 mai 1904.

Je pensais vous écrire, Monsieur, pour vous donner des nouvelles de mon état et vous remercier infiniment de votre traitement par la *Médecine Végétale* qui est d'une grande efficacité; je crois que je peux me considérer comme guérie, d'une affection qui faisait mon désespoir, et grâce à votre médication, je suis revenue à la vie. Votre *dépuratif* et votre *Pommade* sont d'une efficacité vraiment merveilleuse et je vous prie de croire, Monsieur, à ma plus profonde reconnaissance. Je travaille autant que possible à faire connaître autour de moi votre précieuse *Médecine Végétale* car elle est réellement la plus efficace et la plus sûre.

C.

1576. — Boucé par Varennes-sur-Allier, 5 mars 1904.

Je vous écris pour m'envoyer de suite un rouleau d'*Emplâtre fondant Darvet*, le premier rouleau a fait beaucoup de bien ; voilà la tumeur disparue, mais il reste encore une petite boule et je vous écris pour faire disparaître le reste, enfin je vais continuer votre traitement ; l'autre jour j'ai fait venir le médecin qui la traitait avant que je vous aie écrit pour me rendre compte s'il y trouvait du mieux ; il s'est trouvé surpris de voir que la tumeur était presque toute disparue... Je vous remercie de votre bienfait.

B. J.

1577. — Coignières, 6 mars 1904.

J'ai été très étonné du changement que votre *Elixir Végétal Spark* m'a apporté; depuis quatre ans, je souffrais le martyre d'une constipation très opiniâtre. J'avais essayé beaucoup de remèdes, rien ne faisait, grâce à votre *Elixir Spark*, j'ai retrouvé la santé.

C. J.

1578. — Champagneux (Savoie), 17 mai 1905.

Votre traitement *Dépuratif Végétal* m'a complètement guéri d'une démangeaison dont je souffrais affreusement, surtout la nuit et je ne pouvais plus dormir. Je souffrais aussi de la constipation qui m'avait occasionné des fissures ; grâce à votre *Elixir Spark*, je suis complétement guéri. Je vous écris maintenant pour mon voisin qui me charge de vous dire....

M. M.

1579. — Roubaix, 8 septembre 1903.

Je n'ai que des louanges à vous adresser de tous les malades que vous avez eus en traitement, ils sont tous guéris. Pour la petite fille qui a la danse de Saint-Guy depuis 16 mois elle va assez bien, ses mouvements sont moins vifs. Veuillez joindre à l'envoi.... ceci est pour une fillette de 8 ans 1/2 qui commence à avoir des glandes.

Ch. L.

1582. — Lisboa (Portugal), 12 octobre 1903.

Je suis heureux de vous faire part que vos médicaments sont merveilleux et sauveurs, car je leur dois la vie, étant maintenant presque rétabli de cette terrible maladie... Mes douleurs de reins ont disparu, les afflictions que j'avais si pénibles et qui me causaient des sueurs sur le corps m'ont quitté, ma faiblesse a disparu, ma peau jadis si pâle a maintenant sa couleur naturelle. Je dors parfaitement, ce qui autrefois ne m'était pas possible ; actuellement je passe les nuits merveilleusement, mon appétit est régulier et je sens un bien-être et une joie infinie, tout cela obtenu uniquement en un mois.

M. d. S.

1584. — Paris.

Je suis très heureux de mettre à votre connaissance que je suis radicalement guéri de la plaie variqueuse que j'avais à la jambe depuis longtemps ; grâce à vos bons soins et à votre précieuse

Médecine Végétale et votre *Dépuratif* et la *Pommade Parnel*, au bout de six mois, j'étais guéri radicalement sans laisser de trace de ma plaie et sans m'arrêter dans mon travail. Je n'espérais pas me guérir si vite vu mon grand âge, 76 ans. **M.**

1585. — Le Havre, 18 janvier 1903.

Je suis heureux pour l'année qui commence, de pouvoir vous témoigner ma reconnaissance pour le bien que votre merveilleuse méthode m'a fait; c'est du plus profond de mon cœur que je vous présente l'hommage de mes meilleurs vœux et je vous souhaite avec la santé tout le bonheur que vous méritez. Je continue toujours à prendre votre *Dépuratif Parnel* et je me trouve bien. J'ai constaté avec plaisir que depuis huit mois j'ai engraissé, je pesais à cette époque 70 kilogrammes et maintenant je pèse 77 k. 500. Je vous demande si je dois continuer régulièrement votre traitement ou tous les ans à certaines époques. **K.**

1586. — Fontenay-le-Comte, 23 janvier 1903.

Vous devez dire que je suis bien négligente à vous donner de mes nouvelles. Je vous dirai que mon kyste est guéri. Je ne me sens plus de rien il y a longtemps dans le ventre. **B.**

1645. — Le Teil (Ardèche), 17 novembre 1903.

Je compte ma petite fille complètement guérie, je peux dire que c'est vous, qui me l'avez guérie; on devait l'opérer au mois de septembre. L'abcès froid qu'elle avait à la hanche a complètement disparu et depuis le mois de juillet qu'elle suit votre traitement, elle a augmenté d'un kilogramme par mois. Aussi pour une enfant qui a trois ans de mauvaise maladie, elle est aussi grande et aussi fraîche que les enfants qui se portent bien. Dès que je vois quelqu'un qui souffre depuis longtemps, je recommande votre *Médecine Végétale*. Recevez, Monsieur, mes sincères remerciements ainsi que ceux de mon mari et de notre famille, car si nous avions connu votre *Médecine* avant nous aurions évité beaucoup de tourments. **Mme C.**

1646. — Falisolle, Province de Namur (Belgique), 30 juin 1903.

J'ai l'honneur de vous informer que je me sens beaucoup mieux depuis que je suis votre *traitement dépuratif Parnel* et *Vin Galar* pour le sarcome que j'ai à l'os de la cuisse gauche. Il y a trois semaines que je suis vos conseils, et le dessus de la tumeur qui avançait jusque dans l'aine, est tout à fait dégagé..... Quant à ma santé, elle a fait un grand pas depuis que je prends votre *Dépuratif Parnel*, mon teint qui était jaune est redevenu clair et mes forces augmentent chaque jour. **L. E.**

1648. — Bernay, 2 novembre 1905.

Le 25 septembre, je vous ai demandé des remèdes contre l'asthme, et j'en éprouve d'heureux résultats. C'est pourquoi je vous prie de m'envoyer encore le *Dépuratif Parnel* et le *Vin Galar*, j'avais demandé avec cela le *Sirop Mérol* dont j'ai pris seulement deux cuillerées à café, et moi qui toussais jour et nuit, je ne sais bientôt plus ce que c'est que la toux, je me suis pourtant traité comme un enfant avec des demi-doses. Je vous remercie pour le bien que vous m'avez déjà fait. **E. G.**

1650. — Lagavarre par Luxey (Landes), décembre 1903.

Je suis guéri de l'hématurie, grâce à vos bons remèdes. **J. D.**

1651. — Marseille, 5 mars 1903.

Je suis fidèlement votre *Médecine Végétale* pour un léger eczéma que j'ai à la tête ainsi qu'une digestion difficile et une constipation assez rebelle qui parfois m'oblige à rester 3 à 4 jours, sans aller à la selle. Je dois et suis heureux de vous dire que depuis une dizaine de jours que je suis exactement votre *Médecine Végétale*, je ne suis pas complètement guéri, mais il y a énormément de mieux. **J. T.**

1655. — Paris, le 28 mai 1903.

J'ai de l'asthme, de l'emphysème des poumons et une hypertrophie du cœur, depuis 30 ans, je suis âgé de 73 ans. On m'a traité jusqu'ici à l'iodure de potassium, j'ai considérablement maigri, perdu le repos et le sommeil... J'ai commencé votre *Traitement Végétal* et je constate que je tousse moins, que je crache moins, à vrai dire que je ne tousse et ne crache plus. Il y aurait donc une amélioration, même une amélioration sensible. **V.**

1656. — Poilly, 4 novembre 1902.

J'ai gardé le souvenir de votre souverain remède de la *Médecine Végétale* dans laquelle j'ai trouvé du mieux l'année dernière. Je vous remercie du bienfaisant remède *Elixir Spark*, je viens vous demander de m'envoyer un flacon. **L.**

1658. — Girey (M.-M.), 11 juin 1902.

Je suis heureux de vous faire part d'une guérison absolument merveilleuse, grâce à votre *Médecine Végétale*. Une personne âgée de 86 ans, n'entendait plus aucun son depuis près d'un an. Elle en était accablée de tristesse. Après trois semaines cette surdité a complètement disparu. Elle vous remercie.   P.

1659. — Mons (Belgique), novembre 1902.

Vous recevrez par la poste un mandat afin que vous puissiez m'envoyer un flacon *Dépuratif Parnel*. Je suis émerveillé du bon effet de ce remède; il m'a fait plus de bien en cinq jours que tout ce que j'ai déjà pris en seize mois.   R. T.

1660. — Lyon, 11 décembre 1905.

C'est avec une grande joie que je viens vous faire une nouvelle commande, car depuis que je suis strictement le traitement, je me sens très bien. Dès le début, j'ai ressenti une amélioration, mais à présent, je suis tout à fait bien, l'appétit est bon et la digestion est facile.   L. P.

1661. — Rethel (Ardennes), le 27 janvier 1906.

C'est avec plaisir que nous constatons tous les progrès accomplis par votre merveilleux *Traitement de la Médecine Végétale*... Les maux d'estomac et dans le dos qui la faisaient horriblement souffrir ont disparu, son embonpoint ainsi que ses couleurs sont revenus, en un mot elle est transfigurée.   M. F.

1662. — Saint-Mont, par Visèle (Gers), 22 février 1904.

Je suis très heureux de mettre à votre connaissance que le *Traitement de la Médecine Végétale* m'a débarrassé des accidents secondaires que j'avais depuis longtemps et qui avaient résisté à plusieurs traitements.   F. D.

1665. — Valensart. C. Jamoigne (Belgique), 2 avril 1903.

Depuis que je fais usage de votre *Elixir Spark* (élixir végétal), je m'en trouve très bien, son usage est beaucoup plus agréable que les drogues nauséabondes que j'ai absorbées depuis trois mois et qui n'ont servi qu'à prolonger la maladie. Oh! si j'avais eu le bonheur de connaître votre *Médecine Végétale* plus tôt.   Ch. P.

1666. — Auffargis (Seine-et-Oise), 21 décembre 1903.

J'ai suivi votre *Traitement Végétal* pendant 15 jours, je suis complètement guéri des dartres que j'avais à la figure. Je vous remercie sincèrement.   G. L.

1669. — Montigny-sur-Loing, 30 mai 1905.

Je vous prie de bien vouloir m'expédier de suite, quatre flacons de votre *Elixir Spark*. Je vous adresse mes compliments, je suis beaucoup mieux, je dors mieux et je digère bien mieux... mes forces sont bien revenues.   E. F.

1672. — Paris, le 19 juin 1903.

Ayant éprouvé un soulagement énorme, presque une guérison en suivant le traitement que vous m'avez conseillé et ayant évité, par vos sages conseils, une opération que je redoutais et que je n'aurais pu supporter, je tiens à reprendre de temps en temps votre précieuse médication. Envoyez-moi... Veuillez en même temps, joindre un de vos livres, j'ai donné le mien à des clients. M. C.

1673. — Aix, le 3 octobre 1903.

Vous êtes en train d'opérer un miracle, mon mari presque agonisant, il y a dix ou douze jours (je craignais que les remèdes n'arrivent pas à temps, tant il était faible et souffrant) est maintenant pour ainsi dire hors de danger. Il ne prenait presque plus rien, le feu du mal avait atteint la gorge, il ne pouvait presque plus parler! Il parle bien maintenant, il mange de bons potages et avale sans peine, ce qu'il ne faisait plus qu'avec beaucoup d'efforts et non sans souffrances. J. R.

1675. — La Motte par Buxy.(S.-L.), 28 septembre.

Veuillez m'expédier un flacon de *Régénérateur* et un pot de *Pommade Spark*. Ceci pour soigner un herpès circiné qui dure depuis des années. J'espère obtenir un résultat aussi merveilleux que pour moi-même, l'herpès génital que j'ai soigné d'après la recette de la *Médecine Végétale* a complètement disparu.   H.

1677. — Blainville-sur-l'Eau (Meurthe-et-Moselle), 25 juillet 1905.

Je suis vraiment satisfaite de votre *Dépuratif*, plus de froid aux pieds, plus de rougeurs au visage, un teint frais... Je suis tranformée et je me sens tout à mon aise.   J. L.

1680. — La Ferté-Gaucher, le 21 juin 1905.

Moi, ainsi que mes parents, sommes émerveillés de l'heureux résultat de votre méthode végétale. J'aurais été livrée à une mort certaine par agonie si je n'avais eu le bonheur de découvrir votre adresse. Je ne crache plus le sang, je ne transpire plus la nuit, je dors bien, la toux est beaucoup diminuée. Aussi veuillez avoir la bonté de m'envoyer les choses suivantes, car ma provision s'épuise.   E. J.

1681. — Juillé par Beaumont-sur-Sarthe, 15 juillet 1905.

Voudriez-vous, s'il vous plaît, me renvoyer encore deux flacons d'*Elixir Spark*. Maintenant je suis complètement guéri de mon estomac, mais comme je vais encore difficilement à la selle, je crois qu'il vaut mieux en prendre encore un flacon. Je fais venir l'autre flacon pour une personne qui est également très constipée. Elle a déjà fait beaucoup de remèdes et aucun n'a réussi, je lui ai parlé de cet *Elixir*, et elle m'a chargé de lui en faire venir. J'en ai donné à plusieurs personnes de Juillé et maintenant elles se portent beaucoup mieux.   J. S.

1682. — Château-du-Loir, le 24 août 1905.

C'est avec plaisir que je vous donne aujourd'hui des nouvelles de ma santé, après trois semaines de traitement je vous dirai que j'entends très bien, que je vous en suis bien reconnaissante, après avoir essayé bien des remèdes.   A. R.

1688. — Les Coussières, Cⁿᵉ de Moissanes (Haute-Vienne), le 21 août 1905.

Depuis un an, je suis atteint d'une maladie d'estomac et du foie, j'ai essayé bien des remèdes sans aucun résultat. J'ai essayé votre traitement parce qu'un ami qui souffrait comme moi en avait obtenu une guérison complète. Moi aussi à mon tour je commence à me sentir du soulagement malgré que je n'ai pris que deux flacons de votre *Elixir Spark*. Ma constipation a un peu disparu ainsi que la bile que j'avais en excès et j'ai de meilleures digestions.   G. M.

1687. — Paris, le 26 décembre 1906.

Je vous écris cette lettre pour vous remercier, je suis très satisfaite du traitement de la *Médecine Végétale* que j'ai suivi pendant six semaines ; à l'heure actuelle, mes battements de cœur sont disparus et je dors très bien. Avec ma profonde reconnaissance.   R.

1688. — Saint-Germier (Gers), 25 novembre 1906.

M'étant trouvé il y a déjà quelque temps très bien de votre traitement et l'ayant recommandé à un ami, veuillez je vous prie envoyer deux boîtes *Cachets curatifs Darcet* et une boîte de *Poudre altérante*.   E. M.

1689. — Nice, le 6 décembre 1906.

Je reconnais que votre *Elixir Spark* de même que vos cachets m'ont fait énormément de bien pour ma dilatation d'estomac, jusqu'à ce jour, je n'ai plus rien ressenti, ni pesanteurs, ni crampes.
                                                                                    G.

1690. — Silvarouvres (Haute-Marne), le 5 décembre 1906.

Ayant obtenu un merveilleux résultat par votre *Dépuratif Parnel*. Veuillez m'envoyer deux... P. N.

1692. — Nancy, le 16 octobre 1906.

J'ai l'honneur de vous faire connaître que grâce à vos énergiques remèdes, je me suis bien remonté. En un mois j'ai atteint mon poids normal, augmentant ainsi de 12 kilogs. Je suis tellement satisfait que ce sera pour moi un devoir de faire une ardente propagande pour votre *Médecine Végétale*. Je vous autorise de grand cœur à faire de ma lettre tel usage que vous jugerez convenable.
                            APPERT, brigadier au 5ᵉ hussards, à Nancy.

1693. — Rosendaël (Nord), août 1906.

Veuillez m'envoyer de suite deux flacons d'*Elixir Spark* et deux boîtes de *Pilules Spark*. Je me trouve très satisfaite du *Dépuratif Parnel*, du flacon d'*Elixir Spark*, et de la boîte de *Pilules* qui m'ont guéri entièrement de mon eczéma et dont je ne pouvais me défaire depuis un an qu'il me tourmentait, je ne ressens plus aucune démangeaison, vu qu'avant elles étaient insupportables. Je prendrai encore votre *Elixir* et vos *Pilules* pour le bon fonctionnement de l'intestin et de la constipation. Je vous suis fort reconnaissante pour vos bons remèdes.   V.

1694. — Blaye (Gironde), 20 mai 1907.

Je vous prie de bien vouloir m'envoyer un flacon de *Sirop Mérol* et une bouteille de *Vin Galar*. Depuis que je fais votre traitement, l'état général de ma fille est mieux, la toux a beaucoup diminué, l'appétit est revenu, la diarrhée a disparu.   J.-J.

1117. — Balbigny (Loire), 6 novembre 1902.

Veuillez me faire adresser, comme la dernière fois, une boîte de *Thé Mexicain* du Dr Jawas. Ma cliente est satisfaite; en quinze jours elle a perdu 3 kil., ce qui lui est on ne peut plus agréable.

L. L. Pharmacien.

1903. — Villars-en-Pons, par Gémozac (Charente-Inférieure), 9 octobre 1910.

Etant depuis quelques années déjà en possession de votre livre (*Traitement des maladies chroniques par la Médecine végétale*) étant comme beaucoup trop, je le reconnais maintenant, sceptique avéré, mais après avoir essayé beaucoup d'autres remèdes qui ont été tous sans résultat, je me suis décidé à employer le traitement par la Médecine Végétale.

Etant atteint d'un eczéma du nez, qui par suite s'est généralisé par toute la figure qui est devenue toute une plaie. Après un traitement de 15 jours, tout est disparu et depuis 3 ans au moins n'est pas reparu. J'ai cité le cas à plusieurs de mes voisins qui, tous plus ou moins sceptiques, ont ri de ce que je disais. Cependant, Mme G. A. avait vu plusieurs médecins qui tous lui conseillaient une opération pour une tumeur fibreuse à la joue droite qui lui occasionnait par moment une vive douleur. D'après mes indications et mes insistances, elle s'est décidée à employer le traitement de la Médecine Végétale qu'elle a suivi régulièrement depuis six semaines, et la voici à peu près guérie...

Je ne désespère pas sous peu de vous adresser de nouveaux clients, car les cas rebelles de la médecine par les médicaments chimiques ne manquent pas.

Je vous autorise, Monsieur le Directeur, à publier la présente. A. D.

1126. — Paris, 25 octobre 1902.

Veuillez je vous prie avoir l'obligeance de m'envoyer six boîtes de *Thé Mexicain*. Monsieur, je suis heureuse de pouvoir vous dire que depuis le 1er août à ce jour, j'ai maigri de 10 kilogs. Je prends le thé à jeun et en mangeant.

F^{me} P.

1127. — Charenton-le-Pont (Seine), 4 janvier 1904.

Veuillez m'envoyer une boîte de *Thé Mexicain* du Dr Jawas au prix de 5 francs la boîte. Je suis très satisfaite de l'expérience que j'ai faite dernièrement car en 5 jours ma taille a diminué de 4 centimètres et les hanches de 3 centimètres. J'en étais émerveillée. Aussi je m'empresse de vous en demander une boîte...

Mme L.

1890. — Mirepoix, le 6 juillet 1910.

Ayant suivi votre traitement il y a quelques années pour une otite chronique dont j'ai eu complète guérison en peu de jours.

R. P.

1893. — Tours, le 13 août 1910.

L'année dernière, j'ai eu le plaisir de connaître votre *Elixir Spark* qui m'a fait beaucoup de bien à mon estomac malade.

M. F.

1896. — Vauconcourt, par Anzy-le-Château (Aisne), 23 août 1910.

J'ai vanté les bienfaits de votre méthode à une personne qui vous prie de lui envoyer par retour du courrier un flacon d'*Elixir Spark*...

W. T.

1898. — Flayosc (Var), 9 septembre 1910.

Veuillez m'adresser pour une de mes clientes 6 boîtes de *The mexicain* du Dr Jawas. Cette malade est très satisfaite de votre médicament et elle se souvient du bien-être qu'elle en avait éprouvé et me prie de lui en procurer 6 boîtes pour commencer un deuxième traitement.

Docteur C.

1901. — Saint-Nicolas-du-Port (Meurthe-et-Moselle), 23 septembre 1910.

Je suis très heureux de voir ma femme revenir en pleine santé. Je suis très content de voir l'effet que votre remède a produit.

L. A.

1944. — Courtaillard, par Couches-les-Mines (Saône-et-Loire), 16 mai 1910.

Deux mots seulement pour vous remercier de nous avoir guéris rapidement d'un embarras gastrique.

1945. — Saint-Hilaire-Saint-Florent (Maine-et-Loire), 18 mai 1910.

Je viens me rappeler à votre mémoire, vous m'avez soigné pour le diabète et depuis le mois de janvier, je n'ai pas eu de sucre.　　　　　　　　　　　　　　　　　　　　　　　　M.

1950. — Le Rouhet, Cne des Fossés et Baleyssac (Gironde), 30 mai 1910.

Il y aura un an le 21 juin que vous m'avez soignée pour maladie nerveuse, neurasthénie et maladie de matrice, vous m'avez dit qu'après 6 à 8 semaines de traitement j'obtiendrais la guérison. Je peux vous dire qu'après la 2me semaine, j'ai trouvé du soulagement et enfin mes idées, mes forces sont revenues en juillet. J'ai fait la moisson comme les autres et tous ceux qui me connaissent me considéraient comme une infirme. Si j'ai attendu si longtemps à vous remercier, j'attendais de voir si le mal ne reviendrait pas. Mais non, je me porte bien et je proclame hautement les surprenants résultats de vos remèdes. Je vous adresse mes remerciements et une éternelle reconnaissance.　　　　　　　　　　　　　　　　　　　　　　　　Mme A. P.

1951. — Champs-Saint-Père (Vendée), 8 juin 1910.

Votre traitement par la *Médecine végétale* a guéri il y a deux ans un de mes amis qui s'était adressé à vous sur ma recommandation, d'un sycosis de la barbe qu'il avait depuis deux ans.　A. T.

1952. — Saint-Hilaire-les-Andrésis (Loiret), 15 juin 1910.

Je viens vous remercier et vous suis très reconnaissante car j'ai été guérie par le traitement végétal en cinq semaines pour des rhumatismes articulaires depuis neuf mois et don aucun traitement n'avait pu me soulager. Vous voudrez bien m'excuser, Monsieur, de ne pas l'avoir fait plus tôt.　　　　　　　　　　　　　　　　　　　　　　　　H. T.

1954. — Fay-aux-Loges (Loiret), 27 juin 1910.

Je viens vous remercier de vos bons remèdes qui ont rétabli complètement ma pauvre malade atteinte de neurasthénie et dont je ne puis assez vous féliciter et je ne cesse de faire la propagande dans ma commune.　　　　　　　　　　　　　　　　　　　　B. B.

1982. — Tourteron (Ardennes), 19 avril 1910.

J'ai suivi jusqu'ici le traitement que vous m'aviez ordonné pour un lipôme que j'avais sous le menton et je m'en suis très bien trouvé.　　　　　　　　　　　　　　　　　M. F.

1934. — Athus (Belgique), 19 avril 1910.

Je profite de l'occasion pour vous remercier de votre médecine car en 1900, lorsque j'étais à Bilbao, les spécialistes avaient condamné ma femme si je ne la laissais pas opérer de suite. J'ai refusé et j'ai suivi exactement les indications de votre livre et à ma grande joie et de toute celle de ma famille, ma femme est encore en vie et se porte bien, et elle n'a dû subir aucune opération.　　　　　　　　　　　　　　　　　　　　　　　　F. L.

1935. — Cuesmes (Belgique), 22 avril 1910.

Envoyez-moi, s. v. p., 6 bouteilles de Dépuratif Parnel. Ayant trouvé par moi-même ce remède si efficace, je le recommande dans ma clientèle.　　　　　Mme M. U., accoucheuse.

1937. — Touzac, par Barbezieux (Charente), 24 avril 1910.

Je souffrais beaucoup d'une dyspepsie, j'avais été voir déjà beaucoup de médecins, mais rien n'y faisait, quand j'ai eu l'heureuse idée de prendre de votre Elixir Spark, et depuis plus de huit mois je n'ai rien ressenti. Je bois et mange bien, je travaille comme par le passé et en un mot je crois être guéri. Je vous autorise, Monsieur, à publier cette lettre dans vos attestations.　G. B.

1941. — Fay-aux-Loges (Loiret), 30 avril 1910.

De nouveau, je vous écris ces quelques lignes pour vous remercier très sincèrement de vos merveilleux remèdes, qui ont sauvé ma pauvre femme atteinte de neurasthénie.　B. B.

1943. — Dreux, 14 mai 1910.

Je suis très heureux du traitement que votre brochure m'a fait suivre relativement aux rhumatismes chroniques aigus. Les douleurs ont disparu.　　　　　　　　E. B.

1922. — Cabourg (Calvados), 30 mars 1909.

Les médicaments de votre *Médecine végétale* que vous m'avez envoyés le 15 janvier m'ont produit un effet merveilleux, je ne souffre presque plus et c'est de tout cœur que je vous en remercie. Je vous autorise à publier ma lettre si cela vous fait plaisir, je me fais un plaisir de prêter votre livre si utile à tous mes voisins et amis. **P B.**

1923. — La Teÿ, par Fay-aux-Loges (Loiret), 1er mai 1909.

Je vous écris de nouveau et avec grand empressement pour vous remercier du succès déjà obtenu, j'entends facilement le tic-tac de ma montre où je n'entendais absolument rien. **B. B.**

1927. — Nomexy (Vosges), 30 mars 1910.

Je viens vous remercier pour le bien que vos pilules Ducase ont fait à ma jeune fille qui était anémique au dernier point et je certifie qu'elle a été guérie en moins d'un mois. **Mme G.**

1928. — Dinéault, par Châteaulin (Finistère), 2 avril 1910.

Je viens de nouveau vous prier de vouloir bien m'expédier 2 boîtes de Tanoline Kal et un flacon d'Echtinoll Rezall. La guérison étant aujourd'hui presque complète, j'espère que cela suffira. **H. G.**

1929. — Fay-aux-Loges (Loiret), 6 avril 1910.

Prière de vouloir bien m'envoyer encore un flacon de Triogène For, car on s'en trouve très bien et ma femme se sent beaucoup mieux et demande à continuer cette cure dont elle est très satisfaite par l'emploi de vos merveilleux et excellents remèdes. Moi personnellement, je vous en remercie à l'avance du mieux que je constate de jour en jour. **B. B.**

1930. — Caen, 14 avril 1910.

Un de mes amis, M. S., que vous avez soigné et guéri du diabète il y a quelques années, est venu me voir il y a huit jours. Il m'a beaucoup parlé de vous et m'a fortement conseillé de m'adresser à vous pour ma femme. **D.**

1931. — Saint-Jean-de-Bournay (Isère), 19 avril 1910.

En septembre 1909 je vous consultai sur la présence du sucre dans mes urines. Vous me donnâtes un traitement d'Elixir Spark, de Dépuratif Parnel en pilules et des pilules antidiabétiques Soker. — Au bout de deux mois de traitement, j'eus complète satisfaction et l'analyse de mes urines en fin novembre 1909 accusait « Néant » de sucre. **A. R.**

1908. — Charleville, 23 octobre 1909.

Je ne puis que me louer de l'Elixir végétal Spark. Il est précieux et si je ne m'en étais pas servi je serais dans l'autre monde depuis longtemps. **P. H.**

1912. — Mimizan (Gironde), 20 juillet 1909.

Je vous écris pour vous donner des nouvelles de mon état et vous remercier infiniment pour la guérison que j'ai obtenue par l'emploi de vos médicaments, je vous adresse mes plus sincères remerciements, tout en vous faisant savoir que je les ferai connaître aux malades, autant que je le pourrai. **R. C.**

1914. — La Destrousse (Bouches-du-Rhône), 8 juillet 1909.

Vous aurez la bonté de m'envoyer une bouteille de Sédatif Tiber pour une personne atteinte de chorée. Comme j'en ai déjà fait usage pour la même maladie pour un membre de ma famille dont j'ai obtenu la guérison, l'on m'a prié de vous écrire. **L. J.**

1918. — Drouges, par La Guerche de Bretagne (Ille-et-Vilaine), 11 mars 1909.

Je vous remercie infiniment de votre Elixir Spark qui nous a fait le plus grand bien. **J. B.**

1894. — Saint-Jean-de-Bournay (Isère), 10 décembre 1909.

Ayant constaté la présence d'une certaine quantité de sucre dans mes urines.....

J'ai suivi votre traitement pendant huit semaines et aujourd'hui, ayant fait analyser mes urines, j'ai eu le plaisir d'apprendre qu'il n'y avait plus traces de sucre.

Je suis heureux de vous faire connaître ce résultat en vous remerciant sincèrement de vos bons conseils. **A. R.**

1895. — Hesdin (Pas-de-Calais), 4 décembre 1909.

C'est avec un bien grand plaisir que je vous écris ces deux mots, car je me sens beaucoup mieux et j'ai bon espoir que votre *Médecine végétale* me guérira de ma maladie de cœur.

Je me sens revenir à la vie, car je n'ai plus d'oppressement ni d'étouffement et j'ai l'appareil circulatoire bien dégagé depuis que j'ai suivi le traitement régulier qu'indique votre précieux livre *Médecine végétale*, que je reconnais très utile.   L. H.

1897. — Saint-Hilaire-Saint-Florent (Maine-et-Loire), 22 novembre 1909.

Permettez-moi, Monsieur, de vous remercier bien sincèrement de m'avoir engagé à réaliser votre traitement antidiabétique. A la dernière analyse d'hier, il n'y avait pas même trace de sucre, vous pouvez penser quelle heureuse surprise cela m'a causé.   M.

1901. — Saumur, 11 novembre 1909.

Je vous ai adressé plusieurs clients qui sont tous très contents, comme M. G. et sa sœur et bien d'autres à Saumur et à Angers. M. G. vient de me dire qu'il en parlera sur les journaux de sa guérison, car il ne se sent plus de rien.   G. G.

1902. — Bonnevaux, par Ornans (Doubs), 4 novembre 1909.

Je vous dirai que depuis que je suis le traitement de la *Médecine végétale* je me sens bien mieux, et j'ai moins de douleurs. Tous les gens du pays sont tout surpris de voir que je vais beaucoup mieux.   A. C.

1904. — Saumur, 9 novembre 1909.

Je n'espérais une guérison complète malgré le bien que disait votre livre sur la *Médecine végétale*. Je comptais sur un soulagement. J'avais fait tant de choses que tout espoir de guérison était perdu pour moi. Dès la première semaine de votre traitement la grosseur que j'avais sur le sein gauche changeait d'aspect, quinze jours après, cette grosseur avait disparu.   F. R.

1845. — Renage (Isère), 18 mars 1908.

Je vous envoie ces deux mots pour vous dire que je suis très satisfait des remèdes de la *Médecine Végétale*, que vous m'avez envoyés dernièrement. Je suis guéri.   A. C.

1887. — Draguignan, 30 juillet 1909.

J'ai commencé votre traitement pour le diabète depuis un mois, et l'analyse de mes urines donne 4 gr. 50 au lieu de 28 grammes que donnait la dernière. J'urine normalement, mes crampes d'estomac, mes malaises au foie ont disparu au bout de 8 jours. J'avais avant plusieurs crises après les repas et même la nuit. Donc Elixir et pilules ont fait merveille.   H. F.

1888. — A Pouilly-sur-Charlieu (Loire), 21 mars 1910.

Veuillez m'adresser un flacon d'eau Résolutive Soker et une boîte de poudre cicatrisante Sober. En ayant fait l'essai, je suis très satisfait de la prompte guérison pour les ulcères. Je vous remercie de votre bienfaisante méthode.   D. J.

1889. — Granville (Manche), 20 mars 1910.

J'ai reçu, il y a 7 jours, les médicaments que je vous avais demandés et j'éprouve déjà un mieux très sensible, puisque mon estomac, qui ne pouvait supporter que le lait depuis trois mois, digère maintenant comme avant ma maladie. Aussi vous suis-je très reconnaissant, et je peux vous donner l'assurance que je ne vous oublierai jamais.   E. L.

1892. — Saint-Hilaire-Saint-Florent (Maine-et-Loire), 7 janvier 1910.

J'ai le plaisir de vous donner connaissance que le traitement que vous m'avez conseillé pour ma sciatique et que j'ai suivi pendant huit semaines a complètement réussi. Au bout de ce temps, je ne ressentais plus aucune douleur, et je fais maintenant mes courses comme auparavant.   A.

1898. — Saint-Antoine-du-Rocher (Indre-et-Loire), 9 décembre 1909.

Je vous ordonne à publier sur les attestations que l'*Elixir Spark* m'a guéri d'une démangeaison et âcreté du sang.

Vous pourrez mettre mon nom sur vos livres.   G. M.

1897. — Le Fleix (Dordogne), 28 février 1908.

Je me trouve beaucoup mieux, mon sein a beaucoup diminué, les ganglions ont presque tous disparu. Depuis 5 semaines que je suis votre traitement, tous ceux qui me voient me trouvent méconnaissable, même le médecin qui me soignait est venu me voir et a été bien surpris de ce changement auquel il ne s'attendait guère. Aussi m'a-t-il demandé le traitement que je suivais ainsi que votre adresse afin, me dit-il, que si quelque malade qui se trouve dans le même état que vous, je puisse les traiter avec ces remèdes. Mme J. B.

1840. — Chamores, près Joigny (Yonne), 5 mars 1908.
Je tiens à vous remercier pour vos bons remèdes que vous m'avez adressés pour faire disparaître des grosseurs réfractaires sur les joues et cela sans avoir taché la peau. Mon père tient aussi à vous témoigner sa grande reconnaissance pour votre bon remède qui a pu calmer ses douleurs névralgiques. M.

1843. — Troyes, 14 mars 1908.
Ainsi que mon fils vous l'a promis, je tiens à vous donner des nouvelles sur ma santé. Je suis heureux de vous annoncer que mon diabète a complètement disparu en 5 semaines. A l'appui de ce que je vous annonce, permettez-moi, je vous prie, de vous donner copie des deux analyses que j'ai fait opérer, avant et après le traitement végétal.
6 février Glucose 66 gr. 12 par litre.
13 mars Glucose Néant. A.

1844. — Mons (Belgique), 16 mars 1908.
J'ai obtenu pour mes oreilles un résultat magnifique. Il y avait l'oreille gauche que je n'entendais plus rien depuis plus de 15 ans, et je commence à très bien entendre. C'est un grand résultat. Je dois aller à Paris le mois d'avril, je me ferai un plaisir d'aller vous voir. J. V.

1820. — Château, par Saint-Victour (Corrèze), 10 novembre 1907.
Je suis heureuse de vous annoncer que l'état de ma mère, depuis qu'elle a fait usage de vos bienfaisants produits de la *Médecine Végétale*, est très satisfaisant. Depuis le premier jour qu'elle en a pris, elle n'a eu aucune crise. J'en ai parlé à tous ceux qui la connaissent et tout le monde en est très étonné. M. J.

1821. — Sarlardinge (Belgique), 10 novembre 1907.
J'ai l'honneur de demander les produits suivants de la *Médecine Végétale* et ce seront les derniers, car vos précieux médicaments m'ont parfaitement guéri, là où tous les autres avaient fait défaut. Ch. de B.

1826. — Lugaignac, par Branne (Gironde), 24 décembre 1907.
Mon frère qui est en résidence à Saint-Émilion, a pris en grande quantité l'iodure de potassium et le triiodure d'arsenic. Rien ne lui a fait et ce n'est que la *Médecine Végétale* qui l'a guéri. R. P.

1828. — Malecoste, par les Quatre-Routes (Lot), 17 janvier 1908.
Je suis pleinement satisfait des remèdes de la *Médecine Végétale* que vous m'avez envoyés. Mes douleurs ont presque disparu ; je dors maintenant toute la nuit ; je marche comme avant. S. H.

1833. — Calypso, Saint-Michel-de-Maurienne (Savoie), 6 février 1908.
Votre dépuratif Parnel m'ayant fait bien guérir mon eczéma que j'ai aux mains, je vous prie de m'en envoyer encore deux bouteilles pour finir mon traitement. J. S.

1810. — Revel, par Domène (Isère), 2 octobre 1907.
M. L... rentier à Revel, atteint de douleurs aux jambes et dont tous les traitements ne lui faisaient rien du tout. La *Médecine Végétale* l'a guéri en 3 semaines. Je vous autorise de sa part à publier sa lettre. Carrier BOULANGER.

1812. — Annecy-le-Vieux (Haute-Savoie), 7 octobre 1907.
Toujours des plus satisfait de votre *Elixir Spark*. Veuillez bien avoir la bonté de m'en envoyer encore une bouteille. G. F.

1818. — Montreuil-Bellay (Maine-et-Loire), 22 octobre 1907.
J'ai attendu jusqu'à ce jour pour vous dire si réellement j'étais guérie et pour vous remercier du traitement que j'ai suivi avec la *Médecine Végétale*.
J'ai vu plusieurs docteurs qui m'ont visitée. Ils ne trouvent plus rien dans l'intérieur, et moi je ne sens plus rien non plus. Aussi je suis bien heureuse de penser que je ne subirai pas d'opération. Mme B...

TABLE DES MATIÈRES

PAR

ORDRE ALPHABÉTIQUE

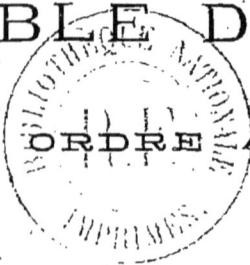

B

I

M

Paris. — Imp. PAUL DUPONT (Cl.), THOUZELLIER, Dr. — 975.6.1911.

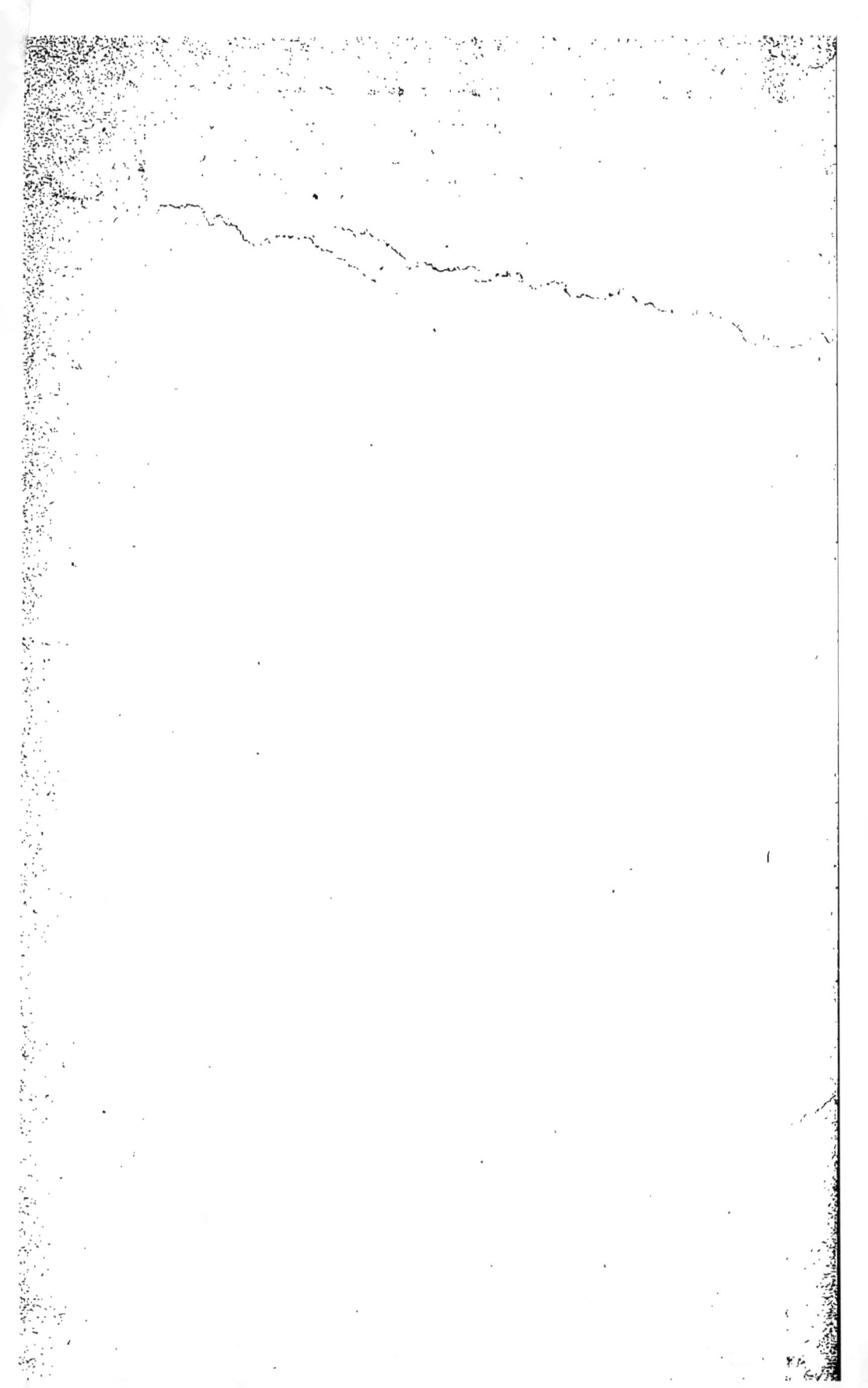

Paris. — Imp. PAUL DUPONT, 4, rue du Bouloi, 1er Arrt. 975².

www.ingramcontent.com/pod-product-compliance
Lightning Source LLC
Chambersburg PA
CBHW060711220326
41598CB00020B/2051